Epidemiologia & Saúde

Fundamentos, Métodos, Aplicações

Epidemiologia & Saúde

Fundamentos, Métodos, Aplicações

Naomar de Almeida Filho

Professor Titular de Epidemiologia no Instituto de Saúde Coletiva da Universidade Federal da Bahia. Professor Permanente do Programa de Pós-Graduação do Instituto de Saúde Coletiva da Universidade Nacional de Lanús, Buenos Aires, Argentina. Docente do Mestrado em Estudos sobre a Universidade do Instituto de Humanidades, Artes e Ciências Professor Milton Santos, UFBA. Graduação em Medicina e Mestrado em Saúde Comunitária pela UFBA. PhD em Epidemiologia pela Universidade da Carolina do Norte em Chapel Hill, EUA. Pesquisador 1-A do CNPq.

Mauricio L. Barreto

Professor Titular de Epidemiologia do Instituto de Saúde Coletiva da Universidade Federal da Bahia. Coordenador do INCT CITECS – Ciência, Tecnologia e Inovação em Saúde. Graduação em Medicina e Mestrado em Saúde Comunitária pela Universidade Federal da Bahia. PhD em Epidemiologia pela London School of Hygiene and Tropical Medicine, Universidade de Londres. Membro Titular da Academia Brasileira de Ciências. Pesquisador 1-A do CNPq.

gen | GUANABARA KOOGAN

- **Atendimento ao cliente: (11) 5080-0751 | faleconosco@grupogen.com.br**

- Editoração eletrônica: Diagrama Ação - Produção Editorial

- Ficha catalográfica

A446e

Almeida Filho, Naomar de, 1952-
Epidemiologia & saúde : fundamentos, métodos, aplicações / Naomar de Almeida Filho, Mauricio Lima Barreto. - [Reimpr.]. - Rio de Janeiro : Guanabara Koogan, 2024.
il.

ISBN 978-85-277-1619-2

1. Epidemiologia. 2. Saúde pública. I. Barreto, Mauricio Lima. II. Título.

11-6186. CDD: 614.4
CDU: 616-036.22

Colaboradores

Albert Iksang Ko

Professor Associado de Epidemiologia e de Medicina da Universidade Yale, EUA. Chefe da Divisão de Epidemiologia de Doenças Microbianas da School of Public Health da Universidade Yale, EUA. BSc pelo Massachusetts Institute of Technology-MIT, EUA. Medical Doctor pela Harvard Medical School, Pós-Doutorado em Medicina Internacional no Weill Medical College da Universidade Cornell, EUA.

Álvaro Augusto Souza da Cruz Filho

Professor Associado da Faculdade de Medicina da Bahia e Coordenador do Núcleo de Excelência (PRONEX) em Asma da Universidade Federal da Bahia. Graduação em Medicina, Mestrado e Doutorado em Medicina Interna pela Universidade Federal da Bahia. Pós-Doutorado na Universidade Johns Hopkins, EUA. Pesquisador Nível 1-C do CNPq.

Ana Marlúcia Oliveira Assis

Professora Titular da Escola de Nutrição da Universidade Federal da Bahia. Graduação em Nutrição pela Universidade Federal da Bahia. Mestre em Saúde Pública pela Escuela de Salud Publica de México. Doutora em Saúde Pública pelo Instituto de Saúde Coletiva da UFBA. Pesquisadora Nível 1-B do CNPq.

Ana Maria Baptista Menezes

Professora Titular de Pneumologia da Universidade Federal de Pelotas. Graduação em Medicina pela Universidade Federal de Pelotas, Mestrado em Pneumologia pela Universidade de Southampton. Doutorado em Medicina (Pneumologia) pela Universidade Federal do Rio Grande do Sul.

Antonio Alberto da Silva Lopes

Professor Associado da Faculdade de Medicina da Bahia da Universidade Federal da Bahia. Docente Permanente do Programa de Pós-Graduação de Medicina e Saúde da Universidade Federal da Bahia. Mestrado em Medicina Interna pela UFBA. Mestrado em Saúde Pública e PhD em Epidemiologia pela Universidade de Michigan, Ann Arbor, EUA. Livre-Docência em Nefrologia pela Faculdade de Medicina da UFBA. Pesquisador Nível 1-D do CNPq.

Antonio José Ledo Alves da Cunha

Professor Titular do Departamento de Pediatria da Faculdade de Medicina da Universidade Federal do Rio de Janeiro. Vice-Reitor da Universidade Federal do Rio de Janeiro. Graduação em Medicina, Residência em Pediatria e Mestrado em Medicina pela UFRJ. Master of Public Health e PhD em Epidemiologia pela Universidade da Carolina do Norte em Chapel Hill, EUA. Pesquisador Nível 1-A do CNPq.

Antonio Nery Alves Filho

Professor Associado da Faculdade de Medicina da Universidade Federal da Bahia. Pesquisador Associado do Grupo Interdisciplinar de Estudos sobre Substâncias Psicoativas do CETAD. Graduação em Medicina e Mestrado em Medicina e Saúde pela Universidade Federal da Bahia. Doutorado em Sociologie et Sciences Sociales pela Université Lumière Lyon 2.

Bruce Bartholow Duncan

Professor Associado do Departamento de Medicina Social da Faculdade de Medicina da Universidade Federal do Rio Grande do Sul. Graduação em Medicina e Mestrado em Saúde Pública pela Universidade Johns Hopkins, EUA. Doutorado em Medicina pela UFRGS. Pesquisador Nível 1-A do CNPq.

Carlos Teles

Professor do Programa de Pós-Graduação em Saúde Coletiva da Universidade Estadual de Feira de Santana. Pesquisador Colaborador do Instituto de Saúde Coletiva, UFBa. Bacharelado em Estatística pela Universidade Federal da Bahia, Mestrado em Saúde Comunitária e Doutorado em Saúde Pública pelo Instituto de Saúde Coletiva da UFBA. Pesquisador Nível 2 do CNPq.

Carmen Fontes de Souza Teixeira

Professora Associada do Instituto de Humanidades, Artes e Ciências Professor Milton Santos da UFBA. Professora Permanente do Programa de Pós-Graduação do Instituto de Saúde Coletiva da UFBA. Graduação em Medicina, Mestrado em Saúde Comunitária e Doutora em Saúde Pública pela Universidade Federal da Bahia.

Cesar Gomes Victora

Professor Emérito de Epidemiologia na Universidade Federal de Pelotas, RS. Graduação em Medicina pela Universidade Federal do Rio Grande do Sul. PhD em Epidemiologia pela Universidade de Londres, Inglaterra. Membro Titular da Academia Brasileira de Ciência. Presidente da Associação Internacional de Epidemiologia (2011-14). Pesquisador Nível 1-A do CNPq.

Claudia Leite de Moraes

Professora Adjunta do Departamento de Epidemiologia do Instituto de Medicina Social/UERJ e da Faculdade de Medicina da Universidade Estácio de Sá. Graduação em Medicina e Mestrado em Saúde Coletiva pela Universidade do Estado do Rio de Janeiro. Doutorado em Saúde Pública pela Fundação Oswaldo Cruz. Pesquisadora Nível 2 do CNPq.

Cláudia Torres Codeço

Pesquisadora associada do Programa de Computação Científica da Fundação Oswaldo Cruz. Graduação em Ciências Biológicas e Mestrado em Engenharia Biomédica pela Universidade Federal do

Rio de Janeiro. Doutorado em Quantitative Biology pela Universidade do Texas em Arlington, EUA.

Claudio José Struchiner

Pesquisador Titular da Fundação Oswaldo Cruz. Professor Adjunto da Universidade do Estado do Rio de Janeiro. Graduação em Medicina pela Universidade Federal do Rio de Janeiro, Mestrado em Matemática Aplicada pela Associação Instituto Nacional de Matemática Pura e Aplicada. Doutorado em Dinâmica Populacional de Doenças Infecciosas pela Universidade Harvard. Pesquisador Nível 1-A do CNPq.

Cristina Larrea Killinger

Professora Adjunta do Departamento de Antropologia Social da Universidade de Barcelona. Professora Visitante no Instituto de Saúde Coletiva da Universidade Federal da Bahia. Graduação em Geografia e História, com especialidade em Antropologia Cultural pela Universidade de Barcelona. Doutorado no Programa de Ciências Sociais e Saúde pela Universidade de Barcelona.

Damião Ernane de Souza

Professor Assistente da Universidade Federal do Rio Grande do Norte. Graduação em Fisioterapeuta e Mestrado em Psicobiologia pela Universidade Federal do Rio Grande do Norte. Doutorando em Epidemiologia pelo Instituto de Saúde Coletiva de Universidade Federal da Bahia.

Darci Neves dos Santos

Professora Adjunta do Instituto de Saúde Coletiva da Universidade Federal de Bahia. Graduação em Medicina pela Escola Bahiana de Medicina e Saúde Pública. Residência em Psiquiatria e Especialização em Saúde Pública pela Universidade de São Paulo. Doutorado em Epidemiologia Psiquiátrica pela Universidade de Londres, Inglaterra.

David Alejandro González Chica

Professor Adjunto do Departamento de Nutrição da Universidade Federal de Santa Catarina. Graduação em Medicina pela Universidade Católica de Santiago de Guayaquil, Equador. Especialização em doenças pediátricas infecciosas e parasitárias pelo Instituto de Saúde Carlos III, Espanha. Mestrado e Doutorado em Epidemiologia pela Universidade Federal de Pelotas.

Denise Maria Barreto Coutinho

Professora Adjunta do Instituto de Psicologia da Universidade Federal de Bahia. Professora Permanente do Programa de Pós-Graduação em Artes Cênicas da Universidade Federal de Bahia. Graduação em Psicologia pela Universidade Federal da Bahia. Especialização em Tradução e Doutorado em Letras pela Universidade Federal da Bahia, com bolsa-sanduíche na Universidade de Princeton, EUA.

Djanilson Barbosa dos Santos

Professor Adjunto do Centro de Ciências da Saúde da Universidade Federal do Recôncavo da Bahia. Graduação em Farmácia pela Universidade Federal da Bahia. Mestrado em Ciências Farmacêuticas pela Universidade Federal do Ceará. Aperfeiçoamento em Farmacoepidemiologia pelo Istituto di Ricerche Farmacologiche Mario Negri, Milão, Itália. Doutorado em Saúde Pública pelo Instituto de Saúde Coletiva da UFBA.

Eduardo Massad

Professor Titular de Informática Médica da Faculdade de Medicina da USP. Honorary Professor do Departmento de Doenças Infecciosas e Tropicais da London School of Hygiene and Tropical Medicine, Inglaterra. Graduação em Medicina, Bacharelado em Física e Doutorado em Patologia Experimental pela Universidade de São Paulo. Pesquisador Nível 1-A do CNPq.

Eduardo Mota

Professor Associado e Diretor do Instituto de Saúde Coletiva da Universidade Federal da Bahia. Graduação em Medicina pela Universidade Federal da Bahia. Mestrado em Saúde Pública pela Universidade Harvard, EUA. Doutorado em Medicina pela Universidade Federal da Bahia. Pós-Doutorado em Epidemiologia na Universidade da Carolina do Norte em Chapel Hill, EUA.

Erika Santos de Aragão

Analista de Gestão em Ciência, Tecnologia e Inovação em Saúde da Fiocruz-Bahia. Pesquisadora do Programa Economia, Tecnologia e Inovação em Saúde (PECS) do Instituto de Saúde Coletiva da Universidade Federal da Bahia. Doutoranda em Saúde Pública no Instituto de Saúde Coletiva da UFBA.

Estela Maria Leão de Aquino

Professora Associada do Instituto de Saúde Coletiva da UFBA. Coordenadora do Programa Integrado em Gênero e Saúde (MUSA) e do Elsa Brasil – Estudo Longitudinal de Saúde do Adulto, no ISC/UFBA. Graduação em Medicina pela Faculdade de Medicina de Petrópolis e Mestrado em Medicina Social pela Universidade Estadual do Rio de Janeiro. Doutorado em Saúde Pública pela Universidade Federal da Bahia. Pesquisadora Nível 1-D do CNPq.

Euclides Ayres de Castilho

Professor Titular de Epidemiologia da Faculdade de Medicina da Universidade de São Paulo. Graduação em Medicina pela Universidade Federal da Bahia. Doutorado e Livre-Docência em Medicina Preventiva pela Faculdade de Medicina da USP. Treinamento em Bioestatística na School of Public Health da Universidade da Carolina do Norte em Chapel Hill, EUA. Pesquisador Senior do CNPq.

Evandro da Silva Freire Coutinho

Pesquisador Titular da Escola Nacional de Saúde Pública – Fiocruz. Professor Adjunto do Instituto de Medicina Social da Universidade do Estado do Rio de Janeiro. Mestrado em Saúde Pública pela Escola Nacional de Saúde Pública – Fiocruz. Master of Sciences em Epidemiologia pela London School of Hygiene and Tropical Medicine, Inglaterra. Doutorado em Saúde Pública pelo Instituto de Saúde Coletiva da UFBA. Pesquisador Nível 1-A do CNPq.

Fábio Batista Mota

Pesquisador da Unidade de Estudos Setoriais da Faculdade de Ciências Econômicas da UFBA e do Programa Economia da Saúde do Instituto de Saúde Coletiva da UFBA. Bacharel em Ciências

Econômicas e Mestre em Economia pela Universidade Federal da Bahia. Doutorando em Economia da Indústria e da Tecnologia pela Universidade Federal do Rio de Janeiro.

Fernando Barros

Professor do Programa de Pós-Graduação em Epidemiologia da Universidade Federal de Pelotas e do Mestrado em Saúde e Comportamento da Universidade Católica de Pelotas. Graduação em Medicina pela Universidade Católica de Pelotas. Mestrado em Saúde Materno-infantil e PhD em Epidemiologia pela Universidade de Londres, Inglaterra.

Francisco Inácio Bastos

Pesquisador Titular da Escola Nacional de Saúde Pública – Fiocruz. Graduação em Medicina e Mestre em Saúde Coletiva pela Universidade do Estado do Rio de Janeiro. Doutorado em Saúde Pública pela Escola Nacional de Saúde Pública – Fiocruz. Pesquisador visitante na Universidade de Hamburgo, Alemanha, na Universidade Laval, Canadá, no Imperial College, Reino Unido e na Universidade Brown, EUA.

Francisco Viacava

Pesquisador do Laboratório de Informações em Saúde (LIS) do Instituto de Comunicação e Informação Científica e Tecnológica em Saúde da Fiocruz. Graduação em Medicina pela Universidade Estadual de Campinas, São Paulo. Mestrado em Nutrição Humana pela Universidade Columbia, EUA. Mestrado em Medicina Preventiva pela Universidade de São Paulo.

Greice Maria de Souza Menezes

Pesquisadora do MUSA – Programa Integrado em Gênero e Saúde, do Instituto de Saúde Coletiva da Universidade Federal da Bahia. Graduação em Medicina pela Universidade Federal da Bahia. Mestrado em Saúde Comunitária e Doutorado em Saúde Pública pelo Instituto de Saúde Coletiva da UFBA.

Guilherme de Souza Ribeiro

Professor Adjunto do Instituto de Saúde Coletiva da Universidade Federal da Bahia. Pesquisador Colaborador do Centro de Pesquisas Gonçalo Moniz, Fiocruz – Bahia. Professor Visitante da Yale School of Public Health, EUA. Graduação em Medicina pela UFBA. Residência em Infectologia pela Universidade Federal de São Paulo. Mestrado em Epidemiologia pela Universidade Harvard, EUA. Doutorado em Biotecnologia em Saúde e Medicina Investigativa pela Fundação Oswaldo Cruz.

Guilherme Loureiro Werneck

Professor Adjunto do Instituto de Medicina Social da Universidade Estadual do Rio de Janeiro e do Instituto de Estudos em Saúde Coletiva da UFRJ. Graduação em Medicina e Mestrado em Medicina Social pela Universidade Estadual do Rio de Janeiro. Doutorado em Saúde Pública e Epidemiologia pela Universidade Harvard, EUA. Pesquisador Nível 1-B do CNPq.

Gulnar Azevedo e Silva

Professora Adjunta do Departamento de Epidemiologia do Instituto de Medicina Social da UERJ. Graduação em Medicina pela Universidade do Estado do Rio de Janeiro. Residência no Departamento de Medicina Preventiva da Faculdade de Medicina da Universidade de São Paulo. Mestrado em Saúde Coletiva pelo Instituto de Medicina Social da UERJ e Doutorado em Medicina Preventiva pela USP.

Helena Lutéscia Luna Coelho

Professora Titular de Farmacoepidemiologia da Universidade Federal do Ceará. Professora Visitante Honorária da Universidade de Liverpool, Inglaterra. Graduação em Farmácia e Bioquímica pela Universidade Federal da Bahia. Mestrado e Doutorado em Farmacologia pela Universidade de São Paulo.

Inês Dourado

Professora Associada do Instituto de Saúde Coletiva da Universidade Federal da Bahia. Professora Visitante na Steinhard School of Culture, Education and Human Development da Universidade de Nova Iorque, EUA. Graduação em Medicina pela Escola Bahiana de Medicina e Saúde Pública. Mestrado em Saúde Pública na Universidade de Massachusetts, EUA. PhD em Epidemiologia na Universidade da Califórnia em Los Angeles, EUA. Pesquisadora Nível 1-C do CNPq.

Ines Lessa

Professora Permanente do Programa de Pós-Graduação do Instituto de Saúde Coletiva da UFBA. Graduação em Medicina, Mestrado em Saúde Comunitária e Doutorado em Medicina pela Universidade Federal da Bahia. Pesquisadora Nível 1-D do CNPq.

Isaac Suzart Gomes Filho

Professor Titular da Universidade Estadual de Feira de Santana, Bahia. Graduação em Odontologia pela Universidade Federal da Bahia. Mestrado e Doutorado em Odontologia, área de concentração em Periodontia, pela Universidade de São Paulo, Bauru. Pós-Doutorado em Epidemiologia no Instituto de Saúde Coletiva da UFBA. Pesquisador Nível 2 do CNPq.

Jair de Jesus Mari

Professor Titular do Departamento de Psiquiatria da Universidade Federal de São Paulo. Coordenador do Programa de Pós-Graduação do Departamento de Psiquiatria da Unifesp. Professor Honorário do Instituto de Psiquiatria do King´s College, Londres. Graduação em Medicina pela Fundação Universitária do ABC. Doutorado em Epidemiologia Psiquiátrica pela Universidade de Londres, Inglaterra. Livre Docência no Departamento de Psiquiatria da UNIFESP, São Paulo. Pesquisador Nível 1-A do CNPq.

Jairnilson Silva Paim

Professor Titular em Política de Saúde do Instituto de Saúde Coletiva da Universidade Federal da Bahia. Professor Permanente do Programa de Pós-Graduação do Instituto de Saúde Coletiva da UFBA. Graduação em Medicina e Mestrado em Medicina Interna pela Universidade Federal da Bahia. Doutorado em Saúde Pública pelo Instituto de Saúde Coletiva da Universidade Federal da Bahia. Pesquisador Nível 1-B do CNPq.

Jandira Maciel da Silva

Professora Adjunta do Departamento de Medicina Preventiva e Social da Faculdade de Medicina da Universidade Federal de

Minas Gerais. Coordenadora da Residência em Medicina do Trabalho do Hospital das Clínicas/UFMG e do Centro de Referência Estadual em Saúde do Trabalhador de Minas Gerais. Graduação em Medicina e Residência em Medicina Preventiva e Social pela UFMG. Doutorado em Saúde Coletiva pela Universidade de Campinas.

Jarbas Barbosa

Professor Adjunto da Universidade de Pernambuco. Secretário de Vigilância em Saúde do Ministério da Saúde. Graduação em Medicina pela Universidade Federal de Pernambuco. Especialização em Saúde Pública e em Epidemiologia pela Escola Nacional de Saúde Pública, Fiocruz. Mestrado em Ciências Médicas e Doutorado em Saúde Coletiva pela Universidade Estadual de Campinas.

Joice Neves Reis

Professora Adjunta da Faculdade de Farmácia da Universidade Federal da Bahia. Graduação em Farmácia Bioquímica, Mestrado e Doutorado em Patologia Humana pela Universidade Federal da Bahia. Pós-Doutorado em Epidemiologia Molecular pela Escola de Saúde Pública da Universidade da Califórnia em Berkeley, EUA (2003). Pesquisadora Nível 2 do CNPq.

José Ricardo de Carvalho Mesquita Ayres

Professor Titular da Faculdade de Medicina da Universidade de São Paulo. Pró-Reitor Adjunto de Extensão da Universidade de São Paulo. Graduação em Medicina pela Universidade do Estado do Rio de Janeiro. Residência Médica, Mestrado e Doutorado em Medicina Preventiva pela Faculdade de Medicina da Universidade de São Paulo. Pesquisador Nível 1-C do CNPq.

Juarez Pereira Dias

Professor Assistente da Escola Bahiana de Medicina e Saúde Pública. Pesquisador Colaborador no Instituto de Saúde Coletiva da Universidade Federal da Bahia. Graduação em Medicina pela Universidade Federal da Bahia. Especialização em Saúde Pública pela Escola de Saúde Pública do Rio Grande do Sul e Especialização em Nutrição em Atenção Primária de Saúde pela Universidade Federal de Pernambuco. Mestrado e Doutorado em Saúde Coletiva pela Universidade Federal da Bahia.

Laura Rodrigues

Professora Titular de Infectious Disease Epidemiology e Diretora da Faculdade de Epidemiologia e Saúde da População na London School of Hygiene and Tropical Medicine, Inglaterra. Graduação em Medicina pela Universidade de São Paulo, MSc em Community Health in Developing Countries e PhD em Epidemiologia pela Universidade de Londres, Inglaterra.

Leila Denise Alves Ferreira Amorim

Professora Adjunta do Departamento de Estatística da Universidade Federal da Bahia. Bacharelado em Estatística pela Universidade Federal da Bahia e Licenciatura em Ciências Biológicas pela Universidade Católica de Salvador. Mestrado em Saúde Coletiva pela Universidade Federal da Bahia. PhD em Bioestatística pela Universidade da Carolina do Norte em Chapel Hill, EUA.

Lia Moraes

Professora do Departamento de Estatística da Universidade Federal da Bahia. Bacharelado em Estatística pela Universidade Federal da Bahia.

Lígia Regina Franco Sansigolo Kerr

Professora Titular da Faculdade de Medicina da Universidade Federal do Ceará. Graduação em Medicina, Mestrado e Doutorado em Medicina Preventiva pela Universidade de São Paulo, Ribeirão Preto. Pós-Doutorado em Epidemiologia pela Harvard School of Public Health e pela Universidade da Califórnia em São Francisco, EUA. Pesquisadora Nível 2 do CNPq.

Lilian Fatima Barbosa Marinho

Professora da Escola Bahiana de Medicina e Saúde Pública. Pesquisadora associada do Programa Integrado em Saúde e Gênero (MUSA) do Instituto de Saúde Coletiva da UFBA. Graduação em Enfermagem pela Escola de Enfermagem de Manaus. Mestrado e Doutorado em Saúde Coletiva pela Universidade Federal da Bahia.

Luciano Kalabric Silva

Tecnólogo em Saúde Pública no Laboratório de Biotecnologia e Inovação em Saúde da Fiocruz-Bahia. Professor do Programa de Pós-Graduação em Patologia e Biologia Molecular da Fiocruz – Bahia. Licenciatura em Ciências Biológicas pela Universidade Católica de Salvador. Mestrado e Doutorado em Patologia Humana e Experimental pela Universidade Federal da Bahia.

Luis Augusto Vasconcelos da Silva

Professor Adjunto do Instituto de Humanidades, Artes e Ciências Professor Milton Santos, Universidade Federal da Bahia. Graduação em Psicologia pela Universidade Federal da Bahia. Mestrado e Doutorado em Saúde Coletiva pelo Instituto de Saúde Coletiva, Universidade Federal da Bahia.

Luis David Castiel

Pesquisador do Departamento de Epidemiologia e Métodos Quantitativos em Saúde, Escola Nacional de Saúde Pública, Fiocruz. Professor do Programa de Pós-Graduação em Epidemiologia em Saúde Pública da ENSP. Graduado em Medicina pela Universidade Federal do Rio Grande do Sul. Mestrado em Community Medicine pela Universidade de Londres, Inglaterra. Doutorado em Saúde Pública pela Fundação Oswaldo Cruz. Pós-doutorado pela Universidade de Alicante, Espanha. Pesquisador Nível 1-C do CNPq.

Luis Eugênio Portela Fernandes de Souza

Professor Adjunto do Instituto de Saúde Coletiva da Universidade Federal da Bahia. Coordenador do Programa de Economia, Tecnologia e Inovação em Saúde do Instituto de Saúde Coletiva da UFBA. Graduação em Medicina, Mestrado em Saúde Comunitária pela Universidade Federal da Bahia. Doutorado em Saúde Pública pela Universidade de Montreal, Canadá.

Luiz Augusto Facchini

Professor Associado do Departamento de Medicina Social e do Programa de Pós-Graduação em Epidemiologia da Universidade

Federal de Pelotas. Presidente da Associação Brasileira de Pós-Graduação em Saúde Coletiva (ABRASCO). Graduação em Medicina pela Universidade Federal de Santa Maria. Mestrado em Medicina Social pela Universidad Autonoma Metropolitana de Xochimilco, México. Doutorado em Ciências Médicas pela Universidade Federal do Rio Grande do Sul. Pesquisador Nível 1-C do CNPq.

Márcia Furquim de Almeida

Docente do Departamento de Epidemiologia da Faculdade de Saúde Pública da Universidade de São Paulo. Editora da Revista Brasileira de Epidemiologia. Graduação em Farmácia e Bioquímica pela Faculdade de Ciências Farmacêuticas da USP. Mestrado em International Nutrition pela Universidade Cornell, EUA. Doutorado em Epidemiologia pela Faculdade de Saúde Pública da USP. Pesquisadora Nível 2 do CNPq.

Maria da Conceição Nascimento Costa

Professora Associada do Instituto de Saúde Coletiva da UFBA. Professora Permanente do Programa de Pós-Graduação do Instituto de Saúde Coletiva da UFBA. Graduação em Medicina, Mestrado em Saúde Comunitária e Doutorado em Saúde Pública pela Universidade Federal da Bahia. Pesquisadora Nível 2 do CNPq.

Maria da Glória Lima Cruz Teixeira

Professora Associada do Instituto de Saúde Coletiva da Universidade Federal da Bahia. Professora Permanente do Programa de Pós-Graduação do Instituto de Saúde Coletiva da UFBA. Graduação em Medicina pela Universidade Federal da Bahia. Mestrado em Doenças Infecciosas e Parasitárias pela Universidade Federal do Rio de Janeiro. Doutorado em Saúde Pública (Epidemiologia) pelo Instituto de Saúde Coletiva da UFBA. Pesquisadora Nível 2 do CNPq.

Maria do Carmo Leal

Pesquisadora Titular e Professora da Escola Nacional de Saúde Pública da Fundação Oswaldo Cruz. Editora-Associada da Revista Brasileira de Epidemiologia. Graduação em Medicina pela Universidade Federal da Bahia. Mestrado em Saúde Comunitária e Doutorado em Saúde Pública pela Escola Nacional de Saúde Pública da Fiocruz. Pesquisadora Nível 1-D do CNPq.

Maria Fernanda Lima Costa

Pesquisadora Titular do Instituto René Rachou da Fundação Oswaldo Cruz, Minas Gerais. Professora Adjunta do Departamento de Medicina Preventiva e Social da UFMG. Graduação em Medicina pela Universidade Federal de Minas Gerais. Doutorado em Medicina pela UFMG. Pós-Doutorado em Epidemiologia na Johns Hopkins Bloomberg School of Public Health, EUA, e na London School of Hygiene and Tropical Medicine, Inglaterra. Pesquisadora Nível 1-A do CNPq.

Maria Fernanda Tourinho Peres

Professora Doutora do Departamento de Medicina Preventiva da Faculdade de Medicina da Universidade de São Paulo. Coordenadora de projetos do Núcleo de Estudos da Violência da USP. Graduação em Medicina pela Universidade Federal da Bahia. Mestrado em Saúde Comunitária e Doutorado em Saúde Pública pelo Instituto de Saúde Coletiva da UFBA.

Maria Guadalupe Medina

Pesquisadora Associada e Professora Permanente do Programa de Pós-Graduação do Instituto de Saúde Coletiva da UFBA. Docente da Residência Multiprofissional em Saúde da Família do ISC/UFBA. Graduação em Medicina pela Universidade Federal da Bahia. Mestrado em Saúde Comunitária e Doutorado em Saúde Pública pelo Instituto de Saúde Coletiva da UFBA.

Maria Inês Schmidt

Professora Associada do Departamento de Medicina Social da Faculdade de Medicina, Universidade Federal do Rio Grande do Sul. Docente Permanente do Programa de Pós-Graduação em Epidemiologia da UFRGS. Graduação em Medicina pela UFRGS, com formação em Endocrinologia na Universidade Johns Hopkins, EUA. Mestrado e Doutorado em Epidemiologia pela Universidade da Carolina do Norte em Chapel Hill, EUA. Pesquisadora Nível 1-A do CNPq.

Maria Teresa Bustamante Teixeira

Professora Adjunta do Departamento de Saúde Coletiva da Faculdade de Medicina da Universidade Federal de Juiz de Fora. Coordenadora do Programa de Pós-Graduação em Saúde Coletiva da UFJF. Médica sanitarista com Residência em Saúde Pública na ENSP/Fiocruz. Mestrado e Doutorado em Saúde Coletiva pelo Instituto de Medicina Social da Universidade do Estado do Rio de Janeiro.

Maria Zélia Rouquayrol

Professora Titular de Saúde Pública da Universidade Federal do Ceará. Graduação em Farmácia pela UFC. Especialização em Saúde Pública pela Faculdade de Saúde Pública da Universidade de São Paulo. Especialização em Epidemiologia pelo Institute of Tropical Medicine de Antuérpia, Bélgica. Mestrado em Epidemiologia pela Universidade Tulane, EUA. Livre-Docência em Saúde Pública pela Universidade Federal do Ceará.

Mauricio L. Barreto

Professor Titular de Epidemiologia do Instituto de Saúde Coletiva da Universidade Federal da Bahia. Coordenador do INCT CITECS – Ciência, Tecnologia e Inovação em Saúde. Graduação em Medicina e Mestrado em Saúde Comunitária pela Universidade Federal da Bahia. PhD em Epidemiologia pela London School of Hygiene and Tropical Medicine, Universidade de Londres. Membro Titular da Academia Brasileira de Ciências. Pesquisador Nível 1-A do CNPq.

Maximiliano Ribeiro Guerra

Professor Adjunto do Departamento de Saúde Coletiva da Faculdade de Medicina da Universidade Federal de Juiz de Fora. Graduação em Medicina pela UFJF, com residência em Anatomia Patológica e especializações em Medicina do Trabalho e Saúde da Família. Mestrado e Doutorado em Saúde Coletiva pelo Instituto de Medicina Social da Universidade do Estado do Rio de Janeiro.

Michael Eduardo Reichenheim

Professor Adjunto e Vice-Diretor do Instituto de Medicina Social da Universidade do Estado do Rio de Janeiro. Graduação em Medicina pela Universidade Federal do Rio de Janeiro. Mestrado em Saúde Materno-infantil e Doutorado em Saúde Pública pela University of London, Inglaterra. Pós-Doutorado em Bioestatística no Institute of Public Health da Universidade Cambridge, Inglaterra. Pesquisador Nível 1-D do CNPq.

Mitermayer Galvão dos Reis

Pesquisador Titular e Diretor do Centro de Pesquisas Gonçalo Muniz da Fiocruz – BA. Professor Associado da Faculdade de Medicina da Universidade Federal da Bahia. Professor Titular da Escola Bahiana de Medicina e Saúde Pública. Graduação em Medicina pela Escola Bahiana de Medicina e Saúde Pública. Mestrado em Patologia Humana e Doutorado em Patologia Humana pela UFBA. Pesquisador Nível 1-A do CNPq.

Moacyr Scliar (*In memoriam*)

Professor Titular de Saúde Pública na Universidade Federal de Ciências da Saúde de Porto Alegre. Graduação em Medicina pela Universidade Federal do Rio Grande do Sul. Especialista em Saúde Pública e Doutor em Ciências pela Escola Nacional de Saúde Pública. Renomado ensaísta e escritor, membro da Academia Brasileira de Letras.

Moisés Goldbaum

Professor Doutor do Departamento de Medicina Preventiva da Faculdade de Medicina da Universidade de São Paulo. Professor Permanente do programa de Pós-Graduação de Medicina Preventiva da FMUSP. Coeditor científico da Revista Brasileira de Epidemiologia. Graduação em Medicina, Mestrado e Doutorado em Medicina Preventiva pela Faculdade de Medicina da Universidade de São Paulo. Pesquisador Nível 2 do CNPq.

Moysés Szklo

Professor de Epidemologia e Medicina na Universidade Johns Hopkins. Professor Participante do Instituto de Estudos de Saúde Coletiva da Universidade Federal do Rio de Janeiro. Editor-Chefe do *American Journal of Epidemiology*. Graduação em Medicina pela Universidade do Estado do Rio de Janeiro. Mestrado e Doutorado em Epidemiologia na Escola de Saúde Pública da Universidade Johns Hopkins, EUA.

Naomar de Almeida Filho

Professor Titular de Epidemiologia no Instituto de Saúde Coletiva da Universidade Federal da Bahia. Professor Permanente do Programa de Pós-Graduação do Instituto de Saúde Coletiva da Universidade Nacional de Lanús, Buenos Aires, Argentina. Docente do Mestrado em Estudos sobre a Universidade do Instituto de Humanidades, Artes e Ciências Professor Milton Santos, UFBA. Graduação em Medicina e Mestrado em Saúde Comunitária pela UFBA. PhD em Epidemiologia pela Universidade da Carolina do Norte em Chapel Hill, EUA. Pesquisador Nível 1-A do CNPq.

Nelson Fernandes de Oliveira

Professor Visitante da Universidade Estadual de Feira de Santana. Bacharel em Engenharia Química pela Universidade Federal da Bahia. Mestre em Estatística pela Universidade de Campinas, São Paulo. PhD em Bioestatística pela Universidade da Carolina do Norte em Chapel Hill, EUA.

Nelson Gouveia

Professor Associado do Departamento de Medicina Preventiva da Faculdade de Medicina da Universidade de São Paulo. Coordenador do Grupo Temático de Saúde e Ambiente da ABRASCO. Mestre em Epidemiologia e Doutor em Saúde Pública pela London School of Hygiene and Tropical Medicine, Inglaterra. Livre-Docente em Epidemiologia pela Faculdade de Medicina da USP. Pesquisador Nível 1-C do CNPq.

Paula Mendes Luz

Assistente de pesquisa da Fundação Oswaldo Cruz, Rio de Janeiro. Graduação em Medicina pela Universidade Federal Fluminense. Mestrado em Saúde Coletiva pela Universidade do Estado do Rio de Janeiro. Doutorado em Epidemiology of Infectious Diseases pela Universidade Yale, EUA.

Paulo Capel Narvai

Professor Titular do Departamento de Práticas de Saúde Pública da Faculdade de Saúde Pública da Universidade de São Paulo. Graduação em Odontologia pela Universidade Federal do Paraná. Mestrado, Doutorado e Livre-Docência em Saúde Pública pela Faculdade de Saúde Pública da USP. Pesquisador Nível 2 do CNPq.

Paulo Roberto Santana de Melo

Professor Adjunto da Universidade Estadual de Santa Cruz, Ilhéus-Bahia. Bacharel em Ciências Biológicas com ênfase em Biomedicina pela Universidade Estadual de Santa Cruz. Mestrado e Doutorado em Patologia Humana pela Universidade Federal da Bahia – Fiocruz/Bahia.

Pedro Rodrigues Curi Hallal

Professor Adjunto do Departamento de Educação Física da Universidade Federal de Pelotas. Professor Permanente nos cursos de Mestrado em Educação Física e de Mestrado e Doutorado em Epidemiologia. Graduação em Educação Física, Mestrado e Doutorado em Epidemiologia pela Universidade Federal de Pelotas. Pós-Doutorado no Instituto de Saúde da Criança da Universidade de Londres. Pesquisador Nível 2 do CNPq.

Renato Peixoto Veras

Professor Associado do Instituto de Medicina Social e Diretor da Universidade Aberta da Terceira Idade da Universidade do Estado do Rio de Janeiro. Graduação em Medicina pela Universidade Federal do Rio de Janeiro. Mestrado no Instituto de Medicina Social da Universidade do Estado do Rio de Janeiro. MSc em Community Medicine pela London School of Hygiene and Tropical Medicine e PhD em Epidemiologia no Guy's Hospital da Universidade de Londres, Inglaterra. Pesquisador Nível 1-D do CNPq.

Reinaldo Guimarães

Professor Associado aposentado do Instituto de Medicina Social da Universidade do Estado do Rio de Janeiro. Vice-Presidente da Fiocruz e Secretário de Ciência, Tecnologia e Insumos Estratégicos do Ministério da Saúde. Graduação em Medicina pela Universidade Federal do Rio de Janeiro. Mestrado no Instituto de Medicina Social da Universidade do Estado do Rio de Janeiro. Comendador da Ordem Nacional do Mérito Científico.

Ricardo Arraes de Alencar Ximenes

Professor Adjunto da Universidade Federal de Pernambuco. Professor Adjunto da Universidade de Pernambuco. Graduação em Medicina e Mestrado em Medicina Tropical pela Universidade Federal de Pernambuco. PhD em Epidemiologia, pela London School of Hygiene and Tropical Medicine, Inglaterra. Pesquisador Nível 1-B do CNPq.

Ricardo Bica Noal

Professor Titular da Universidade Católica de Pelotas e Médico Plantonista da UTI da Universidade Federal de Pelotas. Graduação em Medicina pela Universidade Federal de Santa Maria. Mestrado e Doutorado em Epidemiologia pela Universidade Federal de Pelotas.

Rita Barradas Barata

Professora Adjunta da Faculdade de Ciências Médicas da Santa Casa de São Paulo. Coordenadora da área de Saúde Coletiva da CAPES. Editora Científica da Revista de Saúde Pública. Graduação em Medicina pela Faculdade de Ciências Médicas da Santa Casa de São Paulo. Mestrado em Medicina e Doutorado em Medicina Preventiva pela Universidade de São Paulo. Pesquisadora Nível 1-D do CNPq.

Rita de Cássia Franco Rego

Professora Adjunta da Faculdade de Medicina da Bahia da Universidade Federal da Bahia. Vice-Coordenadora do Programa de Pós-Graduação em Saúde Ambiente e Trabalho, Faculdade de Medicina da Bahia da UFBA. Graduação em Medicina pela Universidade Federal da Bahia. Mestrado em Saúde Coletiva e Doutorado em Saúde Pública-Epidemiologia pelo Instituto de Saúde Coletiva da UFBA.

Rita de Cássia Pereira Fernandes

Professora Adjunta da Faculdade de Medicina da Bahia da Universidade Federal da Bahia. Graduação em Medicina pela Universidade Federal da Bahia, com Residência em Medicina Social. Mestrado em Saúde Comunitária/Epidemiologia e Doutorado em Saúde Pública pelo Instituto de Saúde Coletiva da UFBA, com estágio sanduíche na McGill University, Canadá.

Roberto Medronho

Professor Titular da Universidade Federal do Rio de Janeiro. Diretor do Instituto de Estudos em Saúde Coletiva da UFRJ. Graduação em Medicina pela Universidade Federal do Rio de Janeiro. Mestrado em Saúde Coletiva e Doutorado em Saúde Pública pela Escola Nacional de Saúde Pública, Fiocruz. Pesquisador Nível 2 do CNPq.

Ronald Blanton

Professor Titular de International Health and Epidemiology e de Bioestatística na Universidade Case Western Reserve, Ohio, EUA. Diretor de cursos do Center for Global Health & Diseases da Case Western Reserve School of Medicine, EUA. Medical Doctor e MSc em Epidemiologia Genética pela Universidade Case Western Reserve, Ohio, EUA.

Rosana Aquino Guimarães Pereira

Pesquisadora Associada e Professora Permanente do Programa de Pós-Graduação do Instituto de Saúde Coletiva da UFBA. Docente da Residência Multiprofissional em Saúde da Família ISC-UFBA. Graduação em Medicina pela Universidade Federal da Bahia. Mestrado em Saúde Comunitária e Doutorado em Saúde Pública pelo Instituto de Saúde Coletiva da UFBA.

Rosemeire Leovigildo Fiaccone

Professora Adjunta do Departamento de Estatística da Universidade Federal da Bahia. Bacharelado em Estatística pela Universidade Federal da Bahia. Mestrado em Estatística pela Universidade Estadual de Campinas, São Paulo. PhD em Estatística pela Lancaster University, Inglaterra.

Sandhi Maria Barreto

Professora Associada do Departamento de Medicina Preventiva e Social da Universidade Federal de Minas Gerais. Graduação em Medicina e Especialização em Medicina Preventiva pela Universidade Federal de Minas Gerais. Mestrado e Doutorado em Epidemiologia pela London School of Hygiene and Tropical Medicine, Inglaterra. Pós-Doutorado em Saúde Pública no Department of Chronic Diseases and Health Promotion, WHO, Genebra. Pesquisadora 1-B do CNPq.

Sebastião Antonio Loureiro de Sousa e Silva

Professor Emérito do Instituto de Saúde Coletiva da Universidade Federal da Bahia. Vice-Coordenador do Programa de Economia, Tecnologia e Inovação em Saúde – UFBA. Vice-Coordenador do Instituto Nacional de Ciência e Tecnologia em Saúde – INCT-S, ISC/UFBA. Graduação em Medicina pela Universidade Federal da Bahia (1964), Mestrado em Tropical Public Health pela University of London, Inglaterra. PhD em Epidemiologia pela University of Texas, EUA.

Sérgio Souza da Cunha

Professor Adjunto da Universidade Federal de Pernambuco. Graduação em Medicina pela Universidade Federal da Bahia. Mestrado em Saúde Comunitária pelo Instituto de Saúde Coletiva da Universidade Federal da Bahia. Doutorado em Epidemiologia pela London School of Hygiene and Tropical Medicine, Inglaterra.

Silvia Reis dos Santos

Médica Pediatra do Instituto de Puericultura e Pediatria Martagão Gesteira da Universidade Federal do Rio de Janeiro. Graduação em Medicina pela Universidade Federal do Rio de Janeiro. Especialista em Saúde Pública pela Fundação Oswaldo Cruz. Mestre em Medicina pela UFRJ. Mestre em Educação para Profissionais de Saúde pela Universidade de Illinois em Chicago, EUA. Doutora em Saúde Pública pela Universidade de São Paulo.

Susan Martins Pereira

Professora Adjunta no Instituto de Saúde Coletiva da Universidade Federal da Bahia. Graduação em Medicina pela Universidade Federal da Bahia. Mestrado em Doenças Tropicais pela Fundação Oswaldo Cruz, Rio de Janeiro. Doutorado em Saúde Pública na Universidade Federal da Bahia.

Tereza Nadya Lima dos Santos

Professora Adjunta do Departamento de Estatística da Universidade Federal da Bahia. Graduação em Estatística pela Universidade Federal do Ceará. Mestre em Estatística pela Universidade Estadual de Campinas, São Paulo. Doutoranda em Saúde Pública na área de Epidemiologia do Instituto de Saúde Coletiva da Universidade Federal da Bahia.

Thalia Velho Barreto de Araújo

Professora Adjunta do Departamento de Medicina Social da Universidade Federal de Pernambuco. Professora da Universidade de Pernambuco. Graduação em Medicina pela Universidade Federal de Pernambuco. Mestrado em Epidemiologia pela London School of Hygiene and Tropical Medicine, Universidade de Londres, Inglaterra. Doutorado em Saúde Pública pelo Instituto de Saúde Coletiva da Universidade Federal da Bahia.

Vilma Sousa Santana

Professora Associada do Instituto de Saúde Coletiva da Universidade Federal da Bahia. Adjunct Faculty Abroad na University of North Carolina. Graduação em Medicina e Mestrado em Saúde Comunitária pela Universidade Federal da Bahia. PhD em Epidemiologia pela Universidade da Carolina do Norte em Chapel Hill, EUA. Pós-Doutorado em Epidemiologia Ocupacional pela UNC-CH, EUA. Pesquisadora Nível 1-C do CNPq.

Apresentação

Este volume dá seguimento ao projeto original de Maria Zélia Rouquayrol, uma das pioneiras no ensino da Epidemiologia, e sua aplicação ao planejamento e gestão em saúde no Brasil. Concebido em 1980, o projeto de Zélia Rouquayrol era, ao mesmo tempo, simples e grandioso. Naquele momento inicial da Saúde Coletiva brasileira, quando, para a formação de profissionais e de pesquisadores, ainda dependíamos de edições estrangeiras e suas traduções, Zélia desafiou-nos a produzir textos sobre múltiplos aspectos da Epidemiologia, preferencialmente com dados extraídos da realidade nacional.

A primeira versão de *Epidemiologia & Saúde* veio à luz em 1984, em pequena tiragem, edição do Autor, publicada graças ao apoio de Carlos Marcílio de Souza, então Diretor de Fomento do CNPq. Combinava textos de autoria da própria Zélia com capítulos de vários autores, privilegiando epidemiólogos e sanitaristas em atividade nos Estados da região Nordeste.

A partir da terceira edição ampliada, um dos Editores deste volume (NAF) teve o privilégio de se integrar ao projeto, focalizando sobremodo princípios conceituais e metodológicos da disciplina. Posteriormente, por indicação expressa de Zélia Rouquayrol, Maurício Barreto assume a responsabilidade de fazer avançar e aprimorar tão importante iniciativa.

Para essa nova etapa, após cuidadosa avaliação, concordamos em introduzir alguns elementos de atualização do projeto anterior.

Primeiro, concebemos uma estrutura de capítulos capaz de deixar mais clara a distinção (mas não distância) entre momentos teórico-metodológicos – etapas de produção do conhecimento sistemático e validado – e momentos tecnológicos, oportunidades de aplicação do conhecimento epidemiológico para intervenção nas situações de saúde. Com isso, buscamos demonstrar a consistência interna da Epidemiologia enquanto campo disciplinar próprio, gerador de conhecimento e tecnologia capazes de subsidiar avanços concretos na situação social da saúde.

Segundo, dado o expressivo aumento da demanda por formação profissional de alta qualificação no campo da Saúde Coletiva no Brasil, decidimos desdobrar e detalhar os capítulos referentes à apresentação do conhecimento epidemiológico específico, classificado em quatro planos:

a) Níveis de determinação (molecular, genético, clínico, ambiental, social, cultural)
b) Etapas do ciclo vital (infância, adolescência, idade adulta, envelhecimento)
c) Grupos de problemas de saúde (doenças infecciosas, cardiovasculares, neoplásicas, respiratórias, mentais, violência, abuso de drogas, saúde reprodutiva, nutrição, saúde do trabalhador e saúde bucal)
d) Aplicações a sistemas de saúde (planejamento, gestão, avaliação, vigilância, economia, tecnologia e regulação).

Terceiro, considerando o explosivo crescimento da produção científica dos grupos de pesquisa em Epidemiologia no país, tanto no que se refere à especificação e diversidade metodológica como aos dados e evidências de aplicação do conhecimento epidemiológico, verificamos que não é mais problema o emprego de exemplos e ilustrações pertinentes a situações e contextos da realidade sanitária nacional. Além de tratar-se de critério intrínseco de qualidade acadêmica, os colaboradores convidados são docentes e pesquisadores representativos dos principais centros de pesquisa e pós-graduação na área da Saúde Coletiva no Brasil.

Com tal escopo, este livro compõe-se de 63 capítulos, organizados em sete partes. Para sua elaboração, mobilizamos dezenas de colaboradores, selecionados, ademais de sua competência científica e liderança acadêmica, também por concordância com os princípios expostos, que trabalharam em estreita sintonia conosco. Em muitos casos, dentro da nossa esfera de expertise, também compartilhamos a colaboração em capítulos. Além disso, cada uma das partes é por nós apresentada mediante introduções focalizadas que sintetizam o conteúdo do capítulo articulando-os com os eixos estruturantes do campo epidemiológico.

Uma advertência: este não é um texto introdutório de nível elementar. Aos leitores que pretendem uma primeira aproximação à ciência epidemiológica, recomendamos, dentre muitas publicações disponíveis no Brasil, o livro intitulado *Introdução à Epidemiologia* (Almeida-Filho & Rouquayrol, 2007).

A presente obra, a partir de uma estrutura flexível, pretende recuperar de modo crítico e inovador a forma clássica do tratado. Buscamos uma síntese criativa do manual de procedimentos metodológicos com o *reader*, coletânea articulada de textos no estado-da-arte de um dado campo científico, formato bastante difundido na cultura acadêmica anglo-saxônica. Com isso, visamos simultaneamente ampliação e aprofundamento, com maior especificação de teoria e método e melhor sistematização do resultante corpo de conhecimentos dessa importante área científica do campo da saúde. Portanto, por sua estrutura, nível de detalhamento e organização de conteúdos, este livro tanto pode ser lido como estudado.

Por um lado, com a leitura das introduções setoriais a cada uma das partes, pode-se ter uma visão panorâmica de nível intermediário do nosso campo científico.

Por outro lado, esta coletânea poderá servir como obra de estudo e fonte de consulta, na medida em que, com razoável grau de profundidade, cataloga temas, dados e informações atualizadas e relevantes à aplicação do conhecimento epidemiológico específico aos contextos práticos do campo da saúde.

Para além dos aspectos de estrutura e forma, reafirmamos nossa convicção sobre o caráter histórico e político das práticas e instituições da ciência em geral, e das ciências da saúde em particular. Por isso, insistimos em destacar neste "neotratado epidemiológico" as principais aplicações de nossa jovem ciência na análise da situação e determinantes de saúde e na produção e avaliação de processos de intervenção em saúde no contexto de sociedades com baixo desenvolvimento econômico e alto grau de desigualdades sociais.

Salvador, outubro de 2011.
Naomar de Almeida Filho & Mauricio L. Barreto

Dedicatória

Este livro é dedicado a:

Maria Zélia Rouquayrol, concebedora e inspiradora deste projeto.

Moacyr Scliar, *in memoriam*, colaborador que faleceu durante a preparação da obra.

Guilherme Rodrigues da Silva, decano da Epidemiologia brasileira.

Naomar de Almeida Filho & Mauricio L. Barreto

Agradecimentos

Além dos colaboradores desta obra, agradecemos aos colegas, alunos e colaboradores do Instituto de Saúde Coletiva da Universidade Federal da Bahia que, em inúmeros debates e reuniões de pesquisa, inadvertidamente às vezes, levantaram questões e trouxeram sugestões essenciais à concepção deste volume. Registramos ainda nosso reconhecimento ao CNPq (Conselho Nacional de Desenvolvimento Científico e Tecnológico) que nos tem apoiado por meio de Bolsas de Produtividade Científica (Nível 1-A).

Naomar de Almeida Filho & Mauricio L. Barreto

Sumário

PARTE 1
Fundamentos da Epidemiologia

1 A Epidemiologia como Ciência

Naomar de Almeida Filho, Maurício L. Barreto e Maria Zélia Rouquayrol

A Epidemiologia se constitui atualmente na principal ciência da informação em saúde, base da medicina, da saúde coletiva e das outras formações profissionais em saúde. Pode-se defini-la como a abordagem dos fenômenos da saúde-doença-cuidado por meio da quantificação, usando bastante o cálculo matemático e as técnicas estatísticas de amostragem e de análise. Entretanto, apesar do uso e até abuso da "numerologia", a moderna Epidemiologia não se restringe à quantificação. Cada vez mais emprega técnicas diversificadas para o estudo científico da saúde individual e coletiva. De fato, todas as fontes de dados e de informação podem ser válidas para o conhecimento sintético e totalizante das situações de saúde das populações humanas.

Tradicionalmente, a Epidemiologia tem sido definida como a ciência que estuda a distribuição das doenças e suas causas em populações humanas. Segundo Jénicek (1995), um dos objetivos principais da Epidemiologia deve ser identificar fatores etiológicos na gênese das enfermidades. De fato, muitas doenças, cujas origens até recentemente não encontravam explicação, têm sido estudadas em suas associações pela metodologia epidemiológica, que aplica o método científico da maneira mais abrangente possível a problemas de saúde da comunidade.

A International Epidemiological Association – IEA (Last, 1983) define Epidemiologia como "o estudo dos fatores que determinam a frequência e a distribuição das doenças nas coletividades humanas. Enquanto a clínica dedica-se ao estudo da doença no indivíduo, analisando caso a caso, a Epidemiologia debruça-se sobre os problemas de saúde em grupos de pessoas (...) na maioria das vezes envolvendo populações numerosas".

Susser (1987), eminente epidemiologista social sul-africano radicado nos EUA, escreveu que a Epidemiologia é essencialmente uma ciência populacional, que se baseia "nas ciências sociais para compreensão da estrutura e da dinâmica sociais (...), na matemática para noções estatísticas de probabilidade, inferência e estimação (...), e nas ciências biológicas para o conhecimento do substrato orgânico humano onde as manifestações observadas encontrarão expressão individual".

Devido à complexidade crescente e considerando a abrangência da sua prática atual, não é possível uma definição única e precisa da Epidemiologia enquanto campo científico. De maneira simplificada, propusemos conceituá-la como:

> *ciência que estuda o processo saúde-enfermidade na sociedade, analisando a distribuição populacional e fatores determinantes do risco de doenças, agravos e eventos associados à saúde, propondo medidas específicas de prevenção, controle ou erradicação de enfermidades, danos ou problemas de saúde e de proteção, promoção ou recuperação da saúde individual e coletiva, produzindo informação e conhecimento para apoiar a tomada de decisão no planejamento, administração e avaliação de sistemas, programas, serviços e ações de saúde. (Almeida Filho & Rouquayrol 2006, p. 4)*

Como se pode inferir desta definição, desde seus primórdios no século XIX, a Epidemiologia tem revelado uma forte vocação de ciência aplicada, dirigida para a solução dos problemas de saúde. Trata-se sem dúvida de uma poderosa ferramenta científica, de grande utilidade para a área da Saúde justamente por seu caráter pragmático.

Nesse aspecto, há uma curiosidade a destacar: o primeiro tratado da ciência epidemiológica moderna, escrito por Jeremy Morris em 1956, intitulava-se justamente *Os Usos da Epidemiologia* (Morris, 1957). Essa obra compreendia sete capítulos, cada um analisando uma utilidade potencial para a então recém-nascida ciência.

A Epidemiologia cada vez mais ocupa o lugar privilegiado de fonte de desenvolvimento metodológico para todas as ciências da saúde. Hoje, a ciência epidemiológica continua ampliando seu importante papel na consolidação de um saber científico sobre a saúde humana, sua determinação e consequências, subsidiando largamente as práticas de saúde. Compreende três aspectos principais:

1. Estudo dos determinantes de saúde-enfermidade. A investigação epidemiológica possibilita o avanço do conhecimento sobre os determinantes do processo saúde/doença, tal como ocorre em contextos coletivos, contribuindo para o avanço correspondente no conhecimento etiológico-clínico.
2. Análise das situações de saúde. A disciplina epidemiológica desenvolve e aplica metodologias efetivas para descrição e análise das situações de saúde, fornecendo subsídios para o planejamento e organização das ações de saúde; isto corresponde ao que antigamente se chamava "diagnóstico de saúde da comunidade".
3. Avaliação de tecnologias e processos no campo da saúde. A metodologia epidemiológica pode ser empregada na avaliação de programas, atividades e procedimentos pre-

ventivos e terapêuticos, tanto no que se refere a sistemas de prestação de serviços quanto ao impacto das medidas de saúde na população. Aqui consideramos desde estudos de eficiência e efetividade de programas e serviços de saúde até ensaios clínicos de eficácia de processos diagnósticos e terapêuticos, preventivos e curativos, individuais e coletivos.

Como se criou tão importante disciplina científica, hoje essencial para todas as ciências básicas, clínicas e sociais da saúde? Qual é a sua história? Que relações entretêm com outros campos de conhecimento? Quais as bases epistemológicas e metodológicas que sustentam e legitimam seu estatuto científico? Que princípios filosóficos, éticos e políticos conformam e regulam sua inegável utilidade para nossas vidas? A resposta a essas questões compreende a Parte 1 do presente volume.

As raízes históricas da ciência epidemiológica podem ser identificadas em uma trilogia de elementos conceituais, metodológicos e ideológicos representados pela clínica, pela estatística e pela medicina social. A articulação desses elementos históricos, que resultou na institucionalização da ciência epidemiológica na segunda metade do século XX, é narrada de modo resumido no Capítulo 2. Considerando o significativo desenvolvimento desse campo em nosso país, o Capítulo 3 acrescenta uma breve nota complementar sobre a história da Epidemiologia no Brasil.

Para cumprir seu papel de fonte de dados, informação e conhecimento para subsidiar o planejamento, gestão e avaliação de políticas, programas e ações de proteção, promoção ou recuperação da saúde, a Epidemiologia precisa repensar seus vínculos com o modelo da prevenção e sua dependência dos conceitos de causalidade e determinação. Tais conceitos, eixos basilares do raciocínio epidemiológico convencional, são avaliados em seus aspectos formais e aplicados no Capítulo 4 onde, além disso, as categorias de contingência e sobredeterminação são propostas como estruturantes de novas modalidades de compreensão da dinâmica de determinação epidemiológica.

Do ponto de vista teórico-metodológico, o objeto da Epidemiologia tem sido construído através do conceito de risco. O conceito epidemiológico de risco implica relações de ocorrência de saúde-enfermidade em massa, envolvendo número expressivo de seres humanos, agregados em sociedades, coletividades, comunidades, grupos demográficos, classes sociais, ou outros coletivos humanos. No Capítulo 5, avalia-se a reserva semântica do conceito de risco em sua capacidade de articular-se aos desenvolvimentos conceituais e metodológicos do campo ideológico, conceitual e metodológico que tem sido denominado de saúde coletiva. O futuro do conceito de risco dependerá da capacidade de a Epidemiologia atualizar-se, contribuindo com modelos teóricos e estratégias metodológicas sensíveis a objetos complexos emergentes, incorporando a dimensão contingente dos processos de ocorrência de problemas de saúde em populações humanas.

A Epidemiologia constitui um dos eixos estruturantes do campo científico da Saúde. Destaque no cenário contemporâneo de práticas acadêmicas e profissionais, nossa jovem ciência impõe-se, cada vez mais, como principal marco metodológico da pesquisa clínica e social em saúde. Como disciplina científica, a Epidemiologia depende de categorias epistemológicas para a construção de modelos teóricos de saúde-enfermidade que, por sua vez, organizam o conhecimento produzido e contribuem para orientar as práticas e técnicas. As interfaces disciplinares da Epidemiologia, tanto no campo de práticas e de ação tecnológica quanto no âmbito intersetorial da saúde, são discutidas no Capítulo 6. Como eixo de argumentação, o conceito de campo científico é empregado no sentido de reconhecer a ciência (e todas as ciências) como prática social, uma construção histórica portanto, permitindo repensar a Epidemiologia como protagonista em um campo de produção científica e em uma esfera particular de aplicação da tecnociência.

Finalmente, a Parte 1 se conclui com dois capítulos adicionais, complementares à discussão das bases e princípios da Epidemiologia. O Capítulo 7 compreende um texto sobre aspectos éticos e deontológicos da pesquisa epidemiológica e das práticas, técnicas e ações dela decorrentes. Dada a crescente importância e significado do conhecimento epidemiológico sobre as práticas de saúde e sobre o modo de vida contemporâneo, tais questões têm grandes repercussões sobre outros campos de saberes, cada vez mais atravessados por demandas filosóficas, morais e políticas.

Referências bibliográficas

Almeida Filho N, Rouquayrol MZ. *Introdução à epidemiologia*. 4.ª ed. Rio de Janeiro: Guanabara Koogan, 2006.

Jenicek M. *Epidemiology: the logic of modern medicine*. Montreal: EPIMED International, 1995.

Last JM. *A dictionary of epidemiology*. 4.ª ed. Nova York: Oxford University Press, 2001.

Morris J. *Uses of epidemiology*. Edinburgh and London: E & S Livingstone, 1957.

Susser M. *Epidemiology: health & society – selected papers*. Nova York: Oxford University Press, 1987.

2 Raízes Históricas da Epidemiologia

Moacyr Scliar, Naomar de Almeida Filho e Roberto Medronho

A Epidemiologia é mais que uma ciência. É uma verdadeira aventura do espírito humano, uma busca de resposta para questões transcendentes sobre a vida, a saúde, o sofrimento e a morte. E, como toda aventura de seres humanos criativos e conscientes no campo do conhecimento e das práticas sociais, muda sem cessar. Tais mudanças conformam uma fascinante história, com eventos e personagens que tomamos como tema deste texto.

Perspectivas epistemológicas contemporâneas reconhecem o esgotamento dos campos científicos convencionais, indicando o papel fundamental dos processos históricos e dos paradigmas que, tanto na esfera macro como microssocial, geram sua construção institucional por meio da produção cotidiana de saberes e práticas. E a Epidemiologia, campo científico que emerge no final do século XIX e se consolida em meados do século XX, não escapa das tensões e questionamentos da sua história e das transformações conjunturais da ciência de sua época.

Neste capítulo, propomo-nos a trazer uma breve apresentação das raízes históricas deste intrigante campo de conhecimento chamado Epidemiologia, atualizando e ampliando textos anteriores sobre a história dessa disciplina (Almeida Filho, 2000; Scliar, 2002; Almeida Filho, 2003; Scliar, 2007). Esta breve história da ciência epidemiológica e seus saberes correlatos vem ilustrada com narrativas e referências literárias e cinematográficas que nos parecem pertinentes. Primeiro, focalizaremos os principais elementos precursores da sua constituição no seio da cultura ocidental moderna. Em seguida, vamos expor algumas das circunstâncias que cercaram a emergência dos três pilares fundamentais da Epidemiologia: a clínica, a estatística e a medicina social. Depois analisaremos sua consolidação como disciplina científica, como espaço institucional e como eixo fundamental do campo de práticas da saúde coletiva. Concluiremos o capítulo comentando sobre a fase atual de desenvolvimento da Epidemiologia, momento privilegiado de sua afirmação como ciência geral da informação em saúde.

Primórdios: de Hipócrates a Avicena

A Epidemiologia estrutura-se historicamente sobre uma contradição recorrente, em distintos lugares, épocas e conjunturas, entre abordagens individualistas e enfoques coletivos da saúde. Uma tensão essencial entre medicina individual e saúde coletiva (ou medicina curativa e medicina preventiva) pode ser encontrada desde os primórdios do pensamento ocidental na Grécia antiga. A mitologia grega capta esse antagonismo ancestral na figura das filhas e herdeiras de Asclépios, deus da saúde.

A filha mais velha de Asclépios, Panaceia, tornou-se a "padroeira" da medicina individual curativa, prática terapêutica baseada em intervenções sobre indivíduos doentes, através de manobras físicas, encantamentos, preces e uso de fármacos. Ainda hoje se fala em "panaceia universal" para designar algum medicamento ou procedimento de poder curativo excepcional (e, obviamente, com certa ironia, duvidoso).

Sua rival e irmã, Higeia, era venerada por aqueles que consideravam a saúde como resultante da harmonia entre o ser humano e o ambiente. Os *higeus* pretendiam promover a saúde por meio de ações que, mantendo o equilíbrio entre os elementos fundamentais, terra, fogo, ar, água, evitassem doenças. Da sobrevivência dessas crenças e práticas, através dos tempos, de-

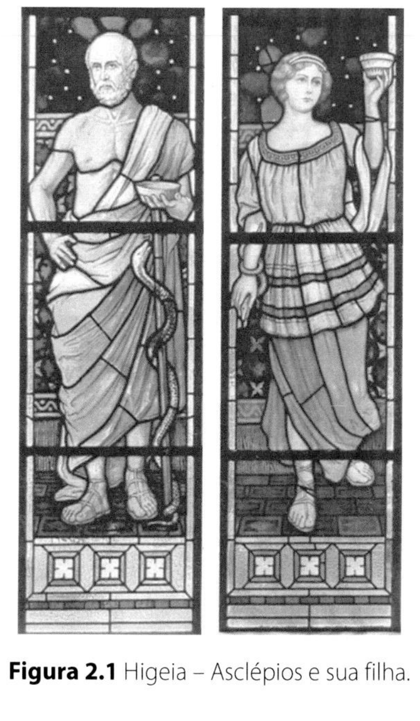

Figura 2.1 Higeia – Asclépios e sua filha.

riva o conceito de higiene, sempre no sentido de promoção da saúde, principalmente no âmbito coletivo.

Por ter sido o criador do termo "epidemia" e pelo conteúdo da obra a ele atribuída, autores clássicos da Epidemiologia (MacMahon, Pugh & Ipsen, 1960; Lilienfeld, 1970) veem em Hipócrates o precursor da Epidemiologia.

Pouco se sabe sobre a vida de Hipócrates de Cós (c. 460 a 377 a.C.). Poderia ter sido uma figura imaginária, como tantas na Antiguidade, mas há referências à sua existência em textos de Platão e Aristóteles. Os vários escritos que lhe são atribuídos, e que formam o *Corpus Hippocraticus*, provavelmente foram o trabalho de várias pessoas, talvez em um longo período de tempo. O importante é que tais escritos traduzem uma visão racional da medicina, bem diferente da concepção mágico-religiosa predominante na Antiguidade. O texto hipocrático intitulado *A doença sagrada* começa com a seguinte afirmação: "A doença chamada sagrada não é, em minha opinião, mais divina ou mais sagrada que qualquer outra doença; tem uma causa natural e sua origem supostamente divina reflete a ignorância humana".

Hipócrates postulou a existência de quatro fluidos (humores) no corpo humano: bile amarela e negra, fleugma (linfa) e sangue; correspondentes aos elementos fundamentais: terra, água e fogo. O ser humano constituiria uma entidade organizada pelo equilíbrio e sua saúde dependeria da harmonia entre os humores e do balanceamento destes com os elementos naturais. A obra hipocrática caracteriza-se pela valorização da observação empírica, como o demonstram os casos clínicos nela registrados, reveladores de uma visão original do problema de saúde-enfermidade. A apoplexia, dizem esses textos, é mais comum entre as idades de 40 e 60 anos; a tísica ocorre mais frequentemente entre os 18 e os 35 anos.

As observações hipocráticas não se limitavam ao paciente em si. O texto conhecido como *Ares, águas, lugares* discute os fatores ambientais ligados à doença, defendendo um conceito ecológico de saúde-enfermidade. Daí emergirá a ideia do miasma: emanações de regiões insalubres seriam capazes de causar doenças como a malária, muito comum no sul da Europa e uma das causas da derrocada do Império Romano. O nome, aliás, vem do latim e significa "maus ares" (lembrar que os romanos incorporaram os princípios da medicina grega).

Na tradição de Higeia, a estrutura e o conteúdo dos textos hipocráticos sobre as epidemias e sobre o meio ambiente sem dúvida antecipam o raciocínio epidemiológico. Não obstante, parece que os herdeiros de Hipócrates não cultivaram a primazia do coletivo. Ao contrário, talvez preferindo garantir sua hegemonia frente às inúmeras seitas que, na Antiguidade, prometiam a saúde para os crentes, revelaram eficiente senso mercadológico, rapidamente adaptando-se aos tempos pós-helênicos e tornando a cura individual uma referência para sua prática (Clavreul, 1983).

Os primeiros médicos de Roma, em geral escravos gregos – vendidos a preços comparáveis aos de gladiadores e eunucos, segundo o renomado historiador da medicina Henry Sigerist (1941) – trabalhavam para a corte, o exército ou, com certa exclusividade, para as famílias nobres, receitando muitos fármacos para poucos enfermos (Laín-Entralgo, 1978). Particularmente famoso foi Galeno, ou Claudius Galenus (129?-216?), natural de Pérgamon (atualmente Bergama, Turquia), um importante centro urbano vinculado às duas principais civilizações da época: ali, a cultura era grega, e a lei, romana. Pérgamon é o lugar onde foi inventado o pergaminho, e não por acaso, a cidade sediava uma biblioteca capaz de rivalizar com a de Alexandria, considerada a maior do mundo à época. Por último, mas não menos importante, havia ali um grande templo dedicado a Asclépios, ao qual o pai de Galeno, Nicon, eminente astrônomo e matemático, estava ligado. Nicon cedo encaminhou o filho para a medicina, naquela época um aprendizado informal, dependente da relação mestre-discípulo. Dos 16 aos 20 anos, Galeno foi atendente ou *therapeutes* no templo de Asclépios. Depois da morte do pai, morou em Smirna, Corinto e Alexandria; finalmente foi para Roma, onde ganhou fama pelo conhecimento, habilidade e arrojo: fazia até cirurgia ocular e cerebral. Tornou-se médico de celebridades, incluindo imperadores: Adriano, Marco Aurélio, Lucius Verus, Commodus e Septimus Severus, isto apesar da desconfiança que parte da sociedade romana nutria em relação a médicos, sobretudo os gregos.

Galeno sustentou e ampliou a teoria humoral de Hipócrates. Em *De temperamentis*, estabeleceu uma relação entre humores e temperamentos. Criou o conceito de faculdades, referentes ao funcionamento do corpo, e do qual ficou a expressão "faculdades mentais". Galeno também era adepto da ideia do pneuma, uma sutil e vital substância (não exatamente o ar, tal como hoje o concebemos) que entrava no corpo através dos pulmões e depois, transformada, era distribuída pelo corpo, através das artérias; o pneuma controlava o funcionamento dos órgãos vitais, cérebro, coração, fígado. Galeno acreditava que o cérebro regulava as faculdades racionais, tais como o julgamento, a imaginação, a memória, mas que as emoções seriam controladas pelo coração e pelo fígado. E o fígado estaria para o estômago, esse era o raciocínio galênico, como o fogo para a panela. Na panela ocorre a cocção; no fígado, a concocção. Da concocção dos alimentos resulta o quilo (a expressão "fazer o quilo" até hoje significa estimular a digestão por meio de, por exemplo, caminhadas). O quilo iria para o fígado; ali, uma segunda con-

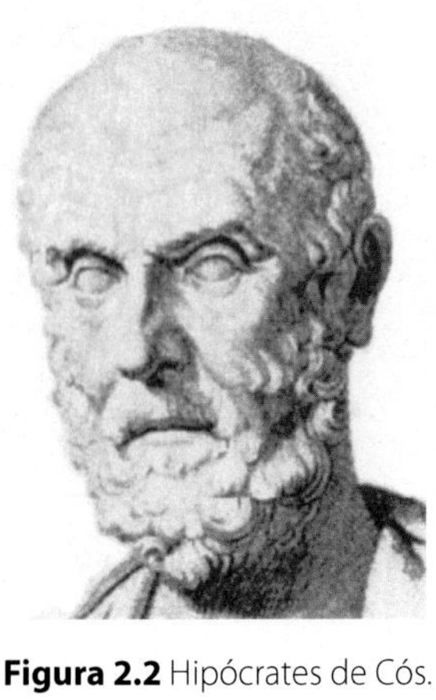

Figura 2.2 Hipócrates de Cós.

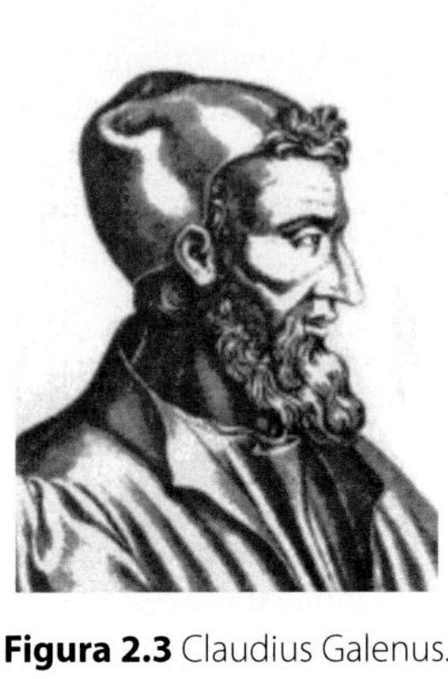

Figura 2.3 Claudius Galenus.

cocção produziria os humores. O fígado era considerado, aliás, o órgão principal do corpo humano, e não é de admirar que até hoje seja grande o número de pessoas que atribuem seus sofrimentos, quaisquer que sejam, ao fígado. A bile negra, dizia-se, é feita das partes menos puras e nutritivas do quilo. É espessa, pesada, tende a "descer", enquanto o sangue, que é mais vivo, mais energético, tende a "subir"; precipita o envelhecimento e a morte. É função do baço absorver a bile negra do sangue, redistribuindo-a; quando o baço não executa essa função, transforma-se em um reservatório de humor estagnado, do qual emana o vapor negro que provocará a melancolia.

A influência de Galeno foi enorme – para não poucos autores, o título de pai da medicina se aplicaria melhor a ele do que ao lendário Hipócrates – e dessa influência ele estava muito consciente. A palavra *galenos* em grego quer dizer calmo, sereno, mas o doutor Galeno era orgulhoso, arrogante, um fanfarrão que, nas suas obras (mais de 300, calcula-se, das quais 100 foram preservadas), não hesitava em falar mal dos rivais; neutralidade científica não era bem um característico da época. Mas, em matéria de terapêutica, Galeno não diferia muito de seus contemporâneos, inclusive no que se refere ao uso de produtos vegetais, que fazia importar de diferentes lugares do mundo. Algumas destas substâncias, como o ópio, chegaram ao nosso tempo.

Além da medicina galênica, o império romano tinha também algo que poderíamos chamar de infraestrutura sanitária, e que se expressava na construção de aquedutos para trazer água de melhor qualidade a Roma, e esgotos – a *Cloaca Maxima*, até hoje preservada, é famosa. De interesse para o estudo das origens da Epidemiologia: o governo romano realizava censos periódicos (um deles levou o carpinteiro José e sua esposa Maria a Belém, com as consequências que todos conhecemos) e o Imperador Marco Aurélio introduziu um registro compulsório de nascimentos e óbitos. Tais censos e registros, medidas originalmente de cunho político e administrativo, antecipam o que mais tarde viria a ser conhecido como estatística vital.

No início da Idade Média, o domínio do cristianismo e as invasões bárbaras determinaram um retorno a práticas de saúde de caráter mágico-religioso que incluíam amuletos, orações e o culto a santos protetores da saúde. Não muito valorizadas, aliás: importante era a salvação da alma, para a qual o corpo era um simples e desprezível invólucro (Starobinski, 1967). A prática médica para os pobres era exercida principalmente por religiosos, como caridade, ou por leigos, barbeiros, boticários e cirurgiões, como profissão (Sigerist, 1941). Nesse contexto, não havia lugar para ações coletivas no campo da saúde, exceto em momentos críticos (não infrequentes) de pragas e epidemias. Cada família da aristocracia tinha seu médico privado que, em muitos casos, era um cortesão especialista também na arte de matar por envenenamento. Uma referência cinematográfica: na película *A Rainha Margot*, dirigida por Patrice Chéreau, o médico-envenenador da família Médici faz Carlos IX, herdeiro do trono francês e irmão de Margot, "suar sangue" até a morte.

Curiosamente, os historiadores da Epidemiologia não enfatizam suficientemente o avanço tecnológico e o caráter coletivo da medicina árabe, que alcançou seu apogeu nos califados de Bagdá e Córdoba no século X. Preservando os textos hipocráticos originais, médicos muçulmanos adotaram os princípios de uma prática precursora da higiene e da saúde pública com alto grau de organização social, estabelecendo registros de informações demográficas e sanitárias e até sistemas de vigilância epidemiológica. Na história dessa medicina individual e coletiva destacam-se as lendárias figuras de Avicena (Ibn-Sina, 980 a 1037) e Averróis (Ibn Rushid, 1126-1198). Apesar de terem vivido em épocas distintas e em pontos opostos do império muçulmano, ambos compartilhavam uma filosofia precursora do pensamento científico moderno que evidentemente repercutia nas suas obras sobre saúde (Laín-Entralgo, 1978; Pérez-Tamayo, 1988).

Além de médico e matemático, precursor na introdução dos algarismos arábicos e da álgebra no Ocidente, Avicena é considerado o maior filósofo do islamismo. Atribuem-se a Avicena cerca de 200 obras, várias na área da medicina, destacando-se: *O Livro da Cura*, enciclopédia composta de 18 volumes, abrangendo metafísica, matemática, psicologia, física, astronomia e lógica; e o *Cânon de Medicina*, em 5 volumes, que trata dos princípios gerais da medicina, abordando etiologia, sintomas, diagnose, prognose e terapêutica. Neste último, pregava registro sistemático e abordagem numérica da ocorrência de doenças, dessa forma antecipando a epidemiologia. O *Cânon* foi traduzido para o latim no final do século XII e adotado nas universidades europeias até o século XVII.

O livro de Noah Gordon, *O Físico*, é interessante como ilustração romanceada dessa fase tardia da Idade Média, tanto no que se refere a uma descrição do cotidiano quanto ao panorama do cuidado à saúde (Gordon, 1996). Naquela época, os médicos eram chamados "físicos"; na língua inglesa, o termo que ainda hoje designa o clínico é *physician*. Nesse livro, destaca-se a personagem real de Avicena como mentor do protagonista, Robert Cole, um fictício barbeiro-cirurgião londrino que tanto ambicionava tornar-se um físico, efetivamente capaz de curar doenças e aliviar o sofrimento humano, que se disfarçou de judeu para ser aceito na escola médica de Ispahan, capital da Pérsia.

A conservação nas bibliotecas árabes e difusão, durante a era medieval tardia, dos textos clássicos hipocráticos e galênicos (importantes na instituição das primeiras escolas médicas ocidentais) e dos escritos aristotélicos permitiu que, no Renascimento, a tradição racionalista grega pudesse ser recuperada e revalorizada, desempenhando assim papel fundamental na emergência da ciência moderna. Neste aspecto, é marcante a figura de Averróis, médico, jurista, filósofo e conselheiro político do Califado de Córdoba, último bastião da dominação islâmica na Península Ibérica. Averróis exerceu influência direta sobre a filosofia escolástica e a ética naturalista do Renascimento, em razão de sua exegese do pensamento de Aristóteles para elaborar uma teoria do conhecimento, defendendo que a per-

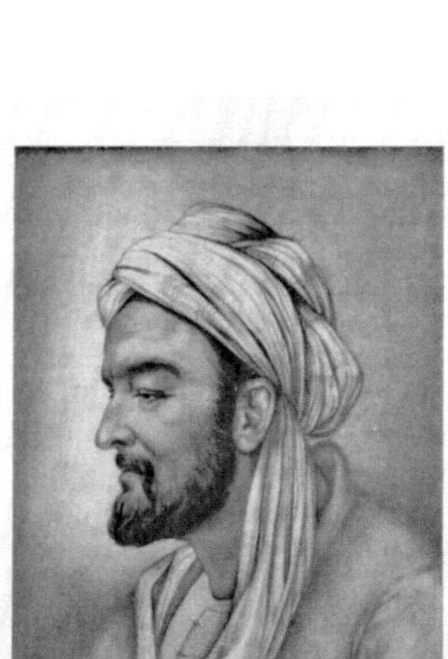

Figura 2.4 Gravura de Avicena.

cepção depende tanto da realidade dos objetos conhecidos quanto dos processos mentais de construção lógica sobre eles (Behmakhlouf, 2006).

Manifesto em numerosas e profundas transformações, em todos os campos da vida social, o Renascimento foi essencialmente um movimento de resgate dos elementos filosóficos, estéticos e ideológicos mais avançados da cultura greco-latina. Articulado à emergência de um novo modo de produção, que posteriormente veio a ser chamado de capitalismo, o pensamento renascentista propiciou as bases para uma compreensão racional da realidade que resultaria na constituição das ciências modernas (Rensoli, 1987). Desse entendimento do mundo como efeito de processos naturais e históricos, superando a metafísica religiosa medieval, desencadeou-se, entre os séculos XVI e XVIII, gigantesco e complexo esforço de produção de dados, informações e conhecimento em todos os saberes e lugares ao alcance da expansiva civilização ocidental.

Nos distintos campos de ciência, então em formação, buscava-se febrilmente demarcar objetos de conhecimento empírico, desenvolvendo-se métodos e técnicas para produção de conhecimento sistematizado e de tecnologias e práticas de intervenção, visando a ampliar a capacidade humana de transformar o mundo em que vivemos. Nesse contexto de inegável riqueza e dinamismo, as raízes históricas das ciências contemporâneas podem ser identificadas em termos de objeto de conhecimento, de balizamento metodológico e de campo de práticas sociais.

Nas seções que seguem, trataremos do impacto desse movimento na formação das raízes históricas da Epidemiologia, explorando os principais eixos de constituição da ciência epidemiológica na tríade Clínica (saberes sobre saúde-doença), Estatística (diretrizes metodológicas quantitativas) e Medicina Social (práticas de transformação da sociedade).

Raízes da Epidemiologia na clínica e na estatística

Na constituição do saber clínico naturalizado, racionalista, moderno – pilar fundamental para a formação histórica da Epidemiologia – podemos distinguir três etapas.

- Na primeira etapa, leigos e religiosos envolvidos no processo saúde-doença buscavam a legitimação científica e política de uma prática clínica adequada à nova racionalidade que então surgia e que se contrapunha à medicina dos antigos "físicos" medievais; não havia ainda uma distinção muito clara entre as dimensões individual e coletiva da saúde.
- Na segunda etapa, a medicina já se consolidava como corporação, com um saber técnico próprio e uma rede de instituições de prática profissional. Nessa fase, a arte-ciência da clínica reforçou o estudo do caso, a partir da investigação sistemática dos enfermos nos hospitais.
- A terceira etapa vincula-se à emergência da medicina científica quando, já em meados do século XIX, a revolução industrial propiciava espaço e poder para a ascensão do saber científico e tecnológico como ideologia dominante nos países ocidentais.

Realmente, o hospital nem sempre foi um lugar de cura para os enfermos (Foucault, 1979). O termo "hospital" (de onde vem "hospitalidade") etimologicamente denota simplesmente um local para abrigo ou acolhimento, como os hotéis, hospedarias ou albergues. Os hospitais eram locais protegidos, sob mandato de ordens religiosas (a primeira delas foi a dos Cavaleiros Hospitalários, que remontava às Cruzadas e da qual se originou o termo), destinados a receber viajantes, necessitados, aqueles que não tinham casa e, só eventualmente, doentes sem família. O hospital não era primariamente um lugar para tratar ou estudar doenças, mesmo porque a medicina pouco podia fazer pelos pacientes, sobretudo graves; tratava-se, portanto, de dar apoio espiritual a essas pessoas. Só aos poucos, e em um processo que não excluía conflito de poderes (entre poder médico e poder religioso) o caráter dos nosocômios foi mudando com a introdução, nestes, de uma prática médica de base científica (Trostle, 1986).

O processo de medicalização do hospital não ocorreu da mesma maneira em todos os tipos de instituição; os manicômios, até meados do século XX, destinavam-se fundamentalmente a isolar os doentes mentais. Foram, diz Michel Foucault (1979), uma criação da modernidade, substituindo os leprosários que na Idade Média eram muito comuns. Isto porque a hanseníase (notando-se que neste diagnóstico poderiam estar incluídos muitos problemas de pele) era considerada, tanto pelo judaísmo como pelo cristianismo, como sinal de impureza, de conduta pecaminosa, e fazia com que a pessoa fosse isolada. Para o capitalismo, regime econômico que então se instaurava, o doente mental, que não trabalhava, que vagava pelas ruas, era um mau exemplo e tinha de ser isolado da sociedade. Diz-se que Philippe Pinel, alienista francês que fez parte do governo instaurado pela Revolução Francesa, teria libertado os loucos. Na verdade, Pinel determinou que os pacientes mentais não fossem mais acorrentados, como antes era praxe, e libertou algumas pessoas (desempregados, mendigos, presos políticos) que estavam internadas em hospitais. Mas os loucos continuaram no hospício.

Na sua fase de constituição como prática profissional, a medicina precisou afirmar-se mediante a unificação do saber técnico próprio da cirurgia com a base conceitual (científico-filosófica) da clínica. A eterna disputa franceses *versus* ingleses pela hegemonia intelectual no Ocidente repercute nesse momento da história da ciência médica.

De acordo com a escola historiográfica francesa, os primeiros passos para uma medicina dos tempos modernos conectam-se a uma questão veterinária (ocorrida na França, naturalmente). Michel Foucault (1979) conta que a Sociedade de Medicina de Paris, fundadora da clínica moderna no século XVIII, organizou-se a partir da Ordem Real para que os médicos investigassem uma epizootia que periodicamente dizimava o rebanho ovino, com graves perdas para a nascente indústria têxtil francesa. A investigação incluía, o que era novidade, a contagem de casos, o que representou uma importante contribuição para a introdução da metodologia epidemiológica, ainda que não em humanos. Uma interessante referência cinematográfica a esses primórdios encontra-se no filme *Il Viaggio di Capitan Fracassa*, de Ettore Scola, onde o narrador é um inspetor sanitário. O filme alude ao nascimento da *Comedia dell'arte* na França e demonstra o papel fundamental do Estado moderno no controle das epidemias, nos últimos anos do século XVII.

Para os anglo-saxões, o fundador da clínica médica foi Thomas Sydenham (1624-1689), médico e líder político londrino. Sydenham foi também um precursor da ciência epidemiológica com a sua teoria da constituição epidêmica, de inspiração diretamente hipocrática (Pearce, 1995). Formado em medicina na Universidade de Oxford, Sydenham estabeleceu as diferenças entre escarlatina e sarampo, e entre gota e reumatismo articular; propôs tratamentos para doenças como a malária, a varíola e também para a dependência do ópio. Precursor da moderna neurologia, Sydenham foi o primeiro a descrever detalhadamente a coreia (doença neurológica que hoje leva seu nome). Descreveu a mania e a histeria, por ele considerada doença exclusivamente feminina. Seu primeiro livro foi *Methodus Curandi Febres* [Método de Cura das Febres], de 1666. Publicou em 1680 dois opúsculos de interesse epidemiológico, o primeiro intitulado *On Epidemics* e o segundo *On the Lues Venerea*. O compêndio *Processus Integri* (1692), publicado postumamente, tornou-se texto padrão na literatura médica e é hoje considerado o paradigma pioneiro da integração entre patologia e clínica.

A terceira etapa de constituição da medicina como prática científica ocorreu em paralelo (e às vezes em antagonismo) aos primeiros movimentos de constituição da Epidemiologia. Como veremos, com a teoria microbiana e a fisiopatologia, a chamada medicina científica viria a desempenhar importante papel na institucionalização das práticas médicas contemporâneas.

O microscópio já era conhecido desde o século XVII nos Países Baixos, onde a fabricação de lentes tinha-se desenvolvido bastante: o filósofo Espinosa ganhava a vida nessa atividade. A invenção do instrumento é atribuída aos irmãos Johannes e Zacharias Jansen. Já o homem que popularizou o microscópio nada tinha a ver com medicina ou com as ciências biológicas; era um comerciante de Delft chamado Anthoni van Leeuwenhoek (pronuncia-se *lêuenrruk*), que viveu de 1632 a 1723. Para examinar melhor os tecidos que comprava e vendia, teve a ideia de colocar lentes em um tubo. No entanto, não ficou nisso; homem curioso, começou a examinar ao microscópio tudo o que estivesse a sua volta; foi assim que se surpreendeu ao ver, em uma gota de água estagnada, milhões de criaturinhas muito pequenas – mais numerosas, segundo sua maravilhada descrição, que os habitantes dos Países Baixos. Com o mesmo instrumento, Louis de Ham, contemporâneo de Van Leeuwenhoek e estudante de medicina em Leyden, também na Holanda, descobriu os espermatozoides.

Não obstante os aperfeiçoamentos técnicos e vidraria terem propiciado a confecção de instrumentos óticos de potência razoável, a identificação dos microrganismos foi um passo prévio ao reconhecimento do seu papel como agente etiológico de enfermidades.

A investigação científica sobre as doenças e suas causas à época gerou situações não raro dramáticas, vividas por personagens dignos de textos ficcionais. Foi o caso de Ignaz Semmelweis (1818-1865), cuja vida foi objeto de um livro do médico e escritor norte-americano Sherwin Nuland (2005). Nascido na Hungria, Semmelweis era de família modesta. O pai, merceeiro, enviou-o aos 19 anos para estudar Direito em Viena, então capital do império austro-húngaro. Semmelweis, porém, mudou bruscamente de rumo quando, acompanhando um amigo, estudante de medicina, assistiu a uma aula de anatomia dada por um carismático professor. Decidiu estudar medicina, fez o curso parte em Viena e parte em Budapeste. A capital austríaca era um centro de excelência médica, graças a nomes como o de Karl von Rokitansky, grande especialista em anatomia patológica, de seu colaborador Jakob Kolletschka, patologista forense, de Joseph Skoda, notável clínico que sabia como poucos correlacionar os dados de ausculta e percussão com achados patológicos, e de Ferdinand van Hebra, pioneiro na dermatologia.

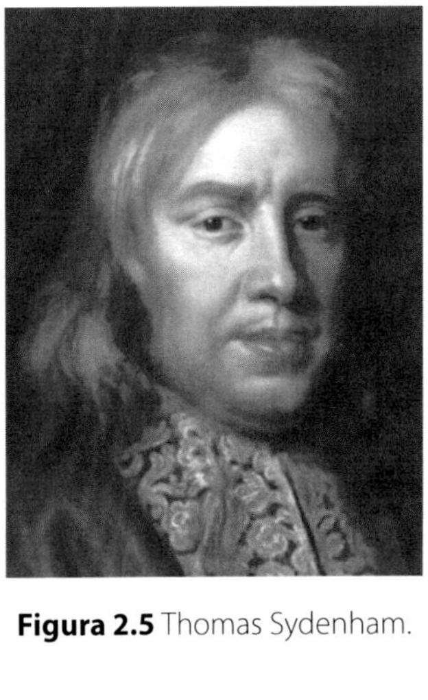

Figura 2.5 Thomas Sydenham.

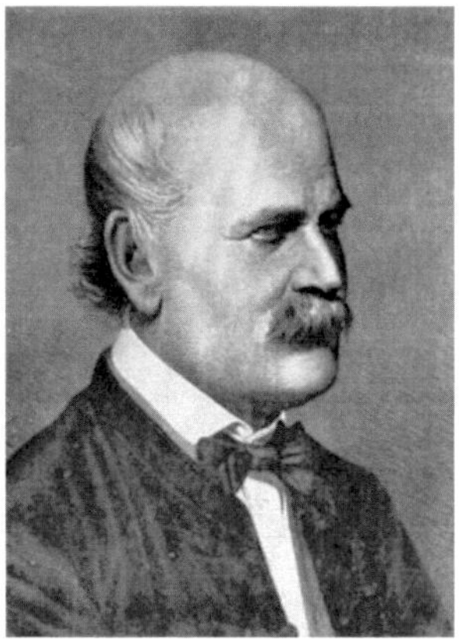

Figura 2.6 Ignaz de Semmelweis.

E aí começaram as decepções para Semmelweis. Formado, quis trabalhar com Kolletschka, mas não conseguiu. Tentou Skoda, de novo sem sucesso. Frustrado, encaminhou-se para a obstetrícia que era então uma especialidade de importância secundária, na qual médicos disputavam espaço com parteiras. Semmelweis foi trabalhar na maternidade do Allgemeine Krankenhaus, o hospital geral de Viena, cujo chefe era Johann Klein, autoritário sucessor do não menos autoritário Johann Boër. Os dois diferiam em várias orientações, uma das quais teria importância decisiva na carreira e na vida de Semmelweis. Boër não permitia que os corpos das parturientes mortas fossem necropsiados para fins de ensino. Klein, ao contrário, tornou isto obrigatório. Uma doença dizimava as parturientes de então (e ainda faz vítimas, se bem que muito raramente): a febre puerperal, uma infecção de origem, à época, desconhecida (hoje sabemos que é causada por uma bactéria, o estreptococo). A maternidade tinha dois setores, o primeiro atendido por médicos e estudantes de medicina, o segundo por parteiras. Os óbitos por febre puerperal eram dez vezes mais frequentes no primeiro setor. E isto só acontecia ali. Não havia nenhuma epidemia da doença em Viena; as parturientes que davam à luz em casa aparentemente não corriam um risco superior ao habitual. Por quê? Esta era a pergunta que intrigava Semmelweis.

Um dramático episódio estimulou-o a buscar uma resposta. Em 1847, seu ídolo Kolletschka, depois de ferir-se acidentalmente em uma necropsia, morreu de infecção maciça. Ao exame, constataram-se em seu cadáver as lesões e o pus que se encontravam nas mulheres mortas por febre puerperal. Ele concluiu que a doença das parturientes e aquela que matara Kolletschka eram a mesma, e que o médico a tinha contraído através da "inoculação de partículas cadavéricas" (palavras do próprio Semmelweis). Estas eram as partículas que infectavam as parturientes. Como? A distribuição da doença nos dois setores dava a resposta: através dos médicos que, todos os dias de manhã, procediam às necropsias nas pacientes falecidas, como o determinara Klein, depois iam fazer os partos – sem luvas, que então não eram usadas, e sem sequer lavar as mãos. Semmelweis determinou que antes dos partos os profissionais lavassem as mãos com uma solução de cloro. No ano seguinte, a mortalidade nos dois serviços era praticamente igual. Pode-se pensar que isto significou um triunfo para Semmelweis. De maneira alguma. Para começar, Klein discordava dele e achava que a melhora na situação devia-se a um sistema de ventilação que mandara instalar e que removia o "miasma". Mas havia outros problemas.

A Hungria era então uma região subdesenvolvida do império austro-húngaro, e os húngaros eram desprezados pelos austríacos. Além disso, Semmelweis (como um bom contestador) apoiava revoluções socialistas que, no ano de 1848, sacudiram a Europa Ocidental. O pior é que Semmelweis não era muito hábil na defesa de suas ideias. Não publicou qualquer trabalho científico referente a elas, não as apoiou em experiências com animais de laboratório, o que já estava se tornando rotina. Em 1850, candidatou-se ao cargo de docente na universidade. Primeiro foi recusado, depois aceito, com uma restrição: não poderia usar cadáveres para dar aulas, uma evidente represália por causa de seu posicionamento na questão da febre puerperal. Ofendido, decidiu voltar para Budapeste, onde passou a trabalhar em um hospital e onde, finalmente, escreveu um complexo e obscuro livro sobre a febre puerperal. Começou a mostrar sinais de perturbação mental e foi internado em um hospício onde veio a morrer de uma infecção – provavelmente agravada pelos espancamentos então habituais nos nosocômios psiquiátricos.

Nessa fase, no plano institucional do *establishment* médico, a medicina clínica renovava-se com a emergência da fisiologia moderna e da microbiologia, a partir principalmente das contribuições de Claude Bernard (1813-1878) e de Louis Pasteur (1828-1895). O primeiro fez uma importante descoberta, a função glicogênica do fígado, o que lhe valeu inclusive um prêmio da Academia Francesa. Responsável por algumas das principais noções da medicina, como meio interno e secreção interna (Bernard, 1972), sua influência no campo da fisiologia chega ao século XX, por meio de seus discípulos. Ao lado de descobertas relevantes na área de biologia, possibilitando a unificação da zoologia e da botânica, Bernard desenvolveu importantes reflexões teóricas sobre os próprios fundamentos da medicina e da biologia, em particular da fisiologia experimental (da qual é considerado o fundador), das ciências e do saber humano em geral (Dutra, 2001).

A microbiologia, no entanto, só começou a se desenvolver quando Pasteur, a pedido das indústrias do vinho, estudou (em 1863) o processo de fermentação alcoólica, evidenciando a presença das leveduras que o causam. Demonstrou, também, que o vinho fica azedo pela ação de um microrganismo que pode ser destruído pelo aquecimento, método que depois seria conhecido como pasteurização. No ano seguinte, a pedido do Ministério da Agricultura, isolou os germes causadores da doença em bichos-da-seda; estudou, depois, o carbúnculo do gado e a cólera aviária. A partir de 1880, Pasteur – que era químico, não médico ou biólogo – começou a investigar doenças que afetavam os seres humanos. Seu prestígio científico já estava definitivamente consolidado e influenciava numerosos pesquisadores, entre eles o cirurgião inglês Lord Lister (1827-1912). Os trabalhos de Pasteur sobre putrefação e fermentação sugeriram a Lister que a infecção operatória podia ser causada por microrganismos. Passou-se a usar fenol como antisséptico e se conseguiu reduzir de modo significativo os óbitos pós-operatórios, que ocorriam, então, em número bastante elevado.

A trajetória de Pasteur é um exemplo clássico de como o desenvolvimento científico depende da demanda das forças econômicas e de como contribuições à medicina e à saúde pública podem ser feitas por alguém que não é originariamente da área. O Instituto Pasteur tornou-se um modelo que viria a ser reproduzido em muitos países, inclusive o Brasil, graças a Oswaldo Cruz, que em sua viagem a Paris estagiou brevemente no Instituto (Scliar, 2002).

Em 1882, Robert Koch (1843-1910) descobriu o agente causador da tuberculose e estabeleceu os postulados da teoria microbiana da doença em relação a esse agente, ou seja, ele teria de ser demonstrado em cada caso da doença por isolamento em cultura pura; não poderia ser encontrado em nenhuma outra doença; uma vez isolado, deveria ser capaz de reproduzir a doença em animais de experimentação; deveria ser recuperado dos animais nos quais a doença fosse produzida (Scliar, 2002). Entre 1880 e 1898, aplicando-se os métodos de Koch, foram descobertos os germes causadores da febre tifoide, da hanseníase, da malária, da tuberculose, do mormo, da cólera, da erisipela (o estreptococo, responsável também por outras infecções), da difteria, da febre de Malta, do cancro mole, da pneumonia pneumocócica, das infecções estafilocócicas, do tétano, da peste, do botulismo, da disenteria (*Shigella*).

Passemos agora ao segundo eixo de constituição histórica da Epidemiologia: a metodologia estatística.

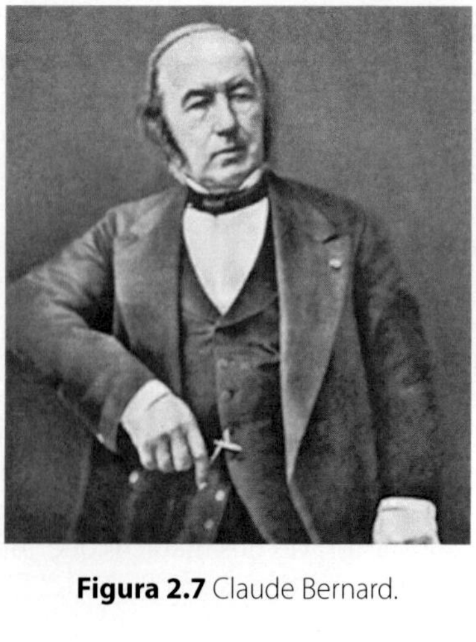

Figura 2.7 Claude Bernard.

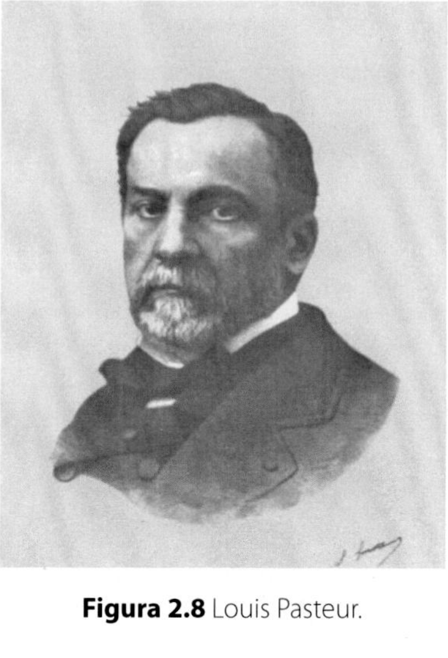

Figura 2.8 Louis Pasteur.

Para muitos autores, o projeto de quantificação das enfermidades representa um elemento metodológico distintivo da nova ciência da saúde que, ao mesmo tempo, poderia servir como garantia da sua neutralidade científica. Dada essa expectativa, é até irônico verificar que, dos pilares da ciência epidemiológica aqui considerados, a estatística comparece como aquele em que a raiz política mais claramente se evidencia (Hacking, 1991). Mais ainda, apesar de pouco perceptível, a politização encontra-se inscrita no próprio nome daquela disciplina. De fato, o termo "estatística" (*Statistik*), neologismo criado por Hermann Conring (1606-1681), médico e cientista político alemão, designava originalmente o conjunto dos poderes políticos de uma nação; deriva do vocábulo *Staat*, Estado, "conjunto dos poderes políticos de uma nação", e que, por sua vez, vem do latim *status*, oriundo de *stare*, "ficar de pé". Foi Gottfried Achenwall, professor na Universidade de Göttingen, quem primeiro (em 1750) empregou o termo Estatística com um sentido numérico (Hacking, 1991).

A palavra não surgiu por acaso. O fim da Idade Média vê o surgimento do Estado moderno; afirmam-se então os conceitos de governo, nação e povo. O Estado moderno precisava contar, avaliar numericamente a população e o exército; a população porque é fonte de riqueza, o exército porque é fonte de poder. Para que o povo funcionasse como elemento produtivo, e o exército como elemento beligerante, necessitava-se não apenas de disciplina, como também de saúde. E para avaliar a situação de saúde, de novo, números eram necessários.

Métodos numéricos no estudo da sociedade e de sua situação de saúde já haviam sido introduzidos no século XVII. Os conceitos e pesquisas de William Petty (1623-1697) e os registros populacionais de John Graunt (1620-1674) são frequentemente mencionados como precursores da demografia, da estatística e da epidemiologia (Last, 2001). John Graunt (1620-1674), comerciante de profissão, mas membro da Royal Society, havia conduzido, com base nos dados de obituário, os primeiros estudos analíticos de estatística vital, identificando diferenças na mortalidade de diferentes grupos populacionais e correlacionando sexo e lugar de residência. O médico e rico proprietário rural William Petty (1623-1687) abandonou uma cátedra de Anatomia em Oxford para estudar o que denominava de "anatomia política", coletando dados sobre população, educação, produção e também doenças. Plebeu, dos primeiros a enriquecer com a nascente ordem burguesa e que veio a se tornar *Sir*,

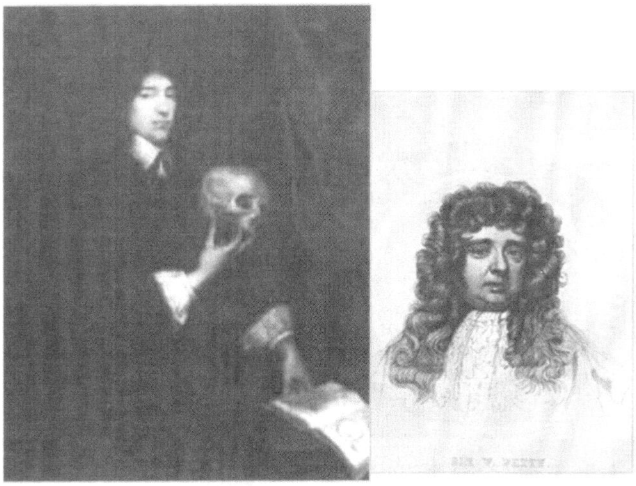

Figura 2.9 William Petty.

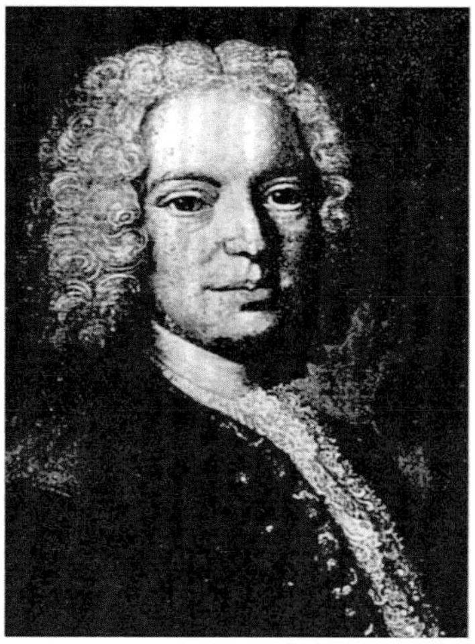

Figura 2.10 Daniel Bernouilli.

gênio matemático e organizacional, Petty introduziu o conceito de almoxarifado, estudou o fluxo de mercadorias nos armazéns portuários, inventou a contabilidade e fez aprovar leis acerca de registros vitais.

A valorização da matemática no nascente campo científico da saúde muito deve à genial família Bernouilli (Fernandez & Castro, 2001). Nicolau Bernouilli (1653-1708) foi um comerciante próspero de Basileia, cuja descendência incluiu matemáticos ilustres: dois filhos – Jakob (1654-1705) e Johann (1667-1748) – e um neto, Daniel (1700-1782), filho de Johann. Contemporâneos de gênios como Newton, Leibniz e Euler, os irmãos Bernouilli desenvolveram importantes trabalhos matemáticos. Jakob foi professor de matemática na Universidade de Basileia desde 1683 até sua morte. Sua obra mais original é um tratado sobre a teoria das probabilidades, o *Ars Conjectandi* (*A Arte da Conjectura*). Jakob defendeu Leibniz na famosa disputa deste com Newton acerca de quem tinha descoberto o cálculo diferencial e integral.

Johann estudou medicina, contra o desejo do pai, que queria ver o talento matemático do jovem aplicado aos negócios da família. Após séria disputa com o irmão Jakob, Johann autoexilou-se na Holanda, aceitando o cargo de professor na Universidade de Gröningen. Só retornou à Suíça após a morte do irmão, para substituí-lo como professor universitário. Em 1666, a Academia de Ciências de Paris passou a instituir prêmios para a solução de problemas científicos considerados como desafios. Johann Bernouilli ganhou três vezes o cobiçado prêmio que, além de dinheiro, significava enorme prestígio na comunidade científica. Na terceira vez, teve que dividir o prêmio com seu filho Daniel, e por isso expulsou-o de casa. Embora tenha estudado medicina a pedido do seu pai Johann, Daniel Bernouilli destacou-se como genial físico e matemático. Adepto da nascente corrente experimentalista da ciência, estabeleceu, em caráter pioneiro, fórmulas para estimar anos de vida ganhos pela vacinação contra varíola e para avaliação do custo-benefício em intervenções clínicas. Daniel veio a ganhar dez vezes o prestigioso prêmio da Academia de Ciências de Paris (Fernandez & Castro, 2001).

Contar os súditos sadios de um Estado parecia ter algo a ver com contar estrelas brilhantes (Hacking, 1991). Dois astrônomos dessa época merecem destaque: Halley e Laplace. Médico de formação, o inglês *Sir* Edmund Halley (1656-1742) descobriu o cometa que leva seu nome. Nas horas vagas desenvolvia técnicas de análise de dados que resultaram nas famosas tábuas de

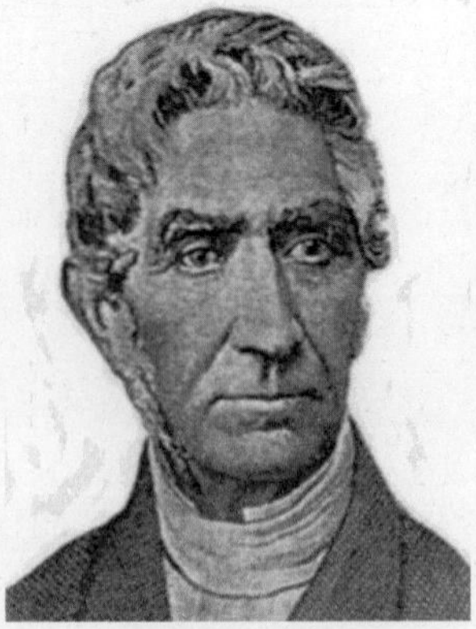

Figura 2.11 Lambert Quetelet.

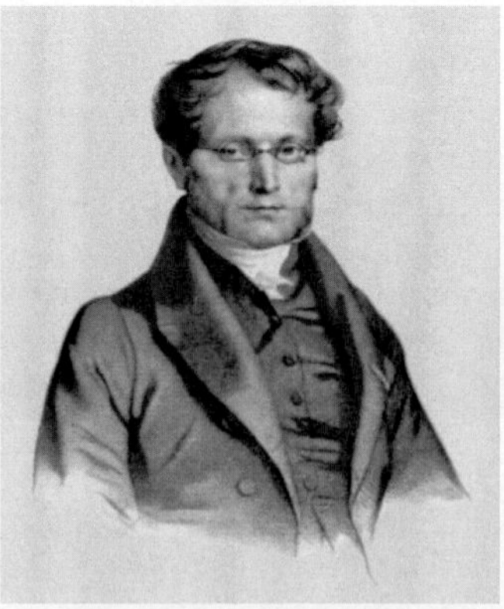

Figura 2.12 Pierre Louis.

vida, primeiro instrumento metodológico da estatística vital. Pierre-Simon Laplace (1749-1827), matemático e astrônomo francês, além de consolidar a teoria das probabilidades, aperfeiçoou métodos de análise de grandes números, aplicando-os a questões de mortalidade e outros fenômenos em saúde.

Aluno de Laplace, Lambert-Adolphe Jacques Quetelet (1796-1874), astrônomo e matemático belga, além de criador do popular índice de superfície corporal que leva seu nome, foi o principal defensor da estatística aplicada, sobretudo a fenômenos biológicos e sociais, o que incluía dados de morbidade e mortalidade. Seus estudos sobre a consistência numérica dos crimes estimularam grandes discussões sobre o livre arbítrio *versus* o determinismo social. Trabalhando para o governo belga, implantou um centro de estudos estatísticos, geográficos e meteorológicos em Bruxelas; lá coletava e analisava dados referentes à mortalidade em geral e ao crime em particular, desenvolvendo técnicas de realização de censos. Suas áreas de interesse eram variadas: além de criar métodos para comparação e avaliação dos dados, estudou fenômenos como a chuva de meteoros. Em 1835, Quetelet apresentou sua proposta de uma "física social", baseada na concepção do homem "médio" a partir do valor central das medidas de atributos humanos agrupados de acordo com a curva normal. Seu trabalho produziu grandes controvérsias entre os cientistas sociais do século XIX e gerou intensos debates políticos (Hacking, 1991).

Médico e matemático, Pierre-Charles Alexandre Louis (1787-1872) é considerado um dos fundadores da Epidemiologia (Lilienfeld, 1970). Louis também foi o precursor da avaliação da eficácia dos tratamentos clínicos, utilizando os métodos da nascente estatística (Starobinski, 1967). Louis foi inicialmente desprezado – e depois fortemente agredido – por ter demonstrado o caráter nocivo de tratamentos muito usados à época; comprovou, por exemplo, que a sangria (praticada desde os tempos hipocráticos para reduzir a febre, supostamente causada pelo excesso do elemento fogo no sangue) não tinha efeitos terapêuticos e, pior, resultava em aumento da mortalidade por febre tifoide. Posto no ostracismo pela poderosa corporação médica francesa, criou uma escola médica em sua própria casa, atraindo mais alunos estrangeiros (clandestinos, na opinião dos docentes da Faculdade de Medicina) do que compatriotas (Lilienfeld, 1970).

A pesquisa da origem das doenças com auxílio da matemática em muito influenciou o desenvolvimento dos primeiros estudos de morbidade na Inglaterra, através de três discípulos de Louis, por coincidência todos com o mesmo prenome: William Farr, William Budd e William Guy, e nos EUA, com Lemuel Shattuck (Lilienfeld, 1979). Caráter pioneiro nas estatísticas de saúde é atribuído a William Farr (1807-1883). Médico, Farr tornou-se em 1839 diretor-geral do recém-estabelecido General Register Office da Inglaterra, e aí permaneceu por mais de 40 anos. Seus *Annual Reports*, nos quais os números de mortalidade se combinavam com vívidos relatos, chamaram a atenção para as desigualdades entre distritos "sadios" e "não sadios" do país (Last, 2001).

Com o "método numérico" de Louis e a estatística médica de Farr, alcançava-se uma razoável integração entre a clínica e a estatística. Contudo, para que dessa combinação resultasse uma nova ciência da saúde, de caráter essencialmente coletivo, era necessário partir do princípio segundo o qual a saúde é uma questão social e política, princípio este aliado a uma preocupação, e a um compromisso, com os processos de transformação da situação de saúde na sociedade.

Medicina social

No final do século XVIII, o poder político da burguesia emergente consolida-se pela cooptação do regime monárquico, como na Inglaterra e na Alemanha, ou pela ruptura revolucionária, como na França e nos EUA. As bases doutrinárias dos discursos políticos sobre a saúde emergem nessa época, na Europa Ocidental, em um processo histórico de disciplinamento dos corpos e constituição das intervenções sobre os sujeitos. Por um lado, a Higiene, enquanto conjunto de normatizações e preceitos a serem seguidos e aplicados em âmbito individual, produz um discurso sobre a boa saúde francamente circunscrito à esfera moral. Por outro lado, as propostas de uma Política (ou Polícia) Médica estabelecem a responsabilidade do Estado como definidor de políticas, leis e regulamentos referentes à saúde no coletivo e como agente fiscalizador da sua aplicação social, desta forma remetendo os discursos e as práticas de saúde às instâncias jurídico-políticas.

Nessa fase, sucedem-se diferentes tipos de intervenção estatal sobre a questão da saúde das populações (Rosen, 1980). Na França, com a Revolução de 1789, implanta-se uma *medicina urbana*, com a finalidade de sanear os espaços das cidades, isolando áreas consideradas miasmáticas (Foucault, 1979). Na Alemanha, em 1779, emergem propostas de uma política médica baseada em medidas compulsórias de controle e vigilância das enfermidades, sob a responsabilidade do Estado, juntamente com a imposição de regras de higiene individual para o povo. Naquele ano começava a ser publicado o *System einer Vollständigen Medizinischen Polizei*, obra monumental com a qual Johann Peter Frank (1745-1821) lançava o conceito, paternalista e autoritário, de polícia médica ou sanitária (Rosen, 1980).

No século seguinte, registra-se nos países europeus um processo macrossocial da maior importância histórica: a Revolução Industrial, que produz um tremendo impacto sobre as condições de vida e de saúde das suas populações. Com a organização das classes trabalhadoras e o aumento da sua participação política, principalmente nos países que atingiram um maior desenvolvimento das relações produtivas, como Inglaterra, França e Alemanha, rapidamente incorporam-se temas relativos à saúde na pauta das reivindicações dos movimentos sociais do período. Surgem, nesses países, propostas de compreensão da crise sanitária como um processo fundamentalmente político que, em seu conjunto, recebeu a denominação de Medicina Social.

A Revolução Industrial fez emergir o fenômeno concreto do proletariado e o conceito de força de trabalho. A brutal opressão da massa trabalhadora motivou lutas políticas orientadas por diferentes doutrinas sociais incluídas na denominação geral de socialismo utópico. Entre 1830 e 1850, uma dessas correntes defendeu o conceito da política como medicina da sociedade e, reciprocamente, da medicina como prática política. Inicia-se então um movimento organizado para a politização da medicina na França e na Alemanha. As adesões a esse movimento e às práticas dele decorrentes resultam naquilo que veio a ser conhecido como Medicina Social (Rosen, 1980), expressão proposta em 1838 por Jules Guérin, médico e jornalista francês. Para Guérin e outros líderes, a medicina deveria ser um instrumento de transformação social. Um objetivo que tinha (e tem) razão de ser.

Em síntese, postulava-se nesse movimento que a medicina é política aplicada no campo da saúde individual e que a política nada mais é que a aplicação da medicina no âmbito social, curando-se os males da sociedade. A participação política é a principal estratégia de transformação da realidade de saúde, na expectativa de que das revoluções populares deveria resultar democracia, justiça e igualdade, principais determinantes da saúde social.

Segundo demonstravam vários relatórios dos discípulos de Louis, como Villermé na França e Edwin Chadwick na Inglaterra, as duras condições de vida da classe trabalhadora resultavam na deterioração de seus níveis de saúde. Em 1826, Louis René Villermé (1782-1863), médico, publicou um relatório analisando a mortalidade nos diferentes bairros de Paris (*Tableau de l'État Physique et Morale des Ouvriers*), concluindo que era condicionada sobretudo pela renda. Na Inglaterra, berço da Revolução Industrial, também surgiram estudos desse tipo: ali se faziam sentir com mais força os efeitos, sobre a saúde, da urbanização, da proletarização e da miséria. Esta situação inspirou Friedrich Engels (1972) a escrever o célebre livro *As Condições da Classe Trabalhadora na Inglaterra em 1844* que, além de seu aspecto social e político, foi uma contribuição importante para a formulação da epidemiologia científica (Breilh, 1991). Em 1850, nos EUA, Lemuel Shattuck, livreiro, escreveu um relato sobre as condições sanitárias em Massachusetts – e, como consequência, uma diretoria de saúde pública, reunindo médicos e leigos, foi pioneiramente criada naquele Estado norte-americano.

O século XIX foi uma época de sangrentas revoluções como as rebeliões urbanas de 1848 e a Comuna de Paris em 1871. Karl Marx já diagnosticava os males do capitalismo e propunha profundas modificações na sociedade. Mesmo os que não concordavam com Marx constatavam que alguma coisa precisava ser feita, para evitar um grau de deterioração social capaz de comprometer o próprio sistema – e de, por assim dizer, matar a galinha dos ovos de ouro. Foi o que levou Otto von Bismarck, o "chanceler de ferro" da Prússia, a dizer, aos latifundiários e capitalistas que reclamavam do sistema de seguridade social e de saúde (sob muitos aspectos, pioneiro) por ele criado em 1883: "Os senhores têm de ser salvos dos senhores mesmos".

As sombrias condições sociais foram muito bem retratadas pelos escritores do período, que faziam uma literatura crua, realista, objetiva. Disso dão exemplo três grandes romancistas: Victor Hugo, Émile Zola, Charles Dickens. O romance de Victor Hugo (1802-1889) cobre um período de vinte anos a partir de 1815. O personagem principal de *Os Miseráveis* (Hugo, 2002) é Jean Valjean, aprisionado por ter roubado pão para alimentar sua faminta família, e depois libertado, mas implacavelmente perseguido pelo inspetor de polícia Javert. Há uma grande galeria de personagens, como Cosette, adotada por Jean Valjean, filha de uma operária que, despedida do emprego, se prostitui e morre; e o estudante Marius, que luta nas barricadas contra o governo francês. Desta obra, a frase mais conhecida talvez seja: "Quem rouba um pão é ladrão, quem rouba um milhão é barão", um protesto contra a desigualdade e a injustiça, feito, contudo, por alguém que não tinha ideais socialistas. Outra obra-prima da literatura realista francesa foi o romance *Germinal* (Zola, 2000), que tem como cenário o norte da França; ali mineiros entram em greve por melhores salários e melhores condições de vida, uma situação que Zola conhecia bem: para familiarizar-se com o tema de seu livro ele trabalhou 2 meses como mineiro.

Charles Dickens (1812-1870), um dos mais famosos escritores da era vitoriana, era um homem de grande sensibilidade social, explicável pelas penosas circunstâncias de sua infância: tendo seu pai sido preso por dívidas, o menino Charles, então com 12 anos, teve de trabalhar dez horas por dia como ferroviário. Aos 22 anos enveredou pelo jornalismo, carreira na qual teve enorme êxito, graças à sua notável capacidade de empatia com a população. Começou também a publicar ficção e, de sua obra, o segundo romance, escrito em 1838, *Oliver Twist* (2007), dá uma boa amostra. Nela, o escritor retrata a sordidez e a hipocrisia de seu tempo, denunciando vários problemas sociais, nestes incluída a *Poor Law* (Lei dos Pobres) segundo a qual os pobres deveriam trabalhar obrigatoriamente nas *workhouses*, em regime semiprisional. É o caso de Oliver Twist. Filho de pai desconhecido e de uma mãe que morre logo após o parto, Oliver passa a infância em um orfanato, onde é severamente maltratado, depois vai para uma *workhouse*, da qual foge, dirigindo-se para Londres. No caminho conhece John Dawkins, *The Artful Dodger*, um jovem delinquente que o apresenta a Fagin, líder de uma quadrilha de garotos criminosos. Acompanha-os e vê-os, surpreso, roubar a carteira de um senhor. É preso; libertado graças ao testemunho de um livreiro que vê a cena, é recolhido pelo homem que foi vítima do roubo. Sucede-se uma série de aventuras que fascinavam o público, tornando Dickens um escritor extremamente popular. *Oliver Twist* até hoje é lido

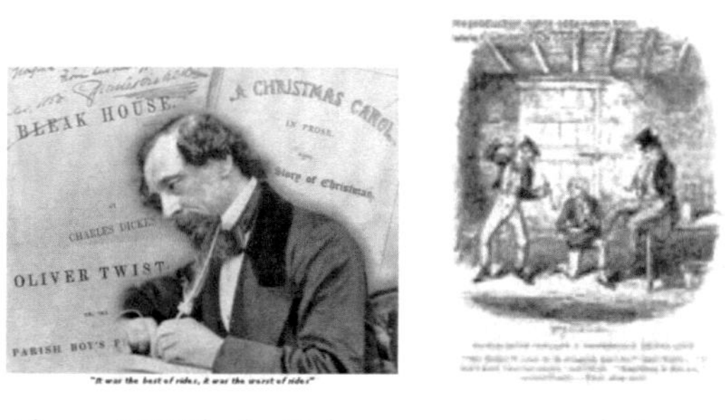

Figura 2.13 Charles Dickens e uma gravura de época.

e recentemente, transformado em um musical (no palco e na tela), fez grande sucesso.

Na Inglaterra, para superar as terríveis condições sociais dessa fase histórica do capitalismo, o movimento assistencialista promovia uma medicina dos pobres, parcialmente sustentada pelo Estado (Rosen, 1994). Em uma perspectiva mais técnica, teve início um longo trabalho de constituição oficial da saúde pública na Grã-Bretanha. Dessa forma, a partir de 1840 aparecem inquéritos estatísticos e relatórios oficiais técnicos (os famosos *Blue Books*). Em 1842, Edwin Chadwick (1800-1890) escreveu um relatório que depois se tornaria famoso: *As Condições Sanitárias da População Trabalhadora da Grã-Bretanha.* Chadwick, que não era médico nem sanitarista, mas advogado, tanto impressionou o Parlamento com o seu trabalho que este, em 1848, promulgou uma lei de saúde pública (*Public Health Act*) criando a Diretoria Geral de Saúde, encarregada, principalmente, de propor medidas de saúde pública e de recrutar médicos sanitaristas (Rosen, 1994).

Um lendário personagem da Medicina Social é Rudolf Ludwig Karl Virchow (1821-1902), médico, patologista, antropólogo, ativista da saúde pública e político (Scliar, 2002). De modesta família de agricultores da Pomerânia, Virchow queria estudar teologia, mas, achando que não se sairia bem como pregador (no que, como veremos, talvez estivesse enganado), mudou de ideia e, graças a uma bolsa de estudos, pôde cursar a escola de medicina da Academia Militar da Prússia, em Berlim, o Friedrich-Wilhelms Institut, que formava médicos para o exército prussiano. A disciplina ali era dura, mas isto não era problema para o dedicado jovem que se entregava com afinco a seus estudos; seu objetivo, como escreveu ao pai, era "adquirir um universal conhecimento da natureza".

Diplomado, abandonou a carreira militar e foi trabalhar no Hospital Charité, em Berlim. Logo se tornou conhecido por suas posições políticas contestadoras. Em 1847, aos 26 anos, foi enviado pelo legislativo de Berlim para estudar um surto de tifo na Alta Silésia, onde uma população de origem polonesa (a mesma origem da família de Virchow) vivia em deploráveis condições. O relatório que escreveu a respeito é um documento histórico, uma candente denúncia do capitalismo. A prevenção de epidemias não dependia apenas de remédios ou medidas higiênicas, mas exigia uma ampla reforma das condições socioeconômicas, uma posição que o tornou um pioneiro da medicina social, coisa que resumiu em uma frase: "Os médicos são os naturais defensores dos pobres". As recomendações de Virchow incluíam a democratização da Silésia, a separação entre Igreja e Estado, o aumento da taxação para os ricos e diminuição desta para os pobres, construção de estradas, estímulo à agricultura, estabelecimento de cooperativas agrícolas. Virchow foi criticado pelos aspectos políticos de seu documento e respondeu com uma frase famosa: "A medicina é ciência social; política não é mais que a medicina com visão alargada". (Mais tarde, acrescentaria: "Se a doença é uma expressão da vida individual sob circunstâncias desfavoráveis, a epidemia deve ser a expressão de problemas sociais".)

Virchow não ficou só no pronunciamento; 8 dias depois de seu regresso lá estava ele, nas ruas de Berlim, ajudando os revolucionários de 1848 a construir suas barricadas. Depois da revolução abraçou a causa da reforma médica. Editava um jornal, *Die Medizinische Reform*, em grande parte escrito por ele próprio. Resultado: foi suspenso de seu cargo no Hospital Charité, mas, graças aos protestos de médicos e estudantes, voltou. É verdade que aí pesou certa dose de pragmatismo do próprio Virchow: assinou uma declaração prometendo não expressar abertamente suas opiniões políticas. Foi então para Würzburg, em uma espécie de exílio interno, onde trabalhou como anatomista e começou a formular suas ideias sobre patologia celular. Em 1856, voltou para Berlim como professor de anatomia patológica, área na qual desempenhou papel pioneiro. Tornou-se então diretor do recém-criado Instituto de Patologia.

Virchow era um verdadeiro dínamo, um homem que desenvolvia intensa e criativa atividade – e em várias áreas (Scliar, 2002). Na medicina, o seu trabalho desbravou caminhos. Já aos 26 anos formulou um conceito revolucionário: a doença seria não um fenômeno estranho ao corpo, mas "a vida em condições alteradas". Foi o primeiro a reconhecer a leucemia como entidade mórbida. Também estudou o fenômeno da trombose e a formação de êmbolos (termo por ele criado) que depois obstruirão os vasos, por exemplo no pulmão e no cérebro. E foi o fundador da patologia celular. Ajudou muito o fato de ser um entusiasta da microscopia, na qual seus alunos eram obrigatoriamente iniciados, pois deveriam "pensar microscopicamente".

Mas Virchow não se restringia ao laboratório; é considerado um dos iniciadores da antropologia e da geografia médicas (Trostle, 1986). A teoria que mais o popularizou ficou sintetizada no dito latino (que, no entanto, não era de sua autoria e sim do francês François-Vincent Raspail) *Omnis cellula e cellula*, toda célula provém de outra célula, um golpe na ideia da geração espontânea, segundo a qual vermes, por exemplo, poderiam ser gerados por carne em decomposição. O princípio básico da patologia celular é de que nas células se originam as doenças. Nada de humores, nada de miasmas.

Virchow não estava imune a erros. Opôs-se às ideias de Semmelweis sobre a transmissão da febre puerperal; para ele, a contaminação do canal genital seria apenas um dos fatores causadores da doença, junto com condições atmosféricas, distúrbios nervosos, doenças infecciosas concomitantes, problemas na lactação. Baseado nisto opôs-se também à recomendação de Semmelweis quanto à lavagem das mãos como forma de prevenção da febre puerperal. Na verdade, seu posicionamento ainda era uma repercussão da polêmica epidemiológica básica durante o século XIX: miasma *versus* contágio.

Essa controvérsia não compreendia apenas um problema científico, teórico; era um problema social e político, de caráter eminentemente prático. Contágio implicava quarentena, limitação de liberdade individual e de comércio; eram, pois, "anticontagionistas" a classe burguesa em ascensão e os liberais. Também estavam entre os "anticontagionistas" reformadores sociais ingleses, como Edwin Chadwick, que buscavam explicações para o surgimento de doenças nas péssimas condições de vida

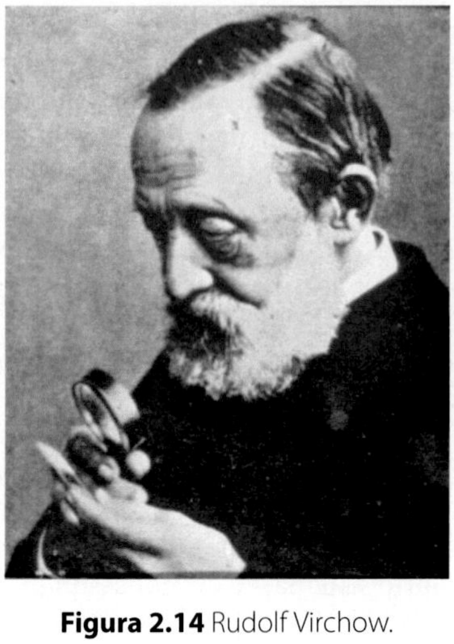

Figura 2.14 Rudolf Virchow.

e trabalho da época. Os "contagionistas" eram em geral membros da oficialidade do Exército e da Marinha. A teoria infecciosa veio trazer um considerável reforço aos "contagionistas", mas foi recebida com ceticismo. Quando Pasteur atribuiu a fermentação a microrganismos, o famoso químico alemão Justus von Liebig comentou, irônico: "Isto é o mesmo que dizer que a correnteza do Reno é causada pelo movimento das rodas dos moinhos".

Contudo, os êxitos de Pasteur e de seus seguidores (entre eles Oswaldo Cruz) aparentemente não deixavam dúvidas sobre o acerto de suas teorias. Pela primeira vez na história da medicina identificava-se, com elevado grau de certeza, a causa de doenças. Mais que isso, era possível produzir agentes imunizantes capazes de evitá-las. Ao fim e ao cabo, a polêmica parecia superada; a enfermidade, mesmo infecciosa, resulta da conjunção de vários fatores: o agente (bactéria, vírus), o meio ambiente, a pessoa que contrai a doença.

Parecia decretado o fim da Medicina Social. De fato, o formidável avanço da fisiologia, da patologia e da bacteriologia no século XIX, devido principalmente a Bernard, Virchow e Pasteur, representou um inegável fortalecimento da medicina científica, inclusive e principalmente a medicina de caráter individual, curativo, superando o enfoque coletivo, higienista, na abordagem da questão da saúde e seus determinantes.

Entretanto, como veremos em seguida, nem a bem-sucedida cooptação dos movimentos médico-sociais da Inglaterra e da França pelo Estado burguês impediu a difusão do conjunto clínica científica-método numérico-visão sanitária, nem a hegemonia da chamada medicina científica representou obstáculo para o projeto científico da Epidemiologia. Assim, nos EUA, vários ex-alunos de Pierre Louis alcançaram posições políticas e acadêmicas importantes e continuaram engajados no ensino da estatística médica como fomentadora de uma potencial reforma sanitária, o que resultou na organização do *National Public Health Service*. Papel de destaque teve aí Oliver Wendell Holmes (1809-1894), professor de Medicina na Harvard, considerado o primeiro epidemiologista norte-americano. Na Grã-Bretanha, e por causa da teoria microbiana, a medicina social evoluiu para uma vertente supostamente apenas técnica, fomentando a organização de uma saúde pública estreitamente vinculada ao aparelho burocrático do Estado (Scliar, 2002).

Já a medicina social germânica sobreviveu através de dois movimentos complementares. Por um lado, influenciada e apoiada por Virchow, surgiu em Berlim uma escola de patologia geográfica e histórica, liderada por August Hirsch (1817-1894). Considerado como o fundador da moderna geografia médica, Hirsch foi também um precursor da epidemiologia ecológica, antecipando as análises de tempo-lugar que atualmente reemergem no campo epidemiológico. Por outro lado, merece destaque (e será melhor detalhado adiante) o trabalho de von Pettenkoffer à frente do Instituto de Higiene de Munique, que conseguiu articular as ciências biológicas da saúde, práticas de saúde pública oficial e movimentos de participação política orientada por ideias da Medicina Social.

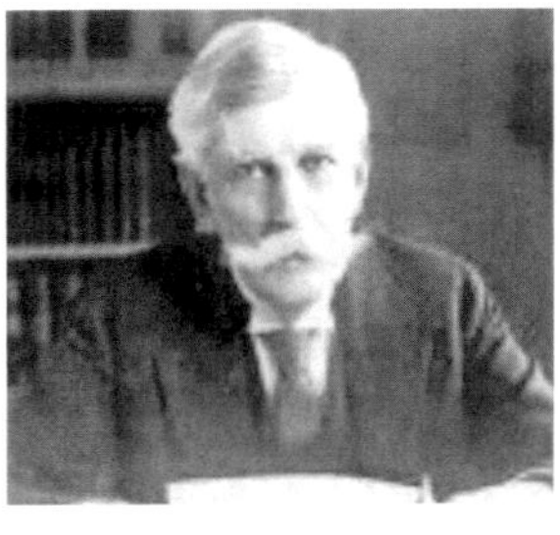

Figura 2.15 Oliver Wendell Holmes.

John Snow e a síntese epidemiológica

Os sanitaristas britânicos, que não haviam participado das revoltas urbanas do período, buscaram como saída a integração de preocupações filantrópicas e sociais com o conhecimento científico e tecnológico, propondo transformações políticas pela via legislativa. Tentavam, à sua maneira, institucionalizar uma nova ciência – síntese da clínica médica, da estatística e da medicina social – que viria a se tornar a Epidemiologia.

Assim, em 1850, sob a presidência de Lord Ashley-Cooper e tendo Chadwick como vice-presidente, organizou-se na Inglaterra a London Epidemiological Society, fundada por jovens simpatizantes das ideias médico-sociais, juntamente com profissionais de saúde pública e membros da Real Sociedade Médica (White, 1991). Entre os membros daquela sociedade científica pioneira encontrava-se Florence Nightingale (1820-1910), que mais tarde seria considerada a fundadora da moderna enfermagem (Williamson, 1999). Os estudos pioneiros de Nightingale sobre a mortalidade por infecção pós-cirúrgica nos hospitais militares na Guerra da Crimeia confirmaram em escala maior os estudos clínicos de Semelweiss. A ela atribui-se a introdução do gráfico setorial e o aperfeiçoamento dos estudos comparativos controlados, originalmente concebidos por Louis (Winkel Jr., 2009).

Entre os membros da London Epidemiological Society, encontrava-se John Snow (1813-1858), por muitos considerado o pai fundador da Epidemiologia (Cameron & Jones, 1983; Vandenbroucke *et al.*, 1991). Sua vida relativamente curta, mas intensa, foi marcada pelo pioneirismo. Filho mais velho de um trabalhador de York, tornou-se, aos 14 anos, aprendiz de William Hardcastle, um cirurgião de Newcastle-on-Tyne: a cirurgia não era então considerada exatamente medicina (o título de *Doctor* só era usado pelos clínicos, o cirurgião era *Mister*), de modo que o aprendizado era feito pelo sistema mestre-discípulo. Ocorreu então na Inglaterra (1831-1832) uma violenta epidemia de cólera, doença que era muito comum e que se manifesta por vômitos e diarreia profusa e capaz de levar à morte por desidratação. A bactéria causadora, o vibrião colérico (*Vibrio cholerae*), ainda não tinha sido identificada; a enfermidade era, como outras, atribuída a miasmas. Eram tantos os casos que Hardcastle delegava ao jovem Snow o atendimento de muitos deles. Foi a primeira experiência do futuro médico com a doença que o celebrizaria.

Snow depois estudou medicina em Londres, graduou-se em 1844, tornando-se um licenciado pelo Royal College of Physicians e começou a clinicar na capital britânica. Tinha interesse pela anestesiologia e foi pioneiro no uso de éter e clorofórmio, anestesiando inclusive a rainha Vitória em um de seus partos. Solteirão, de hábitos regulares, vegetariano, Snow restringia sua vida social às reuniões científicas da Royal Medical and Chirurgical Society.

Em 1848, ocorreu novo surto de cólera, desta vez em Londres, já então uma megalópole de 2,5 milhões de habitantes. A cidade de Edmund Burke, Percy Shelley, William Hogarth, Charles Dickens, dos cafés, dos teatros, dos museus, das lojas era também uma cidade precaríssima do ponto de vista de higiene e saneamento. Os dejetos se acumulavam por toda parte e eram jogados no Tâmisa, cuja água era utilizada no abastecimento. Completava-se assim o ciclo oral-fecal, responsável pela trans-

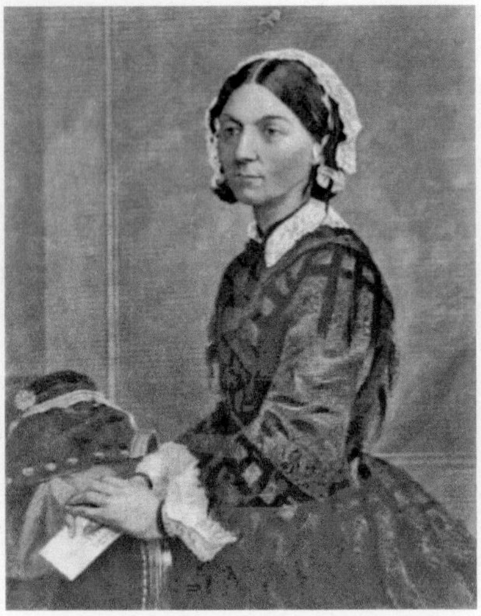

Figura 2.16 Florence Nightingale.

missão da doença. Para enfrentar este desafio, a medicina vitoriana estava completamente desamparada e em grande parte dominada pela charlatanice. De novo Snow viu-se confrontado com o desafio: o que causava aquela e outras doenças? O miasma era, como vimos, a resposta habitual, mas havia outras ideias, algumas datando da antiguidade. Tucídides atribuía a epidemia de Atenas em 430 a.C. (peste bubônica?) ao envenenamento dos reservatórios pelos inimigos da cidade. No século I a.C., Marcus Terentius Varro, amigo de Cícero, falava em invisíveis animalículos que entram no corpo pelo nariz e pela boca, causando enfermidade; mas essa não era uma ideia disseminada. A noção de contágio era bastante difundida, e explicava, por exemplo, o horror à hanseníase.

Uma nova teoria surgiu quando, no século XVI a lista das doenças que atemorizavam a Europa sofreu um importante acréscimo: sífilis. O nome vem do poema publicado em 1530 pelo médico Girolamo Fracastoro (1478-1553) *Syphilus sive Morbus Gallicus* (*Sífilis ou a Doença Francesa*). *Syphilus* é o nome de um pastor que contrai a doença como castigo dos deuses. Era chamada doença francesa porque, segundo Fracastoro, tinha aparecido na Itália à época da ocupação francesa em Nápoles. Para os franceses, porém, era a doença italiana, como para os portugueses era a doença castelhana para os poloneses, a doença alemã para os russos, a doença polonesa. No poema, Fracastoro atribui a disseminação da sífilis às *seminaria contagium* ("sementes do contágio") pequenas entidades que passavam de uma pessoa a outra pelo contato direto, ou por meio das roupas, ou pelo ar – uma ideia formulada 130 anos antes que van Leeuwenhoek visse ao microscópio as "pequenas criaturas" que tanto o maravilharam.

Para Snow, a teoria do miasma não podia explicar a epidemia de cólera; já no surto de 1831, tinha anotado que mineiros trabalhando no interior da terra, portanto longe de regiões pantanosas, "miasmáticas", haviam adoecido. Em agosto de 1849, durante o segundo ano da epidemia, publicou um panfleto (39 páginas) intitulado *On the Mode of Communication of Cholera* (*Sobre a Maneira de Transmissão da Cólera*). Nele defendia a ideia de que a doença era transmitida pela água. E citava o exemplo de duas fileiras de casas fronteiras, em uma das quais os casos de cólera eram mais frequentes. Por quê? Porque, dizia, os moradores destas casas despejavam águas servidas em um valo que contaminava o poço do qual as mesmas pessoas obtinham a água para beber. Mas, e para não polemizar com os adeptos da teoria do miasma, Snow não falava em germes, e sim em um "veneno", que "tinha a capacidade de se multiplicar" no intestino.

O texto de Snow teve escassa repercussão. Uma resenha no *London Medical Journal* (setembro de 1849) cumprimentava-o por seu empenho em tentar resolver o mistério da transmissão da cólera, mas dizia que ele não tinha fornecido "qualquer prova do acerto de seu ponto de vista", o que, em um certo sentido, era verdade: faltava ainda comprovar a teoria com dados numéricos.

Em 1854, a cólera chegou ao distrito londrino em que Snow trabalhava. A distribuição da doença, contudo, era desigual, ocorrendo mais em certos lugares. Uma teoria, divulgada pelo jornal *Times* era de que se tratava de solo impregnado com os restos mortais de pessoas enterradas durante a Grande Praga de 1665-1666 (uma epidemia de peste bubônica, não de cólera), solo este que, tendo sido remexido para uma construção, emitia miasma, envenenando a atmosfera. Ou talvez se tratasse de más condições de higiene domiciliar. No entanto, inspetores do Board of Health, órgão de saúde pública, concluíram que as casas eram relativamente limpas.

Os casos eram mais frequentes entre pessoas que, diante da inexistência de rede pública de abastecimento, usavam a água fornecida pela empresa Southwark and Vauxhall Water Company, colhida em um poço de Broad Street. Duas mulheres que tinham tomado água desse poço estavam entre as primeiras vítimas da doença; mas os operários de uma cervejaria dos arredores, que dispunha de abastecimento próprio de água, não adoeceram. E também em uma *workhouse* das redondezas, e que tinha seu próprio poço, só 5 dos 535 internos – mesmo desnutridos, e vivendo em más condições de higiene – tinham morrido. Snow visitou um café perto do poço de Broad Street, cuja água era usada pelo dono no preparo de refeições; nove fregueses tinham morrido de cólera e o mesmo acontecera com os sete empregados de uma loja de artigos dentários. E ainda havia o trágico e curioso caso de Susannah Eley, uma viúva residente em Hampstead, a algumas milhas dali que, por alguma razão, fazia questão de beber a água do poço de Broad Street e que acabou adoecendo de cólera. Sua sobrinha, que visitando-a tomou a mesma água, igualmente adoeceu – e morreu.

Snow colheu uma amostra da água do poço e levou-a ao microscopista Dr. Arthur Hill Hassall, que reportou um excesso de matéria orgânica na água, acrescentando que tal não era inusitado. Foi então que Snow decidiu reunir evidências estatísticas sobre a doença. Preparou um mapa mostrando onde as vítimas viviam e de quem recebiam a água. Constatou então que, na região abastecida pela Southwark and Vauxhall, o número de casos era cerca de 14 vezes maior do que em uma região abastecida por outra companhia. Propôs ao conselho administrativo da região remover o braço da bomba do poço de Broad Street, o que foi feito – e os casos de cólera começaram a diminuir. Este episódio, aliás, é o tema de *O Mapa Fantasma*, livro de Steven Johnson (2008) que conta esta história como se fosse uma narrativa de suspense.

Snow publicou a segunda edição de *On the Mode of Communication of Cholera*, acrescentando suas observações sobre os casos ligados ao uso da água de Broad Street. Morreu em 1858 sem ver sua teoria reconhecida; o miasma ainda era considerado a causa da cólera. Ironicamente, e sem que Snow disso tivesse tomado conhecimento, o germe causador da cólera tinha sido identificado (em 1854) pelo anatomista italiano Fillipo Pacini ao examinar o intestino de pacientes falecidos da doença, um achado que não teve repercussão. Finalmente, em 1884, Robert Koch redescobriu, isolou e cultivou o *Vibrio cholerae*.

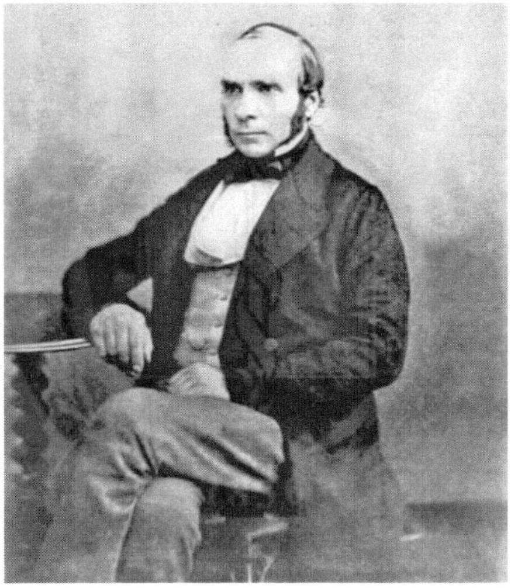

Figura 2.17 John Snow.

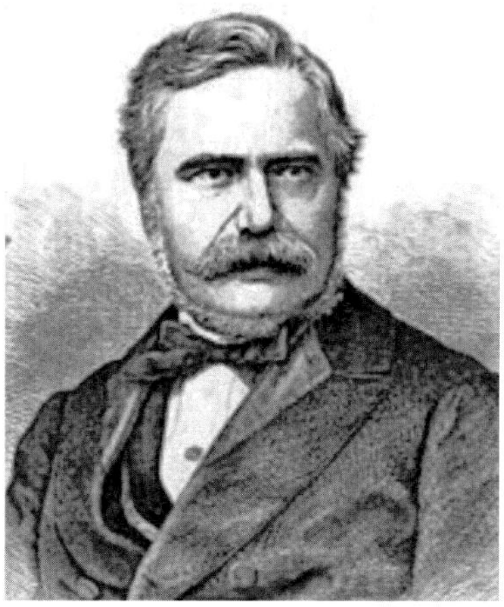

Figura 2.18 Max Von Pettenkoffer.

Mas, com sua modelar investigação, Snow antecipou os fundamentos da teoria microbiana antes mesmo de Pasteur (Cameron & Jones, 1983).

Pioneiro foi também o bávaro Max Josef von Pettenkofer (1818-1901). Depois de estudar farmácia e medicina em Munique, von Pettenkofer encaminhou-se para a química, tornando-se discípulo de Justus von Liebig. Criou um amálgama de cobre, usado na obturação de dentes, e isolou da urina a creatinina, substância que é resíduo do metabolismo proteico e é usada na avaliação da função renal. Passou a interessar-se pelo que então se chamava Higiene, e que já era o embrião da saúde pública. A pedido do rei da Baviera, Max II, muito preocupado com a qualidade do ar em seu palácio, estudou a questão da ventilação domiciliar. Também pesquisou a relação entre vestuário e saúde.

Até então, higiene era basicamente uma coleção de opiniões avulsas e em geral incorretas sobre vários assuntos. Pettenkofer estabeleceu métodos, conceitos e teorias que ajudaram a transformar esta área em uma ciência e atraíram a admiração do rei Ludwig II (Scliar, 2002). Foi nomeado catedrático de Higiene na Universidade de Munique e em 1872 fundou naquela cidade o Instituto de Higiene, que tinha como projeto uma síntese entre as disciplinas biológicas da saúde pública (patologia e bacteriologia) e uma ação política inspirada na medicina social. Foi dos primeiros a fazer cálculos do tipo custo-benefício, em saúde, quantificando o número de dias perdidos por doença e estabelecendo metas de redução. Durante sua gestão, o saneamento básico da cidade melhorou muito.

Finalmente dedicou-se a estudar (o que fez por 40 anos) a cólera. E aí seu raciocínio revelou-se equivocado. Embora muitos de seus estudos fossem modelares em termos de investigação epidemiológica, ele acreditava que a fermentação de matéria orgânica no subsolo liberava no ar os germes da cólera que então infectavam as pessoas mais suscetíveis. Era, pois, uma variação da teoria do miasma, conhecida como "teoria telúrica" (outras teorias da época atribuíam a doença à eletricidade do ar ou ao ozônio). Mas como se explicaria, então, os casos de cólera ocorrendo em navios, onde não havia solo? Pettenkofer envolvia-se nestas polêmicas com teimosa persistência. Nem mesmo a descoberta da bactéria causadora da cólera por Robert Koch fê-lo mudar de ideia. O vibrião era um fator, mas não causaria a doença sem o fator telúrico, isto é, sem o solo. Tamanha era sua confiança nesta ideia que, já com 74 anos, obteve uma cultura desta bactéria com o grande pesquisador Robert Koch e engoliu-a (vários de seus estudantes imitaram o mestre, fazendo a mesma coisa). Teve uma leve diarreia e o *Vibrio cholerae* apareceu em suas fezes, mas sem maiores consequências; o que, para ele e seus seguidores, era prova de que a bactéria não era suficiente para causar doença.

Entre parênteses: não era a primeira vez que Pettenkofer submetia-se a uma autoexperimentação; ao estudar os efeitos farmacológicos de uma planta sul-americana, *Mikania guaco*, ele ingeriu-a, constatando que seu pulso se acelerava, que teve vômitos e sudorese profusa. Seu lado "anticontagionista" tinha um aspecto positivo: a crítica ao monocausalismo microbiano e a defesa da integração bioecológica em saúde. Foi, portanto, precursor de conceitos como os de "cidade saudável" e de promoção da saúde, pioneiro da economia da saúde e da ciência da nutrição. Ayres (1997: 131-143) considera-o, e não a Snow ou Louis, o criador da matriz conceitual da epidemiologia moderna.

Em suma, principalmente na Inglaterra, Alemanha e EUA, a resposta à problemática política da saúde resultou estreitamente integrada à ação do Estado, constituindo um movimento conhecido como sanitarismo. Em sua maioria funcionários de agências oficiais de controle de doenças, os sanitaristas produziram um discurso e uma prática sobre as questões da saúde fundamentalmente baseados em aplicação de tecnologia e em princípios de organização racional para atividades profiláticas (saneamento, imunização e controle de vetores) destinadas principalmente aos pobres e setores excluídos da população.

O advento do paradigma microbiano nas ciências básicas da saúde representou um grande reforço ao movimento sanitarista que, em processo de hegemonização, e já então batizado de Saúde Pública, praticamente redefiniu as diretrizes da teoria e prática no campo social da saúde no mundo ocidental. Este foi o contexto em cujo seio aninhou-se a Epidemiologia nos seus passos iniciais de constituição como campo científico.

Consolidação da Epidemiologia como ciência

Apesar do insuspeitado desenvolvimento paralelo da Medicina Social, a sua rival "medicina científica" consolidava, no final do século passado, uma duradoura hegemonia como substrato conceitual da saúde. Este processo teve como clímax o

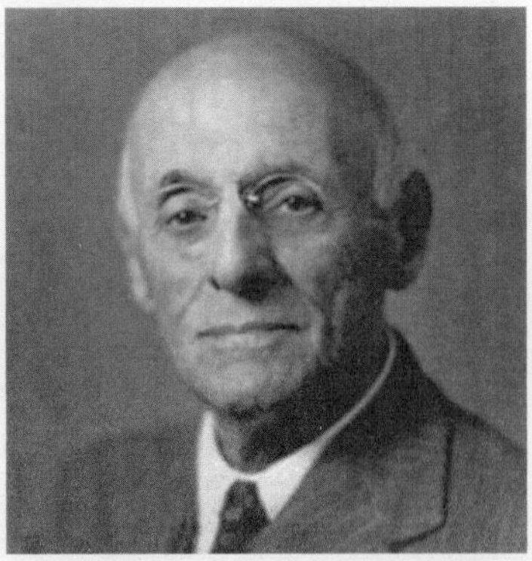

Figura 2.19 Abraham Flexner.

famoso relatório *Medical Education in the United States and Canada*, coordenado por Abraham Flexner (1866-1959) e publicado em 1910 (Tomey, 2002). No Brasil, por muitos anos, considerou-se que o relatório Flexner preconizava um enfoque reducionista para o ensino médico, sacramentando o âmbito subindividual e individual e fomentando a fragmentação do cuidado médico. Tomando por base o conhecimento experimental de base laboratorial, o modelo flexneriano reforçaria a separação entre individual e coletivo, privado e público, biológico e social, curativo e preventivo. Recentemente, essa formulação foi denunciada como mito, e o caráter inovador de Flexner e da reforma da educação superior por ele promovida foi reconhecido (Almeida Filho, 2010).

Inspirada nos princípios do relatório Flexner, uma escola de saúde pública pioneira foi inaugurada em 1918 na Universidade Johns Hopkins (em Baltimore, EUA), tendo como primeiro diretor William Welch (1850-1934), ex-aluno de von Pettenkoffer (Fee, 1987). A convite de Welch, Wade Hampton Frost (1880-1938), sanitarista do National Public Health Service especializado em doenças respiratórias, assumiu a nova cátedra de Epidemiologia, tornando-se o primeiro professor desta disciplina em todo o mundo (Daniel, 2004). Como investigador, seus trabalhos utilizavam novas técnicas estatísticas para o estudo das variações na incidência e prevalência de enfermidades transmissíveis, como a tuberculose pulmonar, com a intenção de avaliar seus determinantes genéticos e sociais (Lilienfeld, 1983).

O modelo "escola de saúde pública" foi então difundido por todo o mundo, com apoio integral da recém-nascida Fundação Rockefeller (White, 1991).

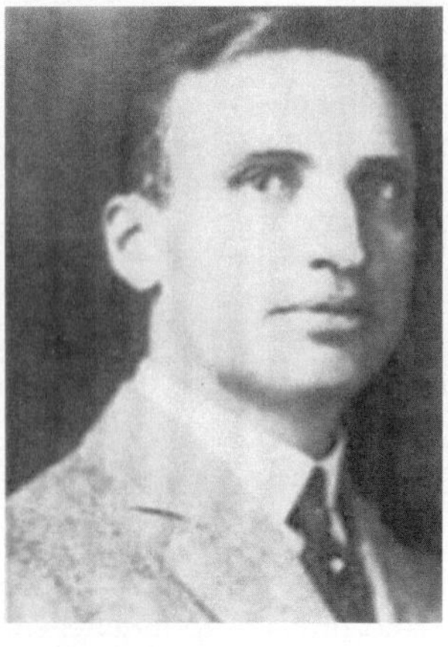

Figura 2.20 Wade Frost.

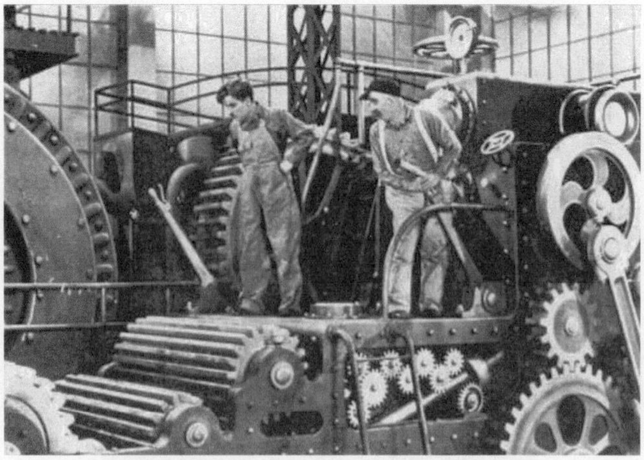

Figura 2.21 Gravura de *Tempos Modernos*.

A London School of Hygiene and Tropical Medicine surgiu pela fusão da antiga Escola de Medicina Tropical com o Departamento de Higiene do University College. Major Greenwood (1880-1949), discípulo de Karl Pearson, fundador da estatística moderna, foi o primeiro professor da Epidemiologia e Estatística Vital na nova escola. Principal responsável pela introdução do raciocínio estatístico na pesquisa epidemiológica, além de desenvolver uma importante produção teórica e histórica, Greenwood rejeitava o caráter fundamentalmente descritivo do que na época se chamava de "epidemiologia experimental" (Greenwood, 1932).

A crise econômica mundial de 1929 precipitou uma crise social intensa que abalou os pilares da medicina científica na década seguinte. O clássico *Tempos Modernos*, obra-prima de Charles Chaplin, concluído em 1935, satiriza de modo magistral e sensível a grave crise social desencadeada nos EUA após a quebra da Bolsa de Nova York de 1929.

O avanço tecnológico e a tendência à especialização do cuidado em saúde produziam elevação de custos e elitização da prática médica, provocando uma redução de seu alcance social. Isto ocorreu justamente quando o sistema político do capitalismo mais necessitava da assistência à saúde como mecanismo de controle social (Donnangelo, 1976). Neste cenário, redescobriu-se o caráter social e cultural das doenças e da medicina, assim como suas articulações com a estrutura e a superestrutura da sociedade. Buscava-se então a consolidação de um discurso sobre o social capaz de dar conta dos processos culturais, econômicos e políticos que pareciam levantar resistências à competência técnica da medicina (Arouca, 2003).

O retorno do social se fez pelo recurso à Epidemiologia, supostamente despojada da politização assumida pelo movimento da medicina social. Realmente, o desenvolvimento da disciplina se havia dado de modo cada vez mais integrado ao padrão positivista das ciências naturais, refletido no modelo da biologia. À fisiologia humana, que se aplica aos processos normais do organismo, contrapunha-se a demografia, vinculada aos processos normais da sociedade, qual verdadeira *fisiologia social*. À fisiopatologia, que se ocupa dos processos patológicos do organismo, correspondia uma epidemiologia tomada como *patologia social* (Davis, 1980).

As investigações de Joseph Goldberger (1874-1929) sobre a pelagra, desde 1915, haviam estabelecido a natureza carencial dessa doença. Encarregado pelo governo americano de estudar esta doença endêmica do sul dos EUA, Goldberger mostrou que não se tratava de uma infecção, como então se pensava, mas sim

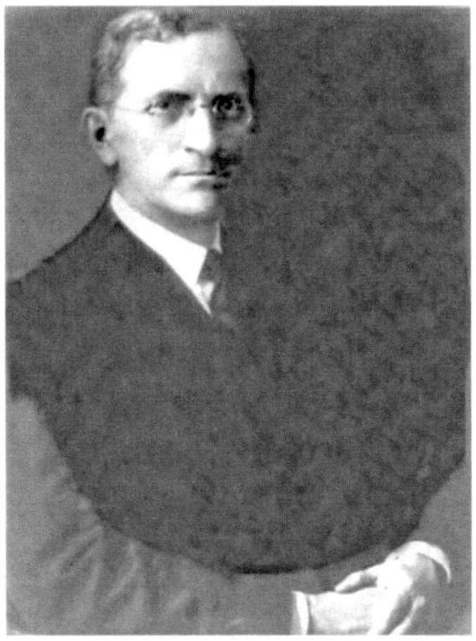

Figura 2.22 Joseph Goldberger.

de um problema alimentar: eram pessoas que se alimentavam quase exclusivamente de milho e de derivados do milho, o que gerava déficit de nutrientes, especialmente de vitamina B. Ou seja, a Epidemiologia ampliava seu campo indo além das doenças infectocontagiosas. Apesar disso, o primeiro aporte sistemático ao conhecimento epidemiológico, o livro *The Principles of Epidemiology* (Stallybrass, 1931), escrito no final dos anos 1920, ainda se referia exclusivamente às enfermidades infecciosas.

A Epidemiologia buscava, nessa época, retomar a tradição médico-social de privilegiar o coletivo (ou seja, resgatar Higeia), visto como algo mais do que um conjunto de indivíduos, ao tempo em que ampliava seu objeto de intervenção para além das enfermidades transmissíveis (superando a medicina científica pasteuriana). Entretanto, tal movimento provocou, no seu próprio seio, um profundo impasse conceitual e metodológico, posto que, como sabemos, a nova ciência epidemiológica havia sido gestada de dentro do paradigma de uma medicina experimental.

A saída para tal impasse foi inicialmente técnica. Afortunadamente para seus fundadores, já se produzia um avanço independente da estatística, que reapresentava a "velha novidade" da teoria das probabilidades, propiciando a formalização do objeto privilegiado da Epidemiologia, o conceito de *risco*. Em outra vertente, buscava-se também uma saída conceitual para o impasse da ideologia dominante na medicina. Foi justamente um clínico britânico, John Ryle (1889-1950), que renunciara à cátedra médica em Cambridge para se tornar o primeiro Diretor do Instituto de Medicina Social da Universidade de Oxford, quem atualizou e sistematizou, em 1936, o modelo de história natural das doenças (Ryle, 1948).

No segundo quartil do século XX, como consequência de processos externos e internos ao campo da saúde assinalados acima, articulavam-se, nos EUA, propostas de implantação de um sistema nacional de saúde (Arouca, 2003). Pela ação direta do poderoso *lobby* das corporações médicas daquele país, no lugar de uma reforma setorial da saúde nos moldes da maioria dos países europeus, foram propostas mudanças no ensino médico, incorporando uma vaga ênfase na prevenção. O ponto de partida para uma ampla reforma dos currículos no sentido de inculcar uma atitude preventiva nos futuros médicos, focalizando o ensino da Epidemiologia como essencial, ocorreu em 1952, quando se realizou em Colorado Springs uma reunião de representantes das principais escolas médicas dos EUA e Canadá. No nível da estrutura organizacional, propunha-se a abertura de departamentos de medicina preventiva substituindo as tradicionais cátedras de higiene, capazes de atuar como elementos de difusão dos conteúdos de epidemiologia, administração de saúde e ciências da conduta, até então restritos às escolas de saúde pública (Silva, 1973; Leavell & Clark, 1976).

Nesta proposta, o conceito de saúde era representado por metáforas gradualistas do processo saúde-enfermidade, que justificavam conceitualmente intervenções prévias à ocorrência concreta de sinais e sintomas em uma fase pré-clínica. A própria noção de prevenção foi radicalmente redefinida, por meio de ousada manobra semântica (ampliação de sentido pela adjetivação da prevenção como primária, secundária e terciária) que terminou por incorporar a totalidade da prática médica ao novo campo discursivo. O sucesso desse movimento no seu país de origem é inegável: os EUA constituem a única nação industrializada que até hoje não dispõe de um sistema de assistência à saúde com algum grau de socialização.

Com entusiasmo compreensível, organismos internacionais do campo da saúde aderiram de imediato à nova doutrina, orquestrando uma internacionalização da Medicina Preventiva já francamente como movimento ideológico. Na Europa, realizaram-se congressos no modelo Colorado Springs em Nancy (França), no mesmo ano de 1952, e em Gotemburgo (Suécia) no ano seguinte, patrocinados pela OMS; na América Latina, sob o patrocínio da OPS, foram organizadas os Seminários de Viña del Mar (Chile) em 1955 e de Tehuacán (México) em 1956. Na Europa ocidental, onde o pós-guerra propiciou o estabelecimento do chamado "estado de bem-estar social" (*welfare state*), a assistência à saúde integrou-se mais claramente às políticas sociais, prescindindo de formulações mais visivelmente ideológicas para a consolidação do discurso do social na medicina (Paim & Almeida Filho, 2000). Nesses países, falava-se, ensinava-se e se praticava uma versão da medicina social atualizada pela social-democracia. Na América Latina, apesar das expectativas e investimentos de organismos e fundações internacionais, o único efeito deste movimento parece ser a implantação de departamentos acadêmicos de medicina preventiva em países que, já na década de 1960, passavam por processos de reforma universitária.

Em ambos os casos, a epidemiologia impunha-se aos programas de ensino médico e de saúde pública como um dos setores da investigação médico-social mais dinâmicos e frutíferos. Esta fase, que coincidiu com um pós-guerra associado à intensa expansão do sistema econômico capitalista, caracterizou-se pela realização de grandes inquéritos epidemiológicos, principalmente a respeito de enfermidades não infecciosas (Susser, 1987), que se haviam revelado como importantes problemas de saúde pública durante o esforço de guerra.

Depois da importante contribuição da sociologia médica parsoniana, as ciências sociais aplicadas à saúde experimentavam um esgotamento. As disciplinas de administração em saúde passavam por uma crise de identidade, questionadas pelo avanço do estudo das instituições e pelo crescimento do nascente movimento do planejamento social. Consolidava-se aí uma clara hegemonia do conhecimento epidemiológico em relação às outras disciplinas da medicina preventiva (Teixeira, 2001). O processo de institucionalização da disciplina culminou com a fundação da International Epidemiological Association, em 1954 (IEA, 1984) e com a transformação do tradicional *American Journal of Hygiene* em *American Journal of Epidemiology*, em 1964 (Ayres, 1997).

Na década de 1950, programas de investigação e departamentos de epidemiologia começaram a desenvolver novos desenhos de investigação, como os estudos de coorte inaugurados a partir do famoso experimento de Framingham (Susser, 1987). É também a época dos primeiros ensaios clínicos controlados, cuja

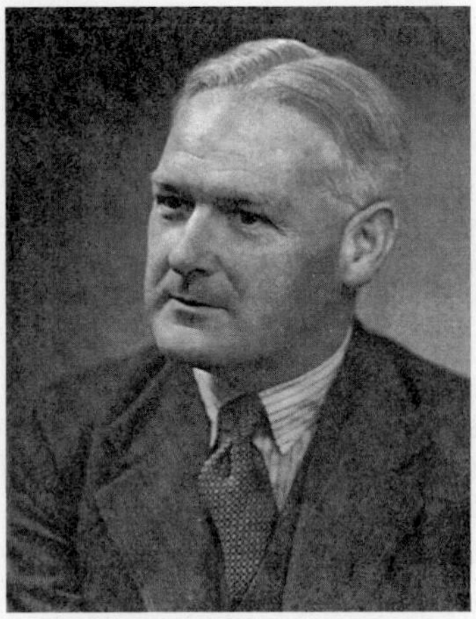

Figura 2.23 Sir Bradford Hill.

formalização metodológica é atribuída a *Sir* Austin Bradford Hill (1897-1991), sucessor da cátedra de Major Greenwood (White, 1991).

No plano teórico, novos modelos explicativos foram propostos para dar conta dos impasses gerados pela teoria monocausalista da enfermidade, reforçando o paradigma da "história natural das doenças". Emergiu nessa época uma forte tendência ecológica na epidemiologia, com uma versão ocidental da "epidemiologia do meio ambiente" (OPAS, 1976) contraposta a uma versão soviética, a "epidemiologia da paisagem" (Pavlovsky, 1963).

A partir daí, estabeleceram-se as regras básicas da análise epidemiológica, sobretudo pela fixação dos indicadores típicos da área (incidência e prevalência) e pela delimitação do conceito de risco (Ayres, 1997), fundamental para a adoção da bioestatística como instrumental analítico de escolha. Estabelecem-se os principais desenhos de estudos observacionais, destacando-se os estudos de coorte (MacMahon & Pugh, 1960) e os desenhos de caso-controle (Cole, 1979), formatos típicos do campo metodológico da Epidemiologia. Nesta fase devemos destacar a contribuição de Jerome Cornfield (1912-1979) ao desenvolvimento de formas de estimar o risco relativo, além de introduzir técnicas de regressão logística na análise epidemiológica (Last, 2001). Também ocorre neste período um intenso desenvolvimento de técnicas de identificação de casos (em praticamente todos os setores da medicina), adequadas à aplicação em grandes amostras, e a descrição dos principais tipos de bias na investigação epidemiológica (Sackett, 1979).

Atualidade da Epidemiologia

Os célebres anos 1960 marcaram, em todo o mundo, uma conjuntura de intensa mobilização popular e intelectual em torno de importantes questões sociais, como os direitos humanos, a guerra do Vietnã, a pobreza urbana e o racismo. A partir dos EUA, diversos modelos de intervenção social foram testados e institucionalizados sob a forma de movimentos organizados no âmbito local das comunidades urbanas, destinados principalmente à ampliação da ação social nos setores de habitação, educação e saúde (particularmente saúde mental), reduzindo tensões sociais nos guetos das principais metrópoles norte-americanas.

No campo da saúde, organizou-se então o movimento da Medicina Comunitária, baseado na implantação de centros comunitários de saúde, em geral administrados por organizações sociais porém subsidiados pelos governos, destinados a efetuar ações preventivas e prestar cuidados básicos de saúde à população residente em áreas geograficamente delimitadas (Paim & Almeida Filho, 2000).

A proposta da Medicina Comunitária inegavelmente recupera parte importante do arsenal discursivo da Medicina Preventiva, particularmente a ênfase na Epidemiologia e nas então denominadas "ciências da conduta" (sociologia, antropologia e psicologia) aplicadas a problemas de saúde. Nesse caso, entretanto, o conhecimento de dados epidemiológicos e processos socioculturais e psicossociais destinava-se não a facilitar a gestão institucional em saúde ou a relação médico-paciente, como no movimento precedente, mas sim possibilitar a integração das equipes de saúde em comunidades "problemáticas", por meio da identificação e cooptação dos agentes e forças sociais locais para os programas de educação em saúde. Em um certo sentido, o movimento da Medicina Comunitária conseguiu colocar em prática alguns dos princípios preventivistas (Teixeira, 2000), evidentemente focalizando setores sociais minoritários e deixando mais uma vez intocado o mandato social da assistência médica convencional.

Nessa década, além dos Beatles, Cuba, Woodstock, Vietnã e Maio de 68, houve uma verdadeira revolução na Epidemiologia com a introdução da computação eletrônica. Nesse período, a investigação epidemiológica experimentou a mais profunda transformação de sua curta história, tendo como resultado uma forte matematização da área. A ampliação real dos bancos de dados fomentou um grau de eficiência, precisão e especificidade de técnicas analíticas inimaginável na era da análise mecânica de dados. As análises multivariadas trouxeram uma perspectiva de solução ao problema das variáveis de confundimento, intrínseco aos desenhos observacionais que praticamente determinam a especificidade da epidemiologia em relação às demais ciências básicas da área médica.

Com tantos avanços metodológicos, o debate epistemológico sobre a cientificidade da disciplina foi virtualmente reprimido durante a década seguinte. A ideia de que se trata de um ramo da ecologia humana (Leriche, 1972) ou de que a epidemiologia se constitui em "segmento de uma ciência mais geral" (Stallones, 1971), ou ainda de que constitui essencialmente uma disciplina empírica sem maiores demandas teóricas (Feinstein, 1988), resultou na crença de que a epidemiologia não seria uma ciência. De todo modo, a epidemiologia dos anos 1970 não compreendia somente aperfeiçoamento de tecnologia para tratamento e análise de dados.

Havia por outro lado também um forte movimento de sistematização do conhecimento epidemiológico produzido, exemplificado pela obra de John Cassel (1915-1978), líder da escola de epidemiologia social de Chapel Hill (Ibrahim *et al.*, 1980; Trostle, 1986). A contribuição conceitual casseliana foi construída no sentido da integração dos modelos biológicos (neuroendócrinos) e socioantropológicos em uma teoria compreensiva da doença (Cassel, 1974), unificada pelo "toque" da epidemiologia.

A tendência à matematização da Epidemiologia recebeu um considerável reforço nas décadas seguintes, com propostas de modelos matemáticos de distribuição de inúmeras patologias (Frauenthal, 1980; Miettinen, 1985). Ayres (1997) considera que na fase de constituição da Epidemiologia, antes da Segunda Guerra Mundial, a matemática havia experimentado uma função "estruturante", passando posteriormente a uma função "validante", com a investigação científica dos riscos, seus fatores e seus efeitos. Em qualquer caso, para a Epidemiologia, a matemática serviu ideologicamente como poderoso mito de razão,

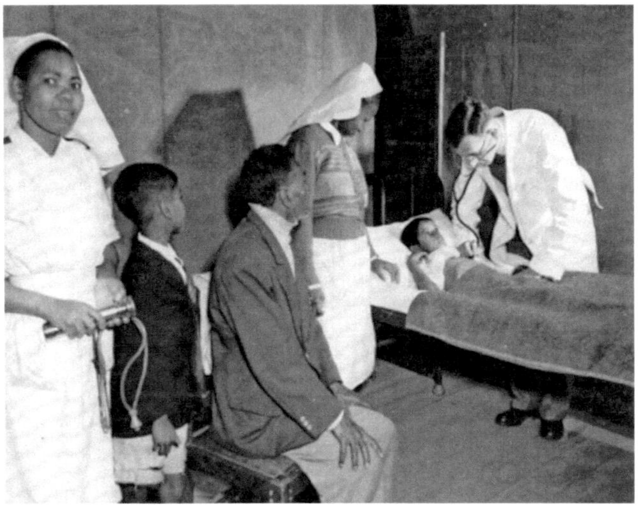

Figura 2.24 John Cassel, epidemiologista social.

indispensável para a confrontação com a experiência clínica ou com a demonstração experimental, pressupostos fundamentais da pesquisa médica naquela época. O campo epidemiológico encontrava assim uma identidade provisória, justificando a consolidação de sua autonomia enquanto disciplina.

A epidemiologia da década de 1980 caracteriza-se por duas tendências. Primeiro, consolida-se a proposta de uma epidemiologia clínica (Feinstein, 1983; Sackett, Haynes & Tugwell, 1985) como projeto de uso pragmático da metodologia epidemiológica fora dos contextos coletivos mais ampliados. A consequência principal dessa variante da epidemiologia parece ser uma maior ênfase metodológica nos procedimentos de identificação de caso e na avaliação da eficácia terapêutica, conformando o que recentemente se tem chamado de medicina baseada em evidências (Sackett *et al.*, 1996). Em segundo lugar, durante a década de 1980 abordagens mais críticas da epidemiologia emergem na Europa e na América Latina, como reação à tendência à "biologização" da saúde pública, reafirmando a historicidade dos processos saúde-enfermidade-atenção e a raiz econômica e política de seus determinantes (Goldberg, 1982; Laurell & Noriega, 1989; Breilh & Granda, 1985; Breilh, 1991).

Ao mesmo tempo, novos desafios se colocavam, sob a forma de doenças antigas que ressurgiam e de novas patologias que ganharam o nome de doenças emergentes. Há que considerar, nessa época, principalmente o efeito devastador e ao mesmo tempo redentor da pandemia de síndrome de imunodeficiência adquirida, SIDA ou AIDS, a mais conhecida das doenças emergentes. Admite-se que a doença foi primeiro relatada em 1981, resultante da ocorrência inusitada de casos de pneumonia e do raro sarcoma de Kaposi. O vírus causador foi identificado em 1983. A doença hoje é uma pandemia, atingindo mais de 30 milhões de pessoas, principalmente na África Subsaariana. É uma doença grave e estigmatizante, mas, exatamente por isso, obrigou pessoas e organizações a reexaminarem suas atitudes não raro preconceituosas. Como muitas vezes aconteceu na história da humanidade, disso resultou um processo de amadurecimento pessoal e coletivo.

Os dramas associados à pandemia de AIDS foram retratados em filmes, em livros, em peças teatrais. Exemplo é o docudrama de tevê *And the Band Played On* (1993), dirigido por Roger Spottiswoode e com um elenco famoso – Matthew Modine no papel do Dr. Don Francis, Alan Alda como o Dr. Robert Gallo, e ainda Lily Tomlin, Steve Martin, Richard Gere, Anjelica Huston – o filme conta a história do epidemiologista Don Francis na sua luta para descobrir a causa da doença. Já *Angels in America*, dirigido por Mike Nichols, foi adaptado da peça de mesmo nome escrita por Tony Kushner. Mas o filme mais famoso sobre AIDS talvez seja *Philadelphia*, dirigido por Jonathan Demme, e no qual Denzel Washington faz o papel de um advogado homofóbico defendendo um colega homossexual (Tom Hanks) despedido de uma firma de advocacia por ter contraído a doença. O *cast* inclui Jason Robards, Joanne Woodward e Antonio Banderas.

No Brasil, recebeu muito destaque o filme *Carandiru*, extraído do livro de mesmo nome de Drauzio Varela, baseado na experiência de um médico que voluntariamente se dispõe a realizar um trabalho de prevenção da AIDS no maior presídio da América Latina. De novo, temos um elenco famoso: Rodrigo Santoro, Floriano Peixoto, Milton Gonçalves, Robson Nunes, Lázaro Ramos, Gero Camilo, Luiz Carlos Vasconcelos, Ricardo Blat, Wagner Moura. E registramos também uma peça de teatro, *Zona Contaminada*, de Caio Fernando Abreu, que foi vitimado pela doença. Fala-nos sobre uma terrível peste que contamina a humanidade inteira. O caráter metafórico da obra é mais que evidente.

A epidemiologia dos anos 1990 buscava com empenho abordagens de síntese ou integração, fomentando novas tendências, desde uma epidemiologia molecular (Hulka, Wilcosky & Griffith, 1990; Schulte & Perera, 1993 – para uma crítica, ver Loomis & Wing, 1991; Castiel, 1994) até uma etnoepidemiologia (Almeida-Filho, 1992; Massé, 1995). No plano metodológico, observou-se renovado interesse pelo desenho e aperfeiçoamento dos estudos agregados (ditos "ecológicos"), reavaliando-se as suas bases epistemológicas e metodológicas (Susser, 1994; Schwarz, 1994; Castellanos, 1998) como etapa inicial de um processo de exploração de novas técnicas analíticas (Morgenstern, 1998). Ademais, o processo de alargamento de horizontes da disciplina se deu mediante a ampliação do seu objeto de conhecimento, com a abertura de novos territórios de pesquisa e de prática, como, por exemplo, a farmacoepidemiologia (Laporte, Tognoni & Rozenfeld, 1989), a epidemiologia genética (Khoury, 1998) e a epidemiologia de serviços de saúde (Castellanos, 1993; Barreto *et al.*, 1998).

Epílogo

Na primeira década do século XXI, constatamos que a pesquisa e a prática epidemiológicas mantêm o foco sobre doenças não transmissíveis. Gripe, pneumonia, tuberculose e gastrenterite foram outrora as principais causas de óbito no mundo inteiro. Hoje, o lugar de destaque é ocupado por doenças do coração, câncer, doenças cerebrovasculares, acidentes e violência. Nas sociedades pós-industriais, principal matriz da ciência epidemiológica, doenças crônicas não infecciosas constituem foco de interesse devido ao prejuízo social trazido pela invalidez parcial ou total dos acometidos e pelo número potencial de anos de vida produtiva perdidos. Não obstante, mesmo nesses países, pandemias como AIDS, gripe aviária e *influenza* tipo A, epidemias de doenças emergentes como hantavírus e febre do Nilo, doenças reemergentes como dengue e tuberculose, ameaças de bioterrorismo como antraz e varíola têm recentemente provocado maior interesse pela epidemiologia de doenças transmissíveis.

Em vários trabalhos recentes, encontramos reflexões sobre o futuro da Epidemiologia (Wing, 1994; Susser & Susser, 1999) e propostas de sua desconstrução como campo científico (Almeida Filho, 2000), enfocando obstáculos e limites (Davey-Smith, 2001), novos usos (Szklo, 2001) e perspectivas teórico-metodológicas (Krieger, 2000, 2001; Breilh, 2003). Como tendências atuais, esses autores constatam a superação da multicausalidade por modelos de determinação multinível, criticam padrões metodológicos rígidos como o delineamento experimental, preconizam maior intercâmbio com campos disciplinares correlatos (principalmente biologia e ciências sociais), propõem modelos teóricos ecossistêmicos, antecipam conexões mais estreitas com políticas de saúde e defendem mais militância e responsabilidade social. Nossa posição é em geral simpática a tal conjunto de proposições, porém acreditamos que pouco se avançará nessa direção caso se mantenha e se reforce a epidemiologia da doença e dos riscos ainda vigente.

A evolução desta agenda de pesquisa demonstra com clareza que a Epidemiologia continua vinculada a modelos de doença. Portanto, no momento atual, o problema de uma teoria geral de saúde-enfermidade impõe-se como a questão mais fundamental da ciência epidemiológica. É um grande desafio que precisa ser superado para que a Epidemiologia, à altura do papel não raro heroico desempenhado pelos pioneiros do passado, possa prosseguir em sua trajetória como disciplina científica autônoma, dinâmica e, cada vez mais, socialmente relevante.

Referências bibliográficas

Almeida Filho N. Hacia una etnoepidemiología (esbozo de un nuevo paradigma epidemiológico). *Revista de la Escuela de Salud Pública* (Córdoba) III(1):33-40, 1992.

Almeida Filho N. Uma breve história da epidemiologia. In: Rouquayrol MZ, Almeida Filho N. *Epidemiologia & saúde*. 6ª ed. Rio de Janeiro: MEDSI, 2003.

Almeida Filho N. Reconhecer Flexner: Inquérito sobre produção de mitos na educação médica no Brasil contemporâneo. Cadernos de Saúde Pública 26(12):2234-2250, 2010.

Arouca AS. *O dilema preventivista: contribuição para a compreensão e crítica da medicina preventiva*. Rio de Janeiro/São Paulo: Editora Fiocruz/Editora UNESP, 2003.

Ayres JR. *Sobre o risco – para compreender a epidemiologia*. São Paulo: Hucitec, 1997.

Barreto M, Almeida Filho N, Veras R, Barata R (orgs.) *Epidemiologia, serviços e tecnologias em saúde*. Rio de Janeiro: Editora Fiocruz/Abrasco, 1998.

Behmakhlouf A. *Averróis*. São Paulo: Estação Liberdade, 2006.

Bernard C. *Introdução à medicina experimental*. Lisboa, Guimarães Editores, 1972 [1865].

Breilh J, Granda E. Os novos rumos da epidemiologia. In: Nunes E (org.) *As ciências sociais em saúde na América Latina. Tendências e perspectivas*. Brasília: OPAS, 1985, p. 241-253.

Breilh J. *Epidemiologia, economia, política e saúde*. São Paulo: Hucitec, 1991.

Cameron D, Jones C. John Snow, the broad pump and modern epidemiology. *International Journal of Epidemiology* 12:393-396, 1983.

Cassel J. Psychosocial processes and stress: theoretical formulation. *International Journal of Health Services* 4(3):471-482, 1974.

Castellanos PL. A epidemiologia e a organização dos serviços de saúde. In: Rouquayrol MZ. *Epidemiologia & saúde*. Rio de Janeiro: Medsi, 1993, p. 477-483.

Castellanos PL. O ecológico na epidemiologia. In: Almeida Filho N, Barreto M, Veras R, Barata R. (orgs.) *Teoria epidemiológica hoje – fundamentos, interfaces e tendências*. Rio de Janeiro: Editora Fiocruz/Abrasco, 1998, p. 129-148.

Castiel LD. O buraco e o avestruz – a singularidade do adoecer humano. Campinas: Papirus, 1994.

Clavreul J. *A ordem médica*. São Paulo: Brasiliense, 1983.

Cole P. The evolving case-control study. *Journal of Chronic Diseases* 32:15-27, 1979.

Daniel TM. *Wade Hampton Frost, pioneer epidemiologist 1880-1938*. Rochester: University of Rochester Press, 2004.

Davis N. *Sociological constructions of deviance*. Iowa: C. Brown, 1980.

Dickens C. *Oliver Twist*. São Paulo: Companhia das Letrinhas, 2007.

Donnangelo MCF. *Saúde e sociedade*. São Paulo: Duas Cidades, 1976.

Dutra LHA. *A epistemologia de Claude Bernard*. Campinas: CLE/Unicamp, 2001.

Engels F. *The origin of the family, private property and the state*. Nova York, International Publishers, 1972.

Fee E. *Disease and discovery. A history of the Johns Hopkins School of Hygiene and Public Health; 1916-1939*. Baltimore: The Johns Hopkins University Press, 1987.

Feinstein A. Scientific standards in the epidemiogical studies of the menaces of daily life. *Science* 242:1257-1263, 1988.

Feinstein AR. Clinical epidemiology: an additional basic science for clinical medicine, I-IV. *Annals of Internal Medicine* 99:393-397, 554-560, 705-712, 843-848, 1983.

Fernández CS, Castro CV. *Los Bernouilli – geómetras y viajeros*. Madrid: Nivola, 2001.

Foucault M. *O nascimento da clínica*. Rio de Janeiro: Forense-Universitária, 1979.

Frauenthal J. *Mathematical modeling in epidemiology*. Berlin, Springer-Verlag, 1980.

Goldberg M. Cet obscur objet de l'épidémiologie. *Sciences Sociales et Santé* 1(3):55-110, 1982.

Gordon N. *O físico – A epopeia de um médico medieval*. São Paulo: Rocco, 1996 (14ª edição).

Greenwood M. *Epidemiology: historical and experimental*. London: Humphrey Millford, 1932.

Hacking I. *The taming of chance*. Cambridge: Cambridge University Press, 1991.

Hugo V. *Os miseráveis*. São Paulo: Cosac & Naify, 2002.

Hulka B, Wilcosky T, Griffith J. *Biological markers in epidemiology*. Nova York, Oxford University Press, 1990.

Ibrahim M, Kaplan B, Patrick R, Slome C, Tyroler H, Wilson R. The legacy of John Cassel. *American Journal of Epidemiology* 112(1):1-7, 1980.

IEA – International Epidemiological Association. The history of the IEA brought up to date. *International Journal of Epidemiology* 13(2):139-141, 1984.

Johnson S. *O mapa fantasma*. Rio de Janeiro: Zahar, 2008. (Trad. Sérgio Lopes.)

Khoury M. Genetic epidemiology. In: Rothman K, Greenland S. *Modern epidemiology*. Philadelphia: Lippincott-Raven, 1998, p. 609-622.

Laín-Entralgo P. *Historia de la medicina*. Barcelona: Salvat Editores, 1978.

Laporte J-R, Tognoni G, Rozenfeld S. *Epidemiologia do medicamento*. São Paulo: Hucitec/Abrasco, 1989.

Last JM (ed.). A dictionary of epidemiology. Nova York: Oxford University Press, 2001 (4ª edição).

Laurell AC, Noriega M. *Processo de produção e saúde. Trabalho e desgaste operário*. São Paulo: Hucitec, 1989.

Leavell H, Clark EG. *Medicina preventiva*. São Paulo: McGraw-Hill, 1976.

LeRiche W, Milner J. *Epidemiology as medical ecology*. Edinburgh: Churchill Livingston, 1971.

Lilienfeld A. *Foundations of epidemiology*. Nova York, Oxford University Press, 1970.

Lilienfeld A. Wade Hampton Frost: contributions to epidemiology and public health. *American Journal of Epidemiology* 117(4):379-383, 1983.

Lilienfeld D. The greening of epidemiology: sanitary physicians and the London Epidemiological Society (1830-1870). *Bulletin of the History of Medicine* 52:503-528, 1979.

Loomis D, Wing S. Is molecular epidemiology a germ theory for the end of the twentieth century? *International Journal of Epidemiology* 19:1-3, 1990.

MacMahon B, Pugh T, Ipsen J. *Epidemiologic methods*. Boston: Little, Brown & Co, 1960.

Massé R. *Culture et santé publique*. Montréal: Gaëtan Morin, 1995.

Miettinen O. *Theoretical epidemiology*. Nova York, Wiley & Sons, 1985.

Morgenstern H. Ecologic studies. In: Rothman K, Greenland S. *Modern Epidemiology*. Philadelphia: Lippincott-Raven, 1998, p. 459-480.

Nuland SB. *A peste dos médicos – germes, febre, Pós-parto e a estranha história de Ignác Semmelweis*. São Paulo: Companhia das Letras, 2005. (Trad. Ivo Korytowski)

OPAS. *Riesgos del ambiente humano para la salud*. Washington: Oficina Sanitaria Panamericana (Publicaciones Científicas # 329), 1976.

Paim J, Almeida Filho N. *A crise da saúde pública e a utopia da saúde coletiva*. Salvador: Casa da Saúde, 2000.

Pavlovsky E. *Natural nidality of transmissible diseases in relation to landscape epidemiology of zooanthroponoses*. Moscou: Peace Publishers, 1963.

Pearce JM. Thomas Sydenham, "the British Hippocrates". *J Neurol Neurosurg Psychiatr* 58(3):292 (March 1995).

Pérez-Tamayo R. *El concepto de enfermedad*. México: Fondo de Cultura Económica, 1978.

Rensoli L. *Quimera y realidad de la razón – el racionalismo del siglo XVII*. Havana: Editorial de Ciencias Sociales, 1987.

60. Rosen G. *Da polícia médica à medicina social*. Rio de Janeiro: Graal, 1980.

Rosen G. *Uma história da saúde pública*. São Paulo: Hucitec/UNESP/ABRASCO, 1994.
Ryle J. *Changing disciplines*. London: Oxford University Press, 1948.
Sackett D, Haynes B, Tugwell P. *Clinical epidemiology*. Boston: Little, Brown & Co., 1985.
Sackett DL, Rosenberg WMC, Gray JAM, Haynes RB, Richardson WS. Evidence-based medicine: what it is and what it isn't. *Br Med J* 13;312:71-2, 1996.
Sackett DL. Bias in analytic research. *J Chronic Dis* 32:51-63, 1979.
Schulte P, Perera F. *Molecular epidemiology – principles and practices*. Nova York: Academic Press, 1993.
Schwartz S. The fallacy of the ecological fallacy: the potential misuse of a concept and its consequences. *American Journal of Public Health* 84(5):819-824, 1994.
Scliar M. *Do mágico ao social: a trajetória da saúde pública*. São Paulo: Senac, 2002.
Scliar M. História do conceito de saúde. *Physis* 17(1):29-41, jan-abr 2007.
Sigerist H. *Medicine and human welfare*. New Haven: Yale University Press, 1941.
Silva GR. Origens da medicina preventiva como disciplina do ensino médico. *Rev Hosp Clin Fac Med S Paulo* 28(2):31-35, 1973.
Stallones R. *Environment, ecology and epidemiology*. Washington, D.C.: PAHO, Scient. Publ. 231, 1971.
Stallybrass C. *The principles of epidemiology and the process of infection*. London: Routledge, 1931.
Starobinski J. *História da medicina*. Lisboa: Moraes, 1967.
Susser M, Susser E. Choosing a future for epidemiology: I. eras and paradigms. *American Journal of Public Health* 86:668-673, 1996.
Susser M. *Epidemiology, health & society – selected papers*. Nova York: Oxford University Press, 1987.
Susser M. The logic in ecological: I. The logic of analysis. *American Journal of Public Health* 84(5):825-829, 1994.
Teixeira C. *O futuro da prevenção*. Salvador: Casa da Saúde, 2000.
Tomey AV. Abraham Flexner, pionero de la educación médica. *Rev Cubana Educ Méd Super* 16(2):156-63, 2002.
Trostle J. Early work in anthropology and epidemiology: from social medicine to the germ theory. In: Janes C, Stall R, Gifford S (eds). *Anthropology and epidemiology: interdisciplinary approaches to the study of health and disease*. Dordrecht: Reidel, 1986, p. 25-57.
Vandenbroucke JP, Rodda HM, Beukers H. Who made John Snow a hero? *American Journal of Epidemiology* 133:967-973, 1991.
White K. *Healing the schism. Epidemiology, medicine, and the public's health*. Nova York: Springer Verlag, 1991.
Williamson L (ed.). *Florence Nightingale and the birth of professional nursing*. London: Thoemmes Press, 1999.
Wing S. Limits of epidemiology. *Medicine and Global Survival* 1(2):74-86, 1994.
Winkel Jr. W. Florence Nightingale: founder of modern nursing and hospital epidemiology. *Epidemiology* 20(2):311, 2009.
Zola E. *Germinal*. São Paulo: Companhia das Letras, 2000.

3 Nota sobre a História da Epidemiologia no Brasil

Roberto Medronho, Naomar de Almeida Filho e Moacyr Scliar

O Brasil é talvez o único país do mundo que se refere a estratégias de uso da Epidemiologia na sua Constituição (art. 200). Isso resulta das peculiaridades da construção institucional do Sistema Único de Saúde em nosso país, baseado na aplicação de conhecimento e tecnologia desenvolvidos, com competência e originalidade, a partir de dados da nossa realidade de saúde.

Neste capítulo, ousamos ofertar ao leitor uma breve apresentação da evolução desse campo de conhecimento científico e tecnológico em nosso país. Primeiro, focalizaremos os principais elementos precursores da sua constituição como eixo de estudo das questões da saúde em um país, por muitos anos, econômica e politicamente periférico. Em seguida, vamos expor algumas das circunstâncias que cercaram a sua consolidação como disciplina científica, como espaço institucional e como eixo fundamental do campo de práticas da saúde coletiva, movimento social, institucional e acadêmico característico e quiçá identificador de um modelo brasileiro de campo da saúde. Concluiremos o capítulo comentando sobre a fase atual de desenvolvimento da Epidemiologia em nosso país, pondo em destaque o cenário contemporâneo de práticas acadêmicas e profissionais no campo da saúde, onde a Epidemiologia se impõe, cada vez mais, como marco metodológico fundamental.

Uma protoepidemiologia brasileira

No Brasil, uma protoepidemiologia originou-se da Medicina Tropical e dos naturalistas que, de forma sistemática, descreveram a ocorrência de diversas doenças infecciosas, seus vetores e agentes.

Ressalta-se aí o papel da Escola Tropicalista Baiana, ainda na era pré-pasteuriana, criada em meados do século XIX por iniciativa de três médicos estrangeiros radicados na Província da Bahia: Otto Edward Henry Wucherer, John Ligertwood Paterson e José Francisco da Silva Lima. Embora não se tenha constituído em instituição formal de ensino, a Escola Tropicalista Baiana dedicou-se à prática médica e à pesquisa da etiologia das doenças tropicais que acometiam homens livres e escravos. De certa forma, as descobertas do grupo contribuíram para questionar o ensino médico oferecido pelas tradicionais Faculdades de Medicina da Bahia e do Rio de Janeiro, que ainda utilizavam a teoria miasmática como teoria explicativa da etiologia das doenças (Peard, 1990).

Os estudos do grupo eram publicados na *Gazeta Médica da Bahia*, fundada em 1866. A metodologia empregada pelos pesquisadores da Escola Tropicalista Baiana compreendia as mais modernas técnicas da medicina científica europeia, como a análise química de fluidos corporais, a parasitologia e a microscopia (Barros, 1998). Este grupo rejeitou o determinismo racial e climatológico das doenças, pois acreditava no caráter universal das doenças e que a umidade e o calor conferiam características peculiares às mesmas. Frequentemente, os "tropicalistas" associavam as doenças tropicais à pobreza, à má nutrição, à ausência de saneamento e às más condições de vida dos escravos. Elaboraram importantes trabalhos sobre a ancilostomíase, a filariose, o *ainhum*, a tuberculose, a hanseníase, entre outras.

No final do século XIX, várias tentativas de análise quantitativa da ocorrência de doenças foram registradas no Brasil, no entanto sem empregar técnicas estatísticas já de uso corrente no cenário europeu e norte-americano. Neste contexto destaca-se o estudo de Nina Rodrigues, que investigou surtos de beribéri ocorridos em um asilo da Bahia no período de 1897-1904. Ao analisar as taxas de mortalidade anuais por beribéri, Nina Rodrigues verificou que elas aumentavam com o aumento das internações no asilo, o que foi atribuído à aglomeração dos pacientes. Para verificar a hipótese de "condições ambientais" na determinação da doença, Nina Rodrigues visitou os domicílios nos arredores do asilo e não constatou nenhum caso de beribéri. Dessa forma, ele afastou a hipótese miasmática, ainda em voga naquela época. Em 1904, constatou que embora dois terços dos pacientes tivessem beribéri, somente um caso da doença foi detectado entre os funcionários e este caso já portava a doença antes de trabalhar no asilo. Dessa forma, Nina Rodrigues afastou a hipótese infecciosa, concluindo que se deveria procurar a explicação da doença nas más condições higiênicas do asilo, incluindo sua alimentação (Jacobina & Carvalho, 2001).

Em 1903, o então Presidente da República Rodrigues Alves nomeou o médico Oswaldo Cruz, recém-egresso do Instituto Pasteur, para a Diretoria-Geral de Saúde Pública. Sua tarefa era sanear o Rio de Janeiro, capital do país, e combater as principais epidemias que assolavam a cidade: a febre amarela, a peste bubônica e a varíola. A campanha contra a febre amarela foi estruturada em moldes militares. Foram impostas medidas rigorosas: aplicação de multas, intimação aos proprietários de imóveis insalubres para reformá-los ou demoli-los, entre outras medidas. Em seguida, Oswaldo Cruz

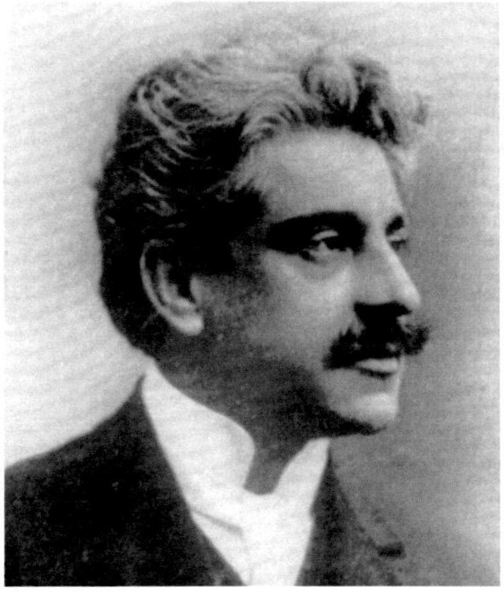

Figura 3.1 Oswaldo Cruz.

iniciou sua batalha contra a peste bubônica, por meio da notificação compulsória dos casos, combate aos ratos da cidade etc. Em 1904, o Rio de Janeiro sofreu uma grave epidemia de varíola. Em função disso, o governo envia ao Congresso um projeto de lei impondo a obrigatoriedade da vacinação contra a doença, prevendo sanções para quem descumprisse a lei. A forma autoritária com que foi implementada a vacinação gerou grande insatisfação popular, o que, aliado às demolições realizadas pelo Prefeito Pereira Passos, deu origem à denominada Revolta das Vacinas, que durou 1 semana e deixou um saldo de 30 mortos (Scliar, 1996).

Em 1905, Carlos Chagas conseguiu controlar um surto de malária em Itatinga, interior de São Paulo, e sua experiência acabou tornando-se referência para o combate à doença no mundo inteiro. Em 1909, Chagas descobriu o protozoário causador da tripanossomíase americana, denominado por ele de *Trypanosoma cruzi*, em homenagem a Oswaldo Cruz. A doença ficou conhecida mundialmente como doença de Chagas.

Institucionalização da Epidemiologia no Brasil

Após o fim da Primeira Guerra Mundial, os EUA assumiram uma posição de destaque como potência militar, econômica e científica. Nesta época, a Fundação Rockefeller passou a exercer importante influência na formação do pensamento sanitário brasileiro, que se estendeu até as décadas de 1950-1970. Assim, a influência europeia na formação do sanitarista no Brasil diminuiu consideravelmente. Com o término da Segunda Guerra Mundial, apareceu a ideia de que as doenças endêmicas poderiam ser controladas e mesmo erradicadas. Essa concepção é fruto da experiência dos sanitaristas norte-americanos durante a guerra e que poderia ser usada como um trunfo na busca de aliados durante a Guerra Fria. Dessa forma, incentivadas pelo governo norte-americano, a Organização Pan-Americana da Saúde (OPAS) e a Organização Mundial da Saúde (OMS) empreendem diversas ações no nível global ou regional visando controle e erradicação de várias doenças (Silva, 2003). Exemplos dessas ações no Brasil foram as duas campanhas de erradicação da malária de sucesso parcial e do *Aedes aegypti*, que foi plenamente exitosa, embora não tenha sido permanente.

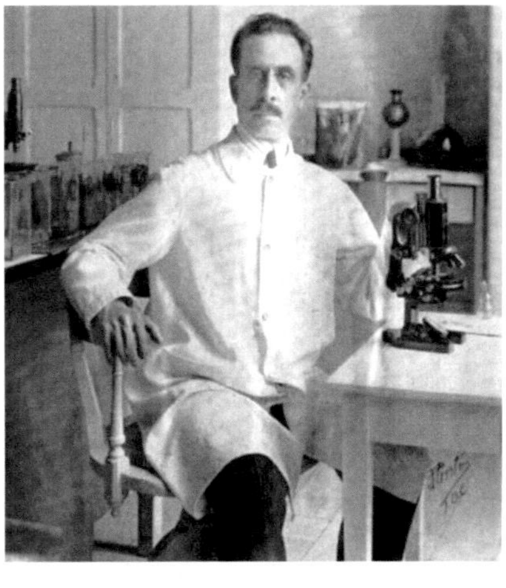

Figura 3.2 Carlos Chagas.

No plano de organização do ensino, duas instituições de pesquisa e formação especializada no campo da saúde pública foram criadas na primeira metade do século XX: a Fundação Oswaldo Cruz no Rio de Janeiro, então Capital da República, e a Faculdade de Saúde Pública da Universidade de São Paulo, na metrópole mais dinâmica economicamente no período.

A inauguração do Instituto Soroterápico Federal em 25 de maio de 1900 para a fabricação de soros e vacinas contra a peste bubônica marcou o início da criação da Fundação Oswaldo Cruz. Em 1902, o jovem bacteriologista Oswaldo Cruz assumiu a direção geral do Instituto, que passou também a atuar na pesquisa básica aplicada e na formação de recursos humanos em saúde. Em 1908, o Instituto Soroterápico Federal foi rebatizado como Instituto Oswaldo Cruz. Nesse ano, as exitosas campanhas de saneamento levadas a cabo por Oswaldo Cruz na cidade do Rio de Janeiro são estendidas para o interior do país (Benchimol, 1999).

Em 1970, foi instituída formalmente a Fundação Instituto Oswaldo Cruz (Fiocruz), reunindo inicialmente o Instituto Oswaldo Cruz, a Fundação de Recursos Humanos para a Saúde, que depois foi rebatizada como Escola Nacional de Saúde Pública (ENSP), e o Instituto Fernandes Figueira (IFF). Entretanto, o marco legal da criação da ENSP ocorreu em 3 de setembro de 1954, quando a Lei Ordinária nº 2.312 foi sancionada. Esta lei, que estabelecia as normas gerais sobre a defesa e a proteção da saúde, instituiu que a União deveria manter uma Escola Nacional de Saúde Pública para a formação de pessoal técnico especializado. Em 2004, ano de seu cinquentenário, a ENSP passou a ser denominada Escola Nacional de Saúde Pública Sergio Arouca, em homenagem ao grande sanitarista brasileiro.

Em 1918, a partir de um convênio firmado entre o Governo do Estado de São Paulo e a Fundação Rockefeller, foi criada a Cadeira de Higiene da Faculdade de Medicina da Universidade de São Paulo. Em 1924, o Governo do Estado oficializa o laboratório de Higiene, ligado à Cadeira, transformando-o no Instituto de Higiene de São Paulo. Em 1925, a Fundação Rockefeller financia a expansão das atividades do Instituto. Em 1934, o Instituto de Higiene foi transformado em Escola de Higiene e Saúde Pública, que em 1938 passou a oferecer para médicos de todo o país o curso de especialização para médico sanitarista. Em 1945, a Escola foi definitivamente incorporada à Universidade de São Paulo, sob a denominação de Faculdade de Higiene e Saúde Pública (Santos, 1975). Em 1969, passou a denominar-se Faculdade de Saúde Pública.

Em 1942, fruto de um acordo com o governo americano, foi criado o Serviço Especial de Saúde Pública (SESP). Segundo Peçanha (1976), inicialmente o SESP priorizava ações de controle da malária e outras endemias na Região Amazônica. Posteriormente, ocorreu uma grande expansão territorial do serviço, coincidindo com a ideologia desenvolvimentista dos anos 50. Finalmente, na década de 1960, quando cessou o último contrato com os EUA, a SESP foi transformada em Fundação. Essa instituição exerceu importante papel, enquanto órgão normatizador de muitas atividades de saúde e saneamento e como prestador de serviços de saúde, em muitas regiões do interior do Brasil até o final da década de 1970.

As campanhas de erradicação da varíola na década de 1960 e da poliomielite na década de 1970, aliadas à grave epidemia de doença meningocócica ocorrida na década de 1970, contribuíram para consolidar, em meados daquela década, o Sistema Nacional de Vigilância Epidemiológica no Brasil.

A partir dos anos 1970, intensificou-se um esforço de construção de novas teorias, enfoques e métodos da Epidemiologia, além de investigações concretas buscando a aplicação de métodos das ciências sociais e da planificação no campo da saúde, que, na América Latina e no Brasil em particular, ganhou o nome de Saúde Coletiva. Desse conjunto de iniciativas, emergiram no campo da saúde novos objetos de conhecimento e de intervenção, como os casos da comunicação social em saúde e da vigilância em saúde.

Conforme Paim & Almeida Filho (2000), a Saúde Coletiva compreende um campo acadêmico de produção de conhecimentos científicos e tecnológicos e um âmbito de saberes e práticas. Do ponto de vista acadêmico, contempla o desenvolvimento de atividades de investigação sobre o estado sanitário da população, a natureza das políticas de saúde, a relação entre os processos de trabalho e doenças e agravos, bem como as intervenções de grupos e classes sociais sobre a questão sanitária. Nessa perspectiva, a Saúde Coletiva pode ser enfim considerada como um campo de conhecimento de natureza interdisciplinar cujas disciplinas básicas são planejamento/administração de saúde, ciências sociais em saúde, e que tem, como eixo estruturante, a Epidemiologia. Enquanto âmbito de práticas, a Saúde Coletiva envolve determinadas práticas que tomam como objeto as necessidades sociais de saúde, como instrumentos de trabalho, distintos saberes, disciplinas, tecnologias materiais e não materiais, e como atividades intervenções centradas nos grupos sociais e no ambiente, independentemente do tipo de profissional e do modelo de institucionalização.

Desenvolvimento da Epidemiologia brasileira

O raciocínio e as técnicas epidemiológicas haviam sido fundamentais para o êxito das ações de saúde desenvolvidas no Brasil desde o início do século XX, e certamente o êxito dessas ações muito contribuiu para o desenvolvimento da Epidemiologia em nosso país. Nos anos 1960, vários professores participantes das cátedras de Higiene e de Saúde Pública, além de quadros dos departamentos de Medicina Preventiva, receberam bolsas de estudo para formação em Bioestatística e Epidemiologia nas universidades norte-americanas fomentadoras da ciência epidemiológica, em programas induzidos ou patrocinados por fundações estrangeiras (Rockefeller, Ford, Kellogg, Millbank e outras) e por organismos internacionais, como OMS e OPAS. Dentre esses, que podem ser considerados como a primeira geração de epidemiologistas brasileiros, destacam-se os nomes de Guilherme Rodrigues da Silva e José da Rocha Carvalheiro, que estudaram na Harvard University; Maria Zélia Rouquayrol,

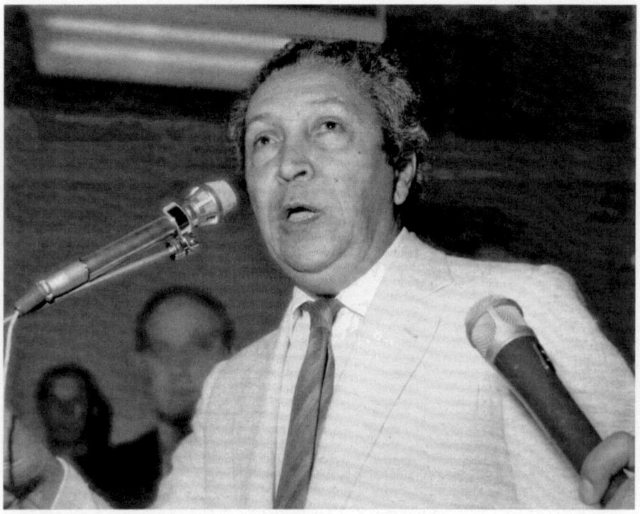

Figura 3.3 Guilherme Rodrigues da Silva.

formada na Tulane University; Euclides Castilho, que estudou na University of North Carolina; Moysés Szklo, que foi para a Johns Hopkins University, e Sebastião Loureiro, formado na London School of Hygiene and Tropical Medicine e na University of Texas.

No processo de constituição do movimento da Saúde Coletiva, ainda na década de 1970, diversos núcleos de pesquisa e pós-graduação em saúde foram criados e consolidados nas principais instituições de ensino e pesquisa do país, com a participação dessa primeira geração de epidemiologistas brasileiros e dos seus discípulos. Nesse contexto, em 1979, foi criada a Associação Brasileira de Pós-Graduação em Saúde Coletiva (ABRASCO), que embora focada na pós-graduação, sempre pautou sua atuação nas questões de ordem acadêmica e dos serviços de saúde, incluindo com destaque os temas de pesquisa, formação e intervenção da Epidemiologia.

Em 1984, realizou-se em Nova Friburgo, estado do Rio de Janeiro, a I Reunião Nacional sobre Ensino e Pesquisa na Epidemiologia, sendo aprovados neste encontro a constituição e os objetivos da Comissão de Epidemiologia da ABRASCO. No ano de 1986, ocorreu na Bahia o Seminário "Perspectivas da Epidemiologia Frente à Reorganização dos Serviços de Saúde", onde se discutiu a necessidade da capacitação de epidemiologistas para melhor contribuir para a unificação do sistema de saúde e para a melhoria das condições de saúde da população. Isto demonstra a preocupação dos epidemiologistas com a reorganização dos sistemas de saúde e o engajamento no movimento de reforma sanitária em curso no país, que teve seu ápice à época na VIII Conferência Nacional de Saúde, marco da criação do Sistema Único de Saúde (SUS).

Logo após a promulgação da Constituição Brasileira, realizou-se em Itaparica, em 1989, o Seminário denominado "Estratégias para o Desenvolvimento da Epidemiologia no Brasil". Neste seminário elaborou-se o I Plano Diretor para o Desenvolvimento da Epidemiologia no Brasil, envolvendo instituições acadêmicas e serviços de saúde. Este documento abordava questões relacionadas com o desenvolvimento da Epidemiologia no Brasil tanto nas áreas de ensino de graduação, pós-graduação e pesquisa, quanto nas ações dos serviços de saúde.

O ano de 1990 constitui um marco para a Epidemiologia brasileira em função de dois acontecimentos muito importantes: a realização do I Congresso Brasileiro de Epidemiologia em Campinas, que reuniu aproximadamente 1.500 participantes, sob o tema "Epidemiologia e desigualdade social: os desafios do final do século", e a criação do Centro Nacional de Epidemiologia (CENEPI), órgão vinculado ao Ministério da Saúde, responsável pelo desenvolvimento de ações voltadas para a promoção e a disseminação do uso da Epidemiologia em todos os níveis do Sistema Único de Saúde. Em 1992, foi realizado, em Belo Horizonte, o II Congresso Brasileiro de Epidemiologia, com o tema "Qualidade de vida: compromisso histórico da Epidemiologia", onde se observou um grande crescimento no número de participantes e de trabalhos submetidos ao congresso.

Em 1995, Salvador recebeu três eventos: o III Congresso Brasileiro de Epidemiologia, organizado conjuntamente com o II Congresso Ibero-Americano, e o I Congresso Latino-Americano de Epidemiologia. O tema deste grande encontro foi "Epidemiologia na busca da equidade em Saúde". Este encontro constituiu-se no primeiro evento de caráter internacional realizado no Brasil e contou com a presença de quase 3.000 participantes. Nesse Congresso, foi lançado o II Plano Diretor para o Desenvolvimento da Epidemiologia no Brasil, onde se criticava a prática epidemiológica setorizada cujo símbolo maior seria a vigilância epidemiológica de determinadas doenças transmissíveis, preconizando-se a adoção de um enfoque mais global na definição dos perfis de saúde-doença na população.

Em 1998, o Rio de Janeiro sediou o IV Congresso Brasileiro de Epidemiologia com o tema "Epidemiologia em perspectiva: novos tempos, pessoas e lugares" e que contou com mais de 3.000 congressistas, consolidando definitivamente este tipo de evento e demonstrando a pujança e a diversidade dos temas e dos métodos da Epidemiologia. Neste mesmo ano foi lançada a Revista Brasileira de Epidemiologia, um marco na divulgação científica na área e que hoje se encontra indexada nas bases do LILACS – Index Medicus Latinoamericano e do SciELO – Scientific Electronic Library Online. Em 2000, foi lançado o III Plano Diretor para o Desenvolvimento da Epidemiologia no Brasil.

No ano de 2002, pela primeira vez na Região Sul do Brasil, em Curitiba, realizou-se o V Congresso Brasileiro de Epidemiologia, sob o tema "A Epidemiologia na Promoção da Saúde". Para este evento, foram submetidos à Comissão Científica do Congresso mais de 2.800 resumos de trabalhos, superando a marca de todos os congressos anteriores. Em 2004, realizou-se o VI Congresso Brasileiro de Epidemiologia em Recife, sob o tema: "Um olhar sobre a cidade". Para este evento, foram inscritos mais de 3.800 trabalhos, mantendo-se o aumento progressivo da produção científica em Epidemiologia tanto na academia como nos serviços de saúde do Brasil.

Dando sequência ao processo de planejamento estratégico do campo que evolui desde 1989, a Comissão de Epidemiologia da ABRASCO lançou em 2005 o IV Plano Diretor para o Desenvolvimento da Epidemiologia no Brasil. Este documento afirma que a pesquisa no campo da saúde pública vem se expandindo muito no país e que se reflete em grande crescimento da pesquisa epidemiológica, cuja orientação principal tem como foco os problemas de saúde de grande impacto social e suas relações com os determinantes políticos, sociais, econômicos e culturais. Além disso, o ensino da Epidemiologia deve se apropriar de recursos pedagógicos e tecnológicos adequados às necessidades de uma sociedade em constante transformação cultural e comportamental. O IV Plano Diretor destaca também que a Epidemiologia deve estar incorporada às políticas, programas e serviços públicos de saúde no Brasil. Neste sentido, a utilização cada vez maior pelo Sistema Único de Saúde (SUS) de informações epidemiológicas nos diversos níveis do sistema para o conhecimento das necessidades de saúde da população constitui-se em ferramenta fundamental para o aprimoramento do SUS.

Em 2008, ocorreu no Brasil o VII Congresso Brasileiro de Epidemiologia e o XVIII IEA World Congress of Epidemiology, organizados pela ABRASCO e pela IEA – International Epidemiological Association. Participaram do evento 4.273 congressistas, sendo 564 participantes vindos de 71 países. Na ocasião, o congresso elegeu o epidemiologista brasileiro Cesar Gomes Victora para a presidência da IEA na gestão 2011 a 2014.

Situação atual da pesquisa epidemiológica no Brasil

A pesquisa em Epidemiologia vem crescendo no Brasil e adquirindo reconhecimento científico em nível mundial. Pellegrini Filho, Goldbaum & Silvi (1997) analisaram as publicações científicas em saúde em periódicos indexados no Institute of Scientific Information (ISI) no período entre 1973 e 1992 nos seis países de maior produção em pesquisa da América Latina (Argentina, Brasil, Chile, Cuba, México e Venezuela). Os autores verificaram que na Saúde Pública o Brasil possuía 61% da produção científica. Ressalta-se que grande parte dos trabalhos classificados como sendo de Saúde Pública no ISI se concentra principalmente na epidemiologia. Segundo Guimarães, Lourenço & Cosac (2001), em 2000 existiam no país 363 pesquisadores com título de doutor realizando pesquisa epidemiológica.

Barreto (2006) analisou a produção científica em epidemiologia no Brasil em comparação com o total de publicações indexadas na base bibliográfica MEDLINE/PubMed no período 1985-2004. Do total de 211.727 artigos identificados na base MEDLINE/PubMed, 1.952 (0,9%) eram referentes ao Brasil. Destes, 91 artigos foram publicados no período de 1985-1989 contra 1.096 artigos no período de 2000-2004, um crescimento de 12 vezes no número de artigos publicados. Considerando-se a proporção de trabalhos referentes ao Brasil em relação ao total de trabalhos indexados, os 91 artigos representavam 0,5% do total publicado no período de 1985-1989 e os 1.096 artigos publicados no período de 2000-2004 representavam 1,1% do total deste período, evidenciando um aumento maior que duas vezes no período estudado. A despeito de diferenças na magnitude, o crescimento da produção científica no Brasil foi mais acelerado do que o crescimento mundial nas duas décadas analisadas. Segundo o autor, esses resultados mostram o crescimento da pesquisa epidemiológica no Brasil nas últimas duas décadas.

Por tudo isso, a pesquisa epidemiológica brasileira vem se consolidando de forma muito consistente, ganhando respeitabilidade no cenário mundial. Como reconhecimento da contribuição nacional à ciência epidemiológica, em âmbito internacional, podemos citar também o fato de que, no momento, os editores-chefe de dois periódicos científicos incluídos entre os melhores do mundo na área são brasileiros: Maurício Barreto, do *Journal of Epidemiology and Community Health*, e Moysés Szklo, do *American Journal of Epidemiology*.

A pesquisa epidemiológica no Brasil tem focalizado dois conjuntos temáticos que lhe concedem identidade peculiar. Por um lado, a epidemiologia brasileira tem demonstrado significativo interesse em desenvolver aplicações para o planejamento e a gestão de sistemas e serviços de saúde (Teixeira, 1999; Barreto, 2002; Paim, 2003). Por outro lado, os epidemiologistas nacionais investigam prioritariamente problemas de saúde de grande importância social, estudando amplamente determinantes políticos, sociais, econômicos e culturais dos fenômenos da saúde-doença-cuidado. Análise recente (Almeida Filho *et al.*, 2003), com base em diversas fontes bibliográficas no período de 1980-2000, demonstrou o crescimento exponencial de publicações relacionadas com as pesquisas sobre o tema das desigualdades em saúde na América Latina. Os autores também relatam que o Brasil, responsável por aproximadamente metade dessas pesquisas, consolida-se como principal produtor de conhecimento epidemiológico legitimado metodologicamente sobre os determinantes sociais da saúde.

Enfim, em nosso país, a Epidemiologia reafirma-se como disciplina científica aplicada às práticas de saúde, ao tempo em que mantém-se fiel aos seus compromissos sociais e políticos, ampliando cada vez mais o conhecimento sobre a situação de saúde e seus determinantes, sempre procurando apresentar propostas, desenvolver tecnologias e construir estratégias que visem melhorar as condições de vida e o perfil sanitário da população brasileira (Barreto, 2002).

Referências bibliográficas

Almeida Filho N, Kawachi I, Pellegrini Filho A, Dachs JN. Research on health inequalities in Latin America and the Caribbean: bibliometric analysis (1971-2000) and descriptive content analysis (1971-1995). *Am J Public Health* 93(12): 2037-43, 2003.

Barreto ML. Crescimento e tendência da produção científica em epidemiologia no Brasil. *Rev Saúde Pública* [online]. 2006, vol. 40, n.spe ISSN 0034-8910.

Barreto ML. Papel da epidemiologia no desenvolvimento do Sistema Único de Saúde no Brasil: histórico, fundamentos e perspectivas. *Rev Bras Epidemiol* [online]. 2002, vol. 5 ISSN 1415-790X.

Barros PM. Alvorecer de uma nova ciência: a medicina tropicalista baiana. *História, Ciências, Saúde - Manguinhos* 4(3):411-459, 1997/1998.

Benchimol JL. Dos micróbios aos mosquitos. Febre amarela e a revolução pasteuriana no Brasil. Rio de Janeiro: Editora Fiocruz, 1999.

Guimarães R, Lourenço R, Cosac S. A pesquisa em *epidemiologia* no Brasil. *Rev Saúde Pública* 35(4):321-40, 2001.

Jacobina RR, Carvalho FM. Nina Rodrigues, epidemiologista: estudo histórico de surtos de beribéri em um asilo para doentes mentais na Bahia, 1897-1904. *História, Ciências, Saúde - Manguinhos* 8(1):113-32, 2001.

Paim J, Almeida Filho N. *A crise da saúde pública e a utopia da saúde coletiva.* Salvador: Casa da Saúde, 2000.

Paim J. Epidemiologia e planejamento: a recomposição das práticas epidemiológicas na gestão do SUS. *Ciênc Saúde Coletiva* [online]. 2003, vol. 8, n. 2 ISSN 1413-8123.

Peard JG. *The Tropicalist School of Medicine of Bahia, Brazil, 1869-1889.* Nova York: Columbia University Press, 1990.

Peçanha AMM. Fundação Serviço Especial de Saúde Pública - FSESP: um estudo de desenvolvimento institucional. [Dissertação de Mestrado.] Rio de Janeiro: Escola Brasileira de Administração Pública, Fundação Getúlio Vargas; 1976.

Pellegrini Filho A, Goldbaum M, Silvi J. Production of scientific articles about health in six Latin American countries, 1973-1992. *Rev Panam Salud Publica* 1(1):23-34, 1997.

Scliar M. *Oswaldo Cruz.* Rio de Janeiro: Relume-Dumará, 1996.

Silva LJ. O controle das endemias no Brasil e sua história. *Cienc Cult* 55(1):44-7, 2003.

Teixeira CF. Epidemiologia e planejamento de saúde. *Ciênc Saúde Coletiva* 4(2):287-303, 1999.

4 Epistemologia da Epidemiologia

(Categorias de Determinação: Causalidade, Predição, Contingência, Sobredeterminação)

Denise Coutinho, Naomar de Almeida Filho e Luis David Castiel

Os termos causalidade e associação são extremamente caros ao pensamento científico, em geral, e ao raciocínio epidemiológico, em particular. No caso específico da pesquisa sobre fenômenos da saúde-efermidade-cuidado, diante da afirmação etiológica estável e demonstrada de que x causa y, não se contesta a necessidade de intervenção em uma dada realidade (e, no que couber, a possibilidade de remoção ou controle de x) no sentido de prevenir algum evento ou retificar alguma situação indesejável.

Um exemplo trivial: colocar obstáculos de proteção em terraços, abismos, pontes e outros locais elevados para evitar que pessoas se aproximem e possam cair é uma iniciativa óbvia diante da ameaça à vida oferecida pelas quedas de grande altura. Da mesma forma, ninguém duvida que altas temperaturas ou frio intenso representam risco à saúde/vida humana. Isto define indiscutíveis medidas de proteção no seu uso. Ou seja, no âmbito da prevenção em saúde, no momento em que se estabelece uma relação de causa e efeito de caráter direto, tal relação articula duas dimensões: a definição de algo como *perigoso* e as medidas de *proteção/prevenção* a tal perigo.

No entanto, podemos afirmar, ainda que de modo esquemático, que o mundo não se rege apenas por esta modalidade de relações entre eventos. Por exemplo, vários fenômenos com características, pesos, potencialidades diferentes, mas que têm a capacidade de atuar conjuntamente, não obrigatoriamente para provocar desfechos indesejáveis, dependem inclusive de contingências como determinantes dos seus efeitos. Mais: os seres biológicos – mesmo dentro da própria espécie – podem ter variações que lhes conferem capacidades diferentes de reação/resposta a determinados fenômenos que os afetam. Mais ainda: por vezes, é difícil separar quais são os efeitos dos contextos culturais em relação às dimensões físicas e biológicas de indivíduos e populações. Portanto, na atual fase de maturação do campo epidemiológico, as formas de apresentação dos nexos (de associação, causais, preditivos) entre processos e eventos relativos à saúde-doença na sociedade moderna necessitam de um reexame crítico das suas bases lógicas e históricas à luz de recentes transformações epistemológicas nas ciências contemporâneas.

Nessas circunstâncias, as explicações sobre relações entre fenômenos podem deixar o terreno firme da causalidade e adentrar em domínios mais incertos. Aqui, os instrumentos de construção do conhecimento permitem adotar diferentes perspectivas para lidar com a incerteza. A noção de probabilidade é um dispositivo heurístico desenvolvido com esta finalidade. De um modo geral, as afirmações baseadas em probabilidades são dependentes de contingências eventualmente fora do controle dos observadores em seus intentos de especificar causas e efeitos. Assim, as intenções, ações e intervenções no sentido da prevenção de doenças e precaução, proteção e promoção da saúde passam a depender cada vez mais de definições com doses crescentes de incerteza.

Este capítulo tem como objetivo avaliar bases e princípios epistemológicos que a Epidemiologia utiliza para a construção de modelos teóricos de saúde-enfermidade-cuidado que, por sua vez, organizam o conhecimento produzido e contribuem para orientar práticas e técnicas de pesquisa e de intervenção no campo da Saúde. Na primeira seção, discutimos o conjunto articulado de categorias filosóficas, ou pré-teóricas, que constituem as bases epistemológicas da Epidemiologia, especificamente no que diz respeito à determinação dos fenômenos e processos epidemiológicos. Em seguida, argumentamos que, para produzir o conhecimento necessário para justificar e orientar ações de promoção da saúde, a Epidemiologia precisa repensar seus vínculos com o modelo clássico da prevenção e sua dependência das categorias de causalidade, predição e determinação. Nas seções centrais deste capítulo, as diversas formas de aplicação de tais categorias, eixos basilares do raciocínio epidemiológico convencional, são avaliadas em seus aspectos lógico-formais.

Finalmente, a categoria de contingência e a sobredeterminação (este último um conceito de Freud recentemente retomado por epistemologias não cartesianas), ausentes do debate téorico no campo da Saúde, são propostas como estruturantes de novas modalidades de compreensão do determinismo epidemiológico. Tal iniciativa resgata uma investigação de Castiel (1988), que detectou forte analogia entre as hipóteses causais de Freud sobre a histeria e as concepções empiricistas de John Stuart Mill, que, um século mais tarde, contribuíram para problematizar a causalidade no raciocínio epidemiológico. Naquela oportunidade, mesmo sem ter aprofundado tal sugestão nem dela ter derivado propostas de aplicação teórica, o autor sugeriu *en passant* uma correlação entre sobredeterminação na Psicanálise e causalidade na Epidemiologia.

Fundamentos lógicos do determinismo

Em uma perspectiva histórica da lógica, será interessante examinar três momentos fundantes do determinismo epidemiológico. O primeiro, definidor do causalismo em geral, vincula-se à formalização da lógica indutiva, atribuída a Platão, como produção de conhecimento em objetos das hoje chamadas ciências naturais e que procedem do particular para o universal, a partir de repetições — ou tentativas de reprodução — de eventos em sua regularidade. O segundo momento, localizado em uma fase precoce de emergência da modernidade, terá sido a invenção pascalina do acaso como categoria epistemológica, viabilizada pelo conceito de probabilidade (Elster, 1984; Hacking, 1990). O terceiro momento pode ser identificado entre os anos 1920 e 1950, no processo de evolução da ciência e técnica epidemiológicas tal como descrito por Susser (1987) e Ayres (1997), que resultou na construção da noção de risco como conceito fundamental da ciência epidemiológica, objeto do capítulo seguinte deste livro.

Aristóteles

Como todas as ciências modernas, a Epidemiologia tem como fundamento epistemológico a linhagem aristotélico-cartesiana estruturante da racionalidade científico-tecnológica. De fato, os conceitos de causa, predição e risco sustentam-se, em suas derivações epidemiológicas, como aplicação da lógica indutiva e da lógica dedutiva respectivamente a problemas particulares e a problemas gerais de determinação de fenômenos de saúde-doença.

Base da lógica formal, o pensamento aristotélico pode ser sistematizado a partir de quatro teorias:

- Teoria do Real;
- Teoria do Ser;
- Teoria dos Eventos;
- Teoria das Causas.

A consistência geral do sistema filosófico aristotélico impede tratar cada uma dessas teorias como componentes isolados, requerendo uma articulação entre os seus princípios, categorias e proposições.

A teoria aristotélica do Real repousa sobre duas categorias principais: Universal e Particular. Aristóteles divide as proposições em afirmativa ou *catáfase* ("o que declara algo acerca de outro") e negativa ou *apófase* ("declaração de que algo está separado de outro"). Essas formulações são importantes porque permitem precisar as categorias de Universal e Particular em termos que interessam aos desdobramentos da lógica proposicional. Nas proposições particulares (algum, ao menos um), há exemplos de opostos que podem ser simultaneamente verdadeiros: "algum homem é branco" e "algum homem não é branco", porque: "das proposições que, referentes ao universal, não são enunciadas universalmente, nunca se pode dizer que uma é verdadeira e outra falsa." (Aristóteles, 1985, p. 131). Mesmo para proposições unas e singulares, Aristóteles adverte: caso um nome tenha mais de um significado (seja complexo, segundo ele) e caso seja referido a duas coisas, então, tanto a afirmação quanto a negação deixam de ser unas. Em consequência, duas proposições contraditórias não são necessariamente verdadeira, uma, e falsa, outra.

A teoria aristotélica do *Ser* compõe-se de três proposições sobre a existência dos entes na linguagem e no mundo que, posteriormente, foram reunidas como princípios da lógica formal:

- Princípio da identidade (o Ser é igual a si próprio: $A = A$);
- Princípio da não contradição (o Ser é diferente do que não é ele: $A \neq \neg A$);
- Princípio do terceiro excluído (o Ser é ou não é; verdadeiro ou falso: A é V ou F; A nunca pode ser, ao mesmo tempo, V e F).

Há quatro proposições que articulam a teoria do Ser com a teoria aristotélica do Real:

- Universal afirmativa: todo S é P (A);
- Universal negativa: nenhum S é P (E);
- Particular afirmativa: algum S é P (I);
- Particular negativa: algum S não é P (O).

Aqui, A e E não podem ser verdadeiras conjuntamente, embora ambas possam ser proposições falsas. Por outro lado, I e O podem ser ambas verdadeiras, mas nunca ambas falsas. Segundo Aristóteles, não se pode predicar do sujeito, "de um modo geral", como universal, aquilo que em sua natureza é único. Uma substância tem como característica, na lógica aristotélica, admitir qualidades contrárias "mediante uma alteração em si mesma". Assim, uma proposição referente a uma substância pode receber "os contrários" e permanecer a mesma. Aristóteles distingue então quatro modos de oposição: oposição de relativos ou correlativos, por exemplo, dobro/metade; oposição de contrários: mal/bem; oposição privação-possessão: cegueira/visão; e da afirmação à negação: estar sentado/não estar sentado.

A teoria aristotélica dos Eventos baseia-se na proposição de quatro categorias articuladas em polaridades, que posteriormente vieram a ser conhecidas como os modais de Aristóteles:

- Possível/Impossível;
- Necessário/Contingente.

Segundo a tradição filosófica, as modalidades podem ser entendidas conforme o seguinte esquema:

- *Possibilidade*: "É possível que S seja P";
- *Impossibilidade*: "É impossível que S seja P";
- *Contingência*: "É contingente que S seja P";
- *Necessidade*: "É necessário que S seja P".

A proposição necessária é sempre verdadeira, em qualquer circunstância; a possível pode ser verdadeira ou falsa; a impossível é sempre falsa. À contingência, Aristóteles não atribuirá valores, ou melhor, ele sustenta que há proposições para as quais se pode atribuir valor de verdadeiro e falso ao mesmo sujeito. Trata-se da categoria dos acidentes. Ao acolher o acidental — contingente — como uma das modalidades do ser, Aristóteles avança uma lógica quaternária que inclui proposições indecidíveis quanto aos valores verdadeiro e falso.

Finalmente, a teoria das Causas, que introduziu uma tipologia bastante conhecida no campo pedagógico da metodologia da pesquisa científica:

- Causa material; o substrato concreto da coisa;
- Causa final; o objetivo da coisa;
- Causa formal; a coisa, como princípio e determinação;
- Causa eficiente; o elemento produtor (fator) da coisa.

Traduzida e cultuada pela filosofia árabe, absorvida pela filosofia escolástica da alta Idade Média, a grande síntese aristotélica constitui a principal raiz lógica do pensamento científico que emergiu após o Renascimento. A base filosófica dos discursos naturalistas sobre a ciência elaborados pelos pioneiros pesquisadores e pensadores foi sintetizada na obra cartesiana, marco da abordagem epistemológica que viria a dominar a racionalidade científico-tecnológica da Modernidade.

Descartes

Em *O Discurso do Método*, publicado em 1637, René Descartes (1596-1650) apresenta uma espécie de guia ou manual para que qualquer pessoa possa ascender ao conhecimento racional. O método dito científico compreende uma maneira de a ciência superar o estatuto de saber exclusivo de alquimistas, sábios e eruditos. A possibilidade de o conhecimento deixar de pertencer somente a iniciados, àqueles que participam da elite da produção de saberes socialmente legitimados, é um passo importante na história da humanidade. De alguma forma, a ciência cartesiana – a ciência, de modo geral – implicou uma democratização do saber.

A analítica cartesiana (Descartes, 1979) é bastante conhecida. Compõe-se de quatro regras. A primeira regra consiste em aceitar como verdadeiro somente o que se conhece de modo evidente, quer dizer, excluindo qualquer dúvida. A segunda: cada problema pode ser solucionado separando-o em tantas partes quantas seja possível ser dividido. Identificar, isolar e descrever essas partes significa conhecer o problema (nós fazemos isso na maneira de analisar, que etimologicamente quer dizer dividir). A terceira regra: conduzir os pensamentos em ordem, começando pelos mais simples e fáceis de conhecer, a fim de ascender pouco a pouco até os conhecimentos mais compostos. Descartes não usou a expressão "mais complexos", mas no pensamento cartesianismo encontra-se implícita a ideia de que a complexidade seria apenas a ascensão da simplicidade a partir de somatórias de componentes simples. E a quarta regra, a regra da metodologia: fazer sempre inventários tão completos e exaustivos que se fique certo de nada ter omitido, para que qualquer outro possa repetir o processo de produção do conhecimento.[1]

As implicações epistemológicas do cartesianismo também são bastante conhecidas por todos nós. Eis uma pequena lista:

- Objetividade
- Neutralidade
- Causalidade
- Linearidade
- Simplicidade
- Disciplinaridade.

O projeto de organizar a prática da ciência de modo rigorosamente natural, impessoal e objetivo resultou no princípio epistemológico da **objetividade**. Trata-se da ideia de que a coisa a ser conhecida encontra-se tão distanciada de nós que pode tornar-se um objeto manipulável. E mais, que isso pode ser feito de um modo neutro, por sujeitos desinteressados e inspirados na busca do conhecimento verdadeiro pela **neutralidade** axiológica da ciência.

A **causalidade** é outra implicação epistemológica do cartesianismo, uma tomada de posição clara no projeto da ciência como uma busca de causas. E onde é que se encontra o princípio causal nas regras do método? Na valorização da evidência. Descartes não trabalha diretamente com o conceito de experimento, ou de experimentação, mas em sua epistemologia já se encontra implícito o valor superior da produção experimental da evidência em relação a outras formas de aquisição do conhecimento. A evidência cartesiana não é só evidência de ocorrência, mas constitui evidência de origem ou, mais rigorosamente, de determinação.

A **linearidade**, ideia que alguns chamam de reducionismo, de que os problemas devem ser entendidos do simples ao complexo, sempre em um processo de ascensão. Falaremos mais sobre esse princípio adiante, quando tratarmos da não linearidade.

A **simplicidade**, o famoso princípio da parcimônia. Explica-se algo quando se consegue expressar, do modo mais simples possível, a lógica ou as regras de constituição daquela questão. E isso ocorre preferencialmente na linguagem matemática, que o cartesianismo considera como a linguagem universal da ciência. Para a análise de dados científicos, Descartes teve que inventar uma matemática que não existia no seu tempo. Foi precursor da moderna teoria das funções e traduziu a geometria em linguagem algébrica; além disso, inventou o cálculo diferencial e integral e o sistema, que ganhou seu nome, de coordenadas cartesianas.

A ciência herdada de Descartes traz sempre a intenção de buscar uma equação que resolva (ou sintetize) o problema. Como a célebre equação $E = mc^2$ de Einstein, o mais famoso dos cartesianos. Claro que parece um delírio achar que está tudo explicado com essa única equação. A "bala mágica" da epistemologia cartesiana é, em grande medida, o princípio da parcimônia. Tanto que alguns livros de filosofia da ciência apresentam quase como um axioma: "entre duas explicações para um mesmo fenômeno, a mais simples é a mais verdadeira". Isso é um resquício dessa implicação epistemológica cartesiana.

A principal consequência institucional do cartesianismo é a **disciplinaridade**. No referencial cartesiano, conhecer é fragmentar, acumular e depois somar elementos, cada vez mais profusos e numerosos. Portanto, se a fragmentação tem essa possibilidade infinita, então não é possível a um único intelecto o controle do conhecimento. Na ciência moderna, não mais caberia um Leonardo Da Vinci, o homem mais sábio do seu tempo, porque o conhecimento é crescente e cumulativo, excedendo a capacidade humana de armazená-lo e processá-lo. Por isso foi necessário territorializar o conhecimento. A definição da especialidade, seu conteúdo e suas fronteiras: eis a invenção da disciplina na ciência.

O termo disciplina tem muito a ver com ordem, tanto que se usa falar sobre alguém muito organizado: "fulano é disciplinado". Há uma semântica bélica envolvida na questão, a disciplina militar, mas disciplina tem origem acadêmica, pois o termo vem de *discípulo*. A territorialidade do saber era dada pelo

[1] Sobre a última regra, gostaríamos de acrescentar um comentário. A ética científica resultante da quarta regra sempre postulou a transparência metodológica: apresentar os procedimentos em um grau de detalhe tal que qualquer sujeito pudesse repetir ou confirmar o resultado. Hoje, a ética cartesiana encontra-se em total confronto com as leis de propriedade intelectual, que escondem de todas as maneiras, como segredo industrial, os modos de encontrar os resultados científicos e tecnológicos que têm potencial valor econômico.

mestre e seus discípulos, de maneira que, se na Europa do século XVI alguém quisesse saber alguma coisa sobre vácuo, só havia um sujeito que entendia de vácuo e um lugar onde esse conhecimento era gerado e ensinado. Depois, essa forma persistiu como padrão ou paradigma de organização da ciência – e até hoje a ciência se estrutura dessa maneira.

Pascal

Descartes foi contemporâneo de um sábio que atuou mais ou menos na mesma faixa de construção de interesses, com um projeto semelhante de harmonizar ciência e religião: Blaise Pascal. Ambos pretendiam aliar a Verdade científica à Verdade cristã. A diferença é que, enquanto Descartes respondia aos anseios organizadores do mundo racional na protomodernidade, Pascal apostava em uma cosmologia cuja natureza comportasse vazio e acaso (Chaui, 1999).

Pascal (1623-1662) tem uma história fascinante, pois foi um sujeito que teve duas vidas. A parte inicial de sua existência foi de completa dissolução, farras e duelos, uma vida sem compromissos. De repente, teve uma revelação catártica religiosa: sua missão era encontrar Deus na ciência. Criança prodígio, sujeito extremamente inteligente, ao se engajar na busca da razão divina, criou uma epistemologia não registrada em escritos sistemáticos, pois escrevia em pequenos pedaços de papel e os ia guardando. Quando morreu, encontraram em seus bolsos milhares de papeizinhos com observações que, então compiladas, constituíram seus **Pensamentos**.

O modo compilado com que sua obra foi construída dá margem a interpretações contraditórias, mas algumas das suas ideias são fascinantes. Uma delas é essa: uma razão geométrica impede que tenhamos acesso à finalidade do mundo e isso implica o fracasso de qualquer um ter acesso a Deus. Ele também diz que a geometria, apesar de prover uma razão para impedir o conhecimento pleno, não propicia conhecimento do princípio e do fim das coisas. E as razões não seriam divinas, mas constituídas pela experiência humana, pela possibilidade divina e pela probabilidade dos eventos naturais. A visão pascalina do conhecimento do mundo e das ações humanas é não totalizante: "Não tireis de vosso aprendizado a conclusão de que sabeis tudo, mas sim a de que vos resta infinitamente a saber" (Pascal, 1999, p. 91).

Em suas meditações, Pascal propõe uma polêmica dicotomia, dividindo os homens em geômetras e sutis. Não valorizava nem um nem outro, dizendo que sem os geômetras não se tem a possibilidade de saber quem são os homens sutis. Pascal é sempre atormentado e quer sair das dicotomias; para isso, o tempo inteiro conjuga opostos. Então, para ele, as verdades são múltiplas, fragmentadas, paradoxais; usa os paradoxos, diz "o homem é crédulo e incrédulo", "possui miséria e grandeza".

Vale a pena ressaltar alguns pontos da filosofia de Pascal que podem contribuir para pensar metodologicamente o nosso tema: a Natureza não obedece a leis universais e necessárias, sendo um processo sujeito a variações e submetido a flutuações; o conhecimento é um saber que não é seguro nem neutro, tampouco independente de seu objeto, mas constitui-se como incompleto e submetido às próprias condições de enunciação. Foi pensando desta maneira que Pascal formulou matematicamente o conceito de probabilidade mediante um sistema lógico-simbólico preciso (Chevalley, 1995). Como Descartes, teve que inventar uma matemática própria para suas explorações teóricas e filosóficas, que não existia naquele tempo. Foi assim que Pascal inventou o cálculo do acaso, raiz da análise não linear e da teoria das probabilidades, substrato do conceito epidemiológico de risco.

Mas o mais fascinante no seu pensamento é o conceito de realidade trabalhada. Não como Platão, que pensava em uma representação de algo existente, essencial; também não uma descoberta do mundo, como em Descartes; mas um processo de construção, como ele escreveu, "quase manual" do real. Assim, o conhecimento adquirido é singular, como devem ser os métodos, não havendo, portanto, instrumentos neutros nem objetos descolados dos sujeitos que os produzem. Se não há decifração do mundo, fazer ciência não significa ler algo existente. Para Pascal, ciência é o esforço de preenchimento dos vazios, o conhecimento impossível dos vazios. Tal formulação é de extrema modernidade, um dos axiomas da moderna matemática da indecidibilidade. Nessa perspectiva, Pascal recupera e valoriza a contingência aristotélica e a propõe como método. Para ele, o objeto do conhecimento não tem essência, a natureza não obedece a leis universais, é sempre flutuação e movimento, o conhecimento não é seguro, não é neutro. Por tudo isso, o saber é contingente.

A riqueza do pensamento de Pascal foi redescoberta muito depois de sua morte e, sobretudo, por ter escrito magistralmente na língua francesa que então nascia. Descartes, seu grande rival em vida, que o suplantaria institucionalmente, posou durante séculos como o grande sistematizador da epistemologia da ciência moderna. Pascal era caótico, assistemático, atormentado e também tendencialmente transgressor, enquanto Descartes era totalmente centrado, organizado, sistemático, assimilado e, por tudo isso, com enorme capacidade de influenciar o discurso do seu tempo. Talvez seja uma ironia que ambos convergiam na intenção de articular ciência e fé. Pascal praticamente desistiu da empreitada religiosa, pois, em seu leito de morte, teve uma tremenda crise de ceticismo. Já Descartes, o grande cético, perto da morte reafirma a existência de Deus na racionalidade e, talvez por isso, seu pensamento tenha se mantido hegemônico até o século XX.

Causalidade

Não obstante a consagração do uso, causalismo não é o mesmo que causalidade. Causalismo é uma doutrina, um modo de pensar a causa (Bunge, 1969). O mesmo pode ser dito da diferença entre racionalismo e racionalidade. O primeiro, uma doutrina que atribui aos fenômenos existência real e independente dos sujeitos; já racionalidades há diversas, dentre elas as epistemologias não cartesianas que incluem a subjetividade, o erro e compreendem o conhecimento como construção de sujeitos e instituições (Bachelard, 1996).

No paradigma cartesiano, causa aparece como uma força, uma razão organizadora do mundo, externa aos objetos, para além e em torno dos eventos, movendo-os. Sobretudo, o nexo causal é pensado como uma conexão linear, não complexa, unívoca e, enquanto tal, dimensionável. Esta propriedade de dimensionalidade justificaria o uso de operações de quantificação para descrever a natureza do nexo causal. Trata-se de uma propriedade genética dos objetos, assim como a sua entidade, ou a sua essencialidade, tanto como sua forma; um atributo destacável do objeto, e como tal descritível, vulnerável a processos de inquirição sistemática. Neste contexto, a investigação científica implica o estabelecimento de funções de determinação como descritores da natureza hipoteticamente causal dos nexos enfocados.

A validade da função determinante como função causal não é dada imediatamente pela precisão dos procedimentos de medida empregados para estabelecê-la, nem pelo contraste frente aos modelos estatísticos de distribuição teórica de eventos usados para descartar explicações estocásticas de seleção amostral para padrões de dados peculiares. De fato, a validade das proposições de causalidade se constrói por meio de uma estratégia heurística denominada inferência, processo complexo de algum modo simplificado pela aplicação de critérios de causalidade a associações tipo exposição-doença (Weed, 1986). Nesta "hermenêutica epidemiológica", os critérios relacionados com a inferência são de capital importância como instância particular do problema fundamental das relações parte-todo característico do método da indução.

A lógica clássica concebe as relações entre partes e todo como de natureza meramente topológica (*i. e.*, conteúdo-continente), porém a relação entre as partes é de mútua exclusão (externalidade) e, quando se aplica, de determinação causal. O subconjunto de causas, ou variáveis independentes (para usar uma terminologia corrente entre os metodólogos), deve ser claramente diferenciado do subconjunto de efeitos, as variáveis dependentes, também no sentido de evitar transgredir as regras lógicas de conexão. A lógica clássica considera que a determinação circular (ou de causalidade recíproca) constitui um paradoxo intolerável e, portanto, um efeito não pode em nenhuma hipótese ser a causa da sua própria causa (Samaja, 1994).

Samaja (1994) comenta que as relações entre elementos constituem, portanto, relações de *partes extra partes*, ou melhor, relações de exclusão de partes alienadas de uma totalidade, frente à distinção entre causa e doença. Que os elementos sejam homogêneos ou diferentes entre si e que eles sejam componentes de um mesmo conjunto ou sistema de conjuntos é inteiramente dependente de um processo decisório operado pelos pesquisadores (membros de uma instituição sócio-histórica chamada ciência, no caso, Epidemiologia) e não resulta determinado primariamente pelos movimentos concretos dos elementos no sistema. Em qualquer aproximação teórica com um grau mínimo de esclarecimento, o todo enfim consegue ser reconhecido como mais que a soma das partes, porém a sua determinação poderá ser ainda identificada como a soma das determinações individuais (de natureza causal) de cada uma das partes isoladas.

Não obstante, se:

- conceituarmos os fenômenos da saúde-enfermidade-cuidado como processos sociais [pois o *bio* do biológico encontra-se inapelavelmente submetido ao social que o nomeia e descreve, portanto *bio* + lógico];
- e também aceitarmos o pressuposto de que os processos sociais são corporais, históricos, complexos, fragmentados, conflitivos, dependentes e incertos (em uma palavra: contingentes),

então os modelos causais, significando estruturas de determinação produtoras de efeitos específicos, serão os dispositivos heurísticos menos adequados para a referenciação de tais objetos.

O discurso médico contemporâneo aceita de bom grado a ideia de complicação entre os nexos de causa e efeito, assumindo que uma causa pode produzir muitas patologias e que uma mesma doença pode ter diversas causas. No entanto, no horizonte (ou no nível do imaginário científico corrente), o modelo explicativo correspondente alimenta-se ainda do sonho do efeito específico condicional a um dado subconjunto de causas (Vineis, 1997), a ser "descoberto" pelo avanço da pesquisa científica.

Em outras palavras, não mais se postula a unidade e a especificidade da causa, mas ainda a unidade e a especificidade de uma dada configuração de causas poderão dar conta do entendimento positivo da ocorrência dos fenômenos da saúde-enfermidade. Em um sentido preciso, o termo "multicausalidade" nada informa em relação à natureza potencialmente complexa das conexões, ou funções de risco, em pauta. Tal proposta de multicausalidade, no sentido estrito de múltiplas causas para um dado efeito, não é capaz de superar o problema nodal desta lógica: os nexos do processo de determinação das doenças são ainda de natureza causal, fatores sempre esperados como produtores específicos de efeitos.

No caso em pauta, a noção de efeito-especificidade é simplesmente transferida a um nível hierárquico mais elevado, do nexo de causa única à especificidade de um complexo de causas, como, por exemplo, nas "tortas" de causalidade de Rothman & Greenland (1998). Nesse sentido, ser uni ou multicausal é irrelevante para a classificação de qualquer modelo determinista, dado que o critério classificatório efetivo é a natureza do nexo que sintetiza a relação de determinação. Como tal, a expressão "multicausalidade" não indica qualquer aumento substancial do nível de complexidade. Multiplicar causas e/ou efeitos em algum modelo explanatório não resolve as limitações fundamentais do causalismo, e nada nos diz em relação à natureza potencialmente rica e diversa das funções de risco (Vineis, 1999). Tal abordagem, ainda no sentido preciso, porém restritivo dos manuais epidemiológicos, refere-se exclusivamente a complicação, e não a complexidade.

Neste momento, é preciso questionar a própria natureza dos nexos construídos pelo conhecimento epidemiológico, comumente designados pelo rótulo genérico de causa. A insistência dos poucos teóricos da ciência epidemiológica em debater a questão da causalidade reafirma a intenção de uma tradução literal de associações pseudoprobabilísticas de risco como se fossem legitimamente relações de produção de efeitos, ou simplesmente causas. Esta tentativa de apresentar correlações entre variáveis como nexos causais entre fenômenos concretos, que termina por tomar a causa como um processo natural (e, por conseguinte, anistórico), é aparentemente simplória e fácil de refutar. Porém rapidamente constatamos que não é bem assim, já que tal abordagem representa a aplicação de uma teoria de causalidade baseada no senso comum típico da cultura ocidental na modernidade tardia (Beck, 1996).

Para abordar este problema, analisemos o fundamento lógico-epistemológico deste modo de raciocinar, destacando quais são as operações metafóricas primevas que o viabilizam. O termo "pressuposto metafórico" refere-se a figuras (ou elementos imaginários) que em princípio se tem necessariamente que *imaginar* a fim de operar (e enxergar, compreender, seguir, interpretar etc.) no interior do referencial de pensamento.

Os pressupostos metafóricos da lógica causal são basicamente três: as metáforas de evento, nexo e fluxo.

Em primeiro lugar, a metáfora de evento carrega o sentido de algo discreto, no sentido de isolado, distinto, destacado, fragmento de uma realidade ampla e complexa. O mundo (real ou virtual) é metaforicamente traduzido como universo de entidades individuais que podem ser potencialmente incluídas ou excluídas de agregados chamados "conjuntos". Um evento, para merecer esta designação, deve ser identificado enquanto tal, quer dizer, como diferente do resto das coisas, de todas as outras coisas, do que ele não é, do que o antecede, do que ele determina (Zourabichvili, 1994); em uma palavra, deve ser visto como "outra coisa". Apesar de que neste sentido os limites também são fabricados, para tornar-se um objeto de conhecimento a coisa-fato-processo-fenômeno terá obrigatoriamente que ser isolada de um todo (ainda) indiferenciado. O filósofo greco-francês Cornelius Castoriadis (1982, 1992) propõe designar este processo de metaforização fragmentadora e constituidora da realidade como "lógica conjuntista-identitária".

A operação mais fundamental (embora aparentemente óbvia) e de fato indispensável para se pensar a causalidade consiste na distinção entre causa e efeito. Articulando diretamente as teorias aristotélicas do Ser, do Evento e da Causa, é preciso que a causa, o evento C (chamemos de antecedente, determinante), seja distinto do restante das coisas, diferente do indiferenciado:

C tem de ser diferente de ¬C (não C).

Da mesma forma, algum outro evento significativo chamado D (de doença, *outcome*, efeito) deve também ser diferente do resto, do todo indiferenciado do qual ele faz parte, do ¬D (não D). Ora, C como parte de ¬D e D como parte de ¬C são diferentes entre si. Portanto, têm sua própria identidade definida em relação à identidade do outro, sendo ambos distintos e não redutíveis a [¬D, ¬C], por suas próprias definições e propriedades na condição de eventos isolados.

Em um modelo causal, C será sempre diferente de D, e nunca deverá ser confundido ou reduzido a D. Conclusão: a distinção entre causa e efeito é construída através desta operação elementar, sem o que tais termos jamais encontrariam sua identidade e seu lugar preciso na esfera da referenciação causal.

Examinemos a segunda metáfora, a noção de nexo. Neste sentido, nexo implica reunião de um antecedente causa com um consequente efeito (que chamamos aqui D, de doença). Matematicamente, a ocorrência de um dado evento D em função da sua causa C é definida a partir da seguinte forma geral:

$$D = f(C)$$

No jargão da chamada Epidemiologia moderna, trata-se da "função de ocorrência do risco" (Miettinen, 1985). O nexo C-D é um laço, ligação, relação, conexão, vínculo entre eventos que, anteriormente separados, precisam reunir-se naquela totalidade que se constrói como conhecimento científico. Para definir esta reunião como uma causa, deve-se necessariamente enunciá-la de dentro de um referencial extracientífico particular, o causalismo.

Falta ainda um elemento para completar a série metafórica constitutiva do objeto epidemiológico: trata-se da noção de fluxo, aqui no sentido de assimetria, temporalidade, direcionalidade. Tomemos esta metáfora como basicamente uma expressão da representação espacial ou linear do tempo, característica fundamental do modo moderno de pensar apesar de constituir a lógica subjacente mais arcaica da nossa cultura (Fabian, 1983). Uma determinada relação de ordem referida a uma sequência dada de eventos, tomada como uma abstração espacial, tem sido designada como temporalidade, integrando-se na lógica conjuntista fundante do pensamento ocidental (Castoriadis, 1982).

O pensamento convencional sobre a temporalidade se estrutura por referência a termos de lugar ou espaço, o que "permite uma identidade ao diferente" (Castoriadis, 1982). A diferença se verifica no decorrer de um tempo que se retém de momento a momento como uma "preservação ideal do passado" – ou seja, como um lugar ontologicamente determinado. Definido como ordem de sucessão, o tempo é sempre referencial e assim permite ao "idêntico diferenciar-se de si mesmo" pela retenção deste espaçamento temporal virtual e metafórico (e, portanto, linguístico). Nessa perspectiva, ser "outro" não significa a mesma coisa que ser "diferente de", e a emergência do outro resulta de uma gênese ontológica, quer dizer, da criação de algo "totalmente novo". Assim é que o tempo "é a verdadeira manifestação do fato de que surge um "outro" em relação ao que já existe, trazido à existência como novo ou como outro e não simplesmente como consequência ou como um exemplar diferente do mesmo" (Castoriadis, 1982, p. 185).

Predição

Tomada como fundamento do determinismo inerente à lógica conjuntista-identitária, a teoria aristotélica do Ser mostra-se incapaz de incorporar a "emergência", ou ontogênese radical, na medida em que, ao atribuir causalidade a cadeias de categorias preexistentes, apenas descobre variação ou diferença no mesmo ser. Dessa maneira, poder-se-ia responsabilizar a apropriação mais comum desta lógica pela paralisia dos modelos explicativos da realidade, posto que estes operam através do congelamento das categorias básicas do Ser.

Ademais, neste modo de pensar, a sucessão de eventos históricos é considerada como indício da causalidade, pelo menos em relação às propriedades particulares dos objetos. De fato, o primeiro e mais fundamental dos clássicos critérios epidemiológicos de causalidade, "sequência temporal", constitui um exemplo de aplicação deste tratamento convencional da temporalidade em um campo científico particular. Douglas Weed (1997), importante filósofo da Epidemiologia que se dedica ao debate sobre causalidade, argumenta que apenas três desses critérios (retraduzidos como validade, consistência, repetibilidade) têm alguma utilidade prática para a indicação de fatores etiológicos. Em outras palavras, a análise epidemiológica não pode por si só identificar quais fatores de risco eventualmente alcançarão alguma expressão etiológica que mereça ser incorporada ao conhecimento clínico sobre a patologia.

Nesta perspectiva, além de produtoras de certezas, as categorias causais são imunes à transformação radical, ou criação de alteridade, sendo por definição assumidas como universalmente válidas além dos requisitos mínimos da referência cultural e social. Na atualidade, a aplicação de tais critérios e seu fundamento básico tem sido veementemente criticada como fruto de uma idealização e normalização que não correspondem ao que efetivamente se observa na prática científica da epidemiologia moderna (Rothman & Greenland, 1998).

Não obstante, muitos epidemiologistas acreditam que nossa disciplina encontra-se aparelhada para enfrentar os rigores da pesquisa etiológica. Mesmo assim, a ciência epidemiológica, ao contrário dos modelos clínicos, prefere pensar a "causa" como uma multiplicidade de condições propícias que, reunidas em determinadas configurações, aumentam as probabilidades de ocorrência (riscos) de determinados acontecimentos. Na investigação dos fenômenos já ocorridos ou em desenvolvimento e daqueles processos cujas variáveis independentes escapam ao controle do experimentador, as "causas", portanto, só podem ser expressas de forma adjetiva e indireta. Para os defensores dessa perspectiva, a essência da investigação epidemiológica será o estabelecimento de *associação causal* entre as prováveis variáveis produtoras (denominadas fatores de risco) e os seus possíveis produtos: as doenças.

Na análise epidemiológica convencional, variáveis independentes serão consideradas fatores de risco se (e somente se) puderem ser associadas a doenças, no sentido de que terão sido julgadas válidas à luz de critérios heurísticos epidemiológicos. Quando, após reiteradas validações da hipótese de associação entre fator de exposição e doença, não subsistirem mais dúvidas quanto à sua existência e contribuição *à causação*, dito fator passará a ser reconhecido como fator de risco.

Trata-se obviamente de uma postura conservadora perante a questão do papel da epidemiologia na construção de um conhecimento sobre os processos de determinação de doenças em sociedades humanas. Na prática, a epidemiologia tradicional pretende atribuir o adjetivo causal a associações probabilísticas, contanto que seja possível preencher a maioria dos requisitos expostos acima.

O simplismo e o conservadorismo desse tipo de formulação revelam-se claramente na apologia da subordinação dos resultados da investigação ao conhecimento estabelecido. Isto é ainda mais reforçado pela submissão aos modelos biológicos de demonstração experimental, às vezes considerados como critério último e soberano para a definição de causalidade.

De fato, a causalidade consiste em uma das muitas categorias que o cientista pode empregar para determinar seu objeto de conhecimento, ou seja, estabelecer as proposições que descrevem suas características e expõem os nexos que regulam suas transformações. Para Samaja (1994), ainda que com frequência se considere a relação causal como a única "determinação" com força explicativa:

- ela não é a forma exclusiva (nem sequer uma modalidade privilegiada) da determinação explicativa; e
- não há uma única interpretação possível de seu conteúdo.

Nessa perspectiva, em vez de etapa metodológica necessária para o processo interpretativo da ciência, a inferência causal, em qualquer das suas modalidades, revela-se como uma pretensão. Trata-se de um pretensioso esforço de romper as barreiras do tempo e do espaço, procurando trazer uma ilusória perenidade ao conhecimento (provisório, como todos sabemos) restringido por estas barreiras. Tempo e espaço são definidores da singularidade (o que inclui a identidade conjuntista castoriadiana), mas o que formatos de investigação como o da Epidemiologia buscam é justamente a generalidade. Por tudo isso, podemos mesmo dizer que a relação tempo-espaço constitui uma das contradições fundamentais da ciência em geral, no que a "epidemiologia da pessoa, tempo e lugar" (MacMahon & Pugh, 1970) seria apenas uma patética tentativa de escamotear tal contradição. De fato, todo o processo de produção de conhecimento como referência global e universal não passa de um esforço permanente para superar tal paradoxo, certamente com importantes subprodutos manifestados pelo avanço da tecnologia e sua capacidade de recriar os mundos históricos em que vivemos.

Causalidade meramente indica uma propriedade genética do evento ou fenômeno, de certa maneira equivalente à temporalidade (ou existência na ordem maior das sucessões). Porém a temporalidade sócio-histórica implícita de uma dada sociedade (bem como sua relação com a temporalidade "natural") simultaneamente determina e se sujeita às metáforas que constituem as dimensões significativas do seu "imaginário social" (Castoriadis, 1982). Dentro do referencial conjuntista-identitário herdado de uma das vertentes do pensamento aristotélico, a causalidade somente pode ser compreendida como fluxo, a partir de uma série de eventos do passado, resultante de uma temporalidade. Porém o tempo é socialmente instituído, dado que cada sociedade o representa através de uma temporalidade explícita (tempo marcado e significante) e uma temporalidade implícita (alteridade-alteração), que se referem mutuamente e, em última medida, buscam sobrepor-se a certo senso de "tempo natural" (Fabian, 1983).

A questão do raciocínio preditivo em Epidemiologia revela-se, portanto, dependente de uma definição linear do tempo, na perspectiva de uma temporalidade "espacializada", o que exclui deste raciocínio a possibilidade de considerar a emergência radical (alteridade) e, portanto, a contingência, na medida em que estas necessariamente implicam imprevisibilidade. Além disso, descobrimos que a noção de predição, mesmo em um contexto de aplicação técnica como na prática epidemiológica, em geral não é empregada no sentido mais restrito de uma verdadeira predição. Baseando-se no conhecimento sobre casos particulares de uma dada amostra, é possível predizer, para o futuro, a ocorrência no tempo de novos casos em uma dada amostra, como parte de uma variação que, aceitando a metáfora do tempo espacializado, poderíamos chamar de "predição longitudinal". Por outro lado, pode-se "predizer" apenas metaforicamente (o que, aliás, ocorre com muita frequência) não como uma antecipação para um tempo futuro que ainda não terá ocorrido, mas como uma afirmativa sobre o desconhecido, sobre o ainda não estudado, em uma variação que podemos denominar "predição seccional". Neste caso, rigorosamente, o que chamamos de predição não é de fato uma "predição", mas sim uma "pseudopredição".

Ora, uma predição verdadeira pode ser validada somente por referência a uma perspectiva filosófica particular, o assim chamado indutivismo. Para Popper (1968), não há garantia lógica ou filosófica de que uma dada observação terá poder antecipatório para certo futuro, ainda não existente concretamente. Todavia, para tentar organizar as ações do presente, de acordo com a teoria das probabilidades é possível, desde Pascal, pensar o futuro em termos probabilísticos, a partir de estratégias tipo apostas, lances ou jogadas.

Por outro lado, a "pseudopredição", mesmo não sendo de fato uma predição porque não constitui nenhuma antecipação no tempo, como sabemos, poderá, no entanto, ser válida e legítima, no sentido de que, pelo menos em um certo âmbito, sob pressupostos explícitos e dentro de uma perspectiva operativa (como, por exemplo, no raciocínio da estatística inferencial), haverá uma lógica subjacente constituindo um conjunto de leis formais que a fundamentam. Podemos esclarecer estes argumentos com o auxílio da Figura 4.1.

É aceitável que alguns achados da amostra A podem ser tomados como base de predição para um estado futuro desta mesma amostra, tal como representado por *f*A (futura amostra). Sob o pressuposto de condições inalteradas ou ausência de variação temporal no comportamento da amostra, A >>> *f*A é uma predição longitudinal válida, legítima e verdadeira. Por outro lado, proposições derivadas da amostra A e expandidas à sua população de referência PR (ou A >>> PR), tal como no processo padrão de inferência empregada pelo chamado raciocínio epidemiológico, podem ser validadas sob pressupostos bastante rígidos, legitimadas pelas técnicas da estatística aplicada que, por sua vez, busca sua própria validade nos princípios da lógica matemática (Oakes, 1990). Portanto, A >>> PR, apesar de válida e legítima, ainda é uma pseudopredição.

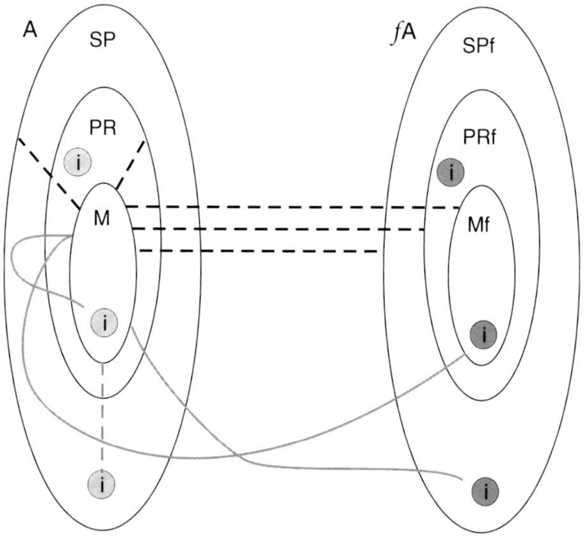

Figura 4.1 Inferência e predição no raciocínio epidemiológico.

Pseudopredições de nível mais elevado como A >>> SP (da amostra A para a população geral, ou superpopulação SP) podem ser validadas pela lógica indutiva, na medida em que se baseiam em uma expectativa de regularidade reforçada pela replicabilidade da investigação. Isto equivale ao item consistência dos critérios de causalidade de Hill, que dessa maneira se torna igualmente vulnerável à crítica geral dirigida ao raciocínio indutivo. Entretanto, A >>> SP não é uma proposição legítima relativamente à aplicação do raciocínio instrumental da estatística porque extrapola o nível restrito da população de referência PR. A extrapolação combinada de uma amostra para uma população de referência no futuro (A >>> *f*PR) constitui uma pseudopredição não válida, não legítima, evidenciando a insustentabilidade dos pressupostos necessários para a sua aceitação [o que certamente inclui o *cross-level bias* referido por Susser (1994)]. Paradoxalmente, o tipo de predição mais "fraco" (da amostra A para uma futura superpopulação *f*SP) tem sido exatamente o mais empregado nas propostas de aplicação de achados epidemiológicos para o planejamento de saúde. Não existe suporte – lógico, epistemológico, estatístico – para tal movimento preditivo "hiperestendido".

Ainda na Figura 4.1, podemos observar uma clara ilustração de algumas das limitações de um tipo especial de extensão de conhecimento: a predição individual, que implica uma "intrapolação" para o nível individual de resultados gerados na investigação de população. De acordo com as premissas estabelecidas acima, trata-se de outro caso de pseudopredição. Com base no que se conhece de uma amostra A, a lógica dedutiva pode validar uma dada conclusão sobre o sujeito individual (I), formando uma proposição inferencial A >>> (I), sob o pressuposto da homogeneidade interna do conjunto amostral. Ora, proposições do tipo A >>> (I) constituem casos de pseudopredição, válidos somente se todos os (I)s forem iguais. De um modo menos rigoroso, o investigador pode assumir que os atributos dos (I)s seriam equivalentes a uma variável sumarizadora ou a um valor médio, em todos os casos homogeneamente distribuídos na amostra.

Aceitar a causalidade ou determinação do objeto de conhecimento como sua propriedade essencial implica necessariamente a adoção da tese metafísica da essência-substância, junto com o referencial identitário da "instituição social-histórica do evento", parafraseando uma expressão de Castoriadis (1982, p. 200). A noção do que é um evento, parte da ontologia ocidental, a cada instante é canalizada através deste marco conjuntista-identitário que atribui a certas determinações de figuras ou imagens uma identidade geral que a constitui como objeto. Como resultado, este simples e inadvertido ato termina por reificar as propriedades da determinação, tomando a causalidade enfim como uma entidade autônoma, "cimento do universo" (Rorty, 1989). Ao perceber determinações e figuras parciais e limitadas como coisas integralmente determinadas e substantivas, como objetos, o pensamento ocidental obscurece o fato de que a gênese ontológica alteridade-alteração pode não ser necessária – isto é, pode cessar de ocorrer – em todos os momentos e passar a acontecer como acidentes.

Contingência

Como analisamos na seção anterior, o reconhecimento dos limites da predição na estrutura cartesiana de raciocínio predominante na Epidemiologia contemporânea levou-nos a postular uma abertura para o regime da incerteza, do inesperado, do acidental, do contingente. Para isso, precisamos retomar o pensamento aristotélico como plataforma epistemológica para a construção de alternativas (ou saídas) conceituais para a Epidemiologia.

Antes de chegar a uma caracterização mais específica da contingência como estruturada pela lógica aristotélica, vale uma passagem pela etimologia (Rey, 1993). O latim imperial registra o uso de *contingens*, particípio presente de *contingere*, que significa "tocar, atingir". Daí resvalou para "acontecer por acaso". O adjetivo surge com o sentido de "que acontece, mas não necessariamente", desenvolvendo-se em filosofia como o "não essencial". Em matemática, a expressão "ângulo de contingência" recupera a noção primeira daquilo que atinge ou toca. O verbo "acontecer", assim como "acontecimento", provêm do termo latino *contigescere*, e que passa ao espanhol antigo *contescer* e chega ao português *acontecer*. Várias são as noções contidas no termo, dentre elas a de verdade (aconteceu); de algo que se tornou realidade; de espanto (o acontecido); de modificação que afeta algo ou alguém; de sucesso; de peripécia; de acidente.

Ao acolher o acidental — ou contingente — como uma das modalidades do ser, Aristóteles avançou na proposição de uma lógica capaz de incluir proposições indecidíveis quanto aos valores verdadeiro e falso. No *Organon*, o termo acidente opõe-se ao termo essência. Trata-se, porém, de uma concepção cuja nuance deve ser ressaltada. Aristóteles propõe uma formulação para tratar da enunciação contingente: "a que, não sendo necessária, pode, todavia, ser verdadeira, ou a que pode ser, quer verdadeira, quer falsa" (Aristóteles, 1985, p. 171). Nesta formulação, o contingente vincula-se ao possível quando "não sendo necessária, pode ser verdadeira". Já na segunda acepção – a que pode ser verdadeira e falsa – vemos caracterizar-se uma nova modalidade, um atributo que pode ser verdadeiro e falso ou, como veremos a seguir, presente e ausente.

Uma característica que Aristóteles atribui ao contingente é a indeterminação com relação ao presente e ao futuro; dito de outro modo, o contingente caracteriza-se por ser indecidível relativamente ao presente e ao futuro, mas não quanto ao passado. A modalidade contingência se emprega para eventos, acontecimentos, portanto, para ocorrências sobre as quais podemos apenas constatar ou analisar seus efeitos.

Apesar de pretender discernir cada um dos quatro modais, Aristóteles não deixa de correlacioná-los. Ele afirma: "o que não pode ser é impossível que seja, e o que não pode ser, é necessariamente" (Aristóteles, 1985, p. 136). Esta afirmação tem uma consequência imediata: é absurdo pensar que não há lugar para a contingência e que, pelo contrário, todas as coisas ocorrem por efeito da necessidade, porque se assim fosse, haveria sempre a certeza de que "adotada uma dada conduta, o resultado estaria determinado, e que se não adotássemos essa conduta, o resultado não se atingiria" (*ibid.*). O resultado de uma ação é real, mas isto só pode ser constatado depois, ainda que se o preveja, como ironiza Aristóteles, "com dez mil anos de antecedência". Desse modo, ele aproxima o necessário do possível, tomando o conhecimento como estreitamente ligado à categoria de "causa". Assim, uma apreensão lógica dedutiva do mundo seria condição exclusiva para o conhecimento no regime da necessidade.

Como vimos, em Aristóteles, três são os princípios que sustentam a lógica dedutiva: o princípio da identidade, o princípio da não contradição e o princípio do terceiro excluído. Ocorre que, ao trazer a categoria da contingência, ou do acidente, ele praticamente desmonta tais princípios. Eis sua definição mais desconcertante para acidente: "aquilo que está presente e ausente sem corrupção do sujeito" (Aristóteles, 1985, p. 111). De acordo com esta lógica, ao afirmar uma particular e sua oposta – por exemplo, "algum animal é justo" e "algum animal não é justo" – é possível dizer que elas podem ser simultaneamente verdadeiras ou simultaneamente falsas.

Aristóteles propõe articular o contingente ao possível; considera-os termos adjuntos. Se as proposições não são contraditórias entre si, pode-se dizer de uma coisa que ela é e não é. Assim, "é possível que seja" não contradiz "é possível que não seja". E, por outro lado, da proposição "é possível ser" segue-se "é contingente ser", proposição que é recíproca com a primeira, do que se pode concluir que "se é possível, é contingente" (*ibid.*, p. 173). Doutra parte, há uma relação de contradição entre o impossível e o necessário. Este raciocínio leva-nos a pensar que estes opostos se tocam, pois, segundo o argumento, predicar a impossibilidade implica – ou é o mesmo que – afirmar a necessidade. O que Aristóteles extrai destes argumentos é: "Uma coisa pode ser e todavia não ser, mas se é necessário que seja, ela não pode simultaneamente ser e não ser" (*ibid.*, p. 159). Ser e todavia não ser é a definição da contingência, do que acontece por acidente, como vimos acima: aquilo que está presente e ausente sem corrupção do sujeito.

Aristóteles vê a política como campo exemplar da contingência. "Esta última palavra [contingência], que não tem equivalente em grego, traduz a expressão: "as coisas que têm a capacidade de se comportar de outra maneira são suscetíveis de mudança" (Edmond, 2000, p. 10). Tal assertiva é corroborada pelo fato de que o discurso aristotélico sobre a *pólis* é um discurso ético, em uma via não teórica, mas da ação: "Não se trata de definir, por exemplo, a justiça, mas agir justamente na medida do possível" (*ibid.*, p. 19). Uma consequência lógica a ser extraída desta posição é a seguinte: somente depois de realizadas é que tais medidas, ligadas às circunstâncias e aos diferentes sujeitos envolvidos, podem ser julgadas. Há, portanto, uma parte de "variabilidade inesgotável" nas ações políticas e entre cidadãos.

Inserir a modalidade contingência entre as categorias lógicas determina uma visão de mundo não dualista, que nos parece ser a de Aristóteles em contraposição àquela de seu mestre, Platão. Trata-se de uma lógica onde estão em jogo análises combinatórias e não apenas classificações. Ora, se o que está em jogo são combinações, mudanças na estrutura da cidade, pode-se observar, nos escritos de Aristóteles, uma clara distinção entre posições e papéis: homem ou indivíduo não são categorias a serem sobrepostas à de sujeito, visto que, se os indivíduos permanecem em um regime político que não muda, a posição de cada cidadão, por outro lado, se modifica. Sem esta compreensão, a vida social seria tomada na esfera natural, onde as mudanças e os ciclos se sucedem e se reproduzem com regularidade.

Curiosamente usando como ilustração um tema do nosso maior interesse – conceitos de saúde-doença – conclui Aristóteles (1985, p. 99) que há casos onde não é necessário que um dos opostos seja verdadeiro e o outro falso: "por exemplo, saúde e doença são contrários, mas nem um nem outro é verdadeiro nem falso". Dizer "o homem é sadio" significa atribuir-lhe uma qualidade afirmativa; do mesmo modo, dizer "o homem é doente" também é atribuir-lhe uma qualidade afirmativa. Mas será que é o mesmo afirmar "é doente" e "não é sadio"? É o que Aristóteles quer saber, quando pergunta: "qual o juízo verdadeiro contrário ao juízo falso: é o juízo da negação, ou esse que enuncia afirmativamente o contrário? Será que há um único juízo contrário ou pode haver pluralidade de contrários?" (*ibid.*, p. 163).

Quando, em 1910, Freud escreve um ensaio sobre Leonardo da Vinci, instigado a desfazer o mito que faz do homem de gênio "um expoente da raça humana", o que Freud extrai como ensinamento da análise biográfica de Leonardo é que um gênio está sujeito aos mesmos acidentes que regem a vida dos mais comuns dos mortais. Ou, como quer Borges, quando diz "Creo que mis jornadas y mis noches se igualan en pobreza y en riqueza a las de Dios y a las de todos los hombres" (Borges, 2000, p. 44). Freud refaz o percurso daquele universo singular renascentista e diz, a respeito de Leonardo, aquilo que poderia resumir a novidade que a psicanálise traz como campo discursivo ao mundo contemporâneo: "mundo em que o pequeno não é menos maravilhoso nem menos importante que o grande" (Freud, 1973, p. 1.585).

O tema da contingência é explorado do início ao fim do ensaio. As vicissitudes (contingências) da vida infantil de Leonardo serão relacionadas por Freud com o destino pulsional naquele sujeito. A hipótese que Freud sustenta em todo o desenrolar do estudo diz que, no caso de Leonardo, "a circunstância acidental de seu nascimento ilegítimo e a exagerada ternura de sua mãe exerceram uma influência decisiva sobre a formação de seu caráter e sobre seu destino posterior" (*ibid.*, p. 1.616). Tentando antecipar-se à objeção que poderia ser formulada no sentido de recusar os resultados de uma investigação que "atribui aos acasos da constelação paterno-materna uma influência tão decisiva sobre o destino de um homem", Freud apresenta uma resposta rigorosa: "Considerando que o acaso é indigno de decidir nosso destino, não fazemos outra coisa senão recair na concepção piedosa do universo" (*ibid.*, p. 1.619). E conclui:

> *Mas, ao pensar assim, esquecemos que realmente tudo é casual em nossa vida, desde a nossa gênese pelo encontro entre o espermatozoide e o óvulo [...]. A distribuição da determinação de nossa vida entre as "necessidades" de nossa constituição e os "acidentes" de nossa infância não se acha ainda, talvez, totalmente estabelecida (Freud, 1973, p. 1.619).*

Além de recusar uma explicação teológica, Freud trabalha com modalidades lógicas como parâmetros da determinação humana. A contingência parece se impor sobre a necessidade. Sabemos, por sua extensa correspondência e por inúmeras passagens em artigos, que Freud era leitor atento de Aristóteles. Em uma carta a Fliess, de 25 de julho de 1894, ele faz referência à obra de Aristóteles: "ainda não estou de modo algum em condições de fazer propostas e vou aceitando todos os *accidentia* à medida que surgem. Passei muito tempo sem *ens*[2]" (Freud *apud* Masson, 1986, p. 88). É patente que Freud conhece a categoria aristotélica, embora a maior parte das citações referidas ao filósofo diga respeito aos sonhos.

A lógica aristotélica, também conhecida como lógica clássica, é tida como superada pela lógica paraconsistente, desenvolvida por Newton da Costa (1980), ou pela lógica do "não todo", conforme nomeada por Lacan. Estes desdobramentos encontram seus fundamentos nos famosos Teoremas de Gödel, formulados entre 1930 e 1931 em três artigos: "Alguns resultados matemáticos sobre completude e consistência"; "Sobre as proposições indecidíveis dos *Principia mathematica* e sistemas correlatos I" e "Sobre a completude e consistência". É possível sustentar que os Teoremas de Gödel provêm do sistema lógico aristotélico.

O primeiro teorema de Gödel [Em qualquer teoria axiomatizável, coerente e capaz de formalizar a aritmética, pode-se construir um enunciado matemático que não pode ser provado nem refutado nesta teoria.] afirma que uma teoria proveniente da matemática é necessariamente incompleta, pois existem enunciados que não são demonstráveis e cuja negação tampouco é

[2] *Ens* [ser] e *accidentia* [acidente] são termos de Aristóteles.

demonstrável. Tais enunciados são chamados indecidíveis. O segundo teorema de Gödel [Se **T** é uma teoria coerente que satisfaz hipóteses análogas, a coerência de **T**, que pode ser expressa na teoria **T**, não é demonstrável em **T**.] diz que a *coerência* da teoria não pode ser demonstrada internamente; é necessário um discurso exterior para validar um campo do conhecimento.

Com esses teoremas, pode-se dizer que, no âmbito de ciências fundamentais como as matemáticas (e em suas aplicações, como a Epidemiologia), Gödel liga, de maneira inesperada e não trivial, a consistência à incompletude. Apesar disso, postula que consistência não é sinônimo de completude, pois há proposições matemáticas sobre as quais não se pode deduzir se são verdadeiras ou falsas. Rejeita assim o princípio do terceiro excluído, imposto pela Lógica Bivalente (Lima, 1993; Heijenoort, 1967).

Ao examinar proposições que hoje designamos como indecidíveis, o psicanalista francês Jacques Lacan retoma as aberturas promovidas por Aristóteles, Pascal e Freud. A recuperação da lógica aristotélica operada dessa forma deriva de dois princípios que Lacan julga importante assinalar: não há universo de discurso nem tampouco um significante que possa dar conta do Outro. Esta formalização não incide somente sobre a psicanálise, mas atinge diretamente a epistemologia das ciências. Desta maneira, Lacan retomará, mais de dois mil anos depois, os quatro modais aristotélicos para deles extrair todo o seu rigor lógico. Em várias oportunidades, Lacan define a lógica introduzida por Aristóteles como "um valor vazio [...] uma maneira de tratar a verdade que não tem nenhum tipo de relação com o que chamamos comumente de verdade" (aula de 09/04/1974, inédito).

A partir dessa perspectiva, Milner (1996) analisa o argumento de Popper de que as proposições científicas devem ser refutáveis. Só que a refutabilidade de uma proposição depende de um ponto: "se sua negação não for logicamente contraditória ou materialmente invalidada por uma observação [...] seu referente deve poder – lógica ou materialmente – ser outro que é. Mas isso é a contingência" (Milner, 1996, p. 50). Conclui, então, que somente uma proposição contingente é refutável: "só existe, portanto, ciência do contingente".

Badiou (1993) também ressalta a importância do conceito de contingência afirmando que há casos em que é vão interrogar sobre a veracidade do fato/feito. Quando a contingência ou o impossível estão em jogo, o resultado é indecidível, por vários motivos. Em primeiro lugar, a verdade tem estrutura de ficção e se constitui por uma abolição da cena, isto é, faz-se na sua ausência. Trata-se de outra maneira de dizer que o símbolo mata a coisa. Não há a verdade toda, assim como não há transcendência com relação à verdade, pois ela depende da situação em que ocorre. A verdade, sob a forma de um dizer, resiste ao princípio da não contradição, pelo simples fato de operar com a linguagem, sistema no qual o signo nunca corresponde biunivocamente ao seu referente.

Na filosofia contemporânea, Richard Rorty é o mais importante teórico a realçar o papel da contingência/acidente no trabalho de construção conceitual da psicanálise. Em *Contingência, ironia e solidariedade* ([1989] 2007), Rorty nos mostra como a contingência costura a obra freudiana do início ao fim. Ele diz: "[...] afirmo que Freud, Nietzsche e Bloom fazem por nossa consciência o que Wittgenstein e Davidson fazem por nossa linguagem, ou seja, exibem sua pura contingência" (Rorty, 2007, p. 55). O que diferencia Freud de filósofos é, no entender de Rorty, sua capacidade de ler as idiossincrasias humanas não como modos a serem generalizados para o coletivo humano, mas como maneiras de lidar com vicissitudes (outro nome de contingência) de modo inventivo. Assim, e seguindo Rorty, termos como "infantil", "sádico", "paranoico", "ao contrário dos nomes de vícios e virtudes que herdamos dos gregos e dos cristãos, têm ressonâncias muito específicas e muito diferentes para cada indivíduo que os usa" (*ibid.*, p. 72). A partir de Freud, e em consequência de sua ênfase na constituição acidental do ser de linguagem, abre-se um campo de legitimação de narrativas singulares que nada têm a dever às categorias do particular e do universal. Para Rorty, Freud valoriza a força da redescrição, levando-nos para longe do reino da necessidade, do padrão, da personalidade. Trata-se de outra lógica, não cartesiana, embora ainda aristotélica: "Freud desarticula todas as distinções tradicionais entre o superior e o inferior, o essencial e o acidental, o central e o periférico. Deixa-nos um eu que é uma trama de contingências, e não um sistema ao menos potencialmente bem ordenado de faculdades" (Rorty, 2007, p. 71).

Sobredeterminação

O conceito de "sobredeterminação" tem uma história inesperada e interessante. Foi proposto por ninguém menos que o fundador da Psicanálise, Sigmund Freud. Posteriormente foi empregada por importantes estudiosos contemporâneos na construção de teorias do conhecimento e da sociedade, como Gaston Bachelard, Louis Althusser e Pierre Bourdieu.

Ao delinear o modo de funcionamento do que chamou aparelho de linguagem, aparelho psíquico ou aparelho de memória, Sigmund Freud apresentou um modelo de quantidades de energia sem determinação intrínseca, ou seja, estímulos químicos, elétricos, energia e massas em movimento provenientes de fontes endógenas e exógenas, em um processo que ele próprio designou de **sobredeterminação**. Breuer menciona a sobredeterminação como sendo um conceito criado por Freud em 1893, nos *Estudos sobre a histeria*, referindo-se à série articulada de causas desencadeantes para os sintomas das neuroses e aplicando-o às diversas formações do inconsciente. "O caráter principal da etiologia das neuroses é a sobredeterminação de sua gênese; ou seja, para dar nascimento a uma dessas afecções é necessário que vários fatores concorram" (Freud, 1973 [1893/95], p. 142).

Freud expressou, já em 1895, este novo conceito de modo surpreendentemente claro e preciso. Refere-se à determinação de processos psíquicos "que parece artificial porque não está ligada a fatores fortes, mas secundários que, ao se multiplicarem, ganham força". Em 1898, no texto "O mecanismo psíquico do esquecimento", Freud afirma: "A experiência ensinou-me a insistir em que todo produto psíquico é sobredeterminado".

No clássico *A interpretação dos sonhos* (1900), Freud define o conceito da seguinte maneira: "cada um dos elementos do conteúdo do sonho revelou ter sido "sobredeterminado" – ter sido representado muitas vezes nos pensamentos do sonho" . Nesse texto, define a sobredeterminação como vinculada à contingência, dizendo que o tipo de determinação que constrói os sonhos parece artificial por estar ligada a fatores secundários que, juntos, ganham força. Elementos de baixo valor psíquico adquirem força, isto é, novos valores. É curioso que a maioria dos autores destaca como mecanismos centrais da constituição dos sonhos a condensação e o deslocamento; no entanto Freud nomeia três, incluindo a sobredeterminação.

No mesmo livro, Capítulo VI, Freud se refere ao "conteúdo material da interconexão dos pensamentos oníricos". No Capítulo VII, ele diz que "o sintoma tem *pelo menos* dois determinantes [...]. Tal como acontece nos sonhos, não há limite para os outros determinantes que possam estar presentes – para a "sobredeterminação" dos sintomas. E o que ele chama determinante "é invariavelmente uma cadeia de pensamentos".

Poucos meses depois da *Interpretação*, Freud escreve um ensaio chamado "Sobre os sonhos", onde se refere ao conceito de forma muito clara:

> *Buena parte de lo que hemos llegado a conocer sobre la condensación del sueño puede resumirse en la fórmula siguiente: cada uno de los elementos del contenido del sueño está determinado por el material de las ideas del sueño; tiene su antecedente no en un solo elemento de las ideas del sueño, sino em toda una serie de ellos que no necesitan estar muy próximos unos a otros dentro del contenido latente, pues pueden pertenecer a los más diferentes sectores del tejido ideológico (Freud, 1973 [1901], p. 733).*

No Caso Dora, escrito em 1901, mas publicado em 1905, no item "O quadro clínico", Freud esclarece que "a regra é a complicação dos motivos, a acumulação e a combinação do material inconsciente – em suma, a sobredeterminação" . No regime da sobredeterminação, forças fracas, elementos de baixa intensidade, com reduzido "valor psíquico", ganham potência, adquirem novos valores, conformam forças fortes, vetores novos e mutantes de produção de efeitos. Cada elemento da cadeia de pensamentos é "sobredeterminado", no sentido de que sua origem pode remontar a toda uma série deles. Esses elementos não precisam necessariamente ter estreita relação mútua nos próprios pensamentos; podem pertencer às mais distantes e diversas regiões de sua trama: "os fios da associação não convergem dos pensamentos oníricos para o conteúdo do sonho, mas se cruzam e entrelaçam muitas vezes no curso de sua jornada".

O inconsciente não é lugar (portanto, não há um subconsciente, como quer ainda hoje uma literatura psicanalítica norte-americana); não é misterioso nem profundo (mas sem qualidades); trata-se de um sistema psíquico virtual; desconhece a contradição, é atemporal, sem sentido, a não ser por acréscimo; não linear → em rede; não cronológico → lógico; não histórico → ficcional. O sistema inconsciente pode ser entendido a partir de critérios inusitados: verdades parciais, contingentes, plásticas, virtuais e sempre dinâmicas, prontas a rearranjos. Neste sistema, o presente constitui o passado e o futuro é retroativo. Sua ideia de motivos sobredeterminados ganha força com o conceito de "séries complementares" que seriam: disposições inatas + fatores acidentais + influências do meio + desencadeante + reações do sujeito + o acaso.

Em *A interpretação dos sonhos* (1900, p. 666), Freud fala explicitamente do aparelho psíquico como um "tecido reticular". Tal descrição do processo pode ser associada à ideia de rede, onde os elementos em si têm baixa significação diante do fenômeno, porém quando analisados como sistema apresentam topologias com sentidos não observados nas partes isoladas. Hoje, com as teorias da complexidade e o fenômeno da internet, *Web*, Freud vem sendo revisto e se constata quão avançada era sua visão, tendo ele desenhado algumas vezes o fenômeno psíquico como uma rede. Neste sentido e em tantas outras direções, Freud trabalha com referenciais lógicos fortemente afastados dos modelos de sua época. A obra freudiana é particularmente inusitada quando tomamos as ciências experimentais, dentre elas a psicologia, como parâmetro. Assim, ele rompe com a ciência positivista que tem no conceito sua unidade teórica, um atrator para o qual convergem as linhas de força do modelo e para o qual não há possibilidade de o descrever com propriedades fracas ou paradoxais.

A causalidade a que se refere Freud é antes lógica do que psíquica, sendo constituída por leis e efeitos da linguagem. Tais leis encontram nos mecanismos de condensação e deslocamento suas invariantes e tornam-se imprescindíveis para a compreensão também do conceito freudiano de memória. Ao explicar o processo de deslocamento nos sonhos, Freud desestabiliza ideias consagradas de centro e importância. Recorre à expressão "diferentemente centrado" (Freud, 1973 [1900], p. 532) para caracterizar mecanismos nos quais elementos oníricos se apresentam como tendo grande importância, ao tempo em que outros, cuja manifestação mostra-se irrisória ou secundária, assumem relevância no discurso do paciente.

A obra de Freud não constitui, rigorosamente, um trabalho conceitual, em que se poderiam localizar definições de termos. Não há como dizer também que se trata, do ponto de vista epistemológico, de um sistema de pensamento monista (por não se deixar reduzir a um princípio, causa, direção), dualista (pois não há, de modo geral, duas substâncias opostas e irredutíveis), tampouco plural ou eclético. Se à psicanálise cabe o rótulo, de resto discutível, de ciência, seria a partir de uma outra e nova concepção de ciência; uma maneira de pensá-la em que caiba o singular, que acolha o acontecimento, do qual somente se podem extrair consequências, sem previsão. Ao dizer singular, queremos sublinhar que não se trata, pelo menos aqui, de confundi-lo ou aproximá-lo ao particular, categoria lógica referida ao universal. O particular envolve uma ideia de generalização, de grupo, amostra, sendo uma forma de acesso e referência ao universal. O singular não tem como horizonte a noção de universal, tão cara à metafísica; é um evento irrepetível, irreversível, não previsível, sem correspondência biunívoca com um lugar esperado na teoria.

Em 1958, Lacan retoma o conceito de sobredeterminação, em um roteiro da comunicação que faria por ocasião de um congresso em Barcelona. Diz ele: "Que o substrato biológico do sujeito esteja implicado na análise até o fundo não resulta, em absoluto, que a causalidade que ela descobre seja redutível ao biológico. O que é indicado pela ideia, primordial em Freud, de sobredeterminação, nunca elucidada até hoje" (Lacan, 2003, p. 174). Além de Lacan, outros pensadores influentes do século XX utilizaram o conceito freudiano de sobredeterminação.

Althusser escreveu um capítulo do seu livro *A favor de Marx* (1967), intitulado "Contradição e sobredeterminação", no qual discute as dialéticas hegeliana e marxista, apresentando a tese de que o conceito de contradição histórica em Marx supõe uma sobredeterminação de forças provenientes das diversas instâncias que compõem a estrutura social. Assim, de acordo com a interpretação de Althusser, sobredeterminação seria justamente o fator que opõe a contradição sustentada por Marx àquela conceituada por Hegel. Para nós, importa ressaltar deste aporte trazido por Althusser acerca da sobredeterminação sua compreensão do caráter não binário e antiessencialista do conceito freudiano. Em outras palavras, foi a necessidade de superar concepções dualistas, essencialistas e hierárquicas de determinação que levou Freud a propor este fértil e atual conceito. Dessa mesma maneira, ao ler a proposta de Marx de inverter o método dialético hegeliano, substituindo a perspectiva mística e dando-lhe racionalidade, Althusser encontra na sobredeterminação a possibilidade de reverter uma lógica linear, contrapondo-a à lógica complexa, na qual o processo coincide com a produção e as instâncias de determinação são, a um só tempo, determinantes e determinadas, em constante retroalimentação. Mais que isso, nenhuma dessas instâncias ou fatores pode ser reduzida a uma causa ou deduzida a partir dela (Althusser, 1967).

Contingência e redes de sobredeterminação

Como vimos, a categoria "acidente" (contingência) foi formulada por Aristóteles, recuperada por Pascal e aplicada por

Freud na formulação da práxis psicanalítica. O conceito de "sobredeterminação" foi proposto por Freud para o entendimento do aparelho psíquico, sistematizada por Lacan em bases linguísticas e aplicada por Althusser na análise das formações sociais. Temos aí, portanto, o embrião de uma nova modalidade de causalidade, na verdade, uma determinação que não é mecânica, linear ou preditiva, mas dinâmica e complexa, derivada de múltiplas determinações, delineando um dos conceitos potencialmente mais revolucionários da obra de Freud e curiosamente pouco explorado.

Em um projeto de reconstrução conceitual da Epidemiologia, embasado em uma base epistemológica robusta, a articulação teórico-metodológica da categoria "contingência" e da "sobredeterminação" assume potencial relevância e aplicabilidade no que diz respeito às proposições teóricas que posteriormente vieram a compreender o paradigma da complexidade (conforme o Capítulo 26 deste livro). Podemos formalizar, ainda que de modo esquemático, tal proposição a partir de duas alternativas de modelagem teórica.

Consideremos primeiro a doença D como objeto ideal cartesiano. O modelo mais parcimonioso possível para a compreensão de sua gênese indicará um único e exclusivo fenômeno ou evento como causa C. Portanto: C → D (leia-se: "uma dada causa C produz doença D"). Há duas possibilidades de torná-lo mais complicado como modelo explicativo:

- Desmembrar C como processo causal; portanto: C [c1 → c2 → c3] → D.
- Decompor C como conjunto de causas; portanto: C [c1 + c2 + c3] → D.

Em qualquer caso, a formulação de C como causa (processo causal, conjunto de causas etc.) de D implica (ou pretende) conhecimento pleno do mecanismo genético de D, permitindo predição acurada (ou com graus mensuráveis de precisão relativa) das condições de produção de D. Em termos práticos, o conhecimento etiológico de D propicia o desenvolvimento de tecnologias e a proposição de práticas para controle de C e manipulação da ocorrência de D.

O modelo explicativo resultante pode ser expresso idealmente como um mecanismo ou sistema mecânico de causalidade, bastante fiel ao conceito cartesiano de autômato. Observemos ainda que aqui a ocorrência de D é compreendida como causa eficiente em um registro modal de necessidades (no sentido original dado por Aristóteles).[3]

Consideremos agora a doença D como objeto pascalino de incerteza. Uma primeira aproximação dessa ordem ao problema da determinação de D pode incorporar a noção de ocorrência relativa ou probabilidade de ocorrência (pD) em vez de ocorrência absoluta, unívoca e certa de D. Nesse caso, a causa C pode ser traduzida e operada como proporção de intensidade ou frequência de atribuição de C, ou seja, como fator de exposição relativa C implica maior probabilidade de ocorrência de D. Portanto: pC → pD. Como veremos neste volume, particularmente na sua Parte III, o chamado raciocínio epidemiológico constrói e consolida esta estratégia de formulação determinística.

Uma segunda aproximação pascalina ao problema da determinação de fenômenos da saúde-doença-cuidado permite radicalizar na abertura da determinação epidemiológica a modelos sob condições reduzidas de certeza e previsibilidade. Trata-se de incorporar a categoria contingência aos modelos explicativos de ocorrência de D, que podem ser ampliados em escopo e graus de complexidade para modelos de compreensão de situações/estados de saúde S, mediante três opções:

- Considerar no modelo a possibilidade de retroação ou recorrência, onde o efeito D ou o estado S retorna ao sistema como condição inicial. Portanto: C → D → C1→ D1 →... Ct → Dt... ou, alternativamente, C → S → C1 → S1 →...Ct → St..., onde 1 a t representam distintos momentos no tempo em ciclos recorrentes de determinação.
- Considerar a possibilidade de interação ou emergência na dinâmica dos fatores determinantes de S ou D. Nesse caso, contemplam-se as resultantes de C > [c1 + c2 + c3] e C < [c1 + c2 + c3]. Como se poderá verificar na Parte 3 deste volume, trata-se de interação (sinergia e anulação) ou modificação de efeito, fenômenos bastante conhecidos e explorados na análise epidemiológica convencional.
- Considerar redes de sobredeterminação (RSD), indicando trajetórias de determinação de uma dada doença D ou de situações/estados de saúde S, desencadeados por contingências e não por fatores causais.

Esta última opção constitui a novidade possível no presente projeto de exploração das bases epistemológicas da Epidemiologia. Para melhor compreender sua dinâmica e operar metodologicamente seus efeitos como estratégia de produção de conhecimento, propomos recorrer ao dispositivo heurístico da rede (e eventualmente matrizes) de sobredeterminação. Redes de sobredeterminação RSD compreendem o conjunto articulado de elementos do sistema de determinação de uma dada doença D ou de situações/estados de saúde S, tendo como nós ou vértices da rede todos os fatores de algum modo articulados ou implicados na gênese dessa enfermidade.

A Figura 4.2 representa uma RSD dos transtornos depressivos. O destaque visual e a posição central da enfermidade em foco, na rede de conexões de determinação, são artefatos gráficos, claramente arbitrários, podendo esta se colocar em qualquer ponto da rede.

Em uma rede complexa, a sobredeterminação opera mediante trajetórias de determinação desencadeadas ou provocadas por acidente ou contingência. O mecanismo da sobredeterminação situa o tipo de determinismo que está em jogo, como vimos na elaboração freudiana, em sua natureza polissêmica. Entre as suas características, destacam-se: a multideterminação; a impossibilidade de ser preditivo, pois suas determinações apresentam-se por retroação, o que significa dizer que são reconstruídas *a posteriori*. Finalmente, no registro da RSD a lógica em questão não é indutiva; é dedutiva ou demonstrável, embora seja indecidível.[4]

Em uma perspectiva epidemiológica convencional, todos os elementos componentes dessa rede poderiam ser considerados como fatores de risco para depressão. Nessa abordagem, a investigação do seu efeito sobre a ocorrência de transtornos depressivos em populações levaria em conta cada efeito em isolamento ou, no máximo, em interação com outro fator da mesma ordem de determinação, tomando a depressão como desfecho do processo causal.

[3] Ver também o capítulo "Necessity and contingency" de Robert Nozick (2001, p. 120-68).

[4] Em matemática, dedução é sinônimo de demonstração. Na lógica dedutiva, chega-se a uma conclusão (sentença, teorema) sobre a qual não se pode aplicar um juízo de decisão; ela é não decidível (Audi, 2000).

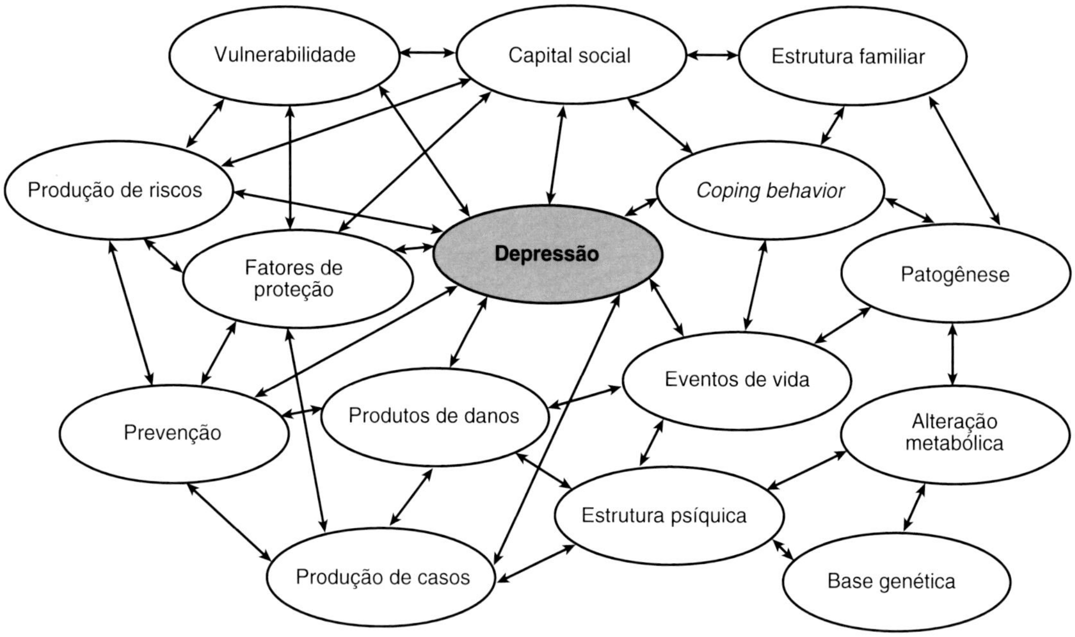

Figura 4.2 Redes de sobredeterminação (RSD) dos transtornos depressivos.

Considerações finais

Neste capítulo, vimos como, na tradição de Aristóteles a Descartes, a filosofia ocidental destaca-se, pouco a pouco, da matriz religiosa para fundamentar o pensamento científico. Não obstante, acreditamos que o pensamento pascalino, que não chegou a vingar como projeto hegemônico, pode ser útil para pensarmos a reconstituição do campo epidemiológico hoje, superando o paradigma cartesiano, dualista e determinista.

Nessa direção, buscamos problematizar no presente capítulo categorias (e seus referenciais epistemológicos) a partir das quais a Epidemiologia constrói modelos explicativos de saúde-enfermidade-cuidado. Como conclusão provisória de reflexões em progresso, apresentamos algumas formulações preliminares de aplicação de categorias epistemológicas da filosofia e da psicanálise em diálogo com a Epidemiologia – "contingência" e "sobredeterminação", para a construção de modelos teóricos de determinação do objeto epidemiológico. A partir dessas aberturas e explorações conceituais, pretendemos ampliar o escopo de nossas intervenções e reflexões, visando superar dualismos, lógicas simplificadoras e epistemologias datadas.

A perspectiva cartesiana linear se mostra limitada e incompleta em dois sentidos. Por um lado, se tomarmos a representação reticular da RSD (como na concepção freudiana) como mais próxima da realidade epidemiológica, não faz sentido investigar magnitude e direção de efeitos puros de fatores isolados. Por outro lado, também não faz sentido tomar o desfecho (*outcome*, conforme a terminologia epidemiológica tradicional no idioma inglês) como finalização de um processo linear suposto como etiológico que gera, em indivíduos, em populações e na sociedade, o fenômeno complexo chamado saúde (ou doença).

Além da possibilidade de suplantar tais limitações do modelo causal cartesiano e mesmo sua atualização probabilística, o conceito sobredeterminação permite incorporar a categoria da contingência, no modelo RSD, como fator disparador ou ponto desencadeador (*tipping point*) de trajetórias de determinação da doença D ou de situações/estados de saúde S, na perspectiva de uma Teoria da Complexidade aplicada à Epidemiologia.[5]

Referências bibliográficas

Althusser L. *A Favor de Marx*. Trad.: Dirceu Lindoso. Rio de Janeiro: Zahar Editores, 1967.

Aristóteles. *Organon*. Trad.: Prefácio e Notas Pinharanda Gomes. Lisboa: Guimarães Editores, 1985.

Audi R. *Epistemology: a contemporary introduction to the theory of knowledge*. New York: Routledge, 2000.

Ayres JR. *Sobre o Risco: para Compreender a Epidemiologia*. São Paulo: Hucitec, 1997.

Bachelard G. *A Formação do Espírito Científico: Contribuição para uma Psicanálise do Conhecimento*. Trad.: Estela dos Santos Abreu. Rio de Janeiro: Contraponto, 1996.

Badiou A. La verdad: forzaje e innombrable. Acontecimiento. *Revista para Pensar la Política*. Buenos Aires, ano III, nº 6, 1993.

Beck U. La sociedad del riesgo. *In*: Beck U *et al*. *Las Consecuencias Perversas de la Modernidad: Modernidad, Contingencia y Riesgo*. Barcelona: Anthropos, 1996.

Borges, JL. *Poemas*. Virtualbooks. Disponível em: http://www.scribd.com/doc/6954699/Jorge-Luis-Borges-Poemas-, 2000.

Bunge M. *El Principio de la Causalidad en la Ciencia Moderna*. Buenos Aires: Eudeba, 1969.

Castiel LD. Freud: um epidemiologista? *Cad. Saúde Pública*, Rio de Janeiro, v. 4, nº 3, set 1988. Disponível em: <http://www.scielo.br/scielo.php? script=sci_arttext&pid=S0102-311X1988000300006&lng=en&nrm=iso>. Acesso em: mar 2009.

Castoriadis C. *A Instituição Imaginária da Sociedade*. Trad.: Guy Reynaud. São Paulo: Paz e Terra, 1982.

Castoriadis C. *As Encruzilhadas do Labirinto/3 (O Mundo Fragmentado)*. Trad.: Ana Barradas. São Paulo: Paz e Terra, 1992.

Chauí M. Introdução. Pascal: vida e obra. *In*: Pascal B. *Pensamentos*. (Coleção: Os Pensadores). São Paulo: Nova Cultural, 1999.

Costa N. *Ensaio sobre os Fundamentos da Lógica*. São Paulo: Hucitec-Edusp, 1980.

[5] Tais noções serão aprofundadas nos Capítulos 5, 6, 26 e 29 (N. Eds.).

Coutinho D. *Tempo Perdido e Reinventado: Memória e Contingência em Literatura e Psicanálise.* 311 p. Tese de Doutorado em Letras – Instituto de Letras, Universidade Federal da Bahia, Salvador, 2004.

Edmond M-P. *Aristote: la Politique des Citoyens et la Contingence.* Paris: Payot/Rivages, 2000.

Elster J. *Ulysses and the Sirens.* Cambridge: Cambridge University Press, 1984.

Fabian J. *Time and the Other: How Anthropology Makes its Object.* New York: Columbia University Press, 1983.

Freud S. El mecanismo psíquico de los fenómenos histéricos (comunicación preliminar). Estudios sobre la Histeria. *In*: Freud S. *Obras Completas de Sigmund Freud* (Tomo I). Trad.: Luis Lopez-Ballesteros y de Torres. Madrid: Biblioteca Nueva, 1973, pp. 1893-95.

Freud S. La interpretación de los sueños (Tomo I). *Op. Cit.*, 1973 [1900].

Freud S. Los sueños (Tomo I). *Op. cit.*, 1973 [1900/1901].

Freud S. Analisis fragmentario de una histeria "caso Dora" (Tomo I). *Op. cit.*, 1973 [1901/1905].

Freud S. Un recuerdo infantil de Leonardo de Vinci (Tomo II). *Op. cit.*, 1973 [1910].

Hacking I. *The Taming of Chance.* Cambridge: Cambridge University Press, 1990.

Lacan J. Séminaire XXI. *Les non-dupes errent.* (Inédito), 1973-74.

Lacan J. Seminário XIX. *...Ou pior.* Trad.: Denise Coutinho *et al.* Salvador: Espaço Moebius de Psicanálise. (Publicação não-comercial), 2003 [1971-72].

Lima AC. *Lógica & Linguagem.* Salvador: EDUFBA, 1993.

MacMahon B, Pugh T. *Epidemiology: Principles and Methods.* Boston: Little, Brown & Co, 1970.

Masson JM (Ed.). *A Correspondência Completa de Sigmund Freud para Wilhelm Fliess: 1887-1904.* Trad.: Vera Ribeiro. Rio de Janeiro: Imago, 1986.

Miettinen O. *Theoretical Epidemiology.* New York: John Wiley & Sons, 1985.

Milner J-C. *A Obra Clara: Lacan, a Ciência, a Filosofia.* Trad.: Procópio Abreu. Rio de Janeiro: Jorge Zahar, 1996.

Nozick R. *Invariances. The Structure of the Objective World.* Cambridge, Mass/London, England: Harvard University Press, 2001.

Oakes M. *Statistical Inference.* Chestnut Hill: Epidemiologic Resources Inc., 1990.

Pascal B. *Pensamentos.* (Coleção: Os Pensadores). São Paulo: Nova Cultural, 1999.

Popper K. *The Logic of Scientific Discovery.* New York: Harper & Row, 1968.

Rey A. *Dictionnaire historique de la langue française.* Montréal: Dicorobert, 1993.

Rorty R. *Contingency, Irony, and Solidarity.* Cambridge: Cambridge University Press, 1989.

Rorty R. *Contingência, Ironia, Solidariedade.* Trad.: Vera Ribeiro. São Paulo: Martins, 2007.

Rothman K, Greenland S. *Modern Epidemiology.* Philadelphia: Lippincott-Raven, 1998.

Samaja J. *Epistemología y Metodología.* Buenos Aires: Eudeba, 1994.

Susser M. *Epidemiology, Health & Society - Selected Papers.* New York: Oxford Univ. Press, 1987.

Susser M. The logic in ecological: I. The logic of analysis. *American Journal of Public Health*, Washington, v. 5, nº 84, pp. 825-29, 1994.

Thom R. *Paraboles et Catastrophes.* Paris: Flammarion, 1985.

van Heijenoort J. *From Frege to Gödel: a Source Book in Mathematical Logic* (1879-1931). Massachusetts: Harvard University Press, 1967.

Vineis P. *Prima Della Malattia: per un'etica della Prevenzione.* Venecia: Marsilio, 1997.

Weed D. On the logic of causal inference. *American Journal of Epidemiology*, v. 6, nº 123, pp. 965-79, 1986.

Zourabichvili F. *Deleuze. Une Philosophie de L'événement.* (Coll. Philosophies). Paris: PUF, 1994.

5 Risco: Conceito Básico da Epidemiologia

Naomar de Almeida Filho, Luis David Castiel e José Ricardo Ayres

Há ciências que estudam objetos voltados ao passado, como a paleontologia, a arqueologia, a história. Há ciências que dirigem seus esforços para o entendimento de estruturas e formas, como a química, a biologia sistemática, a anatomia. Outras têm como objetivo a explicação de processos e fenômenos em curso, como a física mecânica, a biologia molecular, a fisiologia. Em geral, tais ciências não foram construídas para a previsibilidade ou antecipação temporal de eventos e fenômenos, o que, ao contrário, caracteriza outras disciplinas científicas muito peculiares, como a meteorologia, a economia e a epidemiologia. Estas últimas, não por coincidência, operam diferentes versões do conceito de risco.

Por diversas razões, analistas sociais contemporâneos consideram que a preocupação futurológica se acentuou significativamente no perfil de muitas áreas de pesquisa. Uma delas seria a necessidade de lidar com o encolhimento do presente e a ampliação das incertezas e os correspondentes sintomas de desassossego que rondam as sociedades modernas (Bauman, 2005). Esta sensação de grande insegurança que acompanha nossa época se combina com alguns juízos denunciatórios do descontrole da técnica.

Paradoxalmente, os tempos atuais se caracterizam pelos efeitos de muitos objetos resultantes da vertente tecnológica ensejada pela ciência moderna, a partir de seus cânones de racionalidade. No entanto, estamos testemunhando que a racionalidade não traz obrigatoriamente certeza, consistência, confiança, tranquilidade (Innerarity, 2004).

A disponibilidade de ferramentas de modelagem e simulação e a grande ênfase em técnicas estatísticas prospectivas parecem ser manifestações emblemáticas desse estado de coisas – como resultado da busca de satisfação de uma necessidade ou como sintoma do espírito de uma época vertiginosa. Inegavelmente, o afã antecipatório se acentuou bastante nos tempos atuais, a ponto de algumas ciências incorporarem presentemente uma forte aura futurista que as aproxima grandemente das narrativas de ficção científica.

Nos processos concretos de produção de conhecimento, as explicações sobre as relações entre fenômenos podem deixar o terreno firme dos objetos precisos e delimitados sob o regime da causalidade e adentrar em domínios mais incertos. Aqui, os instrumentos de construção do conhecimento passam a adotar perspectivas para lidar com a incerteza. A probabilidade é um dispositivo com esta finalidade. De um modo geral, as afirmações baseadas em probabilidades são dependentes de contingências eventualmente fora do controle dos observadores em seus intentos de especificar causas e efeitos. Assim, no âmbito da saúde, as intenções de prevenção começam a depender de definições com variadas doses de incerteza. Uma delas é a do objeto incerto denominado risco.

Sentidos do risco

Risco é um vocábulo especialmente polissêmico e, portanto, dá margem a ambiguidades. Como foi desenvolvido em outro lugar (Castiel, 1994), o referido termo possui conotações no chamado *senso comum*. Nesta perspectiva, há controvérsias quanto a suas origens no idioma português: tanto pode provir diretamente do baixo-latim *riscu*, *risicu*, como do espanhol *risco* – penhasco escarpado. Na segunda acepção, excluindo os termos relacionados com o verbo *riscar*, indica, por um lado, a própria ideia de perigo e, por outro, sua possibilidade de ocorrência (Ferreira, 1999). Etimologicamente, em ambas as acepções, o termo "risco" origina-se do latim *resecum*, "o que corta", derivado do verbo *resecare*, "ato de dividir, cortar separando". Designava o estilete empregado pelos romanos para marcar as tabuletas de cera que eram usadas para escrever antes da adoção do papiro. Mais tarde, na época medieval, em linguagem náutica, *riscum* veio a significar "penhasco", "perigo no mar", "perigo oculto", o que poderá explicar o significado finalmente estabelecido na teoria epidemiológica (Rey, 1993).

No século passado, na maioria dos idiomas da Europa Ocidental, seu sentido já se encontrava relacionado com apostas e chances de ganhos e perdas em certas modalidades de jogos (ditos de azar). Em épocas mais recentes, adquiriu significados referidos a desenlaces negativos (Douglas, 1986). No decorrer da Segunda Grande Guerra, no campo da engenharia, o tema recebeu um forte impulso em função da necessidade de estimar danos decorrentes do manuseio de materiais perigosos (radioativos, explosivos, combustíveis). Na Biomedicina, estas análises serviram para dimensionar os possíveis riscos na utilização de tecnologias e procedimentos médicos (Skolbekken, 1995).

Uma leitura inicial que transita pela obviedade esquemática revela superposições semânticas dicionarizadas entre perigo e risco, como aparece, por exemplo, no Dicionário Houaiss (Houaiss & Vilar, 2001). Se, por um lado, "perigo" se define como "situação em que se encontra, sob ameaça, a existência ou a integridade de uma pessoa, um animal, um objeto etc.": ao mesmo tempo é sinônimo de "risco" e assim deixa de ser "causa" evidente e direta no sentido do que "faz com que (algo) exista ou aconteça". Por sua vez, risco é "probabilidade de perigo, geralmente, com ameaça física para o homem e/ou para o meio ambiente", dentro de uma "perspectiva favorável de que algo venha a ocorrer; possibilidade, chance".

Em termos conceituais, o risco se constitui em uma forma presente de descrever o futuro, sob o pressuposto de que se pode decidir qual o futuro desejável. Seguindo Luhmann (1998), "*o conceito de risco considera uma diferença de tempo, isto é, a diferença entre o julgamento anterior e o julgamento posterior à ocorrência da perda. E se dirige diretamente a esta diferença* (...) [um] paradoxo da simultaneidade de visões opostas de tempo" (Luhmann, 1998, p. 72). Paradoxo que, por sua vez, está também envolvido em uma dimensão temporal. À medida que o tempo passa, em cada momento, somente há um julgamento plausível.

O conceito de risco homogeneíza as contradições no presente, estabelecendo que só se pode administrar o risco (o futuro) de modo racional, ou seja, através da consideração criteriosa da probabilidade de ganhos e perdas, conforme decisões tomadas (Bernstein, 1996). Mesmo nesta perspectiva, que Sennett (1999, p. 8) chama de econométrica, o risco se tornou "*desnorteante e deprimente*", pois "*(...) falta matematicamente ao risco a qualidade de uma narrativa, em que um acontecimento leva ao seguinte e o condiciona*" (Sennett, 1999, p. 97). O que são ganhos e perdas no terreno do viver/morrer humanos? Esta indagação reflete a preocupação exacerbada com a procrastinação da morte e dos sinais de envelhecimento que o mundo ocidental persegue na atualidade, paradoxo cruel em uma época onde grupos populacionais atingem altos índices de longevidade. E, para isto, no dito senso comum, fuga dos riscos se tornou sinônimo de estilo de vida sadio (Førde, 1998), 'pleno' de temperança, prudência, gestão criteriosa/ponderada de riscos, quando estes não puderem ser sumariamente evitados...

Por outro lado, os discursos sobre a saúde cada vez menos se referem tão somente a dimensões da saúde. Se tais discursos significam modos de pensar, escrever, falar sobre a saúde e suas práticas, é preciso situá-los em determinados momentos históricos e saber as razões por que se legitimam ao acompanharem e se ajustarem à ordem econômica, política e social onde são gerados, sustentados e replicados. Discursos sobre a saúde (e, mais especificamente, sobre riscos à saúde) consistem em construções contingentes, de caráter normativo, inapelavelmente vinculadas a outros interesses. Dependem, explicitamente ou não, de definições do que é ser humano, o tipo de sociedade que se almeja e os modos de atingi-la (Robertson, 2001).

Inegavelmente, as estimativas de risco produzidas pelos epidemiologistas transcendem aspectos intrínsecos à pertinência da construção técnico-metodológica e respectivas adequações na interpretação dos achados. É imprescindível considerar também correspondentes aspectos morais, políticos e culturais. Em especial, cabe destacar a interface com a mídia e a "indústria da ansiedade" (Førde, 1998). Entre nós, riscos múltiplos e exóticos recebem atenção de programas de TV, de matérias de periódicos leigos e a consequente oferta de bens, produtos, serviços direcionados ao suposto controle/minimização de tais riscos, conforme analisado pelo interessante artigo de Paulo Vaz *et al.* (2007).

Nestas circunstâncias, a ideia de predição não costuma ser determinista, como o termo poderia sugerir, mas, sim, probabilista. Como veremos, mesmo com o avanço da testagem genética, as predições (na acepção "profética") da medicina só são válidas no atual estado da arte para algumas doenças específicas (como a coreia de Huntington). "Predições" do risco (probabilidades) a partir dos conhecimentos disponíveis sobre as relações entre exposições/agravos na maioria das doenças adquirem relevância *a posteriori*, após a ocorrência do agravo. Isto confirmaria as relações de causação, mesmo que se desconheçam os mecanismos precisos deste processo. Para alguns autores, no entanto, a ciência só se legitima, de fato, com a descoberta dos mecanismos (Atlan & Bousquet, 1994). Com o surgimento de estudos de medicina experimental e de epidemiologia baseados na biologia molecular, a determinação dos riscos vai, em algumas circunstâncias, se tornar mais bem demarcada, permitindo predições com menores margens de erro.

O conceito de risco aparece nos textos básicos do campo epidemiológico como um constructo operacional, uma definição técnica, portanto. Nesse discurso, o conceito de risco privilegia o componente menos importante da reserva semântica agregada ao risco no discurso social comum, que é a dimensão da probabilidade. O sentido secundário de possibilidade de ocorrência de eventos se traduz como a probabilidade de ocorrência de eventos ou fenômenos ligados à saúde, integrado como dimensão fundamental do conceito neste campo. Apenas subsidiariamente, na sua origem, o conceito de risco na Epidemiologia envolvia a ideia de dano, tanto que cada vez mais se fala em risco também se referindo a prognósticos positivos.

O conceito epidemiológico de risco

Risco em Epidemiologia equivale a efeito, probabilidade de ocorrência de patologia em uma dada população, expresso pelo indicador paradigmático de incidência. Esta formulação se deve a Olin Miettinen, autor de um clássico da literatura epidemiológica intitulado *Epidemiologia Teórica*. Aí se encontra a primeira referência explícita na literatura anglo-saxônica à questão do estabelecimento do objeto na disciplina, da seguinte forma: "a relação de uma medida da ocorrência a um determinante, ou uma série de determinantes, é denominada de relação ou função da ocorrência. Tais relações são, em geral, o objeto de investigação da epidemiologia" (Miettinen, 1985, p. 6). Esta proposta é metodologicamente fundada em princípios de rigor e coerência interna, propiciando uma conexão lógica entre seus princípios e aplicações imediatas às técnicas de análise epidemiológica mais usadas modernamente.

Entretanto, não é qualquer proporção ou probabilidade que pode indicar uma estimativa de risco. É preciso observar a presença de três elementos, que sempre compõem a definição epidemiológica do risco:

- ocorrência de casos de óbito-doença-saúde (numerador);
- base de referência populacional (denominador);
- base de referência temporal (período).

Tecnicamente, o que é uma população? É um conjunto ou uma série homogênea de elementos, formado por membros de uma mesma classe. No caso da Epidemiologia, tais elementos são seres humanos capazes de adoecer ou sofrer algum problema de saúde. Uma população pode ser representada, na linguagem da teoria dos conjuntos, desta maneira:

$$\{1, 2, 3, 4, 5, 6, 7 \ldots n\} = P$$

Dentro deste conjunto P ou população de referência, é preciso criar uma função de diferenciação, já que se trata da refe-

Boxe 5.1 Hermenêutica do conceito de risco

Uma hermenêutica do conceito epidemiológico de risco mostra que o termo risco surge na linguagem epidemiológica britânica já no início do século XX (Hamer, 1908; Topley, 1919). Já com uma conotação mais especificamente conceitual, o risco pode ser identificado em um estudo sobre mortalidade materna conduzido por William Howard Jr., professor de Biometria da Escola de Higiene e Saúde Pública da Johns Hopkins University, publicado no primeiro número do *American Journal of Hygiene* (que posteriormente se tornaria o *American Journal of Epidemiology*), com data de 1921. Nesse artigo, o conceito já se apresenta com um espantoso grau de formalização heurística e matemática, expresso em termos de proporções entre o número de afetados e o número de expostos (Howard Jr., 1921). Uma nova menção mais consistente ao conceito de risco só vai aparecer nesse periódico em 1925, em um estudo de Doull e Lara sobre difteria, e depois em 1928, em um artigo de Fales analisando dados secundários sobre várias doenças infecciosas. Este último artigo também introduz a expressão "risco relativo", já indicando a natureza comparativa dos indicadores de associação. Entretanto, de fato, somente com a publicação em 1933, no *American Journal of Public Health*, de um trabalho de Frost intitulado "Risk of Persons in Familial Contact with Pulmonary Tuberculosis" (Risco de Pessoas em Contato Familiar com Tuberculose Pulmonar), o conceito de risco assume plenamente um caráter técnico-instrumental. (Fonte: Ayres, 2008.)

rência essencial que preserva a especificidade do objeto. Nesse aspecto, a atribuição desta "diferença crucial" tem sido aceita na pesquisa epidemiológica como dada pela Clínica, resultando no estabelecimento de um subconjunto "portador da ocorrência (dano, doença, óbito, cura etc.)" do tipo:

$$\{1, 2, 3, 4\} = D$$

contido no conjunto população:

$$\{\{1, 2, 3, 4\}\ 5, 6, 7 \ldots n\} = D \subset P$$

Graficamente, podemos traduzir tal expressão de acordo com a Figura 5.1. Este esquema deve ser entendido como uma representação do objeto epidemiológico "primitivo" (aqui no sentido de fundamental). Encontra-se aí evidenciado o postulado básico da lógica epidemiológica: **o objeto da Epidemiologia é de natureza probabilística**.

Obtemos então dois conjuntos formados por indivíduos membros de uma dada população P, representada pelo conjunto maior. Alguns dos elementos deste conjunto se distinguem como portadores ou acometidos de uma doença-agravo-problema D, formando um subconjunto contido no conjunto maior P. A razão subconjunto/conjunto D/P expressa a probabilidade de que membros de P sejam também elementos do subconjunto D. Em outras palavras, indicará a probabilidade de ocorrência do atributo **d** (doença ou fenômeno correlato), referida a modelos de distribuição demográfica de eventos de saúde em conjuntos de indivíduos.

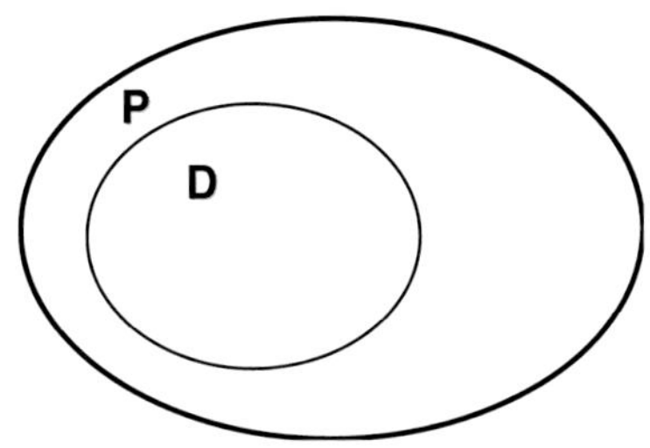

Figura 5.1 Representação do objeto epidemiológico "primitivo".

Agora temos acesso aos elementos mínimos necessários para compreender a lógica dos indicadores epidemiológicos. Às vezes, por dificuldades na definição precisa do denominador, é necessário usar aproximações ou sucedâneos da medida do risco, que a rigor não assumem a forma de uma proporção (ou seja, o numerador é parte do denominador). De qualquer modo, dentro dos seus limites, todo indicador epidemiológico aspira assumir a forma geral $D/P \mid_{\text{Tempo}}$, no sentido de uma medida "prototípica" do risco. Em todos os casos, a dimensão temporal deve sempre ser indicada, não importa o tipo ou nível da medida epidemiológica.

No tradicional Dicionário de Epidemiologia (Last, 1989), o verbete *risco* faz menção: a) à probabilidade de ocorrência de um evento (mórbido ou fatal); b) como um termo não técnico que inclui diversas medidas de probabilidade quanto a desfechos desfavoráveis. A própria ideia de probabilidade pode ser lida de dois modos: a) intuitivo, subjetivo, vago, ligado a algum grau de crença – isto é uma *incerteza não mensurável*; b) objetivo, racional, precisável mediante técnicas probabilísticas – *incerteza mensurável* (Gifford, 1986).

Nesta segunda acepção, está calcada a abordagem dos *fatores de risco*, isto é, *marcadores* que visam à predição de morbi-mortalidade futura. Deste modo, poder-se-ia identificar, contabilizar e comparar indivíduos, grupos familiares ou comunidades em relação a exposições a ditos fatores (já estabelecidos por estudos prévios) e proporcionar intervenções preventivas. Como já afirmado antes: "*a particularidade que permite identificar a discursividade própria da epidemiologia pode ser sinteticamente descrita pelo conjunto indissociável de três características que nos levarão à inter-relação elucidadora entre a epidemiologia do risco e seus antecessores: uma pragmática do* ***controle técnico****, uma sintaxe do* ***comportamento coletivo*** *e uma semântica da* ***variação quantitativa***" (Ayres, 2008, p. 110).

Na Epidemiologia, como veremos na Parte 2 deste volume, há três formulações básicas de risco: absoluto, relativo e atribuível. É importante, aqui, fazer dois comentários. Em primeiro lugar, é comum dizer-se que a taxa expressa o risco. Segundo Last (1989), isto é pertinente caso seja aplicado às situações apresentadas, no sentido mais restrito de *taxa*, ou seja, como quocientes que representem mudanças no decorrer do tempo. Além disto, o próprio conceito de *taxa* também é polissêmico, mesmo no interior da epidemiologia. Desta forma, para ele, nas situações a seguir, taxa *não* expressa risco:

- quando sinônimo de quociente, referindo-se a proporções. Por exemplo: taxa de prevalência;
- quando quociente que representa mudanças relativas (reais ou potenciais) em duas quantidades (numerador e denominador). Por exemplo: taxa de colesterol no sangue (Last, 1989).

No entanto, estas distinções não são consensuais. Alguns epidemiologistas diferenciam claramente "taxa de incidência" e "risco de adoecer", tanto em termos conceituais como nos métodos de estimação. A primeira estaria referida ao potencial instantâneo de mudança na situação de saúde (casos novos) por unidade de tempo, no tempo "t", relativo ao tamanho da população de interesse (sem agravos), no tempo "t" (a medida é expressa em unidades de 1/tempo). O segundo se definiria como "*a probabilidade de que um indivíduo sem doença desenvolva-a no decorrer de um período especificado de tempo, desde que o indivíduo não morra por outra causa durante tal período"* (Kleinbaum *et al.*, 1982, p. 99). Sendo probabilidade condicional, varia de zero a um e não possui unidades de medida.

As discordâncias permanecem nas tentativas de distinguir entre os enfoques individual/coletivo do risco e suas correspondentes estimativas. Deste modo, haveria métodos que encaram risco como medida (teórica) de probabilidade individual de ocorrência de agravo "A" – os atuariais; e aqueles que dimensionam a "força de morbidade" em populações – razões de densidade de incidência (Czeresnia & Albuquerque, 1995). Tomamos posição a favor da segunda interpretação, concordando que não se pode aplicar modelos de risco para estabelecer o diagnóstico ou prognóstico de um indivíduo em particular, porque o conceito de risco refere-se exclusivamente ao grupo como um todo.

Em segundo lugar, como não é possível observar simultaneamente o efeito da exposição e não exposição no mesmo indivíduo (Czeresnia & Albuquerque, 1995), o dispositivo estatístico-epidemiológico opera com grupos populacionais baseado no pressuposto de que a diversidade dos indivíduos distribuir-se-á de modo homogêneo nas amostras devidamente selecionadas. Os cálculos produzem taxas médias que refletem, portanto, valores referentes aos agregados (efeitos causais médios). Se, porventura, quisermos representar a unidade através do quociente relativo à quantidade observada pelo mesmo valor, é óbvio que esta não representa nenhum "indivíduo", que, assim, se torna uma abstração. Portanto, o risco é um achado relativo à dimensão agregada. Sua validade para o nível individual dá margem a erros lógicos. Estas questões são estudadas na epidemiologia (e na sociologia) sob a rubrica das *falácias ecológicas*, de dois tipos, conforme a operação: *atomística* ou *agregativa* (Susser, 1973) — o que é válido para o nível agregado pode não o ser para o nível do indivíduo ou vice-versa.

Eixos epistemológicos do conceito de risco

Os modelos operados no paradigma dominante na epidemiologia moderna são construídos como modelos de risco. O termo 'risco' designa diretamente uma probabilidade de adoecer que se desvia das probabilidades puramente aleatórias. O objeto da Epidemiologia, nessa perspectiva, não pode ser propriamente definido como um objeto probabilístico porque o que constitui sua validade conceitual não é convalidado por modelos de probabilidade (Vineis, 1999). O método epidemiológico opera avaliando, em primeiro lugar, proposições determinísticas (sob a forma de hipóteses causais) em confronto com distribuições teóricas estocásticas. Caso tais proposições sejam satisfatoriamente explicadas por um modelo de distribuição aleatória (em geral chamado de hipótese nula), rejeitar-se-á a hipótese do estudo.

A Estatística, nesse sentido, não teria uma função explicativa, e sim uma função de "depuração do objeto", o que implica dizer que o objeto epidemiológico constitui-se em resíduo de objetos probabilísticos, operando com um tipo de determinação *sugeneris*. Apesar da crítica da epidemiologia popperiana, a Estatística justificaria uma expectativa de generalização por procedimentos indutivos, através de um conjunto condicional de probabilidades de adoecer que não seriam explicáveis por modelos aleatórios. Em outras palavras, o que não é explicado pela estocasticidade (modelos de distribuição aleatória) o é pela determinação atribuída como epidemiológica.

A proposição de risco como conceito fundamental do campo científico da Epidemiologia repousa sobre três pressupostos epistemológicos básicos. O primeiro é a identidade entre o possível e o provável, ou seja, que a possibilidade de um evento pode ser reconhecida na sua probabilidade de ocorrência. Essa probabilidade se constitui como unidimensional, variável e, por extensão, quantificável. Dessa forma, o conceito de risco traz na raiz uma proposta de quantificação dos eventos da saúde/doença (MacMahon & Pugh, 1970; Lilienfeld, 1976).

O segundo pressuposto consiste na introdução de um princípio de homogeneidade na natureza da morbidade, ou seja, as particularidades dos eventos se retraem perante uma dimensão unificadora, resultando em uma unidade dos elementos de análise propiciada pelo conceito de risco. As diferenças expressas na singularidade dos processos concretos saúde-doença desaparecem no conceito unidimensional de risco e suas propriedades, permitindo aproximações e apropriações próprias do discurso científico epidemiológico (Almeida Filho, 2000). As incidências de distintos eventos de saúde ou doença, indicadores dos respectivos riscos, entendidos como probabilidades de ocorrência, são postas em um mesmo registro.

Em terceiro lugar, destaca-se o pressuposto da recorrência dos eventos em série, implicando a expectativa de estabilidade dos padrões de ocorrência seriada dos fatos epidemiológicos. Através desse pressuposto, pode-se então justificar a aplicação do conceito de risco em modelos de prevenção, propondo-se o conhecimento dos seus determinantes para intervir no seu processo, buscando-se a prevenção do risco (MacMahon & Pugh, 1970).

Tais pressupostos revelam claramente o caráter indutivista da Epidemiologia (Buck, 1975; Susser & Susser, 1996), dada a fundamentalidade e a natureza das expectativas generalizadoras embutidas no conceito. Desse modo, o risco é produzido no campo da Epidemiologia pela observação sistemática e disciplinada de uma série de eventos. Enquanto conceito, o risco opera pela via da predição, com base no terceiro pressuposto. Nesse aspecto, devemos distinguir dois tipos de generalização: a predição propriamente dita, no sentido de uma expectativa de recorrência no tempo, em relação a casos novos esperados, e a predição equivalente à extrapolação para casos e eventos não incluídos na amostra ou população estudada. Em relação a esta última, temos uma inferência de natureza "horizontal", no sentido de amplitude populacional, e uma inferência "vertical", buscando a convergência para os casos individuais.

Por um lado, é possível a predição no tempo, componente propriamente antecipatório do conceito de risco. Quando enunciamos o risco de ocorrência de uma doença D em uma dada população, empregamos uma série sucessiva de observações pregressas (mensurações tomadas, na melhor das hipóteses, em uma série temporal padronizada) para fazer uma predição do passado (por suposto conhecido) para o momento presente ou mesmo para o futuro, aplicada à população objeto daquela série de observações. Temos aqui o emprego do risco enquanto preditor temporal, ou "preditor verdadeiro".

Por outro lado, na Epidemiologia observa-se também o uso do componente indutivo do risco para instrumentalizar pseudopredições, ou predições no espaço. Neste segundo caso, em vez de uma mesma população em momentos distintos no tempo, extrapola-se uma série finita de observações em populações estudadas para populações não observadas. Isso quer dizer que, a partir do conhecimento da incidência da doença D em um conjunto de populações conhecidas, pretende-se "predizer", com o auxílio de testes estatísticos, intervalos de confiança, média de incidências ou qualquer outro quantificador matemático, qual será o risco da doença D na população em geral ou em grupos populacionais não incluídos na série observada. Trata-se, nesse caso, do emprego do risco como um pseudopreditor.

Analisando comparativamente os usos da indução no discurso epidemiológico, constatamos basicamente sentidos distintos da noção da predição, que concedem ao conceito de risco a ambiguidade que é própria do projeto da Epidemiologia enquanto campo discursivo científico. Esta ambiguidade é a principal característica do uso epidemiológico do conceito de risco: um preditor simultaneamente temporal e espacial, ou, mais rigorosamente, como preditor e pseudopreditor. Esse conceito de risco permite o rompimento dos limites temporais e dos limites geográficos do processo de produção do dado dotando o conhecimento epidemiológico de propriedades generalizadoras nem sempre legitimadas pela lógica que o consubstancia.

E onde se situa o risco no discurso epidemiológico? Para além e para fora do sujeito, o risco é localizado no âmbito da população, produzido no, ou atribuído ao, âmbito dos coletivos humanos. Risco é enfim uma propriedade das populações e a sua referência legítima será exclusivamente coletiva (Hayes, 1992). Nos primórdios da constituição da Epidemiologia enquanto ciência, havia uma proposta implícita de conceituação do "risco absoluto" (daí a derivação da ideia de "risco relativo") (Lilienfeld, 1976). Apesar de equivocadamente tomado como expressão individual em alguns manuais (Jenicek & Cleroux, 1985), o risco absoluto sempre teve como referência fundamental o coletivo populacional.

Não obstante, há grande margem para confusões oriundas da indistinção entre risco relativo e absoluto. O risco relativo, mesmo sendo um relevante indicador de força de associação entre um presumível fator e um evento indesejado, não pode ser relacionado com a probabilidade de que determinado indivíduo será atingido por tal evento. Skrabanek e McCormick (1990) apresentam um exemplo ilustrativo. Pilotos aéreos possuem riscos relativos mais elevados de sofrerem acidentes deste tipo se comparados com passageiros eventuais como a maioria de nós. No entanto, mesmo sendo elevado o risco relativo na comparação, o risco absoluto de acidentes para pilotos é bastante baixo.

A ideia de risco relativo permite a construção do conceito derivado "fator de risco". Em algumas das aplicações específicas do discurso epidemiológico, mais forte em certas subáreas pela constituição de um campo semântico próprio, nota-se uma incoerência no mínimo curiosa. Trata-se da transferência para o campo epidemiológico (formação discursiva de base científica e, portanto, com pretensões de coerência, precisão e consistência) daquela inconsistência que se observa no discurso social comum de confusão de designação entre risco e fator de risco, ou entre efeito e sua causa potencial. Ora, se no campo epidemiológico risco é predição, fator de risco será então um preditor de uma predição, ou "risco de risco". Por meio dessa operação, termina-se atribuindo à ideia de fator de risco o estatuto do conceito de risco propriamente. Na subárea da Saúde Ocupacional, por exemplo, está cada vez mais estabelecido chamar de "risco ocupacional" fatores de risco presentes no ambiente ou no processo de trabalho.

Entretanto, em geral, epidemiologistas não costumam colocar em questão aspectos que problematizam a construção dos conhecimentos sobre o(s) risco(s), em especial do ponto de vista de suas pretensões preditivas. Neste sentido, Hayes (1991) faz uma aguda análise de limitações implícitas nesta abordagem. Para ele, é essencial estar-se atento a determinados tópicos:

- **regularidade dos efeitos empíricos:** não pode haver alterações nas relações entre os marcadores de risco e os eventos de interesse. Como os mecanismos causadores dos agravos, na maioria das vezes, são desconhecidos, estes não devem variar de modo inesperado. Trata-se, em suma, da metáfora da caixa preta. Aliás, a dita "epidemiologia dos fatores de risco" também é chamada de "epidemiologia da caixa preta" (Greenland, Gago-Dominguez & Castelao, 2004). Em outras palavras, é essencial a estabilidade das condições de "existência" do objeto para que o sujeito investigador o apreenda com fidedignidade: nem o objeto de estudo pode variar em suas características, atributos, propriedades, nem suas inter-relações com o meio circundante, em termos espaço-temporais;
- **definição do estatuto dos fatores de risco específicos:** é fundamental saber claramente se o fator é determinante ou predisponente em relação àqueles tão somente contribuintes ou incidentalmente associados. E isto não costuma ser facilmente discernível em muitas situações, especialmente naquelas que envolvem a participação de aspectos ditos psicogênicos, ou, então, na controvérsia causada por estudos onde não se observaram efeitos da hipercolesterolemia na eclosão de doenças cardiovasculares em mulheres (Lupton & Chapman, 1995);
- **fatores de risco pertencentes a níveis de organização distintos – social × natural:** há dificuldades para estabelecer precisamente os mecanismos e mediações entre variáveis consideradas sociais (p. ex., desemprego, analfabetismo, pobreza etc.) e aquelas ditas biológicas (idade, estado imunológico, características genéticas), apesar de, em certos casos, aparentemente não haver dúvidas quanto às relações entre elas. Por exemplo: miséria e mortalidade por causas perinatais;
- **período de tempo considerado válido para a predição:** é problemático lidar com exposições ocorridas há longo tempo (mais de 15, 20 anos por exemplo) e/ou em quantidades reduzidas, no decorrer de longos intervalos cronológicos, de modo que não se torna possível garantir a relação causal no caso de ocorrência do agravo. Isto é especialmente relevante em exposições ocupacionais, onde não chega a gerarem-se danos imediatos, só ocorrendo, eventualmente, após muitos anos (Hayes, 1991).

Uma das importantes críticas feitas ao enfoque quantitativista do risco consiste no fato de instituir uma entidade, que possuiria uma "existência" autônoma, objetivável, independente dos complexos contextos socioculturais nos quais as pessoas se encontram. Em outras palavras, o risco adquire um estatuto ontológico, que acompanha, de certa forma, aquele produzido pelo discurso biomédico para as doenças, mas possuidor de características próprias, ou seja, atributos de virtualidade, "fantasmáticos". Pois a "existência" dos riscos pode ser invisível, uma vez que nem sempre é perceptível por seus sinais/sintomas – objetos dos tradicionais instrumentos da semiologia médica. Muitas vezes, são necessários sofisticados exames laboratoriais para "localizar" este arisco ser, capaz de se desenvolver de modo silente e traiçoeiro e tornar-se presente de modo ameaçador.

Se, por um lado, a retórica do risco pode servir de veículo para reforçar conteúdos morais e conservadores (Lupton, 1993), por outro, redimensiona o papel da configuração espaço-temporal na compreensão do adoecer:

- a biomedicina incorpora como sua tarefa a localização e a identificação nos sadios de seus possíveis riscos (oriundos de modalidades de exposição ambiental e/ou de suscetibilidades biológicas), mediante técnicas diagnósticas cada vez mais refinadas;
- surge uma infindável rede de riscos em que comportamentos, sinais, sintomas e doenças podem confluir para se tornarem fatores de risco para outras afecções (p. ex., hipertensão arterial como risco para doenças cardíacas);
- o eixo temporal assume maior importância nos modelos explicativos dos processos de adoecer (Armstrong, 1995).

Vemos, então, surgir no discurso e na intervenção biomédica uma nova condição medicalizável: o *estado de saúde sob risco* (Kenen, 1996), que traz importantes implicações:

a) como substrato gerador de preceitos comportamentais voltados à promoção e prevenção à saúde – em última análise, base do projeto de estender a longevidade humana ao máximo possível;
b) no estabelecimento de laços com a produção tecnológica biomédica;
c) na ampliação das tarefas da clínica médica – em outros termos, o aparecimento de uma *vigilância médica* – como sugere Armstrong (1995);
d) na criação de demanda por novos produtos, serviços e especialistas voltados à prevenção dos múltiplos riscos;
e) no reforço do poder e prestígio dos profissionais responsáveis por atividades dirigidas a novas técnicas/programas de controle ou à pesquisa de fatores de risco (Kenen, 1996).

Nesse contexto neomedicalizador, há visível predomínio de discursos sobre saúde subsidiados por uma perspectiva metodológica denominada "medicina baseada em evidências". Essa abordagem fundamenta-se na ideia de que a "verdade" só pode ser obtida mediante buscas quase paroxísticas pelo que se convencionou chamar de "conhecimento factual" ou "evidências" – emblemas deste discurso de verdade empiricamente correto (ou seja, do que é tangível, pois o que não é retido por este filtro tem importância secundária ou, pior ainda, não existe). Entretanto, a definição de "evidência", mesmo possuindo inegáveis níveis de pertinência, tem suas limitações. É passível de excluir informações relevantes ao conhecimento e à compreensão da situação de saúde, podendo colaborar com mecanismos culpabilizantes.

As abordagens baseadas em evidências costumam hierarquizar os resultados dos estudos de acordo com os métodos de coleta, com prioridade para estudos experimentais aleatorizados e metanálises. E, assim, tendem a considerar de importância secundária as informações de caráter qualitativo, de caráter sociocultural e psicológico (quando não a consideram supérfluas) e aquelas referidas a esferas sociopolíticas, que se mostram menos amigáveis aos dispositivos quantitativos numéricos. Uma das críticas, a que mais nos interessa, assinala que as premissas filosóficas vinculadas ao empiricismo evidenciológico que, em sua forma extrema, situa os resultados de estudos experimentais como sendo primordiais em relação a outra formas de conhecimento assumem a impossível proposição de que observações possam ser feitas de modo totalmente objetivo, independentemente de teorias e da visão de mundo do observador.

Curiosamente, a avaliação da própria medicina baseada em evidências padece de um aparente paradoxo. Conforme suas premissas metodológicas, para legitimar determinada ação em saúde, são necessários ensaios clínicos aleatorizados e estudos de metanálise que mostrem eficácia superior dos efeitos estudados em relação aos grupos-controle. Pois não há "evidências" originárias mediante esta ordem de estudos que assegurem empiricamente a eficácia superior das decisões clínicas provenientes da medicina baseada em evidências em comparação à assistência de saúde a pacientes através de outros enfoques clínicos não evidenciológicos (Cohen *et al.*, 2004).

Conceitos de risco e concepções de saúde

Ainda que a epidemiologia contemporânea seja bastante versátil na eleição das variáveis cuja associação estuda, é evidente o predomínio, especialmente entre as variáveis de efeito, dos agravos, disfunções ou doenças, isto é, das condições positivamente aferíveis pelas demais ciências biomédicas, já que este é um requisito para seu manuseio e validação em termos de especulação causal (Pearce, 1996).

Embora já sejam evidentes algumas contribuições para uma conceituação positiva da saúde, essa discussão ainda não foi consistentemente trazida para o âmbito mais particular da epidemiologia. Nas discussões acerca da promoção da saúde, e mais ainda naquelas sobre vigilância à saúde, a epidemiologia tem sido apontada como um instrumento não apenas útil, mas mesmo imprescindível. Contudo, permanecem à margem das discussões as mudanças necessárias para o trânsito teórico para as novas proposições. De fato, ao se organizar fundamentalmente em torno às análises de risco, o instrumental epidemiológico tem sua contribuição restrita à prevenção de agravos.

Para se questionar, epidemiologicamente, sobre o que produz saúde, e portanto deva ser promovido, ao invés do que produz doença, e enquanto tal deva ser evitado, será preciso definir o que, e com que fundamentação, deverá ser considerado o efeito saúde. É possível, ao modo de pura especulação, imaginar que há diversas experiências objetivas de onde se podem extrair variáveis de efeito relacionadas à saúde. Desde a ideia veiculada na famosa definição de saúde como bem-estar físico, mental e social até as recentes discussões sobre qualidade de vida, há todo um elenco de condições e situações avaliadas positivamente, entendidas como bens a que os indivíduos podem e devem aspirar para o seu bem viver.

Há, porém, duas ordens de questões metodológicas de difícil solução nessa proposição. A primeira delas diz respeito a essa própria valorização positiva: Quem define o que é o bem viver, ou, dito de outra forma, quem define o efeito saúde? Será possível alcançar nas formulações positivas de saúde o mesmo grau e tipo de consenso que possibilitou a formalização do discurso do risco em torno das doenças infecciosas e consolidado na epidemiologia das doenças crônico-degenerativas?

Sabe-se como foi fundamental para o desenvolvimento de uma linguagem formal em epidemiologia o estreitamento das relações entre o raciocínio epidemiológico e a conceituação de agravo emprestada da microbiologia, da virologia, da imunologia e de outras disciplinas (Ayres, 2008). A passagem da epidemiologia das doenças infecciosas para as crônicas degenerativas já apresentou uma série de desafios epistemológicos, uma vez que os critérios de causalidade de Henle-Koch não se aplicavam a estes novos objetos. O caráter multicausal e não unívoco das associações entre exposição e agravo no caso dessas doenças levou a um debate que, estendendo-se por mais de dez anos, acabou por desembocar nos critérios de associação causal de Bradford Hill (1965). Nesse caso, o controle estatístico da incerteza das inferências, o refinamento das técnicas de análise da probabilidade das associações e, muito especialmente, a definição morfofuncional dos critérios de agravo, garantindo a verificação da associação, não apenas permitiram a sobrevivência das análises de risco como fizeram delas um dos mais importantes acontecimentos no campo das ciências da saúde na contemporaneidade.

Há que se indagar, contudo, onde se apoiará, no caso desse trânsito ao efeito saúde, a possibilidade de verificação das associações. Há algum substrato positivamente verificável para o efeito saúde? Se a saúde é, por definição, entendida como um bem-estar físico, mental e social, não será de caráter extremamente subjetivo e interpretativo a qualificação do efeito saúde? Não será, por outro lado, uma condição complexa, tanto no efeito quanto na exposição, exigindo um movimento de síntese, refratário, portanto, às decomposições analíticas necessárias aos testes de associação?

A segunda ordem de questões metodológicas relacionadas à busca do efeito saúde diz respeito à questão da extensão de suas indagações e inferências. Todo discurso científico formalizado busca, no maior grau possível, a universalidade de seus constructos. Com efeito, em um sistema de linguagem que busca basear sua argumentação e verificação em relações necessariamente implicadas entre si, a universalidade não é apenas um ideal, mas uma exigência mesmo. O máximo que se admite aí é a limitação da certeza sobre quão universal é uma proposição ou constatação, aceita somente como provisória e inerentemente ligada à incompletude do conhecimento humano.

O impacto pragmático do tipo e grau de incerteza com que se precisa lidar e a existência ou não de outras alternativas menos imprecisas para tratar do mesmo campo de interesses científicos são, em última análise, os critérios que decidirão até que ponto um dado discurso formal será aceito ou não pela comunidade científica. O que se coloca com a conceituação positiva de saúde é, porém, a assunção ativa de que estaremos tão mais próximos de uma definição precisa de efeito quanto mais nos aproximarmos da totalidade particularizadora da situação física, mental e social dos indivíduos em questão. Ou seja, o rigor necessário à definição das variáveis a serem estudadas varia na relação inversa da sua universalidade. Não se trata de um limite provisório e controlável. Trata-se de uma contradição instalada no cerne da validade proposicional desse discurso.

Esses impasses metodológicos obrigam, como se pode ver, a reflexões que não se restringem apenas ao plano metodológico, mas atingem a própria dimensão epistemológica. Se as análises de risco têm dificuldade de sustentar seu rigor frente à plurivocidade e contingência das categorias relacionadas com a especulação causal sobre o efeito saúde, possivelmente esse tipo de investigação precisará abandonar o modelo heurístico atualmente dominante.

Assumindo-se que a definição de saúde é refratária à sua decomposição analítica em elementos de menor complexidade e subjetividade, e que a facticidade dos fenômenos da saúde vincula a validade das proposições a seu respeito a graus elevados de contingência, é forçoso admitir que uma epidemiologia da saúde é uma proposição internamente contraditória. É possível estudar associações entre variáveis que não podem ser clara e distintamente implicadas entre si? É possível atribuir valores quantitativos a variáveis cuja identidade é em tão alto grau dependente das circunstâncias e dos sujeitos que as formulam? Existirá uma "epidemiologia sem números"? Há epidemiologia sem risco? Se o metodológico remeteu ao epistemológico, este conduz a uma questão puramente filosófica: Deve-se trabalhar a saúde epidemiologicamente? Esta parece ser a pergunta que deve ser feita diante dos desafios acima colocados.

Valores preciosos permitiram construir historicamente proposições de práticas assistenciais centradas na saúde, quais sejam, a politização, a democratização, a desburocratização, a participação, a humanização, a pluralidade, a equidade, entre outros. Não faria qualquer sentido abrir mão desses valores em função das dificuldades de manipulá-los epidemiologicamente. Isto parece óbvio. O que não parece tão óbvio, mas que seria igualmente absurdo, seria cobrar da epidemiologia uma "correção de rumos", como se o descompasso entre a promoção da saúde e a epidemiologia fosse um "acidente" ou uma insuficiência dessa ciência.

Na verdade, há sempre motivações e escolhas que subjazem a qualquer discurso racional, mesmo aqueles com alto grau de formalização, como é o caso do discurso do risco. O que foge ao discurso do risco não é aquilo que lhe escapou, mas aquilo que de alguma forma não lhe diz respeito, não esteve entre as exigências/condições normativas, proposicionais ou expressivas (Habermas, 1987) que o conformaram. Por isso, a pergunta que cabe fazer neste ponto não é tanto sobre a necessidade de trabalhar a saúde epidemiologicamente, nem tanto sobre a possibilidade de fazê-lo. A pergunta fundamental aqui é sobre o interesse em fazê-lo. É desejável trabalhar a saúde epidemiologicamente? Da resposta a essa pergunta dependem as conformações futuras tanto dos discursos epidemiológicos quanto das propostas de promoção da saúde. Tanto uma quanto outra são racionalidades abertas e só o ativo diálogo entre elas, norteado pelas pretensões e exigências de validade de que vão sendo socialmente investidas, poderá definir seus destinos.

Perspectivas para o conceito de risco

Risco é mais do que um conceito interdisciplinar: precisamos nos preparar para cada vez mais compreendê-lo e construí-lo como um conceito indisciplinado (Castiel, 1997). No percurso argumentativo deste texto, identificamos e avaliamos as seguintes formas de apresentação do conceito:

a) "Risco" como perigo latente ou oculto no discurso social comum;
b) "Risco individual" como conceito prático da clínica;
c) "Risco populacional" como conceito epidemiológico *stricto sensu*;
d) "Risco estrutural" nos campos da saúde ambiental/ocupacional.

O conceito de risco necessita atualizar-se, incorporando a dimensão contingente dos processos de ocorrência de problemas de saúde em populações humanas. O futuro do conceito de risco dependerá da sua capacidade de articular-se aos desenvolvimentos conceituais e metodológicos deste novo campo ideológico, conceitual e metodológico que tem sido denominado saúde coletiva, contribuindo com modelos teóricos e estratégias metodológicas capazes de abordar objetos complexos emergentes. Nesse sentido, propomos incorporar mais uma definição à lista dos conceitos de risco previamente citada:

e) "Risco contingencial",

como operador do recém-constituído campo de práticas denominado promoção da saúde.

A ideia de um campo geral de práticas com o nome de promoção da saúde, contendo tanto a prevenção quanto a proteção e a promoção (*stricto sensu*) da saúde individual e coletiva, supõe um repertório social de ações preventivas de morbidade (riscos, doenças etc.), protetoras e fomentadoras da salubridade, que de certo modo contribui para a redução dos sofrimentos causados por problemas de saúde-doença na comunidade. Isso determina uma integração teórica e filosófica da rede de conceitos correlatos à saúde (vida, risco, doença, cuidado) ao conjunto de práticas discursivas e operacionais dos novos campos de saberes e de práticas que cada vez com mais intensidade e frequência se formam em torno do objeto saúde. Com esse objetivo, os conceitos de risco e as práticas que lhe correspondem no campo da saúde podem ser agrupados em três grupos:

1) Risco como indicador de causalidade (ou resíduo da probabilidade). Trata-se de reconhecer e reafirmar sua base indutiva, frequentista, fisheriana, a partir do referencial exposto na Parte 3 deste ensaio. Esse conceito particular de risco subsidia modelos de prevenção de doenças ou eventos mórbidos, com as seguintes variantes:
   a) modelos de prevenção individual (conceito clínico de risco);
   b) modelos de prevenção populacional (teorema de Rose).
2) Risco como perigo estruturado. Tal conceito subsidia largamente modelos de intervenção nos campos da Saúde ambiental e ocupacional (OPAS, 1976). Nesse caso, é preciso explorar sua base dedutiva, descritiva, estrutural, tarefa que evidentemente extrapola os objetivos do presente ensaio.
3) Risco como emergência. Trata-se, nesse caso, de explicitar a base filosófica da contingência, articulada como processos de emergência em modelos de complexidade. Este conceito subsidia:
   a) modelos de vigilância em saúde;
   b) modelos de promoção da saúde.

O Quadro 5.1 ilustra comparativamente os principais elementos conceituais envolvidos nessa articulação.

O Quadro 5.2 ilustra os principais elementos de atuação comparativos dessas estratégias.

Os dispositivos, signos e ações apontados no esquema são característicos de cada estratégia, porém não se propõe aí uma relação de exclusividade, nem biunívoca, ponto a ponto. Para uma compreensão mais clara dos quadros propostos, explicitaremos, a seguir, seus termos.

A estratégia de prevenção em saúde há muito se converteu à ordem da necessidade, assentada no modelo da causalidade e cuja intervenção mais específica seria a modelagem da realidade. Como vimos no capítulo anterior, Aristóteles define o real como aquilo que é. Se o real se caracteriza como o que já estava ali, a realidade, ou melhor, as realidades são construídas para tentar dar conta deste real que não fala, antes se mostra como limite à simbolização. O regime da necessidade é solidário ao registro simbólico, de acordo com a formulação que permite retomar os termos modais de Aristóteles. Trata-se, na necessidade humana, daqueles eventos imprescindíveis ao mundo de linguagem, pois ao constituir-se como ser de linguagem o humano instaura um movimento peculiar: o simbólico (discurso humano) separa a realidade do real ao promover, pela mediação da palavra, uma cisão entre coisa e símbolo.

Por outro lado, a proteção à saúde como estratégia, por vários ângulos de análise, é logicamente impossível, apesar de historicamente ter sido construída como campo de prática plausível. Seu modelo é o controle e a intervenção requerida, o experimento. Tal modalidade – o impossível – deve ser tomada em sua estrutura lógica, não significando com isso que não exista. Apenas que controle e experimento não são realidades em si, mas realidades linguísticas não encontráveis nas condições efetivas da pesquisa ou da intervenção; tal como os eventos contingentes, são realizados e somente então reconhecidos por seus efeitos.

Rigorosamente, um experimento nunca pode ser reproduzido, é único, podendo, sim, ao ser replicado, constituir série. Ademais, tal replicação nunca se dá conforme o planejado, pos-

Quadro 5.1 Elementos conceituais na articulação de estratégias de intervenção em saúde

Estratégias	Modelos de intervenção	Tipologias de intervenção	Registros	Modais
Prevenção	Causalidade	Modelagem	Simbólico	Necessidade
Proteção	Controle	Experimento	Real	Impossibilidade
Precaução	Estrutura	Regulação	Imaginário	Possibilidade
Promoção	Emergência	Vigilância	Objeto a	Contingência

Quadro 5.2 Elementos de atuação comparativos das estratégias de intervenção em saúde

Estratégias	Dispositivos	Signos	Alvos	Ações
Prevenção	Riscos	Fatores de risco	Grupos de risco	Redução Remoção
Proteção	Marcadores	Defesas	Sujeitos Comunidades	Imunização Reforço
Precaução	Sensores	Eventos sentinela	Ambientes Cenários	Legislação Controle
Promoção	Monitores	Tendências Padrões	Ambientes Produtos	Monitoramento Fomento

to que a situação do laboratório não tem com a vida outra relação senão de verossimilhança. Por mais que ensaiemos, jamais a realidade do experimento corresponderá ao real do evento. Por outro lado, no caso da prevenção dos riscos em saúde, diante das imponderabilidades que envolvem a determinação e a presentificação de agravos à saúde, mesmo tomando-se as medidas preventivas, não temos certeza de que os resultados de proteção estejam garantidos em função das medidas tomadas.

A possibilidade, modo lógico da estratégia de precaução, é o registro referente ao imaginário que, longe de ter um caráter negativo de algo imaginado ou ilusório, como comumente se diz, só pode ser pensado no entrelaçamento com os níveis simbólico e real. A utilização das estratégias de precaução no campo da saúde (Grandjean, 2004), como construção de cenários antecipatórios possíveis a danos existentes ou projetados, desempenha um papel não negligenciável de também antecipar, e nesse caso conter, reações de pânico ou inquietação generalizados que muitas vezes o imaginário social desenvolve frente ao desconhecido.

Na formalização proposta, o registro do imaginário dá consistência ao mundo humano povoando com cenários as possibilidades de existir. Assim, a consistência dos limites – impostos por cenários imaginados – não é incompatível, pelo contrário, com a abertura de possíveis e imagináveis medidas de precaução contra riscos à saúde. Entretanto, é esta tela imaginária, este limite, com sua função ao mesmo tempo formadora e alienante, que organiza não o mundo em si, mas o mundo em questão.

Os princípios de prevenção e precaução vem se tornando cada vez mais imperiosos em tempos nos quais a consideração de cenários futuros se torna uma constante nas propostas de gestão de vários aspectos da vida. A prevenção de riscos tem suas ambivalências, segundo juízos eventualmente imponderáveis – podem envolver medidas procrastinatórias ou intervenções urgentes (Innerarity, 2004). Neste caso, o princípio da prevenção ou precaução pode ser usado de modo manipulativo, de acordo com as circunstâncias e, também, com os interesses envolvidos. O exemplo da justificativa da guerra preventiva ao Iraque por parte dos EUA é um triste emblema da política a partir desta racionalidade. Mas, nesta trágica contingência, a constatação da insuficiência de evidências só se confirma *a posteriori*. Aliás, como de resto, depois que o futuro se torna presente, é possível saber se as especulações antecipatórias se confirmaram.

Por fim, associamos a estratégia de promoção à saúde aos modelos de imprevisibilidade de eventos, incorporados nas ciências como emergência e na filosofia como contingência. De todas as modalidades lógicas, esta é, seguramente, a que mais resiste a uma apreensão direta de sentido. Em outras palavras, trata-se da ocorrência de um evento que faz cessar, interrompe bruscamente, um estado anterior, mas que, em conformidade com o real, não se escreve como fato. Poderá ser, retroativamente, integrado à cadeia significante como suporte para estratégias fomentadoras de ações globais de supervisão e vigilância, como as práticas atualmente denominadas de promoção da saúde, destinadas a detectar, compreender e significar emergências-ocorrências-contingências para, com isso, reconhecer (para fazer cessar seus efeitos) eventos similares futuros (Levy, 1996).

Como o nome indica, os conceitos de emergência ou contingência articulam acontecimentos dos quais podemos apenas constatar efeitos e, na impossibilidade de propor medidas de ação retroativas, indicar formas precaucionárias de base analógica. Em geral, são acontecimentos desencadeados por fatores múltiplos e interconectados, estruturados em redes abertas, o que impossibilita estabelecer, entre eles, relações lineares de causalidade. Na esfera dos acontecimentos contingentes, pensamos ser de especial valor, como tipologia de intervenção mais adequada, a utilização de teoria de redes como mapa conceitual não somente explicativo – no caso, como modelagem de sobredeterminação –, mas também como desenho metodológico para programas de promoção da saúde.

Não obstante tais aberturas e possibilidades, cabem algumas perguntas: Será que cada vez mais se irá conceber a ideia de saúde a partir da noção de segurança? E que esta será mediada por métodos, estratégias e técnicas de vigilância em saúde? Ou será que por meio de exercícios de autovigilância? Mas onde estão os sujeitos que sofrem? E os agentes que operam as práticas? E os gestores que se responsabilizam? Como deslocar enfim o foco de uma gestão das doenças e seus riscos para uma política de saúde?

Sentidos políticos do conceito de risco

De fato, se levarmos a consequências práticas uma definição de estratégias para promoção da saúde orientadas exclusivamente, ou predominantemente, por uma renovação do conceito de risco (como fazemos acima ao propor uma quarta categoria de risco: o risco contingencial) estaremos priorizando, talvez indevidamente, uma visão unidimensional e mecanicista do processo saúde-doença-cuidado. Esta solução traz o risco de um novo *panopticon*, agora alimentado pelas novas tecnologias de vigilância epidemiológica, seus sensores e monitores, conforme assinalam Castiel & Alvarez-Dardet (2007).

Devemos então avaliar como alternativa ou complemento o fomento de práticas de promoção da saúde com base em processos geridos pelos sujeitos e grupos afetados pelos agravos à saúde, focalizando conceitos como vulnerabilidade (Ayres *et al.*, 2006), por exemplo. Tal perspectiva nos permitirá superar ou considerar problemas conceituais, metodológicos e práticos advindos da mera atualização do conceito de risco sem considerar os sentidos políticos da gestão dos riscos, isto é, suas origens e consequências políticas.

O desenvolvimento, em curso, de um quadro teórico tendo como base a noção de vulnerabilidade tem como pretensão produzir "saberes mediadores", que, sem desprezar as contribuições positivas da epidemiologia (e das outras ciências da saúde), possam aproximar seus constructos da apreensão das situações sociais determinantes da epidemia e das suas possibilidades efetivas de controle. A Epidemiologia pode nos mostrar quem, onde e quando está sendo, ou pode vir a ser, mais envolvido em situações de risco à saúde. Mas para poder entender por que e apontar caminhos para intervir sobre esse processo também se fazem necessários saberes mediadores, sínteses nas quais os aspectos políticos, éticos, culturais e psicoafetivos possam se mostrar na concretude de sua complexidade social (Ayres *et al.*, 2006).

Assim, a vulnerabilidade pode ser definida como uma *síntese compreensiva das dimensões comportamentais, sociais e político-institucionais implicadas nas diferentes suscetibilidades de indivíduos e grupos populacionais a um agravo à saúde e suas consequências indesejáveis (sofrimento, limitação e morte).*

A adoção da perspectiva da vulnerabilidade tem implicações de diversas ordens. Como forma de conhecer, aponta para a necessidade de procedimentos sintéticos e interpretativos/compreensivos, de caráter transdisciplinar. Como recurso para o planejamento, a noção de vulnerabilidade reforça a importância da politização radical desta prática, já que sempre remeterá a aspectos relacionais, valorativos e de visões de mundo na definição dos "quê olhar/quê fazer". Assume também o caráter sempre processual, nunca finalista, desta prática, já que, a cada nova situação alcançada, novos horizontes de interesses, concepções e valores se colocarão em cena.

Dois pressupostos são, portanto, indissociáveis da construção do quadro da vulnerabilidade. Como elemento mediador, voltado para sínteses de saberes pragmaticamente voltados para a ação numa perspectiva sociossanitária, os diagnósticos de vulnerabilidade pressupõem *intersubjetividade* e *construcionismo*.

O pressuposto da *intersubjetividade* tem a ver com a assunção do caráter interativo de toda prática com implicações sobre o processo saúde-doença-cuidado. Ou seja, para além da posição filosófica que adotamos, de que nossas identidades, discursos, nossa racionalidade, são sempre originários de encontros entre sujeitos e sempre voltados para esses encontros, é coerente assumirmos que quanto mais busquemos um saber pragmático, voltado para práticas que envolvem de modo imediato relações interpessoais (como as relações sexuais, na AIDS, situações de conflito, na violência etc.), mais o foco de nossas atenções deve se voltar para a intersubjetividade. O que torna as pessoas vulneráveis são sempre interações, relações que precisam ser identificadas, problematizadas e transformadas.

Como decorrência necessária da assunção radical de intersubjetividades como foco de problematizações da vulnerabilidade, torna-se essencial que qualquer movimento de superação das situações-problema, das situações de vulnerabilidade, impliquem uma *atitude construcionista*. Não é possível que nós, como profissionais, cientistas e técnicos, possamos unilateralmente encontrar soluções de superação – embora tenhamos como dever participar delas. É preciso que os sujeitos diretamente envolvidos nas situações participem ativamente desse processo e os reconstruam conosco.

Qualquer tentativa de apreender uma situação-problema desde uma perspectiva que não inclua de algum modo os participantes da situação-problema estará produzindo um saber que caminhará sempre no sentido da abstração, requerendo, como vimos, saberes que o reconduzam a sínteses mais pragmáticas. Por outro lado, um saber puramente pragmático, imediatista, incapaz de distanciar-se a níveis mais abstratos para dar nova inteligibilidade às situações nas quais são gerados, perde também em capacidade crítica, em potencial de enxergar regularidades, tendências e mecanismos que podem ser de fundamental interesse, como o conceito epidemiológico de risco.

Cabe ressaltar que não se trata aqui de desconsiderar o poder do conhecimento disponível sobre risco, importante nas técnicas e conjuntos de práticas com vistas à prevenção de doenças em nível populacional. Mas, sim, tanto sinalizar sobre possíveis efeitos de exageros em sua utilização, como ressaltar sua vinculação com aspectos indesejáveis das correntes configurações socioculturais que devem ser aperfeiçoadas. Inegavelmente, o cálculo do risco, em termos de sua orientação temporal futurológica, desempenha um importante papel no sentido de viabilizar o delineamento de regularidades e padrões até que se possa ordenar as aparências, de modo a produzir-se algum senso de previsibilidade com vistas ao controle e à prevenção dos agravos e à proteção e promoção da saúde.

A metáfora do panóptico de Bentham, proposta por autores foucaultianos para analisar a problemática conceitual da saúde na sociedade, veio a alcançar enorme influência no campo teórico da Saúde. Para alguns críticos, na atualidade, tal metáfora não é mais adequada para lidar com os elementos tecnológicos-comunicacionais presentes na produção da subjetividade nas sociedades contemporâneas (Mathiesen, 1997). No caso da autovigilância, são perceptíveis outros sinais que podem ser mais bem representados pela noção de sinóptico. Se no panóptico muitos eram observados e controlados por poucos, através de postos privilegiados de observação supostamente ativa, no sinóptico muitos observam passivamente a poucos e se autocontrolam por efeito de demonstração e convencimento (algo próximo ao outro *Big Brother*, o dos 'espetáculos de realidade' televisiva).

Para compreender a dominância da noção de risco no imaginário contemporâneo, outra noção foucaultiana – governamentalidade (justaposição de governo com mentalidade) – tem sido bastante utilizada. Não vamos aqui entrar no detalhamento das origens da noção de governamentalidade. Segundo Lemke (2002), o aspecto que nos interessa é aquele desenvolvido por Foucault para abordar a capacidade do indivíduo autônomo de autorregular-se e como isto se vincula a dimensões políticas e econômicas de exploração. Muitas das críticas à ideia de promoção de saúde e ao neoliberalismo (e como estes se relacionam de modo recursivo) se ancoram neste ponto de vista (Bunton & Burrows, 1995).

A governamentalidade diz respeito a formas de poder que transcendem o exercício direto de dominação, mediante a produção de subjetividade. Para isto, segue uma racionalidade que define finalidades de ação e modos apropriados de alcançá-la. As formas de controle via autogoverno são denominadas 'tecnologias de si mesmo'. Em síntese, o autocuidado é uma estratégia de tornar indivíduos pessoalmente responsáveis pela gestão de riscos socialmente gerados. Um traço marcante da racionalidade neoliberal consiste na justaposição que ela procura estabelecer entre o indivíduo moral e responsável e o indivíduo econômico e racional. A noção de livre arbítrio se escora tanto no sentido do direito de decidir como no da liberdade da escolha. Esta é necessária na equação que desemboca na responsabilidade das ações e de suas consequências para este indivíduo.

Neste ponto, importa delinear a noção de responsabilidade perante o risco. Sabemos que tal tema permite complexas abordagens ético-filosóficas, jurídico-legais que, decerto, não cabem aqui. Por enquanto, basta considerarmos que a ideia de responsabilidade, em termos gerais, envolve primordialmente a noção de *dever* ou *obrigação* de indivíduos/instituições prestarem contas a instâncias de regulação – concretas ou simbólicas, por determinadas ações, sejam próprias, sejam de outrem ou relativas a objetos que, através de algum compromisso, lhes foram confiados. Cabe destacar que se está, nestas circunstâncias, sujeito às dimensões da lei, dos usos e costumes e/ou da consciência.

De qualquer forma, há que levar em conta a ênfase moralista nas complexas sociedades modernas e sua correspondente preocupação com responsabilidade e culpabilização (Innerarity, 2004). Responsabilidade consiste em uma ideia normativa que enseja e sustenta ordenações essenciais à organização dos coletivos humanos. É inevitável a associação de "responsabilidade" com 'culpa', especialmente no que se refere ao descumprimento das obrigações. A visão moralista, a partir de raciocínios que visam a estabelecer causas bem definidas, procura localizar e punir responsáveis/culpados por correspondentes faltas. Não é comum, nestas circunstâncias, existir muita disponibilidade para benefícios da dúvida em relação à indefinição das causas efetivas ou da culpabilidade dos réus. Sabidamente, a perspectiva moralista, além de inclinar-se para o maniqueísmo, não costuma reconhecer-se como tal.

Epílogo: politizar as relações entre epidemiologia, doença, risco e saúde

Nossas ciências, como constructos racionais, são "mensagens" que nos enviamos acerca da facticidade de nossa vida, discursos capazes de interferir sobre as condições que regulam nossa existência material e prático-moral, perguntas e respostas com que reagimos às interpelações de nossas experiências (Gadamer, 2004).

Seguindo Canguilhem (1982), é possível aceitar que nossos discursos científicos sobre o adoecimento são como "dispositivos" vitais que buscam manter uma organização aberta, uma permanência que se dá pela capacidade de perceber e responder ao imponderável que é nosso meio – socialmente biológico, biologicamente social. Somos seres criadores e, até por isso mesmo, vivemos num meio em constante mutação. A mudança é nossa marca de origem, condição de possibilidade da nossa existência e elemento necessariamente incluído em nossa permanência. Ora, por isso mesmo, toda a normatividade que criamos por intermédio da razão, toda a adequação que fazemos em nós, nos nossos modos de viver em comum e no nosso meio, de forma a seguir vivendo, e para viver melhor, jamais pode ser concebida *a priori*, de modo unívoco e permanente. A vida humana só percebe algo de que precisa quando, de alguma forma, esse algo se lhe apresenta como carecimento, como falta.

É esta percepção que leva Canguilhem a afirmar que, embora epistemologicamente o fisiológico, o funcionamento normal da economia orgânica humana, dê base à enunciação científica do fenômeno patológico, este antecede aquele ontologicamente. O patológico precede o normal, e o define. Os obstáculos à vida humana é que a tornam a si mesma inteligível em suas exigências e preferências. Nesse sentido, cabe perguntar até que ponto é desejável, racional, prático buscar apreender cientificamente a saúde? Será o ideal de organizar as práticas de saúde em torno de aspectos não restritos ao tratamento de patologias ou prevenção de agravos dependente mesmo de uma conceituação positiva de saúde?

A resposta talvez não esteja na oposição entre saúde e doença. A construção da saúde possivelmente precisará sempre dos problemas, obstáculos, dos agravos, para que possa se aperceber de seus próprios interesses e meios de alcançá-los, mas essa apercepção poderá ser favorecida e potencializada se tais problemas e obstáculos forem tratados como "objetos contrafáticos". Isto é, não é preciso abandonar a conceituação das doenças para se produzir conhecimento sobre saúde, mas certamente é preciso interpretar e tematizar ativamente que valores estão sendo obstaculizados pelas patologias e riscos, no modo tal como os percebemos, conceituamos e transformamos.

Se considerada como um fato em si mesma, a doença (ou seus riscos) se absolutiza, essencializa e, enquanto tal, permanece reproduzindo respostas em uma mesma direção e sentido, constrangendo os potenciais criativos da vida, inibindo a manifestação de formas mais ricas e ativas de saúde. Sob uma compreensão contrafática, a doença obriga a pensar sobre aquilo que, estando de um modo, poderia estar de outro; obriga a refletir sobre outros modos em que a vida poderia estar correndo, motivando e organizando mudanças, buscando enriquecer suas qualidades.

Uma consequente assunção do caráter contrafático do objeto doença conduz, por sua vez, à necessidade de transformação do tipo de resposta a ser dada à positividade do agravo: de uma tentativa sempre voltada para sua supressão ou prevenção à sua incorporação em um movimento interpretativo, que faça emergir e criticar os conteúdos valorativos, normativos, que estão na base da sua positividade. Este movimento implica um ativo trânsito interdisciplinar. Senão, de que forma identificar, interpretar e validar, de modo autêntico, verdadeiro e legítimo, as diferentes dimensões da vida negadas pelos agravos e adoecimentos? A fusão dos horizontes discursivos das diversas disciplinas científicas requer não o abandono de um discurso em prol de outro, mas a criação de categorias que expressem os novos contornos que adquirem seus constructos a partir das luzes que sobre ele projetam os discursos de outras disciplinas (além dos discursos "não disciplinados").

Assim, há que se buscar quadros e categorias teóricas que permitam fazer dialogar os instrumentos e achados da epidemiologia. Tais categorias, ao oferecer a releituras transdisciplinares a positividade que a Epidemiologia confere aos riscos e agravos, podem potencializar a contribuição desta ciência ao desafio de promover saúde, tanto quanto de proteger-se e recuperar-se dos agravos.

Claro que essa transdisciplinaridade não se constrói da noite para o dia, nem por decreto, mas implica arranjos técnicos e institucionais que permitam um efetivo trânsito de sujeitos entre diferentes áreas e grupos de produção científica (Almeida Filho, 1997). Este trânsito, por seu lado, encontra sérios obstáculos nas rígidas e poderosas fronteiras disciplinares, que delimitam não apenas áreas de competência científica, mas sólidos interesses e poderes socialmente consusbstanciados e que não se deixam remover ingenuamente, sem resistência (Ayres, 1997).

Há, portanto, significativos esforços a serem empreendidos no plano político para que epidemiologia e outros saberes possam efetivamente dialogar, resumidos na necessidade de dissolver a "feudalização" das ciências e suas instituições. Quanto a isso, não parece haver "solvente" mais eficaz que o poder da solução, isto é, a autoridade e a legitimidade que advêm da capacidade de se oferecerem respostas convenientes e efetivas para situações que obstaculizam o bom curso da vida no seu cotidiano.

Na capacidade de identificar problemas práticos que agreguem o maior número possível de interesses sociais e de organizar em torno desses problemas, e não de áreas abstratas de *expertise*, esforços transdisciplinares e intersetoriais de várias ordens (caráter público e privado; diferentes áreas de competência; pesquisa e serviços; etc.), encontra-se, com efeito, um irresistível impulso à efetividade e legitimidade de diálogos transdisciplinares. Temos todas as razões para sermos otimistas quanto a estes rearranjos no campo da saúde, uma vez que as propostas de promoção da saúde, como também as de vigilância da saúde, por força do caráter politizado, democratizado e regionalizado que querem imprimir à organização das práticas assistenciais, constroem um novo e muito favorável cenário para que prevaleça o poder da solução, o que, se estivermos corretos, será essencial para a sobrevivência, diversificação e aperfeiçoamento do conceito de risco.

Referências bibliográficas

Almeida Filho N. Transdisciplinaridade e saúde coletiva. *Ciência & Saúde Coletiva* 2(1/2):5-20, 1997.

Almeida Filho N. *A ciência da saúde*. São Paulo: Hucitec, 2000.

Armstrong D. The rise of surveillance medicine. *Sociology of Health and Illness* 17(3):393-404, 1995.

Atlan H, Bousquet C. *Questions de vie. Entre le savoir et l'opinion.* Paris: Seuil, 1994.

Ayres JRCM. Deve-se definir transdisciplinaridade? *Ciência & Saúde Coletiva* 2(1/2):36-38, 1997.

Ayres JRCM. *Sobre o risco: para compreender a epidemiologia.* São Paulo: Hucitec, 2008 (3ª ed.), 328 p.

Ayres JRCM, Calazans GJ, Saletti Filho HC, França Jr. I. Risco, vulnerabilidade e práticas de prevenção e promoção da saúde. In: Campos GWS, Minayo MCS, Akerman M, Drumond Júnior M, Carvalho YM. (Orgs.). *Tratado de Saúde Coletiva.* São Paulo: Hucitec; Rio de Janeiro: Fiocruz, 2006, p. 375-418.

Bauman Z. *Vidas desperdiciadas. La modernidad y sus parias.* Barcelona: Paidós, 2005.

Bernstein P. *Against the gods. The remarkable story of risk.* Nova York: John Wiley & Sons, 1996.

Buck C. Popper's philosophy for epidemiologists. *International Journal of Epidemiology* 4:159-68, 1975.

Bunton R, Burrows R. Consumption and health in the 'epidemiological' clinic of late modern medicine. In: Bunton R, Nettleton S, Burrows R (eds.). *The sociology of health promotion. Critical analyses of consumption, lifestyle and risk.* Nova York: Routledge, 1995, p. 206-222.

Canguilhem G. *O normal e o patológico.* Rio de Janeiro: Forense-Universitária, 1982 (2ª ed.), 270 p.

Castiel LD. *O buraco e o avestruz. A singularidade do adoecer humano.* Campinas: Papirus, 1994.

Castiel LD. Debate sobre o artigo de Almeida-Filho "Transdisciplinaridade e Saúde Coletiva". *Ciência & Saúde Coletiva* 2(1/2)27-30, 1997.

Castiel LD, Álvarez-Dardet C. *A saúde persecutória: os limites da responsabilidade.* Rio de Janeiro: Editora Fiocruz, 2007. 136 p.

Cohen AM, Stavri PZ, Hersh WR. A categorization and analysis of the criticisms of evidence-based medicine. *International Journal of Medical Informatics* 73(1):35-43, 2004.

Czeresnia D, Albuquerque MFM. Modelos de inferência causal: análise crítica da utilização da estatística na epidemiologia. *Revista de Saúde Pública* 29(5):415-423, 1995.

Douglas M. *Risk acceptability according to the social sciences.* London: Routledge and Kegan Paul, 1986.

Ferreira ABH. *Novo Aurélio Século XXI: o dicionário da língua portuguesa*, 3ª ed. Rio de Janeiro: Nova Fronteira, 1999.

Førde OH. Is imposing risk awareness cultural imperialism? *Social Science and Medicine* 47(9):1155-1159, 1998.

Gadamer HG. *Verdade e método I: traços fundamentais de uma hermenêutica filosófica.* Petrópolis: Vozes; Bragança Paulista: Ed. Universitária São Francisco, 2004 (6ª ed.), 631 p.

Gifford SM. The meaning of lumps: a case study of the ambiguities of risk. In: Craig RJ, Stall R, Gifford SM. *Anthropology and epidemiology: interdisciplinary approaches to the study of health and disease.* Boston: D. Reidel, pp. 213-246, 1986.

Grandjean P. Implications of the precautionary principle for public health practice and research. *Annu Rev Public Health* 25:199-223, 2004.

Greenland S, Gago-Dominguez M, Castelao J. The value of risk-factor ("black-box") epidemiology. *Epidemiology* 15(5):529-35, 2004.

Habermas J. *Teoría de la acción comunicativa I: racionalidad de la acción y racionalización social.* Madrid: Taurus, 1987, 517 p.

Hayes MV. The risk approach: unassailable logic? *Social Science and Medicine* 33(1):55-70, 1991.

Hill AB. The environment and disease: association or causation? *Proceedings of the Royal Society of Medicine* 58(5):295-300, 1965.

Houaiss A, Vilar M. *Dicionário Houaiss da língua portuguesa.* Rio de Janeiro: Objetiva, 2001.

Innerarity D. *La sociedad invisible.* Madrid: Editorial Espasa Calpe, 2004.

Jenicek M, Cléroux R. *Épidémiologie clinique.* Québec: Edisen Inc., 1985.

Kenen RH. 1996. The at-risk health status and technology: a diagnostic invitation and the "gift" of knowing. *Social Science and Medicine* 42(11):1545-1553, 1996.

Kleinbaum DG, Kupper LL, Morgenstern H. *Epidemiologic research: principles and quantitative methods.* Belmont: Lifetime Learning Publ., 1982.

Last JM (ed.). *A dictionary of epidemiology.* Nova York: Oxford University Press, 1989.

Lemke T. Foucault, governmentality, and critique. In: *Rethinking Marxism* 14(3):49-64, 2002.

Levy B. Editorial: Toward a holistic approach to public health surveillance. *American Journal of Public Health* 5(86):624-5, 1996.

Lilienfeld A. *Foundations of epidemiology.* Nova York: Oxford University. Press, 1976.

Luhmann N. *Observations on modernity.* Stanford: Stanford University Press, 1998.

Lupton D, Chapman S. A healthy lifestyle might be the death of you: discourses on diet, cholesterol control and heart disease in the press and among the lay people. *Sociology of Health and Illness* 17(4):477-494, 1995.

Lupton D. Risk as moral danger: the social and political functions of risk discourse in public health. *International Journal of Health Services* 23(3):425-435, 1993.

MacMahon B, Pugh T. *Epidemiology: principles & methods.* Boston: Little, Brown & Co, 1970.

Mathiesen T. The viewer society: Michel Foucault's 'Panopticon' revisited. *Theoretical criminology* 1:215-234, 1997.

Miettinen O. *Theoretical epidemiology.* Nova York: John Wiley & Sons, 1985.

OPAS. *Riesgos del ambiente humano para la salud.* Washington: Oficina Sanitaria Panamericana (Publicaciones Científicas # 329), 1976.

Pearce N. Traditional epidemiology, modern epidemiology, and public health. *American Journal of Public Health* 86:678-683, 1996.

Petersen A, Lupton D. *The new public health: health and self in the age of risk.* London: Sage Publications Ltd., Londres, 1996.

Rey A. *Dictionnaire historique de la langue française.* Montréal: Dicorobert, 1993.

Robertson A. Biotechnology, political rationality and discourses on health. *Health* 5(3):293-309, 2001.

Sennett R. *A corrosão do caráter. Consequências pessoais do trabalho no novo capitalismo.* Rio de Janeiro: Record, 1999.

Skolbekken J-A. The risk epidemic in medical journals. *Social Science and Medicine* 40(3):291-305, 1995.

Skrabanek P, Mccormick J. *Follies and fallacies in medicine.* Nova York: Prometheus Books, 1990.

Susser M. *Causal thinking in the health sciences.* Nova York: Oxford University Press, 1973.

Susser M, Susser E. Choosing a future for epidemiology: I. eras and paradigms. *American Journal of Public Health*, 86:668-73, 1996.

Vaz P, Pombo M, Fantinato M, Pecly G. O fator de risco na mídia. *Interface: Comunicação, Saúde, Educação* 11(21):145-163, 2007.

Vineis P. *Nel crepuscolo della probabilità. La medicina tra scienza ed etica.* Torino: Einaudi, 1999.

6 A Epidemiologia e o Campo da Saúde: Interfaces Disciplinares

Naomar de Almeida Filho, Moisés Goldbaum e Rita Barradas Barata

Pesquisadores oriundos de disciplinas biomédicas às vezes têm dificuldades em reconhecer a Epidemiologia como ciência. Isso demonstra discriminação ou preconceito em relação a investigações sobre saúde-doença que, a exemplo da pesquisa epidemiológica, abordam temas distintos e distantes do campo das chamadas ciências naturais (rigorosamente física, química ou biologia, e respectivas subdisciplinas). Algumas vezes ressuscitam uma antiquada classificação de ciência como pura ou aplicada para conceder que, no máximo, estudos epidemiológicos não passam de pesquisa aplicada. Tal atitude, por sua vez, significa um outro modo de atribuir estatuto inferior de cientificidade a formas de produção de conhecimento distintas das ciências ditas naturais.

Por um lado, ao identificar como problema de pesquisa apenas fenômenos tangíveis e eventos objetivamente recortados ou delimitados, revelam adesão a uma perspectiva empiricista e fragmentadora da realidade. Por outro lado, ao privilegiar o estudo dos efeitos em detrimento dos processos de determinação, reconhecendo somente os fenômenos anatomopatológicos como objeto viável de pesquisa, endossam uma postura reducionista e naturalista (ou essencialista) em termos epistemológicos.

Ocorre que temas de pesquisa não físicos, não químicos e não biológicos conformam justamente os objetos de investigação das disciplinas constituintes do campo científico e âmbito de práticas que no Brasil se denomina de saúde coletiva e que, em outros contextos, se designa por saúde pública, saúde comunitária e medicina social (Paim & Almeida Filho, 2000). Essas disciplinas são, em primeiro lugar, a Epidemiologia e, ademais, a extensa lista das ciências humanas e sociais (principalmente em sua vertente aplicada às práticas sociais e institucionais da saúde).

Na perspectiva restrita do empiricismo biomédico, terminam excluídas do estatuto de pesquisa científica as problemáticas de vários campos do conhecimento científico tal como tradicionalmente estabelecidos, como por exemplo:

a) o essencial da Epidemiologia (excetuando a epidemiologia molecular e a epidemiologia clínica);
b) todo o campo da demografia;
c) todo o campo da economia da saúde;
d) todo o subcampo da ecologia humana;
e) todo o campo da antropologia médica;
f) toda a área de pesquisa da ciência política aplicada à saúde;
g) toda a área de pesquisa da psicologia social aplicada à saúde;
h) toda a área de pesquisa clínica exploratória;
i) a microssociologia institucional (estudos de organizações);
j) toda a pesquisa de C & T em saúde;
k) toda a pesquisa sobre temas jurídicos e ético-filosóficos da saúde.

Além disso, nessa perspectiva restrita, alguns campos disciplinares são tomados como subsidiários ou subordinados, reconhecidos apenas como instrumentos auxiliares da pesquisa, como por exemplo:

a) o subcampo da bioestatística;
b) as matemáticas (essencialmente álgebra e cálculo);
c) as ciências da informação;
d) as ciências da computação.

A definição de doença nessa abordagem mostra-se simplificada e linear. Doença implica defeito na estrutura molecular de células, com lesão no nível tissular, resultando em alteração de função de órgãos e sistemas, produzindo patologia, manifesta objetivamente como sinais e sintomas em indivíduos que, acumulando-se como grupos doentes, conformam a morbidade nas populações. Nesse caso, cada um dos campos disciplinares da biologia humana aplicada reivindica para seu objeto a hegemonia do nível definidor do objeto saúde-doença. A biologia molecular toma o genoma e o proteoma como único tema válido de pesquisa, argumentando que todos os outros níveis de processos patológicos derivam desses sistemas básicos de reprodução molecular e bioquímica. A histopatologia e a imunopatologia reivindicam a centralidade do nível tissular ou intrassistêmico na causalidade da patologia, dado que as lesões e alterações constituem concretamente as causas de sinais e sintomas que definem objetivamente o que é doença. A fisiopatologia, explicitamente instituída como ciência de base da clínica, prefere invocar modelos de mecanismos regulatórios ou desequilíbrios patológicos para explicar a causalidade das doenças e, assim, dominar o objeto de conhecimento.

Na literatura específica de história e filosofia das ciências, essa postura ganhou a denominação de reducionismo (Santos, 1989). De fato, em um contexto de competição extrema, cada campo disciplinar tenta reduzir os outros campos e níveis ao seu próprio objeto e método, apresentando-se como a única ciência com poder explicativo suficiente para produzir conhecimento cientificamente válido. Por causa do seu viés fragmentário, essa abordagem igualmente exclui qualquer proposição interdisciplinar ou transdisciplinar de ciência.

Será que se pode efetivamente conhecer e solucionar problemas de saúde empregando-se uma perspectiva como essa? Vejamos um exemplo concreto no campo da Saúde: a tuberculose pulmonar. Trata-se de uma patologia que se reputa como resolvida enquanto problema científico e tecnológico. Pesquisas relevantes sobre a biologia molecular do patógeno, sobre a fisiopatologia do suscetível, sobre o quadro clínico do paciente e sobre novos esquemas terapêuticos pouco agregarão ao conhecimento e à tecnologia disponíveis para o potencial controle biológico das formas mais usuais dessa patologia. Atualmente sabe-se sobre a etiopatogenia e a clínica da doença o suficiente para orientar estratégias e intervenções eficazes para sua prevenção e cura na quase totalidade dos casos.

Entretanto, apesar dessa rara situação localizada e específica de desenvolvimento científico e tecnológico avançado, a tuberculose pulmonar ainda permanece endêmica na maioria dos países subdesenvolvidos e recrudesce em países industrializados, constituindo em todo o mundo importante problema de saúde pública. Programas de prevenção e controle continuam encontrando dificuldades para fazer de tal conhecimento e tecnologia um efetivo instrumento de benefício ao alcance dos grupos sob risco e dos pacientes necessitados de tratamento dessa doença.

O problema da tuberculose pulmonar constitui uma eloquente demonstração da necessidade de se conhecer e compreender os processos concretos da vida humana submetida à experiência da doença mais do que explicar os fenômenos materiais da vida celular e os processos sistêmicos intraorgânicos. Realmente, pouco se sabe sobre a natureza dos vínculos de pacientes de tuberculose com instituições de acompanhamento terapêutico em regime aberto, sua relação simbólica perante uma patologia crônica que se torna assintomática com esquemas terapêuticos iniciais, estigma associado ao diagnóstico em diferentes culturas e subculturas, efetividade de regimes alternativos de monitoramento e controle, impactos microeconômico da patologia e macroeconômico da endemia, entre outras questões relevantes. Outros tantos exemplos poderiam ser citados, como a vigilância de doenças emergentes agudas hipercontagiosas, cuja rapidez de incidência e pequeno número de casos está a exigir novos conhecimentos para o estabelecimento de formas de atuação para o seu efetivo controle.

Qual a base lógica das posições que justificam a pesquisa exclusivamente laboratorial e biomédica da tuberculose? Em nossa opinião, nenhuma.

Qual o sentido de sonegar estatuto científico justamente às questões mais importantes para se compreender a permanência da tuberculose pulmonar como problema de saúde pública no Brasil? Aparentemente também nenhum.

O objetivo do presente capítulo é justamente demonstrar as bases lógicas e epistemológicas de propostas de inclusão da Epidemiologia no campo da ciência. Em primeiro lugar, como princípio básico da nossa argumentação, pretendemos apresentar o conceito de campo científico, visando a reconhecer a ciência (e todas as ciências) como uma prática social, uma construção histórica, portanto. Em seguida, buscaremos formalmente problematizar essa questão, avaliando a Epidemiologia em sua pertinência ao campo da saúde coletiva. Isso significa, como propõe o eminente teórico argentino Mario Testa (1992), repensar a saúde como "campo de força" da produção científica e como esfera de aplicação da tecnociência. Por último, com base na especificidade dos seus objetos, métodos e técnicas de pesquisa, pretendemos indicar que há plena validade na atribuição de cientificidade à Epidemiologia, demonstrando a carência de fundamentação das abordagens reducionistas que injustificadamente tentam denegá-la.

Metáforas de campo nas ciências

Por motivos históricos e políticos, o pensamento sobre a saúde tem avançado mediante o abundante recurso à metáfora de campo. Em vários importantes documentos da área, lê-se, com impressionante frequência, expressões do tipo: "a saúde é um campo", "o campo de práticas da saúde coletiva", "o campo científico da Epidemiologia" etc. Não obstante, mesmo considerando os atrativos imediatos de considerar políticas de saúde, práticas assistenciais, ações de promoção, proteção, controle social e demais prescrições da saúde pública como "vetores e forças" de um setor do campo social de políticas públicas, devemos explorar outros sentidos e significados que podem ser extraídos dessa abordagem.

Será oportuno, neste capítulo, revisar circunstâncias e efeitos do uso da metáfora de campo na construção dos objetos da saúde-doença-cuidado, com especial ênfase na formação teórica e metodológica da Epidemiologia.

No plano operativo da ciência como prática social, e não apenas no plano discursivo do pensamento sobre as ciências, verificam-se diversas modalidades de emprego das metáforas (Chalmers, 1994). No que se refere à fonte de referência, podemos destacar três dessas modalidades:

a) Metáfora por referência a objeto;
b) Metáfora por referência a método;
c) Metáfora por referência a práxis.

O uso da metáfora por referência ao objeto científico tem sido muito comum nas ciências ditas naturais (Kuhn, 1979). Particularmente na física, a metáfora de campo tem sido frequentemente empregada para designar espaços de interação de forças. Nesse caso, define-se campo como espaço dinâmico delimitado, como, por exemplo, na teoria do campo atômico. Usos correlatos com maior restrição de âmbito conceitual ocorrem nos exemplos de "campo gravitacional", "campo eletromagnético", "campo de forças". Nos discursos sobre os temas da saúde, observamos uma analogia secundária (metáfora oriunda da física cinética, mas que serve bem à área da saúde) no uso do conceito de campo (de forças políticas) da saúde presente no famoso Relatório Lalonde (Canadá, 1974).

O uso da metáfora por referência a método, por sua vez, tem sido comum nas ciências ditas culturais, em especial na antropologia. Nesse caso, define-se campo como espaço ativo de observação, coleta de dados e produção de fatos (Coulon, 2005). Propomos uma distinção ou contraste entre os espaços históricos da pesquisa científica: laboratório, observatório, campo. O laboratório constitui o espaço do controle da pesquisa científica mediante a artificialização total ou parcial do ambiente experimental. O observatório implica distanciamento, tendo o observatório astronômico como paradigma, além da capacidade de monitoramento ou sensoriamento global. O campo da pesquisa, em franco contraste aos espaços anteriores da ciência, indica imersão, participação (oposto ao distanciamento) e completa ou parcial falta de controle (oposto ao ambiente experimental). Daí surgem os conceitos metodológicos instrumentais de trabalho de campo, diário de campo etc. Recentemente, tem-se reavaliado o conceito clássico de campo etnográfico, referido a ambientes distantes e isolados, como as míticas comunidades "selvagens", preferindo-se falar de campo como "etnopaisagens", no sentido proposto por Appadurai (1996). Nos discursos sobre os temas da saúde, observamos uma analogia dessa natureza na designação cada vez mais frequente do "campo cultural da Saúde".

O uso da metáfora de campo por referência à práxis, por sua vez, tem sido muito comum nas ciências ditas sociais, em especial na Sociologia de inspiração bourdieuniana. Pierre Bourdieu (1975, 1983, 1996, 2000) desenvolve a noção de "campo" para expressar os espaços da sociedade onde as distintas forças sociais realizam os seus processos de interação. Nesse referencial, define-se campo como espaço social relativamente autônomo, constituído por uma estrutura de redes de relações objetivas, tendo o conceito de *habitus* (referentes simbólicos) como central. Nesse particular, contribui Bourdieu (1975) com os conceitos de *capital simbólico* e *campo científico*, indicando as funções e as redes onde operam determinações políticas e científicas para a constituição da ciência no mundo contemporâneo. Além do capital econômico, cabe considerar na esfera social o capital cultural, o capital social e o capital simbólico. Este último, fundamental para a análise do campo científico, manifesto como prestígio, reputação, fama etc., seria a fonte estruturante da legitimação das diferentes espécies de capital.

Articulados à noção de esferas sociais, os conceitos de campo de saber e campo de práticas terminam por constituir um elemento-chave na epistemologia de Bourdieu (1983, 1996). Nessa abordagem, a produção científica opera em um campo de forças da esfera social que pode ser compreendido como um espaço multidimensional de relações em que agentes ou grupos de agentes ocupam determinadas posições relativas, em função de diferentes tipos de poder ou de capital. O campo científico seria um campo social como outro qualquer, com suas relações de força e monopólios, lutas e estratégias, interesses e lucros, onde todas essas invariantes assumem formas específicas. Em tal perspectiva, para o estudo de um dado campo científico cumpre "recusar a oposição abstrata entre uma análise imanente ou interna, que caberia mais propriamente à epistemologia e que restituiria a lógica segundo a qual a ciência engendra seus próprios problemas, e uma análise externa, que relacionaria esses problemas às condições de seu aparecimento" (Bourdieu, 1983, p. 126).

Para Bourdieu (1983), os campos científicos de fato não são estruturados pela ordem dos objetos do mundo empírico e sim instituídos por meio de uma *práxis*. Assim, para a constituição de uma ciência, não são os campos disciplinares que interagem entre si, mas sim os sujeitos individuais e coletivos que os constroem na prática científica cotidiana. Desse modo, não existiriam campos vazios, ou pelo menos preenchidos por entidades abstratas (princípios, conceitos, teorias, modelos). Os espaços institucionais da ciência seriam permanentemente ocupados por sujeitos da ciência, agentes históricos, organizados em grupos sociais peculiares que têm sido denominados de "comunidades científicas", estruturados nas matrizes de pensamento e conduta denominadas de "paradigmas".

Em suma, Bourdieu (2000) articula estruturalmente os conceitos de campo econômico, campo político, campo literário, campo religioso, campo científico. Com referência a este último, que nos interessa, o campo científico (ou campo disciplinar) pode ser definido como o espaço social do capital científico. Subsidiariamente, cabe considerar também o conceito de campo de ação tecnológica, definido como espaço de aplicação dos saberes e técnicas gerados pelos campos científicos.

Pode ser oportuno "subir nos ombros" de Bourdieu para propor uma distinção (provisória e preliminar) entre campo disciplinar, campo de aplicação tecnológica e campo de práticas sociais. *Campo disciplinar* (CD) refere-se ao espaço histórico-social e institucional ocupado predominantemente pelo desenvolvimento de processos de produção e aplicação de conhecimentos científicos. *Campo de aplicação tecnológica* (CAT) indica espaços histórico-sociais e institucionais definidos por um predomínio de atividades de aplicação de tecnologia, com processos relativamente estruturados e produtos/resultados realizados com razoável grau de predição. *Campo de práticas sociais* (CPS) refere-se ao espaço simbólico, histórico-social e institucional onde se efetivam processos semiestruturados ou não estruturados de exercício da práxis comunal ou profissional. Trata-se de uma distinção com base no elemento predominante, mas nunca exclusivo, de um dado campo social. Assim, um campo disciplinar pode ser fortemente impregnado por práticas sociais tanto quanto um campo de aplicação tecnológica pode implicar importantes contribuições ao processo de produção de conhecimento científico.

O lugar da Epidemiologia no campo da saúde coletiva

Parece óbvio e imediato o uso da metáfora de campo, juntamente com o marco teórico correspondente, para designar o conjunto articulado de instituições, sujeitos e redes que têm por referência o conceito de saúde (Paim & Almeida Filho, 2000). Nesse sentido, o que chamamos hoje de saúde coletiva se estrutura sobre um campo disciplinar: a Epidemiologia; um campo de ação tecnológica: o planejamento e gestão em Saúde; e um campo de prática social: a promoção da saúde. Esse campo é certamente caudatário de outros campos, como os campos de prática social das políticas públicas e da saúde ambiental, do campo de ação tecnológica da clínica, definida enquanto atenção à saúde individual, bem como dos campos disciplinares da matemática/estatística e das ciências humanas e sociais.

Os diversos componentes do campo da saúde coletiva articulam-se de acordo com a seguinte formulação:

a) [CSC] $\supset$ (CD/Epi), (CAT/PGS), (CPS/PrS), (CD/Epi $\cap$ CPS/PrS) (CD/Epi $\cap$ CAT/PGS), (CAT/PGS $\cap$ CPS/PrS) (CD/Epi $\cap$ CAT/PGS $\cap$ CPS/PrS)

Conforme esquematizado na Figura 6.1, o campo da saúde coletiva [CSC] incorpora, integralmente, um campo disciplinar: a Epidemiologia (CD/Epi); um campo de aplicação tecnológica: o Planejamento & gestão em saúde (CAT/PGS); e um campo de práticas sociais: a promoção da saúde (CPS/PrS). Entre estes campos distintos, observa-se uma grande área compartilhada que, não obstante, ainda permite preservar as especificidades de cada campo (respectivamente científico, tecnológico e de prática social).

O espaço da saúde coletiva e seus respectivos campos são também recortados por campos disciplinares, tecnológicos e sociais oriundos de "fora". Na formalização que segue, esta impregnação, influência ou recorte é designada pelo sinal ($<$):

b) [CSC] $\supset$ [(CD/Epi) $<$ (CD/Mat)], [(CAT/PGS) $<$ (CPS/PoS)], [(CPS/PrS) $<$ (CD/CHS)], [(CD/Epi $\cap$ CPS/PrS) (CD/Epi $\cap$ CAT/PGS), (CAT/PGS $\cap$ CPS/PrS) (CD/Epi $\cap$ CAT/PGS $\cap$ CPS/PrS) $<$ (CPS/CM) $<$ (CPS/SA)]

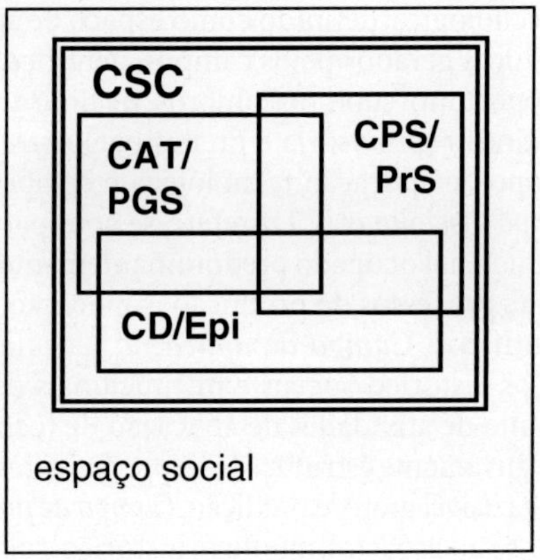

Figura 6.1 O campo da saúde coletiva.

Conforme esquematizado na Figura 6.2, o campo de práticas da clínica (CPS/CM), originário da Medicina, atravessa a Epidemiologia (propiciando originalmente a sua base discursiva), além da promoção da saúde, com todos compartilhando temas de conhecimento e ação. O campo de práticas das políticas sociais (CPS/PoS) recorta o campo da saúde coletiva, superpondo-se principalmente ao campo da promoção da saúde (CPS/PrS) e ao Planejamento & Gestão (CAT/PGS). O campo de práticas da saúde ambiental (CPS/SA) também "incide" sobre a saúde coletiva, especialmente sobre o campo disciplinar da Epidemiologia (CD/Epi) e sobre o campo de práticas da promoção da saúde (CPS/PrS).

A projeção do campo disciplinar das matemáticas (CD/Mat) ilustra as possibilidades de intercâmbios transdisciplinares para a constituição da Epidemiologia, enquanto o equivalente do campo disciplinar das ciências humanas e sociais (CD/CHS) recobre principalmente (mas não exclusivamente) o campo de práticas da promoção da saúde (CPS/PrS).

O exame deste esquema quase cartográfico do campo da saúde coletiva propicia elementos de análise que permitem, por exemplo, posicionar o conjunto organizado de práticas que estruturam o campo da promoção da saúde (CPS/PrS), agrupadas em três âmbitos de atuação:

a) *Prevenção de riscos ou danos.* Trata-se de ações destinadas a evitar a ocorrência de doenças ou agravos específicos e suas complicações ou sequelas. Em geral constituem ações de aplicação e alcance individuais, não obstante repercussões no nível coletivo provenientes de efeitos agregados cumulativos das medidas de prevenção. Os textos clássicos da área propõem uma distinção entre prevenção primária, secundária e terciária. O essencial da crítica interna do modelo preventivista foi estabelecido pelo marcante texto de Sérgio Arouca (2003[1975]), *O Dilema Preventivista*, cuja atualização pode ser encontrada no ensaio de Carmen Teixeira (2001), intitulado *O Futuro da Prevenção*.

b) *Proteção da saúde.* Compreende ações específicas, de caráter defensivo, com a finalidade de proteger indivíduos ou grupos de indivíduos contra doenças ou agravos. Distingue-se da prevenção porque a especificidade da proteção encontra-se na natureza e magnitude das defesas e não na intensidade dos riscos. A proteção da saúde pode ser tanto individual quanto coletiva. A redução da vulnerabilidade individual (melhora de condicionamento físico, por exemplo) e o aumento da resistência corporal (ou resiliência, no caso de doenças psicossomáticas) são ilustrativos do primeiro caso; as eficientes tecnologias de fomento de imunidade coletiva são exemplos do segundo caso.

c) *Promoção da saúde (propriamente dita).* Incluem-se aqui ações de fomento da capacidade dos seres e dos ambientes no sentido de reforçar positivamente os "valores da saúde" (para usar uma expressão de Jaime Breilh), sem um sentido defensivo e sim afirmativo da saúde (Breilh, 2007). O conceito de promoção da saúde refere-se à atuação difusa, sem alvo determinado, contra uma doença, agravo ou risco específico, buscando a melhoria global no estado de bem-estar ou qualidade de vida do grupo ou comunidade (McQueen, 2000).

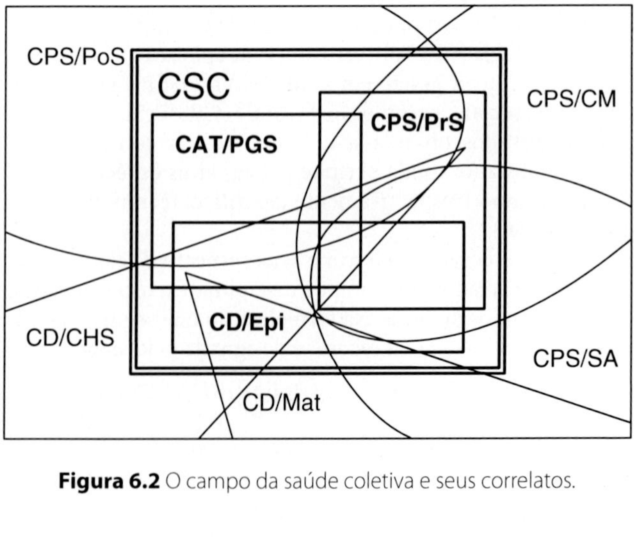

Figura 6.2 O campo da saúde coletiva e seus correlatos.

A ideia de um campo geral de promoção da saúde, contendo tanto a prevenção como a proteção da saúde, juntamente com uma definição restrita da promoção, implica que todo o repertório social de ações preventivas dos riscos e doenças, protetoras e fomentadoras da saúde, de certo modo contribui para a redução do sofrimento causado por problemas de saúde na sociedade (Paim & Almeida Filho, 2000). Nesse referencial, cabe de modo restrito a definição da saúde como um setor (seria um "setor intersetorial"?) do campo de práticas das políticas sociais (CPS/PoS), estruturado por um saber interdisciplinar ancorado no campo disciplinar da Epidemiologia (CD/Epi), por sua vez construído por intercâmbios transdisciplinares oriundos dos campos disciplinares das matemáticas (CD/Mat) e das ciências humanas e sociais (CD/CHS) e por intercâmbios transetoriais através dos campos de práticas da clínica (CPS/CM), da promoção da saúde (CPS/PrS) e do planejamento & gestão em saúde (CAT/PGS).

Importante parcela do campo de forças normalmente designado por "campo da intersetorialidade" pode ser compreendido através da noção instrumental de transdisciplinaridade, no sentido amplo de "explicação intersetorial" ou determinação extrassetorial da saúde. Trata-se nesse caso da construção de modelos capazes de explicar uma dada situação de saúde ou de um sistema de atenção à saúde por meio de processos que se originam fora do campo social da saúde. Por outro lado, a indução de transformações no interior do sistema de saúde ou em certa estrutura epidemiológica, mediante intervenções ou interferências em processos que ocorrem em outros campos de prática social, como o ambiente, o sistema legal ou a economia, poderá ser plenamente incorporada à concepção "conjuntista" do campo da saúde coletiva apresentada anteriormente.

Especificidade da ciência epidemiológica

O domínio fenomênico definido por qualquer ciência como seu campo empírico não se apresenta como um monolito. Em outras palavras, os objetos concretos das ciências são por definição multifacetados e complexos. Isto significa que se manifestam na realidade como processos plurais e como fenômenos que ocorrem simultaneamente em distintos planos de existência. Essa manifestação da complexidade dos objetos se verifica em todos os campos científicos.

Para compreender o caráter multiplano dos objetos científicos complexos, o eminente epistemólogo argentino Juan Samaja (2000) introduziu o conceito de plano ou "nível de ancoragem", no sentido de que as estruturas da realidade são hierarquizadas e que, em tal sucessão de planos, haverá um domínio privilegiado (e não exclusivo) de cada nível por uma dada abordagem das formas sistemáticas de conhecimento. O objeto de conhecimento, portanto, estrutura-se em planos de ancoragem, seguindo ordens hierárquicas de complexidade, com graus variados de especificidade a depender do objeto de investigação (p. ex., partícula subatômica, átomo, molécula, substância, composto, minério, solo, formação geológica; outro exemplo: signo, sentido, texto, narrativa, contexto, discurso, linguagem), lembrando que cada plano não se constitui, exclusivamente, na somatória dos níveis inferiores, e que trazem consigo qualidades novas, dadas pelas suas problemáticas próprias. Ao contemplar esta dimensão de verticalidade, acrescenta-se a multiplicidade horizontal de planos, reconhecida nas relações das diferentes disciplinas estudando o mesmo objeto.

Na área da saúde, para continuar com o exemplo assinalado acima, vemos que a tuberculose pulmonar se manifesta no plano celular (como lesão tissular), no plano intrassistêmico (como alteração funcional inflamatória do pulmão), no plano individual (como sinais e sintomas – tosse, febre, escarro), no plano populacional (como casos da doença), rigorosamente ao mesmo tempo. Em tempo real, em cada população acometida, há casos sofrendo manifestações clínicas da doença, há uma fisiologia comprometida em cada um deles, há sistemas e órgãos afetados ou lesionados pela ação do microrganismo.

Para o que nos interessa, deve-se assumir a especificidade dos planos de abordagem das ciências da saúde tomando por base o contexto (população-ambiente-sociedade) que as distingue dos planos moleculares ou individuais (organismo). A questão da especificidade de nível de abordagem será talvez a vertente mais profícua para o debate necessário neste momento.

Tomemos como exemplo uma ordem hierárquica possível no campo biológico: molécula, célula, tecido, órgão, sistema, organismo, grupo, população, ambiente. No caso de organismos biológicos normalmente designados como "seres humanos", que falam (ou seja, dominam um instrumental evolucionário chamado de linguagem) e se relacionam de modo estruturado com seus semelhantes (ou seja, constituem-se como seres sociais), ocorre uma importante mudança de qualidade. Nessa espécie em particular, ainda seguindo Samaja (2000), os planos ou níveis supraorganismo desdobram-se em outras ordens possíveis, como por exemplo a ordem simbólica: para o ser humano, a série organismo-grupo-população-ambiente pode significar sujeito-família-sociedade-cultura.

Consideremos, nesse registro dos níveis hierárquicos de complexidade, o recorte temático dos fenômenos da saúde-doença. Fora de questão assumir de modo ingênuo que as populações humanas constituem mero somatório de indivíduos que, por sua vez, não passam de conjunto funcional de órgãos e sistemas, formados por tecidos diferenciados que, por sua vez, são compostos por microusinas bioquímicas chamadas células, enfim constituídas de moléculas. Nesta referência quase caricata do reducionismo, a definição de saúde-doença será simplória: defeito na estrutura molecular de células, com lesão no nível tissular, resultando em alteração de função de órgãos e sistemas, produzindo patologia, manifesta objetivamente como sinais e sintomas em indivíduos que, acumulando-se como grupos doentes, conformam a morbidade nas populações.

Neste caso, não custa reiterar, cada um dos campos disciplinares da biologia humana aplicada reivindica para seu objeto a hegemonia do plano de ancoragem definidor do objeto saúde-doença. Em outras palavras, cada campo disciplinar reduz os outros campos e planos ao seu próprio objeto e método, apresentando-se como a única ciência com poder explicativo suficiente para produzir conhecimento cientificamente válido.

Por outro lado, uma aproximação a esse problema com um pouco mais de consciência epistemológica pelo menos dirá que o objeto "doença" é plural ou multifacetado, sendo simultaneamente defeito, lesão, alteração, patologia, doença, risco, dano, enfermidade. Nesta alternativa, encontra-se implícito o reconhecimento da contribuição potencial de outros campos científicos.

Duas questões, no entanto, permanecem. Por um lado, não se resolve ainda assim o problema da fragmentação do conhecimento na medida em que cada um dos planos termina sendo território dominado e isolado como reserva de mercado intelectual de um dos campos disciplinares. Por outro lado, essa abordagem aparentemente "liberal" mal esconde uma tendência à busca de hegemonia científica, no sentido de que cada campo aceita a contribuição do conhecimento de outro campo disciplinar sobre outro nível de ancoragem somente se este se apresentar de modo subordinado, ou seja, colonizado.

Em suma, o objeto doença tem sido predominantemente apresentado nas ciências biomédicas como entidade e processo autônomos da vida das pessoas doentes. Trata-se de uma abordagem ontológica negadora da historicidade que determina o próprio objeto doença, tomado sempre como elemento de uma dialética saúde-enfermidade (Arouca, 2003). Ao contrário dessa visão ainda hegemônica no campo da saúde, para a produção de conhecimentos e efeitos transformadores da realidade de saúde, pesquisadores nessa área devem ser comprometidos (em um sentido não meramente militante), envolvidos (no sentido de imerso), críticos (no sentido participativo), sem distanciamento e em permanente diálogo com as populações.

Interfaces disciplinares da Epidemiologia

A Epidemiologia, como tantos outros campos disciplinares, é "atravessada", ou seja, sofre a influência de praticamente todos os campos do conhecimento humano, aí incluídos não apenas outros conhecimentos científicos, mas também outras formas de conhecimento como o saber filosófico, a arte, a religião e o senso comum (Susser, 1987). Portanto, tratar de todas as interfaces disciplinares da Epidemiologia não seria possível nos limites deste capítulo.

Sendo assim, vamos considerar apenas algumas das interfaces disciplinares: a relação da Epidemiologia com a clínica, sua articulação com as ciências sociais em geral e a simbiose entre Epidemiologia e Estatística.

Interface com a clínica

A clínica se constitui como disciplina a partir da ruptura que se processa, já no final do século XVIII, com a medicina das espécies e a medicina das epidemias. Para os classificadores da medicina das espécies, o ato fundamental do conhecimento médico era a demarcação correta dos sintomas em relação às doenças e destas, no plano geral do mundo patológico que Foucault (1977) denomina o "jardim das espécies". A grande limitação que a medicina classificatória apresentava para o avanço do conhecimento era o entrave representado pela multiplicidade de objetos classificáveis, faltando o conhecimento dos princípios capazes de articular os vários planos resultantes das classificações.

Retomando nosso exemplo da tuberculose, na medicina classificatória os casos de tuberculose poderiam ser incluídos em diversos conjuntos classificatórios: doenças febris, doenças consumptivas, sintomas hemorrágicos etc., sem que houvesse um princípio capaz de articular todos os sintomas em uma entidade denominada tuberculose.

A medicina das epidemias, por seu lado, descobre que a incerteza pode ser tratada como diversos graus de certeza atribuídos a elementos isolados e passíveis de cálculos. Cada fato pode ser analisado, contado ou medido, sendo então confrontado a um conjunto e incluído em uma série de acontecimentos. Da contagem de casos e óbitos foi possível passar a um tipo de saber probabilístico que irá transformar toda a estrutura de conhecimentos de medicina contribuindo para o nascimento da clínica (Foucault, 1977).

A anatomia patológica deu à clínica um conjunto de fatos observáveis permitindo assim a construção de um saber positivo sobre a doença, ou seja, a doença não é mais o entrecruzamento de diferentes planos classificatórios de sintomas, sendo agora caracterizada a partir de determinadas lesões em órgãos e alterações tissulares. A ligação entre as alterações microscópicas e as manifestações macroscópicas materializadas em sinais e sintomas forneceu o princípio organizatório necessário à emergência da nova disciplina.

O modo pelo qual a clínica opera reduções sobre esse "objeto complicado e múltiplo" que é o homem doente, na busca da constituição de um conceito positivo de doença, terá reflexos importantes sobre a prática médica. A prática clínica terá por fundamento a individualização dos casos através da delimitação das relações do indivíduo, objeto da investigação, e os outros membros da espécie, isto é, a clínica procederá a uma redução da doença aos seus componentes exclusivamente biológicos, não apenas enquanto recurso metodológico, mas também como prática de intervenção.

A clínica e a Epidemiologia têm em comum, além do seu interesse pela saúde e pela doença em seres humanos, o fato de terem nascido no mesmo período histórico (Almeida Filho, 1992). Ambas, portanto, compartilham estilos de pensamento das comunidades científicas atuantes na idade moderna. A Epidemiologia, ainda que tenha como objeto o processo saúde-doença na dimensão coletiva, portanto, em um nível de ancoragem distinto daquele ocupado pela clínica, acaba por tomar de empréstimo a ela não apenas o conceito de doença, mas também a abordagem positiva e empírica para a construção do saber.

Ao adotar a concepção de doença, fortemente marcada pelo predomínio dos aspectos biológicos e formulada a partir do isolamento artificial do indivíduo como unidade de análise, construída pela clínica, a Epidemiologia traz para seu campo disciplinar um obstáculo epistemológico que, durante sua trajetória como disciplina científica, tornará difícil a formulação de seu objeto em torno da saúde (Mendes-Gonçalves, 1990). Durante boa parte do século XX, a Epidemiologia, enquanto disciplina científica, progressivamente desloca sua atenção da análise dos processos saúde-doença no âmbito populacional para o estudo das características associadas aos casos clínicos individuais. Assim, abandona a concepção da população como coletivo socialmente instituído, substituindo-a pela ideia de coletivo estatístico, ou seja, agregado de elementos que definem uma população por compartilharem características comuns, neste caso, o fato de apresentarem determinada doença ou sofrerem certo tipo ou grau de exposição.

Tornando mais explícita a diferença de abordagem da clínica e da Epidemiologia, podemos utilizar o trabalho inspirador de Geoffrey Rose na distinção entre indivíduos doentes (objeto da clínica) e populações doentes (objeto da Epidemiologia). Segundo Rose (2001), um bom clínico se pergunta: Por que este paciente apresenta esta doença neste momento? Os epidemiologistas com formação médica acabam por trazer este mesmo tipo de pergunta para o seu campo disciplinar. Assim, os desenhos de pesquisa epidemiológica utilizados para o esclarecimento da etiologia das doenças (caso-controle e coorte), acabam por concentrar-se na comparação entre indivíduos doentes e não doentes como forma privilegiada de identificar fatores de risco.

Entretanto, a preocupação maior dos epidemiologistas não deveria ser responder à pergunta dos clínicos, ainda que formulada no plural: Por que estes indivíduos apresentam esta doença neste momento? A pergunta que orienta ou deveria orientar a produção do conhecimento epidemiológico é outra: Como os determinantes das doenças estão distribuídos na população e como esta distribuição influencia a distribuição da doença?

A Figura 6.3 mostra a distribuição da pressão arterial sistólica (PAS) em duas populações diferentes: nômades quenianos e funcionários civis de Londres. A questão habitual – "Por que alguns indivíduos têm a PAS mais alta do que outros?" – pode ser respondida de maneira similar para as duas populações. Outra questão muito diferente é: "Por que a distribuição da PAS é tão diferente entre quenianos e funcionários civis de Londres?" Para responder a esta pergunta não basta conhecer as características dos indivíduos, é preciso conhecer as características populacionais. Portanto, conhecer a doença na dimensão individual não é suficiente para o conhecimento epidemiológico. Logo, a interface disciplinar com a clínica, ainda que traga uma série de aportes importantes para a Epidemiologia, implica uma clara tomada de posição em relação aos obstáculos epistemológicos que a simples incorporação acrítica desses elementos pode significar.

Do mesmo modo que a Epidemiologia, a clínica também incorpora uma nova problemática a partir de sua maior aproximação com a Epidemiologia. Talvez o problema mais imediatamente visível decorrente da aproximação entre a clínica e a Epidemiologia esteja na concretização do conceito de risco que no discurso clínico adquire a materialidade de um sintoma. Ou seja, aquilo que é apenas uma probabilidade de ocorrência, dadas certas condições particulares, acaba por ser tomada, na prática clínica, como um dado objetivo e determinístico. O nível alto da fração LDL do colesterol, por exemplo, fator de risco para doenças cardiovasculares, passa a ser considerado um sintoma em pessoas que não estão doentes, levando os clínicos a prescreverem o uso de medicamentos recomendados para reduzir esse nível mesmo que não haja outro elemento que indique a possibilidade de o indivíduo vir a apresentar um problema cardiovascular em qualquer etapa da sua vida.

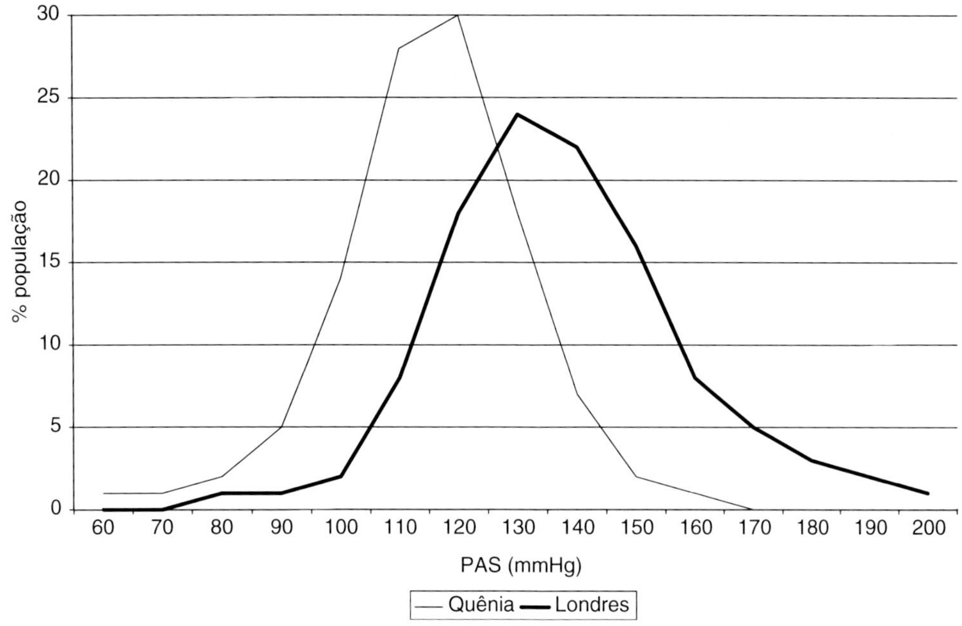

Figura 6.3 Distribuição da pressão arterial sistólica em homens de meia-idade em duas populações. Fonte: Rose G. Sick individuals and sick populations. *Int. J. Epidemiol.* 30:427-432, 2001.

Interface com as ciências sociais

O objeto científico próprio da epidemiologia faz desse campo de saberes e práticas um local de encontro obrigatório entre saberes sociais e biológicos, tendo em vista a necessidade de compreensão dos fenômenos de saúde-doença-cuidados que envolvem o conhecimento de organismos vivos dotados de psiquismo e determinados por sua situação social (Samaja, 2007). Assim, desde sua constituição como disciplina científica no início do século XIX, a Epidemiologia buscou nas ciências sociais, também nascentes nesse período, elementos teóricos, metodológicos e conceituais que lhe permitissem dar conta de uma dupla tarefa. Por um lado, produzir conhecimentos científicos acerca da distribuição e determinação do processo saúde-doença em populações humanas e, por outro, fornecer subsídios aos serviços de saúde para o controle de doenças e agravos à saúde (Susser, 1987).

Como vimos no Capítulo 2, quatro acontecimentos influenciaram fortemente a Epidemiologia em suas origens: o nascimento da clínica, a teoria das probabilidades, a consolidação da filosofia positivista e o desenvolvimento das ciências humanas e sociais. Este último elemento forneceu à Epidemiologia não apenas um conteúdo ético (a preocupação com a superação das desigualdades em saúde), mas também os elementos teóricos necessários para a explicação compreensiva dos processos de produção da saúde e da doença na dimensão populacional. Ao longo dos últimos séculos, portanto, a aproximação entre Epidemiologia e ciências sociais fez-se de diferentes maneiras e por meio de diferentes disciplinas, embora tenha prevalecido o diálogo mais próximo com a sociologia, as ciências políticas, a demografia e a antropologia.

A construção da explicação teórica em Epidemiologia sempre foi tributária de conhecimentos produzidos pelas ciências sociais. É possível identificar, na história da disciplina, duas correntes explicativas principais, cada uma delas filiada a uma determinada escola de pensamento sociológico: a teoria da multicausalidade, fortemente influenciada pelo funcionalismo, e a teoria da determinação social do processo saúde-doença, filiada ao materialismo histórico e seus desdobramentos.

As explicações tributárias da teoria da multicausalidade caracterizam-se por incluir aspectos relativos à organização social e à cultura entre aqueles que contribuem para a produção das doenças, sem que se constituam necessariamente em determinantes do processo. Melhor dizendo, os fatores sociais, econômicos, políticos, culturais, demográficos e outros são pensados como partes de um conjunto mais amplo de causas que incluem fatores do ambiente físico, vetores biológicos, agentes etiológicos etc. (Susser, 1987). Esses fatores são tratados como variáveis independentes, cuja somatória de efeitos resulta na produção da doença. A ausência da compreensão da sociedade como estrutura organizada e, portanto, a falta de uma noção de totalidade implicam adoção de explicações mecanicistas e lineares que acabam por desfigurar completamente a complexidade do objeto epidemiológico.

Em termos teóricos, a teoria da multicausalidade não ignora nem nega os aspectos sociais, porém, ao concretizar um aproveitamento apenas marginal da contribuição das ciências sociais, reduzindo a dimensão da vida social a um conjunto de fatores ora atribuídos aos indivíduos ora ao ambiente, acaba por empobrecer a explicação epidemiológica do processo saúde-doença.

A teoria da determinação social, por sua vez, diferencia-se ao conferir à organização social papel determinante na produção do processo saúde-doença e por pensar esse processo necessariamente em perspectiva histórica (Breilh, 2007). A saúde e a doença passam a ser compreendidas como resultantes do processo de reprodução social, do mesmo modo que outros aspectos da vida material e imaterial dos homens. Esta teoria pressupõe articulação estreita entre Epidemiologia e ciências sociais, visto que a compreensão dos processos históricos de organização pertence ao âmbito de explicação da sociologia, da história e da ciência política, no plano mais geral; e da geografia, antropologia e demografia, no plano particular.

A incorporação da teoria social ocupa lugar central no modelo da determinação social, diferentemente da apropriação periférica e instrumental observada no modelo da multicausalidade. Retomando a concepção de planos e níveis de ancoragem, postulada por Samaja (2000), podemos dizer que a Epidemiologia se articula horizontalmente com as disciplinas das ciências humanas e sociais que constroem seus objetos científicos na dimensão particular; verticalmente, "para cima", com as ciências sociais que partilham explicações na dimensão geral; e verticalmente, "para baixo" com as ciências médicas e biológicas. Metaforicamente poderíamos dizer que, no primeiro caso, não há realmente uma interface, pois as disciplinas apenas se tocam, havendo entre elas mais estranhamento do que reconhecimento, enquanto no segundo, a interface se constitui de forma porosa, possibilitando e favorecendo trocas mútuas.

Muito embora não se possa definir uma disciplina científica por seus métodos de trabalho (Bhaskar, 1986), a estreita relação entre objeto e estratégias de investigação faz com que cada disciplina acabe por delimitar certo elenco de métodos utilizados para o conhecimento da realidade. Quanto mais complexos os objetos, maior será a necessidade de se adotarem diferentes estratégias para buscar uma compreensão mais integral ou, pelo menos, a visão de diferentes ângulos que o fenômeno em estudo comporta (Chaves, 1998).

Convencionalmente, os diferentes métodos ou caminhos trilhados pelas ciências poderiam ser agrupados em procedimentos descritivos, observacionais e experimentais, cada um deles se desdobrando em modalidades diversas, segundo as características dos objetos aos quais se aplicam. Por força das características do objeto epidemiológico, sua descrição terá características distintas da descrição sociológica, histórica ou demográfica. Do mesmo modo, a observação epidemiológica não será idêntica à observação antropológica ou psicológica, nem a experimentação epidemiológica poderá ser igual à experimentação biológica. Entretanto, é possível reconhecer, no processo de constituição histórica das disciplinas científicas, empréstimos entre diferentes metodologias.

Podemos perguntar, por exemplo: Em que medida a Epidemiologia descritiva é tributária dos primeiros censos demográficos? Até que ponto os métodos de inquéritos populacionais utilizados pela sociologia apresentam parentesco com os inquéritos epidemiológicos? Até onde os estudos observacionais da epidemiologia são simulacros dos experimentos laboratoriais?

Estas e outras questões teriam interesse apenas para se buscar compreender as raízes lógicas e epistemológicas, parentescos, rupturas, continuidades entre diversas estratégias de produção de conhecimentos. Não faz sentido atribuir a primazia ou o monopólio do uso de estratégias científicas a esta ou àquela disciplina, pois assim estar-se-ia transferindo a especificidade decorrente das características dos objetos como definidoras dos diferentes recortes disciplinares para os métodos de investigação. Certamente, no conjunto de métodos utilizados predominantemente em pesquisas epidemiológicas, observam-se inúmeros empréstimos, modificações, releituras, de métodos empregados por outras ciências humanas e sociais.

Finalmente, a interface entre a Epidemiologia e as ciências sociais pode ser detectada também no que diz respeito a vários conceitos que, oriundos do campo da pesquisa social, são operacionalizados para uso em pesquisas epidemiológicas. Só para mencionar dois desses conceitos importantes podemos citar o conceito de classes ou estratos sociais e o conceito de espaço socialmente construído, cada vez mais utilizados nos estudos de desigualdades sociais em saúde.

Interface com a estatística

Se a clínica forneceu à Epidemiologia a possibilidade de definir mais objetivamente o "caso" e as ciências sociais forneceram elementos fundamentais para a compreensão teórica do objeto processo saúde-doença em populações, a estatística concedeu à epidemiologia um robusto e rico repertório de instrumentos e técnicas de análise, sem contar a formulação do conceito de risco, em torno do qual a disciplina se constituiu (Ayres, 2008).

Para tratar da distribuição populacional dos determinantes e da saúde e doença, a Epidemiologia constituiu-se como disciplina fortemente centrada na quantificação de eventos e dependente da teoria das probabilidades para a formulação de suas "leis". O conceito epidemiológico de risco é fundado na probabilidade de ocorrência de determinados eventos, em determinadas populações em um dado período de tempo. As medidas de associação são todas elas construídas a partir de relações (diferença ou razão) entre riscos ou probabilidades em subgrupos populacionais.

No caso da Estatística, poderíamos falar de intensa colaboração mais do que simplesmente de interface disciplinar, uma vez que o desenvolvimento contínuo de métodos e técnicas de análise para fazer face aos desafios que a complexidade do objeto coloca tem ocorrido em uma relação de mão dupla entre as duas disciplinas. Tanto a oferta de técnicas de análise da estatística tem determinado novos desenvolvimentos metodológicos na Epidemiologia, quanto os problemas epidemiológicos têm servido de motivação para criação de novas técnicas e abordagens na estatística.

A contribuição da estatística para o campo da pesquisa epidemiológica se desdobra no sentido de atender a diversas necessidades: conceitual, metodológica, práxica. Como já mencionado, na dimensão conceitual, o fundamento epistemológico do conceito de risco é dado pela teoria das probabilidades (Hacking, 1990). Embora a palavra risco seja fortemente polissêmica assumindo diferentes sentidos em diversas disciplinas e em esferas distintas da vida social, em Epidemiologia, "risco" apresenta um sentido preciso correspondendo a uma função de ocorrência, ou seja, quando falamos em risco epidemiológico estamos nos referindo sempre à possibilidade de ocorrência de um evento em uma população definida e em determinado período de tempo. Assim, todas as medidas de ocorrência que utilizamos – incidência, prevalência ou mortalidade – podem ser traduzidas em probabilidades de ocorrência respectivamente de casos novos, casos existentes ou óbitos na população de referência.

Quando referimos que a taxa de mortalidade infantil em Cuba, no ano de 2006, foi de 5,3 óbitos por 1.000 nascidos vivos, isto significa que a probabilidade de uma criança morrer antes de completar 1 ano de idade naquele país foi de 5,3 em cada 1.000 crianças nascidas com vida. A taxa é a expressão matemática do risco. Neste exemplo, bem como em todos os cálculos de medidas de ocorrência, estamos lidando com probabilidades empíricas, ou seja, probabilidades calculadas a partir da observação e registro de determinados eventos de interesse.

Na dimensão metodológica, as contribuições da estatística são inúmeras. Como toda ciência empírica, cujas estratégias de pesquisa se baseiam principalmente em observações metodicamente conduzidas, a Epidemiologia recorre às técnicas estatísticas para o controle da incerteza e das condições de observação buscando, através dos recursos analíticos, aproximar a observação da situação experimental. Na pesquisa epidemiológica é praticamente impossível, mesmo em desenhos experimentais, obter o controle de parte considerável das variáveis que podem interferir sobre os resultados estudados. A estatística fornece ao pesquisador uma série de recursos analíticos que permitem o controle dessas variáveis de confusão favorecendo assim a análise das relações que constituem o foco principal da pesquisa.

As técnicas matemáticas de padronização das taxas, análise estratificada, regressão e modelagem (conforme a Parte 3) visam tornar a observação epidemiológica mais consistente na medida em que, artificialmente, controlam, eliminam ou suspendem momentaneamente a interferência dos "ruídos" representados por inúmeras variáveis secundárias, sobre a relação principal que se pretende estudar. As técnicas disponíveis, embora contendo uma série de limitações, face à complexidade do objeto e seu caráter histórico, dinâmico e processual, têm permitido o avanço do conhecimento epidemiológico sobre a distribuição e os determinantes da saúde e da doença nas populações humanas (Almeida Filho, 2000).

Na dimensão práxica da disciplina, os aportes da Estatística são também fundamentais, pois incluem os fundamentos teóricos da teoria das probabilidades, principalmente a lei dos grandes números, que dão sustentação epistemológica à aplicação da noção de risco às atividades práticas de intervenção. Como anteriormente assinalado, as probabilidades empíricas são calculadas com base na observação de eventos já ocorridos. Entretanto, utilizamos essas mesmas probabilidades para predizer futuras ocorrências em situações mais ou menos semelhantes àquelas nas quais os eventos foram anteriormente observados (Hacking, 1990).

Além dessas interfaces aqui tratadas, a Epidemiologia apresenta inúmeras outras relações com um conjunto muito amplo e diversificado de saberes. De modo geral, podemos assinalar que a confluência e integração de conceitos, métodos, teorias e técnicas de investigação dos mais diversos campos de saber é fundamental para o enfrentamento intelectual e pragmático dos problemas complexos. Não poderia ser diferente no caso do processo saúde-doença-cuidado na dimensão populacional.

Comentários finais

O objeto de conhecimento dos campos disciplinares que constituem o campo de práticas que no Brasil se denomina como Saúde Coletiva, nas abordagens antinômicas do reducionismo e do pluralismo, tem sido definido de modo flagrantemente inadequado. Na abordagem reducionista, simplesmente se nega qualquer estatuto de cientificidade à pesquisa em saúde coletiva. Na abordagem pluralista, aceita-se parcialmente a adesão deste como um objeto subordinado, conforme por exemplo o movimento de se admitir apenas a pesquisa epidemiológica, e neste caso parte dela, como o é a epidemiologia clínica (cuja pertinência ao campo da Epidemiologia é discutível), como portadora de algum grau de validade. Nesse caso, para usar a terminologia de Samaja (2000), apenas a ordem hierárquica biodemográfica estaria em pauta, negando-se qualquer função heurística à ordem hierárquica sociocultural.

Os exemplos se multiplicam na medida da expansão e consolidação do campo da saúde, distinguindo-se de modo notável de outros campos científicos e de prática social. A forma de lidar com as causas externas por intermédio das concepções de violência refaz toda uma perspectiva de análise e recoloca este problema em um campo de abrangência que, embora não exclusivo (como o são todos os problemas sociais), encontra na saúde coletiva o espaço privilegiado para sua construção enquanto concepção de análise e compreensão e instrumento de conhecimento das questões de violência e de busca de instrumentos para a definição de políticas de intervenção.

Da mesma forma, outros exemplos se destacam: novas concepções nascem no campo da geriatria para o entendimento dos problemas da "terceira idade" e dos desafios postos pelos programas de idosos; doenças infecciosas experimentam uma compreensão mais ampla, à medida em que são trabalhadas dentro do conjunto das endemias, trazendo elementos para seu melhor equacionamento; o capítulo das doenças mentais ou os programas materno-infantis e a saúde da mulher se veem enriquecidos com o tratamento oferecido por meio de novas concepções da saúde mental e de gênero, respectivamente. O mesmo se aplica quando se analisam racionalidades médicas ou saberes sobre a saúde que recobrem um campo distinto daquele oferecido pela clínica ou pela organização formal de serviços de saúde etc.

Todos esses exemplos mostram que se estão construindo novas formas de identificação do processo saúde-doença-cuidado, formas distintas de outros campos, como por exemplo a clínica, que tradicionalmente, a partir de suas concepções, encontra no nível individual o grau máximo de realização, e a fisiopatologia, que enfoca o nível subindividual. Demonstram, igualmente, que a construção de análises de nível populacional exige objetos e métodos próprios que encontram na Epidemiologia e nas ciências sociais formas para a produção de conhecimentos adequados à sua plena realização.

Sabemos que o objeto saúde é por definição contextual e histórico. Concordamos com a impossibilidade de aplicar protocolos universais de validação e de defender modelos prefixados e estruturados de explicação para o conhecimento da saúde. Sabemos também que o objeto saúde é por definição aplicado. Portanto, o campo da pesquisa em saúde coletiva – e nele, a ciência chamada Epidemiologia – se define pela vocação ou compromisso com a transformação das situações de saúde (Paim & Almeida Filho, 2000).

Estas ponderações sobre a natureza dos objetos saúde e doença se aplicam indistintamente às ciências da saúde e às ciências biomédicas (Almeida Filho, 2000). Nada se pode lucrar com uma visão preconceituosa das ciências biológicas, na medida em que também o objeto doença pode (e deve) ser definido em um sentido histórico, contextual e pragmático. Não é vantagem nem para a prática mais reduzida da biomedicina (e da clínica, em sua atividade de busca etiológica e terapêutica) uma simplificação excessiva da complexidade dos processos patológicos.

É preciso enfim cultivar uma perspectiva complementarista, dado que se pode trabalhar os distintos níveis de abordagem das patologias e dos estados e situações de saúde de modo a aproveitar as fortalezas e restringir as limitações de diferentes enfoques científicos, respeitando sua pertinência e adequação. Além disso, isso implica reconhecer que o conceito ampliado de saúde impõe ao Setor Saúde um compromisso, em primeiro plano, com a qualidade de vida das populações. Para tanto, em sua contribuição à saúde coletiva enquanto campo científico, a Epidemiologia constitui parte substancial na abordagem deste objeto, gerando conhecimentos produzidos por métodos próprios, respeitados os diferentes níveis de ancoragem e as distintas esferas de aplicação.

Apesar da constatação de hegemonia da posição que defende uma definição restrita e específica de objeto de conhecimento, tal como identificada no panorama de C & T em Saúde no Brasil ainda hoje, todos os esforços devem ser dirigidos no sentido de superá-la, visando construir uma Epidemiologia nacional pluralista e contextualizada (Guimarães, Lourenço & Cosac, 2001), comprometida e mais aproximada da realidade sanitária do país.

Referências bibliográficas

Almeida Filho N. *A clínica e a epidemiologia*. Rio de Janeiro: APCE-Abrasco, 1992.

Almeida Filho N. *A ciência da saúde*. São Paulo: Hucitec, 2000.

Appadurai A. *Modernity at large: cultural dimensions of globalization*. Minneapolis: University of Minnesota Press, 1996.

Arouca S. *O dilema preventivista. Contribuição para compreensão e crítica da medicina preventiva*. São Paulo: Editora UNESP; Rio de Janeiro: Editora Fiocruz, 2003[1975].

Ayres JRCM. *Sobre o risco: para compreender a epidemiologia*. 3ª ed. São Paulo: Hucitec, 2008, 328 p.

Bhaskar R. Scientific realism and human emancipation. London: Verso, 1986.

Bourdieu P. La spécificité du champ scientifique et les conditions sociales du progrès de la raison. *Sociologies et Sociétés* VII(1):91-118, 1975.

Bourdieu P. O campo científico. In: Ortiz R (org.). *Pierre Bourdieu: Sociologia*. São Paulo: Ática, 1983.

Bourdieu P. *Razões práticas. Sobre a teoria da ação*. Campinas: Papirus, 1996.

Bourdieu P. *Los usos sociales de la ciencia*. Buenos Aires: Nueva Visión, 2000.

Breilh J. *Epidemiología crítica*. Buenos Aires: Lugar Editorial, 2007.

Canada. The Lalonde Report [A new perspective on the health of Canadians: a working document]. Ottawa: Government of Canada, 1974.

Chalmers A. *A fabricação da ciência*. São Paulo, Editora UNESP, 1994.

Chaves M. Complexidade e transdisciplinaridade: uma abordagem multidimensional do setor saúde. *Revista da ABEM* 22(1):7-18, 1998.

Coulon A. *La etnometodología*. Madrid: Catedra, 2005.

Foucault M. *O nascimento da clínica*. Rio de Janeiro. Editora Forense Universitária, 1977.

Guimarães R, Lourenço R, Cosac S. A pesquisa em epidemiologia no Brasil. *Revista de Saúde Pública* 35(4):321-40, 2001.

Hacking I. *The taming of chance*. Cambridge: Cambridge Universidade Press, 1990.

Kuhn T. Metaphor and science. In: Ortony A (ed.). *Metaphor and thought*. Cambridge: Cambridge University Press, 1979, p. 409-419.

McQueen D. Perspectives on health promotion: theory, evidence, practice and the emergence of complexity. *Health Promotion International* 15(2):95-99, 2000.

Mendes-Gonçalves RB. Reflexão sobre a articulação entre a investigação epidemiológica e a prática médica a propósito das doenças crônico-degenerativas. In: Costa DC (org.). *Epidemiologia. Teoria e objeto*. São Paulo/Rio de Janeiro: Editora Hucitec/Abrasco, 1990.

Paim J, Almeida Filho N. *A crise da saúde pública e a utopia da saúde coletiva*. Salvador: Casa da Qualidade Editora, 2000.

Rose G. Sick individuals and sick populations. *International Journal of Epidemiology* 30:427-432, 2001.

Samaja J. *A reprodução social e a saúde*. Salvador: Casa da Saúde, 2000.

Samaja J. *Epistemología de la salud*. Buenos Aires: Lugar Editorial, 2007.

Santos B. *Introdução a uma ciência pós-moderna*. Rio: Graal, 1989.

Susser M. *Epidemiology, health & society* – Selected papers. Nova York: Oxford Univ. Press, 1987.

Teixeira C. *O futuro da prevenção*. Salvador: Casa da Qualidade Editora, 2001.

Testa M. *Pensar em saúde*. Porto Alegre: Artes Médicas, 1992.

7 Ética na Pesquisa e Prática Epidemiológicas

Vilma Sousa Santana e Euclides Ayres de Castilho

Introdução

Desde Hipócrates, aspectos relativos aos direitos e à segurança dos doentes em suas interfaces com a ética e a moral vêm sendo objeto de interesse e debate, suscitando reflexões sobre como garantir o respeito à dignidade e à justiça como um princípio fundamental. Essa dignidade é entendida como a garantia dos direitos humanos, da proteção contra riscos e do bem-estar, que deve estar assegurada a todos, sem exceção. Portanto, o homem é pensado em sua humanidade, não apenas como um ente biológico, mas colocado como o fim mesmo da ciência, acima de qualquer razão instrumental (Barata, 2005). Todavia, desigualdades sociais, pobreza, analfabetismo ou pouca escolaridade tornam particularmente desafiador o respeito aos princípios da ética em pesquisa, especialmente quando refletem iniquidades e injustiça.

A palavra grega *ethika* vem de *ethos*, que se refere ao caráter das pessoas e à moralidade das suas ações. A moralidade vem do latim e se refere à melhor escolha entre ações e decisões, em todas as circunstâncias, nas quais estão implícitos conflitos entre valores diferentes (Wade, 2005). Esses conflitos ocorrem em toda situação clínica ou de saúde pública que envolva decisões, seja no plano individual ou coletivo, seja no âmbito das instituições ou dos entes jurídicos envolvidos.

Com a divulgação de experiências com judeus realizadas pelos alemães, durante a Segunda Guerra Mundial, houve uma intensificação de pressões para a adoção de medidas internacionais que garantissem a dignidade dos sujeitos de pesquisa (Bhutta, 2002). Naquela época, os nazistas utilizaram judeus prisioneiros em campos de concentração para experimentos, nos quais o limite entre tortura e interesse científico era muito tênue. Entre esses experimentos com humanos, um investigava o tratamento mais eficaz para queimaduras químicas produzidas por gás mostarda e outros gases, com a exposição intencional dos sujeitos da pesquisa a esses gases sem o conhecimento de que se tratava de experimento.*

O Tribunal Internacional de Nurembergue, ao julgar crimes de guerra, deixou patente que episódios como aqueles não poderiam ser tolerados pelas nações. Iniciou-se, em seguida, um longo processo de definição de parâmetros internacionais de ética na pesquisa biomédica e busca de consensos sobre a proteção e a garantia da dignidade dos sujeitos de pesquisa. Evidência disso foi a promulgação do Código de Nurembergue em 1947, marco histórico da Ética em Pesquisa. Outro marco é a Declaração de Helsinque, de 1964, da Associação Médica Internacional, que estabeleceu princípios e procedimentos para a garantia da dignidade dos sujeitos da pesquisa. Suas revisões periódicas resultam em ajustes com vistas à adequação aos novos rumos e aos desafios da pesquisa biomédica, em especial com seres humanos. Entre estes, ressalta-se a polêmica em torno dos artigos 19 e, sobretudo, 29 e 30, que se referem ao uso de placebo e à garantia de acesso, mesmo após o término da investigação, a cuidados médicos "efetivos e apropriados", ou "comprovados como os melhores", a participantes de ensaios terapêuticos, que em sua maioria têm enfermos como população de estudo.

Para implementação das orientações da Declaração de Helsinque, foram criadas várias instâncias em órgãos internacionais, como reuniões periódicas da Associação Mundial de Medicina, do Conselho Internacional para a Organização das Ciências Médicas (CIOMS), da Organização Mundial de Saúde (OMS), e também documentos elaborados pela Organização das Nações Unidas para a Educação, a Ciência e a Cultura (UNESCO). As diretrizes propostas por esses órgãos abrangem recomendações para a adoção de programas que tinham como objetivo a extensão do conhecimento, a divulgação e a aplicação dos princípios da ética em pesquisa com seres humanos no mundo (WHO, 2000; WHO/OPS, 2003; UNESCO, 2005).

No que tange às pesquisas epidemiológicas, em 2008 a CIOMS lançou o International Ethical Guidelines for Epidemiological Studies (CIOMS, 2008). No Brasil, a instância regulatória da ética em pesquisa é o Conselho Nacional de Saúde (CNS), que tem uma comissão específica, chamada de Comissão Nacional de Ética em Pesquisa (CONEP), a qual coordena o Sistema Nacional de Ética em Pesquisa (SISNEP).

Embora o debate sobre ética em pesquisa tenha polarizado as discussões sobre ética em geral, essa perpassa todo o comportamento social e as práticas profissionais. A pesquisa com seres humanos é, todavia, uma situação especial que requer a

*Introduction to NMT Case 1: USA. *vs.* Brandt *et al. Harvard Law Library, Nurembergue Trials Project: A Digital Document Collection* <www.Nurembergue.law.harvard.edu/php>. Página visitada em 19/01/2009.

apreciação formal sobre o atendimento aos princípios éticos estabelecidos. Essa avaliação, feita por pares, é de especial importância na pesquisa experimental, cujo objetivo mais comum na área da saúde é a avaliação da eficácia de procedimentos terapêuticos, a exemplo das tecnologias médicas, particularmente a farmacêutica. Inúmeras são as novas substâncias em teste em muitos países, o que envolve também a verificação da eficácia de vacinas, e outros procedimentos terapêuticos, como técnicas cirúrgicas e de educação para a saúde.

Contudo, aspectos éticos da pesquisa abrangem toda pesquisa que envolva seres humanos, experimental ou não experimental, qualitativa ou quantitativa, conduzida com pacientes ou pessoas livres de doenças. Essa extensão do escopo ainda é objeto de controvérsias e grandes debates entre pesquisadores e a sociedade, especialmente para os estudos etnográficos ou sociais, para os quais não existe uma tradição de escrutínio dos aspectos éticos, por pares. Em outra direção, algumas críticas têm sido feitas à Declaração de Helsinque por se voltar principalmente para a pesquisa clínica, não focando as injustiças sociais que circundam a pesquisa em países em desenvolvimento (Bhutta, 2002).

Quando a pesquisa está relacionada com a saúde pública, de objeto interdisciplinar, os desafios são ainda maiores. Estudos podem envolver componentes etnográficos e de intervenção complexos e interligados, ou vinculados à prática cotidiana dos sujeitos, dificultando a identificação do momento ideal para a obtenção de consentimento, ou mesmo a sua necessidade. Como as pesquisas epidemiológicas comumente requerem extenso número de participantes e a coleta de dados se baseia na aplicação de questionários, aparentemente é óbvio que, se os participantes responderam às perguntas, é porque consentiram, pois é implausível que o tenham feito sob constrangimento ou sob uso da força em um contexto de pesquisa. Pesquisas-ação ou do tipo participativas também impõem reflexões específicas sobre o tipo de consentimento que deve ser dado pelos sujeitos da pesquisa. Também a abordagem de temas sensíveis como violência doméstica, exploração sexual, pessoas em privação de liberdade, ou sobre comportamentos ilegais, como consumo de drogas ilícitas, implicam perigo potencial à segurança dos participantes. Nesses casos, cabe ao pesquisador definir procedimentos *a priori*, como a articulação com os poderes públicos, para, dentro do marco legal, garantir os direitos dos sujeitos da pesquisa.

Neste capítulo, pretende-se apresentar os princípios e as bases teóricas da ética em pesquisa em saúde pública, os antecedentes históricos e, no Brasil, os marcos regulatórios e a estrutura institucional, além de procedimentos e rotinas envolvidos na pesquisa epidemiológica.

Princípios da ética em pesquisa que envolve seres humanos

Os princípios fundamentais da ética em pesquisa são autonomia, não maleficência, beneficência e justiça, segundo um parâmetro comum: o respeito à dignidade humana. A observação desses princípios compreende não apenas o cumprimento de um rol de recomendações ou normas, mas uma reflexão por parte do pesquisador e de toda a sua equipe sobre as implicações éticas do projeto de pesquisa.

Autonomia

A autonomia surgiu com referência ao autogoverno ou à autogestão nas *urbis* gregas, estendendo-se às pessoas ao incorporar os direitos de liberdade, privacidade, escolha individual, liberdade da vontade e da autodeterminação do comportamento. No campo da pesquisa isso implica que os sujeitos tenham assegurado o direito de decidir sobre a sua participação livres de qualquer tipo de coerção ou pressão. Segundo esse princípio, está implícito que cabe ao investigador: (1) dizer a verdade; (2) respeitar a privacidade; (3) proteger as informações obtidas; (4) obter consentimento para intervenções, coleta e estocagem de material e informações pessoais, inclusive imagens, como vídeos, fotos, gravações de falas, dentre outros; (5) e, quando solicitado, contribuir com a tomada de decisões com base no seu conhecimento técnico.

Vale ressaltar que a participação não se restringe à entrada na pesquisa, mas ao direito de permanecer ou sair, em qualquer estágio de desenvolvimento, que deve ser garantido a todos. Isto é particularmente importante para os estudos cuja população sofre algum tipo de restrição da sua capacidade de decisão ou liberdade. Exemplos são os enfermos com comprometimento do nível de consciência ou capacidade cognitiva, ou os institucionalizados, sejam presidiários ou internados em asilos. Nesses casos, o pesquisador precisa obter a autorização dos responsáveis legais, institucionais ou individuais, pela guarda dessas pessoas, como também de parte dos familiares. Pesquisas com militares, ou outras instituições com forte hierarquia, requerem cuidado especial na decisão de participação, e deve estar cuidadosamente separada da disciplina e estrutura de poder institucional.

Considerando que a participação em pesquisas deve resultar da exclusiva decisão do indivíduo, é, portanto, crucial o seu conhecimento sobre os propósitos da pesquisa, a razão de ter sido selecionado, todos os procedimentos envolvidos, riscos potenciais, benefícios e malefícios, e em especial sobre a quem interessa a pesquisa. Esse processo de informação dos selecionados, e de decisão de participação, é chamado de consentimento. Para isso, os candidatos são contatados, apresentados à pesquisa, e convidados a participar. Caso concordem, é apresentado o Termo de Consentimento Livre e Esclarecido (TCLE) expressão usada no Brasil, por decisão da CONEP, que poderá ser assinado pelo participante, ou por testemunhas da entrevista, no caso de impedimento ou preferência do pesquisador ou participante. É interessante refletir sobre os níveis de consentimento e atores envolvidos. Ou seja, quem deve dar o consentimento, se é necessário documento assinado, o que deve conter o TCLE, e como devem ser tratados os documentos resultantes. Do ponto de vista individual, pesquisas conduzidas com crianças ou adolescentes legalmente não emancipados precisam obter o TCLE dos pais ou responsáveis. Para pessoas com restrição de liberdade, a concordância da instituição não significa consentimento individual.

Concordância institucional expressa e formal é requerida sempre que a pesquisa envolver instituições, no recrutamento de pessoas ou na coleta de dados, entre outros momentos. No Brasil, a participação de indígenas em pesquisas implica a aprovação pela tribo, por meio de seu dirigente, e pela Fundação Nacional do Índio. Pesquisas de base populacional, desenvolvidas em comunidades, podem se beneficiar da apresentação do projeto para discussão pelos seus membros, e assim realizar ajustes nas suas estratégias para atender às expectativas coletivas e individuais. Pode-se utilizar materiais visuais e ampla discussão em oficinas e seminários, o que permite um conhecimento e apropriação pelos sujeitos de um modo mais eficiente do ponto de vista da compreensão e da tomada de decisões. Isto pode conformar um patamar superior de qualidade em relação ao consentimento individual, tanto nos aspectos operacionais, quanto no impacto potencial dos resultados. Uma outra perspectiva de superação desta questão é a ampla divulgação da pesquisa na mídia, isto é, seus objetivos, métodos, alcance e impactos esperados (Nuffield Council on Bioethics, 2005).

O consentimento individual, dentro de sua perspectiva clássica, identificado e formal, com a assinatura de um documento, é relativizado nas pesquisas conduzidas por meio eletrônico, via *web*, ou telefone, que podem criar situações inusitadas. Em um caso curioso, o pesquisador pretendia entrar em salas de bate-papo na internet para observar e analisar o conteúdo das falas dos participantes, focalizando, em especial, o comportamento sexual. Nesta situação, se o pesquisador se identificasse como tal, certamente iria alterar o comportamento que desejava analisar. Em pesquisas conduzidas via *web* pode-se recorrer ao uso de TCLE no formato de formulário eletrônico, com assinatura digital ou não; no entanto, a veracidade desta assinatura não pode ser comprovada. Ademais, pesquisas com entrevistas telefônicas permitem, quase exclusivamente, a tomada de TCLE via autorização verbal, exceção quando contatos pessoais estão envolvidos complementarmente.

A qualidade do consentimento obtido com esse tipo de estratégia geral é questionável, especialmente, quando se trata de populações em situações limite de sobrevivência, como entre os abaixo da linha de pobreza. Ou entre aqueles que têm limitada capacidade de leitura ou compreensão. É claro que a linguagem utilizada no TCLE é fundamental para a comunicação adequada, com atenção especial ao vocabulário e estilo, que devem se voltar para a população-alvo e não a comunidade acadêmica. Isso nem sempre é fácil, haja vista a natureza de algumas pesquisas, complexa e incomum, difícil de apreensão mesmo por pessoas do meio técnico-científico. Outras vezes, o consentimento é difícil de ser obtido pela natureza do objeto da pesquisa ou por ocorrer em situações de emergência, quando a presteza do tratamento ou intervenção requer rapidez. A ideia de consentimento genuíno surgiu em 1995 pelo Nuffield Council on Bioethics, que relativiza a perspectiva do consentimento perfeitamente esclarecido, pela ideia de um esforço para a melhor comunicação e clareza possíveis (NCB, 2005). Estudos multicêntricos internacionais requerem cuidados especiais porque o TCLE apropriado para o local-sede pode não se adequar aos requerimentos dos demais países. Podem também existir diferenças culturais no entendimento dos dispositivos nos protocolos e mesmo inconsistências na tradução dos instrumentos.

Uma recomendação importante é que o TCLE não pode ser muito extenso, o que pode tornar sua aplicação inviável. O TCLE deve incluir informação sobre o pesquisador principal, filiação institucional, endereço e telefone, e deve ficar arquivado para comprovação. Para os que não sabem ler, a leitura do texto pelo entrevistador pode não ser bastante, podendo ser convidado para tal alguém da confiança do entrevistado. Afinal, o TCLE objetiva proteger, sobretudo, o participante e não somente o pesquisador e sua equipe, os promotores e patrocinadores. Notar que a confiança dos participantes é mais importante do que qualquer instrumento legal formal.

No Brasil, de modo a evitar coerção do tipo financeira, considerando a expressiva proporção de pobres na população, há a proibição de oferta de pagamento em dinheiro para os participantes, à exceção de ressarcimento do equivalente a despesas com transporte e alimentação.

Beneficência

Pesquisas com seres humanos precisam ser voltadas para o benefício dos seus sujeitos para que sejam eticamente aceitáveis pela sociedade. Estes benefícios englobam o aprimoramento dos recursos disponíveis para o conhecimento sobre as doenças, suas curas e reabilitação, que são reconhecidos mais diretamente e intuitivamente. Todavia, há benefícios menos evidentes, especialmente para o público leigo, a exemplo dos provenientes da pesquisa básica, ou metodológica. Benefícios da pesquisa podem também repercutir apenas no plano coletivo e não diretamente individual, como as pesquisas na área da Saúde Pública, que enfatizam os riscos coletivos, as políticas públicas ou a gestão dos serviços. Vale ressaltar que nem sempre resultados de pesquisas repercutem direta e imediatamente nas políticas e programas de saúde.

Isto porque a incorporação do conhecimento nas práticas é lenta e envolve, em geral, o acúmulo e consolidação da informação de vários estudos, e também a disseminação para gestores, a aceitação, e outras questões relacionadas com aspectos políticos, de viabilidade operacional, custos e recursos disponíveis, dentre outros fatores. Com isto, se ressalta que não é apenas necessário respeitar a autonomia e a integridade física e psíquica, mas também contribuir para o bem-estar individual e da sociedade.

Merecem consideração os aspectos relacionados com a esfera pública e privada, e a relação entre o financiamento e o propósito da pesquisa. Embora, em muitos países, a pesquisa em saúde tenha expressivo suporte financeiro por parte do setor público, seja executada por instituições públicas e sob a responsabilidade de seus servidores, a aplicação do conhecimento na inovação tecnológica e a fabricação e comercialização de produtos são comumente responsabilidade do setor privado. Como a este setor interessa o lucro, nem sempre conhecimento e tecnologias produzidos com recursos públicos estarão acessíveis para a população em geral, que contribuiu para a produção do conhecimento como sujeitos de pesquisa, por exemplo. Uma evidência disso é a falta de medicamentos para a AIDS em países da África, que participaram amplamente de estudos que geraram conhecimento necessário para que medicamentos fossem produzidos e comercializados. Existem relatos de ensaios terapêuticos que foram interrompidos quando se reconheceu a eficácia do tratamento, deixando os participantes, enfermos, carentes dos medicamentos que estavam utilizando na própria pesquisa (Lackey, 2001), o que acirrou a opinião pública internacional alertando para a necessidade de garantia do tratamento para os sujeitos desse tipo de pesquisa.

Outro aspecto é a falta de medicamentos ou vacinas efetivas para as chamadas doenças negligenciadas que, por serem comuns apenas em países ou populações pobres, não são prioridades para pesquisas e inovação tecnológica de parte da indústria farmacêutica (Mills, 2001). Isso compreende a questão fundamental de como recursos públicos que financiam a pesquisa e como o conhecimento gerado são apropriados e transformados em produtos feitos pelo setor privado, voltado para o lucro e não para a melhoria das condições de saúde das populações. Depreende-se, pois, que cabe ao pesquisador, logo ao formular a pergunta de investigação, refletir sobre a quem interessam os resultados e como os participantes irão potencialmente se beneficiar, seja individual ou coletivamente, desse conhecimento.

Detalhes desses componentes do protocolo de pesquisa precisam ser incluídos no TCLE. Por fim, deve-se notar que sempre há riscos, e que estes devem ser pensados em relação aos benefícios potenciais, buscando-se o máximo de benefícios e o mínimo de danos e riscos. E que os malefícios ou benefícios sejam igualmente compartilhados entre os participantes. Ainda com respeito à beneficência, é importante frisar a necessidade de o investigador e a equipe estarem capacitados para a elaboração de aspectos teóricos, metodológicos, operacionais e éticos durante todo o desenvolvimento da pesquisa, garantindo a salvaguarda dos direitos dos sujeitos participantes.

Não maleficência

Este princípio compreende a garantia do participante em não sofrer danos decorrentes da pesquisa. Está intimamente ligado com a máxima *primum non nocere*, isto é, acima de tudo, ou antes de tudo, não causar danos. Trata-se, dessa maneira, da garantia de que danos previsíveis serão evitados e que há obrigação dos pesquisadores em reduzir ao máximo os riscos. Os mais conhecidos são os riscos à saúde física e mental, mas procedimentos relacionados com uma investigação podem até mesmo levar à morte. Situações de desespero ou de esgotamento de recursos terapêuticos disponíveis e a esperança de cura de tratamentos, ainda em fase experimental, podem levar à procura e até mesmo à realização de pressões, de parte de doentes, para participação.

Enquanto na primeira metade do século XX o recrutamento de pessoas para pesquisa era um interesse do pesquisador, que muitas vezes pagava aos voluntários, hoje, tratamentos para doenças incuráveis são, às vezes, disputados por enfermos que lutam por esperança de cura. Assim, a expectativa de recebimento de tratamentos ainda não disponíveis no mercado, e livres de pagamento, tem atraído muitos pacientes ou seus familiares como voluntários (Trochim & Donnelly, 2008). Essa situação é muito comum em Oncologia (King, 2000) ou entre enfermos com doenças crônico-degenerativas.

Uma situação bastante conhecida é a do adolescente Jesse Gelsinger que tinha uma doença metabólica rara e participou de um ensaio de terapia gênica, utilizando vetor adenoviral, mas veio a falecer. O paciente e seus pais não haviam sido adequadamente informados sobre as reações de toxicidade hepática já verificadas nem sobre os riscos dessa terapia gênica. Nem tampouco do conflito de interesse subjacente, pois o investigador principal tinha vínculo com a indústria farmacêutica que financiava a pesquisa. Estas informações não constavam no Termo de Consentimento Informado, e esse fato foi utilizado para acusação penal em um rumoroso processo que culminou com a punição dos responsáveis. Além desses aspectos e não menos graves, existem os desconfortos psíquicos ou físicos. Por exemplo, a aplicação de questionários sobre lesões traumáticas graves no passado poderão provocar sofrimento ao serem relembrados. Os participantes podem, também, se emocionar diante de perguntas aparentemente neutras ou se sentirem constrangidos diante de perguntas sobre temas sensíveis, relacionados com crenças religiosas, ou certos comportamentos, como o sexual. Enfermidades mentais, às vezes, cursam sem o conhecimento dos enfermos, ou são objeto de negação, e a identificação e sua revelação em um contexto de pesquisa podem causar extremo desconforto ou constrangimentos. Isto é particularmente difícil quando a pesquisa é conduzida em diferentes estágios, nos quais a progressão se dá por certas características pessoais, ou de diagnóstico, que objetivamente podem revelar aspectos que deveriam ser mantidos confidenciais. Importante para consideração é o dano à imagem do participante, por exemplo, da divulgação de informações, até mesmo de que participou de uma dada investigação. Isto revela a importância do anonimato e da confidencialidade que devem orientar todos os procedimentos da pesquisa.

Ou seja, os riscos de uma pesquisa não se referem apenas a danos biológicos, físicos, mas também à dimensão moral, intelectual, social, cultural ou espiritual do ser humano, em qualquer fase de uma pesquisa, ou em associação a ela. Como toda intervenção implica algum tipo de risco, uma reflexão importante é que nível de risco é aceitável e que este se encontra distribuído igualmente entre todos, o que sempre envolve um julgamento subjetivo e para o qual nem sempre se dispõe de todas as informações necessárias para a tomada de decisão.

Outro ponto capital, em especial para as pesquisas epidemiológicas, é que riscos podem ser de âmbito populacional, quando as intervenções são ambientais ou sociais, e acarretar consequências indesejadas, como o estigma, para toda a população, para além do nível individual. Por exemplo, ensaios preventivos de vacinas anti-HIV podem estimular comportamentos de risco em participantes que venham a se sentir seguros por estarem incluídos no estudo (Taylor & Johnson, 2007).

É relevante notar que a indústria farmacêutica se desenvolveu exponencialmente envolvendo grandes volumes de investimento e tornando-se atividade de enorme lucratividade. Quando a pesquisa se realiza em países subdesenvolvidos, com a centralidade da iniciativa e execução em outros países, as consequências podem ser desastrosas. Vários estudos têm se debruçado na discussão dessas relações para aprofundar e disseminar o conhecimento, contribuindo para a adoção de salvaguardas para a população pobre que participa de pesquisas (Kass *et al.*, 2003; Fitzgerald *et al.*, 2003; Lackey, 2001).

Justiça

O princípio da justiça significa que os sujeitos da pesquisa com seres humanos devem ser tratados com a garantia de igualdade de direitos ou, ainda, na perspectiva da equidade, relativa a tratamentos desiguais compatíveis com as desigualdades individuais ou sociais, no sentido de superá-las. O conceito de equidade amplia o de igualdade, que considera todos os sujeitos iguais. Além do conceito de equidade são importantes o de merecimento – o que é merecido – e o de prerrogativa – aquilo a que alguém tem direito.

Desse modo, o princípio da justiça implica tratamento justo, equitativo e apropriado, levando-se em consideração aquilo que é devido às pessoas. Segundo esse princípio, uma pesquisa deve ter relevância social com vantagens significativas para os sujeitos da pesquisa e que essa minimizará os ônus para os sujeitos vulneráveis, garantindo a igual consideração dos interesses envolvidos, não perdendo o sentido de sua destinação social e humanitária.

Um dos aspectos comuns de justiça diz respeito à seleção e recrutamento dos sujeitos da pesquisa. A seleção deve considerar a aleatoriedade, garantindo igualdade de probabilidades de escolha. Ou seja, diante de uma população de referência, todo sujeito deve ter, em princípio, a mesma chance de ser selecionado, garantindo-se, obviamente, a coerência com os objetivos e metodologia da pesquisa. Qualquer tipo de exclusão, mesmo as relativas a idade ou sexo, devem ter justificativas científicas, relacionadas com o objetivo da investigação, e não refletir discriminação ou negligência. Quando houver a justificativa, deve estar claramente explicitada e descrita no protocolo, e também nas publicações. Portanto, o TCLE deve conter o motivo da escolha do indivíduo, por exemplo, o plano de amostragem, detalhando o porquê do indivíduo ter sido selecionado, e o que ele representa no conjunto da população do estudo. Deve-se lembrar de que a população do estudo é aquela que é efetivamente investigada, composta apenas pelos que aceitaram participar. Como a sociedade é marcada por injustiças sociais, o comportamento dos indivíduos frente à investigação também vai expressar essas iniquidades. A população mais pobre, frequentemente, é mais receptiva aos convites para participação em pesquisa do que os mais abastados. Isso depende do tipo de pesquisa, e principalmente dos seus tipos de procedimentos. Em alguns países, em determinadas oportunidades, o motivo da aceitação é a obtenção do tratamento, mas no Brasil, com a universalidade do SUS, isso é menos comum. Um exemplo de injustiça na condução de uma pesquisa no Brasil é o estudo intitulado *Heterogeneidade de vetores de malária no Amapá*, que teve grande repercussão em todo o país. Os sujeitos da pesquisa, de baixa renda, recebiam remuneração para participar do estudo, cujos procedimentos incluíam uma etapa na qual eram picados por mosquitos. O projeto foi aprovado pelo Comitê de Ética de uma das instituições brasileiras e pela CONEP, mas no seu protocolo não havia menção ao pagamento dos participantes nem aos seus papéis de "isca humana".[2]

Marcos regulatórios e instituições relacionadas com a ética em pesquisa no Brasil

Os pesquisadores devem obedecer, primeiramente, às disposições contidas nos Códigos de Ética das suas respectivas categorias profissionais. No caso do médico, vale enfatizar ao menos 3 artigos: do Código de Ética Médica (Resolução do Conselho Federal de Medicina nº 1.246 de 08/01/1988): Art. 2º – o alvo de toda a atenção do médico é a saúde do ser humano, em benefício da qual deverá agir com o máximo de zelo e o melhor de sua capacidade; Art. 46 – é vedado ao médico efetuar qualquer procedimento médico sem o esclarecimento e o consentimento prévios do paciente ou de seu responsável legal, salvo em iminente perigo de vida; Art. 123 – é vedado ao médico realizar pesquisa em ser humano, sem que este tenha dado consentimento por escrito, após devidamente esclarecido sobre a natureza e a consequência da pesquisa. No que tange à responsabilidade penal, merecem destaque dois artigos do Título I – Dos Crimes Contra a Pessoa – Parte Especial do Código Penal, Art. 129. Ofender a integridade corporal ou a saúde de outrem: Pena – detenção, de 3 meses a 1 ano; e Art. 132. Expor a vida ou a saúde de outrem a perigo direto e iminente: Pena – detenção, de 3 meses a 1 ano, se o fato não constitui crime mais grave.

Em nosso país, o Conselho Nacional de Saúde, em 1988, estabeleceu uma norma sobre ética em pesquisa médica, a Resolução n.º 01/88, que não alcançou grande impacto, o que foi atribuído ao fato de mesclar tópicos de Ética com questões de biossegurança e de vigilância sanitária, além de uma inadequada sistematização (Hosne, 2003). Um dos pontos fundamentais das recomendações, nas várias instâncias, é a necessidade de submissão de protocolos de pesquisa a Comitês de Ética em Pesquisa, para apreciação independente dos aspectos éticos e da consonância dos procedimentos com os princípios definidos, conforme já mencionado. Projetos de pesquisa com seres humanos somente poderão ser desenvolvidos após aprovação formal dos protocolos por estes comitês. Entre as medidas que são recomendadas na elaboração dos protocolos, a que vem concentrando maior atenção dos pesquisadores é o TCLE, que muitas vezes é, equivocadamente, compreendido como o único ponto a ser considerado entre os aspectos éticos de uma pesquisa.

As normas relativas à Ética em Pesquisa abrangem também a exigência da avaliação de protocolos de pesquisa por uma arbitragem formal anterior ao desenvolvimento do projeto, o acompanhamento de sua execução e a prestação de contas à sociedade, sempre que houver a suspeita de comportamento indevido ou não cumprimento das normas vigentes. No Brasil, o marco regulatório mais importante é a Resolução nº 196/1996, do Conselho Nacional de Saúde, que criou a CONEP, responsável pelo acompanhamento dos Comitês de Ética em Pesquisa, (CEP), locais e pela elaboração de normas e a adoção de medidas visando ao seu cumprimento. Essa avaliação é realizada por indivíduos com diferentes tipos de interesse na aprovação dos projetos, e no Brasil o chamado controle social vem exercendo um importante papel na CONEP e nos CEP. No nosso país, para obtenção de autorização para realização de pesquisa clínica com medicamentos e produtos para a saúde, ou o transporte de materiais biológicos ou equipamentos, tem-se que obedecer às disposições da Resolução nº 219/04 da Agência Nacional de Vigilância Sanitária, ANVISA, para garantia de aspectos relacionados com a biossegurança.

Após a Resolução nº 196/96 outras resoluções complementares foram estabelecidas: a Resolução nº 251/97, que normatiza as pesquisas com novos fármacos, medicamentos, vacinas e testes diagnósticos; a Resolução nº 292/99, referente à pesquisa com cooperação estrangeira; para as pesquisas conduzidas na área de reprodução humana tem-se a Resolução nº 303/00; a Resolução nº 304/00, sobre pesquisas com povos indígenas, a Resolução nº 340/04 diz respeito à área de genética humana; a Resolução nº 346/05, sobre projetos multicêntricos; a Resolução nº 347/05, que dispõe sobre projetos de pesquisa que envolva armazenamento de materiais ou uso de materiais armazenados em pesquisas anteriores; e a Resolução CNS nº 370/07, referente ao registro e credenciamento ou renovação do CEP.

A proteção dos direitos dos sujeitos de pesquisa é uma das atribuições do CNS, que, por meio da CONEP, tem fortalecido e consolidado a atuação do poder público na normatização e monitoramento. A CONEP é uma instância colegiada do CNS, de natureza consultiva, deliberativa, normativa e educativa. O SISNEP é um sistema de informações, em linha, sobre pesquisas envolvendo seres humanos, no Brasil. Recomenda-se consulta à página eletrônica do CNS <http://conselho.saude.gov.br> para entendimento detalhado do SISNEP, ter acesso ao formulário chamado "folha de rosto" necessário para o registro inicial de protocolos de pesquisa, conhecimento do fluxograma do SISNEP, Comitês de Éticas acreditados pela CONEP, novas resoluções emanadas da CONEP, entre outras informações.

Ao planejar uma pesquisa, o autor deve levar em conta, desde o momento da formulação da escolha do tema e dos objetivos e de todo o detalhamento operacional, os aspectos éticos. O pesquisador deve ter, pois, em sua formação o conhecimento dos princípios e recomendações contidas nos instrumentos internacionais e os marcos regulatórios do seu país, e isso estará refletido na seção do seu protocolo, intitulada *Aspectos Éticos*. No Boxe 7.1, estão dispostos exemplos de seções de um protocolo de pesquisa relacionados com a ética em pesquisa.

É lamentável que, para muitos pesquisadores, essa seção se limita a uma breve frase informando que o projeto foi apresentado ao CEP e que serão adotadas todas as recomendações das resoluções cabíveis. Recomenda-se que *Aspectos Éticos* da pesquisa sejam objeto de discussões e reflexões por toda a equipe

[2] Conselho Nacional de Saúde suspende pesquisa sobre malária no Amapá. http://conselho.saude.gov.br/ultimas_noticias/2006/jornal7/casoamapa.htm

Boxe 7.1 Exemplos de seções sobre aspectos éticos de projeto de pesquisa baseado em questionários

Inclusão por gênero, grupos de idade e cor da pele

Participantes deste estudo não serão excluídos por gênero, etnia ou cor da pele. As exclusões dos desempregados ou outras categorias não formalmente definidas como trabalhadoras, como estudantes e membros da família que não estejam trabalhando ou procurando por trabalho, justifica-se pelo próprio objetivo do estudo e encontram-se detalhadas na seção específica de Métodos.

Sujeitos humanos

Este projeto foi revisado e aprovado pela Comissão de Ética da INSTITUIÇÃO (Prot. n.º xx, data), bem como das instituições colaboradoras, INSTITUIÇÃO A (Prot. n.º xxx data) e INSTITUIÇÃO B (Prot. N.º xxx data). Os investigadores têm considerado a questão da delicadeza no trato de aspectos sensíveis como o assédio sexual, sintomas psiquiátricos e de etnicidade evidente no TCLE, e na linguagem empregada nos questionários, e instruções para os entrevistadores contidas no Manual do Entrevistador.

Material de pesquisa a ser obtido

Compõe-se apenas de dados obtidos por meio de questionários aplicados por entrevistadores contendo informações familiares, sociais, ocupacionais e de saúde.

Recrutamento de pessoas

Já foi assinalado, na seção de Métodos, que todos os residentes nos domicílios das áreas estudadas serão selecionados para a pesquisa estratégia empregada com sucesso em outros estudos prévios. A natureza voluntária da participação e os procedimentos de garantia de confidencialidade dos dados serão descritos para os participantes. Consentimento verbal será obtido pelos entrevistadores e assinados os formulários TCLE. Para os que recusarem assinar serão obtidas assinaturas de testemunhas. Permissão para acesso aos prontuários médicos e permissão verbal também serão obtidas, além da informação de que serão feitas outras visitas nas etapas posteriores do estudo.

Riscos potenciais

Não existe indicação de que os procedimentos do estudo ofereçam riscos para os seus participantes. Todavia, relato de experiências passadas desagradáveis como O AGRAVO EM ESTUDO pode causar algum desconforto psicológico, embora possa ampliar a consciência dos perigos nos locais de trabalho. Este desconforto pode ser minimizado pelo reconhecimento de que isto pode ser uma contribuição relevante para a comunidade e contribuição na adoção de medidas de proteção no trabalho. Experiências prévias com a população desta cidade têm indicado grande receptividade a pesquisas dessa natureza.

Procedimentos contra riscos

Nomes individuais dos participantes serão empregados apenas para propósitos de logística da condução do estudo, como a localização das pessoas nos seus endereços para administração dos questionários, e revisita no seguimento. Uma vez revisado e processado, nomes serão removidos dos questionários e arquivados separadamente. Um número único identificador será atribuído e utilizado em toda a análise. O código do estudo será mantido em armários trancados cujas chaves estarão sob a responsabilidade do investigador principal. Identificadores individuais não serão empregados para a digitação, análise e geração de relatórios.

ainda no momento da elaboração do projeto. No Quadro 7.1 apresentam-se perguntas que poderão ser empregadas como um roteiro para essas discussões. Os conteúdos considerados mais importantes que forem identificados devem ser detalhados e descritos no projeto, alguns sendo incorporados, necessariamente, no TCLE, alertando-se para o atendimento a todas as recomendações contidas nos marcos regulatórios que norteiam a ética em pesquisa no país. Para ampliar o escopo para as pesquisas conduzidas com forte interface social, recomendamos também a consulta às perguntas mostradas no Boxe 7.1, elaborado com base no texto de Jesani & Barai (2003).

Conflitos de interesse

A ocupação de diversas funções relacionadas com a pesquisa, algumas vezes com um mesmo pesquisador assumindo atividades no setor privado, como na indústria farmacêutica, ou produtores de substâncias reconhecidas como causadoras de enfermidades, a exemplo dos agrotóxicos, o financiamento privado de pesquisas ou apoio financeiro a pesquisadores, podem levar ao chamado conflito de interesse, COI, do inglês, *conflict of interest*. Isso significa que os resultados de uma pesquisa são de interesse do financiador, ou mesmo do próprio pesquisador. Com isto, apaga-se ou atenua-se a requerida "neutralidade" da pergunta de pesquisa, do manuseio do conhecimento existente ou dos dados, a seleção de estudos na revisão de literatura, e interpretação e conclusões.

Interesses podem ser financeiros ou não, podendo estar envolvidos intenções de prestígio, autoria, sentimentos de compromisso com orientadores, chefias, grupos de pesquisa, dentre outros (Tong & Olsen, 2005). Conflitos de interesse existem comumente, mas não significam, necessariamente, fraudes ou vieses em resultados apresentados e publicados. Em geral, o que se exige é a transparência, com a declaração dos vínculos dos pesquisadores ou da pesquisa que sejam potencialmente fonte de conflitos de interesses. Estes precisam ser explicitados pelos autores, quer no protocolo de pesquisa quer nas publicações. Daí a necessidade de se declararem todas as fontes de financiamento, com o valor e as origens respectivas, nos protocolos que forem submetidos aos CEP. Alterações no curso da investigação precisam ser declaradas, tanto de financiamento como metodológicas, por iniciativa dos pesquisadores. Caso os próprios pesquisadores tenham relações de qualquer natureza com os patrocinadores que possam favorecer-lhes resultados, isso deve estar descrito no protocolo, e declarado em todas as publicações decorrentes do projeto. Quando existem conflitos de interesse há uma maior chance de ocorrer fraudes ou distorções nos resultados, ou de se negar o compartilhamento de dados ou outras informações, o que tem levado a discussões sobre a exigência de maior rigor no cumprimento da apresentação de declaração nas publicações.

Ademais, na pesquisa experimental vem sendo exigido o registro dos ensaios clínicos terapêuticos previamente à sua realização, de modo a evitar a omissão de publicação de estudos com resultados não esperados ou desfavoráveis aos financiadores ou autores. Dessa maneira, reduzem-se os chamados vieses de publi-

Quadro 7.1 Questões sobre ética em pesquisa com seres humanos no âmbito das ciências sociais, para reflexão do investigador ao elaborar projetos

Dimensões	Perguntas	Dimensões	Perguntas
1. Essencialidade e maximização do interesse público e justiça social	A pergunta dessa investigação e as respostas esperadas são essenciais para a melhoria das condições de saúde da população? Os resultados dessa pesquisa trarão benefícios para a sociedade? Contribuirão para a justiça social?	**7. Não exploração**	Estamos utilizando de modo justo o tempo e as informações dadas pelas pessoas, de modo a não prejudicar os seus ganhos ou a sua dignidade? Estamos garantindo que riscos desnecessários não estão sendo envolvidos? Os pesquisadores de menor experiência estão tendo o seu trabalho reconhecido e tratado com justiça, e a autoria considerada nas publicações?
2. Respeito aos grupos vulneráveis	Nesta pesquisa, grupos vulneráveis, tais como indígenas, população em restrição de liberdade, institucionalizadas, crianças, idosos, enfermos mentais, pessoas com limitada capacidade cognitiva ou em custódia legal estão envolvidos? Se sim, declaramos detalhadamente as justificativas?	**8. Domínio público**	A realização da pesquisa será divulgada em meios apropriados para os entes interessados e envolvidos, sejam indivíduos ou coletividades? Os resultados serão divulgados no meio científico, entre os gestores dos serviços e os sujeitos da pesquisa?
3. Conhecimento, capacidade e compromisso social	A equipe responsável pela investigação tem a capacidade, o conhecimento e o compromisso com a sociedade, requeridos para a condução dessa pesquisa?	**9. Responsabilidade pública e transparência**	Foram instituídos mecanismos que garantam a lisura do uso dos recursos, fontes de financiamento, eventuais conflitos de interesse e transparência da prestação de contas? Como essas informações ficarão disponíveis para o público?
4. Respeito e proteção da autonomia e privacidade dos sujeitos	Garantimos a proteção da autonomia e o direito de participação voluntária, com o conhecimento do objetivo e procedimentos, riscos envolvidos e aplicação do conhecimento a todos os sujeitos da pesquisa? Adotamos procedimentos que garantem os direitos e a dignidade dos sujeitos da pesquisa, sejam indivíduos, instituições ou entes jurídicos?	**10. Autoria e divulgação de resultados**	Os critérios de autoria e coautoria de relatórios e publicações ficaram definidos e pactuados com a equipe da pesquisa? Será dado o acesso à coautoria a membros da equipe menos experientes?
5. Privacidade, anonimato e confidencialidade	Adotamos procedimentos que garantirão a privacidade dos participantes, seu anonimato e a confidencialidade das informações empregadas na pesquisa? Todos os participantes da equipe estão conscientes e comprometidos com essa garantia?	**11. Relação entre instituições e pesquisadores**	As instituições financiadoras, patrocinadoras, executoras e coexecutoras estão conscientes de seu papel e atribuições na pesquisa? Os membros da equipe foram informados e compartilham responsabilidades éticas e científicas envolvidas na pesquisa? O protocolo com todas as informações relevantes foi submetido a algum Comitê de Ética em Pesquisa, quando aplicável?
6. Precaução e minimização dos riscos	Foram identificados todos os riscos possíveis, com respectivos graus e efeitos? Esses riscos foram explicitados para os participantes, equipe e sujeitos? O que foi feito para minimizar os riscos? Que medidas serão adotadas para suspensão do estudo, caso riscos não previstos ocorram? Que medidas serão tomadas para reparar os problemas produzidos pela pesquisa, caso venham a ocorrer?	**12. Guarda e compartilhamento de dados ou materiais**	Os dados da pesquisa serão armazenados, garantindo-se a privacidade dos sujeitos da pesquisa e o disposto no TCLE? O material biológico será armazenado em local adequado, com responsabilidade institucional definida de acordo com as normas do país?

Fonte: Baseado em Jesani A, Barai T. Ethical Guidelines for Social Science Research in Health. http://www.hsph.harvard.edu/bioethics/guidelines/ethical.html, 2003.

cação, que dificultam, sobretudo, as conclusões das cada vez mais comuns, metanálises e painéis de consenso de especialistas, empregados na tomada de decisões em saúde pública. Conflitos de interesses também podem se originar no próprio âmbito do setor público, em face de problemas de interesses políticos ou corporativistas, especialmente em relação à divulgação de resultados que podem impactar no prestígio de políticos, técnicos, gestores ou interferirem na opinião pública (Rosenstock, 2002). A Associação Internacional de Epidemiologia recomenda, com outras palavras, que pesquisas de relevância para a Saúde Coletiva e com patrocínio do setor privado devem ter um Comitê de Segurança e Gerenciamento de Dados (Data Safety and Management Board), independente, autônomo e com poder de decisão.

Outras questões relacionadas com a ética na Epidemiologia

A prática epidemiológica é estreitamente articulada a da saúde pública, o que se reflete na sobreposição das questões de ética específicas a essas práticas. Estas práticas envolvem a pesquisa com propósitos delineados em contextos acadêmicos e também investigações realizadas em resposta a demandas dos serviços de saúde, no exercício da vigilância epidemiológica ou na perspectiva de auditoria, como nas pesquisas realizadas por mandado judicial para averiguação de denúncias. O monitoramento da saúde e dos ambientes de trabalho são práticas epidemiológicas que podem levantar questões éticas por envolverem tensões entre os interesses dos trabalhadores, dos profissionais de saúde na empresa, dos patrões e instituições.

Outras situações são aquelas nas quais indústrias são indicadas como causadoras de problemas de saúde ambiental ou danos a moradores do entorno de determinada fábrica, requerendo a realização de estudos cujos dados serão empregados como prova judicial. Um exemplo deste caso foi a denúncia de dano ambiental causado por uma multinacional de exploração de petróleo no Equador, feita pela comunidade indígena, que se sustentou em estudos e observações diretas e percepções sobre as mudanças ambientais. Essas evidências foram contestadas em sua cientificidade como prova, inclusive por aspectos metodológicos, por epidemiologistas contratados pela empresa, que foram duramente contestados por pesquisadores e entidades, surgindo um debate sobre a necessidade de uma ética no trato de questões de interesse público de parte da epidemiologia (Breilh *et al.*, 2005).

Na vigilância epidemiológica, alguns dilemas éticos comuns circunscrevem situações onde os conflitos estão postos entre os direitos individuais e o interesse público. Um exemplo é a necessidade de controle de epidemias de doenças transmissíveis que podem requerer amostras para exames laboratoriais ou informações por entrevistas pessoais, obrigatórias neste contexto, mas cabe ao indivíduo o arbítrio de fornecê-las. As consequências de uma possível recusa afetam não apenas a saúde daquele indivíduo, mas também a população. A quarentena é uma situação na qual a liberdade dos indivíduos é comprometida em favor do bem comum, a prevenção da transmissão de enfermidades, danos ambientais, dentre outros. O controle dos comunicantes de certas doenças infecciosas raras pode levar a dificuldades na preservação do anonimato e da confidencialidade das informações, causando constrangimentos pessoais.

Todos estes exemplos ilustram contradições entre a garantia dos princípios basais da ética, especialmente da autonomia, na prática epidemiológica. Para ilustrar, no Brasil, a etapa de Investigação de Caso em um sistema de Vigilância Epidemiológica, segundo a Lei nº 6.295/75 e o Decreto nº 78.231/76 (Ministério da Saúde, 2005), não implica a obtenção de consentimento, com o TCLE, por se tratar de uma situação mandatória. O registro do diagnóstico correto e a notificação no Sistema Nacional de Agravos de Notificação (SINAN) são também obrigatórios e constituem deveres dos médicos, passíveis de avaliação pelos Conselhos Regionais de Medicina. Todavia, as condições referentes ao respeito à privacidade, confidencialidade e anonimato, dentre outras anteriormente enunciadas, devem estar garantidas. Notar que o anonimato e a confidencialidade não se restringem à referência nominal dos sujeitos, mas a toda forma de apresentação de resultados que permita a identificação dos participantes, sejam indivíduos ou entes jurídicos.

Outra situação de interesse é quando o pesquisador identifica entre os participantes da investigação casos de crime. Um exemplo é a situação de maltrato ou abuso sexual de crianças de parte de parentes próximos, que deve ser denunciada às instâncias competentes, guardando-se os devidos cuidados com relação à garantia dos direitos das vítimas e da sua integridade física. Esta garantia depende do grau de consolidação, infraestrutura e capacidade das instituições em lidar com este tipo de problema. Aqui, além dos aspectos éticos da atividade profissional, entra em jogo o compromisso como cidadão comum do pesquisador.

Além de perigos para os participantes, a pesquisa epidemiológica pode oferecer riscos para os seus responsáveis. A publicação de resultados de pesquisa desfavoráveis a interesses de determinados grupos ou interesses econômicos, políticos, dentre outros, pode ameaçar a integridade física ou os direitos dos pesquisadores. Têm sido descritas ameaças públicas ou anônimas, algumas vezes violentas, sob a forma de pressão psicológica ou econômica, como a demissão, perda de funções, ou de forma indireta pela não aprovação de financiamento de projetos, ou manuscritos em periódicos, dentre outras situações.

Nos EUA existem leis que garantem direitos de pesquisadores ou pessoas que denunciam os responsáveis e situações que ameaçam a saúde da população. Algumas associações e movimentos apoiam indivíduos, chamados de *whistleblowers*, que denunciam essas situações, garantindo a segurança dos pesquisadores e também incentivando este tipo de prática na comunidade acadêmica e entre os cidadãos. Por exemplo, trabalhadores que denunciarem más condições de trabalho e como estas afetam a saúde têm a garantia legal de que não sofrerão retaliações. Mais informações poderão ser encontradas em www.whistleblowers.org.

A comunicação dos resultados de pesquisa, especialmente as financiadas com recursos públicos, é considerada um dever do pesquisador, o que se recorta sobre o seu comportamento ético, de conduta responsável no manejo das informações obtidas, devolvendo o conhecimento a quem o proporcionou, os participantes e as instâncias responsáveis pela saúde. Isto nem sempre é possível considerando a natureza da informação, a dispersão da população, dentre outros, mas os pesquisadores deverão buscar meios para este procedimento. Lembrar que resultados de dados de interesse para a saúde do participante deverão ser entregues de imediato. Além da devolução do conhecimento para os participantes e instituições, os pesquisadores também devem considerar a ética relativa à necessidade de divulgação na comunidade acadêmica por meio de publicações tradicionais, sob a forma de livros, capítulos ou artigos. Pesquisas feitas para os serviços podem envolver a necessidade de comunicação pública de riscos e a consequente adoção de medidas de prevenção. Os autores deverão considerar as repercussões, e sempre que possível, se articular com os órgãos responsáveis, de modo a garantir a harmonia entre comunicação e ações práticas.

Uma discussão recente trata da disponibilidade dos dados de pesquisas para os participantes, e o acesso público de bases de dados de instituições, que tem sido travada especialmente nos EUA. Barreiras a esta demanda são muitas, especialmente a dificuldade de garantia da confidencialidade e anonimato, por parte do usuário, de pessoas e de serviços de saúde. Uma questão em debate no país é a disponibilidade dos dados da Previdência Social para o monitoramento da situação de saúde dos trabalhadores com o uso de informações sobre os benefícios relacionados com a saúde. Todavia, há impedimentos para o uso de dados de identificação, o que restringe a integração com outras do SUS, por exemplo, limitando o seu uso na pesquisa.

O manejo inapropriado de dados, de modo a enviesar resultados na direção desejada, também tem sido descrito como uma das questões éticas comuns em pesquisa. Estudos de larga escala são especialmente suscetíveis à manipulação, e informações relevantes para a identificação de fragilidades ou vieses significativos em seu desenvolvimento podem ser omitidas ou alteradas.

Outro aspecto relevante é a propriedade intelectual, questão que surge frequentemente quando o trabalho científico é resultado de um esforço coletivo, comum na pesquisa epidemiológica. Um comportamento ético responsável pode se revelar na explicitação da contribuição de cada colaborador, ainda na etapa do projeto, da contribuição intelectual de cada participante, e a declaração de critérios de autoria em cada produto decorrente do estudo. Um cuidado especial deve ser colocado nas relações entre orientador e orientando em qualquer nível de aprendizado, com o respeito à dignidade do estudante, reconhecendo a sua contribuição científica e a participação autoral, o que tem duas direções, do orientando para o orientador também. Este comportamento ético também deve se refletir no clima de solidariedade e de apoio mútuo que deve reinar no ambiente de trabalho, como também na adoção de normas de segurança ambientais e ocupacionais. A chamada participação de coautores fantasmas, que não contribuíram cientificamente, mas para os quais a intenção é apenas agradar ou obter outras vantagens, vem sendo desencorajada. Para evitar isso, alguns periódicos solicitam a explicitação da participação específica de cada um dos autores.

Por precaução, os epidemiologistas não devem anunciar, principalmente para a mídia, resultados preliminares de um estudo antes da revisão do estudo pelos pares. No Brasil, a divulgação para a mídia de resultados preliminares obtidos de um determinado local que integrava um estudo multicêntrico, sem o conhecimento dos pesquisadores dos demais locais, bem como dos promotores e patrocinadores, causou grande repercussão negativa, principalmente para familiares e participantes da pesquisa.

Para concluir, deve-se frisar que a pesquisa epidemiológica envolve o manuseio de dados pessoais de grande número de indivíduos por equipes numerosas, o que implica um adequado treinamento e controle para a garantia do comportamento ético de toda a equipe. No Brasil, a CONEP vem realizando um trabalho cotidiano de implementação de formação, integrando os conteúdos de ética em pesquisa nos currículos de cursos de graduação e pós-graduação, editando um periódico específico sobre o tema e realizando encontros periódicos para discussão e disseminação de CEP em todo o país. Atitudes duras têm sido também tomadas diante de problemas denunciados, o que tem sido positivo para a sua visibilidade e reconhecimento, de parte não apenas da comunidade acadêmica, mas de toda a sociedade.

Referências bibliográficas

Barata RB. Ética e epidemiologia. *História, Ciências, Saúde – Manguinhos* 12(3):735-53, 2005.

Beauchamp TL, Childress JF. *Princípios de ética*. Edição Brasileira. São Paulo: Edições Loyola, 2002.

Bhutta ZA. Ethics in international health research: a perspective from the developing world. *Bulletin of the World Health Organization* 80(2):114-120, 2002.

Brasil. Ministério da Saúde. Secretaria de Vigilância em Saúde. Guia de Vigilância Epidemiológica. *Série A. Normas e manuais técnicos*. 6ª ed. Brasília DF: Editora MS. 816 pp. http://portal.saude.gov.br/portal/arquivos/pdf/Guia_Vig_Epid_novo2.pdf

Breilh J, Branco Jefer C, Castelman BI, Cherniack M, Christiani DC, Cicolella A *et al.* Texaco and its consultants. *Int J Occup Environ Health*. 11(2):217-20, 2005 Apr-Jun.

Castilho EA, Kalil J. Ética e pesquisa médica: princípios, diretrizes e regulamentações. *Revista da Sociedade Brasileira de Medicina Tropical* 38(4):348-350, 2005.

CIOMS International Ethical Guidelines for Epidemiological Studies. Geneva: CIOMS/WHO, 2008.

CNS. Conselho Nacional de Saúde suspende pesquisa sobre malária no Amapá. <http://conselho.saude.gov.br/ultimas_noticias/2006/jornal7/casoamapa.htm>.

Emanuel EJ, Crouch RA, Arras JD, Moreno JD, Grady C. *Ethical and regulatory aspects of clinical research*. Baltimore: The Johns Hopkins University Press, 2004.

Fitzegerald DW, Wasunna A, Pape JW. Ten questions Institutional Review Boards should ask when reviewing International Clinical Protocols. *IRB: Ethics & Human Research* 25(2):14-18, 2003.

Hosne WS. A regulamentação de pesquisa com seres humanos como instrumento de controle social. In: Fortes PAC, Zoboli ELCP (eds.). *Bioética e saúde pública*. São Paulo: Edições Loyola, p. 95-111, 2003.

Jesani A, Barai T. Ethical guidelines for social science research in health, 2003. <http://www.hsph.harvard.edu/bioethics/guidelines/ethical.html>.

Kass N, Dawson L, Loyo-Berrios N. Ethical oversight of research in developing countries. *IRB: Ethics & Human Research* 25(2):1-10, 2003.

King N. Defining and describing benefit appropriately in clinical trials. *Journal of Law, Medicine & Ethics* 28:332-43, 2000.

Lackey DP. Clinical trials in developing countries: a review of the moral issues. *The Mount Sinai Journal of Medicine* 68(1):4-12, 2001.

Mills A. Technology and science as global public goods: tackling priority in poor countries. World Bank Working Paper, 2001. Disponível em <wbln0018.worldbank.org>. Último acesso em 10/01/2009.

Nuffield Council on Bioethics. *The ethics of research related to healthcare in developing countries – a follow up discussion paper*. London: The Dorset Press, 2005. 110 pp.

Rosenstock L. Attacks on science: the risks to evidence-based policy. *American Journal of Public Health* 92(1):14-18, 2002.

SoRelle R. Human gene therapy: science under fire. *Circulation* 28; 101(12): E9023-4, 2000.

Taylor HA, Johnson S. Ethics of population based research. *Journal of Law, Medicine & Ethics* 35(2):295-9, 2007 Summer.

Tong S, Olsen J. The threat to scientific integrity in environmental and occupational medicine. *Occupational and Environmental Medicine*, 62:843-6, 2005.

Trochim WMK, Donnelly JP. The research methods knowledge base. 3rd ed. Australia: Cencage Learning, 2008. 357pp.

UNESCO Establishing bioethics committees – Guide no. 1. Paris: UNESCO, 2005.

Wade D. Ethics, audit and research: all shades of gray. *British Medical Journal* 330: 468-471, 2005.

WHO. Operational Guidelines for Ethics Committees That Review Biomedical Research. Geneve: TDR/PRD/ETHICS/2000.1.

WHO/OPS. Pautas éticas de investigación en sujetos humanos: nuevas perspectivas. Santiago de Chile: Programa Regional de Bioética, Serie Publicaciones, 2003. ISBN 956-7938-04-0.

Zoboli ELCP. Referências de análise em bioética: o desafio de traçar sua interface com a saúde pública. In: Fortes PAC, Zoboli ELCP (eds.). *Bioética e saúde pública*, Edições Loyola, São Paulo, p. 25-34, 2003.

PARTE 2
Metodologia Epidemiológica

8 Introdução ao Método Epidemiológico

Naomar de Almeida Filho, Maurício L. Barreto e Maria Zélia Rouquayrol

Denomina-se método científico (ou, por metonímia, metodologia científica) ao conjunto de lógicas aplicadas, protocolos e práticas empregadas pelas diversas ciências para a produção de conhecimento sistemático, válido e legitimado pelas redes institucionais das ciências. O método científico assume, portanto, as peculiaridades dos respectivos objetos de conhecimento em cada campo disciplinar da ciência. Somente desse ponto de vista podemos aceitar com reservas a denominação "método epidemiológico" por referência às estratégias, técnicas e procedimentos estruturados de pesquisa no campo da Epidemiologia.

Na Parte 2 deste volume pretendemos avançar na vertente propriamente metodológica da ciência epidemiológica, inicialmente ressaltando a questão das variáveis e indicadores ditos de saúde, problematizando instrumentos e técnicas de medida da doença e da saúde na pesquisa populacional, para em seguida apresentar estratégias metodológicas capazes de gerar respostas a questões sobre determinantes e mecanismos componentes do objeto científico em Epidemiologia.

Neste capítulo, em primeiro lugar, definiremos a noção de Metodologia, no sentido de uma teoria do método na pesquisa científica em geral. Em segundo lugar, pretendemos analisar o processo de problematização (construção do problema científico) no campo epidemiológico, com ênfase em suas peculiaridades e particularmente sua contribuição para a metodologia científica em geral. Em terceiro lugar, vamos expor os conceitos metodológicos de variável e indicador, base das metodologias quantitativas na ciência contemporânea, apresentando algumas tipologias úteis para sua operacionalização na pesquisa em saúde e, particularmente, na Epidemiologia. Finalmente, discutiremos o conceito de hipótese como eixo articulador entre teoria e método, com especial ênfase àquelas que têm como objetivo testar relações de associação ou determinação de riscos, ou seja, hipóteses epidemiológicas *stricto sensu*.

Conceito de metodologia

O modo de produção de saber característico da ciência ocidental baseia-se no domínio do homem sobre a natureza, mediante contínua anexação de novos territórios de conhecimento. Estes territórios, ou campos de ciência, são demarcados por meio da formulação de questões e solução de problemas. Questões e problemas são construídos por sujeitos sociais que vivem em relação íntima e participativa com os fenômenos e processos concretos que os suscitam. Presença participante nos cenários de ocorrências dos fatos, sensibilidade perceptiva, abertura a novas ideias, entusiasmo na resolução de problemas são qualidades dos pesquisadores que os capacitam como produtores de conhecimento.

Na maioria das ciências, principalmente naquelas que exibem alto grau de sistematização e cujas teorias atingiram níveis elevados de generalização, a pesquisa "de ponta", ou seja, a descoberta de fatos novos, relevantes e significativos, depende da capacidade de formulação de problemas igualmente relevantes. Para cumprir seu papel, o pesquisador deve mergulhar profundamente nos esquemas teóricos ou modelos de realidade para levantar problemas que, pela natureza complexa do estado atual do conhecimento científico, permanecem mais ou menos obscuros. O resultado da pesquisa dependerá muitas vezes do sucesso com que se formule um "bom" problema, na fronteira ou no interior de um campo estruturado de conhecimentos.

A concepção da ciência como prática de construção e análise de problemas foi bastante desenvolvida por Mário Bunge (1980), físico e filósofo argentino radicado no Canadá, que propõe que uma investigação terá atingido seus objetivos científicos ao cumprir as seguintes etapas, cujo conjunto constitui uma metodologia, sem necessariamente restringir-se a elas, ou esgotá-las, ou mesmo obedecer à ordem em que estão propostas:

1. *Descobrimento do problema* ou lacuna em um conjunto de conhecimentos. Se o problema não estiver enunciado com clareza, deve-se passar à etapa seguinte; se estiver, passa-se à subsequente.
2. *Colocação do problema* com precisão, se possível, em termos matemáticos, mesmo que não necessariamente quantitativos. Ou, ainda, recolocação de um velho problema à luz de novos conhecimentos (empíricos ou teóricos, substantivos ou metodológicos).
3. *Procura de conhecimentos* ou instrumentos relevantes para a solução do problema (p. ex., dados empíricos, teóricos, aparelhos de medição, técnicas de cálculo ou de medição). Ou seja, exame do conhecimento para tentar resolver o problema.
4. *Solução* do problema com auxílio dos meios identificados. Se a tentativa resultar inútil, passa-se para a etapa seguinte; em caso contrário, à subsequente.

5. *Invento de novas ideias* (hipóteses, teorias ou técnicas) ou produto de novos dados empíricos que prometam resolver o problema.
6. *Obtenção de uma solução* (exata ou aproximada) do problema, com auxílio do instrumental conceitual ou empírico disponível.
7. *Investigação das consequências* da solução obtida. No caso de uma teoria, identificação de predições e prognósticos. Em se tratando de novos dados, exame das suas consequências para teorias relevantes.
8. *Prova da solução:* confronto da solução com as teorias e informação empírica pertinente. Se o resultado for satisfatório, a pesquisa é dada por concluída. Caso contrário, passa-se à etapa seguinte.
9. *Correção* das hipóteses, teoria, procedimentos ou dados empregados na obtenção da solução incorreta. Trata-se, naturalmente, do começo de um novo ciclo de investigação.

Na concepção de Samaja (1994), eminente epistemólogo argentino contemporâneo, a ciência não constitui uma entidade em si mesma, mas de fato se estrutura como modo de produção realizado por seres concretos e singulares, a quem denominamos "cientistas". O produto desse processo produtivo peculiar é uma modalidade de saber sistemático e integrador chamada "conhecimento científico", composta de elementos teóricos e componentes empíricos. É nesse sentido que se pode entender a afirmação de Samaja (1994) de que a ciência produz duas coisas: fatos e teorias, e ainda, analisa também "duas modalidades contrapostas na noção de método da ciência":

1. Conjunto de ações destinadas à revelação ou aquisição de novas informações (que Samaja denomina "modo de descobrimento");
2. Sequência de passos para a verificação da cientificidade do conhecimento (que ele chama de "modo de validação").

O processo de produção do conhecimento humano, dentro do padrão sistemático de aplicação racional considerado como científico (ou baseado em evidências, para usar uma expressão corrente), tem várias fases, articuladas na noção de "cadeia do conhecimento". Eminentes epistemólogos (Bhaskar, 1978; Chalmers, 1982; Goldmann, 1988; Samaja, 1994) defendem distintas abordagens que correspondem a diferentes denominações para cada uma dessas etapas e seus produtos intermediários.

Consideremos o processo de produção científico-tecnológico como uma cadeia produtiva, composta por etapas de transformação do objeto científico e seus respectivos produtos intermediários (Figura 8.1).

Este processo produtivo peculiar se inicia pela observação. Tomadas como "matéria-prima", as *observações* serão transformadas em *dados* que, processados para produzir *informação*, no final do processo produtivo, emergem como *conhecimento* científico e tecnológico (Almeida Filho, 2003).

Na linguagem corrente da metodologia científica, o termo *observação* designa o processo de identificação, seleção, coleção e registro sistemático de signos referentes a propriedades ou atributos relevantes de objetos naturais, culturais ou sociais. Uma célula, um corpo humano, uma doença, uma população, uma sociedade, uma situação de saúde, são exemplos de objetos; permeabilidade de membrana, massa corporal, patogenicidade, fertilidade, desigualdade, iniquidade, são exemplos de propriedades desses objetos. Por metonímia, o produto desse primeiro elo na cadeia produtiva do conhecimento é também chamado de 'observação'.

Uma observação pode ser produzida diretamente por meio do nosso aparato sensorial (principalmente mediante o sentido da visão) articulado à rede neural cognitiva ou indiretamente via algum tipo de instrumento, dispositivo ou aparelho destinado a ampliar ou substituir a percepção humana. A observação produzida pode ser gravada mecanicamente ou eletronicamente, ou representada em qualquer das línguas naturais como uma descrição escrita, ou ainda registrada usando-se alguma notação matemática. Atributos dimensionais normalmente são mensuráveis e atributos discretos são computáveis, enquanto situações, traços, processos, opiniões, narrativas e eventos, ou observações de natureza similar, não são mensuráveis nem computáveis, mas sim descritíveis. No primeiro caso, a observação assume a forma de medida, enquanto no segundo caso esta se expressa como descrição ou registro.

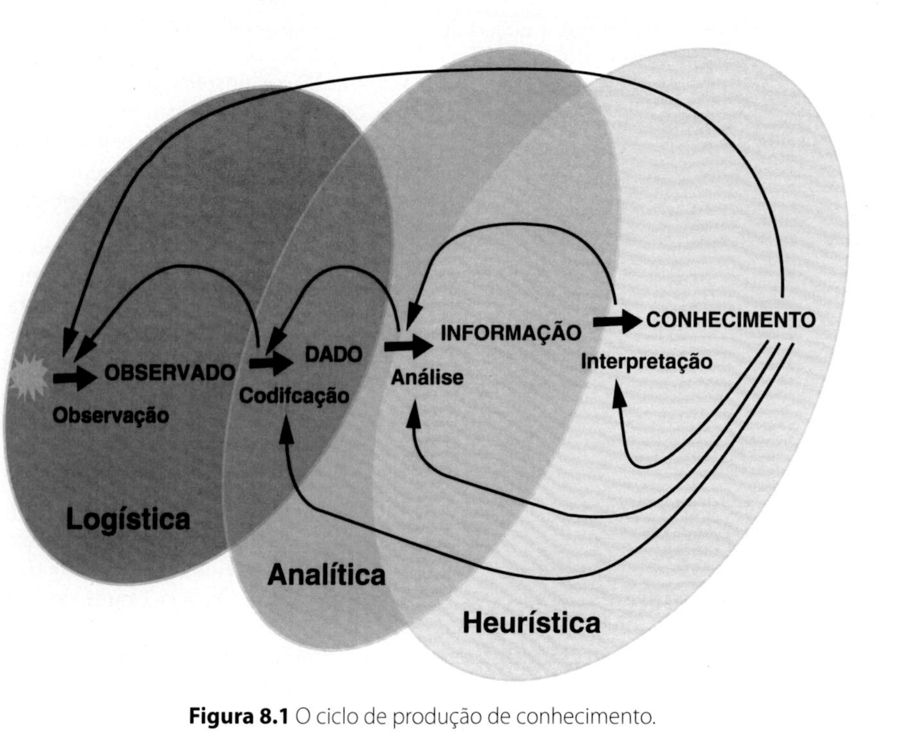

Figura 8.1 O ciclo de produção de conhecimento.

As observações são feitas por referência a casos ou situações singulares, e não se comprometem com outras esferas de generalização. Para que uma generalização (ou inferência) ocorra, é necessário que uma observação seja submetida a um processo complexo de transformação em outras categorias cognitivas hierarquicamente superiores (Almeida Filho, 2003).

A primeira transformação da cadeia produtiva do conhecimento científico e tecnológico opera da observação para o dado. Um *dado* é um signo. Mais especificamente, trata-se de um signo construído a partir de um atributo observado em um objeto qualquer, que recebe um significado. Portanto, os dados podem ser definidos como observações com significado. Abordagens linguísticas e filosóficas dessa ordem poderiam subsidiar avaliações da pertinência (ou impertinência) teórica do uso geral dos conceitos de dado, informação, conhecimento e tecnologia, que extrapolam o escopo deste texto. Voltemos portanto ao tema da cadeia do conhecimento.

Os dados podem ser classificados, de acordo com o seu nível de "estruturação", como estruturados, semiestruturados e não estruturados. Dados estruturados são aqueles para os quais um sistema de codificação fixa já se encontra predeterminado. Dados semiestruturados não seguem um padrão de código prévio porém da própria produção de observações deverá resultar um sistema de codificação. Dados estruturados e semiestruturados *grosso modo* correspondem a abordagens de pesquisa quantitativa ou numérica. Nesse caso, os dados constituem produto do trabalho de traduzir observações para a linguagem codificada de uma dada pesquisa. Dados não estruturados são o produto de estratégias de pesquisa que não se baseiam em nenhum tipo de codificação.

Em termos estritos da sistematização científica, os dados são expressos como indicadores no sentido de que indicam parâmetros ou propriedades. Um parâmetro compreende um valor ideal de uma dada dimensão (ou propriedade quantificável) do objeto concreto sob investigação. No processo de transformação da medida em indicador, estimativas e parâmetros merecem atenção especial porque funcionam como produtos de etapas intermediárias.

A partir de um conjunto de medidas, produzem-se estimativas expandindo-se o âmbito de generalização por meio de técnicas de extrapolação que se justificam, na maior parte das vezes, por regras inferenciais. Quando se faz uso de amostragem probabilística, a validade da conexão entre uma estimativa e um parâmetro é justificada estatisticamente. A validade de um indicador em relação a um parâmetro somente pode ser estabelecida no contexto de uma teoria científica.

Entretanto, os dados não fazem sentido em isolamento. Para que tenham algum valor científico e possibilitem apoiar processos de tomada de decisão sobre a validade de alguma proposição sobre o mundo (em nosso caso, sobre a saúde), os dados precisam ser transformados em *informação*.

A passagem do dado para informação é determinada por processos de transformação analítica. Informação se produz a partir de dados analisados de modo adequado, no sentido de que estes devem ser processados com o objetivo de resolver um problema, responder uma questão ou testar uma hipótese. Nesse sentido, análise implica um processo de organização, indexação, classificação, condensação e interpretação de dados, com o objetivo de identificar comunalidades de dimensões, atributos, predicados e propriedades entre casos individuais.

Dessa maneira, buscam-se em cada caso os elementos indicativos de universalidade, por isso o potencial de generalização torna-se aí o foco do processo de produção de conhecimento. Nesse nível, distinções, singularidades e idiossincrasias dos casos individuais não são importantes. O atributo ou propriedade individual (p. ex., o peso de um feto em particular, ou a estatura de certa criança desnutrida, ou a contagem de células de uma dada amostra de sangue), essencial para se estabelecer a validade operacional concreta dos dados, deixa de ser relevante depois da transformação do dado em informação, sendo substituída pela categoria "variável" enquanto "definidor chave" no âmbito metodológico.

Informação, portanto, refere-se sempre a variáveis (resultantes do processamento de dados produzidos com as observações dos atributos ou propriedades de um dado objeto, que variam para cada caso).

A informação tem valor limitado além do escopo de um problema prático ou tecnológico. A fim de transcender a mera generalização e assim alcançar um grau útil de universalidade, a informação deve ascender ao nível do *conhecimento* (Almeida Filho, 2003). A informação torna-se conhecimento científico e tecnológico somente após articulada em algum marco de referência conceitual hierarquizado. Isso implica que informações científicas devem necessariamente ser elaboradas para subsidiar a construção de um objeto conceitual ou de um objeto de intervenção, ou seja, para formular uma teoria científica ou enquadrar um modelo de aplicação tecnológica. Dessa forma, não é válido falar de "informação científica" no mesmo sentido em que se diz "conhecimento científico e tecnológico". Em suma, a tecnologia resulta do conhecimento (mas não apenas deste) e não diretamente da informação científica (ou da "evidência").

A transformação de informação em conhecimento científico e tecnológico é regulada por processos sintéticos. Nesse sentido, a síntese constitui um procedimento especial de interpretação de informações, destinado a colocar a informação em um nível supracontextual. Conhecimento, por conseguinte, implica informação posta fora do seu próprio contexto e situada em um contexto mais geral, pronta para auxiliar pesquisadores, profissionais técnicos e tomadores de decisão a compreender outros contextos ou novas situações. Em comparação com aplicações baseadas em informação, abordagens baseadas no conhecimento são mais versáteis e flexíveis e, por conseguinte, mais úteis para lidar com novos problemas tanto no campo da ciência quanto no âmbito da técnica.

Boxe 8.1 Curiosidades etimológicas

O vocábulo "informação" origina-se diretamente do latim *informatio*, que significava justificativa ou explicação de uma palavra, concepção ou ideia. Objeto da ação do verbo *informare*, composição resultante do prefixo *in-* (dentro, sob etc.) e da raiz *formare* (dar forma), informar originalmente equivalia a "imaginar" ou "dar uma forma (imagem) na mente". O termo *enformation* foi primeiro incorporado no francês medieval com uma conotação jurídica equivalente a "inquérito criminal". Posteriormente, em meados do século XV, o termo passou a ser empregado no plural, designando o conjunto de conhecimentos de alguém, no caso um "informante". Na segunda metade do século XIX, a forma moderna *information* já era empregada especificamente no sentido de "ação de obtenção de dados ou relatos" e "relatório, documento de registro de dados", conotação com que se difunde para outros idiomas, inclusive o português. Vale registrar o termo derivado *informática*, tradução direta do francês *informatique*, vocábulo criado por Philippe Dreyfus a partir do modelo "mathématique" especialmente para designar a ciência e a prática de organização e tratamento da informação.

Fonte: Rey, 1993.

O "definidor chave" nesta etapa do processo de produção de conhecimento é a categoria de "conceito". Unidade elementar do modelo teórico, base do conhecimento científico e tecnológico, o "conceito" situa-se também como produto final de uma cadeia própria de produção cognitiva. Especificamente em relação aos dados estruturados e semiestruturados típicos da pesquisa epidemiológica, podemos identificar uma cadeia metodológica paralela à cadeia produtiva do conhecimento: medida-estimativa-parâmetro-indicador-variável-conceito. No que se refere a dados não estruturados (típicos da pesquisa antropológica, por exemplo), esta cadeia paralela terá somente dois elos: indicador-conceito.

Para processos de tomada de decisão nos níveis científico, tecnológico e pragmático, o conhecimento é hierarquicamente superior às informações e aos dados. O uso de dispositivos cognitivos como conceitos, modelos, teorias e protocolos, característicos da esfera do conhecimento, mostra-se mais eficiente para lidar com a complexidade e a emergência dos novos objetos científicos e tecnológicos, porque as sínteses do conhecimento não são limitadas pelos laços estreitos que fazem a informação depender de contextos, populações, aplicações ou situações de referência.

Observe-se ainda na Figura 8.1 uma indicação importante sobre os âmbitos de produção do conhecimento. As etapas de produção de observações e dados compreendem uma logística metodológica; etapas de produção de dados e informações implicam uma analítica; etapas de produção do conhecimento a partir da informação conformam uma heurística da pesquisa. Podemos assim propor que a metodologia científica, enfim, compõe-se de uma logística, uma analítica e uma heurística, articuladas de modo dinâmico e processual.

A prática da ciência resulta, enfim, de uma dialética fundamental entre o conhecimento assentado e os problemas gerados pela interação com o real (Goldmann, 1988). Estratégias de problematização efetivamente propiciam o crescimento da capacidade de o homem conhecer e dominar as realidades factuais do mundo circunstante, transcendendo a sua alienação, essencial na construção histórica de sua emancipação (Bhaskar, 1989). Enfim, criar problemas; é disso que se trata na pesquisa científica.

Vejamos agora como a ideia de problematização se aplica à ciência epidemiológica.

Problematização na pesquisa epidemiológica

Na Epidemiologia, o problema científico aparece quando doenças (ou agravos à saúde, de qualquer natureza) acometem grupos humanos. A necessidade social de reconhecer, controlar e remover fatores ambientais, culturais, biológicos ou físico-químicos nocivos à saúde, implicando a criação de condições que a promovam, determina a problemática própria da Epidemiologia. A situação enigmática e intrigante com que se defronta o epidemiologista-pesquisador é geralmente de natureza diversa daquela posta perante o investigador de outros ramos do saber. A solução do problema epidemiológico muitas vezes representa a diferença entre vida e morte para muitos membros de uma dada comunidade.

Muitas vezes, um problema epidemiológico é demasiado evidente, saltando aos olhos por assim dizer, como, por exemplo, uma grave epidemia. A dramaticidade de um problema científico dessa natureza pode ser constatada no próprio evento considerado como fundante da Epidemiologia, ocorrido na Londres de 1854 com a publicação do relatório de pesquisa do Dr. John Snow "*Sobre a maneira de transmissão do cólera*" (Snow, 1994 [1854]). Como vimos no Capítulo 2, trata-se de um marco histórico porque pela primeira vez se procedia de forma sistemática a uma investigação epidemiológica, buscando-se determinar a causa de um surto epidêmico.

Outras vezes, ocorrem problemas epidemiológicos latentes, posto que não se apresentavam abertamente como tais. Vejamos um exemplo. Durante anos, sem maiores preocupações além do atendimento clínico curativo ou paliativo, a medicina conviveu com surdez, catarata, retardamento mental e anormalidades cardíacas, afetando recém-nascidos e crianças. No início da dé-

Boxe 8.2 Dietilestilbestrol e câncer de vagina

Herbst e Usfelder, cancerologistas, e Poskanzer, epidemiologista, relatam a descoberta de uma associação causal entre adenocarcinoma de vagina em jovens e terapia por dietilestilbestrol nas mães durante a gestação. Em uma primeira publicação, seus autores relatam 68 casos de câncer vaginal primário tratados em dois hospitais, em um período de 36 anos, de 1927 a 1963. Na totalidade dos casos, a doença apresentou-se em mulheres com mais de 20 anos de idade: 62 casos (91%) nos grupos etários cuja idade era igual ou superior aos 40 anos. Em um segundo relatório, apresentaram uma casuística de oito mulheres jovens (idade abaixo de 25 anos) com adenocarcinoma vaginal diagnosticado, nos últimos 4 anos. Cancerologistas clínicos haviam levantado um problema: pela concentração de casos, tipos de tumor e idade das mulheres, tratava-se de um evento de alguma maneira inusitado. Foi proposto um estudo epidemiológico para a sua solução. O grupo de pesquisadores partiu da hipótese de que os oito casos tinham uma causa comum, desconhecida. Utilizou-se o desenho de caso-controle (ver adiante, Capítulo 8). Procederam à varredura de um amplo espectro de fatores, para a detecção daqueles que, pela reiterada aparição nas histórias dos casos, pudessem ser isolados como possíveis fatores causais. Para cada caso foram selecionados quatro controles dentre as nascidas no mesmo hospital que a paciente.

Houve a precaução de escolher, para controles, jovens nascidas com diferença de apenas 5 dias, no máximo, de cada caso, no mesmo tipo de serviço (enfermaria ou apartamento). Ficou evidenciado que nenhuma das oito pacientes havia feito uso de irritante intravaginal, duchas ou tampão. A relação a seguir mostra fatores adicionais cujas diferenças de ocorrência nos pacientes e nos controles não foram significativas: peso ao nascer; idade da menarca; complicações durante a vida intrauterina; medicamentos usados pela mãe durante a gravidez, à exceção de estrógenos; doenças da infância; história de amigdalectomia; tipo de alimentação durante a infância; presença de animais domésticos; uso de cosméticos; hábito de fumar; consumo de álcool, bem como ocupação e nível de instrução dos pais. Dentre os fatores maternos cobertos pelo inquérito, os seguintes não apresentaram diferenças significantes entre os grupos: idade da mãe; hábito de fumar da mãe; aleitamento no seio e exposição a raios X. Somente uma dentre as pacientes deixou de ser exposta ao dietilestilbestrol durante a vida fetal, enquanto nenhuma do grupo-controle havia sido exposta. A droga fora ministrada às mães devido à perda fetal em gestações anteriores ou por perda de sangue na atual. Estudos posteriores confirmaram a associação entre adenocarcinoma de vagina e o uso de certos estrógenos durante a gravidez. A partir da divulgação destes resultados, o dietilestilbestrol passou a ser medicação proibida para gestantes.

Fonte: Herbst, Usfelder & Poskanzer, 1971.

cada de 1940 um oftalmologista australiano, chamado Norman Gregg, teve sua atenção despertada por uma cliente, mãe de uma criança com catarata, para o fato de que outra mãe, na sala de espera, trazia para consulta um filho também com catarata e que ambas tinham sido acometidas de rubéola durante a gravidez. Com a informação que espontaneamente lhe era dada, o Dr. Gregg foi capaz de intuir e depois formular um problema científico. Da pesquisa daí originada, e que não se restringiu apenas à catarata em recém-nascidos, resultou o conhecimento atual sobre os efeitos da rubéola em filhos de gestantes, expostas nos primeiros meses da gravidez (Gregg, 1941).

Fatos encobertos às vezes emergem pela utilização de estratégias de investigação mais ou menos elaboradas, resultado da intermediação da sensibilidade e percepção do investigador, juntamente com algum lampejo de intuição ou por alguma circunstância fortuita, como foi o caso das pesquisas empreendidas por Gregg. Somente dessa forma passam a constituir problemas científicos genuínos. Outras vezes, para a configuração de um problema epidemiológico original, é preciso mais que intuição, sorte, criatividade ou oportunidade, tornando-se necessário um investimento logístico e institucional de alta monta, como no exemplo recente da síndrome de imunodeficiência adquirida (AIDS) (ver Capítulo 43).

Entretanto, o desafio maior para a metodologia científica em geral, e para a ciência epidemiológica em particular, consiste na correta produção de hipóteses e no rigoroso processo de validação destas na busca de solução para os problemas identificados. Trata-se da própria essência do processo de produção do conhecimento científico, na medida em que criar problemas pode não ser tão difícil quanto resolvê-los.

Quando se trata de um problema complexo, pode-se partir de um enunciado bastante geral e, na medida em que o problema vai sendo analisado, este será decomposto em problemas mais simples, solucionados por meio de hipóteses claras, concisas e refutáveis. Tais hipóteses, ferramenta fundamental do raciocínio científico, são constituídas por elementos de tradução dos conceitos epidemiológicos sob a forma de variáveis. A seção seguinte discute, em maior profundidade, a natureza das variáveis epidemiológicas e o seu relacionamento com o processo de formulação de hipóteses neste campo específico da ciência contemporânea.

Variáveis e indicadores epidemiológicos

Retornemos por um momento à cadeia produtiva do conhecimento (Figura 8.1), mais especificamente na passagem da observação ao dado. Considerando-se um conjunto qualquer de processos, fatos ou fenômenos observados, duas categorias de propriedades estarão ali presentes. Em primeiro plano, ressaltam as propriedades constantes, denominadas simplesmente *constantes*. Estas são exibidas por todos os elementos do conjunto de igual forma e, por isso, podem ser tomadas como critério para delimitar conjuntos homogêneos a partir de elementos esparsos. Exemplificando: tomando-se como critério o "país de nascimento" para se proceder à inclusão de pessoas em um conjunto homogêneo, pode-se definir uma população de "brasileiros". Este conjunto é complemento de outros conjuntos diferentes, porém homogêneos quanto ao mesmo critério: "americanos", "africanos", "argentinos".

Em nível mais profundo de análise dos dados, são discerníveis propriedades variáveis ou simplesmente *variáveis*. Estas determinam a maneira pela qual os elementos de qualquer conjunto são diferentes entre si. Tomando como exemplo a população brasileira, pode-se dizer que as pessoas aí incluídas serão diferenciadas entre si por atributos, tais como sexo, religião, peso ou estatura, que são as variáveis. As variáveis, quanto a sua natureza, podem ser categorizadas como *qualitativas* e *quantitativas*.

Variáveis qualitativas são as que implicam diferenças radicais ou essenciais. A variável sexo, por exemplo, inclui as categorias masculino e feminino, as quais mantêm entre si diferenças não apenas de nível, volume ou quantidades, mas também de natureza. Exemplos de outras variáveis qualitativas que eventualmente podem despertar interesse epidemiológico são: local de residência, local de trabalho, ocupação, procedência, situação conjugal etc.

Variáveis quantitativas, por sua vez, envolvem distinções não substanciais, no sentido de diferenças traduzíveis em desigualdades de grau, frequência, intensidade, volume. Referem-se a propriedades que mantêm a mesma natureza em toda sua extensão ou dimensão, que se mostram com maior ou menor expressão, podendo ser manifestadas em termos numéricos; temperatura, pressão sanguínea, peso e estatura são bons exemplos.

As variáveis quantitativas são *descontínuas* ou *discretas* quando, entre dois valores consecutivos expressos por números inteiros, não é possível a inclusão de valores fracionários: número de casos de uma doença ou frequência de batimentos cardíacos, por exemplo. As variáveis podem ser também *contínuas,* quando admitem valores fracionários entre quaisquer valores consecutivos (pressão barométrica ou temperatura corporal, por exemplo).

Em estudos epidemiológicos, as doenças específicas são consideradas ora como variáveis, ora como constantes. Quando tomadas como variáveis, seus valores normalmente podem ser ausência e presença. Assim, ao analisar-se a distribuição de dada doença em um grupo populacional homogêneo quanto ao critério "local de moradia", este será dividido em dois subgrupos: portadores e não portadores da doença.

A fim de possibilitar a codificação, análise e compreensão de conjuntos de fatos, processos e fenômenos, as diferenças entre seus elementos – ou variáveis – devem estar formalmente explicitadas. Isto pode ser realizado mediante operações de classificação, contagem ou mensuração da propriedade ou variável considerada. Se tratarmos da variável "sexo", as pessoas serão classificadas em uma das duas categorias: masculino ou feminino; se "peso" ou "altura", serão medidas em quilogramas ou em centímetros, respectivamente; se "número de pessoas acometidas", será feita a contagem daqueles que possam ser aí classificados.

Na prática epidemiológica, quando se acompanha descritivamente a evolução de fatos de interesse científico, ou quando se procede à investigação de fenômenos inusitados relacionados com a saúde ou a doença, analisando e enunciando problemas ou propondo hipóteses explicativas, busca-se no fim das contas identificar relações entre variáveis. Ao se estabelecerem tais relações, opera-se, na maioria dos casos, com valores atribuídos às variáveis por classificação, mensuração ou contagem. Em termos metodológicos, a mais importante e útil relação entre variáveis é a que as categoriza como *independentes* e *dependentes.*

Os termos "variável independente" e "variável dependente" foram emprestados da matemática. As variáveis representadas no eixo dos x, das abscissas, são as variáveis independentes, e aquelas representadas no eixo dos y, eixo das ordenadas, são as dependentes. Formular uma relação entre variáveis significa assumir que a variável dependente deve variar concomitantemente com as mudanças ocorridas na variável independente.

Esta é talvez a forma mais simples de se pensar os dois tipos de variáveis colocadas em relação, por não implicar o uso de termos discutíveis ou hipotéticos, tais como "causa" e "efeito". Porém, quando se trabalha em um referencial de causalidade, a variável independente será o fator causal, ou seja, a causa presumida da variável dependente, sendo esta o efeito resultante da primeira. De todo modo, sempre se define variável independente como antecedente e variável dependente como consequente.

Em estudos experimentais, a variável independente é aquela que tem seus valores escolhidos e determinados pelo pesquisador. Quando, por exemplo, se testa um novo planorbicida, as concentrações da droga a que serão expostos os caramujos são determinadas pelo experimentador – esta é a variável independente da pesquisa. Neste exemplo, o número de caramujos mortos será a variável dependente – aquela que, em estudos experimentais, escapa ao controle do investigador e cuja variação se pretende mensurar.

Na pesquisa não experimental, que corresponde à maioria das investigações epidemiológicas, não é possível a manipulação de variáveis. Geralmente, a escolha de qual será a variável dependente e de qual será a independente é determinada pela suposição de que certa condição variável produz uma mudança no estado de saúde ou de doença; esta condição variável será tomada como variável independente, e o efeito, doença ou não doença, como variável dependente. É comum encontrar relações nas quais a variável independente foi escolhida pelo fato de que os eventos a ela associados apresentam-se com anterioridade aos eventos que a partir daí são tomados como dependentes.

A variável dependente é normalmente a condição cuja explicação está sendo tentada, ou seja, cujo conhecimento sobre sua determinação está sendo construído. Em muitos manuais de metodologia epidemiológica, a variável dependente tem sido chamada de "variável resposta", efeito presumido ou desenlace (do inglês *outcome*). Seus valores dependem dos valores assumidos pela variável independente, denominada na pesquisa epidemiológica de "variável preditora". Assim, para se explicar doença ou não doença como variáveis dependentes, pode-se pensar em uma multiplicidade de fatores corresponsáveis por sua determinação, ou seja, as variáveis preditoras. Não existem restrições teóricas quanto ao número de variáveis, sejam dependentes ou independentes, em um modelo explicativo epidemiológico.

Em uma perspectiva mais geral, as variáveis epidemiológicas são expressas como dados por meio de indicadores. Indicadores epidemiológicos sintetizam a relação entre o subconjunto de doentes (ou óbitos por uma dada doença, ou sujeitos portadores de uma condição relacionada com a saúde) e o conjunto de membros da população. Conforme vimos no Capítulo 5, tal relação equivale ao cálculo da probabilidade de adoecer, ou seja, constitui a expressão mais geral e simplificada do *risco*.

Para compreender a lógica básica dos indicadores epidemiológicos, precisamos retomar a Figura 5.1, enriquecendo-a com delimitações alternativas de denominadores. Dela podemos derivar a Figura 8.2, onde a base populacional do Risco continua sendo representada através do conjunto-mestre **P**.

Observem que agora outros subconjuntos além de **D** são definidos por referência à condição de saúde em questão. O mais importante destes é o subconjunto **O**, que representa os óbitos resultantes da doença **d**. Por isso **O** está contido em **D** (conjunto de doentes ou portadores da enfermidade **d**) que, por sua vez, é um subconjunto de **P**.

Por outro lado, nem todos os membros de **D** encontram-se sob o mesmo risco de morrer, porque a doença **d** produz casos

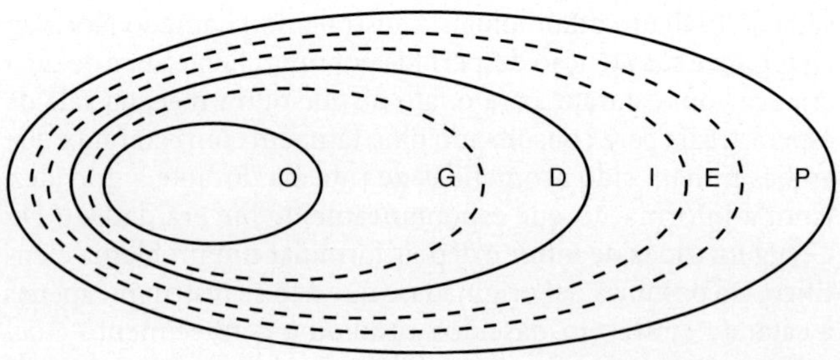

Figura 8.2 Subconjuntos componentes dos indicadores epidemiológicos.

com distintos níveis de gravidade. Chamemos **G** a este subconjunto de casos graves de **Dd**. Portanto, **O** está contido em **G**, que está contido em **D**, que por sua vez é um subconjunto de **P**.

Como nem todos os membros de **P** são suscetíveis ao efeito do agente de **d** e, além disso, nem todos os infectados tornam-se doentes, podemos incorporar o subconjunto **I**, de infectados (ou vulneráveis, no caso de doenças não infecciosas). Agora, **O** está contido em **G**, que está contido em **D**, que está contido em **I**, que por sua vez é um subconjunto de **P**.

Enfim, considerando que nem todos os membros da população **P** encontram-se expostos aos agentes ou fatores de risco de **d** e que destes nem todos tornam-se doentes, resta indicar o subconjunto **E**, de exposição. Então **O** está contido em **G**, que está contido em **D**, que está contido em **I**, que está contido em **E**, que enfim é um subconjunto de **P**.

Conforme podemos verificar de modo intuitivo, relações entre subconjuntos e grupos populacionais definidos por referência à condição patológica em questão propiciam o cálculo de indicadores epidemiológicos diversos.

Na perspectiva da série de conjuntos hierárquicos da Figura 8.2, podemos classificar os indicadores epidemiológicos de acordo com nível de referência, como:

- Macroindicadores – aqueles cujos denominadores se referem à base populacional plena **P**;
- Microindicadores – aqueles que tomam como denominador qualquer dos subconjuntos indicados, hierarquicamente inferiores a **P**.

Nos textos de epidemiologia escritos em português, estas modalidades especiais de razão ou proporção têm sido chamadas às vezes de taxa, às vezes de coeficiente. Ora, se respeitarmos a terminologia emprestada da matemática e da física, de acordo com a crítica clássica de Elandt-Johnson (1975), não se trata nem de uma coisa nem de outra. Rigorosamente, uma taxa (que tem sido tomada como equivalente ao termo inglês *rate*) denota uma medida de variação, como, por exemplo, a velocidade em física cinética e as taxas de crescimento ou de inflação na econometria. O termo coeficiente, por sua vez, designa funções derivadas do cálculo, como, por exemplo, o coeficiente de resistência estrutural na física de materiais ou o coeficiente de penetração na aerodinâmica. A propósito, o termo *coefficient* praticamente não é usado no jargão epidemiológico em inglês, idioma de origem da Epidemiologia.

Não obstante, considerando a necessidade de padronização terminológica, porém respeitando um modo de uso já dominante no campo da saúde coletiva no Brasil, propomos adotar os termos "taxa" para designar macroindicadores epidemiológicos e "coeficiente" para microindicadores, parte por mera convenção e parte pelo caráter eminentemente pragmático dos indicadores epidemiológicos.

Assim, tomando os subconjuntos inclusivos da Figura 8.2, teremos:

O/P = Taxas de mortalidade
D/P = Taxas de incidência (e prevalência) de doença ou simplesmente prevalência (e incidência)
I/P = Taxas de incidência (e prevalência) de infecção ou simplesmente prevalência (e incidência)
D/I = Coeficientes de patogenicidade
G/D = Coeficientes de virulência
O/D = Coeficientes de letalidade

Os indicadores epidemiológicos típicos abordados neste capítulo, como por exemplo as taxas de prevalência, incidência e mortalidade, têm como denominador o conjunto mais abrangente, referido à população **P**. Indicadores especiais de morbidade, tais como os coeficientes de patogenicidade, virulência e letalidade, têm como denominadores subconjuntos de **P** que incluem infectados **I** (ou predispostos, em se tratando de doenças não infecciosas) e doentes **D**.

Os indicadores epidemiológicos podem também ser classificados descritivamente, de acordo com o tipo de evento referido, como medidas de morbidade e medidas de mortalidade. Referem-se respectivamente aos subconjuntos da população formados por indivíduos que adquiriram doenças ou faleceram em um dado intervalo de tempo. Por motivos óbvios – o óbito é um evento pontual e absoluto, só é possível se estimar taxas de mortalidade tipo incidência.

Morbidade e mortalidade de fato constituem os principais indicadores empregados na Epidemiologia para abordar o estado de saúde das comunidades. Por esse motivo, merecem um tratamento mais aprofundado no Capítulo 9. Nesse capítulo, aborda-se a forma empírica dos indicadores epidemiológicos, detalhando fontes, características e instrumentos de coleta como meio de identificação de exemplares ou casos das variáveis dependentes.

Apesar da hegemonia de medidas de ocorrência de doenças, agravos e óbitos como sucedâneo (*proxy*) de indicadores de saúde, cresce na Epidemiologia uma vertente metodológica que busca quantificar a saúde e seus correlatos de modo positivo. Este tema será analisado e discutido no Capítulo 10, convergindo para uma apresentação sumária de indicadores compostos de saúde como qualidade de vida. O Capítulo 11 avalia, em uma perspectiva prática, o processo de produção de dados e de informação, mediante observação e registro de fenômenos epidemiológicos, ampliados com uma abordagem dos determinantes da saúde-doença. Fechando essa sequência de textos metodológicos, o Capítulo 12 pretende oferecer uma sistemática operacional para a montagem ou adaptação de instrumentos e técnicas de produção do dado epidemiológico, especialmente dispositivos literários (inventários, formulários, questionários etc.), já que a produção de dados clínicos será objeto do Capítulo 32, Parte 4.

Hipóteses epidemiológicas

Em um certo sentido, a pesquisa em Epidemiologia busca sempre o teste de um tipo formal de hipótese: a de que uma dada variável de exposição constitui ou não fator de risco para certa patologia. Chamemos a essa forma geral de "hipótese epidemiológica".

Na pesquisa populacional em geral, as técnicas utilizadas para a atribuição de valores numéricos ao grau ou nível com que variáveis se associam ou correlacionam são eminentemente estatísticas. No campo da Epidemiologia, porém, a estatística não fala por si. Cabe ao epidemiologista analisar os resultados obtidos à luz do conhecimento epidemiológico acumulado, dentro do contexto em que o fenômeno faz parte e considerando as características singulares assumidas pelo fenômeno na sua especificidade de tempo e espaço.

Na hipótese epidemiológica, variáveis independentes são consideradas fatores de risco somente quando associadas a doenças, contanto que essas associações sejam julgadas válidas à luz dos critérios epidemiológicos. Quando, depois de reiteradas validações da associação entre o fator de exposição e a doença, não subsistirem mais dúvidas quanto à sua contribuição na causação da doença, o dito fator poderá ser reconhecido como fator de risco. Isto será abordado em maior detalhe na Parte 3.

Mas, afinal, o que é e para que serve uma hipótese? Hipóteses são conjecturas com as quais se procura explicar, por tentativa, fenômenos ocorridos ou ocorrentes. São respostas possíveis dadas a problemas postos pela ciência ou pelo senso comum. Tais respostas serão consideradas como científicas na medida em que responderem a problemas colocados pela prática social da pesquisa e mais:

- se afirmarem relações entre variáveis;
- se forem abertas à validação (ou refutação).

Além da função que as define, que é a de adiantar respostas tentativas a problemas novos ou revisitados, e como decorrência dessa mesma função, as hipóteses, de algum modo, orientam e determinam a natureza dos dados a serem coletados e, portanto, a metodologia da pesquisa. Dados são produzidos ou colhidos para satisfazer a um objetivo, qual seja avaliar a validade da hipótese, buscando refutá-la.

A validação de hipóteses se dá mediante refutação das predições ou consequências que delas são derivadas por dedução. Tais predições constituem enunciados menos gerais que, mesmo antes da sua explicitação, preexistiam virtualmente no enunciado da hipótese. Uma vez corroborada em alguma de suas consequências, a hipótese fica beneficiada por uma validação parcial. Nem mesmo a confirmação de muitas consequências fará da hipótese um conhecimento totalmente certo. A rejeição de uma só de suas predições pode invalidar a hipótese por completo. De acordo com o eminente filósofo da ciência *Sir* Karl Popper (1985), o conhecimento científico avança quando uma hipótese mais abrangente substitui uma hipótese anterior, rejeitada através da investigação experimental ou observacional de suas consequências lógicas.

Ocorrem generalizações de pequeno alcance que, como decorrência, produzem um número bastante restrito de predições. Podemos considerá-las como hipóteses pobres. Outras hipóteses, cientificamente mais férteis, trazem implícitas em seu enunciado um número grande de consequências direta ou indiretamente verificáveis. No extremo da generalização de curto alcance, encontram-se hipóteses cuja única verificação possível é definida pelos seus próprios termos.

No outro extremo, encontram-se hipóteses com *status* de teoria. Seu maior mérito é o de propiciar a produção de uma multiplicidade de predições refutáveis, não só no campo do conhecimento em que foram pronunciadas, como também em disciplinas correlatas. São as consequências das hipóteses que fazem progredir o conhecimento, por sua capacidade de ajustar as teorias e orientar a prática. Estas constituem origem e finalidade dos experimentos e observações orientadas, que buscam validar ou refutar enunciados hipotéticos.

A formulação de hipóteses é etapa indispensável em qualquer pesquisa que se pretenda científica dentro dos paradigmas dominantes na ciência contemporânea. Por um lado, frequentemente encontramos "pesquisas" cujos dados foram coletados sem um objetivo-diretor do processo de produção de dados, isto é, sem hipóteses. Por outro lado, existem hipóteses engenhosas que passam por conhecimento estabelecido, faltando-lhes, no entanto, validação, seja de natureza experimental ou de ordem observacional. Em ambos os casos, o ciclo produtivo do conhecimento científico não foi devidamente completado.

As hipóteses podem ser originais, substitutivas ou dedutivas (Buck, 1975). Ao se buscar explicação para um fenômeno novo, inusitado, uma hipótese formulada e a seguir testada é original no sentido de ser a primeira a tentar esclarecer o problema. Além disso, a partir de teorias ou de hipóteses abrangentes, deduzem-se hipóteses menos gerais que são suas consequências. A medida do valor de uma hipótese são a qualidade e o número de consequências preditivas que dela podem ser deduzidas.

Quando o poder explicativo de uma hipótese já não é suficiente para esclarecer fenômenos novos, aparece a necessidade de se encontrarem hipóteses substitutivas. Uma hipótese substitutiva deve satisfazer a um dos seguintes critérios: (a) permitir predições mais precisas; (b) explicar maior volume de observações anteriores; (c) explicar com mais detalhes observações feitas previamente; (d) ser aplicável nas situações em que a hipótese anterior falhou; (e) indicar novas predições não sugeridas pela hipótese original; (f) relacionar ou unificar fenômenos que antes não estavam conectados.

Uma hipótese epidemiológica compreende um enunciado que propõe uma explicação para algum fenômeno relativo à distribuição ou determinação do surgimento de doentes em populações, através do relacionamento de variáveis que representam risco e fatores de risco. Ao ser formulada, a hipótese epidemiológica deve levar em consideração os aspectos da doença na população e as variações perceptíveis nos componentes ambientais (físicos, químicos, biológicos, sociais etc.) associados à exposição aos fatores de risco.

A hipótese epidemiológica, dependendo de seu alcance e generalidade, pode fazer emergir transformações em outras disciplinas, nos campos biológico, social e de outras ciências da saúde. Os estudos epidemiológicos referentes à distribuição das doenças são fundamentais na elucidação de mecanismos causais. As hipóteses, geradas com base nesses estudos, têm como meta última a explicação dos padrões de distribuição e, para isso, devem ter como objetivo imediato desvelar fatores de risco. Este é o contexto da exploração (ou modo de descobrimento, na terminologia samajiana).

Na análise epidemiológica, as hipóteses causais são primeiramente introduzidas para avaliar informações descritivas já recolhidas. Se, nessa etapa, a hipótese for considerada coerente com conhecimentos acumulados *a priori*, deverá então ser validada por meio de estudos planejados especialmente para esta finalidade. Todavia, a grande maioria dos estudos em Epidemiologia é observacional por motivos éticos (lidamos com pessoas humanas), lógicos (essas pessoas vivem em um contexto concreto) e operacionais (estudamos, em geral, grandes amostras e pequenos efeitos). Dificilmente são encontrados estudos de campo em Epidemiologia realizados com inclusão e controle do fator suspeito em um grupo experimental. Alguns estudos podem ser executados com base na remoção do fator suspeito. Dessa forma, podemos dizer que o critério de verdade (ou de prova, como preferem os epistemólogos) em Epidemiologia é, em última análise, a eficácia e a efetividade em prevenção e controle. Este é o contexto da verificação ou o modo de validação, conforme Samaja (1994).

Para o teste das hipóteses epidemiológicas, deve-se necessariamente destacar os elementos empíricos do problema epidemiológico, fundamentados nos seus respectivos componentes teóricos. Por essa razão, o trabalho científico na Epidemiologia depende, por um lado, de modelos conceituais de saúde-doença capazes de orientar o processo de problematização na disciplina e, por outro lado, de intenso esforço de validação empírica das questões e hipóteses epidemiológicas através de um amplo repertório de estratégias metodológicas de pesquisa de campo, em laboratórios e em observatórios.

A metodologia epidemiológica será realizada mediante a operação de conjuntos complexos de planos, procedimentos, etapas, instrumentos e técnicas de produção e análise de dados, genericamente designados como "estratégias de pesquisa", conforme apresentamos no Capítulo 13. Os textos seguintes desta Parte 3 (Capítulos 14 a 18) tratam em maior detalhe dos desenhos de pesquisa mais utilizados na investigação epidemiológica, respectivamente: Estudos Ecológicos (ou de Dados Agregados); Estudos Transversais; Estudos de Caso-Controle; Estudos Longitudinais (ou de Coorte); Estudos de Intervenção ou Experimentais.

Enfim, aplicando de modo pertinente esse conjunto de lógicas, marcos conceituais, estratégias de pesquisa, instrumentos e técnicas de produção de dados, modos de análise e de interpretação, o método epidemiológico passa a ter existência específica como prática concreta de investigação científica sobre os fenômenos da saúde-doença-cuidado.

Referências bibliográficas

Almeida Filho N. Integração metodológica na pesquisa em saúde: nota crítica sobre a dicotomia quantitativo-qualitativo. *In*: Goldenberg P. Marsiglia RMG, Gomes MHA. *O clássico e o novo: tendências, objetos e abordagens em ciências sociais e saúde*. Rio de Janeiro: FIOCRUZ, 2003. p. 143-156.

Bhaskar R. *A realist theory of science*. Hassocks: Harvester Press, 1978.

Bhaskar R. *Scientific realism & human emancipation*. London: Verso, 1989.

Buck C. Popper's philosophy for epidemiologists. *International Journal of Epidemiology* 4(3):159-68, 1975.

Bunge M. *Epistemologia: curso de atualização*. São Paulo: TAQ/EDUSP, 1980.

Chalmers I. *O que é ciência afinal?* São Paulo: Brasiliense, 1982.

Elandt-Johnson R.C. Definition of rates: some remarks on their use and misuse. *Amer J Epidemiology* 102:267-71, 1975.

Goldmann L. *Sciences Humaines et Philosophie*. Paris: PUF, 1988.

Gregg N. Congenital cataract following German measles in the mother. *Trans Austr Ophthalmol* 3:35-6, 1941.

Herbst A, Usfelder H, Poskanzer D. Adenocarcinoma of the vagina: association of maternal stilbestrol therapy with tumor appearance in young women. *New England Journal of Medicine* 284:878-81, 1971.

Popper K. *Lógica da pesquisa científica*. São Paulo: EDUSP, 1985.

Rey A. *Dictionnaire Historique de la Langue Française*. Paris, Dictionnaires Le Robert, 1993.

Samaja J. *Epistemología y metodología*. Buenos Aires: Eudeba, 1994.

Snow J. *Sobre a maneira de transmissão do cólera*. (Tradução do texto de 1854.) São Paulo: Hucitec, 1994.

9 O Dado Epidemiológico: Estrutura, Fontes, Propriedades e Instrumentos

Eduardo Mota, Marcia Furquim de Almeida e Francisco Viacava

Introdução

A informação epidemiológica é produzida a partir de dados. Os dados epidemiológicos são produzidos com a finalidade de descrever, acompanhar e comparar características de populações, grupos de indivíduos e coletividades humanas no que afeta a saúde, o bem-estar e a qualidade de vida, bem como determinantes da ocorrência e distribuição dos eventos de saúde. A estrutura do dado em Epidemiologia constitui a base sobre a qual se formulam adequadamente objetivos, hipóteses e metodologia dos estudos. Há inúmeros dados que interessam ao raciocínio epidemiológico, dirigidos à descrição e entendimento de problemas e situações de saúde, que resultam da aplicação de amplo espectro de métodos das ciências da saúde, das ciências humanas e sociais e das ciências biológicas, entre outras.

Neste capítulo, serão estudadas as características dos dados produzidos pela aplicação dos métodos epidemiológicos. Veremos como se estruturam e como se produzem dados a partir de observações a partir das principais fontes e instrumentos de coleta aplicados à informação em saúde.

Dados epidemiológicos podem ser enumerações (contagens) ou quantidades: uma medida, uma frequência ou uma distribuição numérica de atributos em categorias previamente definidas. Entretanto, o conceito corrente de dado como a expressão de um valor quantitativo não trabalhado (Mota & Carvalho, 2003), isto é, sem ter sido submetido à análise e interpretação, não traduz por completo a extensão do seu papel na construção da informação epidemiológica. O dado representa, ainda que parcialmente, a realidade que se pretende revelar. O número de óbitos infantis ou a frequência absoluta de casos de dengue, por exemplo, podem ser considerados dados tanto quanto simplesmente enumerem esses eventos. Mas esses, ao mesmo tempo, apresentam aspectos da mortalidade e da morbidade que trazem significados: a enumeração de óbitos infantis indica quantas crianças morrem antes de completar 1 ano de idade, e a frequência de casos notificados de dengue oferece igualmente uma noção da magnitude desse problema de saúde, que fazem parte da experiência humana em coletividade, mesmo que estejam fora de um contexto explicativo. Esses dados podem ser aplicados ao cálculo de coeficientes, indicadores e índices, referidos a uma população, em um território e tempo determinados. Uma vez que sejam analisados, têm seu significado ampliado sob a forma de informação qualificada.

A análise e a interpretação agregam valor, contextualizam e referenciam os dados, progressivamente, na extensão em que avançam, e deles se extrai uma representação mais completa e significativa da realidade. É por essa razão que a *qualidade* dos dados é tão essencial à produção de informações. O que se pretende, por exemplo, ao realizar o registro de todos os casos de uma doença atendidos em um serviço de saúde ou identificados por um inquérito domiciliar é poder aplicar o dado apurado – o número de casos – ao conhecimento e entendimento da ocorrência do problema de saúde na população, isto é, saber quantos, onde, quando, como e por que ocorreram os casos da doença. Por isso, é importante conhecer como os dados se estruturam.

A estrutura dos dados

Em uma pesquisa científica ou nas práticas dela derivadas, a estrutura do dado em geral compreende pelo menos três elementos: a *unidade de análise*, a *variável* e o *valor ou quantidade* atribuído à variável como resultado da quantificação ou da medida (Alazraqui, Mota & Spinelli, 2006). O dado epidemiológico não é diferente disso. Ao se definirem propósitos e métodos de um estudo epidemiológico, tais elementos são cuidadosamente examinados para todos os dados necessários à obtenção dos indicadores de condições de saúde, de morbidade ou de mortalidade, entre outros, que atendam ao cumprimento dos objetivos. A unidade de análise, a variável e o valor do dado formam um todo coerente.

Como **unidade de análise** do dado entenda-se o objeto da descrição, classificação, enumeração ou medida. Isto é, o que ou quem se pretende descrever, classificar, contar ou medir: os indivíduos ou as pessoas, as instituições ou organizações, os espaços, territórios ou ambientes, os recursos financeiros, as substâncias e materiais, o tempo etc., somente para citar unidades simples com as quais se trabalha frequentemente em Epidemiologia. Por exemplo, o dado que representa o número dos que foram acometidos de dengue pode ser obtido pela enumeração de pessoas atendidas em um serviço de emergência clínica que tiverem o diagnóstico da doença.

Características da unidade de análise quanto à natureza daquilo que expressa possibilitam classificar os dados epidemiológicos em dois grandes grupos: *individuado* e *agregado*. O dado é classificado como individuado quando a contagem ou a medida a ser aplicada à análise é registrada para cada indivíduo singularmente, como quando se obtém a frequência de pessoas que têm um atributo, e, nesse caso, cada dado representa a realidade de cada pessoa e esta será a unidade de análise do dado. O dado é dito agregado quando se obtêm valores que expressam coletivos (população de um município, residências em um distrito sanitário, famílias). Por exemplo, em um estudo que objetive comparar vários municípios que notificaram casos de dengue em 1 ano, o total de casos notificados será um dado agregado para cada município. Aqui a unidade de análise do dado é município e o resultado da comparação será válido somente para os municípios participantes do estudo. Realizam-se estudos epidemiológicos com propósitos e metodologias distintos com cada tipo de unidade de análise do dado.

A **variável ou dimensão** constitui o elemento do dado que qualifica e especifica o objeto da contagem (a unidade de análise). Aqui se definem atributos e características do que se pretende descrever, classificar, quantificar ou medir. No exemplo anterior, a presença da doença "dengue" se refere aos sinais, sintomas e exames que possibilitam diagnosticá-la e que sejam considerados "típicos" dessa doença (e de nenhuma outra); é a variável daquele dado. Para orientar o diagnóstico do problema de saúde, uma *definição de caso* é necessária. Idade, sexo, cor da pele ou etnia, escolaridade, ocupação, nascimentos e mortes, tipos de profissionais de saúde e de serviços (p. ex., hospitais universitários, creches públicas), tipos de poluentes ambientais etc. são exemplos de variáveis que qualificam diferentes unidades de análise de dados. A variável pode ser classificada em *quantitativa* (p. ex., glicemia), que é essencialmente numérica (ordinal, discreta ou contínua), ou *qualitativa*, conhecida também como categórica ou categorizada (p. ex., sexo, ocupação, escolaridade, nível pressórico alto, tabagismo, alcoolismo). Tendo natureza simples ou complexa, na dependência de como seja definida, a variável representa sempre um atributo da unidade de análise. O conceito de variável epidemiológica e seus correlatos foram apresentados no capítulo anterior.

O **valor** atribuído à variável é a própria essência da medida, o seu resultado numérico ou quantificável, e a finalidade do registro do dado. Dito de outra maneira, é o elemento do dado que se aplica diretamente aos cálculos dos parâmetros, indicadores e índices. A simples enumeração requer que o valor quantitativo obtido expresse o número de unidades de análise que apresentaram um dado atributo. Por exemplo, em um estudo agregado, o "número" de casos acometidos de dengue representará o "valor" atribuído à variável "de dengue" no município ou bairro considerado. Isto é, corresponderá à frequência absoluta de "indivíduos" que se julgou estarem afetados pela doença. Por outro lado, em um estudo individuado, o "diagnóstico" de dengue representará o "valor" atribuído à variável "dengue" aos indivíduos atendidos. Em resumo:

Dado	Unidade de análise = Indivíduo	Variável ou dimensão = Doença dengue	Valor ou quantidade = Número de casos da doença

Cada variável requer um valor típico ou que lhe é próprio: a glicemia, por exemplo, poderá ser expressa em *miligramas por 100 mℓ de glicose no sangue*. Com os valores das dosagens de glicemia será possível classificar um grupo de indivíduos de acordo com a presença ou ausência de valores "elevados" (segundo a adoção de um ponto de corte ou valor máximo de tolerância) e, dessa maneira, saber quantos indivíduos diabéticos existem no grupo estudado (*i. e.*, quantos têm valores elevados de glicemia), dado esse que terá diferentes aplicações no cálculo de coeficientes de morbidade e mortalidade. Os valores são definidos em uma dada *unidade de medida*, isto é, aquilo que especifica o valor, e segundo uma *escala de medida* correspondente, isto é, a variação admitida aos valores (p. ex., limites máximo e mínimo). Tratando-se do peso ao nascer, um dado importante que possibilita calcular indicadores das condições de saúde ao nascimento, se poderá medi-lo em gramas e os valores poderão variar em certo estudo na escala de 1.000 a 6.000 gramas para crianças que nasceram vivas.

A unidade de medida e a escala são por sua vez atributos do *instrumento* utilizado para obter ou coletar os dados; no caso do peso ao nascer será uma balança antropométrica, e para gerar e registrar o valor da medida é necessário conhecer sob que formato, e em que condições e limites esse instrumento é capaz de fazê-lo. Instrumentos de coleta devem ser, nos limites do conhecimento e da tecnologia conhecidos, perfeitamente adequados aos dados que se deseja obter. Em outro exemplo, pretende-se realizar a contagem de "indivíduos adultos que fizeram pelo menos uma consulta odontológica nos últimos 12 meses". Isto poderá ser feito por inquérito domiciliar, aplicando-se um questionário (instrumento com a pergunta específica) em entrevista aos participantes de um estudo. Nesse caso, a unidade de medida será "realizou/não realizou consulta", em geral codificada, respectivamente, como 1 = sim, 0 = não, e a escala será numérica simples com variação de zero a "n" (tamanho do grupo de estudo), expressando a frequência de respostas "sim". Convém lembrar que, nesse exemplo, a unidade de análise é "indivíduo participante" e a variável é "consulta odontológica", além de outras variáveis (idade dos participantes, período de referência etc.).

Para entender melhor a estrutura dos dados, suponhamos que se pretenda realizar um "estudo epidemiológico sobre as principais causas de hospitalização de indivíduos idosos em uma região em um dado ano". No planejamento do estudo será necessário incluir a obtenção de "dados de hospitalizações" registradas naquele ano, em consulta a um sistema de informação dos serviços de saúde da região. Certamente serão adotadas algumas definições prévias à coleta de dados: a unidade de análise poderá ser "indivíduo hospitalizado" ou "internação realizada" (considerando que uma pessoa poderá ser hospitalizada mais de uma vez no ano); a variável de interesse é a "causa" da hospitalização, uma vez que o dado a ser obtido será consolidado segundo a causa ou diagnóstico, e aqui uma classificação padronizada de diagnósticos deverá ser utilizada; o valor ou quantidade será a frequência com que cada causa foi registrada entre as internações hospitalares ocorridas no período e na área definida. Outros atributos poderão ser levados em consideração nesse caso: a idade dos indivíduos hospitalizados será igual ou maior que 60 anos, o sexo, o mês da internação etc.

Retornando à questão da qualidade dos dados, note-se que para a unidade de análise a limitação e o desafio são de ordem conceitual (Alazraqui, Mota & Spinelli, 2006). Definir apropriadamente, ou melhor, coerentemente, as unidades de análise dos dados é algo que se realiza desde a escolha do tema do estudo, se continua na definição dos objetivos e hipóteses e se completa nas opções metodológicas. No exemplo acima, se o objetivo for "descrever o perfil de morbidade de indivíduos idosos" pelo estudo das causas de hospitalização, certamente a unidade de análise não será representada por "crianças atendidas na emergência". Para as variáveis e os seus valores, outros desafios da qualidade dos dados se apresentam: a disponibilidade ou o acesso aos dados, o preenchimento adequado dos instrumentos de coleta, o registro correto das alternativas de resposta etc., aspectos que serão abordados mais adiante.

Características e fontes dos dados

Com propriedade diz-se que à Epidemiologia interessam todos os dados que direta ou indiretamente contribuam para revelar o quadro sanitário da população, possibilitando o entendimento dos processos saúde-doença-cuidado. Com efeito, são aplicados ao cálculo de indicadores epidemiológicos distintos dados que se apresentam com amplo espectro de características, como se verá adiante, e que se originam de fontes diversas. Quanto às *fontes primárias*, destacam-se os próprios indivíduos participantes das investigações que são examinados ou entrevistados, como é o caso dos inquéritos e dos estudos observacionais em Epidemiologia. Ademais, o registro sistemático das atividades de profissionais de saúde em serviços diversos e quando da condução de ações e intervenções constituem fontes especiais de dados, como no caso dos *dados de registro contínuo* em saúde que alimentam sistemas de informação. Nesse último tipo se incluem também os dados de cartórios do registro civil e os que são registrados em prontuários clínicos, nos arquivos de laboratórios e nos serviços de medicina legal, entre outros. Formulários que captam dados que são registrados nos sistemas de informação em saúde são fontes de dados epidemiológicos de uso constante, com destaque para a Declaração de Óbito, a Declaração de Nascido Vivo e a Ficha de Notificação de casos de doenças e agravos à saúde.

Uma importante fonte de conhecimentos sobre os dados de interesse em saúde no Brasil pode ser encontrada nos produtos da Rede Interagencial de Informações para a Saúde (RIPSA), formada por iniciativa do Ministério da Saúde (MS) e da Organização Pan-Americana da Saúde. A RIPSA disponibiliza, via internet, um grande conjunto de dados e informações com a publicação *Indicadores e Dados Básicos para a Saúde no Brasil* (Risi Júnior, 2006; RIPSA, 2008). Nesta se destacam as fichas de qualificação dos indicadores com informações úteis sobre as características dos dados, fontes e limitações de uso.

Além dos aspectos já examinados sobre a estrutura dos dados que os caracterizam como epidemiológicos, outros devem ser conhecidos, e serão apresentados aqui de acordo com os tipos básicos de procedimentos de coleta, isto é, da própria organização das atividades de registro de dados. Esses processos, relativos à finalidade básica da obtenção dos dados, devem ser conhecidos porque deles depende o uso que se pode fazer, e de como lidar com suas limitações e potencialidades nos estudos epidemiológicos.

De maneira geral, os dados podem ser classificados como *primários* ou *secundários*, segundo a relação desses com quem investiga, os obtém ou os aplica. Dados primários são aqueles obtidos diretamente por quem formulou e escolheu os métodos, planejou a coleta e/ou participará da sua análise: os pesquisadores. Essa situação, habitual nas investigações epidemiológicas – em estudos observacionais – possibilita o controle da qualidade dos dados e sua melhor adequação ao cumprimento dos objetivos do estudo. Como dados secundários denominam-se aqueles coletados por outros pesquisadores e que estejam à disposição para os estudos epidemiológicos. Nesse caso, os métodos utilizados na coleta dos dados foram definidos em processo já estabelecido, e com finalidade própria, e não podem ser modificados por nenhuma pessoa que deseje utilizá-los. Assim, seu uso representa um grande desafio à análise e à interpretação, exigindo atenção especial quanto aos respectivos atributos de qualidade. Todavia, a utilização de dados secundários nos estudos epidemiológicos cresce em importância e frequência no Brasil. De uma parte os custos da investigação são reduzidos porque os dados já estão disponíveis e, por outra parte, porque o país já dispõe de um excelente conjunto de sistemas nacionais de informação e de dados de inquéritos populacionais em saúde postos à disposição em meio eletrônico, que cobrem uma ampla gama de interesses sobre os perfis de morbimortalidade, fatores de exposição e determinantes das condições de saúde. Adiante se descrevem os processos de registro de dados em saúde que, por sua utilização em epidemiologia, podem ser considerados dados secundários.

Dados em saúde podem ser coletados ou obtidos de maneira *contínua* ou *episódica* e, nesse último caso, com ou sem periodicidade definida. Dados episódicos podem ser obtidos em uma pesquisa transversal para a descrição da situação de saúde, em um estudo retrospectivo ou em pesquisa longitudinal para o acompanhamento de um grupo populacional com o objetivo de estudar fatores de risco e determinantes de doenças e agravos à saúde. Por coleta contínua entende-se o processo de registro sequencial e universal de dados estabelecido institucionalmente e, em geral, de cobertura nacional ou integral para um território. Fazem parte do conjunto de dados de registro contínuo as *estatísticas do registro civil* (como nascimentos, óbitos, casamentos, divórcios e separações), as *notificações e registros de casos de doenças e agravos à saúde* e os assim chamados *registros administrativos* da assistência à saúde.

Dados de registro contínuo

Agências e órgãos governamentais são responsáveis pela geração de estatísticas oficiais sobre nascimentos e óbitos, cujos dados provêm de atestados e certidões emitidas pelos cartórios de registro civil. O uso desses dados para fins epidemiológicos é limitado ao tipo de informação disponível relacionada com os eventos, em geral restritas às variáveis: sexo, idade, local de residência e de ocorrência do evento. No caso dos nascimentos, dada a frequência importante de registros feitos em anos posteriores ao evento, é preciso considerar o registro tardio. As estatísticas vitais baseadas em registros de nascimentos e óbitos são de responsabilidade nacional do Instituto Brasileiro de Geografia e Estatística (IBGE).[1] Essa instituição, que realiza os censos populacionais, responde também por todos os dados demográficos oficiais brasileiros e por outras informações socioeconômicas e ambientais de interesse, sendo responsável pela coordenação do Sistema Estatístico Nacional de acordo com a Lei n.º 6.183 de 1974. Entretanto, com a ampliação dos sistemas de informação do Ministério da Saúde e a realização de inquéritos, há dados de interesse em saúde obtidos pelo IBGE e por outros órgãos governamentais, não se constituindo ainda no país um sistema nacional de informações em saúde que possibilite uma visão abrangente e integrada de todos os dados do setor (Viacava, Dachs & Travassos, 2006).

O registro contínuo de dados sobre doenças ou agravos de notificação compulsória, no Brasil e na maioria dos países, é de responsabilidade do Ministério da Saúde. Entretanto, a seleção das doenças e agravos que são considerados de notificação obrigatória varia de país para país. No caso brasileiro fazem parte dessa seleção quase 40 tipos de doenças transmissíveis que são

[1] Consultar o endereço eletrônico http://www.ibge.gov.br/home.

objeto das atividades de vigilância epidemiológica. Do Sistema Nacional de Vigilância Epidemiológica participam órgãos do Ministério da Saúde (Secretaria de Vigilância em Saúde) e das secretarias de saúde de todos os estados e municípios. O registro é feito pelo Sistema de Informação de Agravos de Notificação (SINAN) a partir de dois documentos com uma variável identificadora única:

a) Ficha Individual de Notificação (FIN), que contém um conjunto padronizado de dados para cada doença (identificação do caso, dados sobre a unidade assistencial notificadora, informações mínimas sobre o agravo de notificação etc.) e que é encaminhada pelas unidades de saúde a partir da suspeita clínica da ocorrência de algum dos agravos notificáveis;
b) Ficha Individual de Investigação (FII), que se configura, na maior parte das vezes, como um roteiro de investigação epidemiológica, distinto por tipo de agravo.[2]

Informações valiosas para os epidemiologistas, como a causa básica dos óbitos ou as circunstâncias em que ocorreram os nascimentos, podem ser obtidas, no Brasil, a partir de consultas aos dados do Sistema de Informações sobre Mortalidade (SIM) e do Sistema de Informações sobre Nascidos Vivos (SINASC), ambos sob responsabilidade do Ministério da Saúde e que também são de registro contínuo. No SIM, os dados provêm de cópia das Declarações de Óbito (DO) emitidas por médicos e captadas nos cartórios de registro civil e pelas secretarias de saúde em grande parte dos municípios (há municípios com outros fluxos de dados). Além da especificação da causa básica e das causas associadas do óbito, e das características de óbitos fetais, é possível encontrar também dados de idade, sexo, raça/cor da pele, ocupação, local de ocorrência e de residência dos indivíduos que faleceram e, mais recentemente, informações sobre sua escolaridade. No SINASC, os dados originais constam da Declaração de Nascido Vivo (DN), feita na grande maioria dos casos pelas maternidades e encaminhadas às secretarias de saúde. Dentre as informações coletadas na DN constam dados da mãe (idade, raça/cor da pele, estado civil, escolaridade, ocupação, município de residência, número de filhos vivos e mortos); dados da gestação (semanas de gestação, tipo de gravidez, número de consultas de pré-natal; data do nascimento); e dados da criança (Apgar, peso, raça/cor da pele e presença de malformação congênita). Além disso, são coletados dados do estabelecimento de saúde onde foi realizado o parto, incluindo o endereço completo e o código do estabelecimento, bem como sobre o responsável pelo preenchimento da declaração (nome, função, identidade, órgão emissor e data de emissão) (Mello-Jorge, Laurenti & Gottlieb, 2007).

Além desses, são também de registro contínuo dados sobre outros agravos e doenças como: neoplasias,[3] acidentes de trabalho e benefícios da previdência social por motivos de saúde,[4] acidentes de trânsito[5] e intoxicações e envenenamentos, entre outros. Em cada um desses existem registros mantidos por órgãos governamentais com graus diferenciados de cobertura nacional, disponibilização e acesso. No caso das neoplasias há duas bases importantes: o Registro de Câncer de Base Populacional e o Registro Hospitalar de Câncer, sob a coordenação do Instituto Nacional do Câncer (INCA) do Ministério da Saúde. Enquanto o primeiro é orientado para uma abordagem epidemiológica considerando os casos existentes em uma determinada área geográfica, o registro hospitalar contém informações relacionadas com a qualidade da atenção hospitalar.

Os dados sobre os acidentes de trabalho são comunicados pelas empresas ao INSS e registrados na DATAPREV no formulário de Comunicação de Acidentes de Trabalho (CAT). Esses devem conter a qualificação do segurado (nome, endereço, data de nascimento e filiação materna), identificação do empregador, causa do acidente (registrada com o código da Classificação Internacional de Doenças [CID] 10ª Revisão), tipo e data do acidente e ocorrência de óbito. Outros dados sobre benefícios e aposentadorias da previdência social, inclusive os concedidos por motivos de saúde, são registrados pelo Ministério da Previdência Social.

Por sua vez, o DENATRAN mantém um Sistema Nacional de Estatísticas de Trânsito (SINET) onde estão registrados os dados sobre acidentes de trânsito segundo várias características, como: tipo de colisão, com ou sem vítimas, tipo de veículo, qualificação das vítimas (condutor, passageiro, pedestre, ciclista, motociclista), horário do acidente, sexo e idade das vítimas, idade e habilitação dos condutores. Esses e os dados estaduais sobre acidentes de trânsito não têm sido usados com frequência em pesquisas em saúde, mas apresentam bom potencial de uso, a exemplo da análise realizada recentemente por Oliveira *et al.* (2008).

Dados de registro contínuo sobre intoxicações e reações adversas ao uso de produtos para a saúde podem ser obtidos, respectivamente, do SINITOX,[6] sob gestão da FIOCRUZ e do NOTIVISA, da Agência Nacional de Vigilância Sanitária (ANVISA),[7] que são órgãos do Ministério da Saúde.

Os dados da assistência médico-odontológica no Brasil são registrados em sistemas de informação próprios que por sua natureza relacionada com o pagamento de prestadores de serviços de saúde se tornaram conhecidos como *dados administrativos*, de uso voltado às atividades gerenciais em saúde. Porém, se constituem em um importante conjunto de dados para análises epidemiológicas e também são, por definição, de coleta contínua. Nesse grupo se incluem as bases de dados sobre internações hospitalares e atendimentos ambulatoriais,[8] oferta de serviços e disponibilidade de recursos humanos[8] sob a responsabilidade nacional do Ministério da Saúde [Departamento de Informática do SUS (DATASUS)].

As hospitalizações no setor público e no setor privado contratado pelo SUS têm seus dados originados da Autorização de Internação Hospitalar (AIH), documento usado para faturamento/registro das internações onde constam informações demográficas (sexo e idade), dados clínicos (diagnóstico principal e secundário, tempo de internação, número de diárias em unidade de terapia intensiva, procedimentos solicitados e realizados, condição de saída do paciente – inclusive óbitos hospitalares) e outras informações, como, por exemplo, especialidade médica, motivo da hospitalização, instituição e profissional responsável pela assistência ao paciente, valores pagos, município de internação e de residência. Os dados das AIH alimentam o Sistema de Internações Hospitalares do SUS (SIH/SUS). Algumas limitações de uso desses dados devem ser conhecidas para sua adequada aplicação aos estudos de morbimortalidade: existem

[2] Consultar "Sistema de Informação" em www.saude.gov.br/svs.
[3] Ver www.inca.gov.br.
[4] Consultar www.dataprev.gov.br.
[5] Consultar RENAEST/DENATRAN para estatísticas do SINET em www.denatran.gov.br.
[6] Consultar www.fiocruz.br/sinitox.
[7] Consultar www.anvisa.gov.br.
[8] Consultar www.datasus.gov.br.

limites de financiamento do SUS com recursos federais para os estados e municípios e disto resulta um número de AIH apresentadas e outro número das faturadas, isto é, efetivamente pagas; a AIH é essencialmente um documento relativo ao principal procedimento realizado na internação e ainda que existam campos destinados ao diagnóstico principal e secundário, codificados de acordo com a CID, esses podem não ter a confiabilidade necessária para estudos de morbidade; outro cuidado que deve ser tomado, especialmente nos estudos de mortalidade hospitalar, refere-se ao fato de que as admissões não geram AIH quando o período de internação for menor que 24 h. As internações hospitalares realizadas no sistema privado e financiadas pelas operadoras de planos de saúde ou diretamente pelos usuários não fazem parte desse sistema. A Agência Nacional de Saúde Suplementar (ANSS/MS) tem obtido dados consolidados dos atendimentos clínicos neste setor e mantém sistemas de informação sobre a população beneficiária e operadoras dos planos privados de saúde.[9]

Os atendimentos ambulatoriais realizados no âmbito do SUS são atualmente registrados no Sistema de Informações Ambulatoriais do SUS (SIA/SUS), e os procedimentos relacionados com a diálise renal, transplantes, radio e quimioterapia, entre outros, fazem parte da Autorização para Procedimentos de Alta Complexidade (APAC). Outros dados desse tipo são registrados em outros sistemas de informação, como os da atenção básica no Sistema de Informação sobre Atenção Básica (SIAB).[10]

Dados de registro contínuo de interesse em saúde incluem também aqueles produzidos no âmbito do Programa Nacional de Imunizações. Os registros de doses aplicadas de todas as vacinas em todos os serviços públicos de saúde convergem para o Sistema de Informações do Programa Nacional de Imunizações (SI-PNI),[11] um sistema de informação gerido pela Secretaria de Vigilância em Saúde do Ministério da Saúde em conjunto com as secretarias estaduais e municipais de saúde de todo o país. Os serviços municipais e estaduais coletam os dados no Boletim Diário de Doses Aplicadas de Vacinas, com os quantitativos de indivíduos vacinados por faixa etária e por tipo de vacina, consolidando essas informações para registro nesse sistema de base nacional.

Nos últimos anos, alguns sistemas de informação foram criados pelo Ministério da Saúde para o registro contínuo de dados sobre problemas de saúde específicos e de dados gerenciais, seja por sua importância epidemiológica, seja pelas atividades de controle e gestão associadas. Nesse grupo se incluem, entre outros: os dados sobre o câncer do colo de útero (SISCOLO), os atendimentos a pacientes com hipertensão e diabetes (HIPERDIA), do controle do câncer de mama (SISMAMA), o controle das doenças sexualmente transmissíveis e AIDS, a vigilância nutricional (SISVAN), a atenção pré-natal (SISPRENATAL) e os orçamentos públicos em saúde (SIOPS).[12]

O Cadastro Nacional de Estabelecimentos de Saúde (CNES)[12] também constitui uma importante base de registro contínuo e capta dados sobre a oferta de serviços e recursos humanos envolvidos, permitindo caracterizar a rede de serviços de saúde disponível e sua complexidade ao fornecer o número e tipo de estabelecimentos. Podem-se obter o número de unidades básicas de saúde, hospitais, número de leitos, leitos de UTI e outros dados que ao serem trabalhados em conjunto com dados populacionais fornecem indicadores como leitos hospitalares por mil habitantes etc.

O uso dos dados dos registros contínuos de saúde em estudos epidemiológicos tem crescido em importância. Avaliações dos sistemas nacionais de informação em saúde têm apontado a utilidade desses dados em inúmeras aplicações de interesse na vigilância epidemiológica, nos estudos transversais sobre desigualdades em saúde, na descrição dos perfis de morbidade e mortalidade, entre outros, com resultados válidos, mesmo considerando as limitações de cobertura e confiabilidade dos dados. Completa revisão desses estudos para o SIH/SUS foi publicada recentemente e há outros estudos e publicações que se referem igualmente aos dados do SIM, do SINASC e de outros sistemas de informações em saúde (Mendes *et al.*, 2000; Silva *et al.*, 2001; Bittencourt, Camacho & Leal, 2006; Mello-Jorge, Laurenti & Gottlieb, 2007; Rede, 2008; Laurenti, Mello-Jorge & Gottlieb, 2008).

Dados de registro periódico

Há um conjunto de bases de dados compostas por dados coletados, episódica ou periodicamente, em pesquisas amostrais, como os inquéritos domiciliares sobre situação de saúde ou nos levantamentos que cobrem todo o universo populacional, como os censos demográficos. Os inquéritos domiciliares se distinguem das bases de dados administrativos em alguns aspectos. Em primeiro lugar coletam dados sobre morbidade percebida, referida pelos entrevistados e, portanto, não são baseados em diagnósticos médicos. Um segundo aspecto que caracteriza essas bases é que os dados geram informações de acordo com contextos familiares e sociais diferentemente da informação médica gerada pelos registros administrativos ou contínuos em saúde. Por último, mas não menos importante, é preciso ter em conta que enquanto nos registros administrativos os dados referem-se à população usuária dos serviços públicos de atenção à saúde, nesse caso a informação é de base populacional e considera todas as pessoas, sejam elas usuárias ou não desses serviços.

No Brasil, os inquéritos domiciliares constituem o formato mais comumente utilizado na área da saúde, mas existem também pesquisas amostrais realizadas em instituições como escolas, a exemplo dos Inquéritos Nacionais sobre Saúde Bucal, realizados em 1986, 1996 e 2002-2003. Os dados desses inquéritos e de pesquisas amostrais citados adiante podem ser conhecidos nos endereços eletrônicos do IBGE e dos órgãos do Ministério da Saúde.

O inquérito de saúde com maior abrangência geográfica e periodicidade é o suplemento-saúde da Pesquisa Nacional por Amostra de Domicílios (PNAD),[13] que foi a campo pela primeira vez em 1981. O suplemento continha um amplo questionário que abordou diversos temas, incluindo morbidade, uso de serviços, cobertura vacinal, cuidado à mãe e à criança, hospitalização, assistência odontológica, portadores de deficiências e de incapacidade física, gastos privados em saúde e fontes de financiamento do consumo de serviços de saúde.

Uma versão menor e modificada do suplemento de 1981 acompanhou a PNAD de 1986, e naquela ocasião foram coletados dados sobre morbidade referida, utilização de serviços, suplementação alimentar e anticoncepção. Na PNAD de 1988, algumas questões sobre uso de medicamentos e uso de serviços públicos de saúde foram incorporadas ao suplemento Partici-

---

[9] Consultar www.ans.gov.br.
[10] Consultar http://siab.datasus.gov.br/SIAB/default.php?area=03.
[11] Consultar http://pni.datasus.gov.br.
[12] Consultar http://w3.datasus.gov.br/datasus/datasus.php.
[13] Ver em www.ibge.gov.br.

pação Político-Social. Após um intervalo de 10 anos, um novo suplemento sobre acesso e utilização de serviços foi aplicado. Com esse suplemento, inaugurou-se uma série histórica quinquenal (1998, 2003 e 2008) de informação nacional de base populacional sobre saúde e consumo de serviços, contemplando os seguintes aspectos: morbidade, cobertura por plano de saúde, acesso e utilização de serviços, limitação de atividades físicas para maiores de 13 anos e gastos privados com saúde. A partir de 2008 o suplemento passou a contar com uma seção sobre tabagismo e sedentarismo. A PNAD, como outros inquéritos, coleta dados individuados e agregados (módulo domiciliar).

A Pesquisa Nacional sobre Demografia e Saúde (PNDS) é outro inquérito domiciliar realizado periodicamente. Sua primeira versão, elaborada pela Sociedade Civil Bem-estar Familiar no Brasil (BEMFAM) em 1986, obteve em nível nacional dados sobre o comportamento reprodutivo das mulheres em idade fértil, incluindo o planejamento familiar. Também incluiu informações sobre serviços de saúde materno-infantil, mortalidade, amamentação, nupcialidade, estado nutricional e antropometria de crianças menores de 5 anos (Arruda *et al.*, 1986). Em 1991, a mesma pesquisa foi realizada apenas na região Nordeste, incluindo, além dos aspectos cobertos pela pesquisa de 1986, conhecimento sobre doenças sexualmente transmissíveis e AIDS (BEMFAM, 1992). A Pesquisa Nacional sobre Demografia e Saúde de 1996 (PNDS-96) deu continuidade às que foram realizadas no marco do programa de Pesquisas de Demografia e Saúde, conhecidas pela sigla DHS (*Demographic and Health Survey*). Na versão daquele último ano, além da inclusão da população feminina, foi também considerada uma subamostra de 25% dos domicílios selecionados para registrar dados da população masculina sobre conhecimento, atitudes e práticas relacionadas com o planejamento familiar, intenções reprodutivas, comportamento sexual em face da AIDS, entre outras. Em 2006, uma nova pesquisa foi financiada pelo Ministério da Saúde e realizada por um consórcio de instituições coordenado pelo Centro Brasileiro de Análise e Planejamento (CEBRAP).[14]

Os gastos com saúde também são periodicamente coletados pelo IBGE através da Pesquisa de Orçamento Familiar (POF). Os dados domiciliares são anotados em cadernetas e os entrevistadores visitam os domicílios durante 1 semana, permanecendo 12 meses em campo para controlar o efeito sazonal do padrão de consumo. No caso específico do gasto em saúde, há detalhamento para medicamentos, plano de saúde, consultas, exames e internações, e aquisição ou aluguel de aparelhos médicos. A pesquisa já foi realizada em 1974/75 (ENDEF), 1987/88, 1995/96, 2002/2003 e 2007/2008.

Mais recentemente, inquéritos vêm sendo realizados no âmbito do Ministério da Saúde que geram estimativas populacionais sobre doenças e agravos não transmissíveis e fatores comportamentais de risco associados. Em 2003, o Instituto Nacional do Câncer (INCA) do Ministério da Saúde conduziu o Inquérito Domiciliar sobre Comportamentos de Risco e Morbidade Referida de Doenças e Agravos Não Transmissíveis, realizado nas capitais. Outra iniciativa importante do Ministério da Saúde é o VIGITEL, inquérito domiciliar com entrevistas feitas por telefone em todos os municípios das capitais. Em cada domicílio é sorteado um adulto com 18 anos ou mais que responde sobre características sociodemográficas, alimentação, atividade física, tabagismo, consumo de álcool e outras drogas, imagem corporal, saúde bucal, comportamento sexual, violência e rede de proteção, e medidas antropométricas. Além dessas pesquisas também foram realizados no Brasil outros inquéritos domiciliares episódicos, como a Pesquisa Nacional sobre Saúde e Nutrição (PNSN), a Pesquisa sobre Padrões de Vida (PPV)[15] e a Pesquisa Mundial de Saúde – Brasil (PMS),[16] entre outras de abrangência nacional e as que são realizadas em grandes centros urbanos por iniciativas de alguns municípios.

Uma extensa revisão publicada por Viacava (Viacava, 2002) sobre os inquéritos populacionais no Brasil e em outros países dá a dimensão da importância dos dados de registro periódico para o conhecimento da situação de saúde. Em outro trabalho (Viacava, Dachs & Travassos, 2006), discute-se a necessidade de integrar as iniciativas do registro periódico de dados em saúde e dos inquéritos de base populacional com os sistemas de informação para registro contínuo de dados, tal que conformassem um sistema nacional de estatísticas de saúde. No Quadro 9.1, apresentam-se informações sobre os principais inquéritos domiciliares de abrangência nacional no Brasil.

Instrumentos de coleta e qualidade dos dados

Existe uma diversidade de instrumentos de coleta dependendo do objetivo do estudo epidemiológico e da fonte de dados a ser utilizada. Para os dados de registro contínuo, os sistemas de informação em saúde empregam instrumentos de coleta padronizados, dos quais bons exemplos são a Declaração de Óbito, a Declaração de Nascido Vivo e a Ficha de Notificação de Casos ao SINAN. Essa padronização é fundamental para assegurar a comparabilidade dos dados entre grupos populacionais, períodos de tempo e entre áreas. Na formulação dos instrumentos de coleta é necessário assegurar que contenham as variáveis suficientes à produção da informação: insuficiência de variáveis trará prejuízos aos estudos epidemiológicos e, em contrapartida, instrumentos muito extensos e complexos têm o seu uso dificultado durante as atividades dos serviços e a pesquisa, resultando em erros e falhas de preenchimento. Com isto pretende-se assinalar que a qualidade dos dados depende diretamente da adequação e qualidade dos instrumentos de coleta, entre outros fatores, tais como: o treinamento dos profissionais, a adequada inserção do uso dos instrumentos nos processos de trabalho, a organização do registro de dados etc. Dos diversos tipos de instrumentos de coleta, citam-se: formulários, protocolos e roteiros.

Os dados obtidos em inquéritos ou em pesquisas amostrais periódicas são registrados em *formulários* padronizados. Esses são utilizados em entrevistas individuais, como no caso do censo demográfico e da PNAD. Quando se trata de extrair dados de prontuários clínicos, de serviços de saúde ou laboratórios, utilizam-se os chamados *protocolos*, onde se indicam de maneira padronizada que dados devem ser transcritos das fontes primárias e sob que formato. *Roteiros* para a observação de situações ou de entrevistas podem resultar em registro não padronizado de dados. Porém, prestam-se bem para a coleta de dados que descrevem características de processos de trabalho, atitudes, comportamentos e práticas, opiniões e percepções dos participantes, condições ambientais etc., que poderão ser consolidados em frequências simples ou utilizados para contextualizar outros tipos de dados.

[14] Ver: http://bvsms.saude.gov.br/bvs/pnds/index.php.

[15] Consultar www.ibge.gov.br.

[16] Consultar www.ensp.fiocruz.br.

Quadro 9.1 Inquéritos domiciliares de abrangência nacional (Brasil, 2008)

Inquérito	Ano de coleta	Instituição responsável	Metodologia	Temas cobertos	Representatividade e abrangência	Endereço eletrônico de referência
Pesquisa sobre Orçamento Familiar (POF)	1974/75, 1987/88, 1995/96, 2002/2003 e 2007/2008	IBGE	Inquérito domiciliar	Composição dos gastos das famílias, com detalhamento para alimentação, plano de saúde, medicamentos, serviços de saúde e aparelhos médicos	Brasil, grandes regiões, e situação urbana e rural. Regiões metropolitanas e Unidades da Federação: total e situação urbana	www.ibge.gov.br
Suplemento-Saúde da PNAD	1981, 1986, 1998, 2003 e 2008	IBGE	Inquérito domiciliar com módulos domiciliar e individual	Morbidade referida, acesso, uso e financiamento de serviços de saúde, tabagismo e sedentarismo	Área rural da região norte excluída de 1981 a 2003	www.ibge.gov.br
Pesquisa Nacional sobre Demografia e Saúde	1986 (PNSMIPF), 1991 (PSFNE), 1996 e 2006	BEMFAM, IBGE, MS	Inquérito domiciliar com módulos para mulheres de 15 a 49 anos, crianças de 0 a 5 anos e homens	Uso de métodos contraceptivos, saúde da mulher e da criança, conhecimentos sobre DST/AIDS	Brasil, grandes regiões e estados (São Paulo, Rio de Janeiro, Minas Gerais, Rio Grande do Norte, Bahia, Pernambuco, Ceará e Rio Grande do Sul)	www.bemfam.org.br, www.saude.gov.br
Pesquisa Nacional sobre Saúde e Nutrição	1989	IBGE	Inquérito domiciliar com módulos domiciliar e individual	Apurar os indicadores da situação nutricional da população	Brasil, estados e nove regiões metropolitanas, área urbana e rural	www.ibge.gov.br
Pesquisa sobre Padrão de Vida	1996/97	IBGE	Inquérito domiciliar com módulos domiciliar e individual	Domicílios, famílias, anticoncepção, saúde, antropometria, educação, trabalho, empreendimentos, mobilidade ocupacional e uso do tempo	Região metropolitana de Fortaleza, Recife, Salvador, Rio de Janeiro, Belo Horizonte e São Paulo: urbano e rural	www.ibge.gov.br
Inquérito Domiciliar sobre Comportamentos de Risco e Morbidade Referida de Doenças e Agravos não Transmissíveis	2002-2003	INCA/MS	Inquérito domiciliar com módulos: domicílio, adulto de 25 anos ou mais e jovem de 15 a 24 anos	Tabagismo, atividade física, peso, dieta, álcool, detecção precoce de câncer, hipertensão arterial, diabetes, doenças cardiovasculares, percepção da saúde e condição funcional	Municípios das capitais (15) e Distrito Federal	www.inca.gov.br
Pesquisa Mundial da Saúde – Brasil	2003	Fiocruz/MS	Inquérito domiciliar com módulos domiciliar e individual (18 anos ou mais)	Morbidade referida, uso e financiamento de serviços de saúde, avaliação do desempenho dos serviços	Brasil	www.cict.fiocruz.br
VIGITEL – Vigilância de Fatores de Risco e Proteção para Doenças Crônicas por Inquérito Telefônico	2006-2007	SVS/MS	Inquérito domiciliar por telefone em pessoas de 18 anos ou mais	Alimentação, atividade física, tabagismo, consumo de álcool e outras drogas, imagem corporal, saúde bucal, comportamento sexual, violência e rede de proteção, antropometria	Municípios das capitais e Distrito Federal	www.saude.gov.br

Na elaboração de um instrumento de coleta de dados é habitual que se inicie com campos para o registro da identificação do participante, com ou sem nome e endereço – em função da necessidade ou não de guardar anonimato, seguindo-se as demais variáveis de interesse. Nos procedimentos de coleta, se por entrevista em que os dados são registrados por entrevistador ou se do tipo autoaplicado (em geral, denominado "questionário" e utilizado para questões "sensíveis") em que os dados são registrados pelo participante, o instrumento será formulado de maneira adequada ao grau de conhecimento e experiência de quem deve preenchê-lo. Atenção especial deve ser dada a coleta de dados sobre pessoas ausentes valendo-se de informantes secundários, isto é, os que compartilham a residência, o local de trabalho ou que tenham relação de parentesco com o indivíduo de quem se deseja obter dados. Por exemplo, entrevistas com as mães para obter dados sobre crianças e adolescentes. Nesse caso, as possibilidades de erro aumentam com o grau de subjetividade dos temas pesquisados (Viacava, 2002).

Em um instrumento de coleta, perguntas equilibradas, com alternativas de respostas que não introduzam tendência ou não induzam uma escolha, serão formuladas de maneira clara, concisa, objetiva e inequívoca. Variáveis contínuas terão campos apropriados para valores numéricos das unidades de medida e respectivas escalas (p. ex., idade, em anos completos: 0-99 anos). Variáveis categóricas terão campos para o registro da(s) alternativa(s) de resposta (p. ex., ocupação do chefe da família: código de ocupação ou ocupação informada). Nesse último caso, será apropriado adotar uma classificação já existente e que pode ser referida. Para ocupação, por exemplo, a Classificação Brasileira de Ocupações está disponível via internet; para a codificação de doenças e agravos à saúde se utiliza a Classificação Internacional de Doenças. O cuidado na formulação do instrumento de coleta, com relação às variáveis e valores a serem registrados, irá assegurar a qualidade dos dados, maior facilidade na formação do banco de dados e consequentemente qualidade na análise dos resultados. O IBGE disponibiliza em seu sítio na internet os instrumentos aplicados na PNAD e em outras pesquisas domiciliares que podem ser usados como exemplos de formulários.

A coleta de dados deve ser feita com procedimentos uniformizados e padronizados em qualquer situação, tanto nos registros contínuos quanto em pesquisas amostrais e de base populacional do tipo episódica. Isto possibilita comparabilidade dos dados resultantes da aplicação dos instrumentos de coleta entre todos que dela participam. Para assegurar uniformidade, os instrumentos são testados (pré-teste) em um ou mais grupos de indivíduos, avaliando-se a propriedade e a compreensão das perguntas formuladas, dos campos de registro das alternativas de resposta, da sequência das variáveis etc. Após a realização do pré-teste o instrumento é revisto e se necessário novamente testado até que se esteja seguro de que cumpre satisfatoriamente os objetivos da produção de dados. Há situações em que o instrumento de coleta já existe e foi publicado e o investigador pretende utilizá-lo em outro contexto de pesquisa. Ao lado da adequação desse instrumento aos objetivos do estudo, atenção especial deve ser dada à sua *validação*, em especial no caso de questionários estruturados com fim diagnóstico.

Acompanham os instrumentos de coleta os respectivos manuais de instrução ou manuais do entrevistador. Neles estão contidas todas as informações necessárias ao correto preenchimento de formulários e protocolos na pesquisa epidemiológica. Especifica-se inclusive o propósito de cada pergunta ou campo de preenchimento do formulário. A definição de caso ou desfecho, dos fatores de exposição, das variáveis de pessoa, tempo e lugar, das condições do acompanhamento dos participantes, das instituições, da consulta a documentos (pessoais ou institucionais) quando apropriado, entre outras, deve constar dos manuais, que serão consultados sempre que for necessário por quem coleta os dados. Além disso, com os manuais e os instrumentos se realizam treinamentos e testes de consistência do preenchimento para assegurar o melhor nível possível de qualidade dos dados. Manuais e toda a documentação dos sistemas de informação em saúde de base nacional estão disponíveis em meio eletrônico nos endereços na internet dos órgãos do Ministério da Saúde, do IBGE e de outras instituições de interesse.

Bons instrumentos de coleta, treinamentos e manuais de instrução não asseguram isoladamente a qualidade dos dados. Atividades de supervisão dos processos de produção e registro de dados em saúde, tanto nas pesquisas amostrais e inquéritos quanto para os dados de registro contínuo, são necessárias para a manutenção da qualidade. A supervisão da coleta, realizada contínua ou periodicamente por profissionais especialmente treinados para essa tarefa, procurará identificar dificuldades na aplicação dos instrumentos. Restrições impostas pelas instituições ou deficiências nos processos de trabalho, falhas de preenchimento, limitações do entendimento das perguntas e variáveis, obstáculos de acesso às fontes primárias ou aos participantes das entrevistas etc. são algumas das dificuldades que a supervisão tentará solucionar. A revisão por amostra sistemática de formulários preenchidos poderá reduzir erros e falhas na aplicação dos instrumentos de coleta. Nessa revisão se podem comparar os formulários preenchidos com prontuários clínicos ou outra fonte primária ou mesmo repetir entrevistas quando for o caso, no intuito de verificar a consistência e assegurar a qualidade dos dados.

Embora não exista consenso sobre definições para qualidade e seus parâmetros no campo da informação, os atributos mais comumente arrolados na avaliação da qualidade dos dados incluem: *cobertura*, *completude* ou *completitude* e *confiabilidade*. Outros elementos devem ser considerados: que os dados estejam acessíveis (acessibilidade); que sejam válidos (validade) – relativo ao desempenho operacional dos instrumentos e dos testes diagnósticos, e com grau adequado de precisão das medidas; que sejam obtidos oportunamente, isto é, quando deles se necessitem (oportunidade); que sejam coerentes (coerência) – que não possuam valores contraditórios ou conflitantes, e que não exista duplicidade de dados; que exista possibilidade de serem rastreados até as suas fontes originais (rastreabilidade), e que tenham adequada reprodutibilidade – a aplicação repetida do instrumento de medida nas mesmas condições oferecerá resultado do mesmo valor.

A cobertura dos dados é um atributo de qualidade especialmente importante, porque sempre se deseja que o conjunto de dados coletados represente de maneira significativa a realidade que se quer revelar. Como cobertura entende-se a inclusão de todos os indivíduos, participantes da pesquisa, ou das unidades de análise que se planejou incluir. Tratando-se de dados secundários, obtidos de sistemas de informação em saúde – registros de coleta contínua – este aspecto é essencial. Os resultados da análise de dados secundários poderão ser subestimados ou superestimados no cálculo dos indicadores caso o sistema de informação não tenha sido capaz de captar todos os eventos ocorridos em um período de referência e em uma dada localidade. Por exemplo, para calcular o coeficiente de mortalidade infantil espera-se que todos os óbitos de menores de 1 ano tenham sido registrados e que o número de nascidos vivos na mesma área e período corresponda de fato ao número de nascimentos ocorridos. Não sendo assim, será necessário realizar estimativas ou aproximações ao valor do coeficiente por métodos indiretos, com possível impacto sobre a interpretação dos resultados.

É possível avaliar o nível de cobertura dos dados de um sistema de informação, realizando-se:

- A comparação do número de eventos captados com o número de eventos estimados (*i. e.*, obtidos de forma indireta por meio de estimativas baseadas em dados censitários ou outros);
- A comparação do registro obtido com a frequência do mesmo evento captado em outro sistema de informação, como, por exemplo, a comparação do número de nascimentos proveniente dos dados do registro civil e do SINASC;
- A comparação de eventos assemelhados, como, por exemplo, a comparação do número de nascidos vivos do SINASC com o número de partos registrados no SIH/SUS.

Técnicas conhecidas como *linkage* de bancos de dados também são usadas para avaliar a cobertura dos dados de dois ou mais sistemas de informação em saúde. Esta técnica consiste em identificar o mesmo indivíduo em duas ou mais bases de dados, considerando que os "valores" de uma ou mais variáveis identificadoras sejam utilizados na comparação das bases (p. ex., nome, sexo, data e local de nascimento). Estudo que avaliou a validade dos dados sobre nascidos vivos (Almeida *et al.*, 2006) utilizou essa técnica. Outros métodos de relacionamento de bancos de dados em saúde, como o de captura-recaptura, têm sido aplicados com sucesso, possibilitando realizar estimativas de indicadores epidemiológicos (Maia-Elkhoury *et al.*, 2007).

Estudos sobre a completude e a confiabilidade dos dados de vários sistemas de informação em saúde brasileiros, a exemplo do SINASC e do SIM, têm sido conduzidos, indicando a boa qualidade dos dados para a aplicação na produção de informações sobre a situação de saúde e em pesquisas epidemiológicas diversas (Silva *et al.*, 2001; Almeida *et al.*, 2006; Laurenti, Mello-Jorge & Gottlieb, 2008). Na avaliação da completude dos dados observa-se em que extensão os formulários possuem valores não nulos para minimamente as variáveis essenciais. Isto é, obtém-se a medida de frequência para a ausência de registro ou da ocorrência de dados ignorados. A elevada proporção de dados ignorados ou faltantes compromete por completo a sua qualidade e consequentemente a análise e interpretação. Considera-se um excelente grau de completude quando a ausência de registro válido situa-se abaixo de 5%; uma proporção de registros ausentes superior a 30% é considerada muito elevada e classifica como precária a situação dos dados. Observa-se que até o ponto em que não se comprometa a validade dos resultados, os dados ausentes de uma variável em um banco de dados podem passar a ter valores atribuídos ou imputados. Fazê-lo significa adotar critérios e regras uniformes e que não introduzam viés no cálculo de parâmetros e indicadores; por exemplo, o valor médio ou mediano de uma série numérica dos valores de uma variável pode ser usado para "preencher" os vazios deixados pelo preenchimento incompleto de um formulário ou protocolo.

No estudo de Almeida *et al.* (2006), sobre a validade de dados da Declaração de Nascido Vivo registrados no SINASC, foi realizada avaliação de acordo com informações obtidas das mães em entrevistas domiciliares e nos prontuários das mães e recém-nascidos nos hospitais, analisando-se o grau de concordância dos resultados como medida de confiabilidade e considerando-se uma concordância elevada quando tinha valor igual ou maior que 90%. Medidas de validade (sensibilidade e especificidade) foram calculadas para a identificação da presença/ausência de cada uma das condições do recém-nascido.

Também parte integrante dos procedimentos para assegurar a qualidade dos dados em pesquisa epidemiológica são os cuidados que se devem tomar na formação de *bancos de dados*, para o que hoje se empregam largamente os recursos de informática. Uma vez codificados os dados dos formulários podem ser digitados ou, como convém em pesquisas de maior complexidade ou com maior número de casos, registrados diretamente em meio eletrônico durante a coleta. Para isto, equipamentos de informática e o desenvolvimento de programas informatizados tornaram-se importantes auxiliares. Porém isso não dispensa que se realize a revisão do banco de dados antes de iniciar a análise: erros de digitação ocorrem e, portanto, se faz necessária uma avaliação do preenchimento de dados das variáveis e da sua consistência.

Segurança de dados é um tema que provoca atualmente intenso debate em todo o mundo. A ampliação do acesso aos bancos de dados, possibilitado sobretudo pela internet, tem lamentavelmente ampliado as práticas de uso indevido dos recursos tecnológicos da informação. Esse aspecto nos remete aos requisitos da ética em pesquisa, em especial do sigilo e da confidencialidade que devem ser rigorosamente atendidos por quem pesquisa, pelas instituições públicas e privadas que realizam censos e inquéritos e por todos que gerenciam os sistemas de informação de registro contínuo de dados. A identificação nominal dos indivíduos participantes e das instituições que fornecem dados deve ser preservada, e os dados devem ser utilizados exclusivamente para os fins a que se destinam, de acordo com sua aprovação em Comitê de Ética em Pesquisa e, no Brasil, segundo a Resolução n.º 196/96 do Conselho Nacional de Saúde.

Considerações finais

O estudo das características dos dados contribui para a promoção da qualidade das informações epidemiológicas e, portanto, para melhorar o seu potencial de aplicação na formulação de políticas, nas ações de saúde e na avaliação das intervenções. A produção dessas informações cresce em importância no Brasil, e a disponibilidade de dados dos sistemas de informação em saúde tem atuado como importante motivação para pesquisas epidemiológicas.

Para tanto, a disponibilidade de infraestrutura de captação e registro de dados, com o emprego extensivo dos recursos de tecnologia da informação e da informática nos serviços, representa um fator positivo. Além disso, os programas informatizados possibilitam processar enorme volume de dados em velocidade cada vez maior, e os computadores têm hoje capacidade de armazenamento e transmissão de dados bastante acima das necessidades. De um lado, essa tecnologia, na qual a rede mundial internet ocupa lugar de destaque, tem ampliado a capacidade de registro, acesso e análise de dados, mas, por outro lado, suas facilidades não significam necessariamente melhor qualidade dos dados. Nesse particular, o trabalho do profissional que os obtém e registra primariamente continua sendo o ponto angular de sustentação da cadeia de produção de dados e informações em Epidemiologia.

Referências bibliográficas

Alazraqui M, Mota E, Spinelli H. Sistemas de Información en Salud: de sistemas cerrados a la ciudadanía social. Un desafío en la reducción de desigualdades en la gestión local. *Cad Saúde Pública*, Rio de Janeiro, 22(12): 2693-2702, 2006.

Almeida MF, Alencar GPA, França Júnior I, Novaes HMD, Siqueira AAF, Schoeps D, Campbell O, Rodrigues LC. Validade das informações das declarações de nascidos vivos com base em estudo de caso-controle. *Cad Saúde Pública*, Rio de Janeiro, 22(3):643-652, 2006.

Arruda JM, Rutemberg N, Morris L, Ferraz EA. Pesquisa nacional sobre saúde materno-infantil e planejamento familiar, PNSMIPF: Brasil, 1986. Rio de Janeiro: BEMFAM; IDR, 1987. p. 234.

BEMFAM. Pesquisa sobre saúde familiar Nordeste Brasil 1991. Sociedade Civil Bem-estar Familiar no Brasil. Rio de Janeiro: BEMFAM, 1992.

Bittencourt AS, Camacho LAB, Leal MC. O Sistema de Informação Hospitalar e sua aplicação na saúde coletiva. *Cad Saúde Pública*, Rio de Janeiro, 22(1):19-30, 2006.

Jorge MHPM, Laurenti R, Gotlieb SLD. Análise da qualidade das estatísticas vitais brasileiras: a experiência de implantação do SIM e do SINASC. *Ciênc Saúde Coletiva* 12(3):643-654, 2007.

Laurenti R, Mello Jorge MHP, Gotlieb SLD. Mortalidade segundo causas: considerações sobre a fidedignidade dos dados. *Rev Panam Salud Pública* 23(5):349-56, 2008.

Maia-Elkhoury ANS, Carmo EH, Sousa-Gomes ML, Mota E. Análise dos registros de leishmaniose visceral pelo método de captura-recaptura. *Rev Saúde Pública* 41(6):931-7, 2007.

Mendes ACG, Silva Júnior JB, Medeiros KR, Lyra TM, Melo Filho DA, Sá DA. Avaliação do Sistema de Informações Hospitalares – SIH/SUS como fonte complementar na vigilância e monitoramento de doenças de notificação compulsória. *Inf Epidemiol SUS* 9:67-86, 2000.

Mota E & Carvalho DMT. Sistemas de informação em saúde. *In*: Rouquayrol MZ, Almeida Filho N. *Epidemiologia e Saúde*. 6.ª ed. Rio de Janeiro: MEDSI, 2003. p. 605-628.

Oliveira ZC, Mota ELA, Costa MCN. Evolução dos acidentes de trânsito em um grande centro urbano, 1991-2000. *Cad Saúde Pública*, Rio de Janeiro, 24(2):364-372, 2008.

RIPSA. Rede Interagencial de Informação para a Saúde. Ministério da Saúde, Organização Pan-Americana da Saúde, 2008. Indicadores e Dados Básicos para a Saúde no Brasil (IDB) 2007. Disponível em: http://www.ripsa.org.br/php/index.php. Dados disponíveis em: http://tabnet.datasus.gov.br/cgi/idb2007/c01.htm, Datasus, Ministério da Saúde. Acessos em 11/12/2008.

Risi Júnior JB. Informação em saúde no Brasil: a contribuição da RIPSA. *Ciência & Saúde Coletiva* 11(4):1049-1053, 2006.

Silva AAM, Ribeiro VS, Borba Júnior AF *et al*. Avaliação da qualidade dos dados do Sistema de Informações sobre Nascidos Vivos em 1997-1998. *Rev Saúde Pública* 35(6):508-514, 2001.

Viacava F, Dachs N, Travassos C. Os inquéritos domiciliares e o Sistema Nacional de Informações em Saúde. *Ciência & Saúde Coletiva* 11(4):863-869, 2006.

Viacava F. Informações em saúde: a importância dos inquéritos populacionais. *Ciência & Saúde Coletiva* 7(4):607-621, 2002.

10 Medidas de Ocorrência de Doenças, Agravos e Óbitos

Eduardo Mota e Lígia Regina Franco Sansigolo Kerr

Introdução

A análise da situação de saúde é um dos usos da Epidemiologia, na interface entre a produção de conhecimentos e sua aplicação aos serviços de saúde. Isto significa conhecer o que afeta a saúde da população e em que medida isso ocorre; o que compromete o pleno desempenho das potencialidades humanas; o que produz doenças; o que provoca óbitos, sobretudo os que se podem evitar com prevenção e assistência adequada. Em especial, interessa-nos saber como as doenças e agravos de interesse em saúde coletiva se distribuem segundo as condições de vida, revelando desigualdades sociais que necessitam de intervenção.

Há evidências de que o estado de saúde está associado à qualidade de vida das populações e que as características da vida em sociedade, o modo de viver a vida e as relações sociais guardam relação com o nível de saúde (Buss, 2000). Essa particularidade enfatiza a necessidade de analisar a situação sanitária de acordo com as características sociais, econômicas, políticas e culturais das coletividades. Isto posto, é importante considerar também que se trata de tarefa complexa, para a qual os limites dos métodos e dos dados disponíveis nem sempre possibilitam entendimento completo das situações. Ao interpretarmos os dados produzidos em estudos epidemiológicos, devemos ter cautela e levar em consideração o chamado raciocínio epidemiológico, tendo em vista que a Epidemiologia desenvolve conceitos e hipóteses de associação entre exposição e efeito e estabelece causas e fatores de risco de doenças e agravos.

A doença como evento pode ser medida em sua frequência e analisada em sua distribuição como "passo essencial" para o estudo das características e do impacto sobre a situação de saúde na população (Barata, 1997). Essa estratégia descritiva, aplicada ao estudo de uma doença ou agravo à saúde, inclui o uso de métodos epidemiológicos que revelem os padrões de distribuição no tempo, no espaço geográfico e de acordo com atributos dos indivíduos acometidos e das coletividades humanas. Os objetivos dessa estratégia incluem identificar grupos que estejam sob maior risco, indicar possíveis causas e produzir informações que auxiliem no controle das enfermidades e na avaliação dos resultados das ações e serviços de saúde. Neste capítulo, veremos como construir medidas de ocorrência das doenças, agravos e óbitos na população, isto é, os métodos e técnicas aplicados nesta tarefa. Porém, para isto é necessário antes ter clareza do por que fazê-lo.

É frequente que se produzam informações sobre doenças e agravos, isto é, usando indicadores de ocorrência de doença e/ou morte, ou seja, de *ausência de saúde*, para a análise da situação sanitária de uma população, em virtude das limitações metodológicas para *medir saúde* ou para avaliar as *condições de vida saudável* e de *qualidade de vida na saúde*. Assim, a produção de dados referentes às doenças (dados de morbidade) e os óbitos (dados de mortalidade) a partir de registros ambulatoriais, hospitalares ou de inquéritos populacionais é, hoje, uma ferramenta útil e acessível em vários bancos de dados e sistemas de informação. Há dados e informações divulgados eletronicamente e na forma impressa pelos órgãos de governo e organizações sociais que atuam na área da saúde, embora alguns sejam parciais e contenham imprecisões.

As principais medidas utilizadas pela Epidemiologia com o propósito de conhecer uma determinada situação de saúde serão objeto de estudo nos próximos tópicos. Dessa maneira, três partes deste capítulo abordarão os aspectos mais importantes dos tipos de medidas: valores absolutos e relativos, as medidas de morbidade e as medidas de mortalidade, finalizando-se com considerações sobre a qualidade das informações em saúde. Ao estudar esse assunto, é importante fazer a distinção das potencialidades e limites dos diversos tipos de medidas de morbidade e mortalidade quando apresentadas em seus valores absolutos e relativos, os quais são essenciais à interpretação dos resultados dos cálculos. Entre as medidas de mortalidade, serão destacadas aquelas que possibilitam medir a frequência de óbitos e outras que sob a forma de índices são obtidas dos dados de mortalidade para indicar padrões e tendências e para facilitar o estudo da situação de saúde.

Valores absolutos e relativos

Os dados obtidos diretamente de fontes secundárias, ou gerados por observações controladas em estudos epidemiológicos, e que representam o número de pessoas acometidas de determinada doença ou agravo, ou falecidas, são *dados brutos* ou *não trabalhados* e tomam a designação de *valores absolutos* ou *frequências absolutas*. Esses podem ser apresentados segundo diversas categorias de análise da morbidade e mortalidade. Sua aplicação na investigação e na descrição epidemiológica se restringe aos eventos localizados em tempo e espaço definidos, e dessa maneira não possibilita comparações temporais ou geográficas (Kerr-Pontes, 2003). Por esse motivo, para comparar as *frequências de morbidade e mortalidade* será necessário transformá-las em *valores relativos*, ou seja, em *numeradores* de frações com denominadores fidedignos. Daí decorrem os conceitos de morbidade e mortalidade relativas, de uso extensivo e intensivo em epidemiologia e suas aplicações, expressos em taxas, coeficientes e índices.

O número de casos (frequência absoluta) e o *coeficiente de incidência* de dengue, registrados nos anos de 2004 e 2005 em alguns estados brasileiros (RIPSA, 2008), são apresentados no Quadro 10.1 para exemplificar os elementos da comparação entre valores absolutos e relativos das medidas de doença. Quando se comparam os **números absolutos** de casos entre os estados, por exemplo, entre Alagoas e São Paulo, em 2004, observa-se que têm valores semelhantes, todavia, não se pode concluir que a doença se manifesta na população dessas áreas com a mesma frequência. A população de São Paulo é várias vezes maior que a de Alagoas e, portanto, o risco de transmissão da doença, sem levar em conta nenhum outro aspecto de interesse (densidade de mosquitos transmissores *Aedes aegypti*, número de portadores do vírus, suscetibilidade da população etc.) será diferente para as coletividades humanas desses estados. Em contrapartida, as taxas de incidência, expressas pelo número de casos notificados de dengue para cada 100.000 habitantes, registrado naquele ano em São Paulo (11,5) e em Alagoas (150,9), são **valores relativos** (à respectiva população); sua comparação possibilita verificar que a doença se manifestou com maior frequência (em torno de 13 vezes mais) em Alagoas que no outro estado. Comparações semelhantes podem ser feitas também entre os dados dos 2 anos de cada estado apresentados no quadro.

Denominam-se taxas ou coeficientes as relações entre o número de eventos reais e os que poderiam acontecer. Retornando aos dados do Quadro 10.1, diríamos que o dengue poderia ocorrer em 100.000 pessoas, mas que, destas, ocorreram aproximadamente 151 casos em Alagoas e 12 em São Paulo, em 2004, indicando que proporções assim calculadas são *medidas do risco de adoecer* ou, em outra interpretação, são também *medidas de probabilidade da ocorrência da doença* na população. No cálculo das taxas, é necessário excluir do denominador as pessoas *não expostas ao risco*, como, por exemplo, excluir homens do denominador no cálculo do coeficiente de morbidade por câncer de colo de útero.

Os coeficientes não são os únicos valores relativos que se calculam em Epidemiologia. A incidência, como se descreve adiante, pode ainda ser expressa como uma *taxa média*, como indicador de variação no tempo (no sentido de *rate*, no idioma inglês). Nesse sentido, "taxa" é definida como *a intensidade de mudança em uma quantidade por unidade de mudança em outra quantidade, em geral o tempo*. A experiência da *velocidade*, por exemplo, ajuda a compreender o significado de taxa: o número de quilômetros percorridos por um veículo em uma hora indica o quanto mudou a distância percorrida enquanto mudava o tempo despendido para cobrir a distância, ou pela unidade de tempo de uma hora. Assim, a *rapidez* com que uma doença ocorre na população pode ser expressa pela *taxa de incidência: o número de casos novos diagnosticados por unidade de tempo* (uma semana, 1 mês etc.) em um grupo de indivíduos sob o risco de ter a doença, observados durante um período.

Uma outra medida relativa mais frequentemente aplicada expressa a *proporção* de casos ou óbitos do total de indivíduos ou do total de óbitos. Esta é, em geral, calculada como percentual, isto é, para cada 100 casos ou óbitos. Por exemplo, a mortalidade infantil proporcional expressa a proporção de óbitos de crianças menores de 1 ano calculada sobre o total de óbitos, isto é, o número de óbitos ocorridos em todas as idades. Observe-se que neste caso o numerador é um subconjunto do denominador. Dito de outra maneira, o conjunto dos óbitos de menores de 1 ano está contido no conjunto dos óbitos de todas as idades.

Quadro 10.1 Número de casos notificados e coeficiente de incidência (por 100.000 habitantes) de dengue segundo os estados das regiões Nordeste e Sudeste – Brasil, 2004 e 2005

	2004		2005	
Estados (regiões Nordeste e Sudeste)	**Coef. de incidência**	**N.º de casos**	**Coef. de incidência**	**N.º de casos**
Alagoas	150,9	4.498	88,4	2.666
Bahia	34,1	4.668	130,5	18.035
Ceará	51,6	4.116	351,2	28.436
Espírito Santo	104,1	3.490	81,3	2.770
Maranhão	27,6	1.664	110,7	6.759
Minas Gerais	72,8	13.825	59,8	11.503
Paraíba	38,3	1.368	168,6	6.063
Pernambuco	30,0	2.497	72,2	6.075
Piauí	29,6	880	152,8	4.594
Rio de Janeiro	9,4	1.429	10,2	1.575
Rio Grande do Norte	95,2	2.821	181,2	5.440
São Paulo	11,5	4.587	19,1	7.721
Sergipe	22,6	438	35,2	692

Fonte: MS/SVS – Sistema de Informação de Agravos de Notificação – SINAN (RIPSA, 2008).
Situação da base de dados em setembro/2006. São consideradas todas as notificações, exceto as descartadas para dengue, pois em situação de epidemia não é possível investigar todos os casos.

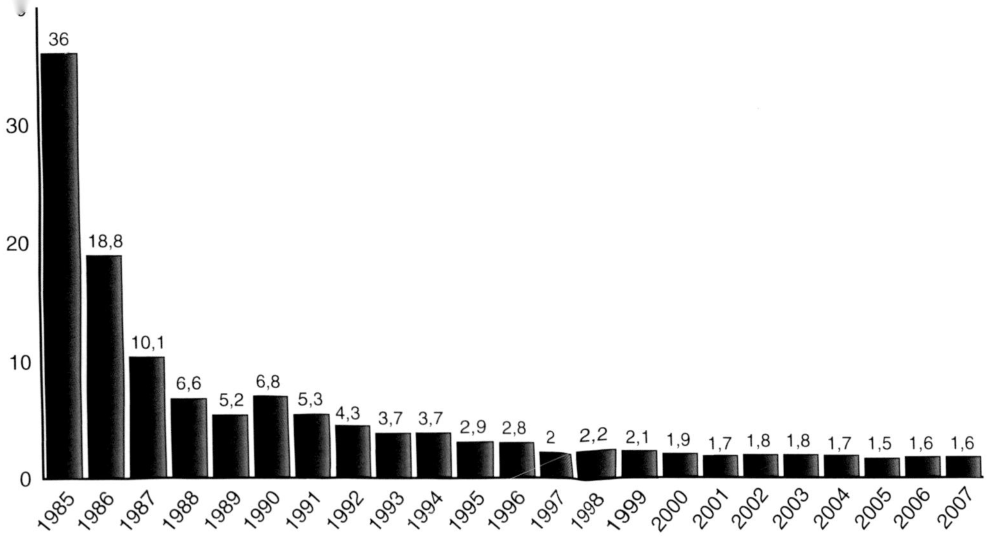

Figura 10.1 Razão de casos de AIDS entre homens e mulheres. Brasil, 1985 a 2007.

Assim como as proporções, os *índices* expressam as relações entre frequências atribuídas na mesma unidade de medida. Como se verá adiante, o índice de Swaroop & Uemura (a mortalidade proporcional de indivíduos com 50 anos ou mais) é exemplo de índice utilizado para a medida de mortalidade e que, nesse caso, tem seu cálculo baseado em uma proporção.

Os dados relativos (coeficientes, proporções ou índices) também podem ser expressos sob outra forma denominada *razão*. As razões são calculadas pela divisão entre duas quantidades ou medidas diferentes ou entre medidas obtidas de bases de cálculo diferentes (grupos populacionais, áreas geográficas ou períodos distintos). Por exemplo, o número de acidentes por veículo, o número de partos por mulher ou o número de leitos hospitalares por 1.000 habitantes são razões comumente usadas para expressar a frequência de um evento em relação a outro ou a uma outra base de referência. Razões entre coeficientes são úteis na comparação entre frequências relativas de doenças ou óbitos calculadas em grupos populacionais, de lugares ou de épocas diferentes. Observa-se no Quadro 10.1 que a incidência de dengue em São Paulo foi pelo menos 13 vezes maior do que em Alagoas em 2004, isto é, a *razão do coeficiente de incidência* foi igual a 13 (150,9/11,5), indicando a intensidade da ocorrência da doença em um lugar em relação a outro. Na Figura 10.1 apresenta-se a razão de casos de AIDS entre homens e mulheres, no período de 1985-2007 no Brasil, como exemplo de como o cálculo da razão entre a quantidade de casos de uma doença em grupos populacionais diferentes poderá oferecer indicações sobre a mudança no quadro epidemiológico ao longo do tempo.

Justamente porque taxas e coeficientes são valores menores do que a unidade, uma vez que as frequências dos eventos que se contam no numerador são, por definição, menores do que aquelas no denominador, os valores decimais que resultam do cálculo são de difícil leitura e interpretação. Para transformar esses números decimais em números inteiros, multiplica-se o resultado do cálculo por potência de 10, que seria a base referencial da população exposta. Assim, o coeficiente 0,001509 (obtido pela divisão do número de casos de dengue em Alagoas pela sua população no ano de 2004 = 2.981.012) será multiplicado por 100.000, o que o transformará no coeficiente de incidência de 150,9 por 100.000 habitantes (150,9/100.000). Para São Paulo naquele mesmo ano, a divisão do número de casos pela população do estado (39.827.022) resultará no coeficiente de 0,000115, que expresso com a mesma base ficará igual a 11,5 por 100.000 (Quadro 10.1). Na comparação dos valores dos coeficientes é necessário que tenham a mesma base de referência, tomada como expressão do número de pessoas expostas ao risco.

Morbidade

Para assegurar as condições para tomada de decisões (p. ex., eficácia de vacinas, exames preventivos para a redução da ocorrência do câncer de colo de útero) ou apoiar ações específicas necessárias ao controle de um agravo ou doença (redução dos acidentes de trânsito, tratamento da hanseníase etc.), consultam-se os *indicadores de morbidade*, discriminados em coeficientes ou taxas de incidência e de prevalência, considerados como a expressão quantitativa do adoecimento na população. Estes interessam, no campo da saúde, ao planejador, ao administrador, ao pesquisador, ao epidemiologista e a toda a comunidade da área da saúde. Sua aplicação inclui também a clínica, a prevenção de agravos à integridade física, o planejamento de seguros de vida e todos os campos em que a variável saúde seja o foco de interesse. Em síntese, quando o objetivo for o controle de riscos, doenças e agravos as estatísticas de morbidade se constituirão nas informações basilares. Além do seu potencial descritivo, essas são essenciais às análises epidemiológicas para se conhecer se há uma associação de causa e efeito.

Denomina-se *morbidade à ocorrência de doenças e agravos à saúde em uma dada população*. Assim, para compreendê-la como fenômeno, é necessário apreender alguns conceitos essenciais. Em primeiro lugar, morbidade sempre será referida a uma população predefinida tomada como grupo exposto ao risco de adoecer. Assim, na morbidade por acidentes de trabalho, por exemplo, entende-se como população o conjunto dos trabalhadores que exercem determinada atividade profissional, em um espaço e tempo determinados. Em segundo lugar, ao se nomear a doença cuja morbidade se pretende estudar, devem ficar bastante claras a sua conceituação e também os meios que levaram ao seu diagnóstico, considerando que não há uniformidade de termos e conceitos (Kerr-Pontes, 2003). A Organização Mundial de Saúde recomenda a uniformização na denominação das doenças e causas de morte e propõe a adoção, em nível internacional, da Classificação Internacional de Doenças, atualmente na sua 10ª Revisão (OMS, 1993; OMS, 1994). Estudar-se-á em seguida o cálculo e a interpretação dos coeficientes de morbidade.

Indicadores de morbidade

Os indicadores de morbidade são genericamente definidos como *proporção entre número de casos de uma doença e a população (número de habitantes ou de pessoas que estão expostas à doença em um lugar e tempo definidos).*

$$\text{Indicador de morbidade} = \frac{\text{N.º de casos de uma doença}}{\text{População}} \times 10^n$$

A população deve ser estabelecida com clareza em sua localização espacial ou geográfica, para o intervalo de tempo a que se refere o coeficiente, e na sua abrangência. A abrangência das informações dependerá das características das causas da doença e da população exposta, que serão definidas de acordo com variáveis de interesse: sexo, idade, cor da pele/raça ou etnia, tamanho da população, lugar, grupo social (por escolaridade, renda etc.), de trabalho ou lazer de pessoas, entre outras. A combinação dessas variáveis determina um número aberto de coeficientes de morbidade. A definição dos coeficientes no planejamento de uma pesquisa ou do levantamento de dados depende dos objetivos que se pretende alcançar. Os objetivos devem preceder e definir os tipos de coeficientes que serão calculados, embora ocorra situação em que os coeficientes são definidos de acordo com a disponibilidade de dados.

Uma vez que seja definido o indicador de morbidade a ser calculado, todos os indivíduos da população exposta devem ter chances iguais de serem ou terem sido examinados. Esta condição é satisfeita nos inquéritos epidemiológicos. Define-se *inquérito epidemiológico como o estudo das condições de morbidade (ou de mortalidade) por causas específicas e outras características de interesse, efetuado em amostra representativa ou no todo de uma população, definida no tempo e no espaço.*

Tratando-se das fontes de dados para o cálculo da morbidade, considere-se também que a utilização dos serviços de saúde se dá de forma desigual entre os indivíduos. [illegible] morbidade, divulgados na literatura, apresentam [illegible] rador o número de pessoas que foram acometidas e que [illegible] ram e obtiveram atendimento médico. Este valor representa somente uma parcela do conjunto das necessidades sentidas e estas variam de acordo com a percepção dessas necessidades. Por sua vez, a percepção das necessidades de saúde guarda relação com as condições socioeconômicas, padrões culturais relativos à doença-cuidado e níveis de educação e informação, que por seu turno são determinantes do acesso aos serviços de saúde. O atendimento clínico que resulta no registro de morbidade e consequentemente na frequência de casos de doenças que se obtém dos sistemas de informação dependerá desses aspectos. Com exceção dos dados coletados em inquéritos por amostragem, realizados episodicamente, o conjunto de informações sistemáticas de casos de doenças ou agravos é obtido com as atividades da *vigilância epidemiológica*, nos registros de atendimento a doentes, incluindo-se as emergências, e nos registros policiais. Uma abordagem mais detalhada das responsabilidades e atividades da vigilância epidemiológica no Brasil encontra-se no Capítulo 57.

Apresenta-se a evolução do número de casos confirmados de sarampo notificados no Brasil, no período de 1990-2005 (Figura 10.2), exemplificando o uso dos dados do SINAN na vigilância epidemiológica dessa doença. Observe-se a notável redução da incidência de sarampo nos últimos anos, resultado das ações de controle, do programa de cobertura vacinal e da vigilância epidemiológica. O país encontra-se em processo de erradicação dessa doença. Em 1991, após uma epidemia, instituiu-se o Plano Nacional de Eliminação do Sarampo, intensificando-se as atividades de vacinação. Em 1997 ocorreu uma grande epidemia na região Sudeste, acometendo mais frequentemente os adultos jovens. No ano 2000 somente 36 casos foram confirmados, nas regiões Norte e Sudeste, e os casos ocorridos em 2001, 2002 e 2003 foram importados da Europa e do Japão. Não houve casos em 2004 e em 2005 foram notificados apenas seis casos.

Estudam-se a seguir as particularidades das medidas de morbidade em Epidemiologia: prevalência e incidência. Os estudos de prevalência e incidência são empregados com objetivos diversos, para descrever a situação de saúde da população ou o estado de saúde relativo a determinada doença ou agravo, isto é, a condição de morbidade de uma comunidade.

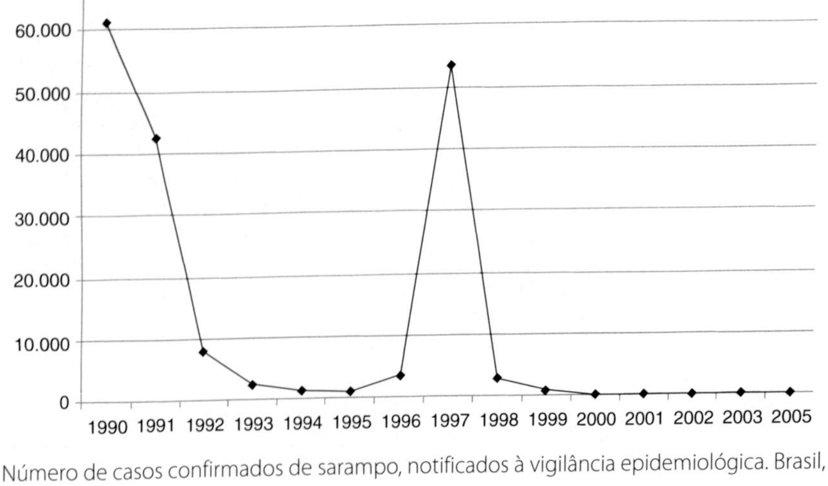

Figura 10.2 Número de casos confirmados de sarampo, notificados à vigilância epidemiológica. Brasil, 1990 a 2005.

Prevalência

O conceito de *prevalência* implica a magnitude com que as doenças subsistem na população. A taxa de prevalência possibilita realizar comparações e análises do quadro sanitário de diferentes populações. Define-se prevalência como *a relação entre o número de casos conhecidos de uma dada doença e a população* de origem dos casos, com referência a um lugar definido, multiplicando-se o resultado pela base referencial da população que é potência de 10, em geral 100, ou por 1.000, 10.000, 100.000.

$$\text{Prevalência} = \frac{\text{N.º de casos conhecidos de uma dada doença}}{\text{População}} \times 10^n$$

Para o cálculo da prevalência, o período de tempo de referência é especialmente importante para o significado do resultado e sua interpretação, isto é, se a medida se refere a um ponto do período (um dia, por exemplo) ou se faz referência a um lapso de tempo (mês, ano). Deve ser esclarecido ainda que "número de casos conhecidos de uma dada doença" mede o número total de casos que existem ou que sobreviveram até a data limite para o cálculo do indicador. Isto é, mede a soma dos "casos anteriormente conhecidos e que ainda existem" com os "casos novos" que foram diagnosticados desde a data da contagem anterior.

Um exemplo do que se expõe pode facilitar o entendimento: em 31 de julho de um dado ano eram conhecidos 30 casos de determinada doença transmissível. No decorrer do mês de agosto, este contingente, por motivos diversos, sofreu baixa em cinco dos casos antigos e acréscimo de 10 casos novos diagnosticados. A prevalência dessa doença será de 35 casos no último dia do mês, referenciado a todo o mês de agosto. Assim, fica claro que a variação da frequência de pessoas doentes depende, por um lado, do número daqueles que são excluídos do contingente – curas, óbitos e doentes emigrados – e, por outro lado, do quantitativo dos que são aí incorporados, que inclui os casos novos eclodidos na comunidade e os imigrantes já doentes que aí chegam (Kerr-Pontes, 2003). A Figura 10.3 esclarece a dinâmica da variação do número de casos de uma doença.

A prevalência instantânea, pontual ou momentânea é dada pela frequência da doença ou pelo seu coeficiente em um ponto definido no tempo, seja o dia, a semana, o mês ou ano, e mede a proporção da população que apresenta a doença no tempo considerado. O indicador instantâneo por excelência é o que descreve a prevalência da doença no intervalo de um dia, dia a dia. Porém, em situações em que não é possível calculá-lo dessa maneira, a frequência de casos em períodos de tempo mais amplos (semana, mês, ano) pode ser adotada, referente ao ponto médio do intervalo de tempo ou ao último dia deste. A essa se denomina *prevalência lápsica ou por período, isto é, aquela que abrange um lapso de tempo mais ou menos longo.* Esta é a medida que expressa o número total de casos de uma doença, que se sabe ter existido durante um período de tempo, e consiste na soma da prevalência pontual no começo de um período especificado ou ao final do período anterior, com todos os casos novos que ocorreram durante o período. A prevalência lápsica não leva em conta as defecções (as baixas devidas às curas, aos óbitos e aos doentes emigrados) ocorridas no período. A prevalência lápsica é de utilidade limitada porque a informação veiculada não depura os óbitos, curas ou emigrações, porém, esta é frequentemente calculada nos serviços de saúde em vista das limitações no registro oportuno de casos e na definição mais precisa da população exposta.

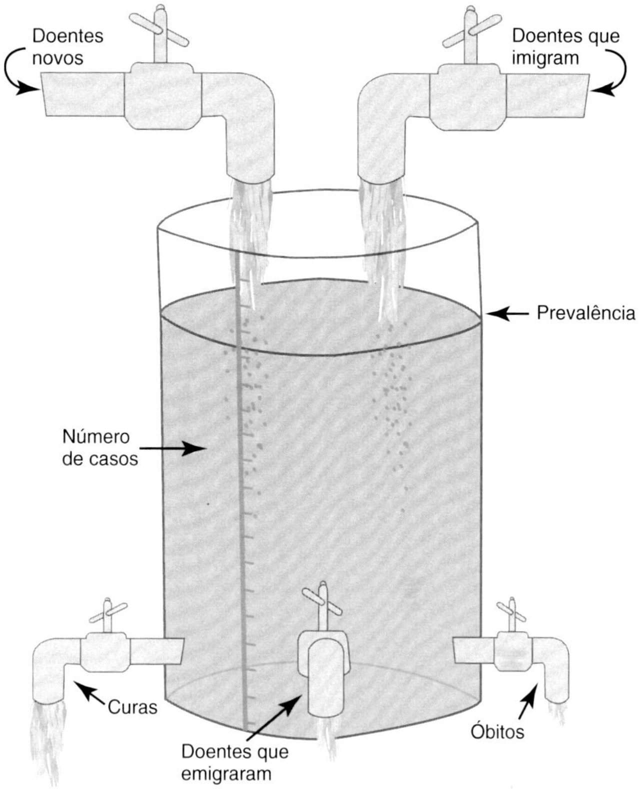

Figura 10.3 Eventos que influenciam a prevalência de doenças em comunidades abertas (Kerr-Pontes, 2003).

Como exemplo da aplicação da prevalência ao estudo de um problema de saúde, analisam-se os dados do Quadro 10.2, onde se apresenta a prevalência de hipertensão arterial em indivíduos adultos de capitais selecionadas para um período de tempo (RIPSA, 2008). Essas informações foram obtidas em um inquérito domiciliar por amostragem. Observam-se diferenças entre capitais de diversas regiões brasileiras, entre indivíduos do sexo masculino e feminino, este último grupo com valores mais elevados, e o aumento da prevalência com a idade.

As doenças podem ser classificadas em dois grandes grupos quanto à sua duração, entendida pelo tempo transcorrido desde os pródromos até a cura ou morte: as doenças de longa duração ou *crônicas*, como a hipertensão arterial no exemplo anterior, e as doenças de curta duração ou *agudas*. A prevalência *é proporcional ao tempo de duração da doença*. Em uma situação hipotética em que o surgimento de casos novos ocorra em um ritmo constante e igual para doenças agudas e crônicas, para essas últimas o acúmulo de casos aumentará a sua prevalência e para doenças de curta duração a tendência será de a prevalência permanecer constante. Os progressos terapêuticos podem fazer variar os coeficientes de prevalência. Os fármacos que aumentam a sobrevida sem, contudo, evitar a morte fazem variar os coeficientes de prevalência para mais, e os tratamentos que diminuem a duração da doença fazem com que a prevalência assuma valores cada vez menores. Esses aspectos serão examinados em maior detalhe adiante ao se tratar da relação entre prevalência e incidência.

Medidas de prevalência geram informações valiosas para o planejamento e a administração dos serviços de saúde. Para os estudos epidemiológicos descritivos são igualmente úteis, porém, quando se trata de identificar fatores causadores de doenças, as medidas de prevalência são suplantadas pelas medidas de incidência.

Quadro 10.2 Prevalência de hipertensão arterial (%)* em capitais selecionadas, segundo sexo e faixa etária. Brasil, 2002 e 2003

	Sexo		Faixa etária (anos)			
Capital	**Masculino**	**Feminino**	**25 a 39**	**40 a 59**	**60 +**	**Total**
Belo Horizonte	22,7	28,0	9,9	32,4	52,5	25,8
Brasília	19,7	27,3	11,8	31,5	49,3	24,0
Curitiba	23,6	28,5	14,8	30,1	52,5	26,4
Fortaleza	23,3	28,4	14,0	30,8	46,7	26,3
Manaus	17,9	26,0	14,9	26,0	41,4	22,7
Porto Alegre	24,9	34,1	15,7	33,5	45,9	30,2
Rio de Janeiro	27,3	33,3	13,5	33,9	51,0	31,0
São Luís	18,2	26,4	10,9	29,3	49,2	23,1
São Paulo**	26,5	31,2	12,7	36,4	55,7	29,3

Fonte: Ministério da Saúde/SVS e Instituto Nacional do Câncer (INCA): Inquérito Domiciliar de Comportamentos de Risco de Morbidade Referida de Doenças e Agravos Não Transmissíveis (RIPSA, 2008).

* Percentual de indivíduos que referiram ter diagnóstico clínico de hipertensão em pelo menos uma consulta, entre os que referiram ter realizado exame para medir a pressão arterial nos últimos dois anos.

** Número de entrevistados que referiram ter diagnóstico clínico de hipertensão foi inferior a 50; recomenda-se cautela na interpretação dos resultados.

Incidência

Incidência, como conceito epidemiológico, traduz a noção da intensidade com que a morbidade ocorre em uma população, enquanto prevalência, conforme foi visto anteriormente, descreve a magnitude com que subsistem as doenças na população. Quando se diz que estão ocorrendo "dez casos novos de uma doença por dia" se pretende indicar a rapidez com que novos casos estão surgindo, e sendo diagnosticados, como resultado da dinâmica de ocorrência da doença na população, por unidade de tempo. Porém, para tratar esta medida de maneira relativa e para a sua aplicação ao estudo comparativo da incidência de doenças em uma mesma população em épocas diferentes, ou em populações diversas em uma mesma época, usa-se o *coeficiente de incidência.*

O número de casos de raiva humana para os anos de 1999 a 2006 (Quadro 10.3) é um exemplo do uso da incidência medida pela frequência absoluta de casos. Ressalta-se a concentração de casos nas regiões de níveis socioeconômicos mais baixos, independente da população, denotando que aí falhou o sistema de saúde, como se comenta no Guia de Vigilância Epidemiológica do Ministério da Saúde (Brasil, 2005). Com efeito, esses casos poderiam ser evitados se fossem implementadas e mantidas as medidas preventivas, como a vacinação sistemática dos animais, e as melhorias nas condições de vida da população, em especial das regiões mais atingidas.

Define-se taxa de incidência como a proporção entre o número de casos novos de uma doença, ocorridos em um intervalo de tempo determinado, e a população exposta ao risco de adquirir a referida doença no mesmo período, e no mesmo local, multiplicado o resultado por uma potência de 10.

$$\text{Taxa de incidência} = \frac{\text{N.º de casos novos de uma doença ocorrentes em determinada comunidade em certo período de tempo}}{\text{N.º de pessoas expostas ao risco de adquirir a doença no referido período}} \times 10^n$$

Com base na ilustração da prevalência da Figura 10.3, apresenta-se na Figura 10.4 a seguir como a agregação de "casos novos" de uma doença representa a "velocidade" com que a doença se expressa na comunidade. Aqui não se representaram as defecções esperadas por morte, cura ou emigração. Note-se que para um intervalo de tempo (dia, semana, mês ou ano), tanto para A como para B, a incidência vai variar de acordo com a "velocidade" com que os casos novos se acumulam, por diagnóstico na população, somados às recidivas e aos casos imigrados.

A taxa de incidência pode ser calculada de duas maneiras, tomando como referência a especificação do numerador:

- Como número de pessoas doentes e
- Como frequência de eventos relacionados com a doença.

Os "eventos relacionados com a doença" incluem os episódios da doença contados como internações hospitalares, atendimentos clínicos, casos diagnosticados e outros, independentemente se ocorreram um ou mais episódios por pessoa. Por exemplo, ao se analisar a incidência de "traumas por acidentes de trânsito" poder-se-á obter dados da frequência de atendimentos de emergência e hospitalizações por essas causas em um intervalo de tempo, sem considerar os casos de traumatismos que não ingressaram nos serviços de saúde, com a possibilidade de ter ocorrido mais de um "acidente" ou atendimento por indivíduo. Pode-se, alternativamente, considerar no cálculo da incidência apenas o primeiro episódio por pessoa. Isto dá origem aos dois tipos de medidas de incidência.

$$\frac{\text{Número de episódios de doença}}{\text{População exposta ao risco}}\text{, no período de 1 ano}$$

$$\frac{\text{N.º de pessoas que tiveram um episódio de doença}}{\text{População exposta ao risco}}\text{, no período de 1 ano}$$

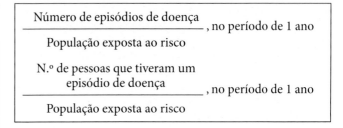

O primeiro desses coeficientes se refere ao número de episódios que se espera que ocorram naquela população, naquele período

Quadro 10.3 Incidência de raiva humana* segundo região e estado. Brasil, 1999 a 2006

Região e estado	1999 a 2000	2001 a 2002	2003 a 2004	2005 a 2006
Norte	16	11	24	17
Acre	2	0	1	0
Amazonas	1	2	0	0
Pará	6	3	22	17
Rondônia	6	4	1	0
Tocantins	1	2	0	0
Nordeste	24	14	20	33
Alagoas	2	3	1	1
Bahia	4	3	4	0
Ceará	2	3	7	1
Maranhão	10	2	7	29
Paraíba	2	0	0	0
Pernambuco	2	0	1	1
Piauí	1	2	0	0
Sergipe	1	1	0	1
Sudeste	4	4	3	3
Espírito Santo	0	1	1	0
Minas Gerais	4	2	2	2
Rio de Janeiro	0	0	0	1
São Paulo	0	1	0	0
Centro-Oeste	8	2	0	0
Goiás	4	1	0	0
Mato Grosso	4	1	0	0
Total	52	31	47	53

Fonte: SINAN/SVS/MS – Consolidados das Secretarias Estaduais de Saúde (RIPSA, 2008).
* Número absoluto de casos confirmados segundo local de infecção.

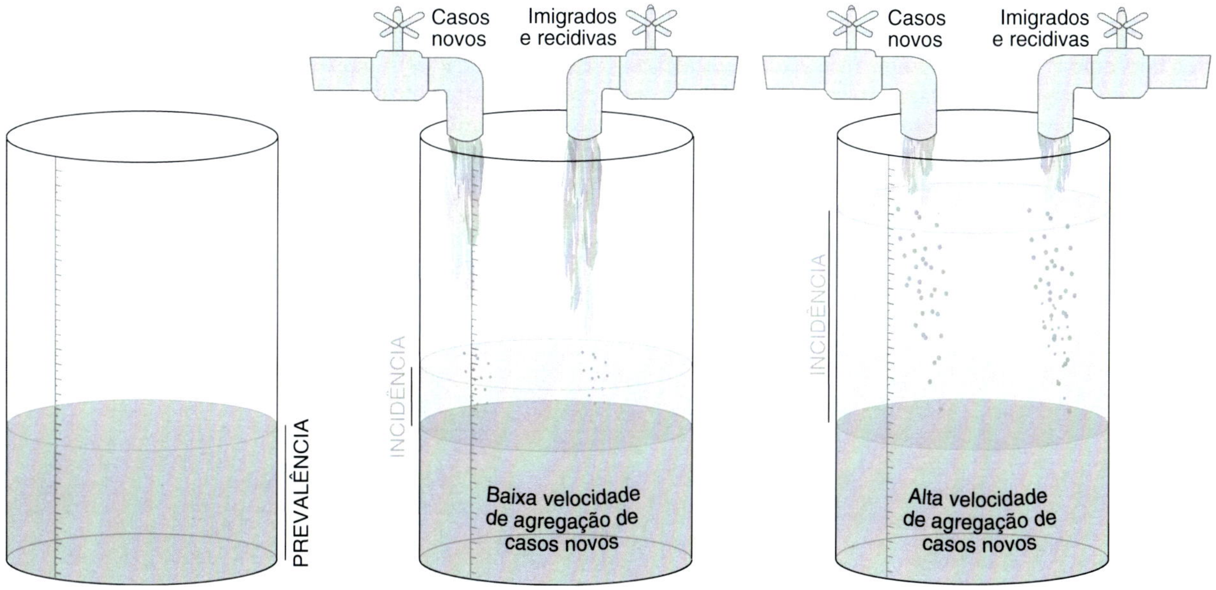

Figura 10.4 Variação da incidência com a velocidade de agregação de casos novos (Kerr-Pontes, 2003).

de tempo. O segundo expressa a probabilidade de as pessoas terem um episódio da doença naquele ano (em geral o primeiro episódio). Para propósitos epidemiológicos, é preferível reduzir o numerador a indivíduos, de tal forma que o coeficiente indique a probabilidade de que pessoas adquiram a enfermidade.

Tratando-se dos denominadores utilizados para o cálculo dos indicadores de incidência é importante considerar que representam a população sob risco de contrair a doença ou de sofrer o agravo, uma condição para que o coeficiente expresse a probabilidade de um indivíduo adoecer ou a probabilidade de surgirem casos novos da doença na comunidade. O aperfeiçoamento do coeficiente pode ser levado a extremos, como o de se retirarem da população submetida ao risco de contrair uma doença transmissível os que foram vacinados ou que contraíram a doença no passado. Entretanto, o cálculo da incidência em situações em que não é possível definir com absoluta precisão o número de indivíduos expostos pode ser efetuado alternativamente com a população definida a partir dos dados censitários, como acontece comumente nos serviços de saúde.

A taxa de incidência é, por definição, uma medida típica do risco de adoecer ou de sofrer agravo. Constitui peça fundamental nos estudos dos fatores de risco de doenças, considerando-se que alta incidência significa alto risco pessoal ou comunitário. Quando calculada com o número de pessoas expostas no período de tempo considerado no denominador a taxa de incidência é conhecida como *incidência cumulativa* ou *incidência acumulada*, ou ainda como *proporção de incidência*. Foi sobre este tipo de medida de incidência que tratamos anteriormente. Como tal, é uma medida de *risco* em Epidemiologia. Assim, o conceito de *risco*, definido como a *probabilidade de que um indivíduo livre de uma doença no início de um período de tempo desenvolva ou adquira esta doença durante este período*, pode ser expresso com o cálculo da incidência cumulativa. Esta é uma probabilidade condicional, uma vez que considera que o indivíduo não venha a morrer de outra doença no período de tempo definido. Isto reveste este indicador de importante aplicação na orientação aos indivíduos expostos quanto a uma situação potencial para ser acometido de uma doença ou sofrer um agravo especificado, tanto quanto se torna útil na formulação, implementação e avaliação de programas de prevenção e controle de doenças.

A incidência pode ser estimada ainda como uma *taxa média* de ocorrência de uma doença na população exposta em um período de tempo. A isso se denomina *densidade de incidência* e se calcula com o número de casos novos que ocorreram em um período dividido pelo número de *pessoas-tempo* de exposição. O conceito de pessoas-tempo é de fácil entendimento e pode ser operacionalizado sem dificuldade sempre que for possível saber por quanto tempo cada pessoa na comunidade ou em um grupo de indivíduos sob acompanhamento permaneceu exposta ao risco de ser acometida por uma doença. Esta é uma situação habitual nos estudos epidemiológicos de seguimento aplicados ao estabelecimento de causas ou fatores de risco de doenças ou agravos.

$$\text{Densidade de incidência} = \frac{\text{N.º de casos novos de uma doença ocorrentes em determinada comunidade em certo período de tempo}}{\text{N.º de pessoas-tempo de exposição ao risco de adquirir a doença no referido período}} \times 10^n$$

O número de pessoas-tempo (PT) no denominador da fórmula de cálculo da densidade de incidência é obtido pela soma dos tempos individuais de exposição (ou da duração do período observado de seguimento de cada indivíduo) transcorridos desde o início da exposição ou do período de observação da pesquisa até a ocorrência da doença ou o final do estudo (Δt). Esta medida será expressa em pessoas-ano, pessoas-meses ou pessoas-dias, dependendo da unidade de medida de tempo adotada no estudo. Então, tem-se que $PT = \Sigma\ \Delta t_i$. Onde i = 1... N – relativo a cada indivíduo no grupo (N). Quando os tempos individuais de exposição forem iguais para todo o grupo acompanhado, calcula-se: $PT = N \times \Delta t$.

Na investigação de surtos e epidemias, logo no momento da eclosão e durante a sua evolução, o coeficiente de incidência recebe a denominação de *coeficiente de ataque*. Este deve ser entendido como *uma taxa de incidência referida a uma população específica ou a um grupo bem definido de pessoas, limitado a um período de tempo de dias ou semanas e localizadas em uma área restrita*. Um surto de gastrenterite em um grupo de indivíduos que frequentou um restaurante para uma comemoração poderá originar o cálculo do coeficiente de ataque como a relação entre o número de pessoas acometidas e o número de pessoas presentes ao evento.

A investigação epidemiológica de reações adversas após a administração de soluções intravenosas contaminadas com endotoxinas em Pernambuco é um bom exemplo do uso do coeficiente de ataque. Em março de 2002, no município de Caruaru, Pernambuco, quatro pessoas atendidas em um hospital apresentaram sangramento intenso com quadro clínico característico de coagulação intravascular disseminada, sendo que duas evoluíram para óbito. As reações foram observadas após a administração intravenosa de solução de "lactato de Ringer", única

Quadro 10.4 Taxa de ataque, letalidade e reações adversas por hospital. Pernambuco, 2002

Hospital	N.º de prontuários (a)	N.º de casos (b)	N.º de óbitos (c)	Taxa de ataque (%) (b/a)	Coeficiente de letalidade (%) (c/b)
1	60	7	4	12	57
2	74	9	0	12	–
3	161	4	0	2,5	–
4	60	7	1	12	14
5	0	1	0	–	

Fonte: Daufenbach, 2002.
(–) Ausência de casos ou óbitos.

solução parenteral utilizada pelos adultos submetidos à cirurgia. A investigação epidemiológica realizada naquele hospital revelou um total de sete casos entre 60 estudados. No mesmo mês, outros quatro hospitais notificaram casos de reações adversas a soluções parenterais do mesmo fabricante do produto nas cidades de Caruaru, Jaboatão e Recife, no mesmo estado. Um consolidado dos dados obtidos na investigação (Quadro 10.4) evidenciou a ocorrência de vários casos de reações adversas e óbitos com uma taxa de ataque total de 7,6% (27/355) e taxa de letalidade de 18,5% (5/27), demonstrando a gravidade dessa situação (Daufenbach, 2002).

Relação entre prevalência e incidência

Quando se apresentou anteriormente a relação entre os indicadores de incidência e de prevalência, enfatizando que o primeiro traduzia a intensidade com que os casos novos surgiam na população e que o último expressava o total de indivíduos doentes em um período, deixou-se de explorar mais detidamente o fato de que a prevalência varia inversamente com os casos depurados (curas, óbitos, emigração de doentes). Isto é, o nível de prevalência em um dado momento resulta do "equilíbrio" entre a taxa de incidência, que força a prevalência para mais, e a "velocidade" de defecção (casos que "saem" da população), que o força para menos. Com isto se expõem três situações distintas:

- A incidência e a "velocidade" de defecção são iguais ou têm valores próximos, com oscilação em torno de um valor médio; neste caso o nível de prevalência permanecerá constante.
- A "velocidade" de defecção é maior do que a incidência, fazendo com que o coeficiente de prevalência tenda a diminuir.
- Incidência maior que a "velocidade" de defecção faz com que a prevalência tenda a valores altos.

A "velocidade" de defecção pode ser definida como a relação do número de casos depurados por cura, óbito e emigração de doentes por intervalo de tempo. A variável recíproca a esta que seja diretamente proporcional à prevalência é a *duração*, que se define como:

$$\text{Duração} = \frac{\text{Intervalo médio de tempo}}{\text{Caso}}$$

Nos estudos de morbidade, *duração* de uma doença é representada pelo intervalo médio de tempo transcorrido desde o momento do seu diagnóstico até a ocorrência de cura, óbito ou emigração dos indivíduos acometidos. Esta variável possibilita definir a relação entre prevalência e incidência que se expressa como segue: *a prevalência, P, varia proporcionalmente com o produto da incidência, I, pela duração, D, essa última medida nas mesmas unidades de tempo usadas para especificar a incidência.*

$$P \approx I \times D$$

Quando a incidência e a duração permanecem constantes no tempo, a morbidade é estável e, neste caso, a prevalência é igual ao produto da incidência pela duração média da doença, situação em que conhecidos os dois valores, é possível calcular o terceiro.

$$P = I \times D$$

Em uma epidemia com alta letalidade, por exemplo, os indicadores de incidência serão altos, a duração média será baixa e, por conseguinte, a prevalência será menor do que a incidência. Quando se trata de doenças crônicas de baixa letalidade, a prevalência será maior que a incidência, como resultado de uma extensa duração média da doença. Representam-se na Figura 10.5 a seguir os resultados de estudos hipotéticos do acompanhamento de um grupo de 25 pessoas, em um intervalo de 18 meses, com registro dos casos de doença e sua duração. Cada linha horizontal representa o tempo em que uma pessoa permaneceu doente. A extremidade esquerda representa o momento em que se realizou o diagnóstico e a extremidade direita o final do período de doença.

Observe-se nesse exemplo que a duração da doença varia em torno de 2 meses e meio; sua incidência, calculada para o ano de 1989, é de 17 casos, e as prevalências pontuais, medidas no primeiro dia do mês e a cada 6 meses, são: três casos em 01/01/1989, três em 01/07/1989 e três em 01/01/1990. A situação descrita é típica das doenças agudas ou de curta duração e com variações na incidência e na duração média podem representar algumas condições: as doenças que têm baixa incidência e alta letalidade (câncer); as que têm baixo valor de incidência e alta taxa de cura; as de natureza epidêmica com alta letalidade (febre amarela); e doenças epidêmicas com alta taxa de cura (gripe).

A Figura 10.6 esquematiza uma relação de prevalência, incidência e duração diferente daquela descrita para doenças agudas. As doenças endêmicas de baixa letalidade ou de baixo índice de cura, com altos ou baixos coeficientes de incidência, podem ser representadas neste esquema, como a AIDS, a tuberculose e a

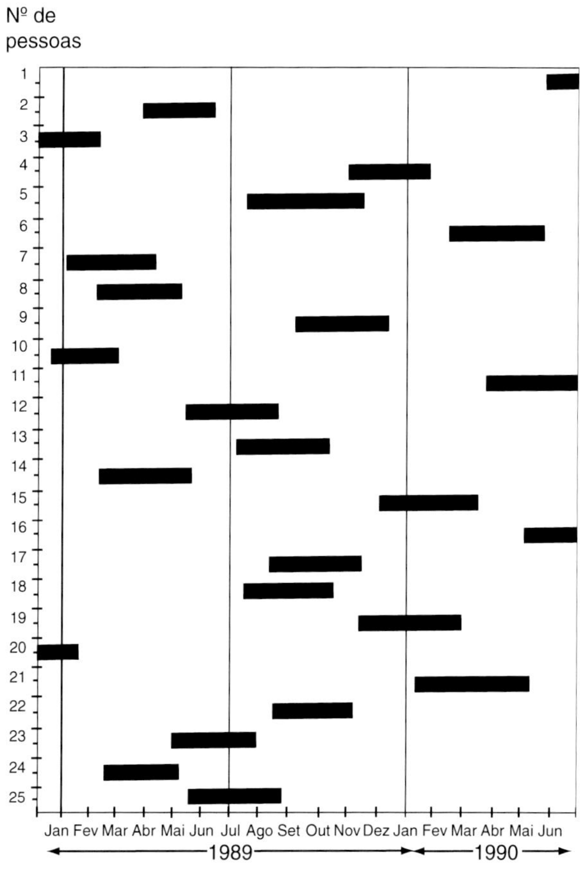

Figura 10.5 Ocorrência e duração de doença em um grupo de 25 pessoas em um intervalo de 18 meses – janeiro de 1989 a junho de 1990 (Kerr-Pontes, 2003).

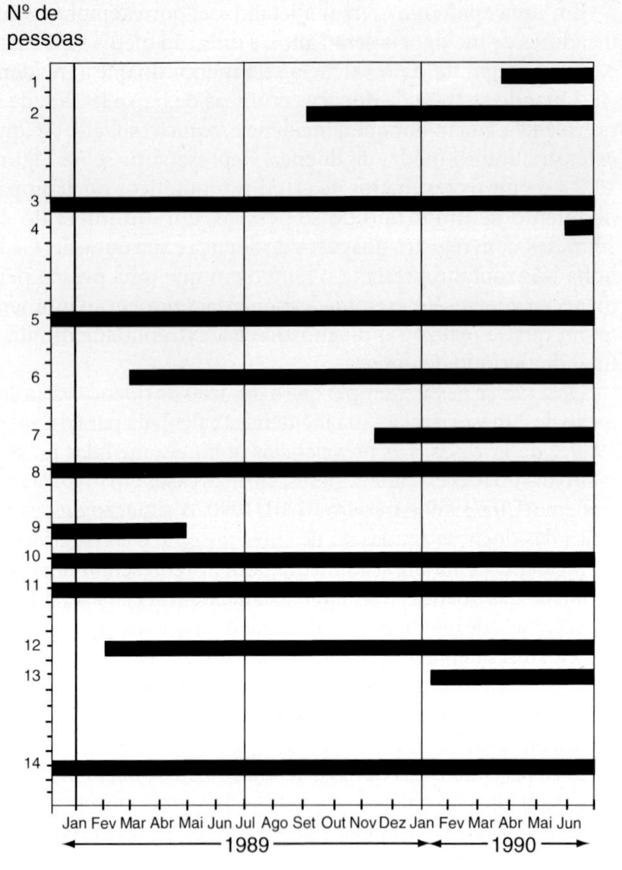

Figura 10.6 Ocorrência e duração de doença em um grupo de 14 pessoas em um intervalo de 18 meses – janeiro de 1989 a junho de 1990 (Kerr-Pontes, 2003).

hanseníase, que têm evolução crônica. Neste exemplo hipotético demonstra-se que alguns casos eclodiram antes do início do acompanhamento e que, ao seu término, ainda prevaleciam. A incidência calculada para o ano de 1989 é de quatro casos e as prevalências pontuais, medidas no primeiro dia do mês e a cada seis meses, são: sete casos em 1º de janeiro de 1989; oito casos em 1º de julho de 1989 e dez casos em 1º de janeiro de 1990. Um estudo mais acurado da figura sugere que, se o acompanhamento tivesse tido continuidade no dia 1º de julho de 1990, a prevalência então seria de 13 casos naquela data.

Convém notar que para as doenças que se enquadram no esquema da Figura 10.6 a taxa de prevalência é o descritor de eleição, porque oferece informações sobre a endemicidade da doença na região e do número de pessoas afetadas que estão necessitando da atenção dos serviços de saúde. Novos produtos terapêuticos com maior taxa de cura incorporados à assistência à saúde reduzem a duração média de uma doença e nesses casos a situação representada na Figura 10.6 tende àquela exposta na Figura 10.5.

O comportamento epidemiológico da hanseníase no Brasil é um bom exemplo para mostrar a evolução da prevalência e da incidência quando uma doença sofre mudanças importantes no seu tratamento e nas estratégias de controle ao longo do tempo (Brasil, 2008a). Observa-se na Figura 10.7 que, na década de 1990, a prevalência da hanseníase sofre uma intensa queda. Entretanto, a incidência (chamada taxa de detecção, em hanseníase, por se tratar de doença crônica quando o momento do diagnóstico provavelmente difere do início da doença) apresentou uma tendência crescente para o período. A queda pode ser explicada por dois fatores preponderantes:

- Diminuição importante do tempo de tratamento da doença, pela introdução da poliquimioterapia (para as formas multibacilares o tratamento foi reduzido de 10 para 2 anos e depois para 1 ano e para as formas paucibacilares de 2 anos para 6 meses) e
- Procedimento de "alta estatística", ou seja, todos os pacientes sobre os quais não se tinha informação e que abandonaram o tratamento foram retirados dos registros de casos.

O aumento da incidência pode ter ocorrido por alguns fatores: a) aumento da circulação do bacilo na população; b) aumento da capacidade de diagnóstico e da notificação dos casos pelas campanhas de esclarecimento à população e/ou capacitação de profissionais para reconhecer e diagnosticar a doença; c) empobrecimento e piora das condições de vida da população. Estudo realizado no Ceará mostrou que o processo de urbanização desordenado, ocorrido em vários centros urbanos no estado nas últimas décadas e a desigualdade social, entre outros fatores, foram variáveis importantes na determinação dos níveis de incidência ou taxa de detecção da hanseníase (Montenegro, 2004).

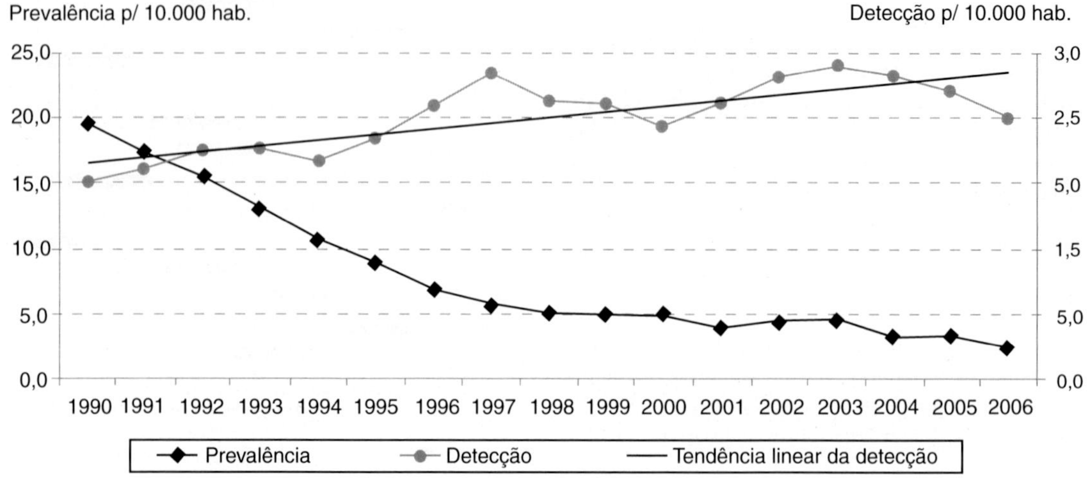

Figura 10.7 Prevalência e taxa de detecção da hanseníase no Brasil, 1990 a 2006.

Mortalidade

Medidas de mortalidade têm como utilização preferencial avaliação do nível de saúde e indicação de medidas preventivas e de controle de caráter abrangente (saneamento básico, detecção precoce do câncer de mama, redução do tabagismo, por exemplo), que objetivem melhorar o estado sanitário da comunidade. Esta aplicação visa, por uma parte, sugerir ações que reduzam o risco de morrer por uma determinada causa evitável e, por outra parte, indicar a necessidade de ações de controle sobre fatores de risco de adoecer ou de sofrer agravos que se associem a alta letalidade. A avaliação da efetividade dessas ações poderá ser feita pelo acompanhamento da evolução das medidas de mortalidade. Neste sentido, as atividades de *vigilância do óbito*, como no caso do óbito por causas obstétricas (óbito materno ou mortes maternas) e dos óbitos infantis por causas evitáveis, são exemplos do uso dessas medidas pelos serviços de saúde. O cálculo dos coeficientes de mortalidade e os elementos aplicados à interpretação dos seus resultados serão estudados em seguida.

Indicadores de mortalidade

Define-se genericamente a taxa de mortalidade como a proporção *entre a frequência absoluta de óbitos e o número de indivíduos expostos ao risco de morrer (população exposta), no mesmo período de referência e no mesmo local.*

$$\text{Taxa de mortalidade} = \frac{\text{N.º de óbitos}}{\text{População exposta}} \times 10^n$$

A depender de como se define a população considerada exposta ao risco de óbito em determinado lugar e período de tempo, pode-se calcular a taxa de *mortalidade geral* e os indicadores de *mortalidade específicos*. Esses últimos são relativos a grupos populacionais definidos de acordo com categorias de: sexo, idade, raça/etnicidade, causa do óbito, grupo socioeconômico ou outra característica de interesse. Por exemplo, ao considerarem-se como expostos ao risco de morrer as crianças menores de 1 ano de idade, o coeficiente de mortalidade será denominado coeficiente de mortalidade infantil, portanto, específico para aquela faixa etária. Para o cálculo do coeficiente de mortalidade geral, os expostos ao risco serão todos os indivíduos da população. Para esse cálculo se dispõe, para todos os estados e municípios brasileiros, de dados de óbitos registrados no Sistema de Informações sobre Mortalidade (SIM); dados dos denominadores são obtidos de censos e estimativas populacionais do IBGE e do Sistema de Informações sobre Nascidos Vivos – SINASC (Rede, 2008).

Taxa de mortalidade geral

A *taxa de mortalidade geral* (TMG) é calculada dividindo-se o número total de óbitos por todas as causas, em um determinado ano, pela população daquele ano, registrados em uma determinada área e multiplicando-se por 1.000, base referencial para a população exposta. É conhecido como *taxa bruta de mortalidade* quando seus valores não são padronizados.

A TMG tem importante aplicação na avaliação do estado sanitário de populações e áreas definidas, associado a outros coeficientes, taxas e índices. Esse indicador possibilita relacionar o nível de saúde de regiões diferentes em uma mesma época, ou de se empreenderem estudos comparativos, nos quais seja considerada a variável tempo. Apesar de ser um dos indicadores mais utilizados em Epidemiologia, na prática a sua aplicação em estudos comparativos sofre limitações em decorrência de variações na organização dos serviços de saúde, na qualidade dos registros de óbitos entre áreas e por diferenças na estrutura etária das populações comparadas. Nesse último caso, a padronização se impõe como alternativa metodológica.

Verificam-se diferenças, no risco geral de morrer, entre as regiões brasileiras (Quadro 10.5). A taxa bruta indica que a região Nordeste apresentou em 2000 o valor mais elevado e a região Centro-Oeste o menor valor, enquanto para o Brasil o CMG foi de 6,54 por 1.000 habitantes naquele ano. Para todas as regiões exceto na Centro-Oeste ocorreu redução entre 2000 e 2005 (RIPSA, 2008).

Os dados de óbito podem ser considerados no cálculo dos indicadores tanto pela residência do mesmo quanto pela ocorrência. O óbito por residência diz mais sobre os fatores epidemiológicos relativos ao risco de morrer dos indivíduos expostos, enquanto o local de ocorrência fala mais das circunstâncias da assistência médica e dos níveis de complexidade e organização dos serviços de saúde. Onde existem mais e melhores recursos para a assistência médica, como é o caso das capitais e dos grandes centros urbanos, que atraem grandes contingentes de pessoas em busca de atendimento médico especializado ou de maior acessibilidade à tecnologia moderna, as taxas de mortalidade geral terão valores mais elevados, se for considerado o óbito por local de ocorrência. Dessa maneira, para o planejamento dos serviços de saúde, cálculo das necessidades de leitos hospitalares, consumo de medicamentos etc., o registro por lo-

Quadro 10.5 Taxa de mortalidade geral (taxas bruta e padronizada) por 1.000 habitantes segundo regiões e total. Brasil, 2000 e 2005

	2000		2005	
Região	**Bruta**	**Padronizada**	**Bruta**	**Padronizada**
Norte	5,32	6,65	5,00	6,24
Nordeste	7,45	7,53	7,03	6,90
Sudeste	6,52	6,15	6,15	5,44
Sul	6,06	5,77	6,00	5,38
Centro-Oeste	5,28	6,12	5,29	5,92
Total	6,54	6,54	6,22	5,93

Fonte: Estimativas: IBGE/Projeções demográficas. Dados Diretos: SIM – Sistema de Informações sobre Mortalidade, SVS/MS (RIPSA, 2008).
Padronização dos coeficientes pelo método direto utilizando-se a população Brasil 2000 como padrão.

cal de ocorrência é de grande utilidade. Porém, quando se deseja descrever a situação geral de saúde de municípios ou regiões, o cálculo da taxa de mortalidade por local de residência é recomendável. A propósito, isto se aplica também aos indicadores específicos de mortalidade.

A comparação de valores da taxa de mortalidade geral somente terá validade quando feita entre populações que tenham estrutura etária semelhante. Isto porque o risco geral de morrer é diferente entre grupos de idade em cada população ou área geográfica. Em áreas onde é maior a natalidade e a proporção de indivíduos jovens, a mortalidade nos primeiros anos de vida pode ser mais elevada e assim influenciará o CMG. Em contrapartida, nas populações com maior proporção de indivíduos idosos, o valor da mortalidade geral sofrerá influência da mortalidade dos maiores de 50 anos. Ao comparar indicadores de mortalidade geral entre períodos de tempo de uma mesma população é necessário considerar também que a estrutura etária pode ter sofrido mudanças entre esses períodos. Outras características populacionais como a distribuição por sexo, raça/etnicidade ou condições socioeconômicas poderão influenciar os perfis de mortalidade e assim comprometer comparações de valores não padronizados das medidas de mortalidade. A comparabilidade desses valores quando obtidos de diferentes épocas e de diferentes localidades deve, portanto, ser assegurada pelo emprego dos métodos de padronização, dos tipos direto ou indireto, ou ainda pelo cálculo da razão de mortalidade padronizada, conforme abordado no Capítulo 21.

Taxas específicas de mortalidade

Nesse caso, a razão entre a frequência absoluta de óbitos e o número de indivíduos expostos ao risco de morrer guarda especificidade quanto à definição da população exposta. Para se obter a taxa de mortalidade específica por idade ou faixa etária, considera-se no cálculo a frequência de óbitos em uma faixa etária definida e a população da mesma faixa etária. O mesmo será realizado para taxas por sexo, cor da pele/etnia, grupo social e por lugar, entre outras características de interesse. Para a taxa de mortalidade específica por causa o cálculo levará em consideração a frequência de óbitos por uma causa ou grupo de causas e a população exposta ao risco de óbito por aquela causa. Isto pode significar também que é possível calcular taxas específicas de mortalidade combinando-se características da população exposta, por exemplo, como para a taxa específica por causa em uma faixa etária, como se verá a seguir.

Taxa de mortalidade infantil

A *taxa de mortalidade infantil* (TMI) é calculada dividindo-se o número de óbitos de crianças menores de 1 ano (um ano incompleto de vida) registrados em um dado período (ano) pelo número de nascidos vivos naquele ano, em uma determinada área, e multiplicando-se o valor encontrado por 1.000, método este conhecido como direto. A TMI mede, portanto, o risco de morrer no primeiro ano de vida. Observa-se que o número de nascidos vivos é tomado aqui como a melhor aproximação para a população de menores de 1 ano considerada sob risco no ano de referência. Na sua ausência o denominador da taxa será a população de menores de 1 ano obtida de dados censitários. A TMI pode ser calculada ainda em seus dois componentes: *taxa de mortalidade neonatal* e *taxa de mortalidade pós-neonatal*.

$$\text{Taxa de mortalidade infantil} = \frac{\text{N.º de óbitos de crianças menores de 1 ano}}{\text{Número de nascidos vivos}} \times 1.000$$

A TMI é considerada um bom indicador para descrever e analisar as condições de vida e saúde de uma população, porque a criança pequena é mais sensível às condições socioeconômicas que repercutem no meio ambiente onde vive. A evolução desse indicador no Brasil em décadas recentes mostra variações

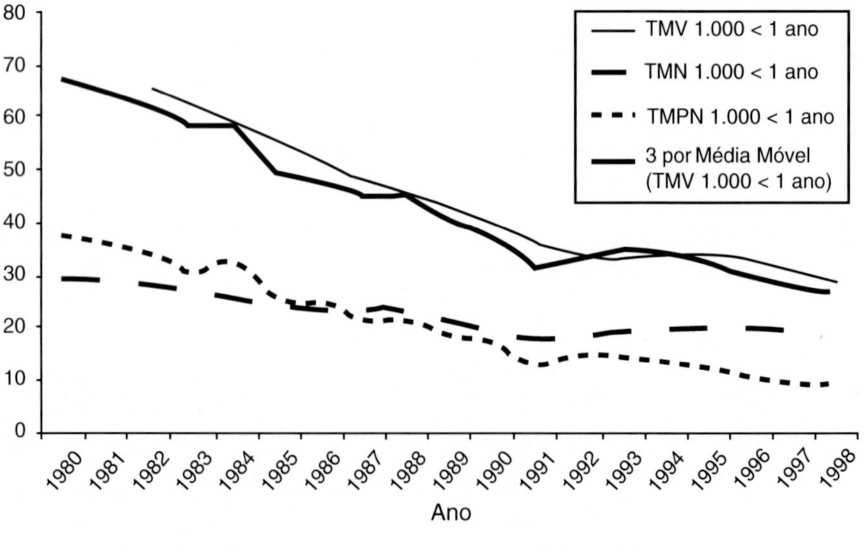

Fonte: Ministério da Saúde. DATASUS. Instituto Brasileiro de Geografia e Estatística
TMI: Taxa de mortalidade infantil
TMN: Taxa de mortalidade neonatal;
TMPN: Taxa de mortalidade pós-neonatal
In: Costa, 2003.

Figura 10.8 Taxas de mortalidade infantil, neonatal e pós-neonatal no conjunto das capitais brasileiras segundo o ano de ocorrência, 1980-1998.

Quadro 10.6 Estimativas de mortalidade infantil segundo regiões. Brasil, 1980 a 1990

Regiões	Taxas de mortalidade infantil por 1.000 nascidos vivos										
	1980	1981	1982	1983	1984	1985	1986	1987	1988	1989	1990
Norte	60,9	56,7	57,7	59,5	60,8	59,1	56,8	56,4	47,8	47,6	44,7
Nordeste	114,6	103,3	100,6	107,2	103,2	88,7	83,9	79,0	72,4	67,6	63,3
Sudeste	52,0	49,5	49,1	45,2	44,3	38,5	38,1	37,5	35,1	33,6	32,6
Sul	45,7	41,1	36,8	36,1	35,0	34,4	32,6	31,3	29,9	28,5	27,0
Centro-Oeste	58,5	54,3	50,1	51,7	54,4	42,8	41,7	41,5	38,0	37,5	37,0
Brasil	75,9	68,7	66,6	66,7	67,6	63,2	57,5	53,2	48,8	46,6	45,3

Fonte: IBGE, Censos Demográficos e PNAD (Simões, 2000).

que revelam as condições de vida da população frente às crises econômicas. No início da década de 1980, a TMI apresentou declínio mais acentuado seguindo-se certa estagnação para voltar a decrescer em seguida (Simões, 2000). Com efeito, o estudo da tendência temporal da mortalidade infantil no período 1980 a 1998 nas capitais brasileiras (Figura 10.8) revelou um decréscimo geral da TMI da ordem de 59,3%, alcançando naquele último ano 27,3 por 1.000 nascidos vivos (Costa, 2003), um valor ainda elevado em comparação com outros países. Ainda assim, é notável essa evolução, que se atribui às melhorias na atenção à saúde com o uso da terapia de reidratação oral, à expansão da rede de serviços básicos, notadamente dos Programas de Agentes Comunitários de Saúde e de Saúde da Família na década de 1990, ao aumento da cobertura vacinal, à ampliação da rede de abastecimento de água e esgotos sanitários e à queda da fecundidade, entre outros fatores socioeconômicos, demográficos e de serviços de saúde.

Entretanto, tal como ocorre com os dados dos óbitos em geral, os óbitos no primeiro ano de vida e os nascidos vivos ainda apresentam em nosso meio problemas de registro que introduzem distorções no cálculo da taxa de mortalidade infantil. A subnotificação de óbitos, ainda existente em regiões mais pobres, leva à subestimação da TMI. Citam-se ainda: o registro de óbito por local de ocorrência e não por local de residência e os erros no registro da causa de morte e da idade da criança na Declaração de Óbito (Laurenti, 1975). Foi observada, em alguns municípios de pequeno e médio portes do Ceará, uma subnotificação de 74,3% de óbitos em menores de 1 ano, em meados da década de 1990 (Barreto, 2000). Isto é parcialmente resolvido com o emprego de métodos para realizar a estimativa da TMI em áreas com elevado grau de subnotificação, conhecidos como métodos indiretos. As taxas de mortalidade infantil para o Brasil e regiões na década de 1980 (Simões, 1989) já foram estimadas por métodos indiretos, considerando o percentual de sub-registros de nascimentos e óbitos para cada região (Quadro 10.6).

A TMI alcançou em 2005 21,2 óbitos por 1.000 nascidos vivos no país (Rede, 2008). No Quadro 10.7 observa-se que apesar do declínio na TMI nos últimos anos há expressivas diferenças nos valores desse indicador entre regiões, que se mantêm ao longo do período. Essas desigualdades revelam o impacto das condições socioeconômicas e do acesso aos serviços de saúde, existentes entre regiões, sobre o risco de morrer no primeiro ano de vida, ressalvadas as condições do registro e da qualidade dos dados em cada área.

Taxas de mortalidade neonatal e pós-neonatal

Para calcular a *taxa de mortalidade infantil neonatal* se incluem apenas os óbitos de menores de 28 dias de idade (até 27 dias de vida); para o cálculo da *taxa de mortalidade pós-neonatal* incluem-se os óbitos ocorridos no período que vai do 28º dia de vida até o 12º mês, isto é, antes de a criança completar 1 ano de idade. A taxa de mortalidade neonatal pode ainda ser analisada segundo dois outros componentes: a *taxa de mortalidade neonatal precoce*, com o número de óbitos entre 0 e 6 dias de vida, e a *taxa de mortalidade neonatal tardia*, com a frequência de óbitos ocorridos entre 7 e 27 dias após o nascimento. Para qualquer desses indicadores, o cálculo é feito tomando-se o número total de nascidos vivos no período como população exposta ao risco de morrer.

A divisão da TMI nos componentes neonatal e pós-neonatal possibilita avaliar mais precisamente o impacto de medidas de controle da mortalidade infantil relativas às causas de óbito que mais incidem nos dois grupos etários correspondentes. Sabe-se que quanto melhor o nível de vida e saúde de uma população, menor será o valor do componente pós-neonatal. Isto porque nesse período de vida as crianças estão mais expostas às condições socioeconômico-ambientais e aos respectivos fatores de risco de doença e óbito, como para as doenças infecciosas (gastrenterites, pneumonia, doenças imunizáveis etc.). Portanto, onde são melhores essas condições, menor será o risco de morte no período pós-neonatal. Além disso, no acompanhamento dos valores da taxa de mortalidade pós-neonatal, verifica-se decréscimo na medida em que em uma região ocorra melhora das condições de vida da população. Em contrapartida, as causas de óbito neonatal são de controle mais difícil. Entre as causas mais frequentes de óbito neonatal encontram-se anomalias congênitas ou doenças de origem genética, intercorrências da gravidez e do parto que afetam o recém-nascido e que dependem dos serviços de saúde, entre outras. Desigualdades sociais que comprometem as condições de vida da população e o acesso aos serviços modificam este quadro, situação em que as causas ditas ambientais de óbito influenciam ambos os indicadores. Desnutrição materna e precárias condições de habitação e saneamento, por exemplo, aumentam os valores das taxas neonatal e pós-neonatal e definem situação de elevada mortalidade infantil.

O Quadro 10.7 ilustra a evolução nos períodos de 1997 a 2005 dos valores dos componentes da TMI por região. No período de 1997 a 2005 ocorreu redução na mortalidade neonatal e pós-neonatal nas regiões brasileiras, embora em magnitude diferente, porém, as taxas neonatais permaneceram mais elevadas do que a mortalidade pós-neonatal. Assim, a taxa de mortalidade neonatal precoce é o componente de valor mais elevado em todas as regiões em 2005, porém, é maior nas regiões Norte e Nordeste do que nas regiões Sul e Sudeste. Os dados sugerem que, apesar de incidir nos primeiros dias de vida, quando algumas condições mórbidas características podem ser de

Quadro 10.7 Taxas de mortalidade no primeiro ano de vida por ano e região. Brasil, 1997 a 2005

Região e taxas	1997	1998	1999	2000	2001	2002	2003	2004	2005
Região Norte									
Taxa de mortalidade neonatal precoce	16,5	15,4	15,7	14,8	14,5	13,5	13,3	12,8	12,9
Taxa de mortalidade neonatal tardia	4,1	3,8	3,8	3,9	3,6	3,6	3,6	3,5	3,3
Taxa de mortalidade pós-neonatal	11,6	11,8	10,3	10,1	9,6	9,9	9,4	9,2	9,4
Taxa de mortalidade infantil*	32,2	31,1	29,8	28,7	27,8	27,0	26,2	25,5	23,4
Região Nordeste									
Taxa de mortalidade neonatal precoce	21,0	18,6	20,1	19,7	19,5	18,4	17,5	17,6	16,6
Taxa de mortalidade neonatal tardia	6,1	5,1	4,7	4,8	4,5	4,9	4,4	4,4	4,1
Taxa de mortalidade pós-neonatal	23,3	23,4	19,5	16,9	15,3	14,0	13,6	12,0	10,9
Taxa de mortalidade infantil*	50,4	47,1	44,3	41,4	39,2	37,2	35,5	33,9	31,6
Região Sudeste									
Taxa de mortalidade neonatal precoce	12,3	11,3	10,7	9,5	8,7	8,4	8,0	7,6	7,2
Taxa de mortalidade neonatal tardia	3,3	3,0	3,0	2,8	2,8	2,6	2,7	2,7	2,6
Taxa de mortalidade pós-neonatal	7,5	7,3	6,2	5,8	5,4	4,7	4,9	4,7	4,4
Taxa de mortalidade infantil*	23,1	21,6	20,0	18,0	16,8	15,7	15,6	14,9	14,2
Região Sul									
Taxa de mortalidade neonatal precoce	8,6	8,8	8,8	8,6	8,2	8,0	7,6	7,4	7,0
Taxa de mortalidade neonatal tardia	2,3	2,4	2,3	2,3	2,4	2,5	2,6	2,6	2,4
Taxa de mortalidade pós-neonatal	6,6	7,6	6,0	6,2	5,8	5,6	5,6	5,0	4,4
Taxa de mortalidade infantil*	17,5	18,7	17,2	17,0	16,4	16,1	15,8	15,0	13,8
Região Centro-Oeste									
Taxa de mortalidade neonatal precoce	12,4	11,9	11,4	10,7	11,2	10,0	9,7	9,2	8,8
Taxa de mortalidade neonatal tardia	3,2	3,3	3,2	3,5	3,2	3,2	3,3	3,3	3,1
Taxa de mortalidade pós-neonatal	8,7	8,1	7,3	6,8	6,2	6,0	5,8	6,2	5,9
Taxa de mortalidade infantil*	24,4	23,3	21,9	21,0	20,6	19,3	18,7	18,7	17,8
Total Brasil									
Taxa de mortalidade neonatal precoce	15,6	14,3	14,3	13,5	13,1	12,4	11,8	11,5	10,9
Taxa de mortalidade neonatal tardia	4,2	3,8	3,7	3,7	3,6	3,6	3,5	3,5	3,3
Taxa de mortalidade pós-neonatal	12,1	12,3	10,4	9,6	9,0	8,3	8,2	7,6	7,0
Taxa de mortalidade infantil**	31,9	30,4	28,4	26,8	25,6	24,3	23,6	22,6	21,2

Fonte: Sistema de Informações sobre Mortalidade – SIM/MS, Sistema de Informações sobre Nascidos Vivos – SINASC/MS, IDB/RIPSA (RIPSA, 2008).
Taxa de mortalidade neonatal precoce: Número de óbitos na idade de 0 a 6 dias por 1.000 nascidos vivos.
Taxa de mortalidade neonatal tardia: Número de óbitos na idade de 7 a 27 dias por 1.000 nascidos vivos.
Taxa de mortalidade pós-neonatal: Número de óbitos na idade de 28 a 364 dias por 1.000 nascidos vivos.
Taxa de mortalidade infantil: Número de óbitos infantis (menores de 1 ano) por 1.000 nascidos vivos.
*Estimada a partir de métodos demográficos indiretos.
**Média das taxas estaduais obtidas pelo método direto ou indireto.

difícil prevenção e tratamento e, portanto, aumentar o risco de morrer, há casos de morte que são evitáveis pela melhoria nos serviços de pré-natal e de assistência ao parto e ao recém-nascido. As desigualdades regionais na mortalidade pós-neonatal enfatizam ainda mais o papel das causas ditas ambientais de morte a partir do 28º dia de vida, que são vulneráveis à promoção da saúde e à prevenção de riscos. Entre o Norte e o Sul do país essa taxa apresentou-se mais de duas vezes maior em 2005 na primeira em relação à segunda região.

Taxa de mortalidade infantil perinatal e taxa de mortalidade infantil em menores de cinco anos

Outro indicador que pode ser empregado com o objetivo de realizar a avaliação do risco de morrer devido a fatores relacionados com a gestação e o momento em torno do nascimento é a *taxa de mortalidade infantil perinatal*. O cálculo é feito dividindo-se o número de óbitos no período perinatal, isto é, ocorridos da 22ª semana de gestação (idade gestacional em que o feto atinge em torno de 500 g) – considerados óbitos ou perdas fetais – até 7 dias completos de vida (período neonatal precoce), pelo número de nascidos vivos somado ao número de perdas fetais com 22 ou mais semanas de gestação. O resultado é, preferencialmente, multiplicado pela base 1.000. Há limitações no cálculo e aplicação deste indicador que devem ser consideradas em sua interpretação. A existência de subenumeração de óbitos fetais requer correção nos cálculos da taxa, sendo esta difícil de ser estimada. Igualmente, o sub-registro de nascidos vivos pode exigir o uso de estimativas indiretas que por sua vez envolvem imprecisões e dificuldades metodológicas em especial para áreas de população pequena.

Os valores da taxa de mortalidade perinatal para alguns estados brasileiros são apresentados no Quadro 10.8, incluindo-se aqueles que tiveram melhor cobertura do registro de óbitos e de nascidos vivos. Evidencia-se uma queda progressiva nos valores desse indicador no período de 1997 a 2005. Entretanto, ainda persistem diferenças superiores a 50% quando se comparam alguns estados das regiões Sudeste e Centro-Oeste com estados da região Sul (RIPSA, 2008).

Quadro 10.10 Taxas de mortalidade por 100.000 habitantes por causas selecionadas em indivíduos de 30 anos e mais segundo sexo e região. Brasil, 2005

	Sexo	Norte	Nordeste	Sudeste	Sul	Centro-Oeste	Total
Doenças do aparelho circulatório	Masculino	232,8	336,7	410,5	395,0	358,0	374,3
	Feminino	185,6	284,9	333,0	337,9	263,2	308,5
	Total	209,5	309,3	369,5	365,2	309,6	339,8
Causas externas	Masculino	145,5	139,3	143,7	142,5	167,9	144,2
	Feminino	22,6	24,6	33,0	30,1	35,5	29,9
	Total	84,8	78,6	85,1	83,8	100,4	84,3
Neoplasias malignas - totais	Masculino	105,6	137,1	218,0	262,0	164,4	193,8
	Feminino	99,1	117,0	164,4	183,3	125,3	149,0
	Total	102,4	126,5	189,6	220,9	144,4	170,3
Neoplasias malignas do pulmão, traqueia e brônquios	Masculino	17,3	17,7	33,0	51,0	26,4	30,6
	Feminino	8,9	9,3	15,1	20,7	12,2	14,0
	Total	13,2	13,3	23,5	35,2	19,1	21,9
Neoplasias malignas do cólon, reto e ânus	Masculino	4,1	5,1	16,2	16,1	10,5	12,2
	Feminino	4,9	6,1	16,1	16,4	10,1	12,6
	Total	4,5	5,6	16,2	16,3	10,3	12,4
Neoplasias malignas da próstata	Masculino	13,9	24,1	28,1	30,1	23,2	26,2
Neoplasias malignas do colo do útero	Feminino	16,7	11,6	8,3	10,3	11,1	10,1
Neoplasias malignas da mama	Feminino	10,7	16,3	28,4	27,2	18,5	23,5

Fonte: SIM – Sistema de Informações sobre Mortalidade, SVS/MS, IDB/RIPSA. Coeficientes não padronizados (RIPSA, 2008).

O coeficiente de letalidade é uma proporção aplicada para avaliar a gravidade de uma doença, considerando as variáveis idade, sexo, condições socioeconômicas da região onde ocorre, entre outras características de interesse. Por exemplo, a letalidade da raiva é de 100%, isto é, todo caso corresponde a um óbito, enquanto a letalidade por escabiose é nula. Porém, outros fatores interferem na letalidade, como a qualidade dos serviços de saúde e a situação epidemiológica da doença. Por exemplo, a febre amarela silvestre é uma condição que apresenta grande variação na letalidade. Dados do SINAN, do Ministério da Saúde, revelam que entre 2001 e 2006 foram notificados no Brasil 109 casos confirmados da doença e 51 óbitos. Isto equivale à letalidade de 46,8% no período (RIPSA, 2008). Entretanto, em 2003, ano em que se registrou o maior número de casos (52), a letalidade foi de 34,6%, e em 2005, quando somente cinco casos foram registrados, a letalidade alcançou 80,0%. Explica-se esta variação pela qualidade da atenção médico-hospitalar, por uma parte, e por outra pelo sub-registro de casos, que também oscila entre períodos epidêmicos e não epidêmicos. Nos primeiros, os profissionais e a população estão alertas para a ocorrência da doença e os indivíduos doentes tendem a procurar os serviços de saúde mais precocemente, onde o diagnóstico de certeza é feito mais prontamente e o suporte à vida evita maior número de óbitos. Em outros períodos, o retardo na procura dos serviços de saúde pode significar maior letalidade, para esta que é uma doença imunizável.

Mortalidade proporcional

Diferentemente das taxas de mortalidade que são referidas à população exposta ao risco de morrer, os indicadores de *mortalidade proporcional* são obtidos pela proporção de óbitos por uma característica, como faixa etária, sexo ou causa calculada do total de óbitos, observando-se a pertinência das frequências de óbitos que se deseja expressar proporcionalmente em relação ao total. Por exemplo, ao calcular a proporção de óbitos por uma causa para os indivíduos do sexo feminino o total será definido pelo número de óbitos por todas as causas de indivíduos do mesmo sexo, multiplicado por 100. Assim, a mortalidade proporcional mede a importância relativa de uma causa ou de uma característica dos indivíduos no conjunto dos óbitos, sendo por isto influenciada pela variação percentual das demais causas ou características.

Na Figura 10.10 se pode notar com clareza como variaram percentualmente os grupos mais importantes de causas de óbito no Brasil nas últimas décadas, tendências essas que se observam também no estudo da evolução das taxas de mortalidade específicas por grupos de causas como se apresentou anteriormente. Ao tempo em que as doenças cardiovasculares cresceram em importância relativa a partir da década de 1960, decresceram percentualmente as doenças infecciosas e parasitárias (Carmo, 2003). Nota-se ainda o crescimento progressivo da mortalidade proporcional por doenças respiratórias, neoplasias e causas externas, caracterizando o que se denominou de transição epidemiológica (Luna, 2002).

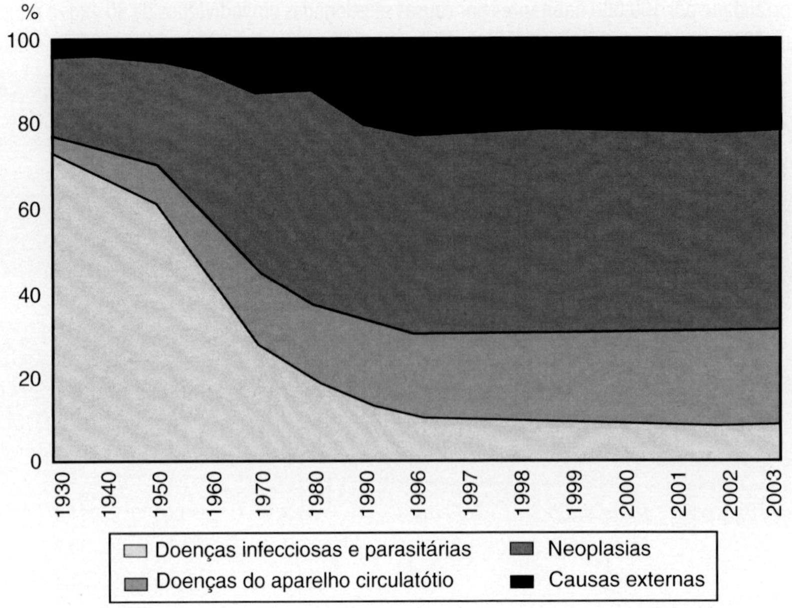

Figura 10.10 Mortalidade proporcional segundo grupos de causas selecionadas. Brasil – Capitais, 1930 a 2003.

Mortalidade infantil proporcional

Entre os indicadores de mortalidade proporcional destaca-se a *mortalidade infantil proporcional* (MIP), calculada dividindo-se o número de óbitos de crianças até 1 ano de idade pelo total de óbitos e multiplicando-se por 100. Na interpretação dos valores da MIP é necessário lembrar que esta é relativa à mortalidade proporcional de outras faixas etárias. É possível verificar no Quadro 10.11 que a mortalidade infantil proporcional foi maior nas duas regiões mais pobres em 2005. Em todas, mas em especial nas regiões mais desenvolvidas, ocorre um deslocamento da proporção de óbitos para faixas etárias mais altas, como para os maiores de 50 anos. Este quadro tem evoluído com peculiaridades que devem ser conhecidas, até para que se entendam as limitações e potencialidades da aplicação do indicador. A Figura 10.11 mostra a queda da mortalidade infantil proporcional no Brasil desde o final da década de 1970, decrescendo em maior velocidade no início do período para depois diminuir o seu ritmo, tornando-se mais plana a partir de meados da década de 1990, até alcançar 5,1% em 2005.

Atribui-se a queda na MIP aos mesmos fatores do declínio da taxa de mortalidade infantil nas últimas décadas, comentados anteriormente. A redução na velocidade no final do período pode ser atribuída à interferência de fatores econômicos pelos quais passou o país no período e aos quais as crianças menores de 1 ano são muito sensíveis (Romero, 2000). Entretanto, na medida em que algumas causas evitáveis de morte infantil têm seus efeitos reduzidos sobre a MIP, decréscimos adicionais exigem a eliminação de causas de mais difícil prevenção e tratamento.

Note-se também que a evolução da MIP foi bastante diferente entre as regiões brasileiras. As regiões Norte e Nordeste experimentaram expressivas reduções na mortalidade infantil proporcional desde os anos 1980, porém permaneceram com valores mais elevados desse indicador nos últimos anos e, junto com a região Centro-Oeste, ainda apresentam níveis acima do valor nacional. Assim, a MIP na região Norte era em 2005 duas vezes maior que na região Sul.

Mortalidade proporcional por faixa etária: índice de Swaroop & Uemura

O *índice de Swaroop & Uemura*, conhecido como *razão de mortalidade proporcional*, é considerado um dos indicadores do nível de vida e de saúde. É obtido do cálculo da mortalidade proporcional para a faixa etária de 50 e mais anos de idade e expressa o percentual de pessoas que morreram nessa faixa de idade em uma determinada população e período.

Quadro 10.11 Mortalidade proporcional (%) por grupos etários* segundo as grandes regiões do Brasil, 2005

Grupo etário (anos)	Norte	Nordeste	Sudeste	Sul	Centro-Oeste	Total
Menor que 1	11,3	7,4	3,7	3,4	6,1	5,1
1 a 4	2,5	1,2	0,6	0,6	1,1	0,9
5 a 14	2,1	1,3	0,8	0,9	1,4	1,1
15 a 49	27,2	22,1	21,4	19,6	26,4	21,9
50 a 64	16,6	17,2	20,4	20,6	20,6	19,4
65 e mais	40,4	50,8	53,1	55,0	44,4	51,6

Fonte: SIM – Sistema de Informações sobre Mortalidade, SVS/MS (RIPSA, 2008).
* Excluídos os casos de óbito com idade ignorada.

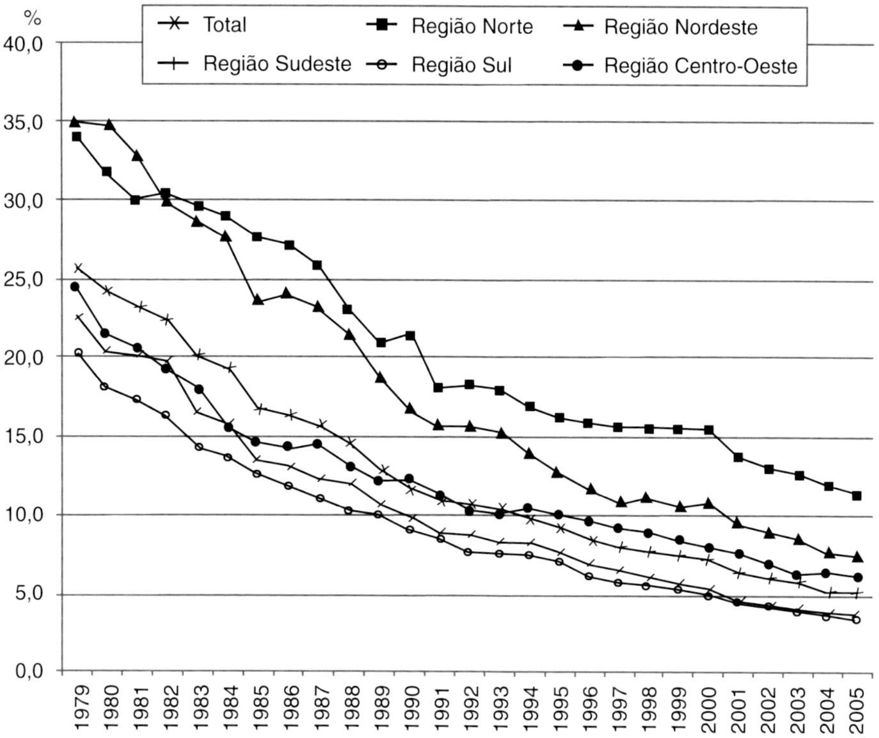

Figura 10.11 Mortalidade infantil proporcional (%) segundo regiões e ano. Brasil, 1979 a 2005.

Nos países desenvolvidos observam-se valores desse indicador entre 80 e 90%, em comparação com valores de 50% ou menos nas regiões subdesenvolvidas. Portanto, quanto mais elevado o seu valor, tanto melhores serão as condições de saúde e outras condições sociais e econômicas da população. Como este índice não é afetado por diferenças na estrutura populacional por idade, é utilizado para fazer comparações entre áreas ou períodos de tempo, tendo a vantagem da simplicidade de cálculo e poder discriminante.

Os autores Swaroop & Uemura, aplicando-o a 55 países, conseguiram classificá-los em quatro grupos assim discriminados: **1º grupo:** índice igual ou superior a 75% – nesta categoria encontra-se a maioria dos países considerados desenvolvidos; **2º grupo:** variando de 50 a 74%; **3º grupo:** variando de 25 a 49% – neste grupo encontram-se alguns países em desenvolvimento; **4º grupo:** com valores inferiores a 25% – conjunto de países com alto grau de subdesenvolvimento em que uma elevada proporção de pessoas morre muito jovem.

Os valores desse índice para as regiões brasileiras são apresentados na Figura 10.12. São visíveis as diferenças entre as regiões: a Sul se encontra no 1º grupo. As demais regiões estão no 2º grupo, sendo que a região Norte ultrapassou, recentemente, o seu limite mínimo. O aumento da expectativa de vida que se reflete nos valores do índice é um fenômeno demográfico que se observa em muitos países e decorre das mudanças na vida social e econômica das populações. A evolução da morbidade, das causas de óbito, do acesso a serviços e do emprego de tecnologias de assistência à saúde, como foi assinalado anteriormente, altera o risco de morrer em todas as faixas etárias e modifica os valores do indicador.

Tal como a maioria dos indicadores em saúde, o índice de Swaroop & Uemura considera a população de referência no espaço geográfico definido como homogênea em relação aos valores calculados, como se todos os óbitos ocorridos se distribuíssem igualmente por todos os indivíduos. Em nosso país, por exemplo, ao lado de modificações positivas nesse índice, persistem importantes desigualdades inter e intrarregionais. Pode-se encontrar no Nordeste padrão semelhante ao da região Sul entre grupos de nível socioeconômico mais alto, assim como se pode observar padrão semelhante ao do Nordeste entre grupos mais pobres na região Sul.

Curvas de mortalidade proporcional

O estudo da mortalidade proporcional por idade deu origem às *curvas de mortalidade proporcional*, propostas por Moraes (Moraes, 1959), utilizando faixas etárias predefinidas. Estas incluem o grupo infantil (< 1 ano); as crianças em idade pré-escolar (1 a 4), as demais crianças e os adolescentes (5 a 19), os adultos jovens (20 a 49) e as pessoas de meia-idade e idosas (50 e +). A representação gráfica dos valores da mortalidade proporcional assim obtidos possibilita visualizar o padrão de mortalidade e o seu significado epidemiológico, constituindo essas curvas os *índices de Moraes*. Isto se aplica na comparação de níveis de saúde de países ou regiões ou para acompanhar a evolução da mortalidade proporcional em vista das mudanças no perfil epidemiológico dos riscos, doenças e agravos à saúde e de como afetam os diversos grupos de idade.

Os tipos de curvas que se obtêm foram classificados de acordo com sua forma geral: em **Jota** normal – **J** –, em **U**, em **Jota** invertido etc., como se apresentam na Figura 10.13. Regiões subdesenvolvidas têm curvas do tipo I, onde ocorrem níveis baixos de saúde e predomínio de óbitos de adultos jovens. Essas são típicas de locais onde doenças infecciosas endêmicas provocam mortes precoces, embora o sub-registro de óbitos nessas áreas contribua também para o formato característico desta curva. Nas curvas do tipo II, o nível de saúde também é baixo, mas há predomínio de óbitos de crianças, gerando curvas em **Jota invertido**. As doenças infecciosas e a desnutrição que respondem por elevada mortalidade infantil proporcional confor-

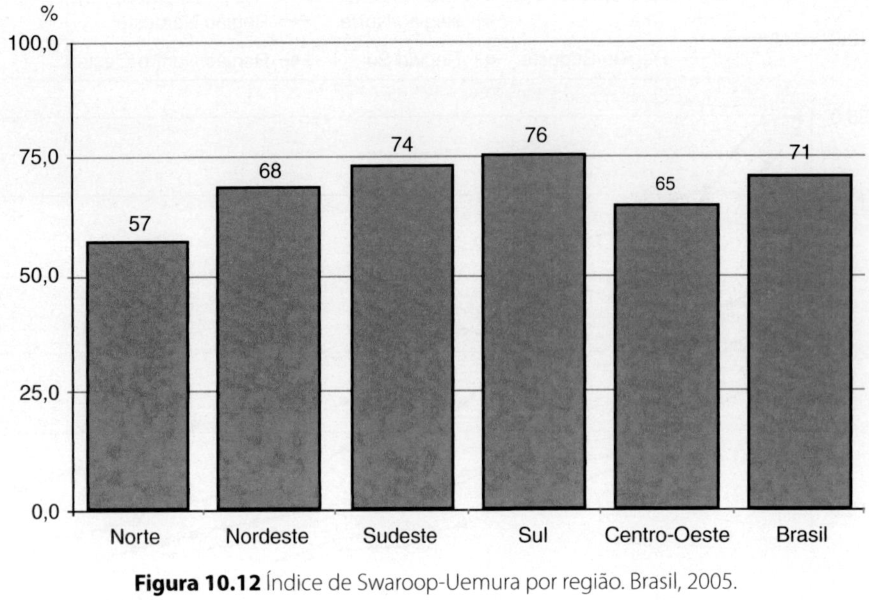

Figura 10.12 Índice de Swaroop-Uemura por região. Brasil, 2005.

mam esse tipo. Nas do tipo III, com formato em **U**, revela-se nível de saúde regular ou em *transição*, com menor proporção de óbitos infantis que no tipo anterior, e com nítido aumento da participação relativa de óbitos de pessoas com 50 anos e mais, mostrando tendência à melhoria no nível de saúde. As curvas em forma de **Jota**, do tipo IV, indicam alto nível de saúde, com baixa proporção de óbitos de crianças e jovens e elevada participação percentual dos óbitos de pessoas idosas. As curvas de Moraes para o Brasil em 1990 e em 2005 demonstram o impacto de mudanças socioeconômicas e das ações e serviços de saúde nestes anos, com redução da mortalidade infantil e incremento da longevidade (Figura 10.14).

Índice de Guedes

O índice formulado por Guedes (Guedes, 1973) oferece uma expressão quantitativa para as curvas de mortalidade proporcional de Moraes, ampliando o instrumental para acompanhar e comparar a evolução do nível de saúde de populações. De acordo com este indicador, atribuem-se pesos para cada grupo etário da curva, a saber: < 1 ano - peso −4; 1 a 4 anos - peso −2; 5-19 anos - peso −1; 20 a 49 anos - peso +3; 50 e mais anos - peso +5. A seguir, multiplicam-se os percentuais de cada faixa etária pelos respectivos pesos e procede-se à soma algébrica dos valores obtidos. O resultado é dividido por 10. Por exemplo, o cálculo do *indicador de Guedes* para os valores das curvas de mortalidade proporcional do Brasil resulta em: 18,8 para 1990, 23,7 para 2000 e 27,0 para 2005, revelando a progressiva melhora nos níveis gerais de saúde e a mudança no perfil de mortalidade por faixa etária no período, com diminuição dos óbitos de crianças e a predominância dos óbitos de pessoas de maior idade.

Anos potenciais de vida perdidos

O indicador *anos potenciais de vida perdidos* (APVP) foi utilizado pela primeira vez por Dempsey em 1947, que o introduziu como medida complementar aos indicadores usuais de mortalidade (Kerr-Pontes, 2003). Aquela autora demonstrou que a queda da mortalidade por tuberculose nos EUA entre 1924 e 1944 se acompanhava da mortalidade precoce por esta doença e, assim, os anos potenciais de vida perdidos correspondentes respondiam por mais da metade do total por todas as causas. Dessa maneira, o APVP revela quantitativamente o impacto da mortalidade precoce por uma ou mais causas em relação à duração média esperada de vida de uma população.

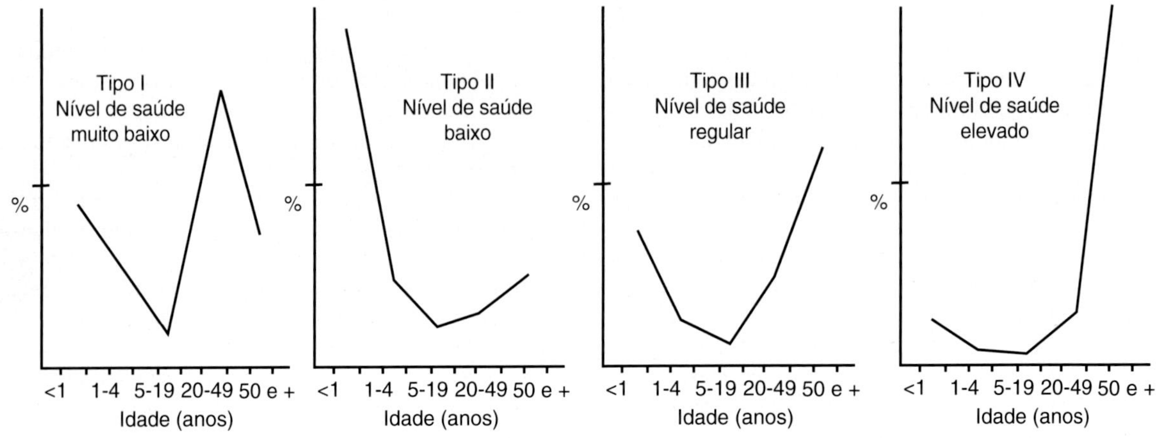

Figura 10.13 Índices de Moraes. Esquema de níveis de saúde segundo as curvas de mortalidade proporcional.

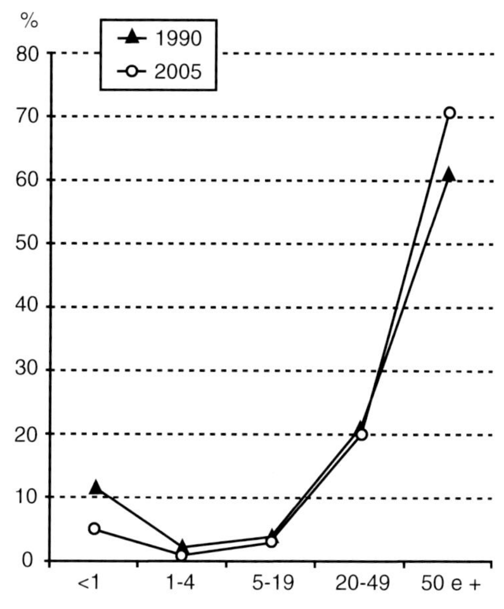

Figura 10.14 Curvas de mortalidade proporcional. Brasil, 1990 e 2005.

O cálculo é realizado pela somatória dos produtos do número de óbitos por causa específica ocorridos em cada grupo etário pela diferença entre a idade limite esperada para aquela população e o ponto médio de cada grupo etário, a saber: APVP aos 70 anos por determinada causa específica é dado por Σ ($a_i \times d_i$). Em que: i = 1... n – relativo a cada grupo etário definido; a_i expressa a diferença entre a idade limite esperada (exemplo 70 anos) e o ponto médio de um determinado grupo etário e d_i corresponde ao número de óbitos ocorridos por uma dada causa específica nesse mesmo grupo etário. O APVP pode ser expresso por 1.000 habitantes como uma taxa por grupo populacional.

O valor do APVP no Brasil apresentou um crescimento de 10,6%, entre 1980 e 1997 como se pode observar dos dados do Quadro 10.12 (Lira, 2000). Os indivíduos do sexo masculino responderam pela maior parte das mortes precoces, tendo especial importância as causas violentas de óbito. Incidindo essas causas em indivíduos jovens é maior a contribuição dessas mortes para o valor do indicador. Entretanto, o risco estimado de perdas de anos potenciais de vida que se demonstra com o cálculo da taxa decresceu no período (− 18,6%), tendo sido maior a variação negativa entre as mulheres do que entre os homens.

A utilização recente do APVP em pesquisas sobre os diferenciais da mortalidade por grupos específicos de causa de óbito, como sexo e cor da pele, revela as qualidades desse indicador. Em estudo realizado em Recife, Pernambuco, em 2000 a 2001, compararam-se grupos selecionados de causas de óbito para mulheres em idade reprodutiva (10 a 49 anos) com o objetivo de verificar a importância relativa dos homicídios (Arnold, 2007). Esta causa respondeu por 49% do APVP total, com taxa de 8,8%, enquanto as taxas para câncer de mama (4,1%) e para infarto do miocárdio (3,8%) foram pelo menos duas vezes menores, enfatizando a morte precoce de mulheres jovens por causas violentas. Ainda sobre o uso deste indicador, em um estudo sobre os acidentes de trabalho como causa de óbito (Santana, 2007) estimou-se o valor de APVP corrigido em 23.249 na Bahia, em 2000, com níveis mais elevados na faixa de 20 e 39 anos de idade. Em outro estudo realizado em Salvador a mortalidade por causas externas segundo cor da pele foi analisada para o período de 1998 a 2003 calculando-se o APVP (Araújo, 2009). Observou-se que do total de 339.220 anos potenciais de vida perdidos por causas externas, 62,0% foram devidos a homicídios. Para essa causa de morte, os indivíduos do sexo masculino classificados com cor da pele negra ou parda perderam 12,2 vezes mais anos potenciais de vida que os classificados como de cor branca, um diferencial que persistiu mesmo após a padronização por idade.

Esperança de vida

A *esperança de vida ao nascer* para uma faixa etária definida é um indicador geral das condições de vida e saúde e reflete o padrão de mortalidade de uma população. Seu cálculo é feito a partir de tábuas de vida, determinando-se o tempo cumulativo vivido por uma geração de nascimentos e dividindo-se este pelo número de nascimentos dessa geração. Em estatística vital a *vida média* ou *esperança de vida* para uma idade ou faixa etária representa o número médio de anos que ainda podem ser vividos pelos indivíduos que sobreviveram até aquela idade dado que a probabilidade de morte empregada no cálculo permaneça constante. Este indicador não se confunde com a *duração máxima de vida* que constitui um limite biológico da espécie. Em contrapartida, está sujeito às influências do ambiente e tem seu valor modificado ao longo do tempo na medida em que se alterem as condições sociais, a aplicação de tecnologias em saúde e o acesso a bens e serviços que promovem a qualidade de vida.

A vida média e as condições de saúde da população estão diretamente relacionadas. Essas condições refletem a probabilidade de sobrevida ou, alternativamente, de morrer a cada ano vivido. Populações de áreas econômica e socialmente desenvolvidas têm, em geral, melhores condições de saúde e, dessa maneira, conseguem atingir uma esperança de vida maior do que a das populações de regiões subdesenvolvidas.

Observa-se aumento na esperança de vida ao nascer da população brasileira, fenômeno este que tem ocorrido em países de diferentes níveis socioeconômicos, embora em graus variados. Com efeito, o notável aumento na sobrevida nas últimas décadas revela mudanças importantes nos padrões de mortali-

Quadro 10.12 Anos potenciais de vida perdidos, geral e segundo sexo. Brasil, 1980 e 1997

	1980		1997		Variação % 1980-1997	
	N.º de APVP	**Coef.***	**N.º de APVP**	**Coef.***	**N.º de APVP**	**Coef.***
Sexo						
Masculino	6.321.814,00	116,24	7.799.308,50	105,45	23,4	−9,3
Feminino	3.945.512,00	69,24	3.556.446,00	46,31	−9,9	−33,1
Brasil	10.275.542,00	92,55	11.363.199,00	75,36	10,6	−18,6

Fonte: Bases de dados do SIM/DATASUS/MS e IBGE (Lira, 2000).
*Coeficientes de APVP, padronizados por faixa etária, por 1.000 habitantes de 1 a 69 anos.

dade, em especial pela redução da mortalidade infantil e pelo aumento da expectativa de vida de indivíduos com idade igual ou superior a 50 anos (Figura 10.15). Na década de 1980, um ganho médio de aproximadamente 4 anos na esperança de vida ao nascer resultou, em 1991, em 70,9 anos para as mulheres, 63,2 anos para os homens e total de 66,9 anos. O aumento progressivo persistiu, embora em menor ritmo na década de 1990, alcançando, em 2000, 74,4 anos nas mulheres, 66,7 anos nos homens e total de 70,4 anos. Desde então até 2006, ganhos médios de aproximadamente 2 anos indicam a melhoria progressiva das condições de saúde que determinam as chances de sobrevida (RIPSA, 2008; Brasil, 2008b).

Entretanto, permanece o diferencial por sexo nos valores desse indicador. Essa diferença é observada em menor ou maior grau em regiões desenvolvidas e subdesenvolvidas, com maior sobrevida das mulheres em relação aos homens. Atribui-se essa *sobremortalidade* masculina à maior exposição dos homens a diferentes riscos de doenças e agravos à saúde, em especial às causas externas de óbito, às doenças cardiovasculares e aos fatores socioeconômicos e culturais que aumentam a vulnerabilidade desse grupo ao risco de morrer precocemente.

Considerações finais

As medidas da frequência das doenças, agravos à saúde e de óbitos, como condição essencial para produzir informações sobre a situação de saúde da população, representa um desafio constante para organizações sociais e órgãos públicos que desejam realizar ações de prevenção, promoção da saúde e da qualidade de vida. Assim, as limitações na disponibilidade e acesso aos dados, o sub-registro e as falhas de preenchimento dos formulários que comprometem a sua qualidade impõem dificuldades na interpretação dos valores dos indicadores, bem como dos diferenciais por grupos sociodemográficos, da distribuição espacial e das tendências no tempo, aplicados ao estudo dos determinantes das condições de saúde.

O desafio da qualidade dos dados é entre todos o mais importante e precisa ser enfrentado permanentemente. Do registro adequado e completo dos formulários da Declaração de Óbito, da Declaração de Nascido Vivo, das notificações de casos e situações de risco à vigilância epidemiológica e sanitária, para citar alguns dos mais relevantes, depende a qualidade dos resultados da aplicação dos indicadores de morbidade e mortalidade. Os profissionais que atuam em todos os serviços de saúde, públicos e privados, têm a tarefa maior de realizar esses registros e alimentar os sistemas de informação.

Reconhece-se que os esforços constantes para a melhoria da qualidade dos dados e informações em saúde têm alcançado sucesso. Os principais sistemas de informação têm grande cobertura em todo o país e o seu aperfeiçoamento, a exemplo do Sistema de Informações sobre Mortalidade (Jorge, 2002), possibilitam hoje obter informações com elevado grau de fidedignidade para as áreas com melhor desenvolvimento social e de gestão dos serviços de saúde. A utilização contínua desses dados no cálculo e na interpretação crítica das medidas de doença e de óbito proporciona a sua melhoria.

O que as medidas de morbidade e mortalidade, mesmo com limitações, em conjunto com os demais indicadores de interesse, podem revelar sobre as condições de saúde da população diz respeito às alterações no processo saúde-doença-cuidado. Essas são secundárias às modificações ocorridas na área socioeconômica, às políticas de saúde e do meio ambiente, ao processo de urbanização, às novas maneiras de os indivíduos ocuparem os espaços nas grandes cidades, à diminuição da fecundidade, à implantação do Sistema Único de Saúde – SUS com gestão descentralizada para estados e municípios, entre outros fatores. Então, na interpretação dos indicadores de morbimortalidade, tais elementos devem ser levados em consideração.

Considerando isso, as desigualdades sociais em saúde apresentam diferenciais de risco para grandes contingentes populacionais. Os segmentos mais empobrecidos experimentam a exposição aos riscos decorrentes do meio socioeconômico precário em que vivem, onde faltam habitação adequada e sanea-

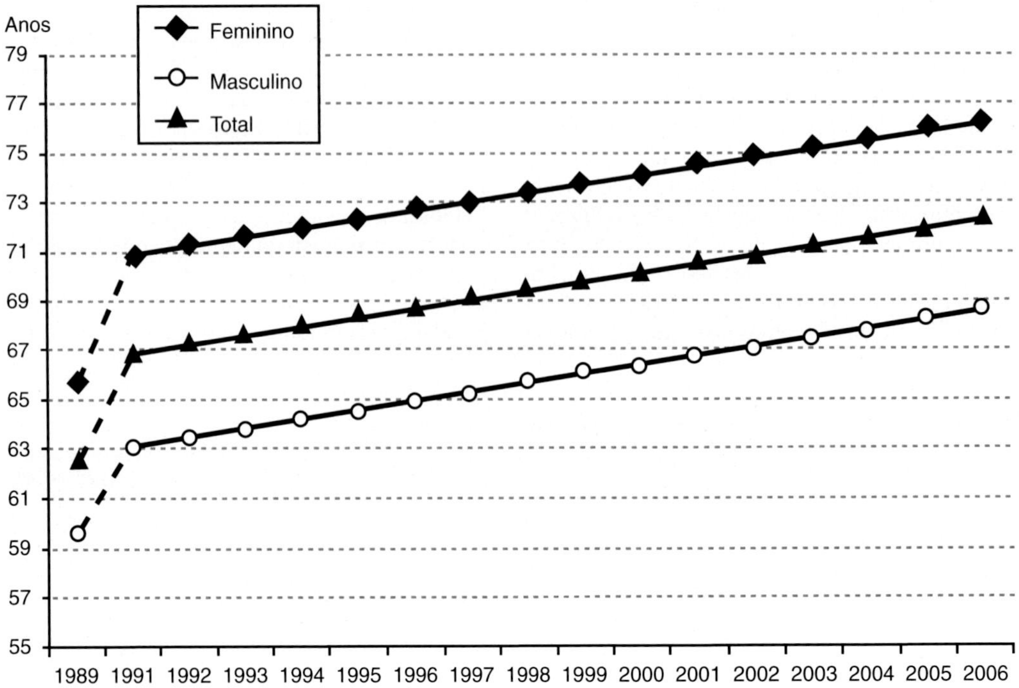

Figura 10.15 Esperança de vida ao nascer, segundo sexo e total. Brasil, 1980 e 1991 a 2006.

mento básico e onde há enormes limitações ao acesso a bens e serviços (Duarte, 2002). Ao lado disso, hábitos alimentares pouco saudáveis, falta de exercícios, sobrepeso e obesidade, tabagismo, consumo de bebidas alcoólicas e outras drogas e os acidentes com veículos, que atingem parcelas crescentes da população, modificam profundamente o quadro de morbimortalidade de grupos sociais com maior poder de consumo. Outros grupos populacionais, como os idosos, que ocupam proporção crescente no perfil demográfico brasileiro, enfrentam riscos diferenciados às doenças crônicas e incapacitantes. Conhecer a frequência desses eventos e suas tendências com a aplicação das medidas em saúde e estudar os perfis de distribuição populacional e a associação com condições de vida constituem a base do estabelecimento de políticas públicas e ações efetivas para a melhoria da situação de saúde.

Referências bibliográficas

Araújo EM, Costa MCN, Hogan V, Mota ELA, Araújo TM, Oliveira NF. Diferenciais de raça/cor da pele em anos potenciais de vida perdidos por causas externas. *Rev Saúde Pública* 43(3):405-12, 2009.

Arnold MW, Silva MA, Falbo Neto GH, Haimenis RP. Anos potenciais de vida perdidos por mulheres em idade fértil na cidade do Recife, Pernambuco, vítimas de morte por homicídio nos anos de 2001 e 2002. *Rev Bras Saude Mater Infant*, 7(supl.1):s23-s27, 2007.

Barata RCB. O desafio das doenças emergentes e a revalorização da epidemiologia descritiva. *Rev Saúde Pública* 31(5):531-537, 1997.

Barreto ICHC, Kerr-Pontes LRS; Corrêa L. Vigilância de óbitos infantis em sistemas locais de saúde: avaliação da necropsia verbal e das informações de agentes de saúde. *Revista Panam Salud Publica* (*Panam J Public Health*). 7:303-312, 2000.

Brasil, Ministério da Saúde. Secretaria de Vigilância em Saúde. Saúde Brasil 2007: uma análise da situação de saúde. Série G. Estatística e Informação em Saúde. Brasília, 2008. 641 p.

Brasil. IBGE. População/Tábuas Completas de Mortalidade. 2008b. Disponível em http://www.ibge.gov.br/home/presidencia/noticias/noticia_visualiza.php?id_noticia=266&. Acesso em 17/11/2008.

Brasil. Ministério da Saúde. Secretaria de Vigilância em Saúde. Guia de Vigilância Epidemiológica. Brasília: MS/SVS, 6ª ed. 2005. Série A. Normas e Manuais Técnicos.

Brasil. Ministério da Saúde. Secretaria de Vigilância em Saúde. Sistema de Informações de Agravos de Notificação – SINAN. Hanseníase. 2008a. Disponível em: http://portal.saude.gov.br/portal/saude/visualizar_texto.cfm?idtxt=27640. Acesso em: 17/11/2008.

Buss PM. Promoção da saúde e qualidade de vida. *Ciência e Saúde Coletiva*. 5(1):163-77, 2000.

Carmo EH, Barreto ML, Silva JR. JB. Mudanças nos padrões de morbimortalidade da população brasileira: os desafios para um novo século. *Epidemiologia e Serviços de Saúde* 12(2):63-75, 2003.

Carvalho ML *et al*. Concordância na determinação da causa básica de óbito em menores de 1 ano na região metropolitana do Rio de Janeiro, 1986. *Rev Saúde Públ* 24(1):20-27, 1990.

Costa MCN, Mota E, Paim JS, Silva LMV, Teixeira MG, Mendes MC. Mortalidade infantil no Brasil em períodos recentes de crise econômica. *Rev Saúde Pública São Paulo* 37(6):699-706, 2003.

Daufenbach LZ, Alves WA, Carmo EH e cols. Reações adversas após a administração intravenosa de soluções parenterais contaminadas com endotoxina, Pernambuco, 2002. *Boletim Eletrônico Epidemiológico*. 2002. Ano 02, No. 3, p. 5-9, agosto. Disponível em: http://portal.saude.gov.br/portal/saude/visualizar_texto.cfm?idtxt=28113. Acesso em: 17/11/2008.

Duarte EC, Schneider MC, Paes-Sousa R, Ramalho WM, Sardinha LMV, Silva Júnior JB, Castillo-Salgado C. *Epidemiologia das desigualdades em saúde no Brasil: um estudo exploratório*. Ministério da Saúde/Organização Pan-Americana da Saúde: Brasília/Washington, 2002, 132p.

Fonseca LAM, Laurenti R. Evolução da mortalidade materna. *In*: Monteiro CA. *Velhos e novos males da saúde no Brasil*. São Paulo: Editora Hucitec, 2000. 435 p.

Guedes JS, Guedes MLS. Qualificação do indicador de Nelson Moraes (Curva de mortalidade proporcional). *Rev Saúde Pública*, São Paulo. 7:103-13, 1973.

Jorge MHPM, Gotlieb SLD, Laurenti R. O sistema de informações sobre mortalidade: problemas e propostas para o seu enfrentamento. I – Mortes por causas naturais. *Revista Brasileira de Epidemiologia*. 5(2):197-211, 2002.

Kerr-Pontes LRS, Rouquayrol MZ. A medida da saúde coletiva. *In*: Rouquayrol MZ, Almeida Filho N. (Org.). *Epidemiologia & Saúde*. 6ª ed. Rio de Janeiro: MEDSI, 2003, p. 37-79.

Laurenti R, Mello Jorge MHP, Gotlieb SLD. Mortes maternas no Brasil: análise do preenchimento de variável da declaração de óbito. *IESUS* 9(1):43-50, 2000.

Laurenti R, Mello Jorge MHP. *O atestado de óbito*. Série Divulgação n.º 1, 3ª edição. São Paulo, 1996, 87p.

Laurenti R. Fatores de erros na mensuração da mortalidade infantil. *Rev Saúde Públ*. São Paulo, 9:529-37, 1975.

Lira MMTA, Drumond JR, M. Anos potenciais de vida perdidos no Brasil em 1980 e 1997. *In*: Estudos Epidemiológicos. FUNASA, p. 9-46, ago/2000.

Luna EJA. A emergência das doenças emergentes e as doenças infecciosas emergentes e reemergentes no Brasil. *Rev Bras Epidemiol* 5(3):229-243, 2002.

Mendes ACG, Silva Junior JB, Medeiros KR, Lyra TM, Melo Filho DA, SÁ DA. Avaliação do Sistema de Informações Hospitalares-SIH/SUS como fonte complementar na vigilância e monitoramento de doenças de notificação Compulsória. *IESUS* 9(2):67-86, 2000.

Montenegro ACD, Werneck GL, Kerr-Pontes LRS, Barreto ML, Feldmeier H. Spatial analysis of the distribution of leprosy in the State of Ceará, Northeast Brazil. *Mem Inst Oswaldo Cruz* 99(7):683-686, 2004.

Moraes NLA. Níveis de saúde de coletividades brasileiras. *Rev SESP* 10(2):403-97, 1959.

Organização Mundial da Saúde (OMS). *Classificação estatística internacional de doenças e problemas relacionados com a saúde*: 10ª revisão. São Paulo: Centro Colaborador da OMS para a Classificação de Doenças em Português/Edusp; 1993. v. 1.

Organização Mundial da Saúde (OMS). *Classificação estatística internacional de doenças e problemas relacionados com a saúde*: 10ª revisão. São Paulo: Centro Colaborador da OMS para a Classificação de Doenças em Português/Edusp; 1994. v. 2. Manual de Instrução.

RIPSA. Rede Interagencial de Informação para a Saúde. Ministério da Saúde, Organização Pan-Americana da Saúde, 2008. *Indicadores e Dados Básicos para a Saúde no Brasil* (IDB) 2007. Disponível em: http://www.ripsa.org.br/php/index.php. Dados disponíveis em: http://tabnet.datasus.gov.br/cgi/idb2007/c01.htm, Datasus, Ministério da Saúde. Acessos em 29/08/2008.

Risi Júnior JB. Informação em saúde no Brasil: a contribuição da RIPSA. *Ciência & Saúde Coletiva* 11(4):1049-1053, 2006.

Romero DE, Szwarcwald CL. Crisis económica y mortalidad infantil en Latinoamérica desde los años ochenta. *Cad Saúde Pública* 16(3):799-814, 2000.

Santana VS, Araujo-Filho JB, Silva M, Albuquerque-Oliveira PR, Barbosa-Branco A, Nobre LCC. Mortalidade, anos potenciais de vida perdidos e incidência de acidentes de trabalho na Bahia, Brasil. *Cad Saúde Pública* 23(11):2643-2652, nov. 2007.

Santo AH. Equivalência entre revisões da Classificação Internacional de Doenças: causas de morte. *Rev Saúde Pública* 34(1):21-28, 2000.

Simões CCS. Novas estimativas da mortalidade infantil e saúde na década de 1980/87. *In*: IBGE/UNICEF. *Perfil estatístico de crianças e mães no Brasil. Mortalidade infantil e saúde na década de 80*. Rio de Janeiro, 1989, p. 14-48.

Simões CCS, Monteiro CA. Tendência secular e diferenciais regionais da mortalidade infantil no Brasil. *In*: Monteiro CA. Velhos e novos males da saúde no Brasil. A evolução do país e de suas doenças. São Paulo: HUCITEC, NUPEC/USP, 2000, p. 153-56.

11 Medindo a Saúde

Damião Ernane de Souza e Naomar de Almeida Filho

Medir a saúde constitui imenso desafio para as chamadas Ciências da Saúde. Apesar do conhecimento sobre os fenômenos relacionados com a saúde-doença-cuidado ter se ampliado ao longo da história do homem, "saúde" enquanto conceito abstrato e sensível a uma série bastante diversificada de influências (contextos temporais, sociais, culturais e científicos) permanece complexo e intangível. Mesmo assim há uma permanente demanda no sentido de mensurar a saúde, tanto no aspecto individual quanto no coletivo, e essa tendência tem norteado, ao longo da História, tentativas de apreendê-la objetivamente, de modo que surgiram (e surgem continuamente) instrumentos que se propõem a identificá-la com base na leitura e decodificação de signos e na atribuição de significados padronizados e estáveis. Muitos autores e organismos institucionais utilizam outros constructos como correlatos da *saúde*, como qualidade de vida, bem-estar, capacidade física, funcionalidade, entre outros. Esse conjunto de abordagens positivas da saúde tem orientado as intervenções clínicas individuais e as políticas de saúde, quando tomadas de forma coletiva.

O objetivo deste capítulo é introduzir, por um lado, uma discussão sobre a questão conceitual da saúde, focalizando limites, problemas e aplicações de abordagens pertinentes à sua mensuração. Por outro lado, apresentaremos algumas iniciativas de construção e utilização de medidas capazes de avaliar a saúde individual por meio de instrumentos (questionários, escalas e índices) que analisam distintas dimensões-domínios-constructos da vida dos sujeitos, de maneira tal que o conjunto dessas dimensões seja capaz de refletir o estado de saúde dos indivíduos.

Conceitos de saúde

A sociologia médica funcionalista desenvolveu modelos processuais de determinação social da enfermidade que apenas tangencialmente permitem inferir a saúde como resultado de um processo cotidiano de construção de respostas sociais. A antropologia médica também nunca se propôs a definir uma categoria teórica chamada "saúde", centrando-se nas especificidades etnográficas da noção de doença e seus correlatos. Apesar dos inegáveis avanços teóricos e metodológicos, ambas as perspectivas focalizaram as práticas curativas e, no que cabia, sempre definiram saúde como ausência de doença.

O pensamento originado na obra de Georges Canguilhem (1966, 1982, 1990), eminente filósofo francês, de fato constitui um fundamento epistemológico de grande importância para o desenvolvimento de novas teorias sobre a saúde no campo da saúde coletiva. Apesar disso, sua abordagem dos conceitos de normalidade e saúde, ao enfatizar níveis de análise individual e subindividual, terminaram por reduzir o alcance das suas contribuições (Canguilhem, 1982). Não obstante as limitações e críticas apontadas (Coelho, Almeida Filho, 1999), a obra de Canguilhem representa enorme contribuição no sentido de avançar o processo teórico da saúde e sua aplicação na análise das condições de saúde individual e coletiva.

Considerando o conhecimento produzido nas interfaces entre as ciências sociais e as ciências da saúde, podemos identificar condições objetivas para uma proposta de sistematização do problema conceitual da saúde capaz de viabilizar formas empíricas do conceito. A partir de uma investigação sobre conceitos de saúde em diferentes discursos contemporâneos (Almeida Filho, 2006), identificamos dois elementos potencialmente úteis para a proposta do presente texto:

1. Formas selecionadas do conceito de "saúde" podem legitimamente subsidiar uma ontologia própria enquanto objeto de conhecimento científico.
2. A pluralidade dos discursos estruturados de base científica deve ser contemplada nesse processo, conformando descritores capazes de ordenar as possibilidades de referência empírica do conceito.

Considerando distintos planos de realidade, de acordo com o Quadro 11.1, partimos de uma especificação semântica e teórica do que se pode denominar modos de saúde. Dessa maneira, organiza-se a terminologia das categorias de não saúde postas à disposição das distintas ciências da saúde, além de apresentar uma discriminação das diferentes definições de normalidade e saúde, e seus potenciais descritores empíricos.

Como todo esquema, trata-se de uma tentativa de representação necessariamente parcial e empobrecida de uma realidade rica e complexa. As distintas modalidades de saúde e as correspondentes categorias de não saúde são organizadas de acordo com planos hierarquizados de emergência:

- subindividual (sistêmico/tissular/celular/molecular)
- individual (clínico/privado)
- coletivo (epidemiológico/populacional/social).

Quadro 11.1 Modos de saúde e seus descritores

Planos de realidade	Categorias de não saúde	Modos de saúde	Descritores
Subindividual	Patologia (*pathology*)	Normalidade	Estado
Individual	Doença (*disease*)	Saúde normal	Sinais & sintomas
	Transtorno (*disorder*)		
	Moléstia (*illness*)	Saúde privada	Sentimento
		Saúde individual	*Status*
Coletivo	Risco (*risk*)	(1 – Risco)	Medida
	Morbidade (*morbidity*)	Salubridade	Situação
	Enfermidade (*sickness*)	Saúde social	Sistemas sspS

Nos planos de emergência subindividual e individual, em qualquer nível de complexidade, o objeto saúde pode ser escrutinado a partir de uma abordagem explicativa de base determinante, produtora de metáforas causais de alto grau de estruturação. Trata-se, nesse caso, de reconhecer o processo biomolecular nos sistemas normais ou o processo fisiológico sustentado nos sujeitos sadios em equivalência aos processos patológicos tal como manifestados no "caso individual" ou no "caso da doença". A constituição do campo disciplinar da Clínica em torno desta faceta do objeto totalizado saúde-doença tem sido tratada tanto em termos históricos e epistemológicos quanto em termos praxiológicos (Clavreul, 1980; Almeida Filho, 2000).

Além de um glossário de categorias de não saúde que, de certa maneira, incorpora e amplia a marcação semântica preliminar doença–enfermidade–moléstia, no esquema apresentado no Quadro 11.1, busca-se indicar descritores de saúde equivalentes ao nível e âmbito considerado. Assim, no nível subindividual, normalidade e doença (no sentido original canguilhemiano) correspondem ao descritor "estado". No nível individual, no âmbito clínico, doença (estrutural) e transtorno (funcional), tendo "sinais & sintomas" como descritores, corresponde à saúde normal.

Nesse esquema, é possível também situar a perspectiva epidemiológica convencional (a epidemiologia dos fatores de risco), fundada sobre uma lógica indutiva de base probabilística (conforme os Capítulos 4 e 5). Nessa perspectiva, o objeto saúde-doença é aí reproduzido como um conceito específico, com modelos de produção de riscos com base na ação direta ou na interação de fatores de risco. No âmbito epidemiológico das análises de risco, descritores quantitativos tipo medida (taxas, coeficientes) podem dar conta do contradomínio do subconjunto doentes, equivalente ao resíduo populacional (1 – Risco).

A noção de saúde pública do filósofo Canguilhem (1990), que se pode denominar "salubridade" – ao contrário da ideia de morbidade do discurso sanitarista tradicional, poderá ter como eficiente descritor a "situação de saúde". Finalmente, os modos de "saúde social", equivalentes ao conceito de enfermidade da antropologia médica interpretativa, poderiam ser abordados por meio do conceito de sistemas de signos, significados e práticas de saúde (**sspS**) de Bibeau-Corin (Bibeau, 1988; Corin *et al.*, 1992; Corin, 1994; Bibeau, 1997). De fato, a teoria dos **sspS** abre a possibilidade de incorporar a doença no próprio conceito de saúde, na medida em que vê a experiência da doença como uma forma de estruturação da representação social da saúde por meio da construção da subjetividade e da relação do sujeito com o mundo.

Uma síntese dessa primeira (e provisória) aproximação ao problema da definição teórica da saúde pode ser formulada da seguinte maneira: não se pode falar da saúde no singular, e sim de várias "saúdes", a depender dos níveis de complexidade e dos planos de realidade considerados. Resta assinalar que a saúde subjetiva e a saúde individual, respectivamente, acolhem descritores em certo sentido antagônicos. Por um lado, o "sentimento de saúde" enquanto forma íntima, particular, de um modo privado de saúde (Gadamer, 2006), é irredutível à objetivação e mensuração. Por outro lado, o "*status* de saúde", por sua vez, conforma um descritor vulnerável à observação empírica e à quantificação como estratégia de objetivação do modo individual de saúde. Este último modo de saúde e seu respectivo descritor é o que nos interessa neste capítulo.

Saúde como atributo individual

Para direcionamento da discussão que segue, partimos da proposição de Buss (2003) de que a saúde se constitui em um bem fundamental para a emancipação individual e coletiva do sujeito e se porta como atributo individual na perspectiva da sua definição, da sua busca e conquista e da sua restauração quando perdida no sofrimento e na doença. Etimologicamente, em diferentes idiomas, saúde refere-se a um atributo/qualidade que se refere à tríade totalidade, força (firmeza e solidez) e perfeição/santidade (Almeida-Filho, 2000). Então se a saúde está relacionada com uma totalidade, uma qualidade ou característica de integridade, quais seriam os componentes ou dimensões que, quando articulados, a refletiriam?

A definição da Organização Mundial de Saúde, apesar de questionada pela dificuldade de operacionalização, contribuiu para construção de uma abordagem menos simplista da saúde, ao apresentar três dimensões (física, mental e social) relacionadas com um chamado bem-estar que corresponderia a um estado pleno de saúde. Esse conceito serviu de base para grande parte dos instrumentos de mensuração da saúde que foram construídos a partir de outros já existentes ou criados de modo autóctone, que oferecem possibilidades de medir a capacidade física e o bem-estar social (Almeida-Filho, 2003).

Vários modelos de saúde-doença nortearam diferentes proposições para mensuração da saúde individual. O modelo biomédico, baseado em entidades nosológicas e na noção de disfunção anatomofisiológica, utiliza-se de dois extremos para classificação do sujeito que pode ser qualificado (ou diagnosticado) em dois polos contrários: não doente ou doente. Como vimos no Capítulo 9, o instrumento operador desse modelo é a Classificação Internacional de Doenças (CID). Entretanto, nesse caso, apenas a perspectiva do profissional de saúde é considerada, no tocante à exclusividade do médico de determinar o diagnóstico (Costa, 2006).

Complementarmente, conceitos de capacidade física relativa às condições de saúde começaram a ser discutidos na década de 1970, com a publicação de um documento da Organização Mundial de Saúde: *International Classification for Impairment, Disabilities and Handicaps (ICIDH)* [Classificação Internacional das Deficiências, Incapacidades e Desvantagens (CIDID)]. Dessa abordagem, cujo foco situa-se na doença e suas consequências, derivou-se um modelo geral, expresso na série significante:

Doença ⇓→ Deficiência ⇓→ Incapacidade ⇓→ Desvantagem

Recentemente, a Organização Mundial de Saúde promoveu uma revisão dessa Classificação e publicou a *International Classification of Functioning, Disability and Health (ICF)* [Classificação Internacional de Funcionalidade, Incapacidade e Saúde (CIF)] (OMS, 2003; Farias, Buchalla, 2005). Trata-se de uma tentativa de oferecer uma definição positiva de saúde, cuja filosofia está baseada no modelo proposto na Figura 11.1.

A CIF tem como propósito fundamental classificar sujeitos e não entidades mórbidas (ou quadros clínicos), ou seja, qualquer indivíduo pode ser independentemente avaliado segundo dimensões concretas de sua vida. Esse esquema leva em consideração a dimensão biológica ao avaliar as funções e estruturas do corpo; considera a dimensão social quando apresenta os componentes, atividades e participação; e, finalmente, as dimensões pessoais e ambientais. A CIF não é um instrumento, apenas norteia a classificação dos estados de saúde de acordo com as dimensões que propõe analisar, de forma neutra, os estados de saúde. Como recomendações, entre outras, a versão em língua portuguesa traz a proposição de desenvolver a dimensão dos fatores pessoais e os instrumentos de mensuração que permitam identificar e medir estados de saúde (OMS, 2003).

O conceito de saúde implícito na CIF é baseado na ideia de funcionalidade, conjunto de condições que inclui capacidades, funções e estruturas corporais, participação social e facilitadores e barreiras ambientais. O operador oposto simétrico da funcionalidade é a incapacidade, que pode ser consequência de alterações no sujeito ou de limitações do meio, físico e social, que impeçam o adequado desempenho das funções individuais. As abordagens da CID e da CIF pretendem ser complementares na mensuração dos estados de saúde.

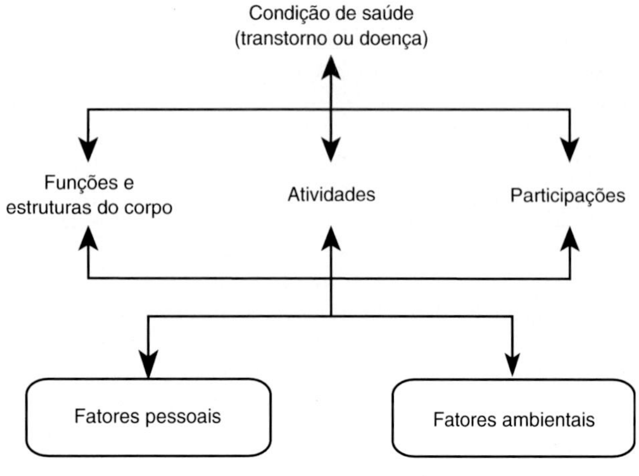

Figura 11.1 Modelo da Classificação Internacional de Funcionalidade, Incapacidade e Saúde (CIF). OMS, 2003.

A determinação do impacto das condições de saúde na vida dos sujeitos, especificamente na sua capacidade produtiva, é base de um modelo clássico, chamado utilitarista, que norteia os estudos da economia no campo da saúde. A medida derivada desse modelo foi concebida como AVAQ – anos de vida ajustados por qualidade (do inglês *QALY – quality-adjusted life year*). O princípio geral é o rastreamento das preferências individuais, avaliadas por meio de escalas, pelo tempo vivido em determinados estados de saúde utilizando como referência o estado de saúde plena (Campolina, Ciconelli, 2006).

Apesar da subjetividade inerente à autoavaliação do estado de saúde, bem-estar ou capacidade física, que gera certa imprecisão nos limites entre o que pode ser considerado normal ou patológico, Canguilhem (1982) insiste que unicamente o ser vivo individual pode dizer onde começa a doença, ou visto de outra perspectiva, apenas o sujeito, com sua biologia, sua mente em um determinado contexto, pode determinar o que é saúde.

O modelo de avaliação da saúde baseado no conceito de qualidade de vida passou a ter uma perspectiva mais subjetiva a partir da proposição da OMS sobre a ampliação da saúde além das amarras da perspectiva de ausência de doença. A qualidade de vida na saúde apresenta uma abordagem de valoração do curso da vida de acordo com episódios que podem afetá-lo, incluindo deficiências, atividades, participação social, influenciados por condições de saúde-doença ou pela ação do estado (Costa, 2006). Os instrumentos de mensuração da qualidade de vida podem ser genéricos (perfil de saúde e índices de saúde) ou específicos (qualidade de vida em determinadas patologias, populações ou nos ciclos de vida). Os instrumentos genéricos apresentam a vantagem de permitir a comparabilidade, pois avaliam vários domínios em populações distintas (Campolina, Ciconelli, 2006).

Instrumentos de mensuração da saúde individual: um breve guia

No cenário atual, existe um vasto repertório de instrumentos desenvolvidos ou em desenvolvimento com o objetivo de medir saúde. Medir é aqui entendido como ato de atribuir valor ou características dimensionais a um determinado objeto, fato ou fenômeno, cuja representação mensurada identifique com segurança o objeto analisado ou propriedade atribuída (Braga, Cruz, 2008). No caso da saúde, os instrumentos (questionários/escalas) obviamente não medem diretamente o atributo saúde, como um equipamento capaz de verificar uma medida fisiológica. O que o instrumento oferece é uma mensuração indireta de signos hipotéticos (no sentido de por hipótese) que, em conjunto, representariam um signo maior, a saúde. Evidentemente, tal abordagem é sensível a ambiguidades, incertezas, vieses de interpretação e imprecisão dos limites, pois a condição plena ou estado total (saúde = 1) requer pressupostos discutíveis de acordo com o modelo teórico subjacente (Horley, 2000).

Os indicadores de saúde, na última década, vêm mudando progressivamente de indicadores de mortalidade e morbidade (no sentido definido no Capítulo 10), passando a indicadores relacionados com a capacidade física (habilidades, funcionalidade) e mental (competências, desempenho), e finalmente a abordagens positivas referentes ao bem-estar e à qualidade de vida. A concepção desses indicadores tem-se realizado com a contribuição de diversos modelos de saúde, alguns já apresentados neste texto. Em conjunto, tais indicadores contribuem para constructos específicos, com dimensões-domínios constituintes da mensuração da saúde, que incluem, entre outras, as dimensões de capacidade física, funcionalidade, percepção de satisfação e bem-estar, e papel social. Tais instrumentos, em alguns casos, são longos, especialmente aqueles relacionados com o bem-estar e a qualidade de vida, que, apesar da extensão, frequentemente refletem apenas uma dimensão da vida do sujeito. Além disso, os valores das dimensões são atribuídos mediante julgamento profissional que, nos instrumentos que avaliam mais de um domínio da vida, compreendem valores somados em um único índice, que associa, nessa única medida, dor e participação social, por exemplo (Hunt, McEwen, McKenna, 1985).

A saúde referida, pelo próprio sujeito ou por terceiros, tem sua expressão representada pela palavra, conjunto de símbolos linguísticos capaz de transmitir uma ideia geral do que se quer comunicar. Entretanto, é possível que a palavra em si não encerre de fato todas as dimensões necessárias à compreensão do conceito. A saúde situa-se nessa problemática, considerando a peculiaridade do ser humano no que se refere à multiplicidade de comportamentos, valores e afetos que nele se realizam, em sua relação consigo mesmo e com o mundo (Czeresnia, 2003).

Na prática, as principais dimensões/domínios dos instrumentos de mensuração da saúde individual referem-se a variáveis comportamentais. Normalmente as avaliações são realizadas com base na presença ou ausência de comprometimentos nessas dimensões (e nas respectivas subdimensões). Ao final é conferido um escore (grau, escala, nível) ou *status* (conceito, descrição, classe) de acordo com as premissas de cada instrumento; daí, o sujeito é classificado como mais ou menos comprometido (doente) e, por extensão, com mais ou menos saúde. É interessante informar ao leitor interessado em aprofundar-se no estudo dos instrumentos de mensuração, seja para aplicação direta, validação ou adaptação transcultural, que é importante o estudo de textos sobre teoria das medidas e psicometria.

O Quadro 11.2 apresenta uma tradução livre, em quatro idiomas, de um conjunto dessas dimensões, lembrando que determinados instrumentos avaliam todas, outros avaliam poucas ou apenas uma dessas dimensões.

Nas ciências da saúde, no nível individual e, a partir deste, no nível coletivo, a saúde é avaliada para se identificar um dado caso (de doença), interesse fundamental da Clínica e uma das vertentes da Epidemiologia. A saúde é mensurada por instrumentos de origem em variados contextos linguísticos e culturais, muitos deles utilizados sem a devida adaptação cultural. A adaptação é um passo importante para estabelecer a robustez do instrumento e permitir o uso universal de tais medidas. Como se constituem de constructos ou dimensões, há necessidade de estabelecer as equivalências: conceitual, de itens, semântica, operacional, de mensuração e funcional dos instrumentos (conforme o Capítulo 12).

Evidentemente, cada país ou cultura pode desenvolver instrumentos de mensuração da saúde individual. Entretanto, é importante considerar que a construção de novas medidas é um processo mais longo e complexo do que a adaptação transcultural de instrumentos já desenvolvidos em outros contextos e, por isso, requer uma firme base teórica, procedimentos bem elaborados de aplicação das versões iniciais do novo instrumento e finalmente a análise das propriedades psicométricas de confiabilidade e validade (Guillemin, Bombardier, Beaton, 1993; Guillemin, 1995; Herdman, Fox-Rushby, Badia, 1998).

Isso não é impeditivo à criação de novos instrumentos, mas cabe ressaltar que esta deve ser uma decisão lastreada por sólida base epistemológica, em situações onde não há possibilidade de adaptação de instrumentos ou que essa abordagem falhou em várias tentativas, uma vez que, em outra vertente do campo da Epidemiologia, com a criação de novos instrumentos, perde-se a perspectiva da comparabilidade. De fato, o instrumento desenvolvido localmente ganha em aproximação cultural, ou seja, em validade interna, mas perde em generalização, ou seja, em validade externa, o que impossibilita uma análise comparativa das condições de saúde quando são considerados diversos contextos.

Alguns instrumentos de mensuração da saúde individual já foram adaptados culturalmente para o Brasil, porém boa parte ainda permanece sem a adaptação transcultural necessária para sua utilização de modo apropriado no campo da pesquisa, clínica ou epidemiológica, de forma que os resultados e indicadores obtidos sejam válidos e confiáveis e, portanto, utilizáveis para planejamento, elaboração e avaliação das intervenções individuais e das políticas públicas de saúde.

Apresentamos no Quadro 11.3 uma série de exemplos de instrumentos utilizados para mensuração da saúde, com pelo menos uma referência do instrumento base (e, quando possível ou disponível, apresentamos uma referência de uso ou validação em língua portuguesa), seguida de uma descrição sumária do instrumento e os principais domínios que o mesmo contempla. Uma revisão extensa e detalhada pode ser encontrada em Bowling.

Análise multicritério de instrumentos de medida da saúde individual

Como mencionado no início deste texto, a necessidade científica, tecnológica e prática levou à produção de técnicas e instrumentos com o propósito de mensurar a saúde individual. A escolha ou construção de um instrumento capaz de apreender o fenômeno ou a realidade pretendida, complexa como é a saúde, constitui um grande desafio para pesquisadores e gestores. Na perspectiva da pesquisa, a escolha do instrumento deve basear-se inicialmente no modelo teórico subjacente e nos obje-

Quadro 11.2 Dimensões comuns em instrumentos de mensuração da saúde individual

Inglês	Francês	Espanhol	Português
Pain	Douleur	Dolor	Dor
Affective	Affectif	Afectividad	Afeto
Cognition	Cognition	Cognición	Cognição
Mobility	Mobilité	Movilidad	Mobilidade
Self care	Self care	Autocuidado	Autocuidado
Usual activities	Activités habituelles	Actividades habituales	Atividades da vida diária

Quadro 11.3 Instrumentos de mensuração de saúde e de conceitos correlatos

Instrumento: **Perfil de Saúde de Nottingham (PSN)**

Referências:
1) Hunt SM, McNewen J, McKenna SP. Measuring health status: a new tool for clinicians and epidemiologists. *Journal of the Royal College of General Practitioners* 35:185-188. 1985.
2) Teixeira-Salmela LF *et al.* Adaptação do Perfil de Nottingham: um instrumento simples de avaliação da qualidade de vida. *Cadernos de Saúde Pública* 20(4):955-914, 2004.

Descrição sumária: o PSN é de um instrumento genérico do constructo qualidade de vida, também foi originalmente desenvolvido para avaliação desse constructo em pacientes com doenças crônicas não transmissíveis e propõe-se a mensurar os domínios da saúde física, social e emocional.

Principais domínios: o PSN é constituído de 38 itens distribuídos em seis grandes domínios: energia, dor, reações emocionais, sono, interação social e habilidades físicas.

Instrumento: **Index of Independence in Activities of Daily Living, Index of ADL**

Referências:
1) Katz S, Vignos PJ, Moskowitz RW *et al.* Prognosis after stroke: II. Long-term course of 159 patients with stroke. *Medicine* 45:236-246, 1966.
2) Duarte YAO, Andrade CL, Lebrão ML. O Índex de Katz na avaliação da funcionalidade dos idosos. *Revista da Escola de Enfermagem da USP* 41(2): 317-327, 2007.

Descrição sumária: o Índice de Independência em Atividades da Vida Diária (tradução literal) é um índice para avaliar o constructo capacidade funcional física de idosos e de pacientes com doenças crônicas não transmissíveis, servindo também como indicador de severidade de condições de saúde-doença ou para avaliar a efetividade das intervenções em saúde.

Principais domínios: avalia cada uma das seis atividades da vida diária do instrumento, classificando-as em independente/dependente: banho, vestir-se, ir ao banheiro, transferência da cama para a cadeira, continência e alimentação.

Instrumento: **Barthel Index**

Referências:
1) Mahoney FI, Barthel DW. Functional evaluation: The Barthel Index. *Md Medicine Journal* 14:61-65, 1965.
2) Martinez JAB, Brunheroti MA, Assis MR, Sobreira CFR. Validação da escala motora funcional EK para língua portuguesa. *Revista da Associação Médica Brasileira* 52(5):347-351, 2006.

Descrição sumária: o Índice de Barthel é uma escala ordinal que se propõe mensurar o constructo independência funcional nas áreas de cuidado pessoal e mobilidade e tem sido bastante usado no Brasil.

Principais domínios: avalia em escala cada um dos seguintes itens: alimentação, banho, higiene pessoal, vestimenta, continência de bexiga e intestinos, transferência no banheiro, transferência cadeira-cama, deambulação e mobilidade em escadas.

Instrumento: ***PULSES Profile***

Referências:
1) Moskowitz E, McCann CB. Classification of disability in the chronically ill and aging. *Journal Chronic Disease* 5:342-346, 1957.
2) Chamlian TR, Melo ACO. Avaliação funcional em pacientes amputados de membros inferiores. *Acta Fisiátrica* 15(1):49-58, 2008.

Descrição sumária: constitui-se de uma escala de seis domínios que refletem o constructo independência.

Principais domínios: são os seis domínios: condição física, funções do membro superior e inferior, controle esfincteriano, suporte familiar, emocional intelectual, financeiro e social.

Instrumento: **Stanford Health Assessment Questionnaire**

Referências:
1) Fries JF. The assessment of disability: from first to future principles. *Britanic Journal of Reumatology* 22(supl):48-58, 1983.

Descrição sumária: é um questionário que tem como propósito a mensuração das dificuldades nas atividades de vida diária. Foi originalmente desenvolvido para avaliar pacientes com artrite, mas tem sido utilizado em vários campos (clínica e pesquisa).

Principais domínios: avalia o impacto da condição de saúde-doença relacionado à qualidade de vida na rotina cotidiana.

Instrumento: **COOP Charts for Primary Care Practice: Physical fitness, Feelings, Daily activities, Social activities, Pain, Change in health, Overall health, Social support, Quality of life.**

Referências:
1) Nelson E, Wasson J, Kirk J, Keller A, Clark D, Dietrich A *et al.* Assessment of function in routine clinical practice: description of the COOP Chart method and preliminary findings. *Journal Chronic Disease* 40 (supl) 1:55S-699, 1987.
2) Paixão Jr, CM, Reicheinheim ME. Uma revisão sobre instrumentos de avaliação do estado funcional. *Caderno de Saúde Pública* 21(1):7-19, 2005.

Descrição sumária: é uma escala ordinal genérica composta por nove itens.

Principais domínios: avalia atividade física, sentimento, atividades da vida diária, atividades sociais, dor, mudança na saúde geral, suporte social e qualidade de vida.

Instrumento: **Medical Outcomes Study (MOS) Social Support Survey**

Referências:
1) Sherbourne CD, Stewart AL. The MOS social support survey. *Social Science Med* 38:705-714, 1991.
2) Griep RH, Chór D, Faerstein E, Werneck GL, Lopes CS. Validade de constructo de escala de apoio social do *Medical Outcomes Study* adaptada para o Português no Estudo Pró-Saúde. *Caderno de Saúde Pública* 21(3):703-714, 2005.

Descrição sumária: instrumento desenvolvido para mensurar o constructo apoio social relacionado com a saúde em sujeitos com hipertensão arterial, doenças cardíacas, alterações afetivas e diabetes em dezenove questões distribuídos em cinco domínios.

Principais domínios: são os domínios do MOS relacionados ao apoio social: apoio material, afetivo, interação social positiva, aspectos emocionais e obtenção de informação e acolhimento.

Quadro 11.3 Instrumentos de mensuração de saúde e de conceitos correlatos (*Continuação*)

Instrumento:	**Montgomery-Asberg Depression Rating Scale**
Referências:	1) Montgomery SA, Åsberg M. A new depression rating scale designed to be sensitive to change. *Britanic Journal of Psychiatry* 134:382-389, 1979. 2) Rumi DO, Ortiz BB, Marcolin MA. Estimulação magnética transcraniana de repetição associada a antidepressivos: início e intensidade da resposta antidepressiva. *Revista de Psiquiatria Clínica* 31(5):231-237, 2004.
Descrição sumária: avalia a dimensão afetiva, especificamente o constructo depressão nos aspectos psicomotores e somáticos distribuídos em dez itens.	
Principais domínios: mensura em uma escala de 0 a 6 os domínios: tristeza aparente, tristeza relatada, tensão interna, sono reduzido, diminuição do apetite, lassidão, dificuldade de concentração, pensamentos pessimistas e suicidas e incapacidade de sentir.	
Instrumento:	**WHOQOL – Instrumento de Qualidade de Vida da Organização Mundial de Saúde (OMSQDV)**
Referências:	1) The World Health Organization Quality of Life Assessment (WHOQOL): development and general psychometric properties, 1998. *Soc Science Med* 46(12):1569-1585, 1988. 2) The WHOQOL GROUP. The World Health Organization Quality of Life Assessment (WHOQOL): position paper from the World Health Organization. *Soc Science Med* 41(10):1403-1409, 1995. 3) Fleck MPA, Chachamovich E, Trentini CM. Projeto WHOQOL-OLD: método e resultados de grupos focais no Brasil. *Rev Saúde Pública* 37(6):793-799, 2003.
Descrição sumária: instrumento desenvolvido pela Organização Mundial de Saúde em um estudo colaborativo multicêntrico, composto por 100 itens (WHOQOL – 100), para avaliação do constructo qualidade de vida com uma perspectiva de comparabilidade internacional.	
Principais domínios: são seis domínios: físico (dor e desconforto, energia e fadiga, sono e repouso), psicológico (sentimentos positivos, pensar, aprender, memória e concentração), nível de independência (mobilidade, atividades da vida diária, dependência de medicação ou tratamentos, capacidade para o trabalho), relações sociais (relações pessoais, suporte social, atividade sexual), ambiente (segurança física e proteção, ambiente doméstico, recursos financeiros, disponibilidade e qualidade de serviços sociais e de saúde, oportunidade de obter informações novas e habilidades, oportunidade e participação em recreação e lazer, ambiente físico, transporte), aspectos espirituais (religião, crenças pessoais).	
Instrumento:	**WHO DAS II – WHO Disability Assessment Schedule II**
Referências:	http://www.who.int/icidh/whodas/index.html
Descrição sumária: uma medida padronizada, multicultural, do estado de saúde, válida para diversos contextos etários, de gênero e geográficos, baseada nas premissas da CIF. A WHO DAS II oferece o estado funcional e de deficiência relacionado a situações de saúde-doença (gravidade, impacto das intervenções etc.), referente aos últimos trinta dias.	
Principais domínios: compreensão e comunicação (cognição), locomoção (mobilidade), autocuidado, relação com as pessoas (interações interpessoais), atividades de vida diária e participação na sociedade.	
Instrumento:	**EuroQol Quality of Life Scale (1990, 1993)**
Referências:	1) EuroQol Group. EuroQol: a new facility for the measurement of health-related quality of life. *Health Policy* (16):199–208, 1990. 2) Hurst NP, Jobanputra P, Hunter M et al. Validity of Euroqol—a generic health status instrument—in patients with rheumatoid arthritis. *Britanic Journal of Rheumatology* (33):655-662, 1994.
Descrição sumária: trata-se de um instrumento para mensuração da qualidade de vida relacionada à saúde, utilizada tanto no campo da pesquisa como nas políticas públicas.	
Principais domínios: a versão atualmente utilizada é a EQ-5D, que inclui cinco domínios (mobilidade, autocuidado, atividades da vida diária, dor/desconforto e ansiedade/depressão) com três itens para cada um, classificando cada situação em: não há problemas relacionados, há problemas moderados e há problemas severos. O instrumento ainda inclui uma escala analógica visual numérica de 0 a 100 (0 = pior estado de saúde imaginável e 100 = melhor estado de saúde imaginável).	

tivos do estudo. Já na perspectiva da gestão, deve ser considerado tanto propósito da medida, o que inclui o tipo de população, quanto contexto cultural, disponibilidade de tempo e recursos, meios utilizados para coleta de dados, entre outros aspectos inerentes a qualquer investigação.

Entretanto, há importantes pré-requisitos para utilização de instrumentos de mensuração da saúde, de modo que se deve realizar uma análise comparativa dos instrumentos disponíveis. Diversos critérios devem ser levados em consideração na construção de uma matriz comparativa, agrupados em três vertentes.

Vertente teórica

Base teórica do instrumento

Deve ser investigado se a construção do instrumento foi pautada em base teórica sólida, se há pertinência do conceito para a investigação ou trabalho em curso, se os domínios constituintes correspondem ao conceito mensurado e se os itens/questões e a escala de julgamento (tipo Likert, dicotômica) são convenientes e adequados para o fenômeno em questão.

Vertente psicométrica

Confiabilidade

Refere-se à capacidade de o instrumento mensurar determinado fenômeno de modo menos vulnerável a erros aleatórios, ou se relaciona à reprodutibilidade, ou seja, a capacidade de repetir uma mesma medida e obter resultados iguais ou similares. Há várias formas de verificar a confiabilidade de uma medida.

▸ Teste-reteste. Reflete a estabilidade da medida quando considerada a aplicação do instrumento no mesmo indivíduo ou grupo de indivíduos, por diferentes aplicadores (interobservadores) ou mesmo aplicador (intraobservador) em diferentes momentos. As estimativas de confiabilidade podem ser avaliadas pelo Coeficiente de Correlação Intraclasse (CCI).

▸ Consistência interna. Consiste na verificação da relação entre os itens (questões) para mensurar o mesmo domínio, ou seja, em que medida diferentes questões mensuram o mesmo atributo. O indicador corrente de consistência interna é o alfa de Cronbach.

▸ Formas paralelas. Refere-se à reprodutibilidade de equivalentes medidas (escores) quando dois instrumentos equivalentes são aplicados no mesmo grupo de sujeitos ou, similarmente, quando dois grupos de sujeitos são avaliados pelo mesmo instrumento e se obtêm resultados paralelos e similares. A similaridade dos escores é avaliada por coeficientes de correlação.

Validade

Relaciona-se ao poder do teste de identificar os casos de um determinado fenômeno (sensibilidade) ou excluir como caso aqueles sujeitos que não apresentam determinada característica (especificidade). Assim, a validade consiste na averiguação da capacidade de um teste de medir aquilo que se propõe medir.

Sensitividade, responsividade ou sensibilidade à mudança

Em alguns estudos é importante verificar se houve mudança do estado ou condição de saúde-doença-intervenção; desta forma, é necessário que um instrumento de mensuração seja capaz de rastrear essas mudanças ao longo do tempo ou de uma intervenção, mesmo que sejam sutis.

Adaptação transcultural (ATC)

Refere-se ao processo de adequação de um instrumento em uma cultura alvo diferente daquela na qual foi concebido e utilizado. Trata-se de um processo minucioso que deve preceder qualquer investigação científica que envolva a utilização de instrumentos literários de medida (para maiores detalhes consulte o Capítulo 13 – Qualidade dos Instrumentos Epidemiológicos).

Efeito teto (**ceiling**) *ou efeito assoalho* (**floor**)

Refere-se à proporção de respondentes com escore máximo ou escore mínimo; reflete a capacidade de o instrumento verificar alterações sutis no constructo avaliado, seja no limite inferior ou no limite superior.

Análise pela nova psicometria

Vários instrumentos foram criados com base na Teoria Clássica dos Testes (TCT); entretanto, modelos matemáticos foram desenvolvidos posteriormente com o propósito de qualificar uso e mensuração de tais instrumentos, como a Teoria de Resposta ao Item (TRI) e modelos dela derivados, entre eles o Modelo de Rasch, que permitem situar o respondente dos instrumentos a partir da relação entre sua habilidade (saúde, funcionalidade, papel social etc.) e a dificuldade de cada item, refletindo de forma mais qualificada a avaliação do seu estado individual.

Vertente operacional

Tempo de aplicação do instrumento

Variável operacional importante que informa sobre as estratégias de aplicação de acordo com a população-alvo e está diretamente relacionado a:

- *Tamanho do instrumento*: número de itens
- *Escala de julgamento dos itens*: dicotômico, tipo Likert etc.
- *Forma de aplicação do instrumento*: por aplicadores treinados, por profissional especialista, pelo próprio sujeito.

Perfil de uso

Indica se o instrumento tem histórico de utilização no campo da pesquisa, da clínica ou de ambos. Espera-se que um instrumento com larga utilização nesses campos tenha acumulado importantes relatos de experiências e indique diversos *modi operandi* que podem contribuir com o pesquisador na hora de implementar seu estudo.

Aceitação

Está intrinsecamente relacionado com o item anterior e corresponde à verificação da aceitação e uso do instrumento pela comunidade acadêmica. Pode ser avaliada pelo número de estudos ou projetos que utilizaram o instrumento em questão.

No Quadro 11.4 apresentamos um exemplo de modelo para uma matriz síntese de análise comparativa de três instrumentos hipotéticos.

Em rápida análise comparativa, no quadro a seguir, o pesquisador poderia se questionar qual o melhor instrumento para ser utilizado na sua investigação. A resposta a esse questionamento terá várias respostas, de acordo com um critério ou série de critérios de escolha. Por exemplo, se o critério mais importante é base teórica sólida, os instrumentos A e C apresentam bom desempenho, mas se além desse critério for também importante o tempo de aplicação, o instrumento A (15 min) tem o melhor desempenho. Por outro lado se for necessário que o instrumento seja aplicável tanto no campo da pesquisa como no da clínica, o instrumento C deveria ser escolhido. Então, diante dessa situação, como deve ser tomada a decisão em favor de um ou outro instrumento?

Diante de numerosas alternativas, a tomada de decisão sempre foi um desafio para pesquisadores e profissionais no campo científico, pois, além da necessidade de comparação entre opções disponíveis, as decisões, em geral, são eivadas de subjetivismo e, consequentemente, podem estar sujeitas a algum tipo de erro. Embora a aplicação de uma técnica científica necessariamente não garanta a melhor decisão, a utilização de ferra-

Quadro 11.4 Análise comparativa de instrumentos de mensuração de saúde

	Vertente teórica	Vertente psicométrica			Vertente operacional		
Instrumento	**Base teórica sólida**	**Confiabilidade**	**Validade**	**ATC***	**Tempo**	**Perfil de uso**	**Número de estudos**
A	Sim	Sim	Sim	Não	15 min	Clínica	12
B	Não	Não	Sim	Não	20 min	Pesquisa	20
C	Sim	Sim	Sim	Sim	50 min	Ambos	**05**

*Adaptação transcultural.

mentas de análise multicritério para tomada de decisão ao menos assegura que as opções disponíveis sejam julgadas de acordo com pesos estabelecidos para cada característica avaliada dessas alternativas.

Foge do escopo deste capítulo uma análise exaustiva das metodologias de análise multicritério. Entretanto, como ilustração do tema, apresentaremos com algum grau de detalhe duas dessas ferramentas de auxílio à tomada de decisão: a metodologia AHP e o método de análise multicritério baseado na lógica borrosa.

Metodologia hierárquica AHP

O método de análise multicritério denominado Processo de Análise Hierárquica (AHP – sigla da expressão em inglês) foi proposto pelo matemático Thomas Saaty (1991, 2008). A premissa básica é que todos os seres humanos são fundamentalmente tomadores de decisão. No desenvolvimento da AHP, o processo de tomada de decisão inicia-se com a consciência do problema, prossegue pela necessidade de resolução, pelo estabelecimento dos critérios e subcritérios que devem ser levados em consideração e finalmente apresentação das alternativas disponíveis, das quais surgirá a opção eleita. É importante mencionar que muitas vezes os critérios são constructos, aproximações abstratas sem uma medida física direta (adequado, maior, menor, melhor) às quais são atribuídos valores numéricos que os representam diretamente ou em termos comparativos em relação aos outros, um procedimento com forte carga subjetiva. Mas o próprio Saaty indica que a subjetividade inevitavelmente está presente nos nossos julgamentos, especialmente nas análises comparativas. Basta descrever o julgamento de um determinado sujeito que se propõe a praticar esportes, após a medida de sua altura, com a escala métrica decimal clássica, verificou-se que o mesmo tinha 1,95 metro. Qual seria a avaliação do leitor sobre a altura desse indivíduo se ele se propusesse a jogar vôlei ou a competir como jóquei? Muito alto ou muito baixo?

O método AHP baseia-se em três pressupostos:

a. Hierarquização do problema – que consiste na construção de uma árvore hierárquica, decompondo a ideia em análise com objetivo de permitir a exploração de cada nível ou componente constituinte.
b. Definição de prioridades – que se refere a uma aproximação das relações entre os fenômenos e possibilita definir critérios e respectivos pesos para eleger, em uma díade ou tríade de opções, aquela que apresenta maior prioridade ou preferência diante das demais.
c. Consistência lógica – que está relacionada com a capacidade de estabelecer uma lógica para os pares de elementos e correlacioná-los com o nível de consistência das observações.

A análise multicritério pelo AHP opera com a decomposição dos problemas em hierarquias de sistemas:

a. Definição do problema e descrição do objetivo.
b. Elaboração de representação hierárquica do problema.
c. Definição das prioridades de cada alternativa em relação aos critérios.
d. Elaboração da síntese numérica do problema.
e. Avaliação da consistência dos resultados.

Boxe 11.1 Auxílio multicritério à decisão

Apesar de a análise multicritério para tomada de decisão – ou auxílio multicritério à decisão – ter obtido melhor sistematização e terminologia própria na década de 1960, por meio dos professores de matemática Bernard Roy e sua equipe na Universidade Paris-Dauphine (Roy, Bouyssou, 1993), representante da chamada Escola Francesa com a ELECTRE (Élection et Choix Traduisant la Realité), e Thomas Saaty (1991, 2008), da Universidade de Pittsburgh, representante da Escola Americana com a AHP (Analytic Hierarchic Process), sua história remonta ao século XIII com o filósofo e místico Ramon Llull, nobre espanhol nascido em Palma de Maiorca, que formulou algumas aproximações sobre a teoria das eleições. Mesmo esquecido no mundo acadêmico, Llull tem influência em várias áreas. Registra-se que, nas suas viagens ao Oriente Médio, conheceu um instrumento árabe chamado *zairja* utilizado por astrólogos da época para elaborar ideias a partir de uma série de critérios exatos e que consistia em 28 letras do alfabeto árabe, cada uma representando uma categoria filosófica, com um determinado peso numérico, que quando combinados davam origem a novas ideias, percepções e axiomas.

Atualmente, entre as várias abordagens da análise multicritério, com seus pressupostos, vantagens e limitações, podemos citar: métodos não compensatórios, modelo multiatributos utilitarista, modelos lineares aditivos e análise multicritério baseada na lógica borrosa. A análise multicritério para tomada de decisão é amplamente utilizada em diversas áreas do conhecimento, incluindo Economia, Engenharia, Agricultura, Administração e Gestão, Lógica Bélica e Militar, entre outras. Sobre aplicações da análise multicritério no Brasil, ver principalmente Silva, Cabrera & Teixeira (2006), Letichevsky, Vellasco & Tansheit (2007) e Gomes, Mello & Mangabeira (2008).

Análise multicritério com base na lógica borrosa

No caso ilustrado no Quadro 11.4, mesmo diante de maior preferência pelo instrumento B, não há exclusão absoluta dos instrumentos A e C. Isso se deve ao princípio que, de fato, a lógica clássica que divide a realidade em dois polos, verdadeiro e falso, não se aplica perfeitamente aos fenômenos naturais. Nesse exemplo específico, entre os extremos de escolha do instrumento A (mais indicado) e o instrumento B (menos indicado), há o instrumento C e uma série de outras alternativas, parcialmente verdadeiras e parcialmente falsas.

Claro que utilizando apenas o princípio da lógica clássica que divide a realidade em dois polos, verdadeiro e falso, outras alternativas seriam automaticamente excluídas, contudo essa premissa não se aplica perfeitamente aos fenômenos naturais, pois entre duas alternativas há uma série de outras alternativas, parcialmente verdadeiras e parcialmente falsas.

Esse pensamento se aproxima da chamada lógica borrosa (*fuzzy logic*), derivada da teoria dos conjuntos borrosos (*fuzzy sets*) proposta por Lotfi Zadeh, professor de matemática da Universidade de Berkeley na Califórnia. A lógica borrosa teve sua primeira aplicação prática no contexto industrial pelo professor Abe Mandami, do Queen's College de Londres. Desde então, os princípios da lógica borrosa vêm permeando outros campos de conhecimento, oferecendo estratégias qualificadas para permitir a apreensão de informações difusas, imprecisas ou ambíguas, especialmente relacionadas a variáveis linguísticas mensuradas por números naturais.

No campo da saúde, aplicações da lógica dos conjuntos borrosos a teorias do diagnóstico de doença e de saúde têm sido propostas por Kazem Sadegh-Zadeh (2000, 2001, 2008), médico, matemático e filósofo teuto-iraniano, professor de clínica médica na Universidade de Munster, na Alemanha. Para maiores informações sobre lógica borrosa, particularmente sua integração nas teorias da complexidade e aplicações no campo epidemiológico, ver Capítulos 26 e 62 desta obra.

Para o que nos interessa neste momento, a lógica borrosa permite fazer inferências com base em informações vagas e ambíguas e, além de sua aplicação na investigação de fenômenos com certo grau de incerteza, adapta-se muito bem aos processos de tomada de decisão, especialmente àqueles com múltiplos critérios (Carlsson, Fuller, 1996).

Comentários finais

Neste capítulo, sem a pretensão de esgotar a temática, mas com o propósito de abrir a discussão, introduzimos uma estratégia de problematização dos processos de mensuração do fenômeno saúde, juntamente com algumas aproximações para análise comparativa e multicritério dos instrumentos. Com o objetivo de fundamentar a apresentação geral dos instrumentos em sua lógica de construção, aplicação e avaliação, além das principais dimensões operativas utilizadas em cada um deles, apresentamos aspectos específicos de semiologia aplicada à Epidemiologia como possibilidade de leitura, interpretação e expressão de tópicos relacionados com a linguagem estruturante dos instrumentos de identificação de caso.

Não discutimos instrumentos e tecnologias físicos, mecânicos, químicos ou biotecnológicos para diagnóstico ou definição de caso, mas instrumentos literários construídos a partir de signos secundários, individualmente ou estruturados em questionários, escala e índices de saúde. Não obstante, isso não impede a aplicação dos métodos, técnicas, parâmetros e critérios aqui apresentados para a semioanálise de instrumentos e procedimentos diagnósticos de base biológica tão importantes para a clínica contemporânea.

Referências bibliográficas

Almeida Filho N. *A ciência da saúde*. São Paulo: Hucitec, 2000.

Almeida-Filho N. Uma teoria geral da saúde-doença como base para a integralidade das práticas de saúde. In: Pinheiro R (ed.). *Construção da integralidade: cotidiano, saberes e praticas em saúde*. Rio de Janeiro: IMS/ABRASCO, 2003, pp. 53-64.

Almeida-Filho N. Modèles de la santé et de la maladie: remarques préliminaires pour une théorie générale de la Santé. Rupture. *Revue Transdisciplinaire en Santé* 11(1):122-146, 2006.

Bibeau G. A step toward thick thinking: from webs of significance to connections across dimensions. *Medical Anthropology Quarterly* 2:402-416, 1988.

Bibeau G. Cultural psychiatry in a creolizing world: questions for a new research agenda. *Transcultural Psychiatry* 34(1):9-42, 1997.

Bowling A. Measuring health. A review of quality of life measurement scales. 2nd ed. Buckingham: Open University Press, 1997.

Braga CG, Cruz DALM. Contribuições da psicometria para avaliação de respostas psicossociais na enfermagem. *Revista da Escola de Enfermagem da USP* 40(1):98-104, 2006.

Buss PM. Uma introdução ao conceito de promoção da saúde. In: Czeresnia D (Org.). Promoção da saúde: conceitos, reflexões e tendência. Rio de Janeiro: Fiocruz, 2003. pp. 15-38.

Campolina AG, Ciconelli RM. Qualidade de vida e medidas de utilidade: parâmetros clínicos para as tomadas de decisão em saúde. *Rev Panam Salud Pública* (Washington, D.C.), 19(2):128-136, 2006.

Canguilhem G. *Nouvelles réflexions sur le normal et le pathologique*. Paris: P.U.F., 1966.

Canguilhem G. *O normal e o patológico*. Rio de Janeiro: Forense Universitária, 1982.

Canguilhem G. *La santé: concept vulgaire et question philosophique*. Toulouse: Sables, 1990.

Carlsson C, Fuller R. Fuzzy multiple criteria decision making: recent developments. *Fuzzy Sets and Systems* 78:139-153, 1996.

Clavreul J. *A ordem médica*. São Paulo: Brasiliense, 1980.

Coelho MT, Almeida-Filho N. Conceitos de Saúde em discursos contemporâneos de referência científica. *História, Ciência e Saúde – Manguinhos* 9(2):315-333, 2002.

Corin E. The social and cultural matrix of health and disease. In: Evans RG, Barer ML, Marmot TR (eds.). *Why are some people healthy and others not? The Determinants of the health of populations*. Hawthorne, NY: Aldine, 1994:93-132.

Corin E, Uchoa E, Bibeau G, Koumare B. Articulation et variations des systèmes de signes, de sens et d'action. *Psychopathologie africaine* XXIV:183-204, 1992.

Costa AJL. Metodologias e indicadores para avaliação da capacidade funcional: análise preliminar do Suplemento Saúde da Pesquisa Nacional por Amostra de Domicílios – PNAD, Brasil, 2003. *Ciência e Saúde Coletiva* 11(4):927-940, 2006.

Czeresnia D. El concepto de salud y la diferencia entre prevención e intereses. In: Czeresnia D, Freitas CMF. Promoción de la salud: conceptos, reflexiones, intereses. Argentina: Lugar Editorial, 2003, p. 47-64.

Farias N, Buchalla CM. A Classificação Internacional de Funcionalidade, Incapacidade e Saúde da Organização Mundial de Saúde: conceitos, usos e perspectivas. *Revista Brasileira de Epidemiologia* 8(2):187-193, 2005.

Gadamer HG. *O caráter oculto da saúde*. Petrópolis: Editora Vozes, 2006.

Gomes EG, Mello JCCBS, Mangabeira JAC. Índice multicritério de bem-estar social rural em um município da região Amazônica. *Pesquisa Operacional* 28(1):141-160, 2008.

Guillemin F, Bombardier C, Beaton D. Cross-cultural adaptation of health-related quality of life measures: literature review an proposed guidelines. *Journal of Clinical Epidemiology* 46(12):1417-1432, 1993.

Guillemin F. Cross-cultural adaptation and validation of health status measures. *Scandinavian Journal of Rheumatology* 24:61-63, 1995.

Herdman M, Fox-Rushby J, Badia X. A model of equivalence in the cultural adaptation of HRQoL instruments: the universalist approach. *Quality of Life Research* 7:323-335, 1998.

Horley, J. A book review. *Social Indicadors Research* 49:115-120, 2000.

Hunt SM, McNewen J, McKenna SP. Measuring health status: a new tool for clinicians and epidemiologists. *Journal of the Royal College of General Practitioners* 35:185-188, 1985.

Letichevsky AC, Vellasco MMBR, Tansheit R. Um sistema fuzzy de suporte à decisão para meta-avaliação: uma nova abordagem e um estudo de caso desenvolvidos no Brasil. *Aval Pol Públ Educ* 15(56):447-462, 2007.

Marques IR, Barbosa SF, Basile ALO, Marin HF. Guia de apoio a decisão em Enfermagem Obstétrica: aplicação da técnica da lógica fuzzy. *Revista Brasileira de Enfermagem* 58(3):349-354, 2005.

OMS – Organização Mundial de Saúde. CIF: Classificação Internacional de Funcionalidade, Incapacidade e Saúde. Centro Colaborador da OMS para Família das Classificações Internacionais (org.). Coordenação da tradução Cássia Maria Buchalla. São Paulo: Editora da Universidade de São Paulo – EDUSP, 2003.

Roy B, Bouyssou D. Aide multicritérie à la décision: méthodes et cas. Paris: Econômica. 1993.

Saaty TL. *Método de análise hierárquica*. São Paulo: McGraw Hill Makron, 1991.

Saaty TL. Decision making with the Analityc Hierarchy Process. *International Journal of Services Sciences* 1(1):83-98, 2008.

Sadegh-Zadeh K. Fuzzy health, illness, and disease. *Journal of Medicine and Philosophy* 25(5):605-38, 2000.

Sadegh-Zadeh K. The fuzzy revolution: goodbye to the Aristotelian Weltanschauung. *Artificial Intelligence in Medicine* 21(1 a 3):1-25, 2001.

Sadegh-Zadeh K. The prototype resemblance theory of disease. *Journal of Medicine and Philosophy* 33(2):106-139, 2008.

Silva JTM, Cabrera PAL, Teixeira LAA. Aplicação do método de análise hierárquica no processo de tomada de decisão: um estudo como o empreendedor agrícola da região de Divino/MG. *Revista Gestão e Planejamento* 7(14):19-30, 2006.

Sousa CA, Duarte OS, Pereira JCR. Lógica fuzzy e regressão logística na decisão para prática de cintigrafia de paratireoides. *Revista de Saúde Pública* 40(5):898-906, 2006.

12 Observação e Registro dos Fenômenos Epidemiológicos (Tempo, Espaço, Indivíduos e Populações)

Rita Barradas Barata e Guilherme L. Werneck

Introdução

Entre as etapas fundamentais envolvidas nos estudos epidemiológicos destaca-se a descrição detalhada da ocorrência de eventos relacionados com a saúde nas populações. Com a intenção de conhecer padrões gerais no comportamento de doenças e identificar subgrupos populacionais mais vulneráveis, lança-se mão de estratégias analíticas que têm como principais eixos a distribuição temporal, espacial e segundo atributos pessoais (Barata, 1997).

A importância dessas abordagens para a compreensão de fenômenos epidemiológicos, o que se convencionou denominar *Epidemiologia descritiva*, nos textos clássicos da disciplina, é salientada em geral sob o título "descrição das doenças segundo pessoa-tempo-lugar" (MacMahon & Pugh, 1970; Lilienfeld & Lilienfeld, 1980). A partir da segunda metade do século XX, no contexto do surgimento e estabelecimento da assim chamada *Epidemiologia Moderna*, o interesse científico nesses tipos de estudo foi decrescendo paulatinamente na medida em que as pesquisas epidemiológicas foram se orientando progressivamente para a investigação das causas biológicas das doenças, por meio dos desenhos de estudos denominados analíticos (Barata, 1997; Krieger, 2000).

Ainda que abordagens descritivas e analíticas sejam frequentemente consideradas mutuamente exclusivas, elas devem ser vistas como estratégias complementares que se dispõem em um *continuum* (Kleinbaum *et al.*, 1982; Schoenbach & Rosamond, 2000). Esta falsa dicotomia entre estudos descritivos e analíticos não contribui para o desenvolvimento do campo da Epidemiologia, particularmente na sua interface com os serviços de saúde. Investigações de cunho mais descritivo configuram um arsenal metodológico fundamental para a compreensão de problemas de saúde, sendo uma série de aspectos relacionados com a concepção e desenho destes estudos oferece desafios tão ou mais complexos do que aqueles enfrentados nos demais tipos de delineamentos epidemiológicos (Barata, 1997).

Uma das premissas básicas da Epidemiologia é que as doenças não se distribuem aleatoriamente, mas seguem padrões que refletem a atuação de processos de determinação subjacentes (Fox *et al.*, 1970). Esses padrões não apenas permitem projetar ocorrências futuras, mas também desempenham papel preponderante na compreensão dos processos de produção das doenças e eventos de saúde e na formulação de estratégias de prevenção e controle.

Em essência, o padrão de distribuição das doenças e eventos de saúde na população é descrito pelas respostas combinadas a três perguntas básicas: Quem é afetado? Quando a doença ocorre? Onde a doença ocorre?

Neste capítulo, oferecemos um panorama das diversas abordagens, clássicas e contemporâneas, utilizadas em estudos interessados em abordar como e por que fenômenos epidemiológicos variam de acordo com tempo, espaço e grupos populacionais, buscando enfatizar também problemas e desafios enfrentados no processo de construção do conhecimento epidemiológico.

Observação e registro em indivíduos e populações

Há um número praticamente infinito de características das pessoas ou atributos individuais que podem relacionar-se com a ocorrência de problemas de saúde de interesse para estudos epidemiológicos. Entretanto, tendo em vista o objetivo maior de compreender o processo de produção da saúde e da doença em sua dimensão populacional, algumas dessas características se destacam e serão estas as abordadas nesta seção.

Classe social

Dentre as características das pessoas afetadas, sem dúvida, a mais importante na determinação da distribuição do processo saúde-doença é a classe social.

É pela posição de classe que os aspectos macrossociais da vida em sociedade interferem e modelam os aspectos da vida cotidiana. A posição de classe diferencia a experiência pessoal e os modos pelos quais os indivíduos veem e vivenciam o mundo (Aries & Seider, 2007).

A posição de classe condiciona o acesso aos recursos produtivos e molda as experiências de vida na esfera da produção e do consumo. Ao limitar as experiências e as oportunidades de vida, esses processos primários acabam por gerar efeitos de segunda ordem determinando padrões de saúde e doença, atitudes, crenças, valores etc. (Figueiredo-Santos, 2005).

Os membros de cada classe social, de acordo com o modo de inserção na esfera produtiva (mundo do trabalho), seus padrões de consumo, suas formas de organização política e cultural, desempenham suas atividades cotidianas em meio a um sistema contraditório de situações que, por um lado, potencializam a manutenção da saúde e, por outro, favorecem a ocorrência da doença. Esse sistema contraditório origina o perfil da saúde-doença característico de cada classe social (Breilh *et al.* 1990).

Embora o conceito de classe social seja o mais adequado do ponto de vista teórico para a análise da distribuição das doenças e para a investigação dos determinantes sociais, sua operacionalização apresenta várias dificuldades do ponto de vista conceitual e metodológico. Durante a década de 1980 vários modelos de operacionalização foram desenvolvidos por sociólogos e adaptados por epidemiologistas para o uso em pesquisas no campo da saúde. Entretanto, a necessidade de contar com amostras grandes para poder efetivamente refletir as diferenças entre classes cuja presença na população tem dimensões bastante diferentes, além das dificuldades de operacionalização já mencionadas, restringiu muito o uso da classe social como categoria de análise em estudos epidemiológicos.

A despeito dessas dificuldades, algumas investigações epidemiológicas realizadas no país durante a década de 1980 utilizaram a operacionalização das classes sociais no estudo das desigualdades sociais em saúde. O Quadro 12.1 apresenta os resultados da associação entre classe social, hábito de fumar materno e incidência de baixo peso ao nascer em Ribeirão Preto (SP) obtidos em inquérito realizado em 1978-1979.

É possível observar neste quadro que o hábito de fumar materno está associado à maior incidência de baixo peso dentro de cada uma das classes sociais das mães. Do mesmo modo, entre mães fumantes e não fumantes há um nítido gradiente na incidência de baixo peso com aumento da ocorrência nas classes sociais com menor participação na distribuição da riqueza social e do poder. Entretanto, o aspecto mais interessante desses dados é a análise simultânea das classes e do hábito de fumar materno, que permite apreciar a sobredeterminação da classe social em relação ao hábito de fumar. A incidência de baixo peso entre mães burguesas fumantes é menor do que a incidência de baixo peso entre as mães não fumantes pertencentes ao subproletariado. Ou seja, o pertencimento de classe acaba por modular o efeito do hábito de fumar, ou, dito de outro modo, as mães que pertencem ao subproletariado estão sujeitas a um somatório de desvantagens, de modo que os diferentes determinantes da ocorrência de baixo peso acabam por adquirir maior magnitude nesse grupo social.

Quadro 12.1 Incidência de baixo peso ao nascer segundo classe social e hábito de fumar materno. Ribeirão Preto, 1978-1979

Classe social	Mãe fumante	Mãe não fumante
Burguesia	4,36%	2,67%
Proletariado	9,52%	5,93%
Subproletariado	12,77%	6,27%

Adaptado de Silva *et al.*, 1992.

A Figura 12.1 mostra a distribuição de crianças menores de 5 anos no primeiro (D1) e no décimo (D10) decil do indicador altura/idade segundo classes sociais. Os dados foram obtidos por meio de inquérito domiciliar realizado em São Paulo no período 1984-1985.

Os dados mostram a distribuição marcadamente diferente da proporção de crianças menores de 5 anos com retardo no crescimento nas diferentes classes sociais. Enquanto na burguesia nenhuma criança foi classificada no decil 1 da distribuição, que corresponde aos valores mais baixos de altura para idade, 35% das crianças no subproletariado tiveram essa classificação. Inversamente, no decil 10 correspondendo aos valores mais altos de altura para idade, foram classificadas 3 vezes mais crianças da burguesia do que do subproletariado.

A associação entre nível de saúde e classe social é um dos achados mais bem estabelecidos na literatura epidemiológica. Em países europeus a classe social baseada na classificação de ocupações tem sido o indicador mais frequentemente utilizado nos estudos de desigualdades sociais em saúde. Ao utilizar a classificação de classe baseada na ocupação, os registros de even-

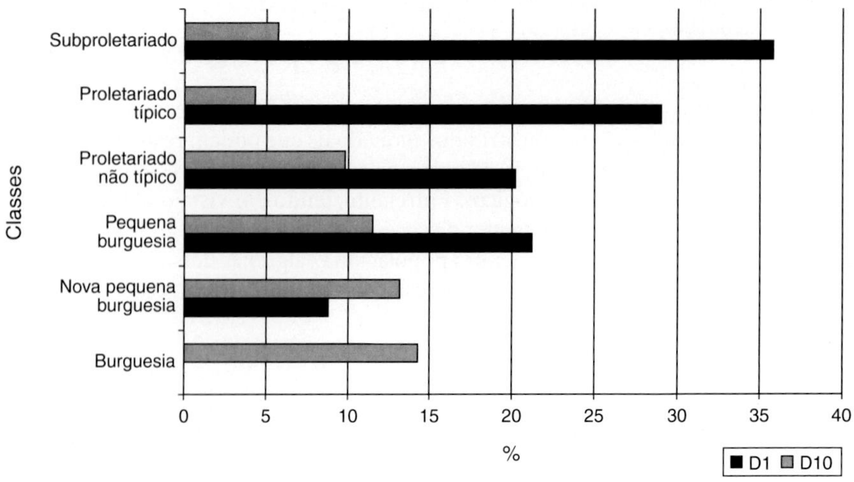

Figura 12.1 Distribuição de crianças menores de 5 anos segundo decis de altura/idade e classe social, São Paulo, 1984-1985. Adaptado de Monteiro *et al.*, 1989.

tos vitais e as pesquisas epidemiológicas tentam solucionar os impasses da operacionalização de esquemas mais complexos de classificação social.

Posição socioeconômica

Dadas as dificuldades já apontadas para a operacionalização do conceito de classe social em inquéritos populacionais, muitos estudos epidemiológicos têm optado pela utilização de variáveis socioeconômicas, isoladas ou combinadas em indicadores compostos ou sintéticos, para relacionar o estado de saúde ou o perfil patológico às condições de vida dos indivíduos ou grupos populacionais estudados.

As variáveis isoladas mais utilizadas são aquelas que permitem estabelecer uma estratificação em relação à ocupação, à renda e à escolaridade. Estudos europeus utilizam com maior frequência a classificação das ocupações, enquanto estudos realizados nos EUA e no Brasil utilizam geralmente a renda e a escolaridade.

Habitualmente, nos países europeus, são agrupadas na classe I todas as ocupações profissionais, ou seja, que estão associadas à obtenção de instrução de nível universitário; na classe II são agrupadas as ocupações técnicas e administrativas de nível superior e/ou intermediário; na classe III são agrupadas as ocupações qualificadas manuais e não manuais; na classe IV as ocupações semiqualificadas, e na classe V as ocupações não qualificadas. Como pode ser observado, esta classificação não inclui tanto os grandes proprietários dos meios de produção quanto as parcelas da população excluídas do mercado de trabalho, como são os aposentados, as donas de casa, os desocupados e os desempregados.

Um problema que surge na classificação baseada em ocupação está na distinção correta entre ocupação e profissão. Os indivíduos têm formações profissionais que utilizam para desempenhar diferentes ocupações, mas nem sempre há uma relação direta e necessária entre uma e outra. Assim, a classificação baseada na ocupação necessita de um conjunto relativamente amplo de informações que permita caracterizar corretamente o conjunto de tarefas que define a ocupação. Várias pesquisas têm analisado a relevância da ocupação como indicadora de posição de classe, controlando para os aspectos relacionados com os ambientes e com a organização do trabalho. Essas pesquisas têm demonstrado o efeito independente da ocupação como indicadora da posição de classe (Alvarez-Dardet *et al.*, 1995).

A escolaridade alcançada pelos adultos é uma característica constante a partir de certa idade, podendo ser um fator limitante para o emprego dessa variável em estudos nos quais a mobilidade social é de interesse. Outra limitação está relacionada com a geração dos indivíduos, uma vez que os níveis de escolaridade têm aumentado ao longo dos anos na maioria das populações nos países ocidentais, de modo que as pessoas idosas tendem a ter menor escolaridade ainda que desfrutem de posições sociais de prestígio. Finalmente, as estruturas educacionais distintas levando a diferentes titulações limitam as comparações entre países. Em estudos de saúde infantil, a escolaridade da mãe tem aparecido como a variável mais importante entre aquelas que medem a posição socioeconômica (Alvarez-Dardet *et al.*, 1995).

A renda, embora seja uma variável teoricamente fácil de obter, é uma das que estão sujeitas às maiores taxas de não resposta em inquéritos populacionais, além de apresentar tendência à subenumeração. A renda é normalmente utilizada como uma medida indireta da parcela da riqueza social obtida pelas famílias ou pelos indivíduos em decorrência de sua posição de classe na estrutura social. As comparações entre diferentes populações, no entanto, exigem a padronização do poder de compra visto o diferente poder aquisitivo da renda em diferentes condições de preços, inflação, taxas de câmbio etc. (Alvarez-Dardet *et al.*, 1995).

Uma forma de contornar os problemas operacionais no uso da renda como indicador de riqueza é distribuir a renda em decis, quintis ou percentis analisando a associação entre eventos de saúde e a distribuição relativa da renda na população.

Um problema adicional na utilização de variáveis socioeconômicas isoladas para os estudos epidemiológicos tem a ver com as comparações múltiplas. Evidentemente, os indivíduos estudados podem ser classificados segundo cada uma das variáveis consideradas, mas serão os mesmos indivíduos. Frequentemente, aqueles que se classificam em piores condições na variável ocupação devem também se classificar nas piores posições com relação à escolaridade e à renda, mas nem sempre isso ocorre. Entre populações rurais, por exemplo, pode haver grande dissociação entre classificação segundo renda, escolaridade e ocupação. Assim, ao fragmentar a inserção de classe em indicadores indiretos de posição socioeconômica, muitas vezes os resultados podem parecer contraditórios.

Do ponto de vista metodológico, a adoção da análise hierárquica ou hierarquizada como estratégia de análise de dados tem possibilitado a superação, em parte, dessa fragmentação. Ao realizar a análise segundo um modelo lógico no qual as variáveis são introduzidas tentando manter as diferentes dimensões que elas representam da organização social, o modelo hierárquico permite visualizar melhor o processo de determinação e mediação entre a organização social e suas repercussões no estado de saúde.

Vários indicadores sintéticos têm sido elaborados a partir de um conjunto variável de indicadores sociais, econômicos e culturais. Entre eles destaca-se o índice de exclusão social, elaborado por Campos *et al.* (2007) a partir da síntese de sete indicadores relativos a pobreza, emprego formal, concentração de jovens, analfabetismo, escolaridade, violência e desigualdade de renda. O índice foi proposto como medida da desigualdade social nas regiões, estados e municípios brasileiros com a finalidade de mapear os problemas e orientar a elaboração de políticas públicas. A síntese de indicadores pode ser feita por meio de diferentes procedimentos estatísticos e matemáticos que permitem reduzir as várias dimensões dos indicadores utilizados a uma única medida resumo.

Outra forma de reunir indicadores sociais e econômicos é a construção de indicadores compostos que, em vez de reduzir todas as informações a uma única medida, propiciam a classificação das unidades de análise segundo a combinação entre as diferentes dimensões. A Fundação SEADE possui uma "família" de indicadores construídos dessa maneira, dentre os quais podem ser citados: o índice de condições de vida, o índice paulista de responsabilidade social, o índice paulista de vulnerabilidade social, todos eles baseados na combinação de diferentes dimensões. Com base nessa abordagem metodológica, a Fundação conduziu, em 2006, uma pesquisa sobre condições de vida em regiões do Estado de São Paulo que permite exemplificar a utilização dos índices de vulnerabilidade social como classificador das condições dos indivíduos entrevistados e relacioná-lo com o acesso e uso de serviços de saúde.

Tanto os indicadores sintéticos quanto os indicadores compostos são utilizados para classificar áreas geográficas de residência e só assim podem ser indiretamente atribuídos às pessoas que habitam essas áreas, tendo sua utilização restrita aos estudos ecológicos que serão comentados em outro tópico deste

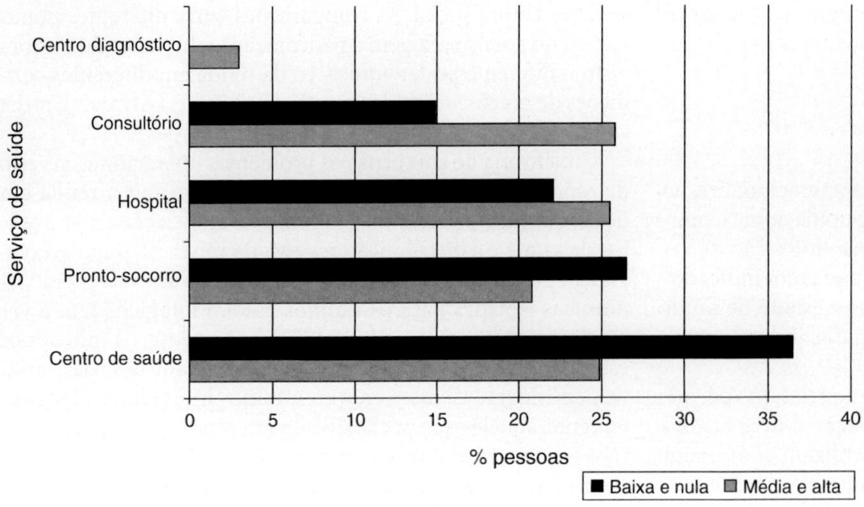

Figura 12.2 Serviço de saúde procurado segundo estrato de vulnerabilidade social, RMSP, 2006. Adaptado de Barata, 2008.

capítulo e mais aprofundados em outro capítulo deste livro (Capítulo 15).

A Figura 12.2 apresenta o tipo de serviço de saúde procurado por pessoas residindo em áreas com baixa ou nula vulnerabilidade social e pessoas residindo em áreas com média ou alta vulnerabilidade social na região metropolitana de São Paulo. O perfil de utilização dos serviços para pessoas que declararam ter tido algum problema de saúde e ter buscado algum tipo de serviço é bastante distinto para os grupos analisados.

Além da distribuição de doenças e eventos de saúde e do acesso e utilização de serviços de saúde, os indicadores de posição socioeconômica também podem ser relacionados com comportamentos, atitudes e crenças em saúde. A dimensão simbólica, tanto quanto a dimensão material do processo saúde-doença, está relacionada com a posição do indivíduo em seu grupo social e desse grupo na estrutura da organização social na qual se insere.

Gênero e etnia

Gênero é um constructo social que determina como homens e mulheres experimentam eventos vitais de maneira diferente, embora dentro do mesmo contexto. Homens e mulheres exercem diferentes papéis sociais na família e na sociedade como um todo. Na área de saúde o conceito de gênero é utilizado tanto para marcar características próprias aos comportamentos de grupos de sujeitos sociais, quanto para estabelecer o contraste entre masculino e feminino, mas principalmente para enfocar as relações que se estabelecem entre homens e mulheres no âmbito social e que apresentam repercussões para o estado de saúde e para o acesso e utilização dos serviços de saúde.

Definitivamente, gênero não é sinônimo de sexo. Em biologia e também na área médica, sexo é um marcador de diferenças biológicas relacionadas com aspectos anatômicos e fisiológicos do aparelho reprodutivo e eventualmente com características genéticas vinculadas aos cromossomos X ou Y. Assim, é importante, nos estudos epidemiológicos distinguir as associações entre doenças e eventos de saúde com o sexo (dimensão biológica) e associações com gênero (dimensão social). Portanto, as desigualdades em saúde observadas entre homens e mulheres devem ser analisadas a partir dessa dupla determinação: as relações de gênero e as peculiaridades do sexo biológico.

A expressão das relações de gênero é fortemente influenciada pela posição socioeconômica ou de classe social. Um dos aspectos mais salientes dessas relações de gênero é a assimetria de poder que se estabelece entre homens e mulheres na maioria das sociedades e praticamente em todos os âmbitos da vida social.

Em praticamente todas as sociedades, a mortalidade é maior entre os homens em todas as idades enquanto a percepção do estado de saúde é pior entre as mulheres. As diferenças apresentadas certamente refletem diferenças de gênero, isto é, são diferenças decorrentes da divisão sexual do trabalho, da construção social e cultural do masculino e do feminino em nossa sociedade bem como dos distintos modos de vida determinados pela inserção social dos indivíduos, mas modulados pela posição e pelas relações de gênero.

Os dados do suplemento de saúde da Pesquisa Nacional por Amostragem de Domicílios (PNAD) mostram que o estado de saúde varia entre homens e mulheres independentemente da idade, da renda e da escolaridade. Ou seja, as relações de gênero afetam a percepção do estado de saúde mesmo após o controle de outras variáveis socioeconômicas e da idade.

Em cada nível de renda familiar e em cada idade a prevalência de estado de saúde regular ou ruim é maior para as mulheres em comparação aos homens. A diferença se mantém praticamente constante em todos os grupos, mostrando assim que ela não é explicada pela composição etária, nem pelo nível de renda.

Raça, como gênero, é um poderoso constructo social com profundas implicações sobre a saúde. É fundamental utilizar a categoria etnia como variável social para melhor compreender o modo como as relações raciais produzem desigualdades sociais em saúde.

Raça ou etnia é uma importante dimensão da estratificação social que se relaciona de maneira complexa com a classe social refletindo principalmente a distribuição de poder entre os grupos sociais no interior de uma sociedade. Frequentemente as diferenças entre os grupos raciais estão fortemente associadas às condições socioeconômicas e tendem a desaparecer quando essas são controladas para efeito de análise. Entretanto, na maioria dos estudos de desigualdades sociais aparece um efeito independente da raça sobre a saúde após controlar para variáveis socioeconômicas.

Nos EUA, a raça tem sido usada como variável de classificação no lugar da classe social desde o censo de 1790. Naquele país, a raça é definida com base na ancestralidade, isto é, na origem de qualquer um dos progenitores ou antepassados dos indivíduos, independentemente das características fenotípicas atuais.

Quadro 12.2 Prevalência de saúde ruim ou regular segundo idade, nível de renda familiar em salários mínimos e gênero. Brasil, 1998

Renda familiar	Gênero	Idade		
		15-24 anos	25-44 anos	45-64 anos
< 1 salário mínimo	Feminino	16,82	33,69	64,12
	Masculino	12,53	28,34	54,72
1 a 2 salários mínimos	Feminino	16,69	31,84	62,27
	Masculino	14,02	23,98	48,36
3 a 5 salários mínimos	Feminino	14,21	28,02	55,97
	Masculino	10,23	19,51	44,37
> 5 salários mínimos	Feminino	9,00	16,43	37,74
	Masculino	6,38	12,09	29,36

Adaptado de Barata *et al.*, 2007.

Quanto mais miscigenada uma população, mais difícil é a aplicação dessa concepção de raça. Nesses casos, o mais comum é a substituição do critério de ancestralidade pela classificação baseada na cor da pele, admitindo-se diferentes gradações entre os tipos não miscigenados e os demais. No Brasil, a classificação sempre esteve baseada no critério de cor da pele e traços fisionômicos.

O significado concreto da raça, enquanto variável social preditora de estados de saúde, é modelado pelo contexto histórico, socioeconômico, cultural e epidemiológico, sendo praticamente impossível estabelecer regras universais sobre as relações entre raça e saúde. Dito de outra maneira, não é possível afirmar, sem levar em conta o contexto, que determinados grupos étnicos apresentarão inexoravelmente determinados problemas de saúde.

Há pelo menos três aspectos da relação entre etnia e saúde que são normalmente subavaliados nas pesquisas epidemiológicas: o efeito da acumulação de desvantagens ao longo da trajetória de vida, os efeitos contextuais decorrentes da concentração de grupos étnicos minoritários em áreas residenciais pobres e deterioradas do ponto de vista urbano e os efeitos deletérios de viver em uma sociedade percebida como racista.

Há muitas evidências empíricas das relações entre etnia e saúde, entretanto, a maioria dos estudos não consegue separar adequadamente os efeitos decorrentes da posição social de aspectos que poderiam ser decorrentes da discriminação e do racismo. Há uma tendência a considerar qualquer desigualdade como refletindo condições de discriminação, porém não é tão simples assim. Como todos esses aspectos são socialmente determinados e todos eles têm implicações uns sobre os outros, as questões de etnia e saúde carregam um conjunto complexo de determinações nem sempre passível de tratamento adequado, seja do ponto de vista estatístico, seja do ponto de vista qualitativo, em pesquisas populacionais.

Idade

A idade é um dos principais determinantes do estado de saúde e do perfil de morbimortalidade em uma população. Qualquer que seja o evento de saúde considerado ele apresentará variação de acordo com a idade dos indivíduos acometidos (Fox *et al.*, 1970).

A forte vinculação entre idade e eventos de saúde decorre tanto de um componente eminentemente biológico, relacionado com o próprio estágio de crescimento e desenvolvimento do organismo, quanto de um componente social, relacionado com o curso ou trajetória de vida.

Do ponto de vista biológico, a idade se relaciona tanto com a probabilidade de ocorrência das doenças quanto com a sua gravidade. É um dado recorrente nas pesquisas epidemiológicas a distribuição etária característica dos diferentes grupos de doenças na população. Entretanto, mesmo a distribuição etária pode sofrer a influência de processos sociais. Por exemplo, a distribuição etária do sarampo, que até a década de 1960 no Brasil era uma doença de crianças em idade escolar, ocorrendo, em geral, por volta dos 7 anos de idade, e que a partir da década de 1970 passou a afetar predominantemente crianças em idade pré-escolar, em consequência da participação das mulheres no mercado de trabalho determinando a ida precoce das crianças para escolas e creches.

Do ponto de vista social, nas diferentes etapas da vida, as atividades cotidianas acabam por proporcionar diferentes experiências de vida que podem representar probabilidades de exposição a situações de maior ou menor risco para a produção de doenças e outros agravos. Assim, é possível estabelecer um perfil patológico típico para cada uma das etapas da vida desde a infância até a velhice.

A idade pode refletir ainda a duração da exposição a certos fatores de risco que são cumulativos, como determinadas exposições ambientais ou ocupacionais, e efeitos a longo prazo de circunstâncias ocorridas no início da vida. Os estudos de trajetória de vida têm demonstrado que várias condições gestacionais ou neonatais apresentam impactos duradouros sobre a saúde. Por exemplo, a incidência de câncer de estômago está relacionada com as condições de higiene prevalentes durante a infância dos indivíduos afetados, enquanto a incidência de câncer de pulmão está relacionada com comportamentos da vida adulta.

A composição etária de cada população influencia definitivamente a incidência e a prevalência dos problemas de saúde bem como o padrão de mortalidade, exigindo que qualquer comparação entre diferentes populações em um mesmo momento de tempo, ou entre a mesma população em diferentes momentos do tempo, seja feita após a padronização das taxas por idade. Recente estudo realizado no Estado de São Paulo demonstra que o principal fator determinante da redução dos homicídios como causa de morte na década atual foi a redução da população de jovens e adultos jovens em decorrência da queda da natalidade ocorrida de maneira sustentada nos últimos 30 anos (Mello & Schneider, 2007).

A idade também é um marcador de características relacionadas com a geração, ou seja, pessoas nascidas em uma mesma época compartilham uma série de circunstâncias relacionadas com a vida social e com o padrão de ocorrência de doenças. Pessoas nascidas antes de 1968, quando se generalizou a utilização da vacina contra a poliomielite, estavam sujeitas a contrair a infecção e a apresentar as sequelas da doença. Hoje, portanto, apenas a população acima de 40 anos de idade tem maior probabilidade de apresentar sequela de poliomielite. Todas as gerações subsequentes à introdução do uso em larga escala desta vacina, estiveram livres desse problema, nos países que alcançaram altas coberturas vacinais para suas populações.

A distribuição etária de um problema de saúde em um determinado período de tempo será o reflexo desse conjunto amplo de determinações que incluem aspectos biológicos e sociais de diferentes tipos tanto na dimensão individual quanto na dimensão coletiva. Daí a necessidade de utilizar vários recursos metodológicos para tentar identificar os diferentes componentes de uma distribuição etária, tais como as taxas padronizadas, a estratificação, as análises de coorte de geração e a modelagem matemática.

Do mesmo modo que afeta a distribuição dos problemas de saúde, a idade está relacionada com a existência e o acesso a métodos diagnósticos e terapêuticos, bem como a medidas de prevenção e controle.

Migração

A migração é um dos processos demográficos e sociais que mais implicações trazem para o estado de saúde de indivíduos e populações.

Do ponto de vista social, os movimentos migratórios apresentam características distintas em função da motivação para migrar. Muitos dos movimentos internos aos países ou entre países são determinados pelos ciclos de expansão e retração da produção capitalista, tornando a busca por emprego e melhores condições de trabalho um dos motivos mais frequentes para migrar. Porém, outros deslocamentos populacionais importantes apresentam motivação política, religiosa ou étnica, sendo provocados por conflitos civis que adquirem proporções tais que acabam por obrigar parcelas significativas da população a deixar seu país de origem buscando condições mais seguras em outros lugares. Finalmente, no mundo atual, há um número crescente de "*desplazados*" ou desalojados em consequência de situações inimagináveis de violência, tal como ocorre em parte da Colômbia, em alguns países africanos e asiáticos.

A migração repercute tanto sobre a saúde dos migrantes quanto sobre a saúde da população do local para o qual esses migrantes se dirigem. Os próprios migrantes apresentam geralmente um fenômeno equivalente ao chamado *efeito do trabalhador sadio*. Principalmente, no caso das migrações com motivação econômica, os indivíduos que resolvem migrar apresentam em média boas condições de saúde, uma vez que, habitualmente, são adultos jovens e provavelmente não teriam disposição para migrar se sua saúde estivesse comprometida. Entretanto, as condições associadas à integração dos migrantes na nova sociedade geralmente acarretam rápida deterioração do estado de saúde em decorrência das precárias condições de vida, perda dos vínculos e da rede de apoio social, processos mais ou menos bem-sucedidos de aculturação, dificuldades de aquisição de habilidades idiomáticas, falta de cobertura pela seguridade social e outros problemas.

Para a população que recebe o contingente de migrantes, o impacto está muitas vezes relacionado com o perfil de doenças prevalentes no país ou região de origem e a outras características com implicações para a saúde. Por exemplo, a acentuada migração de latinoamericanos para a Espanha obrigou os serviços de saúde a oferecer atendimento pré-natal e de puericultura em um volume maior tendo em vista o perfil reprodutivo dessas populações, assim como organizar programas de controle de tuberculose para fazer frente aos casos ocorridos entre migrantes.

Há um aspecto particular dos estudos epidemiológicos de migração que se relaciona ao interesse de identificar relações entre herança genética e condições ambientais na produção de problemas de saúde. Nestes estudos, parte-se do suposto de que os migrantes que deixaram seus países de origem carregam consigo a herança genética da população local e, no novo país de adoção, passam a sofrer a influência de condições ambientais distintas daquelas com as quais estavam habituados. O seguimento de gerações de descendentes de migrantes permitiria evidenciar até que ponto a herança genética predominaria sobre as condições ambientais ou vice-versa.

Nesse sentido, alguns estudos realizados com migrantes e seus descendentes têm demonstrado que a incidência de determinados problemas de saúde, que na primeira geração de migrantes tendia a ser semelhante àquela observada no país de origem, com o passar do tempo tende a se aproximar daquela observada no país de destino, sugerindo um processo de adaptação no qual tanto os fatores genéticos quanto os ambientais têm participação.

Algumas pesquisas epidemiológicas com migrantes tentam ainda caracterizar diferentes graus de aculturação e verificar até que ponto esse processo se encontra na base da maior ou menor incidência de determinados problemas, como as doenças cardiovasculares e os problemas mentais.

Comportamentos e estilo de vida

Embora grande parte da pesquisa epidemiológica analise os comportamentos individuais como se os mesmos fossem frutos de escolhas pessoais conscientes e deliberadas, o fracasso das intervenções voltadas para a modificação de comportamentos visando à promoção da saúde tem demonstrado que a questão é mais complexa.

No marco das teorias dos determinantes sociais em saúde, os comportamentos individuais passam a ser tratados como resultantes do *habitus*, que pode ser visto como o processo de ligação entre a estrutura social e o comportamento das pessoas. Na concepção de Bordieu, o *habitus* característico de cada grupo social é produzido pelas condições concretas de existência, por meio de um processo inconsciente de internalização das necessidades e oportunidades próprias de uma dada posição na hierarquia social (Lindbladh *et al.*, 1996).

A compreensão de que os comportamentos individuais não são simples expressão da vontade individual, mas estão condicionados por condições materiais e simbólicas relacionadas com a posição social, é fundamental para o estudo do processo saúde-doença e para a formulação de políticas de promoção da saúde.

Com a crescente importância atribuída à promoção da saúde, e sob a influência do paradigma do risco, os estudos epidemiológicos têm dedicado maior atenção aos comportamentos pessoais na predisposição para, ou na produção de problemas de saúde. Inúmeros comportamentos têm sido objeto do interesse das pesquisas epidemiológicas, mas alguns deles têm mobilizado, de maneira mais importante, as políticas de promoção: o consumo de álcool, o hábito de fumar, a alimentação saudável e a atividade física.

Todos estes comportamentos colocam desafios metodológicos para a realização das pesquisas epidemiológicas e exigem a condução de inquéritos populacionais para a obtenção das informações, uma vez que os sistemas de registros normalmente não dispõem de dados sobre comportamentos. Para analisar a influência desses comportamentos sobre a saúde geralmente não basta saber se eles estão ou não presentes, sendo imprescindível avaliar o tempo de exposição, a intensidade do consumo ou da prática e as interações que eles estabelecem com outras características das pessoas.

O consumo de álcool tanto pode ser benéfico como maléfico à saúde, dependendo da quantidade de álcool consumido a cada vez, da periodicidade do consumo e até mesmo do tipo de bebida consumido. Há uma inequívoca associação entre o consumo abusivo de álcool e a ocorrência de acidentes e violências, incidência de alguns tipos de câncer, doenças hepáticas, pancreatites e outras. Por outro lado, o consumo moderado de vinho tinto está associado à redução da incidência de doenças cardiovasculares e prolongamento da vida, segundo resultados de alguns estudos de coorte.

Ainda com relação ao consumo de álcool, é preciso distinguir, do ponto de vista de saúde, entre o consumo e a situação de dependência do álcool. Para isso existem questionários padronizados que permitem estabelecer a triagem populacional dos indivíduos potencialmente em situação de dependência. No Brasil o teste CAGE, conjunto de quatro perguntas destinadas a realizar essa triagem, foi validado e tem sido aplicado em diversos inquéritos populacionais.

Quanto ao hábito de fumar, a investigação deve levar em conta a quantidade de consumo, sua frequência e a duração do hábito além de distinguir entre os diferentes veículos do consumo do tabaco, tais como cigarros industrializados, cigarros "de palha", charutos e cachimbos. Cada uma das formas de consumo acarreta exposição diferenciada aos componentes nocivos liberados com a queima do tabaco e inalada pelo fumante.

A avaliação da atividade física apresenta ainda mais dificuldades do ponto de vista da operacionalização em inquéritos epidemiológicos tendo em vista a variedade de situações envolvidas e a necessidade de conversão das mesmas em equivalentes que permitam ter uma ideia do dispêndio energético. Além das diferentes atividades a considerar, é necessário avaliar a frequência e a intensidade de cada uma ao longo de um período determinado de tempo.

Um aspecto que merece atenção na interpretação das associações entre problemas de saúde e sedentarismo é a chamada "causalidade reversa" presente em estudos transversais. Algumas pesquisas demonstram a associação, por exemplo, entre a realização de atividades físicas por idosos e menor prevalência de estados depressivos sem, contudo, estabelecer a precedência temporal entre esses eventos. Os idosos não deprimidos certamente são mais propensos a desempenhar atividades físicas, o que não quer dizer necessariamente que a atividade física não possa ter efeito sobre a redução dos estados depressivos.

Os padrões alimentares são sem dúvida uma das características mais complexas de analisar em estudos epidemiológicos, pela dificuldade em individualizar a influência dos diferentes nutrientes e as associações com problemas específicos de saúde. Nesse sentido, a definição de certos aspectos da nutrição como constitutivos do que se convencionou chamar de alimentação saudável pode facilitar o estudo desse comportamento no âmbito populacional. A adoção do número de porções de frutas e verduras consumidas diariamente como um indicador de alimentação saudável pode facilitar a investigação desse aspecto e também a adoção de medidas de promoção.

Outras características da pessoa

Há muitas outras características que apresentam implicações para o processo saúde-doença, tais como a religião, o estado civil, o comportamento sexual, a existência ou não de suporte social, e uma gama enorme de características de personalidade que modulam as ações e reações dos indivíduos aos desafios da vida cotidiana, bem como condições de maior autonomia e controle sobre a própria vida.

Dependendo dos objetivos da investigação, o pesquisador deve selecionar as características mais relevantes para a compreensão da distribuição dos problemas de saúde na população ou para o estudo dos determinantes. É importante ter em vista que cada uma das características selecionadas necessitará de um processo de operacionalização que pode ser mais ou menos trabalhoso e conter maior ou menor possibilidade de refletir os processos subjacentes que se pretende evidenciar.

Na interpretação das associações entre problemas de saúde e características das pessoas afetadas é importante não perder de vista que toda a fragmentação implícita nos procedimentos de análise precisa ser superada por meio de modelos teóricos que permitam rearticular e dar sentido aos fragmentos, buscando restabelecer as relações e os vínculos existentes entre as diferentes características presentes no mesmo indivíduo ou no grupo social estudado.

Variações temporais dos fenômenos epidemiológicos

O monitoramento dos padrões de variação temporal de doenças e outros agravos à saúde é um dos elementos mais importantes da vigilância epidemiológica. Três principais tipos de flutuações de acordo com período ou tempo calendário (*i. e.*, passagem de horas, dias, meses, anos etc.) são comumente identificados. O primeiro tipo consiste em variações que ocorrem em períodos relativamente curtos (dias, horas ou meses), como as observadas em situações epidêmicas. O segundo diz respeito a variações que ocorrem em um longo período de tempo (tendência secular ou histórica). Por fim, existem as variações cíclicas (sazonais ou não).

Variações temporais que ocorrem em intervalos curtos de tempo

Mudanças bruscas na incidência de doenças que ocorrem no curso de dias ou mesmo horas são frequentemente observadas em doenças infecciosas, mas podem, eventualmente, ocorrer devido a exposições ambientais restritas temporalmente e que abrangem grandes contingentes populacionais, como é o caso de desastres naturais e os aumentos súbitos na poluição atmosférica e na temperatura. Um exemplo em doenças não transmissíveis é a onda de calor (*heat wave*) de 40°C que atingiu Paris de 17 a 29 de julho de 2003, que esteve associada a um aumento de 190% das mortes quando comparado com a média de óbitos observados nos 3 anos anteriores (Cadot *et al.*, 2007). No caso das doenças infecciosas, esses fenômenos são mais tipicamente estudados sob o tópico de surtos e epidemias.

Endemias e epidemias

A acepção mais tradicional dos termos endemia e epidemia é aquela que predominou desde os escritos hipocráticos, na Antiguidade, até a emergência da estatística e sua influência na epidemiologia, já no século XIX, e que se baseia em uma diferença de qualidade entre doenças endêmicas e epidêmicas (Barata, 2000).

Tradicionalmente foram classificadas como doenças endêmicas aquelas que apresentavam entre suas características epidemiológicas a variação espacial, isto é, uma distribuição espacial peculiar associada a determinados processos sociais ou ambientais específicos. Do mesmo modo eram classificadas como epidêmicas as doenças que apresentavam variações no tempo, isto é, apresentavam concentração de casos em períodos determinados, sugerindo mudanças mais ou menos abruptas na estrutura epidemiológica (Barata, 2000).

A concepção quantitativa passou a considerar ocorrência endêmica aquela que corresponde ao comportamento usual da enfermidade em uma população específica em um determinado momento histórico, e ocorrência epidêmica uma alteração significante, brusca e temporária no número de casos de uma doença em uma determinada população em certo período histórico (Foucault, 1977). O caráter distintivo das epidemias está em sua manifestação coletiva e singular; coletiva como fenômeno que atinge grupos de indivíduos provocando alterações no modo de "andar a vida" e singular como ocorrência única na unidade de tempo e espaço em que ocorre (Foucault, 1977).

As epidemias sempre estiveram presentes na história do homem na Terra, intensificando-se nas épocas de transição entre os modos de produção e nos momentos de crise social. Inúmeros são os relatos de epidemias durante a Antiguidade e a Idade Média, entretanto, é no período de transição entre o modo de produção feudal e o modo de produção capitalista (mercantilismo) que as "pestes" assumem proporções devastadoras (Barata, 1987). A Peste Negra, pandemia de peste bubônica do século XIV, por exemplo, provocou grande impacto na população dos países europeus, ceifando em torno de 20 milhões de vidas.

O termo "epidemia" tem sua origem nas palavras gregas *epi* (sobre, perto de) e *demos* (povo, pessoas) e indicaria algo como "uma ameaça que paira sobre as pessoas". No entanto, é somente no século XVII que o termo passa a ser mais frequentemente utilizado da forma com que hoje em dia em geral se define epidemia: a ocorrência de uma determinada doença ou evento relacionado com a saúde claramente em excesso em relação ao que seria esperado para uma determinada população (Porta, 2008). Nesse sentido uma epidemia não representaria necessariamente a ocorrência de grande número de casos, mas sim um número acima do usual tendo em vista a frequência esperada (ou habitual) para um certo local e tempo. Como consequência, a ocorrência de um único caso autóctone em uma região onde nunca tenha ocorrido ou que esteja a muitos anos livre de uma determinada doença já seria suficiente para caracterizar uma epidemia.

Uma série de termos relacionados é utilizada para definir aspectos peculiares da ocorrência espaço-temporal de doenças. O termo "endemia" é utilizado, em geral, em contraposição à epidemia, indicando a presença constante de doença, agente infeccioso ou agravo em uma população específica, ou, em termos mais quantitativos, à prevalência usual da doença em um determinado local ou grupo (Porta, 2008). Em situações ou doenças específicas, como no caso da malária, diferentes termos são utilizados para indicar variações nos níveis endêmicos da doença. O termo "holoendêmico" é utilizado para situações em que a transmissão é contínua e intensa, afetando proporcionalmente mais crianças do que adultos. O termo "hiperendêmico" é usado para situações de alta transmissão, mas com flutuações sazonais, afetando de forma similar todas as faixas etárias. Já os termos "mesoendêmico" e "hipoendêmico" são reservados para caracterizar regiões com grande variabilidade nos níveis de transmissão da doença ou com níveis de transmissão baixos ou irregulares, respectivamente.

Em relação à abrangência geográfica, utiliza-se o termo "pandemia" para caracterizar epidemias que afetam todo o mundo ou grandes áreas geográficas, atravessando fronteiras internacionais e, em geral, atingindo um grande número de pessoas. O termo "surto", por outro lado, é frequentemente utilizado para se referir a um tipo de epidemia em que os casos se restringem a uma área geográfica pequena e bem delimitada ou a uma população institucionalizada (creches, quartéis, escolas etc.).

Por fim, "epizootia" é um termo utilizado para definir epidemias em populações de animais e, no âmbito epidemiológico em particular, usado para as zoonoses, infecções de animais vertebrados que eventualmente podem ser transmitidas para, e provocar doenças em, humanos (p. ex., peste bubônica, leptospirose, leishmaniose visceral e raiva).

Existem, fundamentalmente, dois principais modelos ou tipos de epidemias, as de fonte comum e as propagadas ou progressivas. As epidemias de fonte comum são provocadas pela exposição de grupos de pessoas a uma única fonte de contaminação, enquanto as propagadas resultam de transmissão direta ou indireta do agente infeccioso entre hospedeiros suscetíveis.

Epidemia por fonte comum

A principal característica das epidemias deste tipo é a veiculação do agente infeccioso, físico ou químico por meio de uma única fonte de contaminação, sendo a transmissão de uma pessoa a outra, em geral, inexistente ou pouco importante para a geração de casos de doença. A epidemia é caracterizada por um aumento rápido no número de casos, daí ser também denominada epidemia maciça ou explosiva. Dois padrões de duração são comumente descritos na dependência da persistência do veículo ou fonte da epidemia por um tempo mais ou menos longo (Figura 12.3A e B).

Quando a fonte é restrita no espaço e no tempo, basicamente toda a população é exposta simultaneamente (fonte pontual), levando a que todos os casos apareçam dentro de um intervalo compatível com um período de incubação da doença. Neste tipo de epidemia, após o período mínimo de incubação da doença, os casos começam a aparecer rapidamente até aproximadamente o tempo mediano de incubação da doença, quanto então o número de casos deverá decrescer. Pode-se apreender retrospectivamente o tempo mediano de incubação observando-se o tempo necessário para se acumular cerca de 50% dos casos. Esta informação é importante, pois permite restringir um período de tempo no qual mais provavelmente se deu a exposição e pode auxiliar na identificação do agente etiológico, na medida em que diferentes microrganismos têm associados a eles distintos períodos de incubação.

Por outro lado, se o veículo ou fonte da epidemia (p. ex., alimentos, água, ar) permanece no ambiente por um tempo mais longo (fonte persistente), então a curva epidêmica deverá refletir as múltiplas exposições que ocorrem enquanto a fonte de contaminação permanece ativa. O resultado é que a duração da epidemia será maior e o declínio dos casos, mais lento.

Um surto de gastrenterite em que a fonte de contaminação é restrita a um local (p. ex., alimentos contaminados pela bactéria *Staphylococcus aureus* servidos em uma festa) é um exemplo típico de epidemia por fonte comum pontual. Por outro lado, na epidemia persistente, a fonte comum tem existência duradoura, como no caso de um lote de hambúrgueres contaminado pela bactéria toxigênica *Escherichia coli* O157: H7 distribuído a várias filiais de uma rede de lanchonetes.

Baldissera & Meneghel (1986) relatam a investigação epidemiológica de um surto de gastrenterite em um navio da Marinha

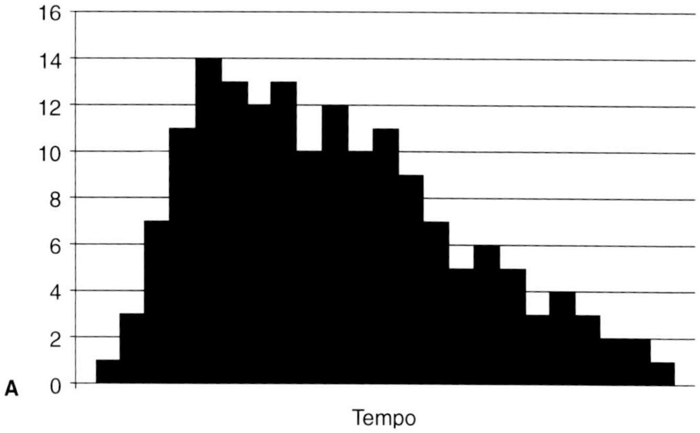

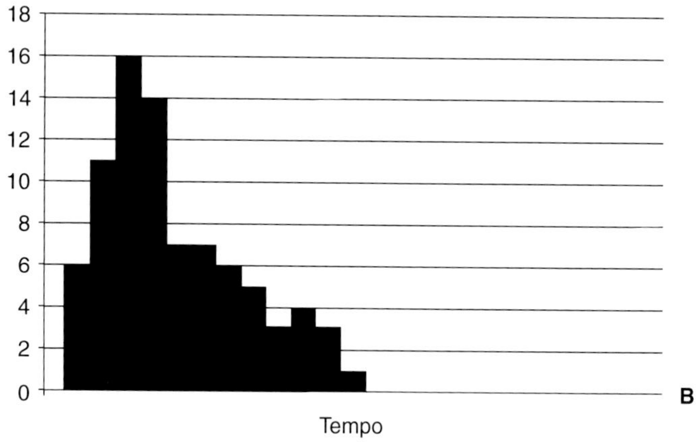

Figura 12.3 A. Padrão geral de distribuição dos casos em uma epidemia por fonte comum persistente. **B**. Padrão geral de distribuição dos casos em uma epidemia por fonte comum pontual.

Brasileira. O navio havia saído do Rio de Janeiro e 1 dia após o início da viagem alguns tripulantes iniciaram um quadro de gastrenterite. Ao final de 3 dias, 184 casos foram registrados, representando uma taxa de ataque de 72,7%. Foram isoladas salmonelas do grupo C2 em 74 coproculturas, mas não foi possível estabelecer o veículo de transmissão do agente. A Figura 12.4 mostra a curva epidêmica com crescimento abrupto e restrita a 3 dias, configurando uma típica epidemia por fonte comum pontual.

Epidemia progressiva (ou propagada)

A progressão deste tipo de epidemia é mais lenta, indicando que o mecanismo principal de transmissão é entre indivíduos e não a partir da exposição simultânea a um determinado agente. Nesse caso a transmissão pode dar-se de forma direta entre indivíduos da mesma espécie (p. ex., contato sexual na sífilis, por meio de secreções oronasais no sarampo) ou de espécies diferentes (p. ex., mordedura de animais na raiva), ou, ainda, de forma indireta também entre indivíduos da mesma espécie (p. ex., por meio de vetores do gênero *Anopheles* na malária), entre indivíduos de espécies diferentes (p. ex., transmissão da leishmaniose visceral do cão para humanos por meio de vetores do gênero *Lutzomyia*) ou por meio de veículos (p. ex., água contaminada com *Vibrio cholerae* na cólera). A maior parte das doenças envolvidas em epidemias propagadas costuma provocar epidemias lentas e progressivas, mas em situações específicas, em particular

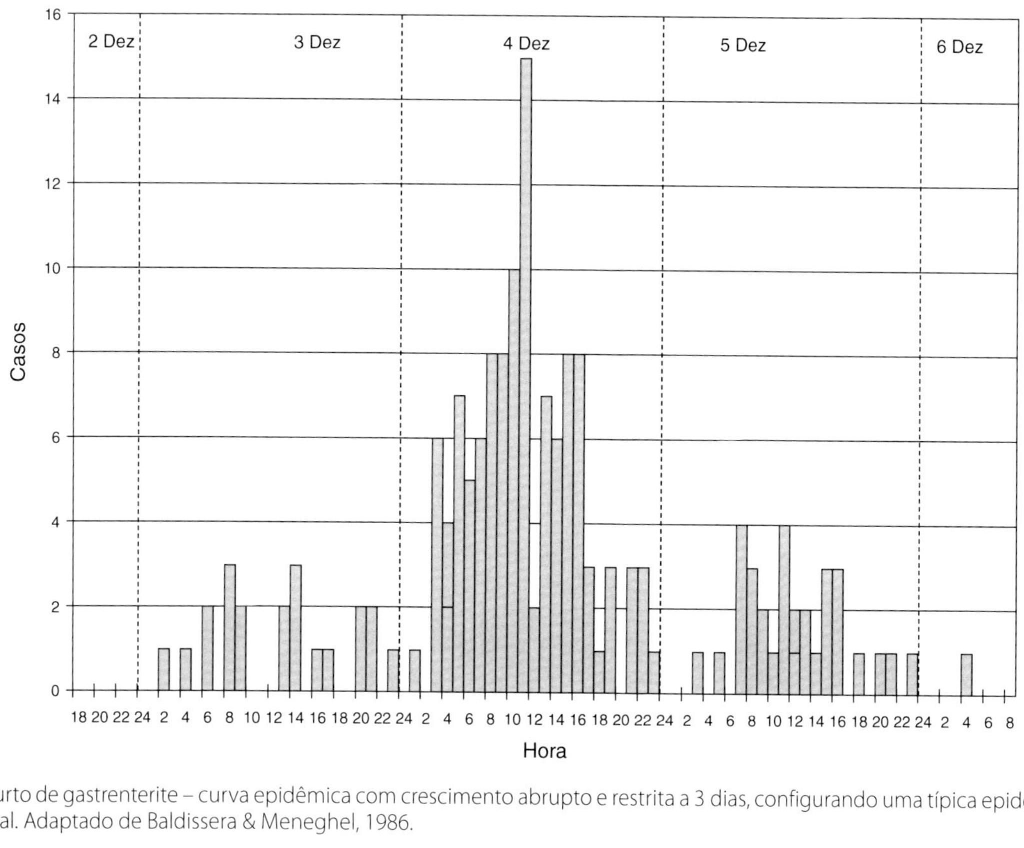

Figura 12.4 Surto de gastrenterite – curva epidêmica com crescimento abrupto e restrita a 3 dias, configurando uma típica epidemia por fonte comum pontual. Adaptado de Baldissera & Meneghel, 1986.

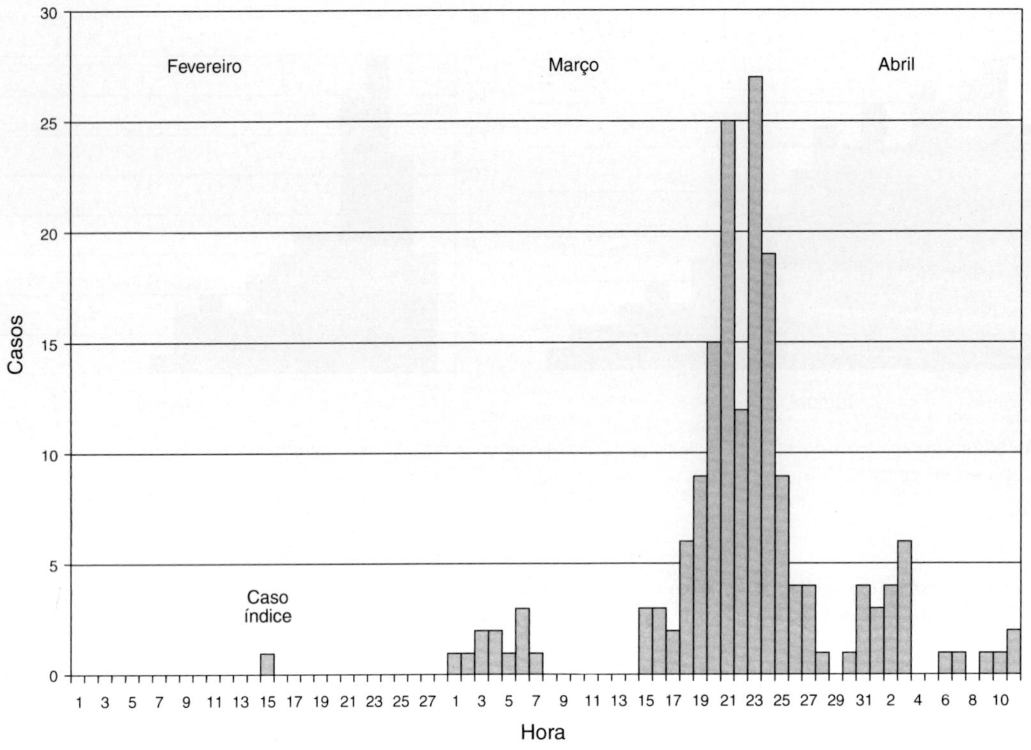

Figura 12.5 Surto de varíola – curva epidêmica típica de uma epidemia propagada. Adaptado de Fenner *et al.*, 1988.

quando o número de suscetíveis é muito grande e o potencial de transmissão da infecção é muito alto, epidemias explosivas podem ocorrer. Esse é o caso da malária, por exemplo, em que a introdução de um único indivíduo infectante em áreas propícias à transmissão (população suscetível e vetores competentes e capazes de transmitir o microrganismo) pode gerar de 80 a 100 novos casos e estes irão, por sua vez, dar continuidade à cadeia de transmissão levando a epidemias de grande magnitude.

A disseminação da varíola na antiga Iugoslávia, em 1972, é um exemplo de epidemia propagada. A detecção de novos casos da doença causou grande preocupação mundial, já que havia 45 anos que não se registrava um único caso na região. O caso índice (primeiro caso) da epidemia foi de um pastor muçulmano de 38 anos que retornava do Iraque onde havia estado para visitações religiosas. Ele havia saído com outros peregrinos no dia 1º de fevereiro de 1972 e retornou para sua vila de residência do dia 15 de fevereiro do mesmo ano. Logo a seguir, apresentou fadiga, febre e tremores que atribuiu ao cansaço da viagem. Nos dias seguintes, recebeu visitas de vários parentes e amigos e, dentre estes, 11 adoeceram na primeira semana de março (1ª geração dos casos). Entre 15 e 31 de março mais 100 casos ocorreram entre pessoas que haviam entrado em contato com os casos da primeira geração, antes que o caso índice fosse confirmado (o que ocorreu somente em 14 de março). Uma série de eventos levou à disseminação da doença para 25 outras localidades, e somente após várias medidas de controle, incluindo vacinação em massa de 90% da população do país, é que a epidemia que provocou 175 casos de varíola e 35 mortes foi controlada (Fenner *et al.*, 1988). A Figura 12.5 mostra a curva epidêmica, típica de uma epidemia propagada.

Detecção de epidemias

Uma das funções primordiais da vigilância epidemiológica é a detecção precoce de epidemias e a implementação oportuna de medidas de controle. Intervenções em situações de epidemia de doenças infecciosas podem envolver imunização em massa, remoção de lotes de alimentos contaminados do mercado, vacinação ou profilaxia de contactantes, isolamento e tratamento de infectantes, entre outras. O fundamental é que estas intervenções sejam implementadas rapidamente, tão logo a epidemia seja detectada. Para isso é importante um sistema de detecção de epidemias que consiga identificá-las logo no início, quando o número de casos ainda é pequeno.

No mais das vezes, sistemas de detecção de epidemias se baseiam na identificação de um "evento aberrante", isto é, quando o número de casos notificados supera os níveis esperados. Esses eventos são denominados "aberrantes" porque indicam apenas a existência potencial de uma epidemia, devendo-se considerar também que esse alarme pode ser falso, devido ao acaso (variações aleatórias na incidência da doença) ou a artefatos produzidos pelo sistema de notificação (Farrington & Andrews, 2004).

Tendo em vista estas questões, o problema crítico passa a ser a caracterização de qual seria o nível "esperado" de incidência de uma doença em uma região e o estabelecimento de um mecanismo de decisão para julgar quando o número de casos notificados supera significativamente este nível. Assim, a maior parte dos sistemas de detecção de epidemias envolve o cálculo de limites para as taxas de incidência ou contagem de casos com base em dados históricos. Quando o número de casos notificados (ou as taxas de incidência) supera esse limite, então ações de investigação epidemiológica são desencadeadas com vistas a confirmar (ou descartar) a epidemia e implementar medidas de controle.

Pelo menos quatro questões precisam ser consideradas neste cálculo. Primeiro, é necessário definir a escala de tempo para monitoramento de epidemias, isto é, se os cálculos dos limites serão baseados em notificações semanais ou mensais, por exemplo. Segundo, a escolha desses limites deve considerar a frequência com que o alarme irá ser disparado em situações falsas (falso positivo), qual seja, na ausência de uma epidemia. Por outro lado, espera-se que o sistema não deixe de detectar situações verdadeiramente epidêmicas. Terceiro, é preciso selecionar uma série histórica de casos que represente o nível esperado da doença, evitando-se incluir nesta série períodos epidêmicos. Por fim, é preciso selecionar um método estatístico para produzir este limite, muitas vezes denominado de "limite máximo esperado". Pode-se, analogamente, construir limites mínimos esperados.

A representação gráfica desses limites é feita por meio do diagrama de controle. O diagrama de controle é um gráfico que mostra a variação temporal do número de casos esperados da doença. Neste gráfico apresentam-se em torno destes valores os limites máximo e mínimo esperados. Diversas técnicas estatísticas podem ser utilizadas para sua construção, sendo uma das mais comuns aquela utilizada pelo Centro de Controle de Doenças dos EUA [Centers for Disease Control and Prevention (CDC)].

O método utilizado pelo CDC compara o número de casos registrados no mês atual (ou conjunto de 4 semanas epidemiológicas) com a média de casos calculada com base em 1 mês comparável, mais o mês anterior e o mês subsequente a este, nos prévios 5 anos. Por exemplo, os casos notificados em setembro de 2008 serão comparados com a média dos casos de agosto, setembro e outubro de 2003-2007, considerando que nestes meses não houve epidemia. Para a construção do limite máximo esperado somam-se dois desvios padrões à média. Este procedimento deve ser repetido para cada mês (ou outro período escolhido para análise).

Supondo que se deseja calcular os limites máximo e mínimo esperados de uma doença hipotética para o mês de março de 2008, é necessário coletar dados sobre os casos notificados desta doença para os meses de fevereiro, março e abril de 2003-2007. Para exemplificar como o cálculo é feito, dados hipotéticos são apresentados a seguir.

O cálculo procede da seguinte forma:

1) Obtém-se a média dos casos para os 15 meses listados. Neste caso a média é igual a 263/15 = 17,53 casos.
2) Obtém-se o desvio-padrão (DP). Neste caso calcula-se o DP como $\sqrt{[(12 \text{ a } 17{,}53)^2/(15 \text{ a } 1) + (17 \text{ a } 17{,}53)^2/(15 \text{ a } 1) + \ldots + (19 \text{ a } 17{,}53)^2/(15 \text{ a } 1)]} = 2{,}79$
3) Limite máximo esperado = 17,53 + (2 × 2,79) = 23,11
4) Limite mínimo esperado = 17,53 – (2 × 2,79) = 11,95

Quadro 12.3 Casos notificados da doença X em fevereiro, março e abril, 2003 a 2007

Meses	2003	2004	2005	2006	2007
Fevereiro	12	14	15	20	19
Março	17	18	19	21	22
Abril	14	17	17	19	19

Se o número de casos observados em março de 2008 superar o valor de 23,11, então este será declarado um valor aberrante, indicando a suspeita de que uma epidemia possa estar ocorrendo e medidas de controle devem ser desencadeadas. A Figura 12.6 apresenta um exemplo de diagrama de controle construído utilizando esta técnica para monitoramento dos casos de meningite meningocócica e meningococcemia em 2007 no Estado do Paraná.

A simplicidade desse método deve ser cotejada em relação às suas limitações. Em primeiro lugar, a premissa de que os dados seguem uma distribuição normal pode não ser adequada, particularmente para eventos pouco comuns. Segundo, apesar de se sugerir a retirada de meses epidêmicos para o cálculo, o método em si não provê uma correção direta para períodos epidêmicos. Do mesmo modo o método não corrige para tendências temporais a longo prazo. Observe que, no exemplo acima, a média trimestral de casos era 14,3 em 2003 e veio subindo paulatinamente para 16,3, 17,0, 20,0 e 20,0 nos 4 anos subsequentes. Tendências crescentes na incidência podem reduzir a capacidade do método para detecção de novas epidemias.

Para minimizar esses problemas, uma série de outros métodos estatísticos para detecção de epidemias têm sido desenvolvidos, podendo ser classificados em 3 principais categorias, a saber, métodos de regressão, métodos de séries temporais e métodos de controle estatístico de processo, sem considerar as extensões destes para incorporar também informação espacial (Farrington & Andrews, 2004). Os métodos de regressão – o método do CDC descrito antes seria uma versão simplificada desses métodos – agregam desde técnicas paramétricas como

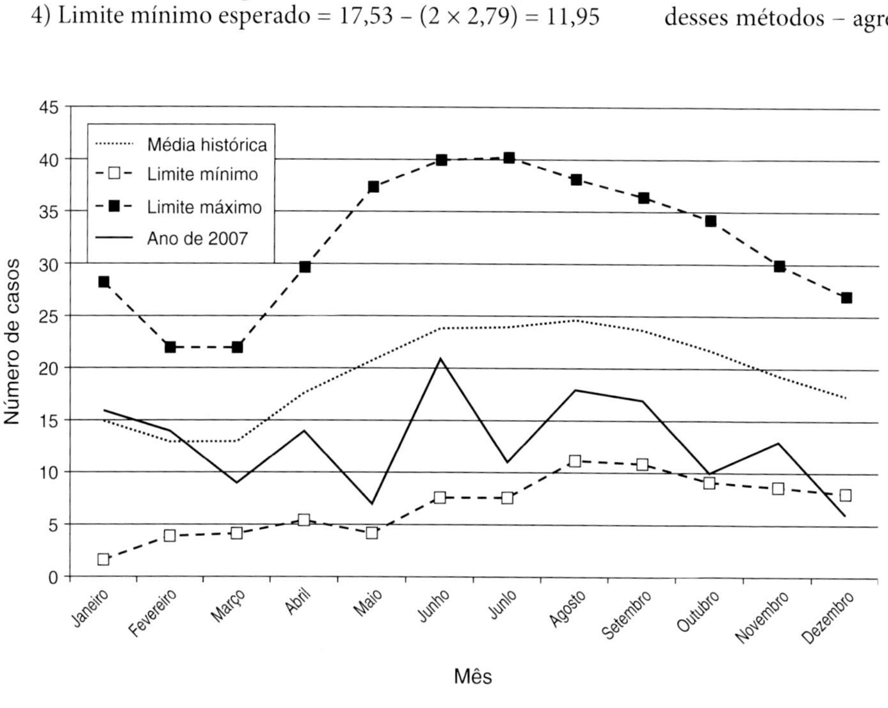

Figura 12.6 Diagrama de controle para monitoramento dos casos de meningite meningogócica e meningococcemia em 2007 no Estado do Paraná.

regressão linear com componentes que permitem explicitamente modelar tendências seculares e sazonalidade e regressão de Poisson para eventos raros, até modelos não paramétricos. Os métodos de séries temporais teriam a vantagem de explorar a estrutura de correlação existente nos dados (dados sequenciais são correlacionados, no sentido de que o que ocorre hoje depende do que aconteceu no passado). Entretanto, dificuldades para a automação dos modelos mais complexos e a necessidade de transformação da série temporal para remover tendência e sazonalidade têm limitado sua utilização em vigilância epidemiológica. Por fim, os métodos de controle estatístico de processo são dos mais comumente utilizados. Entre eles, os métodos de Albuquerque e do 3º quartil, ambos baseados em percentis da distribuição, são os mais simples e intuitivos e têm a vantagem de não se basearem na distribuição normal e, por isso, não serem tão influenciados por valores extremos. O método de Albuquerque estabelece como limite máximo o valor do 3º quartil da distribuição dos dados históricos acrescido de duas vezes o desvio quartilar (intervalo interquartilar dividido por dois). Para o limite mínimo, subtrai-se o valor de duas vezes o desvio quartilar do valor do 1º quartil (Braz *et al.*, 2006). Já no método do 3º quartil, os valores máximo e mínimo são os próprios valores do 3º e 1º quartil, respectivamente (Braz *et al.*, 2006). Braz *et al.* (2006) aplicaram seis métodos para detecção de epidemias de malária em três municípios da Amazônia Legal, sendo que o método do 3º quartil demonstrou ser o mais adequado para as situações analisadas.

Tendência secular

Tendências seculares ou históricas se referem a variações nas frequências de uma doença (incidência, mortalidade etc.) por um longo período de tempo, em geral anos ou décadas. O exame destas tendências, em particular quando observada por um longo período de tempo, pode contribuir para o estabelecimento de nexos causais com fatores sociais ou ambientais que tenham também sofrido modificações ao longo do tempo. Uma das mais impressionantes modificações temporais observadas ao longo do século XX foi o aumento da mortalidade por câncer de pulmão subsequentemente ao aumento do consumo *per capita* de cigarros (Figura 12.7).

Ainda que não restem maiores dúvidas acerca da ligação causal entre as epidemias de tabagismo e câncer de pulmão, nem sempre observações com base em tendências seculares podem ser facilmente interpretadas. Antes que se possa concluir sobre uma possível associação entre mudanças temporais na frequência de doença e variações sociais ou ambientais na população, existem várias possíveis explicações alternativas que necessitam ser avaliadas e, se possível, descartadas.

Uma das principais limitações decorre do fato de que grande parte dessas abordagens se baseia em dados de mortalidade, e tendências observadas no número de mortes podem refletir tanto variações na incidência como na letalidade. Para aquelas doenças altamente fatais e em que a morte ocorre próxima ao diagnóstico, como é ainda o caso do câncer de pulmão de células pequenas (menos de 40% dos pacientes sobrevivem 1 ano após o diagnóstico), o uso de dados de mortalidade pode ser uma boa aproximação para as taxas de incidência da doença. No entanto, para algumas neoplasias, como o melanoma cutâneo, apesar das taxas de incidência crescentes observadas em vários países europeus e na Austrália, as taxas de mortalidade tendem à estabilidade, resultado que tem sido atribuído ao diagnóstico cada vez mais precoce da doença (Garbe *et al.*, 2000).

Artefatos ou observações de tendências que não correspondem a aspectos propriamente relacionados com a dinâmica da doença ou agravo podem decorrer também de variações temporais no próprio registro (na cobertura ou na qualidade dos dados), nas práticas diagnósticas e de assistência, nas estimativas populacionais ou devido a mudanças nos sistemas de classificação das doenças. Por exemplo, observou-se que as taxas de mortalidade por causas mal definidas no município do Rio de Janeiro duplicou de 1989 para 1990, alcançando valores 5 vezes mais altos em 1993. Explicação para esse brusco aumento da mortalidade por causas mal definidas pode estar relacionada com uma portaria da Secretaria de Estado de Saúde, de 29 de janeiro de 1990, que determinou que deveria ser declarada como "causa indeterminada" no atestado de óbito as situações em que, não havendo suspeição de morte violenta, não fosse possível determinar a causa básica da morte (Oliveira *et al.*, 2006).

Possíveis explicações alternativas para tendências temporais podem recair também sobre a estrutura demográfica da população. Mudanças no perfil de doenças ao longo de décadas de-

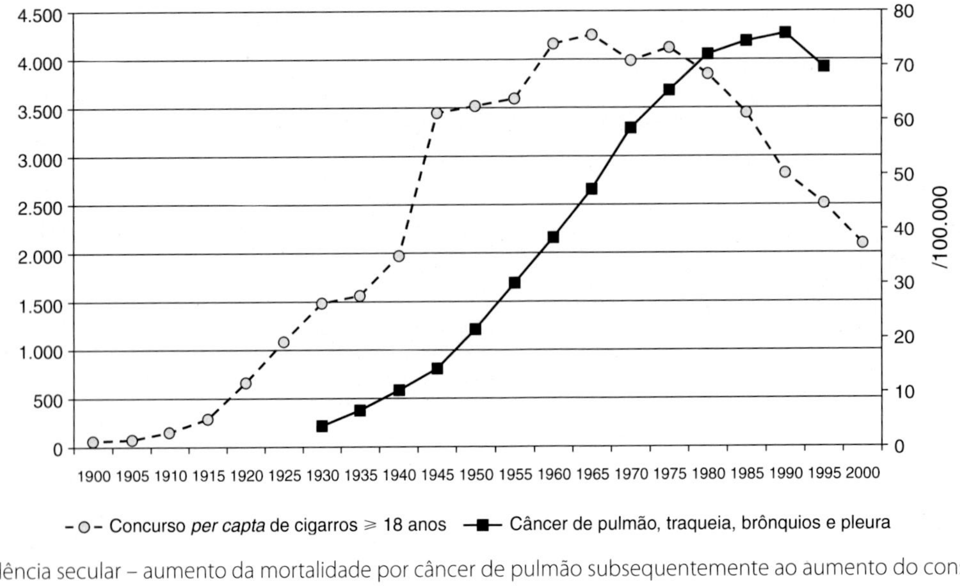

Figura 12.7 Tendência secular – aumento da mortalidade por câncer de pulmão subsequentemente ao aumento do consumo *per capita* de cigarros.

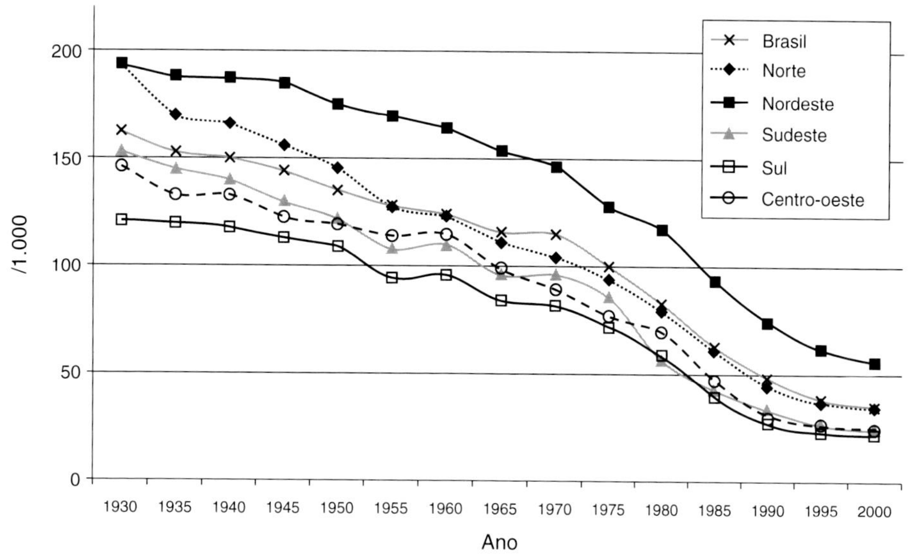

Figura 12.8 Tendência da mortalidade infantil nas regiões do Brasil ao longo do século XX.

vem contemplar as mudanças demográficas e sociais, em particular o envelhecimento das populações. Assim, as análises devem ser feitas para faixas etárias específicas ou utilizando-se procedimentos de padronização de taxas. Entretanto, uma série de outros aspectos sociodemográficos pode estar se modificando ao longo do tempo, desde a composição racial e por gênero, até o perfil educacional, ocupacional, de situação conjugal, entre outros, todos eles podendo contribuir para alterações temporais nas taxas de adoecimento. Nesse sentido, interpretações sobre tendências temporais, em particular a busca por determinantes das trajetórias de doenças, devem ser feitas com cautela, considerando a pluralidade de fenômenos em constante transformação em uma sociedade.

A queda da mortalidade infantil observada em todas as regiões do Brasil ao longo do século XX (Figura 12.8) é um exemplo de que diversas influências, sejam elas de caráter socioeconômico (melhorias das condições gerais de vida, maior acesso à água), demográfico (queda na natalidade) ou assistencial (melhor manejo clínico da gastrenterite e infecções respiratórias agudas, programas de vacinação, maior cobertura de pré-natal), interagem ao longo do tempo para permitir significantes melhorias nesses índices.

Por outro lado, mesmo considerando as potenciais fontes de erros enumeradas acima, inferências causais com base em séries históricas podem ser fortalecidas se o foco está em algum tipo de intervenção populacional que é implementada em curto espaço de tempo. Por exemplo, na década de 1970, no Japão, foi implementada nova legislação aumentando as penalidades relacionadas com acidentes de trânsito associados ao álcool e reduzindo a concentração legal tolerada de álcool no sangue. Com base em dados de 1960-1995, pode-se verificar uma queda sustentada nos óbitos por acidentes relacionados com o uso de álcool a partir da implementação da nova legislação (Deshapriya & Iwase, 1998).

Variações cíclicas

Flutuações temporais que ocorrem em um período maior que 1 ano são denominadas de variação cíclicas, enquanto aquelas cujos ciclos ocorrem dentro de 1 ano e coincidem com as estações do ano são denominadas variações sazonais (Porta, 2008).

Periodicidades interanuais de várias doenças têm sido descritas, sendo que a magnitude e o espaçamento destes ciclos decorrem fundamentalmente do tamanho da população de suscetíveis. Kermack e McKendrick em 1927 mostraram que (1) existe um limiar de suscetíveis abaixo do qual uma epidemia não pode ocorrer e (2) o número de suscetíveis é eventualmente reduzido para um valor menor do que o limiar ao qual ele era inicialmente superior. Este teorema do limiar determinístico, posteriormente estendido para uma versão probabilística, permite que se identifiquem certos mecanismos que regulam os ciclos epidêmicos. A ideia geral é que uma infecção com boa capacidade de disseminação, quando introduzida em populações altamente suscetíveis, irá se expandir em grande velocidade, até que o número de suscetíveis decresça a patamares tão baixos que a infecção terá dificuldades de manter as taxas de expansão verificadas no início do processo, tendendo então a produzir cada vez menos casos, chegando a níveis muito baixos de incidência ou, mesmo, a desaparecer. Com o passar do tempo e a reposição de novos suscetíveis por meio de nascimentos, imigração ou perda da imunidade, as condições para a ocorrência de um novo ciclo se estabelecem e a infecção poderá voltar a se disseminar naquela população.

Há de se considerar que a ciclicidade das doenças transmissíveis se manifesta mais claramente naquelas condições mais "naturais", qual seja, na ausência de intervenções. A Figura 12.9 mostra os ciclos da caxumba de 1962-1981 na Inglaterra e no País de Gales antes do início do programa de vacinação em massa (1988). Como na base do comportamento cíclico está a existência de um grande número de suscetíveis, qualquer intervenção que promova imunidade duradoura em grandes contingentes populacionais irá modificar o padrão cíclico esperado.

De qualquer modo, a identificação e a caracterização de padrões cíclicos podem ser úteis para a previsão de novas epidemias e para a adoção de medidas de controle. Também, na medida em que se conhece o padrão cíclico esperado de uma doença, intervenções podem ser avaliadas a partir do quão efetivas são elas em modificarem este processo.

Diversas doenças têm tido seus ciclos avaliados, mas como este padrão cíclico depende da escala geográfica que se está analisando assim como da introdução de novas cepas ou da história de vacinação, as conclusões são muitas vezes díspares.

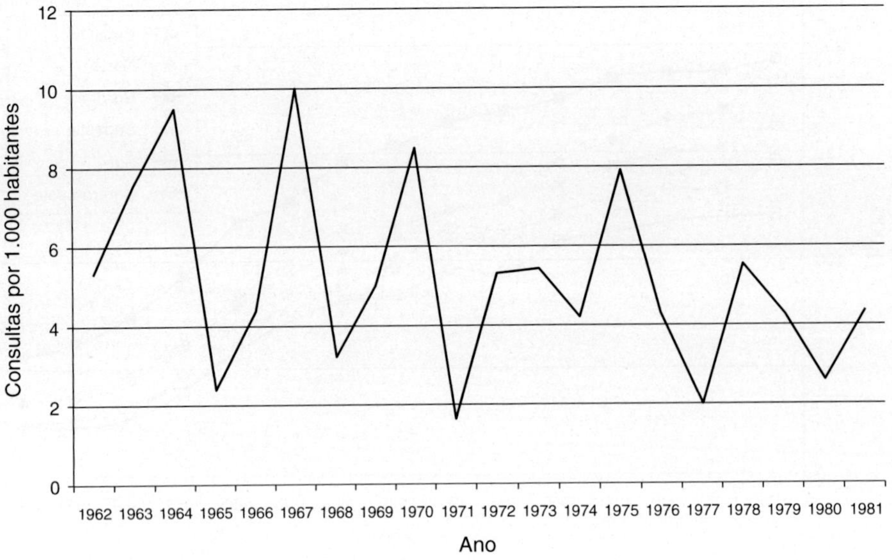

Figura 12.9 Ciclos da caxumba de 1962-1981 na Inglaterra e no País de Gales antes do início do programa de vacinação em massa (1988).

Por exemplo, desde 1970, a meningite na África Subsaariana ("cinturão da meningite", do Senegal à Etiópia) apresentou ciclos com duração de 3 a 4 anos e intervalo entre eles variando de 4 a 8 anos. No entanto, a periodicidade dos ciclos variou substancialmente entre países: de 3-4 anos em Burkina Faso a 8-10 anos na Etiópia e em Mali (WER, 2007).

Variações sazonais são típicas de doenças infecciosas agudas, como as doenças respiratórias (inverno) e as transmitidas por insetos (na dependência das melhores condições de temperatura e umidade para o desenvolvimento do vetor). No Brasil, a leptospirose costuma ocorrer no verão, associada a épocas de maior precipitação pluviométrica. Em outras circunstâncias a feição sazonal decorre da variabilidade mensal de atividades recreativas e ocupacionais, como no caso da leishmaniose tegumentar, onde a entrada em áreas florestais favorece o contato do homem com o ciclo silvestre da doença. Sazonalidade também tem sido descrita em relação a outras doenças e eventos de saúde, como a asma brônquica, afogamentos e acidentes com animais peçonhentos, e também fenômenos demográficos, como o nascimento (Figura 12.10).

Efeitos de idade, período e coorte

A ênfase da maior parte dos estudos epidemiológicos interessados em examinar tendências temporais de doença, em particular aqueles baseados em dados de mortalidade, é na observação da evolução das taxas de adoecimento de acordo com o período ou tempo calendário. Entretanto, a dimensão temporal pode ser incorporada em estudos epidemiológicos por meio de outras variáveis, destacando-se a idade e a data de nascimento. Nesse âmbito, a data de nascimento é comumente compreendida como um marcador de situações particulares a que uma determinada geração ou coorte de nascimento é exposta. Uma coorte de nascimento ou de geração corresponde a um subconjunto da população nascido durante um período em particular.

Um problema fundamental da análise de estudos temporais é justamente a dificuldade de se interpretar até que ponto as

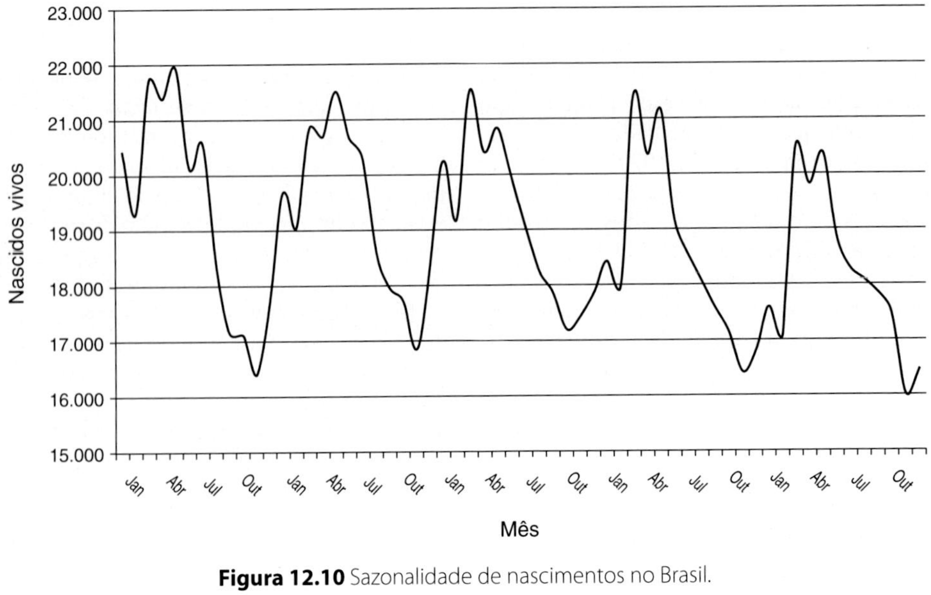

Figura 12.10 Sazonalidade de nascimentos no Brasil.

variações observadas, por exemplo, através dos anos, podem ser atribuídas a mudanças sociais ou ambientais, ou seriam apenas um reflexo de alterações demográficas ou, ainda, de aspectos singulares que marcam uma determinada geração.

Separar os efeitos de geração, idade e período é uma tarefa complexa, porque essas características são estreitamente inter-relacionadas. Por exemplo, conhecendo-se a idade em que uma pessoa morreu e o ano de seu nascimento, sabe-se o ano de sua morte. A abordagem epidemiológica que tenta separar estes efeitos é denominada de análise dos efeitos de idade, período e coorte.

O efeito de idade corresponde às mudanças nas taxas de adoecimento que decorrem do processo de envelhecimento. Por exemplo, a incidência do câncer de próstata aumenta com a idade. Efeito de período é definido como a mudança na frequência de doença que é especificamente ligada a um evento restrito em termos de tempo calendário, sendo que muitas vezes estes eventos são ocasionados por mudanças no sistema de classificação das doenças. Por exemplo, estudo analisou o impacto de revisões da Classificação Internacional de Doenças (CID) realizadas entre os anos de 1950 e 1999 nas tendências das mortalidades por causas específicas em 6 países europeus. Cerca de 11% das revisões realizadas nos códigos de causas específicas de morte levaram a significantes descontinuidades nas tendências de 11 das 26 causas analisadas, entre elas a doença isquêmica do coração, doenças infecciosas e demência. Já um efeito de coorte se refere a mudanças na mortalidade ou incidência de doença que são compartilhadas pelos membros de uma geração. Por exemplo, alguns estudos sobre o suicídio em países desenvolvidos sugerem que as gerações mais antigas (nascidas há mais tempo) estariam sob maior risco devido a terem vivido experiências de vida mais traumáticas (p. ex., guerras mundiais, crise financeira de 1929). Por outro lado, outros estudos sugerem que seriam as gerações mais novas (nascidas mais recentemente) que teriam maior risco devido à maior competição econômica e social nas sociedades contemporâneas.

A análise dos efeitos de idade, período e coorte pode necessitar de técnicas estatísticas bastante sofisticadas, mas algumas abordagens gráficas mais simples permitem apreender, pelo menos em parte, estes três tipos de efeitos. O Quadro 12.4 mostra taxas de mortalidade hipotéticas para uma determinada doença X segundo faixa etária e ano de ocorrência do óbito. Assinalado na diagonal estão as taxas de mortalidade da coorte nascida em torno de 1940 (1935-1944). Tendo nascido nos anos adjacentes a 1940, esta coorte tem de 15 a 24 anos em 1960, 25 a 34 anos em 1970, 35 a 44 anos em 1980, e assim por diante. Essa geração é representada em todos os anos em que a mortalidade foi avaliada, mas observe que certas gerações aparecem apenas em 1 ou 2 anos. Por exemplo, a geração nascida em torno do ano de 1970 tem 15 a 24 anos em 1990 e não pode ser avaliada quando teria 25 a 34 anos (ano 2000, não incluído no quadro). Algo parecido acontece para gerações mais antigas, como a nascida em torno de 1900, que só aparece no quadro em 1960 (55 a 64 anos) e em 1970 (65 a 74 anos). Sua experiência de mortalidade anterior não está incluída no quadro.

Quadro 12.4 Taxas de mortalidade (/100.000) pela doença X, segundo faixa etária e ano do óbito

	Ano do óbito			
Faixa etária	**1960**	**1970**	**1980**	**1990**
15-24	4,9	5,4	6,2	10,0
25-34	10,7	10,7	11,7	15,0
35-44	14,3	13,2	13,5	15,8
45-54	21,3	16,1	15,4	15,0
55-64	32,2	21,3	15,4	15,0
65-74	39,5	25,9	19,3	18,1

A Figura 12.11 mostra um gráfico para avaliar a tendência temporal da mortalidade por suicídio nessa população (ignorando a faixa etária). Analisando os dados dessa maneira percebe-se que há uma tendência ao decréscimo da mortalidade por essa doença até 1975 e um incremento mais acentuado a partir de então, seguido de relativa estabilidade a partir de 1985, sugerindo que algo aconteceu em 1975 de modo a alterar bruscamente a velocidade de queda da mortalidade. Um efeito de período deste tipo pode ter decorrido, por exemplo, em função da implantação de um novo sistema de classificação de causas de óbito a partir de 1975. Por exemplo, alguns óbitos que eram co-

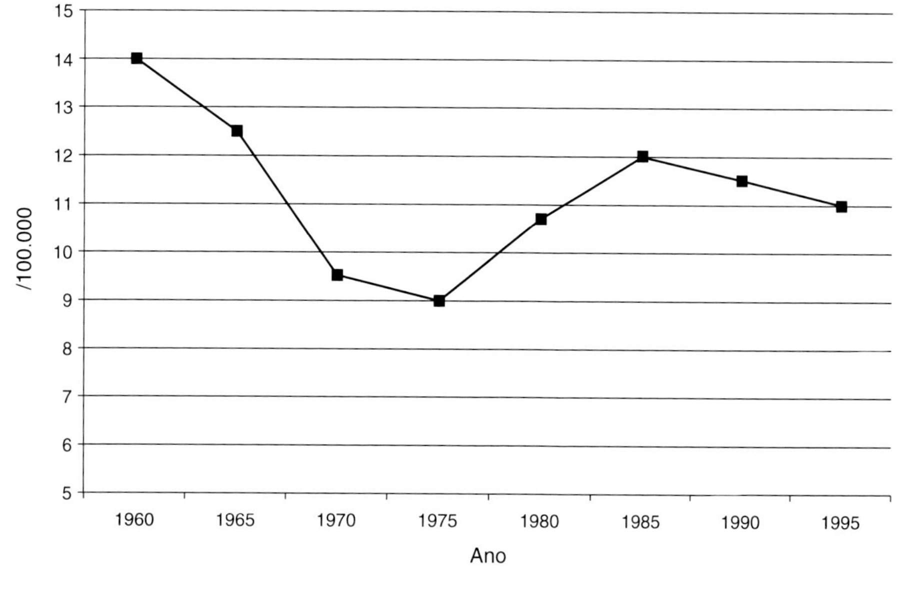

Figura 12.11 Evolução temporal das taxas de mortalidade pela doença X (por 100.000 habitantes), 1960-1995.

mumentemente classificados como mal definidos poderiam ter passado, a partir da implantação da nova classificação, a serem mais frequentemente definidos como óbitos pela doença X.

A Figura 12.12 mostra as taxas de mortalidade pela doença X segundo faixa etária para cada um dos anos analisados. O gráfico indica que o aumento das taxas de mortalidade com a idade é verificado principalmente entre os anos de 1960 e 1970, mas em 1990 e 1995 parece haver pouca ou nenhuma variação segundo a idade. Seria essa modificação do efeito da idade ao longo dos anos um fato real ou existiria um efeito de coorte subjacente que atrapalha nossa interpretação dos fatos?

A Figura 12.13 mostra outra perspectiva. Aqui as taxas de mortalidade são mostradas para cada coorte específica e, ao contrário do que pudemos perceber na Figura 12.12, as taxas de mortalidade diminuem com a idade para quase todas as coortes. Então, o efeito de idade é forte, mas diferente daquele que pode ser percebido na Figura 12.12, e isso decorre também da existência de um efeito de coorte. O efeito de coorte aqui ilustrado indica que as gerações mais novas (nascidas mais recentemente) apresentam sistematicamente taxas mais altas de mortalidade pela doença X para as faixas etárias mais jovens, enquanto as coortes mais antigas apresentam taxas de mortalidade mais altas nas idades mais avançadas.

Esta breve ilustração de tema tão complexo salienta a necessidade de termos cautela ao interpretar dados de evolução temporal da doença em qualquer uma das escalas de tempo (idade, tempo calendário e geração). Uma análise apropriada deve sempre buscar verificar até que ponto efeitos de um tipo podem estar influenciando a capacidade de apreender a verdadeira natureza dos fenômenos.

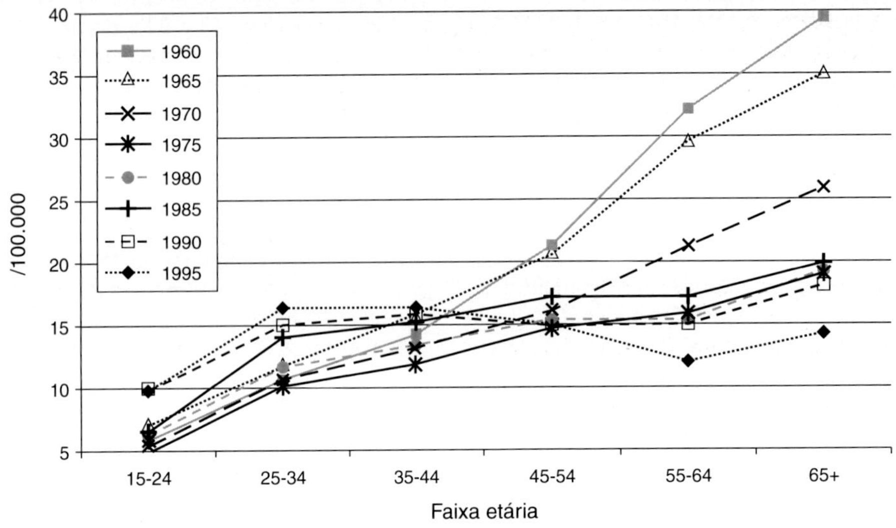

Figura 12.12 Taxas de mortalidade pela doença X (por 100.000 habitantes) segundo a faixa etária, 1960-1995.

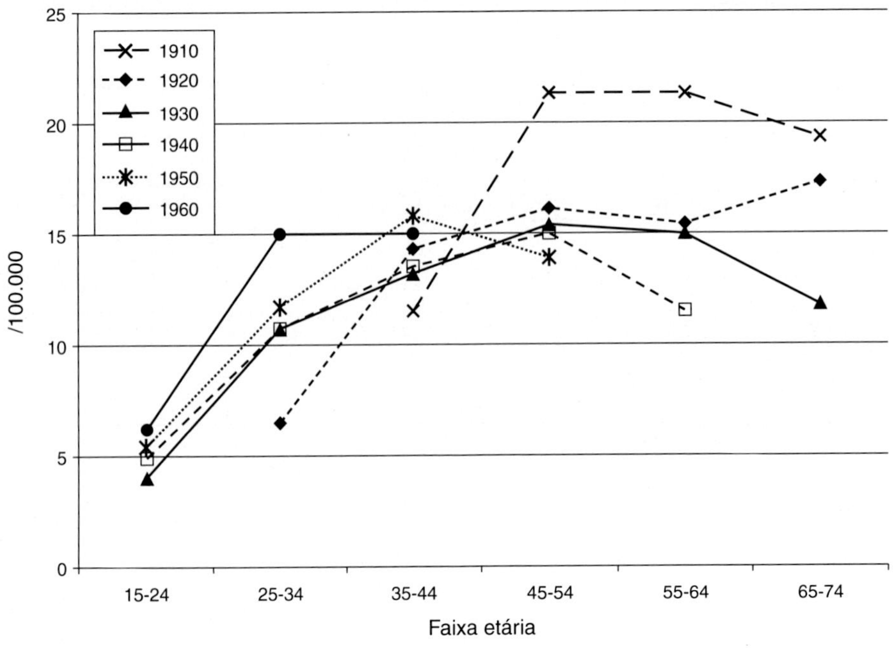

Figura 12.13 Taxas de mortalidade pela doença X (por 100.000 habitantes) segundo coorte de nascimento e faixa etária, 1960-2000.

Variações espaciais dos fenômenos epidemiológicos

A caracterização da distribuição geográfica de doenças é considerada um elemento essencial na pesquisa epidemiológica, conforme salientado pela importância dada à descrição dos fenômenos epidemiológicos segundo "pessoa-tempo-lugar" nos textos clássicos da disciplina. Estudos sobre a distribuição geográfica das doenças têm suas raízes ainda nos séculos XVIII e XIX, quando o termo "geografia médica" foi forjado (Meade *et al.*, 1988).

Dentre os precursores dos estudos abordando a distribuição geográfica de doenças estão os médicos James Lind (Barret, 1991), mais conhecido pelo seu trabalho sobre o escorbuto, e Leonhard Ludwig Finke (Barret, 1993), que publicou em 1792 aquela que é considerada a mais detalhada contribuição teórica para a geografia médica registrada até aquele momento, tendo sido o primeiro a sistematizar dados em escala mundial (Barret, 1993). Nessa época se inicia uma longa tradição de construção de mapas de doenças, com destaque para o mapa de pontos produzido por Valentine Seaman, em 1798, descrevendo a distribuição dos casos de febre amarela em Nova York (Barret, 2000).

Raízes da Epidemiologia como disciplina podem ser encontradas também neste período, quando as pesquisas se orientavam principalmente para as relações entre saúde e condições sociais (Krieger, 2000). Nesse contexto, despontam os primeiros estudos sobre variações geográficas de doenças. Por exemplo, André-Michel Guerry, em 1833, nos seus Ensaios sobre a Estatística Moral, explorou as variações das taxas de suicídios e homicídios em regiões da França (Guerry, 2002), e Engels, em 1892, apontou evidências de variação das taxas de mortalidade nas diferentes cidades e ruas em torno de Manchester na Inglaterra (Engels, 1975).

Entretanto, para a grande maioria dos epidemiologistas, a demonstração da importância de se estudar a distribuição geográfica de doenças é atribuída a John Snow, em sua investigação sobre a epidemia de cólera em Londres (Snow, 1967). O trabalho de Snow é considerado um exemplo clássico do raciocínio epidemiológico, que eventualmente antecipou a teoria sobre a transmissão da cólera pela água. No entanto, seu estudo é também lembrado como um marco na geografia médica devido ao uso de um mapa de pontos para representar a localização das mortes por cólera em torno da bomba de distribuição de água em Broad Street, no distrito londrino do Soho. Porém, a crença de que Snow usou este mapa para determinar a fonte da epidemia de cólera e para fazer conexões causais entre a remoção da bomba e o fim da epidemia parece não ser sustentada pelas evidências (McLeod, 2000). Argumenta-se, inclusive, que Snow já havia construído sua teoria sobre transmissão da cólera antes mesmo de coletar dados para testá-la (Vanderbroucke *et al.*, 1991).

Apesar da longa tradição no mapeamento de doenças e nas pesquisas sobre distribuição geográfica de doenças, durante a primeira metade do século XX os epidemiologistas tenderam mais frequentemente a orientar suas pesquisas para a distribuição temporal das doenças, e cada vez mais para as características individuais, como resultados da crescente ênfase nas causas biológicas das doenças (Krieger, 2000).

Avanços tecnológicos, em particular o desenvolvimento dos Sistemas de Informações Geográficos (SIG), permitiram um enorme aumento da eficiência no processamento e análise de dados geográficos de maior complexidade, como aqueles que envolvem diferentes variáveis obtidas em diversas escalas geográficas. O advento dos modernos SIG favoreceu a reincorporação do lugar e do espaço como categorias de análise nas investigações epidemiológicas.

A partir de 1970, SIG e tecnologias relacionadas, como sensoriamento remoto para obtenção de imagens da superfície terrestre a partir de sensores a bordo de satélites, se difundiram rapidamente para diversos campos do conhecimento, incluindo Saúde Pública e Epidemiologia. Hoje SIG e sensoriamento remoto são considerados importantes ferramentas em vigilância epidemiológica e em pesquisas enfocando as relações entre saúde e ambiente, e vêm sendo utilizadas para investigar padrões de disseminação de doenças e orientar estratégias de controle de doenças infecciosas, particularmente as zoonoses e doenças transmitidas por vetores.

Entre as principais abordagens epidemiológicas para o estudo das variações geográficas de doenças destacam-se o mapeamento da distribuição de doenças, os estudos para detecção de aglomerados espaciais de doenças e os estudos ecológicos, que serão exploradas com mais detalhes a seguir.

Mapeamento de doenças

A construção de mapas é a técnica mais elementar para descrever a distribuição espacial de doenças. Quando os dados disponíveis são registrados em localizações específicas identificadas pela latitude e longitude (p. ex., local de residência de doentes), um mapa desses pontos pode ser utilizado para visualizar a distribuição espacial desses casos. Nessa situação, é preciso estar atento ao fato de que eventuais aglomerações destes pontos podem refletir apenas a variabilidade espacial na distribuição da população. Interpretações baseadas em mapas de pontos são problemáticas também porque o local mapeado pode não refletir o lugar onde as condições responsáveis pela ocorrência da doença de fato existiram. Este alerta é particularmente importante para doenças não infecciosas com longo tempo de latência e indução. Mesmo para algumas doenças infecciosas, como a leishmaniose tegumentar, o risco de infecção é muitas vezes associado a atividades econômicas (p. ex., extração de madeira) ou de lazer (p. ex., ecoturismo) em áreas florestais, e o local de residência pode não indicar adequadamente onde a transmissão ocorreu. De qualquer modo, um mapa de pontos é uma opção interessante para demonstrar a densidade de um fenômeno em uma determinada região. Um exemplo clássico é, de novo, o mapa de pontos produzido por John Snow para mostrar a distribuição espacial dos óbitos por cólera no distrito de Soho, no centro de Londres (Figura 12.14).

O mapa temático de área ou mapa coroplético (*choropleth map* – o nome deriva das palavras gregas *choros* – lugar – e *plethos* – valor, quantidade) é a estratégia mais comum para apresentar dados geográficos que estão agregados em regiões ou áreas (p. ex., bairros, setores censitários). Mapas de doença desse tipo mostram, em geral, taxas padronizadas diretamente por idade e sexo ou razões de mortalidade (ou morbidade) padronizadas obtidas por padronização indireta. A Figura 12.15 mostra um mapa desse tipo que apresenta as taxas de incidência de leishmaniose visceral na cidade de Teresina.

Apesar de mapas temáticos serem ferramentas muito úteis para auxiliar-nos a compreender a ocorrência de fenômenos epidemiológicos, é preciso estar atento ao fato de que muitos fatores envolvidos na construção desses mapas podem influenciar o padrão que é apresentado e levar a interpretações distintas. Por exemplo, os mesmos dados apresentados em diferentes níveis de resolução (p. ex., setores censitários e municípios) podem mostrar padrões de distribuição espacial bem distintos. A variação de tamanho e forma geométrica das unidades geográficas

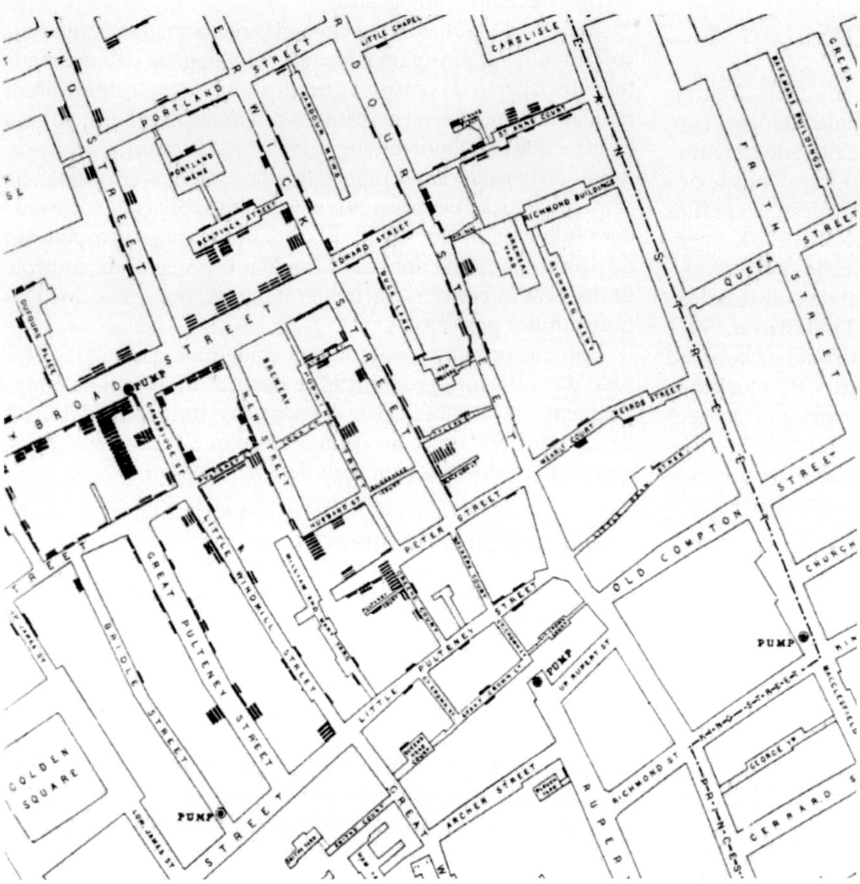

Figura 12.14 Distribuição espacial dos óbitos por cólera no distrito de Soho, Londres, 1854.

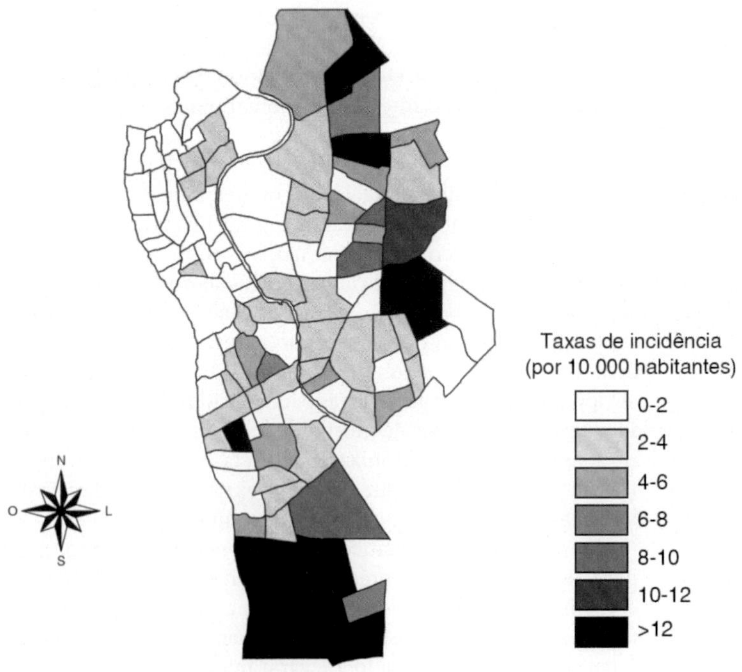

Figura 12.15 Distribuição espacial da taxa de incidência anual média de leishmaniose visceral, Teresina, Piauí, 1991-2000. Adaptada de Cerbino Neto *et al.*, 2009.

em um mesmo mapa pode levar a que as interpretações sejam mais influenciadas pelas áreas maiores. O uso de gradações de cores e sombreamentos ajuda a simplificar a mensagem que está se querendo transmitir visualmente, mas certos tipos e intensidades de cores podem chamar a atenção do leitor para determinadas áreas, valorizando alguns aspectos em detrimento de outros. Há também diferentes maneiras de formar as categorias da variável que vai ser mapeada, sendo que estas opções talvez sejam as que têm maior influência nas interpretações.

Estudos que usam áreas pequenas (p. ex., setores censitários) são também afetados por grande variabilidade (ou instabilidade) das taxas de incidência nas áreas com população pequena. Nessas áreas o acréscimo ou remoção de um ou dois casos de doença pode levar a mudanças dramáticas nos valores estimados das taxas, e justamente as estimativas mais extremas são as menos confiáveis e são também aquelas que mais dominam o padrão geográfico do mapa.

Detecção de aglomerados espaciais de doença

Um dos principais interesses da análise da distribuição geográfica de doenças é saber se os eventos observados apresentam algum grau de agregação espacial (*clustering*). Em termos gerais, o termo agregação espacial refere-se a uma inesperada aglomeração no espaço de eventos relacionados com a saúde. Agregação espacial de doença pode ser atribuída a fatores demográficos, genéticos, ambientais ou socioculturais que se superpõem geograficamente ao padrão de ocorrência observado.

Segundo Cliff & Ord (1981), existiriam, basicamente, dois principais mecanismos de interesse epidemiológico que levam à ocorrência de agregados espaciais:

- **Mecanismo de reação.** A agregação espacial de casos resulta do fato de que as pessoas acometidas, de forma independente uma das outras, estão sujeitas a um risco mais alto de adoecer em função de compartilharem um mesmo conjunto de exposições ou fatores de risco. Nesse caso, diz-se que elas **reagem** conjuntamente a essas variáveis ou forças externas.
- **Mecanismo de interação.** A agregação existe porque há mais interação entre os indivíduos próximos geograficamente. Nessa situação, a ocorrência de doença é um fenômeno dependente, isto é, o risco de adoecer de uma pessoa depende, por exemplo, da existência de outras pessoas transmitindo um determinado agente infeccioso.

No caso das doenças crônicas, exceção feita às de caráter genético, o mecanismo mais provável para a presença de agregados espaciais de doença é o de reação. Ou seja, existem outras variáveis (p. ex., sociais, ambientais, demográficas etc.) que, por sua própria distribuição espacial heterogênea, podem explicar parte da variabilidade espacial do agravo em questão. Por outro lado, o mecanismo de interação estaria mais frequentemente implicado na agregação espacial de doenças transmissíveis e, talvez, de caráter genético. De qualquer modo, na maior parte das situações, os dois mecanismos podem estar presentes.

Em geral, as investigações sobre agregados de doença buscam responder a dois tipos de questões. Primeiro, se existe uma tendência geral para ocorrência de agregação espacial de um evento e, na eventualidade de ela existir, onde o(s) aglomerado(s) está(ão) localizado(s). Segundo, se agregados geográficos ocorrem em regiões específicas, geralmente delimitadas em função da existência de uma potencial fonte de contaminação ambiental em região próxima (p. ex., instalação nuclear).

Na maioria dos estudos não existe uma hipótese *a priori* para a ocorrência do agregado espacial, sendo o excesso de casos percebido, em geral, inicialmente por membros da comunidade e, eventualmente, confirmado *a posteriori* por meio de estudos epidemiológicos que utilizam testes estatísticos especificamente desenvolvidos para detecção de agregados espaciais. Agregados de casos de câncer, em particular leucemia e linfoma, formam a maioria dessas investigações. Deve-se notar, entretanto, que os poucos estudos desse tipo que levaram a uma vinculação etiológica entre determinadas exposições e a ocorrência de câncer (p. ex., cloril vinilo e angiossarcoma) quase sempre enfocaram exposições ocupacionais ou induzidas por drogas. São raros os estudos de base comunitária orientados para identificação de potenciais causas ambientais que efetivamente deram origem a investigações etiológicas posteriores (Kingsley *et al.*, 2007). Ainda assim, o papel gerador de hipóteses etiológicas desses estudos de base comunitária não deve ser desprezado. Em uma revisão sobre estudos de agregados de mieloma múltiplo todos os oito estudos avaliados envolveram agregados próximos a coleções de água, sendo que para seis delas havia evidência de contaminação por dioxina. A hipótese de que esses agregados ocorreram devido à alta exposição das populações à dioxina seria consistente com estudos que mostram maior risco de mieloma em grupos populacionais com elevado consumo de peixes contaminados com dioxina (pescadores do Mar Báltico e índios do Alasca) e em pessoas acidentalmente expostas à dioxina em Seveso, Itália (Schwartz, 1997).

Já os estudos de agregados em torno de potenciais fontes de contaminação partem, em geral, de hipóteses causais formuladas previamente e, por isso, tendem a fornecer evidências mais robustas. Um exemplo clássico da utilização dessa abordagem é o episódio de disseminação de um agente biológico, a bactéria *Bacillus anthracis* causadora do antraz, na antiga União Soviética (Meselson *et al.*, 1994). Em 1979, a cidade de Sverdlovsk foi atingida por uma epidemia de antraz em que morreram mais de 60 pessoas. Oficiais soviéticos apontaram o consumo de carne contaminada como o principal responsável pela epidemia, mas os resultados das necropsias sugeriram contaminação respiratória. A partir dessa evidência, uma avaliação da força e direção dos ventos, conjugada com uma estimativa do tempo médio de incubação da doença, mostrou que a área potencialmente sob risco de receber esporos disseminados a partir de uma instalação militar suspeita se sobrepunha, de forma inexorável, à disposição espacial dos casos. Infelizmente, nesse caso, o estudo de agregação dos casos próximos à fonte de contaminação serviu para desvelar um crime, mas foi incapaz de prevenir seu impacto. Hoje em dia, dada uma suspeita de disseminação pontual de um agente biológico, químico ou radioativo, a preocupação maior está na capacidade de se predizer o tempo necessário para que estes agentes venham a atingir localidades relativamente próximas à fonte de contaminação, permitindo iniciar oportunamente as estratégias de controle recomendadas.

Muito se tem discutido sobre limites e possibilidades dos estudos de agregados em epidemiologia. Para Rothman (1990), a investigação de um único potencial agregado de doença tem limitado valor científico porque (1) os agregados são em geral pequenos para constituir um estudo epidemiológico com o adequado controle de variáveis de confusão, (2) habitualmente os agregados relatados utilizam definição vaga da doença, (3) sua delimitação pode dificultar a definição de uma população de referência adequada para o cálculo das taxas de incidência, (4) as exposições sob investigação são geralmente mal caracterizadas e em baixa concentração e (5) na medida em que existe excessiva publicidade em torno da descoberta de um possível agregado, a obtenção de dados válidos torna-se difícil.

No entanto, mesmo reconhecendo seus limites, estudos de agregação espacial bem conduzidos podem ser uma fonte geradora de hipóteses causais. Jacquez *et al.* (1996), por exemplo, preferem conceber os estudos de agregados sob o espírito da análise exploratória de dados, ou seja, objetivam a identificação de padrões nos dados e geração de hipóteses referentes à origem desses padrões. Essa abordagem seria a preferida quando o conhecimento sobre o processo de difusão de uma doença ainda é incompleto. Nesse sentido, estes estudos podem ser realizados antes dos mais tradicionais, demorados e caros delineamentos epidemiológicos, ajudando a definir prioridades para investigação complementar e para implementação de ações preventivas.

Estudos ecológicos

Estudos ecológicos ou de correlação geográfica são aqueles que examinam a variação espacial de eventos relacionados com a saúde em relação a características socioeconômicas, ambientais, demográficas e de estilos de vida, sendo todas as variáveis mensuradas em escala geográfica ou ecológica. Nestes estudos as variáveis de exposição são geralmente classificadas em três categorias: medidas agregadas baseadas em dados individuais (p. ex., proporção de fumantes, renda média), medidas ambientais (p. ex., temperatura, poluição atmosférica), medidas globais ou de contexto (p. ex., densidade populacional, coesão social) (Morgenstern, 1998). Os desfechos de saúde são em geral expressos por meio de taxas de incidência ou mortalidade para as regiões analisadas.

Trata-se de uma abordagem com grande tradição nas ciências sociais, sendo o estudo de Émile Durkheim sobre o suicídio um dos exemplos mais conhecidos. Durkheim, comparando as taxas de suicídio entre províncias prussianas, encontrou que elas eram mais altas nas províncias com maiores proporções de população protestante. Embora Durkheim não tenha concluído a partir desta evidência que o suicídio era mais frequente entre protestantes, esse tipo de inferência no âmbito individual partindo de resultados obtidos em estudos ecológicos tornou-se "o" exemplo de um erro metodológico denominado "falácia ecológica". A falácia ecológica se refere ao fato de que o grau de associação entre exposição e doença obtida via estudos ecológicos pode ser diferente daquele que porventura seria obtido em um estudo feito no nível do indivíduo. Como nenhuma das regiões era inteiramente protestante ou não protestante, não seria possível excluir a hipótese de que seria justamente a minoria (católicos ou judeus) que estaria cometendo suicídio naquelas províncias onde a proporção de protestantes era mais elevada.

Existem inúmeros exemplos de estudos epidemiológicos de correlação ecológica. Vários estudos ecológicos, por exemplo, investigaram a associação entre consumo *per capita* de bebidas alcoólicas específicas e mortalidade devido à doença cardiovascular. A maior parte deles evidenciou que o consumo moderado de vinho seria mais efetivo na redução da mortalidade do que o consumo de cerveja ou bebidas destiladas. Entretanto, evidências posteriores oriundas de estudos individuais indicaram que os potenciais benefícios seriam atribuídos primariamente ao álcool contido nas bebidas e não a algum componente específico de cada bebida (Rimm *et al.*, 1996).

Mais detalhes sobre estudos ecológicos e outras modalidades de estudos agregados podem ser encontrados no Capítulo 15.

Agregação espaço-temporal

Agregação espaço-temporal pode ser entendida como uma maneira de não aleatoriedade na distribuição da doença em que, entre eventos próximos no tempo, existe um excesso não esperado de eventos que estão também próximos geograficamente. Esse conceito é distinto do de agregação espacial e temporal e também tem sido denominado interação espaço-temporal. De fato, agregação espaço-temporal pode ocorrer na ausência de agregação espacial e temporal, ou mesmo estar ausente quando existe agregação nas duas dimensões.

Agregação espaço-temporal de doença tem sido compreendida como expressão de processos contagiosos. Por conseguinte, as técnicas para a identificação de agregados espaço-temporais foram utilizadas prioritariamente na investigação de infectividade de doenças de etiologia desconhecida. Doenças raras, particularmente as neoplasias, têm sido as mais comumente estudadas, mas há também vários estudos sobre suicídio e outras doenças crônicas, como o diabetes. Estudos norte-americanos mostraram agregação espaço-temporal de suicídios entre indivíduos de 15 a 19 anos, sugerindo que o conhecimento de casos recentes de suicídio entre pessoas próximas poderia ser uma situação de risco para suicídios nessa faixa etária (Gould *et al.*, 1990).

Ainda que a análise puramente espacial ou temporal seja justificável no estudo de enfermidades com comportamento estável em uma dessas dimensões, o estabelecimento de nexos espaço-temporais entre eventos é um componente essencial para a investigação de processos dinâmicos como doenças infecciosas ou decorrentes de fatores ambientais transitórios, como acidentes nucleares. Por exemplo, após o acidente nuclear de Chernobyl em 1986, uma série de iniciativas foram desenvolvidas com vistas a preparar autoridades e populações para a possibilidade de novos eventos similares. Nesse contexto, abordagens espaço-temporais foram concebidas com o intuito de estimar a probabilidade de que uma nuvem radioativa emitida durante um acidente venha a alcançar certas localidades, assim como os tempos médio e mínimo para que tal evento ocorra. As principais variáveis envolvidas na determinação desses acontecimentos são: a distância das localidades em relação à fonte contaminante, incluindo a presença de acidentes geográficos limitantes para a difusão de partículas; as condições climáticas no momento e logo após o acidente, em particular a força e direção dos ventos e a ocorrência de chuvas; a quantidade, a dimensão e o peso das partículas radioativas; a pressão atmosférica e a altura da camada atmosférica preferencial para o transporte de poluentes.

Geoprocessamento e saúde

Ainda que estudos sobre o papel do espaço na produção de doenças sejam tradicionais em Epidemiologia, só mais recentemente é que um instrumental especificamente desenvolvido para esse fim começou a ser utilizado de uma forma mais sistemática. Grande parte desse instrumental originou-se de outras disciplinas como a geologia, a biologia, a agricultura e a geografia, implicando a necessidade de construção de um arcabouço teórico-metodológico que pudesse integrar estas diferentes abordagens e permitisse seu uso de modo crítico para abordar problemas epidemiológicos. Parte desse crescimento deve-se ao avanço dos recursos computacionais, em especial das técnicas de geoprocessamento, que permitem a manipulação de grandes bancos de dados espaciais de modo eficiente.

O geoprocessamento integra, por meio de programas computacionais, diversas tecnologias de tratamento e manipulação de dados geográficos, como o sensoriamento remoto, a digitalização de dados, a automação das tarefas cartográficas, a utilização de Sistemas de Posicionamento Global (*global positioning systems* ou GPS) e os Sistemas de Informação Geográfica (SIG) (Santos *et al.*, 2000).

As principais funções de um SIG são (1) armazenar, manipular e integrar grandes quantidades de dados referenciados espacialmente; (2) prover meios para a realização de análises que contemplem o aspecto geográfico dos dados; (3) visualizar e permitir saídas gráficas para o conteúdo da base de dados geocodificadas. É a capacidade de integrar operações convencionais de bases de dados com técnicas de análise geográfica, permitindo a expressão de resultados por meio de mapas, que distingue os SIG dos demais sistemas de informação.

Em termos gerais, as possibilidades de aplicações de sistemas de informações geográficas para o estudo de fenômenos relacionados com a saúde derivam da compreensão de que desfechos de interesse epidemiológico e seus determinantes têm uma natureza espacial intrínseca. Nesse sentido, pelo menos 3 grandes áreas de aplicações potenciais podem ser definidas: (1) vigilância epidemiológica; (2) planejamento e avaliação de serviços de saúde; e (3) determinação de risco ambiental.

Em vigilância epidemiológica, por exemplo, o acompanhamento contínuo da ocorrência de doenças é um aspecto fundamental para a implementação de estratégias de controle. Na sua versão mais simples, um SIG pode ser utilizado para armazenar dados de ocorrência de doença indexados também no tempo, de forma que mapas sequenciais possam sugerir algum padrão direcional de difusão, permitindo a antecipação de novas áreas a serem atingidas. A superposição de outros elementos, como a rede viária e informações topológicas e ambientais, pode auxiliar na identificação de mecanismos associados aos fluxos preferenciais de disseminação e auxiliar na elaboração de estratégias de controle. Por exemplo, Barcellos & Bastos (1996a) mostram que o processo de disseminação da AIDS entre usuários de drogas no Estado de São Paulo acompanhava as principais rotas de tráfico de cocaína na região.

SIG também pode ser útil na construção de modelos de predição para ocorrência futura de doenças. Uma possibilidade seria a utilização de SIG e sensoriamento remoto para o desenvolvimento de modelos preditivos com base em variáveis sabidamente relacionadas com o risco de adoecer. Como exemplo, estudos na América Central utilizaram estas ferramentas para identificar *habitat*s prováveis para existência do vetor transmissor da malária e predizer áreas de maior risco para transmissão (Beck *et al.*, 1994; Beck *et al.*, 1997; Rejmankova *et al.*, 1995). Esse tipo de aplicação também foi utilizado para predição de áreas de risco para transmissão de leishmaniose, tripanossomíase africana e doença de Lyme.

Há também diversas possibilidades de aplicações no planejamento e avaliação de serviços de saúde, em particular na análise da distribuição espacial de serviços de saúde e em estudos de acessibilidade e utilização destes serviços. O primeiro caso foi abordado por Pinheiro *et al.* (2001), que delimitaram áreas de abrangência de hospitais e, posteriormente, a construção do que denominaram mercados hospitalares para atendimento de fraturas de colo de fêmur. A observação da distribuição dos domínios desses mercados pode ser útil no processo de alocação de recursos e planejamento de instalação de novos serviços.

A aplicação de SIG para determinação de risco ambiental para a saúde é essencialmente um problema de estimativa do nível de exposição a poluentes específicos ou avaliação de impacto ambiental. No que tange à poluição atmosférica, mensurações diretas da exposição são raras e em geral disponíveis para um número pequeno de localizações geográficas, implicando a necessidade de produção de estimativas indiretas. No caso do impacto ambiental, o uso de SIG acoplado com imagens de sensoriamento remoto pode ser utilizado para predizer áreas de desmatamento. Mertens & Lambin (1997), por exemplo, usaram duas imagens de sensoriamento remoto separadas temporalmente por 15 anos para estudar fatores associados ao desmatamento na República dos Camarões. Utilizando ferramentas de análise espacial em um ambiente SIG, foi possível definir uma série de variáveis "espaciais" que poderiam estar relacionadas com o desmatamento: menor distância até a mais próxima rodovia; menor distância até a mais próxima cidade; menor distância até a mais próxima fronteira floresta/não floresta; indicadores de fragmentação da floresta em torno de cada ponto.

Até o momento, grande parte da aplicação de SIG em saúde pública permanece no campo descritivo. É fundamental que os conhecimentos biológicos, médicos, epidemiológicos, sociais e demográficos que influenciam a ocorrência de doenças em populações humanas seja incorporado a essa nova tecnologia, de modo que os modelos explicativos e preditivos sejam mais realísticos e úteis no âmbito da saúde pública. Em geral, é fundamental que a comunidade envolvida na pesquisa epidemiológica procure traçar sua própria agenda, de modo a influenciar o desenvolvimento da tecnologia em direção aos objetivos da saúde pública.

Perspectivas de estudos geográficos em saúde

Um reconhecido problema em estudos epidemiológicos sobre a distribuição espacial de eventos saúde é a tendência a uma incorporação acrítica do "espaço" como categoria de análise. Na maior parte das vezes, espaço é considerado apenas como um espaço geométrico onde os eventos acontecem, um simples receptáculo ou palco para a ocorrência dos fenômenos epidemiológicos. Em outras circunstâncias espaço é utilizado como correlato de condições sociais ou uma circunstância na qual fatores de risco se agregam (Barcellos, 2000). Nesse sentido, em muitas aplicações epidemiológicas, espaço é tratado como um conceito a-histórico e desvinculado do contexto social (Costa & Teixeira, 1999). Espaço, entretanto, é tanto o meio como o desfecho de relações sociais, um constructo social que resulta da ação humana, organizada em uma determinada sociedade, sobre uma paisagem. Para serem mais úteis, estudos epidemiológicos focalizando a distribuição geográfica de eventos devem abraçar o conceito de espaço social ou, pelo menos, explicitamente indicar qual o significado que espaço tem em suas investigações.

Considerações finais

A diversidade de aspectos relacionados com "pessoas-tempo e lugar" mencionados nas seções anteriores deste capítulo dá ideia da amplitude da descrição epidemiológica e de seus inúmeros usos, seja na elucidação dos padrões de distribuição das doenças e agravos à saúde nos grupos sociais e nas populações, seja na elaboração de hipóteses explicativas para a ocorrência dos diferentes problemas de saúde. Além desses usos, identificados com a compreensão do processo saúde-doença no âmbito populacional, a epidemiologia descritiva é extremamente útil para o planejamento, a implementação e a avaliação de programas e serviços de saúde fornecendo informações que podem auxiliar o desempenho das atividades administrativas e avaliativas.

Assim, os estudos epidemiológicos descritivos são ferramentas essenciais para um importante conjunto de atividades nas práticas de saúde. Entre essas, é possível destacar promoção da saúde, vigilância epidemiológica e controle de doenças, organização da oferta e utilização dos serviços de saúde, avaliação das intervenções implementadas, além da formulação de novas hipóteses para a melhor compreensão do perfil epidemiológico das populações.

Cada uma das categorias que organizam metodologicamente a descrição epidemiológica – pessoa, tempo e lugar – pode ser objeto de um livro inteiro, na exploração dos conceitos, métodos e técnicas disponíveis para sua realização. Neste capítulo, procuramos oferecer aos leitores apenas um amplo panorama das possibilidades que a Epidemiologia apresenta para observação e registro de fenômenos de saúde e doença na dimensão populacional.

Referências bibliográficas

Alvarez-Dardet C, Alonso J, Domingo A, Regidor E. La medición de la clase social em ciencias de la salud. Informe de un Grupo de Trabajo de la sociedad Española de epidemiología. Barcelona: SG Editores SA, 1995.

Aries E, Seider M. The role of social class in the formation of identity: a study of public and elite private college students. *The Journal of Social Psychology* 147(2):137-157, 2007.

Baldissera RL, Meneghel SN. Investigação epidemiológica de um surto de gastroenterite. *Revista de Saúde Pública* 20:212-18, 1986.

Barata RB. Acesso e uso de serviços de saúde. Considerações sobre os resultados da Pesquisa de Condições de Vida 2006. *São Paulo em Perspectiva* 22(2):19-29, 2008.

Barata RB, Almeida MF, Montero CV, Silva ZP. Gender and health inequalities among adolescents and adults in Brazil,1998. *Rev Panam Salud Pública* 21(5):320-327, 2007.

Barata RB. Cem anos de endemias e epidemias. *Ciência & Saúde Coletiva* 5(2):333-345, 2000.

Barata RB. Epidemias. *Cadernos de Saúde Pública* 3(1):9-15, 1987.

Barata RCB. O desafio das doenças emergentes e a revalorização da epidemiologia descritiva. *Revista de Saúde Pública* 31(5): 531-537, 1997.

Barcellos C, Bastos FI. Redes Sociais e Difusão da AIDS no Brasil. *Bol Oficina Sanit Panam* 121(1):11-24, 1996a.

Barcellos C. Elos entre geografia e epidemiologia. *Cadernos Saúde Pública* 16:607-609, 2000.

Barret FA. 'SCURVY' Lind's medical geography. *Soc Sci Med* 33:347-353, 1991.

Barrett FA. A medical geographical anniversary. *Soc Sci Med* 37:701-10, 1993.

Barrett FA. Finke's 1792 map of human diseases: the first world disease map? *Soc Sci Med* 50:915-21, 2000.

Beck LR, Rodriguez MH, Dister SW, Rodriguez AD, Rejmankova E, Ulloa A, Meza RA, Roberts DR, Paris JF, Spanner MA, Washino RK, Hacker C, Legters LJ. Remote sensing as a landscape epidemiologic tool to identify villages at high risk for malaria transmission. *American Journal of Tropical Medicine & Hygiene* 51:271-280, 1994.

Beck LR, Rodriguez MH, Dister SW, Rodriguez, AD, Washino RK, Roberts DR, Spanner MA. Assessment of a remote sensing-based model for predicting malaria transmission risk in villages of Chiapas, Mexico. *American Journal of Tropical Medicine & Hygiene* 56:99-106, 1997.

Braz RM, Andreozzi VL, Kale PL. Detecção precoce de epidemias de malária no Brasil: uma proposta de automação. *Epidemiologia e Serviços de Saúde* 15(2):21-33, 2006.

Breilh J, Campana A, Costales P, Granda E, Paez R, Yépez J. *Deterioro de la Vida: Instrumento para Análisis de Prioridades Regionales en lo Social y la Salud.* Quito: Corporación Editora Nacional, 1990.

Cadot E, Rodwin VG, Spira A. In the heat of the summer: lessons from the heat waves in Paris. *J Urban Health* 84(4):466-8, 2007.

Campos A, Pochmann M, Amorim R, Silva R. *Atlas da Exclusão Social no Brasil.* São Paulo: Editora Cortez, 2007.

Cerbino Neto J, Werneck GL, Costa CHN. Factors associated with the incidence of urban visceral leishmaniasis: an ecological study in Teresina, Piauí State, Brazil. *Cadernos de Saúde Pública* 25:1543-1551, 2009.

Cliff AD, Ord JK. *Spatial Processes.* London: Pion, 1981.

Costa MCN, Teixeira MGLC. A concepção de "espaço" na investigação epidemiológica. *Cadernos Saúde Pública* 15:271-279, 1999.

Deshapriya EB, Iwase N. Impact of the 1970 legal BAC 0.05 mg% limit legislation on drunk-driver-involved traffic fatalities, accidents, and DWI in Japan. *Subst Use Misuse* 33(14):2757-88, 1998.

Engels F. *A Situação da Classe trabalhadora na Inglaterra.* Porto: Afrontamento, 1975.

Farrington P, Andrews N. Outbreak detection: applications to infectious disease surveillance. *In*: Brookmeyer R & Stroup DF (Eds). *Monitoring the Health of Populations.* Oxford: Oxford University Press, 2004, pp. 203-232.

Fenner F, Henderson DA, Arita I, Jezek Z, Ladnyi ID. *Smallpox and its Eradication.* Geneva: WHO, 1988.

Figueiredo-Santos JA. Uma classificação socioeconômica para o Brasil. *Revista Brasileira de Ciências Sociais* 20(58):27-45, 2005.

Foucault M. *O nascimento da Clínica.* Rio de Janeiro: Editora Forense Universitária, 1977.

Fox J, Hall CE, Elveback LR. *Epidemiology. Man and Disease.* London: The MacMillan Company, 1970.

Garbe C, McLeod GR, Buettner PG. Time trends of cutaneous melanoma in Queensland, Australia and Central Europe. *Cancer* 89(6):1269-78, 2000.

Gould MS, Wallenstein S, Kleinman MH, O'Carroll P, Mercy J. Suicide clusters: an examination of age-specific effects. *Am J Public Health* 80(2):211-2, 1990.

Guerry A-M. *Essai sur la statistique moral de la France.* A Translation of Andre-Michel Guerry's Essay on the Moral Statistics of France (1883): a sociological report to the French Academy of Science; edited and translated by Hugh P. Whitt and Victor W. Reinking. Lewinston: Edwin Mellen Press, 2002.

Jacquez GM, Waller LA, Grimson, R, Wartenberg D. The analysis of disease clusters, part I: state of the art. *Infection Control and Hospital Epidemiology* 17:319-327, 1996.

Kingsley BS, Schmeichel KL, Rubin CH. An update on cancer cluster activities at the Centers for Disease Control and Prevention. *Environ Health Perspect* 115(1):165-71, 2007.

Kleinbaum DG, Kupper LL, Morgenstern H. *Epidemiologic Research Principles and Quantitative Methods.* Belmont: Lifetime Learning Publications, 1982.

Krieger N. Epidemiology and social sciences: towards a critical reengagement in the 21st century. *Epidemiologic Reviews* 22(1):155-163, 2000.

Lilienfeld AM, Lilienfeld DE. *Foundations of Epidemiology.* 2nd ed. New York: Oxford University Press, 1980.

Lindbladh E, Lyttkens CH, Hanson BS, Östergren P-O, Isacsson S-D, Lindgren B. An economic and sociological interpretation of social differences in health-related behaviours: an encounter as a guide to social epidemiology. *Social Science & Medicine* 43(12):1817-1827, 1996.

MacMahon B, Pugh TFH. *Epidemiology: Principles and Methods.* Boston: Little Brown & Co., 1970.

McLeod KS. Our sense of Snow: the myth of John Snow in medical geography. *Soc Sci Med* 50:923-35, 2000.

Meade M, Florin J, Gesler W. *Medical Geography.* New York: Guilford Press, 1988.

Mello JMP, Schneider A. Mudança demográfica e a dinâmica dos homicídios no Estado de São Paulo. *São Paulo em Perspectiva* 21(1):19-30, 2007.

Mertens B, Lambin EF. Spatial Modelling of Deforestation in Southern Cameroon. *Applied Geography* 17(2):143-162, 1997.

Meselson M, Guillemin J, Hugh-Jones M, Langmuir A, Popova I, Shelokov A, Yampolskaya O. The Sverdlovsk anthrax outbreak of 1979. *Science* 18;266(5188):1202-8, 1994.

Monteiro CA, Freitas ICM, Baratho RM. Saúde, nutrição e classes sociais: nexo empírico evidenciado em um grande centro urbano, Brasil. *Revista de Saúde Pública* 23(5):422-428, 1989.

Morgenstern H. Ecologic studies. *In*: Rothman KJ, Greenland S, editors. *Modern epidemiology.* 2nd ed. Philadelphia: Lippincott-Raven, 1998.

Oliveira GMM, Klein CH, Souza e Silva NA. Mortalidade por doenças cardiovasculares em três estados do Brasil de 1980 a 2002. *Rev Panam Salud Publica* 19(2):85-93, 2006.

Pinheiro RS, Travassos C, Gamerman D, Carvalho MS. Mercados hospitalares em área urbana: uma abordagem metodológica. *Cadernos Saúde Pública* 17(5):1111-21, 2001.

Porta M (Ed). *A dictionary of Epidemiology.* 5th edition. Oxford: Oxford University Press, 2008.

Rejmankova E, Roberts DR, Pawley A, Manguin S, Polanco J. Prediction of adult *Anopheles albimanus* densities in villages based on distances to remotely sensed larval habitats. *American Journal of Tropical Medicine & Hygiene* 53:482-488, 1995.

Rimm EB, Klatsky A, Grobbee D, Stampfer MJ. Review of moderate alcohol consumption and reduced risk of coronary heart disease: is the effect due to beer, wine, or spirits. *BMJ* 312:731-6, 1996.

Rothman KJ. A sobering start for the cluster busters' conference. *American Journal of Epidemiology* 132:S6-S13, 1990.

Santos S, Pina MF, Carvalho MS. Os sistemas de informações geográficas. *In*: Pina MF & Santos S (org). *Conceitos básicos de sistemas de informações geográficas e cartografia aplicados à saúde.* Brasília: OPAS, 2000, pp. 13-40.

Schoenbach VJ, Rosamond WD. Understanding the Fundamentals of Epidemiology: an evolving text. Chapel Hill: North Carolina; 2000. [acessado em 27 Maio 2009]. Disponível em http://www.epidemiolog.net/evolving/FundamentalsOfEpidemiology.pdf

Schwartz GG. Multiple myeloma: clusters, clues, and dioxins. *Cancer Epidemiol Biomarkers Prev* 6(1):49-56, 1997.

Silva AAM, Gomes UA, Bettiol H, Dal Bo CMR, Mucillo G, Barbieri MA. Associação entre idade, classe social e hábito de fumar maternos com peso ao nascer. *Revista de Saúde Pública* 26(3):150-154, 1992.

Snow J. *Sobre a Maneira de Transmissão da Cólera*. Rio de Janeiro: USAID, 1967.

Vandenbroucke JP, Eelkman Rooda HM, Beukers H. Who made John Snow a hero? *Am J Epidemiol* 133:967-73, 1991.

WER, Weekly Epidemiological Record. Risk of epidemic meningitis in Africa: a cause for concern. *Weekly epidemiological record* 82: 77-88, 2007.

13 Qualidade dos Instrumentos Epidemiológicos

Michael Eduardo Reichenheim e Claudia Leite Moraes

Introdução

Essencialmente, a qualidade da informação em estudos epidemiológicos pode ser sintetizada como resultante da apropriabilidade teórica e operativa de instrumentos de aferição quando utilizados à luz de um processo de mensuração adequado a cenários e contextos precípuos. Dentre vários aspectos que conferem qualidade a um estudo epidemiológico, dois são de particular interesse quando se discute a qualidade da informação (Bowling, 1997; Reichenheim & Moraes, 2002; Wilson, 2005; Rothman *et al.*, 2008; Streiner & Norman, 2008). Um aspecto se reporta ao processo de mensuração em si e a toda a cadeia de afazeres necessária para maximizar o potencial do(s) instrumento(s) em uso. O outro aspecto concerne à operacionalização de conceitos, *i. e.*, o translado de significados de um elemento teórico aos elementos manifestos que possam ser efetivamente inquiridos e/ou observados. Em termos práticos, trata-se do procedimento de redução do conceito a representantes empíricos que se materializa no processo de desenvolvimento de um instrumento ou, em muitas situações, em um processo de adaptação transcultural (ATC) caso se almeje utilizar instrumentos preexistentes fora do contexto linguístico-sociocultural em que foi concebido.

Para melhor discernir estes dois aspectos, vale apontar que é perfeitamente cabível conceber uma situação em que ocorra um problema de classificação devido ao uso de uma escala (variável) construída a partir de indicadores (manifestos) inadequados, mesmo não havendo nenhum problema na execução da aferição. Por outro lado, mesmo diante de uma escala satisfatoriamente arquitetada e desenvolvida, nada impede que haja um problema de mensuração, levando a um problema na ordenação de indivíduos que potencialmente deveriam ser acertadamente ranqueados. Ambas as situações levam a uma má classificação dos sujeitos estudados, afetando a validade do estudo. Chama-se a atenção para a necessidade de explicitação destes dois aspectos importantes – a qualidade do instrumental e de sua aplicação – não só para garantir a validade interna de um estudo epidemiológico, mas também para permitir a comparação do próprio com achados obtidos em outras pesquisas.

Há sempre um dilema quando se está diante de um tema vasto e complexo, mas ainda pouco difundido entre um público leitor. Uma opção é selecionar alguns pontos identificados como sendo os mais importantes e, de preferência, relativamente fáceis de serem transmitidos e aprofundá-los à exaustão, cobrindo-se definições, métodos e operacionalização. Outra opção é buscar abrangência, na premissa de que, para iniciar o leitor, é profícuo oferecer um rico panorama sobre o estado d'arte. Foi esta a opção que fizemos, até mesmo porque a ampla lista de referências que daí decorre possibilita o encontro de mais informação sobre os vários pontos cobertos, inclusive sobre alternativas metodológicas, controvérsias vigentes e questões ainda em debate e investigação.

Esse texto, pois, não tem a intenção de apresentar conceitos e definições no âmbito de "aferições", nem tampouco abarcar os vieses epidemiológicos que podem ocorrer nessa esfera. A proposta aqui é oferecer uma sistemática operacional para a montagem ou adaptação de instrumentos e, portanto, pressupõe algum conhecimento prévio sobre essas questões (p. ex., tipos de validade, tipos e facetas de confiabilidade, vieses de informação) e que pode ser obtido em excelentes textos (Rothman *et al.*, 2008; Streiner & Norman, 2008), inclusive em português (Medronho *et al.*, 2009). Também não nos ateremos às importantes questões envolvidas no processo de coleta de dados, mas estas podem ser localizadas em rica literatura afim (Moser & Kalton, 1984; Bowling, 1997; Reichenheim & Moraes, 2002).

Congregando e aprofundando alguns escritos anteriores (Reichenheim & Moraes, 2002; Reichenheim & Moraes, 2007a; Reichenheim & Moraes, 2007b), este capítulo, em duas partes, se debruça sobre os cuidados necessários no desenvolvimento de novos instrumentos de aferição e as particularidades envolvendo processos de ATC. Preliminarmente, em dois tópicos propedêuticos, procuramos distinguir o que titulamos de "instrumentos dimensionais" (e aos quais se aplicam primordialmente as propostas deste capítulo) dos chamados "pragmáticos" e avaliamos, ainda que de forma bastante sucinta, a questão da necessidade real de se investir em instrumentos novos. As etapas de operacionalização no âmbito do desenvolvimento de instrumentos novos e no que se refere ao processo de adaptação transcultural encontram-se nas Partes I e II, respectivamente, deste capítulo.

Preliminares

Instrumentos dimensionais *vs.* "pragmáticos"

Ainda que uma reflexão mais aguçada não permita uma distinção inequívoca, *grosso modo* é possível discernir dois tipos de instrumentos epidemiológicos. Os do primeiro tipo são aqueles mais afeitos à área médica tradicional, cuja preocupação tende a se concentrar prioritariamente em diagnósticos e tratamentos. São os instrumentos com intuito de categorização e classificação de sujeitos, e prioritariamente direcionados a decisões exaustivas. No âmbito das práticas, auxiliam, por exemplo, na definição diagnóstica, na resolução de quem encaminhar a outro serviço, quem internar ou não, ou para decidir se e como um paciente deve ser tratado. No âmbito de pesquisas epidemiológicas, estes instrumentos podem ajudar, por exemplo, na decisão de quem randomizar em um estudo experimental ou definir casos e referentes em um caso-controle. Poderíamos denominá-los *instrumentos pragmáticos*, uma vez que não necessariamente seriam compostos por indicadores formando uma estrutura dimensional teoricamente coesa, mas como o próprio cunho sugere, de itens que no seu conjunto permitissem a discriminação almejada, uma vez definido um ponto de corte balizado por um instrumento padrão de referência.

Em contrapartida, os instrumentos do segundo tipo são aqueles fundamentados na tradição de pesquisa oriunda das áreas de psicologia e educação e que entretêm a possibilidade de uma "conceptualização dimensional" subjacente (Wilson, 2005; Streiner & Norman, 2008). Uma premissa estruturante dessa perspectiva "dimensional" é que, por trás dos indicadores empíricos manifestos, existe um contínuo de intensidade e/ou gravidade do fenômeno de interesse. Nesse sentido, tendo-se identificado um instrumento de aferição acurado e confiável, fica subentendido ser possível "posicionar" unidades de análise (p. ex., células, indivíduos ou municípios) ao longo de um espectro latente e, do ponto de vista das relações de determinação entre fenômenos assim mensurados, que uma aproximação verossímil aos nexos conceituais sob investigação seja possível. Bons exemplos de variáveis latentes assim trabalhadas são *apoio social* (Sherbourne & Stewart, 1991; Chor *et al.*, 2001), *resiliência* (Wagnild & Young, 1993; Pesce *et al.*, 2005), *qualidade de vida* (Guillemin *et al.*, 1993; Teixeira-Salmela *et al.*, 2004), *violência entre parceiros íntimos* (Krug *et al.*, 2002; Moraes & Reichenheim, 2002) e *autoestima* (Schmitt & Allik, 2005). Como o leitor perceberá, a exposição que se segue é direcionada mais para esta segunda vertente.

Instrumental de aferição: Desenvolver novo ou proceder a uma adaptação transcultural?

Antes de entramos nos requisitos necessários para um desenvolvimento adequado de um novo instrumento de aferição, é necessário, porém, reconhecer se é efetivamente necessário tomar esse caminho ou se adaptar um ou mais instrumentos sobre o tema não seria mais eficiente e o melhor curso a tomar. Estudos epidemiológicos, principalmente os de pretensões explicativas (determinantes, fatores de risco ou proteção, fatores etiológicos etc.), a rigor, tendem a utilizar questionários complexos. Comumente, estes são compostos por diferentes módulos abarcando um ou mais constructos (dimensões)[1] de um modelo teórico a ser testado. Cada constructo implica um instrumento epidemiológico que necessita ser incorporado ao questionário.[2]

O primeiro e essencial passo para a construção de um questionário multitemático consiste em uma detalhada revisão bibliográfica envolvendo o escrutínio dos instrumentos disponíveis sobre cada um dos constructos de interesse. A compilação do histórico de cada instrumento-candidato deve conter uma apreciação sobre o grau de utilização prévia e, principalmente, uma avaliação do seu estágio de desenvolvimento. Para isto, é crucial examinar as evidências de adequação e suficiência da trajetória psicométrica[3] existente até então. Essa etapa serve para indicar ao pesquisador se realmente há ou não instrumentos satisfatórios para captar o objeto em pauta e, em se tratando daqueles desenvolvidos e consolidados fora da cultura em questão, se já passaram por um processo formal de adaptação transcultural. Por contraposição, a etapa também permite sugerir que se invista no desenvolvimento de um instrumento totalmente novo.

Mediante essa primeira e laboriosa etapa, o pesquisador pode decidir se é possível, para um determinado constructo, admitir incondicionalmente um instrumento; se é preciso iniciar um programa de investigação ancilar de adaptação transcultural; ou, no limite, se há realmente necessidade de partir para a construção de um novo instrumento. Em relação à última possibilidade, não deve passar ao largo o alerta de Streiner e Norman (2008) sobre a pletora de novos instrumentos, sempre considerados 'melhores' do que os antecedentes pelos seus proponentes. Sensatamente, os autores recomendam que o desenvolvimento de um instrumento original seja sempre a última opção, dando-se prioridade aos já existentes. Tempo "perdido" com uma boa revisão bibliográfica é tempo "ganho" ao não se ter que investir no desenvolvimento de um novo instrumento que, como o leitor perceberá, não é uma tarefa trivial.

Alerta à parte, existem ocasiões em que a insuficiência de instrumentos de aferição pertinentes a um ou mais constructos é genuína. Se efetivamente é necessário investir na construção de um novo instrumento, é fundamental que o processo seja o mais rigoroso possível. Como detalhado a seguir, trata-se de um processo longo e trabalhoso que requer diversas etapas, envolvendo os próprios pesquisadores, especialistas da área temática e membros da população alvo a qual o instrumento será aplicado (Streiner & Norman, 2008).

Parte I: Desenvolvimento de novos instrumentos de aferição

Etapas de operacionalização

Utilizando um modelo e nomenclatura adaptados de Wilson (2005), o processo pode ser esquematizado em cinco etapas, a saber, (1) especificação do mapa do constructo, (2) especificação do desenho de itens,[4] (3) especificação do espaço de desfecho,

[1] O presente texto distingue constructo de dimensão, entendendo que um constructo pode ser composto de várias dimensões. Por extensão, entende-se que uma dimensão tem na escala o seu representante empírico que, por sua vez, tem no escore a ordenação numérica subjacente.

[2] O presente texto distingue *instrumento* de *questionário*, convencionando chamar de questionário ao conjunto de instrumentos ou módulos de dados específicos que, por sua vez, abarcam constructos/dimensões específicos.

[3] Entende-se pelo termo *psicométrica* (*psicométrico/psicometria*) um conjunto de avaliações quantitativas visando o escrutínio das propriedades de mensuração de um instrumento. Apesar de ter sido inicialmente proposto e usado no contexto da psicologia e psiquiatria, o termo tem sido largamente utilizado fora destas áreas.

[4] No contexto de instrumentos de "conceptualização dimensional", o termo *item/itens* é usado de forma intercambiável com *indicador(es)*.

Quadro 13.1 Etapas envolvidas com a elaboração de um instrumento novo

	Etapas*	Estratégia de execução	
Especificação do mapa do constructo	Visita à teoria que subjaz à proposta do instrumento com vista à explicitação dos conceitos, identificação dos constructos e respectivas dimensões a considerar	• Revisão bibliográfica • Apreciação do modelo teórico do estudo • Identificação das dimensões que compõem o constructo • Identificação do possível gradiente de intensidade do objeto teórico	
Especificação do desenho de itens	Proposição de itens que representem as dimensões a estudar	• Revisão bibliográfica • Discussão envolvendo pesquisadores, outros especialistas e indivíduos da população alvo	*Pré-teste* • Aplicação dos protótipos a indivíduos da população alvo visando avaliar aceitabilidade, compreensão e impacto emocional.
	Seleção dos itens que comporão as primeiras edições do instrumento (protótipos)	• Discussão envolvendo pesquisadores e outros especialistas	
	Redação das perguntas	• Pesquisadores • Discussão envolvendo pesquisadores e indivíduos da população alvo	
Especificação do espaço de desfecho	Discussão do sistema de escores/opções de respostas	• Discussão envolvendo pesquisadores, outros especialistas	
Especificação do modelo de medida	Avaliação das características psicométricas dos protótipos	• Avaliação de validade dimensional e adequação de itens componentes • Avaliação de confiabilidade (consistência interna, estabilidade temporal etc.) • Avaliação de validade de constructo e de critério	
Decisão	Seleção do instrumento final	• Discussão envolvendo pesquisadores e outros especialistas	
	Estudos de corroboração	• Utilização do instrumento em outros contextos de pesquisa	

*Modelo e nomenclatura adaptados de Wilson (2005).

(4) especificação do modelo de medida e (5) de decisão. O Quadro 13.1 sintetiza as etapas, indicando as respectivas estratégias de execução. Seguem algumas considerações.

Especificação do mapa do constructo

A primeira etapa envolve necessariamente uma imersão na teoria que subjaz à proposta do instrumento a ser desenvolvido. Avaliam-se as dimensões que possivelmente mapeiam o constructo de interesse, bem como os conceitos que subjazem a estas dimensões (Wilson, 2005, Capítulo 2). Faz parte dessa etapa entender, debater e demarcar o que se pode chamar de *espaço de conteúdo* (Streiner & Norman, 2008). A rigor, esta etapa indica a *validade de face*, uma vez que delimita, ainda de forma conjectural e propositiva, a possível estrutura a ser corroborada ou não em etapas subsequentes (p. ex., de especificação do modelo de medida envolvendo estudos psicométricos formais).

Especificação do desenho de itens

Uma vez especificado o constructo, passa-se para identificação, seleção e redação de seus indicadores, *i. e.*, dos itens que comporão o instrumento. É nessa etapa que os manifestos do constructo são efetivamente mapeados (Wilson, 2005, Capítulo 3).

Identificação e seleção de itens

Mesmo em se tratando do desenvolvimento de uma ferramenta nova, é importante que o processo retome a busca bibliográfica pela qual se julgou insuficiente o histórico dos instrumentos e que, efetivamente, motivou o desenvolvimento de um novo. A crítica aos já existentes evita a repetição dos mesmos erros identificados no conjunto disponível. Um escrutínio exaustivo permite também identificar o que pode ser aproveitado das experiências anteriores, ainda que isto não deva ser feito sem aprofundamento. À tentação de simplesmente se criar um amálgama de indicadores oriundos de outros instrumentos se opõe um processo rigoroso que visite todas as etapas necessárias, incluindo, a cadeia de testes formais, conforme descrito na seção "Especificação do modelo de mensuração" adiante. Não se trata, portanto, de simplesmente adicionar itens antigos. Merece ser lembrado que indicadores não têm um significado nominal (*i. e.*, não valem "por si sóis"), mas, formando um conjunto coerente, representam os espaços de conteúdo do constructo (dimensão) subjacente. Nessa perspectiva, itens não podem ser interpretados e utilizados de forma isolada. Esta prática não é incomum, mas, como bem nos alertam Nunnally & Bernstein (1995), podem ocorrer e levar a efetivos problemas de validade.

Na fase inicial de busca de itens é profícuo investir em estudos qualitativos, entre outros, os métodos de consenso pela técnica Delphi, processo de grupos nominais ou grupos focais (Dawson *et al.*, 1992; Denzin & Lincoln, 1994; Krueger, 1994; Bowling, 1997). Nas situações em que nada ou pouco se sabe sobre como certo constructo é percebido pela população-alvo, estudos qualitativos são mandatórios. A meta é reconhecer os indicadores que melhor representem os conceitos de interesse na população alvo. Várias opções devem ser propostas para que uma crítica subsequente avalie e selecione os mais interessantes.

O principal desafio é especificar um conjunto que seja suficientemente completo para garantir a validade de conteúdo, mas que não seja tão extenso a ponto de dificultar a aceitabilidade e aplicabilidade do instrumento. Neste sentido, a despeito de como o conjunto inicial tenha sido proposto – seja via abordagens envolvendo especialistas, seja através de métodos qualitativos focalizados na população-alvo – é capital proceder a uma escolha minuciosa visando diminuir o número de indicadores manifestos que necessitarão refinamento subsequente (p. ex., especificação semântica, análise psicométrica etc.). Para isso, várias técnicas têm sido propostas, dentre as quais, por exemplo, o método de intervalos equidistantes de *Thurstone* ou a técnica de comparação pareada. Foge ao escopo deste texto aprofundá-las, porém, detalhes podem ser obtidos em Streiner & Norman, 2008 (Capítulo 4) e nas referências encontradas nesse excelente livro.

Construção semântica

Uma vez eleito o conjunto de itens que poderiam formar as dimensões do constructo a ser representado empiricamente, passa-se ao aprimoramento e adequação semântica dos indicadores escolhidos, estabelecendo-se, para cada qual, uma ou mais alternativas de redação a serem depuradas (testadas) subsequentemente.

Interessa alcançar uma redação direta, curta, objetiva e clara. Frases ambíguas e com múltipla significação devem ser evitadas (Moser & Kalton, 1984; Converse & Presser, 1986; Streiner & Norman, 2008). Recomenda-se que termos empregados na redação estejam sintonizados às particularidades da população alvo à qual o instrumento está voltado, com destaque às palavras ou expressões de fácil compreensão, harmônicas à cultura em questão e sem erudição desnecessária. Um bom texto (pergunta) deve evitar assertivas "positivas" e "negativas" inseridas no mesmo item, jargão profissional (p. ex., médico) e coloquialismo (gírias) indevido. Do ponto de vista da sequência de itens, recomenda-se que os mais delicados ou constrangedores sejam colocados no final do instrumento, ainda que exceções possam ser encontradas em certos casos.[5]

Especificação do espaço de desfecho

O passo seguinte consiste em especificar o *espaço do desfecho* (Wilson, 2005, Capítulo 4), *i. e.*, cuidar do escalonamento de cada indicador (item). Para que um instrumento tenha efetiva funcionalidade, é fundamental que o conjunto de itens seja capaz de posicionar as unidades de aferição (células, indivíduos, municípios etc.) no espaço de conteúdo do constructo (dimensão) e lhes atribuir valores e/ou categorias que permitam a demarcação de distâncias e importância. Para isso, é necessário inicialmente sintonizar a métrica interna de cada manifesto ao que estipula o *mapa do constructo* subjacente e delineado nas etapas anteriores. A literatura sobre o assunto oferece muitas técnicas e estratégias com vista à definição de opções de resposta (p. ex., escalas visuais analógicas, adjetivais, *Likert*, diferenciais semânticas). Para um aprofundamento, o leitor pode encontrar valiosos subsídios em Moser & Kalton (1984), Converse & Presser (1986), Streiner & Norman (2008) e Wilson (2005).

As etapas de *desenho de itens* e de especificação do *espaço do desfecho* contemplam uma primeira visita ao campo para que os primeiros lotes de protótipos (propostas alternativas do instrumento) sejam submetidos a uma avaliação de aceitabilidade, compreensão e impacto emocional. Conforme indica o Quadro 13.1, uma técnica interessante é pré-testar o instrumento. O pré-teste deve ser realizado em uma população que, mesmo não tendo sido escolhida de forma aleatória, seja semelhante àquela da população alvo à qual o instrumento se propõe. Também ajuda executá-lo em um cenário operativo que se aproxime daquele em que se pretende aplicar o instrumento no futuro.

À aplicação formal do instrumento – e que, vale lembrar, nesse ponto do processo de desenvolvimento ainda contempla várias perguntas alternativas para um mesmo item – solicita-se aos respondentes que parafraseiem cada pergunta, devendo o entrevistador anotar separadamente se ela foi ou não compreendida. Esta é também uma boa oportunidade para avaliar se as opções de resposta dos itens se adaptam ou não à população alvo, sendo que possíveis problemas devem ser explicitamente registrados em espaço próprio e/ou relatados em reuniões de seguimento. Tantas "séries" de n (p. ex., $n = 30$) entrevistas são realizadas até que um percentual preestabelecido de ajustamento (*i. e.*, entendimento) em todos os itens seja alcançado (p. ex., $\geq 90\%$). As avaliações interinas podem ser realizadas pela própria equipe de campo ou pelo grupo de especialistas envolvido no processo desde o começo (etapas anteriores). A partir das evidências encontradas no pré-teste, são escolhidos os protótipos mais promissores e que são testados formalmente na etapa seguinte.

Especificação do modelo de mensuração

No limite, corroborar e afirmar a adequação de um instrumento de aferição passa pela própria corroboração do objeto que este pressupõe mapear, tanto em termos de seus nexos internos – relações entre o constructo e suas dimensões com os componentes manifestos –, como externos – relações com seus *propensores* ou, como *propensor* em si mesmo, com os seus consequentes. No que concerne aos nexos externos, estabelecer a validade (adequação) de um instrumento requer, em última instância, corroborar a própria teoria geral da qual faz parte o objeto (evento) mapeado pelo instrumento em desenvolvimento. Claramente que, assim sendo, a avaliação envolve uma enorme gama de procedimentos e métodos de análise, cujo escopo nos remete aos próprios modelos estatísticos apropriados à análise dos objetos em estudo e que, por sua vez, nos remete aos textos de Estatística e Epidemiologia, incluindo os encontrados nos outros capítulos deste livro.

Ainda assim, no escopo precípuo do processo de desenvolvimento de um instrumento, é possível propor alguns enfoques que permitem nortear a avaliação de sua adequação. Fazendo uma ponte com o exposto no parágrafo acima, dois grandes focos de avaliação podem ser propostos.

O primeiro se centra na adequação "interna" do instrumento, envolvendo a apreciação (corroboração) da estrutura dimensional como um todo, bem como a da capacidade representacional dos indicadores componentes, seja escrutinando suas propriedades singulares, seja avaliando conjuntos de indicadores consolidados nas escalas resultantes. É aqui que a validade de face do espaço de conteúdo, postulada durante o mapeamento do constructo, é ou não corroborada.

Cada indicador é testado, não só para avaliar seu peso na formação de uma escala dimensional, mas também se e o quanto este contribui de forma exclusiva a uma das escalas formadoras do constructo (dimensão). Também é nessa etapa do processo que se testa e se consolida o escore composto da escala. Procura-se estabelecer e garantir a "escalonabilidade"[6] do conjunto de itens, independentemente se a escala vier a ser constituída por um escore calculado diretamente a partir das análises multivariadas que subjazem ao processo (análise de fatores, por exemplo); se por meio de um escore "bruto" obtido através do somatório simples ou ponderado da pontuação dos itens componentes; ou por transformações desses escores em percentis, escores padrão, escores padronizados ou escores normalizados (Streiner & Norman, 2008, Capítulo 7). Também é parte integral

---

[5] Por exemplo, no desenvolvimento do instrumento *Revised Conflict Tactics Scales* usado para avaliar violência entre parceiros íntimos, chegou-se à conclusão que intercalar itens de diversas intensidades (gravidades) seria a melhor forma de apresentá-los aos respondentes (Straus *et al.*, 1996).

[6] Por falta de termos correspondente no nosso léxico, usamos uma tradução livre do inglês *scalability*.

da avaliação "interna" do instrumento estudar a sua confiabilidade segundo diversas facetas (Shavelson & Webb, 1991).

O outro foco de avaliação é "externo", seja envolvendo uma comparação com um instrumento considerado de referência para definir/captar o evento de interesse central, seja na ausência deste, com outros pretensamente mapeando o tal constructo, ou ainda, explorando as relações com putativos correlatos pertencentes à teoria-geral da qual faz parte o objeto em pauta.

Em essência, a etapa de especificação do modelo de mensuração visa corroborar um ou vários instrumentos candidatos (protótipos) apresentados a partir das etapas anteriores e, como tal, envolve um estudo epidemiológico de porte e necessariamente minucioso do ponto de vista processual. É necessário projetar tamanhos amostrais consideráveis que permitam alcançar precisão satisfatória das estimativas previstas. Por implicarem muitas estimativas simultâneas, alguns métodos psicométricos tendem a utilizar muitos graus de liberdade [p. ex., análises de fatores confirmatórias (Brown, 2006)], levando a imprecisões importantes se a casuística for pequena.

Mas só tamanhos de amostra grandes não bastam. É essencial que todos os rigores de um estudo epidemiológico "tradicional" sejam atendidos (Reichenheim & Moraes, 1998). Vale apontar que a meta aqui é avaliar a adequação de um instrumento (protótipo) em seu potencial máximo, *i. e.*, à luz de uma operacionalização otimizada. Se porventura houver importantes deslizes de aferição levando à baixa confiabilidade – p. ex., inconsistência interna de itens, falta de estabilidade temporal e concordância interobservadores –, os resultados relativos a outros enfoques – p. ex., análises confirmatórias, correlações com outras variáveis na perspectiva de validade de constructo – estarão inevitavelmente afetados. Como uma análise psicométrica visa ser um "depoimento" sobre a qualidade do instrumento e suas "propriedades", ter-se-á uma situação flagrantemente "falso-negativa" se, por exemplo, um estudo psicométrico inicial acabar descartando indevidamente um instrumento promissor, não pela suas características "imanentes", mas por meros percalços processuais.

Uma vez coletados e processados os dados, passa-se às análises propriamente ditas. As possibilidades são muitas e quaisquer tentativas de impor uma sistemática (sequência) de análise soariam arbitrárias. Até mesmo pela limitação de espaço editorial, nos limitamos a oferecer apenas alguns nortes, indicando alguns aspectos psicométricos que mereceriam atenção. Visando aprofundamento futuro, várias referências são oferecidas.

Avaliação "interna" de adequação

Corroborando dimensionalidade e adequação de indicadores

À primeira tarefa concerne corroborar a validade dimensional[7] do instrumento e a adequação dos itens componentes. O Quadro 13.2 oferece alguns nortes para que se possam julgar satisfatórias as escalas (e respectivos indicadores) de um instrumento. Métodos multivariados estão no âmago do processo. Este processo pode começar com uma análise de fatores exploratória (AFE) (Gorsuch, 1983; Kline, 1994; Pett *et al.*, 2003; Loehlin, 2004; Skrondal & Rabe-Hesketh, 2004), ainda que no contexto do desenvolvimento de instrumentos já se tenha alguma estrutura postulada *a priori* quanto à dimensionalidade e itens participantes. Mesmo que a conotação de exploração seja um tanto nebulosa aqui, para que se possa implementar uma análise de fatores confirmatória (AFC) com bases firmes (Maruyama, 1998; Loehlin, 2004; Skrondal & Rabe-Hesketh, 2004; Kline, 2005), no início do processo de análise de um instrumento novo, é boa prática realizar uma AFE prévia. Primeiro, para explorar se efetivamente existe a estrutura multidimensional conjeturada, e segundo, para explorar o comportamento dos indicadores. Evidenciada uma inadequação, nada impede que já nesse ponto da sequência se "volte para a prancheta", *i. e.*, para fases anteriores com vista ao encontro de novos e melhores itens. O processo iterativo de todo o desenvolvimento é bem nítido.

Ainda que não explícito no Quadro 13.2, o método de teoria de resposta ao item (TRI) (Hambleton *et al.*, 1991; Van der Linden & Hambleton, 1996; Cella & Chang, 2000; Embretson & Reise, 2000; Sijtsma & Molenaar, 2002; De Boeck & Wilson, 2004; Skrondal & Rabe-Hesketh, 2004; Wilson, 2005; Streiner & Norman, 2008) é, de fato, uma AFC baseada em modelos não lineares, apropriado para escalas formadas por itens dicótomos ou ordinais. Além de se alcançar uma boa especificação do modelo estatístico, uma análise via TRI permite também apreciar algumas propriedades psicométricas atraentes e proveitosas para uma escolha conscienciosa de indicadores. Usando a TRI é possível corroborar a presença de escalonamento conjunto dos indicadores; a capacidade discriminante de cada item; o posicionamento absoluto e relativo dos itens ao longo do contínuo da variável latente (dimensão) subjacente; a abrangência da informatividade dos itens ao longo da escala; e a precisão da informação ao longo do espectro (contínuo) da variável latente (Reichenheim *et al.*, 2007).

Por mais que uma análise via TRI seja proveitosa quando os indicadores são dicótomos ou ordinais, vale comentar que existe alternativa para acomodá-los em análises de fatores do tipo AFE ou AFC, uma vez que, em princípio, estas utilizam matrizes de correlação que assumem distribuições gaussianas. Uma opção para contornar o real problema da má especificação de modelo ao se aplicarem análises de fatores "tradicionais" a dados discretos (Gorsuch, 1983; Rummel, 1988; Jöreskog & Sörbom, 1996) é utilizar matrizes de correlação tetracóricas ou policóricas obtidas por transformações prévias à submissão à análise (Divgi, 1979; Finney & DiStefano, 2006; Uebersax, 2006). Em alguns aplicativos como, por exemplo, *[R]* (Fox, 2006) e Stata (StataCorp, 2005; Kolenikov, 2006) essas transformações são atualmente optativas e necessitam, pois, ser ativamente implementadas. Em outros, como Lisrel (Jöreskog & Sörbom, 2006) ou Mplus (Muthén & Muthén, 1998-2007), as transformações são mandatórias quando os indicadores não são intervalares e/ou gaussianos (normais) e, logo, são implementadas automaticamente. Visando melhores estimativas, ajustes e ponderações complexas destas matrizes transformadas têm sido propostas (Finney & DiStefano, 2006) e embutidas nos métodos de estimação implementados em diversos *softwares* específicos (Muthén & Muthén, 1998-2007; Bentler, 2004; Arbuckle, 2006; Jöreskog & Sörbom, 2006).

Avaliações formais de confiabilidade das escalas

O enfoque psicométrico subsequente envolve avaliações formais de confiabilidade das escalas obtidas após a "depuração" dos itens e satisfatória evidência de dimensionalidade. O objetivo é avaliar em que medida os escores de um instrumento (*i. e.*, das escalas componentes) estão livres de erro aleatório

[7] Alguns autores entendem as avaliações da estrutura dimensional e das propriedades dos indicadores como uma forma de avaliar validade de constructo, mas outros as confinam aos estudos comparando o instrumento com eventos (variáveis) reconhecidamente fazendo ou não parte da teoria geral na qual se aninha objeto de estudo referente ao instrumento. A perspectiva (e respectiva nomenclatura) que damos aqui procura contornar essa cisma.

Quadro 13.2 Avaliação de validade dimensional e adequação de indicadores componentes

Objetivos	Método	Aspectos a observar
• Estabelecer a dimensionalidade (uni ou multi) postulada na etapa de formulação do mapa do constructo, corroborando ou refutando a validade de face postulada quanto aos espaços de conteúdo do constructo. • Identificar os itens mais profícuos em cada uma das escalas dimensionais, escrutinando suas propriedades psicométricas e decidindo pela sua manutenção ou retirada da composição escalar. • Reconhecer e estabelecer o espaço do desfecho de cada escala, propondo uma métrica à consolidação do escore final. • Apresentar uma ou mais escalas alternativas para cada dimensão do constructo, visando testes subsequentes (confiabilidade e validade de constructo/critério). • Se for o caso, apresentar os aspectos acima em diferentes grupos/estratos populacionais.	• Análise de fatores exploratória (AFE) usando, por exemplo, o método de fatores comuns com rotação ortogonal do tipo Varimax ou oblíqua do tipo Promax, Oblimin ou Geomin (Gorsuch, 1983; Rummel, 1988; Comrey & Lee, 1992; Kline, 1994; Muthén & Muthén, 1998-2007; Pett *et al.*, 2003; Loehlin, 2004; Skrondal & Rabe-Hesketh, 2004). • AFE realizada em uma malha (*framework*) de Análise de Fatores Confirmatória (Muthén & Muthén, 1998-2007; Jöreskog, 2005; Brown, 2006).	• Número de fatores extraídos, verificando ajuste de modelo e capacidade interpretativa. • Magnitude das cargas de cada item nos fatores (*i.e.*, correlação entre indicadores e fatores). Diversos pontos de corte podem ser utilizados, p. ex., 0,40. Veja Comrey & Lee (1992) para detalhes. • Apreciação da magnitude da *uniqueness* dos indicadores e que representam a proporção da variância deste não compartilhada entre os outros *vis-à-vis* o fator ao qual supostamente está ligado (carrega). Valores altos indicam suspeição de inadequação do indicador. • Presença ou não de cargas cruzadas (*cross-loading*), o que, em princípio, deve ser evitado. Estratégias de decisão podem ser encontradas em Pett *et al.* (2003).
	• Análise de fatores confirmatória (AFC) *stricto sensu* (Bollen, 1989; Maruyama, 1998; Loehlin, 2004; Skrondal & Rabe-Hesketh, 2004; Kline, 2005).	• Grau de ajustes de modelo [veja excelentes sínteses em Brown (2006), Kline (2005) ou Hancock & Mueller (2006)], indicando suporte ou não ao modelo proposto e, assim, à estrutura dimensional postulada. • Corroboração de ausência de cargas cruzadas indicando violação de validade dimensional discriminante (Brown, 2006). • Observação de correlação entre variância de erros (resíduo) de indicadores indicando ausência de efeitos de métodos ou redundância de indicadores (Byrne, 2001; Brown, 2006). • Padrão de dimensionalidade que pode ser de 4 tipos: estrita, forte, intermediária e fraca [ver Skrondal & Rabe-Hesketh (2004)]. • Apreciação da magnitude dos erros (resíduos, *uniqueness*) dos indicadores, corroborando ou não insuficiência de informação *vis-à-vis* o fator ao qual deve carregar, o que indiretamente indica inadequação do indicador. • Validade dimensional convergente se a estimativa da variância média extraída (VME) for > 0,50. Detalhes podem ser encontrados em Hair *et al.* (1998) e Fornell & Larcker (1981). • Em caso de modelos multidimensionais, avaliar validade dimensional discriminante se a estimativa da VME do fator for maior do que todas as correlações deste com os outros fatores pertencentes ao modelo (Fornell & Larcker, 1981; Hair *et al.*, 1998).
	• Análises via modelos de teoria de resposta ao item para o caso de escalas formadas por itens dicótomos ou ordinais (Hambleton *et al.*, 1991; Mellenbergh, 1994; Van der Linden & Hambleton, 1996; Cella & Chang, 2000; Embretson & Reise, 2000; Sijtsma & Molenaar, 2002; De Boeck & Wilson, 2004; Skrondal & Rabe-Hesketh, 2004; Wilson, 2005; Streiner & Norman, 2008).	• Estimativas b_i que indicam o posicionamento absoluto e relativo dos indicadores ao longo do contínuo da variável latente (dimensão) que a escala aspira captar. A avaliação visa identificar a presença (indesejável) ou não (desejável) de lacunas de informação ao longo do espectro. • Estimativas a_i que indicam a capacidade discriminante dos indicadores. • Corroboração de escalonamento dos indicadores e do conjunto formando uma escala, via H e H_i de Leovinger (Leovinger, 1948; Sijtsma & Molenaar, 2002), respectivamente. Avalia se o conjunto de indicadores forma um crescendo em intensidade. • Grau de informatividade coberto pelos itens ao longo da escala via curva de informação. • Precisão de informação ao longo do espectro (contínuo) da variável latente.
• Se for o caso, apresentar os aspectos acima em diferentes grupos/estratos populacionais.	• Análise de fatores confirmatória (AFC) envolvendo múltiplos grupos (Brown, 2006). • AFC com múltiplos indicadores e múltiplas causas (modelos MIMIC) (Muthén & Muthén, 1998-2007; Brown, 2006). • Análises de funcionamento diferencial de itens (DIF – *differential item functioning*) via modelos de teoria de resposta ao item (Zumbo, 1999; Zimowski *et al.*, 2002).	• Escrutínio de "universalidade" dimensional (ausência de funcionamento diferencial de indicadores) em diferentes grupos populacionais. • São focalizadas possíveis violações de invariâncias entre estratos/subgrupos (p. ex., sexo, faixas etárias, grupos profissionais, serviços de saúde) quanto às cargas fatoriais (ou discriminação dos itens via diferenciais de estimativas a_i em TRI), erros de medida, interceptos (ou posicionamento de itens via diferenciais de estimativas b_i em TRI) etc.

Quadro 13.3 Avaliação de confiabilidade

Objetivos	Método	Aspectos a observar
• Avaliar a consistência interna das escalas identificadas anteriormente.	• Estimador de confiabilidade composta (ρc) obtido via Análise de Fatores Confirmatória (Fornell & Larcker, 1981; Raykov, 1997b; Hair *et al.*, 1998; Raykov, 2002; Raykov & Shrout, 2002). • Coeficiente α de Cronbach para o caso de variáveis contínuas (Cronbach, 1951; Nunnally & Bernstein, 1995; Osburn, 2000) ou coeficiente de Kuder-Richardson, Fórmula 20 (kr-20) no caso de variáveis discretas (Kuder & Richardson, 1937; Streiner & Norman, 2008). Estimadores alternativos são descritos em Osburn (2000). • Estes métodos só fornecem estimativas consistentes em restritas condições de tau-equivalência e paralelismo (vide texto para detalhes) (Raykov, 1997a). • Correlação entre cada item e o escore total sem o mesmo (item-resto) (Nunnally & Bernstein, 1995). • Percentual de aumento ou redução do coeficiente α ou kr-20 à retirada de cada item da escala (Reichenheim & Moraes, 2006).	• Pontos de corte de decisão (adequação) são discutidos em Nunnally & Bernstein (1995). Proposta dos autores para avaliar adequação de consistência interna (aplicável a ρc, α ou kr-20): $\geq$0,70. • Correlações item-resto devem ser baixas (p. ex., $<$0,20) • Percentual de aumento ou redução devem ser substantivos (p. ex., $>$ ou $<$10%).
• Avaliar a estabilidade temporal (reprodutibilidade intraobservador e teste-reteste) das escalas identificadas anteriormente. • Avaliar a reprodutibilidade interobservador das escalas identificadas anteriormente.	• Para o caso de variáveis contínuas: análise via correlações intraclasse (Shrout, 1998; Streiner & Norman, 2008), sendo a correlação de Pearson (ρ) e o coeficiente de concordância (ρl) de Lin (1989) tipos especiais. • Para o caso de variáveis discretas (dicótomas ou policótomas): análises de concordância via estimador *kappa* simples ou ponderado (Fleiss, 1981; Donner & Eliasziw, 1992); alternativamente, coeficiente *kappa* ajustado para viés e prevalência (Byrt *et al.*, 1993). • Para o caso de variáveis discretas (dicótomas ou policótomas): análises de concordância via estimador *kappa* simples ou ponderado (Fleiss, 1981; Donner & Eliasziw, 1992); ou, alternativamente, coeficiente *kappa* ajustado para viés e prevalência (Byrt *et al.*, 1993). • Estimadores alternativos são descritos em Cicchetti & Feinstein (1990) e em uma revisão de Elmore & Feinstein (1992).	• Pontos de corte de decisão (adequação) são discutidos em Landis & Koch (1977) e Shrout (1998). • Proposta de Shrout (1998) (aplicável a ρ, ρl ou κ): • $>$0,1 → ausente; • $>$0,1-0,4 → fraca; • $>$0.4-0,6 → discreta; • $>$0,6-0,8 → moderada; • $>$0,8-1,0 → substantiva (forte).
• Avaliar a equivalência (de formas) das escalas identificadas anteriormente.	• Análise pelo método de *half-split*, que consiste em estimar de forma sistemática (exaustiva) as correlações entre escores de pares de subescalas (formas paralelas) formadas pela metade dos itens constituintes da escala sob escrutínio (Pett *et al.*, 2003; Streiner & Norman, 2008).	• Como acima.

(Pedhazur & Schmelkin, 1991). Vale frisar que estas análises servem não apenas para robustecer a evidência sobre a qualidade do estudo relacionado com o desenvolvimento do instrumento em si, mas como uma instância de adequação processual. A longo prazo, uma série de estudos usando certo instrumento e revelando consistentemente uma boa confiabilidade da mensuração (informação) acaba também atestando sobre a sua própria qualidade. Evidências como essas acrescentam ao histórico do instrumento e podem subsidiar uma decisão sobre qual instrumento utilizar em uma pesquisa epidemiológica.

O Quadro 13.3 oferece várias referências que o leitor poderá consultar para obter detalhes sobre a finalidade, mérito e procedimentos concernentes a cada tipo de confiabilidade (consistência interna; estabilidade/reprodutibilidade intra[8] ou interobservador; ou equivalência de formulários).

Cabe aqui um comentário sobre o uso de certas correlações intraclasse, como é o caso do coeficiente αα de Cronbach (1951), reconhecidamente o estimador mais usado para avaliar consistência interna. Este método só fornece estimativas não enviesadas em situações em que as cargas fatoriais e/ou erros são iguais para todos os indicadores de uma escala (situação de *tau-equivalência* e *paralelismo*, respectivamente) (Raykov, 1997a). Trata-se de uma condição muito restrita e incomum, cuja violação leva consistentemente a uma subestimação. A situação corriqueira é conhecida como de *congenericidade* (cargas fatoriais e/ou erros desiguais) e para a qual é preciso utilizar informações obtidas a partir de AFC (cargas e resíduos) afim de se obterem estimativas não enviesadas. Um aprofundamento sobre *confiabilidade composta* obtida via AFC pode ser encontrado em Raykov (1997b; 2002), Raykov & Shrout (2002), Hair *et al.* (1998) e Fornell & Larcker (1981).

Outro ponto a tocar concerne à teoria da generalização (TG) desenvolvida por Cronbach *et al.* (1972), cujo objetivo principal é oferecer uma elaborada sistemática para a redução das fontes de erros aleatórios de mensuração. No caso específico de estudos de desenvolvimento de instrumentos em que diferentes tipos de confiabilidade devem ser buscados, é possível obter uma análise unificada, na qual os componentes de erros são decompostos e cada aspecto (*faceta*, no jargão da TG) avaliado à luz da contribuição dos outros (Cronbach *et al.*, 1972; Shavelson & Webb, 1991; Nunnally & Bernstein, 1995). Por extensão, é também possível

[8] No contexto de instrumentos de autopreenchimento ou laboratoriais, a confiabilidade intraobservador tem sido denominada *teste-reteste*.

obter um coeficiente de generalização que resume a fração de erro decorrente do conjunto de abordagens.

Avaliação "externa" de adequação

Mesmo que tenha sido possível identificar dimensionalidade, adequação de itens (em termos de variância compartilhada, como requer uma análise de fatores) e confiabilidade, a validade em termos de conteúdo (significado) de uma escala necessita ser avaliada explicitamente. Afinal, se um pesquisador visando centralmente captar um constructo C_1 (p. ex., *apoio social*) inadvertidamente arrolar uma gama de itens consistentemente atinada a outro constructo C_2 (p. ex., *resiliência*), é bem plausível que os resultados obtidos em análises psicométricas como as descritas anteriormente sejam bastante satisfatórios. Mas nem por isso o instrumento traz "embutida" automaticamente a validade sobre o constructo C_1 em foco. Se as situações no dia a dia das pesquisas epidemiológicas são certamente bem menos claras, o exemplo lembra que escrutinar a validade de um instrumento vai além das avaliações dos componentes "internos" de variância, requerendo um escrutínio adicional das covariações das escalas (dimensões) com outros elementos pertencentes à teoria geral subjacente. Como já mencionado, assumir validade de face (dos itens) importa nas fases iniciais do programa de investigação para guiar as discussões e decisões de escolha dos protótipos de instrumentos a serem mais trabalhados. No entanto, diferente do que muitos creem, a validade de face pode não estar condizente com a validade de fato, sendo necessários estudos aprofundados para alcançar uma real sintonia.

Avaliações de validade (de constructo) mediante comparações com outros componentes da teoria geral

Além da validade de face, vários outros tipos de validade têm sido definidos, propostos, utilizados e, até certo ponto, criticados (Streiner & Norman, 2008). Entretanto, no âmbito do desenvolvimento de instrumentos que buscam conceptualizações dimensionais talvez seja de interesse enfatizar a perspectiva dada por Streiner & Norman (2008), na qual estabelecer a validade de um instrumento, em última instância, é estabelecer a adequação da teoria que a suporta. Estudar a validade de um instrumento é estudar a própria teoria que a embasa, em ciclos de conjecturas e refutações/corroborações. É um processo continuado pelo qual se determina o grau de credibilidade a ser dado a uma inferência a partir da "leitura" de uma escala (Landy, 1986; Streiner & Norman, 2008).

Nessa direção, os Quadros 13.4 e 13.5 explicitamente discernem duas situações. A primeira, coberta no Quadro 13.4, concerne a objetos de pesquisa em que não há consenso sobre o que seria a referência de aferição (ou padrão-ouro) para o fenômeno de interesse ou quando não é possível defini-la de forma inequívoca. Constructos como *autoestima* e *resiliência* são bons exemplos. Nessa situação, avaliam-se as relações entre as dimensões supostamente captadas pelas diferentes escalas do instrumento, bem como as relações com outros conceitos, atributos e características ligadas à teoria geral na qual se insere o constructo sob escrutínio. O encontro de associações previstas ou afinadas com evidências pregressas corrobora e reforça a validade substantiva do instrumento. Avaliar o inverso também é relevante, pois constatar a inexistência de relações entre os conceitos teóricos manifestos pelas escalas em pauta e certos constructos (escalas) reconhecidamente fora do escopo da teoria geral envolvendo o fenômeno de interesse também fortalece a ideia de validade. Constatar a validade de constructo é, portanto, a epítome de validade teórica.

Avaliação de validade de critério quando há um instrumento de referência

Ainda que não seja impeditivo buscar a validade de constructo por meio de comparações com outros componentes de uma teoria geral da qual faz parte o constructo de interesse, quando existe um instrumento, exame ou teste de referência para contrastar o "novo" instrumento em desenvolvimento, é próprio se avaliar a validade critério. Sob esse cunho, Streiner & Norman (2008) distinguem a validade concorrente da validade preditiva. A classificação se baseia na finalidade da proposta e depende da cronologia de realização dos testes. A validade concorrente é admissível quando já se tem o resultado de um instrumento de referência na ocasião da aplicação do instrumento em teste e permite a apreciação da validade paralelamente à sua aplicação. A validade preditiva só é possível quando as informações obtidas através do instrumento de referência são obtidas tempos depois da aplicação do instrumento em teste.

Comumente, estudos de validade de critério são utilizados no contexto de instrumentos "pragmáticos" quando é do interesse maximizar custo-benefício, prever e planejar ações sanitárias, seja explicitamente reduzindo o próprio instrumento considerado de referência ou ao se propor um completamente diferente, mas que retenha a capacidade de classificação deste.

Quadro 13.4 Avaliação de validade de constructo via comparações com outros componentes da teoria geral

Objetivos	Método	Aspectos a observar
• Avaliar a validade de constructo quando não há instrumento de referência (padrão-ouro) para o contraste.	• Análise exploratória de associações via tabulações envolvendo duas ou três variáveis (estratificada) e usando razão de risco/prevalência ou razão de produtos cruzados (*odds ratio*) como estimador. • Análise exploratória de associações via coeficiente de correlações de Pearson para variáveis contínuas (Armitage & Berry, 1994) ou coeficientes de correlação não paramétricos (teste de posição de Spearman ou tau-b de Kendall) para variáveis ordinais (Blalock Jr., 1985). • Análise epidemiológica multivariável complexa encerrando o quadro teórico-conceitual do qual faz parte o constructo (e suas respectivas dimensões) sob escrutínio (Rabe-Hesketh & Skrondal, 2005; Rothman *et al.*, 2008).	• Se e como os conceitos teóricos manifestos pelas escalas dimensionais do constructo se relacionam entre si. • Se e como os conceitos teóricos manifestos pelas escalas dimensionais do constructo em pauta se relacionam com os outros conceitos prescritos ou postulados pela teoria (validade convergente). • Se os conceitos teóricos manifestos pelas escalas dimensionais do constructo em pauta apropriadamente não se relacionam a conceitos que a teoria da qual fazem parte não prescreve ou postula (validade divergente).

No entanto, visto sob a ótica precípua do contexto de desenvolvimento de um instrumento de conceptualização dimensional – e que não necessariamente pretende ser uma redução de outro maior, nem uma ferramenta de finalidade pragmática – avaliações da capacidade discriminante das escalas de um instrumento podem ser esclarecedoras. Saber que um instrumento de aplicação em estudos epidemiológicos não só capta o contínuo da variável latente subjacente, mas também está substantivamente "colado" ao que um exame ou instrumento de referência encontraria, é claramente proveitoso e atraente. Os procedimentos apresentados no Quadro 13.5 são exemplos a serem contemplados.

Decisão

Uma questão importante, mas nem sempre transparente, concerne ao momento em que é admissível afirmar que um instrumento está "pronto" para ser divulgado e usado. Provavelmente, esta decisão deve ser feita após novas consultas envolvendo os pesquisadores diretamente vinculados ao estudo, bem como outros especialistas da área de interesse.

Como sugere o Quadro 13.1, este também é o momento em que ocorre a seleção e o lançamento do instrumento "final". Mas as aspas nos lembram que o processo de avaliação da qualidade de um novo instrumento não se esgota no primeiro estudo que o utiliza, mesmo que este seja de porte. Uma primeira edição necessita ser continuamente posta à crítica pelos profissionais interessados. A vasta gama de detalhes e opções, muitas intrinsecamente subjetivas, demanda que o aprimoramento do novo instrumento dependa de debates e negociações contínuas entre pares. Mesmo que as evidências iniciais tenham sugerido validade, é capital que se conheça seu desempenho em outros contextos, inclusive linguístico-socioculturais.

Parte II: Adaptação transcultural de instrumentos de aferição

Processo de adaptação transcultural

Para alguns, a adaptação de instrumentos elaborados em outra cultura e/ou idioma se restringe à simples tradução do original ou, por vezes, à comparação literal de sua retrotradução com o instrumento no idioma original. Entretanto, já há algum tempo, pesquisadores de diferentes áreas temáticas vêm sugerindo que este componente de avaliação semântico deva constituir apenas um dos passos necessários ao processo de ATC e

Quadro 13.5 Avaliação de validade de critério

Objetivos	Método	Aspectos a observar
• Avaliar a validade de critério (concorrente e preditiva) na situação em que há um instrumento "novo" para o qual se usa o escore completo (ordinal ou intervalar), comparado a um instrumento ou exame de referência também de métrica contínua.	• Análise via correlações intraclasse (Bartko, 1976; Shrout & Fleiss, 1979; Shrout, 1998; Streiner & Norman, 2008). • Análises via correlação de Pearson (seu uso nesse contexto requer alguma reserva [vide Bartko (1976), Bland & Altman (1986) ou Streiner & Normal (2008) para detalhes].	• Grau de concordância/ discriminação do instrumento "novo" sob escrutínio com uma medida de referência
• Avaliar a validade de critério (concorrente e preditiva) na situação em que há um instrumento "novo" para o qual se usa o escore completo (ordinal ou intervalar), comparado a um instrumento ou exame de referência de métrica dicótoma.	• Análise via ROC (Receiver Operating Characteristic analysis) (Tanner & Swets, 1954; Hanley & McNeil, 1982; Streiner & Norman, 2008), observando-se a área abaixo da curva, que indica o grau de discriminação da escala em teste em relação ao instrumento de referência.	
• Avaliar a validade de critério (concorrente e preditiva) na situação em que há um instrumento "novo" dicótomo, comparado a um instrumento ou exame de referência de métrica também em dois níveis.	• Índices de sensibilidade e especificidade (Streiner & Norman, 2008).	
• Avaliar a validade de critério (concorrente e preditiva) na situação em que há um instrumento "novo" para o qual se usa o escore completo, comparado a um instrumento ou exame de referência de métrica em mais de dois níveis.	• Análise via ROC (Tanner & Swets, 1954; Hanley & McNeil, 1982; Streiner & Norman, 2008) entre níveis crescentes (em gradação, p. ex., nível 1 *vs.* 2+3 e 1+2 *vs.* 3) do instrumento de referência. • Índices de sensibilidade e especificidade segundo subgrupos/estratos populacionais usando modelagem multivariável (Coughlin *et al.*, 1992). • Alternativas: (a) análises via índices de sensibilidade e especificidade corrigidos por concordância aleatória (Coughlin & Pickle, 1992); (b) método de razão de verossimilhança (Sackett *et al.*, 1991); (c) coeficiente Phi de concordância (Streiner & Norman, 2008) entre o escore do instrumento "novo" sob escrutínio e uma medida de referência.	

não ser tomado como o próprio (Berkanovich, 1980; Patrick *et al.*, 1985; Bucquet *et al.*, 1990; Bravo *et al.*, 1991; Guillemin *et al.*, 1993; Badia & Alonso, 1995; Herdman *et al.*, 1997; Beaton *et al.*, 2000; Dana, 2000; Merenda, 2006; Prince, 2008). Recomendam que o processo seja uma combinação entre um componente de tradução literal de palavras e frases de um idioma ao outro e um processo meticuloso de sintonização que contemple o contexto cultural e o estilo de vida da população alvo à qual se aplicará a versão (Guillemin *et al.*, 1993; Herdman *et al.*, 1998; Behling & Law, 2000).

Existem vários artigos na literatura contendo excelentes apreciações de abordagens teóricas e propostas processuais que, *grosso modo*, têm essa visão ampliada (Bullinger *et al.*, 1993; Guillemin *et al.*, 1993; Herdman *et al.*, 1998; Perneger *et al.*, 1999; Beaton *et al.*, 2000; Behling & Law, 2000; Maneesriwongul & Dixon, 2004; Sperber, 2004; Eremenco *et al.*, 2005; Prince, 2008). Todavia, não há consenso quanto às estratégias de execução, o que necessariamente torna uma síntese operacional um mosaico de procedimentos oriundos de diversas fontes. Ainda assim, dirigida pela própria prática dos autores, faz-se uma escolha aqui usando como norte uma destas propostas (Herdman *et al.*, 1997; Herdman *et al.*, 1998).

Lapidada na área de desenvolvimento de instrumentos de aferição sobre qualidade de vida, a proposta de Herdman *et al.* (1998) se alicerça em uma interessante revisão sobre o tema, na qual os autores identificam a pletora terminológica encontrada na literatura e a confusão que a consequente superposição gera entre os pesquisadores da área (Herdman *et al.*, 1997). No primeiro de dois importantes artigos também apontam quatro perspectivas que tendem a reger os programas de investigação de ATC (Herdman *et al.*, 1997).

A primeira, denominada "ingênua" (*naïve*), se baseia apenas no processo de tradução simples e informal do instrumento original. A segunda, denominada "relativista" afirma a impossibilidade do uso de instrumentos padronizados em diferentes culturas e propõe que somente aqueles concebidos localmente devam ser utilizados. Nesse caso, a noção de equivalência não é pertinente e, por extensão, a possibilidade de interlocução. A terceira perspectiva, cunhada de "absolutista", assume que a cultura tem um impacto mínimo nos constructos a serem mensurados e que estes são invariantes em diferentes contextos. Em termos metodológicos, a ênfase é toda no processo de tradução e retrotradução do instrumento. A última perspectiva, denominada "universalista", não assume *a priori* que os constructos são os mesmos em diferentes culturas. Nesse sentido, é necessário primeiro investigar se um conceito efetivamente existe e/ou se é interpretado similarmente na nova cultura, para depois se estabelecer sua equivalência transcultural através de metodologia própria.

No artigo de sequência publicado em 1998, Herdman *et al.* (1998) propõem um roteiro básico a ser adotado. Assumindo a postura "universalista", apresentam um guia de avaliação do processo de ATC que abrange a apreciação de equivalência entre o instrumento original e aquele a ser adaptado. Definições e detalhes são oferecidos a respeito de seis tipos, a saber, equivalência conceitual, de item, semântica, operacional, de mensuração e funcional.

O objetivo desta Parte II é oferecer uma sistemática operacional aos pesquisadores interessados em utilizar instrumentos oriundos de outros contextos linguístico-socioculturais. Motiva esta perspectiva o interesse de se compararem perfis epidemiológicos e achados de pesquisas realizadas em diferentes localidades e culturas. Outra razão é a relativa carência de textos estruturados em português sobre "o quê e como fazer", o que é uma real lacuna diante da recente e crescente presença de estudos desse tipo na literatura brasileira em saúde coletiva.

Etapas de operacionalização de um processo de adaptação transcultural

Uma síntese do processo de avaliação de ATC encontra-se no Quadro 13.6. Cada uma das etapas necessária à apreciação dos diferentes aspectos da equivalência é aprofundada a seguir. A equivalência funcional não é elaborada uma vez que, como os próprios proponentes do modelo definem, esta representa uma síntese das pregressas, captando a extensão com que um instrumento realiza o que deste se espera de forma igualmente satisfatória em duas ou mais culturas (Herdman *et al.*, 1998).

Equivalência conceitual e de indicadores (itens)

A avaliação da equivalência conceitual está intimamente ligada à questão da especificação do *mapa do constructo* abordada na seção de mesmo nome na Parte I do capítulo. Para dar início a um processo de adaptação é preciso, primeiro, visitar os conceitos que subjazem às dimensões formadoras do constructo de interesse (Wilson, 2005, Capítulo 2). A avaliação de equivalência consiste, portanto, na exploração deste constructo e dos pesos dados aos seus diferentes domínios constituintes no local de origem (país, região, cidade etc.) e na população alvo à qual o instrumento pretende ser aplicado.

Conforme mostra o Quadro 13.6, esta etapa encerra diversas atividades. É boa prática iniciar com uma discussão envolvendo um grupo de especialistas. A finalidade é explorar se os diferentes domínios abarcados pelo instrumento original na definição dos conceitos de interesse são também relevantes e pertinentes ao novo contexto ao qual está sendo adaptado. No processo, avalia-se também a pertinência dos indicadores (itens) propostos para a captação de cada um desses domínios. Estas discussões devem ocorrer à luz de uma revisão bibliográfica que priorize as publicações sobre os processos envolvidos na construção do instrumento-fonte, sem deixar de lado, no entanto, o material bibliográfico disponível no contexto local.

Nessa etapa do processo, interessa também envolver membros da população-alvo, quer através de entrevistas abertas com seletos e representativos indivíduos da comunidade (Bowling, 1997), quer mediante atividades coletivas como, por exemplo, os grupos focais (Dawson *et al.*, 1992; Krueger, 1994).

Equivalência operacional

A equivalência operacional se refere aos aspectos de utilização de um instrumento na população-alvo, de tal sorte que haja uma eficácia semelhante à do original, mesmo que os *modi operandi* não sejam os mesmos. Importa escrutinar as possíveis influências de certas características do instrumento, tais como o veículo e o formato das questões/instruções (p. ex, se em papel impresso ou em forma eletrônica); o cenário de administração (p. ex., se intra-hospitalar ou domiciliar); ou ainda, o modo de aplicação (p. ex., se por meio de entrevista face a face ou autopreenchimento).

Também está em pauta debater e decidir o escalonamento de cada indicador, o que coloca esta etapa em estreita sintonia com o que é denominado *espaço do desfecho* (Wilson, 2005, Capítulo 4) e apresentado em seção específica na Parte I. Aqui, no entanto, interessa focalizar especificamente a questão da equivalência, importando, assim, observar o modo de categorização e as possíveis repercussões de se optar por alguma modificação. Como exemplo, uma modificação perfeitamente cabível em situações em que um instrumento é aplicado em conjunto com outros em um questionário multidimensional, mas para o qual é projetado um tempo de aplicação relativamente curto, é transformar itens originalmente propostos em cinco níveis [escala *Likert* (Streiner & Norman, 2008)] em itens dicotomizados (0/1).

Fica claro que mudanças operacionais são muitas vezes dependentes de circunstâncias em que o instrumento deve ou pode ser usado, e não do arbítrio do pesquisador. Assim sendo, na perspectiva da ação, avaliações de equivalência operacional entre situações de aplicação encontradas na concepção do instrumento na cultura fonte e as preponderantes na cultura alvo requerem inicialmente uma apreciação eminentemente qualitativa sobre a possibilidade de êxito. O grupo de especialistas acionado nas etapas anteriores também poderia ser utilizado como palco dessas discussões.

Uma vez estabelecido um consenso sobre a viabilidade e a adequação de uma ou mais estratégias de ação, essas são incorporadas ao estudo que subjazerá às análises psicométricas implementadas na etapa de equivalência de mensuração (ver seção "Equivalência de mensuração" adiante). Nesse sentido, são as evidências "duras" exploradas na psicometria e as possíveis discrepâncias entre propostas operacionais competidoras que corroborarão ou não as premissas de adequação propostas inicialmente pelos especialistas. Claramente, uma evidência de equivalência psicométrica entre o original e a versão sob escrutínio também atesta positivamente sobre a adequação da operacionalização do instrumental e, por contiguidade, afirma a equivalência operacional.

Equivalência semântica

A avaliação da equivalência semântica envolve a capacidade de transferência de sentido dos conceitos contidos no instrumento original para a versão, propiciando um efeito nos respondentes semelhante nas duas culturas. Um roteiro de avaliação desse aspecto de equivalência deve envolver vários passos, como mostrado no Quadro 13.6. Seguem alguns detalhes importantes.

Tradução e retrotradução

O processo começa pela tradução do instrumento original para o idioma da cultura alvo. Sugere-se que duas ou mais versões sejam obtidas de forma independente para que, oportunamente, se tenham mais opções para decidir sobre os termos a serem utilizados na versão a ser testada mais à frente. A seguir, as versões são retrotraduzidas para o original por outros tradutores, também de forma independente.

O perfil dos tradutores também importa, alguns autores recomendando que o processo de tradução seja realizado por profissionais cuja língua-mãe e cultura sejam aquelas para as quais se está realizando a tradução (Guillemin *et al.*, 1993; Herdman *et al.*, 1998; Perneger *et al.*, 1999). Por exemplo, no contexto de um instrumento originalmente desenvolvido na Inglaterra a ser adaptado para uso no Brasil, as traduções do original para o português devem ser realizadas por brasileiros com bom domínio do inglês e as retrotraduções executadas por ingleses com bom comando do português.

Avaliação entre retrotradução e original

Na sequência, um novo tradutor bilíngue avalia formalmente a equivalência entre as retrotraduções e o instrumento original. Além de independente, essa avaliação deve ser cega em relação aos tradutores e retrotradutores. Preferencialmente, os formulários que são apresentados ao profissional não devem indicar qual "vinheta" se refere à retrotradução e qual ao original. Uma forma de alcançar isso é aleatorizar a ordem de aparecimento. Para o caso de mais retrotraduções estarem sendo avaliadas simultaneamente, além de um formulário para cada par contendo o original e uma retrotradução, formulários com pares de retrotraduções também necessitam ser utilizados, de tal sorte que o avaliador não tenha como identificar a "vinheta" original no conjunto. Evidentemente, esses formulários não são efetivamente analisados, só servindo como "despistadores".

Ainda que Herdman *et al.* (1998) aduzam vários tipos de significados linguísticos a apreciar, dois merecem menção. O pri-

Quadro 13.6 Principais etapas para avaliação da equivalência transcultural de instrumentos de aferição

Aspectos da equivalência avaliada	Estratégias para avaliação
Equivalência conceitual	• Revisão bibliográfica envolvendo publicações da cultura do instrumento original e da população-alvo • Discussão com especialistas • Discussão com população-alvo
Equivalência de indicadores (itens)	• Discussão com especialistas • Discussão com população alvo
Equivalência operacional	• Avaliação pelo grupo de pesquisa quanto à pertinência e adequação do: ✓ Veículo e formato das questões/instruções. ✓ Cenário de administração. ✓ Modo de aplicação. ✓ Modo de categorização.
Equivalência semântica	• Traduções • Retrotraduções • Avaliação da equivalência semântica entre as retrotraduções e o original • Discussão com população-alvo • Discussão com especialistas para ajustes finais • Pré-teste da versão
Equivalência de mensuração	• Estudos psicométricos ✓ Enfoque 1: Avaliação de validade dimensional e adequação de itens componentes. ✓ Enfoque 2: Avaliação de confiabilidade. ✓ Enfoque 3: Avaliação de validade de constructo de validade de critério
Equivalência funcional	• Dada pelas equivalências identificadas nas demais etapas de avaliação

meiro concerne a uma avaliação de equivalência entre o original e cada uma das retrotraduções sob a perspectiva do significado referencial (denotativo) dos termos/palavras constituintes. Este concerne às ideias ou objetos do mundo a que uma ou várias palavras se referem. Se há o mesmo significado referencial de uma palavra no original e na respectiva tradução, presume-se que existe uma correspondência literal entre elas. O segundo aspecto diz respeito ao significado geral (conotativo) de cada item do instrumento, contrastando-se o original com o que foi captado na tradução para o idioma-alvo. Essa correspondência transcende a literalidade das palavras, encampando também aspectos mais sutis, tais como o impacto que um termo tem no contexto cultural da população-alvo. A apreciação é necessária porque a correspondência literal de um termo não implica que a mesma reação emocional ou afetiva seja evocada em diferentes culturas. É indispensável uma sintonia fina que alcance também uma correspondência de percepção e impacto no respondente. Essa questão é particularmente relevante quando se está diante de instrumentos a serem utilizados para a captação empírica de conceitos culturalmente construídos, pois uma palavra ou assertiva usada com uma determinada intenção no contexto de origem pode não produzir o mesmo efeito na população-alvo da nova versão. Uma substituição por outro termo permitiria resgatar plenamente a equivalência desejada.

Preparando os protótipos de versões para aplicação na população-alvo

Nesse ponto, é de valia retornar à população-alvo para que as sutilezas suscitadas pelas várias propostas de versão (traduções) sejam manejadas e debatidas. Esse passo pode ser alcançado, por exemplo, retornando-se aos grupos focais (Dawson *et al.*, 1992; Krueger, 1994).

Adicionalmente, o processo ganharia se o mesmo grupo de especialistas que participou das etapas descritas nas seções sobre equivalência conceitual/itens e operacional estivesse envolvido aqui também. Tendo como objetivo debater e encaminhar os problemas já identificados, a equipe certamente se beneficiaria se complementada por, pelo menos, um dos tradutores envolvidos nas etapas pregressas, de preferência aquele encarregado pela comparação formal entre as retrotraduções e o instrumento original. Dirimidos os entraves, é proposta uma versão-síntese, ora incorporando itens oriundos de uma das versões trabalhadas, ora optando-se por certas modificações para melhor atender aos critérios semânticos expostos acima.

Pré-teste

O último passo da etapa de avaliação de equivalência semântica envolve uma "ida ao campo", da mesma forma como se procede no caso do desenvolvimento de um instrumento novo. A versão-síntese do instrumento é aplicada a grupos de indivíduos da população-alvo com vista a uma intensa avaliação de aceitabilidade, compreensão e impacto emocional. A operacionalização em si deve seguir a proposta exposta na seção "Especificação do espaço de desfecho" apresentada na Parte I.

Equivalência de mensuração

Como aludido acima, a equivalência de mensuração se baseia na investigação das propriedades psicométricas do instrumento vertido e, como as outras equivalências, está nitidamente conectada à estrutura proposta para o desenvolvimento de novos instrumentos. Do ponto de vista processual e operacional, principalmente, as tarefas em nada diferem do que é apresentado na seção "Especificação do modelo de mensuração" da Parte I. Planejada e executada a etapa de campo, a análise segue os mesmos moldes, envolvendo as avaliações "internas" (dimensionalidade, adequação de indicadores e de confiabilidade das escalas) e "externas" (validade mediante comparações com outros componentes da teoria geral e quando há um instrumento de referência). A perspectiva aqui, no entanto, difere daquela ensejada no processo de geração de um instrumento. Enfatizando que, de fato, se está à procura do estabelecimento de equivalência (de mensuração), o foco central não é tanto na magnitude dos valores das estimativas psicométricas em si, mas na comparação sistemática destes com os obtidos nos estudos pregressos sobre o instrumento em sua língua/cultura original. Por exemplo, ao se apreciar algum aspecto dimensional como um eixo de adequação da equivalência de mensuração, não interessa tanto apreciar os valores absolutos de cargas fatoriais ou magnitude dos erros (*uniqueness*) de indicadores (Brown, 2006), mas se estes convergem aos encontrados nos estudos que embasam o instrumento original. Obviamente que um valor relativamente alto já seria esperado, pois, conforme indicado na introdução do texto (e na Seção 3 do capítulo conexo), a escolha do próprio instrumento a ser adaptado já pressupõe um histórico psicométrico positivo.

Síntese e decisões

Uma questão fundamental que um/a pesquisador/a deve se colocar no final do processo é se, em face das evidências em mãos, o instrumento está efetivamente apto para já ser usado na população alvo. No afã de se usar imediatamente o instrumento vertido, não é incomum optar-se por um "sim" frente a ainda parcas evidências, como, por exemplo, um achado de "satisfatória" confiabilidade teste-reteste (intraobservador), consistência interna ou, quiçá, algumas correlações "estatisticamente significantes" entre a(s) escala(s) em estudo e variáveis pertencentes ao quadro teórico geral.[9]

Como pode ser apreendido neste capítulo, o limite entre o que é ou não aceitável não tem como ser claramente demarcado, o "quanto é suficiente" necessitando ser acordado entre pares. De toda sorte, há uma clara sinalização de que se trata de um processo longo, envolvendo vários estudos (análises/avaliações) sequenciais e que, frequentemente, acaba gerando um quadro bastante intricado. Reconhecidamente simplificado, o Quadro 13.7 ilustra um conjunto de hipotéticos resultados obtidos em um estudo de ATC envolvendo um instrumento de duas dimensões (escalas) com três indicadores cada. O quadro esboça uma síntese que poderia perfeitamente ser usada como substrato para um processo de decisão em um painel de especialistas. A gama de possíveis combinações de problemas (e soluções) encontradas nas diversas etapas é notória; da mesma forma, o leque de decisões que daí decorre. No caso deste exemplo, fica claro que nem sempre um instrumento está incondicionalmente pronto para uso após um único estudo.

Sob perspectivas diversas, várias possibilidades devem ser consideradas ao encontro de inconsistências. Por princípio, deve-se questionar a qualidade da adaptação e procurar as falhas em uma ou mais etapas do processo. No entanto, é necessário observar algumas argúcias de interpretação. Focalizando a confiabilidade,

---

[9] Trata-se, por exemplo, de estimativas obtidas via coeficiente *kappa*, $\alpha\alpha$ de Cronbach e *tau-b* de Kendall, respectivamente. Para obter uma perspectiva melhor sobre a argumentação em pauta, o leitor é convidado a ler a seção sobre "Especificação do modelo de mensuração" na Parte I e, em particular, os Quadros 13.2 a 13.5 que a acompanham.

Quadro 13.7 Um exemplo de quadro sinóptico de resultados sobre indicadores (itens) de um instrumento vertido para ser usado como substrato de um processo de decisão

Dimensão (escala)	Item	Problemas de equivalência?					Tipo de problema	Localização do problema	Decisão sobre item
		Identificados antes do estudo psicométrico (incluindo pré-teste)?	"Internos"? (validade dimensional)			"Externos"? (comparações com outras variáveis)			
			Análise fatorial	Confiabilidade: Item-resto	Confiabilidade: Escala				
A	#1	—	—	—	—	—	Nenhum	Nenhum	Admissível
A	#2	Especialistas: inadequado para crianças? Entrevistadoras: mães parecem não entender a pergunta.	—	Correlação diminui discretamente quando item é retirado.	—	—	Menor Sem efeito psicométrico	Nenhum	Admissível
A	#3	Especialistas: teoricamente, o item não qualifica a fazer parte do constructo e, logo, de qualquer uma das escalas.	Carga no fator A: λ = 0,201, e se transferido ao fator B: λ = 0,019 Resíduo ε = 0,899	Correlação da escala (sem o item) com o item aumenta muito (>10%) quando este é retirado.	Consistência interna melhora quando item é removido	—	Maior Conjetura corroborada	Parece ser um problema intrínseco do instrumento	Retirar item? Procurar outro item que possa substituí-lo?
B	#4	Grupos focais: item pertenceria ao fator A na nova cultura?	Carga no fator B: λ = 0,184, mas se transferido ao fator A: λ = 0,671	Correlação da escala (sem o item) com o item aumenta muito (>10%) quando este é retirado.	Consistência interna e estabilidade temporal melhoram quando item é removido.	Correlações com variáveis externas melhoram quando item é retirado da escala.	Maior Relação entre fator B item #4 mal especificada	Parece haver "desajuste" cultural	Retirar item? Transferir item para fator A? Substituir item?
B	#5	4ª reunião interina: redação em português necessita aprimoramento	Carga no fator antes B: λ = 0,488 Resíduo ε = 0,687	—	—	—	Menor	Permanece algum "desajuste" semântico (ATC)	Admissível, mas necessitando de acertos.
B	#6	Entrevistadoras: mães se retraem com a pergunta	—	—	—	—	Nenhum ou menor	??	Admissível, com ligeira reserva.

por exemplo, estimações inferiores às encontradas no original não indicam problemas necessariamente. Vale lembrar que a confiabilidade é um indicador conjuntural, refletindo tanto a qualidade da mensuração (presença ou não de erro de aferição) quanto a variabilidade do evento sob estudo na base populacional (Miettinen, 1982). Também devem ser debatidas questões relativas aos domínios dos estudos que estão sendo objeto de comparação. Diferenças populacionais específicas entre os estudos – nível de escolaridade, gênero e faixa etária dos respondentes, por exemplo – podem interferir no desempenho de instrumentos. Discrepâncias psicométricas não significam necessariamente alguma falha importante no processo de adaptação em si, os resultados merecendo ser debatidos caso a caso.

Referências bibliográficas

Arbuckle JL. *Amos 7.0 User's Guide*. Chicago: SPSS, 2006.

Armitage P, Berry G. *Statistical Methods in Medical Research*. 3rd ed. London: Blackwell Scientific Publications, 1994.

Badia X, Alonso J. Re-scaling the Spanish version of the sickness impact profile: an opportunity for the assessment of cross-cultural equivalence. *Journal of Clinical Epidemiology* 48:949-957, 1995.

Bartko JJ, On various intraclass correlation reliability coefficients. *Psychological Bulletin* 83:762-765, 1976.

Beaton DE, Bombardier C, Guillemin F, Ferraz MB. Guidelines for the process of cross-cultural adaptation of self-report measures. *Spine* 25:3186-3191, 2000.

Behling O, Law KS. *Translating Questionnaires and Other Research Instruments: Problems and Solutions*. (Vol. 133). Thousand Oaks, CA: Sage Publications, 2000.

Bentler P. EQS 6.1: *Structural Equations Program Manual*. Encino, CA: *Multivariate Software Inc*., 2004.

Berkanovich E. The effect of inadequate language translation of Hispanics' responses to health surveys. *American Journal of Public Health* 70:1273-1276, 1980.

Blalock Jr. HM. *Social Statistics*. 2nd ed. London: McGraw-Hill Book Company, 1985.

Bland JM, Altman DG. Statistical methods for assessing agreement between two methods of clinical measurement. *The Lancet* 8:307-310, Feb 1986.

Bollen KA. *Structural Equations with Latent Variables*. New York: John Wiley & Sons, 1989.

Bowling A. *Research Methods in Health. Investigating Health and Health Services*. Buckingham: Open University Press, 1997.

Bravo M, Canino GJ, Rubio-Stipec M, Woodbury-Farina M. A cross-cultural adaptation of a psychiatric epidemiologic instrument: the diagnostic interview schedule's adaptation in Puerto Rico. *Culture, Medicine and Psychiatry*, 15:1-18, 1991.

Brown TA. *Confirmatory Factor Analysis for Applied Research*. New York: The Guilford Press, 2006.

Bucquet S, Condon S, Ritchie K. The French version of the Nottingham Health Profile: a comparison of items weights with those of the source version. *Social Science and Medicine* 30:829-835, 1990.

Bullinger M, Anderson R, Cella D, Aaronson N. Developing and evaluating cross-cultural instruments from minimum requirements to optimal models. *Quality of Life Research* 2:451-459, 1993.

Byrne BM. *Structural Equation Modeling with AMOS – Basic Concepts, Applications, and Programming*. Mahwah, NJ: Lawrence Erlbaum Associates, 2001.

Byrt T, Bishop J, Carlin JB. Bias, prevalence and kappa. *Journal of Clinical Epidemiology* 46:423-429, 1993.

Cella D, Chang CH. A discussion of item response theory and its application in health status assessment. *Medical Care* 38 (suppl. II):66-72, 2000.

Chor D, Griep RH, Lopes CS, Faerstein E. Medidas de rede e apoio social no Estudo Pró-Saúde: pré-testes e estudo piloto. *Cadernos de Saúde Pública* 17:887-896, 2001.

Cicchetti DV, Feinstein AR. High agreement but low kappa: II. Resolving the paradoxes. *Journal of Clinical Epidemiology* 43:551-558, 1990.

Comrey AL, Lee HB. *A first course in factor analysis*. Hillsdale, NJ: Lawrence Erlbaum, 1992.

Converse JM, Presser S. *Survey Questions. Handcrafting the Standardized Questionnaire* (Vol. 63). London: Sage Publication, 1986.

Coughlin SS, Pickle LW. Sensitivity and specificity-like measures of the validity of a diagnostic test that are corrected for chance agreement. *Epidemiology* 3:178-181, 1992.

Coughlin SS, Trock B, Criqui MH, Pickle LW, Browner D, Teft MC. The logistic modeling of sensitivity, specificity and predictive value of a diagnostic test. *Journal of Clinical Epidemiology* 45:1-7, 1992.

Cronbach LJ. Coefficient alpha and the internal structure of tests. *Psychometrika* 16:297-334, 1951.

Cronbach LJ, Gleser GC, Nanda H, Rajaratnam N. *The dependability of Behavioral Measurement:Ttheory of Generalizability for Scores and Profiles*. New York: Wiley & Sons, 1972.

Dana R. *Handbook of Cross-cultural and Multicultural Personality Assessment*. (1st ed.). Mahwah, NJ: Lawrence Erlbaum Associates, Inc., 2000.

Dawson S, Manderson L, Tallo V. *Social and Economic Research (SER). The Focus Group Manual*. World Health Organization, 1992.

De Boeck P, Wilson M. *Explanatory Item Response Models: A Generalized Linear and Nonlinear Approach*. New York: Springer, 2004.

Denzin NK, Lincoln YS. *Handbook of Qualitative Research*. London: SAGE Publication, Inc, 1994.

Divgi DR. Calculation of the tetrachoric correlation coefficient. *Psychometrika* 44:169-172, 1979.

Donner A, Eliasziw M. A goodness-of-fit approach to inference procedures for the kappa statistic: confidence interval construction, significance-testing and sample size estimation [see comments]. *Statistics in Medicine* 11:1511-1519, 1992.

Elmore JG, Feinstein AR. A bibliography of publications on observer variability (final installment). *Journal of Clinical Epidemiology* 45:567-580, 1992.

Embretson SE, Reise SP. *Item Response Theory for Psychologists*. Mahwah, New Jersey: Lawrence Erlbaum Associates, Publishers, 2000.

Eremenco SL, Cella D, Arnold BJ. A comprehensive method for the translation and cross-cultural validation of health status questionnaires. *Evaluation & the Health Professions*, 28:212-232, 2005.

Finney SJ, DiStefano C. Non-normal and categorical data in structural equation modeling. *In*: Hancock GR, Mueller RO (eds.). *Structural Equation Modeling: A Second Course*. Greenwich, CT: Information Age Publishing, 2006. pp. 269–314.

Fleiss JL. *Statistical Methods for Rates and Proportions*. 2nd ed. New York: John Wiley & Sons, 1981.

Fornell C, Larcker DF. Evaluating structural equation models with unobservable variables and measurement error. *Journal of Marketing Research* 18:39-50, 1981.

Fox J. 2006, 19 of October. *polycor: Polychoric and Polyserial Correlations, Function for [R]* (0.7-2). CRAN (R-project). Available: http://cran.r-project.org/src/contrib/Descriptions/polycor.html [2006, November 19].

Gorsuch RL. *Factor Analysis*. 2nd ed. Hillsdale, NJ: Lawrence Erlbaum, 1983

Guillemin F, Bombardier C, Beaton D. Cross-cultural adaptation of health-related quality of life measures: literature review and proposed guidelines. *Journal of Clinical Epidemiology* 46:1417-1432, 1993.

Hair JF, Anderson RE, Tatham RL, Black WC (Ed). *Multivariate Data Analysis*. Upper Saddle River, NJ: Prentice-Hall, 1998.

Hambleton RK, Swaminathan H, Rogers HJ. *Fundamentals of Item Response Theory*. Newbury Park, CA: Sage, 1991.

Hancock GR, Mueller RO. *Structural Equation Modeling: A Second Course*. 1st ed. Greenwich, CT: Information Age Publishing, 2006.

Hanley JA, McNeil BJ. The meaning and use of the area under a receiver operating characteristic (ROC) curve. *Radiology* 143:29-36, 1982.

Herdman M, Fox-Rushby J, Badia X. "Equivalence" and the translation and adaptation of health-related quality of life questionnaires. *Quality of Life Research*, 6:237-247, 1997.

Herdman M, Fox-Rushby J, Badia X. A model of equivalence in the cultural adaptation of HRQoL instruments: the universalist approach. *Quality of Life Research* 7:323-335, 1998.

Jöreskog KG, Sörbom D. *LISREL 8 User's Reference Guide*. Chicago: Scientific Software International, 1996.

Jöreskog KG, Sörbom D. Interactive LISREL 8.8. Chicago: Scientific Software International, 2006.

Jöreskog KG. 2005. *Structural Equation Modeling with Ordinal Variables using LISREL (Revised version)*: Manuscript available at http://www.ssicentral.com/lisrel/ordinal.htm.

Kline P. *An easy guide to factor analysis*. 2nd ed. New York: Routledge, 1994.

Kline RB. *Principles and practice of structural equation modeling*. 2nd ed. London: The Guilford Press, 2005.

Kolenikov S. 2006. *polychoric – The polychoric correlation package for Stata Statistical Software, Release 8* (1.4). Available: http://www.unc.edu/~skolenik/stata [2006, November 19].

Krueger R. *Focus Groups: A Practical Guide for Applied Research*. 2nd ed. London: SAGE Publications, 1994.

Krug EG, Dahlberg LL, Mercy JA, Zwi AB, Lozano R. *World report on violence and health*. Geneva: World Health Organization, 2002.

Kuder GF, Richardson MW. The theory of estimation of test reliability. *Psychometrika* 2:151-160, 1937.

Landis JR, Koch GG. The measurement of observer agreement for categorical data. *Biometrics*, 33:159-174, 1977.

Landy FJ. Stamp collection versus science. *American Psychologist* 35:1012-1027, 1986.

Leovinger J. The technique of homegeneous tests compared with some aspects of "scale analysis" and factor analysis. *Psychological Bulletin* 45:507-530, 1948.

Lin LI-K. A concordance correlation coefficient to evaluate reproducibility. *Biometrics* 45:255-268, 1989.

Loehlin JC. *Latent variable models. An introduction to fator, path and structural equation analysis*. 4th ed. Mahwah, NJ: Lawrence Erlbaum Associates, Publishers, 2004.

Maneesriwongul W, Dixon JK. Instrument translation process: a methods review. *Journal of Advanced Nursing* 48:175-186, 2004.

Maruyama GM. *Basics of Structural Equation Modeling*. Thousand Oaks: SAGE Publications, 1998.

Medronho R, Block KV, Luiz RR, Werneck GL. *Epidemiologia*. 2nd ed. Rio de Janeiro: Atheneu, 2009.

Mellenbergh GJ. Generalized linear item response theory. *Psychological Bulletin*, 115:300-307, 1994.

Merenda PF. An overview of adapting educational and psychological assessment instruments: past and present. *Psychological Reports* 99:307-314, 2006.

Miettinen O. Design options in epidemiologic research. *Scandinavian Journal of Work, Environment and Health* 8 (suppl 1):7-14, 1982.

Moraes CL, Reichenheim ME. Cross-cultural measurement equivalence of the Revised Conflict Tactics Scales (CTS2) Portuguese version used to identify violence within couples. *Cadernos de Saúde Pública* 18:783-796, 2002.

Moser CA, Kalton G. *Survey Methods in Social Investigation*. 2nd ed. London: Heinemann, 1984.

Muthén LK, Muthén BO. *Mplus User's Guide. Fifth Edition*. Los Angeles, CA: Muthén & Muthén, 1998-2007.

Nunnally JCJ, Bernstein I. *Psychometric theory*. 2nd New York: McGraw-Hill, 1995.

Osburn HG. Coefficient alpha and related internal consistency reliability coefficients. *Psychological Methods* 5:343-355, 2000.

Patrick DL, Sittampalam Y, Somerville SM, Carter WB, Bergner M. A cross-cultural comparison of health status values. *American Journal of Public Health* 75:1402-1407, 1985.

Pedhazur EJ, Schmelkin LP. *Measurement, Design, and Analysis: An Integrated Approach*. Illsdale NJ: Lawrence Erlbaum, 1991.

Perneger TV, Leplège A, Etter J-F. Cross-cultural adaptation of a psychometric instrument: two methods compared. *Journal of Clinical Epidemiology* 52:1037-1046, 1999.

Pesce RP, Assis SG, Avanci JQ, Santos NC, Malaquias JV, Caravalhaes R. Adaptação transcultural, confiabilidade e validade da Escala de Resiliência. *Cadernos de Saúde Pública* 21:436-448, 2005.

Pett MA, Lackey NR, Sullivan JJ. *Making sense of Factor Analysis: The Use of Factor Analysis for Instrument Development in Health Care Research*. Thousand Oaks, Ca: Sage Publication Ltd., 2003.

Prince M. Measurement validity in cross-cultural comparative research. *Epidemiologia e Psichiatria Sociale* 17:211-220, 2008.

Rabe-Hesketh S, Skrondal A. *Multilevel and longitudinal modeling using Stata*. College Stattion, TX: Stata Press Publication, 2005.

Raykov T, Shrout P. Reliability of scales with general structure: point and interval estimation using a structural equation modeling approach. *Structural Equation Modeling* 9:195-212, 2002.

Raykov T. Scale reliability, Cronbach's coefficient alpha, and violations of essential tau-equivalence with fixed congeneric components. *Multivariate Behavioral Research* 32:329-353, 1997a.

Raykov T. Estimation of composite reliability for congeneric measures. *Applied Psychological Measurement* 21:173, 1997b.

Raykov T. Analytic estimation of standard error and confidence interval for scale reliability. *Multivariate Behavioral Research* 37:89-103, 2002.

Reichenheim ME, Moraes CL. Alguns pilares para a apreciação da validade de estudos epidemiológicos. *Revista Brasileira de Epidemiologia* 1:131-148, 1998.

Reichenheim ME, Moraes CL. Buscando a qualidade das informações em pesquisas epidemiológicas. *In*: Minayo, MCS, Deslandes SF. *Caminhos do Pensamento: Epistemologia e Método* (ed.). Rio de Janeiro: Editora Fiocruz, 2002. pp. 227-254.

Reichenheim ME, Moraes CL. Psychometric properties of the Portuguese version of the Conflict Tactics Scales: Parent-child Version (CTSPC) used to identify child abuse. *Cadernos de Saúde Pública* 22:503-515, 2006.

Reichenheim ME, Moraes CL. Adaptação transcultural de instrumentos de aferição epidemiológicos: uma proposta de operacionalização. *Revista de Saúde Pública* 41:665-673, 2007a.

Reichenheim ME, Moraes CL. Desenvolvimento de instrumentos de aferição epidemiológicos. *In*: Kac G, Schieri R, Gigante D. *Epidemiologia Nutricional*. (Ed.). Rio de Janeiro: Editora Fiocruz, 2007b. pp. 227-243.

Reichenheim ME, Klein R, Moraes CL. Assessing the physical violence component of the Revised Conflict Tactics Scales when used in heterosexual couples: An item response theory analysis. *Cadernos de Saúde Pública* 23:53-62, 2007.

Rothman KJ, Greenland S, Lash TL. *Modern Epidemiology*. 3rd ed. Philadelphia, PA: Lippincott Williams & Wilkins, 2008.

Rummel RJ. *Applied Factor Analysis*. 4th ed. Evanston: Northwest University Press, 1988.

Sackett DL, Haynes RB, Guyatt GH, Tugwell P. *Clinical Epidemiology: A Basic Science for Clinical Medicine*. 2nd ed. Boston: Little, Brown & Co., 1991.

Schmitt DP, Allik J. Simultaneous administration of the Rosenberg Self-Esteem Scale in 53 nations: exploring the universal and culture-specific features of global self-esteem. *Journal of Personality and Social Psychology*, 89:623-42, 2005.

Shavelson RJ, Webb NM. *Generalizability theory. A primer*. Newbury Park: SAGE Publications, 1991.

Sherbourne CD, Stewart AL. The MOS social support survey. *Social Science and Medicine* 32:705-714, 1991.

Shrout PE, Fleiss JL. Intraclass correlations: uses in assessing rater reliability. *Psychological Bulletin* 86:420-428, 1979.

Shrout PE. Measurement reliability and agreement in psychiatry. *Statistical Methods in Medical Research* 7:301-317, 1998.

Sijtsma K, Molenaar IW. *Introduction to Nonparametric Item Response Theory*. Thousand Oaks: Sage Publications, Inc., 2002.

Skrondal A, Rabe-Hesketh S. *Generalized Latent Variable Modeling: Multilevel, Longitudinal, and Structural Equation Models*. Boca Raton: Chapman & Hall/CRC, 2004.

Sperber AD. Translation and validation of study instruments for cross-cultural research. *Gastroenterology* 126:S124-128, 2004.

StataCorp. *Tetrachoric – Tetrachoric correlations for binary variables. Program in Stata Statistical Software, Release 9*. College Station (TX): Stata Corporation, 2005.

Straus MA, Hamby SL, Boney-McCoy S, Sugarman DB. The revised conflict tactis scales (CTS2). Development and preliminary psychometric data. Journal of Family Issues 17:283-316, 1996.

Streiner DL, Norman GR. *Health Measurement Scales. A Practical Guide to Their Development and Use*. 4th ed. Oxford: Oxford University Press, 2008.

Tanner WPJ, Swets JA. A decision making theory of visual detection. *Psychological Review* 61:401-409, 1954.

Teixeira-Salmela LF, Magalhaes LC, Souza AC, Lima MC, Lima RC, Goulart F. Adaptação do Perfil de Saúde de Nottingham: um instrumento simples de avaliação da qualidade de vida. *Cadernos de Saúde Pública* 20:905-914, 2004.

Uebersax JS. *The tetrachoric and polychoric correlation coefficients*. Statistical Methods for Rater Agreement web site. Available: http://ourworld.compuserve.com/homepages/jsuebersax/tetra.htm. Acesso em nov. 2006.

Van der Linden WJ, Hambleton RK. *Handbook of Modern Item Response Theory*. New York: Springer, 1996.

Wagnild GM, Young HM. Development and psychometric evaluation of the Resilience Scale. *Journal of Nursing Measurement* 1:165-78, 1993.

Wilson M. *Constructing Measures. An Item Response Modeling Approach*. Mahwah, NJ: Lawrence Erlbaum Associates, Publishers, 2005.

Zimowski MF, Muraki E, Mislevy R, Bock RD. *BILOG-MG for Windows 3.0*. Lincolnwood (IL): Scientific Software International, 2002.

Zumbo BD. *A Handbook on the Theory and Methods of Differential Item Functioning (DIF): Logistic Regression Modeling as a Unitary Framework for Binary and Likert-Type (Ordinal) Item Scores*. Ottawa, ON: Directorate of Human Resources Research and Evaluation, Department of National Defense, 1999.

14 Desenhos de Pesquisa em Epidemiologia

Naomar de Almeida Filho e Maurício L. Barreto

A maioria dos manuais de metodologia epidemiológica reproduz, com pequenas modificações, uma classificação de desenhos de pesquisa sistematizada há quase 30 anos por MacMahon & Pugh (1970) e aperfeiçoada por Lilienfeld (1976). Trata-se de uma tipologia basicamente descritiva, sem a necessária definição de critérios para o posicionamento das estratégias de produção de dados em eixos taxonômicos claros, consistentes e precisos.

Neste capítulo, apresentamos uma tipologia dos desenhos de pesquisa epidemiológica que cobra maior racionalidade na definição de critérios e eixos classificatórios pertinentes. A fundamentação conceitual desta classificação resulta principalmente de uma análise crítica das formulações encontradas em Miettinen (1982, 1985) e Lilienfeld, Stoller & Lilienfeld (1994). O essencial da nossa proposta, de certo modo, mostra-se convergente com a tipologia adotada pelos mais recentes manuais metodológicos do campo epidemiológico (Rothman & Greenland, 2008; Gail & Benichou, 2000; Koepsell & Weiss 2003; Checkoway, Pearce & Kriebel, 2004; Oakes & Kaufman, 2006; Szklo & Nieto, 2007).

Detalhes no planejamento, condução, regras de análise e aplicabilidade desses desenhos serão objeto de capítulos específicos, compondo o restante desta seção do livro.

Preliminares

A Epidemiologia estuda duas classes de seres: agregados humanos (coletivos de homens e mulheres) e indivíduos membros desses agregados. Os agregados de que trata a pesquisa epidemiológica são quase sempre referidos a uma base geográfica e temporal, constituindo populações em um sentido estrito. Tais agregados são mais do que a somatória dos indivíduos que os compõem, porque os coletivos humanos são necessariamente determinados, social e culturalmente.

Justifica-se assim adotar como principal eixo estruturante da arquitetura da pesquisa epidemiológica o tipo de unidade de observação e de análise expressa na dicotomia estudo agregado *versus* estudo "individuado".[1] Após considerar esse critério de base, estudos epidemiológicos podem então ser classificados de acordo com dois eixos complementares: o primeiro refere-se ao posicionamento (ou papel) do investigador, e o segundo remete à dimensão temporal do estudo.

O papel do investigador em sua relação com o objeto da investigação compreende dois tipos (ideais):

- Posição passiva;
- Posição ativa.

O posicionamento passivo implica a observação, da forma mais metódica e acurada possível, dos processos de produção de doentes em populações, com o mínimo de interferência nos objetos concretos estudados. O posicionamento ativo corresponde às estratégias de ação do investigador no sentido de interferir nos processos em estudo, de maneira sistemática e controlada, resultando no que correntemente se denomina experimentação. Experimentos constituem manobras de intervenção que têm como objetivo isolar efeitos, controlar interferências externas e desencadear processos cruciais para o teste de hipóteses. Para equivaler à polaridade passivo-ativo, no presente contexto empregamos a oposição operacional (ainda que limitada e parcial) entre observação *versus* intervenção.

A temporalidade do desenho do estudo, para o que nos interessa na investigação epidemiológica, pode ser desdobrada em duas categorias:

- Instantânea;
- Serial.

O caráter instantâneo de um estudo se define quando a produção do dado é realizada em um único momento (singular) no tempo, como se fora um corte transversal do processo em observação. Uma metáfora espacial do tempo (*i. e.*, considerar o tempo como uma linha ou vetor direcionado do passado ao futuro) justificaria o uso do termo "transversal" (ou seccional) para essa modalidade de desenho.

Por outro lado, qualquer tipo de seguimento em uma escala temporal define o caráter serial de um dado estudo. Ainda com base na metáfora do "tempo linear", tem-se empregado o termo "longitudinal" para esta designação.

O Quadro 14.1 organiza esta proposta em seus aspectos gerais. Tanto os estudos agregados como os estudos individuados podem ser observacionais ou de intervenção, a depender da

[1] Trata-se aqui de um uso propositalmente alterado do termo, buscando uma conotação distinta do processo psicológico de "individualização", para contrastar com o adjetivo "agregado", polo oposto do eixo classificatório em pauta.

Quadro 14.1 Tipologia dos desenhos de investigação em Epidemiologia

Tipo operativo	Posição do investigador	Referência temporal	Denominações correntes
Agregado	Observacional	Transversal	Estudos ecológicos
		Longitudinal	Estudos de tendências ou séries temporais
	Intervenção	Longitudinal	Ensaios comunitários
Individuado	Observacional	Transversal	Inquéritos ou *surveys*
		Longitudinal	Estudos prospectivos (coortes) estudos retrospectivos (caso-controle)
	Intervenção	Longitudinal	Ensaios clínicos

estratégia de atuação do investigador (ou de sua equipe). Os desenhos observacionais podem ser transversais ou longitudinais, de acordo com a temporalidade do processo de produção de dados. Os estudos de intervenção, no entanto, devem ser sempre classificados como longitudinais, na medida em que, por definição da sua própria arquitetura, envolvem um seguimento temporal (ou *follow-up*) dos resultados da intervenção.

Podemos melhor entender o funcionamento dos vários desenhos de estudo por meio da análise de fluxogramas que se baseiam em fundamentos congruentes com a tipologia apresentada no Quadro 8.1. Nesse sentido, uma adaptação simplificada das representações gráficas e convenções propostas por Kleinbaum, Kupper & Morgenstern (1982) poderá ser útil para uma abordagem comparativa da arquitetura dos desenhos básicos da investigação epidemiológica. Essas convenções encontram-se no Quadro 14.2.

A tipologia proposta implica uma nova terminologia, porém, com a intenção de facilitar ao leitor uma avaliação da sua correspondência com a literatura estabelecida, mantivemos nos títulos das seções as denominações tradicionais encontradas nos manuais de Epidemiologia.

O que segue, não custa reiterar, é uma proposta de simplificação e organização, com finalidade essencialmente didática. Nesse sentido, cada desenho de pesquisa será discutido em termos das suas características formais (arquitetura), subtipos, vantagens e indicações, problemas e limitações e, principalmente, potencial de análise.

Estudos ecológicos

Conforme o Quadro 14.1, pesquisas que tomam o agregado como unidade operativa apresentam diversas alternativas de

Quadro 14.2 Convenções para os fluxogramas dos desenhos de investigação em Epidemiologia

Notação	Referente a:
N	População
A	Amostra
S	Seleção (processo de)
E	Expostos (ao fator de risco potencial)
NE	Não expostos (ao mesmo fator de risco)
D	Doentes
ND	Não doentes
→	Avaliação prospectiva
←	Avaliação retrospectiva

arquitetura, dependendo dos alicerces metodológicos do delineamento empregado. A denominação corrente nos manuais metodológicos da área para os chamados estudos ecológicos *stricto sensu* corresponde, no presente esquema, aos desenhos agregados-observacionais-transversais.

Os *estudos ecológicos* abordam áreas geográficas ou blocos de população bem delimitados, analisando comparativamente variáveis globais, quase sempre por meio da correlação entre indicadores de condições de vida e indicadores de situação de saúde. Os indicadores de cada área ou bloco constituem-se em médias referentes à sua população total, tomada como um agregado integral. A Figura 14.1 mostra um diagrama analítico deste tipo de estudo, onde se representa a comparação direta entre as populações N_1, N_2, N_3... N_n no que se refere aos indicadores de distribuição de enfermidades ou agravos à saúde (D_1-D_n) correlacionados com os respectivos graus de exposição (E_1-E_n).

Os estudos ecológicos podem ser classificados em dois subtipos, a depender da natureza do agregado base de referência para a produção dos dados:

- Investigações de base territorial;
- Estudos de agregados institucionais.

Investigações de base territorial utilizam uma referência geográfica para a definição das suas unidades de informação, em qualquer nível de abrangência (p. ex., bairros, distritos, municípios, estados, nações, continentes). Os estudos de agregados institucionais tomam organizações coletivas de qualquer natureza como referência para a definição da sua unidade de informação. Assim, uma pesquisa comparativa da situação de saúde

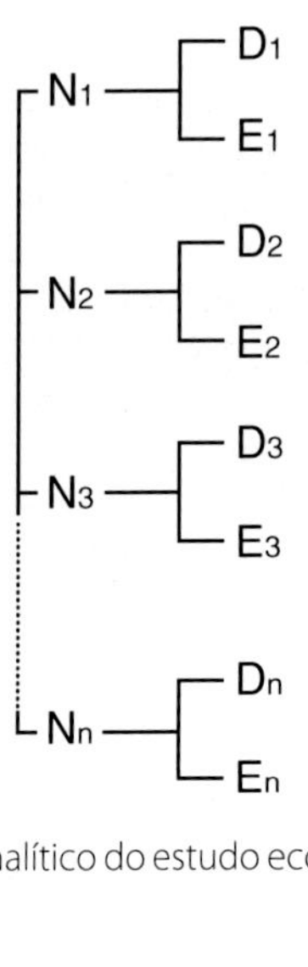

Figura 14.1 Diagrama analítico do estudo ecológico (agregado, transversal, observacional).

em uma amostra de fábricas, ou uma análise da distribuição de uma dada patologia entre escolas, ou ainda um estudo que avalia o perfil epidemiológico das prisões em uma região, seriam todos exemplos desse segundo subtipo do desenho agregado-observacional-transversal.

O atual crescimento da chamada "epidemiologia dos serviços de saúde" frequentemente considera unidades de saúde como agregados institucionais de observação e análise, investigando a associação entre indicadores de morbidade ou desempenho e variáveis microcontextuais como organização do trabalho, estrutura gerencial ou volume de investimentos (vide a Parte 7 deste volume).

Os estudos classificados como agregados-observacionais podem ser também longitudinais. Dado que o poder analítico de um desenho de investigação depende, também, da sua capacidade de estabelecer uma sequência temporal, do determinante ao efeito, propomos uma subclassificação dos estudos tipo agregado-observacional-longitudinal a partir de uma analogia com os estudos longitudinais de base individuada. Assim, abordando "populações de populações", ou N(N), teremos:

- Estudos de tendências ou séries temporais;
- Estudos de caso-controle de agregados;
- Estudos de coorte de agregados.

Os *estudos de séries temporais*, em que uma mesma área ou população (N_1) é investigada em momentos distintos no tempo (t_1, t_2, t_3, ..., t_n), costumam ser classificados pelos manuais de Epidemiologia como um subtipo de estudo ecológico. Nesse caso, cada unidade de tempo passaria a ser tratada como uma unidade ecológica completa. De fato, se comparamos a Figura 14.2 com a figura anterior, notaremos uma semelhança de forma entre ambos os desenhos, como se o estudo de séries temporais implicasse tão somente uma rotação do eixo direcional do estudo ecológico. Entretanto, considerar essa identidade implica "espacializar" o vetor temporal, às vezes perdendo-se uma visão dinâmica dos processos tendenciais na distribuição de doença.

Às vezes é possível, e desejável, a realização de um estudo de áreas agregadas com arquitetura híbrida – desenho simultaneamente ecológico e de tendência temporal. Não obstante a ausência de impedimentos lógicos para a realização de estudos de caso-controle ou coortes baseados em agregados populacionais ou institucionais, não temos conhecimento de investigações epidemiológicas ilustrativas dessa modalidade de estudo agregado-longitudinal. De todo modo, é comum se encontrar, em manuais de Epidemiologia, referência a "experimentos naturais", definidos como estudos baseados na observação de algum processo de massa, potencialmente de caráter patogênico (como, por exemplo, uma inundação ou uma seca) ou de melhoria de condições de vida (como o advento de alguma política social), afetando certos grupos, mas deixando indenes outros segmentos da população. O grupo afetado seria tomado como grupo experimental, e o outro seria usado como controle. Classificam-se sob essa designação, sendo geralmente citadas como seu melhor exemplo, as clássicas investigações desenvolvidas por John Snow, a partir de 1850, para esclarecer as causas da epidemia de cólera que assolou a cidade de Londres no século passado, como vimos no Capítulo 2.

Não concordamos com a denominação "experimentos naturais". Nos casos em que a mudança de condições não obedeceu a algum planejamento prévio, trata-se de estudos observacionais, ou investigações *post factum*, em que as hipóteses são dedutivamente formuladas após a ocorrência dos acontecimentos. Diversamente do estudo experimental, não existe controle da variável independente pela intervenção, nem existe aleatoriedade na composição dos grupos experimental e controle.

Por outro lado, quando houve alguma forma de intervenção, mesmo com reduzido grau de controle por parte do investigador (como a implantação de um sistema de saneamento ou um programa de suplementação alimentar), trata-se de um experimento verdadeiro, apesar de não laboratorial e dirigido a agregados, e não a indivíduos. Assim, não há nenhum impedimento lógico para a proposição de desenhos tipo agregado-intervenção-longitudinal, os chamados *ensaios comunitários* (ver Figura 14.3).

Investigações que tomam como unidade de observação e análise os agregados ecológicos ou institucionais, e que incorporam alguma intervenção de alcance coletivo (como o fechamento do poço da Broad Street por Snow ou a fluoretação da água em alguns condados da Flórida), poderiam, por conseguinte, ser mais adequadamente classificadas como estudos agregados de intervenção. Infelizmente, considerando a reduzida atenção que a epidemiologia convencional vem dando aos recortes agregados, dispõe-se de pouca ou nenhuma experiência metodológica para o planejamento e execução desses desenhos.

Dentre as vantagens desse tipo de estudo destaca-se a facilidade de planejamento e implementação, na medida em que geralmente se conta com bases de dados secundários. Isto implica, em geral, baixo custo relativo e simplicidade analítica, indicando este desenho especialmente para as fases exploratórias iniciais de tratamento de alguma questão epidemiológica. Por esse motivo, os livros de epidemiologia tradicionais o consideram como mero "gerador de hipóteses", com baixo poder analítico devido à sua (suposta) incapacidade de testar hipóteses.

A afirmação de que os estudos de agregados carecem de poder analítico representa um grande equívoco, porque não há nenhum impedimento lógico para a formulação de hipóteses no nível do agregado. Os estudos agregados na verdade conseguem testar hipóteses, caso assim o queiramos, só que em um nível mais complexo de determinação (Susser, 1994).

Nesse nível mais abrangente e totalizador, não há lugar para o isolamento de variáveis componentes de modelos causais com

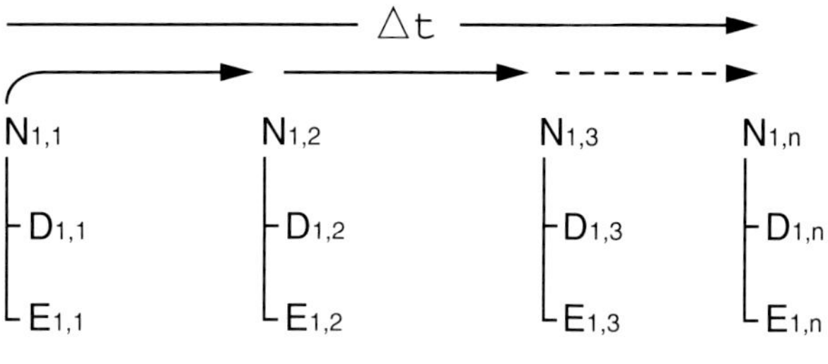

Figura 14.2 Diagrama analítico do estudo de séries temporais (agregado, longitudinal, observacional).

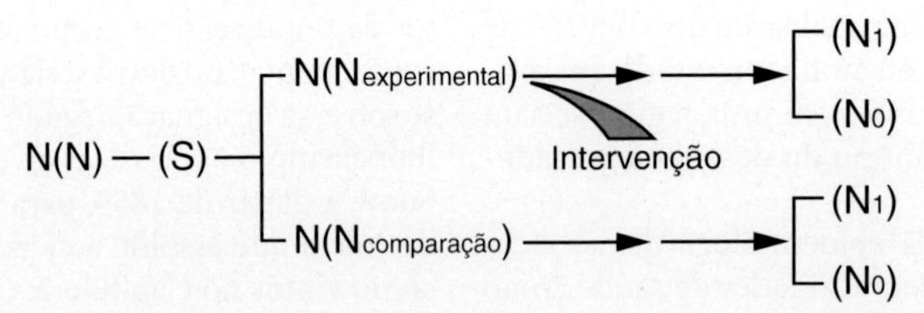

Figura 14.3 Diagrama analítico do ensaio comunitário (agregado, longitudinal, intervenção).

base em processos individuais, geralmente de inspiração biológica. Isto, o estudo de agregados não nos pode dar. Todavia, por outro lado, trata-se do único desenho habilitado ao teste de hipóteses referentes aos processos contextuais ou macrossociais da saúde (Schwarz, 1994).

Evidentemente, desenhos como esse não justificam a redução ao âmbito individual de padrões observados no nível do agregado, devido ao que se convencionou denominar "falácia ecológica" (Morgenstern, 1982; Piantadosi, Byar & Green, 1988; Morgenstern, 1998). A falácia ecológica consiste na admissão de que os coeficientes de uma dada área referem-se à população total dessa área, quando na verdade implicam uma média da variação por subgrupos com características internas diferentes.

Em outras palavras, o principal problema analítico desse tipo de investigação é a suposição de que os mesmos indivíduos são simultaneamente portadores do problema de saúde e do atributo associado. Problemas dessa ordem podem ser bastante reduzidos através do estabelecimento de agregados de menor tamanho e com relativa homogeneidade interna.

Uma área ecológica ou uma instituição podem estar sintetizando um enorme conjunto de variáveis e processos, a um alto grau de complexidade, aproximando mais esse tipo de estudo da realidade social concreta. Se levarmos este raciocínio à suas consequências lógicas extremas, poderemos concluir que, nesse caso, não faz sentido pensar que a "falácia ecológica" é necessariamente uma falácia, ou um erro a ser evitado ou controlado, e sim que se trata justamente da característica que concede ao estudo de agregados uma identidade própria no repertório metodológico da Epidemiologia. Por esse motivo, seguindo uma argumentação fundamentalmente desenvolvida por Castellanos (1998), propomos denominá-la "efeito agregado", em vez de "falácia ecológica".

Estudos transversais

Investigações que produzem "instantâneos" da situação de saúde de uma população ou comunidade, com base na avaliação individual do estado de saúde de cada um dos membros do grupo, daí produzindo indicadores globais de saúde para o grupo investigado, são chamadas de estudos seccionais, corte-transversal ou simplesmente estudos transversais. Tais estudos são de grande utilidade para a realização de diagnósticos comunitários da situação local de saúde (Barros & Victora, 1998). Na tipologia adotada neste texto, a sua designação precisa será estudo individuado-observacional-seccional.

Em geral, estudos transversais utilizam amostras representativas da população, devido às óbvias dificuldades para a realização de investigações que incluam a totalidade dos membros de grupos numerosos. A definição de representatividade mais empregada na Epidemiologia fundamenta-se na teoria estatística, valorizando o caráter aleatório da amostra. Nesse sentido, uma amostra aleatória (ou probabilística) implica algum tipo de sorteio, que concede a cada membro do grupo ou da população a mesma chance de integrar a amostra.

Além do rigor no estabelecimento da amostra, é recomendável que qualquer investigação desse tipo defina claramente os limites da sua população, já que precisará dispor de denominadores para o cálculo da prevalência (indicador de escolha para esse tipo de estudo). Por esse motivo, tal modalidade de pesquisa epidemiológica tem sido também referida como "estudo de prevalência".

O termo "estudo transversal", no contexto metodológico da Epidemiologia, pretende dar uma ideia de corte no fluxo histórico da doença, evidenciando as suas características e correlações naquele momento (Kleinbaum, Kupper & Morgenstern, 1982). Por si só, no entanto, o termo não é suficientemente esclarecedor. Qualquer um dos termos empregados explicita parcialmente alguma das facetas típicas desse tipo de desenho. A definição que melhor distingue esse tipo de outros estudos do elenco da Epidemiologia pode ser assim enunciada: trata-se do *estudo epidemiológico no qual fator e efeito são observados em um mesmo momento histórico* (conforme mostra a Figura 14.4).

Sem dúvida, apesar de não representar o ideal metodológico da Epidemiologia moderna, esse desenho de pesquisa tem sido o mais empregado na prática concreta de investigação no campo da saúde coletiva, onde se vem gradativamente aperfeiçoando sua arquitetura e ampliando suas aplicações. Identificamos cinco subtipos de estudos transversais:

- Estudos de grupos em tratamento;
- Inquéritos na atenção primária;
- Estudos em populações especiais (escolares, idosos etc.);
- Inquéritos domiciliares com identificação direta de caso;
- Estudos multifásicos.

O subtipo de desenho seccional mais simples consiste no *estudo de grupos em tratamento*, com o emprego de registros institucionais, localizando a procedência de cada paciente para, dessa forma, identificar a base populacional para os respectivos dominadores. Apesar da lógica aparentemente simples e do custo potencialmente baixo, pois utiliza dados secundários, um problema fundamental dessas investigações é que as estimativas

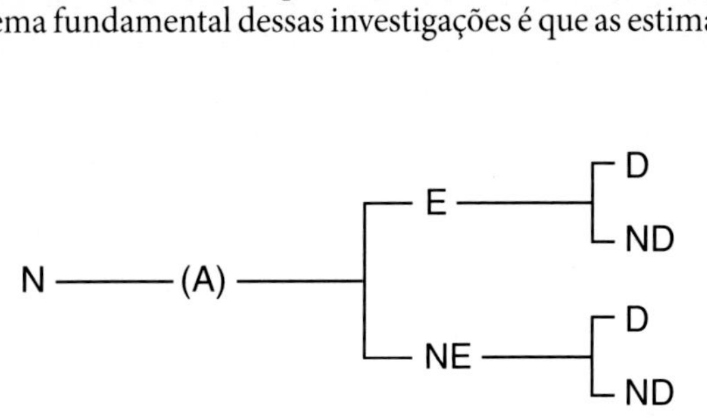

Figura 14.4 Diagrama analítico do estudo seccional (individuado, transversal, observacional).

por elas produzidas são afetadas pela quantidade, qualidade e distribuição dos serviços de saúde, bem como pela qualidade do sistema de registro de admissões adotado pelas unidades de tratamento.

Mesmo quando corretamente conduzido, esse desenho é eficaz apenas para as patologias de maior grau de gravidade, aquelas que levam necessariamente ao tratamento. Mesmo assim, fatores étnicos e sociais podem ser mais importantes para definir a hospitalização ou o tratamento do que a própria gravidade do transtorno.

São bastante óbvias as dificuldades para a condução desses estudos em países subdesenvolvidos com sistemas de saúde precários, caracterizados por baixa cobertura populacional e sistemas de informação desorganizados. Um estudo da "incidência" de glomerulonefrite realizado em certa capital brasileira, utilizando registros de alguns hospitais públicos, seguramente não tem nenhum valor epidemiológico por causa da impossibilidade de contar com a totalidade dos casos daquela doença ocorridos na região.

Em países desenvolvidos que contam com sistemas nacionais de saúde, emprega-se com razoável sucesso o *inquérito de morbidade na atenção primária*, por causa das facilidades operacionais do processo de coleta de dados. A rigor, tal tipo de desenho não apresenta uma base populacional para os seus indicadores de doença, porém a existência de redes regionalizadas de atenção primária poderá legitimar metodologicamente a sua realização.

A coleta de dados pode basear-se tanto em informações de registros, de caráter secundário, portanto, quanto na aplicação de instrumentos de detecção de casos à totalidade (ou a uma amostra) daqueles que procuram o serviço em um dado período. Em síntese, esse subtipo de desenho seccional busca superar algumas das dificuldades e falhas encontradas em estimativas de prevalência baseadas em registros hospitalares ou de tratamento especializado.

Atualmente, técnicas de coleta direta na comunidade vêm sendo cada vez mais desenvolvidas, caracterizando *inquéritos domiciliares de morbidade*. Nesse caso, define-se uma clara base populacional para o estudo, através de amostragem ou de recenseamento, examinando-se todos os sujeitos incluídos na investigação. Por esse motivo, não há maiores problemas para o estabelecimento do denominador nas estimativas produzidas. A forma mais simples (porém não a mais econômica, seguramente) de identificação de caso nesse tipo de estudo consiste no exame clínico de todos os membros da população envolvida. Tal estratégia, no entanto, sofre sérios questionamentos devido à reconhecida baixa confiabilidade do exame e da história clínica, além dos altíssimos custos envolvidos. Esses problemas podem ser reduzidos com o uso de entrevistas estruturadas e procedimentos diagnósticos padronizados. Nesse sentido, em subcampos específicos, como a epidemiologia nutricional, considerando a disponibilidade de instrumentos e procedimentos de detecção de casos simples e padronizados, é plenamente factível a condução de estudos transversais desse tipo.

Um aperfeiçoamento (no sentido de custo-efetividade) desse desenho constitui o *estudo seccional multifásico*. Nesse caso, aplicam-se instrumentos simplificados a toda a população (ou amostra), definindo-se um certo grau de suspeição para cada indivíduo, examinando-se mais cuidadosamente apenas aqueles que atingiram pontos de corte em instrumentos de detecção. Pode-se melhorar a precisão do processo de identificação de caso selecionando-se uma subamostra de não suspeitos, para exame confirmatório de modo duplo-cego. Essa manobra poderá controlar, em grande parte, a possível tendência à falsa positividade dos exames diagnósticos. Em seu conjunto, esse desenho permite uma reavaliação em campo do desempenho dos instrumentos de detecção, propiciando o ajuste das estimativas de prevalência obtidas.

No que se refere à produção de dados em estudos individuados seccionais, recomenda-se o emprego de instrumentos simplificados, equipes numerosas e bem treinadas, de modo a reduzir ao máximo o tempo de trabalho de campo. Esse aspecto é especialmente importante na área das doenças crônicas, onde lidamos com condições de difícil diagnóstico, que apresentam padrões sintomatológicos extremamente variáveis.

Um inquérito epidemiológico que, por dificuldades operacionais, estenda sua coleta de dados por um período, digamos, maior do que 3 meses, por exemplo, poderá nesse aspecto apresentar defeitos metodológicos graves. Ao final do trabalho de campo, muitos dos sujeitos que seriam diagnosticados no começo já terão sua sintomatologia alterada o bastante para não serem incluídos na estimativa de prevalência, e vice-versa.

Geralmente, utiliza-se esse tipo de estudo para o teste de hipóteses de associação, sem definir o seu caráter etiológico, devido à simultaneidade da informação sobre o sintoma/doença e o fator associado. Por exemplo, em um estudo dessa ordem, encontrar mais malária entre migrantes não quer dizer necessariamente que a experiência migratória constitui fator de risco para essa patologia (Loureiro, Dourado & Noronha, 1986). É plenamente possível que a ocorrência dessa enfermidade tenha determinado o deslocamento geográfico do paciente, até mesmo em busca de tratamento especializado.

Além do teste de hipóteses de associação, os estudos de prevalência podem ser planejados para testar a validade de enunciados comparativos individuais ou contextuais do tipo: "a prevalência da doença x é maior entre os portadores do fator y", ou então: "a prevalência da doença y entre os habitantes da região A, que possuem o fator x, é maior do que entre os habitantes da região B, que não possuem o dito fator".

A modalidade da hipótese e a natureza de suas consequências lógicas podem orientar a escolha ou mesmo condicionar o tipo de estudo a ser conduzido na etapa de verificação. Quando o fator sob suspeição é um traço genético, bioquímico ou fisiológico, ou uma característica permanente do ambiente onde vive o indivíduo doente, estudos de prevalência comparada podem, com vantagem, substituir desenhos mais sofisticados e custosos para o teste de hipóteses etiológicas.

Estudos de coorte

Conforme vimos no Quadro 14.1, os estudos individuados-observacionais-longitudinais podem ser de dois tipos:

a) prospectivo (estudo de coortes concorrentes);
b) retrospectivo (estudo de coorte histórica e estudo de caso-controle).

Nesta seção, apresentaremos o estudo de coorte e na seção seguinte abordaremos o estudo de caso-controle.

A história dos estudos de coorte foi competentemente explorada por Liddell (1988). A origem dessa modalidade de desenho de pesquisa epidemiológica pode ser encontrada nas famosas tábuas de mortalidade de Farr e nas curvas atuariais de Price, empregadas no século XIX para descrever as primeiras projeções probabilísticas de danos à saúde.

Entretanto, somente em meados do século XX, com as pioneiras investigações prospectivas de Frost sobre a dinâmica da tuberculose, que definiram a formalização do próprio conceito de "risco" (ver Capítulo 2), foram assentadas as bases metodológicas para os estudos de coorte. Duas investigações observacionais prospectivas iniciadas na segunda metade da década de 1940 (ambas ainda em curso) constituíram o marco inicial desse desenho prototípico da Epidemiologia: a pesquisa sobre os efeitos da bomba atômica em seres humanos e o famoso Estudo de Framingham sobre doenças cardiovasculares.

Estudos de coorte (também chamados de seguimento ou *follow-up*) são os únicos capazes de abordar hipóteses etiológicas produzindo medidas de incidência e, por conseguinte, medidas diretas de risco (Samet & Muñoz, 1998). Os estudos de coorte são também chamados de prospectivos pelo fato de serem, em sua maioria, parte da observação de grupos comprovadamente expostos a um fator de risco suposto como causa de doença a ser detectada no futuro. Essa característica lhes é atribuída pelo fato de que o desenho longitudinal propõe como sequência lógica da pesquisa a antecipação das possíveis causas e a investigação de seus efeitos (Lilienfeld, 1976).

O estudo de coortes tem início ao se colocar em foco uma variável cuja contribuição como fator de risco para determinada doença é preciso conhecer, avaliar ou confirmar.

De acordo com a Figura 14.5, a etapa inicial dessa modalidade de estudo epidemiológico consiste na seleção de um grupo de não doentes (ND), pessoas consideradas sadias quanto à doença sob investigação. Esse grupo deverá ser o mais homogêneo possível em relação à sua composição, por vários fatores que não as variáveis de exposição supostas como fator de risco. Exemplos: alguma experiência compartilhada em um período de tempo definido, ano de nascimento, ocupação, área geográfica onde se situa o domicílio ou o trabalho, e outros. Tal grupo homogêneo, assim definido, denomina-se *coorte*.

O termo "coorte" designava originalmente as unidades de combate das legiões romanas, identificadas nos campos de batalha pelo uniforme padronizado. Adotado na pesquisa demográfica para referir-se a contingentes populacionais unificados pelo ano de nascimento (p. ex., coorte de 1950), o termo entrou no léxico epidemiológico para designar grupos homogêneos da população, como a coorte de não doentes incorporada nos estudos de seguimento. Nesse caso, apenas no que tange ao suposto fator de exposição investigado, o grupo deve ser heterogêneo, formado por expostos (E) e não expostos (NE) ao fator de risco suspeito.

Considerando a relação entre momento de referência dos dados e momento de realização da pesquisa, os estudos de coortes podem ser classificados em dois tipos:

- De coorte concorrente (ou prospectivo);
- De coorte histórica (ou retrospectivo).

No *estudo de coorte concorrente* a coorte é acompanhada desde o momento da exposição, procedendo-se, como etapa do próprio estudo, ao monitoramento e registro dos casos de doença ou de óbito na medida em que esses ocorram, até a data prevista para encerramento das observações. O momento da exposição pode referir-se a um evento pontual, de curta duração, ou a uma ocorrência constante ou periódica no decorrer de todo o período de observação, respectivamente, exposição episódica ou continuada.

A exposição será episódica se tiver ocorrido em um intervalo limitado de tempo e, a seguir, tenha cessado seu efeito. Temos como exemplo dessa modalidade a exposição a produtos tóxicos vazados dos reservatórios de segurança que os retinham (como a contaminação por dioxina em Seveso, na Itália) ou mesmo o caso dramático dos sobreviventes das bombas atômicas de Hiroshima e Nagasaki. Será exposição continuada ou crônica se esta existir durante todo o período de duração da pesquisa. Um exemplo seria a exposição ao hábito de fumar, variável suspeita nas pesquisas epidemiológicas que investigam fatores de risco para doença coronariana, insuficiência respiratória e câncer de pulmão.

A qualificação de "concorrente", proposta por Lilienfeld (1976) para esse tipo de estudo prospectivo, deve-se ao fato de que o encaminhamento da pesquisa e o fenômeno pesquisado (a doença) progridem em paralelo, concomitantemente. O início da pesquisa coincide historicamente com o início do acompanhamento da coorte, com ambos os momentos situados no presente do processo da investigação.

A investigação prospectiva tem sequência com o acompanhamento diacrônico (evolução no tempo) da coorte, tendo por objetivo determinar diferenças na velocidade com que surge a doença D nos subgrupos de expostos e não expostos ao suposto fator de risco (Szklo & Javier-Nieto, 2007). São coincidentes também, em uma época futura, o encerramento da coleta de dados e o fim do acompanhamento da coorte.

Estudos de coorte histórica envolvem em geral grupos sociais ou profissionais específicos, selecionados por terem sido expostos a fatores de risco em potencial e por se dispor de registros sistemáticos da exposição e do efeito. Trata-se de um tipo de estudo individuado-observacional-longitudinal-retrospectivo baseado na reconstrução de coortes em algum ponto do passado (sendo, justamente por isso, chamado de "coorte histórica"), com a seleção e a classificação dos seus elementos no presente e com início e fim do acompanhamento no passado, antes do momento de realização da pesquisa. Por esse motivo, esses desenhos têm sido classificados também como coorte retrospectiva.

O sentido etimológico do termo "retrospectivo", composto por radicais latinos, é o seguinte: olhar (*spectare*) para trás (*retro*). Trata-se de um retroposicionamento das causas e dos efeitos, combinado com uma análise diacrônica longitudinal das associações em estudo. A denominação de "não concorrente", também devida a Lilienfeld (1976), decorre da constatação de que o desenvolvimento da pesquisa e a evolução dos fatos que a motivaram decorrem em tempos históricos diversos. Esses

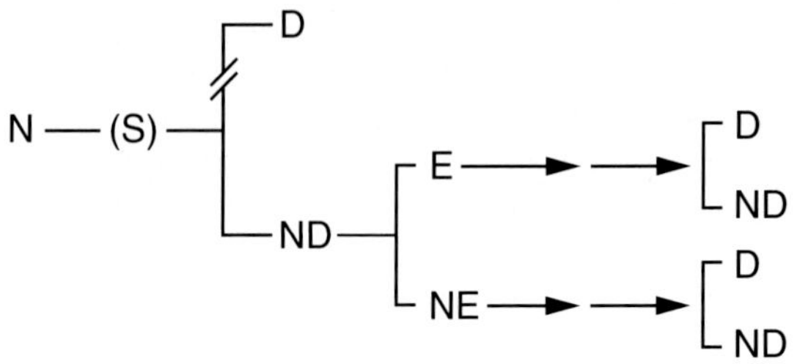

Figura 14.5 Diagrama analítico do estudo de coorte (individuado, longitudinal, observacional-prospectivo).

estudos podem ser altamente indicados para superar uma das principais limitações dos estudos de coorte concorrente: relativa incapacidade para lidar com patologias de baixa frequência e longo período de latência.

A principal circunstância favorável à realização de estudos retrospectivos de coorte consiste na disponibilidade de registros médicos confiáveis que, com o advento da computação eletrônica, podem ser resgatados e analisados sob a forma de grandes coortes.

Apesar da polêmica resultante da sobrevalorização dos ensaios clínicos controlados, que discutiremos adiante, trata-se do desenho epidemiológico com maior potencialidade de produção de conhecimento causal, na medida em que possibilita a transformação de variáveis, independentes dos fatores de exposição, em fatores de risco legitimamente definidos. O principal problema com os estudos individuados-observacionais-longitudinais é a própria dinâmica das populações humanas, que, na maioria dos casos, impossibilita a observação de coortes fixas. A perda de participantes, seja por migração ou por morte, pode modificar profundamente os resultados desse tipo de investigação.

Estudos de caso-controle

Quando a condução de estudos de coorte é reconhecidamente variável, recomenda-se um desenho individuado-observacional-longitudinal-retrospectivo chamado *estudo de caso-controle*, concebido especialmente para investigar associações etiológicas em doenças de baixa incidência e/ou condições com período de latência prolongado.

Tanto os estudos de coortes quanto os de caso-controle são classificados como longitudinais, porque em ambos as análises de causalidade pertinentes assumem registros de causa e efeito realizados em momentos sucessivos, enquanto nos estudos seccionais ou transversais causa e efeito são avaliados em um mesmo momento histórico. Apesar de longitudinais, os estudos de caso-controle são sempre retroanalíticos, o que significa que, para se produzirem evidências científicas neste desenho, deve-se considerar grupos de casos seguramente diagnosticados e de controles "comparáveis" aos casos, retroagindo-se na história de ambos os grupos para investigar possível exposição a fatores de risco no passado que possam ser imputados como causais (Szklo & Javier-Nieto, 2007).

Com o auxílio da Figura 14.6, vejamos como funciona a arquitetura dos estudos de caso-controle.

No início da pesquisa, obtém-se um levantamento dos casos de uma dada doença em uma população (N) onde, através de uma seleção (S), recruta-se um grupo de casos (D) e um grupo de controles (ND) – sujeitos comprovadamente sem a doença – comparáveis. Cronologicamente, a identificação da doença constitui o ponto inicial do estudo a partir do qual, olhando-se em direção ao passado, devem ser buscados os fatores de risco suspeitos. Enquanto os trabalhos formais de pesquisa progridem até uma data de encerramento em época futura, de um momento 0 a um momento 1, a investigação realiza um movimento oposto ao da coorte histórica: da doença para a causa (C ← D), finalizando em alguma data do passado, desta forma definindo os sujeitos expostos (E) e os não expostos (NE), tanto entre os casos quanto nos controles.

Avaliando a estrutura desses desenhos, podemos dizer que o estudo de caso-controle consiste no inverso do estudo de coorte, porque, conquanto este último parte do fator de risco e prospectivamente observa o aparecimento de doentes, o estudo

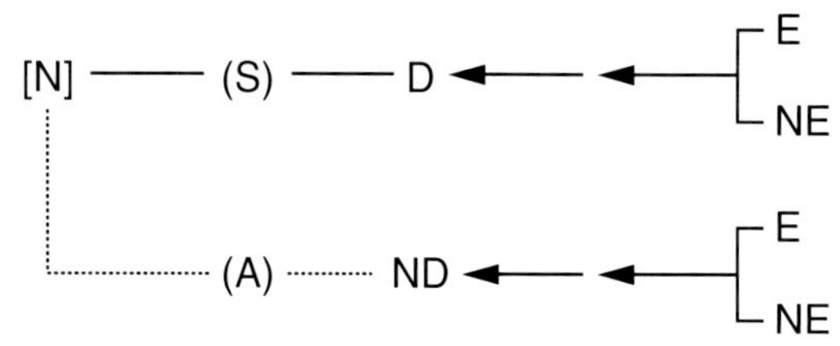

Figura 14.6 Diagrama analítico do estudo de caso-controle (individuado, longitudinal, observacional-retrospectivo).

de caso-controle baseia-se na identificação dos doentes e investiga retrospectivamente os fatores de exposição. Com o estabelecimento de um grupo controle formado por sujeitos comparáveis aos casos, porém reconhecidamente não doentes, esse tipo de estudo implica uma investigação retrospectiva e retroanalítica dos níveis diferenciais de exposição ao suposto fator de risco. Esta "retroversão" chegou a justificar um curioso neologismo – *trohoc* (a palavra *cohort* ao contrário), proposto por Feinstein (1973) para destacar as peculiaridades da arquitetura dos estudos de caso-controle.

Os estudos de caso-controle podem ser classificados de acordo com dois critérios:

- Quanto à definição epidemiológica dos casos;
- Quanto à seleção dos grupos de comparação.

No primeiro item, encontramos estudos de casos prevalentes, quando se incorporam todos os acometidos pela patologia em questão, incluindo casos novos ou preexistentes, e estudos de casos incidentes, quando se incluem no estudo apenas os casos novos da doença. De acordo com o segundo eixo de classificação, os estudos de caso-controle podem ser pareados ou não pareados. Pareamento significa o processo de seleção de controles individuais similares aos casos em uma ou em algumas variáveis específicas: idade, gênero, raça, condição socioeconômica, e outras que a natureza da pesquisa venha a determinar como convenientes. Após o processo de pareamento, as variáveis pareadas passam à categoria de constantes do estudo.

Ao empregar a estratégia de pesquisa de caso-controle, deve-se iniciar pela definição precisa das características dos casos. O grupo (ideal) de casos será definido pela máxima homogeneidade quanto aos seguintes aspectos:

- Critérios diagnósticos;
- Estágio da doença;
- Variantes ou tipos clínicos;
- Fonte dos casos.

A escolha do grupo de controle ou de comparação deve obedecer ao princípio de máxima similaridade entre os casos e controles, exceto pelo critério de presença ou ausência da doença ou agravo em estudo. Este princípio recomenda identidade de área geográfica, fatores socioeconômico-culturais da comunidade e de instituições ou serviços de saúde onde tenham sido atendidos os sujeitos afetados pela doença.

A fim de evitar possíveis distorções produzidas pelo emprego de pacientes hospitalizados como controles (o chamado *bias* de Berkson), alguns estudos têm preferido a alternativa de escolher para essa finalidade o conjunto de pessoas formado por amigos, vizinhos, parentes, colegas de trabalho ou de escola, ou outros que mantenham alguma relação de proximidade com o caso.

Tomadas as providências para a máxima comparabilidade entre os grupos de casos e controles, inclusive com o pareamento de algumas características, o estudo se completará com a produção de dados relativos às variáveis do estudo. Em geral, a coleta de dados em estudos do tipo caso-controle é conduzida através de entrevistas pessoais ou por consulta a registros médicos. Idealmente, deve-se padronizar rigorosamente os instrumentos, fontes de dados e critérios de atribuição de exposição entre os grupos do estudo, de modo que o diagnóstico da exposição seja igualmente válido e confiável, tanto para os casos quanto para os controles (Szklo & Javier-Nieto, 2007).

Às vezes, no contexto de uma pesquisa, o investigador dispõe de evidências suficientes para a proposição de hipóteses alternativas e para a escolha daquelas que serão testadas com prioridade. Esta é a situação mais frequente para a realização de estudos de caso-controle. Nesse caso, o teste de hipóteses consiste em verificar se associações tipo fator de risco e doença são confirmadas pela ausência ou menor ocorrência do fator de exposição entre os controles não afetados pela doença, em comparação com os casos. É óbvio que alguma variável igualmente presente ou ausente em ambos os grupos jamais poderá ser considerada como um dos fatores de risco da doença: contrariamente, a associação de um fator de exposição a um dos grupos é forte evidência a favorecer uma interpretação causal.

Em outras circunstâncias, quando o conhecimento epidemiológico inicial de uma doença não foi capaz de produzir informações claras e suficientes, com algum padrão perceptível de regularidade, não se dispõe de uma hipótese condutora. Nessa contingência, o investigador pode proceder a uma varredura de toda a história pregressa dos casos e dos controles, em uma busca inespecífica de regularidades significativas, discerníveis dentro dos grupos, ou por discrepâncias sistemáticas entre esses. Os pesquisadores norte-americanos costumam chamar essa modalidade exploratória de estudo caso-controle de "expedições de caça e pesca".

Os dados produzidos por esse tipo de desenho devem ser analisados com muita cautela, devido à sua acentuada vulnerabilidade a diversos tipos de *bias*. No apogeu da discussão sobre a validade do estudo de caso-controle, Sackett (1979) catalogou 35 modalidades somente nos quesitos de *bias* de seleção e de medida. Dentre esses, destaca-se o problema da "memorização seletiva" do evento supostamente causal. As mães de crianças excepcionais, por exemplo, com muito mais facilidade informarão sobre detalhes da gravidez, parto e desenvolvimento do seu filho doente (certamente rememorados de forma insistente e até compulsiva) do que as mães de crianças sadias, tomadas como controle.

O segundo problema desse tipo de desenho, que merece uma atenção especial, refere-se à sistemática de seleção de casos e controles. Os estudos de caso-controle de melhor qualidade metodológica são aqueles em que o grupo de casos reúne todos os sujeitos doentes de uma dada área geográfica diagnosticados da forma mais padronizada possível. Por outro lado, apesar da atraente facilidade de se usarem pacientes de enfermarias ou ambulatórios de outras especialidades, os melhores controles são aqueles provenientes de amostras representativas da mesma população de onde se originaram os casos.

Controladas as fontes de *bias* mais conhecidas e garantindo-se a antecedência do suposto fator de risco em relação ao efeito esperado, o desenho individuado-observacional-longitudinal-retrospectivo constitui um poderoso recurso do arsenal metodológico da Epidemiologia. Para certos grupos de patologia e em alguns subcampos da ciência epidemiológica, onde a precedência do fator sobre o efeito é quase sempre inquestionável, como, por exemplo, na epidemiologia genética, esse tipo de desenho demonstra excelente custo-efetividade.

No que concerne aos aspectos analíticos, o desenho de caso-controle não é capaz de produzir medidas de ocorrência de doenças, porque não utiliza denominadores populacionais. Permite tão somente estimar uma medida de associação muito peculiar, denominada *odds ratio*, que tem a propriedade, matematicamente demonstrável, de aproximar-se do risco relativo no caso de doenças de baixa incidência na população (Cornfield, 1951; MacMahon e Pugh, 1970; Schlesselman, 1982).

Apesar da óbvia utilidade e eficiência desse tipo de estudo, principalmente na pesquisa sobre fatores de risco de doenças de baixa frequência (Szklo, 2001), trata-se de um desenho pouco utilizado fora dos países desenvolvidos. Tal carência pode ser explicada pela magnitude dos problemas de identificação dos casos e definição dos fatores de risco, dificultando a formulação de hipóteses etiológicas plausíveis e precisamente definidas que, como vimos, constitui condição essencial para a utilização de desenhos de caso-controle.

Estudos de intervenção

Conforme discutimos na apresentação do Quadro 14.1, a posição do investigador perante o seu objeto de estudo define os desenhos de pesquisa observacionais (que compreendem o essencial do repertório convencional da metodologia epidemiológica, revisado nas seções precedentes) e os desenhos experimentais.

De nossa parte, preferimos a denominação "estudos de intervenção" para todos os desenhos, individuados ou agregados (como vimos acima), onde o investigador introduz algum elemento crucial para a transformação do estado de saúde dos indivíduos ou grupos participantes do estudo, visando testar hipóteses etiológicas ou avaliar eficácia ou efetividade de procedimentos diagnósticos, preventivos ou terapêuticos. Enunciados que propõem relações de causa e efeito, ou seja, hipóteses etiológicas para doenças ou desfechos clínicos, podem ser validados com maior precisão e controle através de desenhos experimentais denominados genericamente ensaios clínicos controlados (Fletcher, Fletcher & Wagner, 1989).

No desenho experimental clássico, a forma de operar é muito simples do ponto de vista lógico. Para testar a hipótese de que a variação de y (variável dependente) é concomitante com a variação de x (variável independente), basta que se observem os valores assumidos pela variável y quando se manipula a intensidade ou frequência da variável x. Nesse caso é possível concluir que, mantendo-se controladas (sob valor constante) as outras variáveis que poderiam interferir na relação x-y, a variação de x implica a de y ou, ainda, que x é causa de y (Townsend, 1953).

Trata-se de uma lógica estruturalmente similar ao raciocínio do senso comum sobre a causalidade, que postula a especificidade dos efeitos isolados. Ou seja, mantendo-se constantes as condições de contexto, um dado acontecimento, coisa ou processo, denominado causa, sempre provoca um outro, denominado efeito. Nesse modelo, tanto a causa como o efeito seriam únicos, específicos e distintos, participantes de uma relação causal "pura" (Hitchcock, 1992).

O teste experimental consiste na verificação das consequências empíricas de uma dada hipótese dentro desse modelo, sendo nesse caso realizado por meio de uma intervenção proposital em um ambiente artificial controlado (ou seja, isento de influências não pertinentes à hipótese sob teste). Na impossibilidade de obtenção deste ambiente idealmente "purificado", muitas vezes introduz-se uma estratégia alternativa para a avaliação de efeitos isolados, que consiste na comparação entre um grupo de participantes sujeitos à intervenção e outro formado por sujeitos não expostos à intervenção, tomado como controle. Nesse caso, trabalha-se comparativamente com grupos artificialmente compostos, que serão, em uma situação ideal, formados aleatoriamente (Greenland, 1990).

As modalidades experimentais de investigação foram tão valorizadas pela epistemologia empírica do positivismo que chegaram a ser consideradas como única estratégia de pesquisa capaz de definir a validade científica de uma dada hipótese (Feinstein, 1988). Dentro da própria Epidemiologia, uma leitura restritiva das regras de causalidade incorpora a comprovação experimental como critério final de atribuição do caráter etiológico aos fatores de risco.

Para os defensores dessa perspectiva restrita (Horwitz, 1987; Feinstein, 1988; Miettinen, 1989), os desenhos mais típicos da pesquisa epidemiológica seriam meros simulacros da demonstração experimental, e como tal deveriam ser avaliados em comparação com o grau de controle e poder de comprovação da pesquisa laboratorial.

Esse posicionamento produz uma injustificada desvalorização não só dos desenhos ecológicos e seccionais, mas também dos estudos longitudinais, como se fossem todos modalidades metodológicas inferiores perante o modelo experimental. Opomo-nos frontalmente a tal posição discriminatória, concordando com avaliações mais recentes das limitações do modelo experimental para a pesquisa clínica (Hulley *et al.*, 2001; Kaptchuck, 2001; Gross & Fogg, 2001). Por esse motivo, pretendemos, nesta seção, discutir brevemente as principais características e aplicabilidade dos ensaios clínicos com base em dois argumentos:

- A sua estrutura enquanto estudo individuado-longitudinal de intervenção não difere substancialmente da arquitetura dos desenhos de coorte concorrente;
- Baseia-se em um modelo simplista e fragmentador do processo saúde-doença, com utilidade limitada para lidar com a concretude e complexidade do objeto epidemiológico.

Em primeiro lugar, em termos de arquitetura, conforme assinalado por Hulley *et al.* (2001), trata-se rigorosamente de uma aplicação particular do nosso conhecido estudo de coorte ou desenho individuado-longitudinal-prospectivo (ver Figura 14.5), com uma única e importante variação: o fator de risco (no caso, fator de intervenção) é artificialmente introduzido.

Em um dos grupos, denominado grupo experimental ou grupo-teste, realiza-se a intervenção, que consiste na aplicação ou supressão do fator suspeito como causa (variável independente) com vistas a observar e possivelmente medir a produção do efeito correspondente (variável dependente).

No outro grupo, chamado de grupo-controle ou de comparação, cuja composição demográfica (ou por outras variáveis) deve ser o máximo possível semelhante à do grupo experimental, não será realizada a intervenção.

A desejada aleatoriedade na composição dos grupos decorre do esforço de torná-los homogêneos quanto a fatores "estranhos", conhecidos e desconhecidos, denominados variáveis de confundimento (Greenland, 1990), fazendo-os divergir entre si, artificialmente, apenas no que tange à exposição (no caso, forçada) a um fator de intervenção.

Em segundo lugar, na pesquisa em Epidemiologia, são relativamente raras as hipóteses que podem ser verificadas experimentalmente. Ao ser definido um problema epidemiológico e formuladas as hipóteses explicativas para o fenômeno em estudo, dificilmente se pergunta diretamente por causas ou se afirmam causas. Uma situação oposta ocorre quando as hipóteses formuladas são passíveis de validação experimental, sendo lícito, nessas condições, empregar-se o termo causa em sua forma substantiva (Hitchcock, 1992).

A experimentação, que implica necessariamente condições artificiais, idealmente sob controle rígido do experimentador, poderá responder com certa margem de segurança se dado fator é causa de um certo efeito. A essência da investigação experimental repousa na pergunta ou afirmação de associação causal entre as prováveis variáveis produtoras (denominadas fatores de risco, como já sabemos) e os seus possíveis produtos: doenças, agravos ou outros eventos ligados à saúde. A ciência epidemiológica, ao contrário, prefere pensar causa como uma multiplicidade de condições propícias que, reunidas em determinadas configurações de fatores de risco, aumentam a "probabilidade de ocorrência" (risco) de algum efeito de saúde-doença-cuidado. A maioria dos problemas epidemiológicos substantivos refere-se a um conjunto articulado de fatores aos quais se devem atribuir os múltiplos efeitos observados, mediante modelos complexos de patogênese.

Na investigação de fenômenos já acontecidos ou em desenvolvimento e cujas variáveis independentes escapam ao controle do experimentador, as "causas", portanto, só podem ser expressas de forma adjetiva (Weed, 1997). Daí que o tipo de pesquisa que se engaja na resolução dessa modalidade de problema, a investigação epidemiológica, por exemplo, é caracterizada como estudo observacional ou descritivo de situações reais de transmissão de infecção, ocorrência de patologia, produção de risco e implementação de intervenções para prevenção ou tratamento de problemas de saúde.

No campo da Epidemiologia, a investigação etiológica experimental *stricto sensu* tem raras oportunidades de se concretizar. As mais convincentes limitações impostas aos estudos epidemiológicos populacionais são de ordem ética. Não é aceitável, em experimentos que envolvam seres humanos em contextos cotidianos de saúde-doença-cuidado, a inclusão de fatores suspeitos de provocar doenças ou a supressão de elementos necessários à manutenção da saúde.

Com isso não queremos defender a ideia de que é impossível ou inadequada a realização de estudos de intervenção na pesquisa epidemiológica. Pelo contrário, existem inúmeros exemplos de uso correto e criterioso de desenhos experimentais para a solução de importantes problemas epidemiológicos, como a mais eficiente forma de realizar a avaliação de tecnologias preventivas ou terapêuticas. Mais aceitáveis, embora sempre com restrições, são os experimentos nos quais se avalia o impacto epidemiológico de intervenções que se supõem benéficas à saúde (p. ex., vacinas ou suplementos alimentares) ou do controle daqueles indiciados como prejudiciais (p. ex., colesterol na dieta).

No presente momento, observa-se uma tendência de revalorização dos desenhos chamados "descritivos" em paralelo ao reconhecimento de sérios problemas epistemológicos e metodológicos nos modelos experimentais clássicos de investigação. Segundo Grimes & Schulz (2002), estudos chamados descritivos representam justamente o primeiro "pé científico" em novas áreas de pesquisa, possibilitando valiosos aportes para a geração de hipótese, descrição de mecanismos e análises de tendências em relação a temas emergentes de investigação.

Por outro lado, revisão comparativa de resultados de pesquisas sobre diversos procedimentos clínicos (Kaptchuck, 2001) não encontrou evidências em favor da superioridade do modelo experimental randomizado e controlado sobre recortes experimentais flexíveis ou estudos observacionais. Cada vez mais, "cláusulas pétreas" do modelo experimental, tais como randomização de grupos e garantia de diagnóstico duplo-cego, caem por terra, cedendo lugar a maior participação dos pacientes no processo de pesquisa (Gross & Fogg, 2001).

Concordamos que a melhoria ou cura do paciente, a prevenção e o controle de doenças, a efetividade na proteção e promoção da saúde é que de fato constituem o critério final da prova na pesquisa epidemiológica. A introdução ou a remoção de fatores em uma dada população, tendo em vista a melhoria do seu nível de saúde ou a diminuição da incidência de doenças, podem ser consideradas como ensaios quase experimentais da hipótese epidemiológica acerca de algum fator causal.

Nesse caso, estudos podem ser executados em condições pouco controladas ou não controladas; os grupos não serão selecionados aleatoriamente, e todos os participantes poderão, em princípio, fazer parte de qualquer um dos grupos de um verdadeiro quase experimento. Dessa maneira, o acompanhamento e o registro dos efeitos das intervenções sobre a situação de saúde, dentro de critérios de rigor metodológico aceitáveis, poderão transformar qualquer avaliação tecnológica na área da saúde coletiva em importantes estudos de intervenção, contribuindo assim para maior eficácia e efetividade dos sistemas, programas e medidas de prevenção de riscos ou agravos e promoção da saúde (Szklo, 2001).

Referências bibliográficas

Barros FC, Victora CG. Epidemiologia da Saúde Infantil: um Manual para Diagnósticos Comunitários. 3ª ed. São Paulo: HUCITEC – UNICEF, 1998.

Castellanos PL. O ecológico na epidemiologia. *In*: Almeida Filho N, Barreto M, Veras R, Barata R (orgs.). Teoria epidemiológica hoje – fundamentos, interfaces e tendências. Rio de Janeiro: Editora Fiocruz Abrasco, 1998, p. 129-148.

Checkoway H, Pearce N, Kriebel D. *Research methods in occupational epidemiology*. London/New York: Oxford University Press, 2004.

Cornfield J. A method for estimating comparative rates from clinical data. Applications to cancer of the lung, breast and cervix. *Journal of the National Cancer Institute* 11:1.269-75, 1951.

Feinstein A. Scientific standards in epidemiologic studies of the menace of daily life. *Science* 242:1.257-63, 1988.

Feinstein A. The epidemiologic trohoc, the ablative risk ration, and "retrospective" research. *Clinical Pharmacological Therapy* 14:291-307, 1973.

Fletcher R, Fletcher S, Wagner EH. *Epidemiologia clínica: Bases científicas da conduta médica*. Porto Alegre: Artes Médicas, 1989.

Gail MH, Benichou J (eds.). *Encyclopedia of epidemiologic methods* (The Wiley Reference Series in Biostatistics). New York: John Wiley & Sons, 2000.

Greenland S. Randomization, Statistics, and Causal Inference. *Epidemiology* 1:422-9, 1990.

Grimes DA, Schulz KF. Descriptive studies: what they can and cannot do. *Lancet* 359:145-9, 2002.

Gross D, Fogg L. Clinical trials in the 21st century: The case for participant centered research. *Research in Nursing & Health* 24:530-539, 2001.

Hitchcock C. Causal explanation and scientific realism. *Erkenntnis* 37(2):151-78, 1992.

Horwitz RI. The experimental paradigm and observational studies of cause-effect relationships in clinical medicine. *Journal of Chronic Diseases* 40:91-9, 1987.

Hulley SB, Cummings SR, Browner WS, de Grady R. *Designing clinical research: An epidemiologic approach*. Boston: Lippincott Williams & Wilkins Publishers, 2001.

Kaptchuck TJ. The double-blind randomized, placebo-controlled trial: Gold standard or golden calf? *Journal of Clinical Epidemiology* 54, 541-549, 2001.

Kleinbaum D, Kupper L, Morgenstern H. *Epidemiologic research: Principles and quantitative methods*. California, Wardsworth, 1982.

Koepsell TD, Weiss NS. *Epidemiologic methods: studying the occurrence of illness*. London/New York: Oxford University Press, 2003.

Liddell F. The development of cohort studies in epidemiology: a review. *Journal of Clinical Epidemiology* 41:217-37, 1988.

Lilienfeld A. *Foundations of epidemiology*. New York: Oxford Univ. Press, 1976.

Lilienfeld DE, Stoller PD, Lilienfeld AM. *Foundations of epidemiology*. Oxford: Oxford University Press, 1994.

Loureiro S, Dourado MI, Noronha C. Migrações urbanas e malária – Bahia, Brasil. *Revista de Saúde Pública* 20:347-51, 1986.

MacMahon B, Pugh T. *Epidemiology: Principles and methods*. Boston, Little, Brown & Co., 1970.

Miettinen O. Design options in epidemiologic research – an update. Scandinavian Journal of Work and Environmental Health 8(1):7-14, 1982.

Miettinen O. The clinical trial as a paradigm for epidemiologic research. *Journal of Clinical Epidemiology* 42:491-6, 1989.

Miettinen O. *Theoretical epidemiology*. New York: John Wiley & Sons, 1985.

Morgenstern H. Ecologic studies. In: Rothman K, Greenland S. *Modern Epidemiology*. Philadelphia, Lippincott-Raven, 1998, p. 459-480.

Morgenstern H. Uses of ecologic analysis in epidemiologic research. *American Journal of Public Health* 72(12):336-44, 1982.

Oakes M, Kaufman J (eds.). *Methods in social epidemiology*. New York: John Wiley & Sons, 2006.

Piantadosi S, Byar D, Green SB. The ecological fallacy. *American Journal of Epidemiology* 127:893-904, 1988.

Rothman KJ, Greenland S, Lash TL (eds.). *Modern epidemiology*. 3rd ed. Lippincott, Williams & Wilkins, 2008.

Sackett D. Bias in analytic research. *Journal of Chronic Diseases* 32:51-63, 1976.

Samet J, Muñoz A (eds.). Cohort studies. *Epidemiologic Reviews* 20(1), 1998.

Schlesselman J. *Case-control studies: design, conduct, analysis*. New York, Oxford University Press, 1982.

Schwartz S. The fallacy of the ecological fallacy: the potential misuse of a concept and its consequences. *American Journal of Public Health* 84(5):819-24, 1994.

Susser M. The logic in ecological: I. The logic of analysis. *American Journal of Public Health* 84(5):825-9, 1994.

Szklo M, Javier-Nieto F. *Epidemiology: Beyond the basics*. Sudbury, Mass: Jones & Bartlett, 2007.

Szklo M. The evaluation of epidemiologic evidence for policy-making. *American Journal of Epidemiology* 154(12):S13-S17, 2001.

Townsend JC. *Introduction to experimental method*. New York, McGraw-Hill, 1953.

Weed D. On the use of causal criteria. *International Journal of Epidemiology* 26:1137-41, 1997.

15 Estudos Ecológicos (Desenho de Dados Agregados)

Rosana Aquino, Nelson Gouveia, Maria Glória Teixeira, Maria da Conceição Costa e Maurício L. Barreto

Introdução

Os estudos ecológicos ou de agregados correspondem a um desenho de pesquisa que tem como unidade de análise conjuntos de indivíduos (denominados agregados) e não indivíduos isolados. Os agregados geralmente correspondem a áreas geográficas, o que originou a denominação de "ecológico", embora outros elementos possam ser usados para a formação dos agrupamentos, como o tempo (dias, semanas, meses, anos), grupos étnicos, grupos de trabalhadores de determinados setores produtivos ou grupos de escolares.

Esse tipo de desenho de estudo possui longa história de aplicação em diversas disciplinas como ciência política, sociologia, geografia, economia, epidemiologia e saúde pública, conquanto a denominação "ecológico" seja restrita à Epidemiologia. Nesta última, como demonstra o conjunto de estudos seminais que conformaram por séculos sua trajetória enquanto disciplina, o estudo ecológico foi utilizado desde a sua origem, quando representava uma das principais abordagens metodológicas na construção do seu objeto e campo de saber: a compreensão da ocorrência e distribuição dos fenômenos de saúde e doença em populações.

Análises de base populacional dos padrões espaciais e temporais dos eventos de saúde anteciparam muitas das hipóteses etiológicas que mais tarde viriam a ser comprovadas através de associações biológicas no nível individual. Podem ser citadas, como exemplos, descobertas sobre algumas causas de câncer originadas de comparações internacionais de incidência, conduzidas nas décadas de 1950 e 1960, como a associação de fatores dietéticos e câncer de colo, de hepatite B e câncer de fígado e de papilomavírus e câncer de colo de útero. Algumas destas hipóteses eram consistentes com o conhecimento disponível em seu tempo, mas mesmo teorias inovadoras e surpreendentes foram formuladas a partir de análises de nível populacional (Pearce, 1999; Pearce, 2000).

Os inúmeros exemplos de estudos ecológicos profícuos e relevantes não impediram que esses desenhos fossem relegados pela Epidemiologia no século XX à categoria de relíquias de uma fase "pré-moderna" da disciplina. Geralmente são ainda apresentados de forma breve nos livros-texto, como estudos de baixo custo, porém, "inferiores", incompletos, meros substitutos inadequados e não fidedignos dos estudos de base individual, tendo sua utilidade limitada à descrição dos fenômenos e, no máximo, à geração de hipóteses que, necessariamente, deveriam ser posteriormente testadas no nível individual (Kleinbaum, Kupper e Morgenstern, 1982; Schwartz, 1994; Pearce, 1999; Ben-Shlomo, 2005).

O grande problema metodológico que restringe o uso destes estudos é denominado de **falácia ecológica**, definida como a impossibilidade de realizar inferências individuais a partir do que é observado no nível agregado, dada a não equivalência entre a medida de associação ecológica e sua correspondente no nível individual, o que, geralmente, é interpretado como uma distorção da medida agregada (Robinson, 1950; Kleinbaum, Kupper e Morgenstern, 1982; Greenland e Morgenstern, 1989; Morgenstern, 2008). Em toda a comunidade científica, e não só na Epidemiologia, foram imensas as repercussões do trabalho de Robinson (1950), que formulou uma demonstração matemática para a falácia ecológica. O autor, que já antevia as sérias consequências de seus achados sobre a validade dos estudos ecológicos, recomendava evitar futuras utilizações de correlações ecológicas (sem significado, em sua opinião) e estimulava o uso de correlações obtidas a partir de mensurações de base individual.

Embora seja inquestionável que existam diferenças entre análises de correlação obtidas utilizando-se de medidas individuais ou de medidas agregadas de um mesmo conjunto de dados, não existe consenso acerca das conclusões que enfatizam a primazia das análises de dados individuados (Schwartz, 1994; Subramanian *et al.*, 2008). O mesmo fenômeno pode enviesar inferências para o nível coletivo a partir de análises de medidas individuais, o que tem sido descrito nas ciências sociais, desde 1969, como **falácia individualista**, decorrente da generalização de relações coletivas a partir de comportamentos individuais (Subramanian *et al.*, 2008), e, na Epidemiologia, desde 1973, por Susser (1994a), usando a denominação de **falácia atomística**. Entretanto, na maior parte da literatura epidemiológica, o problema continua sendo tratado como inerente apenas às inferências das análises de agregados que resultam dos desenhos de estudos ecológicos.

No âmbito da disciplina, faz-se necessário considerar que, para o entendimento das bases que fundamentam este debate, colocam-se, além das considerações metodológicas, considerações de natureza epistemológica. Estas questões estão intrinsecamente relacionadas com o dilema entre o paradigma da Epidemiologia "moderna" de adoção dos ensaios randomizados controlados como padrão para a pesquisa epidemiológica *versus* a retomada da perspectiva populacional que definiu a Epidemiologia como ciência com objeto singular, e não apenas ferramenta de mensuração de hipóteses desenvolvidas em outros campos disciplinares (Pearce, 2000).

Tais questões orientam as discussões deste capítulo acerca dos estudos ecológicos. Na primeira parte apresentaremos um breve panorama histórico da aplicação dos estudos ecológicos na Epidemiologia; na segunda, a descrição dos elementos que definem a arquitetura deste tipo de desenho (tipos de medidas utilizadas, níveis de análise e níveis de inferência); na terceira, os tipos de desenho de estudo (estudos de múltiplos grupos, de tendência ou séries temporais e os estudos mistos); na quarta, a discussão da falácia ecológica e outros problemas metodológicos, e na quinta, as potencialidades e vantagens da utilização dos estudos ecológicos.

Elementos da história dos estudos ecológicos

O reconhecimento da existência de relações entre saúde das populações e espaço, lugar ou ambiente por elas ocupado pode ser identificado nos primórdios da civilização humana. Os famosos textos hipocráticos *Ares, Águas e Lugares*, escritos há mais de 2.400 anos, demonstram a importância de considerar detalhadamente as condições locais para melhor entender a saúde, destacando o papel do clima, da água, do solo, da localização das cidades e do modo de vida de seus habitantes na ocorrência e distribuição das doenças (Buck *et al.*, 1988; Saracci 2001). É possível identificar, em Hipócrates, um olhar investigativo em que sobressaem a perspectiva populacional e a comparação de grupos, havendo em seus textos poucas descrições de características e comportamentos individuais (Morabia, 2004).

As concepções predominantes de espaço e a observação das variações espaciais e temporais para compreensão da ocorrência e distribuição das doenças nas coletividades evoluíram enormemente através dos tempos. Desde abordagens simplificadas e reduzidas a mera descrição de suas dimensões físicas e cartográficas até o entendimento do espaço como *locus* de ações humanas e palco de relações sociais determinantes de diversos fenômenos, dentre eles a saúde dos indivíduos e populações.

À medida que a Epidemiologia e a própria Medicina iam se desenvolvendo, a partir da consolidação de um corpo de conhecimentos clínicos sobre o processo de adoecimento e cura, também foram surgindo os primeiros mapeamentos de doenças e técnicas matemáticas para quantificar os agravos à saúde. Em uma abordagem essencialmente demográfica, em algumas cidades europeias no final do século XIV e durante o século XV, consolidaram-se a contagem dos mortos e a produção de uma forma primitiva de certificado de óbito, que indicava, de maneira compatível com o conhecimento da época, a causa da morte (Saracci, 2001). Durante o século XVI, época das navegações e dos descobrimentos, a embrionária Epidemiologia necessitou incorporar a noção de espaço mais profundamente em suas observações, devido à necessidade de conhecer melhor as doenças existentes nos territórios conquistados, em sua maioria relacionadas com as características geográficas do local, como o clima (Costa e Teixeira, 1999).

Um avanço importante do registro e contagem de eventos para uma análise quantitativa, por meio da utilização de técnicas apuradas de quantificação dos fenômenos coletivos de saúde, ocorreu com os pioneiros trabalhos de John Graunt, que compilou e analisou dados de nascimentos e óbitos em Londres no século XVII no texto *Natural and Political Observations made upon the Bills of Mortality* (1662), base para a demografia e uma das obras pioneiras no estudo atuarial da mortalidade. Graunt, com o auxílio de William Petty, comparou também a mortalidade por peste em Londres entre diferentes anos calendários, realizando aquele que talvez tenha sido o primeiro estudo ecológico temporal da história, e concluiu que grande parte da variação temporal na mortalidade por peste em Londres era mais relacionada com questões ambientais do que com a constituição humana (Graunt,1662).

A comparação de taxas de mortalidade entre regiões, cidades ou mesmo bairros de uma mesma cidade começou a ser mais frequentemente observada na literatura sanitária a partir do século XIX, podendo ser citados como exemplo os trabalhos de Chadwick, em 1842, e Farr, em 1852 (Chadwick, 1945; Lilienfeld, 2007). Os sanitaristas desse período estavam preocupados quase exclusivamente com as "grandes" contribuições dos fatores contextuais na ocorrência das doenças, como saneamento, abastecimento de água, clima, pobreza e aglomeração, e até meados desse século a grande maioria das investigações etiológicas no âmbito da Medicina era do tipo ecológica (Morabia, 2004). Datado dessa época, no *Manual de Patologia Geográfica e Histórica*, Hirsch compilou os primeiros conhecimentos qualitativos a respeito da distribuição geográfica das doenças derivados de observações de médicos em sua prática diária (Macmahon, 1960).

O mapeamento de doenças e os estudos de comparações geográficas, com o objetivo de formular hipóteses etiológicas, tiveram novo grande impulso com o elegante estudo de John Snow sobre a epidemia de cólera em Londres, ainda hoje considerado um modelo exemplar de estudo epidemiológico. Snow, que publicou em 1849 suas primeiras observações a partir do mapeamento dos óbitos registrados e de comparações ecológicas, levantou a hipótese de que diferenças observadas nas taxas de mortalidade em distritos londrinos poderiam ser explicadas pelas diferenças entre as fontes de água utilizadas pelas companhias que abasteciam a cidade. Sua hipótese era que os distritos com maior mortalidade eram servidos por companhias que obtinham a água de partes poluídas do Tâmisa e distritos com taxas menores obtinham suas águas de fontes relativamente não contaminadas (Snow, 1999; Saracci, 2001).

Em 1853, usando a mesma técnica, porém com mais precisão, Snow organizou os dados de mortalidade por cólera para os distritos ao sul do Tâmisa de acordo com a companhia de abastecimento de água fornecedora de cada distrito. Além disso, lançando mão de outro procedimento metodológico bastante empregado atualmente, utilizou dados sobre o valor monetário das propriedades para demonstrar a falta de correspondência entre as fontes de água de abastecimento e a condição socioeconômica privilegiada, mostrando assim que a associação encontrada não era devida a essa possível variável de confusão (Snow, 1999).

No final do século XIX, Emile Durkheim (1858-1917), um dos fundadores e expoente da sociologia francesa, realizou um importante estudo, que pode ser considerado a primeira aplicação articulada e abrangente de um desenho ecológico. Foram realizadas comparações entre as taxas de mortalidade por suicídio em diferentes regiões da Europa e em períodos diferentes para uma mesma região, que compuseram um importante panorama acerca do suicídio no mundo ocidental. O autor não só reconheceu o contexto como importante nível da investigação sociológica, discutindo como características individuais e grupais interagem afetando o comportamento, como refletiu sobre as limitações do próprio desenho metodológico utilizado. Suas considerações sobre as diferenças em mensurar associações baseadas no agregado daquelas baseadas no indivíduo abordavam uma das principais questões metodológicas desse tipo de desenho de estudo que, mais tarde, viria a ser denominada de falácia ecológica. Da leitura de sua obra, *O suicídio*, depreende-se ainda que Durkheim buscou alternativas para evitar esse possível viés em suas análises, quando as replicou em subdivisões cada vez menores dentro de um mesmo grupo, chegando até o nível individual (Martins, 1994; Durkheim, 2000).

Com a descoberta dos agentes infecciosos causadores de doenças, entre o final do século XIX e início do século XX, as hipóteses e teorias de determinação social das doenças baseadas nos conhecimentos da Epidemiologia sofreram grande retrocesso. O conceito de unicausalidade (para cada doença um fator específico) se consolidou, assim como as bases da investigação experimental, alicerçadas nos trabalhos de Claude Bernard, rejeitando-se as explicações multicausais das doenças (Barreto, 1990).

Embora não hegemônicos, estudos que investigavam as causas sociais das doenças continuaram a ser desenvolvidos, utilizando observações de agregados populacionais. Nesta seara, a Epidemiologia foi, mais uma vez, fortemente influenciada pelas ciências sociais, com as quais sempre compartilhou da perspectiva populacional que fundamenta estes campos disciplinares. Ao final do século XIX, Charles Booth, filantropo e cientista social britânico, produziu uma série de mapas que documentavam as condições de pobreza em Londres, que em muito fazem lembrar o trabalho de seu contemporâneo John Snow, sendo o mais importante deles o *Descriptive Map of London Poverty*, cuja primeira edição data de 1889 (http://booth.lse.ac.uk/static/a/index.html). Segundo Krieger (2000), o trabalho de Booth revolucionou as ciências sociais e inaugurou a era de grandes pesquisas sociológicas.

Os mapas de Charles Booth influenciaram de forma acentuada pesquisadores norte-americanos, e surgiu, nos EUA, uma série de estudos subsequentes dando corpo a uma nascente Epidemiologia Social, que investigava as relações entre pobreza e saúde utilizando abordagens espaciais. Assim, temos, por exemplo, o trabalho de Julia Lathrop (1919) que, mesmo utilizando informações individuais, fez comparações entre diversas cidades americanas, analisando a mortalidade infantil e seus determinantes socioeconômicos e nutricionais. Ou mesmo os trabalhos de Edgar Sydenstricker, economista e estatístico mais conhecido por sua colaboração com Joseph Goldberger em estudos sobre a pelagra. Em artigo publicado em 1918, Warren e Sydenstricker (1918) apontaram a importância da pobreza como grande problema de saúde pública e indicaram a abordagem espacial, a comparação de áreas, como método para a elucidação dessa relação.

Paralelamente, consolidou-se em Chicago, por volta dos anos 1920, uma escola sociológica cuja grande preocupação era o processo de transformações políticas, econômicas e socioculturais associadas ao crescimento e expansão das cidades. Tendo Robert E. Park, sociólogo americano que foi notadamente influenciado pelo trabalho de Charles Booth na Inglaterra, como fundador e uma de suas lideranças, a Escola de Chicago elegeu os centros urbanos como objeto privilegiado de investigação. Nessa circunstância foram realizados diversos estudos sobre a distribuição espacial, entre o centro e a periferia das cidades, de diferentes agravos como o suicídio, a prostituição, o crime e questões de saúde, particularmente a saúde mental (Pierson, 1948).

Entre os trabalhos produzidos na época, alguns utilizaram a denominação de "estudo ecológico", caracterizando-o talvez pela primeira vez como uma metodologia específica. Na famosa investigação de Faris e Dunham sobre a distribuição das doenças mentais na cidade de Chicago, esses autores referiram que o problema da perturbação mental estava sendo estudado pela primeira vez utilizando a abordagem ecológica, em uma tentativa de examinar o caráter espacial das relações entre pessoas que têm diferentes perturbações mentais. Mas esses autores deixaram bem claro que consideravam essa abordagem ecológica puramente cultural e que as características das populações em determinada área são produzidas pela natureza da vida dentro dessas áreas, e não o contrário (Faris e Dunham, 1948).

Enquanto nas ciências sociais ocorria um desenvolvimento teórico-conceitual mais elaborado sobre questões relativas ao espaço, principalmente no que se refere ao espaço urbano, no âmbito da Epidemiologia, no início do século XX, as formulações conceituais e o aprimoramento de seus princípios teóricos foram majoritariamente fundamentados na teoria bacteriológica. Os estudos de base individual acerca dos mecanismos e dinâmica de transmissão das doenças infecciosas monopolizavam o avanço do conhecimento epidemiológico, que priorizou a investigação dos processos de transmissão e de controle das epidemias, principal preocupação da saúde pública nesse período (Frost, 1941; Hamer, 1928a).

No campo da investigação epidemiológica, antes dos anos 1980, muitos estudos ecológicos limitavam-se à descrição da distribuição das taxas das doenças segundo características do lugar ou tempo e geração e teste preliminar de hipóteses, sendo os métodos estatísticos ou inferenciais pouco valorizados na análise de seus resultados (Morgenstern, 2008). Somente com a observação de que seria possível deduzir-se o risco relativo a partir da análise de dados agregados e que o valor deste seria, em muitos casos, semelhante àqueles encontrados em estudos caso-controle e longitudinais (Beral, Chilvers e Fraser, 1979; Richardson, Stucker e Hémon, 1987), abriram-se novas perspectivas para a utilização destes estudos pela "Epidemiologia moderna".

Mais recentemente, os estudos dos processos coletivos tendo a totalidade como referência científica (Santos, 1997), aliados ao desafio para o desenvolvimento de bases conceituais e metodológicas capazes de integrar o conhecimento biológico aos fenômenos sociais, recolocaram as condições de vida como eixo central para a explicação da determinação do estado de saúde das populações (Possas, 1989). Estes referenciais têm impulsionado várias disciplinas científicas na busca da identificação de métodos mais sensíveis à apreensão da realidade. Uma das estratégias utilizadas por alguns autores para aproximar-se deste propósito fundamenta-se na categoria **espaço**, entendido como um conjunto inseparável de sistemas de objetos e de ações, um conceito unitário e revelador da produção histórica da realidade (Santos, 1997). Considerando-se seu caráter histórico e social, o **espaço** apresenta-se como uma categoria de análise privilegiada em razão do potencial para intermediar os determinantes estruturais da sociedade e da situação de saúde da população (Paim e Costa, 1993). Nesta perspectiva, na medida em que os desenhos ecológicos, em sua maioria, utilizam agregados espaço-populacionais como unidade de análise, sua utilização favorece a apreensão de uma situação *proxy* da realidade concreta e, consequentemente, a busca de explicações para os fenômenos coletivos.

Arquitetura dos desenhos ecológicos: níveis de mensuração, análise e inferência

As principais questões relacionadas com a arquitetura dos desenhos ecológicos são: tipo de medidas agregadas utilizadas, níveis de análise e níveis de inferência (Morgenstern, 1995; Morgenstern, 2008).

Tipos de medidas

Nos estudos individuados, como os estudos seccionais, de coorte ou caso-controle, as medidas obtidas envolvem observações diretas dos indivíduos e referem-se a características dos indivíduos estudados (idade, gênero, tipo de morbidade etc.). Nos estudos agregados ou ecológicos, as variáveis expressam propriedades de grupos, organizações ou áreas e, conforme Morgenstern (2008) e Susser (1994b), podem ser classificadas em:

- **Medidas agregadas ou contextuais**: medidas derivadas de observações obtidas dos indivíduos dentro de cada grupo, calculadas como médias ou proporções que caracterizam o grupo e não o indivíduo (p. ex., proporção de pessoas maiores de 15 anos analfabetas; taxa de mortalidade infantil)
- **Medidas ambientais**: características do lugar em que cada membro do grupo vive ou trabalha, com análogos ao nível individual, que representam o nível (ou dose) de exposição que, em geral, varia entre os membros do grupo (p. ex., nível de ruído nos locais de trabalho, nível de poluição atmosférica)
- **Medidas globais ou integrais**: características que afetam todos ou virtualmente todos os membros do grupo, ou seja, expressam atributos de grupos, organizações ou lugares, sem análogo ao nível individual (p. ex., modelo de organização do sistema de saúde, altitude ou latitude do município).

As informações sobre exposições e sobre desfechos investigados nos estudos ecológicos são em geral obtidas em fontes secundárias que coletam estes dados rotineiramente. Entretanto, em alguns momentos pode ser opção do investigador, mesmo dispondo dos dados individuados, utilizá-los como medidas agregadas ou contextuais.

Níveis de análise

A unidade de análise dos estudos de base individual (estudos de coorte, caso-controle e transversal) é o indivíduo, para o qual é designado um valor para cada uma das variáveis do estudo. Ao final da coleta, os dados obtidos podem ser sumarizados, como apresentado no Quadro 15.1, em uma clássica tabela 2×2, onde as caselas representam os casos expostos (a) e não expostos (c) e os não casos expostos (b) e não expostos (d). Nos estudos ecológicos a informação conjunta sobre o fator de exposição e o efeito no interior de cada uma das unidades de análise não é conhecida. Ou seja, a variável independente é a proporção de indivíduos expostos dentro de cada grupo (a+b/N) e a variável dependente é a taxa (ou risco) de doença na população estudada (a+c/N), sem, entretanto, ser possível caracterizar para cada indivíduo isoladamente as condições de caso/não caso *versus* exposto/não exposto (Morgenstern, 1982; Morgenstern, 2008). Por esta razão alguns autores classificam os estudos ecológicos como um tipo de desenho incompleto, ou seja, desenhos que não dispõem da informação da distribuição conjunta do fator de estudo e da doença dentro de cada grupo ou unidade de análise (Kleinbaum, Kupper e Morgenstern, 1982).

Estes esquemas aplicam-se perfeitamente aos desenhos "puros", ou seja, aqueles que utilizam apenas unidades de análise do mesmo nível (indivíduos ou grupos). Morgenstern (2008) e Susser (1994a) ressaltam que as análises dos desenhos ecológicos podem ser um pouco mais complexas a depender do tipo de variáveis (de exposição, doença e covariáveis) utilizadas.

Nas análises completamente ecológicas (Morgenstern, 2008) ou "*unmixed*" (Susser, 1994a), todas as variáveis estudadas são ecológicas, ou seja, a unidade de análise é o grupo e todas as distribuições conjuntas das variáveis são desconhecidas, estando apenas disponíveis distribuições marginais de cada variável. Nas análises parcialmente ecológicas (Morgenstern, 2008) ou mistas (Susser, 1994a), nem todas as variáveis são do mesmo nível, sendo possível obter a distribuição conjunta de algumas delas, embora ainda não seja possível conhecer a distribuição conjunta de todas as variáveis dentro dos grupos. Um exemplo seria um estudo ecológico utilizando dados individuais de ocorrência de doença e faixa etária para o cálculo de taxas de incidência por faixa etária (distribuição conjunta da variável doença e da covariável idade) e medidas ecológicas para os fatores de exposição. Finalmente, na análise multinível, um tipo especial de modelagem matemática (ver Capítulo 23), unidades de análise de dois ou mais níveis são combinadas, permitindo conduzir análises de nível individual em cada grupo e análises ecológicas de todos os grupos (Morgenstern, 2008).

Níveis de inferência

Os estudos epidemiológicos têm como objetivo produzir inferências sobre efeitos de exposições ou de intervenções nos riscos individuais de adoecer e morrer, ou sobre efeitos nas taxas de morbidade ou mortalidade de grupos ou populações. Quando o nível de inferência não corresponde ao nível de análise, o que é denominado de inferência de nível cruzado, o estudo é particularmente vulnerável a *bias* devido, principalmente, à falácia ecológica e aos problemas de controle de confundimento em diferentes níveis (individual e ecológico) (Morgenstern, 2008). Este tema será discutido nos tópicos seguintes.

Um efeito ecológico de uma exposição ou intervenção geralmente depende do efeito nos indivíduos. Assim, se o objetivo de um estudo é estimar o efeito de um programa de controle de uma dada doença (p. ex., um programa de imunização) ou de uma lei

Quadro 15.1 Níveis de análise dos estudos de base individual e ecológicos

Estudos de base individual

		Efeito		
		Caso	**Não caso**	
Exposição	Expostos	a	b	a + b
	Não expostos	c	d	c + d
		a + c	b + d	N

Estudos ecológicos

		Efeito		
		Caso	**Não caso**	
Exposição	Expostos	?	?	a + b
	Não expostos	?	?	c + d
		a + c	b + d	N

(p. ex., a obrigatoriedade de uso de capacete por motociclistas), o efeito ecológico depende do impacto (da vacina ou do uso de capacete) em cada indivíduo e do nível de organização do programa ou de obediência às leis em cada área (municípios e estado, por exemplo) ou grupo estudado. Por outro lado, efeitos contextuais podem ser relevantes sobre o risco individual, o que é bem conhecido nas doenças infectocontagiosas em que o risco individual depende da prevalência da doença nos outros indivíduos com os quais o indivíduo tem contato. Mais recentemente, também tem sido investigado, separadamente, o efeito contextual do seu análogo no nível individual. Por exemplo, na determinação social de diversos eventos mórbidos, o efeito de viver em áreas pobres (efeito contextual) pode ser estimado controlando o nível de pobreza individual (Morgenstern, 2008).

Tipo de desenho de estudo

Os estudos ecológicos podem ser classificados segundo o método utilizado para formação dos grupos em três tipos de desenho: estudos ecológicos de múltiplos grupos (frequentemente identificados pelo lugar), estudos de tendências ou séries temporais (identificados pelo tempo) e estudos ecológicos mistos (pela combinação de tempo e lugar). Em cada uma das três modalidades, esses desenhos de estudo podem ter cunho exploratório (quando não é medida nenhuma associação com uma exposição ou intervenção) ou analítico (quando o objetivo é fazer inferências sobre o efeito de uma exposição ou intervenção) (Morgenstern, 2008).

Estudos ecológicos de múltiplos grupos

Os estudos ecológicos de múltiplos grupos de caráter exploratório têm como objetivo descrever e comparar taxas de doenças ou outro agravo à saúde entre diversas áreas geográficas ou outras formas de agregados (p. ex., instituições) em geral em um momento ou período de tempo, de modo a subsidiar a formulação de hipóteses etiológicas, em especial as de natureza ambiental. A análise dos dados pode ser feita através do mapeamento, por facilitar a visualização e o estabelecimento de padrões espaciais, ou pela simples comparação das medidas.

As comparações espaciais são muito úteis para o conhecimento da distribuição dos eventos de saúde, e a utilização de mapas tem sido frequente na análise de estudos ecológicos, dado que as taxas de morbimortalidade, geralmente, são estimadas para populações alocadas em unidades geopolíticas. Entretanto, é importante atentar para alguns problemas inerentes à análise de dados espacialmente distribuídos.

Primeiro, áreas com menor número de casos apresentam maior variabilidade na taxa estimada e, assim, tendem a apresentar taxas extremas de morbidade e mortalidade. Segundo, medidas ou taxas de áreas próximas geralmente tendem a ser mais similares do que entre áreas mais distantes, ou seja, são mais correlacionadas. Essa dependência espacial entre os dados, conhecida como correlação serial ou autocorrelação espacial (Moore e Carpenter, 1999), acontece porque fatores de risco não medidos tendem a se agrupar no espaço. Esse fenômeno introduz um viés no erro padrão associado aos parâmetros estimados e necessita, portanto, ser levado em conta durante o processo de análise de dados espacialmente dispostos. Métodos estatísticos para lidar com esses problemas têm sido desenvolvidos e incluem o ajuste de modelos autorregressivos espaciais usando técnicas bayesianas empíricas para estimar a taxa "suavizada" para cada área (Morgenstern, 2008; Elliott *et al.*, 2000).

Finalmente, o objetivo do mapeamento das taxas de adoecimento e mortalidade reside não apenas na mera descrição das taxas, mas na comparação (explícita ou implícita) de diferentes padrões espaciais, adotando-se como referência, geralmente, taxas regionais ou nacionais. Entretanto, como o erro padrão para as taxas estimadas de uma mesma doença pode variar de uma área para outra, a ocorrência de valores extremos pode não significar taxas superiores àquelas tomadas como padrão de comparação. Além disso, a própria designação dos agregados traz problemas que lhe são inerentes, pois as fronteiras que separam países, estados ou municípios são artificialmente construídas e podem, como geralmente ocorre, ter pouca relevância na distribuição das doenças. Além disso, as divisões geopolíticas representam apenas algumas dentre as infinitas possibilidades de agregação dos dados espaciais (King, 1979).

Os estudos ecológicos de múltiplos grupos também podem ser realizados com o objetivo de investigar associações entre o nível médio de exposição e as taxas de morbidade ou mortalidade entre as áreas geográficas (ou grupos). Como já discutido, os estudos ecológicos não permitem estimar diretamente as medidas de efeito devido à falta da informação conjunta da variável de exposição e resposta. Entretanto, utilizando análise de regressão é possível estimar o risco relativo através dos coeficientes (β_0 e β_1), a partir das medidas agregadas. Neste caso, para o cálculo do risco relativo, são obtidas as taxas da doença predita em um grupo inteiramente exposto e a taxa predita no grupo não exposto. Ou seja, a estimativa de taxas é realizada para os grupos extremos (Beral, Chilvers e Fraser, 1979; Richardson, Stucker e Hémon, 1987; Morgenstern, 1995).

Embora muitos estudos ecológicos utilizem análises de regressão linear, embasados em pressupostos de linearidade e de independência entre os dados, estes modelos são de limitada utilização neste tipo de desenho. Em se tratando da independência dos eventos, a sua assunção é ainda menos aceitável quando aplicada às áreas geográficas, em face de sua posição relativa no espaço, devido a grande probabilidade de que áreas adjacentes mostrem alguma similaridade nas frequências dos valores relativos aos processos envolvidos, ou seja, que estes processos sejam afetados por algum grau de autocorrelação espacial (Lazar, 1981).

Os problemas descritos anteriormente, no caso dos estudos descritivos, são observados nos demais tipos de estudos ecológicos, ressaltando que, quando o estudo tem como objetivo testar hipóteses etiológicas, aqueles relativos à escolha das unidades de agregação espacial dos dados são ainda mais graves, pois diferentes formas de agregação (países, estados, regiões ou municípios) geram medidas de associação de magnitude diferente. A dificuldade é que as medidas de correlação geralmente aumentam com o aumento do tamanho das unidades de agregação, o que deve ser sempre considerado (King, 1979).

Felizmente, os coeficientes de regressão parecem ser mais robustos às mudanças de escala do que as medidas de correlação (King, 1979), e a inclusão de variáveis confundidoras nos modelos de regressão tornam os grupos mais homogêneos quanto a algumas das variáveis independentes e aumenta sua variância em relação à variância da variável efeito, possibilitando, assim, a estimativa de medidas ecológicas não tendenciosas das correspondentes medidas individuais (Morgenstern, 1982).

Mais recentemente, ao lado do desenvolvimento de Sistemas de Informação Geográfica (SIG), vários modelos de regressão espacial ou ecológica mais apropriados à estrutura espacial dos dados ecológicos têm sido propostos, especialmente no campo da estatística bayesiana. Estas ferramentas têm em comum a capacidade de identificar, descrever e modelar a autocorrelação

Boxe 15.1 Estudo das desigualdades sociais na mortalidade em Salvador

Com o objetivo de descrever os diferenciais da mortalidade do Município de Salvador, Vieira da Silva, Paim e Costa (1999) realizaram um estudo ecológico a partir da divisão do município em 75 zonas de informação e de sua população em seis estratos sociais para os quais foram estimados alguns indicadores de mortalidade. As fontes de dados foram as Declarações de Óbito de residentes no município e o Censo Demográfico de 1991. Os resultados demonstraram que a diferença entre os coeficientes de mortalidade do estrato com melhores condições de vida e aqueles com piores condições de vida variou entre 43,1% e 142,0%, o que corresponde a Razões de Desigualdade de 1,4 e 2,4. Essas diferenças atingiram percentuais de 656,3% quando a unidade de análise foi a zona de informação. Os achados evidenciam a persistência das desigualdades em saúde no Brasil, destacando a importância desse tipo de análise diante das tendências recentes de planificação com base territorial bem como diante da pertinência de intervenções intersetoriais voltadas para a modificação dos fatores condicionantes da saúde.

Fonte: Vieira da Silva LM, Paim JS, Costa MCN. Desigualdades na mortalidade, espaço e estratos sociais. *Rev Saúde Pública* 33(2):187-197, 1999.

dos dados e representam grandes avanços na superação de problemas que afetam a validade das análises ecológicas, ampliando as possibilidades de uso destas análises para testar hipóteses ecológicas de associação entre fatores de risco e exposição e para avaliar a efetividade de intervenções de saúde pública (Lawson *et al.*, 1999; Elliot *et al.*, 2000)

Estudos ecológicos de tendência ou estudos de série temporais

Os estudos ecológicos de tendência ou estudos de série temporais têm como objetivo comparar, em uma população geograficamente definida, as taxas de morbidade e mortalidade ou outro indicador de saúde através do tempo. Na área da Saúde Pública, em especial na Vigilância Epidemiológica, longas séries de observações são comumente usadas no monitoramento de eventos como as doenças de notificação compulsória, cujos dados são coletados em intervalos regulares de meses, semanas ou até dias, para estabelecimento de níveis endêmicos e detecção de epidemias.

Um tipo particular de análise exploratória de tendência temporal é a análise de coorte de idade ou simplesmente análise de coorte, que é realizada quer através de representação gráfica ou tabular e por técnicas de modelagem. O problema estatístico inerente às inferências produzidas a partir dessa análise é denominado de "problema de identificação" e decorre da dependência linear entre as variáveis temporais (idade, tempo calendário e coorte de nascimento). A questão é que não há um só conjunto de parâmetros de efeito quando as três variáveis são analisadas simultaneamente, e considerar o conhecimento disponível é a única maneira de decidir qual a interpretação aceitável (Morgenstern, 2008).

Os estudos de séries temporais também têm como objetivo investigar associações ecológicas entre mudanças no nível médio de exposição e nas taxas de morbidade e/ou mortalidade ou avaliar o impacto de ações, programas ou políticas de saúde, comparando as tendências temporais da ocorrência da doença antes e depois das intervenções (Morgenstern, 2008). Nestes casos, a interpretação dos resultados desses estudos deve ser cuidadosa e exige o conhecimento da evolução do evento mórbido na população e no tempo, pois algumas doenças podem apresentar variações cíclicas (sazonais) ou flutuações casuais, cujo declínio poderia coincidir com o início da intervenção ou do fator de exposição, embora na realidade seja independente da mesma.

Quanto aos efeitos da exposição ou de intervenções sociais, deve-se observar se as mudanças investigadas ocorreram rapidamente, situações em que a comparação da inclinação da tendência antes e depois pode ser bastante informativa, ou se ocorreram de modo gradual, quando a possibilidade da existência de defasagem entre a exposição e o consequente efeito deve ser considerada nos modelos de análise (Morgenstern, 1982).

Além das representações gráficas dessas tendências, se os dados forem usados para predizer taxas e tendências futuras, deve-se fazer o seu ajuste a modelos, como por exemplo o de médias móveis integradas autorregressivas (ARIMA). Salienta-se, todavia, que em saúde pública o interesse deve ser nos níveis das frequências dos eventos em determinado tempo e nas suas variações através do tempo. Portanto, ajustamentos estatísticos ou padronizações, quando realizados, devem ser explicitados e sua necessidade justificada, para adequar esta razão ao contexto global do conhecimento estabelecido e discorrer sobre as consequências de tais ajustamentos para o poder explicativo da análise (Kals, 1979).

Um das principais características dos dados de uma série temporal é a dependência ou correlação entre um valor da série e os seus valores vizinhos, conhecida como correlação serial ou autocorrelação temporal, condição que impede a assunção de pressupostos de independência dos modelos estatísticos tradicionais, dado que cada observação individual não é mutuamente independente uma das outras. Assim, a análise de dados de séries temporais requer a utilização de abordagens estatísticas específicas, desde técnicas descritivas para identificar tendências, padrões cíclicos e observações aberrantes, a um amplo conjunto de modelos que devem ser escolhidos a depender do objetivo do estudo e do tipo de série temporal analisada. Podem ser citados: modelos de regressão polinomial, modelos autorregressivos [incluindo modelos que incorporam médias móveis (ARMA) modelos integrados de médias móveis (ARIMA) e modelos que incorporaram o componente de sazonalidade – SARIMA)] e modelos lineares generalizados (Latorre e Cardoso, 2001; Ehlers, 2005).

Finalmente, o investigador deve atentar para dois outros tipos de problemas. Primeiro, a ocorrência de mudanças nos critérios de diagnóstico e classificação das doenças durante o período de estudo, o que pode enviesar as tendências observadas. Neste caso o investigador deve construir ou utilizar modelos de correspondência entre uma e outra classificação. O segundo problema refere-se à abordagem de doenças e eventos com longos períodos de latência/indução entre a primeira exposição ou determinada intervenção e a doença ou evento investigado, o que dificulta o estabelecimento de associações causais. Uma alternativa para lidar com o segundo problema é usar modelos defasados em que os dados de exposição referem-se um período anterior aos dados referentes à doença, usando o conhecimento existente sobre a doença ou modelos empíricos para determinar o período de tempo a ser utilizado. Ambas as abordagens apresentam problemas que devem ser considerados: limitações no conhecimento prévio ou resultados empíricos espúrios ou sem plausibilidade (Morgenstern, 2008).

Boxe 15.2 Estudo de séries temporais investiga a associação entre poluição do ar e mortalidade em São Paulo

Gouveia e Fletcher (2000) investigaram a associação entre poluição do ar e mortalidade na cidade de São Paulo utilizando um desenho de séries temporais que abrangeu um período de 3 anos (1991 to 1993). O estudo analisou dados diários de mortalidade por todas as causas, por causas respiratórias e por causas cardiovasculares, níveis atmosféricos dos principais poluentes do ar e variáveis meteorológicas. Os modelos de análise utilizaram regressão de Poisson e incluíram termos para padrões temporais, meteorológicos e de autocorrelação. O estudo demonstrou que o efeito da poluição do ar sobre a mortalidade aumentou com a idade, não havendo efeito significativo entre os menores de 65 anos de idade. Entre os idosos, a mortalidade esteve associada à poluição do ar, sendo a associação mais forte para mortalidade por causas respiratórias e cardiovasculares do que para mortalidade geral. Entretanto, a magnitude dos efeitos foi menor do que o observado em estudos prévios realizados na Europa e na América do Norte.

Fonte: Gouveia N, Fletcher T. Time series analysis of air pollution and mortality: effects by cause, age and socioeconomic status. *J Epidemiol Community Health* 54:750-755, 2000.

Estudos ecológicos mistos

Os estudos ecológicos mistos combinam as características básicas dos estudos de múltiplos grupos e de séries temporais. Quando seu objetivo é descrever ou predizer tendências temporais nas taxas de morbimortalidade em diversos grupos populacionais, estes estudos podem ser realizados com modelagem de séries temporais (ARIMA) ou de coorte de idade (Morgenstern, 2008).

Estudos ecológicos mistos também podem ter como objetivo avaliar a associação entre mudança na frequência da exposição ou nível médio de exposição e mudança na frequência da doença ou da mortalidade entre os diversos grupos em um período de tempo. Como é possível fazer dois tipos de comparações simultaneamente, variações temporais internas a cada grupo e diferenças entre os grupos, geralmente estes desenhos são mais robustos na produção de evidência dos efeitos estimados, pois seus resultados são menos sujeitos ao confundimento devido a fatores de risco não mensurados (Ben-Shlomo, 2005; Morgenstern, 2008).

Alternativas de modelos para análise estatística de dados longitudinais têm sido desenvolvidas no campo da econometria, sob a denominação de modelos de dados de painel. Em um conjunto de dados de painel os mesmos indivíduos, famílias, empresas ou áreas geográficas, como cidades e estados, são acompanhados ao longo do tempo, e esses modelos permitem analisar essas informações repetidas, supondo que as mesmas não são independentemente distribuídas ao longo do tempo (Wooldridge, 2006). Embora possam ser utilizados tanto para dados agregados como individuados, estes métodos, mais recentemente, vêm sendo aplicados na Epidemiologia na análise de estudos ecológicos mistos.

Falácia ecológica

Além dos problemas comuns a toda investigação epidemiológica, os estudos ecológicos possuem limitações que lhes são próprias ou de maior gravidade do que as observadas em um estudo de nível individual, devido à sua maior vulnerabilidade às diferentes fontes de vieses (Nurminem, 1995; Piantadosi *et al.*, 1988).

A principal restrição a este desenho de estudo repousa na impossibilidade de seus resultados serem extrapolados para indivíduos, em face da não equivalência entre as medidas de associação resultantes de suas análises e as correspondentes de nível individual. Esse problema de inferência, denominado por Selvin (1958) na década de 1950 como falácia ecológica, já havia sido percebido, pelo menos desde 1919, pelos cientistas políticos William Orgburn e Inez Goltra ao realizarem uma análise estatística multivariada rudimentar para avaliar a influência da introdução do voto feminino nos resultados eleitorais, na cidade de Oregon (King, 1979).

Todavia, a questão só passou a ser amplamente conhecida em 1950, com a publicação do artigo de Robinson (1950), que

Boxe 15.3 Avaliação do impacto da atenção primária à saúde no Brasil utilizando um desenho ecológico misto

Aquino, Oliveira e Barreto (2009) utilizaram um desenho ecológico misto para avaliar o impacto do Programa de Saúde da Família sobre a mortalidade infantil em municípios brasileiros. O estudo foi realizado com dados secundários, provenientes de diversos sistemas de informação de abrangência nacional, para cada município e ano, referentes ao período de 1996 a 2004. Todos os 5.561 municípios brasileiros foram analisados quanto à adequação das informações de óbitos e nascidos vivos, sendo incluídos neste estudo apenas os municípios que apresentavam informações adequadas, segundo critérios preestabelecidos, que totalizaram 771 municípios. A variável dependente foi a taxa de mortalidade infantil, a independente principal, a cobertura e consolidação do PSF (classificado em PSF não implantado, PSF incipiente, PSF intermediário e PSF consolidado) e as covariáveis analisadas como confundidoras foram: taxa de fecundidade total, renda *per capita*, índice de Gini, taxa de analfabetismo funcional em maiores de 15 anos, percentual de domicílios com água encanada e taxa de internações locais. Foi realizada análise de regressão multivariada para dados de painel com resposta binomial negativa, utilizando modelos de efeitos fixos e aleatórios. Tendo como referência o grupo sem PSF e controlando pelas covariáveis, foi observada uma associação negativa, estatisticamente significante, entre o PSF e a mortalidade infantil da ordem de, respectivamente, 13,0%, 16,0% e 22,0% nos três níveis de cobertura e consolidação do PSF, ou seja, com gradiente de associação entre os grupos. O efeito do PSF foi maior em municípios com alta taxa de mortalidade infantil e baixo índice de IDH no período do início do estudo. Concluiu-se que o Programa de Saúde da Família teve um efeito importante na redução da mortalidade infantil e também contribuiu para reduzir as iniquidades em saúde nos municípios brasileiros, efeito que se manteve após o controle de potenciais confundidores.

Fonte: Aquino R, Oliveira NF, Barreto ML. Impact of the Family Health Program on infant mortality in Brazilian municipalities (Impacto do Programa de Saúde da Família na redução da mortalidade infantil em municípios brasileiros). *American Journal of Public Health* 99(1):87-93, 2009.

analisou a associação entre cor da pele e analfabetismo nos EUA, utilizando dados de nove áreas geográficas, e demonstrou matematicamente o problema através da comparação das correlações individual (r = 0,203) e ecológica (r = 0,946). Os dados utilizados eram referentes às duas condições estudadas para cada indivíduo de cada área (frequências internas em cada área) e aos totais de indivíduos para cada condição em cada área separadamente (frequências marginais). Em síntese, o autor demonstrou que a correlação ecológica e a correlação individual entre duas variáveis dependem da correlação interna para cada área. Enquanto a correlação individual depende das frequências internas das correlações dentro de cada área, a correlação ecológica depende das frequências marginais. Em uma tabela 4×4, inúmeros conjuntos de dados podem satisfazer as mesmas frequências marginais, ou seja, as frequências marginais, sobre as quais a correlação ecológica é computada, não fixam as frequências internas, que determinam as correlações individuais, donde é possível concluir que pode não haver correspondência entre a correlação ecológica e a individual (Robinson, 1950).

Boxe 15.4 Para entender a relação matemática entre a correlação individual e ecológica

Em uma correlação ecológica entre duas variáveis (X e Y) a partir de *n* áreas geográficas estão envolvidas três distintas correlações e duas razões de correlação.

As três correlações (r, r_e e r_w) são:

1. correlação individual total (r): simples correlação de Pearson entre duas variáveis X e Y para todos os n indivíduos do grupo, computada sem referência a posição geográfica;
2. correlação ecológica (r_e): correlação ponderada entre n pares de porcentagens de X e Y que descrevem cada área, sendo a ponderação dada pelo número de pessoas computado em cada porcentagem;
3. correlação individual interna a cada área (r_w): média ponderada das correlações individuais de X e Y internas às áreas, cada correlação sendo ponderada pelo tamanho do grupo a que descreve.

As razões de correlação (η_{XA} e η_{YA}) demonstram o grau de agregação dos valores de X e Y em cada área.

A condição exigida em que a correlação ecológica corresponderia à correlação individual seria se a média das correlações individuais internas a cada área não fosse menor do que a correlação individual total, mas toda evidência disponível é que a correlação entre X e Y para toda a população é maior do que para subgrupos homogêneos de indivíduos obtidos da população total.

O valor do coeficiente de correlação ecológico depende do número de subáreas estudadas. O agrupamento de pequenas áreas em áreas maiores acarreta o aumento da média das correlações individuais dentro das áreas, devido ao aumento da heterogeneidade das subáreas, o que diminui o coeficiente de correlação ecológico. Entretanto, os valores das razões de correlação η_{XA} e η_{YA} diminuem, devido ao decréscimo da homogeneidade dos valores de X e Y dentro das subáreas, o que aumenta o valor do coeficiente de correlação ecológico. Como as mudanças nas razões de correlação são mais importantes do que na média das correlações individuais dentro das subáreas, o resultado das duas tendências combinadas é um aumento no valor numérico da correlação ecológica quando pequenas áreas são consolidadas em áreas maiores.

Fonte: Robinson WS. Ecological correlations and the behavior of individuals. *American Sociological Review 13:351-7, 1950.*

Morgenstern (1982) denomina a falácia ecológica de viés de nível cruzado *(cross-level bias)*, resultante da soma de dois componentes, como o *bias* de agregação, devido ao agrupamento dos indivíduos, e o *bias* de especificação, devido ao efeito de certos fatores de risco estranhos (confundimento) que são distribuídos de forma diferente pelos grupos. Teoricamente, a soma dos dois componentes poderia aumentar ou diminuir a força da associação do nível individual, ou mesmo cancelar um ao outro, não resultando em *bias*. Entretanto, em geral, o que ocorre é uma superestimação da magnitude da verdadeira associação.

Para esse autor a única condição em que não ocorreria a falácia ecológica seria se a média da variável de exposição no nível do agregado (X) não tivesse efeito sobre o risco de doença no nível individual (y), controlando pelo valor da exposição individual (x). Ou seja, o *bias* ocorre quando uma variável preditora ecológica (X) mede um constructo básico diferente da componente variável (x) no nível individual (Morgenstern, 1982).

Acredita-se ainda que mesmo que nenhum confundimento esteja presente, a falácia ecológica pode ocorrer, em virtude da existência de interações, devendo-se então verificar sempre se a medida de associação se modifica nos diferentes estratos de um terceiro fator de risco. Todavia, para que o termo de interação possa ser incluído na regressão ecológica é necessário que a distribuição do fator de exposição e desta terceira variável entre os grupos seja desigual (Piantadosi *et al.*, 1988). Enquanto nos estudos individuais o modificador de efeito só produzirá resultados tendenciosos se não estiver associado à exposição, nos ecológicos o próprio grupo pode funcionar como a terceira variável (Greenland e Morgenstern, 1989). Esta fonte de *bias* não pode ser eliminada pela inclusão de termos produtos na equação da regressão a menos que os efeitos sejam multiplicativos e as duas variáveis não estejam correlacionadas dentro do agregado (Richardson e Hémon, 1990).

A abordagem da falácia ecológica como problema inerente aos estudos ecológicos representa uma visão hegemônica na Epidemiologia, gerando as linhas mestras que orientam a análise de dados ecológicos a partir de métodos e técnicas que tornem as associações ecológicas mais comparáveis às individuais. Entretanto, alguns epidemiologistas propõem outras perspectivas para análise do problema, defendendo que esta abordagem resulta da utilização de um modelo de explicação causal que é reducionista, individual e biologicista e não leva em conta a complexidade do mundo real.

Schwartz (1994) ressalta que o exame da discrepância entre as correlações individual e ecológica deve ser feito considerando-a como uma questão de validade geral, interna e de constructo. Quanto à validade interna, que essencialmente refere-se ao confundimento da relação causal por outras variáveis, a agregação dos grupos tanto pode controlar o efeito de variáveis estranhas, resultando em medidas agregadas menos enviesadas, como incluir variáveis confundidoras, produzindo medidas mais enviesadas do que as individuais. Assim, a questão reside em definir o modelo mais adequado e não em um problema inerente aos estudos ecológicos. Já a sua abordagem como uma questão de validade de constructo possibilita o reconhecimento de que esses estudos analisam um nível de organização da realidade diverso daquele apreendido pelos estudos de nível individual, e, consequentemente, medidas de associação individuais e agregadas podem ser discrepantes.

Questões semelhantes são apresentadas por outros autores que defendem que a investigação de correlações individual e populacional discordantes permite a busca de diferentes determinantes para cada um dos níveis e que é possível fazer inferências nestes casos, dado que sejam verificadas as condições que, ao menos teoricamente, garantam que as correlações individuais aproximem-se de zero (Blackburn e Jacobs, 1984).

Outros ressaltam que tratar os níveis de aproximação individual e populacional como não excludentes e, sim, superpostos como necessários à compreensão dos fenômenos de saúde não significa desconsiderar a importância de sua distinção. Isto porque a opção por qualquer um deles tem influência na definição do problema de investigação, na seleção das categorias, variáveis, indicadores e procedimentos de análise, bem como na interpretação e inferência (Castellanos, 1997).

Debates desta natureza podem subsidiar o fortalecimento de abordagens mais integradoras que permitam investigar o efeito de variáveis contextuais ou de macronível como de micronível ou individuais, maximizando, em vez de reduzir, as possibilidades de compreensão da riqueza dos fenômenos que determinam a saúde das populações.

Outros problemas metodológicos

Além da falácia ecológica, outras fontes de erro são atribuídas aos estudos ecológicos. Algumas já foram comentadas anteriormente, mas serão citadas a seguir para sistematização dos problemas metodológicos que têm sido discutidos na literatura:

1. Autocorrelação espacial: áreas geográficas adjacentes têm alta probabilidade de apresentar similaridade nas taxas de adoecimento e na frequência dos fatores de exposição, ou seja, de não serem independentes devido às suas posições relativas no espaço (King, 1979; Lazar, 1981). Uma análise que não considere a possibilidade de autocorrelação espacial pode gerar resultados espúrios e estimativas do efeito potencialmente enviesadas. Como já comentado, diversos modelos estatísticos vêm sendo desenvolvidos para descrever a estrutura espacial dos dados e controlar a autocorrelação espacial (Elliot *et al.*, 2000; Lawson *et al.*, 1999);
2. Autocorrelação temporal: observações provenientes de um grupo ou população de uma área obtidas sucessivamente no tempo dificilmente são independentes uma das outras. Em geral, este fenômeno ocorre em virtude de alguma causa extrínseca à série ou da própria estrutura temporal dos dados, como a sazonalidade dos fenômenos de saúde-doença, o que deve ser observado na escolha de modelos para análise dos dados (Ehlers, 2005);
3. Ambiguidade temporal: em estudos ecológicos, ao contrário dos estudos de coorte, o uso de dados de incidência não permite assegurar que a exposição precede a doença. O problema é mais grave se a doença influencia a exposição no nível individual (interrupção do uso de determinadas drogas após o diagnóstico da doença, por exemplo); quando a taxa de morbidade influencia o nível médio de exposição nos grupos (implantação de intervenções populacionais em áreas de alta taxa de incidência da doença); ou, finalmente, no caso de séries temporais, quando os períodos de tempo entre a mudança na exposição e efeitos presumíveis sobre a doença são variáveis ou desconhecidos (Morgenstern, 1995);
4. Associações ecológicas são escala-dependentes, isto é, variam diretamente com o tamanho dos agregados, o que pode ser explicado como resultado de fatores de confundimento que variam com o nível de análise. O problema pode ser mensurado verificando-se se há estabilidade das relações encontradas em níveis diferentes de agregação e minimizado utilizando análises de regressão em vez de correlação, pois os coeficientes de regressão são mais robustos e menos afetados por este tipo de problema (King, 1979; Mayer, 1983; Richardson, Stucker e Hémon, 1987);
5. Diferença na acurácia das medidas nos níveis agregado e individual pode causar inconsistência entre os resultados de estudos ecológicos e de estudos com dados individuados. As medidas agregadas tanto podem ser mais acuradas (estimativas de consumo de bebidas alcoólicas obtidas a partir de dados de vendas *versus* entrevistas individuais) como menos acuradas (medidas obtidas de amostras muito pequenas de cada grupo) do que as correspondentes medidas individuais (Morgenstern, 1982);
6. Multicolinearidade entre as variáveis preditoras (especialmente sociodemográficas e ambientais), que tendem a ser mais altamente correlacionadas no nível ecológico do que no nível individual, o que gera dificuldade para isolar os efeitos de cada variável sobre a doença na análise ecológica. Geralmente, este problema é maior em estudos ecológicos de múltiplos grupos envolvendo pequeno número de áreas geográficas grandes e heterogêneas (Morgenstern, 2008);
7. Maior probabilidade de não serem identificadas as consequências do confundimento originadas neste tipo de análise e maior chance de produção de interação após o ajustamento para variáveis confundidoras (Piantadosi, Byar e Green, 1988);
8. Maior sensibilidade desses estudos à estrutura do modelo escolhido para análise (linear, não paramétrica, quadrática, dentre outros), e como o efeito da maioria das variáveis regressoras ecológicas tem grande chance de não ser linear e de não apresentar aditividade através da variação estudada, o modelo de regressão linear múltipla pode não fornecer um bom ajuste para modelar as taxas (Nurminem, 1995). Para superar estes limites, modelos de regressão espacial ou regressão ecológica têm sido desenvolvidos, assim como *softwares* específicos para lidar com dados com estrutura espacial (Elliot *et al.*, 2000; Anselin, 2004);
9. Problemas decorrentes do emprego de dados secundários, referentes a qualidade e cobertura das fontes de informação, que muitas vezes diferem entre os grupos e áreas estudadas, e não disponibilidade de certos dados, pelo menos confiáveis, no nível do agregado, como históricos médicos ou informações sobre hábitos e atitudes (Morgenstern, 1995).

Cuidados especiais e alternativas metodológicas são sugeridas para minimizar alguns dos problemas citados, de modo a aumentar a precisão e a validade das estimativas de efeito obtidas e permitir testar hipóteses etiológicas a partir de dados ecológicos. Os agregados populacionais devem ser constituídos, preferencialmente, a partir da condição de exposição, para que possam beneficiar-se das diferenças relativas ao fator investigado. Agregados menores (municípios em vez de estados, bairros ou zona de informação em vez de município, por exemplo) e em maior número devem ser utilizados, de modo a obter maior homogeneidade intragrupo e possibilitar a realização de testes de hipótese, além de, pelo menos teoricamente, potencializar o efeito do agrupamento pela exposição. Além disso, recomenda-se usar modelos que considerem o efeito da correlação serial e temporal, os períodos de latência e de indução dos fenômenos de saúde-doença estudados, o efeito da migração sobre a estimativa de exposição das regiões geográficas e complementar a análise ecológica com a consideração do viés inerente a esta análise e aqueles comuns a todos os desenhos de estudos epidemiológicos (Morgenstern, 1982; Susser, 1994a; Nurminem, 1995; Lawson *et al.*, 1999; Elliot *et al.*, 2000; Ehlers, 2005).

Vantagens e aplicações | Papel dos estudos ecológicos na Epidemiologia

Uma das principais vantagens dos estudos ecológicos é permitir o estudo de grandes populações, como, por exemplo, comparações internacionais das taxas de incidência de doenças e prevalência de hábitos, como tipo de dieta, envolvendo diversos países. Por outro lado, como o enfoque ecológico é útil para a investigação de *clusters* de doença, pode ser usado em áreas geográficas relativamente pequenas (Nurminem, 1995).

Os estudos ecológicos podem, mais facilmente, abranger grupos populacionais marcadamente mais divergentes em relação à exposição do que os estudos individuados, que podem não ser factíveis para examinar efeitos da exposição se a variação dentro da área de estudo é pequena (Nurminem, 1995; Gesler, 1986; Morgenstern, 1995). No campo da epidemiologia ambiental, por exemplo, a dificuldade e o alto custo de mensurar acuradamente exposições relevantes em um grande número de indivíduos limitam a utilização de estudos individuados, e a medida ecológica pode representar a única alternativa viável (Morgenstern, 1995).

Em geral são relativamente fáceis de conduzir, no que se refere à obtenção dos dados, e de baixo custo, devido à utilização de dados secundários. Além disso, a crescente ampliação da disponibilidade de grandes bases de dados, que possibilitam a combinação de inúmeras informações de diferentes bancos informatizados de grandes populações, torna factível o estudo de diversos determinantes dos processos saúde-doença e a detecção de variações relativamente pequenas no risco relativo.

Embora alguns autores apontem a simplicidade de análise como uma das vantagens desse tipo de estudo (Morgenstern, 1995), as diversas questões metodológicas que devem ser consideradas na produção de estimativas ecológicas válidas e precisas desmentem esta assertiva. Mesmo a aplicação de representação gráfica das distribuições das frequências, uma das técnicas de análise mais comuns, deve ser criteriosa e pode ser bastante trabalhosa (Gesler, 1986). Felizmente, nos últimos anos, o desenvolvimento de sistemas de informação geográfica, que permitem o armazenamento e combinação de diversas bases de dados, e os avanços em estatística, que sofisticaram e refinaram a análise de dados ecológicos, têm contribuído para a superação de diversos dos problemas metodológicos já citados e para a ampliação do uso deste tipo de desenho de estudo (Wakefield, 2008).

Entretanto, quanto à aplicação dos estudos ecológicos na Epidemiologia, mais do que vantagens operacionais, o cerne da questão reside na natureza dos fenômenos que se deseja mensurar. Mayer (1983), Blackburn e Jacobs (1984), Bennett (1991), Almeida Filho e Rouquayrol (2006), Susser (1994b), Schwartz (1994) e Castellanos (1997), dentre outros, consideram que a análise ecológica tem um lugar próprio na epidemiologia e a distinção entre os níveis de organização seria o elemento chave para superar toda a controvérsia acerca do assunto. De acordo com Almeida Filho e Rouquayrol (2006) não existe impedimento lógico para a formulação de hipóteses no nível agregado, destacando, ainda, que neste nível mais abrangente e totalizador de determinação não há lugar para o isolamento de modelos causais com base em processos individuais, geralmente de inspiração biológica.

Não se trata de negar a premissa inquestionável de que a doença ocorre nos indivíduos e, portanto, tem expressão biológica, mas admitir a existência de fatores mediadores representativos das condições de vida, determinados pela estrutura socioeconômica e política das sociedades humanas. É necessário reconhecer que determinadas propriedades ou características coletivas são mais do que a soma das propriedades de seus membros individuais, que nem todo agrupamento de indivíduos pode ser considerado como um nível organizativo da realidade e que a atual incapacidade metodológica da epidemiologia pode limitar a demonstração de determinadas relações causais (Breilh e Granda, 1986; Castellanos, 1997).

Na década de 1990 observou-se uma valorização da utilização teórica e empírica das variáveis contextuais ou variáveis de macronível nos modelos explicativos da variação dos fenômenos de saúde, ao lado da ênfase em fatores de risco individuais, que emergiu desde os anos 1950 e floresceu com a epidemiologia molecular e genética. Estes fenômenos apontam para a integração dos processos macro e microníveis em marcos conceituais mais amplos, como os modelos de curso de vida, como um dos desafios teóricos para os epidemiologistas sociais no século XXI (Ben-Shlomo, 2005).

Adotar apenas uma perspectiva individualista na investigação da ocorrência e distribuição dos processos de saúde e doença em populações reduz as ricas e complexas redes de determinação destes fenômenos e, consequentemente, empobrece as escolhas e alternativas metodológicas, o que pode ser falseado pela sofisticação dos modelos de análise dos dados. A compreensão da Epidemiologia como ciência populacional envolve definir o foco da pesquisa epidemiológica frente à compreensão das múltiplas determinações dos processos de saúde-doença e suas inter-relações em diversos níveis: desde o micronível (molecular, genético e microbiológico) dos processos biológicos, o nível individual relacionado com o estilo de vida até o nível populacional ou contextual, conformado por relações sociais e históricas. Como disciplina fundamental da Saúde Pública, o seu campo de investigação, além da determinação, abrange a avaliação das alternativas e intervenções implementadas para o controle e enfrentamento dos problemas de saúde (Barreto, 1998; Pearce, 2000). A cada um destes níveis e objetos de investigação corresponde um conjunto de escolhas metodológicas, dentre as quais se destacam os estudos ecológicos como um dos tipos básicos de desenho de estudo epidemiológico e não mero substituto de outras abordagens para apreensão dos determinantes contextuais da saúde e da doença das populações.

Referências bibliográficas

Almeida Filho N, Rouquayrol MZ. *Introdução à apidemiologia moderna*. Rio de Janeiro: Guanabara Koogan, 2006. 282 p.

Anselin L. Exploring Spatial Data with GeoDaTM: A Workbook. Spatial Analysis Laboratory. Department of Geography. University of Illinois, Urbana-Champaign. Urbana, IL 61801. Revised Version, March 6, 2005. Copyright© 2004-2005. Disponível em: http://www.csiss.org/clearinghouse/GeoDa/geodaworkbook.pdf. Acessado em 18/02/2010.

Aquino R, Oliveira NF, Barreto ML. Impact of the Family Health Program on Infant Mortality in Brazilian Municipalities (Impacto do Programa de Saúde da Família na redução da mortalidade infantil em municípios brasileiros). *American Journal of Public Health* 99(1):87-93, 2009.

Barreto ML. A epidemiologia, sua história e crises: notas para pensar o futuro. *In*: Costa DC (org.). *Epidemiologia, teoria e objeto*. São Paulo. Hucitec-Abrasco, 1990. pp. 19-38.

Barreto ML. Por uma epidemiologia de saúde coletiva. *Revista Brasileira de Epidemiologia* 1:104-130, 1998.

Ben-Shlomo Y. Real epidemiologist don't do ecological studies? *International Journal of Epidemiology*, 34:1181-1182, 2005.

Bennett D. Explanation in medical geography: evidence and epistemology. *Soc Sci Med*, 33 (4):339-346, 1991.

Beral V, Chilvers C, Fraser P. On the estimation of relative risk from vital statistics data. *Journal of Epidemiology and Community Health*, 33:159-162, 1979.

Blackburn H, Jacobs D. Sources of the diet-heart controversy: confusion over population *versus* individual correlations. Editorial. *Circulation*, 70(5):775-780, 1984.

Breilh J, Granda E. *Saúde na sociedade*. São Paulo: Instituto de Saúde de São Paulo/Abrasco, 1986.

Buck C, Llopis A, Nájera W, Terris M (eds.). *El desafío de la Epidemiología. Problemas y Lecturas Selecionadas*. Washington: Organización Panamericana de la Salud, 1988, pp. 18-19.

Castellanos PL. O ecológico na epidemiologia. *In*: Almeida Filho N, Barreto ML, Veras RP, Barata RB (org.). *Teoria Epidemiológica Hoje: Fundamentos, Interfaces e Tendências*. (Série EpidemioLógica, 2). Rio de Janeiro: Fiocruz/Abrasco, 1997. pp. 129-47.

Chadwick E. *Report on the Sanitary Condition of Labouring Population of Great Britain, 1842*. Chicago: Aldine Pub. Co, 1945.

Costa MCN, Teixeira MG. A concepção de espaço na investigação epidemiológica. *Cadernos de Saúde Pública* 15(2):271-279, 1999.

Durkheim E. *O Suicídio. Estudo e Sociologia*. (Coleção Tópicos). São Paulo: Martins Fontes, 2000.

Ehlers RS. Análise de séries temporais. Departamento de Estatística, UFPR. Curitiba, 2005. Disponível em: http://www.each.usp.br/rvicent/AnaliseDeSeriesTemporais.pdf. Acessado em 20 outubro de 2010.

Elliot P, Wakefield JC, Best NG, Briggs DJ (ed.). *Spatial Epidemiology – Methods and Aplications*. 1st ed. Oxford: Oxford University Press, 2000.

Faris REL, Dunham W. Perturbações mentais em áreas urbanas. *In*: Pierson D (org.). *Estudos de Ecologia Humana. Leituras de Sociologia e Antropologia Social*. São Paulo: Martins Fontes, 1948.

Frost WH. Epidemiology. *In*: Maxcy KF (org.). *Papers of Wade Hampton Frost*. New York: The Commonwealth Foundation, 1941.

Gesler W. The uses of spatial analysis in medical geography: a review. *Social Science and Medicine*, 23:963-973, 1986.

Gouveia N, Fletcher T. Time series analysis of air pollution and mortality: effects by cause, age and socioeconomic status. *J Epidemiol Community Health*, 54:750-755, 2000.

Graunt J. Natural and Political Observations mentioned in a following Index, and made upon the Bills of Mortality. London, 1662. Disponível em: www.edstephan.org/Graunt/graunt.html . [Acessado em 6 julho de 2009].

Greenland S, Morgenstern H. Ecological *bias*, confounding and effect modification. *International Journal of Epidemiology*, 18:269-274, 1989.

Hamer WH. History of epidemiology in the last hundred years. Lecture I. *Lancet*, 5470:1313-5, 1928a.

Kals VS. Mortality and the business cicle: some questions about research strategies when utilizing macro-social and ecological data. *Am J Public Health* 69(8):784-788, 1979.

King P. Problems of spatial analysis in geographical epidemiology. *Social Science and Medicine*, 13D:249-252, 1979.

Kleinbaum DG, Kupper LL, Morgenstern H. *Epidemiologic Research, Principles and Quantitative Methods*. New York: Van Nostrand Reinhold Company, 1982.

Krieger N. Epidemiology and social sciences: towards a critical reengagement in the 21st century. *Epidemiol Rev*, 22(1):155-63, 2000.

Lathrop JC. Income and infant mortality. *Am J Public Health*, 9:270-4, 1919.

Latorre MRDO, Cardoso MRA. Análise de séries temporais em epidemiologia: uma introdução sobre os aspectos metodológicos. *Rev Bras Epidemiol*, 4(3):145-152, 2001.

Lawson A, Biggeri A, Bohning D, Lesaffre E, Viel J-F, Bertollini R. *Disease Mapping and Risk Assessment for Public Health*. New York: John Wiley & Sons Ltda, 1999.

Lazar P. Geographical correlation between disease and environmental exposure. *In*: Bithel EF, Coppi R. *Prospectives in Medical Statistics*. London: Academic Press, 1981, p. 21-38.

Lilienfeld DE. Celebration: William Farr (1807–1883) – an appreciation on the 200th anniversary of his birth. *International Journal of Epidemiology*, 36:985-987, 2007.

Macmahon B, Pugh T, Ipsen J. *Epidemiologic Methods*. Boston, Little, Brown & Co., 1960.

Martins CB. *O que é Sociologia*. (Coleção Primeiros Passos). 38ª ed. São Paulo: Brasiliense, 1994.

Mayer JD. The role of spacial analysis and geographic data in the detection of disease causation. *Soc Sci Med* 17:1213-1221, 1983.

Moore DA, Carpenter TE. Spatial analytical methods and geographic information systems: use in health research and epidemiology. *Epidemiol Rev*, 21:143-61, 1999.

Morabia A (ed.). *A History of Epidemiologic Methods and Concepts*. Basel: Birkhauser Verlag. Part I. 2004.

Morgenstern H. Ecologic Studies. *In*: Rothman KJ, Greenland S, Lash TL. *Modern Epidemiology*. 3rd ed. Philadelphia: Wolters Kluner/Lippincott Williams and Wilkins, 2008, pp. 511-531.

Morgenstern H. Ecologic studies in epidemiology: concepts, principles and methods. *Annu Rev Public Health*, 16:61-81, 1995.

Morgenstern H. Uses of ecologic analysis in epidemiologic research *Am J Publ Health*, 72(12):1336-1344, 1982.

Nurminem M. Linkage failures in ecological studies. *Rapp Treimest Statist Sanit Mond*, 48:78-84, 1995.

Paim JS, Costa MCN. Decréscimo e desigualdade da mortalidade infantil: Salvador, 1980-1988. *Boletin de la OPAS*, 114(5):415-28, 1993.

Pearce N. Epidemiology as a population science. *International Journal of Epidemiology*, 28:S015-8, 1999.

Pearce N. The ecological fallacy strikes back. *Journal of Epidemiology and Community Health*, 54:326-7, 2000.

Piantadosi S, Byar DP, Green SB. The ecologic fallacy. *American Journal of Epidemiology*, 127(5):893-904, 1988.

Pierson D (org.). *Estudos de ecologia humana: leituras de sociologia e antropologia social*. São Paulo: Martins Fontes, 1948.

Possas C. *Epidemiologia e sociedade, heterogeneidade e saúde no Brasil*. São Paulo: Hucitec, 1989.

Richardson S, Hémon D. Ecological bias and confounding. *Int J Epidemiol* 19:764-766, 1990.

Richardson S, Stucker I, Hémon D. Comparison of relative risks obtained in ecological and individual studies: some methodological considerations. *International Journal of Epidemiology* 16(1):111-120, 1987.

Robinson WS. Ecological correlations and the behavior of individuals. *American Sociological Review* 13:351-7, 1950.

Santos M. *A natureza do espaço. Técnica e tempo. Razão e emoção*. São Paulo: Hucitec, 1997. 308p.

Saracci R. Introducing the history of epidemiology. *In*: Olsen J, Saracci R, Trichopoulos D. (ed.). *Teaching epidemiology*. 2nd ed. Oxford: Oxford University, 2001.

Schwartz S. The fallacy of the ecological fallacy: The potential misuse of a concept and the consequences. *American Journal of Public Health*, 84(5):819-824, 1994.

Selvin H. Durkheim's suicide and problems of empirical research. *American Journal of Sociology*, 63:607-19, 1958.

Snow J. *Sobre a Maneira de Transmissão do Cólera*. 2ª ed. brasileira, revista e ampliada sob a direção de José Rubens de Alcântara Bonfim. São Paulo/Rio de Janeiro: Hucitec/Abrasco, 1999. p. 250.

Subramanian SV, Jones K, Kaddour A, Krieger N. Revisiting Robinson: The perils of individualistic and ecologic fallacy. *International Journal of Epidemiology*, 28:1-19, 2008.

Susser M. The logic in ecological: I. The logic of analysis. *American Journal of Public Health*, 84(5):825-829, 1994a.

Susser M. The logic in ecological: II. The logic of design. *American Journal of Public Health*, 84(5):830-835, 1994b.

Vieira da Silva LM, Paim JS, Costa MCN. Desigualdades na mortalidade, espaço e estratos sociais. *Rev Saúde Pública*, 33(2):187-197, 1999.

Wakefield J. Ecologic studies revisited. *Annu Rev Public Health*, 29:75-90, 2008.

Warren BS, Sydenstricker E. The relation of wages to the public health. *American Journal of Public Health*, 8:883-887, 1918.

Wooldridge JM. Introdução à econometria: uma abordagem moderna. Tradução de Rogério César de Souza e José Antônio Ferreira. São Paulo: Pioneira Thomson Learning, 2006.

16 Estudos Transversais

Vilma Sousa Santana e Sérgio Cunha

Estudos epidemiológicos procuram descrever padrões de doenças na população ou testar hipóteses relacionadas com o processo saúde/doença. Para tais finalidades, o desenho mais comum disponível é o estudo transversal. Por fornecer uma descrição instantânea na experiência do processo saúde/doença, que em geral é dinâmica e evolutiva no tempo, o estudo transversal pode ser considerado como um "corte no tempo", por isso o seu nome completo é "estudo de corte transversal". Os estudos transversais abordam populações bem definidas e sua abordagem é emblemática da abordagem empírica, conformando o clássico estudo observacional epidemiológico. Este desenho também é chamado de estudo de prevalência, por ser esta a medida epidemiológica típica desses estudos, mas também são denominados de inquérito (*survey*, em inglês) quando tratam da população geral e usam dados primários, *i.e.*, coletados com os sujeitos da pesquisa.

Nesses estudos, em geral, uma população é contactada para obtenção de dados para cada indivíduo. Quando os dados são primários, a coleta de dados poderá ser feita indivíduo a indivíduo, ou com um informante próximo (*proxy informant*), sempre considerando um momento do tempo, que em geral é o da entrevista. Esses dados podem ser relatados pelo sujeito da pesquisa, obtidos em documentos individuais apresentados, como, por exemplo, registros de vacinas ou carteira de trabalho, ou em mensurações laboratoriais feitas em amostras individuais de material biológico, como sangue, urina ou cabelo. Em estudos com objetivos relacionados com a saúde ambiental, amostras ambientais para o domicílio, como, por exemplo, composição da poeira, fumaça ou presença de larvas ou fungos, podem ser tomadas, e os resultados, atribuídos aos indivíduos que ali residem (Morgenstern & Thomas, 1993).

Ademais, a coleta de dados documentais ou mesmo com autorrelatos pode permitir o registro de dados retrospectivos ao momento da entrevista. Por exemplo, datas das vacinações, ou a história da vida laboral com datas de início e fim de cada emprego ou ocupação, favorecendo o registro de dados variáveis no tempo, por períodos de tempo definidos. Neste caso, a depender da informação que se obtenha e a análise que se deseje, o desenho do estudo pode se modificar e se transformar em coorte retrospectiva (também chamada coorte histórica) ou em um estudo caso-controle com casos prevalentes.

Muitos estudos transversais pretendem estimar dimensão, magnitude ou extensão de uma ou mais enfermidades, ou outro estado ou situação de interesse no processo saúde/doença em uma população, delineando um diagnóstico da situação de saúde de uma população. Neste caso, quando o propósito é descritivo, os estudos transversais são o delineamento de escolha. Estes estudos são muito requisitados por gestores de serviços ou sistemas de saúde com pretensão de se informar sobre a dimensão e a gravidade dos problemas de saúde em nível populacional, fundamentais para a definição de prioridades e alocação de investimentos e recursos. Isto porque proporcionam a identificação das doenças ou agravos mais comuns, ou mais graves, permitindo o reconhecimento de subgrupos mais vulneráveis de acordo com a extensão ou gravidade do problema de saúde, ou de acesso aos serviços, dentre outros aspectos. Vale notar que não tratam apenas de doenças ou agravos, mas qualquer estado relacionado com o processo saúde/doença de interesse, como os estados imunológicos, consumo de medicamentos, tabagismo, ou mesmo medidas de prevalência de exposições, como o contato com chumbo ou fibras de amianto, de experiências de vida, como ter sofrido um assalto, ou sintomas como as dores articulares. A medida de frequência de doença mais usada em estudos transversais é a prevalência, como vimos, mas é possível também se obterem estimativas de outras medidas epidemiológicas. Por isso, a designação estudo de prevalência tem sido criticada.

Outro uso dos estudos transversais é testar relações causais entre uma variável considerada preditora, de exposição, e variáveis respostas ou de desfecho. As medidas empregadas serão as razões de prevalência, empregadas de modo semelhante às razões de incidência cumulativa, ou risco relativo, conforme mostrado no Capítulo 21. O uso dessa medida para verificação de hipóteses causais deve ser feito com muitas precauções pela limitação deste desenho em garantir a antecedência da exposição em relação ao desfecho, ou seja, de que tenha ocorrido anteriormente, na ausência do desfecho. Por isso, medidas de associação obtidas em estudos transversais não podem ser interpretadas como equivalentes ao risco relativo, salvo algumas situações particulares, como na análise de variáveis que correspondem a atributos biológicos que não se modificam, como a cor da pele, recomendando-se que a denominação seja fator associado.

Boxe 16.1 Estudos transversais sobre assédio sexual e alcoolismo

O assédio sexual recentemente tornou-se tema de investigação de vários autores em todo o mundo. Resultados de várias pesquisas mostram que o assédio sexual ocorre em ambientes de trabalho e pode causar problemas de saúde, especialmente transtornos mentais, como síndromes de ansiedade e depressão, baixa autoestima, uso de drogas e dependência de bebidas alcoólicas. Narrativas de empregadas domésticas vêm sendo constantemente divulgadas por associações dessas trabalhadoras denunciando o assédio sexual, herança escravocrata que persiste nas relações entre patrões e empregadas ainda hoje. Como os traumas emocionais que acompanham a violência sexual no trabalho podem acarretar consequências sobre o comportamento, a exemplo de problemas no consumo de bebidas alcoólicas, decidiu-se testar a hipótese de que história de assédio sexual se associa à dependência de bebidas alcoólicas. Foram empregados dados de dois estudos transversais, de base populacional, realizados com amostras de mulheres de 10 a 65 anos de idade, realizados com metodologia semelhante, em Salvador (2000) e Aracaju (2001). A amostragem foi de conglomerados (áreas) identificados com mapas, aleatória de estágio único. Os domicílios foram selecionados e todos os membros familiares registrados, identificando-se os que referiram trabalhar remuneradamente. A coleta de dados foi realizada com questionários respondidos em entrevistas individuais privadas. O assédio sexual no local do trabalho foi identificado pela pergunta "Alguma vez o seu patrão ou alguém da casa onde você trabalha(va) tomou 'ousadia' com você?" Empregou-se o PHQ (Spitzer *et al.*, 1999), que se baseia na DSM-IV, para identificar consumo abusivo de bebidas alcoólicas. Identificaram-se 454 empregadas domésticas. A proporção de mulheres que relataram assédio sexual foi de 5,5%, enquanto a prevalência de consumo abusivo de álcool foi de 23,8% e a de dependência de bebidas alcoólicas de 6,0%. Mulheres que referiram assédio sexual tinham maior prevalência de consumo de bebidas alcoólicas (RP = 2,1; IC 95% 1,48-3,11) e dependência do álcool (RP = 3,9; IC95% 1,86-8,19) do que as demais trabalhadoras. Medidas ajustadas para local do estudo idade, cor da pele, escolaridade, idade de início do trabalho e sentimento de infelicidade não revelaram diferenças relativas aos achados brutos, respectivamente (RP = 3,0; 95% IC: 1,47-6,13) e (RP = 5,3; 95% IC: 1,89-14,72). Não se encontraram evidências de modificação de efeito. Conclui-se portanto que, no caso das empregadas domésticas, o assédio sexual ocorrido alguma vez na vida pode ser um fator de risco potencial para a ocorrência de problemas com o consumo de bebidas alcoólicas. Entretanto, a hipótese de que traumas decorrentes do assédio sexual iriam facilitar o desenvolvimento de problemas com bebidas alcoólicas pode ser interpretado ao contrário, *i.e.*, de que mulheres que tinham esse tipo de problema são as que refeririam mais comumente o assédio sexual, em uma tentativa de justificar esse comportamento que é socialmente rejeitado, especialmente em mulheres. É plausível também que pessoas que consomem bebidas alcoólicas também podem estar mais vulneráveis a sofrerem assédio sexual. Este exemplo demonstra como é difícil com estudos transversais, que não permitem discernir a antecedência temporal entre exposição e doença, realizar a inferência causal, especialmente em uma situação como esta, na qual pode haver a causalidade reversa.

Fonte: Monteiro A & Santana VS. Assédio sexual e alcoolismo entre empregadas em serviços domésticos. 2008.

Problemas relativos a inferência causal em estudos transversais são: por um lado, a chamada causalidade reversa, quando é plausível supor que o desfecho pode provocar alterações na exposição, e vice-versa, como no exemplo no Boxe 16.1; por outro lado, o viés de sobrevivência, porque a prevalência é uma mistura da força da ocorrência de novos casos na população e da duração da doença. Portanto, se existirem fatores que alteram o tempo de permanência da enfermidade, como na situação de surgimento de um novo medicamento eficaz que contribui para a redução da duração da doença, a prevalência vai se alterar não pelas suas causas, mas podendo produzir vieses nas medidas de associação. Outros aspectos relacionados são a gravidade e o prognóstico das enfermidades em estudo, que também devem ser considerados cuidadosamente na interpretação dos resultados de medidas de associação obtidas com estudos transversais (Checkoway *et al.*, 2007).

Por suas características, os estudos transversais são de melhor aplicação para abordagens descritivas de doenças ou desfechos comuns, crônicos, *i.e.*, que se mantenham por longo tempo, irreversíveis, e de baixa mortalidade (Checkoway *et al.*, 2007), ou que tenham início insidioso sem evidências objetivas, como na hipertensão arterial ou nas doenças mentais. Em geral, são considerados estudos de menor custo, conduzidos com maior rapidez, e em geral de maior viabilidade, embora alguns problemas desafiem a sua realização, especialmente em países em desenvolvimento cujos sistemas de informações populacionais ou de localização de pessoas são precários, ou temas sensíveis como o uso de drogas ilegais, trabalhadores do sexo e populações dispersas geograficamente (Bostoen *et al.*, 2007).

Aspectos particulares dos estudos transversais

População do estudo

Como para qualquer estudo epidemiológico, a população do estudo é caracterizada por um conjunto de unidades de observação (pessoas) que compartilham um elemento comum, como residir em uma dada área geográfica, ser aluno de uma escola ou pertencer a um plano de saúde. A escolha e a definição da população dos estudos transversais dependem da pergunta do pesquisador, das características das enfermidades ou agravo de interesse, e da própria população que se deseja investigar, e é tão importante que deve preceder o próprio delineamento do estudo. Nesta escolha deve pesar, sobretudo, o nível de generalização que o pesquisador deseja e a pergunta de estudo. Se o pesquisador deseja saber qual será a principal demanda em um centro comunitário de saúde, a sua população de escolha será a residente na área de cobertura deste centro, mas se for a satisfação com o tratamento para tuberculose oferecido, deverá focalizar doentes em tratamento, em um ou mais serviços de saúde, por exemplo. Portanto, a população de estudo não necessariamente trata de pessoas livres de doença, garantindo-se, no entanto, que o desfecho, neste caso, a satisfação do tratamento, potencialmente varie entre as unidades de observação. Para isso é crucial que se planeje cuidadosamente o processo de amostragem, mais especificamente o desenho amostral e aspectos relativos à garantia da representatividade da amostra, conforme tratado em outros capítulos deste livro.

A realização de amostras para estudos transversais ou de qualquer outro tipo de desenho pode encontrar dificuldades especiais em certos contextos, como em áreas de conflito, como nas fronteiras, algumas reservas indígenas, dentre outros, e nas situações de desastres naturais ou epidemias de doenças que representam grande comoção pública (Bostoen *et al.*, 2007). Populações invisíveis como os trabalhadores informais, crianças que vivem em situação de rua, empregadas domésticas, por exemplo, não constam de registros de sistemas de informação e são de difícil localização e seleção para amostras. Alguns grupos populacionais são dinâmicos, vivem em constante movimento, como os trabalhadores da construção civil envolvidos em grandes edificações, como barragens; muito dispersas, como os trabalhadores rurais; empregadas domésticas, ou crianças trabalhadoras, onde são precários os registros de domicílios ou pessoas em sistemas de informação que permitam delineamento de amostragem aleatório, por exemplo. Algumas populações são vigiadas ou se encontram em situação de ilegalidade, ou em áreas de grande violência, e a pesquisa pode implicar perigos para pesquisadores e participantes (Bostoen *et al.*, 2007). O obstáculo relativo à falta de sistemas de informação ou precariedade de endereços ou outros recursos para localização de pessoas têm levado ao uso de amostragens por aglomerados, de seleção aleatória de estágio único ou múltiplo, que requerem adequadas abordagens para o ajuste das medidas resultantes para o desenho amostral complexo.

Outro aspecto utilizado na escolha do desenho de estudo é que, como todas as pessoas participantes da população de estudo serão examinadas, estudos transversais não são adequados para desfechos raros. Quando se estima que a prevalência de uma doença será de 0,1%, por exemplo, 1.000 pessoas deveriam ser examinadas para se obter apenas um caso. Quando a intenção é o estudo de padrões de distribuição ou características de uma enfermidade pouco comum, pode-se identificar uma população que seja conhecida por concentrar casos. Exemplos são estudos de características de pessoas com infertilidade, conduzidos com a demanda a clínicas de saúde reprodutiva, ou para indivíduos com anemia falciforme, selecionados de usuários de laboratórios especializados em doenças do sangue. Essas populações específicas, singulares, limitam a generalização dos achados por terem a sua composição determinada por fatores nem sempre bem conhecidos, como os que afetam a demanda por serviços de saúde (Kleinbaum *et al.*, 1982).

Quando o propósito do pesquisador é analisar a relação entre uma exposição e um desfecho, supostamente causal, a população do estudo deve ser selecionada na perspectiva de que ambos os fenômenos em observação, separada ou concomitantemente, ocorram naquele contexto. Assim, garante-se que ambos, exposição e desfecho, sejam variáveis aleatórias, *i.e.*, que variem entre as unidades de observação. Lembre que se o foco é a relação entre essas duas variáveis, que deve manifestar-se "naturalmente", evidenciando o resultado do conjunto de forças operantes no contexto do estudo, não é aceitável que a escolha da população do estudo seja determinada pela condição de exposição ou do desfecho. Por exemplo, se você quer saber se empregadas em serviços domésticos têm mais comumente síndrome de ansiedade do que outras trabalhadoras, sua população de estudo não poderá se constituir apenas de empregadas domésticas, ou apenas de mulheres que sofram de ansiedade.

No entanto, existem situações nas quais é difícil encontrar populações adequadas para a realização de estudos de corte transversal. Por exemplo, em uma fábrica de pneus alguns trabalhadores estão envolvidos em uma parte do processo de produção no qual existe o contato com fumos químicos suspeitos de causarem rinite alérgica. Esses fumos químicos são muito específicos na produção de pneus. Existem, portanto, expostos e não expostos. Todavia, mesmo que o pesquisador considere todos os trabalhadores da fábrica, a proporção de pessoas expostas aos fumos químicos é muito pequena, comprometendo o poder estatístico do estudo para identificar a associação de interesse.

Para superar problemas como este, na epidemiologia ocupacional é comum a realização de estudos transversais com população do estudo constituída de duas subpopulações, uma de expostos e outra de não expostos, selecionadas e originadas de populações de origens distintas. Ou seja, a população do estudo não tem uma identidade comum, nem a seleção de sujeitos foi aleatória, ou com base em um desenho amostral que garanta a aleatoriedade da variável de exposição. Recomenda-se neste caso que durante a análise mantenham-se as subpopulações separadas, apresentando-se as medidas para cada uma delas separadamente. Note que para a situação reversa, quando é a doença ou desfecho que são raros, a solução indicada é o emprego do desenho caso-controle ou caso-referente, mas os pressupostos implícitos neste desenho impedem a aplicação para este outro caso de estudos transversais com raridade de exposição. Portanto, em estudos transversais a população do estudo não deve ser escolhida condicionalmente a exposição ou desfecho, de modo a garantir a aleatoriedade dessas variáveis e assim permitir a estimativa das medidas de associação desejadas. Entretanto, quando houver restrição de certos subgrupos na população do estudo o nível de generalização sempre ficará comprometido.

Estudos transversais são os escolhidos para os grandes inquéritos populacionais nacionais, seja em seu formato clássico de fase única, seja em fases repetidas – estes últimos também denominados de estudos transversais seriados (Checkoway *et al.*, 2004). No Brasil, um bom exemplo de estudos transversais seriados é a Pesquisa Mensal de Emprego e Desemprego (PED), que é realizada por meio de inquéritos de delineamento transversal em amostras distintas da população de regiões metropolitanas do país. Ou ainda, na Pesquisa Nacional por Amostra de Domicílios, do IBGE. Notar que a característica principal da população destes tipos de estudo é que ela não é a mesma em cada fase, ou repetição do estudo. O que se tem são amostras representativas de uma mesma população, mas cada amostra compõe-se de pessoas diferentes. Isso difere dos estudos longitudinais, nos quais as mesmas pessoas são reexaminadas em tempos diferentes. Estudos transversais seriados prestam-se particularmente para o estudo de indicadores de danos fisiológicos e doenças não letais (Checkoway *et al.*, 2007).

Fontes de dados

Os estudos de desenho transversal comumente utilizam dados primários, coletados diretamente com as unidades de observação para o propósito da pesquisa. Alguns estudos, por motivos operacionais, empregam informantes *proxy*, ou secundários, que são pessoas que funcionam como porta-vozes do sujeito da pesquisa. Vários estudos têm analisado o desempenho desses informantes, não sendo uma prerrogativa dos estudos transversais. Dados secundários também são empregados, oriundos de serviços de saúde como hospitais, serviços de emergência, ambulatórios, ou visitas por equipes do Programa de Saúde da Família, de exames periódicos em populações monitoradas, como entre os trabalhadores, dentre outros. Uma outra fonte de dados são os de uso administrativo, como os registros da previdência pública ou privada, de escolas ou planos de saúde.

Algumas vezes são empregados dados primários e secundários, simultaneamente ou em etapas distintas do estudo.

Dados de prontuários médicos podem servir tanto para estudos transversais quanto para longitudinais, dependendo da qualidade e regularidade do acompanhamento médico, do registro das informações desejadas e da disponibilidade desta para diferentes momentos do tempo. Considerando que a experiência de uma doença é um processo dinâmico, quando se tratar de estudos transversais com dados de prontuários, recomenda-se padronizar um momento da evolução dessa experiência para garantir a comparabilidade dos dados dos participantes. Por exemplo, para um estudo transversal podem-se restringir os dados para aqueles registrados na 1ª consulta, ou para a última durante a alta hospitalar, quando é concluído o diagnóstico, ou se finaliza uma etapa do tratamento. Nos estudos de prontuários, demanda ou clientela de serviços, é comum que a coleta de dados compreenda um período de tempo considerável para se obter o tamanho da amostra desejado. Note que nesta situação, analogamente aos estudos de base comunitária com dados primários, o tempo de coleta é um tempo apenas "operacional", não tendo significado epidemiológico para o estudo. Ressalta-se, portanto, que uma coisa é informação que se refere a um momento no tempo, outra coisa é o tempo que é necessário para se coletar essa informação. Estudos conduzidos com dados secundários, por exemplo, com registros de prontuários médicos resultantes de exames do tipo *checkup* que são coletados ano após ano, podem originar estudos transversais, muito embora os dados tenham sido provenientes de anos diferentes. Neste tipo de situação deve-se também atender à característica do estudo transversal de que ambas, exposição e enfermidade, tenham sido registradas no mesmo momento de referência de tempo. Caso a exposição a poeiras esteja registrada no prontuário e o efeito de interesse seja a rinite, pode-se coletar ambas as informações e utilizá-las para um estudo sobre a associação entre aquela exposição e esse desfecho. Notar que houve variação de tempo na obtenção do dado, mas não se considerou mais de um registro para o mesmo indivíduo participante da pesquisa. Quando os dados se referem aos mesmos trabalhadores que são reexaminados ao longo do tempo, o estudo deixa de ser transversal e sim de coorte ou longitudinal, que será visto mais tarde.

Variáveis de desfecho, de exposição e demais variáveis

A marca fundamental dos estudos de desenho transversal é ser um instantâneo da experiência de saúde/doença, o que quer dizer que tudo o que se observa é mensurado ou registrado a um só tempo, ou considerado como referente a um único instante. Assim, os estudos transversais são especialmente úteis para investigações sobre problemas ou estados relacionados com a saúde de baixa letalidade, não fatais, ou que tenham duração suficiente para que casos possam ser identificados. Portanto, os estudos transversais são particularmente úteis para o estudo de doenças crônicas, de evolução lenta. Isso porque se o desfecho é curto, súbito, como muitas síndromes diarreicas, afetará a possibilidade de reconhecimento dos casos existentes. Por exemplo, mesmo que episódios de diarreia sejam comuns em uma comunidade, os episódios são de curta duração e a probabilidade de que alguém seja entrevistado durante a doença é pequena. Por isso diz-se que estudos de prevalência são particularmente úteis para os estudos que focalizam estados fisiológicos duradouros (Checkoway *et al.*, 2004), como os de imunidade, mas limitados, como o pH da saliva, que se modifica instantaneamente.

Além disso, são apropriados para o estudo de estados de saúde ou doença para os quais o início não é claramente reconhecido, como na hipertensão arterial ou nas neuroses de ansiedade, e várias enfermidades que por suas características clínicas não têm sintomas ou sinais visíveis de início do processo patológico. Por essas características consideram-se, além da prevalência, variantes dessa medida de morbidade em estudos transversais, como a prevalência período, a prevalência episódio e a prevalência relativa à duração da vida, a chamada *life-time prevalence*. Essas medidas são apresentadas em mais detalhes no Capítulo 21.

A mensuração de variáveis nos estudos transversais se defronta com os mesmos obstáculos e dificuldades das relatadas para outros desenhos de estudo, não guardando especificidade. Em especial, deve-se mencionar uma questão que remete à temporalidade e dinamismo da experiência do indivíduo em consideração à exposição. Raramente a plausibilidade biológica de uma hipótese em investigação se sustenta em um contato fugaz com a causa potencial. Será, portanto, raro que diante desse dinamismo da experiência da exposição esta esteja presente durante o momento instantâneo da medida ou coleta de dados. Exceção são as variáveis que denotam atributos pessoais, como gênero, etnia, dentre outros, que não variam com o tempo. Uma outra questão ocorre quando se espera, ou já se encontra documentado, um período de latência extenso, *i.e.*, um tempo expressivo entre a ocorrência da exposição e o desfecho em estudo. Como os estudos transversais identificam a exposição simultaneamente à doença, não serão os mais indicados para estimativas de associação para aproximação à inferência causal nesses casos. Isso porque é possível que, quando a enfermidade ocorre, a exposição pode já ter cessado ou se modificado. Essa questão é a base do efeito do trabalhador sadio, amplamente descrito no campo da epidemiologia ocupacional, apresentada no Capítulo 51.

Apresentação de resultados dos estudos transversais

Na literatura existem várias recomendações sobre como apresentar resultados de estudos observacionais, denominadas pela sigla STROBE (*Strengthening the Reporting of Observational Studies in Epidemiology*) (Vandenbroucke *et al.*, 2007), que incluem também estudos de corte transversal. Apesar de serem recomendações para a publicação, devem ser levadas em conta também no momento do planejamento e execução de qualquer estudo observacional. Alguns exemplos a seguir:

1. Para cada variável usada, dar detalhes de como foram realizadas as medições (p. ex., a idade; perguntou-se à própria pessoa ou coletaram-se dados sobre a data de nascimento?);
2. Descrever as justificativas para o tamanho da amostra, e não apenas o cálculo;
3. Explicitar como foi feita a amostragem (p. ex., em um estudo em escolares, se foram selecionados escolares ou escolas);
4. Deixar claro se a análise está de acordo com os procedimentos de amostragem;
5. Definir o quadro teórico do estudo e as hipóteses;
6. Apresentar a justificativa da forma de análise das variáveis, por exemplo, a idade foi usada no formato contínuo ou categorizada?
7. Detalhar os critérios de diagnóstico da doença estudada;

8. Apresentar na discussão para que população os resultados e conclusões podem ser generalizados (validade externa);
9. Explicitar o número de pessoas elegíveis, efetivamente examinadas e analisadas (exemplo fictício: em uma população de 1.000 escolares o estudo planejava ter uma amostra de 300, mas se conseguiu aplicar um questionário em 250, dos quais 200 participaram da análise – o restante 50 foi excluído por falta de dados ou dados não acurados).

Ao final, *o desenho de amostragem* deve ser levado em consideração na análise. Não se trata simplesmente de comparar proporções de doentes entre meninos e meninas, mas os cálculos deverão levar em conta os tipos de bairros, as escolas etc. No final, a análise torna-se bem mais complicada e pode ser necessária a ajuda de estatísticos experientes, ou o uso de pacotes estatísticos apropriados.

Medidas de morbidade e associação

As medidas típicas de associação nos estudos transversais são as razões de prevalência. Com a popularidade da regressão logística na análise epidemiológica, as *odds ratios* da prevalência vêm sendo muito empregadas. A utilização dessas últimas medidas é comumente realizada sem alguns cuidados, interpretando-as como se fossem medidas de risco, *i.e.*, de incidência cumulativa. É importante notar que embora as *odds ratios* quando empregadas em estudos caso-controle se aproximem matematicamente do risco relativo, quando se utilizam casos incidentes e não prevalentes, havendo outros pressupostos como o da raridade do desfecho e a ausência de mudanças temporais na sua ocorrência e determinantes (Rothman & Greenland, 1998). Lembrar que *odds ratios* para medidas de desfecho que se aproximam de 50% tendem a superestimar as equivalentes razões de proporções tanto de incidência cumulativa quanto da prevalência, além de aumentarem o intervalo de confiança, empobrecendo a precisão.

Embora os estudos transversais sejam escolhidos para estudos de casos prevalentes, ou seja, os casos existentes em uma população com qualquer tempo de duração da doença, é possível, em algumas circunstâncias, estimar a incidência cumulativa ou até mesmo a taxa de incidência. Durante um inquérito pode-se coletar informação sobre a ocorrência de uma doença em um período de tempo, e não apenas sobre o momento da entrevista. Por exemplo, um inquérito pode coletar informação sobre acidentes de trabalho em um período de tempo, e como acidentes de trabalho são de natureza súbita, aguda, circunscritos no tempo e com duração curta, serão sempre casos incidentes. Não é, portanto, correto referir-se à prevalência de acidentes de trabalho, mas sim à incidência de acidentes, porque prevalência somente se aplica às suas sequelas, como as mutilações ou incapacidades.

A prevalência equivale a uma proporção e suas propriedades e formas de cálculo já foram apresentadas, juntamente com as medidas de associação, as razões de prevalência. É importante lembrar que essas não podem ser interpretadas como chances, ou probabilidades, por não corresponderem a casos novos, ou incidentes, que fazem parte dos estudos de coorte ou longitudinais. Entretanto, em algumas situações especiais, quando o problema de saúde de interesse é uma enfermidade irreversível que uma vez instalada não apresenta evolução, e em especial não leva ao óbito, a exemplo da perda da visão ou audição, com um estudo transversal é possível estimar a incidência. Para tal, é preciso que a população do estudo tenha ampla diversidade de idade e que possibilite a estimativa da prevalência para distintos grupamentos por faixas de idade, ou ano de nascimento. Pode-se então assumir que as diferenças entre as prevalências, entre os grupos de idade ou anos de nascimento, correspondem a incidências cumulativas ou proporcionais, proporções de casos novos, porquanto representam as variações devidas aos casos novos que ocorreram entre uma e outra etapa da vida daquela população.

Estudos transversais nas análises de hipóteses causais

Todo processo saúde/doença se sustenta em uma dimensão de temporalidade. Seja o começo da exposição a um fator de risco que inicialmente causará danos biológicos imperceptíveis, mas que se desenvolverá plenamente como dano à saúde depois de certo tempo, seja o dinamismo da própria doença, que cursa com um padrão evolutivo clínico, a chamada história natural das doenças. Assim, os delineamentos dos estudos, comumente, levam em consideração esse dinamismo e transformações no tempo, que é dimensão crucial para a interpretação dos dados do estudo para o teste de hipóteses causais.

Outras aplicações dos estudos transversais são a identificação e o teste de hipóteses causais. No caso da identificação são analisados, exploratoriamente, possíveis fatores de risco, enquanto no teste de hipóteses causais são analisadas associações com base na prevalência, para identificar fatores de risco potenciais para um agravo ou mesmo testar a hipótese de uma associação entre exposição e efeito. Isto é possível, pois, em um mesmo inquérito, pode-se obter medidas de variáveis relativas à exposição e também de doenças ou agravos potencialmente resultantes dessas exposições. Todavia, como ambas as variáveis foram mensuradas simultaneamente, não há garantia de antecedência temporal da exposição em relação ao efeito, que, como foi referido anteriormente, é um dos aspectos mais importantes para se concluir sobre uma relação causal. Em alguns casos, é impossível inferir que a exposição foi a causa do efeito, ou se o efeito é que causou a exposição. Por exemplo, em um estudo conduzido para a verificação de fatores de risco para a rinite alérgica, verificou-se que entre os ex-fumantes a prevalência de rinite alérgica era maior do que entre os fumantes. Isso poderia levar o investigador a pensar que o fumo fosse protetor em relação à rinite. Todavia, a interpretação mais convincente é que pessoas que fumavam e passaram a ter rinite alérgica ou a sua piora tenham abandonado o hábito de fumar (Ng & Tan, 1994).

Apesar de serem limitados quando o foco do estudo é o teste de hipóteses causais, os estudos transversais são muitas vezes os únicos desenhos de estudo viáveis em certas condições, como na epidemiologia ocupacional. Para aumentar as evidências em favor da inferência causal, é possível, com esses estudos, estimar gradientes biológicos, ou curvas dose-respostas, quando se dispõe de dados sobre a duração ou intensidade da exposição (Flanders *et al.*, 1992). Nesse caso, gráficos ou tabelas são de grande utilidade para sustentar a discussão de uma possível associação causal.

Vantagens e limitações, erros e vieses

Vantagens

As vantagens mais comumente mencionadas dos estudos transversais são rapidez, facilidade de execução e análise, e baixo custo. Todavia alguns exemplos mostram que nem sempre

Boxe 16.2 Exemplo de estudo transversal rápido

Calazar ou leishmaniose visceral é uma infecção comum na região nordeste do Brasil, principalmente em áreas secas do sertão. É causada por um parasito que é transmitido ao homem por um inseto vetor e tem como um dos reservatórios o cão doméstico. A dinâmica de transmissão, simplificadamente, é a seguinte: o cão torna-se infectado pelo parasito que é então transmitido ao homem por meio de um vetor, um inseto, tornando-se o homem infectado. Uma proporção dos indivíduos infectados desenvolve a doença, o calazar, enquanto outros evoluem com infecção, mas sem sintomas. No Brasil, no início da década de 1990, houve um surto de calazar que teve características diferentes. Os casos eram provenientes de uma vila na zona costeira perto da cidade de Salvador, mas não do sertão. Os médicos ficaram intrigados e se perguntaram: existiriam outras pessoas doentes com calazar na vila? Qual seria a proporção da população que está doente? E qual a proporção de infectados que não desenvolveram a doença? As pessoas nasceram na vila perto de praia ou vieram de outros lugares, por exemplo, do sertão? Será que existem cães infectados ou o reservatório seria outro animal? Existe outro tipo de vetor na zona costeira?

Decidiu-se realizar um inquérito para responder a essas e outras perguntas. De forma sumária, os procedimentos foram os seguintes: 1) uma visita à vila, que foi completamente mapeada com a identificação de todas as casas; 2) aplicou-se então um questionário padronizado a todos os habitantes, fazendo-se perguntas sobre a ocorrência de sintomas de doença, a origem geográfica, a presença de cães no domicílio, dentre outras perguntas. Examinaram-se os cães e os habitantes, e realizaram-se testes sorológicos nos cães e pessoas para identificar infectados, investigando-se também a presença do inseto vetor nos domicílios.

Todo esse trabalho demorou entre 2 e 3 meses, sendo, portanto, rápida a coleta de dados do inquérito. Ao todo foram coletados dados de 243 pessoas e de 460 cães. A população de estudo era composta por todos os moradores da vila que se conseguiu encontrar e entrevistar. A análise foi relativamente simples, estimando-se a proporção de casos e comparando-se esta proporção de doentes entre homens e mulheres, adultos e crianças, pessoas que tinham ou não cães etc. Exceto pelos insumos e equipamentos utilizados para os testes sorológicos, todo o estudo foi relativamente de baixo custo.

isso é verdadeiro, como no exemplo mostrado no Boxe 16.2. Outras vantagens citadas para os estudos de corte transversal são a possibilidade de se estudar várias exposições, ou variáveis preditoras e doenças ou desfechos, com dados coletados apenas uma única vez.

Mas essas vantagens nem sempre estão presentes em todos os inquéritos, e vários fatores podem torná-los longos, caros e de análise mais difícil. Por exemplo, se a *prevalência da doença é baixa*, isso significa que o estudo requer um número grande de pessoas para serem examinadas. Por exemplo, uma prevalência esperada de 1% implica que 100 pessoas devem ser examinadas para se achar apenas uma pessoa doente. No estudo sobre calazar citado acima, a proporção de pessoas infectadas era de aproximadamente 20%, ou seja, ao se examinar cinco esperava-se achar um infectado. Portanto, *estudos de corte transversal em geral não são realizados quando a prevalência de pessoas doentes é muito pequena*. Não existe uma regra para definir o que seria "pequeno", mas na prática tais estudos são realizados quando a prevalência esperada é acima dos 10%. Lembrar que a prevalência estimada em um inquérito pode ser menor do que aquela esperada quando o estudo estava sendo planejado. Após o início do estudo e estimada uma baixa prevalência, o pesquisador terá que aumentar o tamanho da sua população de estudo. Por isso muitos estudos se iniciam com "estudos pilotos", que, entre outros objetivos, têm o objetivo de fornecer estimativas iniciais sobre ocorrência de doença e outros fatores que se deseja estudar.

Uma outra dificuldade comum é a **coleta de muitos dados**. Não apenas é operacionalmente difícil coletar muitas informações de uma só vez, como isso pode aumentar a recusa de participação da pesquisa. Por exemplo, em Salvador foi realizado um inquérito em 1.145 crianças dentro de um estudo chamado SCAALA (*Social Changes, Asthma and Allergy in Latin America*), com o objetivo de se estudar asma. Foi necessária a aplicação de questionários e a coleta de materiais para exames, como fezes, e a realização de testes cutâneos para alergia, tomada de medidas antropométricas, coleta de amostras de sangue e de poeira das residências. A solução encontrada foi dividir o estudo em vários subestudos menores, cada um correspondendo a um grupo de dados, que ocorriam em tempos diferentes. Por exemplo, primeiro aplicava-se um questionário para identificação e coleta de dados sociodemográficos. Depois de um intervalo de tempo coletavam-se amostras de fezes, depois as de sangue, e assim sucessivamente. Foi necessária uma grande equipe de campo e uma complexa organização, além de serem utilizadas técnicas laboratoriais de alto custo. O resultado foi um inquérito custoso e que durou mais de 1 ano para coletar todos os dados.

Uma outra dificuldade muito comum é a forma como a população de estudo deve ser selecionada. No exemplo do estudo sobre calazar foi simples porque todos os habitantes da vila eram elegíveis. Todavia isso não acontece quando a população de referência é maior, e é impraticável coletar dados de todos. Por exemplo, como uma cidade inteira ou mesmo um bairro. A alternativa é recorrer a técnicas de amostragens, que são atraentes à primeira vista, mas podem requerer análises complexas. Imagine que se queira realizar um inquérito em uma grande cidade cuja população de estudo seja representativa dos estudantes. Um modo comum é a seleção em múltiplos estágios de conglomerados. Neste caso específico, pode ser necessário primeiro separar os bairros em subgrupos, vizinhanças, considerados como estratos, a exemplo de bairros "ricos" e bairros "pobres". Em seguida sorteiam-se alguns bairros dentro de cada grupo dos tipos de bairro. E dentro de cada bairro sorteiam-se algumas das escolas. Por fim, o sorteio é dentro das escolas com recrutamento de estudantes que participarão do inquérito.

Limitações

As principais limitações de um estudo de corte transversal são:

1. Não mede incidência, apesar de que em alguns estudos pode-se indiretamente estimar a incidência;
2. Não é o mais apropriado para se estudar associações causais, mesmo que haja certeza de que a exposição tenha ocorrido antes da doença. Ainda assim haverá dúvidas na interpretação dos resultados, como no exemplo do estudo sobre BCG neonatal e asma;
3. Por questões operacionais, os estudos de corte transversal não são apropriados para doenças de baixa prevalência;
4. Como se trata de um "corte no tempo", os estudos de corte transversal não são apropriados para situações em que a doença e/ou exposição mudam no tempo. Por exemplo,

se o propósito é analisar os efeitos do fumo sobre doença coronariana, o tabagismo atual pode não representar tabagismo no passado;

5. Não é apropriado para doenças de curta duração. Por exemplo, mesmo que uma doença seja comum, atingindo, digamos, 20% da população ao longo de 1 ano, os indivíduos só permanecerem doentes por alguns dias, a probabilidade de encontrar alguém doente no momento de uma entrevista será muito pequena.

Erros e vieses

Assim como em qualquer outro estudo epidemiológico, também nos estudos de corte transversal podem existir erros na escolha do desenho de estudo, na mensuração de variáveis, na análise ou seleção da população a ser estudada. Os dois mais importantes determinantes de vieses em estudos transversais são o viés de prevalência e causalidade reversa.

Viés de prevalência. Imagine um inquérito no qual se coletaram dados sobre vacinação com BCG no período neonatal e asma em estudantes com 10 anos de idade. No estudo (dados fictícios), 500 estudantes haviam sido vacinados e 500 eram não vacinados. Estimou-se que 10% dos 500 vacinados, no período neonatal, apresentaram asma quando tinham 10 anos, enquanto 20% dos 500 não vacinados haviam tido asma com 10 anos. Assim, a prevalência de asma estimada era de 10% *versus* 20% os que tomaram a vacina. A explicação para esse resultado surpreendente pode ser pensada em duas alternativas:

1. A vacina BCG no período neonatal diminuiu pela metade a probabilidade de as crianças terem asma (incidência), ou seja, preveniu a doença. Por isso, quando foi realizado o inquérito, elas tinham 10 anos, e entre os estudantes que receberam BCG a medida da prevalência era a metade, ou seja 10%;
2. Ou então, a vacina BCG não diminui a probabilidade de ter asma, quer dizer, não previne a doença, e tanto entre as crianças vacinadas quanto entre as não vacinadas, 20% desenvolveram asma, ao longo da vida. No entanto, a vacina BCG diminui a duração da doença, de tal modo que entre os 20% com asma que tomaram a vacina, apenas metade (10%) ainda tinham asma quando foram examinados aos 10 anos de idade, durante o inquérito. Portanto, estima-se a prevalência de 10% entre os vacinados.

Notar que em um inquérito não se está acompanhando as pessoas ao longo do tempo, e, dessa maneira, não se pode observar quando elas se tornam doentes. Em um estudo transversal coletam-se dados em um momento no tempo, portanto as pessoas já estão doentes ou não. O que se observa é "doentes" e "não doentes". Isto não é a mesma coisa que indivíduos que "se tornaram doentes" ou "não se tornaram doentes", como seria possível identificar em um estudo de desenho longitudinal. O que aconteceu no exemplo acima é que a exposição (vacina) poderia diminuir a duração da doença, e assim, menor número de pessoas vacinadas desenvolveu asma, porque estavam protegidas da doença no momento do inquérito. Erroneamente poder-se-ia pensar que a vacina diminuiu a probabilidade de desenvolver asma em algum momento de vida até os 10 anos, mesmo que a proporção de crianças que desenvolveram asma fosse igual, tanto entre os vacinados quanto entre os não vacinados. Este é um caso peculiar em que a exposição (vacina) diminui a duração da doença.

Algo parecido pode acontecer quando a exposição aumenta a duração da doença. Por exemplo, se crianças asmáticas e vacinadas tivessem maior duração da doença em comparação com as que não foram vacinadas, mais crianças com asma seriam encontradas no inquérito. Notar que a vacina aumenta a probabilidade de desenvolver asma, incidência cumulativa, mas isso não é plausível.

Problema como esse aconteceu em um estudo transversal sobre BCG neonatal e asma em estudantes no Brasil. Observou-se que a prevalência de asma era menor nos estudantes que tinham sido vacinados, mas não foi possível concluir se isso ocorreu porque a vacina prevenia a doença, diminuía a probabilidade de ter asma ou se tornava mais curta a duração da doença (Cunha *et al.*, 2004).

Causalidade reversa. Em um inquérito sobre asma em crianças, procurou-se identificar as principais características que aumentavam ou diminuíam a prevalência de asma. Um dos fatores identificados foi a presença de gatos nas residências. A proporção de crianças com asma era menor entre aquelas que viviam em casas com gatos e maior entre as crianças que viviam em casas sem gatos. A explicação para esse fato, aparentemente contraditório, é a causalidade reversa. Isto é, não é a presença de gatos que causou a asma, mas a ocorrência de pessoas com asma que determinou que existiriam menos gatos nas residências. A causalidade reversa é um dos pontos que devem ser mais cuidadosamente discutidos ao se interpretarem os resultados de um inquérito.

Comentários finais

Enfim, a principal limitação de um estudo de corte transversal é a dificuldade de estabelecer a sequência temporal entre uma suposta causa e o efeito e distinguir se uma associação é causal ou não. Uma maneira de superar essa limitação é tentar coletar informação sobre a sequência temporal entre a exposição e o desfecho, mesmo sabendo que no estudo essa informação será coletada ao mesmo tempo. Por exemplo, podem-se coletar datas da ocorrência da exposição e data do desfecho. No exemplo apresentado acima, estava bem definido que a vacinação neonatal precedeu a ocorrência de asma. Mas percebam que mesmo assim essa limitação não necessariamente estará resolvida. Se a exposição pode afetar a duração da doença, ainda teremos dúvida quanto à interpretação dos resultados, como no exemplo acima.

Estudos transversais são os mais comuns na Epidemiologia e, considerando que a Epidemiologia se constitui em um dos mais importantes pilares da Saúde Coletiva, continuarão por longo tempo nessa liderança. Na produção de evidências para planejamento e definição de prioridades, ou mesmo para avaliação de políticas e programas de saúde, tais estudos confirmam sua contribuição para a melhoria das condições de saúde das populações.

Referências bibliográficas

Amorim AM & Santana VS. Assédio sexual e alcoolismo entre trabalhadoras de serviços domésticos. Trabalho apresentado no Congresso de Saúde Pública, Brasília, DF, 2005.

Barreto ML, Cunha SS, Alcântara-Neves N, Carvalho LP, Cruz AA, Stein RT, Genser B, Cooper PJ, Rodrigues LC. Risk factors and immunological pathways for asthma and other allergic diseases in children: background and methodology of a longitudinal study in a large urban center in Northeastern Brazil (Salvador-SCAALA study). *BMC Pulm Med*, 6:15, 2006 Jun 23.

Bostoen K, Bilukha OO, Fenn B, Morgan OW, Tam CC, ter Veen A, Checchi F. Methods for health surveys in difficult settings: charting progress, moving forward. *Emerging Themes in Epidemiology*, 4:13, 2007.

Checkoway H, Pearce NE, Kriebel D. Research Methods in Occupational Epidemiology. Nova York: Oxford University Press. (Monographs in Epidemiology and Biostatistics), vol 13, 2004.

Checkoway H, Pearce NE, Kriebel D. Selecting appropriate study designs to address specific research questions in occupational epidemiology. *Occupational and Environmental Medicine*, 64:633-638, 2007.

Cunha SS, Cruz AA, Dourado I, Barreto ML, Ferreira LD, Rodrigues LC. Lower prevalence of reported asthma in adolescents with symptoms of rhinitis that received neonatal BCG. *Allergy*, 59(8):857-62, 2004 Aug.

Flanders WD, Lin L, Pirkle JL, Caudill SP. Assessing the direction of causality in cross-sectional studies. *Am J Epidemiol*, 135(8):926-35, 1992 Apr 15.

Kleinbaum D, Kupper L, Morgenstern O. *Epidemiologic research*. Nova York: Van Nostrand Reinhold, 1982.

Morgenstern O, Thomas D. Principles of study design in environmental epidemiology. *Environ Health Perspect*, 101 (Suppl 4):23-38, 1993.

Ng TP, Tan WC. Epidemiology of allergic rhinitis and its associated risk factors in Singapore. *International Journal of Epidemiology*, 23:553-558, 1994.

Vandenbroucke JP, von Elm E, Altman DG, Gøtzsche PC, Mulrow CD, Pocock SJ, Poole C, Schlesselman JJ, Egger M; STROBE initiative. Strengthening the Reporting of Observational Studies in Epidemiology (STROBE): explanation and elaboration. *Ann Intern Med*, 147(8):W163 a 94, 2007 Oct 16.

17 Estudos Caso-controle

Susan M. Pereira, Ricardo Ximenes e Laura Rodrigues

Introdução

O estudo caso-controle é um estudo analítico, isto é, investiga uma hipótese quanto à existência de associação entre exposição a um fator e desfecho de interesse para o estudo, em geral uma doença. É considerado um estudo de base: individual (o indivíduo é a unidade de análise, ao contrário do estudo ecológico); observacional (o investigador não determina quem recebe a intervenção, ao contrário dos ensaios clínicos), e pode ter um delineamento longitudinal (registros de exposição e desfecho são obtidos em momentos sucessivos no tempo, ao contrário de estudos de corte transversal).

Um estudo caso-controle inicia-se com a identificação de um grupo de **casos**, indivíduos que apresentam um desfecho específico (doença, óbito ou sequela), e um grupo de **controles**, constituído por pessoas que não apresentam este desfecho (Cole, 1979; Lilienfeld, Lilienfeld, 1979). A proporção de casos que foi exposta ao fator de interesse é comparada à proporção de controles que foi exposta ao mesmo fator. O propósito dessa comparação é identificar fatores que ocorram em maior (ou menor) frequência entre casos do que entre controles, e que poderiam portanto elevar (ou reduzir) o **risco** de desenvolvimento do desfecho que está sendo investigado. Os participantes incluídos no estudo apresentam ou não o desfecho (ao contrário do estudo de coorte, onde os participantes são recrutados para o estudo porque foram, ou não foram, expostos ao fator de interesse e são seguidos no tempo para estabelecer e comparar a frequência na qual expostos e não expostos desenvolvem o desfecho). Os participantes de um estudo caso-controle, portanto, são incluídos no estudo por terem (casos) ou não terem (controles) o desfecho de interesse.

O caso-controle é um estudo retrospectivo, no sentido de que os participantes são recrutados depois que o desfecho ocorreu. Essa característica possibilita recrutar um número semelhante de casos e controles e é um desenho apropriado para investigação de associações etiológicas em doenças de baixa incidência (o que aumenta a eficiência do caso-controle em relação aos estudos de coorte) e condições que apresentam período de latência (entre exposição e desenvolvimento da doença) prolongado.

O maior desafio metodológico em um estudo caso-controle é a seleção adequada de controles. Para compreensão deste aspecto, é útil considerar que, por trás de cada estudo caso-controle, existe uma coorte imaginária [referida por Miettinen (1985), como "*base*"]. Em um estudo ideal, os casos corresponderiam a todos os casos desta coorte (ou uma amostra aleatória destes casos) e os controles seriam uma amostra aleatória da população desta coorte. Desta forma, o estudo caso-controle é uma versão simplificada, porém mais eficiente, de um estudo de coorte. No estudo de coorte é necessário investigar se cada indivíduo é exposto ou não exposto ao fator de risco de interesse, e seguir todos os indivíduos para identificar o desenvolvimento do desfecho de interesse. No caso-controle, somente é necessário investigar se os casos (as pessoas da coorte que desenvolveram o desfecho), e uma amostra dos não casos (os controles), foram expostos. O objetivo de selecionar um grupo de controles é obter informações sobre a proporção de pessoas expostas na população que produziu os casos. Estudos caso-controle são mais eficientes do que estudar a coorte total, à qual correspondem, em duas maneiras: são mais rápidos, porque não é necessário o seguimento dos participantes até o desenvolvimento (ou não) do desfecho; e têm um tamanho de amostra menor, porque embora o número de casos seja o mesmo, os controles são uma amostra das pessoas que não desenvolveram o desfecho. Portanto, a não ser que a doença seja extremamente comum, um número muito menor de participantes precisa ser investigado sobre história de exposição.

Este desenho tem sido utilizado predominantemente para estudar etiologia de doenças crônicas infecciosas e não infecciosas, mas também é aplicado no estudo de fatores associados à ocorrência de doenças agudas, acidentes, óbitos, efeitos adversos de drogas, causas de utilização de serviços e efetividade de intervenções, dentre outros. É, enfim, uma alternativa metodológica robusta tanto para estudos exploratórios como para examinar hipóteses específicas (Susser, 1985).

Histórico

Lilienfeld & Lilienfeld (1979) relatam que a necessidade de estabelecer comparações entre grupos de indivíduos foi inicialmente formulada por Pierre Louis e seus estudantes, a exemplo de Elisha Bartlett, que, em 1844, identificou a necessidade de identificação de casos e obtenção de grupos de comparação adequados. Outro estudo pioneiro, publicado por William Augustus Guy, professor de Medicina Legal no Kings College, Londres, teria aplicado pela primeira vez comparações de grupos na investigação de excesso de ocorrência de tuberculose pulmonar em algumas profissões de maior risco (compositores e jornalistas). Nesse trabalho, foram apresentadas, em uma tabela 2 × 2, as razões (*ratios*) de doença entre compositores e jornalistas, de forma similar à medida de associação a ser utilizada futuramente em estudos caso-controle. Os autores ressaltam a atualidade desta apresentação, considerando que, conceitualmente, tratava-se de uma abordagem bastante inovadora. Entretanto, esta fase promissora do desenvolvimento dos estudos caso-controle apresentou um período de descontinuidade, relacionada com o início da era bacteriológica, onde, através da aplicação dos postulados de Koch, com consequente identificação de agentes infecciosos responsáveis por doenças, um grupo de comparação não seria mais necessário (Lilienfeld, Lilienfeld, 1979; Armenian, Lilienfeld, 1994).

Posteriormente, a retomada e o aprimoramento dos conceitos iniciais utilizados por William Guy são relatados por Cole (1979), que destaca o formato moderno do estudo caso-controle realizado por Lane-Claypon (1926), com objetivo de estudar a relação entre experiência reprodutiva e câncer de mama. Estudos retrospectivos, com comparação entre grupos e utilização de pareamento, foram também utilizados em ciências sociais, a exemplo do estudo da relação entre posição na família e atos posteriores de delinquência em adolescentes (Sletto, 1934). Destacam-se os resultados encontrados por Doll & Hill (1952) acerca da existência de associação entre hábito de fumar e ocorrência de carcinoma de pulmão, que marcaram uma etapa no desenvolvimento de estudos caso-controle. Estes pesquisadores acompanharam aproximadamente 5.000 pacientes de câncer de pulmão, os quais foram entrevistados no período de 1948-1952, em cinco cidades na Inglaterra. Destes, 1.465 casos e respectivos controles, pareados por idade, sexo e hospital, foram analisados, sendo encontrada uma associação positiva entre hábito de fumar e câncer de pulmão. Outro estudo relacionado com a saúde da mulher identificou associação entre uso de dietilbestrol durante a gestação e ocorrência de câncer de vagina em mulheres cujas mães utilizaram esta medicação (Herbst, Ulfeder *et al.*, 1971).

Estudos de casos-controle têm sido bastante utilizados em avaliação de intervenções, a exemplo de avaliação da efetividade de vacinas BCG contra tuberculose e hanseníase (Wunsch-Filho, Castilho *et al.*, 1990; Rodrigues, Diwan *et al.*, 1993; Dantas, Ximenes *et al.*, 2006; Rodrigues, Kerr-Pontes *et al.*, 2007), na identificação de fatores de risco em saúde ocupacional (Checkoway, Demers, 1994), avaliação de programas de controle de doenças (Soza, Pereira *et al.*, 2005; Ferrer, Strina *et al.*, 2008) e nos estudos em genética, dentre outros (Khoury, Beaty, 1994; DeFeo, Persiani *et al.*, 2009).

Estratégias de pesquisa

Na elaboração de um estudo caso-controle, inicialmente define-se a questão do estudo: se a exposição (fator de risco ou fator de proteção) de interesse está associada ao desfecho de interesse (doença, sequela, óbito etc.). Em seguida, identifica-se a população de origem dos casos e controles, ou seja, a "base". Falha na definição deste estágio inicial pode levar a erros importantes no seu delineamento. Os critérios para inclusão de casos devem ser definidos cuidadosamente, e inicia-se o levantamento daqueles que se enquadram nestes critérios. Os indivíduos devem ser convidados a participar do estudo, iniciando-se o recrutamento. Procede-se igualmente à seleção de controles, que consiste em um grupo de pessoas sadias ou sem a doença sob estudo, e que são originados da mesma população que produziu os casos. Após esta identificação, são coletadas informações sobre a exposição de interesse e sobre as variáveis consideradas como potenciais fatores de confusão.

Os critérios de seleção devem ser claramente explicitados, tanto em relação ao grupo de casos (sujeitos com a doença) quanto ao grupo de controles (Hulley, Cummings, 1998). O pesquisador deve sempre identificar a população que dará origem a casos e controles, que deverá ser a mesma, conforme será explicitado adiante. Este é um importante aspecto a ser considerado para evitar a ocorrência de viés. Uma estratégia amostral deverá ser delineada visando obter uma amostra adequada de casos e controles. As medidas de exposição a serem obtidas deverão ser definidas, as quais, posteriormente, estarão incluídas no instrumento de pesquisa a ser elaborado.

Definição da população-base

Esta população deve estar definida *a priori*, por exemplo, a população de uma determinada cidade, em um determinado período de tempo. Nesta situação, os casos serão aqueles retirados ou originados desta população previamente identificada, por exemplo, por meio da identificação de todos os casos diagnosticados nos hospitais que servem esta população. Uma alternativa seria identificar os hospitais que fornecerão casos para o estudo, e a população base seria aquela composta por indivíduos que, ao experimentar a doença em questão, irão buscar atendimento naqueles hospitais. O objetivo principal em se conhecer a população base é assegurar que cada caso que venha a ocorrer seja reconhecido e incluído no estudo, seja na população, em hospital ou demais serviços de saúde (Miettinen, 1985; Wacholder, McLaughlin *et al.*, 1992).

Definição e seleção dos casos

Definição

Informações sobre os casos devem ser obtidas por intermédio de instrumentos padronizados, a depender do desfecho sob estudo. Os critérios utilizados para definição de caso podem ser clínicos ou laboratoriais. Estes critérios devem ser precisos, claramente explicitados no protocolo e mantidos sem alterações durante todo o desenvolvimento do estudo. As formas clínicas e os estágios de evolução devem ser definidos, a exemplo de doenças que apresentem formas leves ou graves. Ressaltamos que a inclusão das primeiras pode favorecer a entrada de não casos no estudo, pois, a depender da doença, o diagnóstico inicial é menos preciso, levando a erros nas estimativas de associação. A inclusão de formas graves favorece a entrada de casos que foram tratados, que foram curados ou que evoluíram para óbito (Lasky, Stolley, 1994).

Seleção: quanto à origem, casos incidentes ou prevalentes

A forma de recrutar os casos para o estudo deve ser considerada cuidadosamente. Podem ser recrutados casos em hospitais ou outros serviços de atenção à saúde, selecionando-se pacientes diagnosticados que atendem aos critérios de definição de caso, por exemplo, todos os casos de tuberculose diagnosticados em Recife pelo serviço de controle de tuberculose em 2001. O estudo pode também ser de base populacional. Por exemplo, os casos são diagnosticados em uma população definida previamente (a base), por meio um inquérito populacional.

De um modo geral, os estudos caso-controle com recrutamento de casos de base populacional são mais fáceis de interpretar e mais difíceis de conduzir. Nos estudos caso-controle onde casos são recrutados em unidades de saúde é importante considerar se os casos incluídos no estudo são representativos de todos os casos que ocorreram na população-base que se enquadrariam na definição de caso. Considerem-se, por exemplo, dificuldades no acesso a serviços de saúde, padrões de referência de pacientes a serviços especializados, sobrevivência de doentes, recusas, dentre outros.

Um ponto importante a ser considerado é quanto à definição da inclusão de casos incidentes ou prevalentes no estudo. Esta escolha dependerá do desfecho sob estudo (se doença aguda ou crônica) ou ainda da estratégia adotada (estudo retrospectivo ou estudo aninhado em uma coorte, tipo que será abordado mais adiante). Casos incidentes são aqueles que são recrutados para o estudo na medida em que vão sendo diagnosticados, durante um período definido de tempo. Já os casos prevalentes são todos aqueles identificados como tendo a doença em um determinado momento (ou em curto período de tempo), geralmente coincidindo com o início do estudo. No caso-controle clássico, retrospectivo, utilizam-se casos prevalentes; por exemplo, todos os casos de câncer de mama atualmente registrados no ambulatório dos hospitais de referência (Kleinbaum, Kupper *et al.*, 1982; Rothman, Greenland, Lash, 2008).

A escolha de casos prevalentes pode interferir na medida da associação final encontrada, já que estes podem diferir dos casos incidentes (novos) quanto à exposição, por corresponderem aos pacientes que sobreviveram (excluídos os que foram a óbito) e que poderão ter modificado seus hábitos (ou exposições) em consequência da enfermidade. Estes aspectos podem acarretar a identificação de associação positiva entre os diversos fatores de risco e a doença, que não corresponderia a uma associação real, sofrendo influência da sobrevivência do indivíduo com a doença em questão e da mudança de hábitos ocorrida em consequência à doença. Este último aspecto pode levar a uma interpretação equivocada quanto à exposição. Aqui ressaltamos que o que orienta a composição do grupo de casos (doentes ou óbitos) é a pergunta de investigação. Por exemplo, o grupo de casos também pode ser constituído por indivíduos que foram a óbito por uma doença X e, nesse caso, o grupo controle seriam os sobreviventes da mesma doença.

Definição e seleção dos controles

A escolha de um grupo controle é a tarefa mais difícil do delineamento de um estudo caso-controle.

Definição

A escolha inadequada deste grupo pode levar a viés de seleção, que pode ser evitado se este grupo for selecionado de maneira a constituir uma amostra representativa da mesma população que produziu os casos. Segundo Miettinen (1985), nos estudos caso-controle a população de origem (*study base*) deve ser identificada. Esta pode estar definida *a priori*; por exemplo, a população de uma determinada área em um determinado período de tempo.

Os casos e respectivos controles devem idealmente ser originados da mesma população. Ao definir a população-base é importante identificar a coorte imaginária, única, e que idealmente os controles representariam uma amostra aleatória desta "coorte" de onde os casos vieram. O controle ideal seria aquele que faria parte do grupo de casos se desenvolvesse a doença. Um aspecto importante a ressaltar é que a seleção dos casos e controles deve ocorrer independente da exposição.

Seleção de controles: controles hospitalares e populacionais

Na seleção de controles deve ser considerada, além da população de origem, a relação temporal com o diagnóstico de casos. Para atender a este princípio, casos e controles devem ser selecionados considerando-se o período de diagnóstico do caso. A ocorrência de um intervalo de tempo muito grande entre o diagnóstico dos casos e a seleção de controles pode reduzir a possibilidade de identificar as exposições conforme ocorreram na população base (Wacholder, McLaughlin *et al.*, 1992).

A escolha de controles hospitalares é uma alternativa aparentemente simples e exequível, porém pode acarretar viés de seleção. A utilização de controles hospitalares pode ser adotada assumindo-se que os controles oriundos dos mesmos hospitais que os casos podem ser originados da mesma população base. Entretanto, nem sempre há uma população de origem claramente identificada para os casos e controles recrutados nos hospitais ou serviços de saúde. O grande limite da seleção de controles hospitalares está relacionado com o fato de serem indivíduos com outras doenças, o que pode ferir o pressuposto de obtenção de controles que possuam padrões de exposição similares ao encontrado na população base. Há situações em que controles hospitalares podem se tornar uma boa alternativa, a exemplo de seleção de controles com uma doença que possua padrões de referência aos serviços de saúde similares aos dos casos, o que poderia aumentar a segurança quanto aos indivíduos procederem da mesma população base. Algumas vantagens são identificadas na seleção de controles hospitalares, como: favorecer a comparabilidade da qualidade da informação para casos e controles, conveniência no caso da necessidade de realização e obtenção de resultados de exames clínicos ou laboratoriais. Uma condição básica na seleção destes controles hospitalares é a de excluir como controles condições clínicas relacionadas com a exposição, o que assegura maior confiança na obtenção de resultados válidos (Wacholder, Silverman *et al.*, 1992).

Para contornar a dificuldade de definir o grupo controle, alguns estudos utilizam mais de um grupo de controles. Como exemplo, temos o estudo caso-controle realizado em São Paulo (Wunsch-Filho, Castilho *et al.*, 1990), para avaliar efetividade da 1ª dose da vacina BCG contra meningite tuberculosa, em crianças menores de 5 anos. Foram incluídos 72 casos de meningite tuberculosa, e os autores utilizaram dois grupos controle: 81 controles hospitalares e 505 controles comunitários, retirados da vizinhança dos casos. A efetividade foi similar nos dois grupos, sendo 80,2% no primeiro grupo e 84,5% no segundo. Esta estratégia pode entretanto trazer resultados difíceis de interpretar se estes diferirem, a depender do grupo controle utilizado (Dantas, Ximenes *et al.*, 2007). Outras fontes de controle frequentemente utilizadas são familiares ou amigos dos casos, compondo uma alternativa de baixo custo, ao favorecer a realização de entrevistas. A base familiar é utilizada quando se deseja obter controles mais parecidos em relação ao perfil genético dos casos (Wacholder, Silverman *et al.*, 1992; Lasky, Stolley,1994).

No que concerne ao número de controles por caso, geralmente utiliza-se a razão de um controle para cada caso (1:1). No entanto, quando o número de casos é reduzido ou quando há dificuldade no recrutamento dos mesmos, pode-se aumentar a eficiência do estudo, aumentando-se o número de controles. O aumento do poder do estudo com o aumento dessa razão de controles por caso habitualmente é satisfatório até uma razão de 4:1; além desse limite as dificuldades operacionais podem não compensar o pequeno aumento do poder do estudo (Schlesselman, 1982; Rothman, Greenland, Lash, 2008).

Controles pareados ou não pareados

O estudo caso-controle é um estudo observacional e, como tal, é vulnerável à distorção das associações encontradas pela presença de fatores de confusão. O pareamento permite o controle do efeito dos fatores de confusão na fase de delineamento do estudo, ou seja, a nível do desenho, e constitui uma das estratégias mais adotadas com esse objetivo. Em estudos pareados, procede-se à seleção de um ou mais controles para cada caso com base na similaridade de algumas características consideradas possíveis confundidores, a exemplo de idade, sexo, excluindo-se aquela que representa a exposição principal.

O pareamento é definido por Kleinbaum (1982) como uma estratégia de restrição utilizada para tornar os controles semelhantes aos casos, em relação a determinadas variáveis, sendo considerado um processo de limitação "da elegibilidade de sujeitos potenciais a entrarem no estudo". Esta restrição pode ser adotada para algumas variáveis, conhecidas como um provável fator de risco para doença ou para um determinado procedimento médico que influencie o diagnóstico da doença na população, aumentando a chance de detecção de casos que, em situação de rotina, não seriam detectados. Além disso, é indicado para doenças ou condições que podem estar associadas ao fator de estudo, mas que não são necessariamente fatores de risco para o efeito sob estudo, ou ainda por questões operacionais relacionadas com a conveniência do pesquisador em assegurar a viabilização do estudo (Kleinbaum, Kupper *et al.*, 1982). Como exemplo, apresentamos um estudo caso-controle realizado na Nicarágua, entre 1998 e 2001, com o objetivo de identificar fatores relacionados com o abandono de tratamento. Neste estudo, foi realizado o pareamento por idade, ou seja, os controles foram selecionados de forma a terem idade similar aos casos, com uma variação máxima de mais ou menos 3 anos. Desta forma, obtiveram-se grupos comparáveis em relação a idade, eliminando-se o efeito desta variável na estimativa da associação (Soza, Pereira *et al.*, 2005).

O pareamento pode aumentar a eficiência do estudo, sendo particularmente útil quando existe possibilidade de um desequilíbrio entre casos e controles quanto aos fatores de confusão (p. ex., em um estudo de câncer, se não houver pareamento por idade, a maioria dos casos tenderia a ser formada por idosos e a maioria dos controles seriam jovens (refletindo a população brasileira), devido à força da associação entre câncer e idade. Isso se aplica também quando o número de casos é limitado e se busca o controle de variáveis de difícil mensuração (como "estilo de vida") ou variáveis que não são claramente definidas (usando-se, para o pareamento, variáveis como vizinhança, membro da família, amigo etc.)

As principais questões relativas ao desenho e análise dos estudos caso-controle são sumarizadas no Quadro 17.1.

Quadro 17.1 Tipos de controle de confundimento, no desenho e na análise de estudos caso-controle

Desenho	Análise
Sem pareamento e sem restrição (coleta de informação)	Estratificar pela presença e nível de todas as confundidoras
	Regressão logística para controlar todas as confundidoras
Restrição	Desconsiderar variáveis usadas na restrição
	Estratificar ou regressão logística para outras confundidoras
Pareamento simples	Análise pareada para confundidoras usadas no pareamento
	Regressão logística para outras confundidoras

Temas de validade interna

As informações relativas à exposição podem ser obtidas de diferentes formas: por entrevista presencial, postal ou por telefone, consulta a registros médicos ou ocupacionais, ou através de obtenção de amostras biológicas. O ponto fundamental é que a informação seja obtida sem vieses, de forma similar aos grupos de caso e controles, e não influenciada pelo fato de o indivíduo pertencer a um ou outro grupo (ser um caso ou um controle). O fato de os indivíduos serem selecionados para o estudo por terem ou não a doença (ou o desfecho de interesse) torna esse desenho particularmente vulnerável ao viés de informação, *i. e.*, à possibilidade de que a presença ou ausência de doença possa influenciar a informação sobre a exposição.

Viés de informação

Dois tipos de viés de informação podem constituir-se em um problema particular nos estudos caso-controle.

▸ Viés de resposta. Refere-se ao processo pelo qual a informação fornecida pelos indivíduos selecionados é diferente nos casos e controles. Um caso particular diz respeito ao viés de memória. A precisão para relembrar as exposições pode diferir entre casos e controles. Em um estudo dos fatores na gravidez que podem estar associados a câncer na infância, as mães dos casos podem lembrar-se mais das exposições passadas do que as mães de controles. A publicidade quanto à possível associação pode ainda aumentar a possibilidade desse viés, como, por exemplo, a divulgação de uma suposta associação entre autismo e vacinação com a tríplice viral. Mecanismos utilizados para minimizar esse viés seriam: padronização das entrevistas para casos e controles, desconhecimento da hipótese para os participantes do estudo, uso de outras fontes documentais quanto à exposição (se possível de registros feitos antes do diagnóstico da doença) e validação das respostas obtidas.

▸ Viés do observador. Refere-se ao processo pelo qual a coleta de informação pelo investigador difere quando se relaciona a casos ou controles. Um exemplo seria o investigador inquirir mais longamente casos do que controles com relação à exposição. Idealmente, o pesquisador deveria desconhecer a hipótese do estudo e quem é caso ou controle. Na prática, isso dificilmente é atingido, e os entrevistadores devem ser treinados para assegurar a realização de uma coleta de informações sem vieses. As informações devem ser coletadas de forma objetiva, com instrumentos padronizados, e os mesmos formulários e questionários devem ser usados para casos e controles.

Viés de seleção

Viés de seleção pode ser introduzido por incorreções ou limitações no delineamento do estudo, fazendo com que os controles não sejam uma amostra representativa da população que deu origem aos casos. Na presença de viés de seleção, as estimativas obtidas apresentam distorções. Estas distorções são originadas nos processos de seleção de sujeitos no estudo, que, quando realizados incorretamente, levam à obtenção de grupos com exposições diferentes do que seria observado na população em geral, ou nos indivíduos não incluídos no estudo (Rothman, Greenland, Lash, 2008).

De acordo com Schlesselman (1982) o grupo controle deverá prover uma estimativa da taxa de exposição (prevalência do fator de exposição) similar à população de origem dos casos. Cole (1979) estabelece que o viés de seleção não ocorreria se ambos os grupos, casos e controles, apresentassem a mesma prevalência da exposição de interesse, na hipótese de não haver uma associação entre o fator de exposição e a doença estudada.

Um estudo caso-controle ideal, livre de viés de seleção, seria então aquele em que:

- a população de referência estaria claramente definida;
- todos os casos (ou uma amostra aleatória dos casos) dessa população seriam incluídos no estudo;
- os controles seriam uma amostra aleatória dessa população.

Estas condições são possíveis de serem obtidas em estudos caso-controle aninhados em uma coorte. Por outro lado, o risco de ocorrer viés de seleção em estudos caso-controle é particularmente grande em situações em que casos e controles são obtidos exclusivamente em hospitais ou clínicas.

Doll e Hill (1952) mostraram que pacientes hospitalizados por outras condições que não câncer de pulmão fumavam com maior frequência do que a população em geral: neste caso a prevalência de fumantes entre controles hospitalares não seria uma boa estimativa da taxa de exposição ao fumo na população. Portanto, em um estudo da associação entre câncer de pulmão e cigarro, o uso de controles hospitalares tenderia a subestimar a força da associação entre exposição e doença, uma vez que fumantes teriam uma chance maior de serem incluídos como controles do que não fumantes. Viés de seleção como o ilustrado acima foi primeiramente considerado por Berkson, motivo pelo qual alguns autores ainda se referem a este viés como viés de Berkson (Feinsten, 1986).

Os vieses de seleção em estudos caso-controle podem ser descritos em termos algébricos. Este detalhamento é considerado no Capítulo 11 de Kleinbaum, Kupper e Morgenstern (1982), devendo ser consultado por leitores que desejem maior aprofundamento desta questão.

Lidando com o viés de seleção

Destacamos que o viés de seleção pode ser evitado por meio do treinamento adequado do pessoal envolvido com o trabalho de campo e também da definição de rotinas que assegurem a qualidade dos dados coletados (Schlesselman, 1982).

Vieses de seleção são menos prováveis de ocorrer em estudos caso-controle de base populacional, nos quais os casos são uma amostra de todos os casos incidentes da doença naquela população definida e os controles são escolhidos aleatoriamente na mesma população. Caso-controle com essas características seriam preferíveis àqueles em que os casos fossem selecionados em hospitais e/ou clínicas, onde seria difícil a identificação da população que originou os casos e de onde os controles deveriam ser selecionados.

Quando os casos são selecionados em hospitais e/ou clínicas, pode ser preferível selecionar controles na vizinhança dos casos do que obtê-los entre pacientes com outros diagnósticos no mesmo hospital/clínica (controles seriam pareados aos casos por vizinhança). Em um estudo da eficácia da segunda dose de BCG, ao se compararem controles usuários de serviços de saúde com controles de vizinhança, verificou-se que a exposição à segunda dose da vacina era maior nos controles originados dos mesmos serviços de saúde, levando à identificação de um efeito protetor da vacina, quando era considerado este grupo de controles durante a análise (Dantas, Ximenes *et al.*, 2007).

Contudo, o mesmo não seria verdade se a probabilidade de pertencer ao grupo de casos estivesse relacionada com a exposição investigada. Um exemplo desta situação seria um estudo em um país em desenvolvimento em que a maioria da população não tivesse acesso a serviços de saúde, caso a doença estudada dependesse de diagnóstico médico (p. ex., meningite tuberculosa) e a exposição estudada fosse administrada pelo serviço de saúde (p. ex., vacinação com BCG). Nesta situação, a fonte de controles mais apropriada seriam pessoas internadas com outros diagnósticos, cuja probabilidade de admissão naquele hospital fosse igualmente relacionada com a exposição, estabelecendo-se como a população do estudo os usuários dos serviços de saúde.

Se fossem conhecidas as probabilidades de seleção (como definidas previamente), seria possível fazer ajustes que removeriam os efeitos do viés de seleção da nossa estimativa da medida de associação. Na prática, entretanto, esta informação raramente existe. Em vez de tentar identificar um grupo controle perfeito, alguns investigadores tendem a selecionar mais de um grupo controle proveniente de fontes distintas. A racionalidade dessa estratégia estaria em que dificilmente controles obtidos de fontes distintas introduziriam o mesmo viés de seleção. Com base nessa improbabilidade, o pesquisador ficaria mais seguro de ter evitado um grande viés de seleção quando o risco relativo estimado fosse o mesmo para os dois grupos controles selecionados. Contudo, a conduta que se deve adotar quando o risco relativo diferir para os dois grupos controles não é tão clara.

Existe uma terceira estratégia que poderia ser adotada caso fosse possível obter informações quanto ao fator que condiciona o processo de seleção, de tal forma que, em qualquer nível do fator, uma estimativa não tendenciosa do indicador de associação da exposição pudesse ser feita. Neste caso, o efeito do viés de seleção seria controlado através de estratificação ou técnicas de análise multivariada, semelhantes àquelas adotadas para o controle de fatores de confusão. Estas alternativas de análise serão abordadas mais adiante, no Capítulo 21.

Alternativas de desenho

Algumas estratégias especiais de delineamento podem ser utilizadas para melhor compreensão das inter-relações entre exposição, doença e fatores de confusão. Não é nosso objetivo aqui esgotar todas as possibilidades mas apenas comentar algumas abordagens mais frequentes.

Estudo caso-controle aninhado

Considera-se caso-controle aninhado quando a população que origina casos e controles é uma coorte bem definida. Neste desenho cada indivíduo da população de origem tem uma probabilidade de ser selecionado como um controle que é proporcional à sua contribuição como pessoa-tempo no denominador da taxa de incidência daquela coorte. Nessa estratégia, os controles são selecionados a partir da coorte, geralmente pareando-se pelo momento (tempo) em que os casos são identificados.

Estudos caso-controle aninhados em coorte estão sendo muito utilizados recentemente, como alternativa para testar novas hipóteses, utilizando casos de um estudo de coorte realizado com a finalidade de investigar um determinado desfecho de interesse (mas não a exposição de interesse). Os casos novos originados na coorte são incluídos e é retirada uma amostra de controles dentre os indivíduos sadios da coorte. Os casos e controles são automaticamente pareados por fatores presentes (comuns) a todos os membros da coorte. Informação adicional necessária pode ser coletada apenas para casos e controles selecionados no estudo aninhado, não sendo necessário coletar informação para toda a coorte, com aumento da eficiência do estudo. Esta é uma alternativa adequada para testar novas hipóteses elaboradas após o início do seguimento de uma coorte, sendo uma garantia de que os controles são representativos da população que originou os casos, ou seja, a coorte (Rothman, Greenland, Lash, 2008).

Caso-coorte

Essa estratégia possui em comum com o caso-controle aninhado o fato de os indivíduos serem selecionados a partir de uma coorte formalmente definida previamente. Entretanto, enquanto no caso-controle aninhado os controles são selecionados da coorte, geralmente pareando pelo momento em que os indivíduos convertem-se em casos, no estudo tipo caso-coorte é retirada inicialmente uma amostra aleatória (subcoorte) a partir dos indivíduos que compõem a coorte. Esta amostra é utilizada como grupo de comparação. Posteriormente, adicionam-se todos os casos que ocorrem fora do subcoorte (Langholz, Thomas, 1990).

No caso-controle aninhado cada indivíduo da população de origem tem uma probabilidade de ser selecionado como um controle proporcional à sua contribuição como pessoa-tempo no denominador da densidade de incidência, correspondendo a um processo de amostragem concomitante que será discutido posteriormente. No caso-coorte, cada indivíduo tem a mesma chance de ser incluído como um controle, independentemente do tempo que contribuiu como pessoa tempo (Rothman, Greenland, Lash, 2008), correspondendo a um processo de amostragem inclusivo (ver adiante). Utilizando-se o caso-coorte é possível estimar o risco relativo sem informações de todos os indivíduos da coorte e, também, conduzir vários estudos, utilizando-se o mesmo grupo controle com diferentes desfechos. Apesar da eficiência dessa estratégia, sua complexidade em termos de análise tem sido obstáculo a uma maior frequência do seu uso (Barlow, Ichikawa *et al.*, 1999).

Caso-controle aninhado ao corte transversal

Nos estudos de corte transversal, uma população de estudo é selecionada a partir de uma população-alvo e os indivíduos são examinados, observados ou interrogados sobre sua doença, suas características ou exposições atuais ou passadas, ou outras variáveis de interesse (Kleinbaum, Kupper *et al.*, 1982). Os estudos de corte transversal podem ser interpretados como o caso-controle análogo à coorte populacional, onde os casos representam os casos prevalentes da doença e os controles são o restante da população de estudo que não apresentam a doença (Rothman, Greenland, Lash, 2008). No caso-controle aninhado, são selecionados todos os casos identificados, ou uma amostra dos mesmos, e uma amostra dos não casos.

Estudo caso-controle cumulativo ou epidêmico

Muito utilizado em situações epidêmicas, nesta modalidade os casos são aqueles identificados no curso de uma epidemia e os controles são selecionados após o término da epidemia ou do período considerado de risco, dentre os indivíduos não acometidos pela doença em estudo (Dwyer, Strickler *et al.*, 1994; Rothman, Greenland, Lash, 2008).

Estudos de casos ou série de casos

Nesta situação são utilizados apenas casos ou série de casos, sendo uma alternativa muito utilizada em estudos genéticos. Cole (1979) refere-se a este grupo como "*aborted case-control study*", já que não há grupo de comparação. O estudo de casos pode propiciar uma abordagem analítica quando se dispõe de uma distribuição teórica da exposição na população de origem. Possibilita investigação de interações gene-gene, gene-ambiente e ambiente-ambiente desde que alguns pressupostos sejam observados (Stang, Jockel, 2004; Rothman, Greenland, Lash, 2008).

Case-crossover

Nesse tipo de abordagem, cada indivíduo é controle de si mesmo. A informação do controle para cada caso é baseada em sua experiência passada, sendo conduzida uma análise pareada em que o par de cada indivíduo é ele próprio em um ou mais momentos anteriores (Mittleman, Maclure *et al.*, 1995). O estudo tipo *crossover* é adequado quando se deseja estudar exposições intermitentes, com um período de indução pequeno e efeito transitório (Stang, Jockel 2004; Rothman, Greenland, Lash, 2008).

Análise de estudos caso-controle

O objetivo de um estudo caso-controle é estabelecer se um determinado fator de exposição está associado a uma doença (ou outro desfecho). A maneira mais fácil de entender a análise de um estudo caso-controle é por meio da simulação de que, por trás de cada estudo caso-controle, existiria uma coorte (às vezes chamada de "base"). Em um estudo caso-controle ideal, os casos correspondem a todos os casos desta coorte (ou uma amostra aleatória destes casos) e os controles, a uma amostra aleatória da população da coorte.

Calculando medidas de efeito

Em estudos de coorte, a razão de incidência (ou risco relativo) é calculada dividindo a incidência da doença estudada entre a população exposta ao fator estudado pela incidência da doença entre a população não exposta. O risco relativo é uma medida do aumento do risco de doença (ou outro desfecho) associado à exposição ao fator de risco. Também de interesse para este capítulo, por sua relevância para estudos caso-controle, é o risco atribuível populacional percentual (uma medida do percentual de casos na população atribuíveis à exposição).

Em um estudo de coorte (ver Capítulo 18), o risco relativo da doença associado a um fator particular pode ser calculado diretamente, uma vez que a incidência da doença entre expostos e não expostos é conhecida. Em um estudo caso-controle, entretanto, temos uma amostra de pessoas doentes (casos) e de outras que estão livres da doença estudada (controles), e não uma amostra dos indivíduos expostos e outra dos indivíduos não expostos ao fator de risco que se quer investigar. Consequentemente, o método usado em estudos de coorte para calcular riscos relativos não pode ser empregado em dados obtidos em estudos caso-controle. A medida de efeito usada com mais frequência em estudos caso-controle é a **razão de odds** (OR, do inglês *odds ratio*), cuja interpretação e fórmula é discutida adiante, no Capítulo 21.

Outros aspectos de análise

Outras questões que dizem respeito à análise de estudos caso-controle merecem consideração, como, por exemplo, tamanho e tipo de amostra e o significado das medidas de associação próprias desse desenho de estudo.

Tamanho da amostra

Em estudos caso-controle, o tamanho da amostra necessário para testar uma hipótese depende da força da associação a ser estudada (quanto maior a razão de *odds*, menor o estudo precisa ser); da prevalência da exposição na população de estudo (que pode ser medida pela frequência de exposição nos controles); do poder e da precisão que são definidos para o estudo. Uma vez definidos esses parâmetros pelo investigador, poderá ser utilizada fórmula encontrada em livros-texto (Schlesselman, 1982) ou em programas de análise estatística como o Epi-Info. A necessidade de controle de variáveis confundidoras pode exigir aumento no tamanho da amostra, mas que em geral não ultrapassa 25% da amostra estimada.

Uma maneira de diminuir o número de casos necessários sem alterar a precisão e o poder do estudo é selecionar mais do que um controle por caso. A fórmula abaixo ajuda a calcular o número de casos que seria necessário quando a razão de controles por caso muda:

se n = casos necessários quando a razão controles:casos = 1 (calculado por exemplo com o uso da tabela anexa),
se c = razão de controles:caso (suponhamos que a razão controles:casos = 2),
e n' = número de casos para uma razão controle: caso = c (c controles para cada caso), então

$$n' = (c + 1)\, n/2c$$

Por exemplo, em um exemplo em que 71 casos e 71 controles são necessários quando o estudo inclui um controle por caso, quantos casos seriam necessários se o estudo incluísse dois controles por caso?

N = 71, c = 2, c + 1 = 3, 2c = 4
n' = 3 × 71/4 = 53 casos (e 106 controles).

Odds ratio, *risco relativo e razão de taxas*

A potencialidade dos estudos caso-controle vem se alterando ao longo do tempo. A queda do pressuposto de raridade abriu novas perspectivas para sua utilização e ampliou as possibilidades de interpretação do OR (Greenland, Thomas, 1982). Embora o *odds ratio* não estime diretamente a incidência em expostos e não expostos, fornece uma medida de incidência relativa, comparando o *odds* de exposição entre os casos com o *odds* de exposição entre os controles. Esta medida aproxima-se mais, ou menos, das medidas de associação utilizadas nos estudos de coorte. Uma análise mais aprofundada das similitudes dessas medidas pode ser encontrada no artigo de Rodrigues & Kirkwood (1990), a partir do qual selecionamos algumas considerações.

No estudo caso-controle clássico, aplicado para doenças raras, no qual casos e controles são selecionados no final do período de estudo, a estimativa obtida pelo cálculo do *odds ratio* é semelhante àquelas que seriam obtidas em um estudo de coorte, uma vez que os casos representam uma fração muito pequena da população, e a proporção da população sob risco permanece praticamente inalterada ao longo do tempo. Assim sendo, os valores do *odds ratio*, risco relativo e razão de taxas são numericamente semelhantes.

Nos casos-controles nos quais os controles são selecionados paralelamente aos casos – concomitantemente, a partir da população que permanece sob risco de adoecer, o tempo de exposição dos controles (pessoa-tempo) representa o tempo de exposição dos não doentes na população de origem, e uma análise pareada por momento de seleção produz um *odds ratio* que corresponde a uma estimativa da razão de taxas. Nessa situação, uma pessoa inicialmente selecionada como controle pode vir a tornar-se um caso; a não inclusão dos controles que se tornam casos tornaria esse delineamento semelhante ao caso-controle tradicional, e o valor do *odds ratio* se distanciaria da razão de taxas.

Finalmente, outro tipo de seleção dos controles corresponde à seleção dos mesmos a partir de todos os indivíduos que compõem a população, independentemente de serem casos ou controles. O objetivo do grupo controle nesse contexto é representar a proporção de expostos na população como um todo. Nessa situação, o *odds ratio* da exposição de casos para controles representa uma estimativa do risco relativo.

A escolha do melhor processo de amostragem (clássico, concomitante ou inclusivo), ou seja, aquele que produz uma estimativa mais adequada para um estudo específico, vai depender de uma série de fatores, notadamente do tipo de doença (rara ou comum) e do tipo de exposição (fator de proteção ou de risco; acometendo, ou não, todos os indivíduos expostos igualmente). Maiores detalhes são fornecidos no artigo citado de Rodrigues & Kirkwood (1990).

Vantagens e desvantagens dos estudos caso-controle

No Quadro 17.2, resumimos as principais vantagens e desvantagens dos estudos de caso-controle.

Entre as principais vantagens dos estudos caso-controle, destacam-se baixo custo e rápida execução. Uma vez delineada a amostra e definidas as etapas descritas anteriormente, assegurando o cumprimento dos princípios básicos relativos ao desenho, torna-se possível a produção de dados e consequente realização da análise, em um período de tempo curto. Outra vantagem refere-se ao fato de possibilitar o exame de diversos fatores de exposição simultaneamente. Essas características tornam os estudos caso-controle particularmente úteis à investigação de doenças cujos fatores potencialmente associados são pouco conhecidos. Este desenho, por possibilitar a seleção de um maior número de casos em um espaço curto de tempo, permite a investigação de fatores associados à ocorrência de doenças raras viabilizando a sua realização, diferentemente dos estudos de coorte, que requerem um tempo maior para a obtenção da amostra.

Estudos caso-controle são particularmente recomendados quando a doença sob estudo é rara. Por ser factível sua realização com amostra menor que os estudos de coorte, podem-se empregar exames e/ou testes caros e/ou laboriosos, otimizando sua execução. Além disso, torna mais fácil o controle de consistência das técnicas de medições adotadas. Como não ocorre acompanhamento da população envolvida, que é entrevistada

Quadro 17.2 Vantagens e desvantagens dos estudos caso-controle

Vantagens	Desvantagens
Relativamente barato	Possibilidade de viés na seleção de casos e controles
Relativamente rápido	Possibilidade de viés na mensuração da exposição
Permite a investigação simultânea de uma maior diversidade de fatores de risco	Dificuldade em estabelecer uma sequência de eventos
Útil para o estudo de doenças raras	Não é prático para a investigação de exposições raras, a não ser que o risco atribuído à exposição na população de estudo seja muito alto
Como o tamanho da amostra é geralmente menor do que em estudos de coorte, podem-se empregar exames e/ou testes caros e/ou laboriosos	Não é possível estimar a incidência das doenças estudadas
Não há perdas de seguimento	
Mais fácil de controlar a consistência das técnicas de medições adotadas	
Pode testar hipóteses correntes	

ou avaliada em um único momento, também não se mostra suscetível a vieses por perdas no seguimento.

Estudos caso-controle adequadamente conduzidos possibilitam a realização de inferência causal, similar aos estudos de coorte. A limitação na prática é que, por serem mais suscetíveis à ocorrência de vieses, tornam-se menos vigorosos no estabelecimento de relações causais. Além disto, como em geral são realizados de forma retrospectiva, o critério de temporalidade para estabelecer uma relação causal nem sempre é atendido, podendo ser uma limitação (Austin, 1994).

Como vimos, uma desvantagem desses estudos é a maior suscetibilidade ao viés de seleção. Como exposição e doença já ocorreram, vários mecanismos podem contribuir para que algum grupo venha a ser super ou sub-representado no estudo (p. ex., casos expostos, controles não expostos etc.). Outro problema seria viés de informação, relativo ao caso oferecer a informação sobre exposição após a realização do diagnóstico, podendo fixar mais os fatos relacionados com o seu diagnóstico (viés de memória). Além disso, este viés poderia ser introduzido pelo entrevistador, que poderia influenciar os entrevistados. Outro limite é sua inadequação quando a exposição sob estudo na população é rara. Nesses casos, o estudo caso-controle não está indicado, devido à necessidade de obter uma amostra muito grande para a consecução do objetivo. A exceção seria quando a exposição é rara, mas é responsável pela quase totalidade dos casos (risco atribuível elevado). Além disso, não é possível o cálculo de estimativas de incidência de doenças, não se podendo estimar riscos. Outra desvantagem é a limitação ao estudo de um único desfecho (casos), diferentemente dos estudos de coorte, que podem analisar diversos desfechos simultaneamente (Selby, 1994).

Destacamos que os estudos caso-controle aninhados, citados anteriormente, possuem todas as vantagens de um estudo de coorte, sem a maioria das limitações descritas acima, além de apresentarem todas as vantagens de um estudo caso-controle. O desenho aninhado só teria desvantagens no caso de doenças raras, na análise de exposições recentes ou que estão sujeitas a modificação no decorrer do tempo (Austin, 1994).

Em que pesem os limites acima apresentados, os estudos caso-controle são de grande utilidade, sendo adequados e factíveis de realização no âmbito dos serviços de saúde, com aplicabilidade no estudo de epidemias. Estudos caso-controle, quando bem planejados e executados, podem trazer contribuições relevantes ao conhecimento, possibilitando o estabelecimento de relações causais, devendo o seu uso ser estimulado no campo da Epidemiologia.

Referências bibliográficas

Armenian KH, Lilienfeld DE. Overview and historical perspective. *Epidemiological Reviews* 16(1):1-5, 1994.

Austin H, Hill HA, Flanders D, Greenberg R. Limitations in the application of case-control methodology. *Epidemiologic Reviews* 16(1):65-76, 1994.

Barlow W, Ichikawa L *et al.* Analysis of case-cohort design. *J Clin Epidemiology* 52(2):1165-1172, 1999.

Breslow N, Day NL. *Statistical methods in cancer research*. The Analysis of case-control studies. Lyon: Oxford University Press. 350 pp.

Checkoway H, Demers PA. Occupational case-control studies. *Epidemiologic Reviews* 16(1):151-162, 1994.

Cole P. The evolving case-control study. *Journal of Chronic Diseases* 32: 15-27, 1979.

Dantas OM, Ximenes RA *et al.* A case-control study of protection against tuberculosis by BCG revaccination in Recife, Brazil. *Int J Tuberc Lung Dis* 10(5):536-41, 2006.

Dantas OM, Ximenes RA *et al.* Selection bias: neighbourhood controls and controls selected from those presenting to a Health Unit in a case control study of efficacy of BCG revaccination. *BMC Med Res Methodol* 7:11, 2007.

DeFeo E, Persiani R *et al.* A case – control study on the effect of p53 and p73 gene polymorphisms on gastric cancer risk and progression. *Mutat Res* 675(1-2):60-5, 2009.

Doll R, Hill AB. A study of the aetiology of carcinoma of the lung. *British Medical Journal* (Dec,13):1271-1286, 1952.

Dwyer DM, Strickler H. *et al.* Use of case-control studies in outbreak investigations. *Epidemiol Rev* 16(1):109-23, 1994.

Feinsten AR, Walter SD, Horwitz RI. An analysis of Berkson's bias in case-control studies. *Journal Chronic Dis* 39(7):495-504, 1986.

Ferrer SR, Strina A *et al.* A hierarchical model for studying risk factors for childhood diarrhoea: a case-control study in a middle-income country. *Int J Epidemiol* 37(4):805-15, 2008.

Greenland S. Application of stratified analysis methods. *In*: Rothman KJ, Greenland S (eds.). *Modern epidemiology*. Philadelphia: Lippincott-Raven Publishers, 1998, pp. 281-300.

Greenland S, Thomas DC. On the need for the rare disease assumption in case-control studies. *Am J Epidemiol* 116(3):547-53, 1982.

Herbst AL, Ulfeder H *et al.* Adenocarcinoma of the vagina: association of maternal stilbestrol therapy with tumor appearance in young women. *New England Journal Medicine* 284(15):878-881, 1971.

Hulley SB, Cummings SR. Designing a new study: II. Cross-sectional and case-control studies. *Designing clinical research*. N. Collins. Baltimore: Williams & Wilkins. 1:75-86, 1998.

Khoury MJ, Beaty TH. Applications of the case-control method in genetic epidemiology. *Epidemiol Rev* 16(1):134-50, 1994.

Kleinbaum D, Kupper L *et al. Epidemiologic research*. New York: Van Nostrand Reinhold, 1982.

Langholz B, Thomas DC. Nested case-control and case-cohort methods of sampling from a cohort: a critical comparison. *American Journal of Epidemiology* 131:169-176, 1990.

Lasky T, Stolley P. Selection of cases and controls. *Epidemiologic Reviews* 16(1):6-17, 1994.

Lilienfeld AM, Lilienfeld DE. A century of case-control studies: progress? *Journal of Chronic Diseases* 32:5-13, 1979.

Miettinen O. The case-control study: valid selection of subjects. *J Chron Dis* 38(7):543-548, 1985.

Mittleman MA, Maclure M *et al.* Control sampling strategies for case-crossover studies: an assessment of relative efficiency. *Am J Epidemiol* 142(1):91-8, 1995.

Rodrigues L, Diwan V *et al.* Protective effect of BCG against tuberculous meningitis and miliary tuberculosis: a meta-analysis. *Int J Epidemiol* 22(6):1154-1158, 1993.

Rodrigues L, Kirkwood BR. Case-control designs in the study of common diseases: updates on the demise of the rare disease assumption and the choice of sampling scheme for controls. *Int J Epidemiol* 19(1):205-13, 1990.

Rodrigues LC, Kerr-Pontes LR *et al.* Long lasting BCG protection against leprosy. *Vaccine* 25(39-40):6842-4, 2007.

Rothman K, Greenland J, Lash T. Case-control studies. *Modern epidemiology*. R KJ, GS. Philadelphia: Lippincott-Williams & Wilkins, 2008. pp. 111-127.

Schlesselman J. *Case-control studies. Design, conduct, analysis.* New York: Oxford University Press, 1982.

Selby JV. Case-control evaluations of treatment and program efficacy. *Epidemiologic Reviews* 16(1):90-100, 1994.

Sletto RF. Sibling position and juvenile delinquency. The *American Journal of Sociology* 39 (5):657-669, 1934.

Soza NIS, Pereira SM *et al.* Dropout from tuberculosis treatment in Nicaragua: the results of a comparative study. *Rev Panam Salud Publica* 17(4):271-8, 2005.

Stang A, Jockel K. Appending epidemiological studies to conventional case-control studies (Hybride case-control studies). *Eur J Epidemiol* 19(6):527-32, 2004.

Susser M. Epidemiology in the United States after World War II: the evolution of technique. *Epidemiologic Reviews* 7:147-177, 1985.

Thompson WD. Statistical analysis of case-control studies. *Epidemiol Rev* 16(1):33-50, 1994.

Wacholder S, McLaughlin JK *et al.* Selection of controls in case-control studies. I. Principles. *Am J Epidemiol* 135(9):1019-28, 1992.

Wacholder S, Silverman DT *et al.* Selection of controls in case-control studies. II. Types of controls. *Am J Epidemiol* 135(9):1029-41, 1992.

Wunsch-Filho V, Castilho E *et al.* Effectiveness of BCG vaccination against tuberculous meningitis: a case-control study in Sao Paulo, Brazil. *Bull World Health Organ* 68(1):69-74, 1990.

18 Estudos de Coorte

Estela M. L. Aquino, Sandhi Barreto e Moysés Szklo

Introdução

Os estudos de coorte foram apresentados no capítulo 14, entre os demais tipos de estudos epidemiológicos, caracterizados como aqueles com desenho observacional, longitudinal, em que indivíduos constituem a unidade de análise. Os estudos de coorte são também chamados de estudos de incidência, de seguimento, prospectivos ou longitudinais (Porta, 2008). De um modo geral, envolvem a observação de um grande número de indivíduos durante um período de tempo geralmente prolongado, sendo portanto estudos caros, de operacionalização complexa e pouco adequados à investigação de desfechos raros ou com longos períodos de latência; no entanto, têm como grande vantagem permitir aos pesquisadores a observação da sequência temporal de eventos – da exposição ao desfecho de interesse – o que facilita o processo de inferência causal e o cálculo direto de medidas de frequência da enfermidade (incidência e mortalidade).

Neste capítulo, serão discutidos aspectos conceituais e metodológicos, em cada uma de suas etapas, além das vantagens e limites, deste tipo de estudo. Aspectos relativos à análise dos resultados, tais como as medidas de ocorrência e de associação, estratégias de análise, detecção e tratamento de vieses, embora sejam indicados aqui, serão detalhados na Parte 3 deste livro.

Definição e antecedentes

Nos estudos de coorte, geralmente pessoas "sadias" – sem a doença ou agravo de interesse – são classificadas em grupos segundo o *grau de exposição* a potenciais fatores de risco (ou proteção), sendo acompanhadas no *tempo*, para comparar a frequência da doença ou agravo entre os grupos. Como a observação ao longo do tempo permite identificar *casos novos*, este tipo de estudo possibilita o cálculo de medidas de *incidência*. Os estudos de coorte também podem ser usados para avaliar prognóstico de enfermidades, em cujo caso o desfecho de interesse é mortalidade/sobrevida ou incidência de recidivas.

Os estudos de coorte podem ser classificados, quanto à relação entre o momento de referência dos dados e o momento de realização da pesquisa, em estudos concorrentes (ou prospectivos) e estudos de coortes históricas (ou não concorrentes). Nos estudos prospectivos, o início da pesquisa coincide historicamente com o início do acompanhamento da coorte; nos estudos de coortes históricas, se procede à reconstrução de coortes em algum ponto do passado, antes do momento de realização da pesquisa.

Conforme a Figura 18.1, o estudo concorrente (A) é o estudo clássico de coorte em que uma coorte é identificada, classificada de acordo com a exposição e seguida do presente para o futuro. No estudo de coorte histórica (B), a coorte de 1989 é reconstituída em 2009, utilizando bases de dados existentes em 1989 e seguida do passado ao presente, isto é, de 1989 até 2009, geralmente utilizando *record linkage* com registro de mortalidade ou morbidade. O estudo de coorte misto ou bidirecional (C) inclui seguimento tanto do passado até o presente quanto do presente para o futuro.

A estratégia longitudinal permite a investigação de múltiplos desfechos (Rothman & Greenland, 1998) e a estocagem de material biológico para análises futuras. Favorece o melhor controle de mudanças nas exposições e na distribuição de variáveis de confundimento ao longo do tempo. Essas características permitem a incorporação de novas hipóteses durante o estudo e contribuem para reduzir o potencial para vieses. Entretanto, um dos principais desafios desse tipo de estudo é manter a adesão dos participantes e, quanto maior a duração da pesquisa, maior é o potencial de perdas durante o seguimento. Se estas perdas forem sistematicamente diferentes entre os grupos de exposição ou ligadas ao desfecho de interesse, produzirão viés de seleção. As vantagens e limitações dos estudos de coorte são sumarizadas no Boxe 18.1.

Esse tipo de desenho de estudo tem sido aplicado à investigação de variados problemas de saúde, tanto agudos como crônicos, em áreas temáticas como a saúde ocupacional, a saúde reprodutiva, entre outras, nas várias fases da vida – infância, juventude, vida adulta, velhice.

Seus resultados têm embasado recomendações na área de saúde, com profundo impacto na vida social de diferentes populações. Como exemplo, a clássica pesquisa com médicos ingleses, desenvolvida por Richard Doll e Austin Bradford Hill (2004), demonstrou pela primeira vez em um estudo de coorte a relação entre o hábito de fumar e o risco de câncer de pulmão. A pesquisa iniciou-se em 1951 com o envio, pelo correio, aos

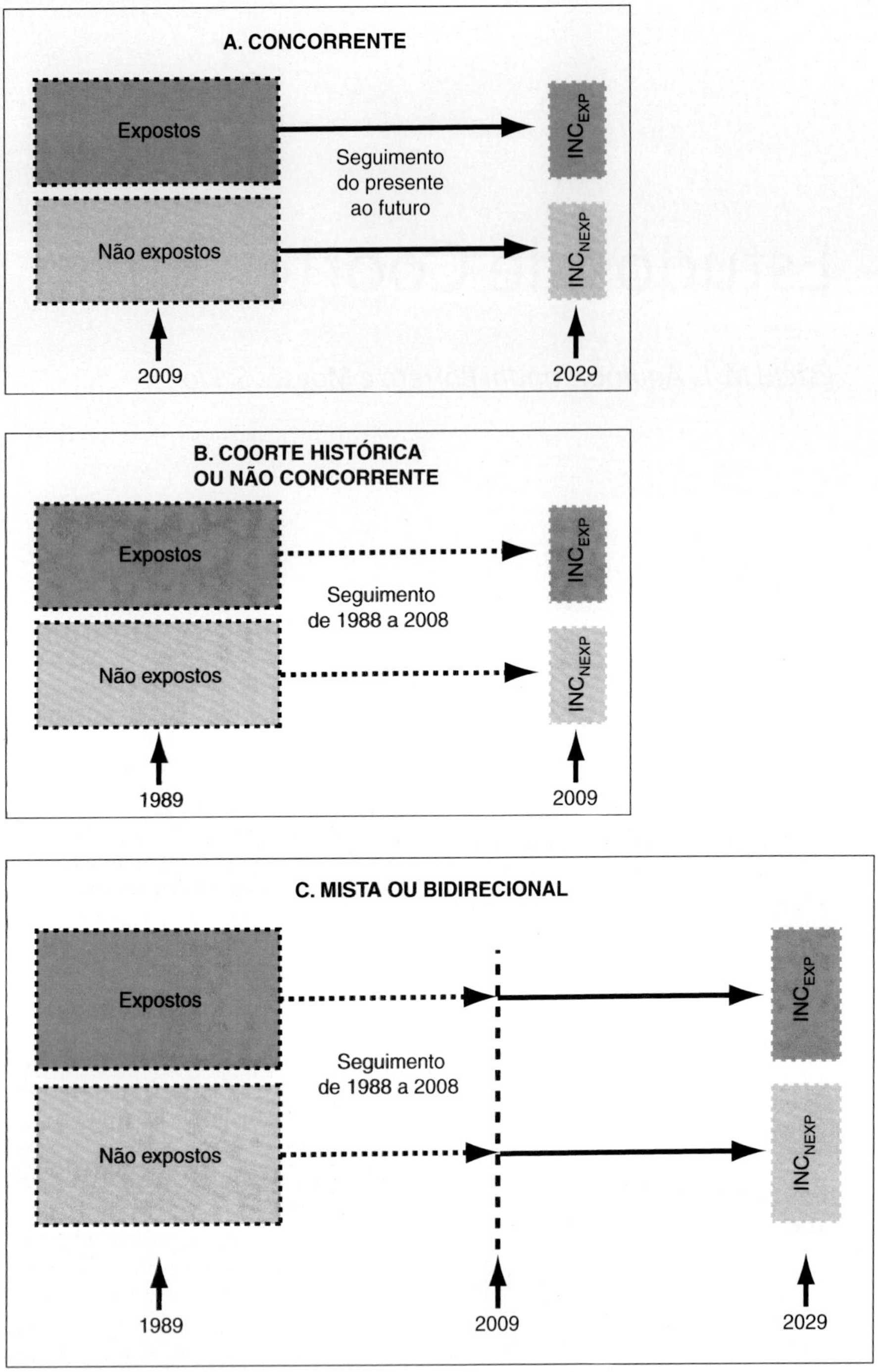

Figura 18.1 Representação esquemática dos desenhos de três estudos iniciados em 2009 com um tempo de seguimento de 20 anos.

profissionais registrados na Associação Médica Britânica de um questionário autoaplicável curto que buscava identificar basicamente se os respondentes fumavam ou eram ex-fumantes, além do tipo (cigarro ou cachimbo) e quantidade de tabaco consumida (Doll & Hill, 2004). Posteriormente, os respondentes foram classificados como expostos ou não ao hábito de fumar, sendo feita a verificação de óbitos ocorridos na coorte no Registro Geral inglês para o cálculo de taxas de mortalidade e sua comparação entre os grupos definidos pelo grau de exposição ao tabaco.

Um pouco antes, em 1947, foi iniciado pelo Serviço de Saúde Pública dos EUA um estudo de coorte sobre fatores de risco para doenças cardiovasculares: o clássico estudo de Framingham (Dawber, Meadors & Moore, 1951). Uma amostra populacional daquela localidade foi examinada de modo a excluir pessoas que já apresentavam doença aterosclerótica com manifestações clínicas e/ou hipertensão na linha de base. Os indivíduos na amostra foram classificados de acordo com a presença de possíveis fatores de risco, como por exemplo hipercolesterolemia e obesidade, e seguidos para identificação de novos eventos cardiovasculares.

No Brasil, a pesquisa mais antiga identificada na literatura com características claras de um estudo epidemiológico de coorte foi iniciada em 1973, na cidade de Castro Alves, Bahia, e tinha foco na doença de Chagas (Mota *et al.*, 1990) e na esquistossomose (Sleigh *et al.*, 1985). Seus resultados contribuíram para o

Boxe 18.1 Vantagens e limites dos estudos de coorte

Vantagens	Limites
■ Permite o cálculo de incidência ■ Sequência temporal é clara (exposição → desfecho) ■ Reduz o potencial para vieses	■ Alto custo ■ Operacionalização complexa ■ Grande possibilidade de viés de seleção pelas perdas diferenciais no seguimento, especialmente quanto mais longa a duração
■ Permite investigar múltiplos desfechos ■ Novas hipóteses podem ser testadas ao longo do tempo	■ Necessidade de amostra grande ■ Pouco adequado para doenças raras e/ou com longo tempo de indução dos desfechos de interesse
■ Permite estocar material biológico para análises futuras	■ Desafios para comparabilidade ao longo do tempo, especialmente por mudanças nos critérios diagnósticos
■ Permite incorporar mudanças nas exposições e nos confundidores ao longo do tempo • Participantes tornam-se mais velhos • Exposição se acumula ou modifica	

entendimento da história natural destas duas doenças, servindo também de base para a avaliação posterior de intervenções para o controle da esquistossomose (Sleigh *et al.*, 1986).

Em que pese a complexidade e o custo dos estudos de coortes, tem aumentado o número de pesquisas deste tipo no país, algumas das quais se encontram descritas em relação às suas principais características no Quadro 18.1.

Como estruturar um estudo de coorte: etapas básicas da pesquisa

Para cumprir seus propósitos fundamentais, após o estabelecimento das questões da pesquisa, um estudo de coorte esquematicamente inclui as seguintes etapas:

1. Definição da população de estudo
2. Realização do estudo de linha de base
3. Monitoramento dos indivíduos com relação a desfechos e mudanças na exposição a fatores de risco
4. Análise dos resultados.

Definição da população de estudo

Uma das primeiras questões a considerar na escolha da população em um estudo longitudinal é o tipo de exposição que será investigada. Geralmente a coorte é composta por uma amostra da população de referência em que se espera um número razoavelmente elevado de pessoas expostas. Este é o caso típico do Framingham Heart Study, que estudou exposições de alta prevalência, como, por exemplo, hipertensão arterial, tabagismo e hipercolesterolemia (Lerner & Kannel, 1986). Se, por outro lado, as exposições estudadas são mais raras, é necessário selecionar uma coorte especial que agregue uma grande proporção de pessoas expostas ao fator de interesse, como, por exemplo, certos grupos ocupacionais ou populações com características especiais, como pertencer a uma dada religião ou ter uma dieta incomum. Dois exemplos são as coortes de trabalhadores da indústria de borracha (Mancuso, el-Attar, 1967) e de trabalhadores da indústria expostos à poeira de asbestos nos EUA (Enterline, Hartley, Henderson, 1987). Este é o caso também de estudos longitudinais que pretendam avaliar exposições eventuais como aquelas ocorridas em acidentes ou guerra. São exemplos o estudo de sobreviventes da bomba atômica em Hiroshima e Nagasaki (Anderson & Ishida, 1964), o estudo de veteranos expostos ao agente laranja durante a Guerra do Vietnã (Chamie *et al.*, 2008) e a coorte de holandeses expostos à fome durante a ocupação alemã entre 1944 e 1945 (Lumey *et al.*, 2007).

A partir dessa consideração primária, três questões adicionais devem orientar a seleção da população em um estudo longitudinal:

1. Objetivos do estudo;
2. Necessidade de assegurar a retenção e o seguimento da coorte;
3. Viabilidade do estudo.

Os objetivos do estudo determinam os critérios de inclusão e exclusão; ou seja, critérios relacionados com gênero, idade, ocupação etc. devem ser coerentes com as hipóteses a serem investigadas. Um estudo que tem por objetivo investigar os efeitos de uma exposição sobre o câncer de mama irá estudar apenas mulheres adultas, visto que a incidência do câncer de mama é baixa em homens. Em alguns casos, a população e os objetivos estão direta e intrinsecamente interligados.

O estudo da coorte de nascimento de Pelotas de 1982 foi concebido originalmente como estudo perinatal e, consequentemente, incluiu crianças recém-nascidas em um dado local e período (Victora, Barros, 2006). Já o Projeto Bambuí teve como objetivo original identificar fatores que predizem a mortalidade, hospitalização e déficits físicos e cognitivos em uma população idosa (Lima e Costa *et al.*, 2000). Ou seja, a faixa etária dos participantes desses estudos de coorte foi condicionada pelos seus objetivos.

O *Multi-Ethnic Study of Atherosclerosis* (MESA), por sua vez, sinalizou em seus objetivos que a população deveria contemplar ambos os gêneros, uma faixa etária razoavelmente ampla e etnias distintas, pois se propôs a avaliar diferenças étnicas, etárias e de gênero na prevalência, risco e progressão da doença cardiovascular subclínica (Bild *et al.*, 2002).

Quadro 18.1 Características selecionadas de exemplos de estudos de coorte realizados no Brasil

Estudo (instituição coordenadora)	Local	Objetivos	População/amostra	Produção de dados	Monitoramento/ desfechos de interesse
Coorte de nascimento de Pelotas (UFPEL) (Victora e Barros, 2006)	Pelotas, RS	Investigar morbidade e mortalidade perinatal e infantil. Com o crescimento dos indivíduos passaram a pesquisar aspectos de saúde da adolescência e juventude.	Coorte de crianças nascidas em 1982 em Pelotas, RS.	Questionários, medidas antropométricas, exames de sangue e outras medidas biológicas.	Acompanhamento com periodicidade irregular a depender de financiamentos obtidos. Desfechos: inicialmente mortalidade, baixo peso e desnutrição, aleitamento, infecções; recentemente gravidez na adolescência, hipertensão arterial e outros eventos da saúde de adolescentes e jovens.
SCAALA (ISC/UFBA) (Barreto *et al.*, 2006)	Salvador, BA	Investigar as associações entre a prevalência de asma e outras doenças alérgicas (rinites, eczema atópico) e potenciais fatores de risco.	Coortes de crianças de 0-3 anos recrutadas em 1997, 2001, 2003 na cidade de Salvador, BA.	Questionários, medidas antropométricas, exames de sangue e de fezes, amostras de poeira doméstica, testes dermatológicos para alergia, inspeção de pele	Acompanhamento anual ou bienal. Desfechos: asma e outras afecções alérgicas, incluindo marcadores imunológicos.
BHAS (Fiocruz/UFMG) (Lima-Costa *et al.*, 2003)	Bambuí, MG	Identificar preditores de eventos adversos de saúde no envelhecimento.	Coorte de mulheres e homens com 60 anos e mais residentes na cidade de Bambuí em 01/01/1997, MG.	Questionários, exames bioquímicos e hematológicos, sorologia para *T. cruzi*, medidas antropométricas e de pressão arterial, ECG. Inclui estocagem de amostras biológicas.	Acompanhamento anual. Desfechos: óbitos, hospitalizações, déficit físico e cognitivo.
Elsa Brasil (UFBA, UFES, UFMG, UFRGS, USP, Fiocruz)**	Salvador, BA; Vitória, ES; Belo Horizonte, MG; Porto Alegre, RS; São Paulo, SP; Rio de Janeiro, RJ	Estimar a incidência do diabetes e de doenças cardiovasculares e estudar sua história natural; investigar fatores biológicos, ambientais, psicológicos e sociais associados a essas doenças e às suas complicações; descrever a evolução temporal desses fatores e seus determinantes.	Coorte de mulheres e homens docentes, técnicos e funcionários administrativos, ativos e aposentados, de seis instituições de ensino e pesquisa* das regiões nordeste, sudeste e sul do país.	Questionários, exames laboratoriais de sangue e urina, medidas antropométricas e de pressão arterial, velocidade de onda de pulso e índice tornozelo-braquial, ECG, ultrassonografia de carótida, fígado e parede abdominal, ecocardiografia, retinografia. Inclui estocagem de amostras biológicas.	Acompanhamento anual por telefone e a cada três anos, entrevista e exames. Desfechos: óbitos e internações hospitalares por qualquer causa; incidência de doenças cardiovasculares, insuficiência renal, diabetes melito, demência e câncer

* Universidade Federal da Bahia, Universidade Federal do Espírito Santo, Universidade Federal de Minas Gerais, Universidade Federal do Rio Grande do Sul, Universidade de São Paulo e Fundação Oswaldo Cruz,
** Para conhecer melhor o Elsa Brasil visite a página www.elsa.org.br.

O *Nurses' Health Study*, estabelecido em 1976, teve por objetivo o estudo da exposição ao uso de contraceptivos no risco de doenças em mulheres (Colditz *et al.*, 1997). Portanto, a definição de uma coorte de mulheres em idade reprodutiva foi sinalizada nos objetivos do estudo, embora a escolha de um grupo profissional específico tenha sido influenciada por outras considerações, particularmente a alta participação prevista na linha de base e a retenção da coorte durante o seguimento.

A retenção e seguimento da população de estudo são considerações essenciais em um estudo longitudinal, que geralmente pressupõe contatos periódicos com os participantes a fim de monitorar desfechos ao longo do tempo. Dependendo da hipótese principal do estudo, o tempo de seguimento pode variar em duração de menos de 1 ano, como a coorte de mães expostas à cafeína durante a gestação com relação ao risco de aborto (Weng *et al.*, 2008), até várias décadas, como o *Framingham Heart Study* (Fox *et al.*, 2007) e a coorte de médicos ingleses (Doll *et al.*, 2005).

Desafios relacionados com o seguimento e a aferição de desfechos foram considerações relevantes para orientar a escolha da população do Estudo Longitudinal de Saúde do Adulto. Neste estudo, também chamado de ELSA Brasil,[1] optou-se por estudar os servidores de instituições públicas de ensino e pesquisa para minimizar perdas de seguimento a longo prazo – principal fonte de viés em estudos de coorte (Szklo, Nieto, 2007) – uma vez que se propõe a estudar a saúde de adultos residentes em grandes centros urbanos. Se o estudo houvesse optado por selecionar uma amostra aleatória da população geral, a grande mobilidade residencial no país teria criado sérias dificuldades com relação ao seguimento dos participantes. Samet & Muñoz (1998) atribuem o sucesso a longo prazo do estudo de Framingham à seleção de uma comunidade pequena e cooperativa, além do apoio contínuo do National Institutes of Health dos EUA e do rigoroso protocolo de padronização dos dados coletados.

A terceira consideração para a escolha da população de estudo – a viabilidade – expressa a necessidade de ponderar aspectos logísticos, como custo e acesso, para cumprir os objetivos delineados, minimizar perdas de seguimento e realizar com sucesso o monitoramento e a coleta de informações sobre desfechos ao longo do tempo. Como a eficiência de um estudo de coorte aumenta se a incidência de um determinado desfecho de interesse aumenta, é natural que a escolha da população leve em consideração a frequência do evento durante o seguimento da coorte. Por exemplo, se o interesse primário é estudar a incidência de doença de Alzheimer ou de acidente vascular cerebral, seria pouco razoável recrutar uma coorte de adultos jovens, visto que estas condições são raras em idades mais precoces, o que exigiria um tempo de seguimento muito longo; portanto, em geral é desejável ter um número suficiente de casos incidentes durante o período de seguimento com a finalidade de assegurar um poder estatístico que permita avaliar as principais associações de interesse com boa precisão (p. ex., $1 - \beta \approx 0{,}80$).

Em termos práticos, é possível afirmar que qualquer estudo longitudinal necessita equilibrar suas opções de forma a otimizar seus resultados, evitar vieses e minimizar custos, para obter sucesso junto a potenciais agentes financiadores.

[1] Para conhecer melhor o Elsa Brasil visite a página www.elsa.org.br.

Estudo em voluntários *versus* amostra representativa

A representatividade da coorte com relação à população fonte, geralmente obtida por seleção aleatória da amostra, não é um requisito para validade das associações observadas em um estudo de coorte (Alonso *et al.*, 2007). Ela é uma exigência apenas se o estudo tiver por objetivo prover estimativas de medidas de frequência absoluta (incidência, prevalência ou mortalidade) para a população de referência – seja ela por exemplo a população de um município, estado ou país ou trabalhadores de uma grande empresa – assim como para grupos expostos e não expostos. Inúmeros estudos de coorte são constituídos por grupos não representativos da população geral, como, por exemplo, os estudos já citados de Framingham, o *Nurses Health Study*, a coorte de Médicos Ingleses e também o Whitehall II, que investiga determinantes sociais da saúde em uma coorte de funcionários públicos no Reino Unido (Marmot, Brunner, 2005). Esses estudos e outros, apesar de não terem selecionado amostras representativas da população, muito têm contribuído com o conhecimento produzido e a generalização dos resultados de associações entre fatores de risco e desfechos, a despeito da falta de representatividade de medidas de frequência absoluta.

Na realidade, poucos estudos incluem coortes representativas da população de referência. Um exemplo é o estudo de seguimento da *National Health, Examination and Nutrition Survey* nos EUA (Rehkopf *et al.*, 2008). Quando as coortes são representativas de uma população bem definida, além da possibilidade de estimar taxas de incidência representativas da população de origem, os estudos longitudinais de base populacional apresentam outras duas vantagens importantes (Szklo, 1998). Primeiro, permitem estimar a distribuição e a prevalência da exposição na população de referência, o que é importante para calcular o risco atribuível populacional. Segundo, a distribuição e a prevalência de fatores de risco na linha de base podem ser usadas para estudos de tendência temporal, comparando estes resultados iniciais com futuros estudos representativos da mesma população fonte. Quando um estudo de coorte não é baseado em uma amostra representativa de uma população de referência bem definida, é importante descrever detalhadamente as características da coorte a fim de que os resultados do estudo possam ser generalizados a amostras ou populações com características semelhantes.

De fato, um debate importante na escolha da população de estudo, seja ela representativa, de conveniência ou formada por voluntários, é a questão da generalização dos resultados obtidos no estudo – isto é, sua validade externa (Figura 18.2).

Ao se discutir representatividade, deve-se levar em consideração dois tipos de validade externa: aquela relativa às medidas de frequência absoluta e a das medidas de associação. A primeira é dependente da representatividade da amostra de estudo, geralmente obtida pela seleção aleatória. Por outro lado, a validade externa de medidas de associação, como o risco relativo, não depende de representatividade obtida pela seleção aleatória dos indivíduos, pois a seleção inicial é feita independentemente dos desfechos a serem identificados durante o seguimento da coorte. Assim sendo, espera-se que vieses na seleção inicial da coorte sejam de similar magnitude em estratos formados pelas exposições de interesse, em cujo caso serão cancelados ao se calcular riscos relativos, a saber:

$$\textit{Risco relativo} = \frac{\textit{Incidência em expostos} \times \textit{viés}}{\textit{Incidência em não expostos} \times \textit{viés}}$$

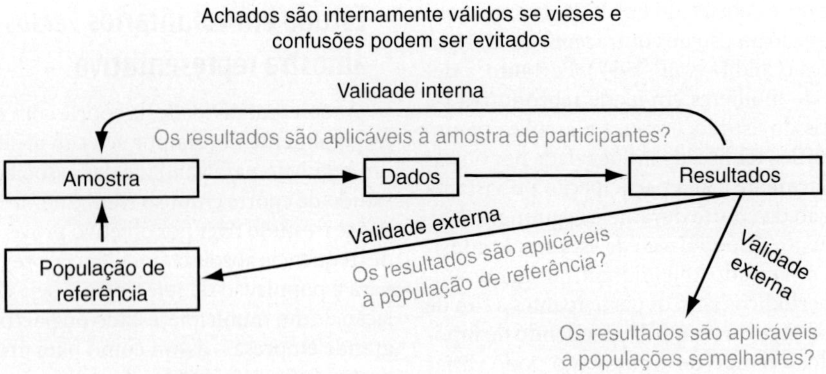

Figura 18.2 Validade interna e externa dos resultados.

Um aspecto importante relacionado com a validade externa de valores de medidas de associação é a ocorrência de interações. Na presença de interações, valores de medidas de associação podem ser extrapolados somente a grupos populacionais que tenham distribuições de "modificadores de efeito" semelhantes às da coorte. Um exemplo da influência do fenômeno de interação na validade externa de uma medida de associação é o estudo da associação de cirrose hepática com álcool e fumo conduzido por Yu *et al.* (1997) em portadores crônicos do antígeno de superfície da hepatite B. Nesse estudo, foi identificada uma forte interação entre álcool (modificador de efeito) e tabagismo (fator de risco em potencial) com relação à cirrose hepática: ao se compararem fumantes e não fumantes, os riscos relativos para cirrose foram 1,8 e 7,0 para não bebedores e bebedores, respectivamente. Presumindo que essa interação seja verdadeira, em estudos em que a maioria da amostra é formada por não bebedores o risco relativo exprimindo a relação entre tabagismo e cirrose estará próximo a 1,8, enquanto em estudos com uma elevada prevalência de bebedores o risco relativo estará mais próximo a 7,0.

É por esta razão que a aplicação de equações que visam predizer o risco de adoecer ou morrer por uma doença, como a coronariana, necessita ser calibrada pelas características da população em que estas serão aplicadas, incluindo a presença de modificador(es) de efeito. É frequente que estas equações aplicadas de forma direta sobre outra população levem a super ou subestimar o risco de adoecer ou morrer por uma causa em um dado período de tempo. Brindle *et al.* (2005) mostraram que a aplicação do escore de Framingham subestima consideravelmente o risco de morte por doença cardiovascular em dez anos nos grupos em desvantagem econômica e social comparados aos mais afortunados.

Em síntese, a escolha de uma coorte por meio de amostra representativa, de conveniência ou de voluntários deve considerar dois aspectos: 1) a validade interna dos resultados, que depende da prevenção de confundimento e viés de seleção ou de informação; e 2) a validade externa, isto é, a relevância ou interesse de extrapolar as taxas de incidência e prevalência calculadas na coorte para a população que deu origem à mesma.

Coorte fechada ou fixa e coorte aberta ou dinâmica

Basicamente, existem dois tipos de coorte: coorte fechada ou fixa e coorte aberta ou dinâmica (Porta, 2008). Suas propriedades diferenciais encontram-se graficamente esquematizadas na Figura 18.3.

A coorte fechada ou fixa é aquela em que o grupo é definido na linha de base e seus participantes somente saem da coorte através de perdas e mortes, já que mesmo a ocorrência de desfechos sob investigação não justifica a exclusão pelo interesse em aspectos como a sobrevida e recidivas dos agravos ou doenças. Exemplos são os estudos de Framingham (Lerner, Kannel, 1986), o *Multi-Ethnic Study of Atherosclerosis* (Bild *et al.*, 2002) e o Whitehall II (Marmot & Brunner, 2005). Nestes estudos, uma vez finalizado o recrutamento de participantes na linha de base, não se admitem novas entradas ao longo do tempo.

A coorte aberta ou dinâmica é aquela em que a composição da coorte muda com o tempo por motivos adicionais às da coorte fixa. Um exemplo de uma coorte aberta é a população de uma pequena cidade, cuja composição pode variar temporalmente não somente por causa de eventos e de perdas, mas também por causa de imigrações, nascimentos etc.

Como ilustração, pode-se tomar o estudo em área rural da Tanzânia que investiga a prevalência e a incidência da infecção pelo HIV em uma coorte aberta formada de participantes recrutados em inquéritos domiciliares sucessivos e por indivíduos identificados a partir de inquéritos sorológicos de prevalência do HIV (Wambura *et al.*, 2007). Outro exemplo de coorte aberta é o estudo *Seguimiento Universidad de Navarra* – SUN (Seguí-Gómez *et al.*, 2006). O SUN tem por objetivo investigar fatores associados ao desenvolvimento da obesidade, hipertensão, diabetes e à ocorrência de acidentes, especialmente os de trânsito. É formado por uma coorte de quase 17 mil universitários espanhóis e está permanentemente recrutando novos participantes, o que permite o crescimento contínuo da mesma.

Estudo de linha de base

Um dos requisitos básicos para integrar uma coorte que será observada com o intuito de medir a incidência de uma doença ou agravo é estar de fato sob risco de ocorrência do desfecho de interesse. Desse modo, os integrantes da coorte devem ser necessariamente população de risco para a ocorrência do fenômeno, o que significa estarem inicialmente livres da doença ou agravo (Rothman, 2002). Entretanto, se isso parece óbvio, nem sempre as condições de elegibilidade podem ser tão simples de estabelecer. Por exemplo, ao se estudar uma doença infecciosa que confere imunidade definitiva, aqueles que já a tiveram não serão incluídos, pois não têm risco de adoecer novamente. Igualmente, os indivíduos que receberam vacina que confere 100% de imunidade também devem ser considerados inelegíveis para o estudo. Mas se a imunidade conferida for baixa, esta decisão pode não ser tão automática. Também é preciso assinalar que

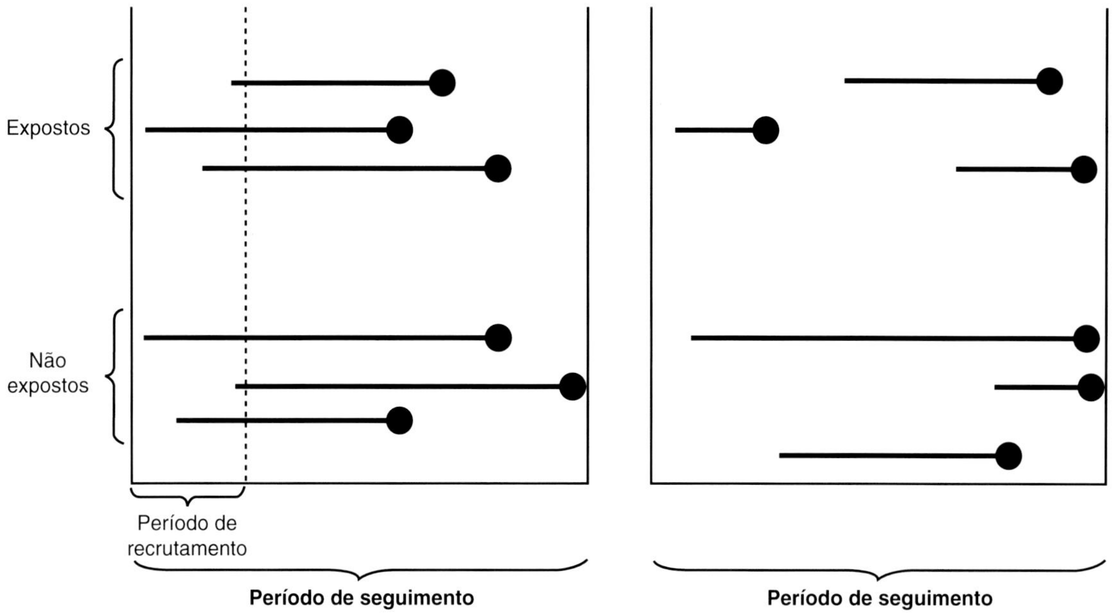

Coorte fixa: cada linha horizontal representa o tempo de seguimento de um participante. A inclusão no estudo se faz apenas durante o período de recrutamento. O seguimento se faz até que ocorra o evento, a perda ou o fim do período de seguimento*

Coorte dinâmica: não há um período fixo de recrutamento. A inclusão no estudo se faz a qualquer momento durante o período de seguimento, que, da mesma maneira como ocorre na coorte fixa, termina com o evento, a perda ou o fim do período de seguimento*

● Desfecho ou perda

*A exclusão do participante em virtude do término do seguimento é chamada de "perda administrativa".

Figura 18.3 Representação esquemática de coortes fixa e dinâmica.

o *status* de exposição pode mudar ao longo do tempo, inclusive pela ocorrência de comorbidades competitivas.

A realização do estudo de linha de base no momento inicial da investigação é uma etapa crucial para obter informações que permitam:

a. Identificar aqueles que já possuem as doenças ou agravos (desfechos) que serão estudados – casos prevalentes – para que possam ser excluídos da análise de incidência;
b. Classificar correta e adequadamente os indivíduos quanto ao(s) fator(es) de exposição de interesse;
c. Caracterizar a população de estudo em relação a potenciais confundidores e modificadores de efeito[2] dos fenômenos em foco;
d. Caracterizar os indivíduos quanto a variáveis que possam futuramente permitir a comparação entre indivíduos com observações censuradas (perdas) e os que permanecem na coorte, de modo a permitir a detecção e a correção de vieses de seleção na análise de resultados.

Com os dados obtidos na linha de base, comumente são realizadas análises transversais. Por exemplo, no Elsa Brasil, esta etapa inclui realização de entrevistas face a face com questionário padronizado, exames laboratoriais de sangue e urina, medidas antropométricas, exames de fisiologia cardiovascular e exames de imagem (conforme o Quadro 18.1). Esses dados podem por exemplo ser analisados com relação a enfermidades prevalentes, como diabetes e marcadores de aterosclerose subclínica.

A estruturação do estudo de linha de base deve ser cuidadosamente planejada para assegurar o cumprimento de seus objetivos. Este planejamento envolve a definição clara de questões relevantes para o estudo, o refinamento de hipóteses a serem testadas, a escolha precisa de variáveis e indicadores, a construção de questionários e manuais com a descrição de procedimentos, definição de termos e todos os demais aspectos que permitam a padronização dos procedimentos.

Como em qualquer estudo populacional, é imprescindível a realização prévia de pré-teste (usando uma amostra "de conveniência") e de estudo piloto (usando uma amostra semelhante à coorte) para testar e refinar instrumentos e procedimentos. O cuidadoso treinamento da equipe tem como característica principal a ideia de que este contato inicial com os potenciais participantes é muito importante para a adesão ao estudo e para a retenção destes participantes na coorte.

A classificação de participantes com relação à exposição é um dos grandes desafios nos estudos de coorte, pois nem sempre é fácil o estabelecimento do início da exposição a um determinado fator de risco. Por exemplo, o tempo de início da exposição pode ser mais facilmente determinado quando se relaciona ao uso de uma substância ou a uma exposição ambiental específica, como no caso das exposições químicas ocupacionais. Ainda assim, no caso de efeitos cumulativos, que variam ao longo do tempo, o período de exposição a ser considerado é muitas vezes de difícil estabelecimento; por exemplo, uma

[2] A expressão "modificador(es) de efeito" é usada neste capítulo em virtude da sua aceitação para definir heterogeneidade de associações. No entanto, é impossível inferir efeitos em estudos observacionais isolados, por melhores que sejam. Uma expressão mais adequada – mas não usada pela maioria dos autores – seria "modificador(es) de associação".

exposição leve pode ter se tornado pesada em algum momento da vida anterior ao início do estudo e novamente reduzida por ocasião da entrada no estudo.

Por outro lado, o efeito de uma determinada exposição ocupacional pode demorar muitos anos e a informação sobre as experiências de exposição mais próximas ao momento de entrada na coorte podem não refletir adequadamente o grau de exposição ao fator de risco de interesse. Por isso, em geral ao se investigar uma determinada exposição em um estudo de coorte, deve-se levar em consideração tanto o efeito cumulativo quanto o tempo mínimo de indução do desfecho de interesse (Rothman & Greenland, 1998).

A classificação do *status* de exposição pode ser alcançada de diferentes maneiras, e as técnicas utilizadas variam de estudo para estudo a depender dos fatores de risco de interesse. O questionário pode incluir questões sobre exposição prévia (tempo e intensidade de exposição) e atual – por exemplo, sobre uso de contraceptivos ou medicamentos hormonais – e estas informações podem ser complementadas quando possível por consulta a registros médicos – tais como prescrição em receitas ou em prontuários. O caminho inverso também pode ser a complementação de informações institucionais – por exemplo em estudos ocupacionais – pela realização de entrevistas.

Quando as fontes de exposição são múltiplas, como ocorre muitas vezes em relação a doenças infecciosas, a classificação da exposição pode ser mais complexa e apresentar diferentes desafios (Kelsey, Thompson, Evans, 1986).

Um aspecto que não deve ser desconsiderado diz respeito ao impacto do conhecimento sobre a relação entre exposição e desfecho pelos próprios participantes, o que pode influenciar não só as respostas fornecidas durante a linha de base, mas também promover, durante o seguimento da coorte, a mudança de comportamento dos participantes – fenômeno chamado de "efeito de Hawthorne" (Porta, 2008). Por exemplo, em um estudo sobre doenças cardiovasculares, os participantes podem modificar seus hábitos de alimentação e atividade física pelo simples fato de passarem a integrar a coorte em estudo. Estas mudanças no *status* de exposição devem ser exploradas ao longo do tempo – durante o seguimento da coorte – para serem contempladas na análise dos resultados.

Monitoramento dos participantes

Como já foi dito, um estudo de coorte identifica, classifica e monitora ao longo do tempo grupos de indivíduos expostos até o momento em que ocorre o desfecho de interesse ou a perda. Constitui, portanto, um grande desafio em estudos longitudinais evitar perdas de seguimento e obter informações completas sobre os desfechos para todos os membros da coorte.

Várias estratégias de seguimento podem ser adotadas para monitorar ao longo do tempo a ocorrência de eventos entre os participantes de um estudo. É fundamental assegurar que a estratégia não beneficie indivíduos com certas características em detrimento de outros. Por exemplo, indivíduos mais pobres geralmente residem em bairros na periferia das cidades e tendem a mudar mais vezes de endereço, de telefone e de trabalho, em comparação com indivíduos de classe média. Em estudos de base populacional, isto pode levar a uma perda maior nos segmentos socialmente mais vulneráveis e enviesar os resultados do estudo. É importante lembrar que diferenças desta natureza costumam estar relacionadas com a maior frequência de comportamentos de risco para a saúde e menor acesso à prevenção e controle de doenças. É por esta razão que a retenção de todos os segmentos sociais da coorte é fundamental.

Um passo inicial de grande importância na condução da coorte é coletar o máximo possível de informações que identifiquem o indivíduo na fase de inserção no estudo. Isto inclui não apenas nome e telefone, mas endereço residencial e de trabalho, números de telefone e endereços de pessoas próximas que possam servir de fontes de informação caso os pacientes não possam ser contatados etc. Estas informações devem ser atualizadas em todos os contatos subsequentes com os participantes, os quais também têm o propósito de colher informações adicionais sobre a ocorrência de eventos. Tais contatos podem ocorrer via telefone, correio ou visitas periódicas ao centro de investigação. Em estudos que preveem contatos regulares com os participantes, incluindo repetição de entrevista e/ou exames, a atualização dos dados obtidos em visitas ou outros contatos anteriores é fundamental a cada vez. O telefone do trabalho ou de pessoas próximas pode ser acionado para obter informações sobre os indivíduos que não retornam para a visita ao centro de pesquisa. Visitas *in loco* às vezes são necessárias, se os contatos por correio e telefone falharem.

A frequência e as estratégias de contatos de seguimento variam de estudo para estudo e dependem dos objetivos da pesquisa e também da existência e quantidade de recursos disponíveis. No estudo da coorte de nascimento de Pelotas de 1982 (Victora & Barros, 2006), o seguimento não se deu em intervalos regulares e exigiu a utilização de diferentes estratégias devido, em grande parte, a limitações de ordem orçamentária. Já no estudo ARIC foram conduzidas entrevistas telefônicas anuais e visitas para reexames a cada 3 anos. Nas entrevistas telefônicas, eram coletadas informações sobre eventuais alterações no estado geral de saúde, hospitalizações e ocorrência de eventos tais como infarto do miocárdio e ataque isquêmico transitório (The ARIC investigators, 1989).

Contatos periódicos são importantes também para atualizar informações sobre a exposição dos participantes a fatores de risco de interesse, bem como sobre variações nos cofatores relevantes, capturando assim a natureza dinâmica da exposição (Samet & Muñoz, 1998). Durante o seguimento de uma coorte, como já foi comentado anteriormente, os participantes envelhecem e a intensidade e a frequência da exposição aos fatores de risco, de confundimento e modificadores de efeito podem variar. Em um estudo de tabagismo e câncer de pulmão, por exemplo, vários determinantes do risco de desenvolver esta doença modificam-se durante o seguimento, inclusive a idade do participante, a exposição acumulada ao longo do tempo e até mesmo a quantidade de alcatrão e nicotina presentes no cigarro. Além disso, alguns participantes param de fumar e outros podem começar a fumar depois de entrarem no estudo.

Um fator que deve ser considerado para estabelecer o intervalo entre entrevistas e exames dos participantes é o interesse em acompanhar variações temporais em parâmetros clínicos ou subclínicos, ou em desvendar mecanismos fisiopatológicos importantes na história natural da doença. Por exemplo, em um estudo sobre a história natural da infecção pelo HIV, é importante acompanhar a soroconversão, a progressão da supressão imune e as infecções oportunísticas. Em contrapartida, uma preocupação importante ao se programar tipo e frequência de contatos de seguimento ao longo do estudo é não sobrecarregar os participantes com entrevistas e exames, o que pode levar à saída de indivíduos da coorte (Robinson *et al.*, 2007).

Idealmente, uma vez identificada a ocorrência de um evento de interesse por meio de contato com o participante, o máximo de informações deve ser obtido para permitir uma melhor investigação e classificação do mesmo, ou seja, se durante um contato telefônico de seguimento for detectada a ocorrência de internação, procedimento ambulatorial ou óbito do participante, deve-se tentar obter junto a ele – ou ao informante, no caso de morte – dados como local da internação e data do evento para proceder à investigação do mesmo e à posterior classificação da causa. Esta estratégia tem sido utilizada desde os primeiros estudos de coorte, como Framingham, até estudos mais atuais como o MESA (Bild *et al.*, 2002).

Estratégias de análise

Rotineiramente, os estudos de coorte são conduzidos para avaliar as associações de várias covariáveis em um tempo dado e desfechos de interesse, em que a data do evento é anotada para cada indivíduo. Estes estudos podem gerar bases de dados relativamente simples e manejáveis, mas em geral e crescentemente os bancos de dados gerados por estes estudos são enormes e complexos. As bases geradas dependem do volume de informações obtidas na linha de base e em cada contato subsequente, da duração do seguimento, do tamanho da coorte e da frequência do(s) evento(s) de interesse.

Existem várias alternativas para analisar os dados gerados em estudos longitudinais, como o modelo de risco proporcional de Cox, a regressão de Poisson e, quando a duração de seguimento é aproximadamente igual em expostos e não expostos, a regressão logística múltipla ou a regressão baseada em razão de incidências (Spiegelman, Hertzmark, 2005). A escolha geralmente recai sobre o método mais simples e eficiente capaz de testar a hipótese delineada e dar respostas científicas válidas e satisfatórias para as perguntas dos investigadores.

Na Parte 3 deste livro serão detalhados métodos e técnicas de análise dos resultados de estudos de coorte, indicando medidas de ocorrência e de associação, bem como estratégias de detecção e tratamento de vieses e fatores de confundimento.

Avanços metodológicos

Um avanço metodológico importante no que concerne aos estudos de coorte foi o desenvolvimento de desenhos amostrais para analisar a relação exposição-evento de forma mais eficiente em estudos longitudinais: o desenho de caso-controle aninhado na coorte e o desenho de caso-coorte.

Caso-controle aninhado

O desenho de caso-controle aninhado compara a exposição em casos incidentes da doença (ou evento de interesse) com controles selecionados entre os membros da coorte que permanecem sob risco de desenvolver a doença (ou evento) aproximadamente no momento em que o caso é identificado. O segmento da coorte sob observação no momento em que ocorre cada evento é chamado de "*risk set*".

Na Figura 18.4 o grupo controle é pareado a cada caso com relação a tempo de seguimento e, portanto, a perdas anteriores. O segmento da coorte presente no momento em que cada caso ocorre (barras verticais azuis) é o *risk set* de onde são selecionados os controles pareados. O grupo controle é pareado no momento em que ocorre o desfecho, consequentemente ajustando automaticamente por tempo de seguimento e perdas anteriores (amostragem de densidade). Perdas são representadas por setas em azul-escuro inclinadas; desfechos, por linhas terminando em cruzes e *risk sets* por linhas verticais em azul-claro. Por exemplo, o *risk set* para o terceiro caso que ocorre durante o seguimento não inclui dois casos e uma perda que ocorreram anteriormente.

Um exemplo de caso-controle aninhado foi o estudo de relação entre exposição a campo eletromagnético e desenvolvimento de câncer de cérebro nos EUA (Grayson, 1996). A coorte foi constituída de 880.000 membros da Força Aérea daquele país que trabalharam durante pelo menos 1 ano entre 1970 e 1989.

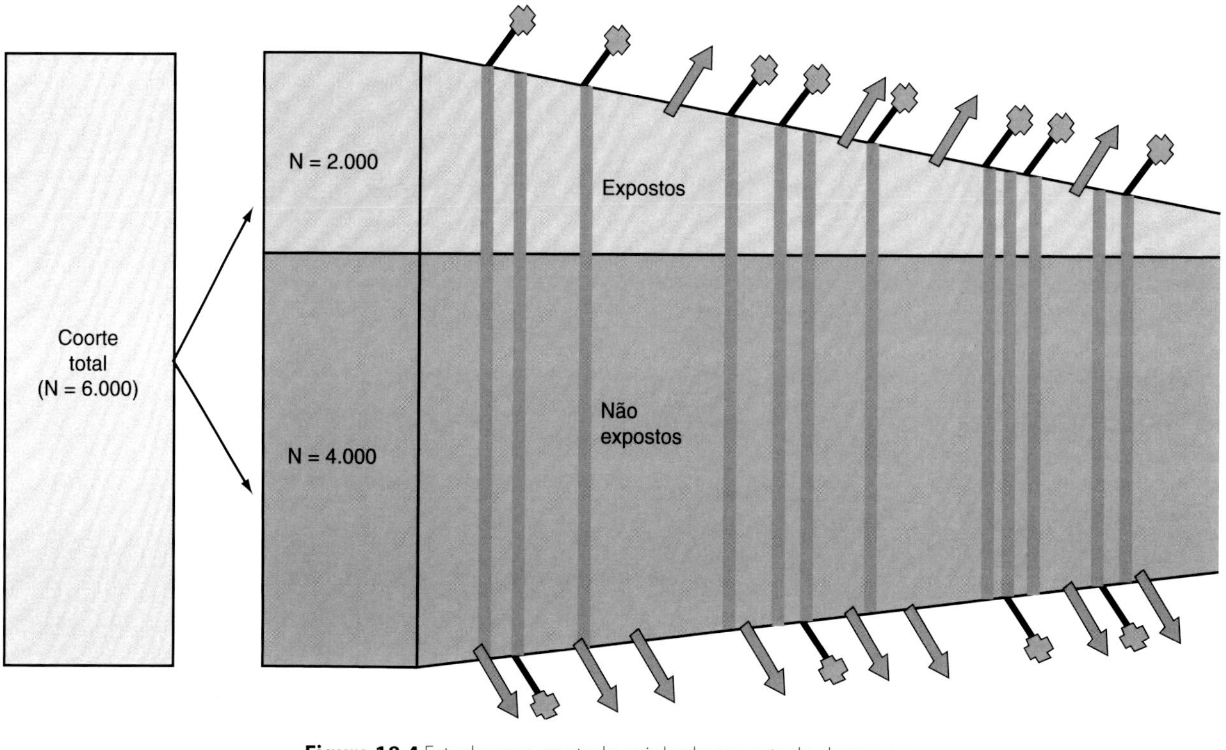

Figura 18.4 Estudo caso-controle aninhado em estudo de coorte.

Todos os 330 casos com tumor maligno de cérebro desenvolvidos nesse período foram selecionados. Quatro participantes foram selecionados aleatoriamente como controles para cada caso entre todos os indivíduos que permaneciam sob risco de desenvolver essa doença, após pareamento por tempo de seguimento e, optativamente, por outras variáveis. Ao mesmo tempo em que essa estratégia elimina confundimento por tempo de seguimento e, consequentemente, por perdas anteriores ao evento, ela permite o uso de métodos aplicados a estudos pareados, como, por exemplo, a regressão logística condicional.

Estudos de caso-coorte

O desenho de caso-coorte foi introduzido por Prentice (1986) com a finalidade principal de aumentar a eficiência e reduzir custos em estudos de coorte. Consiste em selecionar uma amostra da coorte na linha de base e compará-la com os casos incidentes identificados no curso do seguimento de toda a coorte. Esta amostra (subcoorte) é considerada como uma "coorte-controle". No exemplo apresentado na Figura 18.5, todos os casos (N = 12) e uma amostra aleatória de 10% da coorte (N = 600) são comparados. O grupo controle é uma amostra aleatória da coorte na linha de base. Casos incidentes são comparados com esta amostra. Perdas são representadas por setas em azul-escuro inclinadas; desfechos, por linhas terminando em cruzes.

A grande vantagem do desenho de caso-coorte é que a amostra aleatória da coorte funciona como grupo controle universal, isto é, permite analisar vários desfechos sem a necessidade de selecionar novas amostras de controles (Langholz & Thomas, 1990).

Note-se, no entanto, que a amostra da coorte na linha de base não ajusta automaticamente por tempo de seguimento ou perdas durante o seguimento, o que exige que sua análise incorpore elementos de análise de sobrevida. Técnicas padrões de análise de sobrevida são geralmente modificadas para a análise de estudos de caso-coorte. O objetivo é eliminar todas as quantidades não observadas e levar em conta o esquema amostral. A maneira mais simples e mais utilizada é a técnica de ponderar a contribuição de cada indivíduo pelo inverso da probabilidade amostral de cada participante (Langholz & Jiao, 2007).

Tanto no estudo caso-controle aninhado quanto no estudo caso-coorte, alguns indivíduos selecionados para inclusão como controles poderão desenvolver a doença ou evento de interesse, mas não devem ser excluídos do grupo controle. A não exclusão de casos do grupo controle faz com que o *odds ratio* de exposição estime diretamente a razão de densidade de incidências (no estudo caso-controle aninhado) ou o risco relativo (no estudo caso-coorte) sem necessidade de presumir raridade da enfermidade (Szklo & Nieto, 2007). Os casos, por outro lado, geralmente incluem todos os casos incidentes identificados na coorte como um todo durante o seguimento.

Independentemente da fonte de origem dos controles, os desenhos de caso-controle aninhado e caso-coorte pressupõem a obtenção de informações completas de fatores e cofatores re-

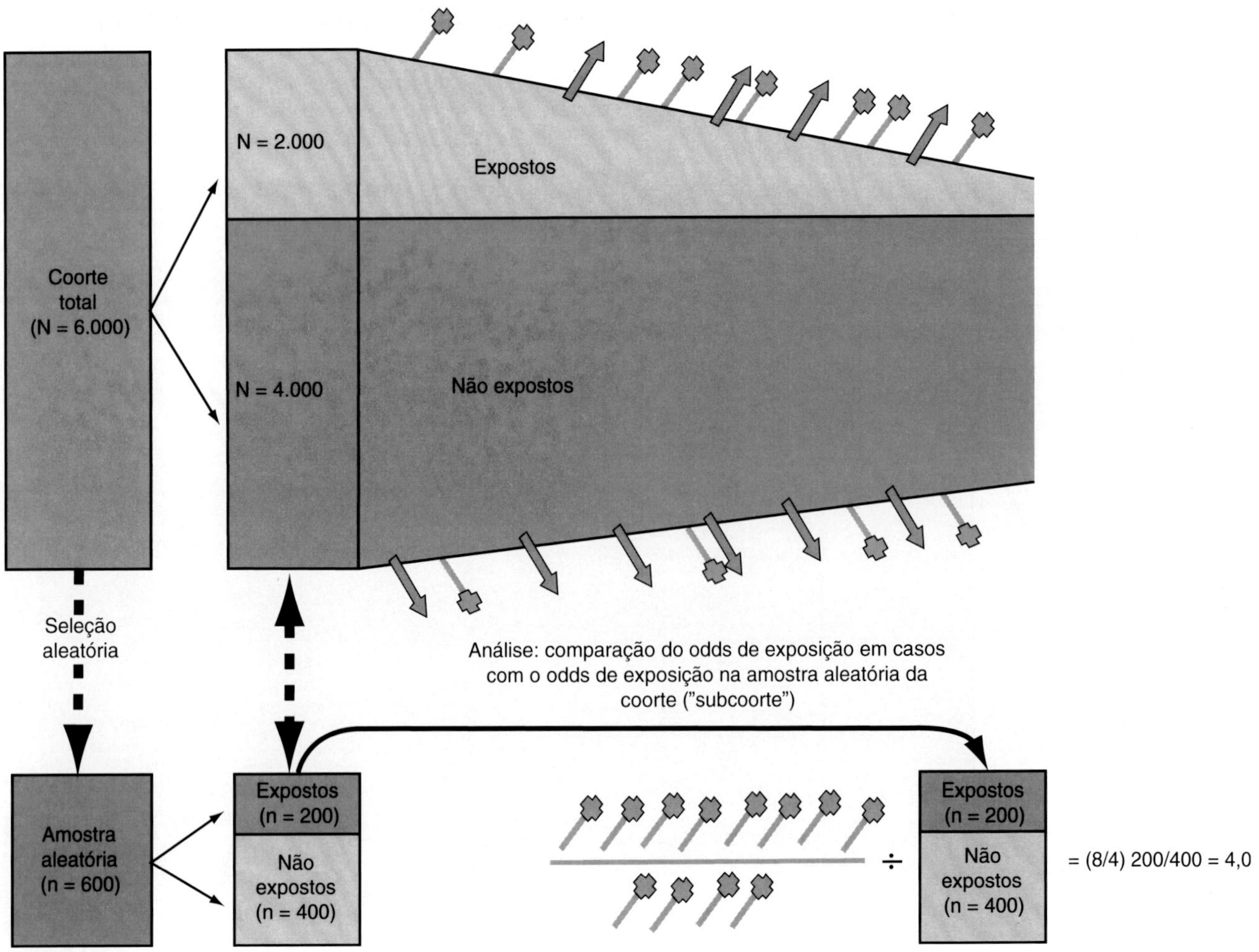

Figura 18.5 Estudo caso-coorte em um estudo de coorte.

Boxe 18.2 Comparação de estudos de caso-controle na coorte

Caso-coorte	Caso-controle aninhado
• Permite estimar a prevalência do fator de risco na coorte e consequentemente o risco atribuível populacional (AR_{pop}) usando a fórmula abaixo: $$\frac{ARP_{POP} = \text{Pr ev}_{RF}\,(RR - 1{,}0)}{\text{PR ev}_{RF}\,(RR - 1{,}0) + 1{,}0} \times 100$$ em que Prev_{RF} é a prevalência do fator de risco estimada na amostra aleatória da coorte e RR é o risco relativo; • Permite estudar correlações entre fatores de risco na amostra para variáveis não medidas na coorte inteira; e • Um único grupo controle (subcoorte) pode ser usado para diferentes desfechos. • Desvantagem: a medida de exposições é feita somente na linha de base.	• É melhor para exposições tempo-dependentes; • Automaticamente pareia segundo tempo de seguimento (e para perdas prévias). • Desvantagem: para cada tipo de desfecho, um grupo controle deve ser escolhido.

levantes para todos os casos e controles. Ou seja, em ambos os desenhos, a coleta de informações e a realização de medidas e exames é feita para uma fração da coorte e não para todos os participantes, o que os torna particularmente úteis em estudos com coleta e estoque de material biológico ou que requerem a realização de exames ou procedimentos muito caros para serem feitos em toda a coorte. Langholz & Thomas (1990) compararam a eficiência relativa destes desenhos para diferentes tipos de estudos de coorte e concluíram que em estudos de coorte com múltiplos desfechos de interesse como o ELSA, no Brasil, e o MESA, nos EUA, o desenho de caso-coorte pode ser mais vantajoso, embora sua análise seja mais complexa.

Rundle *et al.* (2005) chamam a atenção para as vantagens e desvantagens associadas à escolha de cada uma destas alternativas em estudos de coorte envolvendo epidemiologia molecular, quando os biomarcadores analisados sofrem a influência de fatores como lote, tempo de estocagem e ciclos de descongelamento. Nestes casos, o caso-controle aninhado seria uma opção melhor que o caso-coorte, pois os controles poderiam ser pareados aos casos nestes quesitos, controlando assim o efeito dos mesmos. Outra vantagem é que, quando o estudo de coorte coleta informações relevantes com periodicidade elevada, o estudo aninhado permite estudar associações de fatores que variam com o tempo ou que têm período de indução relativamente curto, isto é, exposições que ocorrem pouco antes da ocorrência do caso tanto em casos quanto em controles. Por outro lado, a eficiência do estudo caso-coorte resultante da criação de um grupo controle "universal" faz com que seja o preferido na maioria dos estudos de coorte. Outras vantagens deste desenho são a possibilidade de se estimar a prevalência de fatores de risco na amostra aleatória da coorte e, consequentemente, estimar o risco atribuível na coorte total. Um sumário das vantagens e desvantagens dos desenhos caso-coorte e aninhado é mostrado no Boxe 18.2.

Record linkage

Uma estratégia de seguimento e aferição de desfechos muito utilizada em locais com bases de dados populacionais confiáveis e razoavelmente completas, como os países nórdicos, é o *record linkage* (Porta, 2008), ou o relacionamento probabilístico entre a base de dados da coorte e uma base de dados secundários, por exemplo de morbidade ou mortalidade. Esta estratégia permite investigar fatores como desvantagens socioeconômicas na infância e mortalidade na vida adulta (Smith *et al.*, 1998) ou estimar o risco de colelitíase associado a fatores reprodutivos em uma coorte de 1,3 milhão de mulheres na Inglaterra e na Escócia (Liu *et al.*, 2009).

O objetivo do *record-linkage* é estimar a *probabilidade* de dois registros provenientes de bases de dados distintas referirem-se ao mesmo indivíduo, uma vez que não é possível ter certeza absoluta de um perfeito *linkage* devido a duplicatas nos identificadores usados ou erros em registros. Duplicatas e erros são especialmente frequentes quando as bases são relacionadas a partir de dados como nomes, dada a grande frequência de homônimos. O sucesso da estratégia é maior quando as bases de dados utilizam identificadores únicos, como o Cadastro de Pessoa Física (CPF) no Brasil e o número do seguro social nos EUA. Embora condições ideais para o *record linkage* ainda não existam no Brasil, o relacionamento probabilístico de bases de dados vem sendo crescentemente empregado para o seguimento passivo em estudos de coorte no país. Coutinho & Coeli (2006), por exemplo, investigaram a acurácia da metodologia de relacionamento probabilístico usada em estudos de sobrevida e encontraram resultados muito satisfatórios, ou seja, sensibilidade igual a 85,5% e valor preditivo positivo de 98,1%.

Comentários finais

As múltiplas vantagens do estudo de coorte o credenciam como desenho preferido para avaliação de associações entre fatores de risco e desfechos. Entre suas vantagens principais estão as possibilidades de monitoramento de exposições durante o seguimento da coorte, a avaliação tanto de exposições quanto de desfechos múltiplos e a análise de dados através da utilização de estratégias eficientes (caso-coorte e caso-controle aninhado). Outra vantagem é que hipóteses que não foram contempladas no início do estudo podem ser avaliadas com a coleta de dados sobre novas exposições em exames subsequentes à linha de base. Em conjunto, essas vantagens fazem com que o estudo de coorte represente um verdadeiro "laboratório epidemiológico", capaz de permitir testes de hipóteses durante um longo período.

Enfim, resultados de estudos de coorte, analisados apropriadamente, permitem a explicação dos fenômenos de saúde de modo mais adequado aos contextos regionais, produzindo conhecimentos que melhor embasam as políticas públicas no país. Por outro lado, enriquecem a produção científica internacional ao representarem populações com grande diversidade cultural, racial e étnica e com importantes desigualdades sociais, desta forma contribuindo para a sofisticação de modelos causais, especialmente pela identificação de modificadores de efeito.

Referências bibliográficas

Alonso A, Irala J, Martinez-Gonzalez MA. Representativeness, losses to follow-up and validity in cohort studies. *Eur J Epidemiol* 22:481-482, 2007.

Anderson RE, Ishida K. Malignant lymphoma in survivors of the atomic bomb in Hiroshima. *Ann Intern Med*, 61:853-62, 1964 Nov.

Barreto ML, Cunha SS, Alcântara-Neves N, Carvalho LP, Cruz AA, Stein RT, Genser B, Cooper PJ, Rodrigues L. Risk factors and immunological pathways for asthma and other allergic diseases in children: background and methodology of a longitudinal study in a large urban Center in Northeastern Brazil (Salvador-SCAALA study). *BMC Pulmonary Medicine*, 6:15, 2006.

Bild DE, Bluemke DA, Burke GL, Detrano R, Diez Roux AV, Folsom AR, Greenland P, Jacobs Jr DR, Kronmal R, Liu K, Nelson JC, O'Leary D, Saad MF, Shea S, Szklo M, Tracy RP. Multi-ethnic study of atherosclerosis: objectives and design. *American Journal of Epidemiology*, 156(9): 871-81, 2002.

Blakely T, Salmond C. Probabilistic record linkage and a method to calculate the positive predictive value. *Int J Epidemiol*, 31(6):1246-52, 2002 Dec.

Brasil. Ministério da Saúde. Instituto Nacional de Câncer – INCA. Inquérito domiciliar sobre comportamentos de risco e morbidade referida de doenças e agravos não transmissíveis: Brasil, 15 capitais e Distrito Federal. Rio de Janeiro: INCA, 2004.

Brindle PM, McConnachie A, Upton MN, Hart CL, Smith GD, Watt GCM. The accuracy of the Framingham risk-score in different socioeconomic groups: a prospective study. *British Journal of General Practice* 55: 838-845, 2005.

Chamie K, DeVere White RW, Lee D, Ok JH, Ellison LM. Agent orange exposure, Vietnam war veterans, and the risk of prostate cancer. *Cancer*, 113(9):2464-70, 2008.

Colditz GA, Manson JE, Hankinson SE. The Nurses' Health Study: 20-year contribution to the understanding of health among women. *J Womens Health*, 6(1):49-62, 1997.

Coutinho ESF, Coeli CM. Acurácia da metodologia de relacionamento probabilístico de registros para identificação de óbitos em estudos de sobrevida. *Cad Saúde Pública*, 22(10):2249-2252, 2006.

Dawber TR Meadors GF, Moore Jr FE. Epidemiological approaches to heart diseases: the Framingham Study. *American Journal of Public Health*, 41:279-86, 1951.

Doll R, Peto R, Boreham J, Sutherland I. Mortality from cancer in relation to smoking: 50 years observations on British doctors. *Br J Cancer*, 92(3):426-9, 2005.

Doll R, Hill AB. The mortality of doctors in relation to their smoking habits: a preliminary report: (Reprinted from *Br Med J*, ii:1451-5, 1954) *BMJ*, 328:1529-33, 2004.

Enterline PE, Hartley J, Henderson V. Asbestos and cancer: a cohort followed up to death. *Br J Ind Med*, 44(6):396-401, 1987.

Fox CS, Heard-Costa N, Cupples LA, Dupuis J, Vasan RS, Atwood LD. Genome-wide association to body mass index and waist circumference: the Framingham Heart Study 100K project. *BMC Med Genet*, 8(Suppl 1):S18, 2007.

Grayson JK, Lyons TJ. Brain cancer, flying, and socioeconomic status: a nested case-control study of USAF aircrew. *Aviat Space Environ Med*, 67(12):1152-4, 1996.

Kelsey JL, Thompson WD, Evans AS. Methods in observational Epidemiology. Nova York, Oxford: Oxford University Press, 1986. pp. 77-104.

Langholz B, Jiao J. Computational methods for case-cohort studies. *Computational Statistics & Data Analysis* 51(8):3737-3748, 2007.

Langholz B, Thomas DC. Nested case-control and case-cohort methods of sampling from a cohort: a critical comparison. *Am J Epidemiol* 131(1):169-76, 1990.

Lerner DJ, Kannel WB. Patterns of coronary heart disease morbidity and mortality in the sexes: a 26-year follow-up of the Framingham population. *Am Heart J*, 111(2):383-90, 1986.

Lima e Costa MFL, Uchoa E, Guerra HL, Firmo JOA, Vidigal PG, Barreto SM. The Bambui health and ageing study (BHAS): methodological approach and preliminary results of a population-based cohort study of the elderly in Brazil. *Revista de Saúde Pública*, 34(2):126-35, 2000.

Liu B, Beral V, Balkwill A; on behalf of the Million Women Study Collaborators. Childbearing, breastfeeding, other reproductive factors and the subsequent risk of hospitalization for gallbladder disease. *Int J Epidemiol*, 38(1):312-8, 2009.

Lumey LH, Stein AD, Kahn HS, van der Pal-de Bruin KM, Blauw GJ, Zybert PA, Susser ES. Cohort profile: the Dutch Hunger Winter families study. *Int J Epidemiol*, 36(6):1196-204, 2007.

Mancuso TF, el-Attar AA. Cohort study of workers exposed to betanaphthylamine and benzidine. *J Occup Med*, 9(6):277-85, 1967.

Marmot M, Brunner E. Cohort profile: the Whitehall II study. *International Journal of Epidemiology*, 34: 251-6, 2005.

Mota EA, Guimarães AC, Santana OO, Sherlock I, Hoff R, Weller TH. A nine year prospective study of Chagas' disease in a defined rural population in northeast Brazil. *A J Trop Med Hyg*, 42(5):429-40, 1990.

Porta M. (ed.) A dictionary of epidemiology. 5th ed. Nova York: Oxford University Press, 2008, p. 289.

Prentice RL. A case-cohort design for epidemiologic cohort studies and disease prevention trials. *Biometrika*, 73:1–11, 1986.

Rehkopf DH, Berkman LF, Coull B, Krieger N. The non-linear risk of mortality by income level in a healthy population: US National Health and Nutrition Examination Survey mortality follow-up cohort, 1988-2001. *BMC Public Health*, 10(8):383, 2008.

Robinson KA, Dennison CR, Wayman DM, Pronovost PJ, Needham DM. *J Clin Epidemiol*, 60(8):757-65, 2007.

Rothman KJ. *Epidemiology: an Introduction*. Nova York: Oxford University Press, 2002. p. 223.

Rothman KJ, Greenland, S. *Modern Epidemiology*. 2nd ed. Philadelphia: Lippincott Williams & Wilkins, 1998, p. 738.

Rundle AG, Vineis P, Ahsan H. Design options for molecular epidemiology research within cohort studies. *Cancer Epidemiol Biomarkers Prev*, 14(8):1899-907, 2005.

Samet JM, Muñoz A. Evolution of the cohort study. *Epidemiologic Reviews*, 2(1):1-14, 1998.

Seguí-Gómez M, de la Fuente C, Vázquez Z, de Irala J, Martínez-González MA. Cohort profile: the 'Seguimiento Universidad de Navarra' (SUN) study. *Int J Epidemiol*, 35(6):1417-22, 2006.

Sleigh AC, Hoff R, Mott KE, Maguire JH, da França Silva JT. Manson's schistosomiasis in Brazil: 11-year evaluation of successful disease control with oxamniquine. *Lancet*, 1(8482):635-7, 1986.

Sleigh AC, Mott KE, Hoff R, Barreto ML, Mota EA, Maguire JH, Sherlock I, Weller TH. Three-year prospective study of the evolution of Manson's schistosomiasis in north-east Brazil. *Lancet*, 2(8446):63-6, 1985.

Smith GD, Hart C, Blane D *et al*. Adverse socioeconomic conditions in childhood and cause specific mortality: prospective observational study. BMJ 316:1631-35, 1998.

Spiegelman D, Hertzmark E. Easy SAS calculations for risk or prevalence ratios and differences. *Am J Epidemiol*, 162:199-200, 2005.

Szklo M, Nieto FJ. *Epidemiology: beyond the basics*. Boston: Jones & Bartlett Publishers, 2nd ed., 2007.

Szklo M. Population-based cohort studies. *Epidemiol Rev*, 20:81-90, 1998.

The ARIC investigators. The Atherosclerosis Risk In Communities (ARIC) study: design and objectives. *Am J Epidemiol*, 129(4):687-702, 1989.

Victora CG, Barros FC. Cohort profile: the 1982 Pelotas (Brazil) Birth Cohort. *Int Journal Epidemiology*, 35:237-42, 2006.

Wambura M, Urassa M, Isingo R, Ndege M, Marston M, Slaymaker E, Mngara J, Changalucha J, Boerma TJ, Zaba B. HIV prevalence and incidence in rural Tanzania: results from 10 years of follow-up in an open-cohort study. *J Acquir Immune Defic Syndr*, 46(5):616-23, 2007.

Weng X, Odouli R, Li DK. Maternal caffeine consumption during pregnancy and the risk of miscarriage: a prospective cohort study. *Am J Obstet Gynecol*, 198(3):279.e1-8, 2008.

Yu MW, Hsu FC, Sheen IS, Chu CM, Lin DY, Chen CJ, Liaw YF. Prospective study of hepatocellular carcinoma and liver cirrhosis in asymptomatic chronic hepatitis B virus carriers. *Am J Epidemiol,* 145:1039-1047, 1997. [PUB MED], 46, 2007.

19 Estudos de Intervenção

Susan M. Pereira e Mauricio L. Barreto

Introdução

Estudos de intervenção ou ensaios comunitários fazem parte do grande grupo de estudos experimentais, que também incluem ensaios clínicos e experimentos de natureza laboratorial. O conceito amplo de "experimento" compreende a realização de observações sistemáticas em condições controladas. Assim, na Epidemiologia, essa modalidade de desenho implica exposição de um grupo populacional a uma intervenção introduzida pelo investigador e sob controle do processo de pesquisa. Evidentemente, por motivos éticos, antes de ser experimentada, uma intervenção deve ser objeto de estudos preliminares que forneçam fortes evidências de que haverá efeitos positivos sobre a saúde. Ou seja, que a intervenção possa reduzir a chance de adoecimento pela causa que é capaz de prevenir (tenha portanto alta eficácia ou efetividade) e que não gere efeitos adversos importantes ou que, quando estes ocorram, sejam bastante inferiores aos benefícios (tenha portanto segurança).

O estudo de intervenção é, em princípio, o desenho mais apropriado para testar hipóteses causais relativas aos efeitos de exposições específicas. Porém, as limitações éticas referidas acima restringem o seu uso na avaliação da eficácia ou efetividade de procedimentos preventivos, terapêuticos ou diagnósticos.

Os estudos de intervenção são prospectivos, dado que, à semelhança dos estudos de coorte concorrentes, ocorre o seguimento da população de estudo ao longo do tempo e, posteriormente, são realizadas comparações da ocorrência de desfechos (casos de doença, óbitos, fatores de risco etc.) entre pelo menos dois grupos: o grupo de expostos (que recebeu a intervenção sob avaliação) e o grupo controle, que pode ter recebido um placebo, outra intervenção de efeito já conhecido ou mesmo não ter sido exposto. Portanto, diferentemente do estudo de coorte – que é um estudo tipicamente observacional, ou seja, em que uma exposição preexistente é apenas observada e mensurada pelo investigador (a qual pode ter efeitos positivos ou negativos sobre a saúde) – no estudo de intervenção a exposição é aplicada de maneira deliberada sobre um grupo populacional, porém os grupos expostos e não expostos devem ser definidos de preferência por processos aleatórios, sem a interferência de investigados e investigadores.

No campo da Saúde Coletiva, esse desenho tem sido amplamente usado para avaliar eficácia/efetividade de vacinas e outras intervenções preventivas (educacionais, normativas, nutricionais, ambientais etc.) antes que venham a ser recomendadas para ampla utilização em populações. Por exemplo, as agências regulatórias em saúde exigem que a eficácia e a segurança de uma nova vacina seja testada em ensaios comunitários como condição para sua aprovação. Da mesma forma, a adoção de intervenções de diversas naturezas pelo sistema de saúde deve ser precedida de estudos de intervenção prévios capazes de estabelecer seus níveis de eficácia/efetividade. Neste capítulo, dentre os desenhos experimentais desenvolvidos para a pesquisa em saúde, destacaremos especialmente os Ensaios Comunitários Controlados Randomizados (ECCR) que, cada vez mais, têm sido aplicados em pesquisas de avaliação tecnológica de intervenções orientadas à promoção e proteção da saúde das populações.

Histórico

Experimentos clínicos, inicialmente realizados sem a presença de grupos de comparação, têm sido relatados desde o século XVIII. Em 1721, um experimento pioneiro realizado em prisioneiros e sem grupo de comparação, que constou da inoculação de material biológico obtido de pacientes com varíola, registrou que estes indivíduos não contraíram varíola (Meinert, Tonascia, 1986). Posteriormente, destacam-se as contribuições de Jenner (1749-1823), que de maneira similar inoculou indivíduos com varíola bovina e registrou que estes indivíduos, quando expostos a material infectante originado de pacientes humanos com varíola, não adoeciam. Esta foi a base para a primeira vacina da humanidade.

A comparação de diferentes grupos de tratamento foi um recurso pioneiramente utilizado por Lind, ainda no século XVIII. Para testar a hipótese de que o escorbuto era uma doença associada a carência de frutas cítricas na alimentação, ofereceu seis tipos diferentes de dieta a seis diferentes grupos de marinheiros britânicos com escorbuto. Neste estudo, o grupo que recebeu tratamento diário acrescido de limão e laranja obteve maior sucesso na regressão da doença quando comparado aos demais grupos que recebiam diferentes tipos de dieta (Lind, 1998; Friedman *et al.*, 1998; Day, Ederer, 2004; Meinert, Tonascia, 1986).

Estudos experimentais não controlados asseguraram o início da utilização de anestésicos e antibióticos, a exemplo do clorofórmio e da penicilina. Um avanço qualitativo importante destes estudos foi a utilização de critérios sistemáticos e predefinidos para alocação dos pacientes nos diferentes grupos de tratamento, o que evoluiu para as modernas técnicas de alocação randômica no decorrer do século XX.

O conceito de alocação randômica foi inicialmente proposto por Fisher, em 1923, em experimentos na área de agricultura. O relato da primeira utilização deste procedimento na área de saúde foi em estudo placebo-controlado, duplo-cego, publicado em 1938 e conduzido na Universidade de Minnesota com o objetivo de avaliar o tratamento da gripe comum (Meinert, Tonascia, 1986). O termo "ensaio clínico controlado" com emprego da alocação randômica foi um marco na introdução deste método, tendo sido adotado pela primeira vez e detalhadamente descrito no estudo para avaliação da eficácia de tratamento com estreptomicina em pacientes com tuberculose, publicado em 1948, na Inglaterra (Marshall *et al.*, 1948). A partir da década de 1960, os estudos de intervenção, até então utilizados para avaliar intervenções em doenças infecciosas, passaram a ser utilizados para avaliar intervenções em doenças crônicas, o que favoreceu a colaboração entre várias disciplinas e especialistas e possibilitou abordagens multidisciplinares (Feinstein *et al.*, 1988; Fuchs *et al.*, 2000). A sua utilização como requisito básico para adoção das mais diferentes tecnologias nos sistemas de saúde tem o seu marco nos trabalhos de Archie Cochrane na Inglaterra (Cochrane, 1972).

Os ensaios comunitários se tornaram relevantes para a tomada de decisões com relação a uma série de questões em saúde pública, principalmente a partir da segunda metade do século XX. Um exemplo de aplicação importante tem sido a produção de conhecimentos referentes à eficácia e à segurança de vacinas. Destacamos o pioneiro estudo duplo-cego, placebo-controlado, para avaliar a eficácia da vacina desenvolvida no início dos anos 1950 para a prevenção de poliomielite com poliovírus inativado. Realizado sob a coordenação do epidemiologista Thomas Francis Jr, este estudo envolveu um total de 1,8 milhão de crianças nos EUA, além de grupos menores no Canadá e Finlândia, e foi iniciado em 1954. Em 1955, os resultados apresentados que demonstravam eficácia superior a 80%, além de evidências de níveis altos de segurança, levaram à sua imediata adoção como medida de prevenção da poliomielite nos EUA e em muitos outros países (Monto, 1999).

No Brasil, recentemente, um ensaio comunitário, controlado, randomizado, elaborado para avaliar a efetividade de uma segunda dose da vacina BCG na idade escolar, envolvendo aproximadamente 300.000 escolares em duas capitais, Salvador e Manaus, concluiu pela ausência de efetividade da revacinação, já que a incidência de tuberculose não diferiu entre os revacinados e os não revacinados. O resultado deste estudo orientou a recomendação do Ministério da Saúde de suspender a revacinação com BCG, que havia sido adotada alguns anos antes, evitando custos, esforços e expectativas na tarefa de revacinar milhões de crianças em todos o país (Rodrigues *et al.*, 2005).

Além da avaliação tecnológica de vacinas, os ECCR têm sido bastante utilizados na última década, em pesquisas de avaliação da eficácia de intervenções diversas (incluindo intervenções não farmacológicas) referentes a AIDS, cânceres, doenças cardiovasculares e outros problemas de saúde. Estudos observacionais, de caráter não experimental, podem eventualmente ser utilizados na avaliação da efetividade (mas nunca da eficácia) dessas intervenções, devido ao fato de possuírem características que os tornam mais vulneráveis a vieses; constituem fatores adicionais que influenciam no sentido de posicionar ECCR bem delineados como peças fundamentais em sistemas de decisões que deem suporte ou rejeitem novas medidas direcionadas à proteção da saúde das populações. Metodologicamente, os ECCR se assemelham aos ensaios clínicos randomizados, mas deles se diferenciam fundamentalmente no tocante ao tipo de intervenção avaliada e às populações utilizadas: enquanto os primeiros utilizam populações de doentes para em geral testar medicamentos para doenças específicas, os últimos utilizam populações de sadios, para avaliar eficácia/efetividade de intervenções na prevenção. Como consequência, os ECCR têm também outras características importantes que os diferenciam dos ensaios clínicos: necessidade de populações numerosas, tempo de seguimento mais estendido e utilização eventual de grupos, em lugar de indivíduos isoladamente, como unidades de intervenção ou análise.

Estratégias de desenho

A estrutura básica de um ECCR pode ser resumida da seguinte forma: uma coorte é identificada, a partir de grupos de indivíduos sadios, alocados, de forma aleatória, através do processo de randomização, em um ou mais grupos que receberão a intervenção (ou as intervenções) e um (ou eventualmente mais de um) grupo de comparação ou controle. É importante que medidas de uma série predefinida de parâmetros sejam feitas de forma padronizada em todos os grupos, antes da intervenção; análise de tais medidas permitirá conhecer quão similares eram os diversos grupos antes da intervenção, ou seja, o quanto a randomização funcionou no sentido de melhorar a comparabilidade.

No delineamento do estudo, devem ser cuidadosamente definidos os grupos (intervenção e controle), o desfecho que será utilizado (medidas de desfecho) e o método a ser utilizado para a adequada randomização no processo de formação dos grupos do estudo (Meinert, Tonascia, 1986; Piantadosi, 2005).

Após um período de seguimento, a ocorrência do desfecho ou desfechos previamente definidos deve ser medida de forma similar em toda a população do estudo, independente de a que grupo pertença (intervenção ou controle). Para a realização deste processo é desejável, na medida do possível, que os investigadores responsáveis por medir os desfechos desconheçam em que grupo se encontra alocado cada indivíduo (se bem que, para alguns tipos de intervenção, isto não é possível). Este processo denomina-se de cegamento (Friedman *et al.*, 1998).

Cegamento

A utilização de cegamento é importante para evitar a ocorrência de vieses, especialmente relacionados com o conhecimento sobre a que grupos os indivíduos pertencem, levando a diferenças na obtenção de medidas ou na realização de diagnóstico dos desfechos. Esse procedimento evita que os pesquisadores, mas também os participantes, interfiram nas observações pelo fato de conhecerem a qual grupo pertence cada indivíduo incluído no estudo.

Quanto ao cegamento, estes estudos podem ser classificados como:

- *Simples-cego*: somente os investigadores (mas não os participantes) conhecem a composição dos grupos controle e intervenção. Apesar de nesta modalidade serem evitados vieses devido ao conhecimento da situação da exposição pelos participantes, a possibilidade de ocorrência de vieses devido ao conhecimento desta situação pelos pesquisadores é mantida, podendo interferir na administração da intervenção, na coleta e avaliação de dados.

- *Duplo-cego*: esta estratégia é mais utilizada em ensaios clínicos voltados para testar a eficácia de drogas. Nem o investigador nem os sujeitos do estudo sabem a qual grupo eles pertencem, se intervenção ou controle, sendo comum a utilização de placebo. Neste caso os aspectos éticos envolvidos devem ser adequadamente explicitados. No estudo duplo-cego o risco de viés é diminuído, já que as ideias preexistentes do investigador sobre o tratamento não irão influenciar a tomada de medidas ou a realização do diagnóstico.
- *Triplo-cego*: além do investigador e dos sujeitos, o comitê de monitoramento dos desfechos ou a equipe encarregada da análise dos dados também não conhece a composição dos grupos.
- *Estudos não cegos ou abertos*: o pesquisador e os participantes sabem a qual grupo pertencem. Esta alternativa é frequentemente utilizada nos estudos de intervenção, devido à natureza das intervenções utilizadas em saúde pública, nem sempre passíveis de cegamento, a exemplo de mudanças de hábitos de vida, programas educacionais ou de atividades físicas, dentre outros. Como vantagem está o menor custo e como desvantagem a possibilidade de viés, no relato de sintomas e eventos adversos pelos participantes do estudo, além de maior ocorrência de abandono ou desistência por aqueles que sabem pertencer ao grupo controle. Porém, os investigadores devem definir estratégias que reduzam os efeitos negativos do não cegamento.

Outras modalidades de estudos de intervenção

Apesar dos ECCR serem considerados padrão para estudos de intervenção em populações, outras modalidades são possíveis e têm sido empregadas, pois os ECCR não são aplicáveis em muitas situações.

Ensaios comunitários não randomizados

Desenhos não randomizados só devem ser adotados quando há impossibilidade de realizar a randomização (Raaijmakers *et al.*, 2008). Um dos maiores limites a essa estratégia é que os grupos obtidos podem não ser comparáveis, podendo ocorrer o efeito de outros fatores não mensurados que interfiram na formação destes grupos, a exemplo de nível socioeconômico, interferência subjetiva do pesquisador etc. Dessa forma, a evidência gerada é considerada de menor importância para orientar a tomada de decisões. Apesar disso, tem sido ressaltado que a randomização, por si só, não é capaz de assegurar a qualidade da evidência gerada, que depende dos demais aspectos a serem cumpridos no protocolo (Abel, Koch, 1997; Feinstein, 1997; Abel, Koch, 1999). Muitas intervenções em saúde pública, por razões metodológicas, operacionais ou éticas, não podem ser submetidas a estudos randomizados, o que enfatiza a permanente necessidade de estudos não randomizados nesta área (Des Jarlaisetal, 2004; Victora *et al.*, 2004). Estes podem ser: a) *Estudos não randomizados concorrentes*: quando os participantes que receberão a intervenção são tratados ao mesmo tempo em que o grupo controle é selecionado, isto é, o grupo que não receberá a intervenção. Nos estudos concorrentes, as duas intervenções são realizadas no mesmo momento do tempo, mas sem recorrer à randomização; e b) *Estudos não randomizados e não concorrentes*: são chamados também de históricos, caracterizando-se pela realização de uma comparação no tempo, do tipo antes e depois, onde a nova intervenção é comparada com a intervenção realizada em período anterior no tempo. Alguns autores ressaltam a grande vantagem desta modalidade pela não existência de restrições éticas, já que todos os indivíduos poderão receber a nova intervenção (Friedman *et al.*, 1998; Machin *et al.*, 2004).

Desenhos fatoriais

No desenho fatorial, duas intervenções são analisadas simultaneamente, comparando-se com o mesmo grupo controle. Apesar da vantagem relativa à redução de custos, pela possibilidade de utilização de um único grupo controle, além de avaliar duas intervenções em um só momento, deve ser bem avaliada a sua aplicação, tendo em vista a possibilidade de ocorrência de interação devido a possíveis mecanismos de ação similares entre as duas intervenções aplicadas (Friedman *et al.*, 1998).

Ensaios "cross over"

Neste tipo de estudo randomizado, o grupo que recebe a intervenção e o controle alternam-se durante períodos de tempo bem definidos. Cada participante pode funcionar como seu próprio controle, podendo em um determinado momento pertencer ao grupo de intervenção, recebendo a nova intervenção, e em outro momento ser incluído como controle, sem receber a nova intervenção. Esta modalidade possui como vantagem aumentar a precisão, já que o mesmo indivíduo compõe o grupo intervenção e o grupo controle, em diferentes momentos. A grande desvantagem é assumir o pressuposto de que a intervenção recebida em um momento anterior no tempo não possui efeito em um segundo momento, quando o indivíduo passa a ser considerado controle (Friedman *et al.*, 2004).

Ensaios de equivalência

Neste desenho, o objetivo é avaliar se uma nova intervenção pode vir a substituir outra intervenção já bem estabelecida. Neste caso, o grupo controle corresponderá à intervenção atual. A realização de ensaios de equivalência pressupõe que a nova intervenção a ser avaliada, enquanto possa ter a mesma eficácia, possua outras vantagens (menor custo, menos ocorrência de efeitos adversos ou facilidade na aplicação) em relação à intervenção que se deseja substituir. As limitações para este tipo de estudo são as dificuldades em demonstrar equivalência entre as duas intervenções por meio do achado de diferenças estatisticamente significantes entre estas. Mesmo apresentando diferenças estatisticamente significantes, ambas as intervenções podem demonstrar equivalência terapêutica, pois, apesar de haver evidências de que uma nova intervenção possua resultados superiores, o tamanho do benefício obtido com a nova intervenção pode ser de pequena significância em termos clínico ou preventivo, a ponto de não justificar a substituição. Neste caso, especifica-se um valor mínimo para as diferenças a serem encontradas, acima do qual o resultado poderá ser considerado como positivo, ou seja, a nova intervenção será considerada superior. A interpretação dos resultados obtidos nestes estudos pode ser bastante complexa (Friedman *et al.*, 1998; Machin *et al.*, 2004).

Tamanho da amostra

O delineamento amostral deve possuir poder suficiente para permitir a detecção do desfecho e identificar as diferenças entre os grupos, se ocorrerem. Quanto maior for a frequência do desfecho, menor será o tamanho da amostra a ser estimada. Para o cálculo da amostra, torna-se necessário considerar os seguintes parâmetros:

- frequência estimada do desfecho no grupo controle;
- efeito estimado da intervenção;
- definição do nível de erro tipo I (α);
- definição do poder estatístico (β: erro tipo II).

No desenho amostral, deve ser especificado se corresponderá a uma amostra fixa ou se será utilizado um delineamento amostral sequencial. Na primeira alternativa, o investigador especifica a amostra necessária previamente ao início do estudo, o qual continua até a obtenção da amostra estimada. No desenho sequencial são incluídos participantes até se observarem diferenças entre os grupos controle e intervenção, considerando-se um valor anteriormente definido. Neste capítulo, trataremos apenas da primeira alternativa, devendo os livros de textos específicos ser consultados para a segunda opção (Meinert, Tonascia, 1986; Friedman *et al.*, 1998; Moher *et al.*, 2001).

Planejamento e condução do estudo

O sucesso no planejamento e condução de um estudo de intervenção dependem dos aspectos indicados a seguir, devendo ser considerados antes do seu início e durante todo o seu processo de realização:

- a existência de uma boa questão de pesquisa, fundamentada no conhecimento científico atualizado acerca da questão;
- incertezas quanto aos efeitos da intervenção;
- existência de evidências de um adequado balanço entre riscos e benefícios da intervenção;
- receptividade no contexto onde o estudo será desenvolvido;
- desenho apropriado;
- recursos financeiros, tecnológicos e humanos para a realização do estudo.

As etapas do processo de pesquisa devem ser padronizadas e bem definidas no protocolo do estudo. Na elaboração do protocolo, as definições referentes a cada uma das etapas e a identificação da população de estudo com os critérios de elegibilidade para inclusão dos indivíduos devem estar claramente definidas. A possibilidade de ocorrência de reações adversas decorrentes da intervenção deve ser avaliada (p. ex., exposição a uma nova vacina), bem como os aspectos éticos referentes à existência de um grupo controle que permanece sem receber a intervenção sob estudo, que devem ser devidamente considerados e justificados. A população escolhida, de onde serão retirados os participantes, deverá possuir as características de interesse para o estudo.

População de estudo

Critérios de inclusão e exclusão

Os critérios de inclusão e exclusão devem ser bem especificados, os quais orientarão os passos necessários para a obtenção do número de participantes de acordo com o tamanho de amostra definido: p. ex., faixa etária, sexo etc. Aspectos como natureza da intervenção, existência de padrões de exposição que possibilitem a ocorrência do desfecho a ser observado, deverão orientar a identificação da população. Técnicas alternativas utilizando métodos qualitativos para identificação destas populações podem ser utilizadas, a exemplo de realização de entrevistas, grupos focais com a participação de informantes chaves. Essas técnicas têm sido úteis em estudos para avaliar o efeito de intervenções na redução da transmissão de HIV (Moher *et al.*, 2001; Wu *et al.*, 2007).

Recrutamento dos participantes

A obtenção dos participantes é um ponto importante para o sucesso do estudo, devendo ser cuidadosamente avaliado o tempo necessário para este recrutamento. O recrutamento prolongado implica aumento de custos e atraso na produção do conhecimento. Para o êxito neste aspecto é necessário o planejamento cauteloso, a definição de estratégias adequadas para obtenção dos participantes e um adequado planejamento financeiro, além da realização de um estudo piloto, para revisão ou adequação das rotinas planejadas à situação real de campo. O ajuste destas estratégias depende da população a ser recrutada, dos locais de recrutamento (se hospitais ou escolas), se o estudo é multicêntrico ou não, dentre outros.

Definição da intervenção

As intervenções a serem avaliadas em saúde pública são aquelas direcionadas à prevenção de agravos, doenças, óbitos, a exemplo de programas de prevenção aplicados a grupos, escolas, profissionais de saúde. A intervenção ou o placebo a serem avaliados devem ser minuciosamente definidos e padronizados para que todos os indivíduos pertencentes a um mesmo grupo sejam igualmente expostos. Assim, por exemplo, se for uma vacina, deve-se definir tipo, dose, via de administração, ou se for um programa de exercícios físicos deve-se definir tipo, frequência, intensidade. Especificamente, os ECCR são bastante adequados para avaliação de vacinas e estratégias de vacinação adotadas nos serviços de saúde, diferentes programas alimentares, atividades de mobilização comunitária, atividades físicas, dentre outras (Moher *et al.*, 2001).

Seleção e definição do desfecho ou variável resposta

O desfecho a ser observado deve ser definido, assim como a medida (morbidade, mortalidade) a ser utilizada deve ser previamente definida, antes do início do estudo. A sua frequência na população deve ser conhecida, dada sua importância para a estimativa do tamanho da amostra. Algumas características são consideradas necessárias para a sua definição. O desfecho deve ser:

- de fácil diagnóstico ou identificação em todos os participantes do estudo;
- pouco sujeito a erros de mensuração;
- possível de ser mensurado independente da alocação nos grupos tratamentos ou controle.

Desfechos primários e secundários, quando existentes, devem ser explicitados assim como os métodos diagnósticos utilizados, assegurando a correta identificação. (Meinert, Tonascia, 1986; Moher *et al.*, 2001). A definição de desfecho deve ser homogênea, possibilitando a comparação, sendo necessária a sua padronização em relação a doenças que apresentem diversas formas clínicas ou outras características.

Magnitude de efeito

No protocolo, deve-se considerar antecipadamente qual a magnitude de efeito (ou seja, a razão entre a ocorrência do desfecho no grupo intervenção em relação ao grupo controle) que os investigadores pretendem detectar. Esta meta, que tem implicação no cálculo do tamanho de amostra, está relacionada com conhecimentos prévios que permitam estimar a eficácia da intervenção e com um nível de efeito que tenha importância para a saúde da população e seja custo-efetivo enquanto medida de saúde pública (Meinert, Tonascia, 1986; Friedman *et al.*, 1998; Moher *et al.*, 2001). Por exemplo, no estudo REVAC-BCG, considerou-se um mínimo de 30% para a efetividade esperada da revacinação BCG contra a tuberculose. Este nível foi definido considerando-se as informações já acumuladas sobre o BCG e que uma proteção abaixo de 30% não teria interesse como medida de saúde pública e não seria custo-efetiva (Barreto *et al.*, 2002).

Questões relativas à condução do estudo

A qualidade dos dados depende de instrumentos de pesquisa adequados, definição clara de variáveis, treinamento rigoroso de equipes que realizarão a coleta, com padronização de procedimentos e supervisão. Além disto, procedimentos de rotina no acompanhamento da produção dos dados devem ser estabelecidos, permitindo a detecção precoce de erros e a sua correção ainda durante a realização do trabalho de campo.

Monitoramento de dados

É desejável que um comitê independente seja definido para monitoramento de dados. Este comitê deverá ser constituído por pesquisadores não envolvidos com o estudo. Este comitê é responsável por análises intermediárias periódicas dos resultados do estudo e por questões éticas, e em um estudo triplo-cego pode solicitar a quebra do cegamento se se observar tendência de efeitos em um dos grupos, sejam efeitos adversos, seja um nível de eficácia/efetividade suficiente para demonstrar que a intervenção gera benefícios que eticamente não justificam de imediato o grupo controle estar privado da intervenção (Day, Ederer, 2004).

Acompanhamento de eventos adversos

Na avaliação de novas intervenções, a exemplo de vacinas, deve ser considerada a possibilidade de ocorrência de eventos adversos. O estudo REVAC-BCG, citado anteriormente, possuía um protocolo de acompanhamento de possíveis eventos adversos relacionados com o uso da segunda dose da vacina BCG nos escolares, ainda que, na literatura, estes eventos eram considerados raros, o que permitiu adequada identificação e seguimento dos eventos relatados por meio de um sistema de vigilância ativo implantado no desenvolver da pesquisa (Dourado *et al.*, 2003).

Aspectos éticos

Os aspectos éticos devem ser apreciados pelos Comitês de Ética e têm o objetivo central de preservar a integridade dos sujeitos da pesquisa. Os princípios que regem a ética medica tiveram sua origem na Declaração de Helsinque feita pela associação Médica Mundial e visou estabelecer princípios éticos relacionados com experimentação humana (WMA, 1964, 2002). Deles derivam códigos nacionais, como no Brasil o adotado pelo Conselho Nacional de Ética em pesquisa (CONEP). Para adequada avaliação ética faz-se necessário que o protocolo de pesquisa contenha descrição detalhada sobre todos os aspectos do estudo, incluindo a utilização de grupos controles, e justificativa adequada para os planos adotados. Por exemplo, a manutenção de grupo controle, ou a aplicação de placebos, somente é aceitável em caso de não haver disponibilidade de nenhuma intervenção com eficácia conhecida para o desfecho que se propõe a investigar. Os aspectos éticos devem sempre ser considerados à luz do conhecimento já existente sobre a intervenção proposta.

O ECCR é aceitável quando há incerteza em relação ao efeito ou eficácia da intervenção avaliada. Em caso de haver evidências de que esta intervenção é eficaz, não seria eticamente justificado privar um grupo deste benefício. Os princípios éticos de respeito às pessoas (reconhecimento da existência de autonomia e direito à decisão dos indivíduos), beneficência (refere-se ao direito do paciente de ser beneficiado com o tratamento, o que requer estabelecimento do risco-benefício) e justiça (refere-se à distribuição dos benefícios e compensação quanto a possíveis danos causados) devem ser respeitados.

Alocação dos grupos controle e intervenção

A arquitetura lógica dos ECCR compreende no mínimo dois grupos (intervenção e controle), nos quais será alocada a população do estudo. Eventualmente, podem existir mais grupos de intervenção (p. ex., quando a intervenção será avaliada em duas diferentes intensidades ou doses). O grupo controle é formado por indivíduos que receberão o placebo, uma intervenção já avaliada anteriormente ou permanecerão sem receber nenhuma intervenção. A presença de um grupo comparação torna-se necessária devido à grande variação da história natural de qualquer doença, a depender do desfecho de interesse, além da variabilidade individual da resposta dos indivíduos a uma intervenção. Estes diversos grupos devem ser o mais similares possível em relação a um conjunto de características predefinidas e coletadas na linha de base do estudo (Meinert, Tonascia, 1986; Friedman *et al.*, 1998).

Assim, a comparabilidade entre os grupos que receberão ou não a intervenção é uma característica importante a ser assegurada, fundamental para justificar a randomização dos participantes do estudo. Para a composição destes grupos, devem ser explicitados critérios de elegibilidade (inclusão e exclusão) dos indivíduos que participarão do estudo, critérios estes que dependerão da intervenção e dos desfechos a serem medidos. Por exemplo, a avaliação de uma vacina que previne doenças infantis ou de uma intervenção nutricional para prevenção de problemas cardiovasculares terá que ser feita em populações de faixas etárias completamente diferentes. Um critério importante de inclusão é idade, sendo que no primeiro estudo seriam crianças pequenas e no segundo, adultos. Critérios de inclusão, enfim, significam os parâmetros utilizados para definir os indivíduos da população que serão recrutados para o estudo.

Randomização

Randomização é a alocação aleatória de indivíduos ou dos agregados de indivíduos nos diferentes grupos, que receberão ou não a intervenção. Este procedimento assegura que cada um dos indivíduos selecionados para o estudo possua a mesma chance ou probabilidade de ser incluído em qualquer dos grupos (intervenção ou controle). Evita-se, dessa forma, o surgimento de vieses relacionados com a alocação dos participantes nos diferentes grupos, por influência do investigador ou dos próprios indivíduos participantes do estudo. Possibilita a formação de grupos comparáveis, na medida em que proporciona a mesma probabilidade de distribuição dos fatores de risco conhecidos, evitando-se a ocorrência de vieses de seleção e assegurando a criação de grupos similares. Este procedimento pode ser realizado tomando-se por unidade indivíduos ou agregados de indivíduos, que podem ser clínicas, hospitais, escolas, comunidades, dentre outros.

No estudo para avaliação da eficácia da segunda dose da vacina BCG (REVAC-BCG), realizado em Salvador e Manaus, a randomização foi realizada por escolas, sendo formados dois grupos de escolas: intervenção e controle. No grupo intervenção, todos os estudantes receberam uma segunda dose de BCG e no grupo controle nenhuma intervenção foi ministrada. Os dois grupos de escolas e de estudantes foram, na linha de base, similares com relação a uma série de características (Barreto *et al.*, 2002; Rodrigues *et al.*, 2005). A randomização por grupos é ideal na avaliação de estratégias direcionadas à prevenção de doenças cuja aplicação no nível individual possa ser de difícil execução ou em casos em que a intervenção em grupos de indivíduos gera mais benefícios do que quando aplicada em indivíduos isoladamente, como em algumas doenças infecciosas. Entretanto, não deve ser esquecido que o procedimento de randomização por grupos favorece a ocorrência de correlação intraclasse, devendo este aspecto ser considerado na análise (Bennett *et al.*, 2002; Machin *et al.*, 2004).

Procedimentos para randomização

Os procedimentos adotados para o processo de randomização devem ser explicitados no protocolo do estudo, e as diversas opções serão resumidamente descritas a seguir (Meinert, Tonascia, 1986; Friedman *et al.*, 1998; Beller *et al.*, 2002).

Randomização por alocação fixa

Neste caso os participantes possuem uma probabilidade pré-especificada de alocação para receber a intervenção. Esta probabilidade não se modifica com o andamento do estudo. Ela pode ser igual para os dois grupos (1:1) ou diferente (2:1 ou 3:1, por exemplo). A primeira opção é considerada mais consistente, já que todos têm a mesma chance de serem alocados a um determinado grupo. A segunda ou a terceira alternativa compreende a inclusão de mais indivíduos no grupo intervenção, permitindo, por exemplo, o acompanhamento de eventos adversos ou, ainda, oferecer benefícios do tratamento a mais indivíduos.

Randomização simples

Neste processo pode ser utilizada uma tabela de números randômicos ou ainda um algoritmo para produção de números randômicos, o qual pode ser obtido por meio de diversos programas de computação. Os números gerados randomicamente podem ser alocados para cada participante. Apesar da simplicidade deste método, sendo de fácil utilização, o seu limite é a possibilidade de ocorrência de desequilíbrio na composição dos grupos, à medida que o processo se estabelece, principalmente em amostras pequenas, o que pode reduzir a habilidade do estudo em detectar as diferenças reais. Neste caso, deve ser utilizada randomização em blocos, descrita a seguir.

Randomização em blocos

Nesta estratégia, os participantes são agrupados aleatoriamente formando blocos, e a intervenção é alocada a cada bloco de forma aleatória. O processo é repetido até que terminem todos os blocos anteriormente formados. Esta estratégia assegura a alocação de igual número de participantes entre os grupos intervenção e controle, evitando a tendência ao desequilíbrio nesta composição. Se esta alternativa for adotada, tipos de análise específicos e apropriados deverão ser utilizados.

Randomização estratificada

Neste procedimento, fatores de risco devem ser identificados antes da randomização, formando-se estratos da população de estudo (p. ex., grupos etários, estratos de renda). A randomização é realizada considerando-se os diversos estratos. Este método é de grande valia na obtenção de comparabilidade entre os grupos. Para sua realização é necessário conhecer as covariáveis de interesse para cada participante, identificando-se os diferentes estratos.

Ocultamento de alocação

Este procedimento assegura que os pesquisadores diretamente envolvidos com o recrutamento não possuam nenhum conhecimento sobre em quais grupos serão alocados os próximos indivíduos a serem recrutados. Dessa forma, os grupos que receberão a intervenção não serão reconhecidos antecipadamente. Tal abordagem permite que a aceitação ou a exclusão de participantes para o estudo e a assinatura do termo de consentimento sejam obtidas independente da intervenção a ser aplicada. Para atingir este objetivo, alguns estudos dispõem de uma central de randomização, que utiliza serviços telefônicos, ou similares, na implementação deste processo, assegurando que a sequência da alocação seja desconhecida no curso do estudo (Moher *et al.*, 2001; Beller *et al.*, 2002; Machin *et al.*, 2004; Schulz, Grimes, 2002).

Análise

Apresentação dos dados

A apresentação de resultados em um estudo de intervenção deve iniciar-se com a elaboração de um quadro contendo informações sobre a população de estudo, contemplando o número de indivíduos da população elegível para o estudo, número de eliminados pelos critérios de exclusão adotados, por recusas ou outras razões, distribuição dos indivíduos ou grupos de acordo com procedimentos de randomização, perdas de seguimento nos dois grupos (intervenção e controle) e, finalmente, quantos indivíduos compõem a população de estudo, permanecendo na análise, conforme o roteiro apresentado na Figura 19.1.

Após a descrição da população em estudo, a primeira tabela deverá conter a comparação detalhada das diversas características na linha de base dos dois ou mais grupos definidos na investigação. A existência ou não de grupos similares mesmo após as diversas perdas ocorridas no curso do estudo precisa ser constatada e será decisiva para guiar os próximos passos da análise.

Análise estatística

A forma mais simples de análise é a comparação da proporção da ocorrência do evento de interesse nos dois grupos, intervenção e controle. Entretanto, essa alternativa só pode ser utilizada quando o período de inclusão e seguimento dos indivíduos no estudo é similar, as perdas são similares entre os grupos e as características dos grupos são comparáveis na linha de base, sendo indicada para desfechos de natureza binária. Nesse caso, testes estatísticos para comparação de diferenças entre proporções podem ser utilizados, a exemplo do teste exato de Fisher ou qui-quadrado. Considerando-se que os estudos de intervenção nem sempre atendem aos pressupostos acima, envolvendo indivíduos com diferentes tempos de inclusão e seguimento no estudo, a utilização de tábuas de vida e técnicas de análise de sobrevivência são mais adequadas, pois permitem considerar os diferentes tempos de seguimento dos indivíduos. As taxas são obtidas para os diferentes grupos, e comparações estatísticas

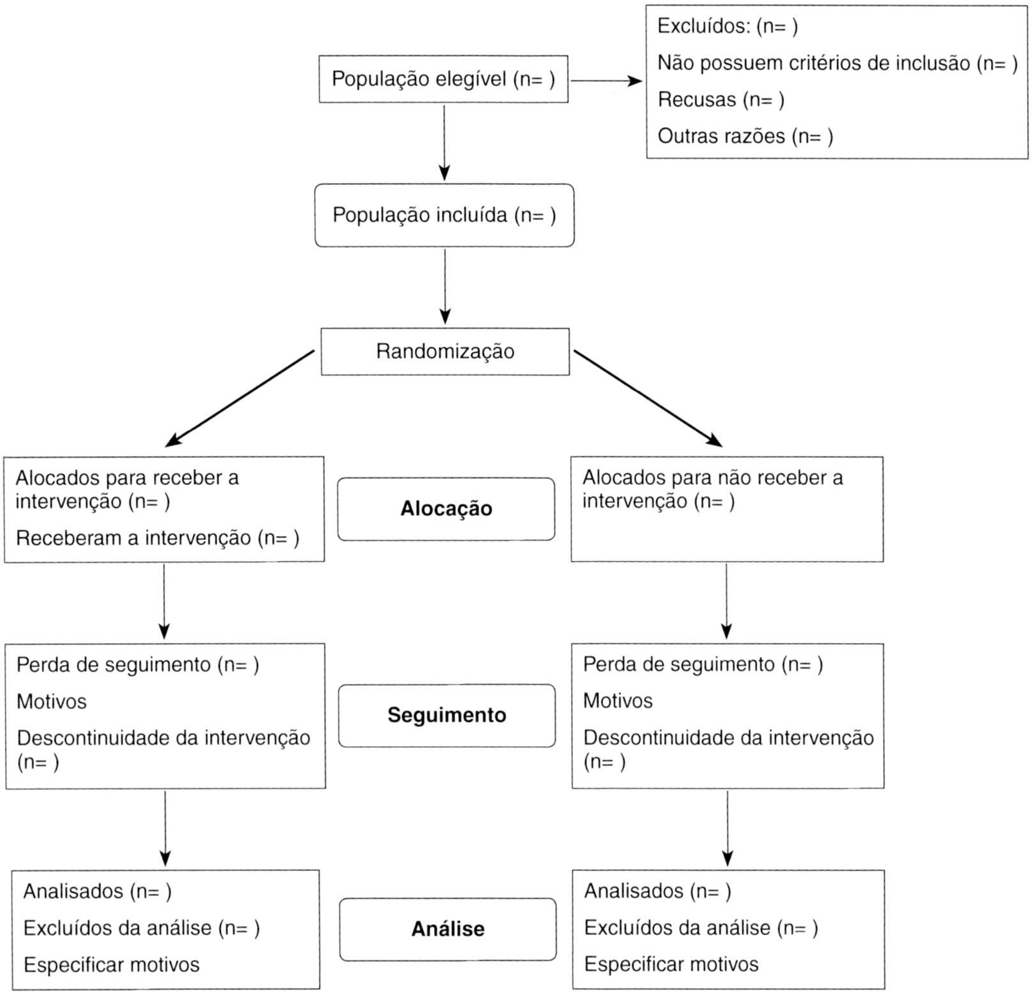

Figura 19.1 Fluxograma de apresentação da população de estudo.

são realizadas estimando-se intervalos de confiança a 95% ou *log rank* testes, permitindo a comparação entre a experiência de sobrevivência durante o período de seguimento (Meinert, Tonascia, 1986).

A análise de estudos randomizados, onde a randomização ocorreu em agregados e não em indivíduos, deverá considerar que as respostas ou o efeito medido podem ter sofrido interferências devido ao efeito do agregado, ou seja, as respostas à intervenção nos indivíduos no interior de cada grupo podem estar correlacionadas. Isto pode reduzir a eficiência estatística, fazendo-se necessária uma amostra de tamanho maior do que nos estudos randomizados individualmente. Na análise, esse aspecto deverá ser levado em consideração, na medida em que a ocorrência de correlação intraclasse é sempre uma possibilidade (Campbell *et al.*, 2007).

Intenção de tratar

Este termo refere-se ao princípio de considerar para análise os grupos ou indivíduos da forma em que foram originalmente alocados pela randomização, independente de terem realmente recebido a intervenção ou não. Isto ocorre a partir do fato de que muitos indivíduos inicialmente alocados para receber a intervenção muitas vezes não recebem esta intervenção, por recusas posteriores, mudanças de decisão a respeito da sua adesão, faltas no dia da intervenção, interesse em mudar de grupo, dentre outros aspectos. A adoção desta estratégia na análise pode favorecer a generalização dos resultados, pois assegura a manutenção da randomização como originalmente realizada, evitando-se vieses na análise posterior dos resultados (Fletcher, 2002; Machin *et al.*, 2004)

Análise interina

Recomenda-se estabelecer um comitê independente de monitoramento de dados para conduzir o que se chama de análise interina (ou acompanhamento permanente). Uma vez instituído, este deverá acompanhar a elaboração de relatórios de progresso do estudo, que deverá incluir relatos sobre a eficácia/efetividade e efeitos adversos da intervenção sob avaliação. Critérios para interrupção do estudo devem ser bem explicitados, e os aspectos éticos referentes à continuidade ou não do seguimento e à disponibilização da intervenção para o grupo controle devem ser definidos nesta fase.

Aplicações e perspectivas

Tendo em vista a crescente importância dos ECCR, uma série de iniciativas vem acompanhando o seu desenvolvimento, tanto no sentido de possibilitar maior padronização, quanto para assegurar maior transparência. Um desses esforços foi a criação da *Cochrane Colaboration*, que pode ser acessada através do *site* www.cochrane.org. Este *site* oferece informações sobre os resultados de *trials* em andamento, metanálises e revisões sistematizadas da literatura sobre eficácia de novas drogas ou intervenções em saúde. Outra iniciativa, *Campbell Collaboration*, destina-se a gerar evidências científicas sobre o efeito de políticas, programas e práticas em educação, crime e justiça e bem-estar social, podendo ser acessada por meio do endereço www.campbellcollaboration.org.

Uma iniciativa importante na direção da padronização de estudos dessa modalidade foi a criação do CONSORT (*Consolidated Standards of Reporting Trials*), contendo orientações padronizadas para assegurar a qualidade e a uniformidade na apresentação de resultados de ensaios clínicos e comunitários (Altman *et al.*, 2001). A obtenção de transparência vem sendo perseguida no sentido de que todos os estudos de intervenção sejam devidamente reconhecidos e seus resultados (positivos ou negativos) sejam publicados e devidamente difundidos. Esta ideia evoluiu para a criação de plataformas internacionais de registros de ensaios clínicos (e comunitários) em maio de 2005, pela OMS na 50ª Assembleia Mundial de Saúde, cujos dados podem ser acessados no endereço www.who.int/ictrp/about/en/. A OMS agrega em sua plataforma internacional diversas plataformas nacionais que realizam os registros (Austrália, China, Índia, Alemanha etc.). No ano de 2008, foi aprovado pelo Ministério da Saúde a criação de sua própria plataforma (REBRAC), que se espera esteja funcional em 2010 (Brasil, Ministério da Saúde. Departamento de Ciência e Tecnologia, 2009).

Iniciativas de padronização e transparência muito avançaram com a intensificação do uso de revisões sistemáticas e metanálises a partir do conjunto de resultados de ensaios que avaliavam um mesmo desfecho. Para que esses metaestudos possam ser adequadamente realizados, é necessário que cada pesquisa seja incluída individualmente, apresentada da forma mais padronizada possível e que resultados positivos ou negativos estejam accessíveis. Metanálises com frequência detectam os chamados vieses de publicação, sinalizando que resultados negativos com frequência não são publicados, fazendo com que conclusões sobre a intervenção fossem predominantemente baseadas nos relatos que observaram efeitos positivos (Meinert, Tonascia, 1986; Altman *et al.*, 2001; Piantadosi, 2005).

ECCR têm sido realizados para avaliação dos mais diversos tipos de intervenções em saúde pública, sejam elas de origem farmacológica/biotecnológica (medicamentos, vacinas) ou não farmacológicas, também chamadas de "intervenções complexas" (intervenções educacionais para mudar estilos de vida, intervenções ambientais etc.).

No primeiro grupo, podemos citar como exemplo o estudo sobre o efeito da vitamina A na redução de diarreia e doenças do trato respiratório em crianças (Barreto *et al.*, 1994). Nesse estudo, observou-se uma diminuição da incidência de diarreia grave no grupo de crianças que recebeu a intervenção – suplementação com uma dose de vitamina A a cada 4 meses em comparação ao grupo que não recebeu a intervenção [RR = 0,80; 0,65 a 0,98]. Estudos similares serviram de fundamento para justificar a suplementação da vitamina como parte dos recursos para reduzir as doenças infecciosas infantis (em especial a diarreia) e aumentar as chances de sobrevivência deste grupo etário.

No segundo grupo, temos como exemplo a avaliação de estratégias de prevenção da ocorrência de asma em crianças através de ações desenvolvidas por agentes comunitários (Krieger *et al.*, 2005). Nesse estudo, comparou-se um grupo de crianças (grupo intervenção), submetido a um plano intensivo de visitas domiciliares (4 a 8 visitas adicionais), com um grupo que teve um plano de menor frequência de visitas (grupo controle). Observou-se no grupo intervenção melhoria significante na qualidade de vida, na redução de sintomas e na redução da utilização dos serviços de saúde em relação ao grupo controle (Krieger *et al.*, 2005). Este trabalho produziu novas informações sobre o papel da participação dos agentes comunitários no controle de asma, sendo pioneiro neste aspecto.

Vem ganhando destaque a necessidade de ECCR na avaliação de intervenções complexas, relacionadas com as políticas públicas, a exemplo de programas de geração de empregos e renda, intervenções educacionais e seu efeito no aprendizado de crianças, dentre outras. Outra aplicação tem sido na avaliação de intervenções voltadas para a redução de crimes, uso de armas de fogo e demais ações violentas, cujos resultados podem orientar posterior revisão ou adequação de estratégias na área de segurança (Weisburd, 2003; Boruch, 2005). Estudos para avaliar intervenções complexas na comunidade, a exemplo daquelas relacionadas com a modificação de hábitos de vida (intervenções de natureza educativa), direcionadas a grupos (escolas, por exemplo), com efeitos na redução de tabagismo, redução de gravidez na adolescência, prevenção de doenças cardíacas, dentre outros, também têm sido desenvolvidos (Forster *et al.*, 2007).

No controle de doenças infecciosas, têm sido empregados, por exemplo, na avaliação de intervenções de natureza educativa voltadas para profissionais de saúde e seu efeito na atenção integrada de doenças respiratórias. Resultados de um ECCR desenvolvido nesse tema apontou para um modelo de intervenção envolvendo agentes comunitários de saúde, com atenção integrada de qualidade, melhoria no cuidado e adequado controle de doenças respiratórias, com melhoria de detecção de casos de tuberculose, sem necessidade de aumentar a equipe envolvida, refletindo-se possivelmente na melhoria do custo-benefício das ações (Fairall *et al.*, 2005).

Intervenções complexas, por sua natureza, muitas vezes ainda não estão totalmente definidas como protocolo-base de aplicação tecnológica ou estratégia padronizada de intervenção, podendo ser implementadas por meio de distintas fases, de forma sequencial e progressiva, ajustando-se cada etapa aos objetivos propostos. Nesse caso, é recomendado ao pesquisador buscar elementos teóricos na teoria científica da complexidade, a qual, resumidamente, estabelece que alguns sistemas apresentam fenômenos e comportamentos que não são explicáveis por abordagens baseadas na simplificação, não podem ser desmembrados em componentes individuais nem seguem modelos lineares de determinação, advindo daí a complexidade de sua gênese, estrutura, ocorrência, processos e efeitos (Hawe *et al.*, 2004, Campbell *et al.*, 2000).[1]

[1] Mais sobre abordagens da complexidade, consultar o Capítulo 26 deste volume.

Como calcular tamanho de amostra

O cálculo amostral terá diferenças se a variável resposta for mensurada de forma binária (p. ex., doente/não doente) ou se é mensurada de forma contínua:

a) Quando a variável resposta é dicotômica, com grupos ou amostras independentes:

$$2N = 2\left\{Z_\alpha \sqrt{2\bar{p}(1-\bar{p})} + Z_\beta \sqrt{P_c(1-P_c) + P_1(1-P_1)}\right\}^2 /(P_c - P_1)^2$$

Onde,
$2N$ = amostra total (N participantes/grupos)

$$\bar{p} = \frac{(P_c - P_1)}{2}$$

Z_α = nível de significância α
Z_β = Poder (1-beta)

Ou ainda
$2N = 4(Z_\alpha - Z_\beta)^2\, \bar{p}\{(1 - \bar{p})/(P_c - P_1)\}^2$

Neste caso, devem ser utilizados testes estatísticos adequados para a comparação de desfechos.
O intervalo de confiança também pode ser calculado da seguinte forma:

$$(\hat{p}_1 - \hat{p}_c)6Z_\alpha \sqrt{\bar{p}(1-\bar{p})\left(\frac{1}{N_1} + \frac{1}{N_c}\right)}$$

b) Cálculo de amostra para variáveis contínuas, considerando-se amostras independentes:

$$Z = (x_c - x_1)/\sigma\sqrt{1/N_c + 1/N_1}$$

c) Amostras para estudos randomizados por grupos (Bland, 2000):

Neste caso, as equações anteriores poderão ser adotadas, inserindo-se um fator de correção N^* para considerar a existência de randomização por N_m grupos, contendo m indivíduos. Além disto, deverá ser considerada a variabilidade da resposta, com variança intragrupos e entre os grupos (Meinert, Tonascia, 1986; Friedman *et al.*,1998)

$$c = \frac{f(\alpha P) \times 2(\sigma_c^2) + \dfrac{\sigma^2 W}{m}}{(\mu_1 - \mu_2)^2}$$

Onde c = número de *clusters*
m = número de indivíduos dentro dos grupos
$\sigma^2 c$ = variança entre *clusters*
$\sigma^2 W$ = variança dentro do *cluster*

Fórmulas específicas se a variável resposta for contínua ou dicotômica estão disponíveis. Para maiores informações, os livros de texto específicos deverão ser consultados.

Referências bibliográficas

Abel U, Koch A. *The mythology of randomization*. Nonrandomized Comparative Clinical Studies. Heidelberg: Symposium Publisher, 1997.

Abel U, Koch A. The role of randomization in clinical studies: myths and beliefs. *J Clin Epidemiol* 52(6):487-497, 1999.

Altman DG, Schulz KF *et al.* The revised CONSORT statement for reporting randomized trials: explanation and elaboration. *Ann Intern Med* 134(8):663-694, 2001.

Barreto ML, Rodrigues LC *et al.* Design of the Brazilian BCG-REVAC trial against tuberculosis: a large, simple randomized community trial to evaluate the impact on tuberculosis of BCG revaccination at school age. *Control Clin Trials* 23(5):540-53, 2002.

Barreto ML, Santos LMP *et al.* Effect of vitamin A supplementation on diarrhoea and acute-lower-respiratory-tract-infections in young children in Brazil. *Lancet* 344:228-31, 1994.

Beller EM, Gebski V *et al.* Randomisation in clinical trials. *The Medical Journal of Australia* 177:565-567, 2002.

Bennett S, Parpia T *et al.* Methods for the analysis of incidence rates in cluster randomized trials. *International Journal of Epidemiology* 31:839-846, 2002.

Bhutta ZA, Darmstadt GL *et al.* Community-based interventions for improving perinatal and neonatal health outcomes in developing countries: a review of the evidence. *Pediatrics* 115:519-617, 2005.

Bland JM. Sample size in guidelines trials. *Family Practice* 17(1):S17-S20, 2000.

Boruch R. Better evaluation for evidence-based policy: place randomized trials in education, criminology, welfare, and health. *The Annals of the American Academy* 599(May):6-18, 2005.

Campbell MJ, Donnor A *et al.* Developments in cluster randomized trials and statistics in medicine. *Statistics in Medicine* 26:2-19, 2007.

Campbell MK, Mollison J *et al.* Analysis of cluster randomized trials in primary care: a practical approach. *Family Practice* 17(2):192-196, 2000.

Campbell M, Fitzpatrick R *et al.* Framework for design and evaluation of complex interventions to improve health. *BMJ* 321:694-696, 2000.

Cochrane AL. *Effectiveness and efficiency: random reflection on health services.* London: Nuffield Provincial Hospitals Trust, 1972.

Day S, Ederer F. Brief history of clinical trials. *In*: Machin D, Day S, Green S, Everitt B, George, S. *Textbook of clinical trials*. West Sussex: John Wiley, 2004. pp. 3-10.

Des Jarlais DC, Lyles C, Crepaz N. Improving the reporting quality of nonrandomized evaluations of behavioral and public health interventions: the TREND statement. *Am J Public Health* 94(3):361-6, 2004.

Dourado I, Rios MH *et al.* Rates of adverse reactions to first and second doses of BCG vaccination: results of a large community trial in Brazilian schoolchildren. *International Journal of Tuberculosis & Lung Disease* 7(4):399-402, 2003.

Fairall LR, Zwarenstein M *et al.* Effect of educational outreach to nurses on tuberculosis case detection and primary care of respiratory illness: pragmatic cluster randomised controlled trial. *BMJ* 331:750-754, 2005.

Feinstein AR. *Problems of randomized trials*. International Conference on Nonrandomized Comparative Clinical Studies Heidelberg, 1997.

Feinstein AR, Wood HF *et al.* Un estudio controlado sobre tres métodos de profilaxis contra las infecciones estreptocócicas en una población de niños reumáticos. *In*: Buck C, Llopis A, Nájera E, Terris M. *El desafío de la epidemiología*. Washington, 1988. pp. 826-832, 1988.

Fletcher RH. Evaluation of interventions. *Journal of Clinical Epidemiology* 55:1183-1190, 2002.

Forster JL, Widome R *et al.* Policy interventions and surveillance as strategies to prevent tobacco use in adolescents and young adults. *American Journal of Preventive Medicine* 33(6S):S335-S339, 2007.

Friedman LM, Furberg CD *et al. Fundamentals of Clinical Trials*. New York: Springer Science+Business Media LLC, 1998.

Fuchs FD, Klag MJ *et al.* The classics: a tribute to the fiftieth anniversary of the randomized clinical trial. *Journal of Clinical Epidemiology* 53:335-342, 2000.

Hawe P, Shiell A *et al.* Complex interventions: how "out of control" can a randomised controlled trial be? *BMJ* 328:1561-1563, 2004.

Krieger JW, Takaro TK *et al.* The Seattle-King County Healthy Homes Project: a randomized, controlled trial of a community health worker intervention to decrease exposure to indoor asthma triggers. *American Journal of Public Health* 95(4):652-659, 2005.

Lind J. Una investigación sobre la naturaleza, las causas y la curación del escorbuto. *In*: Buck C, Llopis A, Najera E, Terris M. *El desafío de la epidemiología*. Washington: OPS. 1:20-24, 1998.

Machin D, Day S *et al. Textbook of clinical trials*. England: John Wiley & Sons Ltd, 2004.

Marshall G, Blacklock JMS *et al.* Streptomycin treatment of pulmonary tuberculosis a medical research council investigation. *British Medical Journal* 2:769-82, 1948.

Meinert CL, Tonascia S. *Clinical trials: design, conduct, and analysis*. New York: Oxford University Press, 1986.

Ministério da Saúde. Departamento de Ciência e Tecnologia, S. d. C., Tecnologia e Insumos Estratégicos, Ministério da Saúde. Registro Brasileiro de Ensaios Clínicos (Rebrac): fortalecimento da gestão de pesquisa clínica no Brasil. *Rev Saúde Pública* 43(2):387-8, 2009.

Moher D, Schulz KF *et al.* The CONSORT statement: revised recommendations for improving the quality of reports of parallel-group randomized trials. *Ann Intern Med* 134:657-662, 2001.

Monto AS. Francis Field trial of inactivated poliomyelitis vaccine: background and lessons for today. *Epidemiological Reviews* 21(1):7-22, 1999.

Piantadosi S. *Clinical trials. A methodological perspective.* New Jersey: John Wiley & Sons, 2005.

Raaijmakers M, Koffijberg H, Posthumus J, van Hout B, van Engeland H, Matthys W. Assessing performance of a randomized *versus* a non-randomized study design. *Contemp Clin Trials* 29(2):293-303, 2008 Mar.

Rodrigues LC, Pereira SM *et al.* Effect of BCG revaccination on incidence of tuberculosis in school-aged children in Brazil: the BCG-REVAC cluster-randomised trial. *Lancet* 366:1290-95, 2005.

Schulz K, Grimes D. Allocation concealment in randomised trials: defending against deciphering. *Lancet* 359:614-618, 2002.

Sikkema KJ. HIV Prevention among women in low-income housing developments: issues and intervention outcomes in a place-based randomized controlled trial. *In*: Boruch R. *Place randomized trials: experimental tests of public polic.* Philadelphia: Seige Publications, 2005. pp. 52-70.

Victora CG, Habicht JP, Bryce J. Evidence-based public health: moving beyond randomized trials. *Am J Public Health* 94(3):400-5, 2004.

Weisburd D. Ethical practice and evaluation of interventions in crime and justice. The moral imperative for randomized trials. *Evaluation Review* 27(3):336-354, 2003.

World Medical Association (1964, 2002). Declaration of Helsinki: Ethical Principles for Medical Research Involving Human Subjects. World Medical Association, Helsinki, Finland. http://www.wma.net/e/policy/b3.htm.

Wu Z, Rotheram-Borus MJ *et al.* Selecting at-risk populations for sexually transmitted disease/HIV intervention studies. *AIDS* 21(suppl 8):S81-S87, 2007.

PARTE 3
Análise de Dados Epidemiológicos

20 O que é Análise em Epidemiologia?

Naomar de Almeida Filho, Maria Zélia Rouquayrol e Maurício L. Barreto

No referencial predominante na Epidemiologia, análise implica processamento de dados epidemiológicos, por meio da geração (normalmente mediante o emprego de técnicas de cálculo matemático), apresentação de informação (tabular e gráfica) e interpretação para produção de conhecimento, de modo sucessivo e lógico, de três tipos de medidas:

- Medidas de ocorrência.
- Medidas de associação.
- Medidas de significância estatística.

As medidas de ocorrência foram tema de vários capítulos da Parte 2. Nesta Parte 3, abordaremos principalmente formas de cálculo e significado das medidas de associação. A relação entre objeto epidemiológico e lógica de análise será aqui aprofundada apenas no que diz respeito à sua aplicação prática sob a forma de medidas de associação, também chamadas de indicadores de efeito ou impacto. Em que pese a sua importância para a análise epidemiológica, medidas de significância estatística não serão avaliadas em profundidade neste texto, exceto no que se refere a aspectos estocásticos das técnicas de análise epidemiológica aqui apresentadas. De todo modo, é muito importante a testagem da significância estatística de qualquer associação verificada em estudos amostrais, porque fatores diversos (como tamanho de amostra, dimensão das medidas, padrão de distribuição de casos ou mesmo o acaso) podem contingencialmente produzir associações aparentemente fortes mas que, na verdade, são inexistentes.

Ao final do capítulo, discutiremos resumidamente alguns princípios de interpretação dos dados epidemiológicos, principalmente em relação ao estabelecimento de critérios de causalidade. Não obstante, detalhes, fundamentos, procedimentos e técnicas específicas de análise de dados serão objeto dos outros capítulos desta Parte 3 do presente volume.

Lógica epidemiológica

As medidas de associação têm por finalidade avaliar a coincidência de uma dada patologia (ou evento relacionado com a saúde) na presença de uma condição considerada hipoteticamente como fator de risco. Teoricamente, esses indicadores de efeito medem a força ou magnitude de uma associação entre variáveis epidemiológicas, ou seja, são operadores da análise epidemiológica *stricto sensu*.

Há duas modalidades de medidas de associação que expressam a natureza da operação matemática nelas contida:

- Tipo razão;
- Tipo diferença.

As medidas tipo razão são expressas por números racionais, assumindo a forma de quociente de uma razão entre indicadores de ocorrência. Na Epidemiologia, o paradigma desse tipo de medida de associação é o *risco relativo* (RR), ou razão de incidências, que expressa uma comparação matemática entre o risco de adoecer em um grupo exposto a um fator qualquer e o risco correspondente em um grupo não exposto ao mesmo fator. Um RR com valor 1,0 indica ausência de associação, porque algebricamente será o resultado da razão entre dois riscos iguais.

A *razão de prevalência* (RP) constitui um sucedâneo do risco relativo, geralmente estimado a partir de dados de estudos seccionais. Uma outra importante medida de associação tipo proporcionalidade é o chamado *odds ratio* (OR) ou "estimativa do risco relativo" (ou ainda, "razão de produtos cruzados"), específico para a análise de estudos caso-controle. Trata-se de uma razão entre os produtos cruzados da distribuição das células de tabelas de contingência, que tem a propriedade matematicamente demonstrável de aproximar-se do valor do RR quanto mais rara for uma doença ou evento relacionado com a saúde.

Outras medidas de associação desse tipo, como a razão de médias e coeficientes de correlação, são indicadas para o tratamento de variáveis contínuas, cujo uso tem se ampliado na Epidemiologia.

As medidas tipo diferença, como o próprio nome indica, resultam da subtração entre dois indicadores de ocorrência (no caso, entre uma proporção maior e outra menor) informando o excesso, ou resíduo, de uma sobre a outra. No caso da análise de risco, busca-se dessa forma avaliar quanto da incidência na população em estudo pode ser imputado ao efeito do suposto fator de risco. Essa medida de associação tem sido denominada *risco atribuível* (RA), ou diferença de incidência. Tomando-se a prevalência como um sucedâneo da medida de risco, igualmente pode-se calcular, em determinados casos, uma certa *diferença de prevalências* (DP).

Entretanto, as medidas de associação produzidas na análise de um dado estudo não terão maior validade para o teste da sua hipótese caso não se leve em conta, ou se controle, a possível influência de outras variáveis "estranhas" à associação em estudo, capazes de confundi-la ou modificá-la. Será necessário, portanto, "purificar" o efeito do suposto fator de risco da influência da variável "confundível" em potencial ou mostrar claramente como tal efeito é alterado (por adição ou sinergismo ou interação) pela ação de um possível "modificador de efeito".

Dessa forma, além do cálculo da medida "bruta" (ou não ajustada) de associação será sempre adequada a estimativa de razões de risco e risco atribuível corrigidos para variáveis confundíveis. Em alguns casos, tais indicadores poderão ser analisados isoladamente para cada categoria dos possíveis modificadores de efeito.

As variáveis de interesse nos estudos epidemiológicos geralmente resultam de classificações dicotômicas, da forma sim/não; exposto/não exposto; com/sem certa característica; com/sem fator de risco; doentes/não doentes. De uma forma geral, a associação entre as variáveis do estudo pode ser objeto de uma análise tabular simples, por meio de uma tabela com duas linhas e duas colunas, ou "tabela 2 × 2". O Quadro 20.1 mostra o esquema básico para apresentação dos valores na análise de dados dicotômicos.

Nos estudos tipo coorte, a proporção a/n_3 representa o coeficiente de incidência da doença entre os expostos (In_E) e a relação c/n_4, o coeficiente de incidência entre os não expostos (In_0). Matematicamente, o RR é a relação entre o coeficiente de incidência referente aos expostos (In_E) e o coeficiente de incidência referente aos não expostos (In_0). O RA é a parcela do risco a que está exposto um grupo da população, atribuível exclusivamente ao fator estudado, e não a outros fatores. Para efeito de cálculo, resulta da subtração entre o coeficiente de incidência entre os expostos (In_E) e o coeficiente entre os não expostos (In_0).

Nos estudos observacionais-individuados-seccionais (prevalência comparada), a proporção a/n_3 expressa a prevalência da doença referente aos expostos (Pr_E) e a relação c/n_4, a prevalência entre os não expostos (Pr_0). A RP é a relação entre a prevalência referente aos expostos (Pr_E) e a prevalência entre os não expostos (Pr_0). A DP é o resultado da subtração entre a prevalência referente aos expostos (Pr_E) e a prevalência entre os não expostos (Pr_0).

O RR tem um significado muito especial para a Epidemiologia, na medida em que expressa a força ou magnitude de uma associação que, como veremos, constitui um dos principais critérios de atribuição de causalidade. Por outro lado, o RA tem uma grande importância descritiva para as situações de saúde ou para a avaliação do impacto dos fatores de risco ou de proteção. Por esse motivo, trata-se de um indicador bastante utilizado no planejamento de programas de controle de doenças e mais ainda na avaliação dos mesmos.

Quadro 20.1 Tabela padrão para análise de dados dicotômicos em Epidemiologia

	Doença ou agravo à saúde		
Fator	**Acometidos**	**Não acometidos**	**Total**
Expostos	a	b	$a + b = n_3$
Não expostos	c	d	$c + d = n_4$
Total	$a + c = n_1$	$b + d = n_2$	$N = a + b + c + d$

a = número de pessoas expostas ao fator, ou apresentando a característica, que ficaram doentes
b = número de pessoas expostas e que permaneceram sadias
c = número de pessoas não expostas que ficaram doentes
d = número de pessoas não expostas sadias
$n_1 = a + c$ = número de pessoas que ficaram doentes
$n_2 = b + d$ = número de pessoas que permaneceram sadias
$n_3 = a + b$ = número de pessoas expostas ao fator
$n_4 = c + d$ = número de não expostos.

A formalização e regras de uso desses indicadores de associação, típicos da ciência epidemiológica porque foram desenvolvidos e ajustados para a análise de ocorrência de doença em sua forma mais simples e frequente, será apresentado de modo mais detalhado no Capítulo 21, adiante.

Conforme reconhecido desde o texto inaugural do método epidemiológico escrito por MacMahon, Pugh & Ipsen (1960), o raciocínio subjacente à análise das medidas de associação em Epidemiologia vincula-se explicitamente ao *aggiornamento* das regras do método cartesiano expostas no *sistema de lógica*, tratado publicado em 1843 pelo filósofo britânico John Stuart Mill. A partir da definição da lógica como ciência e arte da prova, Mill (1989) postula cinco regras (ou métodos) de comprovação da causalidade em geral, das quais nos interessam três: as regras diretas, regra da concordância (ou da adição) e regra da diferença (ou da subtração), e a regra da variação concomitante.

A regra da adição implica que, para uma propriedade ser reconhecida como condição necessária para produzir um efeito e, portanto, poder ser considerada como sua causa, ela deve estar presente sempre que o efeito estiver presente. O argumento lógico dessa regra é o seguinte:

> *se de A B C resulta X Y Z e de A D E se produz V W X, consequentemente A, presente em todas as combinações de fatores que produzem X, é a causa de X.*

A regra da subtração postula que se um conjunto de fatores produz um dado conjunto de efeitos e outro conjunto de fatores, composto por todos menos um fator, leva a outro conjunto de efeitos que difere do anterior por apenas um efeito, conclui-se que o fator ausente é a causa do efeito também ausente. Eis o argumento lógico dessa regra:

> *se de A B C resulta X Y Z e de B C E se produz V W Y, A é a causa de X porque, ao se remover a causa A, X desaparece do conjunto de efeitos.*

As regras diretas de Mill têm uma limitação prática bastante evidente: aplicam-se de modo absoluto, não contemplando variações, flutuações ou probabilidades de ocorrência. Assim, um único resultado fora do previsto, uma só quebra de expectativa de ocorrência simultânea de fator e efeito constituiria condição suficiente para rejeição da hipótese de associação. Este seria o caso de um experimento totalmente controlado, onde se permitiria variação de ocorrência apenas aos fatores e desfechos em estudo. Por outro lado, a lógica de análise epidemiológica direta, derivada de medidas de associação tipo razão, pretende integrar ou fundir as regras millianas da concordância e da subtração em uma tradução probabilística condicional.

Senão vejamos:

- Consideremos A como potencial fator de exposição da doença X;
- A hipótese de associação causal entre A e X postula que o risco de ocorrência de X entre os expostos ao fator A é maior do que o risco de X entre os não expostos ao mesmo fator;
- Isso quer dizer que, na presença de A, ocorre maior probabilidade de ocorrência da doença X em comparação com a probabilidade de X frente à ausência (ou subtração) do fator A.

Com base neste argumento, pode-se diretamente inferir que uma medida de associação tipo risco relativo (razão de riscos entre os expostos e riscos entre os não expostos) expressa justamente a hipótese de que A é um fator de risco para X, pela presença simultânea de ambos em uma proporção comparativamente maior do que na situação de inexistência (ou supressão) do fator de risco A. A regra da adição é portanto satisfeita na coincidência de fator presente e risco aumentado, enquanto a regra da subtração se valida com fator ausente e risco diminuído.

A regra da variação concomitante pretende formalizar o caso em que mais frequência ou maior intensidade, teor ou dose de A corresponde a uma modificação proporcional nos níveis equivalentes de X. Eis o argumento lógico dessa regra:

> *dado que o incremento ou redução de A produz um incremento ou redução em X, A pode ser a causa de X considerando intuitivamente a variação concomitante A,X.*

Notem que tal variação simultânea pode ser direta, com o aumento de A produzindo aumento de X, ou inversa, com aumento de A correspondendo à redução concomitante de X. Esta regra integra de modo intuitivo a demonstração da eficácia explicativa das análises de regressão linear bivariada ou multivariada, cujo uso na Epidemiologia será apresentado de modo mais detalhado no Capítulo 22.

Por outro lado, outras derivações das técnicas de análise de regressão que têm ampliado seu espaço na ciência epidemiológica contemporânea serão objeto do Capítulo 23, pertinente à análise de variações articuladas em distintos níveis ou planos de realidade, e do Capítulo 24, que apresenta o importante tópico das equações estruturais em Epidemiologia.

Heurística epidemiológica (interpretação de dados)

Como vimos no Capítulo 8, o ciclo da pesquisa epidemiológica compreende a transformação de dados em informação e de informação em conhecimento, por meio de um processo de validação da hipótese geral de que as variáveis de exposição são fatores de risco e que os fatores de risco implicam causas (ou fatores etiológicos) da doença ou agravo à saúde sob investigação.

A primeira etapa desse ciclo (exposição → fator de risco) é cumprida pela análise epidemiológica *stricto sensu*, por meio do cálculo das medidas de ocorrência e de associação tal como vimos anteriormente. A segunda etapa do ciclo (fator de risco → causa) necessita de uma avaliação da natureza e qualidade da evidência científica disponível, de acordo com critérios inferenciais e teóricos.

Propomos designar esta etapa final do ciclo produtivo do conhecimento sobre a distribuição populacional e determinação coletiva da saúde-doença como *heurística epidemiológica*. O termo "heurística", oriundo da epistemologia clássica (Lalande, 1999), compreende os procedimentos e estratégias lógicas e metodológicas de interpretação de dados e informações, essenciais para a produção do conhecimento.

Aprendemos, na Parte 2 deste volume, que a pesquisa epidemiológica se realiza por intermédio da produção de dados decorrentes da observação e eventual quantificação da doença (ou eventos relacionados com a saúde) e seus fenômenos correlatos, como possíveis determinantes ou efeitos dos processos saúde-doença. Dessa maneira, a heurística predominante no campo epidemiológico se baseia na expectativa de produção, mesmo que seja parcial, indireta ou incerta, de conhecimento causal.

Não obstante, apenas no contexto da investigação estritamente experimental pode-se operar uma definição ainda que limitada das causas como nexos obrigatórios e unívocos entre fatores e efeitos. A experimentação em condições laboratoriais artificiais, com alto grau de controle, pode estabelecer com certa margem de segurança o caráter etiológico de um dado fator de risco para a produção de algum efeito patológico. Tal modelo funciona razoavelmente bem para questões de nível intermediário sobre mecanismos biofísicos ou bioquímicos, porém enfrenta problemas ao lidar com questões concretas como a distribuição de patologia em populações reais.

Dado o seu compromisso com a investigação científica nos contextos coletivos, que implica estudo de populações, amostras ou grupos numerosos, além, naturalmente, dos problemas éticos referentes à manipulação de grupos humanos para propósitos científicos, a capacidade da Epidemiologia para a realização de estudos experimentais mostra-se extremamente restrita. Dessa forma, a complexa estrutura de determinação dos processos saúde-doença-cuidado fora de ambientes artificialmente controláveis, como o contexto laboratorial, praticamente determinou à disciplina que desenvolvesse estudos observacionais, com vistas à identificação dos possíveis fatores de risco e ao reconhecimento dos respectivos grupos de risco.

Considerando esse condicionamento essencial, a Epidemiologia tem aperfeiçoado modos cada vez mais sofisticados de substituição do controle experimental. Por um lado, com vistas a reduzir o efeito dos erros sistemáticos (vieses ou *bias*) produzidos por variáveis confundíveis, têm-se aperfeiçoado tanto desenhos de pesquisa com características especiais (como os vistos anteriormente na Parte 2) quanto técnicas analíticas adequadas para estratificação ou ajuste *a posteriori*. Por outro lado, para minimizar, conhecer ou controlar o efeito dos erros aleatórios, implicando desvios atribuíveis a variações causais, emprega-se o repertório dos chamados testes de significância estatística.

Na investigação dos fenômenos já ocorridos ou em desenvolvimento e daqueles processos cujas variáveis independentes escapam ao controle do experimentador, as "causas", portanto, só podem ser expressas de forma adjetiva e indireta. Para os defensores dessa perspectiva, a essência da investigação epidemiológica será o estabelecimento de *associação causal* entre as prováveis variáveis produtoras (denominadas fatores de risco) e os seus possíveis produtos: as doenças.

Seguindo um protocolo de avaliação de hipóteses etiológicas proposto por *Sir* Austin Bradford Hill (1965), sete são os critérios que os manuais clássicos de Epidemiologia advogam para julgamento de causalidade.

Intensidade da associação. Este critério fundamenta-se no pressuposto de que quanto maior o valor numérico que mensura a associação (em geral, o risco relativo), mais provável será a existência da associação entre a possível causa e o efeito observado. A circunstância que, quando presente, faz com que dada doença seja três vezes mais frequente na população do que quando ausente é mais provável ser uma das causas dessa doença em comparação com outra que, quando presente, aumenta a incidência em apenas 1,5 vezes.

Sequência cronológica correta. A exposição ao fator suspeito deve inequivocamente anteceder a eclosão dos sinais e sintomas da doença. O preenchimento deste critério depende do desenho e da condução dos estudos epidemiológicos, o que de certa forma justificaria, na Epidemiologia tradicional, um privilegiamento dos estudos de coorte como paradigma da pesquisa epidemiológica.

Significância estatística. A associação deve ser estatisticamente significante, ou seja, deverá haver um alto grau de certeza de que esta não se deve ao acaso.

▸ **Efeito dose-resposta.** Apenas aplicável a certas associações, à maior intensidade ou frequência do fator de risco deve corresponder uma variação concomitante na ocorrência da morbidade.

▸ **Consistência da associação.** Os resultados de uma investigação devem ser reiterados em outras pesquisas que objetivaram esclarecer problemas similares ocorridos em circunstâncias diversas. Modernamente, a verificação deste critério tem sido realizada de modo sistemático através da chamada "meta-análise" (Jénicek, 1989), que será objeto específico do Capítulo 27.

▸ **Especificidade da associação.** Quanto mais específico é um fator em relação à doença, mais provável será tratar-se de fator causal. Se um fator estiver causalmente associado a duas ou mais doenças, estas deverão estar logicamente conectadas entre si.

▸ **Coerência científica.** Os novos conhecimentos devem ser coerentes com os antigos, já validados em pesquisas anteriores. Se houver *incoerência*, um dos dois conhecimentos estará incorreto e nada pode ser informado sobre a validade de nenhum deles. Novas observações ou novos experimentos devem ser feitos para ser removida a incoerência e refutada, ou não, a hipótese de contribuição causal do fator considerado. Não esquecer, contudo, a interação de vários fatores causais, se for o caso.

Na atualidade, a aplicação de tais critérios e os seus fundamentos têm sido veementemente criticados como fruto de uma idealização e normalização que não correspondem ao que efetivamente se observa na prática científica da Epidemiologia moderna (Rothman & Greenland, 1998). Para Douglas Weed (2004), importante filósofo da Epidemiologia que se dedica ao debate sobre a causalidade, apenas três desses critérios (retraduzidos como validade, consistência, repetibilidade) têm alguma utilidade prática para a indicação de fatores etiológicos. Em outras palavras, a análise epidemiológica não pode por si só identificar quais fatores de risco eventualmente alcançarão alguma expressão etiológica que mereça ser incorporada ao conhecimento clínico sobre a patologia (ou evento relativo à saúde) em questão (Weed, 2003-2004).

Na análise epidemiológica convencional, tema do Capítulo 21, variáveis independentes são consideradas fatores de risco se (e somente se) puderem ser associadas a doenças, no sentido de que terão sido julgadas válidas à luz de critérios heurísticos epidemiológicos. Quando, depois de reiteradas validações da hipótese de associação entre fator de exposição e doença, não subsistirem mais dúvidas quanto à sua existência e contribuição *à causação*, dito fator passará a ser reconhecido como fator de risco.

Evidentemente, apresentamos até aqui o modelo mais simples de formalização da análise de riscos em Epidemiologia. Trata-se obviamente de uma postura conservadora perante a questão do papel da epidemiologia na construção de um conhecimento sobre os processos de determinação de doenças em sociedades humanas. Na prática, a Epidemiologia tradicional pretende atribuir o adjetivo causal a associações probabilísticas, contanto que seja possível preencher a maioria dos requisitos expostos acima.

O conservadorismo desse tipo de formulação revela-se claramente na apologia da subordinação dos resultados da investigação ao conhecimento estabelecido. Isto é ainda mais reforçado pela submissão aos modelos biológicos de demonstração experimental, às vezes considerados como critério último e soberano para a definição de causalidade. Tomar a demonstração experimental como critério de validade da evidência epidemiológica significa adesão a uma perspectiva epistemológica reducionista, dentro de um paradigma diretamente herdado do cartesianismo (ver Capítulo 4).

Por outro lado, cada vez mais se amplia na pesquisa epidemiológica contemporânea a insatisfação com tais abordagens simplificadoras da realidade, o que abre caminho para propostas alternativas de modelos de compreensão dos determinantes da saúde, normalmente reunidos em uma abordagem ou paradigma que tem sido chamado de Teoria da Complexidade.

O Capítulo 25 apresenta possibilidades de emprego de modelos matemáticos na análise epidemiológica, complementado com uma apresentação, no Capítulo 26, das perspectivas metodológicas da abordagem da complexidade na Epidemiologia.

▸ Comentários finais

Antes de concluir e convidar o leitor a visitar os capítulos que compõem esta seção de nosso livro, cabe esclarecer uma questão importante. É verdade que as técnicas utilizadas para a atribuição de valores numéricos ao grau de certeza de que as variáveis encontram-se associadas são eminentemente estatísticas. Porém, no campo da Epidemiologia, a estatística não fala por si. Cabe ao epidemiologista analisar os resultados obtidos à luz do conhecimento epidemiológico acumulado, o contexto no qual o fenômeno analisado é parte e as características próprias, qualitativas, assumidas pelo fenômeno na sua especificidade temporal e espacial. Ou seja, mais do que significância estatística, a interpretação dos dados deve buscar estabelecer a "significância epidemiológica" dos achados. Essa é que é efetivamente a essência da análise epidemiológica.

Resta-nos enfatizar a importância da comunicação clara, precisa e consistente dos resultados das análises epidemiológicas, tanto do ponto de vista científico (sob a forma de artigos em periódicos especializados), quanto da perspectiva da aplicação tecnológica do conhecimento epidemiológico mediante relatórios e documentos técnicos pertinentes. Nesse sentido, uma competente e consciente discussão de resultados deverá antes de tudo revelar, com a maior clareza possível, os problemas metodológicos inevitáveis a qualquer estudo, antecipando potenciais objeções ao alcance dos resultados. Somente então será recomendável uma contextualização dos achados frente à literatura específica sobre o tema, sempre tomando as hipóteses do estudo por referência e revelando claramente os pressupostos do modelo teórico adotado.

Enfim, uma boa interpretação de achados científicos deverá levantar mais questões a partir das respostas provisórias que porventura tenha produzido, mapeando lacunas do conhecimento e propondo novas perspectivas de investigação. Estratégias, procedimentos e regras para a elaboração de trabalhos científicos e técnicos em Epidemiologia, bem como instruções detalhadas sobre como submeter e publicar textos em periódicos científicos qualificados no campo da Saúde, compreendem o conteúdo do Capítulo 28, encerrando a Parte 3 deste volume.

Em suma, a análise epidemiológica *stricto sensu* apenas tem o poder de indicar associações entre variáveis, no máximo medindo sua magnitude, independência de efeito e significância estatística. Para completar o ciclo da análise dos dados será sempre necessário interpretar os achados do estudo, de certa forma retornando ao referencial teórico que teria justificado suas hipóteses, de modo a possibilitar uma compreensão mais ampla e generalizável do problema da pesquisa. O importante é que a interpretação dos achados de uma pesquisa epidemiológica deve mostrar a consciência do pesquisador acerca dos limites e alcance dos resultados de seu trabalho, especialmente em relação ao contexto em que se produz o conhecimento sobre a questão em pauta.

Referências bibliográficas

Hill AB. The environment and disease: Association or causation? *Proceed Roy Soc Medicine* – London, 58:295-300, 1965.

Jénicek M. Meta-analysis in medicine: where we are and where we want to go. *J Clin Epidemiol*, 42:35-44, 1989.

Lalande A. *Vocabulário Técnico e Crítico de Filosofia*. São Paulo: Martins Fontes, 1999.

MacMahon B, Pugh T, Ipsen J. *Epidemiologic Methods*. Boston: Little, Brown & Co, 1960.

Mill JS. Sistema de lógica dedutiva e indutiva. *In*: Bentham J, Mill JS. *Os Pensadores*, São Paulo: Abril Cultural, (1843)1989, pp. 81-257.

Rothman K, Greenland S. *Modern epidemiology*. 2ª ed.. Philadelphia: Lippincott & Raven, 1998.

Weed DL. Beyond black box epidemiology. *Am J Pub Health*, 88:12-14, 1998.

Weed DL. Causation: an epidemiologic perspective (in five parts). *Journal of Law & Policy* 43:12, 2003-2004.

21 Modelos Básicos de Análise Epidemiológica

Vilma Sousa Santana, Inês Dourado, Ricardo Ximenes e Sandhi Barreto

A escolha do método de análise mais adequado para estudos epidemiológicos baseia-se na pergunta de investigação, nos objetivos, desenho, tipo e características das bases de dados e na natureza das variáveis do estudo, dentre outros aspectos discutidos na Parte 2 deste volume. Não existe uma receita a ser seguida, pois mesmo resultados preliminares podem indicar direções valiosas para os procedimentos de análise a serem adotados. Os métodos disponíveis de análise são múltiplos e relativamente fáceis para o pesquisador utilizá-los, porque muitos deles fazem parte de pacotes estatísticos que permitem facilmente o manuseio dos dados e a obtenção de medidas interpretáveis.

Neste capítulo, pretendemos abordar as técnicas de análise mais comuns em Epidemiologia, na perspectiva de apresentar um guia prático, de nível intermediário, para familiarização do leitor com a analítica epidemiológica. Mostraremos os principais recursos e instrumentos básicos de análise, incluindo análise descritiva, elaboração de gráficos, tabelas de frequências simples e relativas, convergindo para as medidas de associação desenvolvidas especialmente para a pesquisa epidemiológica. Enfatiza-se o uso apropriado de tais métodos, bem como a necessidade de sua contextualização teórica, com interpretação, explicação e compreensão adequadas, concluindo-se com a exposição dos limites desses métodos, especialmente da inferência estatística como base para a interpretação dos resultados.

Análise de estudos descritivos

Na Epidemiologia, estudos descritivos têm como objetivo o conhecimento e o registro sistemático da extensão e da gravidade dos problemas de saúde na população e seus padrões de distribuição de enfermidades, agravos, exposições, programas, custos de intervenções, dentre outros aspectos. Por essas características, são de grande utilidade para os serviços de saúde e para o conhecimento geral da magnitude, repercussões e tendências das doenças e agravos. Quando se destinam a realizar testes iniciais, preliminares, sobre hipóteses causais, alguns os chamam de estudos exploratórios, especialmente em comparação aos estudos realizados com o propósito de identificar relações causais entre exposição e desfecho. Os estudos exploratórios se justificam nas situações em que ainda é limitado o conhecimento existente sobre a relação entre variáveis de exposição que são possíveis fatores de risco, ou variáveis descritoras de interesse, e o desfecho, comumente um evento relacionado com saúde, estado de saúde, ou nível de desenvolvimento. Portanto, contribuem com informações preliminares, não conclusivas, sobre causalidade. Ou seja, não permitem a completa avaliação de hipóteses sobre fatores de risco e/ou causas, mas permitem identificar hipóteses para teste em outros estudos que utilizem abordagens analíticas mais específicas e adequadas.

Não obstante, tais estudos são muito empregados no planejamento e na programação de ações de saúde, por serem de fácil e rápida execução, além do baixo custo, especialmente quando conduzidos com dados secundários. Nesses casos, estudos exploratórios de fato podem ser os mais adequados às perguntas que fundamentam a pesquisa, permitindo a obtenção de resultados válidos e conclusivos.

Análises exploratórias são valiosas nas descrições de situações de saúde, ao permitir que gestores conheçam a situação de saúde de áreas, regiões, distritos, grupos vulneráveis como idosos, gestantes etc., ao representarem um diagnóstico populacional, delineando as necessidades de serviços de saúde, a exemplo do número de casos graves, e assim inferir sobre os custos das intervenções, ao identificar tendências passadas e prospectivas, como nos estudos de tendências no tempo, para assim delinear respostas adequadas à oferta dos serviços de saúde. Medidas de morbidade e mortalidade são apresentadas em estimativas específicas para cada um dos grupos ou categorias de variáveis do tipo, pessoa, tempo ou lugar, conforme apresentado na Parte 2 deste volume.

Análises gráficas

Na análise epidemiológica descritiva, os dispositivos gráficos contribuem para a demonstração de evidências sobre relações entre quantidades, volumes, formas, que também podem ajudar na compreensão dos fenômenos relativos ao processo saúde/doença. Às vezes esta é a maneira de mais rápida e fácil compreensão. Além das medidas de morbimortalidade, podem representar medidas de associação, e também a forma da relação entre dimensões. Para responder à pergunta de investigação, é sempre útil, e algumas vezes imprescindível, a verificação preliminar da distribuição das variáveis de interesse. Isso pode ser realizado por meio de apresentação gráfica, como curvas, histogramas, gráficos em torta, ou também mediante a distribuição espacial na forma de mapas. Tais formatos de apresentação vêm se tornando populares com a facilidade de uso de pacotes estatísticos que disponibilizam ferramentas amigáveis para a elaboração de gráficos ou mapas de modo simples e prático.

Na construção de gráficos, Cleveland (1985) aponta alguns princípios que devem ser considerados:

- Visualização – os dados mais importantes devem estar destacados dos menos importantes, empregando-se adequados contrastes de cores ou formas;
- Clareza na compreensão – legendas devem ser compreensíveis e informativas;
- Adequada escolha das escalas – devem incluir a totalidade da faixa de distribuição dos dados.

Parcimônia e simplicidade são fundamentais para alcançar esses princípios, devendo-se evitar número excessivo de informações, legendas, barras de referência etc. Assim, disposições comuns, como os conhecidos gráficos em curvas ou em barras (histogramas), podem ser empregadas tanto para apresentações de distribuições de morbimortalidade ou exposições isoladas, como também para comparações em relação a uma variável.

Gráficos de curvas, como o da Figura 21.1, são muito utilizados. Nela, mostram-se coeficientes padronizados, por sexo, da mortalidade por doenças respiratórias selecionadas na população de 60 anos e mais de idade, segundo grupos de idade (Campagna *et al.*, 2009). Constatou-se que o coeficiente de mortalidade médio anual pelas causas selecionadas vem aumentando ao longo da série histórica, de 1992 a 2005, para todas as faixas de idade estudadas, exceto para os indivíduos de 60 a 69 anos de idade. Nesse grupo, o coeficiente médio de mortalidade anual, padronizado por sexo, estabilizou-se em torno de 11 óbitos para cada 10 mil idosos. As estimativas para a faixa etária de 70 a 79 anos, no mesmo período, apresentaram leve tendência de incremento, partindo de 32,97 óbitos por 10 mil em 1992 para 37,41 óbitos por 10 mil no ano de 2005. Entre os de 80 anos e mais de idade foi possível constatar maior variação da mortalidade pelas causas selecionadas, *i.e.*, após o ano 2000, houve marcada tendência de crescimento desse indicador, atingindo 132,53 óbitos por mil pessoas em 2005.

Um outro tipo de histograma pode ser visto na Figura 21.2, que apresenta resultados de um estudo sobre ocorrência de casos de sarampo no município de São Paulo. Veja que, neste exemplo, são três as variáveis que estão sendo comparadas: percentual de casos de sarampo (1), por faixa de idade (2), e o ano da ocorrência (3) categorizada em blocos de 5 anos. Com essa disposição pode-se comparar a distribuição etária dos casos de sarampo nas décadas de 1970 a 90, observando-se uma modificação da participação relativa dos diferentes grupos etários. Especificamente, observa-se um contínuo decréscimo proporcional dos casos entre as crianças de 1 a 4 anos e simultânea elevação de casos entre os menores de 1 ano e os maiores de 15 anos.

Para um dado conjunto de medidas de proporções que totalizam 100%, pode-se empregar o gráfico de torta, que permite uma compreensão rápida das relações entre quantidades com essas características. Esses gráficos também podem ser dispostos lado a lado para melhor compreensão das diferenças e semelhanças entre grupos em comparação. Em um estudo sobre perfil dos idosos, vítimas de acidentes de trânsito, atendidos em um hospital governamental de Ribeirão Preto, São Paulo, os dados de indivíduos com mais de 60 anos de idade, de ambos os sexos, que sofreram algum tipo de acidente de trânsito, foram coletados pelo Serviço de Vigilância Epidemiológica do Hospital das Clínicas da Faculdade de Medicina de Ribeirão Preto da Universidade de São Paulo, de janeiro a dezembro de 1998 (Silveira *et al.*, 2002). Entre 112 vítimas, atendidas na Unidade de Emergência desse hospital, a idade variou de 60 a 85 anos. Para avaliar a condição de alta após o atendimento hospitalar, os autores apresentaram esses resultados em gráficos de tortas. Observa-se que a maioria (50,9%) apresentou algum tipo de sequela no momento da alta,

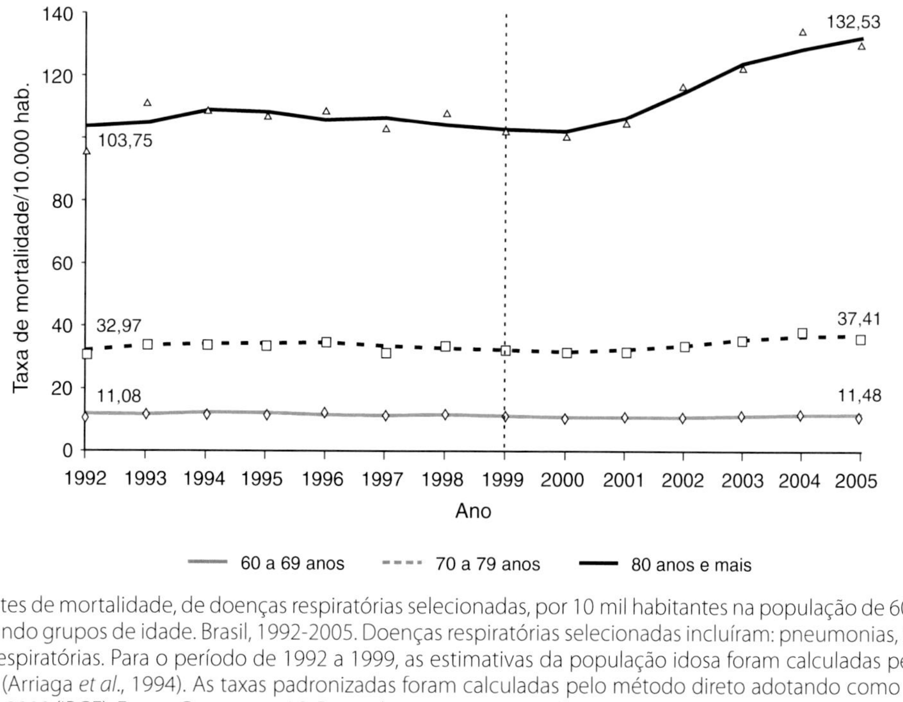

Figura 21.1 Coeficientes de mortalidade, de doenças respiratórias selecionadas, por 10 mil habitantes na população de 60 anos e mais, padronizados por sexo, segundo grupos de idade. Brasil, 1992-2005. Doenças respiratórias selecionadas incluíram: pneumonias, *influenza*, bronquites e obstrução das vias respiratórias. Para o período de 1992 a 1999, as estimativas da população idosa foram calculadas pelo método de interpolação populacional (Arriaga *et al.*, 1994). As taxas padronizadas foram calculadas pelo método direto adotando como padrão a população brasileira do Censo em 2000 (IBGE). Fonte: Campagna AS, Dourado I, Duarte EC, Daufenbach LZ. Mortalidade por causas relacionadas à *influenza* em idosos no Brasil, 1992-2005. *Revista Epidemiologia e Saúde* 18(3):209-218, 2009.

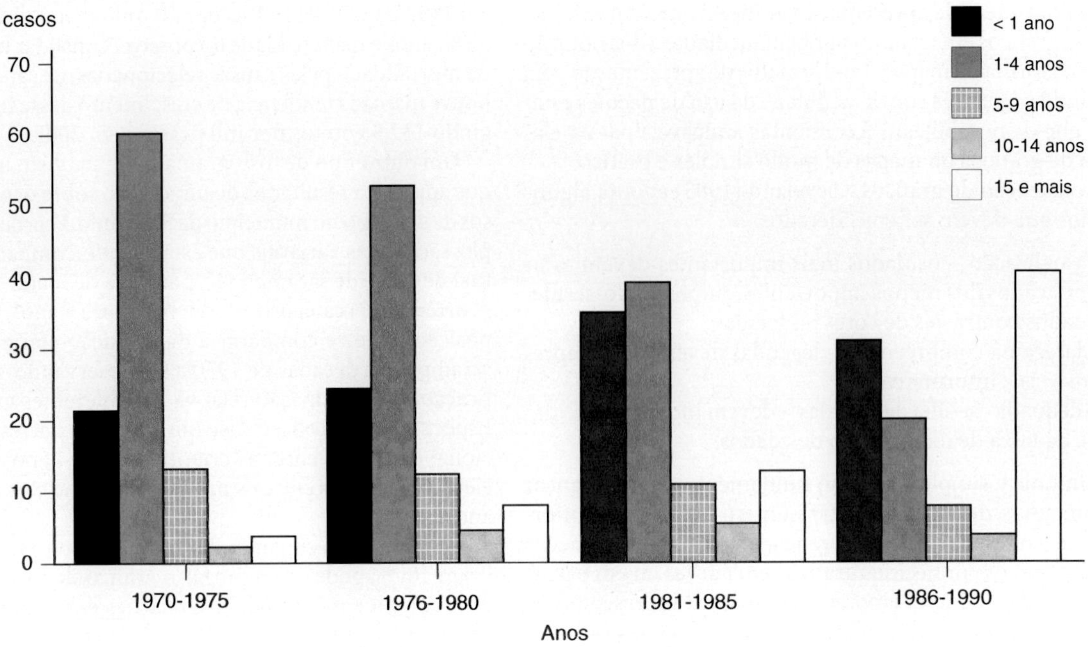

Figura 21.2 Distribuição percentual dos casos de sarampo por faixa etária no município de São Paulo, 1970-1990. Fonte: Museu Emílio Ribas (1950-1980); Centro de Informações de Saúde/Centro de Vigilância Sanitária Alexandre Vranjac (1981-1990).

enquanto 10,7% evoluiu para óbito (Figura 21.3A). Em relação à condição do acidente, observou-se que os pedestres são os mais afetados (41%), seguido pelos acidentes em que o idoso estava no veículo a motor (32%) (Figura 21.3B).

Quando a variável é contínua, conforme visto anteriormente, pode-se utilizar os valores médios de cada uma das categorias da correspondente outra variável categórica, comparando-as com uma de referência. Todavia, é possível que o investigador tenha interesse de apresentar outros detalhes descritivos, que algumas vezes trazem outras informações importantes. Por exemplo, além da média aritmética, que é uma medida pontual de uma distribuição, o investigador pode querer apresentar como os valores encontrados na população se comportam em torno da média, se há assimetria, se existem valores aberrantes, sejam eles muito elevados ou muito baixos etc. Existe um tipo de gráfico chamado *box plot* (Figura 21.4), porque a sua forma se assemelha a uma caixa, que pode ser facilmente elaborado com rotinas de muitos pacotes gráficos ou estatísticos, de uso amigável. O *box plot* apresenta, além da média, a mediana (valor que delimita 50% da distribuição da variável) e a dispersão dos valores em torno da média, tal qual medida pelos quartis, valores que delimitam cada uma das quartas partes da distribuição, 25%, 50% e 75%. No exemplo, note que a média se encontra acima da mediana, denotando uma assimetria da distribuição em torno dos valores mais elevados.

Estes gráficos são usados para descrições de variáveis contínuas, quando se quer mostrar mais informações descritivas do que simplesmente a média e o desvio padrão. O exemplo na Figura 21.5 ilustra como *box plots* podem ser utilizados para estudos de avaliação de tendência histórica do impacto de um

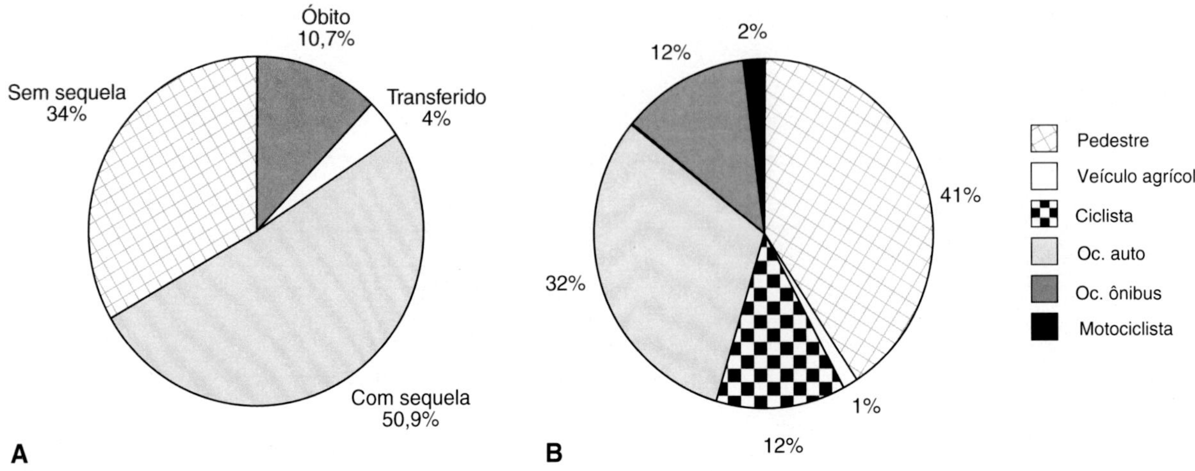

Figura 21.3 A. Distribuição dos idosos vítimas de acidentes segundo condição de alta. Ribeirão Preto-SP, 1998. **B.** Distribuição dos idosos acidentados segundo a classificação da vítima. Ribeirão Preto-SP, 1998. Fonte: Silveira R, Rodrigues RAP, Costa Júnior ML. Idosos que foram vítimas de acidentes de trânsito no município de Ribeirão Preto-SP, em 1998. *Rev Latino-Americana de Enfermagem* 10(6):765-771, 2002.

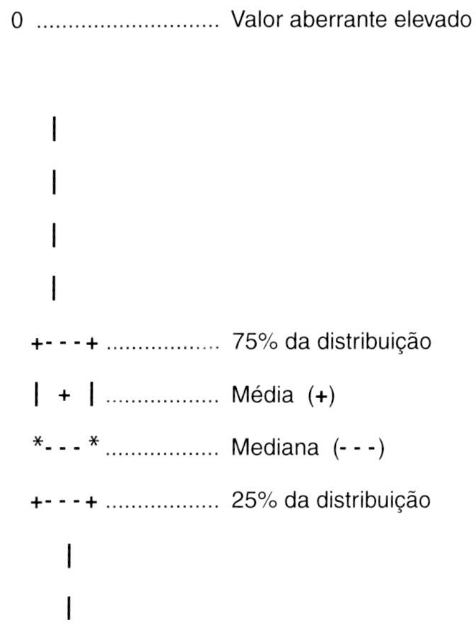

Figura 21.4 Distribuição esquemática de um gráfico do tipo *box plot*.

programa de controle da esquistossomose (Santana *et al.*, 1996). Esse programa era desenvolvido por órgãos do Estado da Bahia e consistia em tratamento para a infecção e atividades educativas, com análise parasitológica das fezes a cada ano, com a meta de se alcançar uma prevalência de infecção de 5%. Analisaram-se dados históricos de prevalência em 115 vilarejos e aglomerados da região da Bacia do Paraguaçu na Bahia, entre 1982 e 1992. As distribuições das prevalências de infecção por esquistossomose para cada ano eram bastante assimétricas, com muitos valores atípicos ou aberrantes (chamados *outliers*) para a esquerda, ou seja, para estimativas muito elevadas. Com isso as distribuições não eram normais, e as médias pouco informavam sobre a evolução da infecção e do efeito da prevenção. No entanto, os *box plots* permitiram a compreensão de que em alguns locais as medidas não estavam sendo efetivas, com prevalências que persistiam ou aumentavam apesar das medidas, que eram os valores atípicos elevados. Estes, nesse caso, não representavam problemas que limitavam a análise ou a interpretação, como são comumente tratados, mas eram evidências de desarranjos nas ações de saúde que reduziam o impacto, merecendo ajustes nas estratégias adotadas.

O uso de **mapas** de base geográfica, onde distribuições de medidas epidemiológicas são dispostas de acordo com uma base espacial, seja de natureza geopolítica, como os estados de uma federação, ou as regiões administrativas de um estado ou de uma cidade, também podem ser empregados para a descrição e comparação de dados. Nas figuras abaixo, apresentam-se resultados de um estudo de corte transversal, realizado em 1999 no município de Olinda-PE, com a finalidade de estimar a prevalência de filariose e verificar sua distribuição nos diferentes estratos urbanos segundo o indicador socioambiental de risco de transmissão (Braga *et al.*, 2001). A rede de drenagem em Olinda é constituída pelas bacias dos rios Beberibe e Fragoso, cujos pequenos afluentes foram retificados em muitas localidades que recebem o escoamento da drenagem urbana. No primeiro mapa (Figura 21.6) observa-se a distribuição de casos de filariose por setor censitário. No segundo mapa (Figura 21.7),

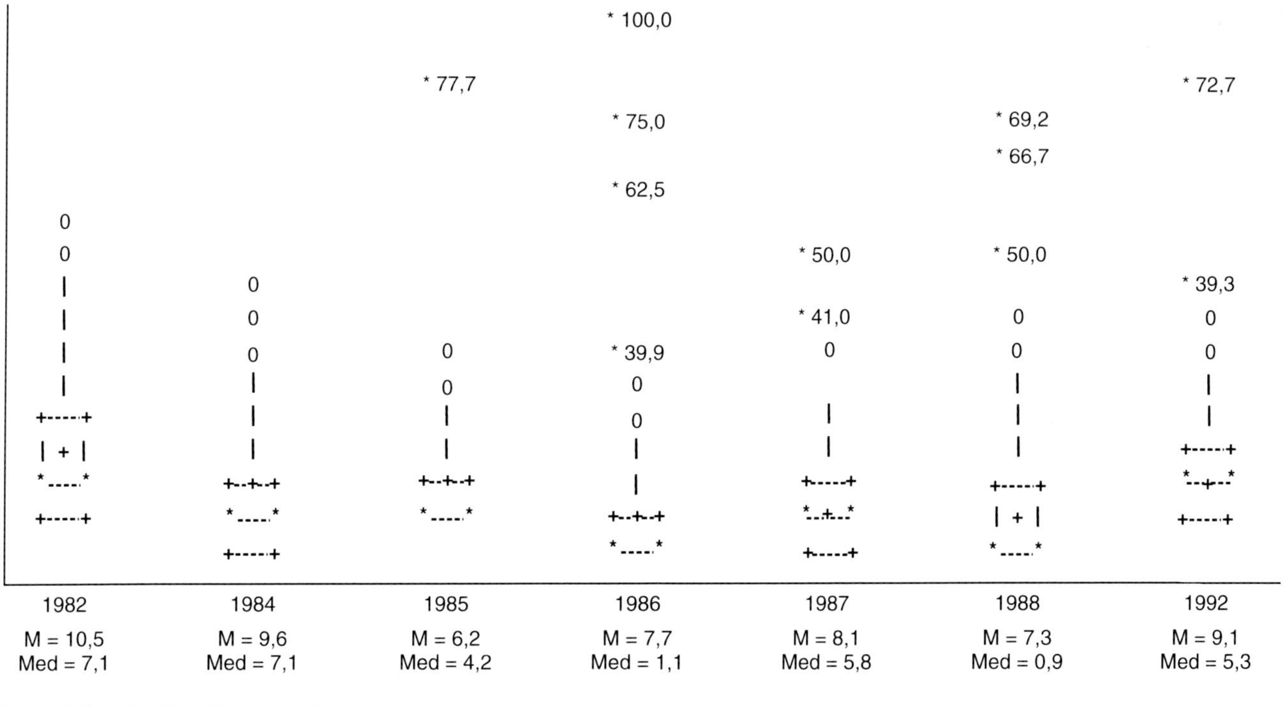

M = média aritmética; Med = mediana.
Localidades com: 1985 – Desterro 77,%; 1986 – Altamira 100%, Engenho da Praia 75%, Engenho 62,5% e Cachoeira e 33,9%;
1987 – Engenho da Praia 50%, Campinas B 41%.
Valores extremos: 1988 – Pedra Funda 69,2%, Ponta do Paraguaçu 66,7%, Rosário 50%; 1992 – Engenho Novo 72,7%, Pedra Funda 39,3%.

Figura 21.5 *Box plots* das prevalências de infecção esquistossomótica em localidades do município de Cachoeira-BA, para cada um dos anos 1982-1992. Fonte: Santana VS, Teixeira MGLC, Santos CP. Avaliação das Ações de Controle da Infecção Esquistossomótica nas localidades de Cachoeira-BA, Bacia do Paraguaçu. *Revista da Sociedade de Medicina Tropical*, 29(2):185-195, 1996.

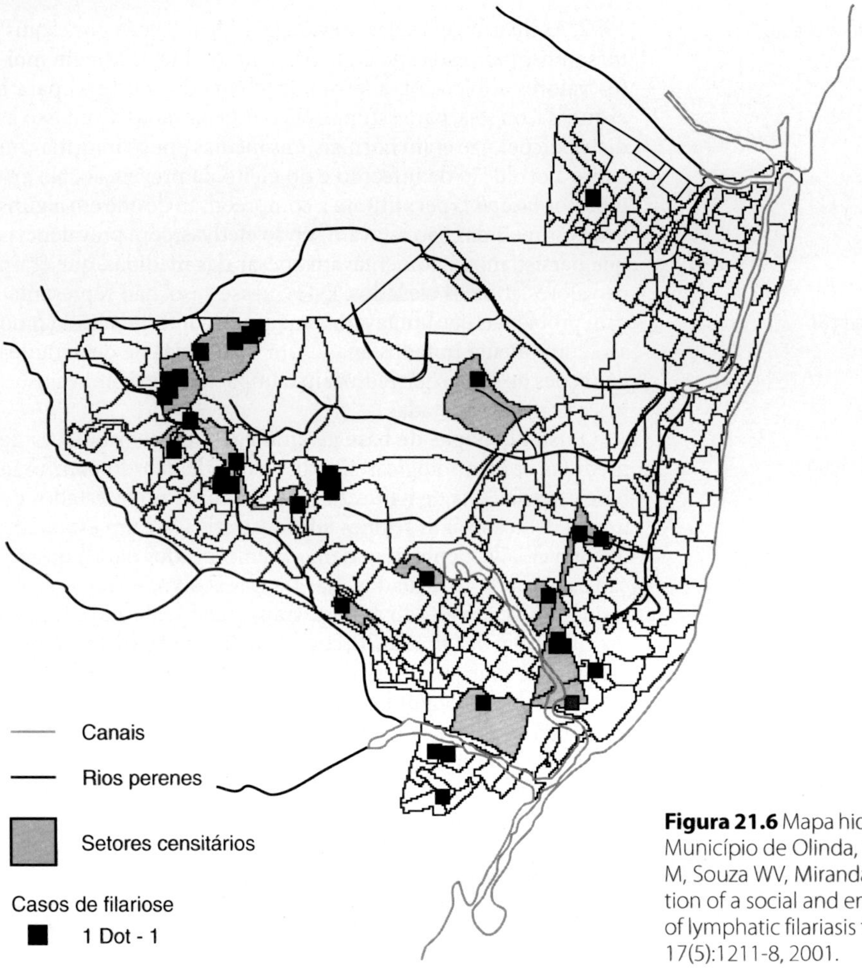

Figura 21.6 Mapa hidrográfico e casos de filariose por setor censitário. Município de Olinda, 1999. Fonte: Braga C, Ximenes RA, Albuquerque M, Souza WV, Miranda J, Brayner F, Alves L, Silva L, Dourado I. Evaluation of a social and environmental indicator used in the identification of lymphatic filariasis transmission in urban centers. *Cad Saúde Pública* 17(5):1211-8, 2001.

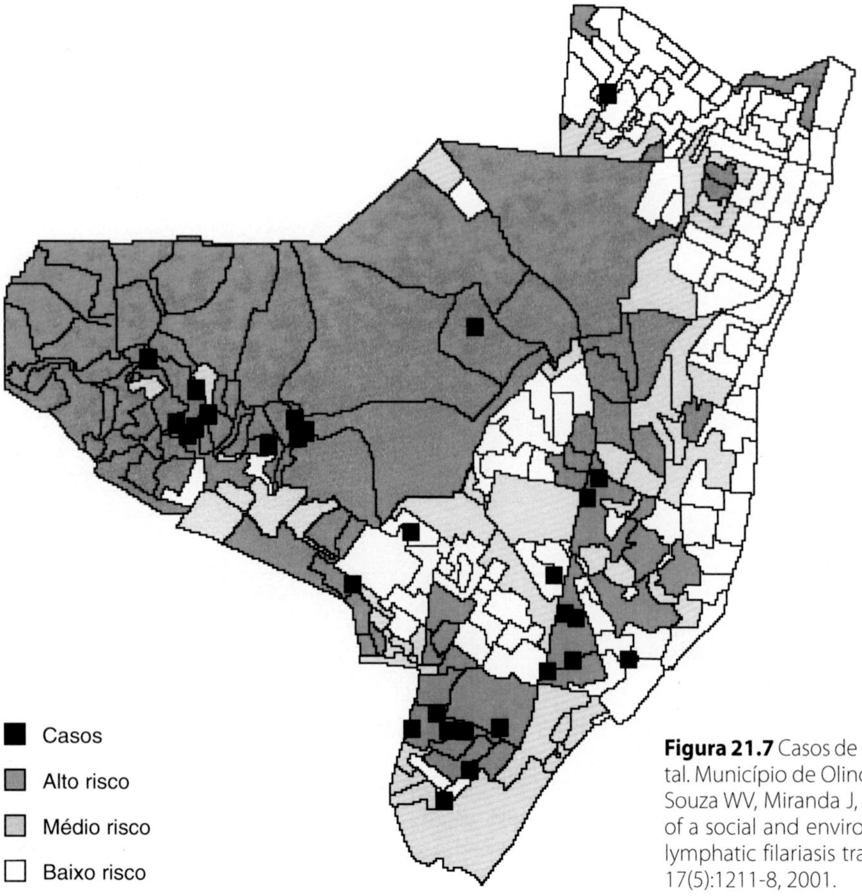

Figura 21.7 Casos de microfilaremia por estratos de risco socioambiental. Município de Olinda. Fonte: Braga C, Ximenes RA, Albuquerque M, Souza WV, Miranda J, Brayner F, Alves L, Silva L, Dourado I. Evaluation of a social and environmental indicator used in the identification of lymphatic filariasis transmission in urban centers. *Cad Saúde Pública* 17(5):1211-8, 2001.

observa-se que, dos 42 casos de microfilaremia registrados no estudo, 36 (85,7%) foram identificados nos dois estratos de mais alto risco de transmissão. Não se observaram casos de microfilaremia em 386 pessoas residentes no primeiro estrato, ou de menor risco de transmissão, que realizaram o exame da gota espessa.

Apesar de importantes para alguns tipos de dados, os gráficos e mapas não devem ser utilizados exageradamente, dado que são limitados na quantidade de informação que podem adequadamente representar. Por condensarem maior volume de informação, dispositivos analíticos chamados de tabelas mostram-se mais eficientes e adequados aos objetivos da pesquisa epidemiológica; por isso, a análise de dados categoriais em sua expressão tabular constitui objeto da seção seguinte.

Análise tabular

Os exemplos apresentados a seguir mostram a importância da análise tabular de dados categoriais em estudos descritivos, pois permitem demonstrar relações quantitativas entre variáveis, comumente pela estimativa de medidas de frequências absolutas e relativas de uma variável de interesse, em relação às categorias de outras variáveis, chamadas de descritoras. Essa análise é, particularmente, importante em Epidemiologia por permitir a visualização das relações entre as variáveis, suas dimensões e a checagem dos resultados para as medidas pontuais, as proporções. É um método, portanto, transparente e de fácil compreensão. Quando as variáveis são contínuas, a medida pontual é a média, comumente a média aritmética, e a sua respectiva medida de dispersão, o desvio padrão. Nesse caso, é preciso considerar a forma da distribuição da variável, se é normal, para que assim a média seja um parâmetro interpretável. Em situações de grande assimetria pode-se empregar a mediana, ponto de corte que corta a distribuição em 50%. Notar que frequências relativas como proporções e médias constituem medidas pontuais de um conjunto de valores adequadas para descrever populações, o que as torna medidas muito úteis na análise epidemiológica.

Variáveis descritoras representam as que serão empregadas para caracterizar a distribuição dos principais desfechos de interesse do estudo. Resultados da distribuição desses desfechos em relação às descritoras podem indicar o papel que têm essas variáveis descritoras como possíveis fatores de risco para o desfecho. Evidências de associação entre um fator de risco potencial e uma variável de resposta nos estudos exploratórios fortalecem a plausibilidade de existirem relações causais que podem ser analisadas com o teste de hipóteses causais, com a realização de estudos mais específicos, confirmatórios ou inferenciais, para verificar se o fator associado, de acordo com os resultados do estudo descritivo, se confirma como um fator de risco. Conforme assinalado no Capítulo 20, fatores de risco são fatores associados, independentemente das variáveis de confundimento, considerando-se as variáveis modificadoras de efeito, e que atendem, dentre outros, os aspectos apontados por Hill (1965) para evidenciar relações causais em Epidemiologia.

Um exemplo interessante de análise descritiva é mostrado na Tabela 21.1, que apresenta o número de casos de hanseníase notificados no Amazonas e em Manaus, em pessoas abaixo de 15 anos, e o coeficiente de detecção anual por 10.000 habitantes. Os dados provêm do Sistema Nacional dos Agravos de Notificação, SINAN, Ministério da Saúde, e estão disponíveis publicamente. Este sistema também divulga os dados populacionais, permitindo facilmente a produção de estimativas epidemiológicas (Imbiriba *et al.*, 2008). Os resultados evidenciam que a morbidade por hanseníase está se reduzindo ao longo do período de tempo analisado, tanto no estado quanto na capital, informação importante para a definição de estratégias de intervenção sobre esta enfermidade, e também para prever tendências futuras de necessidades específicas de saúde. Notem que, nessa tabela, não são mostrados testes estatísticos ou estratégias de inferência estatística. A razão é que os dados são censitários, para toda a população, não sendo limitados a amostras, e não se está testando hipóteses causais. Neste último caso, poder-se-ia utilizar testes estatísticos considerando que mesmo um dado censitário compõe uma parte do universo do estudo. Por tudo isso, fica fácil interpretar os resultados e possivelmente utilizá-los na tomada de decisão dos serviços, pois a pergunta da investigação operacional estava claramente delineada.

Estudos descritivos também podem ser realizados com dados populacionais primários. A Tabela 21.2 mostra os resultados de um estudo que teve como objetivo estimar a magnitude da não realização do exame clínico das mamas e da mamografia, que indica quanto uma dada população não está aderindo a recomendações de programas de prevenção. Trata-se, portanto, de informação importante para gestores que precisam realizar ajustes nos modos como se estão oferecendo tais serviços para a população. Como se trata de um estudo exploratório, cujo objetivo é descritivo, os autores analisam as duas variáveis de desfecho, não realização do exame de mamas e não realização de mamografia, segundo seus descritores, fatores socioeconômicos, demográficos e de comportamentos relacionados com a saúde. A população do estudo foi composta por mulheres com 40 anos ou mais, residentes na cidade de Campinas, São Paulo, Brasil (Amorim *et al.*, 2008). O estudo foi do tipo transversal, de base populacional, conduzido em uma amostra de 290 mulheres. Entre elas, 38,2% não realizaram o exame clínico das mamas no ano prévio à entrevista e 50,8% não haviam realizado mamografia nos 2 anos anteriores. Observou-se que a não realização do exame clínico das mamas e a não realização da mamografia foram mais prevalentes em mulheres com 70 anos ou mais de idade, ou que tinham cor negra/parda. As diferenças nas prevalências de acordo com idade ou raça/cor foram estatisticamente significantes, dado que os valores de p foram menores do que o alfa definido para o estudo, de 0,05. Portanto, as diferenças entre as categorias das variáveis foram maiores do que as esperadas apenas por erro randômico, ou seja, devido ao uso de amostra, podendo ser diferente caso se utilizasse a população inteira.

Tabela 21.1 Casos de hanseníase em menores de 15 anos e coeficiente de detecção (× 10.000) no Estado do Amazonas e em Manaus, 1998-2005

Ano	Casos no Amazonas	Coeficiente de detecção	Casos em Manaus	Coeficiente de detecção
1998	200	2,00	90	2,14
1999	183	1,78	81	1,88
2000	142	1,30	58	1,24
2001	140	1,24	52	1,07
2002	163	1,42	65	1,31
2003	133	1,13	61	1,19
2004	114	0,95	38	0,73
2005	83	0,66	29	0,53
Total	1.075		474	

Fonte: Sistema Nacional de Agravos de Notificação (SINAN), Banco de Dados Estadual. Imbiriba *et al.* Perfil epidemiológico da hanseníase em menores de 15 anos de idade, Manaus (AM) 1998-2005. *Revista de Saúde Pública* 42(6):1021-6, 2008.

Tabela 21.2 Prevalência (%) de não realização da mamografia nos últimos dois anos e do exame clínico das mamas no último ano, segundo variáveis socioeconômicas e demográficas em mulheres de 40 anos ou mais. Campinas, São Paulo, Brasil, 2001-2002

		Exame clínico		Mamografia	
Variáveis	**N**	**Prevalência %**	**Valor P**	**Prevalência %**	**Valor P**
Idade em anos			0,0474		0,0564
40-59	82	34,1		48,1	
60-69	107	38,3		46,5	
70 ou mais	101	56,5		67,7	
Total	290	38,2		50,8	
Cor da pele autorreferida			0,0064		0,0039
Branca	236	32,3		45,8	
Preta/parda	52	58,6		71,7	

Fonte: Adaptada de Amorim VMSL, Barros MBA, Chester Galvão LC, Carandina L, Goldbaum M. Fatores associados a não realização da mamografia e do exame clínico das mamas: um estudo de base populacional em Campinas, São Paulo, Brasil. *Cadernos de Saúde Pública* 24(11): 2623-2632, 2008.

Valor de **p** ou probabilidade de significância é um valor usado para expressar a conclusão final de um teste de hipóteses. Na análise tabular em Epidemiologia, comumente trata-se de comparação para verificar diferenças entre dois valores, por exemplo, duas medidas de prevalência. Compara-se o valor obtido no teste realizado com o valor obtido a partir da distribuição teórica, específica para o teste, para um valor prefixado do nível de significância. De um modo geral, na área de saúde, considera-se que o valor **p** menor ou igual a 0,05 indica que há diferenças estatisticamente significantes entre os grupos comparados.

Algumas vezes, a necessidade de informação se origina dentro dos próprios serviços, como uma outra forma de conhecer aspectos da utilização dos serviços, da clientela etc., para assim também se ajustar o atendimento, melhorando a satisfação da população atendida, por exemplo. Isso ocorreu no estudo conduzido com os clientes de um serviço para portadores de HIV/AIDS, no qual o propósito era conhecer como o uso de certos medicamentos alteravam ou não a ocorrência de problemas de saúde bucal, verificando a necessidade de ampliar o atendimento especalizado (Miziara *et al.*, 2004). No exemplo seguinte, comparam-se lesões orais em pacientes com HIV/AIDS, com o número de células T $CD4^+$ e a carga viral. Os dados foram coletados de 124 pacientes atendidos em um hospital, sendo incluídos apenas os que não estavam em uso de nenhum tipo de terapia antirretroviral. Após a primeira consulta, os pacientes foram divididos em dois grupos, um que apresentava candidíase oral e/ou leucoplasia pilosa e outro sem lesões orais. Todos foram submetidos a testes laboratoriais para contagem de células $CD4^+$ e o nível de carga viral do HIV, indicadores empregados para o monitoramento clínico de pacientes com HIV/AIDS. Os resultados mostrados na Tabela 21.3 revelam que o grupo com lesões orais apresentou contagem de células $CD4^+$ diminuída e carga viral elevada em comparação com o grupo não afetado, diferenças estatisticamente significantes.

Tabela 21.3 Comparação entre contagem média de células CD4 e nível médio de carga viral (CV) entre aqueles com e sem lesão oral na linha de base

	Lesão oral		
Variáveis	**Sim**	**Não**	**Valor P**
CD4 (média)	164,9 céls./mm^3	542,6 céls./mm^3	0,001
CV (média)	84.745 cópias/ml	2.504 cópias/ml	0,001

Fonte: Miziara ID, Lima AS, Cortina RAC. Candidíase oral e leucoplasia pilosa como marcadores de progressão da infecção pelo HIV em pacientes brasileiros. *Rev Bras Otorrinolaringol* 70(3):310-314, 2004.

Um outro ponto a destacar é que estudos descritivos, mesmo não testando hipóteses causais e com limitada capacidade conclusiva, podem ser usados para investigar exploratoriamente se existem associações entre alguns fatores e certos desfechos, identificando pistas para possíveis associações causais. Essas associações poderão ser então testadas como hipóteses causais em estudos posteriores, com procedimentos analíticos adequados, incorporando covariáveis modificadoras de efeito ou com papel potencial de confundimento. Notem que não é ainda a identificação de fatores causais, mas sim de possíveis fatores de risco, ou fatores de risco potenciais. Como já mencionado, fatores de risco requerem a consideração das variáveis confundidoras e modificadoras de efeito, levando em conta elementos teóricos consistentes, como pontos a serem considerados para identificação, dentre outros, dos critérios de causalidade de Hill (1965). Todavia, é muito comum encontrar estudos de fatores associados, de natureza exploratória, cujas conclusões remetem equivocadamente a fatores de risco ou associações causais. Análises de estudos para teste de hipóteses serão vistas mais adiante.

Até agora, os exemplos apresentados não mostram medidas de associação, que podem ser empregadas também em análises exploratórias, especialmente para medidas brutas, *i.e.*, não ajustadas para outras variáveis. Considerando-se ainda a análise tabular, pode-se verificar se existem fatores associados dentre um conjunto de variáveis descritoras, em relação a um ou mais desfechos, as variáveis de resposta. Nesse caso, cada variável descritora é um possível ou potencial preditor do desfecho. Portanto, para cada uma das variáveis descritoras, será necessário definir uma categoria "não exposta", que servirá de referente, ou valor de referência para comparação com as demais categorias. Por exemplo, se a variável é sexo, será necessária a escolha do grupo, masculino ou feminino, que servirá de categoria de comparação.

Para ilustrar, apresentamos dados de um estudo do tipo caso-controle no qual se avaliaram fatores de risco para hospitalização por doença respiratória aguda de crianças até 1 ano de idade (Macedo *et al.*, 2007). A coleta de dados foi realizada em quatro hospitais da cidade de Pelotas, RS, no período de 1.º de agosto de 1997 a 31 de julho de 1998. O grupo de casos incluiu crianças hospitalizadas (UTI pediátricas e enfermarias), de zero a 1 ano de idade, com diagnóstico de doença respiratória aguda na alta hospitalar. Os controles foram crianças selecionadas por amostragem aleatória (por sorteio), da comunidade onde os casos moravam, com até 1 ano de idade e que não haviam sido hospitalizadas por doença respiratória aguda até aquele momento. Informações sobre condições sociais, de nascimento e história médica pregressa da criança (antecedentes de sintomas respiratórios, hospitalizações anteriores e outros) foram obtidas por meio de questionário respondido pela mãe ou responsável pela criança caso e controle.

Na "análise bivariada", terminologia usada por alguns autores para determinar comparações entre duas variáveis, sendo uma única variável de exposição (p. ex., escolaridade materna) e um único desfecho (nesse exemplo, doença respiratória aguda), observou-se que a doença respiratória aguda era mais comum no sexo masculino, na faixa etária menor de 6 meses, entre os filhos de mães com baixa escolaridade e fumantes. Essas diferenças correspondem a associações entre variáveis e foram estimadas por uma medida de associação conhecida como razão de chances ou *odds ratio*. Aqui, as categorias de comparação ou referência são do sexo feminino, faixa etária de 6,1 a 12 meses, escolaridade materna ≥ 9 anos, e ter mãe não fumante (Macedo *et al.*, 2007). Nessas categorias de comparação, como a medida se iguala, a *odds ratio* é igual a 1, que corresponde à não diferença para razões (a/a = 1). Essas associações atingiram níveis de significância estatística, pois o intervalo de confiança de 95% não engloba o valor nulo (1,0) de não associação, ou não diferença. Intervalo de confiança é um conjunto de valores calculados com base nos dados do estudo. Pressupõe-se que o parâmetro de interesse se encontra nesse intervalo com um dado grau de confiança (95% é o nível de confiança mais utilizado na pesquisa em saúde).

Notem que os resultados apresentados nas Tabelas desta seção são brutos, ou seja, não foram ajustados ou padronizados para outras variáveis. Conforme já mencionado, os ajustes neutralizam o efeito de outras variáveis, permitindo maior comparabilidade das medidas de associação em análise, em relação a fatores estranhos ao foco da pesquisa. Alguns estudos, mesmo sendo exploratórios e não objetivando a identificação de fatores de risco, mas apenas fatores associados, podem apresentar medidas de associação ajustadas para algumas variáveis. Com isso, é possível comparar medidas, sabendo-se que o fator para o qual o ajuste foi feito não atrapalha a comparação, a interpretação das diferenças. Deve-se notar que, nesses casos, não há um tratamento semelhante ao adotado para o ajuste para variáveis de confusão, que requer fundamentação teórica, pressupostos e procedimentos empíricos específicos para sua identificação. Na análise exploratória, o ajustamento de medidas de associação é feito independentemente desses critérios, com base apenas no conhecimento subjetivo da importância das variáveis a serem ajustadas, comumente, idade e sexo. Ou seja, o ajustamento é realizado para permitir a comparação de medidas pontuais. Reiterando as diferenças, a razão principal para a distinção entre fator associado e fator de risco é que este último resulta de estudos cujas análises levaram em conta confundimento e possíveis modificações de efeito, e fundamentos teóricos específicos para a associação causal em questão, que constituem os estudos de testes de hipóteses. Notem que, para os pesquisadores, praticamente não é factível o desenvolvimento de fundamentação teórica de várias associações causais a serem testadas em um mesmo estudo.

Na seção seguinte, apresentamos as principais técnicas analíticas de padronização de indicadores que visam ao ajustamento de medidas de associação para o efeito de fatores externos.

Padronização de medidas

Comumente o propósito do investigador ou dos gestores de saúde é comparar medidas de morbidade ou mortalidade entre diferentes grupos. Por exemplo, deseja-se saber se a mortalidade por tuberculose pulmonar é maior em uma cidade A em relação a outra cidade B, ou maior do que a média nacional, o que seria sugestivo de pior qualidade do cuidado para esta en-

Tabela 21.4 Comparação de casos de hospitalização por doença respiratória aguda e controles em relação às características socioeconômicas e maternas, em análise bivariada. Pelotas, RS, 1998

Variável	Casos N (%)	Controles N (%)	OR	Intervalo de confiança de 95%
Sexo				
Feminino	264 (42,2)	81 (57,8)	1,0	---
Masculino	361 (53,3)	71 (46,7)	1,5	1,1 - 2,2
Faixa etária (meses)				
1 a 6	413 (66,1)	80 (52,6)	1,7	1,2 - 2,5
6,1 a 12	212 (33,9)	72 (47,4)	1,0	---
Escolaridade materna (anos)				
≥ 9	68 (10,9)	23 (15,9)	1,0	---
5-8	319 (51,3)	44 (30,3)	4,0	2,6 - 6,2
1-4	197 (31,7)	51 (35,2)	9,2	5,1 -16,6
Sem escolaridade	38 (6,1)	27 (18,6)	16,7	3,8 - 74,0
Hábito de fumar da mãe				
Não fuma	341 (54,6)	110 (32,4)	1,0	---
Até 10	235 (37,6)	229(72,4)	1,9	1,3 -2,9
> 10	49 (7,8)	339 (25,7)	5,1	1,6 - 16,5

Adaptada de: Macedo SEC, Menezes AMB, Albernaz E, Post P, Knorst M. Fatores de risco para internação por doença respiratória aguda em crianças até um ano de idade. *Rev Saúde Pública* 41(3):351-358, 2007.

fermidade na cidade A. Pode-se simplesmente comparar as taxas ou coeficientes de mortalidade estimados para as duas cidades, por exemplo. No entanto, as populações das cidades estudadas podem diferir de acordo com várias características, como a estrutura de idade ou a composição por sexo, que também interferem com a mortalidade. Isto quer dizer que, se a tuberculose é mais grave entre as pessoas de maior idade e a população da cidade A têm maior proporção de idosos, é possível que as diferenças sejam devidas à estrutura etária e não ao cuidado prestado aos casos de tuberculose.

Este tipo de problema é simples de ser solucionado com a padronização dos dados, de modo a se obter uma medida epidemiológica padronizada. A padronização consiste, portanto, na manutenção de um ou mais fatores sob controle, permitindo, desse modo, a comparabilidade da medida epidemiológica, geralmente de morbidade ou mortalidade, em relação ao fator de interesse. Em síntese, esse procedimento se baseia em médias ponderadas, ou seja, médias de valores para os quais atribui-se um peso a cada valor. Para relembrar, para os valores n1, n2, n3 e n4, cujos pesos correspondentes são p1, p2, p3 e p4, a média ponderada (MP) poderá ser calculada com a seguinte equação:

$$MP = [(n1 \times p1) + (n2 \times p2) + (n3 \times p3) + (n4 \times p4)]/(p1 + p2 + p3 + p4)$$

Embora apresentem como desvantagem não representar a "realidade da população", medidas padronizadas permitem a comparação de dados de diferentes populações, neutralizando-se o papel da idade ou de qualquer outro fator de interesse. A padronização pode ser realizada pelo método direto ou indireto. Este último, por se aplicar preferencialmente a enfermidades raras, fato comum em se tratando de doenças ocupacionais ou enfermidades crônicas não transmissíveis, é de grande utilidade nos estudos de mortalidade ocupacional ou de epidemiologia ambiental.

Padronização pelo método direto

Emprega-se este método de padronização quando se dispõe de medidas de morbidade ou mortalidade específicas para cada uma das categorias ou faixas da variável para a qual se quer padronizar. Por exemplo, caso se deseje padronizar a mortalidade por tuberculose para a idade, é preciso que os dados permitam o cálculo de mortalidades específicas por grupos de idade. É necessário também que seja definida a população padrão, referência de comparação para a qual as medidas padronizadas se referem. Um exemplo comum de população padrão é a população total do estudo, ou a dos não expostos caso a pergunta e a população do estudo permitam a sua classificação em expostos e não expostos. Ou então se pode considerar alguma população externa ao estudo, como a de todo o Brasil, ou algum padrão recomendado por organizações internacionais, como a OMS.

Na Tabela 21.5 estão dispostos dados de um estudo hipotético no qual se pretende comparar o coeficiente de mortalidade entre a população de uma indústria A e a de uma indústria B, padronizando-se por idade. Padronização de medidas é muito comum na epidemiologia ocupacional por causa das conhecidas diferenças sociais e demográficas entre empresas e pequenos números de pessoas. Para tornar mais fácil a compreensão, organizamos os dados por etapas:

1) para ambas as indústrias estimam-se mortalidades específicas por grupo de idade;
2) essas estimativas são utilizadas, então, para estimar o número de óbitos que seria esperado em cada grupo etário da população chamada de padrão. Portanto, em vez da população de trabalhadores de cada indústria, é considerada a população padrão;
3) com o número de óbitos estimado em cada grupo de idade, estima-se o total para cada uma das indústrias;
4) dividindo-se cada um desses valores (óbitos totais) por seu respectivo denominador, que corresponde ao total da população padrão, calculam-se as mortalidades padronizadas pelo método direto (Hennekens *et al.*, 1987).

A interpretação é realizada por meio da razão de mortalidade padronizada por idade, que pode ser interpretada, como já foi mencionado anteriormente para as razões de mortalidade em geral. Lembre-se de que tais estimativas de mortalidade puderam ser comparadas e empregadas para o cálculo de razões porque utilizaram a mesma população padrão.

Padronização pelo método indireto

O método indireto de padronização se aplica às situações onde os dados são muito esparsos e as populações têm pequeno número, ficando a aplicação de proporções difícil de produzir estimativas precisas, devido às aproximações, dentre outros aspectos (MacMahon *et al.*, 1969). Nessas situações recomenda-se a utilização do método indireto de padronização, que difere do anterior apenas porque, em vez de se aplicarem as medidas de morbidade ou mortalidade à população padrão, calcula-se o número de óbitos esperados na população de interesse, aplicando-se as medidas de morbidade ou mortalidade da população padrão ou de referência.

Por exemplo, consideremos os dados para uma população A, mostrados na Tabela 21.6. Inicialmente, estima-se o número de óbitos esperados na população para a qual se deseja estimar a medida padronizada, utilizando-se as medidas epidemiológicas da população padrão. Como no exemplo anterior, os cálculos são repetidos para cada estrato da variável pela qual se deseja ajustar. A medida padronizada pelo método indireto é, então, obtida pela razão entre o número de casos estimados pelo número de casos esperados com a medida global da população padrão. Neste caso específico, a razão de mortalidade padronizada (RMP). Acompanhe as etapas desses cálculos no rodapé da Tabela 21.6.

Análise de hipóteses causais

A análise de estudos que objetivam o teste de uma hipótese de relação causal, ou de associação causal, verifica se existe evidência de relação etiológica entre uma exposição, também chamada de variável preditora, e uma variável de desfecho ou resposta. É sabido que exposições e desfechos costumam integrar sistemas de inter-relações complexas de difícil apreensão empírica. Tais dificuldades persistem mesmo com o uso de métodos sofisticados de análise porque a raiz dessas limitações é a natureza mesma do objeto de estudo. Devemos lembrar que qualquer modelo empírico reduz e simplifica o cenário real e complexo do processo de causação e suas diversas trilhas de causalidade. Todavia, apesar desses obstáculos, a análise causal em Epidemiologia é amplamente reconhecida por sua força científica e, em especial, por seu impacto na prática de saúde pública, que pode ser verificado em inúmeros exemplos, mostrando ser possível o uso desse conhecimento de modo efetivo nas intervenções para a melhoria da saúde em nível coletivo, ainda que as conclusões de alguns estudos possam ser parciais ou provisórias. Lembrar que o reconhecimento de relações causais entre variáveis é parte de um processo de acúmulo ou rup-

Tabela 21.5 Padronização por idade com o uso do método direto

Grupos de idade	Indústria A			Indústria B			População padrão	Indústria A	Indústria B
	N_a de trabalhadores	Nº de óbitos	Coeficiente de mortalidade (×1.000)	N_b de trabalhadores	Nº de óbitos	Coeficiente de mortalidade (×1.000)	N_p	Estimativa do nº de óbitos esperados $(M_a \times N_p)/1.000$	Estimativa do nº de óbitos esperados $(M_b \times N_p)/1.000$
21-30	4.250	14	3,3	1.374	9	6,6	3.000	3,3 × 3.000 = 9,9	6,6 × 3.000 = 19,8
31-50	12.796	82	6,4	11.630	32	2,8	10.000	6,4 × 10.000 = 64	2,8 × 10.000 = 28
51-60	6.800	12	1,8	3.700	20	5,4	7.000	1,8 × 7.000 = 12,6	5,4 × 7.000 = 37,8
Total	23.846	108	2,6	16.704	61	2,3	20.000	86,5	85,6

N_a = Número de trabalhadores em risco de morrer na indústria A;
N_b = Número de trabalhadores em risco de morrer na indústria B;
M_a = Coeficiente de mortalidade específico por faixa de idade na indústria A;
M_b = Coeficiente de mortalidade específico por idade na indústria B;
N_p = Número de pessoas na população considerada padrão.
1 - A mortalidade padronizada por idade pode ser estimada do seguinte modo:
MPadronizada por idade = Total de óbitos esperados caso a população fosse a padrão/Total da população padrão
Sendo que, para a indústria A, calculou-se:
MPadronizada = (86,5/20.000) × 1.000 = 4,32 × 1.000
e na indústria B,
MPadronizada = (85,6/20.000) × 1.000 = 4,28 × 1.000
2 - A razão de mortalidade padronizada por idade (RMPadronizada) entre a indústria B e a A é calculada portanto:
RMP = MPadronizada de A/MPadronizada de B = 4,32/4,28 = 1,01
Assim a mortalidade padronizada na indústria A praticamente não difere da indústria B, pois a diferença é apenas 1% maior.
Os valores estimados para óbitos podem ser números fracionários.

Tabela 21.6 Padronização por idade de acordo com o método indireto

Grupos de idade	Nº de trabalhadores na população A (Na)	Nº de óbitos observados na população A	Coeficiente de mortalidade na população padrão (× 1.000) (MPP)	Estima-se o número de óbitos esperados na população A aplicando-se as estimativas de mortalidade da população padrão MPP × Na/1.000	Número de óbitos esperados na população A (E)
20-30	2.250	3	0,1	2.250 × 0,1/ 1.000	0,23
31-50	6.480	12	0,6	6.480 × 0,6/ 1.000	3,9
51-60	1.563	6	0,9	1.563 × 0,9/ 1.000	1,41
Total	1.029	21	0,5		5,54

* Colunas sombreadas representam estimativas calculadas para o exemplo.
A razão de mortalidade padronizada por idade (RMPadronizada) pelo método indireto é calculada dividindo-se o número de óbitos observados pelo número de óbitos esperados calculados aplicando-se as medidas da população padrão aos estratos da população do estudo.
RMPadronizada por idade = Total de óbitos observados/Total de óbitos esperados.
Considerando-se que na população A foram observados 21 óbitos (óbitos observados), no mesmo período de tempo correspondente aos coeficientes estimados para a população padrão, então
RMPadronizada = Óbitos observados/Óbitos esperados = 21/5,54 = 3,79
A interpretação é que há mortalidade na população A.

turas do conhecimento, no qual estão envolvidas contribuições de diferentes ciências ou disciplinas. E no qual a existência de uma associação estatística, sua força ou magnitude, direção, *i.e.*, se positiva ou negativa, e se existe significância estatística, conformam apenas alguns dos aspectos que apoiam a conclusão do pesquisador sobre a existência de associação causal.

Em Epidemiologia, além das variáveis preditoras e de resposta, consideram-se as covariáveis, que, estranhas ao modelo no qual se baseia a associação em teste, podem interferir distorcendo estas associações, que se pretende identificar e medir. Essas distorções são chamadas de vieses, e neste caso as variáveis que causam as distorções são chamadas de confundidoras. Outra possibilidade de ação de covariáveis na associação principal em teste é a interação. Esta representa a dinamicidade dos processos causais, onde há modificação da intensidade da agressão da exposição. Isso porque uma causa componente pode participar de várias trilhas de causalidade, ou causas suficientes (Rothman, Greenland, 1998). De um modo mais simples, a covariável de interação pode tornar a exposição ainda mais patogênica, com maior efeito sobre o desfecho, ou seja, atuando de modo sinérgico em relação à associação em estudo, para usar um exemplo mais próximo de experiências laboratoriais. Por outro lado pode, ao contrário, atenuar esses efeitos, e, nesse caso, diz-se que existe um efeito antagônico, pois reduz o efeito indesejável de uma certa exposição, ou efeito antagônico.

Vejam, no exemplo abaixo, um diagrama representando as relações entre as variáveis principais e covariáveis de um estudo no qual se testava a hipótese de que a exposição a vapores de ácidos inorgânicos, como o ácido sulfúrico, chamados de névoas ácidas, comuns entre trabalhadores de metalúrgicas, causavam lesões ulcerativas de mucosa oral (Vianna *et al.*, 2004). Com os dados de todos os trabalhadores de uma dessas empresas (N = 665) e baseando-se na história dos postos de trabalho ocupados durante toda a vida profissional naquela empresa, definiu-se como variável preditora a história de exposição a névoa ácida, categorizada como 1 = alguma vez exposto e 0 = nunca exposto. A variável resposta era lesão ulcerativa de mucosa oral identificada em exames clínicos odontológicos (1 = sim, 0 = não). Já havia sido observado em outras pesquisas que o consumo de bebidas alcoólicas era um fator de risco para tais lesões orais e que esse consumo era mais comum entre trabalhadores braçais, que também eram os que ocupavam postos onde havia exposição a névoas ácidas. Assim o consumo de bebidas alcoólicas foi considerado importante covariável para a análise da hipótese, por ser uma outra "causa" das lesões ulcerativas que precisaria ser neutralizada para evitar vieses na medida de associação entre exposição e desfecho de interesse. Como não era plausível que essa covariável fosse uma variável mediadora, ou seja, que estivesse no caminho causal da exposição principal e o desfecho, ou ainda na mesma trilha de causalidade, mas anteriormente, causando a exposição à névoa ácida, o consumo de bebidas alcoólicas foi tratado como confundidora potencial (Figura 21.8). Por outro lado, no exame odontológico, havia sido registrado para cada trabalhador a ocorrência de selamento labial, *i.e.*, se o indivíduo mantinha os lábios fechados em situação de repouso, pois, como se tratava de exposição aérea, esta situação poderia facilitar ou aumentar a intensidade do contato das névoas com a mucosa oral. Portanto, o selamento labial poderia atuar como fator sinérgico, potencializando a ação da exposição, favorecendo o desfecho, as lesões ulcerativas.

Na Tabela 21.7 apresentam-se os resultados referentes à associação bruta, ou seja, não ajustada, correspondente ao modelo apresentado na Figura 21.8. Podemos calcular a medida bruta de associação da seguinte maneira:

Prevalência entre os expostos (PrExp) = Nº de casos expostos/ Nº de expostos

PrExp = 29/251
PrExp = 11,55%

Tabela 21.7 Resultados do teste da hipótese de que exposição a névoas ácidas se associa com lesões ulcerativas da mucosa oral

Exposição	Desfecho: Lesões ulcerativas da mucosa oral		
História de exposição a névoas ácidas	**Sim (1)**	**Não (0)**	**Total**
Sim (1)	29	222	251
Não (0)	32	382	414
Total	61	604	665

Fonte: Vianna MIP, Santana VS, Loomis D. Occupational exposures to acid mists and gases and ulcerative lesions of the oral mucosa. *Amer J Industrial Medicine* 45:238-245, 2004.

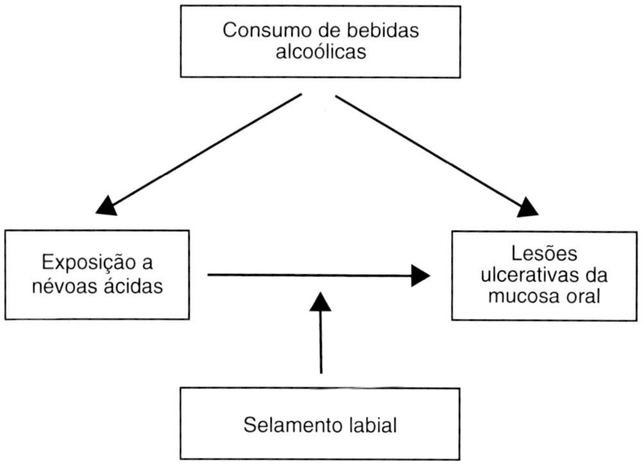

Figura 21.8 Diagrama do modelo preditivo para a hipótese de que o trabalho do adolescente se associa com o consumo abusivo de bebidas alcoólicas, tendo o sexo como uma variável de interação ou modificadora de efeito e a idade como variável de confusão.

Prevalência entre os não expostos (PrNExp) = Nº de casos não expostos/Nº de não expostos

PrNExp = 32/414
PrNExp = 7,73%

Razão de Prevalência (RP) = Prevalência entre os expostos/Prevalência entre os não expostos

RP = 11,55/7,73
RP = 1,49

O intervalo de confiança para essa associação pode ser calculado como variando entre 1.001 e 2.231. Assim, o resultado pode ser escrito como razão de prevalência = 1,49, e o intervalo de confiança a 95%, de 1,001 a 2,231, podendo-se afirmar que existe uma associação positiva entre exposição a névoa ácida e lesões ulcerativas de mucosa oral estatisticamente significante, mas de nível marginal, pois o valor inferior é praticamente igual a 1,0, que significa não associação.

Avaliando interações estatísticas ou modificadores de efeito

Como suspeitamos de que exista diferença na medida de associação entre névoa ácida e lesões de mucosa oral de acordo com a existência de selamento labial, isso nos leva a analisar a associação para cada categoria dessa covariável, separadamente. Vejamos os resultados na Tabela 21.8 a seguir.

Essa análise é chamada de estratificada, pois estima as medidas de associação para cada estrato da covariável, no caso, a que poderia ser modificadora de efeito, o selamento labial. O que se observa é que, de fato, a medida de associação principal (névoa ácida × lesões ulcerativas de mucosa oral) se modifica dramaticamente de acordo com o selamento labial. Entre os que têm selamento labial não há associação (RP = 1,15; 95% IC: 0,71 a 1,85), enquanto no grupo de trabalhadores sem selamento labial a medida indica uma diferença na prevalência de lesões ulcerativas entre expostos e não expostos à névoa mais de três vezes maior (RP = 3,06; 95% IC: 1,33 a 7,02). Isso expressa diferença: 1,15 é menor que 3,06. Ou seja, como a medida de associação é também chamada de medida de efeito, é claro que este "efeito" da exposição a névoas ácidas difere e se modifica, indicando portanto uma modificação de efeito, ou interação.

Pode-se então ir adiante, fazendo-se a segunda pergunta: essa diferença entre duas medidas de associação pontuais seria devida a erro aleatório, ao acaso, ou, de fato, é uma diferença verdadeira, estatisticamente significante?

Essa questão não é tão difícil de responder. Como os intervalos de confiança expressam margens de erro aleatório, basta verificar se as medidas de associação, as razões de prevalência, estimadas para cada categoria da covariável selamento labial estão contidas no intervalo de confiança da outra. Na situação de sobreposição, isso significa que não existe diferença estatística, pois os valores estariam contidos na margem de erro da correspondente. A ausência de sobreposição, isto é, separação total dos intervalos de confiança, expressa que, de fato, as medidas de associação, RP, seriam distintas, mesmo considerando-se o erro aleatório expresso pelo intervalo de confiança. Neste exemplo, a medida de associação no grupo de trabalhadores com selamento labial foi 1,15 e não está contida no intervalo de confiança, notem bem, da medida de associação do grupo de comparação, que é sem selamento labial (95% IC: **1,33 a 7,02**). Disso depreende-se que há diferença de fato entre as duas medidas em consideração, a RP estimada para os trabalhadores com e sem selamento labial. Notar que essas comparações de intervalos de confiança justificam por que se trata da mesma população de estudo.

Por fim, com base nesses resultados, interpreta-se que a ação da névoa ácida para a lesão ulcerativa de mucosa oral depende do selamento labial e as medidas pontuais precisam ser mostradas separadamente, para cada categoria da covariável modificadora de efeito, com e sem selamento labial, respectivamente. Temos sugerido que a esse processo se denomine de controle, deixando o ajuste para a situação na qual medidas sumarizadas para a covariável são requeridas, especificamente, para as covariáveis que serão tratadas a seguir, os confundidores.

Em geral, a análise de modificação de efeito cuja base foi aqui apresentada é tarefa complexa, tanto do ponto de vista

Tabela 21.8 Associação entre exposição a névoas ácidas e lesões ulcerativas de mucosa oral, de acordo com o selamento labial

Exposição a névoas ácidas	Com selamento labial – Lesões ulcerativas de mucosa oral: Sim	Com selamento labial – Lesões ulcerativas de mucosa oral: Não	Total	Sem selamento labial – Lesões ulcerativas de mucosa oral: Sim	Sem selamento labial – Lesões ulcerativas de mucosa oral: Não	Total
Sim	18	183	201	11	38w	49
Não	27	319	346	5	63	68
Total	45	502	547	16	101	117
Razão de prevalência (intervalo de confiança a 95%)	1,15 (95% IC: 0,71-1,85)			3,06 (95% IC: 1,33-7,02)		

operacional quanto de interpretação, bem como as suas bases teóricas, o que será abordado em capítulos futuros. Alguns têm recomendado denominá-la análise de subgrupo, quando a inferência se baseia apenas em critérios estatísticos. Considerando-se uma boa base teórica, que indique plausibilidade biológica da interação, esta pode ser analisada, mas os procedimentos são distintos dos apresentados aqui. Se isso parece complicado, aconselhamos aos leitores que releiam este capítulo com atenção. Não é tão difícil como parece. Este raciocínio e lógica permitem uma contribuição valiosa para a inferência causal e a compreensão de determinantes ou causas em epidemiologia. Vale notar que a modificação de efeito deve ter uma base biológica ou social e que, portanto, depende do estado do conhecimento, a exemplo das causas suficientes e componentes, trilhas de causalidade múltiplas, conforme descritas por Rothman & Greenland (1988), como também da sua interpretabilidade. A identificação de indícios de interação estatística, como a demonstrada no exemplo, justifica a realização de estudos focalizando a sua análise mais completa, em especial com uma população de estudo de tamanho suficiente para um adequado poder estatístico.

Essa requer a especificação da natureza matemática da modificação de efeito – se modelos aditivos ou multiplicativos – além do emprego de medidas de risco (incidência) ou baseadas no risco, como o risco relativo, ou a *odds ratio*, quando esta é uma boa aproximação dos riscos relativos. Isso limita a sua aplicação em estudos transversais, nos quais, todavia, é possível a avaliação de interação estatística, de modo exploratório. A existência de interação de fatores para uma dada associação contraindica o ajuste da medida de associação bruta por esta variável, enquanto explicações devem ser buscadas para o fenômeno estudado por meio do cálculo e apresentação das medidas específicas para cada uma das categorias da covariável de interesse (Kleinbaum *et al.*, 1982).

Avaliando variáveis de confusão ou confundidores

Para a análise de associações causais entre exposição e desfecho, variáveis de confundimento ou confundidoras são covariáveis estranhas ao modelo causal de interesse. Representam outras causas do desfecho (variável de resposta) em análise e por isso é considerada parte da estratégia analítica epidemiológica dar conta das outras causas, além daquela de interesse principal do investigador. Como as variáveis são outras causas do desfecho, a variável de confundimento ou confundidora se associa com a variável de exposição ou preditora e também com a de desfecho. Tais variáveis não são parte do caminho causal, ou seja, não intervêm ou fazem parte das relações intermediárias ou trilhas de causalidade da variável preditora ou entre esta e a variável de resposta. Estes são critérios para identificação de variáveis de confundimento. Portanto, é essencialmente necessário o estabelecimento de um bom quadro teórico, com a disposição da variável de exposição principal e desfecho e suas covariáveis candidatas a serem confundidoras (Rothman, Greenland, 1998).

De um modo bastante simples, pode-se dizer que uma variável é confundidora quando distorce a medida de associação principal, afetando conclusões ou inferências sobre essa associação. Em termos práticos, a covariável confundidora afeta a medida de associação principal sob investigação, enviesando a estimativa, por ser ela própria uma outra causa daquela enfermidade e, simultaneamente, da exposição, mas que não se articula plausivelmente com o modelo etiológico. Trata-se de um artefato metodológico. Como produz uma distorção, ao contrário do modificador de efeito, a variável de confundimento precisa sofrer uma "neutralização", ter os seus efeitos apagados. Isso se obtém com o ajuste da medida de associação principal, aquela que expressa a relação entre a exposição e o desfecho, para a covariável confundidora. Portanto, na situação analítica em que existe um confundimento, os resultados finais devem ser apresentados ajustados para os confundidores.

Empiricamente, a variável de confusão se encontra associada à exposição, entre não casos, e simultaneamente se associa ao desfecho, entre não expostos, não havendo evidências de que seja uma variável intermediária ou interveniente, isto é, que não esteja na linha intermediária ou trajetória de causalidade da associação principal do estudo. O confundimento não compreende apenas uma questão empírica, mas também é um problema teórico, pois trata de trilhas de causalidade e pertinência conceitual do modelo etiológico. E, por isso, a decisão de ajuste para o efeito de uma covariável confundidora deve ser precedido da checagem do conhecimento existente, verificando se existem evidências teóricas para a sua consideração, em especial, de plausibilidade. E, neste último caso, o ajuste pode ser feito mesmo sem evidências empíricas que o justifiquem naquele estudo em particular.

Métodos de ajuste de variáveis são análogos aos métodos de padronização acima apresentados. Ademais, em vários programas computacionais de análise de dados estatísticos e epidemiológicos, existem recursos para estimativa de medidas sumarizadas ou ajustadas. Para a análise de variável de confundimento, o processo empírico mais simples se baseia na comparação entre medidas de associação bruta e medidas ajustadas. Note que essa comparação não é de natureza estatística, pois o confundimento não é estatístico, mas sim epidemiológico. As medidas brutas e ajustadas são comparadas para verificação da magnitude da diferença relativa. Isto se obtém diminuindo-se a medida bruta da ajustada e dividindo-se o resultado pela medida bruta. O resultado expressa a diferença relativa de variação. Valores de diferença de pelo menos 20% indicam que a covariável em análise pode ser considerada confundidora e sugere-se que a medida de associação principal seja ajustada por ela. Portanto, mantém-se como resultado final a medida ajustada.

Considerando-se o exemplo apresentado na Tabela 21.7 e o diagrama da análise causal mostrado na Figura 21.8, deve-se analisar se o consumo de bebidas alcoólicas é uma variável de confusão para a associação entre exposição a névoas ácidas e lesões ulcerativas de mucosa oral. O primeiro passo é estimar as medidas bruta e ajustada por consumo de bebidas alcoólicas, que são, respectivamente, descritas a seguir.

Associação entre névoas ácidas e lesões ulcerativas de mucosa oral
Razão de prevalência bruta: RP = 1,49
Intervalo de confiança a 95%
95% IC: 1,00 a 2,23

Associação entre névoas ácidas e lesões ulcerativas de mucosa oral
Razão de prevalência ajustada para o consumo de bebidas alcoólicas: RP = 1,50
Intervalo de confiança a 95%
95% IC: 1,01 a 2,24

Como pode ser visto, o consumo de bebidas alcoólicas não apresenta evidências empíricas de ser uma variável confundidora, posto que a diferença entre a razão de prevalência bruta e a ajustada é desprezível e não chega a 20%.

Tabela 21.9 Resultado final da associação entre exposição a névoa ácida e lesões ulcerativas de mucosa oral, específica para as categorias do selamento labial (modificador de efeito) e ajustadas por consumo de bebidas alcoólicas

Selamento labial	N = 665	Razão de prevalência ajustada para o consumo de bebidas alcoólicas RP_{aj}	Intervalo de confiança a 95%
Sim	547	1,17	0,73–1,88
Não	117	2,91	1,23–6,90

RP_{aj} – Razão de prevalência ajustada para o consumo de bebidas alcoólicas.

Assim, com os procedimentos aqui apresentados para a análise de confundimento e de modificação de efeito, temos os elementos para apresentação dos resultados finais da análise dos dados correspondentes ao diagrama apresentado (Figura 21.8). Existe uma associação positiva bruta entre exposição a névoas ácidas e lesões ulcerativas de mucosa oral, de nível limítrofe de significância estatística (RP = 1,49; 95% IC: 1,00 a 2,23), para a qual o selamento labial é modificador de efeito e o consumo de bebidas alcoólicas, embora sem evidências empíricas de que seja covariável de confundimento, será utilizado para ajustamento, devido ao significado teórico dessa variável para a associação em causa. Os resultados finais são apresentados na Tabela 21.9.

Vale ressaltar que o ajuste indevido de variáveis que não são de fato confundidoras está longe de ser um procedimento inócuo, sem consequências negativas para as conclusões do estudo. Há um certo modismo ao se considerar que muitas variáveis de ajuste são emblemáticas de um estudo rigoroso. Isso não é verdade, e o superajustamento de variáveis que não atendem aos requisitos apresentados é comum. Como se sabe, o ajuste quase sempre reduz a medida de associação, e muitas vezes o ajuste indevido leva ao desaparecimento da associação ou do enfraquecimento de sua força. Obviamente isso não é o que o investigador deseja. Um exemplo clássico é a covariável ter fósforos/isqueiro no bolso para a associação entre fumar e câncer de pulmão. A covariável se associa com o hábito de fumar, mas não há plausibilidade de que se associe com o câncer de pulmão. Se for realizado o ajuste da associação principal para essa covariável, devido a forte associação apenas com a exposição, é possível que deixe de haver resultado de associação positiva.

Análise de estudos de coorte

Como vimos no Capítulo 18, os estudos de coorte incorporam a dimensão tempo no desenho, garantindo a antecedência da exposição em relação ao efeito, e se caracterizam pela coleta de dados em todos os participantes, livres de doença ou desfecho no ponto de partida do seguimento. Dados sobre fatores e cofatores relevantes para a investigação da relação entre uma dada exposição e um evento específico são registrados tanto na linha de base quanto durante o seguimento. Tal procedimento pode tornar esse tipo de estudo extremamente caro e complexo se considerar grande número de variáveis relevantes, incluindo variáveis de confundimento e modificadoras de efeito. Com o avanço do conhecimento epidemiológico, com destaque para o desenvolvimento da epidemiologia genética, o número e o custo de procedimentos e exames adotados em estudos longitudinais tendem a aumentar exponencialmente, exigindo o desenvolvimento de estratégias mais eficientes para análise de dados longitudinais.

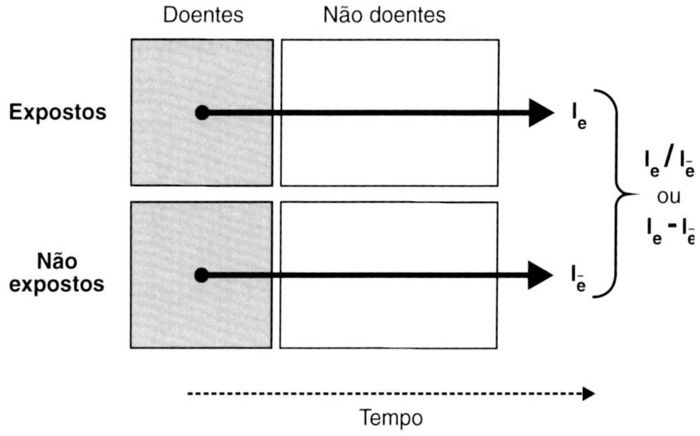

$I_e/I_{\bar{e}}$ = Incidência em expostos/Incidência em não expostos = riscos relativos

$I_e/I_{\bar{e}}$ = Incidência em expostos – Incidência em não expostos = riscos relativos

Figura 21.9 Comparação de grupos segundo exposição em estudos de coorte.

No caso de variáveis dicotômicas, na análise dos resultados de um estudo de coorte, a experiência de adoecimento e/ou mortalidade do grupo exposto a um determinado fator é comparada à do grupo não exposto ao mesmo fator (Figura 21.9).

A comparação entre a incidência de casos novos ou óbitos nos dois grupos permite estabelecer se há uma associação entre exposição e evento. Tal comparação só é possível se os participantes do estudo forem seguidos no tempo para identificar a ocorrência dos eventos de interesse, sejam eles adoecimento, recidiva de uma infecção ou morte por uma determinada causa, ou mesmo de um desfecho não mórbido, como, por exemplo, o início da menopausa natural.

Medidas de ocorrência

Em estudos de coorte, a principal medida de ocorrência é a incidência de eventos, que pode ser expressa de duas maneiras:

1. a proporção de casos novos em um dado período de tempo usando **indivíduos** como denominador. Genericamente conhecida como incidência cumulativa ou acumulada, proporção de incidência ou incidência proporcional, ou ainda, simplesmente, risco;
2. a densidade de incidência se baseia em uma razão entre o número de casos observado e o somatório de tempos em observação de cada participante do estudo. Essa medida, tempo de observação de cada pessoa, é a **pessoa-tempo**, empregada como denominador. É obtido pela soma do tempo durante o qual cada pessoa ficou sob risco de adoecer na coorte, ou seja, o tempo decorrido até a ocorrência do desfecho de interesse, da saída do participante do estudo (perda) ou do seu término. Isso quer dizer que é permitido a cada participante do estudo entrar e sair da observação, pois o que conta é o tempo em que esteve em observação. Com isso, maximiza-se a informação e a contribuição de cada participante para além do tempo de duração do estudo, minimizando perdas, tão comuns em estudos de seguimento.

O *hazard* e a densidade de incidência representam a mesma medida. Ambos têm como objetivo levar em conta a mensuração da força da ocorrência de casos novos na unidade de tempo. Leva-se em conta, portanto, a duração do período de seguimento, que pode variar entre expostos e não expostos, casos e não casos, ou qualquer participante. Exemplos de como estimar *hazard* ou densidade de incidência são apresentados nos Tabela 21.10.

Medidas de morbidade

A Figura 21.10 mostra o seguimento de 10 participantes em um estudo de coorte hipotético com duração de 9 anos. Como a população é dinâmica, houve perdas e entradas de participantes ao longo do seguimento. Caso novo de doença está representado como DN, e caso existente, como D. Nesse cenário, pode-se estimar várias medidas de morbidade, que devem ser escolhidas na dependência do tipo de pergunta da investigação.

1ª Situação – Para estimar incidência cumulativa anual

Considerando os primeiros 5 anos do seguimento, a incidência cumulativa anual $ICA_{1\text{-}5}$ pode ser calculada com a proporção do número de casos novos (n = 4) no período pelo número de pessoas que compõem a população em risco. Mas essa população variou ao longo do tempo de seguimento. Note que houve apenas entradas de pessoas e não perdas (interrupção do seguimento). Especificamente, foram 4, 6, 8, 9 e 10 trabalhadores, respectivamente, em cada ano do período de interesse. Qual seria então o melhor denominador a ser empregado?

- Se fosse empregado apenas o número de pessoas ao final, no 5º ano do estudo, a $ICA_{1\text{-}5}$ seria estimada em 4/10 = 0,4, ou 40%. Todavia, estaríamos, assim, sobrestimando a medida. Afinal, a maioria dos casos ocorreu no último ano do período considerado. Note que, para interpretar essa medida pontual, o pressuposto é de que os casos se distribuem homogeneamente ao longo do tempo de seguimento. E isso não ocorreu neste exemplo.
- Pode-se utilizar o número de pessoas existentes no meio do período, ou seja, no 3º ano de seguimento. Com isso, assume-se que todas as entradas ocorreram homogeneamente ao longo do tempo e que se considera apenas a metade dessas faltas para balancear as perdas. Assim, o denominador seria de 8 trabalhadores, o que resultaria em $ICA_{1\text{-}5}$ de 4/8 = 0,5 ou 50%.
- Uma melhor aproximação seria a estimativa média de pessoas por ano como denominador. Esta média pode ser calculada pela soma do número de trabalhadores em cada ano dividida pelo total de anos do período do estudo. Nesse caso teríamos a média aritmética dos trabalhadores em seguimento, M = (3 + 5 + 8 + 9 + 10)/5 = 7, ou seja, havia por ano uma média de 7 trabalhadores. Assim, a $ICA_{1\text{-}5}$ seria calculada dividindo-se o número de casos pela média de trabalhadores por ano, 4/7 = 0,57 ou 57%. Note que esta é uma estimativa média anual para o período de seguimento de interesse.

Como ficou claro, ao realizar cada estimativa empregam-se distintos pressupostos, e como pôde ser observado, as medidas diferiram, de acordo com a escolha do cálculo do denominador, considerando-se o dinamismo da população. Vale notar que essa mesma lógica descrita para entradas se aplica ao caso de perdas, ou seguimento incompleto.

Alguns exemplos do uso desses pressupostos são encontrados nas estatísticas do DataSUS e do Ministério da Previdência. No DataSUS, os cálculos de mortalidade anual são realizados com a população estimada para o meio do ano, em 1º de julho. Na Previdência, considerando que os trabalhadores segurados entram e saem a cada mês como contribuintes, estimativas epidemiológicas se baseiam no número médio de vínculos (contratos ativos que mantêm contribuições mensais) em 1 ano.

Para estimativa de medidas de associação, o cálculo é o já mencionado, e a interpretação, a mesma.

2ª Situação – Para o cálculo de densidade de incidência

Esta opção de medida permite o uso mais eficiente da informação disponível e difere das alternativas apresentadas para a medida da incidência cumulativa, anterior. Não se trata de uma proporção ou probabilidade, mas de uma razão do tipo especial, na qual o denominador corresponde a uma medida de tempo. Essa medida é chamada em português de taxa, mas como vimos é bastante distinta da incidência proporcional ou cumulativa, ou ainda risco. Uma denominação mais apropriada é densidade de incidência, DI (*incidence density rate*), mas ainda é de pouco uso no país. Esta medida já foi apresentada em capítulos anteriores e representa uma razão entre o número de casos e o somatório de tempos de seguimento de cada pessoa em observação. Veja que nesse cenário cada pessoa, que é uma unidade de observação, se multiplica em tantas vezes quantas forem as unidades de tempo em que ficou sendo observada. Assim, o denominador comumente se expande e passa a ser de outra natureza, de tempo. Como o numerador deixa de estar contido no denominador, e não guarda a mesma natureza do numera-

Trabalhadores	Exposição a poeiras	Seguimento em anos								
		1º	2º	3º	4º	5º	6º	7º	8º	9º
1 - JHG	SIM		DN	D	D					
2 - MLO	SIM					DN	D	D	D	
3 - KHT										
4 - OML	SIM									
5 - CSL						DN	D	D		
6 - YED										
7 - PBL	SIM			DN						
8 - DSS								DN		
9 - STY										
10 - AMA										

Legenda: [cinza] Entrada e seguimento dos trabalhadores

DN – Novo caso; D – Casos existentes em acompanhamento.

Figura 21.10 Coorte dinâmica hipotética de 10 pessoas, para identificação de doença crônica sem possibilidade de cura.

dor, essas razões não são mais proporções, mas "*rates*", segundo Elandt-Johnson (1975), por terem nos denominadores uma medida de tempo.

$$Taxa/pessoa\text{-}anos = \frac{Numero\ de\ eventos}{Numero\ total\ de\ pessoa\text{-}anos}$$

Considerando o exemplo anterior, para calcular a $DI_{1\text{-}5}$, nesse mesmo período, os primeiros 5 anos do estudo, calcula-se para cada indivíduo o tempo de seguimento, que corresponde a (5 + 4 + 1 + 4 + 3 + 2 + 5 + 3 + 5) = 32 pessoas-ano. Essa unidade de medida é conhecida como pessoa-tempo, e nesse caso, pessoa-ano. Pode ser expressa como pessoa-hora, pessoa-dia, pessoa-década etc. Para finalizar com o cálculo da $DI_{1\text{-}5}$, estima-se a razão entre o número de casos e o número de pessoas-ano: 4/32 = 0,125, ou 0,125 caso por cada pessoa-ano, que para melhor intepretação pode ser multiplicada por uma constante. Por exemplo, 100, ficando da seguinte forma, 12,5 casos para cada 100 pessoas-ano. A interpretação é que em média ocorrem 12,5 casos a cada 100 pessoas observadas durante 1 ano. Note que porcentagem não se aplica porque não se trata de proporção, não é risco ou probabilidade.

Notar que quando todos os participantes do estudo são acompanhados igualmente durante o mesmo período de tempo, a unidade de medida de tempo corresponde à unidade de observação, ou seja, cada pessoa, e assim a densidade de incidência é matematicamente igual a incidência cumulativa para a unidade de tempo correspondente.

3ª Situação – Cálculo da sobrevida ou tempo até o evento

Com a estimativa da densidade de incidência, DI, é possível conhecer o tempo médio de duração do seguimento até a ocorrência, na população do estudo. Vejam que:

Sobrevida média = 1 - DI

Aplicando-se este raciocínio aos dados do exemplo, temos que:

Sobrevida média = $1 - DI_{1\text{-}5}$
= 1 − 0,125
= 0,875 ano, em média.

Para melhor interpretação, considerando que 1 ano tem 12 meses, podemos estimar a sobrevida em meses, com uma simples regra de três, e assim: número de meses = (12 × 0,875)/1, que é igual a 10,5 meses. Pode-se interpretar que, neste estudo, leva-se em média 10 meses e meio para se desenvolver a doença. Essa é uma forma simplificada de apresentar o significado da sobrevida e sua relação com a densidade de incidência. Para maior aprofundamento no assunto, confira o capítulo seguinte.

Medidas de associação em estudos longitudinais

Há a necessidade de estimar medidas de associação quando a intenção é verificar se uma variável se associa com outra. Como na área da saúde, comumente, testa-se se uma exposição causa uma doença, as medidas de associação correspondem a associações entre exposições e doenças ou outros desfechos. Como foi mostrado no Capítulo 20, medidas de associação correspondem a razões de medidas de morbidade ou mortalidade calculadas para o grupo exposto e dos grupos não expostos. Em outras palavras, dividindo-se a medida calculada para os expostos pela medida calculada para os não expostos.

Conhecendo-se a *densidade de incidência* de um evento de interesse, é possível comparar subgrupos da coorte definidos por uma dada exposição. Tal comparação pode ser feita em duas perspectivas, aditiva, para diferenças entre as medidas de morbidade ou mortalidade calculadas para expostos e não expostos, e multiplicativa, *i.e.*, expressa como razões entre medidas dos expostos sobre não expostos. As medidas de diferenças conformam as chamadas medidas de impacto populacional potencial e serão tratadas oportunamente.

A perspectiva multiplicativa é mais popular na epidemiologia. E nos estudos longitudinais, para medidas de morbidade, duas medidas de associação são comumente usadas: o risco relativo (RR) e a razão de densidade (taxa) de incidências (RDI). O risco relativo ou razão das incidências cumulativas responde à pergunta: o risco de apresentar o evento "X" é maior (ou menor) entre as pessoas expostas quando comparadas às pessoas não expostas? Um RR de 4,0 significa que as pessoas expostas têm três vezes (RR − 1 ou 4 − 1 = 3) mais o risco de apresentar evento em um dado período que as não expostas. Ou de outra maneira, as expostas têm uma chance três vezes maior de desenvolver a doença do que as não expostas.

Utilizando dados da Tabela 21.10, agora considerando o período completo, pode-se calcular as mesmas medidas para expostos e não expostos e assim estimar as medidas de associação correspondentes.

Medidas de associação com incidência cumulativa

É o risco relativo, ou razão de risco, e corresponde à razão entre a incidência cumulativa entre os expostos e não expostos:

$$RR = \frac{I_{expostos}}{I_{não\ expostos}}$$

Com dados do exemplo, para o total do seguimento, teríamos para as pessoas expostas a poeiras o seguinte:

$I_{exposto}$ = Nº de casos novos expostos/total de expostos
= 3/4
= 0,75 ou 75%
$I_{não\ exposto}$ = Nº de casos novos não expostos/total de não expostos
= 2/5
= 0,40 ou 40%

e para o risco relativo, ou razão de incidências cumulativas, temos:

RR = $I_{exposto}/I_{não\ exposto}$
= 0,75/0,4
= 1,875

que pode ser interpretada como a incidência cumulativa entre os expostos é 87,5% maior (1,875 − 1,00 = 0,875; 0,875 × 100 = 87,5%) do que a incidência cumulativa da doença entre os não expostos.

$$RR = \frac{IC_{expostos}}{IC_{não\ expostos}}$$

Medidas de associação com densidades de incidência

A razão de densidade de incidências responde à pergunta: a densidade de incidência do evento "X" é maior (ou menor) em expostos comparados aos não expostos? Uma razão de densidades de incidência igual a 4,0 significa que a densidade de incidência em expostos é três vezes (excesso do risco é medido como RR − 1, ou 4 − 1 = 3) maior que em não expostos. A densidade de incidência é uma medida que exprime a dinâmica do fenômeno estudado, isto é, a variação de um estado para outro, por unidade de tempo, e é expressa por:

$$RDI = \frac{DI_{expostos}}{DI_{não\ expostos}}$$

Com dados do exemplo, para o total do seguimento e considerando as pessoas expostas a poeiras:

$DI_{exposto}$ = Nº de casos novos expostos/soma total dos tempos dos expostos
= 3/(2 + 4 + 4 + 3 + 3)
= 3/16 = 0,1875/pessoa-ano

$$I_{não\ exposto} = \frac{\text{Nº de casos novos entre os não expostos}}{\text{Soma dos tempos dos não expostos}}$$

= 2/(5 + 3 + 6 + 5 + 10)
= 2/29 = 0,0689/pessoa-ano

Notar que como é conhecido que a doença é crônica e não tem cura, considerou-se o tempo individual, o seguimento da pessoa até que a doença tenha surgido. Portanto, para estimar a razão de densidades de incidências temos:

$RDI = DI_{exposto}/DI_{não\ exposto}$
= 0,1875/0,0689
= 2,72

A razão de *densidades de incidência* é matematicamente equivalente à razão de riscos ou incidência cumulativas. Por isso, a grande maioria dos estudos que utiliza a RDI as interpretam como risco relativo. O autor deve estar alerta para essa correspondência e utilizar RR quando isso for conveniente para o seu estudo. Caso sua pergunta de investigação se relacione com a razão desfecho/pessoa-tempo, deve manter a intepretação na conformação da sua pergunta original.

Estudos de coorte podem ser pareados e, nesse caso, requerem análise apropriada a esse tipo de desenho. Para o pareamento por frequência, ou proporcional, a análise é semelhante ao estudo não pareado, exceção pelo fato de ser necessário o ajuste pelas variáveis de pareamento. Entretanto, pareamento é medida rara em coortes porque perdas nesses estudos são comuns, e o pareamento comumente definido ao início da coorte, na fase basal, vai ficando comprometido ao longo do seguimento. Se o pareamento for do tipo par a par (*pairwise*), então a situação é ainda pior, pois a cada perda pode-se perder vários outros participantes de uma vez. Para os estudos de coorte com pareamento par a par, a análise requer a construção de um tipo especial de tabela conforme mostrado na Tabela 21.10, onde A_{11} é o número de pares doentes expostos/doentes não expostos, B_{10} doentes expostos/não doentes não expostos, C_{01} são os pares não doentes expostos/doentes não expostos, e D_{00} não doentes expostos/não doentes não expostos (Kleinbaum *et al.*, 1982).

Tabela 21.10 Distribuição de pares em estudos de coorte pareados par a par

	Não expostos		
Expostos	**Doentes**	**Não doentes**	**Total**
Doentes	A_{11}	B_{10}	$A_{11} + B_{10}$
Não doentes	C_{01}	D_{00}	$C_{01} + D_{00}$
Total	$A_{11} + C_{01}$	$B_{10} + D_{00}$	$A_{11} + B_{10} + C_{01} + D_{00}$

Estimador da razão de verossimilhança para a razão do risco, RR_{MV}.
$RR_{MV} = (A_{11} + B_{10})/(A_{11} + C_{01}) = (A + B)/(A + C)$.
E a inferência estatística: X^2 McNemar $= (B_{10} - C_{01})^2/(B_{10} + C_{01})$.

E a medida de associação se baseia em um estimador de Máxima Verossimilhança do risco relativo, RR_{MV}, calculado como a razão entre o número total de pares com doentes expostos e não expostos ($A_{11} + B_{10}$) e o de doentes não expostos ($A_{11} + C_{01}$), ou:

$$RR_{MV} = (A_{11} + B_{10})/(A_{11} + C_{01}) = (A + B)/(A + C)$$

enquanto a inferência estatística é estimada com o X^2 McNemar

$$X^2\ McNemar = (B_{10} - C_{01})^2/(B_{10} + C_{01})$$

Na Tabela 21.11 encontra-se um exemplo hipotético. A interpretação segue o apresentado para as medidas de risco relativo.

Tabela 21.11 Distribuição do número de pares de casos e controles em estudo de caso-controle par a par

	Não expostos		
Expostos	**Doentes**	**Não doentes**	**Total**
Doentes	8	42	50
Não doentes	20	200	220
Total	28	242	270

Estimador da razão de verossimilhança para a razão do risco, RR_{MV}.
$RR_{MV} = 50/28 = 1{,}78$.
X^2 McNemar $= (42 - 20)^2/(42 + 20) = 484/62 = 7{,}80$.

Análise de estudos caso-controle

Em um estudo de coorte (ver anteriormente), contamos com uma amostra dos indivíduos na qual a exposição varia entre os indivíduos e também com a ocorrência do desfecho que se quer investigar. Portanto, o risco relativo correspondente a uma associação entre um fator particular e um desfecho pode ser calculado normalmente, uma vez que a incidência da doença entre expostos e não expostos se torna conhecida no estudo. Nos estudos caso-controle, entretanto, uma amostra de pessoas com o desfecho (casos) e de outras que estão livres da doença estudada terá o papel de referente, ou de comparação correspondendo ao chamado contrafato (grupo-controle). Se contruirmos uma tabela 2 × 2 para análise de dados de um estudo caso-controle, fica evidente que as marginais da tabela, que correspondem aos denominadores nos estudos de coorte ou transversais, não têm o mesmo significado. Como o tamanho do grupo de casos e o do grupo de controles é definido pelo investigador, a relação entre a ocorrência de doença e não doença é arbitrária, de responsabilidade do pesquisador. Em outras palavras, não trabalhamos com uma população definida onde a exposição e o desfecho são fenômenos aleatórios. O grupo referente é constituído para comparação, tão somente, da medida de ocorrência do evento examinada no grupo caso. Inverte-se também o desfecho no caso-controle, sendo aqui de interesse a proporção de exposição entre os casos em comparação com os controles. Para simplificar, e considerando que as marginais não têm significado e o desfecho é exposição, utiliza-se uma medida de associação específica, a **razão de *odds*** (OR, do inglês *odds ratio*), cuja interpretação e fórmula é discutida nesta seção. Não se recomenda denominar razão de chances, porque chance denomina probabilidade, ou risco, que corresponde à incidência cumulativa, o que remete ao risco relativo.

Tabela 21.12 Distribuição de casos e controles de acordo com exposição ao fator para variáveis dicotômicas

Exposição ao fator	Casos	Controles
Sim	a	b
Não	c	d
Total	a + c	b + d

A OR é uma boa aproximação do risco relativo (quando a doença estudada é rara, conforme será discutido adiante), indicando, assim, se a proporção da doença é maior (ou menor) nos indivíduos expostos do que entre os não expostos. Por exemplo, em um estudo sobre fumo e tuberculose, um OR = 2 significa que o risco de tuberculose é uma vez maior (Excesso de risco = OR − 1) entre os fumantes dos que entre os não fumantes. Quando a doença não é rara, o OR não é uma boa aproximação da razão de proporções, seja o risco relativo ou a razão de prevalências, porque tende a superestimá-las. Além disso, os intervalos de confiança tendem a se alargar, denotando maior imprecisão. Isso se dá com associações positivas. Quando as associações são negativas, as tendências são inversas ao apresentado para associações positivas (Zochetti *et al.*, 1995).

No seu formato mais simples, a razão de *odds* é o resultado da divisão do *odds* de exposição nos casos (número de casos expostos dividido pelo número de casos não expostos) pelo *odds* de exposição nos controles (Schlesselman, 1982; Thompson, 1994). Note que estudos caso-controle não permitem a estimativa de medidas de morbidade, mas apenas de associação. E que associações em estudos de mortalidade proporcional podem ser estimadas com *odds ratios* (Rothman, Greenland, 1998).

Considerando a Tabela 21.10, suponhamos que:

casos e controles sejam representativos dos indivíduos **com** e **sem** a doença estudada em uma determinada população de base; a "**razão de *odds***" compara a frequência de exposição nos casos e nos não casos [(a/c)/(b/d) = ad/bc] e corresponde também a frequência de casos e não casos nos expostos e nos não expostos [(a/b)/(c/d) = ad/bc].

A razão de *odds* (OR) é obtida pela fórmula:

$$OR = \frac{a}{b} \div \frac{c}{d} = \frac{ad}{bc}$$

Comparando-se a fórmula da OR e a do risco relativo, vemos que elas são muito semelhantes quando a doença é rara: a é uma fração pequena de (a + b) de forma que b é muito semelhante a (a + b) e c é uma fração pequena de (c + d) e d é muito semelhante a c + d.

Teste de significância estatística da razão de *odds* (*odds ratio*)

O teste de X^2 pode ser utilizado para testar a hipótese nula, de ausência de associação entre a doença e o fator de estudo. Para isso, pode ser utilizado o teste de qui-quadrado com correção de Yates, descrito a seguir:

$$X^2 = \frac{\left(\left|ad - bc\right| - \frac{n}{2}\right)^2 \cdot n}{(a+b)\cdot(c+b)\cdot(b+d)}$$

Enquanto os limites superior e inferior do intervalo de confiança a 95% podem ser estimados pela fórmula

$$OR^{(1 + 1,95/x)} \text{ e } OR^{(1 - 1,95/x)}$$

Estudos com mais de um nível de exposição

Quando há mais de uma categoria de exposição, deve ser identificada uma categoria referente para comparação. As estimativas pontuais de cada categoria serão, então, comparadas com a medida correspondente à categoria referente, da seguinte forma, conforme a Tabela 21.13.

Para o nível de exposição 1, assumir $n_1 = a + b + c + d$:

$$OR_1 = \frac{ad}{bc}$$

E para a inferência estatística

$$X^2 = \frac{\left(\left|ad - bc\right| - \frac{n_1}{2}\right)^2 \cdot n_1}{(a+b)\cdot(c+d)\cdot(b+d)}$$

Para o nível de exposição 2, assumir $n_2 = a + b + e + f$

$$OR_2 = \frac{af}{be}$$

$$X^2 = \frac{\left(\left|af - be\right| - \frac{n_2}{2}\right)^2 \cdot n_2}{(a+b)\cdot(e+f)\cdot(b+f)}$$

Estudos de caso-controle pareados

Existem situações nas quais, por motivos vários, o investigador precisa interferir na forma de estruturação da população do estudo de modo a torná-la satisfatória para que se realize uma análise eficiente. Isso já ocorre no desenho de caso-controle, no qual, aos casos, soma-se apenas uma fração de não casos, os controles. Todavia, pode-se desejar também influenciar na escolha dos controles, garantindo-se que certas covariáveis estejam igualmente distribuídas entre casos e controles. Isso é chamado pareamento e foi apresentado anteriormente. Quando há pareamento, deve-se considerar na análise o ajustamento pelas variáveis empregadas no pareamento. Ou seja, se houver um pareamento por sexo e idade, as *odds ratios* devem ser ajustadas por sexo e idade, pois elas devem ser tratadas como variáveis confundidoras. O pareamento pode ser proporcional, no qual apenas as proporções das variáveis de pareamento são equiparáveis entre casos e controles, ou par a par, no qual cada caso e controle é semelhante em relação à variável de pareamento.

Tabela 21.13 Distribuição de casos e controles para variável de exposição com três categorias

Exposição	Casos	Controles
Não exposto	a	b
Categoria 1 (E1)	c	d
Categoria 2 (E2)	e	f
	a + c + e	b + d + f

Pareamento par a par tem uma análise mais complexa, porque em vez de se tomar pessoas como unidades de observação, são os pares o que está em jogo. Assim, cada caso se repete formando tantos pares quanto os controles selecionados por cada caso. Emprega-se nessa situação a *odds ratio* e o X^2 de McNemar (Kleinbaum *et al.*, 1982). Um equívoco comum é se considerar que ao parear, automaticamente o "controle" pelas variáveis de confundimento fica realizado. Ao contrário, o pareamento permite tão somente tratar as variáveis de confundimento na análise, garantindo que haja número suficiente nas caselas das tabelas para o ajuste por essas covariáveis. Portanto, o estudo caso-controle foi desenhado com o pareamento, a estrutura da população se tornou distinta da população de base, aquela da qual se originam casos e controle (Miettinen, 1976). A análise de um estudo de caso-controle pareado pode ser demonstrada utilizando-se tabelas, como a Tabela 21.14.

Análise de caso-controle pareado par a par

A análise deve considerar o pareamento que, conforme apresentado anteriormente, define pares como unidades de observação. Utiliza-se uma forma especial de estimar a odds ratio, baseada na máxima verossimilhança, ORMV, enquanto a inferência estatística é feita com o teste do X2 de McNemar. Quando a exposição é dicotômica, os pares de casos e controles poderão apresentar as seguintes combinações em relação a exposição: caso e controle expostos (A11), caso exposto e controle não exposto (B10), caso não exposto e controle exposto (C01) e caso e controle não expostos (D00), representados na Tabela 21.12 e onde N é o número de pares do estudo, ou seja, a sua população de estudo. O número total de casos e controles, então, poderá ser representado por 2xN. Notar que, nesses estudos, os pares que contribuem com informação para a estimativa do OR limitam-se aos pares discordantes, ou seja, aqueles para os quais a informação referente à presença ou ausência da exposição é diferente (B e C). Com isso a eficiência desse tipo de desenho é baixa, pois grande parte da informação do estudo não é utilizada (Klenbaum et al., 1982).

A estimativa da *odds ratio* em um estudo caso-controle pareado par a par é realizada considerando-se apenas os pares discordantes, ou seja, $OR_{MV} = B_{10}/C_{01}$.

Estudos pareados par a par devem ser seguidos de análise pareada conforme exposto, ou as estimativas de OR poderão ficar subestimadas, na direção da unidade. Vale lembrar ainda que o valor da razão de *odds* sofre influência do número de pares discordantes em que o caso é exposto e o controle não exposto (B_{10}), comparado ao número de pares discordantes em que o controle é exposto (C_{01}) mas o caso, não. Por exemplo, se houver 10 vezes mais pares com caso +/controle− do que pares com caso −/controle +, a exposição ao fator de risco estudado eleva nove vezes a chance de desenvolver a doença.

Tabela 21.14 Distribuição do número de pares de casos e controles em estudo de caso-controle par a par

	Não doentes		
Doentes	**Exposto**	**Não exposto**	**Total**
Exposto	A_{11}	B_{10}	A + B
Não exposto	C_{01}	D_{00}	C + D
Total	A + C	B + D	N

Estimador da razão de verossimilhança para a *odds ratio*, OR_{MV}.
$OR_{MV} = B_{10}/C_{01}$.
E a inferência estatística: X^2 McNemar $= (B_{10} - C_{01})^2/(B_{10} + C_{01})$.

Tabela 21.15 Distribuição do número de pares de casos e controles em estudo de caso-controle par a par

	Não doentes		
Doentes	**Exposto**	**Não exposto**	**Total**
Exposto	12	60	72
Não exposto	30	200	230
Total	42	260	302

Estimador da razão de verossimilhança para a razão do risco, OR_{MV}.
$OR_{MV} = 60/30 = 2{,}00$.
X^2 McNemar $= (60 - 30)^2/(60 + 30) = 900/90 = 10$.

Teste de significância estatística para a razão de odds em estudos pareados par a par

Continuamos testando a hipótese nula **H0** de que a OR = 1 (ou seja, não existe associação entre a exposição e o fator de risco) usando um teste de X^2 McNemar onde:

$$X^2 = (B - C)^2/(B + C)$$

O intervalo de confiança é calculado pela mesma fórmula apresentada acima para estudos não pareados,

$$OR^{(1 + 1{,}95/x)} \text{ e } OR^{(1 - 1{,}95/x)}$$

O intervalo de confiança, calculado usando esse método, é chamado IC baseado no teste. É usado tanto para estudos pareados como para não pareados. Outros métodos existem para o cálculo do intervalo de confiança: Woolf, Cornfield, Teste Exato.

Medidas de impacto potencial

Medidas baseadas na lógica aditiva são as diferenças entre medidas, que podem ser de morbidade e mortalidade. A razão entre a incidência proporcional, ou incidência cumulativa e a incidência na população total é denominada de risco atribuível na população (Coorte) (RA_{pop}), cuja estimativa, não ajustada, pode ser calculada por meio da fórmula:

$$RA_{pop} = \frac{\textit{(Incidência na população total) – (Incidência em não expostos)}}{\textit{Incidência na população total}}$$

Alternativamente, o RA_{pop} (não ajustado) pode também ser calculado com a fórmula:

$$RA_{pop} = \frac{\textit{Prevalência do fator de risco (exposição) – (Risco relativo – 1,0)}}{\textit{Prevalência do fator risco} \times \textit{(Risco relativo – 1,0) + 1,0}}$$

Vale notar que análise não necessariamente segue o desenho do estudo, mas deve se pautar na natureza do desfecho, pergunta de investigação, dentre outros aspectos. Atualmente desenhos híbridos se tornaram comuns, e *odds ratios* são usadas em estudos transversais, as chamadas *odds ratios* da prevalência, ou em coortes, *odds ratio* da incidência cumulativa, devido à popularidade dos modelos de regressão logística, e a boa aproximação entre *odds ratios* e razões de proporções, especialmente para eventos raros. Todavia, os autores devem manter a cautela nas suas interpretações, pois o uso de uma medida como a *odds ratio*, embora seja um bom estimador das medidas relativas de proporção, não possui a capacidade de tornar casos prevalentes, *i.e.*, existentes, em casos incidentes, ou seja, casos novos que surgem em uma população em seguimento. Tem sido comum o uso de *odds ratios* em estudos transversais, com casos prevalentes, interpretados como riscos relativos e seus correspondentes casos incidentes.

Considerações finais

Nas últimas décadas, a análise em Epidemiologia vem se tornando cada vez mais complexa, resultado tanto do avanço da estatística e bioestatística quanto da maior popularização da tecnologia da informação, com o desenvolvimento de pacotes de análise epidemiológica amigáveis. É inegável a atratividade subjacente à facilidade e rapidez com que recursos tecnológicos vêm permitindo maior acesso, mesmo de leigos ou profissionais sem formação metodológica, à realização da análise epidemiológica. Entretanto, essa facilidade não deve emular a necessidade de clareza do pesquisador sobre o "sentido" do caminho analítico, as decisões de natureza subjetivas que são alimentadas pelo estado da arte do conhecimento, o referencial teórico e, sobretudo, o propósito do estudo. Esses aspectos definem o que deve ser analisado e como deve ser feita a análise para que respostas apropriadas sejam dadas às perguntas do estudo.

Nessa perspectiva, modelos básicos de análise epidemiológica, singelos como os apresentados aqui, podem ser os mais apropriados para as conclusões que se pretende fazer. Não é raro o encontro de propostas de análise cujo objetivo explicitado é "cruzar variáveis", quase de modo aleatório, comparando todas as variáveis disponíveis até "encontrar" algo que faça sentido. É também comum o uso indiscriminado de modelagem com base em regressão (objeto dos capítulos seguintes) sem uma clara justificativa para tal. Nem sempre a análise epidemiológica requer modelagem, especialmente quando o propósito é descritivo, e o uso excessivo e inadequado de técnicas avançadas de análise tem dado lugar a conclusões equivocadas, muitas vezes em direção contrária ao pretendido pelos autores. Um exemplo é a inclusão de inúmeras e desnecessárias variáveis nas equações, sem justificativas teóricas ou empíricas, em uma perspectiva de quanto mais parâmetros mais rigorosa seria a análise. Trata-se de um equívoco. A análise descritiva, esta sim, é fundamental e preliminar a toda e qualquer análise epidemiológica, seja de propósito exploratório, seja para teste de hipóteses.

Referências bibliográficas

Amorim VMSL, Barros MBA, Chester Galvão LC, Carandina L, Goldbaum M. Fatores associados a não realização da mamografia e do exame clínico das mamas: um estudo de base populacional em Campinas, São Paulo, Brasil. *Cadernos de Saúde Pública* 24(11):2623-2632, 2008.

Braga C, Ximenes RA, Albuquerque M, Souza WV, Miranda J, Brayner F, Alves L, Silva L, Dourado I. Evaluation of a social and environmental indicator used in the identification of lymphatic filariasis transmission in urban centers. *Cad Saúde Pública* 17(5):1211-8, 2001.

Campagna AS, Dourado I, Duarte EC, Daufenbach LZ. Mortalidade por causas relacionadas à *influenza* em idosos no Brasil, 1992-2005. *Revista Epidemiologia e Saúde*, 2009.

Cleveland WS. *The elements of graphic data*. Monterey: Wadsworth Advanced Books and Softwares, 1985.

Hennekens C, Buring K, Mayrent SL. *Epidemiology in medicine*. Philadelphia: Lippincott Williams & Wilkins Publishers, 1987.

Hill AB. The environment and disease: association or causation? *Proc R Soc Med* 58:295-300, 1965.

Imbiriba *et al*. Perfil epidemiológico da hanseníase em menores de 15 anos de idade, Manaus (AM) 1998-2005. *Revista de Saúde Pública* 42(6):1021-6, 2008.

Kleinbaum D, Kupper L, Morgestern O. *Epidemiologic research*. New York: Van Nostrand Reinhold, 1982.

Kleinbaum D, Kupper L, Muller L, Nizam N. *Applied regression analysis and multivariable methods*. New York: Duxbury Press, 1998.

Macedo SEC, Menezes AMB, Albernaz E, Post P, Knorst M. Fatores de risco para internação por doença respiratória aguda em crianças até um ano de idade. *Rev Saúde Pública* 41(3):351-358, 2007.

MacMahon B, Pugh TF, Ipsen J. *Métodos de epidemiología*. México: La Prensa Mexicana, 1969.

Miettinen O. Estimability and estimation in case-referent studies. *Amer J Epidemiol* 103(2):226-235, 1976.

Miziara ID, Lima AS, Cortina RAC. Candidíase oral e leucoplasia pilosa como marcadores de progressão da infecção pelo HIV em pacientes brasileiros. *Rev Bras Otorrinolaringol* 70(3):310-314, 2004.

Rothman KJ, Greenland S. *Modern epidemiology*. Philadelphia: Lippincott-Raven Publ., 1998.

Santana VS, Araújo-Filho JB. Trabalho da criança e adolescente e seus efeitos sobre a saúde: um estudo de base comunitária. Trabalho apresentado no VII Congresso de Epidemiologia da ABRASCO, Recife – Pernambuco, junho de 2004.

Santana VS, Roberts R, Cooper S, Bouzas J. Adolescents students who work: gender differences in school performances and self-perceived health. *International Journal of Occupational and Environmental Health* 11:306-313, 2005.

Santana VS, Teixeira MGLC, Santos CP. Avaliação das ações de controle da infecção esquistossomótica nas localidades de Cachoeira-Bahia, Bacia do Paraguaçu. *Revista da Sociedade de Medicina Tropical* 29(2):185-195, 1996.

Schlesselman JJ. *Case-control studies: design, conduct, analysis*. New York: Oxford University Press, 1982.

Silveira R, Rodrigues RAP, Costa Júnior ML. Idosos que foram vítimas de acidentes de trânsito no município de Ribeirão Preto-SP, em 1998. *Rev Latino-Americana de Enfermagem* 10(6):765-771, 2002.

Thompson WD. Statistical analysis of case-control studies. *Epidemiol Rev* 16(1):33-50, 1994.

Vianna MIP, Santana VS, Loomis D. Occupational exposures to acid mists and gases and ulcerative lesions of oral mucosa. *American Journal of Industrial Medicine* 45(3):238-245, 2004.

Zocchetti C, Consonni D, Bertazzi PA. Estimation of prevalence rate ratios from cross-sectional data. *Int J Epidemiol* 24(5):1064-7, 1995.

22 Modelos de Regressão em Epidemiologia

Leila Denise A. F. Amorim, Nelson Fernandes de Oliveira e Rosemeire L. Fiaccone

Modelos de regressão estão entre as técnicas estatísticas mais utilizadas na análise de dados epidemiológicos, entre outras razões, pela facilidade com que medidas de associação, tais como diferenças de médias, razões de chances, razões de prevalências, risco relativo, e conceitos importantes para a análise epidemiológica, tais como confundimento e interação, podem ser tratados no contexto destes modelos. Em Epidemiologia, usam-se modelos de regressão para o estudo da associação entre uma variável de interesse (*variável resposta*, também chamada *variável dependente*) e um ou mais *preditores* (também chamados *regressores* ou *variáveis independentes*). Pressupõe-se a existência de uma função de regressão que liga a variável resposta aos preditores e procura-se modelar esta função desconhecida por meio de modelos matemáticos simples e de fácil interpretação.

Muitas vezes, modelos de regressão são usados como modelos de associação, onde o foco se encontra na identificação de preditores importantes, ou como modelos preditivos, verificando seu nível de desempenho na predição da variável resposta em populações diferentes daquela para a qual o modelo foi desenvolvido. Tais modelos podem ser usados, ainda, como modelos causais, quando se puder assegurar as condições de causalidade, na associação entre preditor e resposta (Gelman e Hill, 2007).

Neste capítulo, os modelos de regressão mais frequentemente empregados na análise de dados epidemiológicos, como a regressão linear, a regressão logística, o modelo de regressão de Poisson e a regressão de Cox, são apresentados, com ênfase em aplicações e interpretação de resultados.

Modelo de regressão linear

Denotando por Y a variável resposta e por $X_1, X_2, \ldots X_k$ os preditores, a função de regressão, por definição, é a Esperança (média) de Y condicionada aos preditores $X_1, X_2, \ldots X_k$. Em símbolos, a função de regressão é representada por $E(Y|X_1, X_2, \ldots X_k)$, ou simplesmente $E(Y|X)$. No modelo clássico de regressão linear modela-se a média da variável resposta, que é tipicamente quantitativa contínua, como uma *função linear* dos preditores (Kleinbaum *et al.*, 1998). Com a notação acima, o modelo pode ser escrito como

$$E(Y|X) = \beta_0 + \beta_1 X_1 + \beta_2 X_2 + \ldots + \beta_k X_k$$

onde $\beta_0, \beta_1, \ldots, \beta_k$ são os coeficientes (parâmetros) que definem a relação linear. De acordo com esse modelo, portanto, a *média de Y* varia linearmente em função dos preditores. Uma representação equivalente para este modelo é

$$Y = \beta_0 + \beta_1 X_1 + \beta_2 X_2 + \ldots + \beta_k X_k + \varepsilon$$

onde ε representa o desvio das observações da variável resposta em relação à média predita pelo modelo, isto é, $\varepsilon = Y - E(Y|X)$. Este é chamado o termo de *erro* do modelo, pois representa a diferença entre o valor observado de Y e o valor predito pelo modelo, para específicos valores fixados dos preditores. Pressupõe-se que ε tenha distribuição normal com média 0 e variância σ^2. Nas aplicações descritas neste capítulo, considera-se uma amostra aleatória (digamos, de tamanho n) de uma população-alvo, e o modelo, para cada observação amostral, é

$$Y_i = \beta_0 + \beta_1 X_{1i} + \beta_2 X_{2i} + \ldots + \beta_k X_{ki} + \varepsilon_i, \quad i = 1, 2, \ldots, n$$

Assim, para valores fixados dos preditores, de acordo com o modelo, Y_i é uma observação da distribuição normal com média $\beta_0 + \beta_1 X_{1i} + \beta_2 X_{2i} + \ldots + \beta_k X_{ki}$ e variância σ^2. Os pressupostos básicos deste modelo são, portanto, a linearidade da associação entre a resposta e os preditores, e a normalidade, homocedasticidade (homogeneidade da variância) e independência dos *erros*.

O *ajuste* desse modelo consiste na estimação dos parâmetros* $\beta_0, \beta_1, \beta_2, \ldots, \beta_k$ e σ^2, usando-se os dados amostrais. Dentre os métodos de estimação, o de *mínimos quadrados* determina estimadores dos parâmetros tais que a soma dos quadrados das distâncias entre os pontos observados e a reta (ou superfície) estimada seja mínima, obtendo-se assim a reta ou superfície "mais próxima" do conjunto de pontos. Este e outros conceitos básicos são ilustrados por meio de uma aplicação com análise de dados epidemiológicos.

Os dados usados nos próximos exemplos são oriundos de pesquisa recente (Santos *et al.*, 2008), cujo objetivo principal foi verificar a associação entre a *performance* cognitiva [medida pelo índice de desenvolvimento mental (*IDM*), variando entre 70 e 120, com valores maiores indicando melhor *performance*], e vários preditores. Foi usada uma amostra de 320 crianças com idade entre 20 e 42 meses. Os preditores incluem fatores socioeconômicos da família, tais como renda e nível de instrução,

* O termo *ajuste* será usado, no modelo, com o sentido de estimação dos parâmetros, e na análise de confundimento, com o sentido de ajuste da associa-

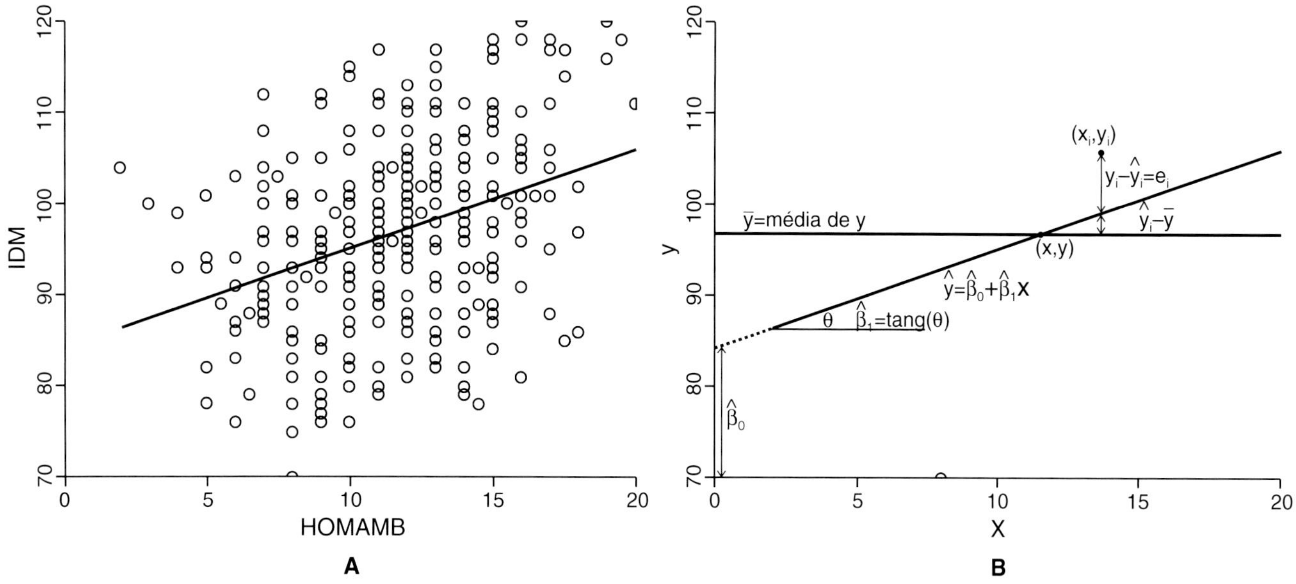

Figura 22.1 Avaliação gráfica do modelo de regressão linear simples. (**A**) Diagrama de dispersão de *IDM* e *HOMAMB* com reta ajustrada. (**B**) Componentes do modelo estimado.

fatores ambientais e processos individuais das crianças, tais como estado nutricional e estimulação psicológica e intelectual. O *software* STATA (StataCorp, 2005) foi usado em todas as análises apresentadas neste capítulo. Inicialmente considere um modelo de associação entre *IDM* e *apenas um* preditor, que é um índice que representa condições do ambiente doméstico e de estimulação intelectual (*HOMAMB*), variando de 2 a 20, com valores maiores indicando condições mais favoráveis. O modelo com apenas um preditor costuma ser chamado de regressão linear *simples*. A Figura 22.1A mostra o diagrama de dispersão de *IDM* e *HOMAMB*, com a reta determinada pelo método dos mínimos quadrados.

O modelo estimado pode ser descrito por $\widehat{IDM} = \hat{\beta}_0 + \hat{\beta}_1 HOMAMB$, cuja representação gráfica é feita por meio da reta da Figura 22.1A, sendo $\widehat{IDM}$ a média da variável resposta predita pelo modelo e $\hat{\beta}_0$ e $\hat{\beta}_1$ os estimadores dos parâmetros que definem a reta. As estimativas (valores dos estimadores) obtidas são: $\hat{\beta}_0 = 84{,}4$ e $\hat{\beta}_1 = 1{,}1$. Desse modo, de acordo com o modelo, o valor médio estimado do índice de desenvolvimento mental para crianças com índice de ambiente doméstico igual, por exemplo, a 10 é 84,4 + (1,1)(10) = 95,4. A Figura 22.1B ilustra os componentes do modelo identificando um ponto genérico (x_i, y_i) do conjunto dos dados e as distâncias do ponto à reta ajustada, *o resíduo* $(y_i - \hat{y}_i)$, que é o estimador de ε_i, e da reta ajustada à média dos y $(\hat{y}_i - \bar{y})$.

Estas distâncias guardam uma relação, da qual se pode obter a medida $R^2 = 1 - \sum_{i=1}^{n}(y_1 - \hat{y}_i)^2 \Big/ \sum_{i=1}^{n}(\hat{y}_1 - \bar{y}_i)^2$, que é a proporção de variabilidade da variável resposta *explicada* pelo modelo, no sentido que, se todos os pontos observados estivessem alinhados sobre a reta, o R^2 seria igual a 1 e toda a variabilidade seria explicada pelo modelo de regressão. Assim, R^2 é uma medida de bondade do ajuste do modelo, variando de 0 a 1, com valores maiores indicando um melhor ajuste. Quando são incluídos vários preditores no modelo, costuma-se usar o R^2 *ajustado* para corrigir o valor do R^2 que tende a aumentar quando se incluem preditores no modelo, mesmo que estes não tenham nenhuma associação com a variável resposta. No exemplo anterior $R^2 = 0{,}13$, indicando um baixo percentual de variabilidade explicada pelo modelo de regressão linear simples.

Interpretação dos coeficientes no modelo de regressão linear simples

No modelo de regressão linear simples, β_0 pode ser interpretado como a média da variável resposta, predita pelo modelo, quando o preditor assume o valor zero. Em situações em que o preditor não pode assumir o valor zero, esse coeficiente não é interpretável. Pode-se tornar este coeficiente interpretável fazendo-se uma transformação na escala de medida do preditor de modo que ela inclua o valor zero. Na maioria dos casos, entretanto, o interesse é focado no coeficiente β_1. Esse parâmetro, por sua vez, refere-se à *variação* da média da variável resposta predita pelo modelo, quando o preditor varia *uma unidade*, ou seja, quando o preditor varia de x para $x + 1$, a média de Y varia β_1 unidades. No nosso exemplo, quando o índice de ambiente doméstico aumenta uma unidade, o *IDM* estimado aumenta em média 1,1 unidade, ou seja, há um aumento médio em *IDM* de 1,1 unidade quando se comparam crianças com índice de ambiente doméstico igual a $x + 1$ unidades com crianças com x unidades, qualquer que seja o valor de x dentro da amplitude de variação observada de *HOMAMB*. Assim, o coeficiente β_1 (cujo estimador é $\hat{\beta}_1$) é a *medida de associação bruta* entre *IDM* e *HOMAMB*, representada pela diferença de médias de *IDM* entre dois grupos que diferem em *uma unidade* no preditor.

Inferência no modelo de regressão linear simples

A hipótese nula (de não associação) de interesse é $H_0 : \beta_1 = 0$ *versus* a alternativa $H_0 : \beta_1 \neq 0$. Se H_0 for verdadeira, a estatística de teste tem distribuição t de Student com $n - k - 1$ graus de liberdade (n é o tamanho da amostra e k, o número de preditores no modelo). No exemplo, $t = 6{,}887$ com 318° de liberdade e p-valor praticamente nulo (< 0,001), portanto, rejeita-se H_0 concluindo que há uma associação estatisticamente significante entre *IDM* e *HOMAMB*. Um intervalo de 95% de confiança para β_1 é dado por $\hat{\beta}_1 \pm t_{0{,}975{,}318} ep(\hat{\beta}_1)$, onde $t_{0{,}975{,}318}$ é o percentil 97,5 da distribuição t de Student com 318° de liberdade

Quadro 22.1 *Output* editado do modelo de regressão linear múltiplo

Number of obs = 316
F(2, 313) = 28.19
Prob > F = 0.0000
R-squared = 0.1526

idm	Coef.	Std. Err.	t	P>|t|	[95% Conf. Interval]	
homamb	1.067244	.1561887	6.83	0.000	.7599314	1.374556
peso	.0026287	.0009617	2.73	0.007	.0007365	.0045209
_cons	76.38415	3.486852	21.91	0.000	69.52352	83.24479

($t_{0,975,318}$= 1,97) e $ep(\hat{\beta}_1)$ é o erro-padrão de $\hat{\beta}_1[ep(\hat{\beta}_1)= 0,157]$. Assim, o intervalo de 95% de confiança para β_1 é igual a 1,1 ± 0,310 = (0,79; 1,41).

Modelo de regressão linear com dois ou mais preditores

Para ilustração do modelo com múltiplos preditores, incluiu-se no modelo anterior a variável *PESO* (peso ao nascer da criança, em gramas). O modelo estimado agora é $\widehat{IDM} = 76,38 + 1,07HOMAMB + 0,0026PESO$.

Assim o *IDM* médio, predito pelo modelo, de crianças com peso ao nascer de 2.500 gramas e índice de ambiente doméstico igual a 10, por exemplo, é $\widehat{IDM} = 76,38 + 1,07(10) + 0,0026(2.500) = 93,6$. O R^2 é igual a 0,15, o que indica um aumento de 15,4% no valor do R^2 em relação ao modelo contendo apenas o preditor *HOMAMB*. As estimativas e erros-padrão dos parâmetros desse modelo, juntamente com os correspondentes testes de hipóteses e intervalos de 95% de confiança fornecidos pelo *software* estatístico STATA, encontram-se apresentados no Quadro 22.1.

Interpretação dos coeficientes no modelo de regressão com dois ou mais preditores

Nesse modelo há o aumento no número de coeficientes incluídos no modelo de regressão, cuja interpretação no contexto do exemplo anterior é a seguinte: β_0 representa a média da variável predita pelo modelo quando ambos os preditores são iguais a zero, não sendo interpretável pela mesma razão discutida no caso do modelo de regressão linear simples; enquanto β_1 é a variação da média de *IDM* predita pelo modelo quando *HOMAMB* varia *uma unidade e PESO permanece fixo.* Em outras palavras, é a medida de associação entre *IDM* e *HOMAMB*, *ajustada* por *PESO*, no sentido de que, na comparação das médias de *IDM* entre os dois grupos de *HOMAMB*, o peso ao nascer permanece o mesmo em ambos os grupos. Desse modo, o efeito de *HOMAMB* sobre *IDM* está automaticamente *ajustado* por *PESO*, no sentido epidemiológico em que *HOMAMB* é considerado o principal preditor e *PESO* é considerado um potencial *confundidor* na associação *IDM-HOMAMB.* A interpretação estatística de β_2 é a mesma de β_1, trocando-se os papéis de *HOMAMB* e *PESO.*

Inferência no modelo de regressão com dois ou mais preditores

A hipótese nula (de não associação *ajustada*) de interesse é $H_0 : \beta_1 = 0$ *versus* a alternativa $H_1 : \beta_1 \neq 0$. O teste é feito da mesma forma que antes. No nosso exemplo o p-valor associado a esse teste de hipóteses foi praticamente nulo (P > |t| = 0,000, no Quadro 22.1), indicando que, quando ajustada por *PESO*, a associação entre *IDM* e *HOMAMB* é estatisticamente significante. O intervalo de 95% para β_1 é dado por 1,07 ± 0,16 = (0,76;1,37) (Quadro 22.1). Pode-se também, de maneira análoga, realizar teste de hipótese $H_0 : \beta_2 = 0$ e intervalos de 95% de confiança para β_2.

Confundimento e interação no modelo de regressão linear

Confundimento e interação (modificação de efeito) são conceitos importantes na análise epidemiológica, sendo comumente de interesse em estudos cujo objetivo é estudar a associação entre a variável resposta e um preditor principal, quando há outras variáveis que podem interferir nesta associação. Neste contexto, as outras variáveis (em geral chamadas covariáveis ou variáveis de controle) podem ser confundidoras ou modificadoras de efeito do preditor principal. Estes conceitos, discutidos em profundidade em diversos textos de Epidemiologia (desde Kleinbaum *et al.*, 1982), são ilustrados aqui com exemplos de como são tratados nos modelos de regressão. Assim, uma covariável é considerada confundidora da associação se a medida de efeito do preditor principal sobre a resposta não for considerada a mesma ao se incluir ou ignorar a covariável na análise, ou seja, se a presença da covariável no modelo alterar, de forma julgada relevante, o efeito do preditor principal, indicando que parte deste efeito pode ser devido à presença da covariável.

Como foi visto no exemplo anterior, a inclusão da covariável no modelo já implica o *ajuste* da associação, no sentido que a possível contribuição do confundidor é controlada. Pode-se comparar a magnitude da associação principal (β_1 nos exemplos anteriores), com e sem a presença da covariável. Se β_1 diferir de um modelo para o outro, de tal modo que a associação não possa ser considerada a mesma do ponto de vista clínico ou biológico, então a covariável é considerada confundidora, e a associação *ajustada* deve ser informada. Caso contrário, a associação *bruta* pode ser descrita. Pode-se também estabelecer um ponto de corte, a partir do qual a diferença entre os dois modelos seja considerada relevante. No exemplo anterior, β_1 é igual a 0,92 e 1,1, respectivamente, nos modelos com e sem *PESO.* A diferença igual a 0,18 representa um aumento de 16% com a retirada de *PESO* do modelo. Definindo-se um ponto de corte de 10% na diferença entre as estimativas nos dois modelos, *PESO* será considerado confundidor.

Quanto à interação, a covariável é considerada modificadora de efeito se, para diferentes valores (ou diferentes estratos) da covariável, a associação mudar de tal forma que seja necessário descrevê-la separadamente para cada subgrupo da covariável. Isto é verificado nos modelos de regressão incluindo-se um *termo produto*, isto é, um termo formado pelo produto do preditor principal pela covariável, cujo coeficiente (digamos, β_{int}) poderá ser submetido a teste de significância estatística. A hipótese de não interação corresponde à hipótese nula $H_0 : \beta_{int} = 0$ (com hipótese alternativa $H_0 : \beta_{int} \neq 0$). No nosso exemplo, se o peso ao nascer for considerado um potencial modificador de efeito, deve-se criar o termo produto $HOMPESO = HOMAMB \times PESO$ que é incluído no modelo. Nesse caso, o modelo estimado é

$$\widehat{IDM} = 73{,}48 + 1{,}3HOMAMB + 0{,}00035PESO - 0{,}000008HOMPESO$$

O teste de hipótese para avaliar interação resulta em um p-valor igual a 0,797, portanto, não significante. Assim, conclui-se que *PESO* não modifica o efeito de *HOMAMB*. O termo produto do modelo pode ser excluído e prossegue-se com a análise de confundimento, já descrita anteriormente. Em uma situação em que o teste do termo de interação seja significante, a análise deve ser feita separadamente para cada valor ou estrato da covariável. Por exemplo, incluindo-se a variável *HOMEV*, um índice de envolvimento materno com a criança, variando de 0 a 6, com valores maiores indicando maior envolvimento, e seu termo produto com *HOMAMB*, $HMBHMV = HOMAMB \times HOMEV$, o modelo estimado agora é

$$\widehat{IDM} = 82{,}06 + 0{,}32HOMAMB + 0{,}0029PESO - 2{,}27HOMEV + 0{,}26HMBHMV$$

e o coeficiente do termo produto é significante. Para ilustração, os próximos resultados serão apresentados para dois "estratos": *HOMEV* = 1 (baixo) e *HOMEV* = 5 (alto). No estrato de *HOMEV* baixo, o modelo estimado é dado por:

$$\widehat{IDM} = 82{,}06 + 0{,}32HOMAMB + 0{,}0029PESO - (2{,}27 \times 1) + 0{,}26HOMAMD \times 1$$
$$\widehat{IDM} = 79{,}79 + 0{,}58HOMAMB + 0{,}0029PESO$$

No estrato alto, por sua vez, o modelo estimado é dado por:

$$\widehat{IDM} = 82{,}06 + 0{,}32HOMAMB + 0{,}0029PESO - (2{,}27 \times 5) + 0{,}26HOMAMB \times 5$$
$$\widehat{IDM} = 70{,}71 + 1{,}62HOMAMB + 0{,}0029PESO$$

Estes resultados podem ser visualizados por meio da Figura 22.2A e 22.2B, respectivamente, nas situações de ausência e presença de interação, correspondentes aos dois últimos exemplos discutidos.

Seleção de variáveis para o modelo

Quando o objetivo da modelagem é estudar uma associação principal na presença de covariáveis, a seleção de potenciais modificadores de efeito deve ser feita inicialmente por meio de testes dos coeficientes dos termos-produto. Em seguida deve-se proceder à análise de confundimento das covariáveis não envolvidas em interação, como exemplificado anteriormente. Para estratégias de seleção em situações mais complexas onde há vários potenciais confundidores ou modificadores de efeito, textos de epidemiologia devem ser consultados (Kleinbaum *et al.*, 1982).

Se o objetivo é determinar o melhor modelo preditivo, sem foco em uma associação principal, várias estratégias de inclusão e exclusão, baseadas em diferentes critérios, são propostas na literatura (Hocking, 1976; Kleinbaum *et al.*, 1998). Partindo-se do princípio que o pesquisador dispõe de um conjunto de variáveis candidatas à inclusão no modelo, ele pode explorar a associação de cada potencial preditor com a variável resposta e pré-selecionar, baseado em critérios de significância estatística, aqueles com maior capacidade preditiva. Recomenda-se que o nível de significância nesta etapa seja em torno de 20% para tentar evitar que preditores importantes sejam excluídos por motivos estatísticos. Em seguida pode-se usar uma estratégia de seleção *backward*, onde todos os preditores pré-selecionados são colocados no modelo e retirados um a um, novamente com base em critérios de significância ou de bondade do ajuste do modelo, como R^2 e outros. Alternativamente pode-se usar uma seleção *forward*, partindo do modelo apenas com o intercepto e incluindo, um a um, cada preditor, usando-se os mesmos critérios da seleção *backward*.

Potenciais problemas do modelo, diagnóstico e medidas remediadoras

Alguns problemas, resultantes da violação dos pressupostos do modelo, devem ser verificados após a estimação dos parâ-

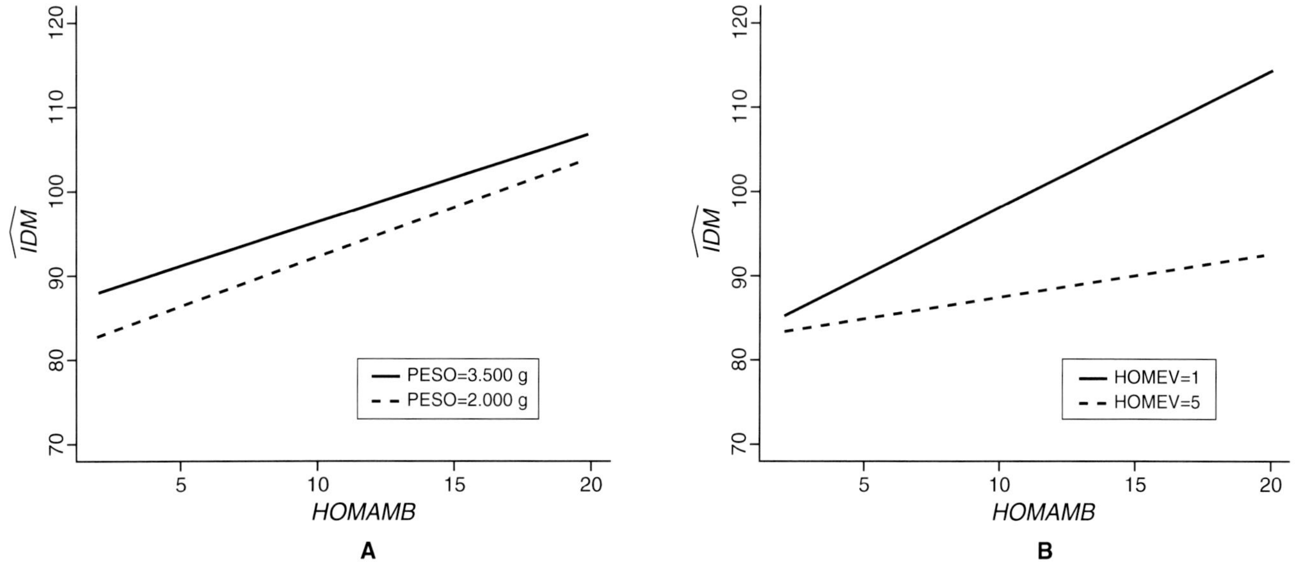

Figura 22.2 Ilustração de interação no modelo de regressão linear. **A.** Ausência de interação entre *PESO* e *HOMAMB*. **B.** Presença de interação entre *HOMEV* e *HOMAMB*, ajustando-se por *PESO*.

metros e, se possível, corrigidos. A descrição dos problemas, o diagnóstico e algumas medidas remediadoras são brevemente apresentadas a seguir.

1. *Não normalidade.* A pressuposição de normalidade dos erros (e consequentemente da variável resposta) é necessária para a realização de testes de hipótese e construção de intervalos de confiança para os parâmetros.
2. *Homocedasticidade.* Esta pressuposição (homogeneidade da variância dos erros e, consequentemente, da variável resposta) é necessária para a estimação por mínimos quadrados, onde é atribuído o mesmo peso a cada observação. No caso de heterocedasticidade, outro procedimento de estimação deve ser utilizado.
3. *Não independência.* A pressuposição de não correlação dos erros é importante para a estimação dos parâmetros do mesmo modo que a pressuposição de homocedasticidade. A violação desta pressuposição implica redução na precisão das estimativas dos parâmetros e pode invalidar testes e intervalos de confiança para os parâmetros. Métodos apropriados que levem em conta a estrutura de correlação dos erros devem ser usados nestes casos.
4. *Pontos influentes e outliers.* Como já salientado anteriormente, o método dos mínimos quadrados atribui o mesmo peso a cada observação. Mas certas observações podem ter mais infuência do que outras nas estimativas dos parâmetros. Por exemplo, no modelo de regressão linear simples, observações com valores muito distantes da média na variável preditora podem mudar significativamente o valor da inclinação da reta. Pontos distantes, que parecem inconsistentes com os demais, tanto na escala da variável resposta quanto dos preditores são chamados *outliers*. Estes pontos (e outros) podem exercer influência na estimação dos coeficientes, no sentido que a presença ou ausência deles resulta em coeficientes com substanciais diferenças. Neste caso eles são chamados *pontos influentes.* Os pontos potencialmente influentes são também chamados de pontos de *alta alavancagem*.
5. *Ausência de importantes preditores no modelo.* Quando, por alguma razão, um importante preditor não é incluído no modelo (assumido como correto), ou a própria forma funcional (assumida como linear nos parâmetros) é inadequada, os estimadores dos parâmetros deixam de ser não viciados, podendo causar problemas nas inferências que venham a ser feitas.
6. *Colinearidade (ou multicolinearidade).* Este problema ocorre nos modelos de regressão linear múltipla quando qualquer dos *preditores* é altamente correlacionado com os demais. O caso extremo de dependência linear entre os preditores leva à impossibilidade de estimação dos parâmetros. Em geral a inclusão de termos de interação e variáveis categorizadas cria um ambiente propício à ocorrência deste fenômeno. Se o modelo é usado apenas para predição, a colinearidade não tem muito impacto. Porém se o objetivo é identificar importantes preditores, a presença de colinearidade envolvendo estes preditores pode tornar o modelo inútil.

Alguns destes problemas podem ser detectados (diagnosticados), embora com alguma dose de subjetividade, pela *análise gráfica de resíduos*. Isto será ilustrado com o modelo (com interação) do último exemplo. A detecção de *outliers* é feita examinando-se os resíduos (estimadores dos erros) e a alavancagem (elementos da diagonal principal da matriz do modelo, formada pelos preditores, inclusive o intercepto, que refletem a distância de cada ponto ao "centro", no espaço dos preditores). Pontos influentes serão detectados pela medida da distância de Cook, que para cada observação reflete o impacto de sua retirada na estimativa dos coeficientes. A colinearidade será diagnosticada por meio do VIF (*variance inflation factor*), uma medida que, para cada preditor, pode indicar alta correlação com os demais. Pontos de corte para estas medidas, indicados na literatura, para identificação dos problemas, bem como medidas remediadoras, serão discutidos no contexto do exemplo (Kleinbaum *et al.*, 1998).

Na Figura 22.3A são apresentados os quantis da distribuição dos resíduos *versus* os quantis da distribuição normal padronizada ("qqplot"). Se os pontos desse gráfico estiverem próximos à reta, pode-se considerar aceitável a normalidade dos resíduos. Observa-se no exemplo, exceto por alguns possíveis *outliers* nas extremidades da reta, que este pressuposto é satisfeito. Na Figura 22.3B os *resíduos studentizados*, que são resíduos transformados de modo a torná-los distribuídos de acordo com o modelo *t de Student*, com $n - k - 1$ graus de liberdade, apresentam uma distribuição aleatória em torno do zero, com um espalhamento razoavelmente constante ao longo dos valores preditos e sem indicação de tendência nos resíduos, indicando, respectivamente, independência, homocedasticidade e linearidade. Um teste estatístico, baseado na distribuição *t* de Student com $n - k - 1 = 316 - 4 - 1 = 311$ graus de liberdade, com correção de Bonferroni, pode ser feito para detecção de *outliers*, nos resí-

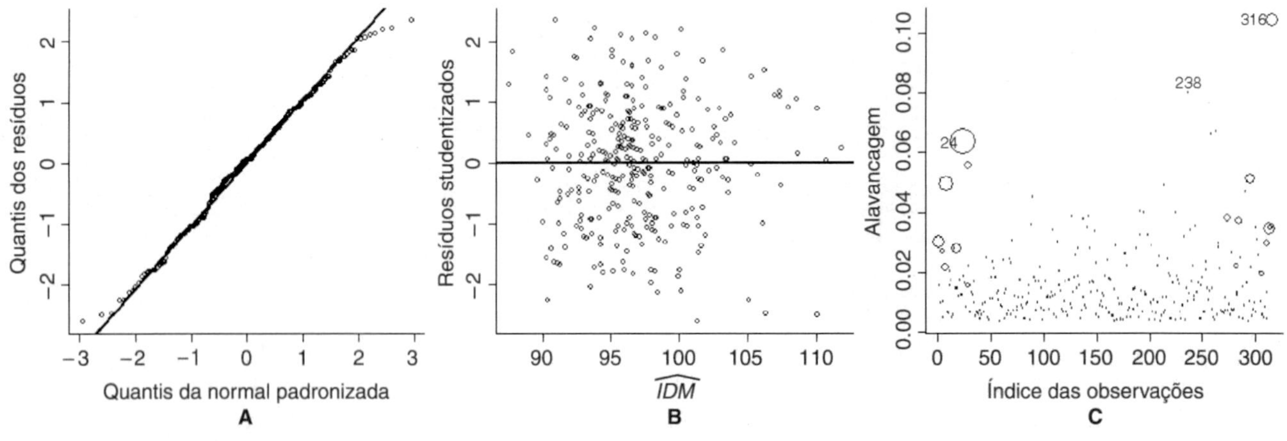

Figura 22.3 Gráficos para avaliação dos pressupostos de: (**A**) normalidade, (**B**) linearidade e homocedasticidade e (**C**) pontos influentes.

duos com valores grandes. No nosso exemplo o maior resíduo em valor absoluto, igual a 2,59, é bem menor que o quantil 97,5 da distribuição t de Student com a correção, e portanto, não há indicação de *outliers*.

A alavancagem, por sua vez, pode ser testada usando-se a distribuição F, com k e $n - k - 1$ graus de liberdade, também com correção de Bonferroni. Deste teste resultam duas observações (238 e 316, identificadas na Figura 22.3C) com potencial influência sobre as estimativas dos parâmetros. O cálculo da distância de Cook, representada na Figura 22.3C pela área dos círculos, entretanto, revela valores muito baixos comparados com o ponto de corte igual a 1, sugerido na literatura, indicando ausência de influência (a máxima distância de Cook, da observação 24 na Figura 22.3C, é igual a 0,08). Para o diagnóstico de colinearidade, os VIFs foram calculados e os correspondentes aos preditores *HOMEV* e o termo produto *HOMEV* × *HOMAMB* são maiores que 10 (ponto de corte recomendado na literatura), indicando, como esperado, colinearidade entre estes termos. Isto não prejudica a capacidade preditiva do modelo, porém dificulta a identificação de *HOMEV* e *HOMAMAB* como preditores importantes (estatisticamente significantes) em função do aumento do erro-padrão da estimativa. Neste caso, a mudança de escala (centralização ou padronização) das variáveis envolvidas ameniza o problema, reduzindo os VIFs a valores aceitáveis. Maiores detalhes teóricos sobre modelos de regressão linear podem ser encontrados em Drapper e Smith (1966), Kleinbaum e colaboradores (1998) e Harrell (2001).

Modelo de regressão logística

O modelo de regressão logística é um tipo particular de modelo matemático não linear onde a variável dependente é qualitativa e expressa por duas ou mais categorias, ou seja, admite dois ou mais resultados. As categorias que a variável dependente assume podem possuir natureza nominal ou ordinal. Neste texto aborda-se apenas o caso de categorias com natureza nominal e, mais especificamente, a situação em que a variável resposta possui apenas duas categorias, ou seja, natureza binária ou dicotômica. Dentre as razões para que o modelo de regressão logística seja, sem dúvida, o mais frequentemente utilizado em Epidemiologia incluem-se seu uso como instrumento complementar da análise epidemiológica estratificada e a possibilidade de estimação da medida de razão de chances (ou *odds ratio*), que se aproxima matematicamente de medidas epidemiológicas como razão de prevalência ou risco relativo, desde que sejam atendidos alguns pressupostos. Gigante e colaboradores (1997), por exemplo, usaram regressão logística para estimar a razão de chances de obesidade de acordo com variáves demográficas e socioeconômicas em adultos, enquanto Passos e colaboradores (2007) investigaram os fatores de risco para hepatite B entre mulheres profissionais do sexo na cidade de Ribeirão Preto.

O que distingue um modelo de regressão logística do modelo de regressão linear é o tipo de variável resposta (ou dependente), que é binária ou dicotômica, enquanto no modelo linear é contínua simétrica. Observando o gráfico da função logística (Figura 22.4), percebe-se que essa função é atraente para modelar a probabilidade de ocorrência de doença, pois varia entre 0 e 1 e tem forma de um "S" alongado, que pode descrever aproximadamente os efeitos de vários fatores de risco combinados no risco da doença.

Representando Y como uma variável resposta dicotômica, codificada como Y = 1 se ocorre o evento de interesse e Y = 0 caso

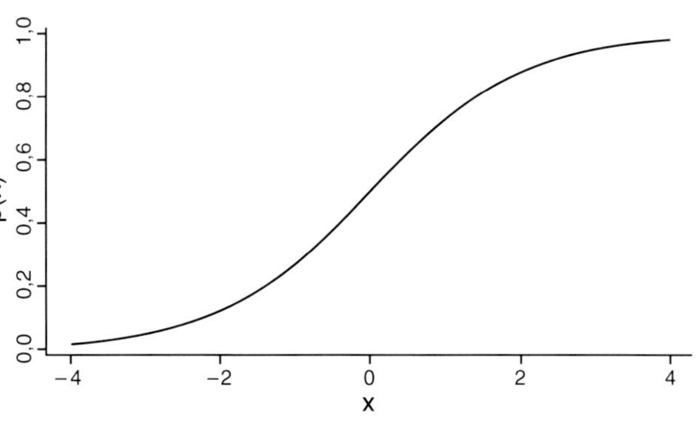

Figura 22.4 Modelo logístico da probabilidade de ocorrência do evento de interesse [P(Y=1)] em função de X.

contrário, e supondo que se deseja estudar a associação entre Y e um conjunto de variáveis preditoras $X_1, X_2, ..., X_k$, o modelo logístico pode ser expresso como:

$$E(Y \mid X) = P(Y = 1 \mid X) = \pi(x) = \frac{e^{\beta_0 + \beta_1 x_1 + \beta_2 x_2 + ... + \beta_p x_k}}{1 + e^{\beta_0 + \beta_1 x_1 + \beta_2 x_2 + ... + \beta_p x_k}}$$

onde $(\beta_0, \beta_1, ..., \beta_k)$ é o conjunto de parâmetros a ser estimado pelo modelo logístico, representando a influência de cada preditor na ocorrência do evento de interesse (Y = 1). A quantidade $E(Y \mid X)$ é chamada média condicional e nesse caso expressa a probabilidade de ocorrer o evento de interesse dado que o conjunto de preditores assume determinados valores. Assim, outra diferença importante entre o modelo de regressão logística e o modelo de regressão linear refere-se à variação do valor médio, que no modelo linear está entre $-\infty \leq E(Y \mid X) \leq \infty$ e no modelo logístico, devido à natureza da variável resposta, está entre $0 \leq E(Y \mid \underline{X}) \leq 1$. Como $\pi(x)$ varia entre zero e um, uma representação linear simples sobre todos os valores possíveis de X não é adequada. Assim, utiliza-se a transformação logística de $\pi(x)$ dada por:

$$\log it[\pi(x)] = \ln\left[\frac{\pi(x)}{1-\pi(x)}\right] = \beta_0 + \beta_1 x_1 + \beta_2 x_2 + ... + \beta_k x_k$$

A transformação logit é necessária para linearizar a relação entre a variável dependente e o conjunto de preditoras, pressuposto dos modelos lineares. Portanto, o modelo pressupõe uma relação linear entre o logit de $\pi(x)$ e as variáveis preditoras, pressuposição esta que deverá ser verificada para todas as preditoras que não sejam medidas em escala dicotômica.

Interpretação dos coeficientes no modelo de regressão logística simples

Os parâmetros do modelo logístico podem ser interpretados em termos da medida de associação entre Y e as variáveis preditoras. Por exemplo, suponha que variável preditora X_1 é dicotômica, com as categorias a e b. Pode-se calcular facilmente, pelo modelo logístico, a razão de chances comparando-se a chance do grupo definido por X_1 = a com a chance do grupo definido por X_1 = b pela expressão $\exp[\beta_1(a - b)]$. Se por conveniência codificarmos a = 1 e b = 0, o coeficiente β_1 da variável preditora X_1 representa o logaritmo neperiano da razão de chances (ou *odds ratio*), que compara os dois grupos definidos pela referida variável.

Quadro 22.2 Correspondência entre os termos de uma tabela 2 × 2 e o modelo logístico

Variável dependente	Variável independente	
	$X_1 = 1$	$X_1 = 0$
Y = 1	$\frac{e^{\beta_0+\beta_1}}{1+e^{\beta_0+\beta_1}}$ (a)	$\frac{e^{\beta_0}}{1+e^{\beta_0}}$ (b)
Y = 0	$\frac{1}{1+e^{\beta_0+\beta_1}}$ (c)	$\frac{1}{1+e^{\beta_0}}$ (d)

Para uma melhor compreensão da interpretação dos coeficientes do modelo logístico em termos da razão de chances, considere uma única variável independente dicotômica no modelo de regressão logístico. O Quadro 22.2 ilustra a correspondência entre as caselas de uma tabela 2 × 2 e o modelo logístico. Seja Y a variável resposta assumindo o valor 1 para o evento de interesse e 0 caso contrário. Considere também uma variável independente dicotômica X_1 assumindo o valor 1 para a presença da exposição, por exemplo, e 0 caso contrário. A forma tradicional de cálculo da razão de chances em tabelas 2 × 2 é $OR = \frac{ad}{bc}$.

De forma equivalente a razão de chances pode ser calculada como:

$$OR = \frac{\frac{e^{\beta_0+\beta_1}}{1+e^{\beta_0+\beta_1}} \times \frac{1}{1+e^{\beta_0}}}{\frac{e^{\beta_0}}{1+e^{\beta_0}} \times \frac{1}{1+e^{\beta_0+\beta_1}}} = \frac{e^{\beta_0+\beta_1}}{e^{\beta_0}} = e^{\beta_1}$$

Portanto, na regressão logística com uma variável independente dicotômica, β_1 representa o logaritmo da razão de chances. Em Epidemiologia, essa estimativa representa uma associação bruta ou crua, ou seja, sem ajuste para outros preditores. Quando a variável independente X_1 for contínua, o coeficiente da variável independente pode ser interpretado como a magnitude da variação do logaritmo da chance (ou *odds*) de ocorrência do desfecho para cada unidade de variação da variável X_1.

Para ilustrar a interpretação dos coeficientes em um modelo de regressão logística, tomemos o exemplo apresentado anteriormente, cujo objetivo era verificar a associação entre a *performance* cognitiva, medida por meio de um índice de desenvolvimento mental, IDM, e vários preditores, como fatores socioeconômicos da família, ambientais e processos individuais de crianças com idade entre 20 e 42 meses (Santos *et al.*, 2008). Inicialmente considerou-se um modelo logístico para avaliar a associação entre o índice de desenvolvimento mental e um único preditor, o sexo da criança. Para uso desse tipo de modelo, definiram-se duas categorias de *performance* cognitiva a partir da informação sobre o índice de desenvolvimento mental (IDM) originalmente disponível no estudo. Assim, essa nova variável, IDM2, foi codificada dicotomicamente como "1" quando IDM foi maior ou igual a 97 e "0" quando IDM foi menor que 97. Dessa forma, IDM2 classifica as crianças em grupos que denominaremos, respectivamente, de alta e baixa *performance* cognitiva. Para esse exemplo o modelo de regressão logística ajustado pode ser expresso por $\log it[\pi(x)] = \hat{\beta}_0 + \hat{\beta}_1 SEXO$, onde $\hat{\beta}_0$ e $\hat{\beta}_1$ são as estimativas (valores dos estimadores) obtidas por meio do *software* STATA apresentadas no Quadro 22.3.

Substituindo os resultados obtidos no Quadro 22.3, tem-se então $\log it[\pi(x)] = -0{,}092 + 0{,}368SEXO$. Assim, a chance estimada de uma criança do sexo feminino ter uma alta *performance* cognitiva $\exp(\hat{\beta}_1) = \exp(0{,}368) = 1{,}44$ vez essa chance em crianças do sexo masculino.

Considerando agora um outro modelo com a variável preditora contínua, índice de condições do ambiente doméstico e de estimulação intelectual (HOMAMB), o logit da chance de ocorrer uma alta *performance* cognitiva é dado por: $\log it[\pi(x)] = -1{,}94 + 0{,}176HOMAMB$. Nesse modelo o parâmetro $\hat{\beta}_1$ representa a mudança no logaritmo da chance de ter alta *performance* cognitiva para cada mudança de uma unidade em HOMAMB. Assim, estima-se um aumento de 19% na chance de uma criança ter uma alta *performance* cognitiva ($\exp(\hat{\beta}_1) = \exp(0{,}176) = 1{,}193$) para cada aumento de uma unidade em HOMAMB.

Inferência no modelo de regressão logística simples

Testes de hipótese e intervalos de confiança para os parâmetros (e consequentemente para a *odds ratio*) podem ser realizados, bem como comparações entre modelos, à semelhança dos procedimentos realizados no contexto do modelo de regressão linear múltipla. Considerando-se um modelo logístico com apenas um preditor, a hipótese nula (de não associação) de interesse é $H_0 : \beta_1 = 0$ *versus* a alternativa $H_1 : \beta_1 \neq 0$, o que é equivalente a testar $H_0 : \Psi_1 = 1$ *versus* $H_1 : \Psi_1 \neq 1$, onde Ψ representa o parâmetro razão de chances populacional. O teste de Wald e o teste da razão de verossimilhança são opções disponíveis na literatura para verificação dessas hipóteses. Entretanto, alguns autores como Hosmer e Lemeshow (2000) recomendam o teste da razão de verossimilhança, pois tem uma *performance* melhor quando comparado ao teste de Wald.

Quadro 22.3 *Output* editado do modelo de regressão logístico

Logistic regression — Number of obs = 320; LR chi2(1) = 2.67; Prob > chi2 = 0.1025; Pseudo R2 = 0.0060

Log likelihood = −220.24895

Idm2	Coef.	Std. Err.	z	P>|z|	[95% Conf. Interval]	
sexo	.3677248	.2257397	1.63	0.103	−.0747169	.8101665
_cons	−.0920189	.1517801	−0.61	0.544	−.3895025	.2054647

Modelo de regressão logística com dois ou mais preditores e sua interpretação

A interpretação dos coeficientes é similar às apresentadas anteriormente, onde cada coeficiente estimado em um modelo de regressão logística multivariado fornece uma estimativa do logaritmo da chance de ocorrência do evento comparando os dois valores associados ao preditor principal, ajustada para o efeito simultâneo de todas as demais variáveis incluídas no modelo. Isto vale para qualquer tipo de variável independente, seja categorizada ou contínua.

Para ilustração considere a inclusão simultânea de dois preditores: HOMAMB e SEXO no modelo. Assim, o modelo estimado é:

$$\log it[\pi(x)] = 2{,}148 + 0{,}178HOMAMB + 0{,}402SEXO$$

onde β_0 ($-2{,}148$) não é interpretável pelas mesmas razões apresentadas no contexto de regressão linear; β_1 (0,178) representa a mudança no logaritmo da chance de ter alta *performance* cognitiva para cada mudança na unidade de HOMAMB ajustada por SEXO. No sentido epidemiológico HOMAMB é considerado o preditor principal. β_2 (0,402) tem a mesma interpretação de β_1, trocando-se os papéis de HOMAMB e SEXO.

Após obtenção das estimativas dos coeficientes, a inferência por meio da construção de testes de hipótese ou intervalos de confiança é realizada de forma análoga ao apresentado anteriormente. O teste da razão de verossimilhança, com o propósito de verificar a significância de uma variável independente, compara a função de verossimilhança do modelo sem a variável (L_{SC}) com a função de verossimilhança do modelo com a referida variável (L_{CC}). Formalmente, o teste é expresso por:

$$TRV = -2\log\left[\frac{L_{SC}}{L_{CC}}\right] = 2\log(L_{CC}) - 2\log(L_{SC})$$

Note que a razão das verossimilhanças é multiplicada por -2 log. Isto é feito para que se obtenha uma quantidade cuja distribuição probabilística seja conhecida (no caso a distribuição qui-quadrado), de modo que tal quantidade possa ser usada para a realização de testes de hipóteses.

Seleção de variáveis para o modelo

A inclusão de um conjunto de variáveis preditoras no modelo logístico requer o entendimento por parte do analista do significado do termo ajuste para o efeito simultâneo de todas as demais variáveis. Na prática, a sugestão é incluir todas as variáveis clínica e intuitivamente relevantes no modelo, independentemente da significância estatística, de forma a obter um controle completo dos possíveis confundidores. Ressalta-se, no entanto, que o número máximo de preditores a serem avaliados no modelo depende do tamanho da amostra (n). De maneira genérica, recomenda-se a disponibilidade de pelo menos 10 observações para cada preditor a ser incluído no modelo (Hosmer e Lemeshow, 2000). Desse modo, amostras de tamanho 100, por exemplo, permitem a inclusão de, no máximo, 10 variáveis no modelo.

Além disso, a verificação de cada preditor como confundidor ou modificador de efeito desempenha um importante papel na construção do modelo logístico multivariado em Epidemiologia. Bachand e Hosmer (1999) apresentam dois critérios numéricos para identificação de confundidores por meio da avaliação da magnitude da mudança do coeficiente do fator de risco (ou exposição principal) obtido do ajuste do modelo logístico com e sem o potencial confundidor. Entretanto, a magnitude dessa mudança deve ter relevância clínica, ainda que não tenha significância estatística. Discussão mais detalhada sobre regressão logística pode ser encontrada em Hosmer e Lemeshow (2000) e Agresti (2007).

Modelo de Poisson

O modelo de regressão de Poisson é uma técnica que permite o ajuste de modelos na qual a variável dependente representa contagem (Kleinbaum *et al.*, 1998). Nos últimos 20 anos, o modelo de regressão de Poisson tem sido amplamente aplicado no contexto de estudos biomédicos, incluindo Epidemiologia, para investigar a incidência de doenças em indivíduos expostos e não expostos em estudos prospectivos observacionais. Esse modelo também pode ser uma alternativa ao modelo de regressão de Cox, quando as taxas de risco (*hazard rates*) são aproximadamente constantes durante o período de seguimento e a taxa de incidência da doença é muito baixa (doenças raras). Em estudos ecológicos, o modelo de regressão de Poisson é uma alternativa ao modelo de Cox, uma vez que o mesmo não pode ser utilizado em dados agregados. O modelo de regressão de Poisson pode ser utilizado na estimação de taxas de mortalidade e em razões de incidência em estudos de coorte.

Algumas estratégias variantes do modelo de regressão de Poisson têm sido propostas na literatura para levar em consideração fenômenos como a existência de uma maior proporção de zeros do que aquela consistente com a distribuição de Poisson, ou a extra variabilidade, conhecida também como superdispersão, inerente a dados de contagem quando a variância é maior do que a esperada pelo modelo. Em geral, estes modelos são baseados em distribuições discretas mais genéricas. Do ponto de vista das aplicações no âmbito da saúde, os modelos mais utilizados são o binomial negativo, o de barreira (modelo Hurdle na sua denominação original) e o modelo de classes latentes. Entretanto, nessa seção estes modelos não serão abordados.

O numerador da taxa de uma doença rara pode ser visto como realização de uma variável aleatória de Poisson com parâmetro desconhecido. Como consequência, a relação entre a taxa e a variável preditora (exposição ou tratamento, por exemplo) pode ser investigada por um modelo de Poisson da seguinte forma:

$$\log[E(Y \mid X) = \beta_0 + \beta_1X_1 + \beta_2X_2 + ... + \beta_kX_k$$

A transformação logarítmica da taxa média é necessária para evitar valores esperados negativos, o que não faria sentido uma vez que a variável resposta é uma contagem. Além disso, a transformação lineariza a relação entre a variável dependente e o conjunto de preditoras.

É necessário incluir no modelo definido pela equação acima um termo constante representando o denominador da taxa, pessoa-tempo em risco. Esse termo constante é denominado "*offset*", cujo coeficiente é 1. Tal estruturação, denominada por Kleinbaum e colaboradores (1998) como regressão de Poisson log-linear, é similar ao modelo de regressão linear com a variável resposta representando o logaritmo da taxa.

Para ilustração do método abordado nesta seção, considere os dados de óbitos de menores de 1 ano dos 417 municípios do Estado da Bahia no ano de 2005 (Sinasc-Datasus). A variável dependente é número de óbitos em menores de 1 ano nos municípios (*numobt*). As variáveis preditoras foram: proporção de crianças com baixo peso ao nascer, dicotomizada (*bnp*: 1 = abaixo de 6%, 0 = acima de 6%); proporção de mães com menos

Quadro 22.4 *Output* editado do modelo de regressão de Poisson

Generalized linear models	No. of obs = 417
Optimization: ML	Residual df = 412
	Scale parameter = 1
Deviance = 926.284179	(1/df) Deviance = 2.248263
Pearson = 2467.933824	(1/df) Pearson = 5.990131
Variance function: V(u) = u	[Poisson]
Link function: g(u) = ln(u)	[Log]
	AIC = 5.819851
Log likelihood = −1208.439031	BIC = −1559.347

	OIM					
numobt	**IRR**	**Std. Err.**	**z**	**P>|z|**	**[95% Conf. Interval]**	
bnp_1	1.055487	.0307017	1.86	0.063	.9969961	1.11741
escmae_1	1.009365	.03083	0.31	0.760	.9507126	1.071636
idmae_1	1.206819	.0486095	4.67	0.000	1.11521	1.305953
idmae_2	1.269344	.0557201	5.43	0.000	1.164701	1.383389
numnv	(exposure)					

de 4 anos de estudo (*escmae*); proporção de mães com menos de 20 anos (*idmae*, categorizada pelo tercil). Para esse exemplo, o modelo de regressão de Poisson pode ser expresso por $\log[E(Y \mid X) = \hat{\beta}_0 + \hat{\beta}_1 bnp + \hat{\beta}_2 escmae + \hat{\beta}_3 idmae$. As estimativas e erros padrão dos parâmetros desse modelo, juntamente com os correspondentes testes de hipóteses e intervalos de 95% de confiança fornecidos pelo STATA, encontram-se apresentados no Quadro 22.4.

De acordo com o Quadro 22.4, a taxa de mortalidade infantil média, ajustada pelas covariáveis no modelo, aumenta 5,5% quando se comparam municípios com proporção de peso baixo ao nascer acima de 6% com municípios com proporção abaixo de 6%, (IRR = 1,055, p = 0,063). No modelo proposto foi assumido que, dados os valores das covariáveis, a média e a variância da variável dependente são iguais. No entanto, esse pressuposto é violado, uma vez que a variância do número de óbitos de menores de 1 ano é bem superior que sua média. Além disso, observa-se no Quadro 24.4 que o modelo em questão apresenta um desvio (denominado também como *deviance*) de 926,28 para 412° de liberdade indicando forte indício de superdispersão (Hinde e Demétrio, 1998). Quando se considerou o efeito da superdispersão (presente nos dados), as estimativas dos erros-padrão foram corrigidas, resultando na perda da significância na associação considerada (IRR = 1,055, p-valor = 0,448).

Modelo de Cox

A área de análise de sobrevivência é uma das que mais cresceram nas últimas décadas em termos de desenvolvimento de novos métodos, que foram rapidamente incorporados nos *softwares* estatísticos. Nessa área, a variável resposta é, geralmente, o tempo entre o início do estudo (ou do início de um tratamento médico) e a ocorrência de um evento de interesse (cura ou alta hospitalar, por exemplo). Esse tempo é chamado tempo de sobrevivência ou tempo de falha. No passado, o uso de dados de sobrevivência esteve mais relacionado com o estudo da probabilidade de sobrevida, com a estimação do tempo médio ou mediano de vida e com a comparação das distribuições de sobrevivência entre dois grupos em estudos experimentais envolvendo animais ou em estudos com pacientes humanos. Outra área importante de aplicação é na identificação de fatores de risco ou fatores prognósticos relacionados com o desenvolvimento de doenças. A aplicação da análise de sobrevivência pode ser vista, no entanto, em um contexto mais amplo, no estudo de diferentes tipos de eventos em ciências naturais e sociais. Mais recentemente, métodos para análise em contextos mais complexos, envolvendo a ocorrência de eventos múltiplos, recorrentes e riscos competitivos, por exemplo, têm sido desenvolvidos e mais amplamente divulgados (Kalbfleisch e Prentice, 2002; Colosimo e Giolo, 2006; Carvalho *et al*., 2005).

Uma característica marcante dos dados de sobrevivência é a presença de censura, que pode ser definida como a observação parcial da resposta. Isso é verificado, por exemplo, em estudos longitudinais em que o acompanhamento do indivíduo é interrompido por algum motivo não relacionado com o estudo, que pode ser devido à mudança de endereço ou recusa em continuar participando do estudo, dentre outros motivos. Nesse caso, sabe-se que o evento não ocorreu até o último momento de acompanhamento do indivíduo, sendo o tempo até a ocorrência daquele evento superior ao observado no estudo. Os métodos de análise de sobrevivência permitem a incorporação da informação contida nos dados censurados. Existem mecanismos distintos de censura em estudos clínicos. O mecanismo mais comumente discutido é denominado censura do tipo I e refere-se a situações em que o estudo será terminado após um período preestabelecido de tempo. A Figura 22.5 ilustra o mecanismo de censura em que alguns indivíduos não experimentaram o evento até o final do estudo, que teve duração de 60 meses. Na Figura 22.5, o símbolo ■ representa a ocorrência do evento de interesse e o comprimento de cada trajetória do indivíduo representa o tempo até o evento, enquanto □ representa a censura, ou seja, até o final do estudo o evento não foi observado para alguns indivíduos.

Sem a presença de censura, outros métodos estatísticos, como análise de regressão linear, poderiam ser utilizados na análise desses dados, provavelmente com a transformação da variável resposta, que geralmente apresenta comportamento assimétrico. Assim como em outras áreas da Estatística, os métodos envolvendo análise de sobrevivência podem ser utilizados para descrição dos dados (métodos de Kaplan-Meier, Nelson-Aalen, tabelas de vida), para procedimentos de testes de hipóteses re-

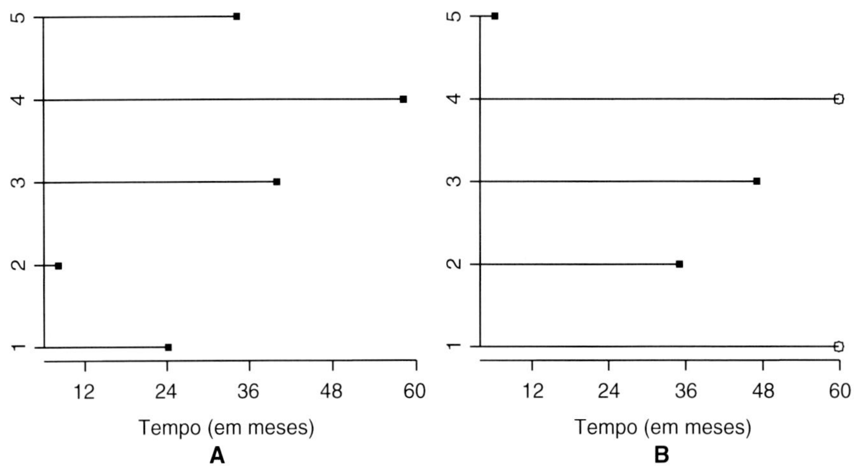

Figura 22.5 Trajetórias individuais de cinco indivíduos ilustrando: (**A**) ausência de censura; (**B**) ocorrência de censura do tipo I.

ferentes à comparação de grupos (teste logrank ou Wilcoxon) ou ainda para identificação de fatores prognósticos para algum evento em saúde por meio da modelagem estatística (modelos paramétricos e semiparamétricos) (Therneau e Grambsch, 2000; Lawless, 2003).

Neste capítulo, a discussão é feita no contexto de modelagem estatística, por meio da abordagem semiparamétrica definida por Cox, em 1972. O modelo de riscos proporcionais de Cox é, sem dúvida, o modelo mais comumente utilizado em análise de sobrevivência, provendo estimativas do risco relativo associado a ocorrência do evento de interesse. Em pesquisas da área de Epidemiologia, o uso do modelo de Cox está frequentemente relacionado com a avaliação de fatores relacionados com a ocorrência de óbito. Por exemplo, Ruiz e colaboradores (2003) usaram esse procedimento para avaliar o impacto de fatores demográficos, socioeconômicos, de suporte social, antecedentes de morbidade, estilo de vida e hábitos na mortalidade de pessoas com mais de 60 anos, enquanto Weirich e colaboradores (2005) avaliaram efeitos prognósticos para óbitos neonatais em unidade de terapia intensiva. Em estudo com pacientes com AIDS, Signorini e colaboradores (2005) investigaram a influência de fatores terapêuticos, sociodemográficos e clínicos-profiláticos na sobrevivência, após o diagnóstico de AIDS por meio do modelo de Cox.

Esses métodos podem ainda ser utilizados para análises em que a resposta não se refere especificamente ao óbito. Em Colosimo e Giolo (2006), avaliou-se o efeito de fatores demográficos e comportamentais no aleitamento materno. Nesse caso, a resposta é definida pelo tempo desde o nascimento até o desmame completo da criança.

O modelo de Cox é caracterizado pelos coeficientes de regressão β, que mensuram o efeito dos fatores de interesse sobre a função de risco (*hazard function*) ou função taxa de falha [$\lambda(t)$]. Matematicamente, o modelo de Cox pode ser definido por:

$$\lambda(t) = \lambda_0(t)\exp(\beta_1 X_1 + \beta_2 X_2 + \ldots + \beta_p X_p)$$

onde $\lambda_0(t)$ representa a taxa de falha basal, quando as características de interesse (denotadas pelos X) são iguais a zero ($X_1 = X_2 = \ldots = X_p = 0$). O caso mais simples do modelo de Cox é aquele em que existe apenas um único fator de interesse, que é um indicador de grupos. Suponha que se têm pacientes aleatoriamente alocados em dois grupos de tratamento: padrão ou novo. A razão das taxas de falha nos grupos-padrão [$\lambda_P(t)$] e novo [$\lambda_N(t)$] é dada por:

$$\frac{\lambda_P(t)}{\lambda_N(t)} = \exp(\beta)$$

que é constante para todo o tempo de acompanhamento do estudo e é conhecida como razão de riscos ou risco relativo. Por isso, esse modelo também é conhecido como modelo de riscos proporcionais. Assim, se o risco de o evento ocorrer com um indivíduo no início do estudo é três vezes o risco do evento em um segundo indivíduo, essa razão será a mesma durante todo o período do estudo.

Para interpretar os coeficientes obtidos pelo modelo de Cox, suponha, por exemplo, que X_1 seja um preditor dicotômico/binário indicando se o colesterol do paciente é alto ou baixo, e estamos interessados na avaliação do tempo até internação de indivíduos obesos. Assim, com o uso do modelo de Cox pode-se avaliar que o risco de internação em pacientes obesos com colesterol alto é $\exp(\beta_1)$ vezes o risco de pacientes com colesterol baixo, mantidos fixos os outros preditores incluídos no modelo. Interpretação similar é feita para preditores contínuos, como idade (X_2) por exemplo. Suponha que $\exp(\beta_2) = 1{,}40$. Nesse caso, pode-se dizer que, ao aumentarmos em uma unidade a idade, o risco de internação em pacientes obesos aumenta em 40%.

Conforme já mencionado anteriormente, uma suposição básica do modelo de Cox é a de riscos proporcionais. Diversos métodos estão disponíveis na literatura para avaliação da qualidade do ajuste desse modelo, bem como do pressuposto de riscos proporcionais. A violação das suposições dos métodos estatísticos pode acarretar invalidez dos resultados provenientes da correspondente análise. Esse tipo de avaliação é realizado por meio de métodos diagnósticos, que incluem a análise de resíduos de Cox-Snell e de Schoenfeld. Um discussão detalhada desses procedimentos é apresentada por Colosimo e Giolo (2006) e por Therneau e Grambsh (2000). Outros aspectos do modelo de Cox que podem ser avaliados no procedimento de diagnóstico do ajuste do modelo incluem a verificação de pontos atípicos, pontos influentes e a forma funcional dos fatores incluídos no modelo.

Para ilustração dos métodos discutidos nesta seção, o modelo de Cox é usado na análise de dados provenientes de um estudo randomizado conduzido em uma coorte de 1.240 crianças, com idade entre 6 e 48 meses no início do estudo, que foram designadas para receber altas doses de vitamina A ou placebo a cada 4 meses durante 1 ano, em estudo conduzido na cidade de Serrinha, no interior da Bahia (Barreto *et al.*, 1994). Os dados desse estudo foram coletados em visitas domiciliares, que ocorreram 3 vezes/semana, durante o período do estudo, que ocorreu entre dezembro de 1990 e dezembro de 1991. Informações referentes à ocorrência de diarreia eram coletadas em referência a cada dia, considerando-se um período recordatório de 48 a 72 h. Uma investigação completa dos sinais e sintomas foi realizada nos dias em que houve diarreia.

Na análise aqui apresentada, o interesse é avaliar o efeito da suplementação de vitamina A na ocorrência de episódios de diarreia. Um dia de diarreia foi definido como aquele que registrou 3 ou mais dejeções líquido-amolecidas em um período de 24 h, enquanto um episódio de diarreia foi definido como uma sequência de dias com diarreia, tendo sido considerado concluído quando houve três ou mais dias sem diarreia. Para aplicação do modelo de Cox, o evento de interesse é a ocorrência do primeiro episódio de diarreia nessas crianças após a suplementação. O principal objetivo da análise é avaliar o impacto da suplementação de altas doses de vitamina A no risco de ocorrência de episódios de diarreia em crianças pequenas, ajustando-se pelo sexo e idade da criança, além da existência de sanitário no domicílio.

Resultados obtidos através do *software* STATA são apresentados a seguir, considerando-se dados de 1.205 crianças, das quais 76,6% tiveram pelo menos um episódio de diarreia (Quadro 22.5). Esses resultados incluem as estimativas do risco relativo (*Haz. Ratio*) para cada um dos preditores incluídos no modelo de Cox, com seus correspondentes intervalos de 95% de confiança.

Note que a suplementação de vitamina A reduziu em 14% o risco de ocorrência de episódios de diarreia em relação ao grupo que recebeu placebo, considerando-se crianças de mesmo sexo, idade e condições sanitárias domiciliares. O sexo da criança [RR = 0,98; 95% IC = (0,87; 1,12)] e as condições sanitárias domiciliares [RR = 1,05; 95% IC = (0,91; 1,21)] não foram identificados como fatores significativamente associados ao risco de ocorrência de diarreia, na presença dos fatores grupo de tratamento e idade da criança.

A avaliação do pressuposto de riscos proporcionais pode ser realizada por meio dos resíduos de Schoenfeld, que são apresentados graficamente na Figura 22.6. A suposição de riscos proporcionais será satisfeita se não houver nenhuma tendência sistemática nesse gráfico. De acordo com os resultados da Figura 22.6, não parece haver evidências de violação da suposição de riscos proporcionais. Logo, o uso do modelo de Cox parece apropriado à análise desses dados.

Alternativamente, a avaliação do pressuposto de riscos proporcionais pode ser feita graficamente pela comparação das curvas de sobrevida das crianças, segundo o grupo de tratamento, por exemplo, como mostra a Figura 22.7. Pode-se verificar que a distância entre as duas curvas é aproximadamente a mesma durante todo o período do estudo, indicando a adequação do pressuposto de proporcionalidade dos riscos.

Em algumas situações o evento de interesse ocorre devido a mais de uma causa, que podem estar competindo entre si. Nesses casos, existem técnicas disponíveis na literatura sobre modelos de riscos competitivos, que podem ser utilizadas para tal tipo de análise (Kalbfleisch e Prentice, 2002).

Os métodos mais comumente utilizados em análise de sobrevivência lidam com eventos que ocorrem apenas uma vez, como, por exemplo, óbito ou diagnóstico de diabetes. No entanto, a crescente complexidade de pesquisas conduzidas em várias áreas tem produzido dados com estruturas correlacionadas, que requerem o uso de métodos estatísticos mais sofisticados para responder de maneira apropriada às questões de investigação. Muitos estudos envolvem a ocorrência de eventos recorrentes, tais como tempos até a instalação de infecções oportunísticas entre pacientes com AIDS ou até a ocorrência de exacerbações pulmonares em pacientes com fibrose cística. Situações como esta têm motivado o desenvolvimento metodológico em análise de sobrevivência para lidar com grande número de eventos recorrentes, presença de variáveis ou efeitos variando no tempo, dentre outros aspectos que as técnicas mais tradicionais não conseguem dar conta. Esses tópicos são discutidos por Therneau e Grambsch (2000), Kalbfleisch e Prentice (2002) e Lawless (2003).

Outros modelos de regressão

Vários desses modelos pertencem a uma classe mais ampla denominada modelos lineares generalizados. Um modelo linear generalizado é especificado por três componentes: uma componente aleatória que identifica a distribuição de probabilidade da variável dependente, uma componente sistemática que especifica uma função linear entre as variáveis independentes (preditoras) e uma função de ligação que descreve a relação matemática entre a componente sistemática e o valor esperado da componente aleatória. É interessante comentar que se essa função de ligação for a função logit, que foi apresentada anteriormente, tem-se o modelo de regressão logística. No caso do modelo de regressão de Poisson essa função de ligação é a logarítmica. Segundo Gauss e Demétrio (2007), o componente sistemático é estabelecido durante o planejamento do estudo

Quadro 22.5 *Output* editado do modelo de regressão de Cox

Cox regression — Breslow method for ties
No. of subjects = 1205 — Number of obs = 1205
No. of failures = 923
Time at risk = 74283
LR chi2(4) = 141.24
Log likelihood = −5954.3521 — Prob > chi2 = 0.0000

_t	Haz. Ratio	Std. Err.	z	P>|z|	[95% Conf. Interval]	
Trt	.8662993	.0571607	−2.18	0.030	.7612083	.9858991
sexo	.9853003	.0650352	−0.22	0.822	.8657343	1.121379
sanit	1.048408	.0775815	0.64	0.523	.9068634	1.212044
idade	.9680111	.0026864	−11.72	0.000	.9627602	.9732907

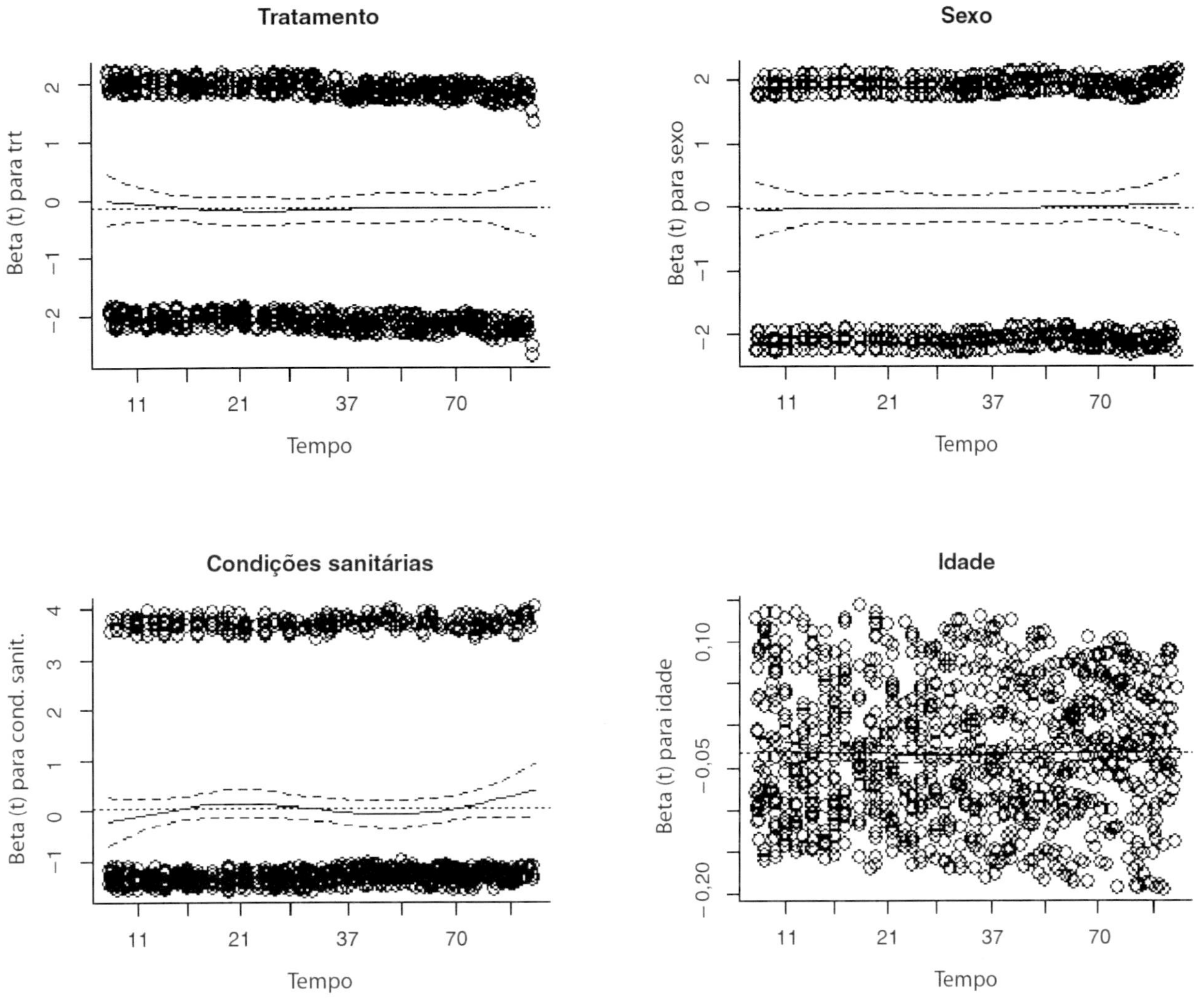

Figura 22.6 Resíduos padronizados de Schoenfeld *versus* os tempos para os preditores grupo de tratamento, idade e sexo das crianças, e condições sanitárias domiciliares.

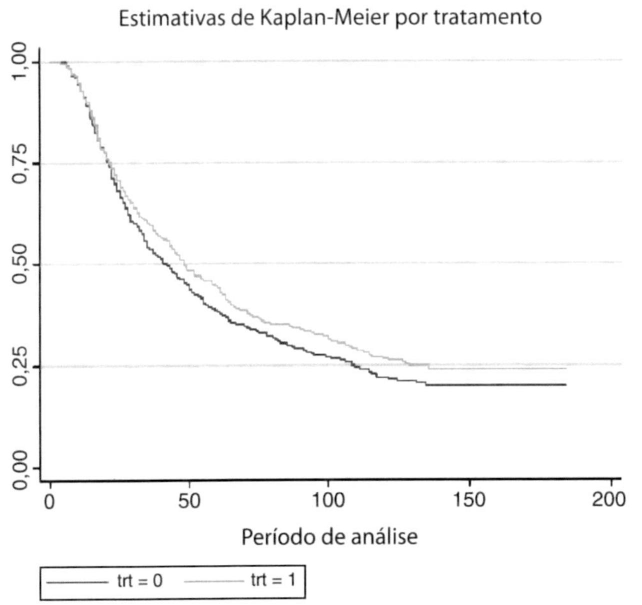

Figura 22.7 Curvas de sobrevivência estimadas por Kaplan-Meier comparando os grupos placebo (trt = 0) e com suplementação de vitamina A (trt = 1).

de forma a identificar o tipo de modelo de regressão (linear ou não linear, por exemplo). O componente aleatório é estabelecido assim que são definidas as medidas a serem realizadas, que podem ser contínuas ou discretas, exigindo o ajuste de distribuições diferentes.

Outra classe de modelos cujo uso tem crescido amplamente em Epidemiologia refere-se aos modelos espaciais que incorporam mensurações feitas em locais específicos (pontos definidos por latitude e longitude) ou regiões (dados de área). Uma possível maneira de modelar a distribuição espacial é por meio das técnicas geoestatísticas. Estas técnicas associam o grau de dependência espacial em relação às medidas de distância e direção entre os pontos amostrados. Espera-se que os pontos amostrados mais próximos sejam mais parecidos do que pontos mais distantes (Viola, 2007) quando existe evidência de dependência espacial. Diggle, Ribeiro e Christensen (2003) afirmam que o termo geoestatística é utilizado para identificar uma parte dos métodos de estatística espacial na qual o modelo utilizado descreve uma variação contínua das observações no espaço. Carvalho e Souza-Santos (2005) apresentaram uma excelente sistematização de aplicações de métodos voltados para análise de padrões espaciais em saúde pública mostrando vantagens e desvantagens.

Os modelos discutidos neste capítulo são utilizados no contexto de observações independentes, ou seja, quando se pode supor que não exista correlação entre os elementos da amostra. Em situações que incluem dados provenientes de estudos longitudinais, com medidas repetidas, ou estudos com conglomerados (ou *clusters*), extensões desses modelos devem ser levadas em consideração. Alguns desses métodos são discutidos no Capítulo 23.

Referências bibliográficas

Agresti A. *An introduction to categorical data analysis*. New Jersey: Wiley Inter-Science, 2007.

Barreto ML, Santos LMP, Assis AMO *et al*. Effect of vitamin A supplementation on diarrhoea and acute lower-respiratory-tract infections in young children in Brazil. *Lancet*, 1994, 344:228-231.

Bachand AM, Hosner DW. Defining confounding when the outcome is dichotomous. *Statistics in Medicine*, 1999, 11:67-99.

Breslow NE, Day NE. Statistical methods in cancer research, Vol. 2, *The Design and Analysis of Cohort Studies* (IARC Scientific Publications No. 82), Lyon (Fr), IARC, 1987.

Cameron AC, Trivedi PK. *In*: Chambers JM, Hastie TJ (eds.). *Microeconometrics: methods and applications*. Cambridge University Press, Cambridge, 2005.

Carvalho MS, Souza-Santos R. Análise de dados espaciais em saúde pública: métodos, problemas e perspectivas. *Cadernos de Saúde Pública* 21(2):361-378, 2005.

Carvalho MS, Andreozzi VA, Codeço CT, Barbosa MTS, Shimakura SE. *Análise de sobrevida: teoria e aplicações em saúde*. FIOCRUZ, 2005.

Colosimo EA, Giolo SR. *Análise de sobrevivência aplicada*. ABE: Projeto Fisher. Editora Edgard Blucher, 2006.

Diggle PJ, Ribeiro JR, Christensen OF. An introduction to model-based geostatistics. In: Muller J (ed.). *Spatial statistics and computational methods*. New York: Springer-Verlag. chap. 1, 2003. p. 1-45.

Dobson AJ. *An introduction to generalized linear models*. Boca Raton, FL: Chapman & Hall/CRC, 2002.

Drapper NR, Smith H. *Applied regression analysis*. New York: John Wiley & Sons, Inc., 1966.

Gelman A, Hill J. *Data analysis using regression and multilevel/hierarchical models*. New York: Cambridge University Press, 2007.

Gigante DP, Barros FC, Post CLA, Olinto MTA. Prevalência de obesidade em adultos e seus fatores de risco. *Revista de Saúde Pública* 31(3):236-46, 1997.

Harrell Jr, FE. *Regression modeling strategies: with applications to linear models, logistic regression and survival analysis*. New York: Springer-Verlag, 2001.

Hilbe JM. *Negative binomial regression*. Cambridge: Cambridge University Press, 2007.

Hinde J, Demétrio CGB. Overdispersion: Models and Estimation. *Computation Statistics & Data Analysis*, 1998, 27:151-170.

Hocking RR. The analysis and selection of variables in linear regression. *Biometrics* 32:1-49, 1976.

Hosmer DW, Lemeshow S. *Applied logistic regression*. 2nd ed. New York: Wiley, 2000.

Kalbfleisch JD, Prentice RL. *The statistical analysis of failure time data*. 2nd ed. New Jersey: Wiley Inter-Science, 2002.

Kleinbaum DG, Kupper LL, Morgenstern, H. *Epidemiologic research principles and quantitative methods*. New York: Van Nostrand Reinhold Company, 1982.

Kleinbaum DG, Kupper LL, Muller KE, Nizam A. *Applied regression and other multivariable methods*, 3rd ed. Boston: PWS-Kent, 1998.

Lawless JF. *Statistical models and methods for lifetime data*. New Jersey: Wiley Inter-Science, 2003.

Mwalili SM. (2006) Zicounts: Classical and Censored Zero-inflated Count Data Models. R package version 1.1.4, URL http://CRAN.R-project.org/.

Passos ADC *et al*. Hepatitis B among female sex workers in Ribeirão Preto – São Paulo, Brazil. *Revista Brasileira de Epidemiologia* 10(4):517-24, 2007.

Ruiz T, Chalita, LVAS, Barros MBA. Estudo de Sobrevivência de uma Coorte de Pessoas de 60 Anos e Mais no Município de Botucatu (SP) – Brasil. *Revista Brasileira de Epidemiologia* 6(3):227-236, 2003.

Santos LM, Santos DN, Bastos ACS, Assis AMO, Prado MS, Barreto ML. Determinants of early cognitive development: hierarchical analysis of a longitudinal study. *Cadernos de Saude Pública* 24:105-114, 2008.

Signorini DJHP *et al*. Efeitos de fatores sociodemográficos, clinicoprofiláticos e terapêuticos na sobrevida de pacientes com aids acompanhados em uma unidade ambulatorial brasileira. *Revista Brasileira de Epidemiologia* 8(3):253-261, 2005.

StataCorp (2005). Stata Statistical Software: Release 9. College Station, TX.

Therneau TM, Grambsch PM. *Modeling survival data: extending the Cox model*. New York: Springer, 2000.

Viola DN. Detecção e modelagem de padrão espacial em dados binários e de contagem. ESALQ-USP:Tese de doutorado, Piracicaba, 2007. 119 p.

Weirich CF, Andrade ALSS, Turchib MD, Silva SA, Morais-Neto OL, Minamisavaa R, Marques SM. Mortalidade neonatal em unidades de cuidados intensivos no Brasil Central. *Revista de Saúde Pública* 39(5):775-781, 2005.

23 Métodos de Análise Multinível em Epidemiologia

Carlos Antônio de S. Teles Santos, Leila Denise A. F. Amorim e Nelson Fernandes de Oliveira

Modelos multiníveis (ou hierárquicos) são extensões dos modelos de regressão, desenvolvidos para lidarem apropriadamente com dados estruturados em diferentes níveis hierárquicos. Dados desta natureza são bastante comuns em diversas áreas de pesquisa e se caracterizam pela mensuração das variáveis em diferentes níveis de agregação. Por exemplo, dados observados em estudos longitudinais, onde a observação é repetida em momentos diferentes em um mesmo indivíduo, que representa o agregado. Muitos estudos estão interessados na avaliação de trajetórias de medidas de interesse que podem mudar no tempo (Singer e Willett, 2003). Há também aplicações onde as medidas são repetidas no mesmo indivíduo em locais diferentes do corpo, como em estudos odontológicos (Raggio *et al.*, 2005). Outro exemplo comum ocorre na área da educação, onde os alunos são agregados em turmas, que por sua vez são agregadas em escolas que podem estar agregadas em níveis superiores, como estados, regiões geográficas ou países. Em dados obtidos por amostragem em múltiplos estágios, a unidade de observação, digamos o domicílio, está agregada em bairros, que por sua vez podem estar agregados em setores censitários ou cidades.

Na literatura encontra-se uma grande variedade de denominações para os modelos multiníveis, tais como modelos hierárquicos, modelos de coeficientes aleatórios, modelos de componentes de variância e modelos de efeitos mistos (Goldstein, 1999). Nos exemplos anteriores, cada nível de agregação dos dados está contido ou aninhado em um nível (hierárquico) superior, por exemplo, alunos aninhados em turmas ou escolas, justificando a denominação comum de modelos hierárquicos. Os modelos multiníveis também podem ser usados em estruturas de dados não hierárquicas, como desenhos experimentais complexos (Gelman e Meng, 1995), onde a denominação de modelos de efeitos aleatórios é comum para obtenção de estimativas de associação mais precisas em estudos com múltiplas exposições (Rothman e Greenland, 1998).

Uma característica comum aos dados hierárquicos é a existência de correlação entre as observações no nível individual, onde em geral a variável resposta (ou dependente) é medida e é o foco da análise. Isso ocorre porque indivíduos que formam grupos são mais similares, comparando-se com indivíduos extraídos aleatoriamente de uma população. Os níveis hierárquicos de agregação dos dados em modelagem multinível costumam ser numerados do mais interno ao mais externo. Em estudos longitudinais, as medidas repetidas (ocasiões aninhadas em indivíduos) formam o nível 1, enquanto os indivíduos formam o nível 2. Em amostragem por conglomerado em dois estágios espera-se que os indivíduos dentro de cada conglomerado compartilhem condições sociodemográficas semelhantes, podendo levar a observações positivamente correlacionadas em variáveis desta natureza. Nesse caso, os indivíduos (aninhados em conglomerados) formam o nível 1, enquanto os conglomerados formam o nível 2.

Em tal contexto, a variabilidade entre as observações (medida pela variância) tem uma estrutura que depende da variabilidade em cada nível de agregação. A variância total pode ser decomposta como a soma das variâncias em cada nível, e a correlação induzida pelo agregado, chamada *correlação intraclasse*, é definida como a proporção da variabilidade total que é atribuível ao nível 2. Embora estruturas com mais de dois níveis possam ser analisadas com base nos mesmos princípios, por simplicidade, a discussão neste capítulo é feita em um contexto de dois níveis.

Modelos de regressão convencionais (com estrutura de erros não correlacionados) têm sido usados na análise de dados hierárquicos por meio da criação de variáveis agregadas ou contextuais a partir das medidas do nível individual, em geral calculando-se médias e usando-as juntamente com as demais variáveis mensuradas ao nível do agregado, reduzindo-se o número de observações ao número de agregados. Alternativamente, a análise é feita desagregando-se a medida no nível do grupo, aplicando-se o seu valor a todos os indivíduos do grupo. No primeiro caso, a variabilidade das observações no nível 1 perde-se e no segundo a observação ao nível do grupo, repetida para cada indivíduo, resulta na estrutura de erros correlacionados. De um modo ou de outro a análise por meio de modelos convencionais é inadequada porque não permite a verificação simultânea da influência de preditores de ambos os níveis e suas possíveis interações sobre a resposta ao nível 1.

O desenvolvimento de *softwares* específicos para o ajuste destes modelos, como o HLM (Bryk e Raudenbush, 1996) e o MlwiN (Goldstein *et al.*, 1998), bem como a inclusão de rotinas para esta análise em *softwares* de uso geral, tais como STATA (Rabe-Hesketh e Everitt, 2004), SAS (Singer, 1998) e R (R Development Core Team, 2007), têm contribuído para a disseminação do uso de modelos multiníveis. Em epidemiologia, a aplicação dos modelos lineares multiníveis permite uma maior flexibilidade na formulação de modelos que refletem melhor a complexidade das associações estudadas. Por exemplo, estes modelos permitem a separação de efeitos de variáveis individuais e contextuais, bem como a estimação da interação entre elas. Em estudos longitudinais, diferente número de medidas repetidas por indivíduo bem como diferentes ocasiões de mensuração entre indivíduos podem ser considerados na análise de modo natural (Diez-Roux, 1998).

Na área da saúde pública, a modelagem multinível teve seu uso recentemente ampliado. Nesse campo do conhecimento, pode-se citar o artigo de Oliveira e colaboradores (2007), no qual foram identificados os determinantes do déficit de crescimento linear em crianças menores de 5 anos em municípios da Bahia e de São Paulo. Neste artigo são levados em consideração três níveis de hierarquia representados pelas crianças, domicílios e municípios. Assim, para cada criança existem medidas referentes às variáveis individuais, domiciliares e municipais. Ainda no campo da saúde, modelos multiníveis foram utilizados por Tassinari e colaboradores (2007), que tinham como finalidade estimar efeitos de variáveis socioeconômicas contextuais na percepção da saúde bucal em uma população de adultos no Rio de Janeiro. Neste estudo os autores ajustaram modelos hierárquicos por blocos de variáveis no nível individual e no nível contextual (bairros e setores censitários).

Nas próximas seções veremos com mais detalhes os principais modelos hierárquicos ou multiníveis (Bryk e Raudenbush, 1996) aplicados na investigação dos fatores de risco associados aos diversos agravos em epidemiologia, englobando modelos estatísticos distintos como o linear, o logístico e o Poisson. Nesse contexto, introduzimos o conceito de efeitos latentes ou aleatórios, que ocorrem em dados com estruturas hierárquicas ou provenientes de desenhos amostrais complexos, quando indivíduos estão submetidos a situações de risco comuns por pertencerem a estruturas hierárquicas, tais como instituições (escolas, hospitais) ou conglomerados (distritos, bairros, setores censitários, dentre outras unidades ecológicas). Os modelos multiníveis discutidos neste capítulo são ilustrados por meio da análise de dados reais provenientes de estudos epidemiológicos, com ênfase na interpretação desses resultados.

Modelo linear multinível

Muitas questões sobre como as características do ambiente ou da própria estrutura das organizações (escolas, hospitais) ou divisões políticas (países, estados, bairros, setores censitários) afetam as condições de saúde dos indivíduos podem ser analisadas com a aplicação de modelos lineares hierárquicos ou multiníveis. Isso se deve, em parte, ao fato de esses modelos incorporarem características peculiares que permitem dar conta de potenciais fatores não observáveis ou latentes (efeitos aleatórios) que atuam nestes contextos. Esses efeitos latentes incorporados ao modelo multinível podem representar, por exemplo, aspectos do ambiente (tecnologias, estrutura, clima), que possivelmente exercem alguma influência comum sobre os indivíduos modificando o nível médio da resposta do ambiente. Tais aspectos sugerem o uso de modelos multiníveis com o intercepto aleatório.

Em termos estatísticos isso equivale ao uso de um modelo com apenas o intercepto variando entre as unidades do nível 2 (nível macro), com os demais coeficientes das variáveis explanatórias do modelo permanecendo constantes (Figura 23.1 A). Matematicamente, esse modelo pode ser denotado como:

$$Y_{ij} = \beta_{oj} + \beta_1 X_{1ij} + ... + \beta_k X_{kij} + \varepsilon_{ij}$$
$$\beta_{oj} = \beta_{00} + u_{oj}$$

onde Y_{ij} representa a resposta de interesse do i-ésimo indivíduo pertencente ao j-ésimo conglomerado/*cluster*, considerando-se a existência de *k* fatores de risco (que são representados por X no modelo). A parte aleatória do modelo é composta pelos termos de erros ε_{ij} e u_{oj}, sendo $u_{oj} \sim N(0,\tau_{00})$ e $\varepsilon_{ij} \sim N(0, \sigma^2)$.

Uma segunda alternativa, menos comum, assume homogeneidade das unidades do nível macro (intercepto constante), mas os efeitos dos fatores de risco estudados (variáveis independentes), representados pelos demais coeficientes, variando entre as unidades deste nível (Figura 23.1 B). A terceira alternativa, que necessita de um modelo conceitual *a priori*, permite a investigação da heterogeneidade tanto entre as unidades de nível macro quanto dos efeitos dos fatores de risco sobre a resposta. Isto equivale, em termos estatísticos, à definição de um modelo em que ambos, intercepto e demais coeficientes dos fatores de risco, variam aleatoriamente entre as unidades do nível macro (Figura 23.1 C).

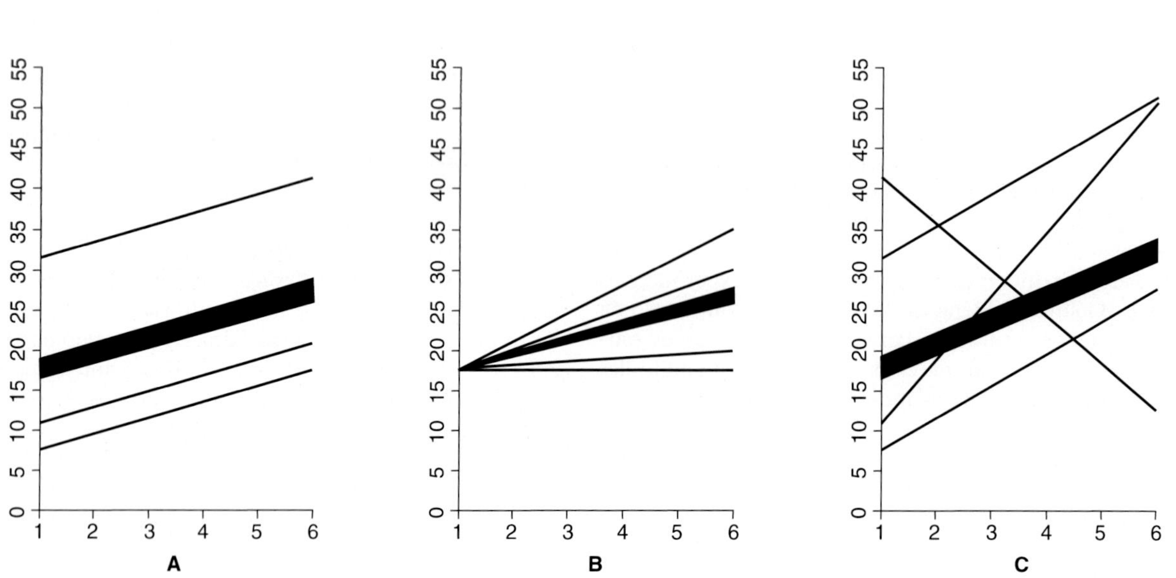

Figura 23.1 Modelos lineares multiníveis: (**A**) com diferentes interceptos; (**B**) com diferentes inclinações; (**C**) com interceptos e inclinações variando.

Para ilustrar a lógica da modelagem multinível, considere o ajuste de um modelo de regressão linear para uma variável resposta contínua, representado pela medida antropométrica déficit de altura por idade (a/i), observada em quatro ocasiões em um estudo longitudinal com 487 crianças realizado na cidade de Serrinha-BA (Assis *et al.*, 2005). O primeiro modelo proposto para análise dos dados deste estudo é o modelo multinível com intercepto aleatório sem variáveis explanatórias (ou preditores), também denominado na literatura como modelo não condicional ou Anova com efeitos aleatórios (Bryk e Raudenbush, 1996). Este modelo pode ser visto como o modelo linear hierárquico mais simples, no qual as unidades ao nível macro (nesse caso, as crianças) constituem uma amostra aleatória de uma população maior. Nesse contexto, a variável dependente, déficit de altura por idade (a/i), é mensurada ao nível 1 (ocasiões) e as crianças (nível 2) são consideradas como *clusters*.

Uma característica interessante nas análises multiníveis é a possibilidade de obter a estimativa ou quantificação do grau de similaridade existente entre as unidades do nível micro, que estão aninhadas em estruturas hierárquicas maiores, que é expressa pelo coeficiente de correlação intraclasse (ICC, em inglês). Tal medida estima a proporção da variabilidade da resposta explicada pela variabilidade que ocorre entre as unidades dos grupos (nível maior). O ICC pode ser definido por: ICC = $\tau_{00}/\tau_{00}+\sigma^2$, na qual τ_{00} é a variância *intercluster* e $\tau_{00}+\sigma^2$ é a variância total. Na maioria dos estudos, o valor do ICC varia entre 0 e 1. Um valor pequeno (próximo de zero) significa que o nível macro teria pouco efeito sobre a medida observada ao nível micro (Kreft, De Leeuw, 1998).

No nosso exemplo, um valor reduzido do ICC indicaria que os *clusters* (nesse caso as crianças) não contribuem para explicar o déficit de altura por idade. Por outro lado, um valor grande do ICC, por exemplo, próximo do valor 1, significaria que toda a variabilidade no déficit de altura por idade deve-se à diferença existente entre as crianças. Nesta situação hipotética as características individuais das ocasiões em que as medidas foram obtidas não afetariam o déficit de altura por idade, ficando este a dever-se inteiramente às características das crianças. Desse modo, tem-se que baixo ICC implica que a maior parte da variância total ocorre dentro dos *clusters* e que os elementos dentro dos grupos são heterogêneos, ou seja, a variabilidade dentro dos grupos é bastante alta, enquanto entre os grupos é baixa. Por outro lado, o ICC alto (próximo de um) significa que existem grupos mais dispersos, havendo alta variabilidade intergrupos e baixa variabilidade intragrupos, implicando que há grande similaridade entre os elementos intragrupos (*cluster*). Quando o ICC é nulo tem-se o caso de independência estatística entre os elementos de um grupo (Twisk, 2005; Amorim *et al.*, 2007).

O passo seguinte na análise multinível é estender o modelo Anova com efeitos aleatórios para o modelo de regressão condicional, que se caracteriza pela inserção de uma ou mais variáveis explanatórias. Um modelo ainda mais sofisticado pode ser definido ao se considerar o intercepto e os demais coeficientes das variáveis explanatórias variando aleatoriamente para explicar a heterogeneidade tanto entre as unidades do nível 2, quanto dos efeitos das variáveis explanatórias. Pode-se observar que uma das principais características que diferenciam os modelos lineares multiníveis dos modelos de regressão linear tradicional é a existência de uma estrutura de erros mais complexa do que a apresentada pelos modelos do capítulo anterior, para os quais se considera independência entre as unidades amostrais. Em síntese, pode-se dizer que a análise de regressão linear padrão é inadequada para situações em que os dados possuem estrutura naturalmente hierárquica ou provêm de desenhos amostrais complexos em conglomerados em um ou mais estágios, sugerindo a necessidade da utilização de procedimentos estatísticos mais sofisticados que levem em consideração a estrutura de correlação dos dados.

Programas estatísticos para análise multinível de dados

Tradicionalmente os pacotes estatísticos para as análises usando modelos lineares generalizados consideram apenas um nível hierárquico. Para os modelos descritos neste capítulo vários *softwares* já se encontram disponíveis. Em meados dos anos 1980 foram desenvolvidos vários programas para o ajuste de modelos multiníveis, dentre os quais destacaram-se o BMDP-5V, GENMOD, HLM3, MLN3 e VARCL (Kreft *et al.*, 1994). Atualmente existem versões mais atualizadas do *HLM* (Bryk e Raudenbush, 1996), bem como do MLwiN (Goldstein *et al.*, 1998). Nos últimos anos, os pacotes estatísticos de propósitos gerais, como o SAS, SPSS, STATA e R, incorporaram rotinas que permitem o ajuste de diversos tipos de modelos multiníveis de forma bem interativa (interface por menus ou linha de comando).

Neste capítulo, as ilustrações de ajuste de modelos multiníveis são realizadas através da utilização do STATA (Rabe-Hesketh e Everitt, 2004). A maioria dos comandos para ajuste dos modelos multiníveis no STATA iniciam com o prefixo *xt*, existindo o comando *gllamm* para o ajuste de modelos lineares generalizados. O comando *gllamm* permite o ajuste de modelos com mais de 2 níveis hierárquicos, enquanto o ajuste de modelos com apenas 2 níveis hierárquicos pode ser feito com comandos *xt*, tais como *xtmixed, xtreg, xtpoisson, xtlogit e xtbnreg*, por exemplo. Os exemplos das análises multiníveis apresentadas neste capítulo foram realizadas no STATA versão 9.0.

Exemplo do modelo linear multinível

Usando dados do estudo de Assis e colaboradores (2005), consideramos a variável resposta déficit de altura por idade (a/i) observada longitudinalmente em quatro ocasiões e as possíveis variáveis explanatórias: número de dejeções, categorizada como: diar1 (1 a 6 dejeções) e diar2 (> 6 dejeções); idade – em meses (idade); presença de sanitário no domicílio (*sanit1*) e *status* socioeconômico da família, categorizada como: socio1 (posse de bens – 6 ou 7 pontos) e socio2 (posse de bens – 8 ou + pontos). O *output* do modelo Anova com efeitos aleatórios foi omitido. No entanto, através do ajuste desse modelo o ICC foi estimado em 0,96, indicando uma alta dependência intraclasse (intracrianças) em relação ao índice déficit de altura por idade (a/i). O *output* do STATA com resultados referentes ao ajuste do modelo com intercepto aleatório é apresentado no Quadro 23.1.

A primeira parte do Quadro 23.1 mostra o número de crianças (n = 487), no nível 2, e o número total de mensurações (k = 1.948), no nível 1. São apresentadas ainda as estimativas dos efeitos fixos do modelo e correspondentes erros padrão (p. ex., para idade o efeito fixo foi estimado em −0,014 e o erro padrão em 0,005); a estatística z usada para inferência sobre os efeitos fixos, além do p-valor e intervalos de 95% de confiança correspondentes. Para a variável idade, por exemplo, a estatística z foi igual a −2,94, com p-valor de 0,003, e intervalo de 95% de confiança igual a (−0,024; −0,005). A segunda parte do Quadro 23.1 refere-se aos resultados sobre a parte aleatória do modelo, na qual o componente de variabilidade ao nível 2 para o intercepto foi estimado em var_inter(intercepto) = 1.157, e o erro aleatório ao nível 1 foi de var_intra(cons) = 0,253.

Quadro 23.1 *Output* editado do modelo linear multinível com intercepto aleatório

Mixed-effects ML regression	Number of obs = 1948
Group variable: numcri	Number of groups = 487
	Obs per group: min = 4
	avg = 4.0
	max = 4
	Wald chi2(7) = 95.16
Log likelihood = -1168.4707	Prob > chi2 = 0.0000

a/i	Coef.	Std. Err.	z	P>|z|	[95% Conf. Interval]	
idade	−.0141018	.0047909	−2.94	0.003	−.0234918	−.0047119
diar1	−.3222291	.1424569	−2.26	0.024	−.6014395	-.0430186
diar2	−.4463478	.1575058	−2.83	0.005	−.7550535	−.1376422
sani	.1873555	.1308769	1.43	0.152	−.0691584	.4438695
socio1	−.377412	.1274805	−2.96	0.003	−.6272693	−.1275547
socio2	−.614806	.1683532	−3.65	0.000	−.9447723	−.2848397
ocasiao	.0202872	.020464	0.99	0.322	−.0198216	.0603959
_cons	−.3175974	.2484189	−1.28	0.201	−.8044895	.1692948

Random-effects Parameters	Estimate	Std. Err.	[95% Conf. Interval]	
numcri: Identity				
sd(_cons)	1.15656	.0376524	1.085068	1.232763
sd(Residual)	.2531784	.0046898	.2441514	.2625392
LR test vs. linear regression: chibar2(01) = 3841.71 Prob >= chibar2 = 0.0000				

Modelo logístico multinível

Em muitos estudos epidemiológicos, o desfecho de interesse não é uma medida contínua, como peso ou nível de hemoglobina. Respostas binárias, tais como depressão, e presença ou ausência de uma doença podem ser de interesse. Nesses casos, modelos de regressão logísticos podem ser utilizados para avaliar o impacto de fatores associados à probabilidade de ocorrência da resposta de interesse. Pode-se estar interessado, por exemplo, nas relações existentes entre consumo de álcool, hábito de fumar, dieta e a ocorrência de doenças cardiovasculares.

Em circunstâncias similares às discutidas anteriormente, pode-se observar respostas de grupos de indivíduos ou medidas repetidas em um mesmo indivíduo. Por exemplo, Urbach e Austin (2005) avaliaram as relações entre mortalidade nos 30 primeiros dias após alguns tipos de procedimentos cirúrgicos, características do paciente (como gênero, idade e gravidade da doença) e características do serviço de atendimento ao paciente (como volume de cirurgias realizadas pelo médico e pelo hospital). As informações foram obtidas no banco de dados do Instituto Canadense de Informação em Saúde. Como a existência de múltiplos pacientes que realizaram cirurgia com um mesmo médico, além de vários pacientes que foram atendidos em um mesmo hospital, pode levar à existência de correlação das medidas entre pacientes agrupados em níveis contextuais mais altos (nesse caso, médicos e hospitais), as análises foram realizadas usando-se modelos logísticos multiníveis.

Em outro estudo conduzido por Sundquist e colaboradores (2004), na Suíça, avaliou-se o impacto de características das vizinhanças onde moravam idosos, além do efeito de fatores individuais (como idade e renda), na ocorrência de doença coronariana através do uso de modelo logístico multinível. Desse modo, pôde-se separar os determinantes individuais das doenças coronarianas do efeito de aspectos relacionados com a área de moradia dos indivíduos. O entendimento de fenômenos coletivos desse tipo pode ser relevante em pesquisas etiológicas e em estratégias de prevenção.

O desenvolvimento de *softwares* estatísticos para modelos multiníveis tornou as análises de respostas binárias dentro de uma estrutura hierárquica mais acessível aos investigadores. Esse tipo de procedimento permite lidar simultaneamente com problemas de correlação entre as observações e medidas de erros na variável resposta. Como ilustração desse método de análise, considere um modelo logístico multinível de dois níveis, com a presença de uma variável explicativa binária ao nível 1 (nível individual) e uma variável explicativa binária ao nível 2 (nível de grupo), considerando o intercepto aleatório. A especificação desse modelo pode ser feita através da relação funcional entre a probabilidade de ocorrência do evento (π_{ij}) e as variáveis de interesse da seguinte forma:

$$\pi_{ij} = P(Y_{ij} = 1/x_{1ij}, x_{2j}, u_{oj}) = \frac{\exp(\beta_0 + \beta_1 x_{1ij} + \beta_2 x_{2j} + u_{oj})}{1 + \exp(\beta_0 + \beta_1 x_{1ij} + \beta_2 x_{2j} + u_{oj})}$$

onde u_{oj} representa o efeito aleatório específico do indivíduo. Geralmente assume-se que u_{oj} provém de uma distribuição normal com média zero e variância σ_u^2 (Leyland e Goldstein, 2001). Note que a inclusão do efeito aleatório nesse modelo o diferencia do modelo logístico tradicional, conforme discutido no capítulo anterior.

A interpretação das estimativas dos efeitos das variáveis pode ser melhor obtida na escala linear, tal que $\text{log}it(\pi_{ij}) = \log\left(\frac{\pi_{ij}}{1-\pi_{ij}}\right) = \beta_0 + \beta_1 x_{1ij} + \beta_2 x_{2j} + u_{oj}$. Essa expressão representa o log da chance de se observar a ocorrência da resposta ($Y_{ij}=1$). Desse modo, o aumento de uma unidade em x_{1ij} leva ao aumento do log da chance por β_1. De forma análoga ao que é feito tradicionalmente em modelos logísticos, pode-se calcular a razão de chances (ou *odds ratio* – OR – em inglês) entre dois indivíduos do mesmo grupo (nível 2), que será dada por $\exp(\beta_1)$. Se, por exemplo, $\exp(\beta_1) = 2$, então pode-se dizer que a chance de o evento de interesse ocorrer entre indivíduos do nível 1 da variável x_1 é duas vezes maior do que no outro nível da variável x_1.

O coeficiente de correlação intraclasse no modelo multinível logístico pode ser estimado por:

$$\rho = \frac{\sigma_u^2}{\sigma_u^2 + \pi^2/3}$$

em que σ_u^2 é a variância do intercepto aleatório no modelo que não contém covariáveis, podendo ser interpretado de maneira análoga à apresentada anteriormente.

Vale a pena salientar que o uso desses modelos requer amostras grandes. Para que as estimativas obtidas sejam confiáveis, sugere-se que, em casos de estudos por conglomerados, considere-se pelo menos 30 indivíduos (unidades do nível 1, como pacientes e escolares) em cada uma das unidades do nível 2 (conglomerados, como hospitais, médicos e escolas). O número de conglomerados deve ser, no mínimo, 50. Em situações em que a prevalência do evento é baixa, o número de unidades do nível 1 deve ser ainda maior (Moineddin *et al.*, 2007). Em estudos longitudinais, recomenda-se o uso de pelo menos 5 medidas repetidas para cada unidade do nível 2 (Maas e Hox, 2005).

Exemplo de modelo logístico multinível

Para ilustrar o uso dos modelos logísticos multiníveis, considere dados provenientes de estudo para avaliação da eficácia do uso prolongado de um anti-helmíntico de amplo espectro, denominado ivermectina, na prevalência de infecções por *Trichuris trichiura* em crianças e adolescentes, com idade entre 6 e 16 anos (Moncayo *et al.*, 2008). Esse estudo foi conduzido com 3.705 indivíduos afro-equatorianos de comunidades rurais na província de Esmeraldas, no Equador. As crianças e adolescentes são provenientes de 31 comunidades que têm sido tratadas com ivermectina e de 27 vilas adjacentes, que foram pareadas com as comunidades tratadas considerando-se a etnia e as características sociais e econômicas, mas que nunca foram tratadas porque não são endêmicas para oncocercose. Nesse estudo de corte transversal cada comunidade possui em média 34,5 crianças e adolescentes participando do estudo. Para as análises aqui apresentadas considere que a variável resposta de interesse é a ocorrência de infecção por *Trichuris trichiura* (1 = sim, 0 = não) no i-ésimo participante da j-ésima comunidade do estudo.

O modelo logístico multinível é usado nesse exemplo para levar em consideração a dependência existente entre as múltiplas ocorrências de infecção em indivíduos de uma mesma comunidade. A inclusão no modelo de efeitos aleatórios específicos das comunidades levará em conta a heterogeneidade entre essas comunidades e, indiretamente, considerará a estrutura de correlação entre os casos de infecção por *Trichuris* de uma mesma comunidade.

As covariáveis usadas nesse exemplo são específicas das crianças/adolescentes e englobam o grupo de tratamento (1 = ivermectina, 0 = placebo), gênero (1 = feminino, 0 = masculino) e idade (em anos completos). Assim, o modelo ajustado foi definido por:

$$\log it(\pi_{ij}) = \beta_0 + \beta_1 trat_i + \beta_2 sexo_i + \beta_3 idade_i + u_{oj}$$

Para a ilustração do modelo logístico multinível, os resultados aqui apresentados referem-se aos dados de uma amostra aleatória de 2.000 crianças e adolescentes do estudo original. As estimativas dos parâmetros do modelo logístico com intercepto aleatório estão apresentadas no *output* seguinte do STATA (Quadro 23.2).

O Quadro 23.2 apresenta as *odds ratios* (OR) estimadas e seus correspondentes intervalos de 95% de confiança (IC), que apontam que a chance (*odds*) de indivíduos das comunidades tratadas com ivermectina apresentarem infecção por *Trichuris trichiura* é aproximadamente 94% menor do que a chance (*odds*) de infecção em indivíduos moradores de comunidades que não foram tratadas (OR = 0,06; 95% IC; OR: 0,04; 0,10). Verificam-se ainda efeitos estatisticamente significativos de gênero e idade da criança/adolescente (p = 0,019 e 0,000, respectivamente) na ocorrência de infecção. O coeficiente de correlação intraclasse estimado foi de 0,11 (95% IC = 0,067; 0,184), indicando dependência entre a ocorrência de infecção em indivíduos de uma mesma comunidade.

Modelo Poisson multinível

Os modelos lineares multiníveis descritos no início deste capítulo são apropriados quando o pressuposto de normalidade dos erros é adequado, de modo que a variável resposta é contínua e sua distribuição é simétrica, enquanto os modelos logísticos descritos na seção anterior são utilizados quando a resposta é dicotômica. No entanto, existem ocasiões em que o pressuposto de normalidade no nível 1 não é apropriado ou o modelo logístico não é aplicável. Exemplos desta situação ocorrem para variáveis respostas provenientes de contagem em desenhos longitudinais (número de episódios de asma registrados

Quadro 23.2 *Output* editado do modelo logístico multinível com intercepto aleatório

Random-effects logistic regression — Number of obs = 2000
Group variable (i): comun — Number of groups = 58
Random effects u_i ~ Gaussian — Obs per group: min = 5
avg = 34.5
max = 116

ttprev	OR	Std. Err.	z	P>|z|	[95% Conf. Interval]	
_Itrat_1	.0639561	.0159262	−11.04	0.000	.0392571	.1041948
_Isexo_1	1.295354	.1430989	2.34	0.019	1.043171	1.608502
idade	.9166808	.0201509	−3.96	0.000	.8780244	.9570391
/lnsig2u	−.8682553	.2918003			−1.440173	−.2963372
sigma_u	.6478296	.0945184			.48671	.8622857
rho	.1131358	.0292781			.0671685	.1843447

ao longo do tempo de seguimento, por exemplo) nos quais os dados são correlacionados, havendo presença de superdispersão. Nesta situação o modelo Poisson multinível é uma das possíveis estratégias (Twisk, 2005; Hinde e Demétrio, 1998; Snijder e Bosker, 2000). O modelo Poisson foi discutido no capítulo anterior no contexto de dados independentes.

Se $Y_{ij} \sim$ Poisson (μ_{ij}), então, o modelo Poisson multinível pode ser definido por:

$$\log(\mu_{ij}) = \beta_0 + \beta_1 x_{1ij} + \beta_2 x_{2j} + ... + \beta_k x_{kj} + u_{oj},$$

considerando-se a existência de covariáveis, onde μ representa a taxa média de incidência dos eventos de interesse e u_{oj} o efeito aleatório. Assim, da mesma forma que nos modelos de regressão já discutidos nos capítulos anteriores, o aumento de uma unidade em x_{1ij} leva ao aumento de β_1 unidades em $\log(\mu)$. Através desse modelo pode-se estimar o risco relativo (RR) exponenciando-se os parâmetros β_{ij}, considerando-se o mesmo tempo de acompanhamento para todos os indivíduos.

Exemplo de modelo Poisson multinível

Para ilustrar o ajuste do modelo Poisson multinível, considere a dependência existente entre as múltiplas ocorrências de episódios de diarreia (medidas repetidas) em uma mesma criança. A inclusão de efeitos aleatórios no modelo considera a heterogeneidade existente entre essas crianças e, indiretamente, a estrutura de correlação entre os casos de diarreia de uma mesma criança. Os dados provêm de um estudo longitudinal sobre a suplementação de vitamina A que foi realizado no município de Serrinha-BA (Barreto *et al.*, 1994). O modelo Poisson multinível ajustado para esses dados consistiu em três níveis hierárquicos, no qual o bairro de residência representa as unidades no nível 3, as crianças, as unidades no nível 2, e as ocasiões (quadrimestres), o nível 1. A variável resposta foi definida pelo número de episódios de diarreia moderados ou graves em cada quadrimestre.

O Quadro 23.3 apresenta os resultados do ajuste do modelo Poisson multinível com uso do comando *gllamm* do STATA. Verifica-se que o número de episódios moderados ou graves de diarreia (*mod_sev*) está associado às variáveis explanatórias: grupo de suplementação de vitamina A (1 = suplementado e 0 = placebo) [*grupo*], idade da criança (em meses) [*idmes*], ocasião em que foi dada a suplementação (*período* = 1, 2, 3) e a existência de sanitário no domicílio (1 = sim e 0 = não) [*sanit*]. Na primeira parte do *output* encontra-se o número de unidades em cada nível hierárquico. As estimativas do risco relativo (RR) são apresentadas na coluna *exp(b)*, ao lado dos correspondentes erros padrão, estatísticas de teste, p-valores e intervalos de 95% de confiança. Para a variável grupo de tratamento, por exemplo, obteve-se RR = 0,85 (95%IC = 0,75; 0,96), indicando uma redução de aproximadamente 15% no risco de diarreia moderada ou grave nas crianças que receberam suplementação de vitamina A comparadas às do grupo placebo, ajustando-se por gênero, idade, ocasião da suplementação e existência de sanitário no domicílio.

O modelo binomial negativo multinível é uma alternativa ao modelo Poisson multinível na análise de dados de contagem (Hilbe, 2007; Snijder e Bosker, 2000; Cordeiro, 1986). Esse modelo, considerando-se o intercepto aleatório, também foi aplicado para modelar o número de episódios moderados ou graves de diarreia (*mod_sev*) das crianças do exemplo anterior. Nesse caso, o modelo pode ser representado pela equação $\log(\mu_{ij}) = \beta_0 + \beta_1 X_{1ij} + \ldots + \beta_k X_{kij} + u_{oj}$, onde Y_{ij} é a variável dependente na i-ésima medida do j-ésimo indivíduo, com distribuição binominal negativa (BN (μ_{ij}, ϕ), onde ϕ representa um parâmetro de dispersão). β_{oj} é a resposta média para o j-ésimo indivíduo e outros parâmetros do modelo ($\beta_1, \ldots, \beta_k$) representam os efeitos fixos dos determinantes individuais e contextuais de interesse. A estrutura aleatória do modelo é similar à definida para os modelos anteriores.

O Quadro 23.4 apresenta os resultados do ajuste do modelo binomial negativo multinível com intercepto aleatório, usando o comando *xtnbreg* do STATA. Utilizou-se o teste da razão de verossimilhança (*likelihood-ratio test*) para comparação dos modelos binomial negativo com e sem efeito aleatório. Esse teste (p-valor $\leq$ 0,05) indicou a existência de fontes de heterogeneidade e por isso a importância de se considerar o efeito aleatório (variabilidade inter e intra) no ajuste desse modelo.

Quadro 23.3 *Output* **editado do modelo Poisson multinível com intercepto aleatório**

number of level 1 unit = 3022
number of level 2 units = 1141
number of level 3 units = 13
Condition number = 72.448262
gllamm model
log likelihood = −3816.4207

mod_sev	exp(b)	Std. Err.	z	P>|z|	[95% Conf. Interval]	
grupo	.8476083	.0557058	−2.52	0.012	.7451665	.9641334
idmes	.9562215	.0026071	−16.42	0.000	.9511252	.961345
periodo	.7884215	.0180484	−10.38	0.000	.7538291	.8246014
sanit	1.418898	.1026753	4.84	0.000	1.231278	1.635108
lnfup*	(offset)					

Variances and covariances of random effects

***level 2 (numcri)
var(1): .622766 (.0530219)
***level 3 (bairro)
var(1): .12480632 (.04187118)

*lnfup: logaritmo do tempo de acompanhamento. Este termo deve ser incluído no modelo quando estes tempos diferem entre indivíduos.

Quadro 23.4 *Output* editado do modelo multinível binomial negativo com intercepto aleatório

Random-effects negative binomial regression				Number of obs = 3022		
Group variable (i): numcri1				Number of groups = 1141		
Random effects u_i ~ Beta				Obs per group: min = 1		
				avg = 2.6		
				max = 3		
				Wald chi2(4) = 372.74		
Log likelihood = −3824.1052				Prob > chi2 = 0.0000		
mod_sev	**IRR**	**Std. Err.**	**z**	**P>|z|**	**[95% Conf. Interval]**	
grupo	.8713059	.0568057	−2.11	0.035	.7667887	.9900694
idmes	.9581374	.0026506	−15.46	0.000	.9529565	.9633465
período	.7858089	.0194625	−9.73	0.000	.7485742	.8248958
sanit	1.561264	.1111274	6.26	0.000	1.357968	1.794994
fup	(exposure)					
/ln_r	2.677342	.2089186			2.267869	3.086815
/ln_s	.5419065	.0991128			.3476489	.736164
r	14.54638	3.03901			9.658799	21.9072
s	1.719281	.1704028			1.415735	2.087911
Likelihood-ratio test vs. pooled: chibar2(01) = 281.20 Prob>=chibar2 = 0.000						

O ajuste dos modelos Poisson ou binomial negativo multiníveis, com a incorporação de efeitos aleatórios no contexto de dados longitudinais ou de estudos com conglomerados, é sugerido quando se deseja modelar dados de contagem que apresentam correlação. Essa característica pode levar ao fenômeno denominado superdispersão, que ocorre com dados do tipo binário ou de contagem. A superdispersão ocorre quando a variância observada não é igual à esperada pelo modelo proposto. No nosso exemplo, o número médio de episódios moderados ou graves de diarreia foi 1,02, com variância de 2,21. Pelo modelo de Poisson espera-se teoricamente que a média seja igual à variância. A superdispersão acontece com certa frequência em estudos longitudinais devido à própria natureza dos eventos, uma vez que o pressuposto de independência entre as observações repetidas em um mesmo indivíduo (*cluster*) tende a ser violado, além de outras possíveis causas, tais como a existência de variáveis observáveis omitidas. O modelo binomial negativo surge ainda como uma alternativa mais adequada para a modelagem de dados de contagem quando existe o problema da inflação de zeros na variável resposta, ou seja, um número excessivo de zeros é observado nos dados (Hinde e Demetrio, 1997).

Diante dessas características que foram observadas nos dados sobre episódios de diarreia, verifica-se nos Quadros 23.3 e 23.4 que o modelo Poisson tende a superestimar o efeito da vitamina A. Isso deve-se a vários fatores, que incluem a estrutura de correlação dos dados, além da ocorrência de mais de 50% de zeros na variável resposta número de episódios de diarreia moderados ou severos. Por isso, o modelo binomial negativo multinível é o mais apropriado para análise desses dados.

Considerações finais

Nas últimas duas décadas verificou-se um crescimento vertiginoso do desenvolvimento de métodos estatísticos para análise de dados obtidos em situações para as quais as observações não podem ser consideradas independentes. Incluem-se neste contexto mensurações coletadas em um mesmo indivíduo em várias ocasiões ou medidas realizadas em indivíduos que pertencem a um mesmo agrupamento. Para levar em consideração a dependência entre as observações e responder às questões de investigação de maneira satisfatória, a utilização de técnicas estatísticas sofisticadas faz-se necessária. Os modelos multiníveis surgem como um procedimento para análise de situações que contêm variáveis mensuradas em níveis diferentes de hierarquia, possibilitando avaliar a variabilidade desses níveis através da introdução de efeitos aleatórios (Santos, 2000; Kreft, 1998). A modelagem multinível é bastante abrangente, sendo capaz de incorporar todos os modelos lineares generalizados paramétricos e ainda ser estendida para modelos semiparamétricos.

A principal diferença dos modelos multiníveis para os modelos que assumem independência das observações (análises tradicionais) está na estimação do erro padrão, que é geralmente subestimado quando se ignora a correlação entre as observações. Isto faz com que os modelos de coeficientes aleatórios sejam mais conservadores em relação aos demais modelos lineares generalizados.

Neste capítulo, abordaram-se os modelos multiníveis mais comumente utilizados na área de saúde, mas ressalta-se a existência de outros modelos que podem ser de grande utilidade para descrição de fenômenos biológicos, incluindo-se os modelos de curvas de crescimento e modelos em análise de sobrevivência multinível. Uma abordagem alternativa para análise de dados correlacionados pode ser feita através do uso de equações de estimação generalizadas (GEE), que corresponde a uma técnica de modelagem marginal para estimar efeitos em diversos modelos, como o que considera erros normais, dados com distribuição Poisson ou binomial negativa (Twisk, 2004; Hilbe, 2007). A crescente complexidade da estrutura dos dados de estudos epidemiológicos e a disponibilidade de metodologia estatística em *software* têm aumentado a popularidade dos modelos multiníveis, que surgem como importantes ferramentas em pesquisa quantitativa em ciências médicas, do comportamento e sociais.

Referências bibliográficas

Amorim LD, Bangdiwala SI, McMurray RG, Creighton D, Harrell J. Intraclass correlations among physiologic measures in children and adolescents. *Nursing Research*, 56:355-360, 2007.

Assis AMO, Barreto ML, Santos LMP, Fiaccone RL, Gomes GS. Growth faltering in childhood related to diarrhea: a longitudinal community-based study. *European Journal of Clinical Nutrition*, 59:1317-1323, 2005.

Barreto ML, Santos LMP, Assis AMO, Araujo MPN, Farenzena GG, Santos PAB, Fiaccone RL. Effect of vitamin A supplementation on diarrhoea and acute lower-respiratory-tract infections in young children in Brazil. *Lancet*, 344:228-231, 1994.

Bryk AS, Raudenbush SW. *Hierarchical linear models: applications and data analysis methods*. 2nd ed. Thousand Oakes, CA: 2002; Sage Publications.

Cordeiro GM. *Modelos lineares generalizados*. São Paulo: ABE, 1986.

Diez-Roux AV. Bringing context back into epidemiology: variables and fallacies in multilevel analysis. *American Journal Public Health*, 88:2216-222, 1998.

Gelman A, Meng X-L. Model checking and model improvement. In: *Markov chain Monte Carlo in practice*. London: Chapman and Hall, 1995, p. 189.

Goldstein H, Rasbash J, Plewis I, Draper D, Browne W, Yang M, Woodhouse & Healy M. *A User´s Guide to MLwiN*. London: Multilevel Models Project, Institute of Education, University of London, 1998.

Goldstein H. *Multilevel statistical models*. 2nd ed. London: Edward Arnold, 1999.

Hilbe. *Negative binomial regression*. Cambridge University Press, 2007.

Hinde J, Demétrio CGB. *Overdispersion: Models and Estimation*. São Paulo: ABE, 1998.

Kreft IGG, de Leeuw J, van der Leenden R. Review of five multilevel analysis programs: BMDP-5V, GENMOD, HLM, ML3, and VARCL. The *American Statistician*, 48:324-335, 1994.

Kreft IGG, De Leeuw J. *Introducing multilevel modeling*. Thousand Oaks, CA: Sage Publications, 1998.

Leyland AH, Goldstein H. *Multilevel modelling of heatlh statistics*. Chichester: John Wiley & Sons, Inc., 2001.

Moineddin R, Matheson FI, Glazier RH. A simulation study of sample size for multilevel logistic regression models. *BMC Medical Research Methodology*, 7:34, 2007.

Maas CJM, Hox JJ. Sufficient sample sizes for multilevel modeling. Methodology. *European Journal of Research Methods for the Behavioral and Social Sciences*, 1:85-91, 2005.

Moncayo AL, Vaca MG, Amorim L, Rodriguez A, Erazo S, Oviedo G, Quinzo I, Padilla M, Chico M, Lovato R, Gomez E, Barreto ML, Cooper PJ. Impact of long-term treatment with ivermectin on the prevalence and intensity of soil-transmitted helminth infections. *PLoS Negleted Tropical Disease,* 2008.

Oliveira LPM Barreto ML, Marlúcia AAO, Braga-Junior ACR, Nunes MF FP, Oliveira NF, Benício MHD, Venâncio SI, Saldiva SRDM, Escuder MML. Preditores do retardo de crescimento linear em pré-escolares: uma abordagem multinível. *Cadernos de Saúde Pública*, 23 (3):601-613, 2007.

R Development Core Team (2007). *R: A language and environment for statistical computing*. Viena, Austria: R Foundation for Statistical Computing. [URL http://www.R-project.org].

Rabe-Hesketh S, Everitt BS. *A Handbook of Statistical Analyses Using Stata*. 3rd ed. Boca Raton, FL: Chapman & Hall/CRC, 2004.

Raggio RR, Costa AJL, Nadanovsky P. *Epidemiologia e bioestatística na pesquisa odontológica*. Editora Atheneu, 2005.

Rothman KJ, Greenland S. *Modern Epidemiology*. 2nd ed. Philadelphia: Lippincott-Raven Publishers, 1998.

Santos CAST, Ferreira LDA, Oliveira NF, Dourado MIC, Barreto ML. Modelagem Multinivel. *Sitientibus*, 89-98, 2000.

Singer JD. Using SAS PROC MIXED to fit multilevel models, hierachical models, and individual growth models. *Journal of Educational and Behavioral Statistics*, 23:323-355, 1998.

Singer JD, Willett JB. *Applied Longitudinal Data Analysis: Modeling Change and Event Occurrence*. New York: Oxford University Press, 2003.

Snijder TAB, Bosker RJ. *Multilevel Analysis – An introduction to basic advanced multilevel medeling*. London: SAGE, 2000.

Sundquist K, Malmström M, Johansson S-E. Neighbourhood deprivation and incidence of coronary heart disease: a multilevel study of 2.6 million women and men in Sweden. *Journal of Epidemiology Community Health*, 58:71-77, 2004.

Tassinari WS, Leon AP, Werneck GL, Faerstein E, Lopes CS, Chor D, Nadanovsky P. Contexto sócio-econômico e percepção da saúde bucal em uma população de adultos no Rio de Janeiro, Brasil: uma análise multinível. *Cadernos de Saúde Pública*, 23(1):127-136, 2007.

Twisk J. A comparison between generalized estimating equations and random coefficient analysis. *European Journal of Epidemiology*, 19:769-779, 2004.

Twisk J. *Applied Multilevel Analysis: a Practical Guide*. New York: Cambridge University Press, 2005.

Urbach DR, Austin PC. Conventional models overestimate the statistical significance of volume-outcome associations, compared with multilevel models. *Journal of Clinical Epidemiology,* 58:391-400, 2005.

24 Modelos de Equações Estruturais em Epidemiologia

Leila Denise A. F. Amorim, Carlos Antônio de S. T. Santos, Lia Terezinha L. P. de Moraes e Tereza Nadya L. dos Santos

Introdução

A modelagem de equações estruturais (MEE) tem se tornado popular em várias áreas do conhecimento nos últimos anos. Embora esse tipo de metodologia seja tradicionalmente mais utilizado em pesquisas em ciências sociais e humanas, particularmente em psicologia na avaliação de medidas de comportamento e em econometria, um conjunto mais amplo de aplicações tem aparecido na literatura no início deste século. Como exemplo, podem ser citados: o uso da análise fatorial confirmatória para avaliar e comparar modelos competitivos para síndrome metabólica (Shah *et al.*, 2006); ou o uso de modelos de equações estruturais para desenvolvimento de modelos causais para as relações entre sintomas em pacientes terminais de câncer e sua qualidade de vida (Olson *et al.*, 2008); e para descrição do comportamento e fatores associados à pressão sanguínea na adolescência (Dahly *et al.*, 2009). A crescente popularidade da MEE nas áreas da Saúde Pública e da Epidemiologia está relacionada com diversos fatores, incluindo o desenvolvimento de teorias mais sofisticadas para explicação dos fenômenos em saúde, que requerem o uso de múltiplas variáveis observadas e a inclusão de relações complexas entre elas. A MEE ainda permite a inclusão explícita de erros de mensuração, que pode ser de interesse em várias aplicações. Além disso, mais recentemente, a disponibilidade de diversos *softwares* estatísticos de fácil manuseio para a implementação dos modelos de equações estruturais tem contribuído para o aumento no uso desse tipo de modelagem.

A modelagem de equações estruturais é uma ferramenta analítica bastante genérica, que pode ser inserida na estrutura da modelagem com variáveis latentes (Muthén, 2002). Os métodos modernos referentes à MEE representam a confluência de trabalhos que foram realizados em várias disciplinas, incluindo bioestatística, econometria, psicometria e estatística social. Aspectos importantes da MEE que permitem sua caracterização incluem (Kaplan, 2000; Raykov e Marcoulides, 2006):

- A possibilidade de estimação de erros de medidas a partir do uso de fatores ou variáveis latentes múltiplas. Nesses modelos podem-se incluir variáveis que não são medidas diretamente, no entanto, por meio de seus efeitos, denominados indicadores, ou de suas causas observáveis. Essas variáveis não mensuráveis são conhecidas como variáveis latentes, construtos ou fatores
- O teste de modelos teóricos para avaliar como conjuntos de variáveis observadas definem construtos e como esses construtos relacionam-se entre si (Schumacker e Lomax, 2004)
- A possibilidade de avaliação de mecanismos mediadores por meio da decomposição dos efeitos (Bollen, 1987; Ditlevsen *et al.*, 2005; MacKinnon, 2008).

Conforme já mencionado, essa metodologia tem sido amplamente utilizada na área das ciências sociais para descrever relações causais complexas ou situações em que as características de interesse não podem ser medidas perfeitamente (Muthén, 1984; Bollen, 1987; Bollen, 1989; Kupek, 2006). No entanto, essa metodologia ainda é subutilizada em pesquisas da área de ciências biomédicas. Como ilustração do potencial de aplicabilidade da MEE nessa área do conhecimento, pode-se citar situações com medições que são realizadas ao longo do tempo, em que algumas características são consideradas como resposta em um determinado ponto do tempo e podem ser preditoras de algum outro evento no futuro. Por exemplo, a ocorrência de parto prematuro é uma resposta importante em obstetrícia, mas que pode ser considerada como um fator de risco para o baixo peso ao nascer, que, por sua vez, pode ter impacto negativo na saúde da criança. Quanto às características de interesse que não podem ser medidas perfeitamente, como exemplo tem-se estudos sobre o sistema imunológico, no qual o tempo de sobrevida de pacientes desde o início de uma doença imunológica pode ser afetado pela observação de vários marcadores da progressão da doença indicando imunossupressão. Essa ocorrência é um fator não mensurado diretamente e que dependerá da análise de uma complexa inter-relação entre os diversos marcadores.

Neste capítulo são apresentadas e descritas as várias etapas relacionadas com a implementação da modelagem de equações estruturais. Além disso, conceitos e terminologia fundamentais relacionados com a MEE são discutidos, considerando-se, particularmente, a análise fatorial confirmatória e os modelos de equações estruturais para variáveis contínuas (Bollen, 1989; Kaplan, 2000; Hair *et al.*, 2005; Amorim *et al.*, 2010). A construção dos modelos será ilustrada com exemplos usando dados epidemiológicos.

Etapas para aplicação da modelagem de equações estruturais

A modelagem de equações estruturais, denominada SEM - *Structural Equation Modeling*, em inglês, engloba técnicas multivariadas de análise de dados que combinam aspectos de regressão múltipla e de análise fatorial para estimar simultaneamente uma série de relações de dependência. Para que o procedimento possa ser implementado, as seguintes etapas precisam ser definidas:

- Desenvolvimento de um modelo teórico-conceitual
- Especificação de modelo estatístico
- Determinação da identificabilidade do modelo
- Ajuste e avaliação da bondade de ajuste do modelo
- Verificação da necessidade de modificação do modelo.

Desenvolvimento de um modelo teórico-conceitual

Para a implementação da MEE, geralmente parte-se de um modelo teórico previamente especificado que permitirá determinar as múltiplas relações de dependência (ou relações causais) dentre as variáveis do modelo. Diferentemente da abordagem tradicional da modelagem estatística, o enfoque principal dessa metodologia está na avaliação da adequação de um modelo teórico aos dados do pesquisador. Um modelo teórico consiste em um conjunto sistemático de relações que fornecem explicações consistentes e abrangentes dos fenômenos (Hair *et al.*, 2005). O modelo teórico que serve de apoio à construção a MEE não é restrito a uma teoria definida no âmbito acadêmico, mas pode ser alicerçado na experiência e na prática obtidas a partir da observação do comportamento real, no sentido estrito do termo.

Para ilustração das diversas etapas para a implementação do modelo, considere um estudo com o objetivo de definir perfis de consumo alimentar em crianças menores de 12 meses utilizando informações referentes à quantidade de calorias provenientes do consumo de: açúcares e doces, leite e derivados, leite materno, cereais, feijão, carne e arroz. Para isso, os dados utilizados referem-se a 301 crianças menores de 12 meses residentes na zona urbana de municípios do interior da Bahia, participantes do estudo (denominado VIDACRI) que foi conduzido por pesquisadores da Escola de Nutrição da Universidade Federal da Bahia (Santos *et al.*, 1995). O objetivo do exemplo é testar se o modelo de consumo alimentar hipotetizado pelos pesquisadores é confirmado pelos dados do estudo VIDACRI.

O modelo teórico pode ser expresso tanto por meio de equações quanto por diagramas, denominados de diagramas de caminhos (*path diagram*), que resumem um conjunto de hipóteses. O diagrama permite a rápida visualização das relações e é apresentado na forma de um gráfico pictórico que representa as relações de interdependência consideradas no modelo. O diagrama de caminhos consiste em um conjunto de figuras geométricas e setas que servem para evidenciar os tipos de variáveis e de relação entre elas, que pode ser justificada teoricamente (Kaplan, 2000).

As variáveis na MEE podem ser classificadas em relação a diversos aspectos do modelo (Kaplan, 2000; Hair *et al.*, 2005; Kline, 2005). Quanto ao aspecto de serem mensuráveis, diretamente ou não, elas podem ser classificadas como:

- Variáveis latentes ou constructos: referem-se a conceitos teóricos que não podem ser observados ou mensurados diretamente. Se constructos forem observados diretamente, não será possível medi-los sem a ocorrência de erros. Uma variável latente ou constructo é resultado da combinação de diversas variáveis de medição
- Variáveis de medição ou variáveis indicadoras: são observadas ou mensuradas diretamente. As variáveis observadas que são utilizadas para a construção de uma variável latente são chamadas de variáveis indicadoras.

Quanto à influência que uma variável exerce sobre outras, as variáveis são classificadas como:

- Exógenas: são as variáveis que não são influenciadas ou não sofrem efeito de outras variáveis do modelo, sendo também chamadas de independentes ou preditoras como nos modelos de regressão tradicionais. Assume-se que são variáveis mensuradas sem erro, podendo ser quantitativas ou qualitativas
- Endógenas: são as variáveis que recebem influência de outras variáveis presentes no modelo, sendo também chamadas de dependentes. Os erros estruturais (ou *disturbances*) representam as causas omitidas agregadas das variáveis endógenas, juntamente com o erro de mensuração. Assim, haverá um erro associado a cada variável endógena do modelo.

Na abordagem com MEE os constructos permitem a formação de relações causais a serem estimadas pelos modelos e são medidos, aproximadamente, por um conjunto de variáveis observadas. Segundo Hair *et al.* (2005), constructos ou variáveis latentes podem também estar relacionados com variáveis de medição (ou variáveis observadas) em uma relação de dependência. Uma das diferenças mais importantes entre a MEE e demais técnicas de modelagem é a inclusão de variáveis latentes ou constructos (Codes, 2005). Em MEE, convencionalmente, assume-se que as variáveis de medição são dependentes dos constructos. Assim, quando as relações são representadas graficamente por um diagrama de caminhos, a seta usada para representar a ligação entre as diversas variáveis apresenta o seguinte sentido: parte do constructo em direção às variáveis de medição que foram utilizadas para a construção da variável latente. O pesquisador deve justificar a base teórica das variáveis indicadoras porque a MEE examina apenas suas características empíricas.

A Figura 24.1 ilustra as convenções usadas para representação das relações entre um constructo e uma ou mais variáveis de medição e a relação entre constructos.

Os princípios básicos na construção de um diagrama de caminhos em um modelo são os seguintes:

- Representa-se por X as variáveis indicadoras dos constructos exógenos e por Y as variáveis indicadoras de constructos endógenos
- Construtos, fatores ou variáveis latentes são representados por círculos ou figuras ovais
- As variáveis observadas, indicadoras e de medição são representadas por retângulos ou quadrados
- As variáveis indicadoras X e/ou Y são associadas a seus respectivos constructos por uma seta que parte do constructo para a variável de medição (ou variáveis indicadoras).

A Figura 24.2 ilustra os conceitos sobre as variáveis, os símbolos utilizados, as relações entre as variáveis e o diagrama de caminhos para o modelo teórico-conceitual para o estudo

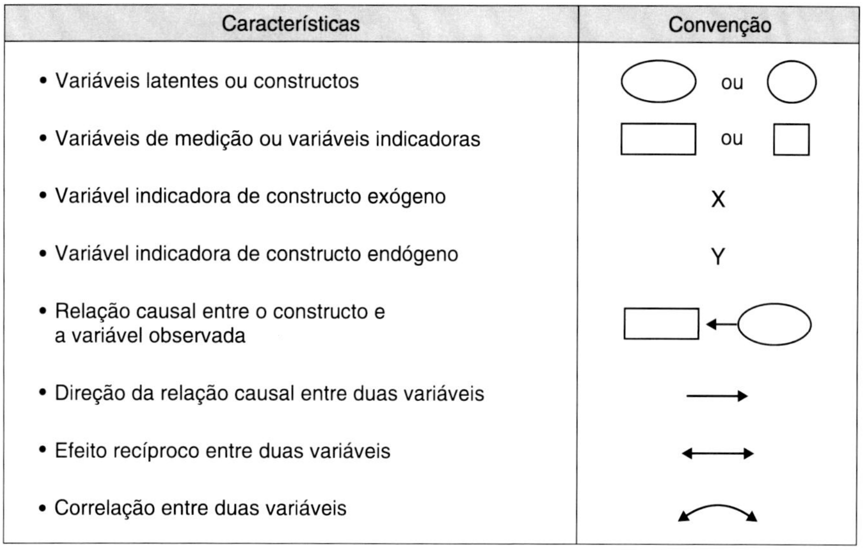

Características
Convenção
• Variáveis latentes ou constructos
ou
• Variáveis de medição ou variáveis indicadoras
ou
• Variável indicadora de constructo exógeno
X
• Variável indicadora de constructo endógeno
Y
• Relação causal entre o constructo e a variável observada
• Direção da relação causal entre duas variáveis
• Efeito recíproco entre duas variáveis
• Correlação entre duas variáveis

Figura 24.1 Convenções utilizadas nos diagramas de caminhos (Gutierrez, 2005).

VIDACRI, que define perfis de consumo alimentar em crianças menores de 12 meses. Esse modelo assume que o padrão de consumo lácteo influencia a quantidade de calorias provenientes do consumo de açúcar e doces, leite e derivados, leite materno e cereais; enquanto o padrão de consumo tradicional influencia a quantidade de caloriais provenientes do consumo de carne, feijão e arroz. A quantidade de calorias consumidas também é influenciada por erros de mensuração. Nesse exemplo, assume-se que esses erros são mutuamente não correlacionados.

Quando duas variáveis não estão ligadas por uma seta não implica necessariamente que uma não afete a outra. Essa relação pode ocorrer indiretamente, podendo ser identificada por caminhos mais complexos. As suposições referentes a esse tipo de procedimento, representado pelo diagrama de caminhos, incluem o fato de que os dados observados podem ser representados adequadamente por um modelo linear e aditivo. Suposições também são feitas quanto à direção e natureza das relações representadas pelo diagrama de caminhos (Fergusson, 1997).

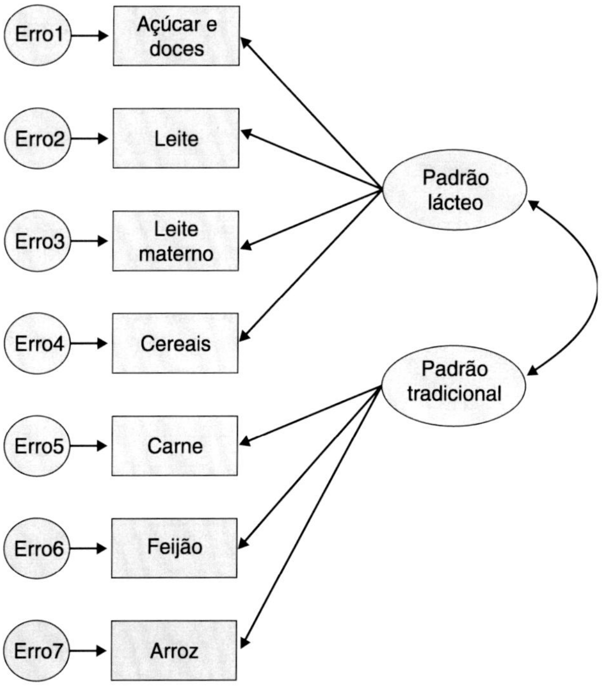

Figura 24.2 Diagrama de caminhos dos padrões de consumo alimentar em menores de 12 meses no interior da Bahia.

Especificação de modelo estatístico

As relações nesta abordagem são definidas por uma série de equações que descrevem as estruturas hipotetizadas. O método consiste basicamente na definição de modelos para a variável latente e para as medidas observadas. Como já mencionado, uma característica interessante desta metodologia é a possibilidade de que uma mesma variável seja resposta em uma equação e apareça como variável preditora em outra equação. É ainda possível a especificação de um efeito recíproco, ou seja, no qual duas variáveis afetam uma à outra por um *feedback loop*. O ajuste deste tipo de relação, no entanto, requer restrições adicionais ao modelo (Hair *et al.*, 2005).

Um modelo completo no contexto da MEE é composto por dois submodelos: o modelo de mensuração e o modelo estrutural. O modelo de mensuração mostra como as variáveis de medição representam constructos ou variáveis latentes. Essa parte do modelo está relacionada com o uso de análise fatorial confirmatória (AFC), que determina a forma como as variáveis latentes são construídas a partir das variáveis observadas. O modelo de mensuração oferece ainda uma descrição das propriedades de mensuração (validade e confiabilidade) dessas variáveis. A confiabilidade da mensuração pode ser considerada explicitamente na análise por estimação e remoção dos erros de mensuração (Ullman, 2006).

O modelo estrutural, por sua vez, mostra como os constructos estão associados uns aos outros. Seu desenvolvimento fundamenta-se no cálculo de sistemas de equações simultâneas. Nessa etapa da MEE estão os procedimentos de especificação e estimação das associações das variáveis latentes entre si ou com outras variáveis observáveis, descrevendo seus efeitos e suas magnitudes. Inclui também informações sobre a variância explicada e a não explicada de cada termo endógeno presente no modelo.

O modelo estrutural, segundo Hair *et al.* (2005), consiste em um conjunto de relações de interdependência entre constructos teóricos que se baseiam em conhecimentos prévios do pesquisador, podendo ser matematicamente definido por:

$$\eta = B\eta + \Gamma\xi + \zeta$$

no qual η representa um vetor $m \times 1$ de variáveis latentes endógenas, ξ representa um vetor $k \times 1$ de variáveis latentes exógenas, B é uma matriz $m \times m$ de coeficientes que relaciona as variáveis latentes endógenas entre si; Γ é uma matriz $m \times k$ de coeficientes que relaciona variáveis endógenas a variáveis exógenas; e ζ é um vetor $m \times 1$ de ruídos (*disturbances*) estruturais. Usando-se essa notação B apresenta zeros em sua diagonal principal (Kaplan, 2000). Esse modelo difere dos modelos de regressão tradicionais pela possibilidade de incorporar variáveis latentes tanto como variáveis dependentes quanto independentes.

As variáveis latentes são relacionadas com as variáveis observadas por meio do modelo de mensuração, que é definido separadamente para variáveis endógenas e exógenas por:

$$y = \Lambda_y\eta + \varepsilon \quad \text{e} \quad x = \Lambda_x\xi + \delta$$

na qual Λ_y e Λ_x são matrizes $p \times m$ e $q \times k$, respectivamente, de cargas fatoriais, e ε e δ são vetores $p \times 1$ e $q \times 1$, respectivamente, de erros de mensuração em **y** e em **x**. Cada coluna das matrizes Λ geralmente contém um valor que é fixado em 1 para estabelecer a escala da variável latente correspondente. Alternativamente, isso pode ser feito fixando-se em 1 as variâncias das variáveis latentes exógenas (Kaplan, 2000). Ao fixar o coeficiente de regressão em 1, o fator terá a mesma variância da variável observada. Um dos erros mais comuns no ajuste desses modelos está relacionado com o procedimento de definição da escala para a variável latente (Ullman, 2006).

Nesse modelo, assume-se que os erros de mensuração ε e δ têm esperança zero, cada um com distribuição normal multivariada, independentes entre si e independentes das variáveis exógenas latentes (ξ), das variáveis endógenas latentes (η) e dos ruídos (ζ). Além disso, assume-se que as observações são amostradas independentemente e que as variáveis exógenas latentes (ξ) têm distribuição normal multivariada. A última suposição é desnecessária para variáveis exógenas que são medidas sem erro.

Os ruídos estruturais (ζ) têm esperança zero, têm distribuição normal multivariada e são independentes das variáveis exógenas latentes (ξ). Sob essas suposições, os indicadores observados, **x** e **y**, têm uma distribuição normal multivariada

$$\begin{pmatrix} x \\ y \end{pmatrix} \sim N_{p+q}(0, \Sigma)$$

na qual Σ representa a matriz de covariância populacional dos indicadores, sendo função dos parâmetros do modelo. Os dois métodos de estimação mais comumente utilizados são o método de máxima verossimilhança (ML, em inglês) e os mínimos quadrados generalizados (GLS, em inglês), e têm como objetivo minimizar a distância entre a matriz de covariância ajustada e a matriz de covariância amostral (Kline, 2005; Raykov e Marcoulides, 2006).

Um número mínimo de observações é requerido para que os modelos de equações estruturais possam ser utilizados. De acordo com Mueller (1996), recomenda-se que a razão entre o tamanho da amostra e o número de parâmetros a ser estimado pelo modelo seja de 10:1 ou mesmo de 20:1, se testes de significância estatística são de interesse. Recomenda-se também que sejam utilizadas pelo menos três variáveis indicadoras para definição de cada constructo do modelo. Se existirem apenas dois indicadores por constructo, o modelo poderá ser ajustado se os erros não são correlacionados, se cada indicador está relacionado com apenas um fator e se as covariâncias entre os fatores diferem de zero (Ullman, 2006). De modo geral, a MEE é menos estável em amostras pequenas (60 a 120), requerendo amostras relativamente grandes. No entanto, vale a pena salientar que o tamanho amostral mínimo depende, dentre outros aspectos, da complexidade do modelo, do tamanho do efeito e dos graus de liberdade (MacCallum *et al.*, 1996; Ullman, 2006).

Determinação da identificabilidade do modelo

O problema de identificabilidade do modelo refere-se à existência de solução única na estimação dos parâmetros. Logo, se os parâmetros do modelo não são identificáveis, sua estimação não pode ser realizada. Embora o problema de identificabilidade do modelo exista em quase todos os modelos estatísticos, o seu papel é talvez mais claro nos modelos de equações estruturais (Kaplan, 2000).

Um modelo é dito identificado quando, teoricamente, é possível obter uma única estimativa para cada parâmetro. Dentro da abordagem com equações estruturais, a definição de identificabilidade está relacionada com a modelagem da estrutura de covariância. Assim, a identificabilidade do modelo geralmente ocorre quando elementos da matriz de covariância entre as variáveis observadas forem maiores ou iguais ao número de parâmetros a ser estimado (Kline, 2005). Os modelos identificados que têm o mesmo número de parâmetros e de elementos da matriz de covariância são chamados de exatamente identificados, enquanto os modelos que têm menos parâmetros que elementos da matriz de covariância são chamados de superidentificados.

De modo geral, algumas restrições precisam ser impostas aos modelos para que não haja problemas de identificabilidade. Essas restrições incluem:

- Normalização: requer que os elementos da diagonal de B sejam zero (ou seja, uma variável endógena não pode ter um efeito direto sobre ela mesma)
- Definição de uma métrica para os termos de ruído ζ: a forma mais comum é fixar os coeficientes que relacionam as variáveis endógenas aos termos de ruído em 1.

Na literatura existem algumas regras para verificação da identificabilidade do modelo, que incluem a regra da contagem (*counting rule*) e a regra recursiva (*recursive rule*) (Kline, 2005). A regra da contagem é a mais simples para avaliação da identificabilidade do modelo e vamos considerar sua definição para ilustrar o problema da identificabilidade.

Nesse caso, seja $s = p+q$ o número total de variáveis, onde p e q representam o número de variáveis endógenas e exógenas, respectivamente. Assim, o número de elementos não redundantes em Σ é igual a $\frac{1}{2}s(s+1)$. Considere ainda que t seja o número de parâmetros, definido pela soma do número de coeficientes de regressão, variâncias e covariâncias, a serem estimados pelo modelo. Desse modo, uma condição necessária para a identificabilidade do modelo é $t \leq \frac{1}{2}s(s+1)$. Pela regra da contagem, tem-se que:

- Se $t \leq \frac{1}{2}s(s+1)$, então o modelo é dito exatamente identificável (*just identified*)
- Se $t < \frac{1}{2}s(s+1)$, então o modelo é dito superidentificável (*overidentified*)
- Se $t > \frac{1}{2}s(s+1)$, então o modelo é dito não identificável (*not identified*).

Para ilustração do uso da regra da contagem, suponha, por exemplo, que os parâmetros a serem estimados pelo modelo são 10 variâncias e covariâncias de variáveis exógenas e 8 coeficientes de regressão ($t = 18$). Neste exemplo, considere que $s = 7$ e o número de elementos não redundantes em Σ é igual a 28. Nesse caso, como $t < 28$, o modelo é superidentificável.

Na prática, a condição observada pela regra da contagem é necessária, mas não suficiente para garantir a identificabilidade do modelo. No entanto, é possível utilizar os *softwares* estatísticos para detectar modelos não identificáveis. No entanto, alguns *softwares* apresentam resultados aproximados mesmo em situações de não identificabilidade. Nesse caso, pode-se obter estimativas das variâncias que são muito grandes ou negativas; ou ainda coeficientes padronizados maiores que 1, o que pode auxiliar na detecção de problemas de ajuste do modelo.

Ajuste e avaliação da bondade de ajuste do modelo

Se não existe problema de identificabilidade no modelo, este pode ser ajustado aos dados representados pela matriz de variância e covariância. Vários algoritmos e métodos de estimação podem ser utilizados no ajuste do modelo a depender da natureza das variáveis e do planejamento amostral utilizado para obtenção dos dados.

O ajuste desses modelos pode ser realizado em diversos programas estatísticos que implementam os modelos de equações estruturais. Esses programas podem ser: programáveis – o pesquisador necessita conhecer a linguagem de programação para efetuar suas análises; ou não programáveis – que têm uma apresentação interativa com o usuário. Dentre diversos programas estatísticos comumente usados para implementação da MEE, pode-se citar:

- AMOS (*Analysis of Moment Structures*): é um módulo de extensão do programa estatístico SPSS, desenvolvido para aplicação da MEE, que é subdividido em dois módulos: Amos Graphics e Amos Basic. Nesse *software,* o usuário pode especificar o modelo a ser ajustado a partir da inclusão de diagramas de caminhos (Kline, 2005)
- LISREL (*Linear Structural Relationships*): é um dos *softwares* pioneiros na implementação da MEE e foi desenvolvido há cerca de 30 anos para permitir a avaliação empírica das teorias de pesquisadores da área de ciências sociais com o uso da MEE. O LISREL é subdividido em três módulos: PRELIS, SIMPLIS e *Path Diagram*. O LISREL também permite que o usuário realize suas análises a partir do diagrama de caminhos, pela inclusão das relações entre as variáveis, sem necessidade de definição de sintaxe específica (Raykov e Marcoulides, 2006)
- MPLUS: é um programa desenvolvido em 1998 pelos pesquisadores L. Muthén e B. Muthén para a implementação da Modelagem de Equações Estruturais. É um *software* de análise de dados poderoso no sentido que foi construído sobre a estrutura de modelagem geral, mas com flexibilidade para usar combinações de variáveis latentes contínuas e categóricas. Tal estrutura integrada considera como caso especial a MEE, os modelos de curva de crescimento misto e latente e os modelos multiníveis. Recentemente incorporou a questão de lidar com amostras complexas nos modelos multiníveis, modelos de curva de crescimento, métodos bayesianos e MEE. O MPLUS tem a desvantagem de não construir o diagrama de caminhos, dificultando a visualização das relações entre as variáveis. Dessa forma, é necessário que o diagrama seja construído separadamente para servir como base ao modelo (Kline, 2005; Muthén e Muthén, 2009)
- R: é um programa estatístico livre e gratuito desenvolvido em ambiente de linguagem de programação R. Foi criado por Ross Ihaka e Robert Gentleman com a colaboração de vários pesquisadores ao redor do mundo, sendo muito utilizado especialmente pelos estatísticos. O R é expansível com o uso dos seus pacotes, que são bibliotecas com funções específicas ou áreas de estudo específicas, como o pacote *SEM*, que permite a implementação da MEE. O pacote do R com aplicação em MEE possibilita o ajuste de modelos com variáveis observadas e latentes por meio da técnica da máxima verossimilhança, assumindo multinormalidade (Fox, 2006)
- STATA: incorporou mais recentemente um módulo denominado *GLLAMM – Generalized Linear Latent and Mixed Models* – (Rabe-Hesketh, Pickles and Skrondal, 2001), no qual a MEE pode ser implementada como um caso especial.

O modelo ajustado para o estudo VIDACRI pode ser visualizado a partir do diagrama de caminhos apresentado na Figura 24.3. O ajuste do modelo foi realizado usando-se o *software* MPLUS v.5.2. O método de estimação mais considerado pelos programas estatísticos para ajuste de AFC com variáveis contínuas é o de máxima verossimilhança (ML, em inglês). No entanto, esse procedimento requer que a distribuição conjunta de todas as variáveis seja normal multivariada. Em situações em que essa suposição não é válida, outros estimadores devem ser selecionados para ajuste do modelo (Muthén, 2002; Kupek, 2006). No exemplo com dados de padrões de consumo alimentar, utilizou-se o estimador de máxima verossimilhança robusta, que é mais apropriado nesse contexto quando o pressuposto de normalidade multivariada não pode ser atendido.

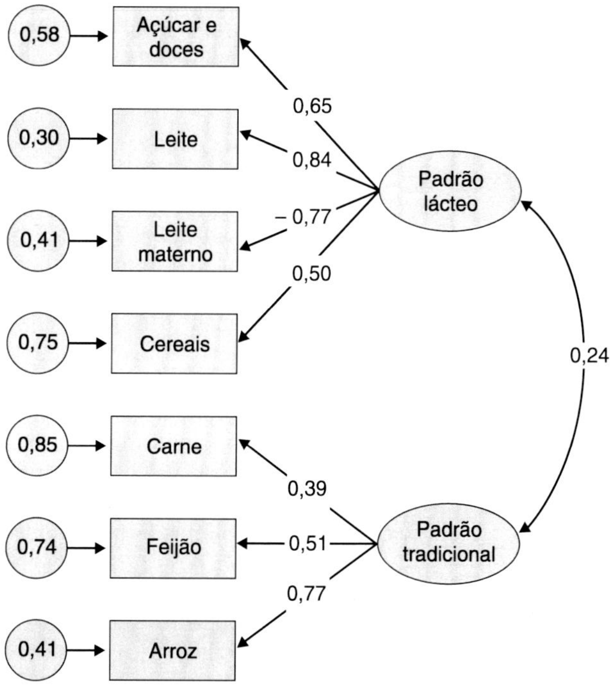

Figura 24.3 Estimativas da AFC para os padrões de consumo alimentar em menores de 12 meses no interior da Bahia.

Na Figura 24.3 estão incluídos os coeficientes padronizados das cargas fatoriais. O uso desse tipo de coeficiente na MEE é muito comum, pois permite uma comparação direta da magnitude do efeito de todos os coeficientes do modelo. Os coeficientes padronizados são, sobretudo, necessários para a interpretação dos resultados quando as variáveis observadas provêm de diferentes escalas arbitrárias (Kaplan, 2000). Esses coeficientes padronizados representam a quantidade de mudança na variável resposta de acordo com o aumento de um desvio padrão na variável preditora.

Os fatores definidos indicam uma dieta láctea (fator 1) e uma dieta tradicional (fator 2) (Figura 24.3). Pode-se notar que a variável observada – leite e derivados (carga fatorial padronizada = 0,84) – tem a maior contribuição na formação do fator 1, enquanto no fator 2 a variável que exerce maior contribuição é o arroz (carga fatorial padronizada = 0,77). É interessante notar a simplicidade da composição de cada um dos fatores, para os quais a carga fatorial mínima foi de 0,39 para o fator 2 (com o indicador de consumo de carne) e de 0,50 para o fator 1 (com o indicador para o consumo de cereais). Pode-se ainda perceber que existe uma correlação positiva entre os fatores 1 e 2 ($r = 0{,}24$; p-valor = 0,021).

Após verificação da magnitude das cargas fatoriais, medidas de confiabilidade e de variância extraída podem ser computadas para cada constructo (Hair *et al.*, 2005). Estes coeficientes podem ser definidos, respectivamente, por:

$$\text{confiabilidade} = \frac{(\text{soma das cargas padronizadas})^2}{[(\text{soma das cargas padronizadas})^2 + (\text{soma dos erros de mensuração dos indicadores})^2]}$$

e

$$\text{variância extraída} = \frac{(\text{soma das cargas padronizadas ao quadrado})}{[(\text{soma das cargas padronizadas ao quadrado}) + (\text{soma dos erros de mensuração dos indicadores})]}$$

Nesse caso os coeficientes de confiabilidade estimados para os fatores 1 e 2, respectivamente, foram 0,79 e 0,58; e os coeficientes de variância extraída foram estimados em 0,49 e 0,33. Apesar do coeficiente de confiabilidade para o fator 2 ser inferior ao nível sugerido de 0,70; em termos de variância extraída nenhum dos constructos excede o valor de referência de 0,50 (Hair *et al.*, 2005).

De acordo com as estimativas não padronizadas apresentadas na Tabela 24.1 para o modelo representado na Figura 24.2, todos os parâmetros (os coeficientes não padronizados) são significativos, bem como as variâncias dos erros de mensuração associadas aos indicadores do modelo (dados não apresentados). A variância associada aos dois fatores do modelo também indicam que a quantidade da variabilidade explicada por cada fator difere significativamente de zero (dados não apresentados). Contudo, as correlações múltiplas ao quadrado (R^2) para os indicadores variaram entre 0,15 e 0,70, indicando que apenas uma parcela da variabilidade associada a esses indicadores é explicada pelos padrões alimentares definidos no modelo.

A determinação do ajuste do modelo é complicada na MEE e, para tanto, vários critérios de bondade do ajuste foram desenvolvidos para sua avaliação sob diferentes suposições. Segundo Strumacker e Lomax (2004), a determinação da bondade do ajuste na MEE não é tão direta quanto em outros procedimentos multivariados porque nesses métodos assume-se que as variáveis observadas são mensuradas sem erro e existem testes estatísticos com distribuições conhecidas. Os índices de ajuste na MEE, por sua vez, não têm um teste de significância estatística que identifique o modelo correto considerando-se os dados amostrais.

Tabela 24.1 Estimativas não padronizadas do modelo para o perfil de consumo alimentar em crianças menores de 12 meses no interior da Bahia

Variáveis	Estimativa	Erro padrão	Estatística de teste (t)
Açúcar e doces	58,1	5,6	10,3
Leite e derivados	163,6	12,2	13,4
Leite materno	−56,6	4,5	12,5
Cereais	70,8	8,6	8,3
Carne	15,8	2,6	6,2
Feijão	15,3	2,5	6,2
Arroz	32,0	4,6	7,0

Os critérios mais utilizados no processo são: teste qui-quadrado de bondade do ajuste, raiz do resíduo quadrático médio (SRMR, em inglês), raiz do erro quadrático médio de aproximação (RMSEA, em inglês), índice de ajuste normalizado (NFI, em inglês), índice de ajuste não normado (NNFI, em inglês), índice de qualidade do ajuste (GFI, em inglês), índice de ajuste comparativo (CFI, em inglês), e índice de Tucker-Lewis (TLI, em inglês) (Strumaker e Lomax, 2004). Vale ressaltar que esses índices de ajuste indicam apenas um ajuste geral do modelo, podendo ser que algumas partes do modelo não ajustem bem os dados. Recomenda-se que vários critérios de bondade do ajuste sejam usados em combinação como medida de ajuste global (Hair *et al.*, 2005). Dentre os critérios de bondade de ajuste, ressaltam-se:

- O índice de ajuste comparativo (CFI), para o qual se esperam valores superiores a 0,9.
- O índice de Tucker-Lewis (TLI): valor 1 indica ajuste perfeito.
- A raiz do erro quadrático médio de aproximação (RMSEA) e a raiz do resíduo quadrático médio (SRMR), em que valores inferiores a 0,05 indicam um bom ajuste do modelo.
- O teste qui-quadrado, em que valores pequenos indicam bom ajuste do modelo, implicando em p-valor associado maior que 5%. No entanto, esse teste é sensível a amostras muito grandes. Nesse caso, outros critérios devem ser considerados.

Além dessas medidas, outras podem ser usadas para fornecer uma base de comparação entre modelos competitivos. Dentre as medidas de ajuste parcimonioso, pode-se citar o critério de informação de Akaike (AIC) e o *n* crítico (ou *n* de Hoelter) (Hair *et al.*, 2005).

Para o modelo ajustado aos dados de consumo alimentar (Figura 24.3), os critérios de bondade do ajuste apontam que o modelo se encontra bem ajustado, com $\chi^2 = 16{,}9$ (13° de liberdade, p-valor = 0,2045), TLI = 0,97, CFI = 0,98, SRMR = 0,039 e RMSEA = 0,032 ($IC_{90\%} = 0{,}000; 0{,}069$). Desse modo, verifica-se que o teste qui-quadrado de bondade do ajuste do modelo não é significativo e que o RMSEA é inferior a 0,05, por exemplo, o que corrobora o modelo teórico dos pesquisadores.

Verificação da necessidade de modificação do modelo

Após a etapa do ajuste, pode ser verificada a necessidade de modificações no modelo teórico-conceitual hipotetizado. Essas alterações podem ser requeridas para melhoria dos critérios de bondade do ajuste do modelo, podendo ser identificadas por outros elementos diagnósticos, sendo os índices de modificação os mais comumente utilizados. Esses índices são obtidos durante o ajuste do modelo e podem indicar possíveis reespecificações. Valores dos índices de modificação superiores a 3,84 podem indicar a necessidade de inclusão de relações adicionais no modelo que resultarão na melhoria do seu ajuste aos dados.

Os *softwares* estatísticos exibem os índices de modificação quando o ajuste do modelo é realizado. No entanto, a decisão em modificá-lo depende prioritariamente das implicações teóricas de tal modificação. Uma das ressalvas ao uso desses índices é que modelos modificados não mantêm o *status* de ter hipóteses definidas *a priori*, implicando em análises que não são mais confirmatórias, sobretudo se o modelo é alterado substancialmente (Ullman, 2006). A validade do modelo proveniente de análises desse tipo precisa ser confirmada pela replicação em outros dados (MacCallum, 1986).

No ajuste do modelo para os dados de padrões de consumo alimentar não foram observados índices de modificação superiores a 3,84. Logo, nenhuma modificação foi sugerida para melhoria da bondade do ajuste do modelo.

Exemplo de ajuste de modelo de equações estruturais

Com respeito à análise dos dados sobre o perfil alimentar em crianças menores de 12 meses, o ajuste do modelo requereu somente o modelo de mensuração por meio de análise fatorial confirmatória (AFC). Para ilustrar conjuntamente o ajuste do modelo de mensuração e do modelo estrutural, no contexto da MEE, vamos considerar outro exemplo de aplicação.

Assim, considere a análise de dados do estudo intitulado "Avaliação do Impacto Epidemiológico do Programa de Saneamento Ambiental da Baía de Todos os Santos - Bahia Azul", desenvolvido por pesquisadores do Instituto de Saúde Coletiva - ISC/UFBA (Barreto *et al*., 2007), para ilustração do ajuste do modelo de equações estruturais (incluindo tanto o modelo de mensuração quanto o estrutural). As análises aqui apresentadas têm como objetivo avaliar a associação entre condições ambientais, infecções enteroparasitárias e o estado antropométrico. Levando-se em consideração diversos fatores associados a essas características, utilizaram-se informações disponíveis para 629 crianças com idade entre 12 e 36 meses residentes na cidade de Salvador-BA (Matos, 2006).

Inicialmente, utilizou-se análise fatorial confirmatória (AFC) para definir as variáveis latentes: *Infecções parasitárias e Indicador ambiental-sanitário*. A variável latente *Infecções Parasitárias* é formada pelas variáveis observadas presença de *Ascaris lumbricoides* e *Trichuris trichiura* (variáveis dicotômicas, com o valor 1 indicando resultado positivo ao exame), obtidas por meio de exames coprológicos. O *indicador ambiental-sanitário* é construído com base nas variáveis que representam o destino dos dejetos sanitários, abastecimento de água no domicílio, situação da pavimentação da rua e frequência da coleta pública de lixo, que caracterizam as condições do meio domiciliar e do peridomicílio onde vivem as crianças. Todas essas variáveis são binárias, com o valor 1 indicando a pior condição ambiental-sanitária. O estado antropométrico da criança foi definido com base no seu escore antropométrico peso/idade.

O modelo de equações estruturais foi utilizado para avaliar as interrelações entre condições ambiental-sanitárias, infecções enteroparasitárias e estado antropométrico, possibilitando a decomposição de efeitos diretos e indiretos. Nesse modelo teórico o construto *Ambiental-Sanitário* é exógeno, enquanto o constructo *Infecções parasitárias* é endógeno.

Na análise da Figura 24.4, pode-se verificar pelo modelo de mensuração que a infecção por *Trichuris* é a que tem a maior contribuição na formação do construto *Infecção Parasitária* (carga fatorial padronizada = 0,974). Para o construto *Ambiental-Sanitário* as variáveis que apresentam as maiores contribuições são situação da pavimentação da rua (carga fatorial padronizada = 0,713) e frequência da coleta pública de lixo (carga fatorial padronizada = 0,686). As cargas fatoriais são todas estatisticamente significantes, dando suporte à designação desses indicadores para definição dos constructos propostos nesse exemplo. Na AFC, pode-se verificar a existência de correlação positiva entre os constructos *Infecção Parasitária* e *Indicador Ambiental-Sanitário* (r = 0,297), que foi estatisticamente significante (p = 0,000). Como já informado anteriormente, é importante ressaltar que as variáveis utilizadas para a definição dos constructos *Infecção parasitária* e *Indicador ambiental-sanitário* são dicotômicas, codificadas como zero ou 1, em que a categoria 1 representa infecção ou a pior condição ambiental ou sanitária, respectivamente. Logo, valores altos desses constructos (fatores) implicam maior carga de infecção e situação ambiental-sanitária mais inadequada.

A avaliação da bondade do ajuste desse modelo, no entanto, indicou um valor alto associado à estatística de teste qui-quadrado $\chi^2 = 25{,}3$ (10° de liberdade, p-valor = 0,0049), sugerindo modificações no modelo proposto. Índices de modificação apontaram a necessidade de inclusão de correlação entre os seguintes indicadores: abastecimento de água e infecção por *Trichuris trichiura*; frequência da coleta de lixo e situação de pavimentação da rua do domicílio; destino dos dejetos sanitários e abastecimento de água. As estimativas associadas ao modelo modificado encontram-se na Figura 24.5.

Com base nas estimativas referentes ao modelo estrutural, cujas relações estão representadas na Figura 24.5, pode-se mensurar tanto o efeito direto (carga fatorial padronizada = −0,178) quanto o efeito indireto [efeito padronizado = 0,309 × (−0,031) = −0,009] que a variável latente *ambiental-sanitário* exerce sobre o *estado antropométrico*. Comparando os efeitos diretos das duas variáveis latentes, verifica-se que o fator *ambiental-sanitário* apresenta um efeito maior do que o referente às *infecções parasitárias* (efeito padronizado = −0,031) no estado antropométrico infantil. Os coeficientes estruturais estimados, ou seja, os efeitos diretos entre os constructos e o desfecho do modelo, indicam haver associação estatisticamente significante entre o *indicador ambiental-sanitário* com *infecções parasitárias* [coeficiente não padronizado = 0,53 (0,21), p = 0,013] e entre o *indicador ambiental-sanitário* e o estado antropométrico [coeficiente não padronizado = −0,49 (0,20), p = 0,017]. Isso implica que, quanto piores as condições ambiental-sanitárias às quais as crianças estão expostas, maior o escore de infecções parasitárias e pior o estado antropométrico da criança. Os resultados dos índices de bondade do ajuste não indicam inconsistências no modelo, com $\chi^2 = 10{,}4$ (8° de liberdade, p-valor = 0,2397), CFI = 0,99, TLI = 0,98 e

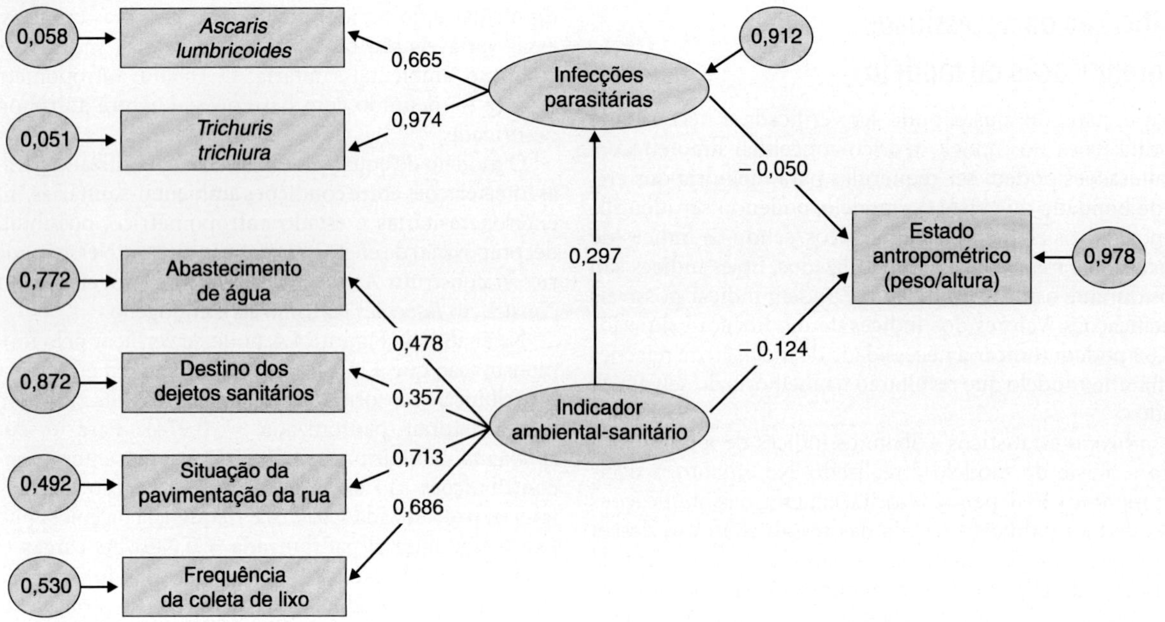

Figura 24.4 Estimativas do modelo de equações estruturais para os dados de estado antropométrico – Salvador, Bahia.

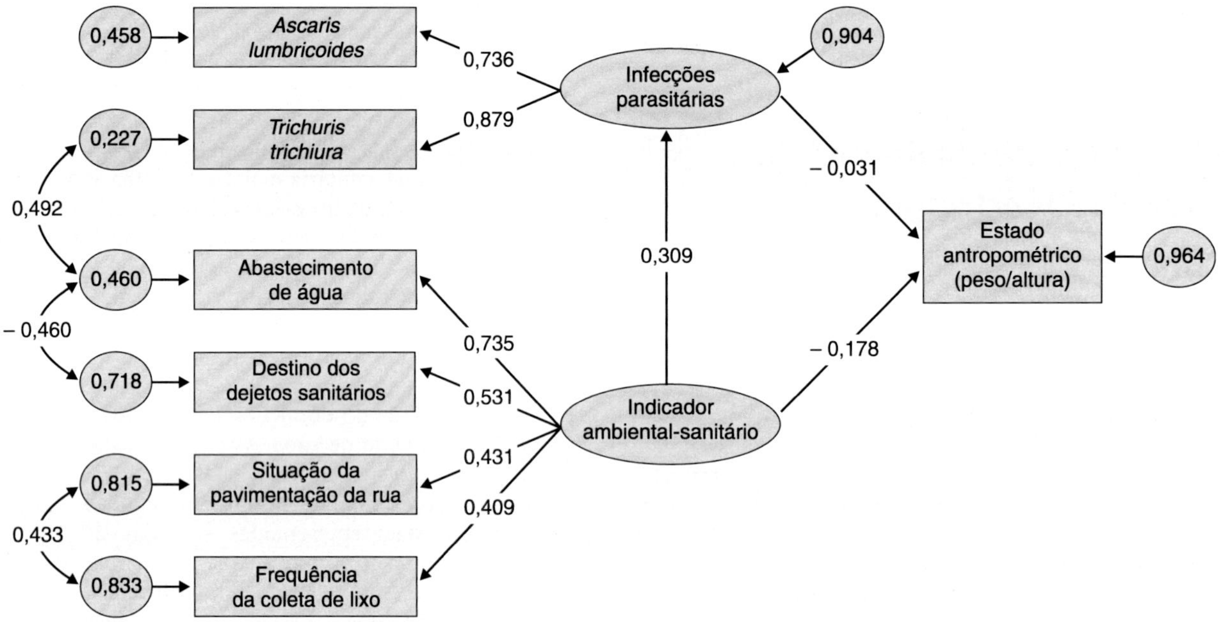

Figura 24.5 Estimativas do modelo de equações estruturais modificado para os dados de estado antropométrico – Salvador, Bahia.

RMSEA = 0,02. Nenhuma modificação adicional foi indicada após o ajuste desse modelo.

Essa aplicação ilustrou ainda o uso de variáveis contínuas e binárias no ajuste de modelos de equações estruturais. Nesse caso, o método de estimação considerado foi o de mínimos quadrados ponderados ajustados na média e variância (WLSMV, em inglês), que foi proposto por Muthén (Kaplan, 2000). Verifique ainda que na presença de variáveis categóricas, os valores associados ao R^2 do modelo não podem ser interpretados como a variância explicada, como feito anteriormente na análise de variáveis contínuas. Nessa situação, a avaliação do sinal e da significância dos coeficientes estimados pelo modelo é geralmente mais informativa do que os valores de R^2.

Considerações finais

Embora a teoria e propriedades estatísticas da MEE sejam bem conhecidas por muitos anos, a maioria dos resultados refere-se a respostas distribuídas normalmente. Estratégias populares para acomodar a violação do pressuposto de normalidade e para análise de dados categóricos incluem estimador com distribuição assintoticamente livre (ADF, em inglês), métodos de estimação por mínimos quadrados ponderados robustos (WLS) e *bootstrapping* (Muthén, 1984; Kline, 2005; Hancock & Mueller, 2006; Kupek, 2006). A escolha do método mais apropriado nessas situações depende das suposições de cada um deles e das propriedades dos dados disponíveis para análise (Hancock & Mueller, 2006). Atualmente, a técnica mais atrativa para modelagem de respostas binárias é definida no contexto de modelos lineares mistos e latentes generalizados (GLLAMMs, em inglês), que foram propostos por Rabe-Hesketh, Skrondal & Pickles (2001).

Outra metodologia que tem sido discutida recentemente na literatura refere-se aos modelos de equações estruturais multiníveis e aos modelos de curvas de crescimento com variáveis latentes, que estendem a MEE para situações de dependência entre as observações (Curran, 2003; Rabe-Hesketh, Skrondal, Pickles, 2004; Bollen & Curran, 2006). Nesse caso, os dados envolvem correlação entre medidas repetidas de um mesmo indivíduo ou entre observações de indivíduos pertencentes a um mesmo conglomerado ou *cluster*, conforme discutido em maiores detalhes no capítulo sobre modelos multiníveis. Extensões dos tradicionais modelos de equações estruturais vêm sendo desenvolvidas no âmbito da modelagem com variáveis latentes. Essa metodologia vem sendo disseminada nos últimos anos e já permite a incorporação de diversos tipos de variáveis e o ajuste de vários modelos estatísticos, incluindo o Poisson, binomial negativo, logístico, modelo de Cox, dentre outros (Muthén, 2002; Muthén, 2008).

Devido ao enfoque confirmatório que envolve boa parte das discussões sobre uso da MEE, alguns autores argumentam que essa modelagem é, provavelmente, mais poderosa e efetiva nos campos do conhecimento que já acumularam uma grande quantidade de conhecimento teórico e empírico sobre os fenômenos em estudo; sendo, portanto, menos útil em áreas cuja teoria e dados são escassos (Fergusson, 1997).

Além da possibilidade em incluir erros de mensuração no modelo e avaliar confiabilidade dos constructos teóricos do pesquisador, a MEE permite a representação gráfica das relações e estimação de seus efeitos em situações em que uma variável não tem efeito direto sobre a outra, mas age indiretamente por meio de outras variáveis, fornecendo as estimativas tanto dos efeitos diretos quanto dos indiretos. Acredita-se que a disseminação dessa metodologia para análise de dados epidemiológicos pode contribuir para avaliação de questões de pesquisa complexas sob uma nova perspectiva.

Referências bibliográficas

Amorim LDAF, Fraccone RL, Santos CAST, Santos TN, Moraes LTLP, Oliveira NF, Oliveira SB, Santos DN, Santos LM, Matos SMA, Barreto ML. Structural Equation Modeling in Epidemiology, Cadernos de Saúde Pública, 2010, 26(12):2251-2262.

Barreto ML, Genser B, Strina A, Teixeira MGT, Assis AMO, Rego RF, Teles CA, Prado MS, Matos SMA, Santos DN, Santos LA, Cairncross S. Effect of city-wide sanitation programme on reduction in rate of childhood diarrhoea in northeast Brazil: assessment by two cohort studies, *Lancet*, 2007, 370, 1.622:1.628.

Bollen K. Total, Direct and Indirect Effects in Structural Equation Models, *Sociological Methodology 17*, 1987.

Bollen K. *Structural equations with latent variables*, New York: Wiley, 1989.

Bollen K, Curran, PJ. *Latent curve models: A structural equation perspective*. New Jersey: John Wiley & Sons, Inc., 2006.

Codes ALM. Modelagem de Equações Estruturais: um método para análise de fenômenos complexos. *Caderno CRH*, Salvador, *18* (45), 2005.

Curran PJ. Have Multilevel Models been Structural Equation Models all along? *Multivariate Behavioral Research, 38*, 2003.

Dahly DL, Adair LS, Bollen KA. A structural equation model of the developmental origins of blood pressure. *International Journal of Epidemiology*, 38, 2009.

Ditlevsen S, Christensen U, Lynch J, Damsgaard T, Keiding N. The Mediation Proportion: A Structural Equation Approach for Estimating the Proportion of Exposure Effect on Outcome Explained by an Intermediate Variable. *Epidemiology*, 16, 2005.

Fergusson DM. Annotation: Structural Equation Models in Development Research. *J Child Psychology and Psychiatry*; 38: 877-886, 1997.

Fox J. *Structural Equation Modeling with the SEM package. in R.* Lawrence Erlbaum Associates, Inc., 2006.

Hancock GR, Mueller RO. *Structural Equation Modeling: A Second Course*. Greenwich, Connecticut: Information Age Publishing, 2006.

Hair Jr. JF, Anderson RE, Tathan RL, Black WC. *Análise multivariada de dados*. 5ª ed, Porto Alegre: Bookman, 2005.

Kaplan D. *Structural equation modeling. Foundations and extensions*. Advanced Quantitative Techniques in the Social Sciences Series, v10. Sage, 2000.

Kline RB. *Principles and practice of structural equation modeling*. New York: The Gilford Press, 2005.

Kupek E. Beyond logistic regression: structural equations modelling for binary variables and its application to investigating unobserved confounders, *BMC Medical Research Methodology*, 6:13, 2006.

MacCallum RC, Browne MW, Sugawara HM. Power analysis and determination of sample size for covariances structural modeling. *Psychol Methods*, 1:130-149, 1986.

MacKinnon DP. *Introduction to Statistical Mediation Analysis*. New York: Lawrence Erlbaum Associates, 2008.

Matos Sheila MA. Prevalência de enteroparasitoses e sua relação com o estado antropométrico na infância, Salvador-Ba. *Dissertação de mestrado em Saúde Coletiva*. Instituto de Saúde Coletiva. Universidade Federal da Bahia, 2006.

Mueller RO. *Basic principles of structural equation modeling*. New York: Springer-Verlag, 1996.

Muthén BO. A general structural equation model with dichotomous, ordered categorical and continuous latent indicators, *Psychometrika 49*, 1984.

Muthén BO. Beyond SEM: General Latent Variable Modeling. *Behaviormetrika;* 29: 81-117, 2002.

Muthén BO. (2008) *Latent variable hybrids: Overview of old and new models. In*: Hancock GR & Samuelsen KM (Eds). Advances in latent variable latent mixture models, p. 1-24. Charlotte, NC: Information Age Publishing, Inc, 2008.

Muthén LK, Muthén BO. *MPlus User's Guide: Fifth Edition*. Los Angeles, CA: Muthén & Muthén, 2009.

Olson K, Hayduk L, Cree M, Cui Y, Quan H, Hansons J, Lawlor P, Strasser F. The changing causal foundations of cancer-related symptom clustering during the final month of palliative care: A longitudinal study. *BMC Medical Research Methodology*, 8:36 (doi:10.1186/1471-2288-8-36), 2008.

Rabe-Hesketh S, Pickes A, Skrondal A. *Gllamm manual*. Technical Report 2001/1, Department of Biostatistics and Computing, Institute of Psychiatry, King's College, University of London, 2001. Downloadable from http://www.gllamm.org/manual.pdf.

Rabe-Hesketh S, Skrondal A, Pickles A. Generalized Multilevel Structural Equation Modeling, *Psychometrika 69*, 2004.

Raykov T, Marcoulides GA. *A first course in Structural Equation Modeling*, 2ª edition. New York: Psychology Press, 2006.

Santos LMP, Assis AMO, Baqueiro CM, Quaglia GMC, Morris SS, Barreto ML. Situação nutricional e alimentar de pré-escolares no semiárido da Bahia (Brasil): I. Avaliação antropométrica. *Revista de Saúde Pública 29*, (6): 463-471, 1995.

Shah S, Novak S, Stapleton LM. Evaluation and comparison of models of metabolic syndrome using confirmatory factor analysis, *European Journal of Epidemiology 21*, 2006.

Strumacker & Lomax. *A Beginner's Guide to Structural Equation Modeling*, 2nd edition. New Jersey: Lawrence Erlbaum Associates Publishers, 2004.

Ullman JB. Structural Equation Modeling: Reviewing the Basics and Moving Forward. *J of Personal Assessment*, 87: 35-50, 2006.

25 Modelos Matemáticos em Epidemiologia

Claudio José Struchiner, Paula Mendes Luz,
Cláudia Torres Codeço e Eduardo Massad

Introdução

Há quem reconheça a assinatura da natureza da prática científica na argumentação baseada em modelos, em complementação às definições clássicas dessa natureza, como hipotético-dedutiva ou lógica (Hesse, 1966; Cartwright, 1983; Giere, 1988; Morgan e Morrison, 1999; Magnani e Nersessian, 2002). Estes autores identificam os vários usos e funções de modelos/modelagem que servem de instrumento para a descrição da interação entre teoria e experimentos e constituem a base do desenvolvimento científico. Inferências de caráter científico podem ser feitas diretamente mediante construção e manipulação de modelos que geram soluções candidatas. Esse processo serve de base para o avanço do conhecimento presente e produz hipóteses que podem ser testadas experimentalmente. Nesse sentido, a habilidade mental reconhecida como cognição e a modelagem podem ser vistas como as duas faces de uma mesma moeda.

Modelos podem ser qualitativos, quantitativos ou algorítmicos (modelos de simulação) e podem ser representados em múltiplos formatos, incluindo diagramas, desenhos, construções físicas, equações, linguagem e gestos. Esses formatos não são excludentes e podem ser invocados simultaneamente para o exercício de solução de um único problema científico. Por exemplo, moldes tridimensionais em plástico ou madeira são utilizados conjuntamente com equações matemáticas para a representação de modelos da estrutura atômica da matéria e das forças que atuam sobre os elementos que a compõem.

Por outro lado, diferentes disciplinas podem compartilhar as mesmas propriedades do mesmo formato de representação, como ocorre com os modelos estatísticos utilizados em epidemiologia e nas ciências sociais. Entretanto, os formatos de modelos apropriados para cada domínio científico podem diferir, como é o caso dos modelos qualitativos das ciências sociais e dos modelos quantitativos em biologia. Em seus vários capítulos, esta obra oferece ao leitor uma ilustração da diversidade dos modelos utilizados nos vários campos da pesquisa em saúde pública. Neste capítulo, focalizaremos um subconjunto desse universo, mais particularmente, os modelos quantitativos utilizados na pesquisa epidemiológica.

Esta última classe de modelos é objeto de tratamento detalhado na literatura recente (Anderson e May, 1991; Diekmann e Heesterbeek, 2000; Caswell, 2001; Yang, 2001; Massad, Menezes *et al.*, 2004; Otto e Day, 2007; Keeling e Rohani, 2008; Massad, Ortega *et al.*, 2008) e constitui-se em importante ferramenta para o planejamento das ações de controle em saúde pública. Entre as aplicações nesse contexto, podemos citar a descrição matemática da transmissão de agentes infecciosos que permite integrar a informação biológica e epidemiológica e oferecer interpretações sobre padrões de espalhamento de doenças e o impacto de intervenções. Exemplos incluem desenho e avaliação de vacinas (Struchiner, Halloran *et al.*, 1989), dinâmica de transmissão do HIV (Massad, Burattini *et al.*, 2002), risco de urbanização da febre amarela (Codeco, Luz *et al.*, 2004), incertezas sobre os estudos entomológicos de transmissão da dengue (Luz, Codeco *et al.*, 2003), comparação de modelos de transmissão da esquistossomose (Yang, 2003) etc.

Ironicamente, a utilização desse instrumento muitas vezes leva a interpretações distintas do mesmo fenômeno e a recomendações contraditórias. Assim, torna-se importante compreender as virtudes e as deficiências das principais abordagens utilizadas na modelagem dos problemas epidemiológicos, bem como as implicações da escolha de premissas que podem afetar as conclusões obtidas. Este capítulo procura apresentar os principais conceitos envolvidos na escolha e na interpretação de tais modelos.

Conceitos básicos

Modelos dos mais variados tipos, e em particular os modelos quantitativos, se propõem a representar e descrever realidades complexas. Para que possa ser útil, essa representação deve procurar a dosagem apropriada de realismo biológico em um contexto de importantes limitações de conhecimento sobre os diversos mecanismos envolvidos. Deve também precisar de forma explícita as diversas fontes de incertezas (Massad, Ortega *et al.*, 2008) para que possam ser compreendidas de forma precisa pelo usuário final, geralmente o formulador de políticas públicas.

Otto e Day (2007) enumeram os seguintes passos para a elaboração de um modelo para problemas biológicos:

- Formulação da questão que norteia o processo de modelagem;
- Determinação dos elementos básicos que entram na constituição do modelo, tais como as variáveis de interesse e os parâmetros de entrada;

- A representação qualitativa do sistema biológico sob a forma de um diagrama de ciclo de vida ou diagrama de fluxo;
- A representação quantitativa do sistema biológico com suas equações;
- Descrição gráfica, numérica e analítica das propriedades do modelo;
- Validação dos resultados por comparação com observações empíricas ou casos especiais conhecidos;
- Utilização dos resultados para responder as questões originais que motivaram o desenvolvimento do modelo.

Nas seções seguintes, ilustraremos a aplicação desse roteiro em diferentes contextos de interesse em epidemiologia. No Quadro 25.1 reunimos as definições dos principais conceitos utilizados pela disciplina de modelagem.

Número básico de reprodução (R_0)

Em modelos que descrevem a dinâmica da doença infecciosa, a evolução de uma epidemia é governada principalmente por dois fatores. O primeiro deles, denominado *número básico de reprodução da doença* (R_0), descreve o número de casos secundários gerados a partir do caso primário no início do processo epidêmico (Heesterbeek, 2002b; a). O controle epidêmico é possível quando as medidas implementadas são capazes de reduzir R_0, tal que $R_0 < 1$. Portanto, R_0 oferece uma medida da intensidade de controle necessária à erradicação. O segundo fator, denominado *tempo de geração* (T_G), descreve o tempo médio decorrido até a infecção do caso secundário pelo caso primário (Daley e Gani, 1999) e será abordado em uma próxima seção.

O número básico de reprodução (R_0) pode ser construído como função das etapas biológicas que descrevem os processos de aquisição e transmissão da infecção. Para doenças provocadas por vírus, bactérias e protozoários, estas etapas podem ser decompostas em três elementos essenciais, a saber: uma grandeza que descreve a interação entre indivíduos infecciosos e suscetíveis (a taxa de contatos por unidade de tempo), a probabilidade de transmissão por contato e a duração do período infeccioso.

No caso de uma doença transmitida por vetores, como a malária, R_0 revela a contribuição dos componentes entomológico e humano para a manutenção da transmissão. Diferentes espécies de vetores podem apresentar maior ou menor capacidade vetorial, assim como humanos podem apresentar diferentes perfis de suscetibilidade e resposta imunológica às várias espécies de plasmódio. A análise da expressão de R_0 serviu de base para várias ações de controle da malária (Molineaux, 1985). Assim, o uso de larvicidas ou a eliminação de criadouros pelo saneamento básico influenciam R_0 linearmente por meio da redução do número de mosquitos. De modo análogo, o uso de inseticidas que tenham atuação em mosquitos adultos diminui a probabilidade de sobrevivência diária e terá um impacto maior por entrarem exponencialmente na expressão de R_0. A presença de animais domésticos no ambiente peridomiciliar pode afetar R_0 de modo quadrático. Esse tipo de intervenção é conhecida como zooprofilaxia.

A extensão do conceito de R_0 para o caso de doenças provocadas por helmintos requer algumas adaptações. Nesse caso, R_0 é definido como o número esperado de fêmeas maduras na segunda geração de um parasito fêmea durante o decorrer de sua vida. Essa definição é, na verdade, a mesma definição que recebe esse conceito no campo da teoria das populações (demografia). Essa mudança de foco se dá, principalmente, porque no caso de doenças provocadas por helmintos o grau de morbidade é dado pela carga parasitária. Nesse caso, observa-se uma distribuição assimétrica de parasitos com alguns poucos indivíduos apresentando altas cargas parasitárias.

Expressões aproximadas para o cálculo de R_0 podem ser encontradas na literatura (Dietz, 1975; Diekmann e Heesterbeek,

Quadro 25.1 Definições dos principais conceitos utilizados neste capítulo

Variável	Grandeza de interesse, por exemplo, número de indivíduos infectados, que se modifica como uma função do tempo.
Dinâmica	Padrão de modificações observadas em um sistema como uma função do tempo.
Parâmetro	Grandeza auxiliar, geralmente um termo que alimenta um modelo, e que permanece constante no tempo. Em modelos estocásticos representa uma grandeza a ser estimada.
Parcimônia	Princípio que argumenta ou sugere que modelos ou explicações mais simples devam ter precedência sobre as mais complexas quando ambas são igualmente plausíveis frente às observações empíricas.
Modelo dinâmico	Descreve a evolução temporal de um sistema biológico.
Modelo determinístico	Modelo dinâmico em que a evolução temporal do sistema biológico é totalmente previsível pelas equações que o descrevem e os valores atribuídos aos parâmetros.
Modelo estocástico	Modelo dinâmico em que a evolução temporal do sistema biológico sofre a influência de eventos aleatórios e eventos futuros são descritos por meio de afirmações probabilísticas.
Modelo contínuo no tempo	Registra as mudanças observadas nas variáveis em tempo contínuo.
Modelo discreto no tempo	Registra as mudanças observadas nas variáveis em intervalos de tempo discretos.
Equações diferenciais	Especifica a taxa de variação experimentada por uma variável no tempo.
Equações de diferença	Especifica a variação ocorrida em uma variável a cada unidade de tempo.
Diagrama de ciclo de vida	Descreve modelos em tempo discreto envolvendo eventos múltiplos por unidade de tempo.
Diagramas de fluxo	Descrevem mudanças (variações) temporais observáveis nas variáveis de interesse.
Lei de ação das massas	Conceito que tem sua origem no estudo da cinética química e que postula que a taxa de formação de um composto é proporcional às concentrações dos reagentes. Em modelos de dinâmica populacional, este conceito implica que o contato entre suscetíveis e infecciosos é traduzido matematicamente pelo produto do contingente de cada uma dessas classes.
Número básico de reprodução da doença	Descreve o número de casos secundários gerados a partir do caso primário no início do processo epidêmico.
Tempo de geração	Descreve o tempo médio decorrido até a infecção do caso secundário pelo caso primário.

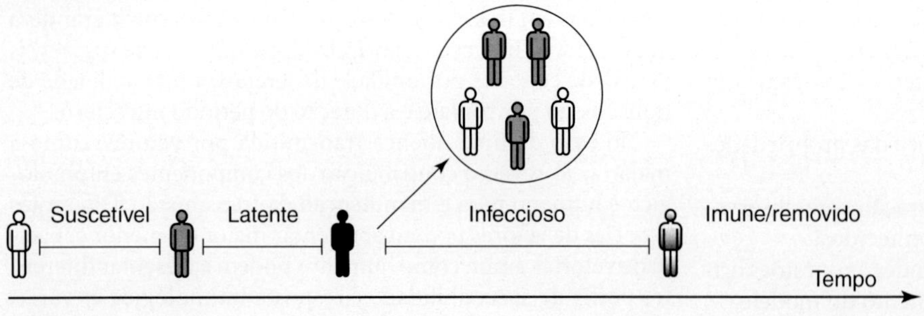

Figura 25.1 Representação esquemática simultânea das dimensões tempo e intensidade de um processo epidêmico.

2000). Ainda neste capítulo, o leitor será apresentado, a título de ilustração, ao cálculo de R_0 para dengue.

Neste exemplo, o caso inicial gera 3 novos casos $R_0 = 3$ após contato com 5 indivíduos suscetíveis durante seu período de contágio. A sequência temporal dos estágios evolutivos do processo infeccioso no indivíduo está também representada na Figura 25.1.

Tempo de geração (T_G)

O tempo de geração agrega uma dimensão temporal complementar a R_0. De posse de ambos, torna-se possível optar entre estratégias de controle que considerem o tempo necessário à sua implementação, bem como a sua intensidade. Doenças com valores altos de R_0 e curto tempo de geração, como o sarampo ($R_0 \approx 7$, $T_G \approx 11$), não deixam margem a ações localizadas e requerem medidas de controle de caráter global. Em contrapartida, o controle de doenças com período de incubação mais longo e menor potencial de transmissão, como a varíola ($R_0 \approx 7$, $T_G \approx 11$), pode se tornar mais efetivo com ações mais localizadas adicionais àquelas de caráter mais geral.

A Figura 25.1 representa os estágios típicos de progressão de muitas doenças infecciosas e serve como ponto de partida para a descrição dos principais conceitos, como o período latente, de incubação e infeccioso (Anderson e May, 1991; Daley e Gani, 1999). De modo esquemático, assumimos a existência de um momento quando a infecção se dá e ao qual se segue um período de latência, ou seja, o intervalo de tempo entre o momento da infecção inicial até o momento em que este indivíduo infectado torna-se contagioso a outros indivíduos suscetíveis na população. Denominamos de período de incubação a extensão desse período até o aparecimento de sintomas da doença ou seu diagnóstico. O tempo decorrido entre a infecção inicial e o primeiro caso de transmissão secundária é referido como intervalo serial. Durante o período de contágio o indivíduo infectado é capaz de transmitir a infecção para um outro indivíduo suscetível na população. A expressão tempo de geração inclui o período latente mais metade do período infeccioso médio.

Na prática, a estimação dessas grandezas é bastante problemática, e esses períodos variam entre indivíduos da população. A utilização desses conceitos só faz sentido em condições de homogeneidade, ou seja, o grau de variabilidade é pequeno em relação ao valor médio da grandeza em consideração.

Realismo biológico e complexidade matemática

Algumas grandezas introduzidas acima possuem um forte apelo prático e podem ser calculadas diretamente a partir de observações empíricas. É claro que essas expressões devem ser utilizadas apenas como aproximações para os conceitos biológicos que procuram traduzir. Alguns dos parâmetros introduzidos anteriormente seriam mais bem descritos como funções do tempo, ou de condições climáticas como temperatura e umidade. Além disso, muitos dos parâmetros traduzem, na verdade, comportamentos "médios" que poderiam ser expandidos de tal forma a descrever a verdadeira distribuição populacional de cada conceito. A "arte" da modelagem consiste exatamente na identificação daqueles fatores de maior importância na representação do fenômeno estudado e sua integração de forma parcimoniosa e simples.

Como regra geral, podemos afirmar que todos os modelos necessariamente simplificam a realidade estudada e nesse sentido podem ser considerados "errados". Entretanto, em alguns casos essa simplificação permite levar a conclusões úteis aos propósitos para os quais esses modelos foram originalmente concebidos.

O leitor pode estar se perguntando qual o grau de realismo ideal na formulação de modelos epidemiológicos. O inegável sucesso dos modelos matemáticos e epidemiológicos para o estudo das doenças infecciosas e parasitárias motivou um vertiginoso avanço nas técnicas de modelagem na última metade do século passado. Estes modelos têm permitido a representação quantitativa dos fenômenos biológicos em estudos teóricos e a formulação de estratégias de controle das doenças infecciosas, ampliando, sem precedentes, a abrangência de tópicos tratados. Uma rápida listagem das dimensões estudadas por meio desses modelos nos permite identificar as seguintes áreas de desenvolvimento recente:

- Descrição de diferentes mecanismos de transmissão (direta, por vetores, sexual, vertical, pelo manuseio de hemoderivados, pelo compartilhamento de seringas infectadas, por estágios reprodutivos de longa viabilidade no ambiente (esporos) etc.);
- Descrição das diferentes estratégias de controle (vacinas, livre acesso a antimicrobianos, saneamento, mosquiteiros impregnados com inseticida, isolamento e quarentena, restrição de movimentos etc.);
- Representação de complexas estruturas de interação (espacial, social e demográfica) dos indivíduos na população;
- Representação de heterogeneidades individuais de base biológica ou comportamental (resistência natural a infecções, a resposta imunológica a estímulos antigênicos de origem vacinal ou do agente patogênico, o potencial de transmissão de um indivíduo infectado para um vetor ou indivíduos suscetíveis, atividade sexual de risco etc.);
- Adaptação e evolução da resposta parasitária [ajuste da taxa de reprodução dependente da densidade (helmintos), o desenvolvimento de resistência a vacinas e drogas, e o aumento ou diminuição do potencial de virulência (cólera), competição intra-hospedeiro entre diferentes espécies parasitárias durante o fenômeno de coinfecção (*P. vivax* e *P. falciparum*) ou entre quase espécies (HIV)].

A incorporação das várias dimensões descritas acima requer a utilização de técnicas de modelagem complexas. Em termos gerais, estas técnicas podem ser classificadas como determinísticas, estocásticas ou de base individual. Modelos determinísticos (ou de campo médio) são mais facilmente passíveis de simulação numérica, admitem a fácil incorporação de parâmetros com significado biológico e se propõem a descrever a trajetória temporal média de um processo infeccioso na população. Modelos estocásticos descrevem de forma explícita a natureza aleatória dos fenômenos envolvidos na transmissão da infecção, bem como das heterogeneidades individuais. Desse modo, permitem a formulação de predições acompanhadas de estimativas de incertezas. A natureza aleatória da evolução temporal do processo infeccioso torna-se mais evidente em condições de baixa incidência, como as observadas nos períodos iniciais ou finais de uma epidemia. Os modelos de base individual são estocásticos e permitem o mais alto grau de descrição das heterogeneidades descritas acima. Entretanto, esses modelos demandam grandes recursos computacionais e carecem de resultados analíticos mais gerais.

Modelos compartimentais determinísticos estruturados

Modelos compartimentais constituem uma das formas mais antigas de representação matemática da epidemiologia das doenças infecciosas e parasitárias. Esses modelos são formados a partir da identificação das classes ou categorias epidemiológicas que participam de forma ativa no processo de transmissão e das forças que determinam sua dinâmica. O modelo compartimental mais simples envolve apenas duas classes epidemiológicas, suscetíveis ($X(t)$) e infectados ($Y(t)$), e a força que determina a transição de suscetível a infectado ($\lambda(t)$), denominada de força de morbidade, força de infecção ou incidência. Ainda na situação mais simples, podemos considerar o tamanho populacional ($N(t) = X(t) + Y(t)$) constante e igual a N e introduzir as notações $x(t) = \frac{X(t)}{N}$ e $y(t) = \frac{Y(t)}{N}$ para as frequências relativas de cada categoria epidemiológica. Na literatura epidemiológica e estatística, a evolução temporal dos suscetíveis, $x(t)$, é conhecida como curva de sobrevivência. Já a função $\lambda(t)$ é denominada incidência instantânea. Essas relações simples possibilitam a ponte entre esta classe de modelos e a metodologia estatística moderna.

Modelos compartimentais mais elaborados podem ser desenvolvidos a partir desse modelo simples por meio da incorporação de novas categorias epidemiológicas. No caso das doenças infecciosas, as categorias comumente encontradas nos modelos clássicos descrevem a evolução natural da infecção com a inclusão de compartimentos para os indivíduos em estado latente, aqueles capazes de infectar outros suscetíveis (infecciosos), os imunes e aqueles mortos pela doença. A Figura 25.2 apresenta uma representação gráfica de alguns desses modelos.

A avaliação de estratégias de controle pode ser citada como uma aplicação importante desta classe de modelos e pressupõe a existência de parâmetros específicos para este fim na estrutura do modelo concebido. Estratégias passíveis de comparação incluem, entre outras, o isolamento ou quarentena de casos suspeitos ou confirmados; a restrição de movimentos através do fechamento de escolas e aeroportos; a vacinação de contenção, tendo como alvo os contatos de casos suspeitos; a vacinação de uma população-alvo, como um bairro ou cidade; a vacinação em massa; a vacinação profilática de indivíduos particularmente expostos, como viajantes e determinadas categorias profissionais; a educação para a mudança comportamental; o controle de vetores por redes impregnadas com inseticidas; o tratamento em massa com antirretrovirais, etc.

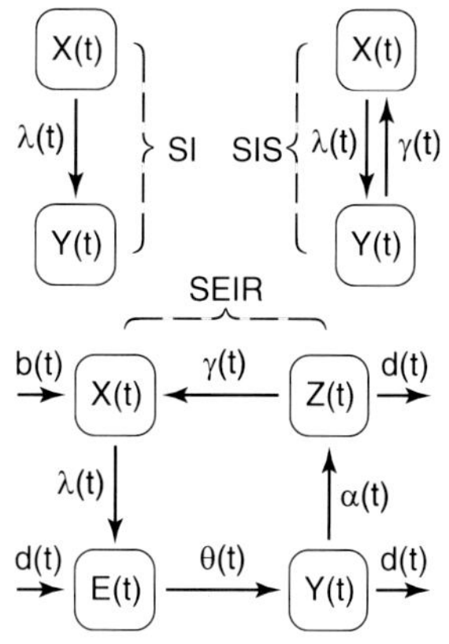

Figura 25.2 Representação gráfica dos modelos compartimentais SI, SIS e SEIR com nascimento e morte.

Além dos aspectos relacionados com a dinâmica de transmissão propriamente dita, o processo de escolha de uma estratégia de intervenção ótima deve também levar em consideração, por exemplo, a necessidade de minimizar o uso de drogas e vacinas e dessa forma reduzir o número de reações adversas a elas relacionados, reduzir a pressão seletiva levando ao aparecimento de formas resistentes e reduzir o desconforto trazido por essas medidas e assim conseguir manter a colaboração da população em graus elevados. Igualmente importante nesse contexto é a relação custo-efetividade associada a cada uma das alternativas de controle conforme exemplificamos em nossa seção de exemplos.

O modelo SI possui dois compartimentos, suscetível e infectado, conforme descrito no texto. O modelo SIS possui como característica adicional o retorno de infectados para o compartimento de suscetíveis. O modelo SEIR adiciona duas novas categorias, exposto mas não infeccioso (E) e recuperado ou imune (Z). Esse modelo apresenta também uma estrutura demográfica com nascimento [b(t)] e morte [d(t)].

Lei de ação de massas e matriz de contato

Quando estamos lidando com uma doença infecciosa de transmissão direta, ou seja, os indivíduos suscetíveis de uma determinada população adquirem essa infecção pelo contato com os indivíduos infectados anteriormente, o contato entre suscetíveis e contagiosos é geralmente traduzido matematicamente pelo produto do contingente de cada uma dessas classes, $x(t)\ y(t)$. Assim, $\lambda(t)$ pode ser escrito como

$$\lambda(t) = \beta y(t),$$

em que β denota a fração de contatos com transmissão efetiva.

Esta relação é conhecida como a lei de ação de massas e tem sua origem no estudo da cinética química, onde se postula que a taxa de formação de um composto é proporcional às concentrações dos reagentes. A transposição desses conceitos para o caso de doenças transmissíveis é baseada na suposição de que os indivíduos contagiosos, $y(t)$, estão se misturando homogeneamente com os suscetíveis, $x(t)$, em toda a população.

Na maioria das vezes, o contato entre essas duas classes, suscetíveis e contagiosas, nem sempre se dá de forma uniforme, o que implica que a lei de ação de massas sirva apenas como uma primeira aproximação para o problema. É sabido que indivíduos de mesma classe social, ou mesma faixa etária, ou, ainda, com comportamentos sexuais afins tendem a manter relações mais frequentes entre si. A incorporação dessas heterogeneidades leva a modificações de β, que passa a incorporar novas estruturas, sendo as mais comuns a estrutura etária, social e sexual.

Para que se possa, então, expressar esta nova estrutura de interação entre suscetíveis e infectados é necessária a definição de uma matriz de contato com a especificação das características que tornam a interação entre indivíduos não homogênea. Por exemplo, quando a idade é o fator de estruturação, a matriz de contato passa a ser expressa sob a forma $\beta(a,a')$, indicando a dependência do contato entre indivíduos na faixa etária a e aqueles na faixa etária a'. A estrutura etária torna-se particularmente importante em doenças de transmissão direta por meio do contato de crianças em creches e escolas ou no domicílio, entre adultos portadores e crianças suscetíveis. Outro exemplo importante é observado para doenças transmitidas sexualmente onde a estrutura pode ter sua origem quer na escolha de parceiros (hetero, homo ou bissexual), quer nas preferências sociais, como a utilização de drogas injetáveis. A representação matemática dos modelos compartimentais estruturados requer a utilização de ferramentas mais complexas, como os sistemas de equações diferenciais parciais, algoritmos de solução numérica mais complexos, e são mais resistentes ao tratamento analítico.

Modelos compartimentais e o número básico de reprodução da doença (R_0)

A estimação de R_0 a partir de observações empíricas constitui um dos principais resultados de interesse a ser obtido a partir de um exercício de modelagem. Várias abordagens são possíveis. Em particular, R_0 pode ser estimado a partir de uma curva epidêmica (número de casos novos no tempo), já que a taxa de crescimento dessa curva depende de R_0, ou seja, eventos epidêmicos de crescimento rápido são causados por valores de R_0 também maiores.

Podemos exemplificar a relação entre R_0 e a curva epidêmica utilizando resultados simples obtidos a partir do modelo SIR, uma variante do modelo SEIR dada pela ausência do período de latência após a infecção. Para o modelo SIR, a curva epidêmica pode ser aproximada no seu período inicial pela expressão:

$$y(t) = y(0)\exp([R_0 + 1](\gamma + \mu)t),$$

em que $R_0 = \dfrac{\beta}{\gamma+\mu}$ e os parâmetros β, γ e μ denotam, respectivamente, a fração de contatos com transmissão efetiva, a taxa de remoção e a taxa de mortalidade. A Figura 25.3 ilustra a evolução da expressão anterior e a curva epidêmica do modelo SIR, assim como a evolução temporal da fração de suscetíveis e removidos na população.

Na mesma figura representamos também a evolução temporal da função $y(t) = y(0)\exp([R_0 + 1](\gamma + \mu)t)$, curva denotada por A. Observe que esta última curva aproxima a curva I nos instantes iniciais de um surto epidêmico, quando a densidade de infectados e removidos é ainda pequena (assinalado por uma elipse).

Usando esta mesma abordagem, mas adaptando-a agora para modelos com mecanismo de transmissão vetorial, Massad *et al.* (Massad, Coutinho *et al.*, 2001; Massad, Burattini *et al.*, 2003) estimaram R_0 para dengue em 64 municípios no estado de São Paulo, com valores variando entre 2,74 e 11,57. Coelho *et al.*

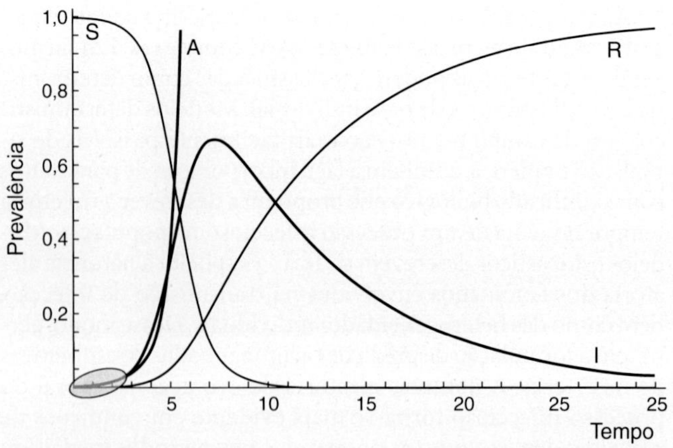

Figura 25.3 Evolução temporal ilustrativa das grandezas que compõem o modelo SIR (S – suscetível, I – infectado, R – removido/imune).

(Coelho, Codeco *et al.*, 2008) discutem métodos adicionais de estimação de R_0 na presença de fontes de incerteza de diversas origens.

Dimensão molecular

Quando olhada pela perspectiva da Saúde Pública, muito provavelmente, a caracterização da diversidade genética constitui o principal resultado dos avanços recentes da biologia molecular. Diferenças hereditárias nas cadeias de DNA contribuem para a variação fenotípica, influenciando características individuais tais como as resistências inatas a infecções e doenças degenerativas, as respostas imunológicas a vacinas, o potencial de transmissão da infecção a contactantes suscetíveis, a dinâmica da metabolização de fármacos, ou a distribuição de resistência a drogas nos vários microrganismos causadores de morbidades.

Os modelos matemáticos que se popularizaram nas últimas décadas compõem a epidemiologia clássica quantitativa das doenças infecciosas e parasitárias, onde a ênfase se coloca nos fenômenos populacionais. Com raras exceções, esses modelos não exploram as dimensões moleculares dos processos infecciosos, como, por exemplo, a resposta imunológica dos hospedeiros, humano e vetor, e as modificações por que passam os parasitos, levando, por exemplo, a modificações de sua virulência, ao desenvolvimento de resistência a drogas e à competição entre espécies que coparasitam o mesmo hospedeiro simultaneamente.

Já os modelos de análise que levam em consideração as várias dimensões da diversidade fenotípica (quer em humanos, hospedeiros intermediários ou em seus patógenos naturais) apontam para a presença de complexas relações de interação entre eles. Esses modelos têm como motivação os recentes avanços na biologia molecular que vêm permitindo observar os fenômenos relacionados com a interação entre parasitos e hospedeiros em níveis crescentes de detalhe. Desse modo, o desafio que se coloca passa a ser o de combinar a teoria epidemiológica com os conhecimentos da ecologia evolutiva dos parasitos, e a ecologia comportamental de seus hospedeiros utilizando princípios da genética de populações. Os modelos da epidemiologia quantitativa clássica vêm sofrendo a influência dos novos tempos e se expandindo para acomodar as novas dimensões de análise. Visitamos algumas dessas tendências nos parágrafos seguintes.

A literatura científica em biologia molecular e imunologia dos anos 1980, sugerindo a possibilidade de estratégias de controle da malária por meio de vacinas com mecanismos de ação tendo como alvo estágios distintos de desenvolvimento do parasito, motivou a formulação de um modelo matemático (Halloran, Struchiner *et al.*, 1989; Struchiner, Halloran *et al.*, 1989) que permitisse predizer as vantagens relativas de cada estratégia. Tomando como base o modelo proposto por Dietz *et al.* (Dietz, Molineaux *et al.*, 1974), esses autores introduziram novos parâmetros a esse modelo com o intuito de descrever a resposta imunológica às diferentes vacinas e relacionar esta resposta à nova dinâmica populacional da doença na presença de diferentes programas de vacinação. Assim, espera-se que uma vacina antiesporozoítos bloqueie a infecção. Esse mecanismo de ação é representado por um decréscimo do parâmetro que quantifica a eficiência de transmissão da infecção do vetor para o hospedeiro humano. Assim, espera-se que uma vacina que produza uma resposta protetora a merozoítos, modificando o curso da doença, venha a acelerar a taxa de recuperação entre os vacinados. Por último, vacinas antigametócitos teriam a propriedade de interromper o ciclo evolutivo do parasito no vetor, impedindo assim a transmissão.

Sem dúvida, características específicas de parasitos e hospedeiros determinam a trajetória evolutiva do nível de virulência esperado, como consequência da magnitude relativa de custos e benefícios fruto da interação entre aqueles dois. Predições sobre a evolução da virulência em patógenos podem ser realizadas utilizando-se extensões dos modelos clássicos discutidos anteriormente. Essa abordagem considera inicialmente o equilíbrio dinâmico entre uma determinada cepa existente e a população hospedeira.

Em um segundo momento, procura-se identificar as condições que permitem uma nova cepa mutante, com características diferentes da original, substituir esta última no sistema parasito-hospedeiro. A cepa que se mostrar mais adaptada é denominada evolutivamente estável e não poderá ser deslocada por nenhum outro mutante. Hipóteses de trabalho interessantes podem ser obtidas pela aplicação destes princípios no estudo da evolução da virulência em doenças transmitidas diretamente e, também, por vetores (Day, 2002, Galvani, 2003). Assim, podemos estudar o impacto potencial que diferentes mecanismos vacinais poderiam ter sobre a evolução da virulência de patógenos e suas consequências para as estratégias de controle em saúde pública (Day, Galvani *et al.*, 2008).

As infecções em hospedeiros podem ser compostas por mais de um genótipo do mesmo parasito (Read e Taylor, 2001). Essa diversidade pode ter como origem infecções sucessivas (superinfecção) por clones distintos, uma carga parasitária heterogênea no momento da infecção primária, ou mesmo a diversificação a partir de um único clone primário através de mutações a cada replicação. A estes mecanismos, podemos acrescentar aqueles causados pelas ações de controle em larga escala. As implicações da coexistência de cepas diversas no mesmo hospedeiro são estudadas por meio da comparação do desempenho dessas cepas quando isoladas com o desempenho na situação de mistura.

Esses experimentos demonstram a presença de competição em pelo menos uma das fases de infecção por meio dos mecanismos usuais já descritos em ecologia:

- limitação de recursos,
- interferência por ataque direto, mecânico ou químico, e
- competição indireta mediada pela resposta imunológica cruzada.

O impacto da competição entre clones pode trazer como consequência um aumento da transmissibilidade em hospedeiros multiparasitados, pela realocação de recursos na produção de estágios transmissíveis em detrimento dos demais estágios. A presença de infecções por cepas geneticamente diversas interfere de forma complexa com a relação entre virulência e habilidade competitiva de cada cepa.

A disponibilidade de sequências de nucleotídios e aminoácidos coletadas em diferentes locais, tempo, e acompanhada de informações epidemiológicas, como o intervalo de tempo decorrido entre a infecção e o sequenciamento ou o estágio de evolução do parasito em seu ciclo de vida, tem permitido a extensão dos modelos compartimentais clássicos (Drummond, Pybus *et al.*, 2003; Grenfell, Pybus *et al.*, 2004). Esses dados fornecem a base para a análise filogenética. Essa análise torna-se útil, por exemplo, para identificar o local, o tempo e os mecanismos de emergência de cepas virulentas, o que pode ajudar no desenho de medidas de controle em saúde pública que reduzam a oportunidade de aparecimento dessas cepas. As principais questões levantadas na presença desse tipo de informação surgem do casamento da genética populacional com a dinâmica populacional e evolução molecular.

O volume crescente de informações sobre processos moleculares em parasitos e, similarmente, o acesso a informações detalhadas sobre padrões de contato sociais e geográficos têm permitido a integração de diversas disciplinas como a dinâmica populacional, a genética populacional e a filogenética. O conjunto de resultados gerados a partir desta integração passa a ter implicações nos desenhos de ensaios epidemiológicos para a avaliação de novas intervenções e no desenvolvimento de novas vacinas. Estes modelos podem ser usados, por exemplo, para predizer as cepas responsáveis por surtos futuros de epidemias ou pandemias recorrentes, como as causadas pelo vírus da *influenza*.

Dimensão econômica

A análise de custo-efetividade compreende uma maneira formal de conduzir uma análise econômica de intervenções em saúde com o objetivo de determinar a estratégia com máximo retorno dentro de um limite orçamentário (Gold, 1996; Hunink, 2001; Muennig e Khan, 2002). Subentende-se portanto que existem múltiplas intervenções e que para cada uma destas existe um comprometimento entre a eficácia e o custo. A premissa básica dentro da escolha da alternativa ótima é a do limite orçamentário. Ou seja, assume-se que o custo econômico de uma intervenção implica o dispêndio de recursos para esta e que, portanto, tais recursos não estarão disponíveis para outras intervenções (Gold, 1996; Hunink, 2001; Muennig e Khan, 2002).

Por intervenção entende-se um exame de triagem (como o teste Papanicolaou, ou citologia cervical, para análise das células do colo uterino), um tratamento (como a terapia antirretroviral) ou uma estratégia de prevenção primária (como a vacinação contra o vírus *influenza*). Estas intervenções possuem uma efetividade sobre o processo saúde-doença que pode ser realizada na redução da incidência de uma doença, ou no aumento da sobrevida ou da qualidade de vida dos doentes. Além dos efeitos sobre o estado de saúde dos indivíduos, intervenções também geram consequências monetárias. A citologia cervical, por exemplo, permite a identificação de lesões precursoras do câncer cervical, reduzindo a incidência dessa doença e, portanto, influenciando os gastos monetários com o tratamento do câncer cervical (Wright, 2007).

Para conduzir uma análise de custo-efetividade é necessário expressar os benefícios e os custos usando uma unidade de mensuração (Gold, 1996; Hunink, 2001; Muennig e Khan, 2002). Custos são geralmente expressos em valor monetário, enquanto os benefícios são expressos em número de casos prevenidos, anos de vida salvos, ou por índices que integram a morbidade e a mortalidade derivadas de uma doença, como, por exemplo, anos de vida ajustados por incapacidade (Murray, 1994; Murray e Lopez, 1994). A razão entre o custo e a efetividade de uma intervenção é a razão de custo-efetividade (RCE), que tem como unidade, por exemplo, o custo por ano de vida salvo.

A escolha de uma intervenção ótima compreende a comparação de pelo menos duas alternativas. Obviamente, se uma das alternativas produz mais benefício que a segunda por um custo mais baixo, uma análise de custo-efetividade é desnecessária. A análise de custo-efetividade se faz importante quando uma intervenção é mais eficaz que outra mas também tem maior custo. A análise simples de intervenções *independentes* é feita comparando a RCE das intervenções, ranqueando as intervenções em função da RCE. Intervenções são selecionadas começando por aquela de maior RCE até que o limite orçamentário seja alcançado. Esse critério de escolha garante que os benefícios para saúde sejam maximizados.

Na saúde, entretanto, muitas vezes nos defrontamos com a escolha do nível de implementação de uma intervenção, como, por exemplo, oferecer a vacina contra a gripe a todos os indivíduos ou somente a idosos ou a recomendação do teste de Papanicolaou anualmente ou a cada 3 anos. Esta avaliação de intervenções mutuamente exclusivas, ou *dependentes*, evidencia a necessidade de um cálculo incremental por meio do qual se responde à questão do custo incremental pelo benefício adicional. Nesse caso, a RCE para a intervenção mais abrangente é a razão da diferença de custo sobre a diferença do benefício. Ou seja, é a razão de custo-efetividade incremental (RCEI). Isso decorre de os benefícios observados com a vacinação dos idosos influenciarem os benefícios obtidos com a vacinação de todos os indivíduos.

A seguir examinaremos um exemplo hipotético composto por intervenções independentes e dependentes. Considere as intervenções presentes nas Tabelas 25.1 e 25.2. As intervenções A, B, C e D (Tabela 25.1) são mutuamente compatíveis, ou independentes, enquanto as intervenções E1, E2, E3 e E4 (Tabela 25.2) são mutuamente exclusivas, ou dependentes. Considerando somente as intervenções independentes e assumindo-as infinitamente divisíveis (ou seja, assumindo a possibilidade da implementação parcial de uma intervenção, o que implica a correspondente efetividade equivalente), se o limite orçamentário fosse de R$ 100, as intervenções a serem implantadas seriam: C (implementação plena), D (implementação plena) e B (implementação parcial, 62,5%). Assim, o limite orçamentário de R$ 100 implica a efetividade de 152,5 anos de vida salvos (AVS). Vale ressaltar que com esse limite orçamentário o limiar da RCE é de R$ 0,8 por AVS.

Tabela 25.2 Intervenções dependentes

Intervenções	Custo (R$)	Efetividade (AVS)
E1	60	80
E2	40	65
E3	55	70
E4	22	40

Vamos agora considerar somente intervenções dependentes (Tabela 25.2), ou seja, o objetivo é escolher a melhor intervenção e, para isso, é necessário o cálculo da RCEI. Na Tabela 25.3 apresentamos as intervenções em ordem crescente de custo (e efetividade) e as RCEI. Ao observarmos as RCEI calculadas chegamos à conclusão de que a intervenção E1 parece ter uma relação custo-efetividade melhor que todas as outras intervenções. Na verdade, essa observação está errada. O que acontece aqui é que a presença da intervenção E3 faz parecer que a intervenção E1 é melhor do que a realidade. A intervenção E3 na verdade está distorcendo os cálculos e deve ser excluída, pois ela não oferece uma efetividade tão maior que compense o maior preço. Ao retirarmos esta intervenção e recalcularmos as RCEI (Tabela 25.4) percebemos as novas relações de custo-efetividade em ordem crescente. Essas RCEI representam o real comprometimento do custo pelo benefício das intervenções mutuamente exclusivas. Na Figura 25.4 apresentamos esse mesmo fato graficamente, no plano efetividade (eixo y) *versus* custo (eixo x). Neste plano, intervenções menos eficientes aparecem abaixo da fronteira de eficiência (Gold, 1996; Hunink, 2001). Aqui fica claro que a intervenção E3 não faz parte dos programas ótimos, *i.e.*, dentro da fronteira ou faixa de eficiência.

Por fim, consideraremos novos limites orçamentários e a escolha de um programa de saúde pública que inclua as intervenções independentes e dependentes, A-E. Um novo limite orçamentário de R$ 42 resultaria em uma efetividade de 80 AVS (*i. e.*, as intervenções C e E4 seriam implementadas). Enquanto o limite orçamentário de R$ 90 resultaria em uma efetividade de 155 AVS (*i. e.*, as intervenções C, D e E2 seriam implementadas). (Recomendamos aos leitores que façam o cálculo de uma escolha alternativa, como, por exemplo, das intervenções C, E4, D e B – cuja implementação seria parcial, dado o limite orçamentário – e calculem a efetividade dessa escolha. Verão que a efetividade acumulada seria de 152,5 AVS, ou seja, que essa escolha de intervenções é menos eficiente.)

O exemplo hipotético serve para clarificar as nuâncias do cálculo da RCE. Entretanto, nos restringe nas considerações reais de intervenções em saúde. Uma análise do custo-efetividade de um programa de controle vetorial por meio do uso de inseticidas para redução da incidência de uma doença, por exemplo, permite a consideração dos detalhes do cálculo. Na determinação do custo de uma intervenção vetorial seria ne-

Tabela 25.1 Intervenções independentes

Intervenções	Custo (R$)	Efetividade (AVS)	RCE	Custo acumulado (R$)	Efetividade acumulada (AVS)
A	30	20	1,5		
B	80	100	0,8	20+30+50	40+50+62,5
C	20	40	0,5	20	40
D	30	50	0,6	20+30	40+50

Tabela 25.3 Razão de custo efetividade incremental (RCEI) das intervenções dependentes

Intervenções	Custo (R$)	Efetividade (AVS)	RCEI
E4	22	40	0,55
E2	40	65	0,72
E3	55	70	3,0
E1	60	80	0,5

Tabela 25.4 Razão de custo efetividade incremental (RCEI) das intervenções dependentes

Intervenções	Custo (R$)	Efetividade (AVS)	RCEI
E4	22	40	0,55
E2	40	65	0,72
E1	60	80	1,33

cessário considerar o preço do inseticida, dos equipamentos (usados para a distribuição do químico) e da mão de obra (Phillips, Mills *et al.*, 1993).

A doença também implica um custo monetário que pode ser subdividido no preço do medicamento, no custo com a atenção do profissional de saúde, no custo hospitalar e, ainda, no custo indireto para a sociedade daquele indivíduo enfermo que deixa de contribuir com a sua mão de obra (Suaya, Shepard *et al.*, 2007). Entre os benefícios alcançados temos a redução do número de casos. Além disso, em se tratando de uma doença infecciosa, é necessária a consideração do efeito da redução da incidência na redução da transmissão.

Cada vez mais, é recomendado que análises de custo-efetividade levem em consideração esse efeito dinâmico de uma intervenção (Edmunds, Medley *et al.*, 1999; Brisson e Edmunds, 2003; 2006). Ou seja, na perspectiva dos modelos matemáticos, nota-se uma união cada vez mais forte da Epidemiologia com as análises econômicas (conforme o Capítulo 59).

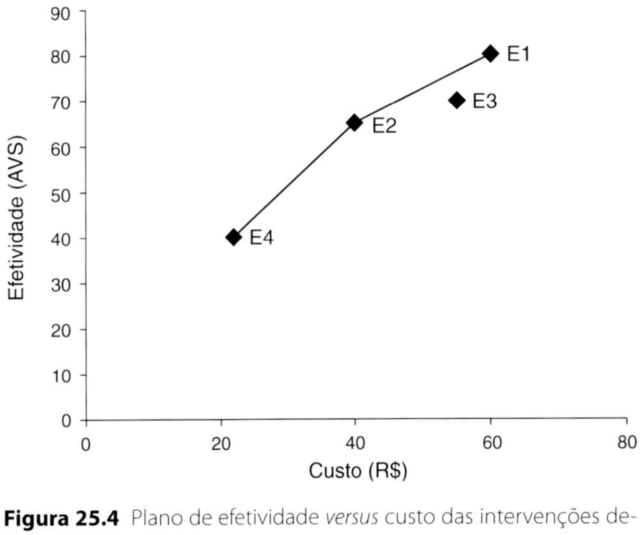

Figura 25.4 Plano de efetividade *versus* custo das intervenções dependentes.

Referências bibliográficas

Anderson RM, May RM. *Infectious diseases of humans: dynamics and control.* New York: Oxford University Press, (Oxford science publications). 1991. p.757.

Brisson M, Edmunds WJ. Economic evaluation of vaccination programs: the impact of herd-immunity. *Med Decis Making*, Jan-Feb 23(1):76-82, 2003.

Brisson M, Edmunds WJ. Impact of model, methodological, and parameter uncertainty in the economic analysis of vaccination programs. *Med Decis Making*, Sep-Oct 26(5):434-46, 2006.

Cartwright N. *How the Laws of Physics Lie*. Oxford/New York: Clarendon Press/ Oxford University Press, 1983, p. 221.

Caswell H. *Matrix Population Models: Construction, Analysis, and Interpretation.* Sunderland, Mass.: Sinauer Associates, 2001, p. 722.

Codeco CT, Luz PM *et al.* Risk assessment of yellow fever urbanization in Rio de Janeiro, Brazil. *Transactions of the Royal Society of Tropical Medicine and Hygiene*, 98(12):702-710, 2004.

Coelho FC, Codeco CT *et al.* Complete treatment of uncertainties in a model for dengue R-0 estimation. *Cadernos de Saúde Pública*, Abr 24(4): 853-861, 2008.

Daley DJ, Gani JM. *Epidemic modelling: an introduction*. New York: Cambridge University Press, (Cambridge studies in mathematical biology; 15.). 1999, p. 213.

Day T. The evolution of virulence in vector-borne and directly transmitted parasites. *Theoretical Population Biology*, Sep 62(2):199-213, 2002.

Day TA, Galvani *et al.* The evolutionary consequences of vaccination. *Vaccine*, Jul 26:C1-C3, 2008.

Diekmann O, Heesterbeek JAP. *Mathematical epidemiology of infectious diseases: model building, analysis, and interpretation*. Chichester, New York: John Wiley (Wiley series in mathematical and computational biology.) 2000, p. 303.

Dietz K. Transmission and control of arboviruses. *In*: Ludwig D, Cooke KL (ed.). *Epidemiology*. Philadelphia: SIAM, 1975, p. 104-121.

Dietz K, Molineaux L *et al.* Malaria Model Tested in African Savannah. *Bulletin of the World Health Organization*, 50(3-4):347-357, 1974.

Drummond AJ, Pybus OG *et al.* Measurably evolving populations. *Trends in Ecology & Evolution*, Sep 18(9):481-488, 2003.

Edmunds WJ, Medley GF *et al.* Evaluating the cost-effectiveness of vaccination programmes: a dynamic perspective. *Stat Med*, Dec 18(23):3263-82, 1999.

Galvani AP. Epidemiology meets evolutionary ecology. *Trends in Ecology & Evolution*, Mar 18(3):132-139, 2003.

Giere RN. *Explaining science: a cognitive approach*. Chicago: University of Chicago Press, (Science and its conceptual foundations.) 1988, p. 21.

Gold MR. *Cost-effectiveness in Health and Medicine*. New York: Oxford University Press, 1996, p. 425.

Grenfell BT, Pybus OG *et al.* Unifying the epidemiological and evolutionary dynamics of pathogens. *Science*, Jan 303(5656):327-332, 2004.

Halloran ME, Struchiner CJ *et al.* Modeling malaria vaccines. 2. Population effects of stage-specific malaria vaccines dependent on natural boosting. *Mathematical Biosciences*, May 94(1):115-149, 1989.

Heesterbeek JAP. A brief history of R-0 and a recipe for its calculation. *Acta Biotheoretica*, 50(3):189-204, 2002a.

Heesterbeek JAP. A brief history of R-0 and a recipe for its calculation (vol 50, p. 195, 2002). *Acta Biotheoretica*, 50(4):375-376, 2002b.

Hesse MB. *Models and Analogies in Science*. Notre Dame, Ind.: University of Notre Dame Press, 1966, p. 184.

Hunink MGM. *Decision Making in Health and Medicine: Integrating Evidence and Values*. Cambridge; New York: Cambridge University Press, 2001, p. 388.

Keeling MJ, Rohani P. *Modeling Infectious Diseases in Humans and Animals*. Princeton: Princeton University Press, 2008, p. 366.

Luz PM, Codeco CT *et al.* Uncertainties regarding dengue modeling in Rio de Janeiro, Brazil. *Memórias do Instituto Oswaldo Cruz*, Oct 98(7):871-878, 2003.

Magnani L, Nersessian NJ. Model-based reasoning: science, technology, values. New York: Kluwer Academic. 2002, p. 404.

Massad E, Coutinho FAB *et al.* The risk of yellow fever in a dengue-infested area. *Transactions of the Royal Society of Tropical Medicine and Hygiene*, Jul-Aug 95(4):370-374, 2001.

Massad E, Burattini MN *et al.* Dengue and the risk of urban yellow fever reintroduction in Sao Paulo State, Brazil. *Revista de Saúde Pública*, Aug 37(4):477-484, 2003.

Massad E, Burattini MN *et al.* Which phase of the natural history of HIV infection is more transmissible? *International Journal of STD & Aids*, Jun 13(6):430-431, 2002.

Massad E, Ortega NRS *et al.* *Fuzzy Logic in Action: Applications in Epidemiology and Beyond*. New York: Springer, 2008.

Massad E, Menezes RX *et al. Métodos quantitativos em medicina*. Barueri: Manole. 2004, p. 561.

Molineaux L. The pros and cons of modelling malaria transmission. *Trans R Soc Trop Med Hyg*, 79(6):743-7, 1985.

Morgan MS. Morrison M. *Models as mediators: perspectives on natural and social sciences*. New York: Cambridge University Press (Ideas in context.) 1999, p. 401.

Muennig P, Khan K. *Designing and Conducting Cost-effectiveness Analyses in Medicine and Health Care*. San Francisco: Jossey-Bass. 2002, p. 356.

Murray CJ, Lopez AD. Quantifying disability: data, methods and results. *Bull World Health Organ*, 72(3):481-94, 1994.

Murray CJ. Quantifying the burden of disease: the technical basis for disability-adjusted life years. *Bull World Health Organ*, 72(3):429-45, 1994.

Otto SP, Day T. *A Biologist's Guide to Mathematical Modeling in Ecology and Evolution*. Princeton: Princeton University Press, 2007. x, 732 p.

Phillips M, Mills A *et al*. Guidelines for cost-effectiveness analysis of vector control. *WHO. Geneva*, pp. 1-192, 1993.

Read AF, Taylor LH. The ecology of genetically diverse infections. *Science*, May 292(5519):1099-1102, 2001.

Struchiner CJ, Halloran ME *et al*. Modeling malaria vaccines.1. New uses for old ideas. *Mathematical Biosciences*, May 94(1):87-113, 1989.

Suaya JA, Shepard DS *et al*. Cost-effectiveness of annual targeted larviciding campaigns in Cambodia against the dengue vector. *Aedes aegypti. Tropical Medicine and International Health*, Sep 12(9):1026-1036, 2007.

Wright Jr.TC. Cervical cancer screening in the 21st century: is it time to retire the PAP smear? *Clin Obstet Gynecol*, Jun 50(2):313-23, 2007.

Yang HM. Comparison between schistosomiasis transmission modelings considering acquired immunity and age-structured contact pattern with infested water. *Mathematical Biosciences*, Jul 184(1):1-26, 2003.

Yang HM. *Epidemiologia matemática: estudo dos efeitos da vacinação em doenças de transmissão direta*. Campinas: Unicamp, 2001, p. 239.

26 Epidemiologia e Modelos de Complexidade: Perspectivas Metodológicas

Naomar de Almeida Filho

Uma série de elementos epistemológicos e metodológicos têm sido propostos como tendência alternativa para a ciência contemporânea, agrupados sob o rótulo de "novo paradigma". Alguns proponentes desses novos enfoques (Stewart, 1986; Ruelle, 1991; Lorenz, 1993; Percival, 1994) privilegiam os componentes analíticos formais que poderiam justificar a denominação genérica, para estas propostas, de teoria do caos.

Nas suas versões mais aplicadas, tais propostas se apresentam quase como um "neossistemismo", atualizando e expandindo algumas posições da teoria dos sistemas gerais que havia alcançado uma certa influência no panorama científico dos anos 1950 e 60 (Boulding, 1956; Von Bertalanffy, 1962). Por esse motivo, a terminologia "teoria dos sistemas dinâmicos" tem sido empregada com frequência para designar modelos complexos gerados no contexto de propostas de um paradigma científico alternativo (Atlan, 1981; Prigogine, Stengers, 1986). Lorenz (1993), um dos fundadores desta perspectiva, sugere que a teoria do caos constitui um supersistema teórico baseado principalmente nos conceitos de não linearidade, complexidade e fractalidade.

No presente capítulo, parece-nos mais adequada a designação da categoria "complexidade" para resumir o conjunto de propriedades dos objetos de conhecimento de efetivo interesse para a ciência pós-disciplinar contemporânea. Nesse sentido, seguimos principalmente Morin (1984, 1990) e Lewin (1992), autores que realçam os aspectos epistemológicos de tais propostas, enfatizando as propriedades dos processos complexos como elementos essenciais para a constituição do novo paradigma. A ideia de complexidade pode ser dessa forma tomada como eixo principal que unificaria parcialmente as diversas contribuições em direção a um paradigma científico alternativo. Trata-se de uma aplicação generalizada da premissa de que, ao contrário da abordagem reducionista do positivismo, que tem como objetivo uma simplificação da realidade em busca da sua essencialidade, a pesquisa científica dentro de um novo paradigma deve respeitar a complexidade inerente aos processos concretos da natureza, da sociedade e da história (Morin, 1990; Lewin, 1992; Percival, 1994; Robson, 1996).

De fato, cresce no campo científico a consciência de que a ciência se configura cada vez mais como uma prática epistemológica de construção de modelos, de formulação e solução de problemas em um mundo em constante mutação (Santos, 1989; Samaja, 1996). De certo modo, o antropocentrismo típico do cientista de tradição cartesiana parece não ter mais lugar em uma ciência que valoriza cada vez mais a descentração, o relativismo e a reflexividade. A crise resultante dessa mudança de valores da ciência ocorre porque a prática científica está continuamente produzindo objetos novos. Não somente novas formas para referenciar os mesmos velhos objetos, mas de fato objetos radicalmente novos, realmente emergentes.

Neste texto, pretendemos abordar as seguintes questões: Como a construção desta *nuova scienza* tem sido tentada na prática teórica e metodológica no campo geral da saúde? Em que medida as pesquisas conduzidas nas disciplinas que compõem este campo – com destaque para a Epidemiologia – têm incorporado elementos das abordagens teóricas da complexidade?

Isso implica, em primeiro lugar, apresentar brevemente os principais enfoques que, muitas vezes não suficientemente articulados entre si, representam algum tipo de mudança paradigmática no seio da ciência de um modo geral. Em paralelo, examinaremos essas questões no âmbito do nosso interesse específico, indicando quando possível algumas tentativas no sentido de produzir evidências empíricas para análise da situação de saúde, seus efeitos e seus determinantes, a partir dessas abordagens. Não é intenção, neste capítulo, conduzir uma revisão extensiva das iniciativas de construção do novo paradigma no campo da saúde coletiva. Portanto, as investigações adiante apresentadas constituem tão somente exemplos das principais linhas de pesquisa engajadas na aplicação de formas de produção de conhecimento alternativas ao paradigma dominante neste campo.

O argumento do capítulo se desdobra em três blocos: o primeiro é uma revisão de princípios e supostos do que se tem chamado "teoria da complexidade", com base no debate filosófico mais central da constituição da ciência contemporânea: a polêmica entre cartesianismo e anticartesianismo. Nossa pretensão é demonstrar que a discussão sobre temas da complexidade sempre esteve presente, apesar de submersa, na constituição do conhecimento científico da nossa cultura ocidental.

O segundo bloco pretende, sucintamente, apresentar a estrutura do que se tem chamado de "teoria da complexidade". Apesar de sua diversidade e riqueza – enorme variedade de formas e modalidades de aparecimento e incidência nos diversos ramos científicos – a teoria da complexidade revela-se como uma estrutura em construção, mas que já pode exibir componentes de inovação metodológica e produzir efeitos teóricos. Por meio de tais efeitos, usando-os com certa aproximação, pode-se compreender a nova estrutura epistemológica como incorporada no que alguns autores chamam de "paradigma".

No terceiro bloco, propomos um exercício de aplicação desse marco de pensamento na área da Epidemiologia, e seu conceito básico "risco" – e, com o aprendizado dessa interpretação, bem no espírito da exploração desse tema, propomos a tradução do conceito de risco no referencial mais amplo do pensamento complexo. É possível destacar desse exercício um glossário, ou talvez mesmo um dispositivo ou guia de reconhecimento de graus e níveis de complexidade adotados em um dado modelo explicativo.

O pensamento complexo

Como vimos no Capítulo 4, na filosofia pascalina, mesmo derrotada pela analítica cartesiana e pelos desdobramentos tecnológicos do modo de produção capitalista, repousam as bases do pensamento complexo. Pensamento complexo é uma expressão usada por Edgar Morin (1984, 1990) para, com muitas vantagens, substituir o termo paradigma da complexidade. Nessa altura, como preliminar, é preciso introduzir uma distinção fundamental entre complicado e complexo. Complicado é um sistema que apenas multiplica nexos da mesma natureza (p. ex., causais) entre elementos do sistema de um mesmo nível hierárquico.

Várias possibilidades se apresentam no sentido de uma definição da complexidade a partir de uma perspectiva epistemológica mais rigorosa (Lewin, 1992). Primeiro, podemos definir complexidade como pluralidade de níveis (equivalente à fractalidade, como veremos adiante). Em segundo lugar, complexidade refere-se também à diversidade das relações entre elementos componentes de um dado sistema (tomado como objeto-modelo). Em terceiro lugar, a complexidade de um modelo pode ser entendida como sua referência não finalista, correspondendo na linguagem da teoria dos sistemas à propriedade de retroalimentação de um modelo adaptativo sistêmico. Esta última definição corresponde a uma das acepções da não linearidade, como veremos a seguir.

Vejamos alguns conceitos básicos do pensamento complexo: caos, não linearidade e emergência; sistemas dinâmicos; fractalidade; borrosidade; e, por fim, o tema que está na moda: redes.

Se abrirmos algum livro ou manual sobre complexidade, a chance de tais temas serem títulos de capítulos é muito grande. Exceto a ideia de borrosidade, que tem pouco reconhecimento, apesar de forte identidade e contiguidade em relação ao pensamento complexo, todas as outras têm lugar reservado na teoria do caos. De fato, a ideia dos sistemas borrosos não é muito articulada nem comparece com frequência no discurso do pensamento complexo. Será interessante agregar o tema ao nosso debate porque, apesar de existir uma versão linearizante dos conjuntos borrosos e da lógica borrosa, essa ideia, que também transgride a epistemologia cartesiana, compreende um elemento importante para a complexidade. Por outro lado, não nos parece pertinente aqui destacar os tópicos de fractalidade e sistemas dinâmicos complexos, remetendo o leitor à bibliografia especializada.[1]

[1] Sobre fractais, ver o clássico de Mandelbrot (1982); sobre a articulação da teoria dos sistemas e teoria do caos, conferir Ott (1993).

Não linearidade

Na teoria da complexidade, caos tem o sentido da estrutura geral dos sistemas regidos por relações não lineares. O termo caos, que também vem do grego, implica um contraste com cosmos, que é a ordem e o mundo da ordem. Precisamos superar a assimilação que se faz entre caos e a ideia de desordem, anarquia, falta de regulação. Por esse motivo, muitos teóricos, em lugar de caos, preferem o termo não linearidade. E o que é não linearidade? A definição corrente é o conjunto de princípios estruturantes do conhecimento que implicam ruptura com a noção de que os objetos da ciência são definidos de modo preciso, determinados por processos causais e analisáveis por métodos preditivos e lineares.

As modalidades da não linearidade são muitas; talvez a principal seja a emergência. Mas existem outras formas de não linearidade, como as descontinuidades e as catástrofes, que alguns chamam de funções críticas. Na década de 1980, foi muito popular a teoria das catástrofes – não no sentido de desastres naturais, mas de descontinuidades abruptas (Thom, 1975; Arnold, 1989). As modelagens da realidade que a ciência convencional tem usado com predominância buscam a linearidade de processos e, portanto, não toleram as variações bruscas. Compreende-se assim a importância da noção de dose-resposta ou efeitos proporcionais para modelos lineares da realidade e sua inadequação para a modelagem da complexidade.

Outra modalidade da não linearidade é a recursividade, aquela ideia de que a realidade tem uma história, que pode expressar-se em ciclos, abertos ou fechados. Também chamada de iteratividade, emprega-se a noção de recursividade para referir-se à estrutura de produção dos efeitos de sistemas dinâmicos não convergentes e não finalísticos. Nesse caso, a não linearidade encontra-se na ocorrência de fluxos de retroalimentação do sistema (*feedback*); constitui propriedade dos sistemas (e não de suas relações internas), implicando que estes não constituem meros produtores de efeitos (ou *outputs*) e sim que também são por estes sobredeterminados.

Se, ao fazer referência à realidade, utilizamos um modelo que finaliza o processo descrito, estamos longe do princípio da recursividade, porque o modelo finalístico simplesmente não tem história e sim tem princípio, meio e fim. Criou-se uma linearização do tempo que tem muitas funções culturais. Uma delas é marcar a hora e é como se pudéssemos datar o mundo. Mas datar o mundo é uma interferência nossa no mundo e essa ideia de fim e começo é uma construção de nossa cultura.

É claro que os processos-fenômenos têm curso, mas o fim de um curso é começo de outro curso. Se utilizarmos um modelo recursivo, ou iterativo, como preferem os matemáticos, a variação do sistema introduz nos processos o efeito do próprio sistema. Para melhor ilustrar a definição de recursividade, sobre a ideia de que tudo está sempre começando e terminando e que qualquer fixação de meta é arbítrio do observador, citamos um verso do grande poeta T. S. Eliot (1988):

In my beginning is my end. [...] In my end is my beginning.

Assim, o processo do sistema nunca se conclui, mas sempre retorna de modo recursivo. A iteratividade define-se justamente no sentido dos sistemas dinâmicos não finalísticos. Basicamente, constitui um tema central para algo que na década de 1950 também foi muito popular no mundo: a teoria dos sistemas. Hoje bastante esquecida, a teoria dos sistemas concebeu muito do que atualmente compõe a base conceitual e metodológica da informática, da cibernética e de todo o mundo virtual que foi construído posteriormente.

A constatação de que um sistema recursivo pode não retornar ao seu exato ponto inicial, iniciando cada novo ciclo a partir de pontos de partida distintos introduz no sistema a possibilidade de variações de efeitos fora do registro da proporcionalidade. Isso é o chamado "efeito borboleta", na verdade, uma das metáforas para o que Poincaré já denominava de sensibilidade às condições iniciais.

Antes de avançar, temos que explicar o que quer dizer "espaço de fase". A geometria euclidiana apresenta o mundo em três dimensões – verticalidade, horizontalidade, profundidade – e o espaço constituído por essas dimensões permite uma expressão gráfica de relações entre grandezas ou variáveis. São as chamadas coordenadas cartesianas, inventadas por René Descartes. Mas, como o espaço físico euclidiano reconfigurado por Descartes tem só três dimensões, isso traz uma limitação: somente relações lineares, binomiais ou trinomiais, são exprimíveis nesse dispositivo gráfico. Então, os físicos desenvolveram a ideia – que depois os matemáticos aperfeiçoaram – de espaço de fase, o que permite a incorporação de relações polinomiais. Espaço de fase, portanto, pode ser definido como um espaço hipotético com mais do que as três dimensões do espaço euclidiano, capaz de aceitar representações gráficas de um dado sistema dinâmico com o auxílio de coordenadas que sintetizam valores condensados das variáveis do sistema.

A síntese gráfica das relações de variáveis em sistemas não lineares, quando colocadas no espaço de fase, assume formas muito estranhas que deixam de ser representáveis por linhas, planos ou sólidos regulares. Dentro da teoria do caos, a essas formas deu-se o nome de atratores estranhos. Trata-se de uma forma particular de expressão gráfica das associações de elementos dos sistemas dinâmicos iterativos, portanto apropriadas para a representação de relações não lineares no chamado "espaço de fase". Quando o sistema é iterativo ou recursivo, ou seja, implica a existência de ciclos, a recursividade distorce essas funções geométricas. Daí que o atrator estranho ocupa uma região do espaço de fase que é dinâmica e complexa e para onde o sistema está sendo atraído.

Aqui precisamos de um pouco de abstração matemática, com a ajuda da Figura 26.1. Em um modelo de iteração, a relação entre duas variáveis é expressa a cada momento do sistema por uma série de pontos em um gráfico cartesiano x(r), sendo **x** o fator determinante e **r** o risco resultante.

Se tivéssemos relações x, r absolutamente lineares, essa relação no espaço poderia ser representada simplesmente como uma forma geométrica. Esse conjunto de pontos mostra um padrão, às vezes extremamente distorcido e diferente, por exemplo, de um plano. Essas distorções podem ser distorções em um único momento – por exemplo, um momento linear em que se tem uma curvatura. Uma dessas variáveis é o tempo t, que pode ser cíclico, o que faz com que seja possível representá-lo de modo não linear.

Imaginem a curva x(r) saindo do ponto de origem onde r cresce menos que x, ou seja, do tipo em que x equivale a um expoente maior que zero e menor que 1. Ao considerar um terceiro fator, o tempo, na diferencial, é possível imaginar a expressão gráfica da função como um ciclo não recorrente, para cada valor de r haverá dois valores no eixo de x, produzindo uma bifurcação na curva x(r). A curva segue como uma linha quase reta até um ponto no eixo r em que há uma bifurcação, a partir da qual se abrem duas linhas. Logo à frente, outra bifurcação em cada uma das linhas faz com que para cada x existam quatro valores de r, depois oito, 16 etc. Na primeira região a predição é perfeita e consistente. Podemos, ao dispor de um valor no eixo do x, predizer, nesse plano ou nesse nível da relação, a posição ou valor correspondente no eixo do r.

Uma série de dados experimentais quaisquer poderá resultar em uma bifurcação, depois na bifurcação da bifurcação, e assim por diante. Se ampliarmos uma determinada área do gráfico, vamos encontrar o que parece um caos, ou ausência de padrões preditivos. Na verdade, trata-se de uma sequência fractal de bifurcações, de maneira que podemos, em certos momentos e fases do sistema, encontrar regularidades dentro desse sistema não linear. A questão principal, para se entender o significado da relação ou o sentido da função, é ampliar a escala nessas bifurcações, o que implica mudar de fase ou ascender de nível. Então, começou-se a se chamar de caos justamente o momento em que a falta de previsibilidade do sistema superaria a própria capacidade de entender a bifurcação.

O sistema torna-se, nessa região do espaço de fase, extremamente sensível às pequenas alterações externas que podem, por iterações sucessivas, resultar em efeitos desproporcionais, configurando a ocorrência do que Lorenz (1993) chamou de efeito borboleta. Em alguns trechos do gráfico, entretanto, há regiões totalmente lineares que prevalecem por bastante tempo, ou seja, sempre é possível encontrar linearidade em um sistema com-

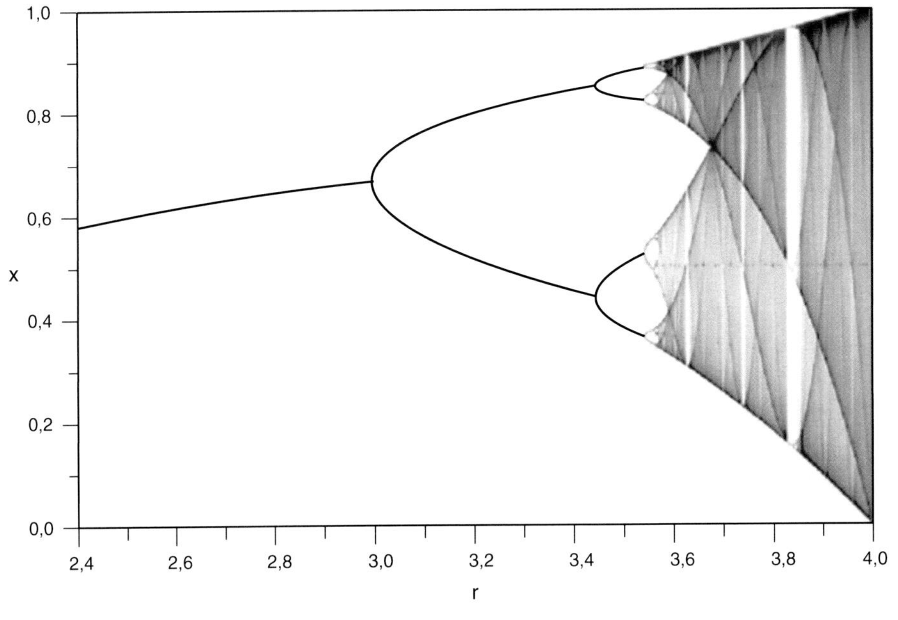

Figura 26.1 Não linearidade, bifurcações e caos.

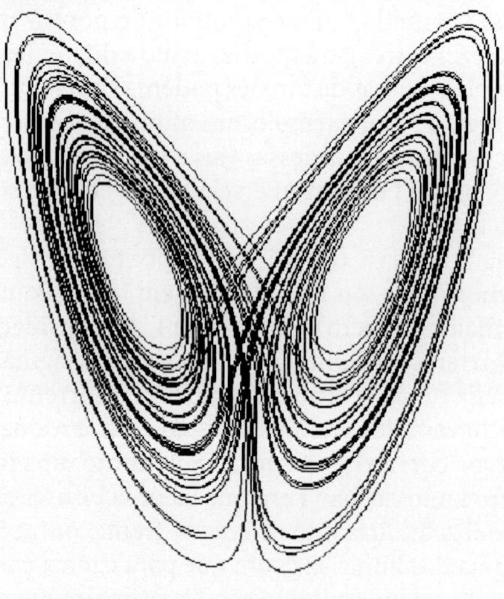

Figura 26.2 Atrator estranho de Lorenz.

plexo, ou reduzir o caos a uma tradução determinista da não linearidade.

Em qualquer atrator estranho, como no caso do atrator de Lorenz (Figura 26.2), se mudarmos o ângulo de visão desse sistema, vamos enxergar uma mudança nas posições das bifurcações, de maneira que poderemos ver vários fractais, aquelas imagens de grande efeito estético, que são na verdade cortes em ângulo distinto de atratores estranhos, coloridos digitalmente.

Teoria de redes

Atualmente, o tema mais em voga na teoria da complexidade é o conceito de redes. Os maiores *best-sellers* recentes da literatura de divulgação científica nos EUA tratam da teoria das redes, importante capítulo da matemática e da física modernas. Nas ciências físicas, os sistemas e as redes são concebidos como informações organizadas na forma de padrões topológicos distintos. Na linguagem topológica, onde a teoria de redes é denominada de "teoria dos grafos", a rede chama-se grafo, os nodos são vértices e as ligações são lados. O estudo da topologia dos grafos tem atraído muito interesse na mecânica estatística de redes complexas. Barabási (2003), Newman (2003), Strogatz (2003) e Sole (2009) oferecem eficientes resumos desta florescente literatura no campo específico da ciência e da tecnologia.

A teoria de redes aparece como uma atualização crítica da teoria geral dos sistemas, mencionada anteriomente. Estruturalmente, o sistema é um modelo composto por partes, com uma entrada ou *input*, uma estrutura de processamento e uma saída ou *output*; a rede, por seu turno, não se compromete com esse tipo de organização orientada por finalidade. Notem na Figura 26.3 que em um sistema todas e cada uma das suas relações encontram-se realmente orientadas na mesma direção e que o sistema inteiro converge sobre esse elemento. Em uma rede, por outro lado, não se encontra um fluxo de relações entre os pontos que a estruturam que permitam nela inferir direcionalidade. Em outras palavras, a topologia das redes conforma uma estrutura não teleológica.

Podemos usar os modelos de redes de duas maneiras. Uma implica extrair de um conjunto de observações uma estrutura de explicação, ou seja, criar um dispositivo explicativo, sob a forma de uma rede em que eventos constituem nodos e suas relações de determinação conformam conexões. Nesse caso, resulta muito eficiente representar sistemas complexos com auxílio da topologia de redes. Mas, por outro lado, também podemos usar os modelos de rede como instrumentos de transformação da realidade, configurando projeções articuladas de eventos como estratégias de planificação. Claro que as duas finalidades da ferramenta redes podem se articular em algum momento.

Vejamos, na Figura 26.4, exemplos variados de redes, incluindo uma representação de rede multinível com projeção.

As redes têm sido classificadas como redes virtuais e redes reais. Redes virtuais têm duas modalidades: redes randômicas e redes conceituais. Redes randômicas servem como um padrão e são construídas respeitando-se parâmetros aleatórios puros,

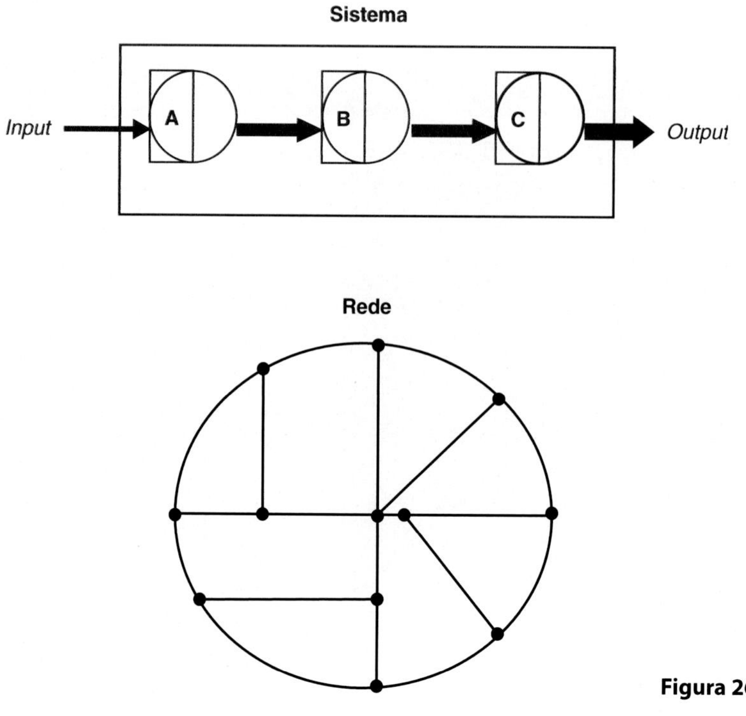

Figura 26.3 Contraste entre "sistema" e "rede".

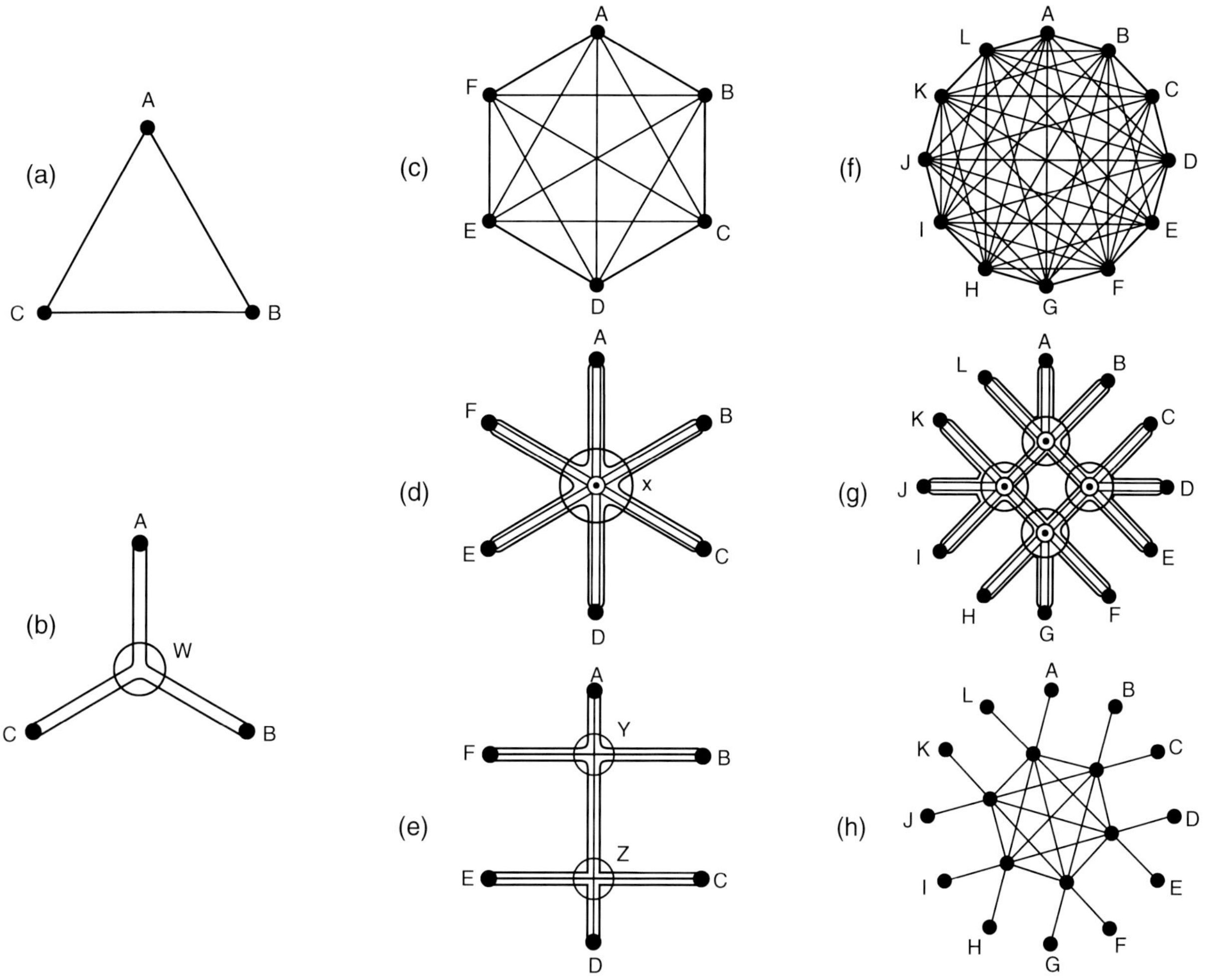

Figura 26.4 Exemplos variados de redes.

concedendo-se a qualquer conjunto de elementos da rede a mesma chance de se conectar aos outros nodos. Por meio de processos estocásticos, cria-se uma rede que tem os seus vértices com todas as conexões possíveis regidas pelo acaso. A expressão estrutural das redes randômicas permite definir conexões através de padrões aleatórios puros a ponto de deixar a rede totalmente saturada. Por outro lado, a rede pode ser montada com critérios propositivos ou restritivos, operacionalizando suas conexões não mais usando padrões aleatórios de definição e sim mediante escolhas arbitrárias intencionais baseadas em conceitos formais ou teóricos. Trata-se aqui de redes conceituais em sentido estrito.

Redes reais são aquelas encontradas na natureza, na sociedade ou construídas como obra humana, fazendo parte de algum projeto tecnológico (Sole, 2009). Uma coisa interessante é que a matemática inicia sua entrada no paradigma da complexidade com a teoria dos grafos baseada em redes randômicas. Daí deriva um trabalho de investigação e exploração que visa avaliar se as redes randômicas de fato existem e operam em outros campos de conhecimento, na tecnologia, na linguagem, nas sociedades, nas organizações; começa-se então a descobrir interessantes propriedades das redes reais que não foram consideradas nas formalizações teóricas.

As redes têm propriedades que vão além da simples integração de atributos dos seus componentes. Organização por nível (*levelness*), agregabilidade (*clustering*), "mundo-pequenidade" (*smallworldness*) e fractalidade são as propriedades mais úteis para entender os casos especiais de grafos cognitivos, especialmente em se tratando de redes sociais.

Há relativa abundância de pesquisas de redes sociais sobre como se formam vínculos entre atores e quais são as consequências de uma posição determinada em uma dada rede (Gulati, Gargiulo, 1998). A terminologia é um pouco diferente: nodos/vértices são atores e ligações/laços são vínculos. A maioria das pesquisas de redes sociais tem utilizado uma perspectiva individual, perdendo, assim, a oportunidade de esclarecer a estrutura da ação coletiva.

Quando pesquisadores começaram a explorar redes reais, encontraram no capítulo das redes sociais um intrigante fenômeno que permitiu identificar uma importante propriedade das redes, que em inglês foi denominada de *smallworldness*. Propomos chamá-la de "mundo-pequenidade", como uma tradução livre do termo, que significa a propriedade das redes de criar atalhos ou formas de encurtar distâncias entre vértices da sua malha, tornando-a assim o "mundo pequeno".

A descoberta dessa propriedade é atribuída a Milgram (1967), ao testar a hipótese de que a rede de relações sociais é um "mundo pequeno", onde as pessoas se conectam umas às outras de modos mais intensos e variados do que estamos acostumados a reconhecer. O experimento de Milgram foi simples e elegante: algumas pessoas selecionadas em Kansas e Nebraska receberam envelopes destinados (mas não endereçados) a uma única pessoa em Boston, com a seguinte regra: a carta deve ser enviada para alguém do seu ciclo de conhecimento que você acha que terá alguma aproximação com esse endereço. Descobriu-se o seguinte: a maioria das cartas chegou ao endereço certo, em um tempo muito curto. Algumas cartas chegaram com apenas três etapas, outras chegaram com nove, nenhuma ultrapassou dezoito etapas e a média foi de seis etapas. Para explicar tais achados, Milgram formulou então a célebre "teoria dos seis graus de separação".

Já na década de 1990, teóricos da complexidade começavam a construir a teoria das redes, avançando na formulação matemática das regras de conexão características de redes randômicas. Aí descobriram que os antigos estudos de Milgram eram de suma importância para compreender aquele problema. Atualmente, confirmando o que Morin identificava na sociedade contemporânea como "conexão hologramática", Duncan Watts (1999), Albert Barabási (2003) e outros consideram a "mundo-pequenidade" como uma questão de base para toda a teoria dos grafos. Reconhecida e estudada inicialmente em redes sociais, esta propriedade vem sendo matematicamente demonstrada como definidora de redes teóricas que se constituem entre o determinístico e o aleatório. Os pesquisadores que exploram essa via descobriram, por exemplo, que a internet tem uma estrutura inusitada, nesse ponto de vista, pois não obedece a modos conhecidos de planejamento e organização. Antes se pensava que a internet se organizava de modo randômico, mas agora se descobre que sua auto-organização não é nem aleatória nem planejada, mas sim baseada na mundo-pequenidade.

Borrosidade

Dentre as concepções menos conhecidas das novas abordagens paradigmáticas, situa-se a "teoria dos conjuntos borrosos" (em inglês: "*fuzzy set theory*"), proposta por Lofti Zadeh no início da década de 1960 (McNeill, Freiberger, 1993). Trata-se de uma abordagem crítica das noções de limite e de precisão, essenciais à teoria dos conjuntos que funda a analítica formal da ciência moderna.

Esta concepção lógica rompe com o convencionalismo aristotélico que define os fundamentos epistemológicos da certeza com base nos princípios da identidade, da não contradição e do terceiro excluído (Costa, 1980). Como corolário da ruptura proposta, haveria três modalidades de incerteza – a contradição, a confusão e a ambiguidade – não passíveis de formalização lógica e matemática, portanto fora dos limites da racionalidade científica clássica. A estas, acrescente-se a "borrosidade" (*fuzziness*), propriedade particular dos sistemas complexos no que se refere à natureza dos limites infrassistêmicos impostos aos eventos (unidades do sistema) e ao próprio sistema (Zadeh, 1971), arbitrária em suas relações com outros sistemas, com os supersistemas (contextos) e com os respectivos observadores.

Em primeiro lugar, a teoria dos conjuntos borrosos implica uma crítica radical à noção de evento como fragmentação arbitrária dos processos de transformação e dos elementos dos sistemas dinâmicos. Alguns conceitos operativos do campo da saúde são exemplares desta ontologia conjuntista da ciência convencional (Samaja, 2004). Desta maneira, impõe-se uma delimitação precisa e de certo modo arbitrária nos lugares e momentos onde efetivamente ocorre fluidez dos limites espaço-temporais dos elementos de um dado sistema, que podemos denominar de Borrosidade 1.

Segundo, a consideração da lógica borrosa implica uma recuperação da contextualização (ou referencialidade) como etapa crucial do processo de produção de conhecimento. Nesse caso, borram-se os limites externos do sistema, ou seja, a interface entre os sistemas entre si e destes com o contexto, ou os supersistemas que os incorporam, conformando o que podemos chamar de borrosidade 2. Esta modalidade de borrosidade *grosso modo* remete ao que Maturana (1992) denomina de "acoplamento estrutural".

Por último, a crítica da noção de limite implica também um questionamento da categoria epistemológica da objetividade, retomando o clássico problema do observador como efeito de uma borrosidade 3. Neste caso, é atraente a referência, por analogia simples, à delimitação fluida, ambígua, contraditória e confusa entre sujeito e objeto no processo da pesquisa. Paradigmática dessa modalidade de borrosidade será certamente a questão fundamental dos limites da percepção humana como produto de "correlações senso-efectoras" de um organismo dito observador enredado em espaços perceptuais compartilhados com os objetos observados (Maturana, Varela, 1984; Maturana, 2001).

Súmula: eixos da complexidade

Consideremos alguns eixos, ou princípios, capazes de expressar rupturas com as expectativas criadas pela forma de fazer ciência que, como vimos no Capítulo 4, foi definida por Descartes e seus herdeiros (em uma súmula breve: a estratégia analítica fragmentadora do objeto de conhecimento; a linearidade dos processos de predição, com a ideia de dose-resposta ou efeitos proporcionais; o tema do reducionismo da realidade a essências e leis gerais; o valor do isolamento experimental ou de controles laboratoriais).

O primeiro eixo do pensamento complexo é até, aparentemente, paradoxal. A complexidade constitui um pensamento que visa à **plenitude**. Trata-se do oposto do raciocínio analítico cartesiano – o pensamento analítico fragmenta, o pensamento complexo integra. Etimologicamente podemos encontrar essa identidade na mesma raiz do termo "completo", pois complexo vem do latim *cum + plectere*.

Outro eixo do pensamento complexo é a **contingência**, a propósito não muito formulado nos livros e textos de teoria do caos e complexidade. Nesses, fala-se pouco da base filosófica aristotélica da contingência e, mais interessante ainda, Aristóteles é posto como um dos avôs da epistemologia linear. Muitos podem até dizer que o que está em Aristóteles é a lógica do terceiro *excluído*, quando a ideia central na complexidade é a lógica do terceiro *incluído*. Isso é aparentemente contraditório, porém a contradição não pode ser interditada na ciência e deve ser incorporada ao glossário lógico da complexidade.

O **realismo complexo** implica e admite concomitância de um real que concretamente existe, mas que sustenta uma realidade construída. Pode ser assim formulado: do real [que existe em si] emana realidade [por nós construída]. Alguns chamam essa postura de realismo atenuado. É um contraste extremo e radical com a epistemologia herdada, cartesiana. Onde está esse contraste? A realidade existe somente se, e quando, nós a referenciamos. Então, no pensamento complexo, ao se modelar a realidade, não se faz um mero discurso gráfico, lógico, matemático ou narrativo: a realidade se reconstrói ao formularmos um discurso sobre ela.

O outro princípio demonstra os planos múltiplos e concomitantes de existência no terreno do conhecimento humano. A noção de que, nesse momento, cada um de nós é um ser e um meio, que nos contém e que todos nós portamos, onde existimos em muitos níveis de ocorrência. Provisoriamente é o que chamamos de **multiplanidade**, noção que pode ser formulada na seguinte proposição: o mundo existe simultaneamente em múltiplos planos de realidade.

Em suma, em termos práticos ou, para o que nos interessa, metodológicos, pode-se dizer que são cinco os indícios de complexidade. E que é possível avaliar o grau de complexidade de um modelo interrogando se, e em que circunstâncias e condições, este preenche os seguintes critérios:

- diversidade de elementos,
- multiplanidade ou hierarquia,
- recursividade presente,
- emergência,
- borrosidade.

Trata-se, de certa maneira, de um pequeno guia sobre como reconhecer um objeto complexo pelas propriedades do seu modelo. O que é um objeto complexo? Para responder a esta questão devemos considerar que a atribuição de complexidade pode assumir distintas manifestações.

Em primeiro lugar, o objeto complexo é minimamente um objeto-modelo sistêmico, ou seja, faz parte de um sistema de totalidades parciais e pode ser compreendido ele mesmo como um sistema, também incorporando totalidades parciais de nível hierárquico inferior.

Em segundo lugar, metodologicamente o objeto complexo é aquele que pode ser apreendido em múltiplos estados de existência, dado que opera em distintos planos da realidade.

Em terceiro lugar, o objeto complexo tem historicidade, ou seja, sua existência não se completa em um momento fugaz e episódico. De fato, os processos não lineares são recursivos, recorrentes ou iterativos.

Em quarto lugar, e pelos aspectos apontados acima, podemos chamar de objeto complexo aquele que, em sua forma de objeto heurístico (Bunge, 1983), não pode ser explicado por modelos lineares de determinação. Em outras palavras, trata-se de um objeto-modelo submetido a funções de determinação não linear, assim contemplando a emergência. Por isso, o objeto complexo não possibilita a predição, nem a partir dele se pode gerar tecnologia.

Finalmente, o objeto complexo questiona, transgride e supera as regras da teoria formal da identidade, permitindo considerar a lógica do terceiro-incluído pela via da contingência e da borrosidade.

Por tudo isso, o objeto complexo é multifacetado, alvo de diversas miradas, fonte de múltiplos discursos, extravasando os recortes disciplinares da ciência. Daí que, para construí-lo como referente, é preciso conduzir operações transdisciplinares de síntese, produzindo modelos sintéticos. Por outro lado, para designá-lo apropriadamente, é necessário o recurso à polissemia resultante do cruzamento de distintos discursos disciplinares.

Teoria da complexidade em saúde

No campo da Saúde, vários autores têm defendido o emprego de modelos de complexidade em geral para abordar diferentes questões de pesquisa (Almeida-Filho, 1997).

Attinger (1985), já desde uma perspectiva teórica da complexidade, pioneiramente propôs a análise de políticas de saúde a partir de modelos sistêmicos dinâmicos capazes de integrar os níveis micro e macro e as transformações dos sistemas de saúde. Castellanos (1990) e Almeida-Filho, (1990), independentes mas simultaneamente, sistematizaram propostas equivalentes e complementares de uso destas novas abordagens paradigmáticas para a construção metodológica do objeto da pesquisa epidemiológica. Tais propostas vêm sendo ampliadas e difundidas com o objetivo de fomentar uma produção científica concreta, capaz de efetivamente alimentar um possível paradigma novo (Schramm, Castiel, 1992; Castiel, 1994; Breilh, 2004; Almeida-Filho, 1997; Koopman, 1996).

Interessante notar que uma das primeiras tentativas de aplicação da teoria das catástrofes, conduzida pioneiramente pelo próprio Zeeman (1972), foi realizada a partir de um tema da saúde, especificamente na área da neurofisiologia, relativo à produção do impulso nervoso que desencadeia os batimentos cardíacos a partir de uma concentração gradual de variação lenta de três variáveis: o potencial da membrana, a permeabilidade aos íons de sódio e a permeabilidade aos íons de potássio.

Vejamos agora alguns exemplos de aplicação dessa primeira concepção da não linearidade como perturbação catastrófica especificamente no que concerne a problemas do campo da saúde coletiva. O pioneiro modelo S-E-I-R (Suscetibilidade-Exposição-Infecção-Recuperação) já representava uma tentativa de descrever a dinâmica epidemiológica das doenças infecciosas através de um sistema de equações diferenciais, ainda dentro de uma expectativa de modelagem linear da descontinuidade (Anderson, 1982). Arnold (1989) refere-se às epidemias como exemplo de uma perturbação catastrófica que se propaga em um dado meio do espaço-tempo, que poderia igualmente ser expressa através de modelos de turbulência.

Posteriormente, Philippe (1993) estudou um surto de meningite meningocócica em Montréal do ponto de vista desta aplicação particular da teoria do caos, a partir da concepção de limiar (*threshold*), sugerindo enfim que o modelo (linear) de Anderson aplica-se a sistemas estáveis como as endemias enquanto as epidemias pertenceriam à ordem dos sistemas dinâmicos caóticos. A partir de uma perspectiva de análise espacial, Daniels (1995) analisou ondas epidêmicas com velocidade finita com o auxílio de um modelo não linear baseado no que se designou como "abordagem de perturbação padrão". Nessa linha, destacamos a proposta de modelagem espacial de ondas epidêmicas apresentada por Durrett (1995) aplicada por Rhodes e Anderson (1997) para o estudo dos efeitos da vacinação sobre limiares epidêmicos em doenças transmissíveis, usando "modelos cristalinos" (*lattice models*), conforme a Figura 26.5.

Em segundo lugar, o adjetivo não linear tem sido usado para significar recursivo ou iterativo, no sentido dos efeitos de sistemas dinâmicos não convergentes e não finalísticos. A diferença, nesta concepção particular de não linearidade, entre sistemas dinâmicos lineares e não lineares encontra-se na ocorrência ou não de fluxos de retroalimentação do sistema, os famosos circuitos de *feedback*. Nesse caso, a não linearidade constitui uma propriedade dos sistemas dinâmicos (e não das suas relações internas), implicando que estes não constituem meros produtores de efeitos (ou *outputs*) e sim que também são por estes determinados.

Com referência a este caso específico, vejamos alguns exemplos na área da saúde coletiva:

Halloran & Struchiner (1991) sistematizaram alguns modelos analíticos para efeitos recorrentes em epidemiologia, tais como os processos de imunização em populações, assinalando que a noção de "evento dependente" proposta por *Sir* Ronald Ross em 1910 já antecipava a concepção de não linearidade como iteração de efeitos em um sistema dinâmico.

O estudo de Koopman & Longini Jr. (1994) sobre associação entre níveis de exposição domiciliar ao mosquito e risco de infecção por dengue no México exemplifica muito bem esta definição de não linearidade como recursividade, ao tempo em que produz uma intrigante e poderosa demonstração da utilidade da modelagem não linear para evidenciar os efeitos dos níveis de agregação sobre uma associação epidemiológica. A

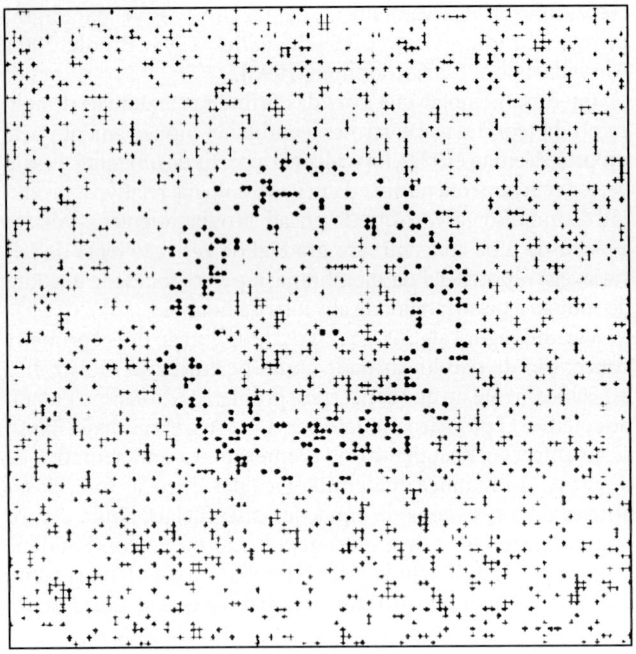

Figura 26.5 Modelagem cristalina (*lattice modeling*) de difusão de casos em uma epidemia parametrizada.

análise epidemiológica convencional, linear, de base individual, revelou medidas relativamente estáveis de não associação (OR até 1,1; fração etiológica até 1,3%) que ademais não variavam com a proporção da população exposta ao risco. Entretanto, quando se considerou uma definição ecológica para a variável de exposição e quando se incorporou ao modelo um fator de dependência da exposição como resultado da incidência (ou seja, uma taxa de "realimentação" da epidemia), observou-se um aumento cumulativo da taxa de infecção resultando em um OR de 12,7 e uma fração etiológica de até 17,5% (Koopman, Longini, 1994).

A consideração dos efeitos "fracos" e dos fatores de interação possibilita enfim a operacionalização de modelos de sistemas dinâmicos sob a forma de redes de pontos sensíveis, a nosso ver com alto potencial para a construção do objeto saúde. No campo da saúde coletiva, já existem alguns interessantes exemplos de aplicação deste enfoque específico da teoria do caos, particularmente em relação à epidemiologia de enfermidades transmissíveis.

O estudo pioneiro de Schaffer & Kot (1985), que identificou padrões de dinâmica não linear em uma série epidêmica de sarampo, abriu caminho para todo um programa de pesquisa dirigido ao desenvolvimento de técnicas para a identificação de caos de não linearidade em processos epidêmicos. Olsen & Schaffer (1990), analisando dados do sistema de vigilância epidemiológica da cidade de Nova York, produziram atratores estranhos para sarampo e varicela. As configurações analisadas eram bastante diferentes, evidenciando que, apesar de ambos os perfis epidêmicos ocorrerem em um ciclo anual, a dinâmica dessa ocorrência parece obedecer a parâmetros completamente distintos, evidenciando ainda o reduzido grau de predizibilidade dos modelos explicativos das epidemias infantis. Finalmente, Grenfell, Bolker & Kleckowski (1995), empregando técnicas de simulação parametrizada, desenvolveram uma interessante abordagem da ocorrência de não linearidade em modelos SEIR submetidos a diferentes intervalos de sazonalidade. Do ponto de vista da avaliação de intervenções em saúde, Struchiner *et al.*, (1995) desenvolveram abordagens não lineares e não normais com base em modelos de "estado-espaço" para a estimativa retrospectiva de parâmetros de transmissão de infecção a partir de dados atuais de prevalência e imunoproteção.

Hernández-Cáceres e colaboradores (2006) ilustram com bastante propriedade o tema da sazonalidade não linear em processos epidêmicos, expressa mediante a identificação de atratores estranhos. A Figura 26.6 reproduz, de modo seletivo, resultados de uma análise não linear com dados de incidência de sarampo na Grã-Bretanha, anteriores à introdução da vacina (1944-1966). Os autores concluem que seus resultados são concordantes com a hipótese de presença de transições de fase nas séries históricas analisadas, porém interessa-nos mais a interpretação do que significam os atratores. Os gráficos nos quadrantes superiores demonstram a sazonalidade e os ciclos de ocorrência de sarampo no período considerado. O gráfico no quadrante inferior esquerdo mostra a trajetória da variação temporal do risco de sarampo, como se estivéssemos olhando o sistema de fase do ponto de vista da lateral dos gráficos cartesianos x(r). A forma assumida pela trajetória iterativa nos ciclos sazonais é justamente o que se chama de atrator. Note-se, nesse caso, no quadrante inferior direito da figura, a ausência de cruzamentos entre as curvas da trajetória de transição, indicando que os ciclos não são estáveis ou fechados e sim representam a projeção de efeitos de um sistema aberto.

Encontramos alguns exemplos de propostas teóricas, inspiradas na ideia de fractalidade, que supõem a anunciação de novos paradigmas na área da saúde coletiva. A proposta dos "modelos ecossociais" de Krieger (1994) funda-se essencialmente na aplicação de uma perspectiva fractal ao processo de construção do objeto da saúde coletiva, onde o elemento de fractalidade seria justamente a interpenetração entre o biológico e o social, repetida em todos os níveis, do subcelular ao societal. Infelizmente, a autora não apresenta exemplos ou tentativas de aplicação, pouco avançando além da formulação preliminar desta atraente proposição, conscientemente postulada como uma metáfora teórica. Consideramos a proposta de Susser & Susser (1996) de um "paradigma das caixas chinesas" para a epidemiologia do futuro também como uma tentativa de expressão da fractalidade dos sistemas complexos da saúde-doença, apesar de os autores, fazendo referência apenas *en passant* aos distintos graus de complexidade hierárquica dos sistemas, nada mencionarem da teoria dos fractais.

No que se refere à operacionalização destas propostas, tanto Susser & Susser (1996) quanto Krieger (1994) consideram criticamente a perspectiva de uso da inferência "através dos níveis" (*cross-level inference*) como alternativa viável para a redução da chamada falácia ecológica, principal obstáculo potencial para o desenvolvimento analítico dos modelos ecossociais (Schwartz, 1994; Susser, 1994). De todo modo, em ambas as proposições, os processos da saúde-doença-cuidado podem ser interpretados como parte de uma dimensão fractal que atravessa os diversos níveis do sistema, das moléculas e das células aos órgãos, aos sistemas fisiológicos, aos corpos, aos grupos, às populações, às sociedades.

São raros os usos da abordagem fractal na área da saúde de um modo geral. Em uma das poucas exceções, Lipsitz & Goldberger (1992) analisaram o processo de envelhecimento como uma perda da "complexidade" do organismo, resultando em um aumento da fractalidade pela senescência. No campo da saúde coletiva, apesar das evidentes aplicações potenciais da noção de fractalidade, infelizmente não encontramos muitos exemplos de modelagem dos problemas desse campo baseada em alguma forma de análise fractal, exceto mais uma vez no estudo das

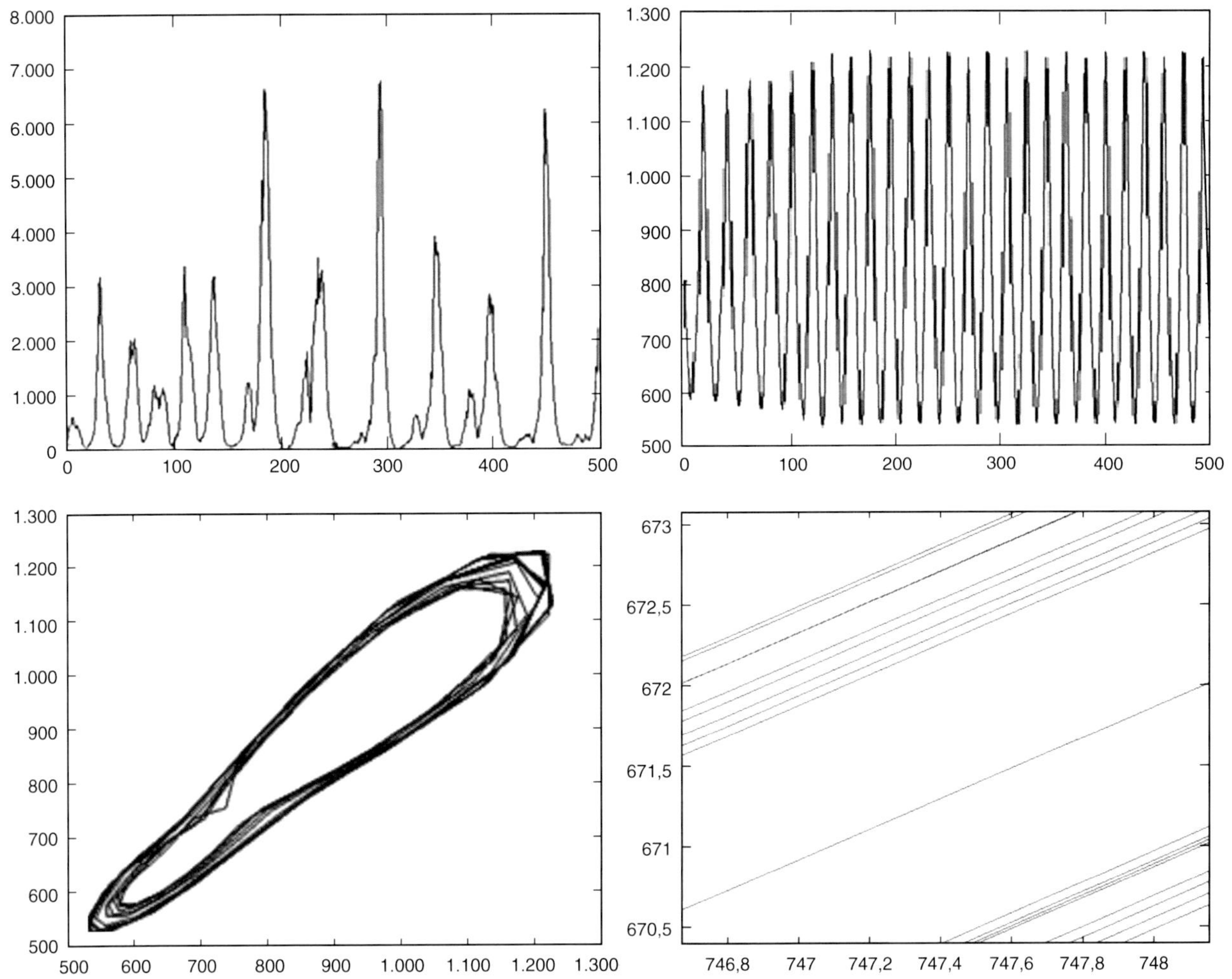

Figura 26.6 Sazonalidade, não linearidade e atrator da incidência de sarampo na Grã-Bretanha (1944-1966). Fonte: Hernández-Cáceres *et al.* (2006).

epidemias de doenças transmissíveis. Uma interessante e inadvertida demonstração do conceito de fractalidade na Epidemiologia encontra-se no recente estudo de Helen Trottier, Pierre Philippe e Roch Roy (2006) sobre o impacto da vacinação nas séries históricas de sarampo, caxumba, rubéola e coqueluche no Canadá. Na Figura 27.7, nota-se que a introdução de imunização em massa reduziu em geral os indicadores de ocorrência de casos particularmente para sarampo e rubéola, porém, como se pode verificar nos micrográficos das séries temporais referentes a 1998-2002, o padrão de ocorrência repete de modo consistente, em escala fractal, a configuração gráfica do período anterior (1991-1997).

Não obstante a carência de aplicações concretas da noção de fractalidade na Saúde Coletiva, evidencia-se sua utilidade potencial especialmente na área de treinamento de recursos humanos, em busca de maior eficiência em um contexto de reduzidos recursos humanos e materiais (através de estratégias de capacitação por multiplicação, por exemplo). Além disso, as novas propostas de vigilância à saúde através de áreas e eventos sentinela (Castellanos, 1991; Samaja, 1994; Levy, 1996) descortinam uma lógica inversa à noção de representatividade estatística, postulando estratégias de amostragem por tipos selecionados (Desrosiers, 1988), que também empregam uma lógica fractal para justificar a importante noção accessória de "representatividade fraca".

Os trabalhos de Sadegh-Zadeh (2000, 2008) sobre o conceito de saúde propõem a incorporação da lógica borrosa à pesquisa nosológica, com base na teoria dos protótipos. A teoria da categorização natural proposta por Rosch (1973) e desenvolvida por Lakoff (1993), no domínio da linguística, tem permitido o estudo de esquemas cognitivos complexos a partir do conceito de "protótipo". De acordo com a teoria, este conceito refere-se aos elementos nucleares definidores de uma dada categoria cognitiva, considerando dois importantes pressupostos teóricos:

- os traços centrais prototípicos, e não aqueles periféricos, são semiologicamente cruciais para a construção das categorias, com base na noção wittgensteiniana de *family resemblances*
- similaridades transculturais articulam o núcleo semântico das categorias prototípicas por meio de analogias, paralelismos e continuidades de acordo com uma variedade de critérios *fuzzy* (com maior ou menor grau de borrosidade).

Portanto, a categorização cognitiva que orienta a ação estaria mais de acordo com um modelo de protótipos borrosos do que com uma classificação hierárquica de categorias estáveis e mutuamente excludentes (Zadeh, 1982).

Examinemos dois exercícios de aplicação da noção de borrosidade a distintas questões de pesquisa na área da Saúde: o

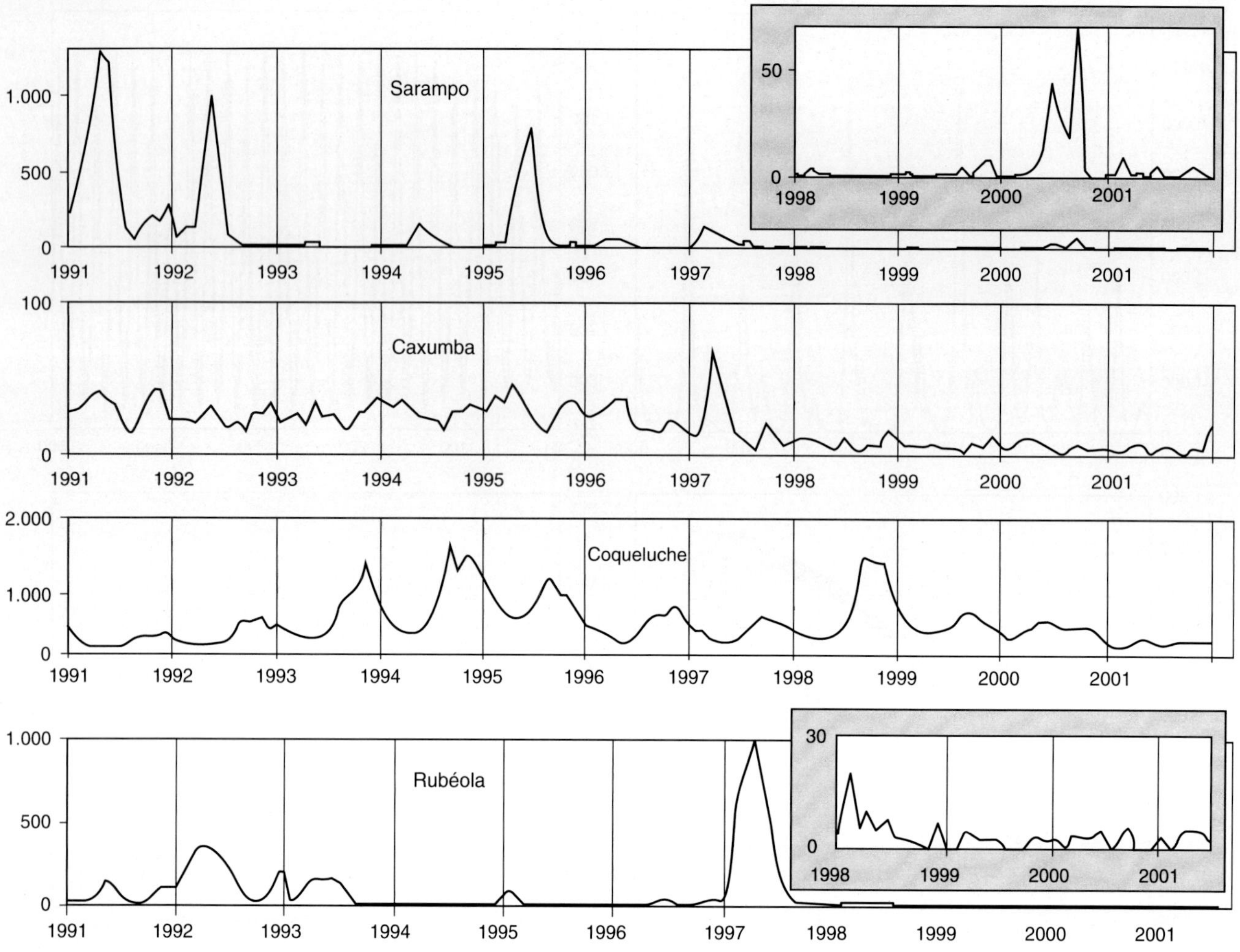

Figura 26.7 Incidência mensal de sarampo, caxumba, rubéola e coqueluche no Canadá, 1991-2002. Fonte: Trottier, Philippe & Roy (2006).

uso de modelos prototípicos na pesquisa etnográfica em saúde mental e a definição de estimadores epidemiológicos de risco através da lógica borrosa.

A fim de aplicá-la na investigação em saúde mental do ponto de vista da epidemiologia (Mezzich, Almeida-Filho, 1994) e da antropologia médica (Almeida Filho, Bibeau, Corin, 2010), a teoria dos protótipos pode ser apropriada na seguinte direção: primeiro, categorias prototípicas não podem ser separadas das ações concretas das pessoas; segundo, tais modelos de ação são incorporados (literalmente, armazenados no corpo) nos sujeitos tanto quanto configurados na mente; e terceiro, os modelos prototípicos são operados na chamada interface entre os mundos individual e social. Na abordagem proposta, os protótipos devem ser portanto considerados como produto de uma história singular individual e de experiências coletivas, assim integrando processos globais, cenas locais e atos particulares. Nesse aspecto, o conceito de protótipo não somente implica borrosidade nas categorias cognitivas e nos objetos das ciências do coletivo, como também representa uma evidente manifestação de fractalidade nos sistemas culturais.

Vejamos agora um interessante exemplo de aplicação da ideia de conjuntos borrosos diretamente proveniente da Epidemiologia. Massad & Struchiner (1996) recentemente propuseram traduzir nos termos da lógica dos conjuntos borrosos os indicadores epidemiológicos de associação, aplicando-os principalmente à análise de risco em estudos ambientais. Rigorosamente seguindo uma lógica formal, os estimadores de risco relativo usuais da Epidemiologia são definidos como uma razão de probabilidades condicionais à exposição a um suposto fator de risco, R = f(E), em que o estimador de risco R representa uma probabilidade p de ocorrência de uma doença D dada uma exposição E – ou seja, p(D|E). Segundo esses autores, entretanto, no cenário de uma nova lógica borrosa, esses indicadores devem ser expressos em termos de possibilidades condicionais, tanto no sentido de níveis de exposição quanto de gravidade da doença. Para isso será necessário estimar funções de distribuição de possibilidades equivalentes a distintos graus de pertinência associados a cada subconjunto borroso, resultando em modelos linguísticos de inferência borrosa. Na formulação original de Zadeh, o criador da *fuzzy logic*, como sabemos, a função F de pertinência R(x,y) de uma relação R em um conjunto borroso A é dada por operadores de inferência do tipo máx: V – mín: Λ, em que F(y) Vx [A(x) Λ R(x,y)].

Aplicando esses parâmetros, de acordo com Massad & Struchiner (1996), é possível definir uma *fuzzy odds ratio*, FOR, como a razão entre a possibilidade condicional de desenvolvimento de uma certa doença cuja gravidade é d, dado que o indivíduo seja exposto a um certo nível do fator ambiental e, e a possibilidade de que a mesma doença com gravidade d se desenvolva dado que o indivíduo não seja exposto ao fator ambiental, portanto e. (...) um elemento que pertença a um conjunto A, com grau de pertinência a, pode pertencer também a um outro conjunto B, com grau de pertinência b, onde B não é complementar de A, ou seja $A \cup B \neq X$ e $A \cap B \neq \varnothing$. Então, na exposição acima e não é complementar de e. A medida FOR é dada por,

$$FOR = máx[r(e|d)]\ máx[r(e|d)]/máx[r(e|d)]\ máx[r(e|d)]$$

Apesar do estado ainda incipiente de aplicação da lógica borrosa no campo da saúde (Limberg, Seising, 2009), além dos exemplos aqui apresentados, são evidentes os usos potenciais desta abordagem nos processos de tomada de decisão na subárea de gestão e administração em saúde, ou nos sistemas de produção estruturada de diagnósticos (Sadegh-Zadeh, 2008), principalmente para tratar da chamada comorbidade, além dos casos de análise de graus e superposição de exposição e gravidade diferenciada especificamente referidos na proposta de Massad & Struchiner (1996).

A despeito da formalização recente dos avanços na teoria de redes, vários grupos de pesquisa e investigadores individuais já adiantaram diversas aplicações desse enfoque no campo da saúde humana. No nível dos processos biológicos da saúde, destacam-se os usos de teoria de redes na pesquisa em proteômica (revisados em Grindrod, Kibble, 2004), bem como os estudos de Promislow (2004) sobre redes complexas de síntese de proteínas implicadas no processo de senescência e de Morton & Munakata (2005) sobre redes neurais como matrizes de variabilidade do desenvolvimento cognitivo. No campo específico das neurociências, registramos a pesquisa de Lee *et al.* (2004) sobre redes cerebrais como modelagem das esquizofrenias e a hipótese de redes tipo "*small-world*" para a compreensão dos fenômenos da memória e dos sonhos de Tsonis & Tsonis (2004).

No nível populacional, estudos epidemiológicos de doenças transmissíveis têm empregado teoria de redes para a proposição de modelos dinâmicos de difusão epidêmica, especialmente em HIV/AIDS (Boily *et al.*, 2005) e na recente epidemia de SARS. Neste caso, destacam-se os modelos de *forecast & control* produzidos por Meyers *et al.* (2005) e pelo grupo da Universidade de São Paulo, acima citado (Massad *et al.*, 2005).

Risco como objeto complexo

Passemos, agora, para aplicações em saúde dessa classe de conceitos tomando o conceito de risco como objeto e tema central da Epidemiologia.

O conceito de risco implica probabilidade diferencial e condicionada de ocorrência de doença ou evento relacionado com a saúde. O determinante do risco não quer dizer necessariamente causa de doença. O conceito tem dois usos: primeiro, indica exposição, pois sempre, rigorosamente, é um indicador de exposição; segundo, poderá ganhar o *status* de fator de risco se for demonstrada ter uma relação estável e robusta com a ocorrência da patologia. Se puder ser removido, esse fator pode ser considerado uma causa. É um raciocínio retrospectivo, mas o fator de risco será considerado uma causa se comparecer em uma proporção suficientemente alta de ocorrências para justificar uma intervenção sobre ele. Se não for removível ou alterável, como por exemplo idade e sexo, passa a ser tomado como um marcador e então permite a identificação de grupos de risco. Daí a origem dos dois conceitos de prevenção que usamos em saúde pública, a prevenção primária e a prevenção secundária.

Agora, o que é mesmo o conceito de risco? Conforme ilustrado na Figura 26.8, o conceito de risco é fundamentalmente a formulação de uma relação entre um atributo, que é considerado um fator de exposição E, e a resultante da determinação do risco

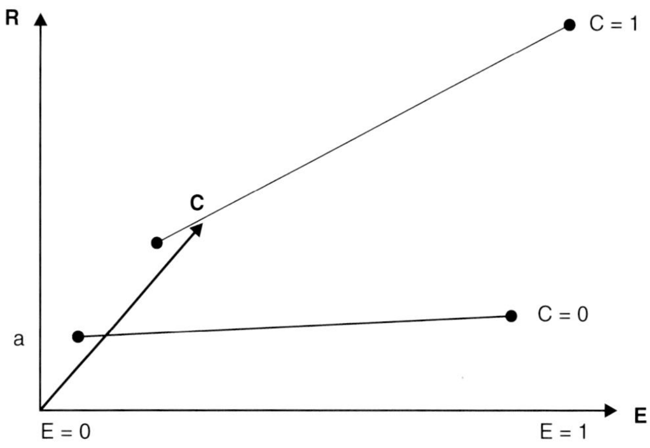

Figura 26.8 Função determinante condicional da relação Risco-Exposição-Confundimento.

R. Essa relação é prevista como absolutamente linear, o que permite, inclusive, calcular o risco na ausência da exposição (E = 0) e na presença da exposição (E = 1). Permite, ainda, que a todos os estados intermediários da exposição possa corresponder uma expectativa de risco distribuída condicionalmente, conforme as regiões lineares dos gráficos de bifurcação acima comentados.

Ocorre que raramente, e muito raramente, encontra-se essa especificidade completa conjugada com linearidade absoluta. Ou seja, para cada fator de exposição que se demonstra como fator de risco corresponderia um único risco. Por isso a análise epidemiológica nos obriga a trabalhar com outras variáveis, os chamados fatores de confusão, para controle, ajuste ou detecção de interação. Assim é possível expressar graficamente que existem duas modalidades de relações de exposição e risco: uma na ausência do terceiro fator (como se o terceiro excluído pudesse nos fazer prescindir da transdisciplinaridade, permitam-me a brincadeira!) e outra com o terceiro incluído, na presença desse terceiro fator.

Algebricamente, a função determinante condicional do risco $R = f(E|C)$ pode ser feita da seguinte forma, considerando um modelo de regressão:

(1) $R = a + b_1(E)$
onde R = risco, E = exposição,
(2) $RA = b1$,
(3) $RR = 1 + b_1/a(E)$

Pode-se dizer que toda a lógica da análise epidemiológica pode ser compreendida nesse sistema de equações. Traduzindo, o risco é uma função da exposição, dada uma linha de base, ao fator de risco capaz de conduzir à ocorrência de patologia. Isso já está bastante sistematizado na saúde e permite calcular o risco relativo ou RR. Na presença de uma covariável, pode-se dizer que o risco é a situação de ausência de ambos, quer dizer, nem fator exposição, nem com a variável presente, agregando-se a função da covariável prévia e a função da exposição. O risco relativo pode ser expresso dessa forma.

No modelo mais completo que inclui C = covariável, temos:

(4) $R = a + b_1(C) + b_2(E)$,
onde $\boldsymbol{a'} = a + b_1(C)$, então
(5) $R = a' + b_2(E)$,
(6) $RR = 1 + b_2/a'(E)$

A partir disso é possível, por exemplo, produzir um modelo explicativo portador de algumas características ou propriedades que podemos designar como modelo de risco. Na Figura 26.9,

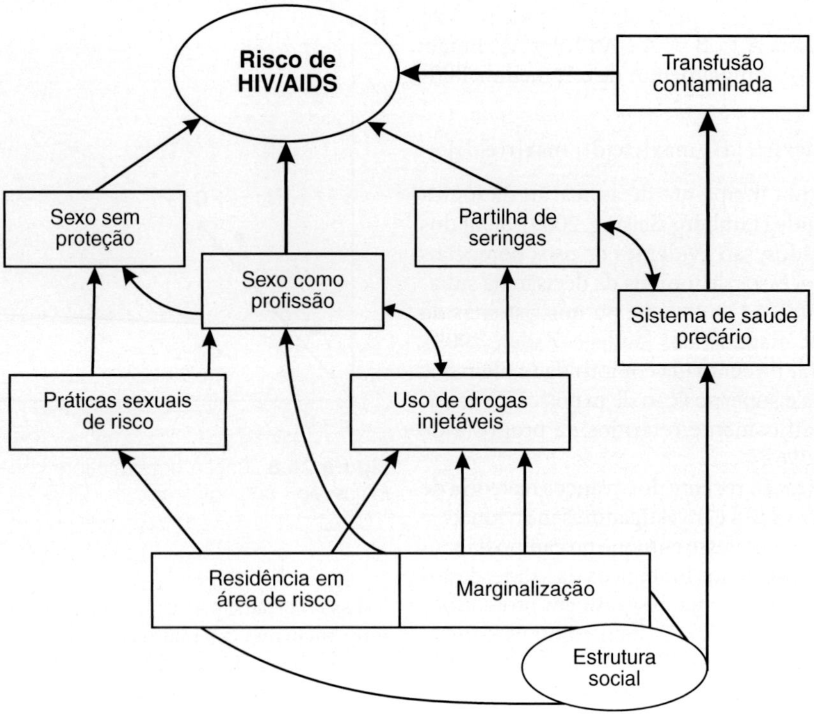

Figura 26.9 Modelo de risco (epidemiológico) do HIV/AIDS.

podemos contemplar um diagrama do "modelo de risco (epidemiológico) do HIV/AIDS".

Qual a característica principal desse modelo? Trata-se de um complexo fenomênico de processos que se inter-relacionam ou interagem formando uma rede, que converge para a produção de casos em uma dada população. O efeito disso pode ser chamado de incidência, ou simplesmente a medida do risco. A propriedade finalística do modelo é suplementada com a natureza típica da relação entre componentes do modelo, uma natureza probabilística, de modo que o modelo inteiro é preditivo de um risco. Mas um risco, por ter a forma de probabilidade, não implica aparecimento necessário da patologia, quer apenas dizer aumento da probabilidade da ocorrência de casos em uma dada população. Então, risco não é conceito individual, é sempre um conceito coletivo. Nem todo mundo exposto a um sistema de saúde precário se contamina por transfusões. Muitos se contaminam. E, entre esses, nem todos desenvolvem a patologia. Eis, enfim, um sistema de contingências expressas sob a forma de probabilidades.

Trata-se de uma explicação bastante superficial, simplista até, mas que nos dá o mote para levantar algumas questões. Esse é um modelo determinista, de um determinismo especial, chamado estocástico, que paradoxalmente significa aleatório. Por quê? Porque contrasta e diverge de uma distribuição de probabilidade pura; por isso chama-se a função de risco de função condicional de ocorrência (Miettinen, 1985). Não temos aqui uma função de probabilidade pura, até porque se essas probabilidades fossem puras não seria preciso estudá-las, bastava aplicar as leis de probabilidade em distribuições rigorosamente estocásticas. Então, não se precisava estudar o desvio da estocasticidade do modelo, em outras palavras, não seria preciso fazer testes estatísticos para inferência. Quando se aplica um teste para inferência estatística e o modelo randômico se aplica, diz-se que a hipótese do fator de risco foi rejeitada.

Empregamos então na Epidemiologia uma estratégia heurística cheia de lacunas e limites, deixando em aberto uma questão fundamental: Como superar modelos lineares, determinísticos e estocásticos a partir do pensamento complexo, sintético e não linear?

Essa questão nos conduz a outra, não menos importante: o tema da inferência. Será que o modelo de risco, como modelo de probabilidade simples, corresponde aos processos reais? Ou será que se baseia na expectativa otimista da predição, ou seja, em uma previsibilidade que, a rigor, não ocorre na natureza?

A terceira questão é: qual será a base de uma possível epistemologia pós-cartesiana, se é que podemos falar assim? A questão com que tentamos lidar em alguns escritos (Almeida-Filho, 2000; Almeida-Filho, Coutinho, 2007) foi essa. Não se pode, nesse momento, dizer que na investigação em saúde já predominam modelos explicativos complexos, com mais robustez e eficiência heurística, superiores aos modelos lineares causais. Em alguns pontos da vasta problemática epidemiológica, encontra-se maior eficiência em modelos não lineares, porém isso ainda não se aplica à maioria das questões cruciais da Epidemiologia.

Novamente a questão da determinação

Para repensar a questão da determinação, é preciso examinar as metáforas causais que usamos: metáfora do nexo, metáfora do evento e metáfora do fluxo. Temos várias modalidades de determinação, e a causalidade é uma delas. A determinação também tem formas distintas, e, por exemplo, toda análise de risco é uma análise de variação, porque se trabalha com o fator que opera funções. É necessário incorporar a esse glossário o tema da emergência, portanto, a contingência a ser introduzida na determinação dos processos de saúde. Podemos exemplificar, com a ajuda da Figura 26.10.

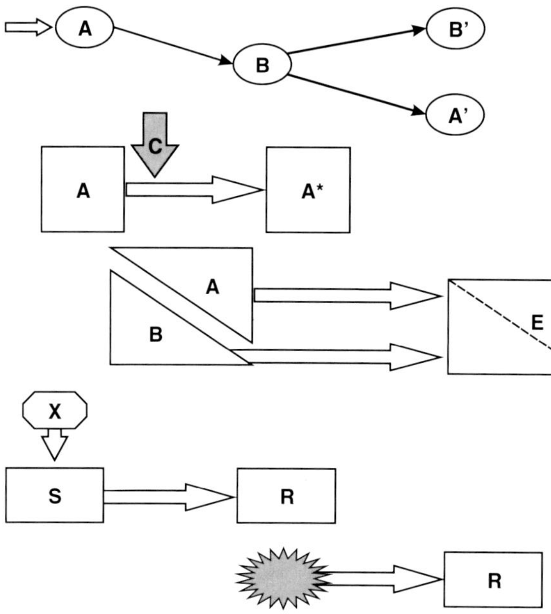

Figura 26.10 Formas elementares da determinação.

As formalizações aqui propostas são bem simples e diretas. Encimando a figura, temos um deslocamento, o que significa apenas mudança de posição de um mesmo objeto A que produz uma mudança de lugar de B. Logo abaixo, temos uma mudança de estado A para A*, dada a ação de uma condição **c**. Em seguida, vemos uma composição: [E] resulta da simples soma do composto A + B. Também se expressa na figura uma ideia de função ou variação: o efeito de X sobre S produz R. Aqui se pode reconhecer a equação do risco, ou função condicional de risco, conforme vimos no Capítulo 5. Finalmente a emergência, que não tem forma possível de expressão algébrica.

Se considerarmos vários fatores atuando sobre o sistema, produzindo riscos, podemos dizer que a simples soma da ação desses fatores permite uma predição do risco. Mas essa predição do risco é aditiva, continua sendo de função. A soma desses fatores nada acrescenta à explicação, porque, como normalmente acontece, quando avaliamos a resultante e encontramos que o resíduo é grande, o atribuímos a variáveis que não estão incorporadas ao sistema. Esse é o pensamento padrão em nosso campo de pesquisa e dele resulta uma forma de modelagem típica da pesquisa epidemiológica.

O modelo explicativo mais usado na Epidemiologia é basicamente o seguinte: fatores interagem no sistema e alteram uma situação de saúde S, nela produzindo risco R. Vejamos agora o diagrama da Figura 26.11. Notem que aqui já tem uma novidade em relação ao da AIDS: não é apenas a multiplicidade dos elementos, mas também a hierarquia – X_4 não interfere direto sobre *S*, precisa atuar através de X_2. Alguns livros podem dizer que essa hierarquia já é um indício de complexidade. É claro que se pode entender do modo linear aditivo a ocorrência do risco como resultante da função do fator $X_1 + X_2 + X_3$. Só que para explicar X_2 é preciso recurso a X_4 e a X_1; para explicar X_3, tudo que está a montante desse sistema... mas essa solução sequenciada, do ponto de vista matemático, não tem maior dificuldade. Pode ser resolvida no seguinte sistema formalizado de equações:

$$R = f_1(x_1) + f_2(x_2) + f_3(x_3)$$
$$x_2 = f_1(x_1) + f_4(x_4)$$
$$x_3, x_4 = f_n(x_n)$$

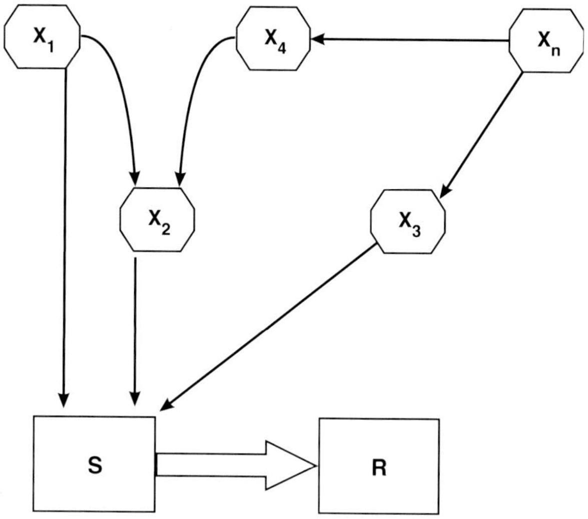

Figura 26.11 Modelo Multifatorial de Determinação de Risco.

Porém este modelo traz uma séria questão. Apesar de hierarquizado, é monótono; todas as classes de fatores pertencem à mesma natureza. Isso obriga quem usa esse tipo de modelo a supor a natureza dos determinantes como homogeneizada e faz com que uma variável complexa como classe social apareça medida da mesma maneira que, por exemplo, estatura ou peso.

Outra representação possível mostra um diagrama alternativo como modelo de determinação, indicando naturezas distintas na estrutura do sistema explicativo. Trata-se de uma expressão gráfica simplista, conforme verificamos na Figura 26.12, mas pode ser útil para esclarecer o argumento.

Podemos dizer, por exemplo, que o elemento que determina a presença e ação do fator nesse sistema é de natureza distinta do próprio fator – e aqui estou tentando expressar uma transformação – e esta aqui é também de outra natureza, como uma composição. A formalização ainda é possível, pois podemos construir essa expressão como uma função multivariada, e acrescentar que X_3 resulta de uma transformação de ***E***, que X_1 resulta de uma transformação de ***A*** e que ***E*** é composição de ***B + C + D***. Conforme segue:

$$R = f_1(x_1) + f_2(x_2) + f_3(x_3)$$
$$x_1 \equiv A$$
$$x_3 \equiv E$$
$$E = B + C + D$$

A diversidade da natureza de elementos do sistema é, portanto, um segundo indício de complexidade. Além disso, inclui hierarquia de planos de ocorrência, não há exclusivamente referência de determinação proximal e há, também, diversidade dos elementos que compõem o sistema. Entretanto, *R* continua como finalização do modelo, como se a ocorrência do risco fosse o momento em que a realidade parou. A Epidemiologia normalmente produz conhecimento paralisando a realidade, apesar de sabermos que a finalização de ocorrência e risco resultam em algo que prossegue interferindo no próprio sistema, aqui representado por esse grande *feedback*. Então, pode-se dizer que introduzimos aqui um terceiro indício de complexidade: além da hierarquia (distintos níveis, múltiplos planos) e da diversidade de elementos, a retroalimentação.

O que falta agora? Falta justamente o que falta, o que não se pode prever. O problema com esse modelo é que tudo o que nele ocorre já se encontra previsto no sistema. Quer dizer, não

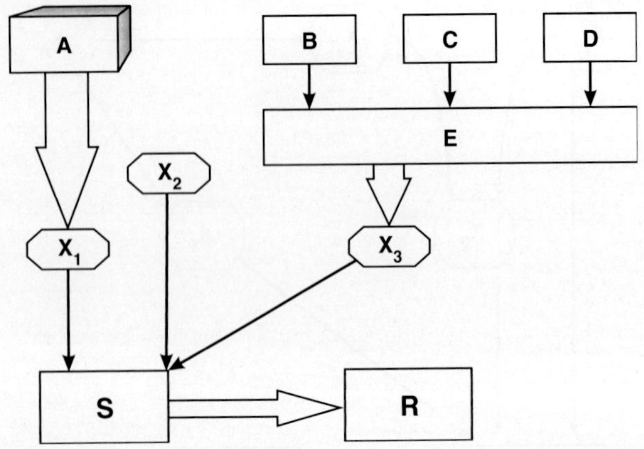

Figura 26.12 Modelo hierarquizado composto de determinação de risco.

há espaço para algo que não estava predeterminado no modelo. Não basta termos um sistema dinâmico, porém ainda como uma expressão do provável, do possível e do necessário.

Notem agora, na Figura 26.13, a eclosão de elementos $\mathbf{e}_1$-$\mathbf{e}_n$, que não estavam nos modelos anteriores. É o que a Epidemiologia tem chamado tecnicamente de interação: dizer que o efeito de X_1, X_2 e X_3 sobre a situação produzindo risco é mais do que a soma dos efeitos isolados de X_1, X_2 e X_3.

Em um estudo sobre risco de depressão (Almeida-Filho *et al.*, 2004), considerando classe social, raça, etnicidade e gênero como fatores, encontramos uma interessante ilustração desse tema. Ser mulher, no mundo todo, implica risco de depressão duas vezes maior do que entre os homens; ser pobre implica um risco uma vez e meia maior de ter depressão do que não ser pobre. Ser negra ou negro em uma sociedade racista, apesar dos poucos estudos existentes, implica um risco uma vez e meia maior. Se tomarmos um subconjunto de pessoas do gênero feminino (duas vezes mais risco), pobres (mais uma vez e meia) e negras

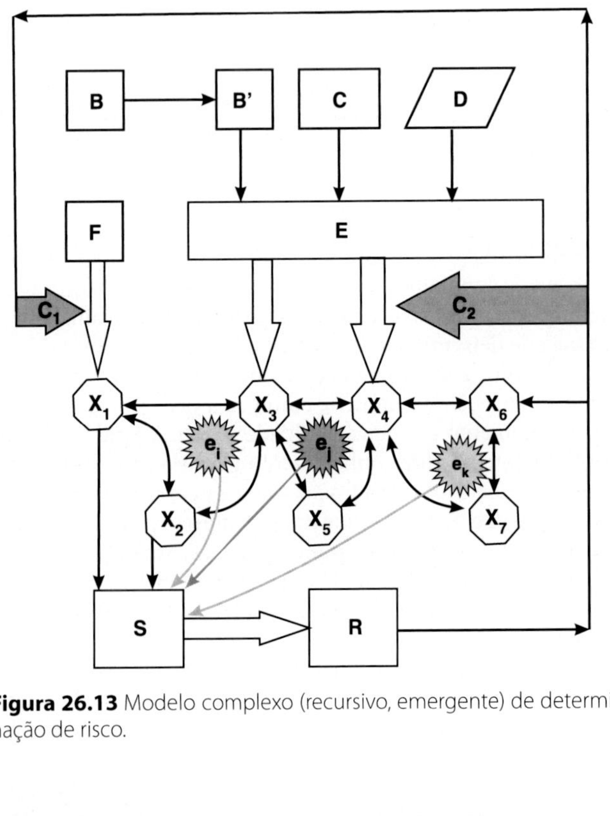

Figura 26.13 Modelo complexo (recursivo, emergente) de determinação de risco.

(portanto mais risco agregado) o esperado é um risco relativo acumulado em torno de 4, quatro vezes maior. Mas em nosso estudo encontramos um risco relativo da ordem de 9,6, o que significa que a conjunção dos efeitos mútuos em interação produziu algo que não estava previsto no sistema, quer dizer, na equação aditiva de funções. Isso é uma emergência ou, no jargão filosófico que revisamos, uma contingência. Então, no modelo geral temos que prever emergências.

A formalização disso já é mais complexa, porque os efeitos podem ser maiores do que a expectativa aditiva, mas também podem ser menores, já que alguns deles se anulam. Por exemplo, ser homem, negro e pobre, na Bahia, não determinou uma alteração do risco de depressão. Não sabemos por que motivo isso teria ocorrido. É claro que há toda uma ideologia em construção, de que a negritude é algo valorado, importante no contexto cultural baiano de hoje. Do mesmo jeito que a tripla opressão de ser negra, mulher e pobre no Brasil racista e machista pode ser uma explicação para a emergência encontrada. Um é exemplo de interação como efeito sinérgico e outro mostra uma interação com interanulação de efeitos, sendo a resultante menor que a somatória. Essa formalização é difícil e, como toda e qualquer análise de contingência e sobredeterminação, só pode ser feita *a posteriori*. Não é possível enfim fazer predição sobre interações.

Voltemos à estrutura do último modelo epidemiológico complexo demonstrado na Figura 26.13. Temos aí multiplanos (hierarquias), diversidade de natureza de elementos, retroalimentação e emergência. Ocorre que, para aproveitar o mesmo exemplo, temos ainda uma questão: entre ser pobre e ser negro, onde está o limite da opressão? Quem nos autoriza a separar uma coisa da outra, exceto para modelar uma realidade que tem, na sua complexidade, evidente borrosidade no plano da ocorrência dos fatos, dos fenômenos, dos processos, dos efeitos? A própria definição de negro não é clara e precisa: na Bahia, por exemplo, há pelo menos 150 nomes diferentes para as distintas miscigenações e graus de descendência africana.

Então, isso permite dizer que falta, nesse modelo, um quinto indício de complexidade, que é a borrosidade, no sentido de indefinição de limites. Isso implica dizer que as linhas de fronteira entre eventos, processos, fenômenos, são efeitos da arbitrariedade dos produtores do conhecimento. E aí podemos até questionar: quando uma situação no sistema de saúde passa a ser uma situação de risco aumentado? Quem pode definir o momento de ocorrência de uma patologia, inclusive no plano intraindividual? A partir de que momento uma infecção respiratória começa como doença e as alterações ultrapassam o limite do fisiológico e entram no patológico? Tais limites não aparecem de forma clara, nítida, precisa. Sempre é arbitrado – e é necessário que, para conhecê-lo (no sentido epistemológico), o contorno do objeto deve ser definido com algum grau de clareza e precisão. Mas nós não podemos desconsiderar que existe uma ambiguidade de fundo quanto à questão dos limites.

O conjunto ou sequência de exemplos apresentados não quer dizer que se pode propor uma escala linear de não linearidade. De fato, é possível se ter um estudo absolutamente simplificador, mesmo considerando com cuidado a borrosidade. Como é possível, também, se construir um sistema fechado recursivo e totalmente linearizado. Tais indícios se combinam e nos permitem, talvez, até criar um pequeno guia ou glossário com a finalidade de reconhecer complexidade no sistema quando o estamos operando.

Esperamos ter deixado claro que o tema da borrosidade não é apenas um acréscimo, um adendo. Ele se aplica, também, aos limites de todo sistema com seu entorno, com os outros sistemas com os quais ele se relaciona. Quanto mais perto possível de algum grau de complexidade se considerar a borrosidade, a ruptura do limite, menor se torna a possibilidade de formalização.

A questão da borrosidade de limites também se aplica ao sistema inteiro. A relação infinita dos sistemas com seus supersistemas, externos ou internos, compreende assim outra formulação da fractalidade. Em consequência: por mais complexo que seja o modelo que se construa para compreender a produção de risco na sociedade, cada um dos elementos que compõem esse modelo, já de si complexo, justificará compreendê-lo como um modelo tão ou mais complexo quanto aquele do qual ele faz parte. Quer dizer, em qualquer formulação *A* não é somente *A*; A é todo o sistema determinante da presença e da ação de A no sistema dinâmico considerado. E que, afinal, para se compreender fractalmente *A*, será necessária a construção, nesse caso infinita, de uma modelagem tão ou mais complexa quanto o todo de um sistema de produção de riscos.

Comentários

Conforme propusemos neste capítulo, caos, não linearidade, geometria fractal, emergência, sistemas dinâmicos, borrosidade e teoria das redes constituem eixos de renovação paradigmática que representam enorme potencial de avanço na produção de conhecimento científico e desenvolvimento tecnológico na área da Saúde. Epistemologicamente, tais propostas de renovação paradigmática abrem uma discussão sobre o próprio processo de construção dos objetos científicos. Em outras palavras, de que maneira se pode tomar este processo enquanto modo de produção de objetos conceituais capaz de instrumentalizar a própria prática da ciência para repensar ou reconstruir seus objetos? Trata-se de desenvolver uma filosofia da ciência que se pode tomar ironicamente como "não epistemológica", uma epistemologia que se apresenta com uma natureza muito mais propositiva ou normativa que constatativa (Samaja, 2004).

O que recapitulamos até agora da teoria da complexidade, nos seus principais elementos de não linearidade, sistemas dinâmicos, borrosidade, fractalidade e teoria das redes, permite a construção de modelos que dão conta de aspectos parciais do problema, do processo ou dos fenômenos da saúde-doença. A questão é que, considerando a insuficiência de cada uma delas isoladamente, nenhuma dessas abordagens parciais pode dar conta da necessidade de uma síntese. Cremos que este é o desafio do momento, justamente o ponto crucial que se espera talvez superar com auxílio da teoria da complexidade.

Conforme revisado neste capítulo, as tentativas de aplicação de alternativas conceituais e metodológicas típicas de abordagens da complexidade sobre temas de saúde-doença têm sido inegavelmente dispersas e fragmentadas. De maneira geral, sem fundamentação epistemológica rigorosa e articulação teórica clara e eficiente, não se pode reconhecer em tais iniciativas evidências de mudança paradigmática no campo da saúde.

Nesse sentido, pode ser interessante considerar abordagens da complexidade, em especial teoria de redes, fractalidade e lógica borrosa, como fonte de subsídios no sentido de modelar o objeto saúde/doença, propondo uma estrutura de rede com base em uma unidade fractal que, a cada ponto, ao ser desdobrada e ampliada, revela a mesma forma. Dessa maneira, a noção de saúde pode ser representada como efeito de um conjunto de quatro elementos: promoção da saúde, meio ambiente, desenvolvimento social, desenvolvimento econômico e diversidade cultural. Podemos propor que cada elemento reproduz um padrão geral de arquitetura fractal com estrutura de holograma, na medida em que o elemento desenvolvimento econômico tem uma estrutura fractal onde se articulam saúde, ambiente, desenvolvimento social e diversidade cultural. Ou ainda o elemento ambiente, que vai revelar uma outra faceta da mesma interação, com uma estrutura fractal onde se articulam saúde, desenvolvimento econômico, desenvolvimento social e diversidade cultural.

Em conclusão, a aplicação desses princípios, métodos e lógicas, que às vezes não parecem muito congruentes entre si, sugerem enorme fertilidade do ponto de vista científico, demandando categorias epistemológicas próprias (como parece ser a categoria da complexidade), novos modelos teóricos (como a "teoria do caos") e novas formas lógicas de análise (como por exemplo a geometria fractal, a lógica borrosa, a teoria de redes e os modelos matemáticos não lineares). O pressuposto de base dessa perspectiva é que as teorias dos processos irreversíveis e da entropia da Termodinâmica, da indeterminação e da causalidade probabilística da Física quântica, dos sistemas dinâmicos da Biologia, enfim, as abordagens da complexidade, em geral, seriam capazes de produzir as novas metáforas necessárias para compreender e superar o distanciamento entre o mundo natural e o mundo histórico. Essas metáforas descrevem sistemas dinâmicos complexos, autorregulados, mutantes, imprevisíveis, produtores de níveis emergentes de organização.

Enfim, mesmo que ainda não se observe na Epidemiologia contemporânea uma tendência geral de aceitação da modelagem da complexidade, propostas teóricas e pesquisas acima revisadas valorizam fragmentação fractal, borramento de limites, parcialidade ou relatividade dos pontos de observação, dinamismo sistêmico, reticularidade, caos determinístico, indeterminação ou contingência. Tais características configuram uma formulação epistemológica, teórica e metodológica alternativa, há muito perseguida, parte e protagonista, como se pode propor, de um novo paradigma emergente no campo da saúde.

Referências bibliográficas

Almeida Filho N. Paradigmas em Epidemiologia. 1.º Congresso Brasileiro de Epidemiologia. Epidemiologia e Desigualdade Social: Os Desafios do Final do Século, *Anais*, Campinas-SP, 2 a 6 de setembro, 1990.

Almeida Filho N. The paradigm of complexity: applications in the field of public health. In: Advisory Committee on Health Research. *A Research Policy Agenda for Science and Technology to Support Global Health Development*. Geneve: World Health Organization, pp. 1-15, 1997.

Almeida Filho N. *La Ciencia Tímida – Ensayos de deconstrucción de la epidemiologia*. Buenos Aires: Lugar Editorial, 2000.

Almeida Filho N, Coutinho D. Causalidade, contingência, complexidade: o futuro do conceito de risco. PHYSIS: *Rev Saúde Coletiva*, Rio de Janeiro: 17(1):95-137, 2007.

Almeida Filho N, Lessa I, Magalhães L, Araújo MJ, Aquino E, James SA, Kawachi I. Social inequality and depressive disorders in Bahia, Brazil: interactions of gender, ethnicity and social class. *Soc Sci Med*, 59:1339-53, 2004.

Almeida Filho N, Corin E, Bibeau G. Rethinking transcultural approaches to mental health research. From epistemology to methodology. *Transcultural Psychiatry*, 2010 (submetido).

Anderson R. *Population Dynamics of Infectious Disease: Theory and Application*. London, Chapman and Hall Press, 1982.

Arnold V. *Teoria das Catástrofes*. Campinas, Editora Unicamp, 1989.

Atlan H. *Entre le Crystal et la Fumée*. Paris: Seuil, 1981.

Attinger EO. *Dynamic modeling and health policy research*. Technical Papers WHO/RPD/SOC, Genebra, 1985.

Barabási A-L. *Linked*. New York: Plume, 2003.

Boily MC, Godin G, Hogben M, Sherr L, Bastos FI. The impact of the transmission dynamics of the HIV/AIDS epidemic on sexual behaviour: a new hypothesis to explain recent increases in risk taking-behaviour among men who have sex with men. *Med Hypotheses*, 65(2):215-26, 2005.

Boulding K. General systems theory – the skeleton of science. *Management Science* 2:197-208, 1956.

Breilh J. *Epidemiología nueva*. Buenos Aires, Lugar Editorial, 2004.

Bunge M. Nature des Objets Conceptuels (Ch. 3). *In*: *Épistémologie*. Paris, Maloine, 1983.

Castellanos PL. Sobre el concepto de salud enfermedad - Descripción y explicación de la situación de salud. *Boletim Epidemiológico OPS*. 1990; vol. 10, n.º 4.

Costa, N. *Ensaio sobre os Fundamentos da Lógica*. São Paulo: Hucitec-Edusp, 1980.

Daniels H. A perturbation approach to nonlinear deterministic epidemic waves. *In*: Mollison D (ed.) *Epidemic Models: Their Structure and Relation to Data*. Cambridge: Cambridge University Press, 1995. pp. 202-215.

Desrosiers A. La partie pour le tout: Comment généraliser? La préhistoire de la contrainte de représentativité. *Journal de la Société de Statistique de Paris* 129(1-2):97-116, 1988.

Durrett R. Spatial Epidemic Models. *In*: Mollison D (ed.). *Epidemic Models: Their structure and relation to data*. Cambridge: Cambridge University Press, 1995, pp. 187-201.

Eliot TS. *The Four Quartets*. San Diego: Harcourt Brace & Company, 1988.

Grenfell B, Bolker B, Kleckowski A. Seasonality, demography and the dynamics of measles in developed countries. *In*: Mollison D (ed.). *Epidemic Models: Their Structure and Relation to Data*. Cambridge: Cambridge University Press, 1995, pp. 248-268.

Grindrod P, Kibble M. Review of uses of network and graph theory concepts within proteomics. *Expert Rev Proteomics*, 1(2):229-38, 2004.

Gulati R, Gargiulo M. Where do interorganizational networks come from? *American Journal of Sociology*, 104(5):1439-93, 1998.

Halloran ME, Struchiner C. Study designs for dependent happenings. *Epidemiol* 2:331-338, 1991.

Hernández-Cáceres JS, Hernández-Martínez E, Monzón MP, Dominguez L. Nonlinear properties of measles epidemic data assessed with a kernel nonparametric identification approach. *Rev Electron Biomed/Electron J Biomed*, 2:7-13, 2006.

Koopman J, Longini I. The ecological effects of individual exposures and nonlinear disease dynamics in populations. *American Journal of Public Health* 84:836-842, 1994.

Koopman JS. Emerging objectives and methods in epidemiology. *Am J Public Health*, 86(5):630-632, 1996 May.

Krieger N. Epidemiology and the web of causation: has anyone seen the spider? *Social Sciences & Medicine*, 39(7):887-903, 1994.

Lakoff G. *Women, Fire and Dangerous Things*. Berkeley: University of California Press, 1993.

Lee KH, Farrow TF, Spence SA, Woodruff PW. Social cognition, brain networks and schizophrenia. *Psychol Med*, 34(3):391-400, 2004.

Levy BS. Editorial: Toward a holistic approach to public health surveillance. *American Journal of Public Health* 86(5):624-625, 1996.

Lewin R. *Complexity – Life at the Edge of Chaos*. New York, McMillan, 1992.

Limberg J, Seising R. Fuzzy set theory and the philosophical foundations of medicine. *In*: Seising R. *Views on Fuzzy Sets and Systems from Different Perspectives*. Berlin/Heidelberg: Springer, 2009. p. 321-344.

Lipsitz LA, Goldberger A. Loss of "complexity" and aging: potential applications of fractals and chaos theory to senescence. *JAMA*, 267:1806-1809, 1992.

Lorenz E. *The Essence of Chaos*. Chicago: University of Chicago Press, 1993.

Mandelbrot B. *The Fractal Geometry of Nature*. New York: Freeman, 1982.

Massad E, Struchiner C. Fuzzy Logic and Risk Assessment in Environmental Studies. São Paulo, 1996 (xerox).

Massad E, Burattini MN, Lopez LF, Coutinho FA. Forecasting *versus* projection models in epidemiology: the case of the SARS epidemics. *Med Hypotheses*, 65(1):17-22, 2005.

Maturana H. *El sentido de lo humano*. Santiago: Hachette, 1992.

Maturana H. *Cognição, Ciência e Vida Cotidiana*. Belo Horizonte: Editora UFMG, 2001.

Maturana H, Varela F. *El Árbol del Conocimiento*. Santiago: Editorial Universitária, 1984.

Mcneill D, Freiberger P. *Fuzzy Logic*. New York: Simon & Schuster, 1993.

Meyers LA, Pourbohloul B, Newman ME, Skowronski DM, Brunham RC. Network theory and SARS: predicting outbreak diversity. *J Theor Biol*, Jan 7; 232(1):71-81, 2005.

Mezzich J, Almeida-Filho N. Epidemiology and Diagnostic Systems in Psychiatry. *Acta Psychiatrica Scandinavica*, 90(suppl. 385):61-65, 1994.

Miettinen, Ol. *Theoretical epidemiology*. New York: John Wiley & Sons, 1985.

Milgram S. The Small World Problem. *Psychology Today*, 2:60-67, 1967.

Morin E. On the definition of complexity. *In*: Aida E (ed.). The *Science and Praxis of Complexity*. Tokyo: United Nations University, 62-68, 1984.

Morin E. *Introduction à la Pensée Complèxe*. Paris: Editions Sociales Françaises, 1990.

Morton JB, Munakata Y. What's the difference? Contrasting modular and neural network approaches to understanding developmental variability. *J Dev Behav Pediatr*, 26(2):128-39, 2005.

Newman M. The structure and function of complex networks. *SIAM Review* 45:167-256, 2003.

Olsen L, Schaffer W. Chaos *versus* noise periodicity: alternative hypotheses for childhood epidemics. *Science*, 249:499-504, 1990.

Ott E. *Chaos in Dynamical Systems*. Cambridge University Press: Cambridge, 1993.

Percival I. Chaos: a science for the real world. *In*: Hall N (ed.). *Exploring Chaos*. New York: Norton, p. 11-22, 1994.

Philippe P. Chaos, population biology and epidemiology: some research implications. *Human Biology*, 65:525-546, 1993.

Prigogine I, Stengers I. *La Nouvelle Alliance*. Paris: Gallimard, 1986.

Promislow DE. Protein networks, pleiotropy and the evolution of senescence. *Proc Biol Sci*, Jun 22; 271(1545):1225-34, 2004.

Rhodes CJ, Anderson RM. Epidemic thresholds and vaccination in a lattice model of disease spread. *Theoretical Population Biology*, 52:101-118, 1997.

Robson C. *Real World Research*. Oxford: Blackwell, 1996.

Rosch E. Natural categories. *Cognitive Psychology*, 4:328-350, 1973.

Ruelle D. *Hasard et Chaos*. Paris: Odile Jacob, 1991.

Sadegh-Zadeh K. Fuzzy health, illness, and disease. *J Med Philos*, 25(5):605-638, 2000.

Sadegh-Zadeh K. The *prototype* resemblance theory of disease. *J Med Philosophy*, 33:106-139, 2008.

Samaja J. Vigilancia Epidemiológica de los ambientes en que se desarrollan los procesos de la reproducción social. *Anales*, 6º. Congreso Latinoamericano de Medicina Social, Guadalajara, México, 1994.

Samaja J. *Epistemología y Metodología*. Buenos Aires: Eudeba, 1996.

Samaja J. *Epistemología de la Salud*. Buenos Aires: Lugar Editorial, 2004.

Santos BS. *Introdução a uma Ciência Pós-Moderna*. Rio: Graal, 1989.

Schaffer W, Kot M. Nearly one-dimensional dynamics in an epidemic. *J Theor Biol*, 112:403-427, 1985.

Schramm F, Castiel LD. Processo saúde/doença e complexidade em epidemiologia. *Cadernos de Saúde Pública*, 8(4):379-390, 1992.

Schwartz S. The fallacy of the ecological fallacy: the potential misuse of a concept and its consequences. *American Journal of Public Health*, 84(5):819-824, 1994.

Sole R. *Redes complejas: del genoma a internet*. Barcelona: Tusquets, 2009.

Stewart I. Chaos. *Scientific American*, p. 38, 1986.

Strogatz S. *Sync: The Emerging Science of Spontaneous Order*. New York: Theia, 2003.

Struchiner C, Brunet R, Halloran ME, Massad E, Azevedo-Neto R. On the use of state-space models for the evaluation of health interventions. *Journal of Biological Systems*, 3(3):851-865, 1995.

Susser M. The logic in ecological: I. The logic of analysis. *American Journal of Public Health*, 84(5):825-829, 1994.

Susser M, Susser E. Choosing a future for epidemiology: II. From black box to Chinese boxes and eco-epidemiology. *American Journal of Public Health*, 86:674-677, 1996.

Thom R. La théorie des catastrophes et ses applications. *In*: *Reflexions sur des Nouvelles Approches dans L'étude des Systèmes*. Chatenay: ECAM, 1975.

Thom R. *Paraboles et catastrophes*. Paris: Flammarion, 1985.

Trottier H, Philippe P, Roy R. Stochastic modeling of empirical time series of childhood infectious diseases data before and after mass vaccination. *Emerging Themes in Epidemiology*, 2006 3:9 doi:10.1186/1742-7622-3-9.

Tsonis PA, Tsonis AA. A "small-world" network hypothesis for memory and dreams. *Perspect Biol Med*, 47(2):176-80, 2004.

Von Bertalanffy L. General Systems Theory: A Critical Review. *General Systems*, 7:1-20, 1962.

Watts D. *Small Worlds*. Princeton, NJ: Princeton, University Press, 1999.

Zadeh L. Toward a theory of fuzzy systems. *In*: Kalman R, Declaris N (eds.). *Aspects of Network and Systems Theory*. New York: Holt, Rinehart & Winston, p. 469-490, 1971.

Zadeh L. A Note on prototype theory and fuzzy sets. *Cognition*, 12:291-297, 1982.

Zeeman C. Differential equations for the heartbeat and nerve impulse. *In*: Zeeman C. *Towards a Theoretical Biology*. Edinburgh: Edinburgh University Press, 1972.

27 Metanálise de Estudos Epidemiológicos Observacionais e de Intervenção

Evandro Silva Freire Coutinho e Laura C. Rodrigues

O acúmulo de evidências e a síntese do pensamento são elementos importantes na construção do conhecimento científico (Hunt, 1997). No entanto, a melhor informação disponível nem sempre tem sido utilizada para orientar as estratégias de pesquisa e as práticas em saúde (Sacket, 2002; Chalmers, 2007).

Gilbert *et al.* (2005) mostraram que, embora a prática de colocar os bebês para dormir de bruços só tenha começado a ser questionada nos anos 1990, já havia evidências há cerca de 20 anos de que esta posição associava-se com o risco aumentado de morte súbita ("mal do berço"). Esses autores estimaram que o uso dessa posição provocou cerca de 10.000 mortes no Reino Unido e 50.000 mortes na Europa, EUA e Australásia.

A divulgação da produção científica na área da saúde vem crescendo de uma forma sem precedentes. Se em 1940 havia cerca de 2.300 revistas biomédicas, 50 anos depois esse número subiu para quase 25.000 (Olkin, 1995). Esses dados dão uma ideia do problema enfrentado pelos profissionais de saúde para acompanhar o conhecimento produzido e tomar decisões com base nesse conhecimento.

Até recentemente, as tentativas de acumular esse conhecimento estavam restritas ao que se denomina *revisão narrativa* (Hunt, 1997; Egger *et al.*, 2001). Esse tipo de revisão faz uso de métodos informais e subjetivos na coleta e interpretação de achados dos estudos e tende a valorizar referências que reforçam ideias preconcebidas. Por não disporem de uma estratégia explícita para identificar e selecionar os estudos, revisões narrativas conduzidas em uma mesma época, por diferentes autores, podem levar a conclusões diferentes. Além disso, na medida em que o número de estudos cresce, fica mais difícil para o revisor manusear e integrar as informações. Isso é ainda mais problemático quando os estudos são pouco homogêneos (p. ex., populações diferentes, intervenções com doses diferentes).

A partir da década de 1980, começaram a ser propostos métodos para lidar com tais dificuldades. Essa abordagem, denominada *revisão sistemática* (Mulrow, 1994; Higgins, Green, 2008), difere das revisões narrativas pela explicitação e transparência das etapas do seu delineamento. Nesse sentido, são estabelecidas regras *a priori* para a identificação de estudos, critérios de inclusão/exclusão de estudos e estratégia para extração e síntese da informação.

Durante a conferência de Potsdam-Alemanha, realizada em março de 1994, revisão sistemática foi definida como um processo de síntese das evidências disponíveis segundo a aplicação de estratégias científicas para limitar vieses na reunião sistemática, avaliação crítica e síntese de todos os estudos relevantes em um tópico específico (Cook *et al.*, 1995). Para cumprir tal finalidade, esta forma de revisão faz uso de uma abordagem sistemática, com metodologia claramente definida, visando minimizar os vieses nas conclusões. A estratégia para identificação de estudos, os critérios de inclusão e exclusão de estudos e as variáveis a serem consideradas devem ser explicitados em uma seção de métodos.

A mesma conferência definiu "metanálise" como uma modalidade de análise estatística concebida para combinar e sintetizar resultados de estudos diferentes sobre um mesmo tema (Cook *et al.*, 1995). É importante assinalar que a metanálise não tem como objetivo único estimar uma medida que combine os resultados dos vários estudos (*medida-sumário*). A identificação de estudos apropriados, a rejeição de estudos não rigorosos e a explicação de inconsistências entre os achados dos diversos estudos é tão importante quanto a integração numérica de seus resultados. Idealmente, a metanálise deve ser conduzida como parte de uma revisão sistemática, pois o emprego exclusivo do método estatístico não é suficiente para reduzir o viés.

Evolução da metanálise

A maioria das técnicas estatísticas utilizadas na metanálise tem origem no trabalho dos matemáticos Karl Gauss e Pierre Simon Laplace, na primeira metade do século XIX. Um exemplo de aplicação prática desses métodos foi no campo da astronomia, onde diferentes mensurações da posição das estrelas, que apresentavam pequenas diferenças, foram combinadas para se obter uma medida única (Editorial Commentary, 2007). Essas ideias foram apresentadas em 1861 no livro do astrônomo britânico George Bidell Airy, tendo influência importante sobre estatísticos que viriam a se dedicar à combinação de estudos durante o século seguinte (O'Rourke, 2006).

No século XX, outros estatísticos como R. A. Fisher, L. Tippett, K. Pearson, E. S. Pearson, F. Yates e W. G. Cochran continuaram a desenvolver métodos para combinar resultados de estudos independentes, sobretudo no campo da agricultura. Nessa ocasião, a ênfase dos métodos estava na combinação de resultados de testes de hipóteses (Olkin, 1995; Hunt, 1997).

Aparentemente, no campo da saúde, o único trabalho de combinação de resultados, na primeira metade do século XX, foi uma síntese de estudos sobre a eficácia da vacina contra febre tifoide em soldados do império britânico, publicada por Karl Pearson no *British Medical Journal* (Pearson, 1904). A partir da década de 1950, esse interesse ampliou-se para o campo da educação e da psicologia. O desenvolvimento de técnicas estatísticas mais sofisticadas para a metanálise deu-se na década de 1970 (Hunt, 1997). Nessa época, o psicólogo Gene Glass, juntamente com Mary Lee Smith, conduziu uma metanálise sobre a eficácia da psicoterapia no tratamento de pacientes neuróticos. A metanálise de Glass e Smith incluiu 375 estudos que totalizaram cerca de 40.000 indivíduos. Nessa ocasião, Glass cunhou o termo metanálise (Glass, 1976).

Ainda na década de 1970, Thomas Chalmers, diretor associado para tratamento clínico do National Institutes of Health, nos EUA, conduziu uma metanálise sobre o uso hospitalar da estreptoquinase com intuito de reduzir a mortalidade de pacientes com infarto agudo do miocárdio (Chalmers *et al.*, 1977). Chalmers encontrou uma redução de aproximadamente 20% na mortalidade, em comparação com o grupo que recebeu placebo.

Nos últimos 20 anos, observou-se interesse crescente no uso da metanálise na pesquisa médica. Uma pesquisa no Medline mostrou que, entre 1989 e 1991, o número de artigos usando esta técnica cresceu 20 vezes (Dickersin, Berlin, 1992). No início da década de 1990, na Inglaterra, teve início a rede de colaboração Cochrane, cujo nome é uma homenagem a Archie Cochrane, considerado um pioneiro na avaliação de intervenções médicas. O objetivo dessa rede (*Cochrane Collaboration*) é preparar, manter e disseminar revisões sistemáticas de ensaios clínicos controlados, através de centros espalhados pela Europa, Américas, África e Austrália.[1]

A estrutura da revisão sistemática

Um dos motivos que justificaram o recente prestígio adquirido pela metanálise foi a percepção de que a elaboração e apresentação de um protocolo com todos os procedimento a serem adotados é tão importante na revisão sistemática quanto na pesquisa empírica feita com dados primários. No caso da revisão sistemática, o protocolo deve informar não só os objetivos, como também as estratégias para a identificação de estudos, os critérios para sua inclusão ou exclusão, a metodologia para extração das informações e os métodos para a sua síntese. A Figura 27.1 apresenta os passos a serem seguidos, conforme proposto por Pai *et al.* (2004) e adaptado por Brasil (2004).

Inicialmente deve-se *definir a pergunta* de forma clara e específica. Por exemplo:

a) O uso de drogas betabloqueadoras reduz a mortalidade a longo prazo de pacientes infartados?
b) A vacina BCG reduz o risco de tuberculose miliar?
c) A amamentação reduz o risco de hipertensão na idade adulta?

Critérios de inclusão/exclusão devem ser claramente explicitados com base nas perguntas que se deseja responder. Esses critérios consideram aspectos relacionados com o desenho do estudo, características dos participantes, tipo de exposição, intervenção, avaliação do desfecho.

A procura adequada e exaustiva de estudos primários para inclusão na revisão deve ser acompanhada de uma estratégia explícita para a *identificação de estudos*, seja em bases eletrônicas, seja através de buscas manuais. Procura de material em mais de uma base eletrônica (Medline, Lilacs, Embase, Cochrane Library, entre outras), consulta a especialistas, a resumos de congressos, aos registros de ensaios clínicos, às referências bibliográficas de estudos sobre o mesmo tópico, devem ser contempladas na estratégia para encontrar os estudos de interesse. Quanto mais ampla a busca, menor o risco de viés de publicação (ver adiante). Algumas fontes para ampliar essa pesquisa encontram-se na página eletrônica do Centre for Reviews and Dissemination (http://www.york.ac.uk/inst/crd/revs.htm; acessado em 14/10/2010).

O processo de *seleção dos estudos* começa com a avaliação dos títulos e resumos, quanto ao preenchimento dos critérios de inclusão. O uso de dois pesquisadores para a leitura desses resumos pode reduzir o risco de não detecção de artigos de interesse. Cópias integrais devem ser requisitadas dos artigos que passarem por esta triagem inicial, ou daqueles sobre os quais exista dúvida quanto à pertinência para a revisão. É possível que estudos ainda sejam excluídos nessa etapa, devendo-se registrar o motivo dessa decisão. Os estudos selecionados deverão ser avaliados quanto à *qualidade metodológica*, segundo critérios estabelecidos no protocolo. Sugere-se que dois pesquisadores estejam envolvidos nessa fase, assim como na etapa posterior – a *extração da informação*.

Diversas abordagens foram propostas para lidar com a variação na qualidade e rigor metodológicos dos artigos. Uma delas é o uso de escalas com escores compostos, refletindo diferentes aspectos da qualidade. Essa abordagem, entretanto, apresenta problemas. Esses instrumentos costumam variar em relação às dimensões avaliadas, e isso tem levado a resultados discordantes. Dezessete ensaios clínicos, incluídos em uma metanálise (Nurmohamed *et al.*, 1992) comparando heparina de baixo peso molecular com heparina padrão na prevenção da trombose pós-operatória, foram avaliados utilizando-se 25 escalas que geraram escores de qualidade. Análises baseadas nesses escores compostos foram bastante inconsistentes, chegando mesmo a resultados opostos (Juni *et al.*, 1999).

Greenland & O'Rourke (2008) criticam o uso de escores de qualidade por combinarem características distintas dos estudos em um único valor, além de introduzirem um elemento arbitrário na escolha dos pesos. Uma alternativa a essa abordagem é o uso de análises de regressão (metarregressão – ver adiante) a fim de avaliar o impacto de cada item de qualidade sobre o resultado do estudo.

Segundo Juni *et al.* (2001), a análise de componentes específicos supera vários problemas do uso de escalas com escores compostos na avaliação do impacto da qualidade dos estudos sobre os resultados da metanálise. Utilizando uma regressão multivariada (metarregressão), esses autores reanalisaram os dados da metanálise de Nurmohamed *et al.* (1992). Em vez de classificar os estudos através de um escore conjugado, eles especificaram três componentes relacionados com a qualidade: ocultamento da randomização, manejo das perdas (análise por intenção de tratamento) e mascaramento do desfecho; somente esta última característica associou-se com diferentes resultados.

Independentemente da abordagem para lidar com diferenças na qualidade dos estudos, é fundamental que aqueles com limitações metodológicas sérias sejam excluídos.

[1] Atualmente, é possível acessar revisões sobre mais de 3.600 tópicos em texto integral na *Cochrane Library* gratuitamente no Brasil via BIREME. Além disso, a biblioteca fornece resumos comentados de forma padronizada de mais de 3.000 revisões sistemáticas produzidas fora da *Cochrane Collaboration*, além do registro de quase 400.000 referências de ensaios clínicos.

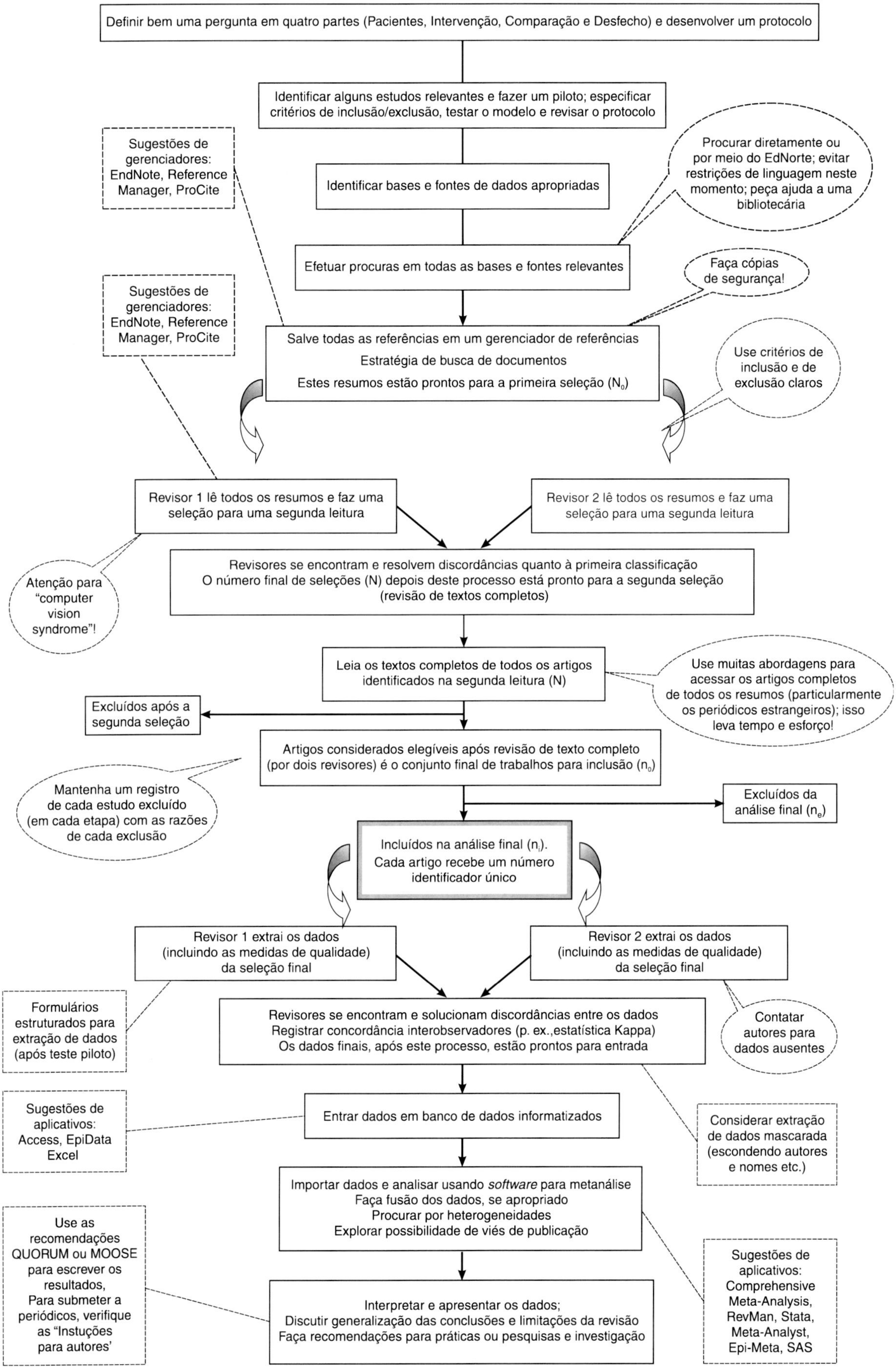

Figura 27.1 Etapas de uma revisão sistemática.

Estatística em metanálise

Conforme dissemos no início deste capítulo, o termo metanálise é usado para designar a análise estatística visando combinar resultados de estudos similares, através da estimação de **medidas-sumário,** ou ainda investigar fontes de inconsistência entre esses resultados. Portanto, a metanálise tem três objetivos: aumentar o poder estatístico,[2] melhorar a precisão das estimativas e identificar razões para resultados conflitantes.

Um equívoco a ser evitado é o uso da metanálise sem que os passos descritos anteriormente tenham sido implementados. As técnicas estatísticas não são capazes de corrigir vieses no processo de identificação, seleção e extração de informações. Se a matéria-prima não é de boa qualidade, o resultado não é confiável.

Medida-sumário e *forest plot*

Existem diversos algoritmos para o cálculo das medidas-sumário. Essas fórmulas não serão aqui apresentadas, mas podem ser encontradas em diversas fontes (Egger *et al.*, 2001; Higgins, Green, 2008; Cooper *et al.*, 2009; Borenstein *et al.*, 2009). O que existe de comum nos métodos de obtenção dessas medidas é a ponderação dos resultados de cada estudo pelo inverso da sua variância. Estudos com amostras pequenas costumam ter variâncias grandes e vice-versa. Portanto, através desses métodos, quanto maior a amostra, maior o peso recebido pelo estudo no cálculo da medida-sumário. Uma fórmula geral para a medida-sumário é:

$$\theta_c = \frac{\Sigma w_i \theta_i}{\Sigma w_i}$$

sendo θ_i a estimativa de cada estudo (p. ex., risco relativo, *odds ratio*, diferença de riscos) e w_i o peso de cada estudo.

O que varia entre os diferentes métodos (Mantel-Haenszel, inverso das variâncias, Peto, DerSimonian and Laird) é o algoritmo para calcular w_i.

Na Tabela 27.1, apresentamos dados de 18 estudos sobre o uso de corticosteroides para acelerar a maturação pulmonar fetal em mulheres com risco de parto prematuro que foram incluídos em uma metanálise de Roberts & Dalziel (2006). Os dados foram usados para construir um gráfico (Figura 27.2) que apresenta não só os resultados individuais de cada estudo, como também a medida combinada (no caso, risco relativo combinado) e respectivos intervalos de confiança de 95%. Esse gráfico é denominado *forest plot* (Lewis, Clarke, 2001).

Com pequenas variações, esses gráficos contêm os seguintes elementos:

1. Cada linha representa um estudo, sendo a estimativa pontual apresentada através de um pequeno quadrado. A linha horizontal que corta o quadrado é o intervalo de confiança. Observe-se que em 13 dos 18 estudos o intervalo de confiança inclui o valor nulo (risco relativo = 1), sendo esses estudos considerados inconclusivos.
2. O pequeno losango na parte inferior representa a medida-sumário. No caso da Figura 27.2, o risco relativo (RR) combinado foi 0,69, o que significa uma redução (eficácia) de 31%[3] do risco de óbito neonatal no grupo cuja gestante fez uso de corticosteroide em comparação com o grupo controle. O intervalo de confiança de 95% desse RR (0,58 a 0,81) não inclui o valor nulo, sendo o p-valor < 0,01[4]. Pode-se concluir que o uso pré-natal de corticosteroides em gestantes com risco de parto prematuro reduziu em 31% o risco de óbito neonatal, e que a probabilidade desse achado ser devido ao acaso é menor que 1%.
3. Os quadrados assinalando os RR de cada estudo apresentam tamanhos diferentes, sendo que o peso recebido pelos estudos na estimativa do RR combinado é proporcional à área desse quadrado. O peso relativo de cada estudo aparece na coluna à direita do gráfico.

Tabela 27.1 Óbito neonatal em bebês prematuros de grávidas com e sem uso pré-natal de corticosteroides

	Tratamento		Placebo	
Estudo	**Óbito**	**N**	**Óbito**	**N**
Liggins, 1972	61	554	72	567
Block, 1977	1	57	5	53
Taeusch, 1979	8	54	10	69
Doran, 1980	4	80	11	60
Shutle, 1980	3	62	12	58
Collaborative, 1981	34	365	32	364
Nelson, 1985	1	22	1	22
Parsons, 1988	0	23	1	22
Morales, 1989	7	87	8	78
Gamsu, 1989	14	130	17	132
Garite, 1992	9	33	11	40
Kari, 1994	4	91	6	88
Lewis, 1996	1	38	1	39
Silver, 1996	7	54	8	42
Amorim, 1999	14	100	28	100
Dexiprom, 1999	4	105	8	101
Qublan, 2001	19	70	39	65
Fekih, 2002	9	63	21	68

Adaptada de Roberts & Dalziel, 2006.

Metanálise de estudos observacionais

Os ensaios clínicos randomizados não permitem responder as perguntas formuladas em várias pesquisas, seja por questões operacionais, seja por questões éticas. Não se tem como realizar estudos experimentais randomizados para investigar medidas implementadas na saúde pública (como vacinas na rotina do serviço) ou fatores supostamente nocivos à saúde. Por exemplo: ser fumante passivo é fator de risco para o câncer de pulmão? Exposição ocupacional a campos eletromagnéticos aumenta o risco de doença de Alzheimer? O uso de telefone celular aumenta o risco de tumor cerebral? Nesses casos, a única evidência disponível vem de estudos observacionais (inquéritos, caso-controle, coortes).

Os métodos estatísticos empregados na revisão sistemática e metanálise de estudos observacionais não diferem daqueles usados no caso de ensaios clínicos. Entretanto, muitos autores consideram um erro o uso da metanálise para estudos observacionais (Shapiro, 1994; Feinstein, 1995). Egger *et al.* (1998)

[2] Probabilidade de detectar uma diferença entre os grupos quando esta de fato existe.

[3] Eficácia = (1 − 0,69) × 100.

[4] Não apresentado no gráfico.

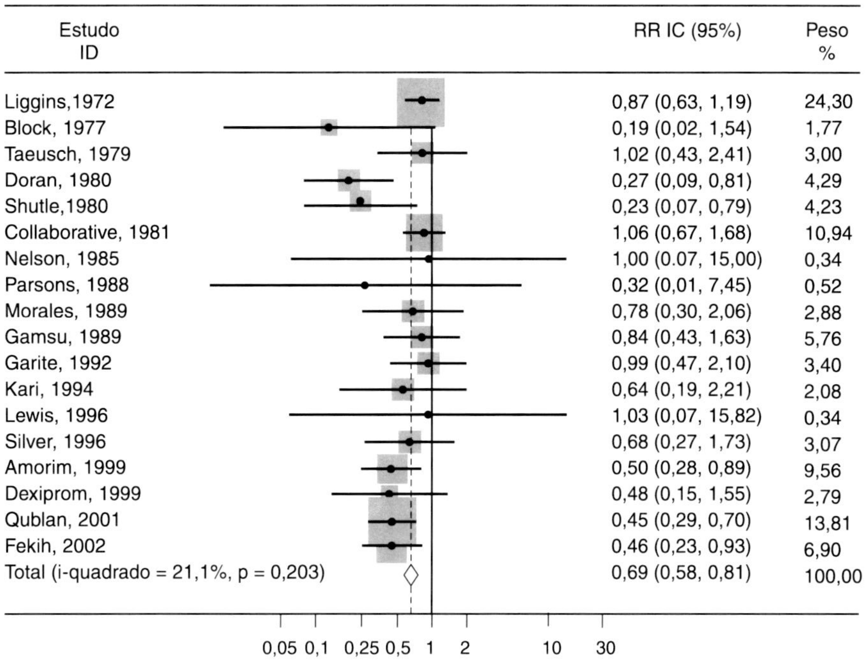

Figura 27.2 *Forest plot* com ensaios clínicos comparando os riscos relativos para óbito neonatal em bebês prematuros de grávidas que fizeram uso de corticosteroides e de placebo. Eixo X em escala logarítmica. Gráfico produzido com o comando *metan* (efeitos fixos) do programa Stata 10.0, a partir de dados brutos apresentados em Roberts & Dalziel (2006).

discordam dessa opinião, embora reconheçam que os resultados de estudos observacionais são mais sujeitos do que os resultados de estudos experimentais a outros erros que não apenas aqueles decorrentes do acaso (p. ex., confusão e viés – ver Capítulo 8). Esses autores não veem razão para se voltar às revisões narrativas, mas chamam a atenção para alguns cuidados a serem tomados na metanálise de estudos não experimentais.

a) Fatores de confusão e vieses de seleção podem distorcer resultados de estudos observacionais.
b) Metanálises de estudos observacionais podem produzir dados precisos, porém espúrios, em decorrência de confusão e viés.
c) A combinação estatística dos dados não deve ser o aspecto principal de um estudo, podendo ser mais útil a investigação das fontes de heterogeneidade.

Heterogeneidade clínica e heterogeneidade estatística

Não é incomum encontrar-se grande inconsistência entre os resultados de estudos incluídos em uma revisão sistemática. Diferenças no desenho, nas características dos participantes, no controle de fatores de confusão, na intervenção e mensuração do desfecho, entre outras, constituem o que se chama de *heterogeneidade clínica* (Thompson, 2001). Tal heterogeneidade pode se expressar através de uma *heterogeneidade estatística*, na qual a variação nos resultados dos diversos estudos excede aquela esperada ao acaso.

Thompson *et al.* (1997) exemplificam esta situação através de um estudo sobre o uso da escleroterapia endoscópica de varizes esofágicas para reduzir a mortalidade de pacientes com cirrose hepática, e de um estudo avaliando a eficácia da redução do colesterol sérico sobre a mortalidade por doença coronariana isquêmica. No caso da primeira metanálise, a heterogeneidade dos resultados foi atribuída às diferenças entre os estudos quanto à gravidade da doença de base (cirrose hepática), à técnica de endoscopia usada (intervenção), ao manejo das intercorrências e à duração do acompanhamento dos pacientes.

A Figura 27.3 apresenta o *forest plot* obtido com dados de ensaios clínicos investigando a relação entre redução do colesterol sérico e doença cardiovascular. A inspeção visual da figura revela uma heterogeneidade entre os riscos relativos, na medida em que alguns intervalos de confiança não se sobrepõem (p. ex., Sydnei e Posch).

A heterogeneidade também pode ser avaliada através de testes estatísticos, como a medida Q de Cochran e o I^2.

a) Q de Cochran. Também chamado de teste qui-quadrado de heterogeneidade.

$$Q = \Sigma w_i(\theta_i = \theta_c)$$

sendo θ_i a estimativa de cada estudo (p. ex., RR), θ_c a medida combinada (RR sumário) e w_i o peso de cada estudo.

A estatística Q tem distribuição qui-quadrado com (n – 1) graus de liberdade (gl), sendo n = número de estudos. P-valores baixos são sugestivos de heterogeneidade. No caso da Figura 27.3, o valor de Q foi 40,5 (gl = 24), sendo p = 0,02. Portanto, rejeita-se a hipótese de homogeneidade entre os resultados dos estudos, dado que a probabilidade de este achado ter sido casual é pequena.

Embora muito utilizada, a estatística Q apresenta algumas limitações. Como se pode observar na fórmula acima, o seu valor depende tanto da dispersão dos resultados quanto do número de estudos. Assim, na presença de uma dispersão substancial, o valor de Q pode ser baixo (e não estatisticamente significante) se o número de estudos for pequeno (baixo poder estatístico). Ao contrário, a dispersão entre os estudos pode ser mínima, e mesmo assim o valor de Q ser alto (e estatisticamente significante) se o número de estudos for grande. Portanto, um mesmo valor de Q pode indicar muitos estudos com pouca dispersão ou poucos estudos com muita dispersão.

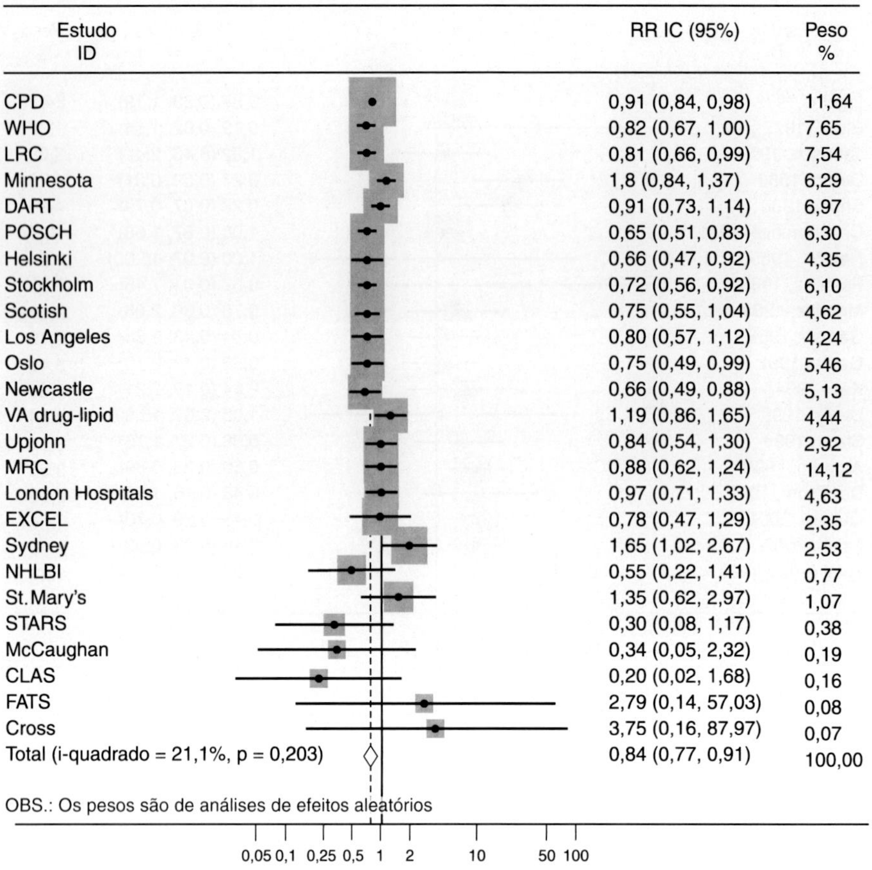

Figura 27.3 *Forest plot* com ensaios clínicos comparando os riscos relativos para doença coronariana isquêmica entre indivíduos com e sem intervenção para reduzir o colesterol sérico. Eixo X em escala logarítmica. Gráfico produzido com o comando *metan* (efeitos aleatórios) do programa Stata 10.0, a partir de dados brutos apresentados em Thompson (1993).

b) Medida I^2. Higgins *et al.* (2003) assinalam que sempre existe um certo grau de heterogeneidade entre os resultados dos estudos. Portanto, o importante não é testar esta heterogeneidade do ponto de vista de sua significância estatística, mas sim quantificá-la. Os autores propõem o uso da medida I^2, que descreve a porcentagem da variação total entre os estudos que não se deve ao acaso.

$$I^2 = \left(\frac{\text{variância interestudos}}{\text{variância total}}\right) \times 100$$

A maioria dos programas estatísticos fornece a estatística Q e o número de graus de liberdade (*gl*). Como Q é a dispersão total dos efeitos e *gl* é a dispersão esperada ao acaso, também é possível calcular o I^2 como:

$$I^2 = \left(\frac{Q - gl}{Q}\right) \times 100$$

No caso da Figura 27.2 teríamos:

$$I^2 = \left(\frac{40{,}5 - 24}{40{,}5}\right) \times 100 = 41\%$$

Embora Higgins *et al.* (2003) chamem a atenção para a necessidade de flexibilidade na classificação de magnitude da heterogeneidade, sugerem considerar valores de 25% como heterogeneidade baixa, 50% como moderada e 75% como elevada.

É possível combinar resultados heterogêneos através do uso de modelos de efeitos aleatórios (Egger *et al.*, 2001; Higgins, Green, 2008; Cooper *et al.*, 2009; Borenstein *et al.*, 2009). Porém, o mais importante é investigar as fontes da heterogeneidade. Tal investigação pode ser feita através da análise de subgrupos ou da metarregressão (Davey-Smith *et al.*, 1997; Davey-Smith, Egger, 2001; Higgins, Green, 2008; Borenstein *et al.*, 2009).

Análise de subgrupos

O propósito dessa abordagem é subdividir os estudos de modo a criar grupos mais homogêneos. Por exemplo, estudos com a mesma faixa etária, mesma gravidade da doença, mesma intervenção.

Tabela 27.2 Riscos relativos, intervalos de confiança de 95%, nº de estudos e I^2 para doença coronariana isquêmica entre indivíduos com e sem intervenção para reduzir o colesterol sérico, segundo o tipo de intervenção. Estimativas produzidas com o comando *metan* (efeitos aleatórios) do programa Stata 10.0, a partir de dados brutos apresentados em Thompson (1993)

Subgrupo	RR (IC 95%)	Nº de estudos	I^2
Dieta	0,94 (0,85-1,05)	9	42%
Medicação	0,84 (0,79-0,90)	15	28%
Cirurgia	0,65 (0,51-0,83)	1	–

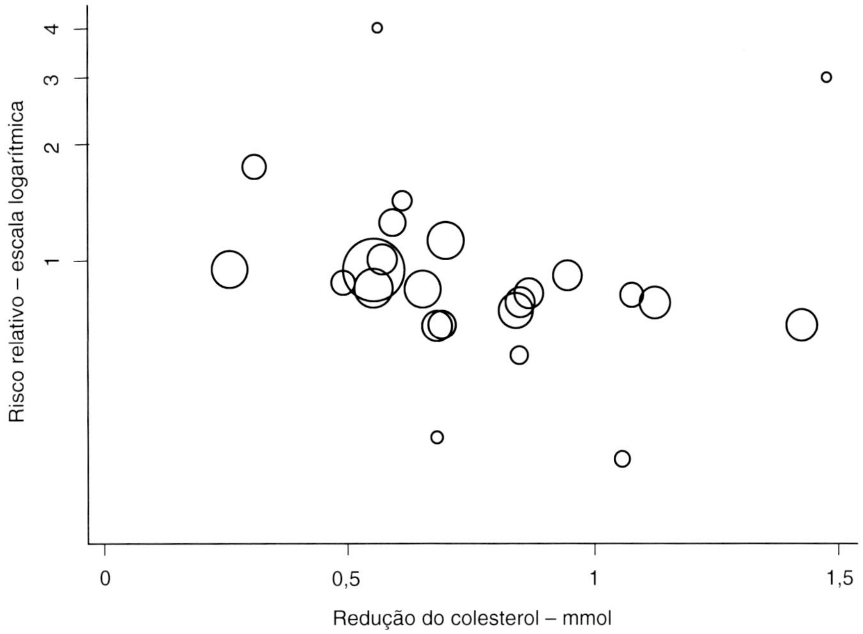

Figura 27.4 Relação entre risco relativo para doença coronariana isquêmica e redução média do colesterol sérico obtida em 25 estudos. Cada círculo representa um estudo e a área do círculo representa o peso (inverso da variância). Gráfico produzido com o comando *scatter* do programa Stata 10.0, a partir de dados brutos apresentados em Thompson (1993).

No caso dos estudos que formam a Figura 27.3, ocorreram três tipos de intervenção: dieta, medicamento e cirurgia. Portanto, é possível refazer a metanálise dentro dessas categorias (Tabela 27.2).

Dois problemas devem ser considerados nesse tipo de análise. Em primeiro lugar, a redução no número de estudos dentro dos vários subgrupos reduz a probabilidade de se obter associações estatisticamente significativas (menor número de estudos, menor poder estatístico). Em segundo lugar, essas análises podem mostrar diferenças entre os grupos que não se confirmam posteriormente. Isso se dá pela maior probabilidade de variações aleatórias. Desse modo, o subgrupo que vai se beneficiar ou não da intervenção é uma questão aleatória, contribuindo para conclusões equivocadas observadas na literatura (Davey Smith, Egger, 2001).

Metarregressão

Trata-se do uso de modelos de regressão para examinar a relação entre as características dos estudos (p. ex., duração, dose, gravidade da doença, idade média do grupo) e os seus resultados (Thompson, Higgins, 2002; Higgins, Green, 2008; Borenstein *et al.*, 2009).

Em geral, cada estudo corresponde a uma unidade de observação. A variável dependente é a medida de efeito (RR, OR, diferença de risco) ou seu logaritmo, e as variáveis independentes são as características dos estudos. A Figura 27.4 apresenta um exemplo com os dados da Figura 27.3, onde a variável *Y* (variável dependente) é o logaritmo do RR para doença coronariana isquêmica e a variável *X* (variável independente) é a redução média do colesterol sérico observada em cada estudo. O gráfico mostra uma tendência à diminuição dos RR (maior proteção) conforme aumenta a redução média de colesterol sérico.

Ao contrário do que ocorre na regressão linear simples, na metarregressão estudos maiores têm mais influência (maior peso) no ajuste da curva do que estudos de pequeno porte. Na Figura 27.4, esse peso é expresso pela área do círculo que representa cada um dos 25 estudos. Porém, a interpretação do coeficiente angular não difere daquela para regressões não ponderadas: a variação da medida de efeito (p. ex., log do RR) por unidade de incremento na variável explanatória (cada mmol de redução do colesterol).

Diversos fatores podem explicar a heterogeneidade dos RR observada na Figura 27.3. A título de ilustração, uma metarregressão foi ajustada para investigar o papel de dois desses fatores: redução média do colesterol obtida no estudo e duração da intervenção. Na Tabela 27.3, observa-se que enquanto o grau de redução do colesterol associou-se à redução do RR ($\beta = -0{,}44$, $p < 0{,}01$), o mesmo não foi observado para a duração ($\beta = -0{,}02$, $p = 0{,}17$).

Tabela 27.3 Coeficientes da metarregressão, erro padrão, intervalo de confiança de 95% e p-valor. Variável dependente (log do RR). Estimativas produzidas com o comando *metareg* do programa Stata 10.0, a partir de dados brutos apresentados em Thompson (1993)

Variável	**Coeficiente**	**Erro padrão**	**IC 95%**	**p-valor**
Redução média do colesterol (em mmol)	−0,44	0,15	−0,72 a −0,15	<0,01
Duração da intervenção em anos	−0.02	0,17	−0,06 a 0,01	0,17
Constante	0,20	0,11	−0,01 a 0,42	0,07

Nº de estudos = 25.

No caso de medidas de efeito baseadas em razão (RR, OR), deve-se usar o logaritmo da medida para torná-la simétrica. Para se obter o incremento na medida em seu formato original, basta fazer a transformação exponencial do coeficiente (Higgins, Green, 2008). Entretanto, esse método não é recomendado quando se analisam menos de 10 estudos (Higgins, Green, 2008).

Vieses em metanálise

Viés (ou *bias*) é um desvio da medida correta (ou "verdadeira") nos resultados de estudos ou inferências, ou ainda o processo que leva a esse desvio. Uma série de fatores no processo de identificação e de seleção dos estudos pode levar a distorções, de maior ou menor monta, nas conclusões de uma metanálise (Sterne *et al.*, 2001).

Viés de publicação

Ocorre quando estudos inteiros, ou parte de seus dados, não são publicados em função do resultado obtido. Tal decisão tende a produzir um predomínio de publicações com resultados positivos (estatisticamente significantes), aumentando a probabilidade do efeito encontrado em uma metanálise ser exagerado ou falso-positivo. O fato de que mais de 85% dos estudos publicados apresentam resultados "estatisticamente significantes" sugere fortemente que exista uma seleção dos estudos a serem publicados em função do tipo de resultado (Egger *et al.*, 2001). A partir de dados de quatro comitês de ética, Dickersin (1997) mostrou que um resultado estatisticamente significante aumentava em duas vezes a probabilidade de um estudo ser publicado. Egger *et al.* (2001) argumenta que esse fato decorre mais de uma autocensura por parte dos autores do que por parte dos editores de revistas científicas. Esses mesmos autores chamam atenção para o fato de que estudos financiados por agências governamentais têm chance maior de publicação do que aqueles financiados pela indústria farmacêutica.

Outro aspecto a ser assinalado é o fenômeno denominado por alguns autores como viés de atraso ("*time lag bias*"). Ioannidis (1998) acompanhou ensaios clínicos por 10 anos e mostrou que os estudos com resultados estatisticamente significantes levaram menos tempo para serem submetidos para publicação, assim como demoraram menos para serem publicados após submetidos às revistas.

Avaliando o viés de publicação

Um dos métodos mais citados na avaliação do viés de publicação é o **gráfico em funil** (***funnel plot***). Nesse gráfico as estimativas dos estudos (p. ex., log do RR, log do OR) são mostradas no eixo horizontal, enquanto o tamanho dos estudos ou a sua precisão são assinalados no eixo vertical. A Figura 27.5 traz o gráfico em funil dos ensaios clínicos sobre a eficácia da estreptoquinase na redução da mortalidade em pacientes com infarto agudo do miocárdio.

Na ausência de viés espera-se uma dispersão maior das estimativas na parte inferior da figura (onde se encontram os estudos com amostras menores) e uma dispersão menor conforme se passa para a parte superior da figura (estudos maiores). A presença de assimetria na figura sugere a ausência de estudos em função de seus resultados. No caso da Figura 27.5, não há evidência de assimetria. Existe um espaço na porção média da figura, porém esse vazio se dá em ambos os lados do eixo que marca a medida combinada (RR = 0,80).

Os gráficos em funil apresentam algumas deficiências:

a) Não são úteis quando o número de estudos é pequeno.
b) Resultados heterogêneos podem produzir gráficos assimétricos.

Existem métodos estatísticos alternativos para avaliar simetria (Egger *et al.*, 1997; Higgins, Green, 2008; Borenstein *et al.*, 2009).

Viés de idioma

Esse viés se dá quando estudos não são incluídos na metanálise em função do idioma. O viés de idioma ocorre pela tendência de se publicarem resultados positivos em revistas que fazem uso da língua inglesa e resultados negativos em revistas que utilizam outros idiomas. Egger *et al.* (1997) mostraram que 63% dos trabalhos de autores alemães publicados em inglês apresentavam p-valores menores que 0,05, contra 35% daqueles publicados em alemão. Grégoire *et al.* (1995) também observa-

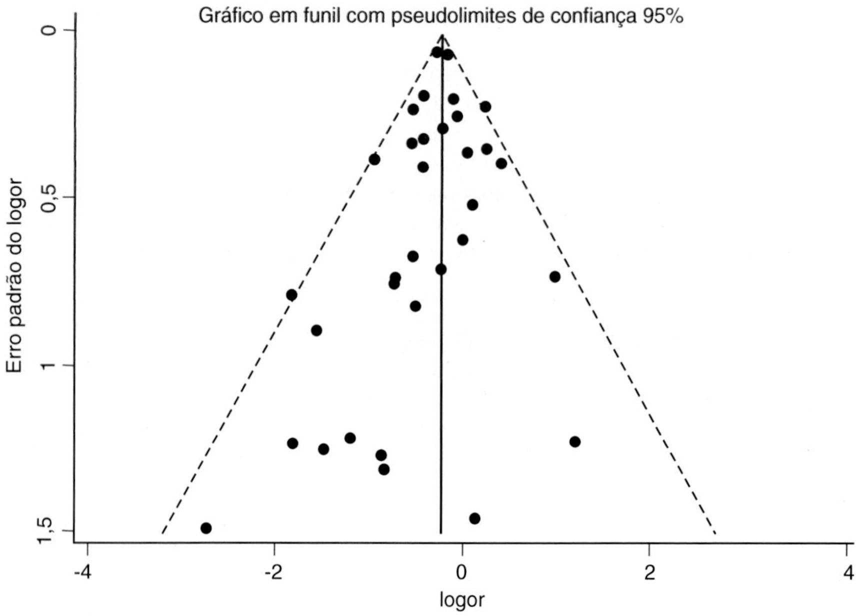

Figura 27.5 Gráfico em funil com 22 ensaios clínicos sobre a eficácia da estreptoquinase na redução da mortalidade em pacientes com infarto agudo do miocárdio. Gráfico produzido com o comando *metafunnel* do programa Stata 10.0.

ram que a exclusão de trabalhos não publicados em inglês era capaz de mudar os resultados de metanálises.

Qualidade da metanálise

Sacks *et al.* (1987) avaliaram as informações contidas em 86 metanálises de ensaios clínicos em relação a seis tópicos: desenho, possibilidade de combinação (se as características dos estudos são semelhantes o suficiente para que eles possam ser combinados), controle de vieses, análise estatística, análise de sensibilidade e aplicabilidade. Somente 24 delas haviam abordado todos esses itens. Quase 10 anos depois, o panorama havia mudado muito pouco (Sacks *et al.*, 1996).

Visando aprimorar o relato de artigos de metanálise de ensaios clínicos, o Quality of Reporting of Meta-analyses Group (QUOROM) realizou uma conferência em outubro de 1996. Trinta pessoas envolvidas com metanálise, incluindo epidemiologistas, clínicos, estatísticos, editores, produziram uma lista de 21 tópicos cuja informação foi considerada imprescindível para que

Table 1. Checklist of items to include when reporting a systematic review (with or without meta-analysis).

Section/Topic	#	Checklist Item	Reported on Page #
TITLE			
Title	1	Identify the report as a systematic review, meta-analysis, or both.	
ABSTRACT			
Structured summary	2	Provide a structured summary including, as applicable: background; objectives; data sources; study eligibility criteria, participants, and interventions; study appraisal and synthesis methods; results; limitations; conclusions and implications of key findings; systematic review registration number.	
INTRODUCTION			
Rationale	3	Describe the rationale for the review in the context of what is already known.	
Objectives	4	Provide an explicit statement of questions being addressed with reference to participants, interventions, comparisons, outcomes, and study design (PICOS).	
METHODS			
Protocol and registration	5	Indicate if a review protocol exists, if and where it can be accessed (e.g., Web address), and, if available, provide registration information including registration number.	
Eligibility criteria	6	Specify study characteristics (e.g., PICOS, length of follow-up) and report characteristics (e.g., years considered, language, publication status) used as criteria for eligibility, giving rationale.	
Information sources	7	Describe all information sources (e.g., databases with dates of coverage, contact with study authors to identify additional studies) in the search and date last searched.	
Search	8	Present full electronic search strategy for at least one database, including any limits used, such that it could be repeated.	
Study selection	9	State the process for selecting studies (i.e., screening, eligibility, included in systematic review, and, if applicable, included in the meta-analysis).	
Data collection process	10	Describe method of data extraction from reports (e.g., piloted forms, independently, in duplicate) and any processes for obtaining and confirming data from investigators.	
Data items	11	List and define all variables for which data were sought (e.g., PICOS, funding sources) and any assumptions and simplifications made.	
Risk of bias in individual studies	12	Describe methods used for assessing risk of bias of individual studies (including specification of whether this was done at the study or outcome level), and how this information is to be used in any data synthesis.	
Summary measures	13	State the principal summary measures (e.g., risk ratio, difference in means).	
Synthesis of results	14	Describe the methods of handling data and combining results of studies, if done, including measures of consistency (e.g., I^2) for each meta-analysis.	
Risk of bias across studies	15	Specify any assessment of risk of bias that may affect the cumulative evidence (e.g., publication bias, selective reporting within studies).	
Additional analyses	16	Describe methods of additional analyses (e.g., sensitivity or subgroup analyses, meta-regression), if done, indicating which were pre-specified.	
RESULTS			
Study selection	17	Give numbers of studies screened, assessed for eligibility, and included in the review, with reasons for exclusions at each stage, ideally with a flow diagram.	
Study characteristics	18	For each study, present characteristics for which data were extracted (e.g., study size, PICOS, follow-up period) and provide the citations.	
Risk of bias within studies	19	Present data on risk of bias of each study and, if available, any outcome-level assessment (see Item 12).	
Results of individual studies	20	For all outcomes considered (benefits or harms), present, for each study: (a) simple summary data for each intervention group and (b) effect estimates and confidence intervals, ideally with a forest plot.	
Synthesis of results	21	Present results of each meta-analysis done, including confidence intervals and measures of consistency.	
Risk of bias across studies	22	Present results of any assessment of risk of bias across studies (see Item 15).	
Additional analysis	23	Give results of additional analyses, if done (e.g., sensitivity or subgroup analyses, meta-regression [see Item 16]).	
DISCUSSION			
Summary of evidence	24	Summarize the main findings including the strength of evidence for each main outcome; consider their relevance to key groups (e.g., health care providers, users, and policy makers).	
Limitations	25	Discuss limitations at study and outcome level (e.g., risk of bias), and at review level (e.g., incomplete retrieval of identified research, reporting bias).	
Conclusions	26	Provide a general interpretation of the results in the context of other evidence, and implications for future research.	
FUNDING			
Funding	27	Describe sources of funding for the systematic review and other support (e.g., supply of data); role of funders for the systematic review.	

Figura 27.6 Itens para avaliação da qualidade do relato de metanálises, propostos pelo PRISMA (fonte: Liberati *et al.*, 2009).

leitores possam julgar a qualidade da metanálise (Moher *et al.*, 1999).

Em 2005, autores de revisão, clínicos, editores médicos e consumidores participaram de uma reunião visando atualizar e ampliar o QUOROM. Dessa iniciativa resultou o PRISMA – Preferred Reporting Items for Systematic reviews and Meta-Analyses (Liberati *et al.*, 2009). Trata-se de uma lista de 27 itens considerados essenciais para o relato claro de revisões sistemáticas que avaliem intervenções nos cuidados à saúde. Os autores também propõem um fluxograma que informa o processo de seleção dos estudos. O documento encontra-se disponível em http://www.prisma-statement.org/(acessado em 14/10/2010). A Figura 27.6 apresenta esses itens, enquanto a Figura 27.7 apresenta o fluxograma.

Cabe ainda mencionar a existência de um trabalho semelhante voltado para revisões sistemáticas de estudos observacionais. Trata-se do MOOSE – *Meta-analysis of Observational Studies in Epidemiology* (MOOSE, 2000).

Conclusão

Não é incomum que um estudo isolado deixe de identificar um efeito discreto, nocivo ou benéfico de uma exposição. Resultados falso-negativos em ensaios clínicos também não são raros. Thornley & Adams (1998) examinaram 1.941 ensaios clínicos com pacientes esquizofrênicos e demonstraram que apenas 58 deles tinham tamanho de amostra suficiente para detectar algum efeito do tratamento.

Peto (1987) assinala que um medicamento que reduzisse apenas 10% dos óbitos por infarto do miocárdio teria um impacto enorme, dada a prevalência dessa doença em muitas populações. Entretanto, um estudo para detectar tal benefício exigiria dezenas de milhares de pacientes, o que é difícil de se alcançar em uma investigação isolada. Ao combinar estudos homogêneos, a metanálise aumenta o número de observações e, consequentemente, a probabilidade de detectar esses efeitos.

Por outro lado, o fato de as metanálises lidarem com estudos conduzidos em circunstâncias distintas pode contribuir para melhor compreensão do fenômeno que se deseja investigar. Resultados inconsistentes entre diversos estudos, quando analisados de forma sistemática, podem fornecer pistas para se compreender o papel de fatores de risco, ou a identificação de grupos populacionais com suscetibilidades distintas.

Embora a metanálise esteja cada vez mais incorporada ao campo da saúde, sua aceitação não é unânime. Alguns autores têm feito críticas graves ao seu uso em geral (Eysenck, 1994; Feinstein, 1995) ou, mais especificamente, quando aplicada a estudos não experimentais (Shapiro, 1994). A leitura desses artigos revela, no entanto, que grande parte das críticas está focalizada em aspectos metodológicos inerentes aos desenhos dos estudos sobre os quais a metanálise se constrói, ou ainda sobre os procedimentos adotados, como é o caso de se ignorar a heterogeneidade entre os estudos. Para Liberati (1995), esse tipo de crítica decorre de uma visão distorcida que considera a metanálise como uma simples combinação estatística de dados.

Tudo o que já foi dito não isenta a metanálise de uma série de problemas e desafios. O risco de resultados exagerados, ou mesmo falsos-positivos em decorrência do viés de publicação,

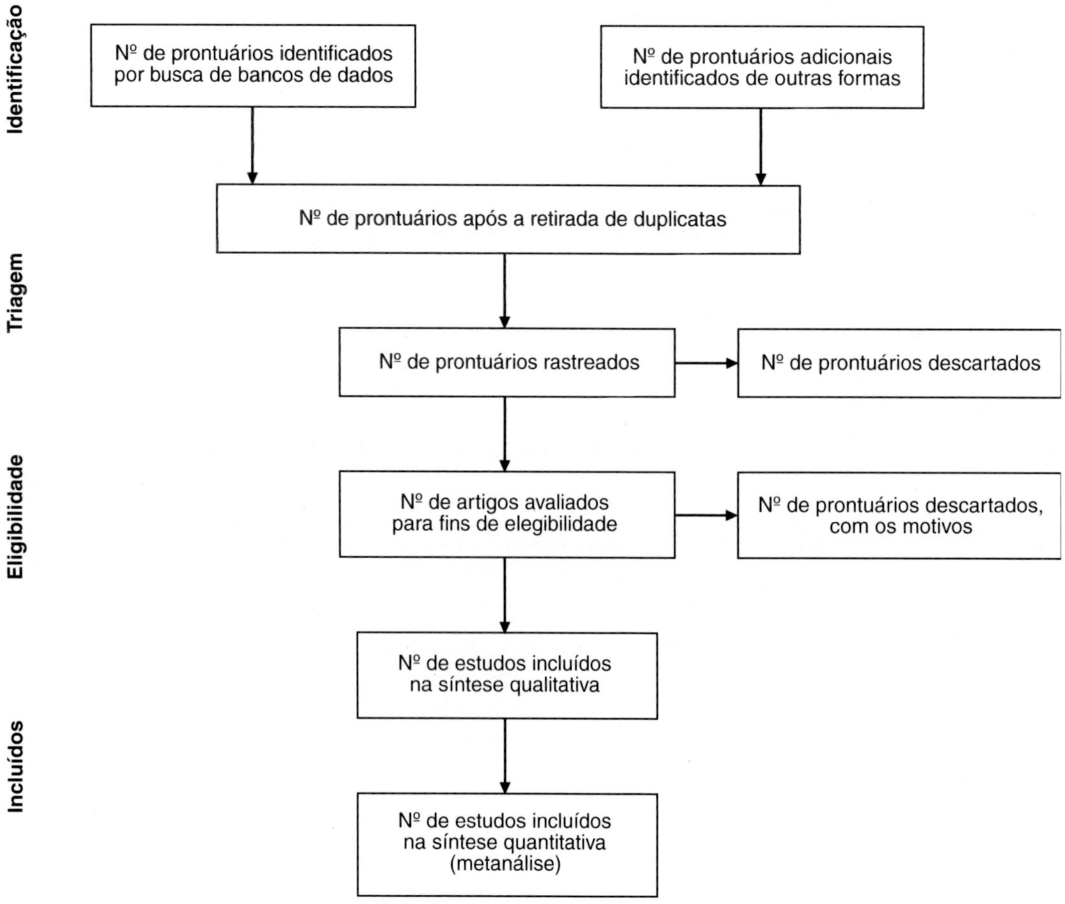

Figura 27.7 Fluxograma com os estágios de uma metanálise de ensaios clínicos proposto pelo PRISMA (Liberati *et al.*, 2009).

é uma realidade. A metanálise sempre é feita depois que os dados foram coletados, o que a torna suscetível aos vieses da pesquisa retrospectiva. Não é incomum que metanálises sobre um mesmo tema encontrem resultados distintos (Cappuccio *et al.*, 1995; Birkett, 1998), ou mesmo que grandes ensaios clínicos coloquem em cheque suas conclusões (Ray, Stein, 2008). Entretanto, um importante corpo de estudos empíricos tem explorado essas fontes de divergência. Como assinala Chalmers (2007), a ciência da síntese de dados de pesquisa é jovem e, por esse motivo, discussões metodológicas são frequentes e necessárias para desenvolver o campo.

Apesar das críticas, a metanálise tem sido considerada por muitos autores como uma das mais importantes inovações na metodologia da pesquisa clínica. É dentro desse contexto que Liberati (1995) lembra aos críticos dessa metodologia que a única alternativa às revisões sistemáticas/metanálises são as revisões não sistemáticas, cuja subjetividade e falta de critérios bem definidos constituem terreno fértil para conclusões de pouca aplicação prática, ou simplesmente equivocadas.

Referências bibliográficas

Birkett NJ. Comments on a meta-analysis of the relation between dietary calcium intake and blood pressure. *American Journal of Epidemiology* 148:223-228, 1998.

Borenstein M, Hedges LV, Higgins JPT, Rothstein HR. *Introduction to Meta-Analysis.* West Sussex: John Wiley & Sons; 2009.

Brasil, P.E.A.A., 2004. Revisão sistemática: o caminho das pedras (versão 2.2). Available: http://www.igh.org/Cochrane/pdfs/Versao_Brasileira.pdf [2008, February 4].

Cappuccio FP, Elliot P, Allender PS, Pryer J, Follman DA, Cutler JA. Epidemiologic association between dietary calcium intake and blood pressure: a meta-analysis of published data. *American Journal of Epidemiology* 142:935-945, 1995.

Chalmers I. The lethal consequences of failing to make full use of all relevant evidence about the effects of medical treatments: the importance of systematic reviews. *In*: Rothwell PM (ed.). *Treating individuals. From randomised trials to personalised medicine.* Edinburgh: Elsevier, 2007. pp. 37-58.

Chalmers TC, Matta RJ, Smith H Jr, Kunzler AM. Evidence favoring the use of anticoagulants in the hospital phase of acute myocardial infarction. *New England Journal of Medicine* 297:1091-1096, 1977.

Cook DJ, Sacket DL, Spitzer WO. Methodological guidelines for systematic reviews of randomized controlled trials in health care from the Potsdam consultation on meta-analysis. *Journal of Clinical Epidemiology* 48:167-171, 1995.

Cooper H, Hedges LV, Valentine JC. *The Handbook of Research Synthesis and Meta-Analysis.* 2nd ed. New York: Russel Sage Foundation, 2009.

Davey Smith G, Egger M. Going beyond the grand mean: subgroup analysis in meta-analysis of randomized trials. *In*: Egger M, Davey Smith G, Altman DG (ed.). *Systematic reviews in medical care: meta-analysis in context.* London: BMJ Publishing, 2001. pp. 143-156.

Davey Smith G, Egger M, Phillips AN. Meta-analysis. Beyond the grand mean? *British Medical Journal*, 315:1610-1614, 1997.

Dickersin, K, Berlin JA. Meta-analysis: state-of-the-science. *Epidemiological Reviews*, 14:154-176, 1992.

Dickersin K. How important is publication bias? A synthesis of available data. *AIDS Education and Prevention,* 9:15-21, 1997.

Editorial Commentary, 2007. Reducing the play of chance using meta-analysis. The James Lind Library. Availabe: http://www.jameslindlibrary.org/essays/interpretation/relevant_evidence/reducing-the-play-of-chance-using-meta-analysis.html [2008, February 5].

Egger M, Zellweger-Zähner T, Schneider M, Junker C, Lengeler C, Antes G. Language bias in randomised controlled trials published in English and German. *The Lancet,* 350:326-329, 1997.

Egger M, Davey Smith G, O'Rourke K. Rationalc, potentials and promise of systematic reviews. *In*: Egger M, Davey Smith G, Altman DG (ed.). *Systematic reviews in medical care: meta-analysis in context.* London: BMJ Publishing, 2001, pp. 3-19.

Egger M, Davey Smith G, Schneider M, Minder C. Bias in meta-analysis detected by a simple, graphical test. *British Medical Journal*, 315:629-634, 1997.

Egger M, Dickersin K, Davey Smith G. Problems and limitations in conducting systematic reviews. *In*: Egger M, Davey Smith G, Altman DG (ed.). *Systematic reviews in medical care: meta-analysis in context.* (London: BMJ Publishing, 2001, pp. 43-68.

Egger M, Schneider M, Davey Smith G. Meta-analysis spurious precision? Meta-analysis of observational studies. *British Medical Journal*, 316:140-144, 1998.

Eysenck HJ. Problems with meta-analysis. *In*: Chalmers I, Altman DG (ed.). *Systematic reviews.* London: BMJ Publishing Group, 1995, pp. 64-74.

Feinstein AR. Meta-analysis: statistical alchemy for the 21st century. *Journal of Clinical Epidemiology,* 41: 71-79, 1995.

Gilbert R, Salanti G, Harden M, See S. Infant sleeping position and the sudden infant death syndrome: systematic review of observational studies and historical review of recommendations from 1940 to 2002. *International Journal of Epidemiology*, 34:874-887, 2005.

Glass GV. Primary, secondary and meta-analysis of research. *Educational Researcher*, 10: 3-8, 1976.

Greenland S, O'Rourke K. Meta-analysis. *In*: Rothman KJ, Greenland S, Lash TL (ed.). *Modern epidemiology.* 3rd ed. (Philadelphia: Lippincott Williams & Wilkins, 2008, pp. 652-682.

Grégoire G, Derderian F, Le Lorier J. Selecting the language of the publications included in a meta-analysis: is there a Tower of Babel bias? *Journal of Clinical Epidemiology*, 48:159-163, 1995.

Higgins JPT, Green S (editors). Cochrane Handbook for Systematic Reviews Version 5.0.1 [updated September 2008]. The Cochrane Collaboration 2008. Available: http//:www.cochrane-handbook.org.

Higgins JPT. Thompson SG, Deeks JJ, Altman DG. Measuring inconsistency in meta-analyses. *British Medical Journal*, 327:557-560, 2003.

Hunt M. *How Science Takes Stock. The Story of Meta-Analysis.* New York: Russel Sage Foundation, 1997.

Ioannidis JPA. Effect of the statistical significance of results on the time to completion and publication of randomized efficacy trials. *Journal of the American Medical Association*, 279:281-286, 1998.

Jüni P, Altman DG, Egger M. Assessing the quality of randomized controlled trials. *In*: Egger M, Davey Smith G, Altman DG (ed.). *Systematic reviews in medical care: meta-analysis in context.* London: BMJ Publishing, 2001, pp. 87-108.

Jüni P, Witschi A, Bloch R, Egger M. The hazards of scoring the quality of clinical trials for meta-analysis. *Journal of the American Medical Association*, 282:1054-1060, 1999.

Lewis S, Clarke M. Forest plots: trying to see the wood and the trees. *British Medical Journal*, 322:1479-1480, 2001.

Liberati A. Meta-analysis: statistical alchemy for the 21st century: discussion. A plea for a more balanced view of meta-analysis and systematic reviews of the effect of health care interventions. *Journal of Clinical Epidemiology*, 48:81-86, 1995.

Liberati A, Altman DG, Tetzlaff J, Mulrow C, Gotzsche PC, Ioannidis JPA, Clarke M, Devereaux PJ, Kleijnen J, Moher D. The PRISMA statement for reporting systematic reviews and meta-analyses of studies that evaluate health care interventions: explanation and elaboration. *PLoS Med* 6(7):e1000100, 2009.

Meta-analysis of Observational Studies in Epidemiology (MOOSE) Group. Meta-analysis of observational studies in epidemiology: a proposal for reporting. *Journal of the American Medical Association*, 283:2008-2012, 2000.

Moher D, Cook DJ, Eastwood S, Olkin I, Drummond R, Stroup DF for the QUOROM GROUP. Improving the quality of reports of meta-analyses of randomised controlled trials: the QUOROM statement. Quality of Reporting of Meta-analyses. *The Lancet*, 354:1896-1900, 1999.

Mulrow CD. Rationale for systematic reviews. *British Medical Journal*, 309:597-599, 1994.

Nurmohamed MT, Rosendaal FR, Buller HR, Dekker E, Hommes DW, Vandenbroucke JP, Briët E. Low-molecular-weight heparin *versus* standard heparin in general and orthopaedic surgery: a meta-analysis. *The Lancet*, 340:152-156, 1999.

O'Rourke K 2006. An historical perspective on meta-analysis: dealing quantitatively with varying study results. The James Lind Library (www.jameslindlibrary.org). Available: htpp://www.jameslindlibrary.org/trial_records/20th_Century/1900_1920/pearson/pearson_commentary.html [2008, January 22].

Olkin I. Statistical and theoretical considerations in meta-analysis. *Journal of Clinical Epidemiology*, 48:133-146, 1995.

Pai M, McCulloch M, Gorman JD, Pai N, Enanoria W, Kennedy G, Tharyan P, Colford Jr JM. Systematic reviews and meta-analyses: an illustrated, step-by-step guide. *National Medical Journal of India,* 17:86-95, 2004.

Pearson K. Report on certain enteric fever inoculation statistics. *British Medical Journal*, 3:1243-1246, 1904.

Peto R. Why do we need systematic overviews of rendomized trials? *Statistics in Medicine*, 6:233-240, 1987.

Ray WA, Stein CM. The aprotinin story – Is BART the final chapter? *New England Journal of Medicine*, 358:2398-2400, 2008.

Roberts D, Dalziel S. Antenatal corticosteroids for accelerating fetal lung maturation for women at risk of preterm birth. *Cochrane Database of Systematic Reviews*, Issue 3. Art. No.: CD004454.pub2, 2006.

Sackett DL. The arrogance of preventive medicine. *Canadian Medical Association Journal,* 67:363-364, 2002.

Sacks HS, Berrier J, Reitman D, Ancona-Berk, VA.; Chalmers, TC. Meta-analyses of randomized controlled trials. *New England Journal of Medicine*, 316: 450-455, 1987.

Sacks HS, Reitman D, Pagano D, Kupelnick B. Meta-analysis: an update. *Mount Sinai Journal of Medicine*, 63:216-224, 1996.

Shapiro S. Meta-analysis/shmeta-analysis. *American Journal of Epidemiology*, 140:771-778, 1994.

Sterne JAC, Egger M, Davey Smith G. Investigating and dealing with publication and other biases. *In*: Egger M, Davey Smith G, Altman DG (ed.). *Systematic reviews in medical care: meta-analysis in context*. London: BMJ Publishing, 2001, pp. 189-208.

Thompson SG. Controversies in meta-analysis: the case of the trials of serum cholesterol reduction. *Statistical Methods in Medical Research*, 2:173-192, 1993.

Thompson SG. Why sources of heterogeneity in meta-analysis should be investigated. *In*: Egger M, Davey Smith G, Altman DG (ed.). *Systematic reviews in medical care: meta-analysis in context*. London: BMJ Publishing, 2001, pp. 157-175.

Thompson SG, Higgins JPT. How should meta-regression analyses be undertaken and interpreted? *Statistics in Medicine*, 21:1559-1574, 2002.

Thompson SG, Smith TC, Sharp SJ. Investigating underlying risk as a source of heterogeneity in meta-analysis. *Statistics in Medicine* 16:2741-2758, 1997.

Thornley B, Adams C. Content and quality of 2000 controlled trials in schizophrenia over 50 years. *British Medical Journal*, 317:1181-1184, 1998.

28 Como Escrever e Publicar Trabalhos Científicos em Epidemiologia

Laura C. Rodrigues, Maurício L. Barreto e Evandro Silva Freire Coutinho

A produção científica é cada vez mais importante na avaliação do desempenho das instituições de pesquisa e dos pesquisadores individualmente. Nesse processo, um dos elementos essenciais é a publicação de artigos científicos em periódicos que requerem revisão por um corpo de pareceristas. Com isso, a expectativa de que os epidemiologistas publiquem os resultados de suas pesquisas vem aumentando progressivamente. Embora o montante de publicações não seja uma medida perfeita como indicador de produção científica, tal escolha baseia-se na lógica correta de que a ciência progride por meio do julgamento dos pares.

O artigo científico é uma maneira duradoura de comunicar achados epidemiológicos. O julgamento pelos pares é explicitado nas decisões editoriais, nos relatórios dos pareceristas, na correspondência científica ou em outros artigos científicos. Essa função de apresentar resultados de uma pesquisa para o julgamento define o formato desse tipo de publicação. É necessário que exista informação suficiente para que os editores, pareceristas e leitores possam avaliar a pesquisa em seu delineamento, condução e análise, assim como o processo intelectual de interpretação dos resultados. É importante que as informações permitam que outros pesquisadores possam reproduzir o estudo para verificar a consistência dos achados.

Escrever artigos científicos é um trabalho árduo, e muitos pesquisadores, sobretudo os menos experientes, podem sentir-se intimidados a ponto de paralisar sua produção (Huth, 1999). Existem dificuldades emocionais e pessoais decorrentes do julgamento dos pares. É preciso superar a relutância natural de se expor à crítica e aprender a tirar proveito dela no processo de amadurecimento como pesquisador.

Outra barreira importante no processo de escrita de artigos científicos resulta da expectativa sobre o que constitui um artigo científico, sua estrutura, e o uso da linguagem apropriada. No entanto, essas normas são descritas em vários documentos, e a tarefa de escrever um artigo torna-se mais fácil e melhor direcionada se o epidemiologista conhecer esse conjunto de regras.

O objetivo deste capítulo é apresentar essa informação de maneira breve, assim como tornar disponíveis algumas fontes de acesso a essas normas. Os documentos mais importantes são referidos e estão disponíveis no endereço eletrônico do EQUATOR Network (http://www.equator-network.org/home/). Essa é uma iniciativa que busca fortalecer a confiabilidade da literatura biomédica, promovendo ações para que a pesquisa científica seja relatada de modo transparente e acurado. No *site* do EQUATOR, os leitores interessados podem encontrar, além dos textos referidos, normas para tipos de estudos não incluídos neste capítulo. Entre os diversos recursos disponíveis, existe um curso gratuito sobre como escrever artigos científicos na área biomédica que inclui dicas sobre linguagem científica em inglês, além de uma relação de erros comuns e as alternativas corretas (http://www.inter-biotec.com/biowc/biowc.html).

O sumário de regras e práticas necessárias para escrever artigos científicos que constitui este capítulo está baseado na literatura e nas normas existentes, assim como na experiência pessoal dos autores. Ele não tem como objetivo melhorar a qualidade da pesquisa, mas apenas ajudar o epidemiologista a melhor apresentar os resultados da sua pesquisa por meio de uma publicação de boa qualidade. Sua fonte principal é o *Uniform Requirements for Manuscripts Submitted to Biomedical Journals*, conjunto de normas específicas para publicação de artigos na área biomédica e epidemiológica, incluindo aspectos éticos. Esse material foi preparado e atualizado por um comitê de editores dos periódicos na área biomédica (*International Committee of Medical Journal Editors*, ICMJE). A maioria dos periódicos de Epidemiologia requer que os artigos submetidos sigam os princípios apresentados no documento. Recomendamos a captação do texto integral em pdf (http://www.icmje.org) para servir como fonte permanente de consulta.

O capítulo inclui em anexo dois documentos sobre apresentação de estudos epidemiológicos, que representam o consenso de especialistas em cada desenho:

1. O CONSORT STATEMENT ("CONsolidated Standards Of Reporting Trials") define o tipo de informação que precisa ser incluído nos artigos relatando ensaios clínicos. Muitos periódicos só aceitam manuscritos de ensaios clínicos formatados segundo as normas do CONSORT. Existem ainda normas para situações específicas de ensaios clínicos, como aqueles por conglomerados. Embora não tenham sido incluídas nesse anexo, elas estão disponíveis no endereço http://www.consort-statement.org/extensions/.
2. O STROBE ("STrengthening the Reporting of OBservational studies in Epidemiology") apresenta normas para escrever artigos relatando estudos observacionais e tem seções especiais para estudos de coorte, caso-controle e seccional. O STROBE dispõe de um complemento para

estudos de associação genética (http://www.annals.org/cgi/content/full/150/3/206). Além das normas gerais, cada periódico tem suas próprias instruções para autores, refletindo seu formato e prioridades. Embora estas sejam apresentadas no endereço eletrônico de cada periódico, as instruções para autores de mais de 3.500 periódicos da área de saúde podem ser encontradas em http://mulford.meduohio.edu/instr/.

A linguagem científica

Um bom artigo científico apresenta toda a informação necessária, e nenhuma informação desnecessária, de maneira acurada e simples. Os melhores artigos procuram responder, com clareza e precisão, apenas a uma questão científica, também chamada de *Pergunta Central* do artigo; ou ainda, uma indagação apresentada como assertiva ou hipótese testada no estudo. Os autores devem produzir a informação necessária para situar a pergunta, os métodos para respondê-la, seus resultados discutidos no contexto dos métodos usados e do conhecimento disponível. A pergunta central define o conteúdo do artigo.

Além disso, é importante ter clareza sobre a diferença entre um artigo e o projeto de pesquisa. De um modo geral, um projeto de pesquisa tem conteúdo para mais de um artigo, enquanto um artigo responde a somente uma pergunta. Portanto, a pergunta central do artigo não é necessariamente a questão central do projeto.

Einstein disse: "A beleza da linguagem científica está na ciência e não na linguagem". A linguagem científica deve pretender apenas apresentar a ciência. Para isso deve ser fluente, clara, precisa e concisa (Huth, 1999; Cooter, 2003). Portanto, a boa linguagem científica é muito diferente da boa linguagem poética ou literária.

- *Fluência*. O leitor não deve ser conduzido de um lado para outro por meio de interrupções na linha de raciocínio. A fluência depende da estrutura das frases e do encadeamento dos parágrafos. O artigo científico conta uma história.
- *Clareza*. Não deixe que a sua familiaridade com o tema o torne pouco claro para o leitor. Defina termos, abreviaturas. Evite mistério, ressonância, multiplicidade de significados. Se for necessário, repita o mesmo termo, não deixe margem para mal-entendidos. Por exemplo, os "participantes" devem ser chamados "participantes" ao longo do artigo. Expressar uma ideia por frase, usar a voz ativa na redação, ajudam a tornar o texto mais claro.
- *Precisão e especificidade*. Deve-se fazer uso das convenções científicas (unidades, símbolos), conferindo sempre a grafia das palavras, a numeração das tabelas, figuras e referências. Refira precisamente a cada método, resultado, limitação da sua pesquisa, e não de pesquisas em geral.
- *Economia*. O espaço em publicações, sobretudo as impressas, é cada vez mais reduzido. Portanto, seja o mais conciso que puder, sem comprometer a clareza das informações. Evite palavras desnecessárias.

Muitos artigos misturam, sem uma lógica clara, tempos distintos de verbos. Entretanto, existem regras precisas para uso dos tempos verbais. O presente deve ser escolhido no caso de um conhecimento bem estabelecido, aceito: "A AIDS é causada por um retrovírus". O tempo passado deve ser utilizado para um achado específico, de um estudo específico, para apresentar achados ainda não estabelecidos ou controversos: "Todos os pacientes responderam ao questionário ISAAC". Ou ainda, "O estudo Peach observou uma mortalidade menor no grupo que recebeu a intervenção". Portanto, de modo geral sugere-se o uso de tempo presente na seção de introdução (revisão da literatura) e o tempo passado nas seções de métodos e resultados (Browner, 2006).

O idioma comum da ciência é o inglês. Embora artigos para leitores locais, de relevância local, possam ser escritos em português, resultados de interesse para a comunidade científica internacional devem ser redigidos em inglês. No caso do epidemiologista com dificuldade no uso deste idioma, recomenda-se consultar a seção do EQUATOR sobre erros comuns em artigos científicos na área biomédica publicados em inglês: http://www.inter-biotec.com/biowc/correctuse/correctuse.html.

Antes de escrever o artigo

Huth (1999) propõe 19 passos no processo de planejamento, escrita e publicação de um artigo. Pelo menos quatro são imprescindíveis antes que o epidemiologista comece a preparar o seu manuscrito: definir o conteúdo, a estrutura, a audiência e o veículo.

Definir o conteúdo do artigo

Embora seja possível responder a mais do que uma pergunta em um artigo científico, a tradição é que cada artigo se dedique a uma pergunta. No artigo ideal, o "resto" dos resultados deve ser apresentado como evidência de apoio, permitindo que os pares julguem a qualidade dos dados e a interpretação oferecida. Antes de começar a escrever o artigo, o epidemiologista deve ter clareza da pergunta principal, da resposta a esta pergunta e da tabela/figura (ou o trecho da seção de resultados) que trará a resposta a tal pergunta. Um bom exercício é escrever a pergunta, a resposta e a tabela principal antes de começar a escrever o artigo. Isso feito, o epidemiologista terá completado uma das tarefas mais difíceis do processo.

Preparar a estrutura do artigo

A estrutura rígida do artigo científico auxilia na obtenção de maior clareza dos conteúdos de cada seção. Embora pesquisadores possuam estilos de trabalho particulares, os autores deste capítulo recomendam que, antes de começar a escrever, o autor faça um esboço com a estrutura de todo o artigo, assim como de cada seção, definindo seus conteúdos e sequência.

Selecionar a revista e a audiência

A escolha da revista define a audiência (p. ex., clínicos, epidemiologistas). Ao mesmo tempo, tal escolha define o número de palavras e de tabelas/figuras que o autor irá dispor. Dois artigos relatando a mesma pesquisa, um em 2.000 palavras e outro em 5.000 palavras, serão escritos de maneira diferente. Nossa recomendação é que o epidemiologista primeiro escolha a revista (sugestões sobre como fazer essa escolha serão apresentadas adiante). Quando um artigo é rejeitado, muitas vezes é necessário reescrevê-lo segundo as normas da nova revista para a qual será encaminhado.

Um pequeno truque usado por escritores é escolher uma pessoa real que representa bem a audiência. De modo geral, é recomendável escolher como o seu "leitor" uma pessoa inteligente, mas sem muito conhecimento da área.

IMRD/A estrutura do artigo científico

Artigos originais de pesquisa epidemiológica, assim como de muitas outras áreas da pesquisa biomédica, fazem uso da estrutura denominada IMRD: Introdução, Métodos, Resultados, Discussão (Huth, 1999; Hall, 2003).

Deve-se frisar que, embora o artigo final siga a sequência IMRD, esta não é a melhor ordem para o processo de escrita. Mesmo considerando-se preferências pessoais, especialistas em redação de trabalhos científicos sugerem que resultados devam ser escritos antes da discussão ou da introdução, enquanto a seção de métodos pode ser escrita em qualquer ordem.

Ainda que possa variar, uma indicação aproximada do tamanho relativo das seções seria: Introdução 10%, Métodos 30%, Resultados 30% e Discussão 30%.

Introdução

Esta seção deve ser breve e informar ao leitor, o mais rapidamente possível, por que o estudo foi feito. Como está no início do artigo, vai ser importante para que o leitor decida ir adiante ou não (Smith, 2003).

A introdução inclui duas partes. A primeira consiste em uma apresentação do problema estudado, enquanto a segunda traz a descrição do estágio em que se encontra o conhecimento (*background*) sobre o objeto do estudo. A primeira parte deve apresentar a pergunta do estudo (a hipótese sendo investigada) e sua relevância. Para isso bastam algumas linhas. Lembre-se de escrever para o seu leitor imaginário, inteligente, mas sem muito conhecimento da área.

A segunda parte da introdução apresenta a revisão da literatura, porém centrada nos aspectos de maior relevância para a pergunta do estudo e para a interpretação posterior dos resultados. Para isso basta citar as referências mais importantes, sem a pretensão de usar esta seção para convencer ou impressionar os leitores e parecеristas com o seu conhecimento sobre o assunto. Embora alguns editores demandem uma revisão da literatura, a maioria (inclusive o *Uniform Requirements*) só requer o suficiente para que o leitor que não conhece bem o campo possa acompanhar o estudo. Deixe a crítica mais abrangente aos outros estudos sobre o tema para a discussão (Smith, 2003).

O nível da informação apresentada na introdução deve levar em conta o perfil dos leitores da revista. Leitores de revistas especializadas, em geral, conhecem a literatura com maior profundidade. Algumas afirmações são universalmente aceitas e não necessitam de referências. Não há necessidade de explicar o que pode ser encontrado em qualquer livro-texto.

As referências devem ser específicas para cada item de informação, e não muitas ao final de uma frase. A melhor referência deve ser citada, mas às vezes é aceitável escolher a mais recente em vez da melhor. Esse recurso não deve ser usado de forma exagerada. Artigos de revisão crítica ou metanálise têm outras regras diferentes e específicas.

O final da introdução costuma apresentar os objetivos do estudo. Alguns manuais sugerem que se apresente um breve sumário do desenho (Huth, 1999; Smith, 2003), mas não há consenso sobre isso.

Com relação aos verbos, use o tempo presente para apresentar o conhecimento estabelecido, e o tempo passado para apresentar os achados ainda não estabelecidos ou controversos. Em caso de dúvida, na revisão da literatura use o tempo presente.

Métodos

Também referida como "Material e Métodos", esta seção costuma ser negligenciada, ainda que seja responsável por grande parte das recusas de artigos (Hall, 2003). Aqui o autor deve apresentar a estratégia que foi utilizada para responder a pergunta de investigação. Os métodos devem ser descritos de forma detalhada para que outros pesquisadores possam reproduzir o estudo, ou para que leitores, parecеristas e editores possam julgar a qualidade do trabalho. Somente os aspectos da pesquisa relevantes para responder a pergunta do estudo devem ser apresentados. Esta seção não costuma ter referências, porém algumas vezes isso é necessário para referir métodos de laboratório, instrumentos ou programas de computador utilizados. O CONSORT e o STROBE trazem uma lista de conteúdos a serem apresentados em artigos baseados em ensaios clínicos e estudos observacionais.

O conteúdo dessa seção costuma ser estruturado da seguinte maneira (Huth, 1999; Browner, 2006):

- *Desenho do estudo*. É necessário mencionar o delineamento, mas não é preciso descrever desenhos usuais. Os pouco usuais podem ser acompanhados de uma referência. Somente os novos devem ser descritos. Aqui se pode ou não definir exposições e desfechos de interesse. Em estudos observacionais, descrever como os grupos de comparação (casos e controles, expostos e não expostos) foram formados. Consulte o STROBE. Em ensaios clínicos, é necessário informar como foi conduzida a randomização, a estratificação e o mascaramento (consulte o CONSORT). Caso o estudo tenha sido interrompido, explicitar os motivos (p. ex., análise intermediária). Seja qual for o desenho, não deixe de informar como o tamanho amostral foi estabelecido.
- *Local e participantes*. Esta informação pode ser tanto do ponto de vista geográfico quanto do tipo de população (hospital, comunidade, ambulatório). Lembre-se do leitor internacional para definir o grau de detalhamento. Informar critérios de inclusão/exclusão de participantes. Incluir questões éticas (p. ex., consentimento informado, aprovação por comitê de ética). Alguns autores propõem que se informem quantos indivíduos foram de fato incluídos no estudo (perdas e seus motivos), enquanto outros sugerem que isso deva ser feito na seção de resultados (Browner, 2006).
- *Intervenções/exposições*. No caso de ensaios clínicos, é necessário especificar as intervenções informando como foram ministradas, as doses usadas, o tempo de uso. No caso de estudos observacionais, o mesmo pode ser feito com relação às características da exposição (p. ex., número de cigarros ou xícaras de café por dia).
- *Mensuração*. Listar as variáveis avaliadas e o modo como foram mensuradas. Indique os instrumentos. Métodos amplamente utilizados podem ser apenas citados junto com a referência. No caso de variações ou novos métodos, estes devem ser descritos. Se forem usados equipamentos, estes devem ser especificados (fabricante, modelo). Informar se foram adotadas medidas para avaliar a qualidade das mensurações. É preciso ainda dizer como os dados foram coletados (p. ex., entrevista autopreenchida, face a face, dados secundários). No caso dos ensaios clínicos, é comum haver um grupo de acompanhamento do estudo que decide, inclusive, sobre a sua interrupção. Deve-se listar os membros desse grupo, assim como as decisões tomadas.

- *Análise estatística.* Aqui se deve explicitar como e por que foram utilizados determinados procedimentos para analisar os dados. Informe o uso de transformação e agrupamentos de variáveis. Descreva todas as análises estatísticas mencionando as técnicas usadas. Não se esqueça de mencionar as análises adicionais feitas por causa de resultados inesperados. Certifique-se de que o leitor tem informação suficiente para entender como cada resultado apresentado foi obtido. Não há necessidade de descrever testes estatísticos usados com frequência na área (p. ex., qui-quadrado, t-Student). Métodos pouco comuns devem ser descritos. No caso de estudos com desenhos complexos, pode-se fazer uso do apêndice ou de uma publicação eletrônica adicional. Informar o programa de computador usado na análise dos dados.

Um aspecto sobre o qual não existe consenso refere-se à informação sobre o processo que levou ao número de indivíduos ou outras unidades de análise do estudo. Suponha que de uma lista de 1.000 moradores você conseguiu encontrar 900, mas somente 800 aceitaram participar do estudo. Dentre esses, 50 não preencheram o questionário de modo adequado. Esse tipo de informação tem sido colocada ora na seção de métodos, ora na seção de resultados. Browner (2003) sugere que, se for possível apresentar os métodos sem a necessidade desses números, a informação deverá ser parte dos resultados. Caso contrário, deve-se usar a seção de métodos.

Resultados

É preciso disciplina para se restringir à apresentação de resultados relacionados com a pergunta inicial. Tente lidar com apenas um tópico por parágrafo, do mais importante para o menos importante. O grau de detalhamento desse relato depende do número de palavras aceito pela revista, e da audiência. Comece esta seção caracterizando os participantes e o desempenho no trabalho de campo (adesão ao protocolo, perdas etc.). Em seguida apresente os resultados principais e qualquer outro resultado que seja necessário para o leitor entender a sua interpretação. Lembre-se de que não é aceitável introduzir dados novos na discussão e, por isso, qualquer informação que se queira usar na discussão deve aparecer nos resultados. É muito importante não omitir resultados inesperados, contrários à hipótese ou de difícil interpretação. Não cite referências e resista à tentação de interpretar os achados. Para isso você tem a próxima seção.

Evite as frases do tipo: "Os resultados são apresentados nas tabelas 1-3". Isso não traz nenhuma informação relevante. Priebe (2003) chama a atenção para a importância de diferenciar *dados* de *resultados*. Dados são achados (geralmente números) oriundos das mensurações, observações. Resultados especificam o significado dos dados. Por exemplo: Dados – a média da glicemia foi de 120 mg% no grupo do medicamento X e de 96 mg% no grupo Y. Resultados – a glicemia caiu 20% com o uso do medicamento Y em relação aos pacientes tratados com o medicamento X.

As regras para o uso de números variam segundo o periódico. O uso de ponto e de vírgula para separar números decimais difere segundo o país. Por isso sugere-se que algarismos de números inteiros não sejam separados por vírgulas (em inglês) ou ponto (em português), mas sim por espaço (Huth, 1999). Mesmo assim, somente se excederem quatro dígitos; por exemplo, em lugar de 37,567,934 usar 37 567 934, de 6,487 usar 6487. Os valores de p devem ser apresentados exatos e não de modo vago como $p > 0,05$ ou p = NS. Lembrar que achados com valores de p acima do nível de significância estipulado pelo investigador (p. ex., 0,05) não devem ser expressos com frases do tipo: "Não existe associação entre X e Y". Os jornais de epidemiologia em geral preferem o uso de intervalos de confiança, em vez de p-valores, porque acrescentam informação sobre a precisão das estimativas encontradas. Mas verifique as instruções para autores do periódico.

Use apenas as tabelas necessárias, nem mais, nem menos. Tabelas devem ter títulos claros, que tragam toda a informação necessária para o leitor entendê-la sem depender do texto. Evite abarrotar a tabela com informações desnecessárias ou redundantes. Por exemplo, ao apresentar os percentuais de homens e mulheres, não há necessidade de colocar ambos na tabela, já que os números são complementares. Não duplique dados em tabelas e figuras. Tabelas devem ser usadas quando for importante mostrar valores exatos, enquanto figuras podem ser utilizadas quando não há necessidade de informação precisa. Nas tabelas é bom evitar linhas verticais e usar poucas linhas horizontais. Os títulos das colunas devem conter a unidade de mensuração (quando houver). Células não devem ser deixadas em branco: usar zero para nenhum, ou alguma abreviatura explicitada nas notas no final da tabela para dados ausentes (p. ex., não avaliado). Evite precisão espúria mediante o uso de muitas casas decimais. Alguns editores sugerem somente apresentar percentuais quando o denominador for maior que 50 (Huth, 1999). Caso contrário, apresentar os dados como 32/46, 14/30.

Use figuras caso deseje mostrar a relação entre variáveis ou modificações ao longo do tempo/espaço, sem necessidade de números precisos. Guarde o seu talento artístico para outras ocasiões e opte por soluções simples. No caso de gráficos em barras, o uso de figuras tridimensionais com as colunas dispostas em fileiras pode gerar ilusão de ótica e interpretação errônea.

Discussão

A discussão inclui dois momentos: a discussão dos resultados e as conclusões e recomendações.

A discussão dos resultados deve conter três partes:

- Sumário dos achados principais. Esta parte deve ser iniciada com uma síntese do que se conclui dos resultados, ou pelo menos dos principais resultados, que irão contribuir para a conclusão.
- Como os achados se relacionam com evidências da literatura. Nesta seção devem ser apresentados os dados da literatura que dão suporte aos resultados observados, os que estão em contradição, e aqueles relevantes para a interpretação dos achados do estudo. Não repita o que foi dito na introdução, mas selecione o que importa para os seus resultados.
- Possíveis aspectos metodológicos da pesquisa que possam ter causado distorções nos resultados. Por exemplo, fontes de vieses no desenho e na execução do estudo, fatores de confusão. Mas cuidado. Somente porque um estudo caso-controle é suscetível ao viés de seleção, não significa que seja necessário mencioná-lo, exceto se houver alguma suspeita da existência deste problema no seu estudo: a discussão deve ser específica ao estudo. A possibilidade de generalização dos resultados também deve ser discutida.

Nem todas as pesquisas epidemiológicas levam a recomendações. Quando for o caso, as recomendações devem ser feitas em duas esferas: para futuras pesquisas ou para a prática. No caso de estudos futuros, deve-se evitar frases do tipo "Novos estudos são necessários...". É preciso ser específico e deixar claro o que ainda deve ser pesquisado. Como já assinalamos acima, é fundamental que a discussão não apresente resultados novos ou repetidos e que não sejam extraídas conclusões sem base nos resultados.

Sumário e título

Além dos tópicos que formam a estrutura *IMRD do artigo*, existem outras seções que requerem cuidado na elaboração.

O sumário costuma ser a única seção disponível dos artigos por meio de meios eletrônicos, e por isso é a seção mais lida. Dependendo da sua forma ou do seu conteúdo, o leitor decidirá se vai ou não ler o artigo completo. É necessário verificar as normas do periódico em termos de número de palavras, da necessidade de ser ou não estruturado. Em geral, os sumários devem ter no máximo 250 palavras (o que aparece em Pubmed) e não devem conter termos abreviados (exceto os consagrados, como DNA, AIDS, entre outros).

Huth (1999) descreve dois tipos de sumário: *informativo* e *indicativo*. O modelo informativo é usado em artigos que trazem dados de pesquisa e segue a estrutura do artigo (IMRD). Este sumário sintetiza o artigo, apresentando a informação essencial. O modelo indicativo apenas informa sobre o que trata o artigo, sendo mais utilizado em revisões com grande volume de informação.

O título deve ser conciso e preciso. Pode ou não ser dividido em duas partes, sendo a última o desenho utilizado. Assim como no sumário, os títulos também podem ser indicativo ou informativo (Huth, 1999). O indicativo diz do que o artigo trata, não incluindo a mensagem principal. Por exemplo, "Migração e depressão em mulheres: um estudo caso-controle" ou "*Rapid tranquilisation for agitated patients in emergency psychiatric rooms: a randomised trial of midazolam versus haloperidol plus promethazine*". Observe que os elementos mínimos para o título são o nome da doença ou síndrome, o nome da intervenção ou exposição, a população e o desenho utilizado. O título informativo traz a mensagem do artigo. Alguns periódicos aceitam títulos com essa característica. Por exemplo: "*Hypotensol, a new drug, controls mild hypertension in elderly patients as effectively as oligotensin: a randomized controlled trial*".

Assim como nos sumários, deve-se evitar abreviaturas, exceto aquelas amplamente aceitas e utilizadas, ou longos termos que indicam nome de consensos, estudos multicêntricos. No caso desses últimos, deve-se explicitar o termo no texto assim que possível. Por exemplo: "*The CRASH-2 trial of an antifibrinolytic agent in traumatic haemorrhage: an international collaboration*".

Moss (2003) sugere que se elabore título descrevendo o artigo em duas ou três frases. Depois removem-se as palavras desnecessárias e referências aos resultados.

A maioria dos periódicos requer que os autores selecionem palavras chaves. A escolha adequada dessas palavras permitirá que os pares pesquisando a literatura encontrem o seu artigo. Palavras chaves devem, de preferência, ser selecionadas dentro do vocabulário controlado usado para indexar artigos no Pubmed/Medline, MeSH (*Medical Subject Heading terms*). Esta padronização visa oferecer uma maneira para os pesquisadores interessados buscarem consistência nos mesmos conceitos (http://www.ncbi.nlm.nih.gov/mesh?itool=sidebar).

Autoria e agradecimentos

Autoria é uma das áreas de maior conflito em artigos colaborativos. É importante discutir os critérios de autoria (se possível para cada artigo planejado) antes do início do estudo.

Há regras para autoria. O "*Uniform Requirements for Manuscripts Submitted to Biomedical Journals*", em seu capítulo sobre aspectos éticos na condução e relato do estudo (http://www.icmje.org/#author), recomenda que o crédito de autoria seja concedido com base na:

a) Contribuição substancial no desenho, obtenção dos dados ou análise e interpretação dos dados.
b) Elaboração ou revisão crítica do texto.
c) Aprovação final do texto.

Os autores devem preencher os três requisitos acima. Alguns periódicos pedem a lista de contribuição de cada autor.

Existem convenções para estabelecer a ordem dos autores (Browner, 2006). O primeiro autor é aquele que escreveu o manuscrito. Uma exceção pode ser aberta por problemas de saúde ou de domínio de um idioma. O último da lista é o pesquisador sênior, que tem uma liderança mais distante, porém importante. Os demais autores são ordenados segundo o grau de contribuição intelectual para o projeto. No caso de grupos muito extensos, pode-se usar o nome do grupo para autoria ou, ainda, o nome dos principais autores seguido do nome do grupo. Autoria de grupo pode ser citada no currículo [p. ex.: IID STUDY GROUP (includes LC Rodrigues)], mas somente o nome do grupo aparece no Medline/Pubmed.

De um modo geral, a importância relativa dada à posição do autor (p. ex., durante a avaliação da produção científica de um epidemiologista) atribui valores, em ordem decrescente, ao primeiro autor, depois ao último autor, e depois ao segundo autor. O primeiro autor lidera a escrita e tem a última palavra nas decisões. Outros autores que não aceitem a decisão do primeiro devem retirar o nome do artigo. Além da ordem, outra decisão refere-se à escolha do autor para correspondência. Esta é a pessoa que receberá a correspondência científica, convites para apresentar o trabalho em conferências. De um modo geral, o autor para correspondência é o primeiro ou o sênior.

As pessoas que contribuíram para o estudo, mas não o suficiente para merecerem autoria, devem ser mencionadas nos agradecimentos. Além destes, deve-se ainda incluir apoio institucional, ajuda técnica, apoio financeiro e material.

Escolha da revista, a carta de submissão e o processo de julgamento

A escolha do veículo influencia profundamente a redação do artigo, e por isso deve preceder o início da redação. A escolha da revista deve considerar a audiência e o prestígio. Se for o especialista, uma boa indicação pode ser a revista que publicou muitos artigos usados na sua revisão. É importante consultar os *websites* das revistas para as quais você gostaria de enviar o manuscrito, sobretudo porque muitas delas apresentam um item do tipo "O que esta revista publica". Quando este item não está disponível, o tópico "*About the Journal*" costuma trazer informações úteis para essa decisão. Isso evitará que você encaminhe o seu artigo para uma revista que não tem interesse no tópico.

O prestígio de um periódico é medido por meio do número de citações que ele recebe. A maioria das revistas apresenta o seu fator de impacto no seu *website*. É importante adequar a relevância do seu artigo ao prestígio da revista. Depois de uma rejeição, antes de ressubmeter a outra revista, procure ajustar o artigo às novas instruções.

A carta ao editor que acompanha o artigo no momento da submissão (denominada *covering letter*) deve explicitar por que o artigo é relevante e por que este foi o periódico escolhido para publicação. Lembre-se de que os editores do periódico não conhecem toda a literatura e dependem da sua informação para julgar a relevância do assunto para aquele periódico. Com base nessas primeiras impressões é que o editor começa a formar a sua decisão, a qual será encaminhar o artigo para as etapas seguintes do processo de avaliação ou a sua rejeição. A carta é importante mesmo em submissões eletrônicas. Quando em papel, normalmente é assinada por todos os autores e enviada pelo autor correspondente. Um exemplo de uma carta ao editor é apresentada no Boxe 28.1.

O processo de julgamento do artigo começa com a decisão do editor de enviar ou não o manuscrito para os pareceristas. No caso de o manuscrito seguir para parecer, o editor poderá, com base nesses comentários, rejeitar, aprovar no formato original ou convidar os autores a ressubmeter o artigo com as alterações sugeridas pelos pareceristas. Nesse último caso, você terá duas tarefas pela frente: responder os comentários e modificar o seu manuscrito. Em sua carta de resposta, dirija-se aos pareceristas tratando especificamente de cada ponto levantado e assinalando a qual comentário você está respondendo. Caso discorde de algum dos comentários/sugestões, detalhe o seu argumento. Algumas vezes as recomendações dos pareceristas (em geral dois, podendo ser mais) podem ter sugestões contraditórias. Nesse caso, é prudente escrever ao editor para saber como proceder.

No caso de o seu artigo ser rejeitado, procure incorporar os comentários que considere pertinentes antes de submeter o manuscrito para outro periódico.

Submissão e publicação eletrônica

Para os epidemiologistas mais jovens, que somente em período recente começaram a submeter seus artigos para publicação, deve soar estranho saber que há não muito tempo as cópias dos manuscritos eram enviadas pelo correio. Quando aceitos, cópias do manuscrito eram enviadas para os autores, marcadas em caneta azul ou vermelha, para aprovação. A partir daí, eram datilografadas para produzir a versão do artigo para publicação (Bingham, 2003). Hoje, a maioria dos periódicos faz uso de submissão eletrônica, e todo esse processo se dá através de arquivos eletrônicos, que circulam entre autor, editor e pareceristas através da internet.

A submissão eletrônica significa que o autor tem acesso a um sistema para entrada de dados pelo *website* do periódico. Nesse processo o autor completa uma série de campos com informações sobre os autores, instituições, carta ao editor e faz o *upload* do arquivo com o manuscrito. Em geral o arquivo, originalmente em formato *word*, é convertido para o formato *pdf* que permite que o autor veja e aprove o modelo pelo qual o material será encaminhado. Alguns periódicos oferecem uma lista para o autor verificar se encaminhou todos os itens necessários para o processo. Não ignore esse recurso. Use-o!

A submissão eletrônica não somente agiliza todo o processo de submissão de um artigo, como permite o acompanhamento do processo por parte do autor, por meio de uma senha pessoal. Alguns periódicos reduziram em até 50% o tempo entre a submissão e a primeira decisão (Davies, 2003).

Boxe 28.1 Extrato de carta ao editor e de resposta ao parecerista

Carta ao editor:
July 2001
Dear Sir/Madam
Re: Outbreak of aseptic meningitis and mumps after mass vaccination with MMR vaccine using the Leningrad-Zagreb mumps strain

Please find attached 4 copies of the manuscript above, which we would like to submit for consideration for publication in Vaccine as we believe your readers are our preferred target for this paper. The paper reports on the frequency of adverse events to MMR vaccination using Leningrad-Zagreb mumps strain conducted during a mass immunisation campaign in Brazil. We very much hope you would accept this for publication because data on adverse events to this strain is very scarce, and also because the paper highlights the opportunity of using mass immunisation campaigns to study rare adverse events, which I believe would be of interest to your readers. It also addresses the controversy of priority between vaccination and vaccine safety surveillance.

This paper has not been submitted for consideration elsewhere. We look forward to hearing from you. Please do not hesitate should you require any additional information.

Your sincerely,
Name of corresponding author
Resposta ao parecerista:
Response to reviewers' comments (paper ref 04RT11159)

Before addressing each reviewer's comments, we would like to address common concerns (mostly of reviewers A, C and the statistical reviewer). They are the aspects of the design of the trial that do not follow the traditional format for RCTS: we followed the principles of large simple trials, which are to simplify procedures protecting methodological rigour to allow for large trials. We have expanded the discussion in the text of the paper accordingly but present the main points here:

Authors' comment 1 (A1): The possibility of presentation or diagnosis bias given that the study was open label with no placebo and that ascertainment of cases during follow up consisted of validation of tuberculosis diagnosed by the Tuberculosis Control Programme rather than active ascertainment by the study team.

The participants did know whether they were vaccinated or not, those in the intervention group were given leaflets about the trial, and doctors diagnosing tuberculosis could ask whether the children were vaccinated or not, and a belief in protection of the second dose could influence the likelihood of diagnosis of borderline, mild cases, given that there is no clear criteria for diagnosis of childhood tuberculosis. We respond to this concern addressing each issue at a time: First, the lack of a placebo. BCG is a live vaccine [etc.]

Authors' comment 2, (A2): Concern with passive follow up:

(i) Cases: Again we expanded this in the methods in the paper. First we made it clearer that cases were diagnosed normally as part of the tuberculosis control program; the study only ascertained the cases diagnosed and validated. The tuberculosis control program [etc.]

(ii) Absence of individual follow up of the population in the trial, to monitor differential losses to follow up: We understand the design we used is unusual, and in fact as indicated by the reviewers, the study was possible because we choose a large, simple trial approach. This in our opinion [etc.]

Todo esse processo tem levado a algumas inovações nos procedimentos ou nos meios de publicação:

a) Publicação *on-line* antes da impressa.
b) Publicação apenas no formato *on-line*.
c) Versões menores são publicadas no formato impresso, enquanto versões mais detalhadas são publicadas em versão *on-line*.

Referências

Afirmativas ou resultados de outros autores devem ser referidos segundo as normas. No caso de haver várias referências dentro de uma única frase, coloque cada uma delas após o conteúdo ao qual ela se refere. A única seção da estrutura IMRD que não deve conter referências é a dos resultados. A seção de métodos apresenta referências apenas para técnicas e instrumentos utilizados.

Existem vários programas que fazem o gerenciamento das referências bibliográficas. Esses programas dispõem de "bibliotecas" com os estilos dos diversos periódicos para incluir as referências. Isso traz uma vantagem importante, sobretudo quando há necessidade de ressubmeter um artigo recusado para um novo periódico científico.

A maioria dos periódicos utiliza o padrão Vancouver para referências. Esse padrão é originário de um consenso obtido em uma reunião de um grupo de editores de periódicos médicos ocorrida em 1978 na cidade de Vancouver, Canadá. Um guia para esse formato pode ser encontrado no "*Uniform Requirements for Manuscripts Submitted to Biomedical Journals*" (http://www.icmje.org). Como alguns periódicos utilizam outros formatos, é necessário que você consulte as instruções para autores do periódico para o qual você pretende enviar o seu artigo.

Considerações finais

Pesquisadores têm o compromisso ético de apresentar os resultados de seus estudos, sejam eles favoráveis ou não às suas hipóteses. As fontes que financiaram a pesquisa, os indivíduos ou pacientes que participaram, o fizeram na crença de estarem contribuindo para o avanço da ciência. Esses resultados podem ser comunicados por diversas formas. Conferências, apresentações em congressos ou outras formas de disseminação oral são importantes, mas a forma escrita não só atinge uma audiência mais ampla como cria memória duradoura, talvez perene, do conhecimento produzido (Rothman, 1998).

Há diversos aspectos que podem comprometer a qualidade dos artigos científicos. Pocock *et al.* (2004) realizaram um levantamento dos principais problemas encontrados em artigos epidemiológicos. Esses problemas incluíam tanto deficiências dos estudos que estavam sendo relatados, como também falhas no modo de veiculação da informação.

Neste capítulo, não foi nosso objetivo discutir aspectos relacionados com o desenho, a condução e a análise de estudos epidemiológicos. Esses temas foram tratados nos outros capítulos deste livro. Ao contrário, nosso propósito foi apresentar sugestões que julgamos fundamentais para que os artigos científicos possam cumprir, com mais eficiência, o seu papel de comunicar e permitir a discussão dos achados provenientes de pesquisas epidemiológicas.

Referências bibliográficas

Bingham C. Eletronic publishing. *In*: Hall GM (ed.). *How to Write a Paper* (ed.), pp. 159-168. London: BMJ Publishing Group, 2003.
Browner WS. *Publishing and Presenting Clinical Research* (2 ed.). Philadelphia, PA: Lippincott Williams & Wilkins, 2006.
Cooter M. Style: what it is and what it matters. *In*: Hall GM (ed.). *How to Write a Paper*, pp. 141-147, London: BMJ Publishing Group, 2003.
Davies N. Eletronic submissions. *In*: Hall GM (ed.). *How to Write a Paper*, pp. 63-70, London: BMJ Publishing Group, 2003.
Hall GM. Structure of a scientific paper. *In*: Hall GM (ed.). *How to Write a Paper*, pp. 1-5, London: BMJ Publishing Group, 2003.
Huth EJ. *Writing and Publishing in Medicine* (3 ed.). Baltimore: Williams & Wilkins, 2009.
Moss F. Titles, abstracts, and authors. *In*: Hall GM (ed.). *How to Write a Paper*, pp. 42-50, London: BMJ Publishing Group, 2003.
Pocock SJ, Collier TJ, Dandreo KJ, Stavola BL, Goldman MB, Kalish LA, Kasten LE, McCormack VA. Issues in the reporting of epidemiological studies: a survey of recent practice. *British Medical Journal*, 329: 883, 2004.
Priebe HJ. The results. *In*: Hall GM (ed.). *How to Write a Paper*, pp. 22-35, London: BMJ Publishing Group, 2003.
Rothman KJ. Writing for epidemiology. *Epidemiology*, 9: 333-337, 1998.

Anexo 28.1 CONSORT checklist (para o restante do documento CONSORT consulte o EQUATOR website)

Paper section and topic	*Item*	*Descriptor*	*Reported on page #*
TITLE & ABSTRACT	1	How participants were allocated to interventions (*e.g.*, "random allocation", "randomized", or "randomly assigned").	
INTRODUCTION Background	2	Scientific background and explanation of rationale.	
METHODS Participants	3	Eligibility criteria for participants and the settings and locations where the data were collected.	
Interventions	4	Precise details of the interventions intended for each group and how and when they were actually administered.	
Objectives	5	Specific objectives and hypotheses.	
Outcomes	6	Clearly defined primary and secondary outcome measures and, when applicable, any methods used to enhance the quality of measurements (*e.g.*, multiple observations, training of assessors).	
Sample size	7	How sample size was determined and, when applicable, explanation of any interim analyses and stopping rules.	
Randomization - Sequence generation	8	Method used to generate the random allocation sequence, including details of any restrictions (*e.g.*, blocking, stratification)	
Randomization - Allocation concealment	9	Method used to implement the random allocation sequence (*e.g.*, numbered containers or central telephone), clarifying whether the sequence was concealed until interventions were assigned.	
Randomization - implementation	10	Who generated the allocation sequence, who enrolled participants, and who assigned participants to their groups.	
Blinding (masking)	11	Whether or not participants, those administering the interventions, and those assessing the outcomes were blinded to group assignment. If done, how the success of blinding was evaluated.	
Statistical methods	12	Statistical methods used to compare groups for primary outcome(s); Methods for additional analyses, such as subgroup analyses and adjusted analyses.	
RESULTS Participant flow	13	Flow of participants through each stage (a diagram is strongly recommended). Specifically, for each group report the numbers of participants randomly assigned, receiving intended treatment, completing the study protocol, and analyzed for the primary outcome. Describe protocol deviations from study as planned, together with reasons.	
Recruitment	14	Dates defining the periods of recruitment and follow-up.	
Baseline data	15	Baseline demographic and clinical characteristics of each group.	
Numbers analyzed	16	Number of participants (denominator) in each group included in each analysis and whether the analysis was by "intention-to-treat". State the results in absolute numbers when feasible (*e.g.*, 10/20, not 50%).	
Outcomes and estimation	17	For each primary and secondary outcome, a summary of results for each group, and the estimated effect size and its precision (*e.g.*, 95% confidence interval).	
Ancillary analyses	18	Address multiplicity by reporting any other analyses performed, including subgroup analyses and adjusted analyses, indicating those pre-specified and those exploratory.	
Adverse events	19	All important adverse events or side effects in each intervention group.	
DISCUSSION Interpretation	20	Interpretation of the results, taking into account study hypotheses, sources of potential bias or imprecision and the dangers associated with multiplicity of analyses and outcomes.	
Generalizability	21	Generalizability (external validity) of the trial findings.	
Overall evidence	22	General interpretation of the results in the context of current evidence.	

Checklist of items to include when reporting a randomized trial

The Lancet . Vol 357. April 14, 2001

Anexo 28.2 STROBE checklist (para o restante do STROBE statement consulte o EQUATOR website)

STROBE Statement—checklist of items that should be included in reports of observational studies

	Item Nº	Recommendation
Title and abstract	1	(*a*) Indicate the study's design with a commonly used term in the title or the abstract
		(*b*) Provide in the abstract an informative and balanced summary of what was done and what was found
Introduction		
Background/rationale	2	Explain the scientific background and rationale for the investigation being reported
Objectives	3	State specific objectives, including any prespecified hypotheses
Methods		
Study design	4	Present key elements of study design early in the paper
Setting	5	Describe the setting, locations, and relevant dates, including periods of recruitment, exposure, follow-up, and data collection
Participants	6	(*a*) *Cohort study*—Give the eligibility criteria, and the sources and methods of selection of participants. Describe methods of follow-up *Case-control study*—Give the eligibility criteria, and the sources and methods of case ascertainment and control selection. Give the rationale for the choice of cases and controls *Cross-sectional study*—Give the eligibility criteria, and the sources and methods of selection of participants
		(*b*) *Cohort study*—For matched studies, give matching criteria and number of exposed and unexposed *Case-control study*—For matched studies, give matching criteria and the number of controls per case
Variables	7	Clearly define all outcomes, exposures, predictors, potential confounders, and effect modifiers. Give diagnostic criteria, if applicable
Data sources/ measurement	8*	For each variable of interest, give sources of data and details of methods of assessment (measurement). Describe comparability of assessment methods if there is more than one group
Bias	9	Describe any efforts to address potential sources of bias
Study size	10	Explain how the study size was arrived at
Quantitative variables	11	Explain how quantitative variables were handled in the analyses. If applicable, describe which groupings were chosen and why
Statistical methods	12	(*a*) Describe all statistical methods, including those used to control for confounding
		(*b*) Describe any methods used to examine subgroups and interactions
		(*c*) Explain how missing data were addressed
		(*d*) *Cohort study*—If applicable, explain how loss to follow-up was addressed *Case-control study*—If applicable, explain how matching of cases and controls was addressed *Cross-sectional study*—If applicable, describe analytical methods taking account of sampling strategy
		(*e*) Describe any sensitivity analyses

Continued on next page

STROBE Statement—checklist of items that should be included in reports of observational studies

	Item Nº	Recommendation
Results		
Participants	13*	(*a*) Report numbers of individuals at each stage of study—e.g. numbers potentially eligible, examined for eligibility, confirmed eligible, included in the study, completing follow-up, and analysed
		(*b*) Give reasons for non-participation at each stage
		(*c*) Consider use of a flow diagram
Descriptive data	14*	(*a*) Give characteristics of study participants (eg demographic, clinical, social) and information on exposures and potential confounders
		(*b*) Indicate number of participants with missing data for each variable of interest
		(*c*) *Cohort study*—Summarise follow-up time (eg, average and total amount)
Outcome data	15*	*Cohort study*—Report numbers of outcome events or summary measures over time
		Case-control study—Report numbers in each exposure category, or summary measures of exposure
		Cross-sectional study—Report numbers of outcome events or summary measures
Main results	16	(*a*) Give unadjusted estimates and, if applicable, confounder-adjusted estimates and their precision (e.g., 95% confidence interval). Make clear which confounders were adjusted for and why they were included
		(*b*) Report category boundaries when continuous variables were categorized
		(*c*) If relevant, consider translating estimates of relative risk into absolute risk for a meaningful time period
Other analyses	17	Report other analyses done—e.g. analyses of subgroups and interactions, and sensitivity analyses
Discussion		
Key results	18	Summarise key results with reference to study objectives
Limitations	19	Discuss limitations of the study, taking into account sources of potential bias or imprecision. Discuss both direction and magnitude of any potential bias
Interpretation	20	Give a cautious overall interpretation of results considering objectives, limitations, multiplicity of analyses, results from similar studies, and other relevant evidence
Generalisability	21	Discuss the generalisability (external validity) of the study results
Other information		
Funding	22	Give the source of funding and the role of the funders for the present study and, if applicable, for the original study on which the present article is based

*Give information separately for cases and controls in case-control studies and, if applicable, for exposed and unexposed groups in cohort and cross-sectional studies.

Note: An Explanation and Elaboration article discusses each checklist item and gives methodological background and published examples of transparent reporting. The STROBE checklist is best used in conjunction with this article (freely available on the Web sites of PLoS Medicine at http://www.plosmedicine.org/, Annals of Internal Medicine at http://www.annals.org/, and Epidemiology at http://www.epidem.com/). Information on the STROBE Initiative is available at www.strobe-statement.org.

PARTE 4
Epidemiologia Aplicada por Níveis de Determinação

29 Níveis de Determinação em Epidemiologia

Naomar de Almeida Filho e Maurício L. Barreto

Nas últimas décadas, a Epidemiologia tem crescido em importância entre as ciências da saúde e, além disso, tem expandido sua influência entre todos os que procuram entender as questões da saúde-doença-cuidado nas populações humanas. Seu valor como disciplina científica, capaz de responder a uma gama variada de questões relacionadas com a saúde humana (e animal), é amplamente reconhecido. Sua capacidade de demonstrar associações entre eventos diversos ocorridos em nosso entorno, no presente ou no passado, e fenômenos relacionados com a saúde tem crescido, porém, mais do que isso, oferece elementos para estabelecer que muitas dessas associações devem, definitivamente ou possivelmente, ganhar o *status* de relações causais.

Nessa tarefa, a Epidemiologia permite considerar que o processo causal (ou de determinação) em saúde compreende um conjunto complexo de eventos que se organizam em diferentes níveis. Entretanto, para quem se inicia nesse ramo da medicina, não é tarefa fácil entender como uma mesma disciplina pode receber denominações tão diversas e variadas, que vão da "Epidemiologia Social" até a "Epidemiologia Molecular", passando pela "Epidemiologia Ambiental", "Epidemiologia Clínica", "Etno-Epidemiologia", "Epidemiologia Genética", dentre muitas outras. Por que isso acontece? Como uma mesma disciplina científica pode investigar tantos planos de realidade, do social ao molecular? O que existe em comum entre essas várias denominações para que sejam tomadas como parte de uma mesma disciplina científica? Essas e muitas outras questões possíveis, que estão no cerne de importantes debates em torno dos fundamentos e direcionamentos teórico-conceituais da disciplina, têm desafiado os epidemiologistas e cientistas da saúde. Esses debates, em curso, certamente continuarão a ocupar os praticantes da disciplina por um longo tempo.

Para nos iniciarmos na problemática dos determinantes de acontecimentos relacionados com os seres e as sociedades humanas, devemos reconhecer inicialmente que essa tem sido e, por certo, ainda será uma questão central no pensamento humano, no futuro, aberta para renovadas reflexões filosóficas e explorações das mais diversas disciplinas científicas, nos vários e pertinentes campos do conhecimento. As diversas definições da Epidemiologia contemplam o estudo "dos *determinantes* de estados e eventos relacionados com a saúde de *populações*". No campo epidemiológico, dada a complexidade dos determinantes da saúde e das doenças, e dos propósitos do conhecimento causal, essa questão ganha conotações especiais, no que se difere de outras áreas do conhecimento. Os fenômenos biológicos no interior do corpo humano, cujos mecanismos vêm sendo paulatinamente desvendados e entendidos, têm papel crucial no equilíbrio corporal e nos processos que envolvem as cadeias de eventos que antecedem as doenças. Pleno de fenômenos, processos e fatores conhecidos e de elementos novos cada vez mais desafiadores, sejam eles do mundo físico, químico ou social, que operam no presente ou tiveram influência no passado, o contexto que nos circunda tem sido a principal fonte de explicações para a existência de muitos dos nossos problemas de saúde. O conhecimento do contexto, principalmente, permite-nos compreender as imensas diferenças encontradas nos perfis de saúde e de doença entre os diferentes países, estados ou províncias, municípios ou intraurbanos, mas também entre classes sociais, gêneros e grupos étnicos.

Os capítulos a seguir são contribuições que tratam de alguns dos importantes níveis de determinação reconhecidos, definidos e estudados na Epidemiologia. Cada um desses níveis se beneficia de uma ou mais disciplinas e do desenvolvimento delas. Graças a avanços recentes na biologia molecular, os quais permitiram a identificação de moléculas com capacidade de acumular informações sobre eventos de saúde que ocorrem no organismo – genericamente denominadas biomarcadores –, foi possível um rápido e intenso desenvolvimento da Epidemiologia Molecular, conforme é apresentado no Capítulo 30. De modo mais específico e em estreita dependência à abordagem biomolecular, abriu-se espaço para estudos de efeitos genéticos e epigenéticos, projeto potencializado pela decifração do genoma humano. Isso propiciou o espetacular desenvolvimento da Epidemiologia Genética (que alguns já denominam de Epidemiologia Genômica), objeto do Capítulo 31. O estado de saúde e a ocorrência de processos patológicos em sujeitos singulares se expressam no nível individual de determinação; nesse espaço, como veremos no Capítulo 32, estrutura-se uma Epidemiologia Clínica. Ao tomar-se como objeto a saúde e a doença nos ecossistemas, enfatizando interfaces ambientais e processos evolutivos, permite a articulação de uma Epidemiologia Ambiental (às vezes, também incorporando o adjetivo "ocupacional"), tema do Capítulo 33.

Por outro lado, ao tomar como eixo de diálogo as ciências sociais e históricas, constatamos que se abre espaço para uma Epidemiologia Social, objeto do Capítulo 34. Isso implica incorporar à problematização da saúde conceitos francamente políticos, como classes sociais, poder, justiça e desigualdades. Finalmente, agregar-se à dimensão simbólica do cotidiano da vida social – considerando aspectos etnográficos, semiológicos e praxiológicos no nível cultural de determinação – possibilita a constituição de uma Etnoepidemiologia, correspondendo à "epidemiologia cultural" ou "epidemiologia do modo de vida", conforme apresentado no Capítulo 35.

Observe-se que, na medida em que avançam os conhecimentos das disciplinas com as quais a Epidemiologia se envolve em cada grau específico de determinação, também aumenta sua capacidade de explicação naquele nível e faz aumentar sua importância heurística relativa a outras posições nessa escala. Tal tendência pode eventualmente ser utilizada pelos defensores daquele nível (que "se fortaleceu") para impor-se sobre os outros, originando parte das tensões e lutas de ordem político-ideológica travadas no interior da disciplina. Porém, apesar da importância das várias disciplinas com as quais a Epidemiologia se articula em cada um dos seus níveis de determinação, o papel maior de gerenciar esses vários níveis e de fazê-los contribuir, não como peças isoladas, mas em seu conjunto, para o entendimento dos "eventos relacionados com a saúde das populações" é um desafio que diz respeito não somente ao campo epidemiológico. Organizar os vários "níveis de determinação" tem se constituído para os epidemiologistas em questão não somente de ordem epistemológica e metodológica, mas também política, ideológica e até mesmo iconográfica (ou seja, como representar em imagens ou dispositivos gráficos os vários níveis de determinação e suas relações?). Respostas a tais desafios, que vêm sendo paulatinamente construídas como parte do projeto epistêmico da disciplina, são, sem dúvida, o caminho que levará à construção de explicações sólidas, consistentes, robustas e unificadas para os determinantes dos fenômenos complexos que a Epidemiologia se propõe a estudar. Sem dúvida, esse é o caminho para consolidá-la como disciplina científica madura e cada vez mais estruturante do conhecimento sobre a saúde dos seres e das sociedades humanas, dos seus determinantes e dos meios para preservá-la.

30 Epidemiologia Molecular (Aplicada às Doenças Infecciosas)

Guilherme de Sousa Ribeiro, Joice Neves Reis, Albert Icksang Ko e Mitermayer Galvão dos Reis

Introdução

O desenvolvimento da biologia molecular e da genética que ocorreu nas últimas três décadas permitiu que novas tecnologias de análise de ácidos nucleicos e seus produtos de expressão, as proteínas, fossem incorporadas aos estudos epidemiológicos, originando assim a epidemiologia molecular. Portanto, a epidemiologia molecular pode ser definida como uma subespecialidade da Epidemiologia que se apoia no uso de técnicas de biologia molecular para investigar a distribuição e os determinantes das doenças nas populações humanas. Assim como a epidemiologia clássica, a epidemiologia molecular tem como objetivo final identificar oportunidades de intervenção para promoção, prevenção e controle de agravos de saúde.

A epidemiologia molecular pode ser empregada para o estudo de um amplo espectro de agravos de saúde, como doenças neoplásicas, doenças nutricionais e doenças infecciosas. Além disso, o uso de técnicas moleculares tem importante papel para a epidemiologia genética e para os estudos que investigam a interação gene-ambiente como determinante de doenças.

Nosso intuito, neste capítulo, é apresentar como as técnicas de biologia molecular podem auxiliar os epidemiologistas a identificar o padrão de ocorrência de doenças nas populações. Nesse sentido, focalizaremos os fundamentos da epidemiologia molecular aplicados às doenças infecciosas. No Capítulo 31 são descritos os princípios básicos da epidemiologia genética.

Definições e conceitos

O principal ganho da incorporação de técnicas moleculares no estudo epidemiológico de doenças infecciosas encontra-se nas possibilidades de estratificar os dados de acordo com características genotípicas do microrganismo causador da doença. Isto porque as técnicas de tipagem molecular são capazes de identificar subtipos de agentes infecciosos que muitas vezes não seriam reconhecidos pela utilização de técnicas convencionais (fenotípicas) de tipagem. Uma vez conhecendo os subtipos de um microrganismo associado a uma doença infecciosa, esta informação pode ser usada para classificar os pacientes de acordo com o subtipo do microrganismo causador da infecção, permitindo criar novas definições de caso e identificar fatores associados a subtipos específicos. Exemplos desta e de outras aplicações da epidemiologia molecular em doenças infecciosas serão apresentados no decorrer do capítulo.

Muitos estudos aplicam técnicas moleculares em microrganismos isolados de populações humanas com o único objetivo de classificar estes microrganismos em grupos relacionados, com base em características moleculares comuns a eles. O ramo da ciência que busca agrupar organismos com base em características comuns é denominado taxonomia. Outros estudos aplicam técnicas moleculares em microrganismos com o objetivo de identificar a linhagem de descendência ou o desenvolvimento evolutivo destes microrganismos. Estes tipos de estudos são definidos como estudos de filogenia. Embora a taxonomia e a filogenia possam utilizar métodos moleculares, eles não devem ser confundidos com epidemiologia molecular.

Na epidemiologia molecular, as técnicas da biologia molecular estão a serviço da Epidemiologia para ajudar a responder como uma doença se distribui em relação a pessoa, espaço e tempo, quais são os determinantes de risco para a ocorrência de doenças e quais fatores determinam manifestações clínicas e evoluções diferentes para uma mesma doença. É uma característica essencial à epidemiologia molecular a tentativa de associar os achados moleculares ao padrão de ocorrência de doenças nas populações.

Para facilitar a compreensão deste texto por quem não é familiarizado com técnicas de tipagem molecular, apresentamos, no boxe a seguir, o significado de alguns termos adaptados das definições usadas por L. W. Riley (2004) em seu livro sobre epidemiologia molecular de doenças infecciosas.

Questões metodológicas

Os desenhos de estudo usados na epidemiologia molecular, bem como as bases metodológicas de observação e análise de dados, são os mesmos usados na epidemiologia clássica. A maioria dos exemplos de estudos de epidemiologia molecular apresenta um desenho observacional, que tanto pode ser descritivo como analítico. Mas é importante chamar a atenção que estudos experimentais (Capítulo 19), que se caracterizam pela alocação dos participantes a diferentes intervenções de acordo com a determinação dos investigadores, também podem utilizar téc-

Boxe 30.1 Técnicas de tipagem molecular (Riley, 2004)

Genotipagem. Processo de determinação do genótipo, características genéticas de uma célula ou organismo, que pode ser realizado para todo o genoma ou para regiões específicas do genoma.

Fenotipagem. Processo de determinação do fenótipo, características observáveis expressas por uma célula ou organismo, como morfologia, suscetibilidade antimicrobiana e virulência.

Isolado. Uma população de células de um microrganismo em um meio de cultura, identificada até o nível de espécie, e obtida de uma única colônia de uma placa de isolamento.

Cepa. Um isolado ou um grupo de isolados que exibem características fenotípicas e/ou genotípicas que o fazem pertencer a uma mesma linhagem, distinta daquelas de outros isolados da mesma espécie.

Clone. Um isolado ou um grupo de isolados que descendem de uma mesma cepa precursora por meio de reprodução não sexual, que exibem características fenotípicas e genotípicas comuns e que pertencem a um mesmo grupo de acordo com um método de tipagem.

nicas moleculares para a identificação do desfecho de interesse ou para a mensuração de variáveis de confusão. Por exemplo, diversos ensaios clínicos foram realizados com o objetivo de determinar a eficácia de diferentes drogas antivirais no tratamento de pacientes com AIDS. Em alguns destes ensaios, o desfecho primário era a proporção de pacientes que ao fim do estudo apresentavam supressão da replicação viral (carga viral < 400 cópias/mℓ) ou o tempo até a falência da supressão viral. Para determinar sucesso ou falha na supressão viral, tais estudos utilizam um teste molecular para determinar a carga de RNA viral no sangue do participante (Laurent, Kouanfack *et al.*, 2004; Delfraissy, Flandre *et al.*, 2008).

Nos estudos observacionais descritivos, os pesquisadores simplesmente constatam a ocorrência de um evento de saúde em um indivíduo ou em um grupo de indivíduos. O estudo não almeja identificar associações, já que não há grupo de comparação e o principal objetivo é chamar a atenção para o inesperado do evento descrito. São exemplos de estudos descritivos que podem se valer de técnicas de biologia molecular o relato de caso e a série de casos. Em 2007, Eremeeva *et al.* publicaram um relato de caso de uma paciente que apresentou uma síndrome febril, associada a esplenomegalia (aumento de baço) e anemia após uma viagem ao Peru (Eremeeva, Gerns *et al.*, 2007). Lá a paciente recebera inúmeras picadas de mosquito nas pernas e nos pés. Com base na história clínica, epidemiológica e na evidência de crescimento em uma amostra de sangue da paciente de uma bactéria presumidamente do gênero *Bartonella*, os pesquisadores inicialmente assumiram que a paciente apresentava uma infecção pela *B. bacilliformis*, doença febril hemolítica, endêmica exclusivamente dos Andes, onde é conhecida como Febre de Oroya. Entretanto, após o emprego de técnicas moleculares como reação da polimerase em cadeia (PCR) e sequenciamento, os pesquisadores puderam identificar que estavam diante de um caso de esplenomegalia febril causado por uma espécie da *Bartonella* nunca antes identificada.

Mas é nos estudos observacionais analíticos que as técnicas moleculares podem apresentar um destacado papel na Epidemiologia, já que a estratificação de dados alcançada com as técnicas moleculares tem o potencial de criar novos grupos de comparação. Os estudos analíticos têm como objetivo testar hipóteses e avaliar a existência de associações entre exposições e desfechos. Eles são classificados de acordo com a direção temporal em que são executados, podendo ser divididos em estudo transversal (Capítulo 16), quando informações sobre exposição e desfecho são coletadas simultaneamente; estudo de caso-controle (Capítulo 17), quando a identificação de participantes com e sem o desfecho de interesse é realizada antes de se determinar a ocorrência da exposição; e estudo de coorte (Capítulo 18), quando a coleta de dados sobre exposição precede a determinação do desfecho. Durante o decorrer deste capítulo, apresentaremos alguns exemplos de estudos de epidemiologia molecular de doenças infecciosas que utilizaram um desenho observacional.

Mesmo com o desenvolvimento de técnicas moleculares, o emprego de métodos convencionais de fenotipagem permanece rotineiro nas pesquisas epidemiológicas de doenças infecciosas. Isto se dá porque muitas vezes os métodos convencionais de tipagem são tão eficazes para responder questões epidemiológicas quanto os métodos de tipagem molecular. De fato, um teste genotípico não deve ser preferido a um teste fenotípico somente por ser mais sofisticado. As principais técnicas de fenotipagem estratificam os agentes infecciosos de acordo com suas características morfológicas, bioquímicas, sorológicas e funcionais. O teste de suscetibilidade antimicrobiana é um exemplo de teste fenotípico frequentemente utilizado em estudos epidemiológicos. Ele se baseia na avaliação de uma característica funcional dos microrganismos: crescimento quando inoculado em meios de cultura contendo determinados antimicrobianos.

Mas se o uso de técnicas convencionais de fenotipagem se torna cada vez mais corriqueiro, que avanço a incorporação de técnicas moleculares trouxe para a Epidemiologia? A resposta encontra-se no refinamento e ampliação das possibilidades de estratificação dos dados. Da mesma forma que técnicas convencionais de laboratório permitem diferenciar e agrupar microrganismos de uma mesma espécie de acordo com suas características fenotípicas, por exemplo, pelas características de suscetibilidade antimicrobiana, a biologia molecular permite diferenciar e agrupar microrganismos de forma mais sensível e específica, reduzindo a má classificação que pode inserir viés ou levar às medidas de associações à nulidade.

Técnicas de biologia molecular aplicadas à Epidemiologia

Numerosas técnicas moleculares para diagnóstico e genotipagem têm sido aplicadas em estudos epidemiológicos de doenças infecciosas. Todas são baseadas na análise de diferenças ou sequências do DNA cromossômico ou extracromossômico e de moléculas de RNA. A vantagem dos sistemas de tipagem baseados em análise de ácidos nucleicos é que são menos influenciados por manipulação ou condições de cultivo. Outra vantagem dos sistemas de genotipagem é que quase todos podem ser agrupados em basicamente três tipos de análise:

- padrão de bandas de eletroforese;
- hibridização de ácidos nucleicos;
- sequenciamento de ácidos nucleicos.

Isto permite o uso de equipamentos comuns e a padronização de reagentes para a análise de diferentes agentes infecciosos.

Os sistemas de genotipagem são divididos em duas categorias gerais: os sistemas baseados em análises de elementos extracromossômicos e os sistemas com base em análise de DNA cromossômico. Os sistemas baseados em análise de DNA cromossômico são aqueles desenhados para comparar diferenças que ocorrem por alterações de nucleotídios em partes do genoma, ou seja, mensuram a microdiversidade; ou técnicas que consideram o genoma como um todo e que, portanto, podem analisar a macrodiversidade.

A tipagem baseada no sequenciamento de ácidos nucleicos pode ser categorizada em:

- comparação de sequências completas do genoma;
- comparação de segmentos do genoma (MLST, SNP e microssatélites);
- comparação de sequências de elementos extracromossômicos – SNP (plasmídios, mitocôndrias e cinetoplastos).

Na análise do padrão de eletroforese devemos lembrar que uma eletroforese de DNA convencional só é adequada para separar moléculas de 500 a 20 kb. Dentre os métodos baseados em análises de eletroforese de ácidos nucleicos podemos citar: polimorfismo de tamanho do fragmento de restrição (RFLP) (*restriction fragment length polymorphism*), eletroforese de campo pulsátil (PFGE), ribotipagem e métodos baseados em PCR. Os métodos da PCR podem ser classificados como capazes de:

- amplificar um único produto com diferenças no peso molecular, OU
- gerar um *fingerprinting* devido à amplificação de múltiplos produtos.

Vários métodos de *fingerprinting* exploram os elementos repetitivos que ocorrem no cromossomo de procariotos e de eucariotos, como: ERIC (*enterobacterial repetitive intergenic consensus*); REP (*repetitive extragenic palindromic*), BOX, IS, ITS (Welsh, McClelland, 1990; Ko, Reis *et al.*, 2000; Pinto, Chenoll *et al.*, 2005).

Polimorfismos de tamanho do fragmento de restrição (RFLP)

Este foi um dos primeiros métodos de tipagem de DNA utilizado para avaliar a relação entre cepas de microrganismos. Tem por base a digestão de DNA com endonucleases de restrição e posterior separação dos fragmentos obtidos por eletroforese em gel de agarose, originando padrões de eletroforese baseados no número e tamanho dos fragmentos de restrição. As endonucleases de restrição reconhecem sequências únicas de DNA e cortam em uma posição específica. Assim sendo, uma enzima pode gerar diferentes padrões de fragmentos de DNA em duas cepas diferentes, se estas cepas possuem diferenças nas sequências correspondentes aos locais de restrição (pontos de corte). No entanto, muitas endonucleases produzem padrões complexos com centenas de fragmentos que complicam a interpretação e dificultam a troca de dados entre laboratórios.

Para simplificar a interpretação e a análise dos fragmentos de restrição, a técnica foi combinada com hibridização e *Southern blot*, que utiliza sondas específicas de modo a reduzir o número de bandas e facilitar a interpretação do perfil de bandas na eletroforese. Após a separação dos fragmentos de DNA por eletroforese em gel de agarose, eles são transferidos (*blot*) para uma membrana de nitrocelulose ou náilon. Esta membrana é posteriormente exposta a uma sonda de DNA marcada com molécula que facilita sua detecção visual. Esta sonda é um fragmento de DNA de fita simples, que especificamente se liga ao DNA complementar (hibridização), em condições apropriadas.

A sequência de DNA selecionada como alvo deve ser previamente conhecida e a reprodutibilidade do método depende da estabilidade temporal desta sequência. A tipabilidade do método depende da presença da sequência-alvo em todas as cepas da espécie a ser analisada. O poder discriminatório do método depende do número de cópias da sequência-alvo de DNA e de sua distribuição aleatória ao longo do cromossomo. Este último tem sido uma limitação para o emprego desta metodologia em tipagem de microrganismos cuja sequência de DNA selecionada como alvo para hibridização não tenha número de cópias suficientes para que a técnica alcance o poder de discriminação aceitável. Como exemplo, podemos citar algumas cepas de *M. tuberculosis* que não possuem ou possuem raras sequências IS6110 (Ruiz, Rodriguez *et al.*, 2005; Malaspina, Cavalcanti *et al.*, 2008). Em situações como esta se recomenda utilizar um método adicional para distinguir e melhor classificar os isolados.

Quando os fragmentos de restrição são hibridizados com sondas específicas para genes do *operon* ribossômico (rrn), o método é denominado Ribotipagem. Os genes-alvo incluem rRNA 5S, 16S e 23S em bactérias e 18S e 28S em rRNA de eucarióticos. Sequências de rRNA são altamente conservadas, especialmente entre membros de um mesmo gênero, o que reduz o poder de discriminação e a aplicabilidade do método.

Dentre outros métodos de tipagem baseados em hibridização de ácidos nucleicos, podemos citar *Dot* ou *Slot blots* (*spoligotyping*) e *microarray*. O *microarray* ou *chip* genético surgiu na era pós-genômica – o qual permite novas formas de comparação de genomas baseados em padrões de hibridização gerados a partir de milhares de sequências conhecidas fixadas em uma lâmina de vidro ou membrana de nitrocelulose. O perfil de hibridização pode ser gerado de acordo com parâmetros demográficos, clínicos, epidemiológicos ou laboratoriais associados a um agente infeccioso.

Eletroforese de campo pulsátil (PFGE)

PFGE é a sigla usada para indicar qualquer técnica de eletroforese apropriada para separar grandes fragmentos de DNA (desde as centenas de quilobases até as megabases) por meio de uma reorientação do DNA em uma matriz de agarose submetida à ação de campos elétricos alternados. Os fragmentos de DNA são gerados por restrição com enzimas conhecidas como "*rare cutter*", reconhecimento de poucos locais, as quais normalmente geram menos de 30 fragmentos.

A eletroforese convencional limita a análise de DNA a fragmentos que poderão ter, no máximo, 20 a 50 kb, necessitando do uso de agarose em concentração muito baixa para a separação de fragmentos de mais de 20 kb. Acima destes tamanhos, não há diferenças de mobilidade que permitam a separação de fragmentos de acordo com o peso molecular. Com a alternância periódica do campo elétrico, as moléculas são permanentemente forçadas a modificar a orientação em que se movem. Quanto mais longa a molécula, maior o tempo de que necessita para que encontre uma orientação que favoreça o movimento ao longo do gel. Estes são os princípios que determinaram a criação de configurações que permitissem a aplicação de dois campos elétricos, com diferente orientação, a um gel de agarose. Foram desenvolvidos aparelhos com diversos tipos de configurações de eletrodos. O sistema de campo elétrico homogêneo [*contour-clamped homogeneous electrical field* (CHEF)] é atualmente o mais usado e apresenta uma série de eletrodos dispostos nos lados de um hexágono e com os dois campos elétricos formando um ângulo de 120°. Ao longo de cada um dos lados do hexágono forma-se uma distribuição gradual de potenciais, resultando em um campo elétrico homogêneo em todo o gel e, consequentemente, movimentos perfeitamente retos. Esta metodologia é atualmente muito usada para tipagem de cepas bacterianas, principalmente em estudos de surtos de infecção hospitalar; fúngicas e de protozoários. Outras aplicações incluem a elaboração de mapas físicos de pequenos genomas e a cariotipagem eletroforética de pequenos organismos eucarióticos (Carle, Olson, 1985; Isaac-Renton, Cordeiro *et al.*, 1993; Winthrop, Abrams *et al.*, 2002; Jain, Bidol *et al.*, 2009).

PFGE tem notável poder discriminatório e reprodutibilidade, e tem portanto se tornado um método comparativo amplamente aplicável para quase todas as espécies bacterianas. Com cuidadosa normalização, níveis aceitáveis de reprodutibilidade interlaboratorial podem ser alcançados, o que permitiu a criação e a manutenção de bases de dados internacionais, como, por exemplo, o PulseNet (www.cdc.gov/pulsenet/).

Métodos baseados em PCR

PCR é uma técnica que envolve a síntese enzimática de milhões de cópias de um segmento específico de DNA na presença da enzima DNA polimerase. A reação de PCR baseia-se no anelamento e extensão enzimática de um par de oligonucleotídios (pequenas moléculas de DNA fita simples) utilizados como marcadores ("*primers*") que delimitam a sequência de DNA de fita dupla alvo da amplificação. Estes "*primers*" são sintetizados artificialmente de maneira que suas sequências de nucleotídios sejam complementares às sequências específicas da região-alvo. O ciclo de PCR envolve três etapas: desnaturação, anelamento e extensão.

A fita dupla de DNA-alvo é desnaturada pela elevação da temperatura para aproximadamente 95°C. Na etapa de anelamento, a temperatura é rapidamente reduzida para 35 a 60°C, dependendo do tamanho e da sequência do *primer* utilizado, permitindo a hibridização DNA-DNA de cada *primer* com as sequências complementares da região-alvo. Em seguida, a temperatura é elevada para 72°C para que a enzima DNA polimerase realize a extensão a partir de cada terminal 3′ dos *primers*. Esta adição de nucleotídios utiliza como molde a sequência-alvo, de maneira que uma cópia desta sequência é feita no processo.

Os métodos de tipagem baseados em ensaios de PCR são classificados em: a) métodos que amplificam um único produto e b) métodos que amplificam múltiplos produtos gerando um padrão de *fingerprinting* (impressões digitais). Os métodos que amplificam um único produto são utilizados para determinar espécies, sorogrupos, sorotipos ou tipos patogênicos. A principal vantagem é que, para alguns microrganismos, estes métodos de PCR são consideravelmente mais simples que métodos convencionais utilizados para soroagrupagem e sorotipagem. Os métodos que geram padrões de *fingerprinting* têm maior poder de discriminação e podem ser divididos em três categorias: a) amplificação de sequências randômicas em todo o genoma; b) amplificação dos locais de restrição das endonucleases; e c) amplificação baseada em elementos repetitivos dispersos no genoma.

I) Métodos de PCR baseados em amplificação de sequências randômicas

Arbitrarily primed PCR (AP-PCR) e *randomly amplified polymorphic DNA* (RAPD) compreendem técnicas que utilizam *primers* curtos e de sequências arbitrárias para direcionar a reação de amplificação, eliminando a necessidade de conhecimento prévio da sequência, o que constitui uma grande vantagem. Uma desvantagem destes protocolos é a baixa reprodutibilidade, a qual pode ser corrigida se as condições da reação de PCR e de DNA-alvo forem mantidas uniformes.

II) Métodos de PCR baseados na amplificação dos locais de restrição das endonucleases

O produto de PCR gerado, se em tamanho adequado (1-2 kb), pode ser analisado após subsequente digestão com endonuclease. Preferencialmente, uma endonuclease que gere fragmentos em números e tamanhos que possam ser resolvidos em eletroforese de agarose ou poliacrilamida. O PCR-REA ou PCR-RFLP requer o conhecimento prévio da sequência a ser amplificada. O padrão de eletroforese gerado pode ser interpretado de acordo com os mesmos critérios do PFGE.

Um outro método baseado no polimorfismo do local de restrição, mas que não requer o uso de endonucleases de restrição, tem sido aplicado para tipagem de uma variedade de patógenos, incluindo vírus da dengue e hepatite C e cepas de *E. coli* associadas à diarreia (Kimura, Mandrell *et al.*, 2000; Krekulova, Rehak *et al.*, 2001). Este método, PCR específico do local de restrição (RSS-PCR), ao contrário dos métodos descritos acima, não requer o uso de endonucleases; ele é baseado no uso de *primers* desenhados para reconhecer as sequências específicas da enzima de restrição. Eles são desenhados de forma a amplificar o segmento de DNA localizado entre os locais de restrição. Embora o RSS-PCR seja mais específico do que os métodos de AP-PCR ou RAPD, as mesmas medidas de precaução são recomendadas para a execução deste protocolo.

III) Métodos de PCR baseados na amplificação de elementos repetitivos

Diversas variações da metodologia de PCR têm sido aplicadas a estudos epidemiológicos, sendo a mais frequente a metodologia baseada na amplificação de regiões altamente conservadas e repetitivas que ocorrem no genoma das espécies. Três famílias de sequências repetitivas foram identificadas, incluindo a sequência REP (*repetitive extragenic palindromic*) de 35 a 40 pb, sequência ERIC (*enterobacterial repetitive intergenic consensus*) de 124 a 127 pb, e o elemento BOX de 154 pb. Estas sequências parecem estar localizadas em posições intergênicas distintas no interior do genoma. Os elementos repetitivos podem estar presentes em ambas as orientações, e os *primers* são desenhados de modo a promover a síntese de DNA a partir da repetição invertida nos REP e ERIC e da subunidade boxA nos BOX, amplificando assim regiões gênicas distintas localizadas entre os elementos repetitivos. Os protocolos correspondentes são designados REP-PCR, ERIC-PCR, BOX-PCR e rep-PCR.

A amplificação com os *primers* REP ou ERIC pode ser efetuada com um só *primer* ou com um ou vários conjuntos de *primers*. No caso do elemento BOX utiliza-se um único *primer*. A aplicação de diferentes abordagens a uma amostra aumenta o poder de discriminação do método.

RT-PCR (transcrição reversa PCR)

A técnica da PCR foi originalmente desenvolvida para amplificar ácido desoxirribonucleico (DNA). A incorporação da enzima transcriptase reversa em uma fase anterior à amplificação modifica a técnica, de forma que a mesma possa detectar, caracterizar e quantificar moléculas de RNA mensageiro (mRNA). Neste processo, um DNA complementar (cDNA) é produzido a partir do mRNA pela ação da transcriptase reversa, e depois o cDNA é amplificado pela reação da PCR, permitindo estudo de vírus de RNA e análises de expressão gênica.

PCR em tempo real (*real time* PCR)

O termo PCR em tempo real descreve o método pelo qual reações de amplificação e detecção ocorrem simultaneamente no mesmo tubo. Este método requer um termociclador especial com precisão óptica que possa monitorar a emissão de florescência a partir dos tubos contendo as amostras. Vários sistemas de detecção têm sido desenvolvidos, como: SYBR Green I (Morrison, Weis *et al.*, 1998) TaqMan (Holland, Abramson *et al.*, 1991) e o molecular Beacon (Tyagi, Bratu *et al.*, 1998), todos funcionam como sondas altamente específicas para a sequência-alvo, liberando fluorescência apenas na presença do produto de PCR de interesse.

A da PCR em tempo real reduz o tempo necessário para amplificação de ácidos nucleicos, porque não há etapas pós-amplificação. Uma outra vantagem é a redução de risco de contaminação laboratorial com amplicons com a eliminação da manipulação pós-amplificação. Esta técnica tem sido empregada para estudos de padrão de expressão gênica, sequenciamento direto de produtos amplificados, estudos diagnósticos de doenças parasitárias, virais e bacterianas, monitoramento de carga viral, dentre outros.

Sequenciamento do genoma

Embora sequências de nucleotídios forneçam dados exatos para conferir polimorfismo dentro de uma espécie, até recentemente esta técnica foi basicamente utilizada para estudos de filogenia e taxonomia. Os recentes avanços no sequenciamento automatizado e a disponibilidade de genomas de vários microrganismos levaram ao uso do sequenciamento para tipagem de microrganismos e a realização de estudos de genética populacional de bactérias e fungos.

Multi locus sequence typing (MLST)

Esta metodologia se baseia no sequenciamento e análise de fragmentos de genes conservados (geralmente *housekeeping*), espaçados ao longo do genoma microbiano com pelo menos 100 Kb de distância um do outro (Maiden, Bygraves *et al.*, 1998). A grande vantagem desta técnica é que a diferença entre linhagens é indexada diretamente nas sequências de DNA. Como estes genes evoluem muito lentamente, se tornam ideais para estudos epidemiológicos de longos períodos e de identificação. Esta metodologia produz resultados altamente reproduzíveis entre laboratórios, e estes podem ser facilmente armazenados e compartilhados via internet (http://www.mlst.net/) para uso em larga escala em investigações epidemiológicas.

Fenotipagem ou genotipagem: qual escolher?

De acordo com Struelens (1996), a escolha do método de tipagem adequado ao tipo de investigação epidemiológica deve basear-se em duas características: desempenho e eficiência, pois não há um sistema de tipagem ideal para aplicação universal.

Os critérios propostos para avaliar o desempenho de um método são: tipabilidade, reprodutibilidade, estabilidade, poder discriminatório, concordância epidemiológica e concordância com sistemas de tipagem. Tipabilidade é definida como a proporção de cepas que recebe a designação de um tipo pelo sistema de tipagem. De acordo com a seguinte fórmula:

$$T = Nt/N$$

Onde Nt é o número de isolados que receberam a designação do tipo e N o número de isolados testados. Para o método ser um marcador útil T deve ser o mais próximo de um que possível.

Reprodutibilidade é a habilidade do método em designar um mesmo tipo para um isolado testado em ensaios independentes e separados. Vários fatores podem interferir na reprodutibilidade de um método, desde a extração do ácido nucleico até a forma de análise do resultado obtido, o que afeta intensamente o poder discriminatório de um método.

$$R = Nr/N$$

Onde Nr é o número de isolados que receberam a designação do tipo e N o número de isolados testados. Para avaliar o R, os experimentos devem ser planejados em série, analisando as várias etapas do protocolo. Para um sistema de tipagem ideal, o R deve ser maior do que 0,95 em todas as análises conduzidas.

A estabilidade de um marcador epidemiológico é condicional à habilidade do sistema de tipagem em reconhecer a relação clonal entre isolados independentes de condições que possam afetar características fenotípicas ou genotípicas. Devido à ocorrência variável de alterações genéticas como mutações e recombinação intra e intergenomas, relacionados com integrons, plamídios ou tranposons, que ocorrem a depender da espécie e condições ambientais, a estabilidade dos marcadores utilizados no sistema de tipagem deve ser testada para cada microrganismo e ecossistema sob análise.

Investigações de surtos constituem excelentes oportunidades para testar o poder discriminatório de um sistema de tipagem. Deve-se utilizar para comparação cepas relacionadas com o surto (10 a 20 cepas), isoladas em um mesmo período, local ou população, e cepas sem relação epidemiológica com o evento. A diferença significante entre as cepas relacionadas com o surto e as não relacionadas irá fortalecer a probabilidade de relação clonal entre as cepas relacionadas com o surto.

A concordância epidemiológica é a probabilidade de uma cepa epidemiologicamente relacionada, proveniente de um clone, ser classificada com similaridade suficiente para pertencer ao grupo clonal.

Apesar dos avanços nas possibilidades de caracterização dos microrganismos com o advento das técnicas moleculares, a genotipagem não deve ser vista como uma substituta dos testes de fenotipagem nos estudos epidemiológicos. Na verdade, o uso de técnicas moleculares se justifica principalmente pela capacidade de resolver problemas epidemiológicos que não poderiam ou seriam difíceis de ser solucionados pela aplicação de métodos convencionais de tipagem. Em outras palavras, é a adequação do método para responder uma pergunta epidemiológica que deve guiar a sua escolha e não o seu grau de sofisticação. Se um método de fenotipagem auxiliar a resolver uma pergunta epidemiológica com a mesma precisão que um teste de genotipagem, a princípio não há razão para preferir o teste de genotipagem.

Além da adequação, outras características dos testes de tipagem devem ser consideradas na hora de escolher entre um teste molecular e um convencional. A simplicidade, o custo, a capacidade de processar um grande número de amostras simultaneamente e a velocidade para se terem os resultados do teste são fatores que também devem ser levados em conta, sobretudo quando tanto um método molecular quanto um fenotípico são adequados para responder uma pergunta epidemiológica.

É importante estar alerta contra a visão geral de que os testes moleculares são sempre mais complexos, caros e demorados que os testes convencionais de fenotipagem. Alguns testes moleculares como o PCR têm protocolos laboratoriais muito mais simples que alguns testes convencionais de fenotipagem. Além disso, o tempo de treinamento e o conhecimento prévio necessário para um técnico de laboratório dominar a realização da técnica de PCR costuma ser muito menor do que para aprender uma técnica de fenotipagem. Com o avanço tecnológico os custos com equipamentos e reagentes necessários para realização de testes moleculares reduziram-se consideravelmente desde a sua introdução, e este fator já não é um impedimento importante para a maioria dos laboratórios de pesquisa do Brasil. Por fim, não é verdade que o tempo de execução de testes moleculares seja consideravelmente maior que o tempo para realização de testes convencionais. Pelo contrário, em diversas situações os testes moleculares são capazes de dar um resultado em poucas horas, enquanto métodos de microbiologia como cultura em placa costumam levar pelo menos 24 a 48 h para apresentar um resultado. O que às vezes ainda é um fator limitante para a aplicação de testes moleculares é que o número de amostras processadas simultaneamente não costuma ser muito grande. Mas independente do método empregado, seja ele de genotipagem ou de fenotipagem, a técnica escolhida precisa ser reprodutível e confiável.

Exemplos de aplicação da epidemiologia molecular

As técnicas de biologia molecular podem ser aplicadas em estudos epidemiológicos de doenças infecciosas com diferentes finalidades: 1) permitir o diagnóstico de doenças; 2) confirmar a ocorrência de surtos; 3) identificar surtos entre o que parecem casos endêmicos ou esporádicos; 4) identificar fatores de risco; 4) determinar desfechos em estudos prospectivos; e 5) determinar a dinâmica de transmissão espacial e temporal de doenças. Apresentamos a seguir exemplos destas diferentes aplicações das técnicas moleculares em estudos epidemiológicos.

Diagnóstico de doenças infecciosas

Os métodos convencionais para o diagnóstico etiológico de doenças infecciosas são baseados em análises sorológicas, de observação direta e de cultivo. Embora estes métodos sejam largamente aplicáveis, existem algumas situações clínicas e epidemiológicas em que eles apresentam limitações. Por exemplo, alguns testes sorológicos que se baseiam na detecção de anticorpos contra um agente infeccioso têm baixa capacidade de diferenciar se o indivíduo está infectado no momento da realização do teste ou se a presença de anticorpos indica uma infecção que ocorreu no passado e evoluiu para a cura. Este é o caso da sorologia para vírus da hepatite C, que serve para indicar se o indivíduo foi infectado alguma vez na vida, mas não é conclusiva a respeito da persistência da infecção. Para determinar se indivíduos com sorologia positiva para hepatite C apresentam persistência da infecção, utiliza-se um teste molecular, o RT-PCR. Como para estudar a epidemiologia de uma doença é necessário um diagnóstico correto da doença, as técnicas moleculares podem ter um papel de destaque nas pesquisas epidemiológicas.

Outro exemplo diz respeito ao cultivo em cultura de bactérias. Embora este seja o método de escolha para o diagnóstico etiológico de doenças como pneumonia, meningite e sepse, ele tem uma sensibilidade reduzida em determinadas situações clínico-epidemiológicas, como quando o paciente fez uso prévio de antibióticos que inibem o crescimento bacteriano em cultura. Para superar estas limitações, laboratórios especializados e de pesquisa vêm empregando técnicas moleculares para diagnosticar e guiar corretamente o tratamento de pacientes e para tornar a definição de caso em estudos epidemiológicos mais sensível e específica.

Um bom exemplo da aplicação das técnicas moleculares para aumentar a sensibilidade no diagnóstico de doenças infecciosas é um estudo populacional realizado na província de Florença, Itália, com objetivo de determinar a incidência de doenças invasivas (pneumonia, meningite, sepse, osteomielite e artrite) pelo *Streptococcus pneumoniae*, bem como os sorotipos responsáveis por estas infecções (Azzari, Moriondo *et al.*, 2008). Como a identificação precisa da incidência das doenças invasivas pelo *S. pneumoniae* na região e dos sorotipos associados às infecções teria importante papel na orientação sobre a introdução de vacinas conjugadas contra determinados sorotipos do *S. pneumoniae*, os pesquisadores optaram por usar dois método laboratoriais para identificação de casos em uma coorte de crianças: o método convencional de cultura e o método de *real-time PCR*. Para identificar os sorotipos do *S. pneumoniae* associados às infecções foi empregado um multiplex PCR para amplificar fragmentos de DNA bacteriano sorotipo-específico. Após 1 ano de estudo, os investigadores identificaram 22 casos, dos quais 4 (18%) foram diagnosticados tanto pelo método de cultura quanto pelo *real-time PCR* e 18 (82%) foram diagnosticados exclusivamente pelo *real-time PCR*.

Se somente o método convencional de cultura tivesse sido empregado, a incidência anual de doença invasiva pelo *S. pneumoniae* em < 5 anos teria sido de 4,7 casos por 100.000 pessoas. A incorporação no estudo da técnica de *real-time PCR* permitiu identificar uma incidência de doença invasiva por *S. pneumoniae* em < 5 anos mais que sete vezes maior que a encontrada pelo método de cultura (35,1 casos por 100.000 pessoas). Embora o multiplex PCR não tenha conseguido identificar o sorotipo de 3 dos 22 casos, a técnica convencional de sorotipagem fenotípica só permitiria a identificação de sorotipo de 4 dos 22 casos, justamente aqueles que foram isolados em cultura, já que o crescimento em cultura é um requisito para sorotipagem fenotípica. As implicações do emprego destes métodos moleculares para orientar corretamente a decisão sobre a introdução de vacinas contra o *S. pneumoniae* são óbvias.

Confirmação de surtos

Os métodos de tipagem molecular apresentam papel de destaque na investigação de surtos. Um exemplo deste uso se deu depois que uma médica nos EUA notificou ao seu departamento de saúde quatro pacientes com furunculose de causa desconhecida que ela havia tratado nos últimos 6 meses (Winthrop, Abrams *et al.*, 2002). As quatro pacientes apresentavam características comuns: todas apresentavam lesões de longa duração, cujas secreções não apresentavam crescimento de bactérias em meios de cultura rotineiros e que não melhoravam com o uso de antibioticoterapia empírica. O mais curioso era que todas as quatro pacientes apresentavam as lesões nas pernas, em região abaixo do joelho, e tinham frequentado o mesmo salão de pedicure. O departamento de saúde junto com o serviço de inteligência epidemiológica dos EUA começou a investigação visitando o salão, onde foi identificada uma rotina prévia ao tratamento das unhas que incluía imersão das pernas até os joelhos em uma banheira por 10 a 15 min seguida de uma massagem com óleos ou loções. Com a suspeita de que as infecções fossem causadas por uma micobactéria, os investigadores iniciaram uma busca de casos e identificaram um total de 110 casos de furunculose em pessoas que frequentaram o salão nos últimos 6 meses. Dos 110 casos, 32 tiveram a micobactéria *Mycobacterium fortuitum* isolada em cultura de material coletado dos furúnculos. Uma análise de caso-controle que utilizou frequentadoras do salão que não tiveram furúnculos como controle identificou raspar as pernas antes de ir ao salão como fator de risco independente para a infecção. Culturas realizadas do material coletado do ralo das dez banheiras usadas no salão apresentaram crescimento de *M. fortuitum*. PFGE dos isolados de *M. fortuitum* de 14 pacientes e de seis diferentes banheiras confirmou que os 14 isolados das pacientes eram indistinguíveis entre si e que três dos seis isolados das banheiras apresentavam o mesmo padrão de bandas no PFGE que os 14 isolados das pacientes. Outro método de tipagem molecular, o *multilocus enzyme electrophoresis*, corroborou os achados do PFGE de que o surto era causado por uma única cepa do *M. fortuitum*.

É importante registrar que não era necessário aplicar técnicas de tipagem molecular nos isolados de identificados no estudo para se perceber que a situação descrita era a de um surto de furunculose por *M. fortuitum* transmitido por um salão de pedicure. O que define o surto de uma doença infecciosa é que os indivíduos são acometidos por um mesmo agente infeccioso em uma situação ou frequência não esperados para aquela população. No estudo descrito, a aplicação de técnicas moleculares de tipagem serviu apenas para confirmar a existência do surto.

Identificação de surtos

Existem situações em que a relação entre os casos não é tão óbvia, e são nessas circunstâncias que métodos de tipagem molecular podem auxiliar no reconhecimento de surtos. Entretanto, antes de escolher o método de tipagem a ser aplicado em um suposto surto é preciso saber se o método escolhido é sensível o suficiente para agrupar os casos originados do surto como pertencentes a ele e específico o suficiente para agrupar os casos esporádicos não relacionados com o surto como não pertencentes ao surto. Esta decisão vem justamente de resultados da aplicação prévia de técnicas de tipagem molecular em surtos bem caracterizados.

No exemplo apresentado anteriormente, o PFGE agrupou as micobactérias isoladas das frequentadoras do salão de pedicure como idênticas. Além disso, ele foi capaz de distinguir as cepas isoladas destas pacientes de uma cepa pertencente a uma coleção de culturas não relacionada com o surto. Para garantir que o PFGE é realmente capaz de diferenciar isolados não relacionados com o surto daqueles pertencentes ao surto, os investigadores poderiam ter testado também alguns isolados provenientes de diferentes regiões (controles geográficos) e de diferentes momentos no tempo (controles temporais). Se além de identificar corretamente os isolados pertencentes ao surto e de diferenciá-los da cepa proveniente da coleção de culturas o PFGE for capaz de diferenciar os isolados selecionados como controles espaciais e temporais da cepa causadora do surto, o método é validado para uso na investigação de futuros surtos por *M. fortuitum* em que o vínculo entre os membros do surto não esteja tão claro. Com base no uso de métodos de tipagem molecular validados durante a ocorrência de surtos bem caracterizados epidemiologicamente, centenas de novos surtos de infecção hospitalar, doenças de transmissão oral e doenças de transmissão respiratória, como a tuberculose, foram identificados em todo o mundo.

Identificação de fatores de risco

No caso da tuberculose, a tipagem molecular tem ainda outro uso especial. Com base em polimorfismos na localização cromossômica e no número de cópias de uma sequência presente no DNA do *Mycobacterium tuberculosis* e denominada sequência de inserção 6110 (IS6110), é possível identificar entre um grupo de pacientes com tuberculose aqueles que são acometidos por isolados de *M. tuberculosis* geneticamente relacionados. Além disso, este método, conhecido como IS6110 RFLP, permite inferir que os pacientes cujos isolados apresentam padrões de bandas de IS6110 idênticas representam casos de infecção exógena recente, enquanto os pacientes que apresentam padrões de bandas únicas (não observadas em nenhum dos outros isolados) representam casos de reativação de uma infecção ocorrida no passado. A diferenciação entre os casos de tuberculose decorrentes de uma infecção recente e os casos associados à reativação da doença é uma ferramenta extraordinária na avaliação do sucesso de programas de prevenção e controle da tuberculose. Se um programa de controle estiver conseguindo bloquear a transmissão da tuberculose em uma comunidade, deve-se esperar que uma pequena proporção dos isolados de *M. tuberculosis* apresentem padrões de bandas de IS6110 idênticas e que a incidência da doença causada por isolados com padrões idênticos de IS6110 seja baixa.

A possibilidade de estratificar os casos de tuberculose entre aqueles com uma infecção recente e aqueles com uma reativação da doença oferece ainda uma oportunidade de realização de estudos caso-controle para determinar fatores de risco para infecção recente. Um exemplo deste tipo de estudo foi conduzido em Hamburgo, na Alemanha, onde os investigadores analisaram 73% (423) de todos os pacientes com diagnóstico microbiológico de tuberculose do período de 1997-1999 (Diel, Schneider *et al.*, 2002). Enquanto o uso de técnicas de rastreamento de contato entre os pacientes só conseguiu identificar 24 casos com algum grau de relação epidemiológica sugestiva de transmissão recente, o uso do IS6110 RFLP permitiu identificar 135 pacientes relacionados que estavam classificados em 35 *clusters* diferentes. Após o conhecimento dos resultados de IS6110 RFLP dos isolados destes 135 pacientes, uma investigação intensiva e direcionada conseguiu comprovar uma ligação epidemiológica para 87 (64%) deles, sugerindo que o IS6110 RFLP consegue agrupar corretamente os casos epidemiologicamente relacionados e com uma maior sensibilidade que o uso de técnicas convencionais de rastreamento. Para identificar fatores de risco associados à infecção recente por tuberculose, os investigadores estratificaram os pacientes de acordo com os resultados obtidos pelo IS6110 RFLP. Os 135 pacientes pertencentes a algum *cluster* foram considerados como casos de infecção recente, e os pacientes não pertencentes a *clusters* foram considerados como casos de reativação da infecção. Os autores identificaram os seguintes fatores de risco independentes para tuberculose recente: alcoolismo, relato de ter sido investigado como contactante de um caso de tuberculose anteriormente à realização do estudo e desemprego. Repetição da análise usando como casos apenas os 87 pacientes que apresentavam *cluster* pelo IS6110 RFLP e tinham vínculo epidemiológico confirmado identificou os mesmos fatores de risco.

No exemplo acima, a tipagem molecular do *M. tuberculosis* foi usada para estratificar os casos em relação ao desfecho (casos com infecção recente e controles com reativação da infecção) com objetivo de identificar fatores de risco associados a estes desfechos. Vale ressaltar que existem situações em que o que se deseja é o contrário, usar o método de tipagem molecular para estratificar os casos em relação à exposição. Esta situação tem grande utilidade para investigar se fatores relacionados com o microrganismo influenciam na progressão e prognóstico da doença e avaliar se existem diferenças de virulência entre cepas. Por exemplo, um estudo na Dinamarca identificou que a letalidade de pacientes hospitalizados por meningite meningocócica era pelo menos 4,5 vezes maior em pacientes cujos isolados pertenciam a três complexos clonais definidos por *multilocus enzyme electrophoresis* e ribotipagem em comparação aos pacientes cujos isolados pertenciam a outros complexos clonais (Jensen, Berthelsen *et al.*, 2002).

Determinação de desfecho em estudos prospectivos

Os métodos moleculares também têm sido utilizados em ensaios clínicos e em estudos de coorte para determinar a eficácia no tratamento de determinadas doenças infecciosas em que o desfecho primário pode ser mensurado por uma técnica molecular. Assim, na AIDS e nas hepatites B e C diversos estudos aplicaram testes moleculares com objetivo de avaliar se novos esquemas terapêuticos apresentavam superioridade na manutenção de um supressão da replicação viral sustentada em comparação com esquemas terapêuticos em uso (Laurent, Kouanfack *et al.*, 2004; Delfraissy, Flandre *et al.*, 2008; Chew, Allen *et al.*, 2009; Marcellin, Bonino *et al.*, 2009).

Outra questão que frequentemente permeia a avaliação da resposta a tratamentos de doenças infecciosas é definir se episódios de falência terapêutica se devem à recidiva ou permanência da infecção em questão ou se na verdade representam episódios de reinfecção pelo mesmo microrganismo. Para responder esta pergunta, testes moleculares podem ser empregados com intuito de comparar características genotípicas dos microrganismos causadores da infecção primária com aquelas dos microrganismos identificados durante a falha terapêutica. Se características genotípicas similares entre o microrganismo causador da infecção primária e o microrganismo causador da infecção secundária forem observadas, é provável que a falha terapêutica seja real e que tenha ocorrido recidiva ou permanência da infecção primária. Se os testes moleculares apontarem para características genotípicas distintas, o mais provável é a ocorrência de uma reinfecção. Este tipo de abordagem tem sido aplicado para determinar a frequência de recidivas e reinfecções de doenças em que tanto a chance de cura quanto a de reinfecção são elevadas, como tuberculose, malária e sífilis (Kruuner, Pehme *et al.*, 2002; Myint, Bashiri *et al.*, 2004; Umubyeyi, Shamputa *et al.*, 2007).

Identificação da dinâmica de transmissão espacial e temporal de doenças

Os métodos de tipagem molecular têm uma função decisiva na identificação e rastreamento da distribuição de microrganismos com características genotípicas similares nas populações. Por exemplo, o método de ribotipagem identificou que determinadas cepas de *Klebsiella pneumoniae* e de *Acinetobacter baumannii* resistentes ao antibiótico carbapeném disseminaram-se como causa de infecção nosocomial em diferentes hospitais de Nova York (Quale, Bratu *et al.*, 2003; Bratu, Landman *et al.*, 2005). Em outro exemplo, a aplicação de PFGE demonstrou que 152 casos de diarreia por *Salmonella typhimurium* identificados em 23 estados norte-americanos foram causados por uma única cepa e tiveram como veículo de transmissão o consumo de suco de laranja não pasteurizado largamente distribuído por uma companhia (Jain, Bidol *et al.*, 2009).

Na cidade de Salvador, Brasil, aplicamos o método de PFGE para ajudar a responder por que no primeiro ano após a introdução da vacina conjugada contra o *H. influenzae* sorotipo b (Hib) ocorreu um aumento de oito vezes na incidência de meningite pelo *H. influenzae* sorotipo a (Hia) (de 0,02 para 0,16 casos por 100.000 habitantes). Revisão dos cartões de imunização permitiu observar que os casos de meningite por Hia ocorreram em pacientes que haviam previamente recebido a vacina conjugada contra o Hib. A tipagem por PFGE demonstrou que todos os isolados de Hia pertenciam a dois grupos clonais presentes em Salvador antes da introdução da vacina. Estes achados sugeriram que a introdução da vacina conjugada contra o Hib contribuiu para um aumento no risco de meningite por Hia por meio da seleção de clones de Hia que circulavam na cidade de Salvador antes da introdução da vacina (Ribeiro, Reis *et al.*, 2003).

Limites, desafios e perspectivas da epidemiologia molecular

O principal benefício da incorporação de técnicas moleculares aos estudos epidemiológicos encontra-se no auxílio para elucidar questões que não poderiam ou seriam difíceis de ser solucionadas somente pela aplicação de métodos convencionais. Apesar desse potencial ganho, existem situações em que um teste molecular tem utilização limitada. Por exemplo, não é possível aplicar técnicas moleculares se não houver um material biológico em que um método molecular possa ser empregado. Por isso, estudos de epidemiologia molecular dependem da coleta prospectiva do material biológico necessário ou da utilização de material biológico armazenado em um banco de amostras congeladas. O tipo de amostra necessário pode ser soro, sangue total, fragmento de tecido ou mesmo os microrganismos isolados dos pacientes, e a sua escolha depende do tipo de teste molecular a ser empregado. Além disso, para a aplicação de técnicas moleculares é necessário um laboratório bem equipado com equipamentos e reagentes que nem sempre estão disponíveis a todos os laboratórios em função de custos. Por fim, nem sempre existe um método molecular validado para responder o problema epidemiológico que se apresenta. Vale ressaltar que é por meio das ferramentas da epidemiologia que se valida um método molecular e que, somente após a validação, este método pode ser empregado para responder novas questões epidemiológicas.

Por ser uma disciplina que requer a aplicação de técnicas de laboratório e de epidemiologia, a prática da epidemiologia molecular necessita de uma interface entre médicos, epidemiologistas, estatísticos, biólogos, técnicos de informática, especialistas em bioinformática e biologia computacional e outros profissionais de saúde. Ao mesmo tempo em que o trabalho em colaboração entre os mais diversos profissionais é um desafio para a epidemiologia molecular, esta interação tem o potencial de criar um ambiente fecundo para a produção científica.

Com os avanços tecnológicos e a redução dos custos associados às técnicas moleculares pode-se esperar que a aplicação de métodos moleculares se tornará rotineira e muitas vezes indispensável no diagnóstico de doenças infecciosas, no estudo das doenças emergentes e reemergentes, na identificação de novos patógenos, no estabelecimento de agentes infecciosos como causa de doenças de origem desconhecida e na elucidação dos mecanismos patogênicos, regulatórios e de virulência de microrganismos. Portanto, é possível antecipar que em um futuro próximo os métodos moleculares terão papel de destaque nas investigações epidemiológicas de doenças infecciosas.

Referências bibliográficas

Azzari C, Moriondo M *et al.* Molecular detection methods and serotyping performed directly on clinical samples improve diagnostic sensitivity and reveal increased incidence of invasive disease by *Streptococcus pneumoniae* in Italian children. *J Med Microbiol* 57(Pt 10):1205-12, 2008.

Bratu S, Landman D *et al.* Rapid spread of carbapenem-resistant *Klebsiella pneumoniae* in New York City: a new threat to our antibiotic armamentarium. *Arch Intern Med* 165(12):1430-5, 2005.

Carle GF, Olson MV. An electrophoretic karyotype for yeast. *Proc Natl Acad Sci USA* 82(11):3756-60, 1985.

Chew KW, Allen SA *et al.* Treatment outcomes with pegylated interferon and ribavirin for male prisoners with chronic hepatitis C. *J Clin Gastroenterol* 43(7):686-91, 2009.

Delfraissy JF., Flandre P *et al.* Lopinavir/ritonavir monotherapy or plus zidovudine and lamivudine in antiretroviral-naive HIV-infected patients. *AIDS* 22(3):385-93, 2008.

Diel R, Schneider S *et al.* Epidemiology of tuberculosis in Hamburg, Germany: long-term population-based analysis applying classical and molecular epidemiological techniques. *J Clin Microbiol* 40(2):532-9, 2002.

Eremeeva ME, Gerns HL *et al.* Bacteremia, fever, and splenomegaly caused by a newly recognized bartonella species. *N Engl J Med* 356(23):2381-7, 2007.

Holland PM, Abramson RD *et al.* Detection of specific polymerase chain reaction product by utilizing the 5'–3' exonuclease activity of Thermus aquaticus DNA polymerase. *Proc Natl Acad Sci USA* 88(16):7276-80, 1991.

Isaac-Renton JL, Cordeiro C *et al.* Characterization of *Giardia duodenalis* isolates from a waterborne outbreak. *J Infect Dis* 167(2):431-40, 1993.

Jain S, Bidol SA *et al.* Multistate outbreak of *Salmonella typhimurium* and Saintpaul infections associated with unpasteurized orange juice-United States, 2005. *Clin Infect Dis* 48(8):1065-71, 2009.

Jensen ES, Berthelsen L *et al.* Period prevalence and case-fatality rate associated with distinctive clone complexes of *Neisseria meningitidis* serogroups B and C. *Eur J Clin Microbiol Infect Dis* 21(7):506-12, 2002.

Kimura R, Mandrell RE *et al.* Restriction-site-specific PCR as a rapid test to detect enterohemorrhagic *Escherichia coli* O157:H7 strains in environmental samples. *Appl Environ Microbiol* 66(6):2513-9, 2000.

Ko AI, Reis JN *et al.* Clonally related penicillin-nonsusceptible *Streptococcus pneumoniae* serotype 14 from cases of meningitis in Salvador, Brazil." *Clin Infect Dis* 30(1):78-86, 2000.

Krekulova L, Rehak V *et al.* Nested restriction site-specific PCR to detect and type hepatitis C virus (HCV): a rapid method to distinguish HCV subtype 1b from other genotypes. *J Clin Microbiol* 39(5):1774-80, 2001.

Kruuner A, Pehme L *et al.* Use of molecular techniques to distinguish between treatment failure and exogenous reinfection with *Mycobacterium tuberculosis*. *Clin Infect Dis* 35(2):146-55, 2002.

Laurent C, Kouanfack C *et al.* Effectiveness and safety of a generic fixed-dose combination of nevirapine, stavudine, and lamivudine in HIV-1-infected adults in Cameroon: open-label multicentre trial. *Lancet* 364(9428):29-34, 2004.

Maiden MC, Bygraves JA *et al.* Multilocus sequence typing: a portable approach to the identification of clones within populations of pathogenic microorganisms. *Proc Natl Acad Sci USA* 95(6):3140-5, 1998.

Malaspina AC, Cavalcanti HR *et al.* Usefulness of *Mycobacterium tuberculosis* molecular typing in a tuberculosis low-endemic agro-industrial setting of Brazil. *Jpn J Infect Dis* 61(3):231-3, 2008.

Marcellin P, Bonino F *et al.* Sustained response of hepatitis B e antigen-negative patients 3 years after treatment with peginterferon alpha-2a. *Gastroenterology* 136(7):2169-2179 e1-4, 2009.

Morrison TB, Weis JJ *et al.* Quantification of low-copy transcripts by continuous SYBR Green I monitoring during amplification. *Biotechniques* 24(6):954-8, 960, 962; 1998.

Myint M, Bashiri H *et al.* Relapse of secondary syphilis after benzathine penicillin G: molecular analysis. *Sex Transm Dis* 31(3):196-9, 2004.

Pinto B, Chenoll E *et al.* Identification and typing of food-borne *Staphylococcus aureus* by PCR-based techniques. *Syst Appl Microbiol* 28(4):340-52, 2005.

Quale J, Bratu S *et al.* Molecular epidemiology and mechanisms of carbapenem resistance in *Acinetobacter baumannii* endemic in New York City. *Clin Infect Dis* 37(2):214-20, 2003.

Ribeiro GS, Reis JN *et al.* Prevention of *Haemophilus influenzae* type b (Hib) meningitis and emergence of serotype replacement with type a strains after introduction of Hib immunization in Brazil. *J Infect Dis* 187(1):109-16, 2003.

Riley LW. *Principles and approaches. Molecular epidemiology of infectious diseases: principles and practices.* Washington, DC: ASM press, 2004.

Ruiz M, Rodriguez JC *et al.* Genomic typing of *M. tuberculosis* strains with few IS6110 copies: usefulness of amplified fragment length polymorphism (AFLP), variable number tandem repeat (VNTR) and spoligotyping. *Med Clin (Barc)* 124(2):75-6, 2005.

Struelens MJ Consensus guidelines for appropriate use and evaluation of microbial epidemiologic typing systems. *Clin Microbiol Infect* 2(1):2-11, 1996.

Tyagi S, Bratu DP *et al.* Multicolor molecular beacons for allele discrimination. *Nat Biotechnol* 16(1):49-53, 1998.

Umubyeyi AN, Shamputa IC *et al.* Molecular investigation of recurrent tuberculosis in patients from Rwanda. *Int J Tuberc Lung Dis* 11(8):860-7, 2007.

Welsh J, McClelland M. Fingerprinting genomes using PCR with arbitrary primers. *Nucleic Acids Res* 18(24):7213-8, 1990.

31. Winthrop KL, Abrams M *et al.* An outbreak of mycobacterial furunculosis associated with footbaths at a nail salon. *N Engl J Med* 346(18):1366-71, 2002.

31 Epidemiologia Genética

Ronald E. Blanton, Luciano Kalabric Silva e Paulo Roberto Santana de Melo

Introdução

Há muito tempo, epidemiologistas têm valorizado a contribuição da influência genética nas doenças em geral, mas somente nas últimas décadas foi desenvolvida maior capacidade de explorar as variáveis genéticas em toda a sua profundidade. Esta mudança ocorreu sobretudo devido aos avanços tecnológicos que permitiram examinar o genoma em detalhes e em grande escala, rapidamente e de forma econômica.

Abordagens analíticas na ciência genética foram, em sua maioria, desenvolvidas pioneiramente décadas atrás ou mesmo há um século. Muitos dos grandes nomes da genética também foram igualmente importantes na Epidemiologia, como, por exemplo, Fisher, Haldane, Galton, Pearson e Wright. Muitos são famosos, outros tornaram-se infames pelo uso da genética como forma de perpetuar ideias preconceituosas sobre raça e adaptação (*fitness*, em inglês). Em comum com toda a pesquisa epidemiológica, o propósito da epidemiologia genética é melhor compreender a biologia humana, desenvolver e formular hipóteses sobre causa de doenças e auxiliar na estratificação dos riscos que, em última análise, levarão a uma melhor atenção à saúde. A análise genética moderna, para se tornar plenamente útil, necessita ser integrada ao conhecimento sobre outros aspectos relacionados com os riscos individuais e populacionais.

O campo da genética engloba um grande espectro de tópicos que perpassam aspectos físicos e funcionais do DNA, evolução e dinâmica das populações, assim como das doenças. Este capítulo focalizará a genética quantitativa, definida como a identificação de genes que são fatores de risco em doenças humanas. Todavia, a fundamentação teórica para a genética quantitativa depende dos conhecimentos estabelecidos em todas as outras áreas da genética humana.

Um obstáculo significante para os não geneticistas entenderem conceitos de genética é a terminologia densa. Portanto, neste capítulo, palavras-chaves foram destacadas em negrito no texto e listadas em um glossário (Quadro 31.1). Os termos podem ter significados múltiplos, todavia, o glossário irá apresentar a definição de cada um para este capítulo.

Natureza da influência genética em "traços"

A variação genética raramente determina o desenvolvimento de uma doença independentemente de fatores ambientais. É ainda mais incomum que um gene único seja a causa de uma doença, porém o sucesso inicial da epidemiologia genética ocorreu justamente pela identificação destes tipos de doenças. Estas são as doenças *mendelianas*, uma vez que seguem o padrão descrito pelo monge austríaco Gregor Mendel, em 1866. Essas doenças caracteristicamente são o resultado de mudanças em um gene único (monogênica), que apresentam uma alta probabilidade de produzir um fenótipo (alta *penetrância*). Por esta razão, demonstram um padrão previsível de transmissão em linhagens. Na terminologia genética, essas doenças recebem a denominação de "traços". Existem aproximadamente 1.200 destes traços, que incluem coreia de Huntington, fibrose cística, hemofilia A e B, intolerância à lactose, deficiência na enzima glicose-6-fosfato desidrogenase (G6PD) e anemia falciforme. Embora ocorra um número significativo de condições mendelianas, em geral elas são raras, pois os indivíduos com formas graves (normalmente homozigotos) não sobrevivem até a fase reprodutiva e não passam o traço adiante.

Algumas doenças mendelianas menos determinísticas apresentam menor penetrância ou não se manifestam sem alguma exposição ambiental. Por exemplo, a G6PD é uma condição mendeliana que requer exposição a certas drogas, infecções ou ingestão de fava ou feijão-de-cavalo (*Vicia fava*) para desencadear hemólise. Membros da família sem esta exposição podem nunca demonstrar qualquer evidência da doença.

Muitas doenças comuns aparentam ter um componente genético por agregação familial, por apresentar restrição étnica ou evidência em modelos animais. Doença do coração, diabetes, hipertensão, asma, câncer têm se tornado problemas mundiais, e estas doenças (genéticas) complexas comuns vêm se tornando o principal foco de muitas pesquisas da epidemiologia genética moderna. Elas não seguem um padrão mendeliano claro devido a baixa penetrância, dependência ou influências de

Quadro 31.1 Glossário

Português	Inglês	Descrição
Alelo	*Allele*	Formas alternativas do mesmo *locus* em uma das cópias dos cromossomos
Autossomal	*Autosomal*	Referente aos cromossomos não sexuais
cM	*cM*	Abreviação para centimorgan. Um centimorgan é a distância entre 2 *loci* para a qual existe 1% de probabilidade de serem separados durante recombinação. Na média, corresponde a 0,75-1 $\times 10^6$ pb nos humanos
Codominante	*Codominant*	O efeito de ser heterozigoto para um alelo é intermédio entre os dois homozigotos
Coleta	*Ascertainment*	A maneira pela qual a amostra foi obtida
Cromossomo	*Chromosome*	As fileiras contínuas de DNA dentro do núcleo, são 22 pares autossomais e 2 pares sexuais, X e Y
Desequilíbrio da ligação	*Linkage disequilibrium*	*Loci* em uma população que se encontram juntos com maior frequência do que o esperado
Dialélico		Um *locus* ou marcador com somente duas possíveis variações
Doença mendeliana	*Mendelian disease*	Doença causada com frequência por somente um gene com alta penetrância e com óbvio e previsível padrão de herança
Dominante	*Dominant*	Os heterozigotos e os homozigotos para o alelo causador mostram o fenótipo ao mesmo grau
Fenótipo	*Phenotype*	Qualquer característica de um organismo que se pode medir ou observar
Gene	*Gene*	A definição é controversa. Para este capítulo, gene se refere a uma região do DNA que codifica para RNA funcional. É possível que algum dia neste sentido seja descoberto que todo DNA codifica para genes
Genoma	*Genome*	A totalidade do DNA no núcleo e as mitocôndrias
Genótipo	*Genotype*	A identidade dos alelos num *locus*
Haplótipo	*Haplotype*	A identidade de genótipos
Heterozigosidade	*Heterozygosity*	A proporção de *loci* com alelos diferentes nos dois cromossomos
Heterozigoto	*Heterozygote*	Um indivíduo com alelos diferentes nos dois cromossomos num *locus*
Homozigoto	*Homozygote*	Um indivíduo com os mesmos alelos nos dois cromossomos num *locus*
Ligação	*Linkage*	*Loci* numa família localizados tal como estão transmitidos juntos para outras gerações. Normalmente indica proximidade
Locus gênico	*Locus*	Apenas uma localidade no genoma que pode ou não ter uma função
Marcadores neutros	*Neutral markers*	Marcadores que são livres para modificações devido às mudanças demográficas e mutação sem o constrangimento de seleção
Microssatélite	*Microsatellite*	Repetições curtas arranjadas em *tandem*
Nucleotídio	*Nucleotide*	Ácido nucleico que é a unidade básica no polímero que é DNA. Sinônimo: uma base
Penetrância	*Penetrance*	A probabilidade de um genótipo produzir o fenótipo
Permuta	*Crossing-over*	Veja recombinação
Polimorfismo	*Polymorphism*	Variação na sequência do DNA
Recessivo	*Recessive*	Somente o homozigoto para o alelo causador mostra o fenótipo
Recombinação	*Recombination*	A troca recíproca de segmentos de DNA durante meiose entre cromossomos semelhantes (permuta)
SNP	*SNP* (se pronuncia "*snip*")	Polimorfismo de um único nucleotídio (*single nucleotide polymorphism*, em inglês)
STR	*STR (simple tandem repeat)*	Veja microssatélite
Tagged SNP	*Tagged SNP*	Um marcador dentro de uma região de alto grau de DL que se usa para representar toda a região em uma análise
Traço	*Trait*	Veja fenótipo

Atenção: A maioria da literatura atual sobre genética está escrita em inglês, por isso o termo em inglês está incluído.

fatores ambientais e comportamentais; elas resultam de uma pequena contribuição de múltiplos genes ou requerem a interação de dois ou mais genes. Para muitos destes fenótipos não existe "o" gene da doença, mas as principais influências genéticas podem ser identificadas.

O desafio para a identificação de genes de efeito moderado ou pequeno tem sido tanto conceitual quanto técnico. Diferentemente das doenças mendelianas, os modelos subjacentes para a genética das doenças complexas comuns são desconhecidos. Uma hipótese importante (hipótese da doença comum – variante comum) é que alelos que contribuem para uma doença comum encontrada entre populações humanas emergiram mais provavelmente muito tempo atrás e desde então foram transmitidos através das gerações (alelo comum ou frequente). Algumas doenças comuns, portanto, devem sofrer influência de um gene principal ou de poucos genes. Por exemplo, uma variante do fator de transcrição TCF7L2 confere um risco modesto para diabetes tipo II, mas por causa de sua frequência em populações humanas está associado a mais de 20% dos casos. Para outras doenças as variantes serão raras e afetarão um número limitado de indivíduos, ou seus efeitos serão muito pequenos e de difícil detecção pelos métodos disponíveis atualmente. Todas as doenças provavelmente possuem um componente genético, porém apenas em algumas este componente genético possui algum significado.

As influências genéticas em geral são condicionais. São condicionais no sentido que elas algumas vezes dependem de exposições ambientais ou de outros tipos, tais como infecções, ocupações, idade, para sua expressão. Nos dias atuais, a anemia falciforme no Brasil, por exemplo, é prejudicial (*maladaptive*, em inglês), enquanto onde ocorre malária causada pelo *Plasmodium falciparum* crianças morrem em qualquer idade; esta condição permitiu à população sobreviver produzindo heterozigotos que são resistentes à infecção. Finalmente, é a natureza das influências genéticas que as torna sempre disponíveis para avaliar. Em doenças infecciosas, após a convalescença, a exposição à infecção pode não estar mais presente e a resposta imune do indivíduo pode não refletir mais o seu estado durante a infecção, mas o risco genético ou riscos podem ainda ser eficientemente estudados imediatamente ou anos após a infecção.

Biologia do gene

Genes são essencialmente segmentos do DNA que codificam diretamente a expressão de um RNA e proteínas através do RNA. Tanto RNA quanto proteínas produzem a maioria das características biológicas intrínsecas do indivíduo. É difícil definir a "biologia intrínseca", visto que a biologia de um organismo é amplamente dependente de interações e contexto. O grande apelo da epidemiologia genética é que se baseia na biologia e que sua fundação matemática é relativamente simples e, portanto, quando modelada descreve mais fielmente a natureza que muitas outras variáveis de risco.

A biologia do gene, entretanto, é simples quando a comparamos com outros processos biológicos, ambientais, culturais e sociológicos. Na medida em que o conhecimento sobre a biologia do gene avança, a imagem da relação entre os genes e traços torna-se cada vez mais complexa. A genética é baseada na informação codificada pelo polímero linear formado pelos quatro nucleotídios que constituem uma das fitas do DNA e que se complementam de uma forma única com os nucleotídios da segunda fita complementar. A informação codificada sequencialmente por estes quatro nucleotídios é diretamente transmitida sob a forma de uma molécula de RNA (transcrição) e indiretamente (através de um RNA mensageiro) a uma proteína (tradução). As proteínas são os principais componentes estruturais, enzimáticos e de sinalização das células. Cada vez mais, o RNA também tem sido reconhecido como um participante ativo nas mesmas funções tradicionalmente exercidas pelas proteínas. Em organismos complexos, estas fitas complementares de polinucleotídios estão arranjadas em estruturas maiores denominadas **cromossomos**, os quais possuem um alto grau de organização. Cada cromossomo é acompanhado por uma cópia quase fiel de si mesmo na célula. Uma destas cópias deriva da linhagem paterna e a outra da linhagem materna durante fertilização na reprodução sexuada. Dada sua origem de indivíduos diferentes, cada região e cada gene dos dois cromossomos podem possuir pequenas diferenças que chamamos **alelos**. Cada indivíduo irá passar um de seus alelos aleatoriamente para seus descendentes. Quando os alelos em cada cromossomo são idênticos, o indivíduo é um **homozigoto** para o dado alelo (p. ex., onde o *locus* tem 2 alelos possíveis denominados "A" e "a", indivíduos com alelos AA ou aa são homozigotos). Quando os alelos são diferentes, o indivíduo é um **heterozigoto** para aquele *locus*, p. ex., Aa). Pode-se medir a diversidade genética de uma população pela proporção de heterozigotos presentes para um determinado marcador, ou seja, por sua **heterozigosidade**.

A reprodução sexuada adiciona uma complicação adicional para o modelo de transmissão da informação genética de uma geração para a seguinte. O sexo envolve uma troca recíproca programada de DNA (permuta), sortimento de cromossomos e transmissão da informação genética para a próxima geração. Uma parte essencial do processo ocorre quando os dois cromossomos parentais trocam segmentos entre si (recombinação ou *crossing-over*) para a produção das células germinativas (espermatozoide e óvulo). Este é um evento importante para a geração da diversidade nas populações, mas também é útil para a análise genética. Segmentos do genoma dos pais ficam isolados em blocos no genoma da prole, e esses blocos são a base de muitas abordagens analíticas em genética quantitativa.

Por ser um evento essencialmente aleatório, a ocorrência e a distribuição de recombinação podem ser abordadas por modelos probabilísticos. Ainda assim, este é um processo matematicamente simples. Na verdade, existem pontos "quentes" e pontos "frios" para recombinação no genoma. Também a frequência de recombinação difere entre homens e mulheres (maior para elas), mas tudo isso não interfere com alguns tipos de análise ou pode ser modelado. A natureza linear da informação genética significa que os nucleotídios são sequencialmente ordenados e que o efeito de eventos em um determinado *locus* irá diminuir de intensidade com a distância gênica. Por conta da recombinação, a probabilidade de que dois nucleotídios serão transmitidos para a próxima geração diminui com a distância entre eles. Portanto, não é necessário identificar o alelo específico que contribui para uma doença ou uma característica humana (alelo funcional). Um marcador situado proximamente pode prover a informação necessária para identificar a localização do polimorfismo pesquisado.

Fenótipo/genótipo/herança

Um **fenótipo** ou **traço** é uma característica física, bioquímica ou mesmo comportamental observada em um indivíduo. Tanto os genes quanto o ambiente podem contribuir para a expressão de um fenótipo, e um mesmo fenótipo pode ser o resultado de diferentes alterações no genoma. Um fenótipo necessita ser definido claramente para a análise genética. Em doenças infecciosas, por exemplo, exposição e infecção não necessariamente significam doença, e em esquistossomose, genes que foram associados à intensidade de infecção são diferentes de genes associados ao desenvolvimento de fibrose hepática. Em geral, quanto mais bem definidos e objetivos são os fenótipos, melhor será a análise genética. Estreitando-se a definição do fenótipo, necessariamente tende-se a limitar o tamanho da amostra, mas o custo dos erros de classificação na análise genética é alto.

Testes laboratoriais ou outras medidas físicas são algumas das formas de definir fenótipos. Todavia, existem algumas condições que apresentam uma faixa de fenótipos, mas é provável ainda que tenham a mesma base genética modificada pelo ambiente ou interações com genes adicionais, e estes fenótipos compostos serão analisados juntos. Nem sempre é fácil definir um fenótipo claramente. Muitas das classificações diagnósticas são sindrômicas e não baseadas nos conhecimentos sobre os mecanismos subjacentes. Formas de esquizofrenia, asma, autismo, septicemia, diabetes, doença de Alzheimer têm múltiplas apresentações, podem ter início em uma idade característica, podem estar associadas a diferentes eventos estimuladores, mas alguns investigadores podem agrupá-las de alguma maneira para a análise.

Estritamente, o **genótipo** é um nucleotídio específico encontrado nos *loci* homólogos em cada cromossomo de um indivíduo. Mais genericamente, genótipos referem-se aos polimorfismos observados em um *locus* ou grupo de *loci* da maneira como os polimorfismos podem ser identificados. Dependendo da técnica de genotipagem utilizada, o genótipo não necessariamente será dado com um nucleotídio do DNA (ver Métodos de Genotipagem, a seguir). Combinações de genótipos proximamente ligados formam um **haplótipo**.

Herança é a transmissão de um traço dos pais para seus descendentes. Em doenças mendelianas, o traço que é expresso quando dois ou apenas um alelo de doença é transmitido é **dominante**. O traço que é aparente apenas quando dois alelos de doença estão presentes é **recessivo**. Quando os heterozigotos apresentam fenótipo intermediário entre afetado e não afetado, é **codominante**.

Métodos de genotipagem

Os mais importantes avanços na genética nos dias atuais sem dúvida foram tecnológicos. Muito da inovação recente tem sido no sentido de ampliar a escala e diminuir os custos para a identificação de variações ou **polimorfismos** no DNA. Enquanto pouco tempo atrás o trabalho focalizava primariamente um ou poucos genes, atualmente é comum trabalharmos ao nível de todos os genes e todo o DNA da célula, isto é, o **genoma**. A genotipagem é utilizada para identificar diferenças em *loci* entre indivíduos. Uma vez que a informação genômica é linear, qualquer marcador próximo a um polimorfismo funcional tenderá a ser associado ao traço determinado por aquele polimorfismo particular. Assim, para um marcador ser útil, ele deve ser variável (polimórfico) e estar próximo a um gene ou *locus* ou ser abundante o suficiente como uma classe em que um ou muitos marcadores estarão próximos de regiões funcionais por força da densidade e do acaso.

Sinais distintivos do DNA que não tenham uma atividade aparente são os melhores marcadores, uma vez que eles não serão forçados à uniformidade pela seleção natural, ou seja, serão **marcadores neutros**. Variações na sequência de nucleotídio como repetições, duplicações, inversões, inserções/deleções e características enzimáticas têm sido utilizadas como marcadores. Existem métodos indiretos e diretos para identificar diferenças na sequência do DNA. Os métodos indiretos incluem sorologia (HLA – o complexo principal de histocompatibilidade), amplificação aleatória de polimorfismos de DNA (RAPD) e polimorfismos de tamanho dos fragmentos de restrição (RFLP). **Microssatélites** e **polimorfismos de nucleotídio único** (SNP) são exemplos de marcadores que podem revelar diretamente diferenças na sequência de nucleotídios. Estes marcadores são muito abundantes, podendo ser detectados por automação com técnicas que permitem processar uma grande quantidade de marcadores e amostras.

Microssatélites são sequências pequenas repetitivas (STR) de 1 a 6 nucleotídios (exemplo de uma repetição trimérica: ATTATTATTATT). Eles são úteis por causa de sua abundância (em humanos, 1 a cada 3.000 bases) e porque são altamente polimórficos. Um único marcador pode ter de 4 a 20 alelos em uma população. Esta variabilidade é gerada por erros na replicação do DNA causados pela natureza repetida destes marcadores. Quando as fitas do DNA separam-se durante a replicação, a unidade de repetição pode reassociar-se em uma ou mais unidades à frente ou atrás fazendo com que a área repetida se reduza ou aumente. O tamanho destas repetições em cada cromossomo será relatado como o genótipo (p. ex., 213/213 e 216/216, homozigotos, ou 213/216, heterozigoto). Microssatélites são abundantes em regiões não codificantes onde eles são livres de seleção. Alguns são encontrados próximo ou dentro de regiões codificantes e foram associados a doença e regulação gênica. Uma característica importante dos microssatélites é que eles tendem a variar com tamanho múltiplo à sua unidade de repetição.

Assim como muitos métodos diretos, a análise de microssatélites depende da reação em cadeia da polimerase (PCR) para amplificar os segmentos de DNA usando iniciadores (*primer*, em inglês) desenhados para reagir com as regiões não repetitivas que flanqueiam o microssatélite. Os segmentos amplificados são então separados por eletroforese em gel de poliacrilamida ou capilar e os alelos são identificados pela migração relativa em relação a um marcador de pares de base processado simultaneamente. Os microssatélites são marcadores importantes para análise de ligação genética (discutida a seguir), estudos de genética de populações e evolutiva. Uma vez que cada marcador em geral possui muitos alelos, seu conteúdo polimórfico informativo (PIC, *polymorphism information content*) e heterozigosidade são altos.

Os marcadores mais amplamente utilizados atualmente são os **SNP**, os quais são um **polimorfismo de um único nucleotídio** na sequência do DNA em um indivíduo comparado com outro. A maioria dos SNP são **dialélicos** (possuem apenas dois alelos por *locus*), e seu PIC e heterozigosidade são baixos. Entretanto, eles são dez vezes mais frequentes que os microssatélites em um genoma, ocorrem frequentemente em regiões codificantes, possuem baixas taxas de mutação comparadas com os microssatélites e podem ser polimorfismos causais (alelo da doença). Uma grande proporção da variação humana é devida a SNP. Estas características e um tamanho de amostra bastante grande são necessários para detectar múltiplos genes de efeito moderado ou pequeno. Um número menor de microssatélites é necessário para produzir o mesmo PIC sobre a diversidade genética quando comparado com SNP (1 microssatélite para cada 5 SNP). Existe alguma indicação de que microssatélites mostram menor viés populacional. Eles são mais similarmente polimórficos em populações diferentes e, portanto, produzem melhores estimativas da comparação de diversidade (Romero, Manica, Goudet, Handley, Balloux, 2009). Existem múltiplos métodos para genotipagem de SNP, mas muitos envolvem iniciadores que pareiam até o polimorfismo e reconhecem um nucleotídio único. O processo pode ser automatizado e combinar múltiplas reações (multiplex) para produzir um ensaio altamente eficiente, confiável e econômico.

O sequenciamento identifica a ordem dos nucleotídios em um fragmento de DNA. O Projeto Genoma Humano se beneficiou enormemente do desenvolvimento de técnicas de sequenciamento rápidas e programa de computadores para sua análise. A metodologia para o sequenciamento rápido, confiável e de baixo custo está em desenvolvimento (revisar em Shendure & Ji, 2008). Existe a expectativa de que estes processos em pouco tempo fornecerão sequenciamento rápido e econômico de todo o genoma. Assim será possível ampliar a análise genética para incluir rotineiramente polimorfismos genéticos raros e de pequeno efeito.

Abordagens analíticas

O campo da genética possui três ramos principais: genômica, genética de populações e genética quantitativa. Cada um centra em aspectos diferentes da codificação e transmissão da informação do genoma, mas eles se inter-relacionam e possuem grandes áreas de superposição.

Genômica

A genômica lida com o componente genético total de um organismo, tanto DNA como RNA. Particularmente, concerne aos aspectos físicos dos ácidos nucleicos, suas sequências, suas estruturas, seus produtos e suas relações entre as espécies. O ramo da genômica foi desenvolvido inteiramente a partir da habilidade de determinarmos as sequências do DNA. Informações de sequência são facilmente digitalizáveis, e o volume de dados produzidos em um simples genoma fez com que grande parte da genética genômica se concentrasse na informática e estudos computacionais. Além do sequenciamento, outras técnicas foram desenvolvidas para capturar toda a expressão proteica ou toda transcrição ocorrida nas células.

Genética de populações

Outra abordagem de estudo, a genética de populações, analisa a dinâmica dos alelos, dos genótipos e dos haplótipos ao longo do tempo e no espaço entre grupos de organismos. A genética de populações tem sido aplicada ao estudo da evolução, para o gerenciamento da vida selvagem e o cruzamento de animais. O comportamento dos genes em uma população constitui a base para a estratégia de seleção de marcadores para estudos de associação genética. O modelo mais importante para a genética de populações é descrito pela equação de equilíbrio de Hardy-Weinberg (H-W):

$$p^2 + 2pq + q^2 = 1.$$

Ela descreve as frequências genotípicas esperadas para uma dada frequência alélica de uma população. Em um marcador com dois alelos, p é a frequência de um alelo, p^2 é a frequência do homozigoto deste alelo, q é a frequência do outro alelo, q^2 é a frequência do outro homozigoto e 2pq é a frequência do heterozigoto. Existe uma série de condições nas quais estas proporções são mantidas em equilíbrio. Entre as mais importantes condições destacamos que o tamanho da população ou amostra seja grande, não exista nenhum processo de seleção natural sobre o marcador genético estudado e que o cruzamento seja aleatório. Esta equação quadrática simples descreve e define fielmente uma população em equilíbrio, que corresponde à hipótese nula na genética de populações. Estas premissas quase nunca são atendidas, porém são perdoadas exceto sob violações muito extremas. Por exemplo, o teste de conformidade com as proporções de H-W é usado como um indicador de erro de genotipagem ou sugere que um marcador está sob pressão seletiva.

Genética quantitativa

Abordagens usadas para mapear genes têm evoluído conjuntamente com as tecnologias para identificação de marcadores. Os tipos de questões que podem ser formuladas também mudaram para tirar proveito dos avanços da genotipagem. Em ordem de desenvolvimento, a análise de segregação, ligação e associação tem se tornado proeminente.

Análise de segregação. A análise de segregação modela o padrão de transmissão de uma doença entre famílias sem referência com marcadores genéticos. Ela fornece uma estimativa estatística de quanto a distribuição da doença conforma com os vários modelos genéticos, incluindo-se a influência de fatores ambientais. Para alguns tipos de análise de ligação, um modelo foi requerido e a análise de segregação foi necessária para definir o modelo genético. A análise de segregação não localiza realmente os genes responsáveis por um traço e pode ser frágil para modelar algumas doenças complexas comuns. Todavia tem experimentado um ressurgimento com aplicação para estudo de variantes no número de cópias, um novo tipo de polimorfismo. A análise de segregação é muito sensível para viés de diagnóstico. A amostra para segregação deve ser obtida aleatoriamente, e assim a identificação de indivíduos afetados que frequentam uma determinada clínica especializada violaria este requerimento essencial.

Ligação. A análise de ligação modela a cotransmissão de marcadores e traços dentro de uma família, levando-se em conta os modelos de suposta frequência alélica, a penetrância e o modo de herança especificado (dominante, codominante, recessiva ou ligada ao cromossomo X). Estes parâmetros frequentemente são estimados por análise de segregação. Existe também outro método de análise de ligação em que não é necessária a especificação de parâmetros e utiliza tanto regressão (Haseman, Elston, 1972) quanto uma abordagem com componentes de variância (Amos, de Andrade, 2001). As amostras para estudo de ligação consistem em *pedigrees* estendidos, ou um tipo de desenho comum é coletar pares de irmãos afetados pela condição e seus pais. O tamanho amostral estimado para todos os estudos genéticos não pode ser muito rigoroso, pois a frequência alélica, a penetrância associada à doença e o modo de herança não são muitas vezes conhecidos. Um ponto de partida seria pelo menos 50 pares de irmãos. Embora análise de ligação seja melhor para localizar genes responsáveis por doenças mendelianas altamente penetrantes, ela tem sido empregada para doenças com herança complexa com algum sucesso. Em ambos os casos requer um fenótipo bem definido e é muito sensível a erros de classificação de parentesco ou doença.

A análise de ligação depende de eventos de recombinação observados por comparação dos genótipos entre membros da mesma família e o *log likelihood (lod) score* como estatística para análise baseada no modelo. O *lod score* é equivalente a um teste de razão de probabilidade, mas utiliza o log de base 10. Por convenção, um valor de *lod score* × 3 (que se aproxima de um p = 0,0001) é significante. Uma importante característica do *lod score* é que um baixo escore representa uma evidência significante contra a ligação genética e indica que o *locus* testado pode ser desconsiderado. Análise livre de modelo (*model-free analysis*) relata um valor de p ou um intervalo de confiança. Como utiliza uma linhagem com uma ou poucas gerações, um mapa típico construído por este método de análise possui uma resolução de 1 a 10 cM (centimorgans, ou cerca de 10^6-10^7 pb). Assim, a identificação do sinal de ligação muitas vezes envolve um segmento de cromossomo com milhões de bases de comprimento e com centenas de genes. Análise de ligação é também limitada pela dificuldade de coletar famílias afetadas. Doenças podem ter um desfecho tardio em que os pais podem não estar mais vivos, os filhos podem ter idades muito díspares e não ter manifestado a doença ainda, e finalmente, nos dias atuais, muitas famílias optam por ser menores, e pares de irmãos afetados tendem a ser cada vez mais raros.

Outra decisão importante é a seleção dos marcadores genéticos. O genoma humano contém 3 bilhões de pares de nucleotídios, de modo que a localização de um gene específico parece ser uma tarefa quase impossível. No passado, a seleção de marcadores foi facilitada por informações não relacionadas com a genotipagem. Em alguns casos, existiam aberrações cromossômicas associadas a uma condição que sugeria onde o gene de doença poderia estar localizado. Estudos bioquímicos e fisiológicos também indicaram proteínas ou vias associadas ao fenótipo, e estes genes ou vias então se tornaram candidatos para genotipagem. Mais recentemente, uma ferramenta útil para gerar uma lista de genes candidatos tem sido a análise dos níveis de expressão gênica por microarranjos de DNA. Estes poderiam ser usados para comparar que genes são expressos em casos e controles e assim sugerir o envolvimento destes genes e vias específicos.

A seleção de um conjunto de genes para genotipagem é chamada busca por genes candidatos e pode ser poderosa e eficiente quando existem evidências biológicas fortes. Um estudo das influências genéticas na resposta a drogas cujo mecanismo de ação é bem conhecido pode ser capaz de confiavelmente restringir a amplitude de genes e o número de marcadores usados no estudo, por exemplo. Em muitos casos, o alto grau de confiança em algo que verdadeiramente conhecemos sobre as vias da doença ao nível molecular não é garantido, e assim a busca por genes ao longo do genoma sem uma hipótese limitante é o melhor método. Até pouco tempo, os microssatélites eram os marcadores de escolha para estudos de ligação, e seu alto PIC permitiu rastrear o genoma inteiro utilizando 300 marcadores espaçados entre 5 e 10 cM. Ligação por enquanto foi o único tipo de abordagem que permitiu a busca completa no genoma. Atualmente, os SNP são os marcadores predominantes mesmo para estudos de ligação, mas a habilidade de detectar genes de efeito modesto é ainda limitada para ligação.

▸ **Associação.** Análise de associação compara alelos frequentes entre indivíduos com um dado fenótipo com outros sem o fenótipo. Ligação ainda é mais poderosa para identificar genes raros altamente penetrantes e continuará provendo importante informação sobre a biologia humana, entretanto, não é tão útil para a identificação de influências genéticas para doenças comuns com aplicação direta para a saúde pública. Genes que contribuem para estas doenças possuem efeito menor do que aqueles que contribuem para condições mendelianas. Enquanto análise de ligação depende de eventos de recombinação recentes para a localização de genes, estudos de associação assumem que indivíduos não relacionados tenham um ancestral em comum muitas gerações no passado e as múltiplas recombinações subsequentes tenham deixado uma mutação funcional ligada apenas aos marcadores mais próximos presentes quando a mutação original ocorreu. Este desequilíbrio de ligação (DL) e o tamanho de uma região com um haplótipo comum ao nível da população é muito menor que dentro de famílias. Para associação genética, os marcadores e as mutações ligadas a eles e não identificadas podem ser tratados como qualquer outra variável epidemiológica categórica. Se marcadores espaçados próximos suficientemente são usados para genotipagem de um grande número de casos e controle, seria possível identificar polimorfismos causadores de doença. A análise de qui-quadrado usada para testar esta hipótese é muito mais intuitiva e familiar que as estatísticas utilizadas para análise de segregação e ligação para a maioria dos epidemiologistas.

Assim como estudos de ligação, estudos de associação podem ser realizados com busca de genes candidatos ou associação do genoma completo [o *Whole Genome Association* (WGA)]. Por muitos anos, estudos de associação foram realizados apenas com busca de genes candidatos, uma vez que não eram viáveis técnica e economicamente para pesquisar tantos marcadores. Microssatélites foram usados em estudos de associação, mas sua densidade no genoma não é alta o suficiente para prover informação em genes com efeito modesto. SNP são muito mais densos, porém, como eles são apenas dialélicos, têm um baixo PIC. Assumindo recombinação aleatória entre os locais polimórficos, algumas estimativas preliminares indicaram que o número de SNP necessários para pesquisar adequadamente o genoma completo com suficiente densidade para revelar esse tipo de associação seria 5 milhões. A recombinação não se distribui igualmente ao longo do genoma. Existem "ilhas" de DL significando que um simples marcador poderia ser usado para representar um longo segmento de DNA. Deste modo, a genotipagem de muito menos marcadores pode fornecer a mesma informação se assumirmos recombinação aleatória.

Em 2003, o Projeto HapMap (International HapMap Consortium, 2003) foi desenvolvido para mapear as estruturas de DL ao longo do genoma humano em populações de três regiões geográficas principais. Estes blocos de DL variam em tamanho de umas poucas quilobases (kb) a centenas de kb, com uma média de cerca de 20 kb em europeus e asiáticos. Consistente com a origem ancestral da humanidade na África, populações africanas possuem blocos de DL menores, com 11 kb de extensão. Metade dos genomas dos europeus e asiáticos reside em blocos de > 44 kb, enquanto nos africanos estes blocos são de apenas 22 kb. SNP selecionados destas regiões poderiam servir como etiquetas (*tag*) com a informação dos blocos e reduzir o número de marcadores requeridos para investigar o genoma inteiro para 300 mil a 1 milhão. ***Tagged* SNP** ajudam a reduzir o número de marcadores requeridos, e as companhias especializadas em genotipagem agora oferecem a genotipagem de SNP em uma faixa de 10-1,5 kb de espaçamento. Com esta escala de genotipagem por SNP por amostra o custo pode chegar a 0,001 dólar. Este custo pode continuar caindo.

O tamanho da amostra é uma das grandes dificuldades para estudos de associação sem o real conhecimento do grau de efeito do fator genético, como também a frequência do alelo responsável na população. Para estudos de associação com todo o genoma (*Whole Genome Association* ou WGA), 1.000 amostras tanto para casos quanto para controles é considerado um bom começo. O Cálculo do Poder Genético é uma útil ferramenta para determinação dessas estimativas baseando-se no cenário de execução que poderá ser possível.

Se os marcadores concordam com as proporções de HWE (*Harde-Weinberg Equilibrium*) tanto em casos quanto em controles, a análise mais simples é comparar cada alelo e fenótipo pela aplicação do qui-quadrado. O teste exato de Fisher é recomendado, uma vez que a frequência para um dos alelos pode ser muito baixa. É mais informativo comparar genótipos para cada marcador por meio de comparações 2×3 para cada fenótipo e a frequência de homozigotos e heterozigotos para cada marcador. A abordagem mais útil para dados observados, entretanto, é a regressão logística. Para doenças complexas, as quais são sempre influenciadas por fatores ambientais, idade, sexo, entre outros, a aplicação da regressão logística permite a inclusão dessas variáveis não genéticas na análise. Interações podem também ser modeladas e testadas. Uma vez que os marcadores genotipados não são frequentemente o alelo funcional da doença, mas sim um desequilíbrio de ligação com ele, essas informações de marcadores próximos podem potencializar a evidência da associação. Um teste para associação de um haplótipo (*sliding window*) é feito serialmente, testando cada marcador individualmente, seguido por pares de marcadores, trios e assim por diante. A análise para cada grupamento é realizada movendo-se em uma direção (*forward*) adicionando um marcador em um sentido e excluindo outro no sentido contrário quando é repetida. Diversos métodos adicionais têm sido desenvolvidos no auxílio de análises de haplótipos; uma lista de programas é provida abaixo. Muitas revisões de considerações estatísticas em estudos de associação estão disponíveis (Balding, 2006; Cordell, Clayton, 2005).

Análises de ligação oferecem uma ideia de todo o genoma em baixa resolução. Isto tem a vantagem de não assumir que existia informação suficiente disponível para identificar todos os genes que poderiam ser responsáveis por uma característica. Desenhos de estudos baseados em famílias e o uso de marcadores tipo microssatélites altamente polimórficos permitiram que isso fosse realizado com poucas centenas de marcadores, sendo economicamente viável. Estudos de associação com todo o genoma tiveram que aguardar a identificação de uma grande quantidade de SNP e o mapeamento de DL em todo o genoma. A estrutura do DL é fortemente influenciada pela história da população, então foi necessária a determinação dessas diferenças por meio do projeto HapMap (determinação dos pontos "quentes" para recombinação no genoma humano). Isso permitiu que pesquisadores identificassem um número limitado de SNP os quais representavam a informação contida em blocos com altos graus de DL (*tagged* SNPs), permitindo uma redução no número de marcadores mesmo estudando o genoma humano em alta resolução. Como resultado do projeto HapMap, um grupo entre 300.000 e 500.000 marcadores úteis foi identificado, podendo ser utilizados para estudos com alta resolução. Entretanto, para populações africanas, um número adicional de 100.000 SNP são necessários para atingir a mesma resolução conseguida em europeus e asiáticos (Need, Goldstein, 2006). Algoritmos estão disponíveis e podem auxiliar na identificação de regiões-alvo. Estes também podem ser obtidos na *homepage* do projeto HapMap (http://www.hapmap.org) ou pode ser provido um grupo padronizado de SNP em programas de genotipagem comerciais.

O poder dos estudos de associação com outros tipos de análises genéticas é reduzido por heterogeneidade fenotípica e genotípica. Uma fonte de erro peculiar para estudos de associação é a estratificação de população. A associação depende de descendência comum e gerações de recombinações, as quais isolam uma mutação e marcadores próximos em pequenas ilhas nos cromossomos. Uma história da população, desta forma, é muito importante para o desfecho nos estudos de associação. Quando a frequência da doença e do alelo diferem entre populações, um marcador não associado ao traço, mas possuindo uma frequência que diferencia as populações, deverá aparecer associado à doença (viés amostral).

Nas Américas, tem ocorrido miscigenação entre populações de diferentes regiões geográficas durante 500 anos, na Ásia e Europa por milhares de anos, sendo acelerada nos últimos tempos pela globalização. Populações africanas são as mais diversas, mas mesmo para populações do Norte Europeu (Salmela *et al.*, 2008) e da ilha da Islândia existe uma estrutura de população com diversidade (Helgason, Yngvadottir, Hrafnkelsson, Gulcher, Stefansson, 2005). Muitos estudos têm que ser corrigidos para estrutura de população (controle genômico), uma vez que o valor de p (Devlin & Roeder, 1999) é inflado para componentes principais da análise (Price *et al.*, 2006) ou em uma associação baseada em modelo estruturado (Price *et al.*, 2006). Um estudo que utilize trios com pai-mãe-filho evita isso por usar membros de uma mesma família como controle, mas em grande número de famílias pode ser difícil de coletar.

Mesmo a busca de um pequeno gene candidato pode envolver centenas ou milhares de marcadores. O volume de dados gerados deve ser administrado com disciplina e organização. Em geral, os dados devem ser limpos, conferidos, e os genótipos devem ser identificados. O grande número de testes gerados deve ser corrigido. Estes problemas se tornam amplificados com estudos de associação de todo o genoma onde entre 300.000 e 500.000 marcadores são genotipados. O teste de Bonferoni é coletivamente considerado inapropriado por ser conservador; assim, o teste menos restrito como nível de falsa descoberta (*False Discovery Rate*, em inglês) (Benjamini, Hochberg, 1995) ou abordagens bayesianas podem ser utilizados para testar a significância (Wacholder, Chanock, Garcia-Closas, El Ghormli, Rothman, 2004).

Inicialmente, poucos estudos de associação usando genes candidatos puderam ser replicados. Acreditava-se que isso ocorria devido em parte a alguns dos problemas listados acima. Algumas das diferenças entre os estudos podem também representar heterogeneidade real entre as populações estudadas. Algum esclarecimento poderia ser obtido realizando metanálise desses trabalhos. Mais estudos de associação de todo o genoma têm sido replicados, todavia, isto pode ser devido em grande medida ao tamanho da amostra e ao poder resultante para detectar o sinal.

O mais bem-sucedido projeto desse tipo foi realizado pelo *Wellcome Trust Case Control Consortium*, o qual foi baseado em 14.000 casos e 3.000 controles. O projeto investigou sete principais doenças e identificou 47 sinais de associação, muitos dos quais puderam ser replicados ou foram previamente identificados (Wellcome Trust Case Control Consortium, 2007). O grande número de amostras necessárias para este tipo de abordagem requer colaborações e compartilhamento de banco de dados. Os mesmos bancos de dados, entretanto, deverão estar disponíveis para estudos de uma variedade de doenças e traços. Bancos de dados combinados vão representar amostras de conveniência, as quais trazem problemas e riscos, mas o ganho podem ser associações genéticas confiáveis que poderão ser realizadas, revelando importantes mecanismos de doenças.

Quadro 31.2 *Softwares* usados para análise em epidemiologia genética

Lista geral de softwares
An Alphabetic List of Genetic Analysis Software http://linkage.rockefeller.edu/soft
- Genetic Power Calculator http://pngu.mgh.harvard.edu/~purcell/gpc/

Verificação de dados com erros
- Haploview http://www.broad.mit.edu/haploview/haploview
- Merlin (Multipoint Engine for Rapid Likelihood Inference) http://www.sph.umich.edu/csg/abecasis/Merlin/
- Mendel http://www.genetics.ucla.edu/software/
- Pedcheck http://watson.hgen.pitt.edu/register/
- Relpair http://csg.sph.umich.edu/boehnke/relpair.php
- Simwalk2 http://watson.hgen.pitt.edu/register/
- Sib-pair http://www2.qimr.edu.au/davidD/
- SAGE (Statistical Analysis for Genetic Epidemiology) http://darwin.cwru.edu/sage/

Desenho de linhagens
- Cranefoot http://www.artemis.kll.helsinki.fi/cranefoot/
- Graphviz http://www.graphviz.org/
- Haplopainter http://sourceforge.net/projects/haplopainter/
- Madeline (online engine) http://www.kellogg.umich.edu/madeline/
- Pedraw http://en.bio-soft.net/other/PEDRAW.html
- Pedfiddler http://www.stat.washington.edu/thompson/Genepi/Pedfiddler.shtml

Análise de ligação
- SAGE (Statistical Analysis for Genetic Epidemiology) http://darwin.cwru.edu/sage/
- Genehunter-plus (model-based) http://www.stat.uchicago.edu/genehunterplus/
- Vitesse http://watson.hgen.pitt.edu/register/
- Merlin http://www.genetics.ucla.edu/software/
- Splink (Sib pair linkage analysis) http://www-gene.cimr.cam.ac.uk/clayton/software/

Análise de associação
- Plink (Whole genome association analysis) http://pngu.mgh.harvard.edu/~purcell/plink/
- Gevalt http://acgt.cs.tau.ac.il/gevalt/
- SNPHAP (Estimate haplotype frequencies from unphased genotype data from unrelated subjects) http://www-gene.cimr.cam.ac.uk/clayton/software/
- WGAviewer (Graphical representation of p values and population stratification) http://people.genome.duke.edu/~dg48/WGAViewer/index.php
- Haploview (Association analysis and haplotype inference) http://www.broad.mit.edu/haploview/haploview
- Arlequin (Haplotype inference) http://lgb.unige.ch/arlequin/
- Q-Value (False discovery rate) http://genomics.princeton.edu/storeylab/qvalue/

Estratificação populacional
- Structure (Structured association approach) http://pritch.bsd.uchicago.edu/software.html
- GControl (Genomic Control method) http://wpicr.wpic.pitt.edu/wpiccompgen/bayesian_genomic_control_softwar.htm
- Eigensoft (Principal components approach) http://genepath.med.harvard.edu/~reich/Software.htm

Manipulação de dados genéticos básicos
- R: A Language and Environment for Statistical Computing (A genetics package is available) http://www.r-project.org/
- SPSS (Commercial)
- SAS (Commercial)
- Stata (Commercial)
- Excel (Commercial)

Estudos genéticos requerem replicação e preferivelmente confirmação laboratorial de um efeito biológico para validação.

Uma grande variedade de *software* de análise de dados em epidemiologia genética encontra-se disponível, conforme apresentado no Quadro 31.2.

O futuro

A Epidemiologia genética move-se baseada no que nós aprendemos acerca do genoma humano e dessa forma seus alvos, temas e questões encontram-se em constante movimento. Simples, se comparada com a ecologia humana, a sociologia e a psicologia, a transmissão e expressão de informação genética é mais complexa do que se acreditava poucos anos atrás. Está claro agora que além de mutações em regiões regulatórias ou codificantes de um gene, sua expressão é influenciada pelo número de variantes, conformação do DNA e modificações químicas, assim como pela metilação. Métodos para analisar estes aspectos genéticos se encontram em desenvolvimento. Apesar de todo o avanço tecnológico em genotipagem, formas de avaliar interações gene-gene e gene-ambiente ainda são rudimentares.

Referências bibliográficas

Amos CI, de Andrade M. Genetic linkage methods for quantitative traits. *Stat Methods Med Res* 10(1):3-25, 2001.

Balding DJ. A tutorial on statistical methods for population association studies. *Nat Rev Genet*, 7(10):781-791, 2006.

Benjamini Y, Hochberg Y. Controlling the false discovery rate. A practical and powerful approach to multiple testing. *Royal Stat Soc*, 57:289-300, 1995.

Cordell HJ, Clayton DG. Genetic association studies. *Lancet*, 366(9491):1121-1131, 2005.

Devlin B, Roeder K. Genomic control for association studies. *Biometrics*, 55(4):997-1004, 1999.

Haseman JK, Elston RC. The investigation of linkage between a quantitative trait and a marker *locus*. *Behav Genet*, 2(1):3-19, 1972.

Helgason A, Yngvadottir B, Hrafnkelsson B, Gulcher J, Stefansson K. An Icelandic example of the impact of population structure on association studies. *Nat Genet*, 37(1):90-95, 2005.

International HapMap Consortium, T. The International HapMap Project. *Nature*, 426(6968):789-796, 2003.

Need AC, Goldstein DB. Genome-wide tagging for everyone. *Nat Genet*, 38(11):1227-1228, 2006.

Price AL, Patterson NJ, Plenge RM, Weinblatt ME, Shadick NA, Reich D. Principal components analysis corrects for stratification in genome-wide association studies. *Nat Genet*, 38(8):904-909, 2006.

Romero IG, Manica A, Goudet J, Handley LL, Balloux F. How accurate is the current picture of human genetic variation? *Heredity*, 102(2):120-126, 2009.

Salmela E, Lappalainen T, Fransson I, Andersen PM, Dahlman-Wright K, Fiebig A *et al.* Genome-wide analysis of single nucleotide polymorphisms uncovers population structure in Northern Europe. *PLoS One*, 3(10):e3519, 2008.

Shendure J, Ji H. Next-generation DNA sequencing. *Nat Biotechnol*, 26(10):1135-1145, 2008.

Wacholder S, Chanock S, Garcia-Closas M, El Ghormli L, Rothman N. Assessing the probability that a positive report is false: an approach for molecular epidemiology studies. *J Natl Cancer Inst*, 96(6):434-442, 2004.

Wellcome Trust Case Control Consortium, T. Genome-wide association study of 14,000 cases of seven common diseases and 3,000 shared controls. *Nature*, 447(7145):661-678, 2007.

32 Epidemiologia Clínica | Como Empregar Evidências Epidemiológicas na Prática Clínica

Maria Inês Schmidt, Bruce B. Duncan e Antonio Alberto Lopes

Introdução

Decisões clínicas pautadas apenas na lógica do conhecimento em Fisiopatologia ou Farmacologia, sem levar em consideração evidências de pesquisas clínico-epidemiológicas, eram mais comuns até em torno da década de 1960. Isso pode ser explicado pelo fato de que os trabalhos publicados e apresentados em congressos médicos para apoiar decisões clínicas eram, em grande parte, fundamentados em observações não sistematizadas com pequenas amostras de pacientes e em estudos que utilizavam animais de experimentação. Sentia-se, portanto, a necessidade de maior ênfase em informações provenientes de trabalhos bem desenhados para apoiar decisões clínicas.

Na década de 1960, alguns clínicos começaram a discutir a necessidade de desenvolver técnicas para avaliar a avalanche de inovações tecnológicas voltadas para o diagnóstico, tratamento e prevenção. Já ficava claro, na ocasião, que simplesmente mostrar a lógica com base no conhecimento fisiopatológico não era suficiente para responder questões relevantes para os pacientes, como "traz mais benefício do que dano quando aplicado às pessoas", por exemplo. Assim, a preocupação maior era promover uma pesquisa capaz de gerar dados com significado direto aos que tinham (ou viriam a ter) "doença sentida", referidos como "desfechos clinicamente relevantes".

Para avaliar os resultados das inovações voltadas para tratamento, prevenção e diagnóstico, a pesquisa clínica incorporou os desenvolvimentos metodológicos da Epidemiologia, o que foi apropriadamente reconhecido ao ser cunhado o nome de Epidemiologia Clínica a esse novo campo de investigação (Sackett, 1969). Tal como praticada hoje, a Epidemiologia Clínica deve, portanto, ser vista como um ramo da Epidemiologia voltado para o estudo dos determinantes e efeitos das decisões clínicas.

Nos últimos anos, tem crescido o corpo de evidências geradas pelas pesquisas clínico-epidemiológicas. Concomitantemente, tem aumentado o número e a complexidade das opções diagnósticas, terapêuticas e preventivas. Isso passa a exigir do clínico uma análise mais criteriosa das evidências científicas e um maior envolvimento de pacientes e familiares, no sentido de levar em consideração também os valores e preferências para se chegar a uma determinada decisão. Esse cenário renovado aparece como um novo paradigma das práticas e do ensino em medicina, referido como Medicina Baseada em Evidências (MBE), tradução da expressão, em inglês, *Evidence-Based Medicine* (Evidence-Based Medicine Working Group, 1992).

A MBE compreende o uso consciente, explícito e judicioso das melhores evidências disponíveis para a tomada de decisões acerca do cuidado dos pacientes (Sackett, 1996). Essa prática exige mais do que entender a fisiopatologia da doença, ter experiência clínica (pessoal ou do serviço) ou contar com a opinião de peritos (professores, palestrantes de congressos, autores de capítulos de livros-texto bem-conceituados). Implica decisões com base nas melhores evidências disponíveis, sempre que possível, de investigações que avaliam benefícios, riscos e custos.

Embora o termo inicialmente proposto tenha se referido à Medicina, seus conceitos se aplicam à área da saúde de modo geral. As dúvidas que surgem na prática em saúde são os principais estímulos para se buscar novas informações na literatura (Evidence-Based Medicine. A new approach to teaching the practice of medicine, 1992; Strauss, S. E. 2005; Evidence-Based Medicine Working Group, 1992). A prática da saúde com base em evidências requer a integração da experiência com a análise crítica das evidências visando chegar à melhor decisão em saúde. Para tanto, é preciso:

- Identificar problemas relevantes e convertê-los em questões que conduzem a respostas necessárias
- Pesquisar eficientemente fontes de informação para localizar evidências que apoiam as respostas necessárias
- Analisar criticamente a qualidade da evidência, favorecendo ou negando o valor de uma determinada conduta e concluir corretamente quanto ao significado da informação
- Aplicar conclusões da avaliação em situações específicas, visando a melhoria dos cuidados em saúde.

O objetivo deste capítulo é discutir modos de usar o método epidemiológico na busca do melhor benefício para os pacientes, indivíduos acometidos de doenças e problemas de saúde que necessitam de cuidados e se tornam objeto de práticas assistenciais em saúde. Serão discutidos critérios para definir a qualidade da evidência e adotar recomendações diagnósticas, prognósticas e terapêuticas, tomando por base dados de pesquisas clínico-epidemiológicas.

Fontes de evidências: tipos de publicações

Para alcançar o rigor metodológico necessário, a produção de evidências que apoiam o uso de novas tecnologias de saúde passa por vários estágios, desde os mais preliminares – pré-clínicos – até os mais decisivos – experimentos clínicos capazes de expressar o benefício real aos pacientes. Não se espera que um profissional de saúde (ou o chefe de um serviço de saúde) tenha tempo para analisar criticamente os resultados de cada uma dessas pesquisas para cada um dos problemas do dia a dia. Esse trabalho é feito coletivamente em várias instâncias e, depois, é amplamente divulgado em documentos, como revisões sistemáticas, protocolos clínicos, diretrizes etc. A prática da MBE exige o acesso a documentos como esses, planejados para dar respostas às questões levantadas no manejo dos doentes. Nesta seção, descrevemos os tipos de publicações que costumam ser fonte de evidências para decisões clínicas.

Com a evolução do entendimento do processo de integração das evidências que apoiam decisões clínicas e da necessidade de difundir com clareza esse conhecimento aos clínicos, foram desenvolvidos novos tipos de publicações que não existiam há 50 anos. Nesse cenário, os artigos originais continuam sendo fonte importante de informação, pois contêm o relato principal dos resultados de uma pesquisa. No entanto, cada vez mais são utilizadas análises integradas das informações de muitos artigos, como revisões sistemáticas, diretrizes e sistemas de informação clínica, os quais, muitas vezes, equivalem ao eletrônico do livro-texto impresso (McKibbon, 2008).

As necessidades de evidências e a facilidade de sua localização variam entre usuários, lugares e momentos, e cada um desses tipos de publicação traz uma contribuição específica.

Artigos originais

Os artigos originais, particularmente os grandes ensaios clínicos *randomizados* e os estudos observacionais de boa qualidade metodológica representam a fonte primária de informação para embasar decisões clínicas. No entanto, localizar exatamente aqueles artigos originais que serão capazes de responder às perguntas clínicas toma muito tempo e nem sempre é uma tarefa simples. Mesmo com estratégias de busca bem-feitas, pode-se gastar muito tempo e até mesmo perder-se no volume de informações encontradas. Por isso, esses artigos são menos utilizados para responder às questões do dia a dia do clínico atarefado. Quando tempo não for um impedimento, a leitura de artigos originais deve ser considerada, pois possibilita uma análise mais detalhada da evidência em apoio de uma determinada conduta. O conhecimento dos métodos epidemiológicos é fundamental para a análise crítica das fontes originais de evidências e o uso adequado dos resultados em apoio às decisões clínicas.

Revisões sistemáticas

Na revisão sistemática, a unidade de pesquisa é um estudo individual. Tem esse nome por aplicar técnicas específicas, explícitas e reprodutíveis de identificação de pesquisas originais e de abstração de dados da literatura, com o objetivo de evitar ou, ao menos, minimizar vieses capazes de distorcer os resultados. A principal estratégia analítica de revisão sistemática empregada é a metanálise, apresentada no Capítulo 27. Utiliza técnicas estatísticas específicas para estimar uma medida de efeito sumário (p. ex., risco relativo, diferença de médias) a partir das medidas de efeito obtidas em diferentes estudos. Essa análise, ao juntar dados de vários estudos, adquire poder estatístico capaz de detectar diferenças estatisticamente significantes, mais confiáveis para apoiar decisões clínicas.

Sinopses

Várias revistas e portais na internet disponibilizam sinopses sobre estudos relevantes acompanhadas de uma análise crítica para facilitar acesso rápido às novas evidências. Inicialmente criadas para relatar as novidades ou as buscas efetuadas por um serviço ou organização, as bases compiladas das sinopses tornaram-se fontes de informação clínicas importantes para a localização rápida de evidências.

Diretrizes

As diretrizes (*guidelines*) compreendem um conjunto de recomendações clínicas para o manejo de um determinado problema. Em geral, são produzidas por iniciativa de uma agência governamental ou de uma sociedade médica. A complexidade atual da literatura e sua velocidade de mudança geraram, nos últimos anos, uma verdadeira indústria de produção de diretrizes.

Quando apoiadas em resultados de trabalhos originais, como ensaios clínicos e estudos observacionais de boa qualidade e/ou em boas revisões sistemáticas conduzidas adequadamente e isentas de vieses induzidos por interesses comerciais ou corporativistas, as diretrizes constituem importante fonte de evidências para a prática clínica (Choudhry, 2002). Infelizmente, muitas diretrizes não são confiáveis por recomendarem condutas sem explicitar que as intervenções apresentam baixa relação custo-efetividade ou, até mesmo, não são apoiadas por evidências de alta qualidade. Além disso, muitas diretrizes apresentam conflitos de interesse, a exemplo do financiamento pela indústria ou da coordenação por sociedades profissionais que defendem interesses corporativos. Um estudo publicado na revista *Nature* (Taylor, 2005) mostrou que em torno de um terço dos autores de diretrizes nos Estados Unidos tem ligações com a indústria farmacêutica. Frente a esses problemas, um dos livros-texto tradicionais de Medicina Baseada em Evidências (Strauss, 2005) praticamente ignora diretrizes como uma fonte de evidências. Periódicos de elevada qualidade, como o British Medical Journal, têm definido critérios para a publicação de diretrizes.

O portal do *National Guideline Clearinghouse* apresenta resumos detalhados (*Complete Summary*) de diretrizes publicadas em inglês, contendo itens como entidades organizadoras e financiadoras, potenciais conflitos de interesse e a abordagem metodológica utilizada. Os clínicos, portanto, devem avaliar cuidadosamente a qualidade das diretrizes para definir se devem confiar nas recomendações.

Livros-texto e sistemas de informações clínicas

Os livros-texto constituem fonte tradicional para orientar as condutas clínicas e têm a vantagem de apresentar grande densidade de condutas de forma organizada e de fácil acesso quando disponível no local de trabalho. Vários livros-texto (p.ex., *Medicina Ambulatorial: Condutas de Atenção Primária Baseadas em Evidências*, *Evidence-Based Cardiology*, *Evidence-Based Pediatrics and Child Health*, *Evidence-Based Diabetes Care* e *Evidence-Based Gastroenterology and Hepatology*) adequaram-se explicitamente ao paradigma de Medicina Baseada em Evidências, indicando o nível de evidência e/ou a força da recomendação para as condutas. A maior desvantagem dos livros-texto é sua rápida desatualização, especialmente em áreas com maior dinamismo de investigação.

Com a ênfase crescente na prática com base em evidências e o acesso facilitado aos recursos de telecomunicações, têm surgido publicações eletrônicas, com recursos de hipertexto, que permitem rápida atualização de conteúdo e fácil acesso às evidências. Os enfoques são variados, desde os mais abrangentes até os que se limitam à medicina interna ou à atenção primária. Alguns desses sistemas restringem-se a condutas terapêuticas. A densidade de consultas, a facilidade de acesso aos assinantes e a frequente atualização das informações tornam esses recursos fontes de crescente procura.

Análise crítica das evidências

As melhores evidências de pesquisas originais para apoiarem decisões clínicas são derivadas de estudos clínico-epidemiológicos, ou seja, ensaios clínicos randomizados ou estudos observacionais de elevado nível de qualidade. O entendimento dos princípios gerais para leitura crítica de um artigo clínico-epidemiológico torna mais eficiente o processo de avaliação da qualidade da evidência e do uso da informação para apoiar decisões clínicas. Um estudo clínico-epidemiológico é entendido aqui como aquele que avalia desfechos clínicos (ou seus substitutos) nos vários enfoques do processo médico. As variáveis básicas desses estudos são o desfecho de interesse (variável dependente) e um fator em estudo a ele relacionado (variável independente). A especificação dessas variáveis para os vários enfoques de pesquisa é apresentada no Quadro 32.1. Observa-se que há peculiaridades próprias na definição das variáveis em cada um dos enfoques.

A seguir, são apresentados cinco elementos de análise crítica de estudos clínico-epidemiológicos – questão de pesquisa, validade interna, inferência estatística, significância clínico-epidemiológica e aplicabilidade – empregados na leitura de artigos nos vários enfoques. O Quadro 32.2 apresenta um roteiro geral que pode ser empregado nesse tipo de leitura. Roteiros específicos para os diversos enfoques de pesquisa clínica – etiológico (dano), diagnóstico, prognóstico e de intervenção (tratamento e prevenção) – estão amplamente disponíveis em forma impressa (Guyatt, 2008a) e eletrônica.[1]

Quadro 32.1 Fator em estudo e desfecho clínico em alguns enfoques de pesquisa clínico-epidemiológica

Enfoque de pesquisa	Fator em estudo	Desfecho
Etiologia (dano)	Fator de risco para o desenvolvimento da doença	Doença
Diagnóstico	Exame diagnóstico	Doença ou padrão-ouro
Prognóstico	Doença ou fator prognóstico	Evolução da doença
Intervenção	Tratamento ou ação preventiva	Evolução da doença ou prevenção da doença

Quadro 32.2 Esquema proposto para leitura de artigos

	Examine o título, autores, instituição, revista e data.
Questão de pesquisa	1. *Leia a introdução e o resumo.* Qual é o objetivo do estudo? Qual é o enfoque clínico? Qual é o fator em estudo; o desfecho clínico? Qual é a hipótese? Qual é o quadro teórico?
Validade interna	2. *Leia materiais e métodos.* Qual é a população e o delineamento da pesquisa? Houve viés de seleção? E de aferição das variáveis?
Erros sistemáticos	*Examine os resultados (figuras e tabelas e, se necessário, o texto).* Quais são os achados principais? O potencial para confundimento foi controlado?
Inferência estatística	3. Os resultados foram estatisticamente significativos? Se sim, qual é o intervalo de confiança ou p_α? Houve comparações múltiplas? Se não significativos, quais os seus intervalos de confiança ou qual o poder estatístico ($1 - p_\beta$) do estudo?
Significância clínico-epidemiológico	4. A abrangência e a magnitude dos achados têm relevância clínico-epidemiológica?
Validade externa	5. Qual é a capacidade de generalização dos resultados? São válidos para seu contexto de trabalho?
Aplicabilidade	Os resultados são aplicáveis em seu contexto de trabalho?
	6. *Termine a leitura do artigo.* Suas conclusões concordam com as conclusões dos autores?

Questão de pesquisa

O passo inicial na análise de um artigo é identificar o que o autor quis pesquisar, o que realmente pesquisou e se isso atende ao que o leitor está querendo encontrar. Identificados os objetivos e as hipóteses, os mesmos devem ser situados dentro do conhecimento científico vigente, organizando um quadro teórico sobre a questão de investigação. Entende-se por quadro teórico o conjunto de conhecimentos que norteiam o desenvolvimento de um estudo e a interpretação de seus resultados.

A natureza da questão de pesquisa é muito importante para identificar o tipo de estudo mais adequado e aspectos metodológicos que merecem especial atenção. Para questões relacionadas com tratamento ou prevenção, os estudos com base em ensaio clínico *randomizado* ou revisão sistemática de ensaios

[1] Ver principalmente www.cche.net/usersguides/main.asp, www.jamaevidence.com e www.ebmny.org/ebmbib.html.

clínicos são, em geral, os mais adequados. Para responder questões relacionadas com identificação de fatores prognósticos, os estudos prospectivos de coorte, preferencialmente estudos de coorte que incluem pacientes em estágio inicial da doença (*inception cohort*), são os mais adequados. Para responder questões sobre o valor de um teste diagnóstico, deve-se privilegiar estudos que comparem o teste com um padrão-ouro adequado e que avaliem prospectivamente se o diagnóstico mais acurado propiciado pelo teste é capaz de reduzir os desfechos adversos por propiciar o início mais precoce de tratamento efetivo.

Validade

A validade tem dois componentes: a validade interna e a externa. A interna é mais diretamente relacionada com a qualidade metodológica do estudo; diz respeito a erros metodológicos no planejamento, condução da pesquisa, análise dos dados ou divulgação dos resultados. As consequências da validade interna são limitadas ao contexto do trabalho de pesquisa por não refletir corretamente o que ocorre na população accessível (população fonte) para o estudo. Por outro lado, a validade externa diz respeito ao grau com que se pode generalizar os dados do estudo para outras populações.

Os fatores que interferem na validade interna de uma pesquisa científica podem ser classificados como:

- Viés ou erro sistemático
- Efeitos de variáveis não devidamente ajustados em associações investigadas no estudo (que podem ser considerados como vieses de confusão ou como erros de interpretação causal)
- Caso ou erro aleatório.

Viés

Viés (vício, tendenciosidade) é uma diferença sistemática ("erro sistemático") entre os dados obtidos pela pesquisa e os dados verdadeiros na população fonte da pesquisa.

Estudos em seres humanos são muito propensos a vieses, seja pela arbitrariedade dos investigadores na seleção da amostra e aferição das variáveis estudadas, seja pela dificuldade no controle de outros fatores – além do fator em estudo – que podem influenciar no desfecho clínico.

Inúmeras fontes e tipos de vieses têm sido catalogados na literatura médica (Sackett, 1979). O objetivo aqui não é descrever todos os tipos de vieses, mas sistematizá-los em três grupos – vieses de seleção, aferição e confusão –, permitindo melhor caracterização de suas causas, consequências e tratamento metodológico. É comum que um erro sistemático possa ser classificado por mais de um desses três tipos de vieses. Nesses casos, o enquadramento exato pode tornar-se um mero exercício acadêmico. Isso não limita a utilidade do esquema, pois o mais importante é identificar um potencial viés, e, para isso, a classificação é bastante útil.

Responsabilizar um erro sistemático pelos achados de um estudo é, muitas vezes, um mero julgamento do leitor, sem dados empíricos ou testes estatísticos para apoiá-lo. Esse julgamento passa pelas seguintes etapas:

- Identificação de potenciais vieses (p. ex., diferenças sistemáticas entre casos e controles, ou entre um grupo e sua parte correspondente da população de pesquisa que deveria representar)
- Formulação de hipóteses (suposições) sobre como essas diferenças sistemáticas poderiam distorcer os resultados (p. ex., a exclusão de controles que tomavam reserpina poderia explicar a associação encontrada porque...)
- Dedução sobre a direção e a magnitude da distorção e conclusão sobre sua importância (p. ex., os resultados poderiam ser explicados pelos vieses; ou então, mesmo na presença dos vieses, a associação é provavelmente verdadeira).

Vieses de seleção. São aqueles que distorcem os resultados pelo modo dos participantes serem recrutados e/ou dos grupos de comparação serem formados. Pode-se inferir que, devido a esses problemas, a população efetivamente pesquisada não seja representativa da população de pesquisa planejada para o estudo, o que ocasiona distorções nos resultados.

Por exemplo, o Boston Collaborative Drug Surveillance Program (Boston Collaborative Drug Surveillance Program, 1974) estudou a associação entre o uso de reserpina e o desenvolvimento de câncer de mama. O estudo começou pela seleção de casos de câncer de mama e de controles (sem câncer de mama) para depois aferir a taxa de uso prévio de reserpina em cada grupo. Tanto casos como controles foram recrutados de hospitais. Como pacientes com doenças cardiovasculares (e assim com maior probabilidade de usar reserpina) foram excluídos do grupo controle (sem câncer de mama), mas não do grupo de casos, a taxa de uso de reserpina poderia ser maior nos casos. Isso porque, nos controles, a taxa tornou-se artificialmente mais baixa que a da população inicial da pesquisa. Tal estudo poderia concluir, erroneamente, que o uso de reserpina está associado ao câncer de mama, quando um viés de seleção seria o verdadeiro responsável pela associação encontrada.

Em estudos com desfecho prevalente, pode ocorrer um viés de seleção adicional. Como esses estudos são feitos a partir de um corte em determinado ponto ou período no tempo, pode ocorrer o denominado viés de sobrevivência: com o corte, a população efetivamente pesquisada perde sua história prévia, que poderia evidenciar que alguns indivíduos morreram ou migraram, não podendo mais estar disponíveis para a investigação; os casos selecionados serão apenas os casos sobreviventes.

Vieses de aferição ou de informação (medição ou informação). Ocorrem quando as variáveis do estudo são medidas ou informadas erroneamente, distorcendo os resultados. Em estudos analíticos, isso significa que o processo de coleta da informação é sistematicamente diferente nos dois grupos em comparação. Por exemplo, em um estudo de caso-controle sobre a relação entre fumo durante a gravidez e baixo peso ao nascer, se os entrevistadores sabem qual é a hipótese em estudo e quais mães têm crianças de baixo peso ao nascer, a aferição do hábito de fumar na gravidez realizada após o parto poderá sofrer distorções como: entrevistadores podem insistir mais sobre a história do fumo durante a gravidez com os casos do que com os não casos; casos podem informar diferentemente seu hábito de fumar na gravidez, influenciados pela sua situação de caso, isto é, ter hoje um nenê com baixo peso, que poderia ser resultado do fumo prévio. Para minimizar esses problemas, recomenda-se, na medida do possível, que o entrevistado não saiba quem é caso e quem é controle. Entrevistas estruturadas podem minimizar grande parte dessas dificuldades de aferição. Em ensaios clínicos e estudos de coorte, uma importante fonte viés de informação é a perda de seguimento (*loss to follow-up*). Quando indivíduos são perdidos durante o desenvolvimento do estudo poderão estar sendo perdidas informações sobre importantes desfechos. Em um ensaio clínico em que as informações sobre o desfecho são perdidas desproporcionalmente entre os grupos de intervenção importantes distorções podem ocorrer nos resultados. Um ensaio clínico poderia mostrar, por exemplo, uma redução relativa do risco de morte de 20%

relacionada com o tratamento teste quando, na verdade, nenhuma redução seria observada se fosse possível obter informações dos pacientes perdidos de acompanhamento. Isso poderia ocorrer se um percentual de pacientes que faleceram no período do estudo foi muito maior nos pacientes do grupo de tratamento teste que foram perdidos de acompanhamento em comparação com os pacientes do grupo de tratamento teste que permaneceram em acompanhamento.

▸ **Vieses de confusão.** Viés por confusão de efeito de variáveis (confundimento) acontece quando é questionada a comparabilidade dos grupos estudados na análise de uma associação. Isso pode ocorrer quando outras variáveis que produzem o desfecho clínico (fatores de confusão ou confundidores) estão desigualmente distribuídas nos grupos em comparação. O confundimento é, portanto, a conclusão errônea de que o fator em estudo produz o desfecho clínico quando, realmente, o efeito é devido ao fator de confusão, desigualmente distribuído entre os grupos. Por exemplo, vários estudos mostram que pessoas magras têm elevada mortalidade (Andres, 1980). Porém, estudo posterior com achados globais semelhantes, mostrou que as pessoas magras fumavam mais que as de peso médio (Garrison, 1983). Controlando-se estatisticamente o efeito da variável fumo, a maior parte da associação entre baixo peso e mortalidade desapareceu. Esse tratamento estatístico mostra que fumo é uma variável de confusão na associação entre baixo peso e mortalidade. Ressalta-se, contudo, que o confundidor não pode estar na trilha de causalidade entre o fator em estudo e o desfecho, pois nesse caso, seria um fator mediador e não confundidor da associação.

Variáveis potencialmente confundidoras podem ser tratadas na análise dos resultados (análise estratificada, modelos matemáticos etc.) ou no delineamento do estudo (restrição da amostra, randomização e emparelhamento). Pelo exposto, observa-se que o confundimento, além de ser visto como um viés, pode também ser visto como uma questão de interpretação causal das associações do estudo (Szklo, 2006).

Erro aleatório

A avaliação do erro aleatório é expressa em termos probabilísticos, o que pode ser feito por meio de testes estatísticos, que estimam a probabilidade de que os achados encontrados na amostra em estudo tenham ocorrido tão somente pelo acaso. Quando essa possibilidade é remota (probabilidade pequena de erro), a diferença ou associação é dita "estatisticamente significante". Em outras palavras, uma diferença entre grupos em uma determinada medida (p. ex., média) é estatisticamente significante quando a probabilidade é muito pequena de cometer um erro em afirmar que essa diferença existe em uma situação na qual as medidas nos grupos comparados são iguais. Por convenção, define-se que a probabilidade é muito pequena desse tipo de erro (tipo I) quando for menor do que 5%, ou seja, P = 0,05. Quando o teste não mostra significância e a diferença na população realmente existe, fala-se em erro tipo II ou erro beta.

Como mostrado no Quadro 32.3, existem quatro possibilidades de erro/acerto para uma conclusão estatística sobre uma população, formulada a partir dos dados de uma amostra. Em duas dessas possibilidades, a conclusão é incorreta: o teste estatístico mostra significância, quando a diferença na população não existe; ou o teste não mostra significância, quando a diferença na população existe (erro tipo II ou erro beta). Nas outras duas possibilidades, a conclusão está correta: o teste estatístico mostra significância, quando a diferença na população realmente existe; ou o teste estatístico não mostra significância quando a diferença na população realmente não existe.

Quadro 32.3 A relação entre os resultados do teste estatístico na amostra e a verdade na população

	Diferença na população	
Diferença achada na amostra	**Presente**	**Ausente**
Significativa		Erro tipo I ou α
Não significativa	Erro tipo II ou β	

O poder do estudo é a probabilidade complementar do erro tipo II. Se o erro tipo II for 20% o poder será 80%. O poder representa o quanto o estudo é capaz de mostrar, com significância estatística, uma diferença entre grupos ou força de associação de certa magnitude, caso a diferença ou associação esteja presente na população accessível para o estudo. O poder é, geralmente, definido no planejamento do estudo para o cálculo do tamanho amostral como sendo em torno de 80% ou 90%. Muitos resultados não alcançam significância estatística devido ao pequeno poder do estudo.

Antes de iniciar um estudo, o investigador estabelece um limite de erro alfa que está disposto a aceitar (valor alfa). Se, na análise dos dados, a probabilidade de erro alfa (P_α) determinada pelo teste estatístico for menor do que o valor alfa estipulado, diz-se que o resultado é estatisticamente significante. Se a probabilidade encontrada for maior que o valor alfa, diz-se que o resultado não é estatisticamente significante.

Outro método para avaliar a significância estatística, muito comum em Epidemiologia, é a estimativa do intervalo de confiança. Sua vantagem é permitir a avaliação direta da faixa de valores possíveis para uma estimativa, dado o grau de variabilidade indicado pelos dados. Um intervalo de confiança de 95% é equivalente a um valor alfa de 5%, expressando o seguinte: na ausência de vieses, com repetição da pesquisa em múltiplas amostras, o verdadeiro valor da estimativa cairia dentro da faixa estimada de valores em 95% das vezes que o estudo fosse replicado (Rothman, 2008). Medidas de associação com base na razão de duas frequências de doença (risco relativo ou razão de chances) têm significância estatística quando o intervalo de confiança de 95% não inclui o valor 1; por outro lado, um intervalo de confiança que inclui o valor 1 é indicativo de que a associação não alcançou significância estatística para um nível de significância (alfa) de 5%.

Um aspecto importante na crítica da análise estatística de um artigo diz respeito ao número de testes realizados em um determinado estudo. Isso porque, tanto maior o número de comparações feitas, maior a chance de que uma delas seja estatisticamente significante, tão somente pelo acaso (tanto maior o número de vezes que um pescador joga o anzol na água, maior sua chance de pescar um peixe; mesmo sem saber pescar, pode acabar conseguindo um peixe!). Assim, frente a um resultado estatisticamente significante, em meio a comparações múltiplas, a interpretação deve ser feita com cautela, muitas vezes exigindo menor margem de erro.

Em estudos com resultados não significantes, pode-se estimar a probabilidade de que o resultado negativo tenha ocorrido tão somente pelo acaso (neste caso, o P_β). Costuma-se expressar essa probabilidade pelo seu complemento ($1 - P_\beta$), o chamado poder estatístico, ou sensibilidade do estudo para detectar um resultado positivo, estatisticamente significante. Quando o poder é pequeno, conclui-se que o estudo não tem sensibilidade suficiente para detectar um resultado significante.

É importante ainda questionar se a escolha dos testes estatísticos usados pelos autores foi adequada. Para tanto, é preciso conhecer seus pressupostos e saber em que situações de pesquisa eles são melhor aplicáveis.

Significância clínico-epidemiológica

Os achados de um estudo, mesmo quando válidos e estatisticamente significantes, podem não ser relevantes no plano aplicado das ações de saúde. Por exemplo: uma vacina que protege contra a cólera por apenas 3 meses (dados válidos e estatisticamente significantes), em princípio, não é clinicamente relevante. A significância clínico-epidemiológica, portanto, diz respeito ao impacto que os resultados produziriam se aplicados na prática. Vários indicadores têm sido desenvolvidos para avaliar esse impacto nos vários enfoques de pesquisa clínico-epidemiológica.

Aplicabilidade

No presente contexto, aplicabilidade se refere ao uso dos resultados de uma pesquisa clínico-epidemiológica para apoiar decisões clínicas. O componente mais importante da aplicabilidade é a validade externa. Para julgar a validade externa de um estudo é preciso, antes de tudo, avaliar a validade interna. Se os resultados não são explicados por vieses e são estatisticamente significantes, o leitor pode avaliar, a partir do quadro teórico, se os resultados seriam válidos também para seus pacientes ou sua comunidade. Por exemplo, é possível que fatores étnicos ou climáticos, ou então a forma de apresentação clínica de uma população externa modifiquem a associação em questão, tornando os resultados do estudo irrelevantes para esse outro contexto.

No entanto, é preciso bom senso nesses julgamentos: nem rejeitar nem aceitar todos os estudos fora do contexto específico de trabalho. Considerando dificuldades e custos da produção científica, é inviável reproduzir pesquisas para todos os contextos. Duas situações podem levar à rejeição dos resultados de um estudo unicamente por questões de validade externa: quando a aplicabilidade dos achados é de pequena relevância, de modo que o prejuízo de uma rejeição errônea seria pequeno; quando há uma justificativa, deduzida pelo quadro teórico, para os resultados não serem válidos no contexto externo. Neste último caso, está indicada a reprodução da pesquisa no contexto externo, especialmente quando a questão é relevante para essa comunidade.

Ressalta-se, contudo, que, mesmo com validade externa aceitável, os resultados de um estudo podem não ser aplicáveis localmente por questões de ordem prática, como para efeitos, disponibilidade do teste ou do tratamento, alto custo, aceitabilidade étnico-cultural, ou infra-estrutura técnica inadequada.

Prática em saúde com base em evidências

A prática do uso consciente, explícito e judicioso das melhores evidências atualmente disponíveis para a tomada de decisões exige um constante e autocrítico perguntar-responder. Quando as incertezas sobre uma determinada conduta justificam a busca de mais informações, essa busca geralmente segue os passos enumerados no Quadro 32.4, desenvolvidos a seguir.

Quadro 32.4 Passos na prática da saúde com base em evidências

1. Formulando boas questões clínicas: converter a necessidade de informação (sobre diagnóstico, tratamento, prevenção etc.) em questão padronizada que possa ser efetivamente respondida
2. Localizando as evidências: pesquisar a literatura em busca das melhores evidências para responder à questão formulada
3. Analisando criticamente as evidências: analisar criticamente os estudos para sumarizar a força da recomendação que pode ser feita e a qualidade das evidências que a apoiam
4. Aplicando as evidências no contexto prático: tomar a decisão integrando as evidências com a situação específica do paciente.

Formulando boas questões

Estima-se que o atendimento de pacientes gera de cinco a seis questões por médico por turno trabalhado (Sackett, 2000). Uma fração importante delas são questões diretas sobre como proceder no manejo clínico dos pacientes. Identificada uma dúvida que requer esclarecimento, é útil formulá-la como uma questão padronizada, orientadora das palavras-chave a serem utilizadas na busca de evidências (Guyatt, 2008b). Isso significa que ela deverá explicitar três elementos principais, que geram a sigla PPR: o Problema, o Preditor (fator em estudo) e a Resposta (desfecho clínico) (Lopes, 2000). Muitas vezes, pode ser útil adicionar um "filtro clínico", composto por termos que ajudam localizar as evidências clinicamente mais relevantes. A questão padronizada é frequentemente apresentada com os 4 elementos caracterizados pela sigla PICO (*Patient, Intervention, Control e Outcome*; Paciente, Intervenção, Controle e Desfecho), mas, em geral, não há vantagem em especificar todos os 4 elementos.

Nas questões terapêuticas, o preditor é o tratamento proposto. Um exemplo de formulação da questão poderia ser: em pacientes com neuropatia diabética, a duloxetina reduz a dor?

No enfoque diagnóstico, o preditor é o teste diagnóstico e a resposta é a doença (ou padrão-ouro). Um exemplo de formulação da questão poderia ser: a oftalmoscopia direta normal, feita por um clínico, afasta o diagnóstico de retinopatia diabética proliferativa em pacientes com diabetes?

Localizando evidências

A revolução da informática e das telecomunicações tornou o processo eletrônico de localização das evidências cada vez mais ágil e simples. As ferramentas necessárias são um computador com acesso à internet, de preferência com conexão rápida, e um mínimo de experiência de uso. Ferramentas como um *notebook* com acesso *wireless* ou um modem 3G, ou mesmo um telefone com acesso à internet estão tornando cada vez mais prático o acesso às evidências no momento e local das decisões clínicas.

O Quadro 32.5 lista os principais endereços eletrônicos de portais gratuitos que disponibilizam evidências. Há também portais que disponibilizam livros-texto de forma gratuita (http://www.freebooks4doctors.com/) ou comercialmente (www.mdconsult.com/).

Artigos originais

Para identificar artigos originais, recomenda-se o portal PubMed da *U.S. National Library of Medicine*, que dá acesso gratuito ao Medline, principal banco de títulos e resumos de artigos da área médica. Para buscar artigos nesse portal (e em outros), é necessário transformar os elementos da pergunta

Quadro 32.5 Portais gratuitos recomendados para a localização de evidências para embasar condutas clínicas

Portal	URL
Artigos originais	
Resumos	
PubMed (Medline)	www.pubmed.gov
Texto integral	
Capes (acesso restrito a certas instituições)	www.periodicos.capes.gov.br
SciELO	www.scielo.org/php/index.php
BIREME (SCAD)	http://scad.bvs.br/php/index.php
Revisões sistemáticas	
Cochrane Collaboration	http://cochrane.bvsalud.org/portal/
Sinopses	
Revisões sistemáticas, avaliações econômicas e avaliações de tecnologias em saúde	
Center for Reviews and Dissemination	www.crd.york.ac.uk/crdweb/
. . . Bandolier	http://www.medicine.ox.ac.uk/bandolier/index.html
Diretrizes	
National Guideline Clearinghouse	www.guidelines.gov
HSTAT (Health Services Technology Assessment Text)	http://text.nlm.nih.gov
U.K. National Electronic Library for Health	www.library.nhs.uk/guidance/
Projeto Diretrizes (AMB)	www.projetodiretrizes.org.br/
Buscas integradas	
SumSearch	http://sumsearch.uthscsa.edu/
TRIP Database	www.tripdatabase.com
BVS Portal de evidências	http://evidences.bvsalud.org/php/index.php?lang=pt

formulada em termos de busca (palavras-chave). Esses termos podem ser colocados diretamente na caixa de busca principal do PubMed, que busca, automaticamente, não apenas a palavra, mas também artigos indexados com termos MeSH (*Medical Subject Headings* – termos indexadores de assuntos) associados a essa palavra. Além disso, o portal oferece várias alternativas para facilitar a busca, dentre eles: *Limits* (limitadores de busca); a ferramenta *Clinical Queries*; listas de citações semelhantes àquelas identificadas na busca; e destaques para artigos de revisão e para publicações disponíveis gratuitamente em texto integral.

Para captar apenas artigos de maior relevância para a prática clínica, podem-se adicionar alguns limitadores, por exemplo, tipo de publicação (ensaio clínico randomizado, metanálise etc.) e faixa etária de interesse, o que pode ser feito por meio da ferramenta *Limits*, do PubMed. A janela *Clinical Queries*, orientada ao apoio de decisões clínicas, permite a aplicação de filtros metodológicos específicos para cada um dos enfoques – terapia, diagnóstico (com opção para busca separada de regras de predição clínica – *Clinical Prediction Guides*), prognóstico e etiologia.

A qualidade na apresentação dos resumos, disponíveis via PubMed, permite hoje o esclarecimento de muitas dúvidas apenas pelo resumo. Quando é necessário acessar o texto integral do artigo, deve-se identificar se a revista fornece cópia eletrônica de seus artigos. O PubMed fornece um *link* de acesso junto ao resumo quando o texto integral é disponível eletronicamente. A maioria das revistas exige assinatura ou pagamento para fornecer a cópia eletrônica do artigo. Alguns oferecem texto integral gratuitamente. Nesse contexto, destacam-se várias revistas brasileiras, apresentando seus artigos disponíveis integralmente, sem senha, pelo portal SciELO, que é produto da cooperação entre a FAPESP (Fundação de Amparo à Pesquisa do Estado de São Paulo) e a BIREME (Centro Latino-Americano e do Caribe de Informação em Ciências da Saúde). Ele tem crescido nos últimos anos, incluindo também revistas de vários outros países.

Várias instituições e sociedades compram acesso a conjuntos de revistas. Por exemplo, usuários das instituições de ensino superior federais têm acesso, pelo portal Periódicos CAPES, a um grande número de revistas. Cada vez mais essas publicações oferecem o artigo, texto-integral, após algum período. Com a crescente força do movimento *Open Access*, publicações de pesquisas com financiamento público, por exemplo, as financiadas pelos National Institutes of Health, dos EUA, precisam ser disponibilizadas em forma integral logo após sua publicação.

Quando o artigo não está disponível eletronicamente, o serviço SCAD da BIREME é, em geral, a melhor opção para sua aquisição. Por meio desse serviço, artigos podem ser encomendados eletronicamente e recebidos por correio, fax ou e-mail. O próprio PubMed pode ser configurado para solicitar diretamente à BIREME a compra de cópias de artigos.

Revisões sistemáticas

Resumos de revisões sistemáticas podem ser buscadas a partir da ferramenta *Clinical Queries* do PubMed. Metanálises podem ser buscadas na caixa de busca principal do portal, com uso da ferramenta *Limits*, escolhendo *Meta-analysis* para tipo de publicação desejado. Outra fonte para revisões sistemáticas sobre terapêutica ou prevenção é a biblioteca da Cochrane Collaboration – organização não governamental, apresentada no Capítulo 27. As bases da biblioteca Cochrane, inclusive as revisões em texto integral, podem ser acessadas gratuitamente de qualquer computador conectado à internet em território brasileiro.

Sinopses

O ACP Journal Club rastreia a literatura de medicina interna, detectando artigos recentes de maior relevância, e sumarizando-os com breve resumo e comentário crítico. Criou um modelo de publicações de sinopses sumarizando os achados de artigos recentes com avaliação crítica que é, agora, aplicado em várias especialidades (http://www.nyam.org/fellows/ebhc/eb_publications.html). Exemplos de portais não associados a revistas que apresentam sinopses relevantes para a prática de medicina incluem *Essential Evidence Plus* (www.essentialevidenceplus.com/), antes chamada de InfoPOEMs, um portal pago; e *Bandolier*, financiado pelo *National Health System* do Reino Unido, que é gratuito. As bases do *Center for Reviews and Dissemination* (DARE, NHS EED e HTA), que relatam estudos de revisão sistemática, análise econômica e avaliação de tecnologias em saúde, respectivamente, formam outro conjunto importante de sinopses, com *links* para as publicações originais.

Diretrizes

Diretrizes podem ser obtidas de diversas fontes, incluindo as páginas de várias sociedades profissionais. Uma fonte que armazena diretrizes (em inglês) de várias partes do mundo é o *National Guideline Clearinghouse* (NGC), do governo norte-americano. O NGC fornece duas formas de resumo de cada diretriz listada: a sumária e a completa. A forma sumária apresenta os tópicos abordados e as recomendações principais das diretrizes. O resumo detalhado (*Complete Summary*) oferece ainda informações que permitem avaliar aspectos metodológicos e potenciais vieses (p. ex., se as diretrizes foram construídas a partir de uma revisão sistemática). Várias entidades internacionais estão empenhadas na geração de diretrizes produzidas explicitamente dentro do paradigma da Medicina Baseada em Evidências. Um portal para acessá-las é o National Electronic Library for Health do National Health System (NHS), embora elas também sejam localizáveis pelo National Guideline Clearinghouse. A National Electronic Library for Health também fornece as diretrizes e as revisões de evidências subjacentes, do National Institute for Health and Clinical Excellence (NICE), instância principal do NHS responsável pelas avaliações de tecnologias em saúde. No Brasil, o Projeto Diretrizes, da Associação Médica Brasileira, fornece revisões atualizadas de sociedades médicas.

Sistemas de informações clínicas

Esses recursos permitem maior agilidade para localizar a informação necessária, mas não são gratuitos. Dentre os mais conhecidos estão o UpToDate (www.uptodate.com/); o PIER (http://pier.acponline.org/), do American College of Physicians; e o Clinical Evidence (http://clinicalevidence.bmj.com/), esse último sumarizando questões terapêuticas, principalmente a partir das revisões sistemáticas da Cochrane Collaboration. Mais recentemente, sugiram três adicionais – DynaMed (www.ebscohost.com/dynamed/); Best Practice (http://bestpractice.bmj.com) e EBM *Guidelines* (http://ebmg.wiley.com/).

Buscas integradas

Um endereço prático é o SumSearch, que permite busca integrada e gratuita de diretrizes, revisões sistemáticas e artigos originais, entre outros. Como o PubMed, apresenta filtros para a busca de artigos em enfoques clínicos específicos para identificar somente aquelas de maior utilidade. Dentro da lógica de que, havendo diretrizes adequadas e atualizadas, não é necessário buscar revisões sistemáticas e, havendo uma revisão sistemática boa e atualizada, não é necessário buscar artigos originais, o SumSearch pode ser um meio prático para localização de evidências de interesse clínico. O portal permite o uso de palavras-chave via MeSH *terms* e buscas com múltiplas palavras-chave. O Trip Database é outro mecanismo de busca integrada de evidências, que rastreia grande número de portais. Recentemente, a Biblioteca Virtual da Saúde (BSV) da BIREME, construiu um portal de evidências, que permite acesso em português a vários outros portais de evidências.

Analisando criticamente as evidências

Considerando as peculiaridades metodológicas dos vários enfoques clínicos e das várias especialidades médicas, além do número cada vez maior de artigos relevantes publicados regularmente, hoje é tarefa quase impossível uma mesma pessoa avaliar criticamente cada um desses artigos. Por isso indicamos, na seção anterior, muitos recursos que fornecem orientações clínicas pautadas na análise crítica da literatura. É importante destacar que a avaliação de diretrizes extrapola questões técnicas, englobando também questões sobre a representatividade dos diversos atores sociais no grupo que formulou as diretrizes, e a isenção de conflitos de interesse.

As fichas apresentadas no Quadro 32.6, para revisões sistemáticas, e no Quadro 32.7, para diretrizes, podem ser usadas para avaliar a qualidade dessas publicações. Os quesitos para diretrizes indicados no Quadro 32.7 foram desenvolvidos pela Colaboração AGREE (http://www.agreetrust.org/), uma rede internacional de pesquisadores e formuladores de políticas de saúde que buscam melhorar a qualidade e a efetividade das diretrizes, estabelecendo um quadro comum para seu desenvolvimento, difusão e avaliação.

Quadro 32.6 Critérios metodológicos para avaliação crítica de revisões sistemáticas nos enfoques de terapia e prevenção

- A revisão é de ensaios clínicos randomizados com desfechos clínicos relevantes?
- Os métodos de localização de artigos captaram todos os ensaios relevantes? São atuais, incorporando evidências recentes? A possibilidade de viés de publicação foi avaliada?
- A determinação dos efeitos da intervenção foi feita de maneira objetiva e reprodutível?
- Houve homogeneidade entre artigos em termos de magnitude e de direção do efeito?
- A magnitude do efeito da terapia era estatisticamente significativa?
- A magnitude do efeito da terapia era clinicamente relevante?
- A abrangência dos efeitos demonstrada (em termos de benefícios, efeitos colaterais e custos) permite uma avaliação sobre os benefícios e/ou danos reais da intervenção na prática?
- Os resultados podem ser generalizados ao seu paciente? Qual seria a magnitude dos potenciais benefícios/danos para ele?

Quadro 32.7 Critérios metodológicos da Colaboração AGREE (http://www.agreetrust.org/) para avaliação crítica de diretrizes

Âmbito e finalidade
1. O(s) objetivo(s) global(is) das diretrizes estão especificamente descrito(s).
2. A(s) questão(ões) de saúde coberta(s) pelas diretrizes estão especificamente descrita(s).
3. A população (pacientes, público etc.) a quem as diretrizes se destinam está especificamente descrita.

Envolvimento das partes interessadas
4. O grupo que desenvolveu as diretrizes inclui profissionais de todas as áreas pertinentes.
5. Os pontos de vista e preferências da população alvo (pacientes, público etc.) foram considerados.
6. Os usuários das diretrizes estão claramente definidos.

Rigor de desenvolvimento
7. Metodologia sistematizada foi utilizada para localizar as evidências.
8. Os critérios para seleção das evidências estão claramente descritos.
9. Os pontos fortes e limitações do conjunto de evidências estão claramente descritos.
10. Os métodos utilizados para a formulação das recomendações estão claramente descritos.
11. Na formulação das recomendações foram levados em consideração benefícios de saúde, efeitos colaterais e riscos.
12. Existe um elo explícito entre as recomendações e a evidência que as apoia.
13. As diretrizes foram submetidas a uma revisão por peritos externos antes de sua publicação.
14. O procedimento para atualização das diretrizes foi informado.

Clareza
15. As recomendações são específicas e não ambíguas.
16. As diferentes alternativas de abordagem da doença ou problema de saúde estão claramente apresentadas.
17. As recomendações chave são facilmente identificáveis.

Aplicabilidade
18. As diretrizes descrevem fatores facilitadores e barreiras para a aplicação das recomendações.
19. As diretrizes fornecem orientações e/ou ferramentas sobre como incorporar as recomendações na prática.
20. Os recursos necessários para aplicação das recomendações foram considerados.
21. As diretrizes apresentam critérios para monitoramento e/ou auditoria.

Independência editorial
22. O ponto da vista do financiador não influenciou o conteúdo das diretrizes.
23. Potenciais conflitos de interesse dos membros do grupo que desenvolveu as diretrizes foram registrados e abordados.

Outra rede para promoção de diretrizes clínicas é a Guideline International Network (GIN; http://www.g-i-n.net), uma associação sem fins lucrativos, iniciada em 2002, que agrega hoje elaboradores de diretrizes de mais de 30 países. Diretrizes em espanhol e português podem ser localizadas pela Rede Iberoamericana GPC (Guías para la Calidad de la Asistencia Sanitária) (http://www.iberoamericanagpc.org/).

O esquema para avaliação de diretrizes apresentado no Quadro 32.7 pode ser utilizado também para avaliar bases de sinopses e sistemas de informações clínicas.

Sistema GRADE

Parte importante na formulação de recomendações clínicas é a capacidade de comunicar, de maneira sucinta, o benefício (ou dano) de uma intervenção, ou procedimento diagnóstico, e a qualidade das evidências que apoiam a avaliação desse benefício. Para tanto, foram desenvolvidos dezenas de esquemas para expressar a força da recomendação e a qualidade das evidências. Detalhamos um desses esquemas, o sistema GRADE (*Grading of Recommendations, Assessment, Development and Evaluation*) (Guyatt, 2008a; Guyatt, 2008b; Guyatt, 2008c; Guyatt, 2008d; Schunemann, 2008a).[2]

Comparado com outros esquemas, o GRADE define de uma forma mais clara e objetiva a *força* (grau) da recomendação para se adotar uma determinada conduta e a *qualidade* (nível) da evidência científica que apoia a recomendação. A força da recomendação expressa a ênfase que é dada para que seja adotada ou rejeitada uma determinada conduta, considerando tanto potenciais vantagens (benefícios) quanto desvantagens. Entende-se como vantagens resultados benéficos, como melhora da qualidade de vida, aumento da sobrevida e redução dos custos com a adoção da conduta. As potenciais desvantagens da conduta podem estar relacionadas com os riscos de efeitos adversos, a carga psicológica para o paciente e os familiares e os custos para a sociedade. A relação entre vantagens e desvantagens determina a força da recomendação. Como mostrado no Quadro 32.8, a força da recomendação GRADE pode ser classificada em apenas dois níveis: forte e fraco (Guyatt, 2008a). Fatores importantes para determinar a força da recomendação são: a importância dos desfechos, a magnitude absoluta do benefício (considerando-se o risco relativo e o risco basal) e a qualidade da evidência. Outros fatores que podem pesar na força da recomendação são os custos e riscos da terapia e as preferências dos pacientes.

O nível de evidência define a qualidade científica da informação usada em apoio a uma determinada recomendação. É importante definir o nível de qualidade das evidências, uma vez que as fontes primárias de informação variam amplamente em sua qualidade científica. No sistema GRADE, a qualidade da evidência tem sido classificada em quatro níveis (Guyatt, 2008c): alto, moderado, baixo e muito baixo, conforme mostrado no Quadro 32.9. É importante observar, no entanto, que tem sido verificada uma tendência para simplificar a classificação do nível ou qualidade da evidência combinando o nível baixo e o muito baixo em um único nível (Guyatt, 2008e; Schunemann, 2008b; Guyatt, 2006).

O ponto de partida para definir a qualidade da evidência é o desenho do estudo, com ensaios clínicos randomizados iniciando como nível de evidência alto e estudos observacionais mais fortes, como estudos de coorte, como nível baixo. No entanto, conforme mostrado no Quadro 32.9, o sistema GRADE não se baseia apenas no desenho para definir o nível da evidência: estudos com limitações metodológicas baixam o nível; estudos com elementos adicionais de qualidade elevam. Aspectos que podem reduzir o nível de evidência são limitações metodológicas dos estudos, inconsistência nos resultados, evidência apenas indireta, imprecisão e viés de publicação.

Em termos de limitações metodológicas, cada desenho é mais ou menos suscetível a determinadas fontes de vieses, sendo, portanto, necessária uma análise detalhada da metodologia de cada estudo para se definir a qualidade da evidência. Além do mais, para se fazer uma recomendação é necessário, em geral, considerar um conjunto de trabalhos. Assim, para definir o nível de evidência, os estudos selecionados devem ser criteriosamente avaliados quanto às potenciais influências de fatores que comprometam sua qualidade científica.

A inconsistência (heterogeneidade) de resultados é outra razão para reduzir o nível de evidência. É particularmente preocupante quando as estimativas de efeito não seguem a mesma direção entre os estudos, ou seja, alguns estudos suge-

[2] Conferir no URL: www.gradeworkinggroup.org/

Quadro 32.8 Graus de recomendação de acordo com a classificação GRADE

Grau	Definicão	Exemplo	Justificativa
1. Forte	As vantagens de uma dada conduta claramente suplantam as desvantagens; ou então, as desvantagens claramente suplantam as vantagens.	Isotretinoína não deve ser utilizada por mulheres em idade fértil sem uso de método seguro de anticoncepção.	Apesar da isotretinoína ser efetiva para o tratamento de acne, é inequívoco o seu alto potencial de teratogenicidade. É contraindicada em mulheres em risco de gestação.
2. Fraco	Há um certo grau de incerteza sobre a relação entre vantagens e desvantagens de uma dada conduta.	O uso de corticosteroides em dose baixa está indicado em pacientes internados por sepse grave.	Sepse grave é uma condição de alta mortalidade. O uso intravenoso de baixa dose de corticosteroides é seguro e de baixo custo. Contudo as evidências existentes ainda deixam incertezas sobre sua efetividade.

Quadro 32.9 Qualidade da evidência no sistema GRADE

Qualidade da evidência*	Definição	Fonte da evidência
Alta	É muito improvável que trabalhos adicionais irão modificar a confiança na estimativa do efeito	Ensaios clínicos randomizados com grupos paralelos, com controles adequados, bem conduzidos e achados consistentes. Em algumas situações, estudos observacionais (estudos de coorte e mais raramente, estudos de caso- controle) bem conduzidos, cujos resultados mostram efeitos muito fortes de intervenções terapêuticas que não podem ser explicados por potenciais vieses.
Moderada	Trabalhos futuros poderão modificar a nossa confiança na estimativa de efeito podendo, inclusive, modificar a estimativa	Ensaios clínicos randomizados com limitações leves, como problemas na condução, fonte indireta de evidência, imprecisão e inconsistência dos resultados. Estudos observacionais, quando relatam benefício forte em delineamento sem viés.
Baixa*	Trabalhos futuros (particularmente ensaios com melhor qualidade metodológica) muito provavelmente terão um importante impacto na nossa confiança na estimativa de efeito	Ensaios clínicos randomizados com limitações importantes, como problemas na condução, fonte indireta de evidência (p. ex., desfechos substitutos não validados), imprecisão e inconsistência dos resultados. Estudos observacionais, mais especificamente estudos de coorte e caso-controle.
Muito baixa*	Qualquer estimativa de efeito deve ser vista como incerta	Ensaios com graves problemas metodológicos. Estudos observacionais não controlados e observações clínicas não sistematizadas, por exemplo, relato de casos e série de casos.

* Existe a sugestão para combinar baixa e muito baixa em um único nível. (Guyatt, Cook, Jaeschke, Pauker & Schunemann, 2008; Schunemann, Cook & Guyatt, 2008; Guyatt *et al.*, 2006)

rem efeito benéfico e outros sugerem ausência de benefício ou efeito maléfico da intervenção. Uma análise criteriosa da metodologia pode identificar possíveis razões para a variação dos resultados entre os estudos. Diferença nas características dos pacientes (p. ex., idade, gravidade da doença, comorbidades associadas) é um dos fatores que frequentemente contribuem para variações de resultados do efeito de intervenções entre estudos.

A evidência é considerada indireta quando os resultados do(s) estudo(s) não estão diretamente relacionados com a questão sendo analisada. Um exemplo de evidência indireta relacionado à população-alvo é o uso de resultados observados em pacientes com diabetes melito tipo 1 para apoiar recomendação sobre o uso de inibidor de enzima de conversão da angiotensina (IECA) para reduzir a progressão da doença renal crônica em pacientes com diabetes melito tipo 2. Outro exemplo, relacionado ao desfecho, é quando a recomendação toma por base estudos com desfechos intermediários ou substitutos, como no caso da redução da concentração de A1C (hemoglobina glicada), em lugar de um desfecho clinicamente relevante, como redução do risco de doença cardiovascular ou morte por qualquer causa. As evidências de ensaios clínicos randomizados com desfechos substitutos, chamados, às vezes, de estudos fisiológicos, são geralmente classificadas como sendo de baixa qualidade.

A imprecisão na estimativa corresponde a uma maior probabilidade de ocorrência de erro aleatório, sendo decorrente de amostra pequena ou de pequeno número de eventos nos estudos, influenciando na amplitude dos intervalos de confiança. A imprecisão dos resultados prejudica a qualidade da evidência pela incerteza na magnitude do benefício ou do risco da intervenção.

Por último, outro fator que reduz a qualidade da evidência é o viés de publicação, a tendência em se publicar os resultados de estudos que mostram um efeito benéfico de uma determinada intervenção. A possibilidade de viés de publicação deve ser considerada particularmente alta quando os resultados que favorecem um determinado tratamento são provenientes de pequenos estudos financiados pela indústria farmacêutica (Suzuki, 2008).

Resultados de estudos observacionais podem apoiar decisões clínicas, particularmente quando faltam ensaios clínicos voltados para responder determinadas questões. Estudos de coorte e de caso-controle, em algumas circunstâncias, podem ser adequados para apoiar recomendações terapêuticas. Embora o nível de evidência inicie como baixo, pode aumentar de acordo com aspectos da pesquisa. Por exemplo, quando a magnitude da associação é muito grande e a estimativa é altamente precisa – e na ausência de vieses, o nível de evidência pode ser alto. Outras situações que contribuem para aumentar o nível de evidência de estudos observacionais são aquelas em que se demonstra um gradiente dose-resposta e quando os vieses identificados diminuem o tamanho da associação encontrada (aproximam o RR ao valor de 1).

O sistema GRADE pode ser útil também para fazer recomendações sobre testes diagnósticos (incluindo sinais, sintomas, exames de imagem e exames laboratoriais) ou estratégias diagnósticas (uso de um grupo de testes na avaliação de um determinado problema). Infelizmente os estudos sobre testes diagnósticos ou estratégias diagnósticas, de modo geral, não são desenvolvidos para avaliar o impacto dos resultados corretos (verdadeiros positivos e negativos) e dos resultados falsos (falsos positivos e negativos) na prevenção de eventos adversos clinicamente relevantes. Como esses estudos são raros ou inexistentes, a análise da importância de cada teste depende da validade da premissa de que os resultados fornecidos pelo teste contribuem no final para melhorar o prognóstico. Isto significa que não é suficiente a demonstração que o teste tem acurácia diagnóstica para mostrar que é valido do ponto de vista da aplicação clínica (Schunemann, 2008a). A qualidade de evidência de estudos de testes diagnósticos ou estratégias diagnósticas depende, portanto, dos seus efeitos no prognóstico dos pacientes. Para que o uso de um teste diagnóstico melhore o prognóstico, deve existir um tratamento efetivo para aqueles diagnosticados como portadores da doença.

No sistema GRADE, a avaliação da qualidade de evidência de estudos sobre teste diagnóstico ou estratégia diagnóstica começa pelo desenho de estudo. Considerando a falta de estudos para comparar diretamente testes diagnósticos quanto à prevenção de eventos clinicamente relevantes, o sistema GRADE atribui inicialmente um nível alto aos estudos observacionais (exceto aqueles com espectro reduzido da doença). A definição final da força da evidência dependerá da avaliação adicional dos seguintes fatores relacionados com a validade do estudo:

- Presença de vieses
- Impacto esperado dos resultados verdadeiros e falsos em desfechos relevantes para os pacientes
- Diferenças e similaridades entre as populações-alvo dos estudos e da população-alvo das recomendações
- A influência da experiência de quem realiza o teste nos resultados observados no estudo
- A existência de comparação direta entre os testes de interesse em lugar de comparação separada de cada teste com o padrão-ouro em diferentes estudos
- A precisão da estimativa de acordo com a amplitude do intervalo de confiança das medidas de acurácia
- Probabilidade de viés de publicação.

A força da recomendação sobre testes diagnósticos ou abordagens diagnósticas depende do balanço entre o que se espera de benefícios e de malefícios em decorrência dos resultados verdadeiros e falsos. Outros fatores que influenciam a força da recomendação são a qualidade da evidência, os custos, os valores e preferências dos pacientes com relação aos próprios testes e aos riscos de eventos adversos.

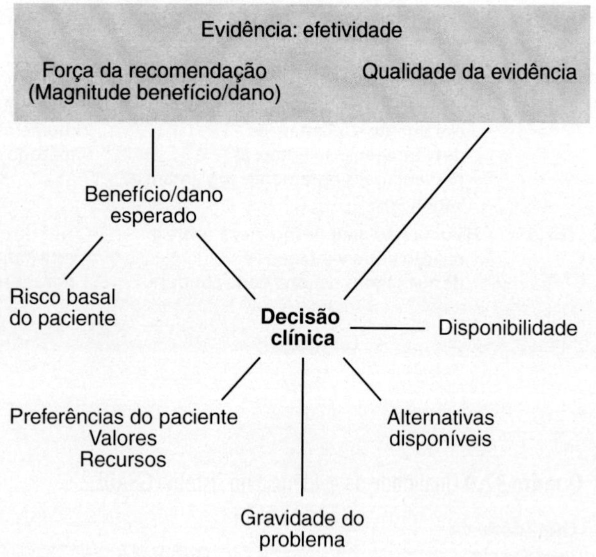

Figura 32.1 Análise da força de recomendação e da qualidade da evidência adequadas a uma realidade específica.

Aplicando as evidências no contexto prático

É importante ressaltar que a prática de saúde com base em evidências não substitui o raciocínio integral do profissional da saúde por uma abordagem do tipo "livro de receitas". Contrariamente, estimula a avaliação crítica na escolha das alternativas que ampliem benefícios e minimizem riscos para as pessoas. Identificadas e avaliadas as evidências, elas precisam ser integradas à situação específica – uma habilidade que se desenvolve na medida em que cresce a experiência no manejo dessas situações. Mesmo quando a força da recomendação para uma determinada conduta é definida como forte e a qualidade da evidência é considerada alta, deve-se sempre avaliar criticamente sua adequação para uma realidade específica (Norheim, 1999), como ilustrada na Figura 32.1.

A cautela em adotar recomendações no contexto local deve ser maior quando as realidades socioeconômicas e culturais são muito diferentes. Recomendações sobre intervenções de alto custo podem levar a distorções financeiras graves, privando o sistema de disponibilizar intervenções mais custo-efetivas e de maior alcance populacional. É importante julgar o limite do que foi considerado custo-efetivo no país em que a recomendação foi realizada, pois tal limite difere conforme a renda *per capita* do país.

Prática institucional com base em evidências

A complexidade das análises que subsidiam as decisões e a importância da racionalidade na escolha de opções diagnósticas e terapêuticas tem motivado a incorporação do paradigma da medicina com base em evidências na prática institucional de sistemas de saúde (Muir Gray, 2002; Heller, 2005). No entanto, é quase impossível um clínico fazer sozinho as análises críticas necessárias para sua tomada de decisões. Por isso, e especialmente quando as atividades clínicas são exercidas dentro de um sistema público de saúde, as decisões também fazem parte do campo da Saúde Pública Baseada em Evidências. Importante vertente desse processo institucional é a avaliação de tecnologias em saúde (ATS), que visa fornecer aos tomadores de decisão uma análise da efetividade de condutas, em contexto maior, incluindo as implicações econômicas, ambientais, sociais, políticas e legais para a sociedade. (Ver os capítulos Epidemiologia e Economia da Saúde e Epidemiologia e Avaliação Tecnológica em Saúde)

No âmbito local, hospitais e serviços de saúde que adotam uma prática pautada em evidências podem desenvolver protocolos assistenciais com base em evidências e adequados ao seu contexto. Ao aplicarem as melhores evidências sobre efetividade e custo-efetividade, levam em conta os recursos disponíveis, as preferências pessoais e institucionais. Nesse processo, não é necessário duplicar a análise crítica da evidência sobre efetividade e custo-efetividade se elas já foram adequadamente realizadas em avaliações internacionais e nacionais.

O processo de desenvolvimento de uma decisão institucional sobre uma conduta clínica é semelhante àquele sobre a decisão clínica ilustrado na Figura 32.1. No entanto, no lugar da disponibilidade, são feitas considerações sobre custo, custo-efetividade e recursos institucionais; no lugar das preferências do paciente, são levadas em conta preferências institucionais. Se pode ser difícil para o profissional da saúde perceber a relevância direta de uma razão de custo-efetividade para seu paciente, é mais fácil para um gestor ver a utilidade para sua instituição. Ela é a base racional para definir que condutas disponibilizar dentre as inúmeras que competem pelos recursos fixos da instituição. Seu uso correto pode evitar distorções causadas pelo emprego inadequado de condutas de alto custo e baixa efetividade.

O papel institucional, contudo, vai além dessas decisões e ações. Engloba também a viabilização da tecnologia envolvida e vai até a adesão do paciente. Por falhas nos múltiplos aspectos desse processo, estima-se que uma intervenção efetiva possa ter apenas 20% de chance de impactar a saúde dos pacientes (Glasziou, 2005). Por essa razão, mecanismos de melhoria de qualidade que estimulem ativamente a mudança de conduta dentro de uma prática institucional com base em evidências são essenciais, pois a simples disponibilidade de sumários das evidências não garante sua efetiva incorporação.

Técnicas para estimular práticas efetivas têm sido avaliadas favoravelmente por ensaios clínicos. Dentre elas, citam-se discussões individuais entre profissionais da saúde e peritos, estágios docente-assistenciais, alertas e lembretes computadorizados, orientações por profissionais da saúde de liderança e auditorias com retroalimentação direcionadas a práticas específicas. Restrições na prescrição de certos remédios e até mesmo incentivos financeiros também fazem parte dessa lista. Para que essas técnicas sejam efetivas, tem sido recomendado que façam parte de projetos institucionais formais de melhoria de qualidade (Cook, 2008).

Nascem, com isso, as novas disciplinas de efetividade clínica e governança clínica (*clinical governance*). Embora possa parecer uma simples invasão no direito individual de praticar o melhor julgamento clínico, esse processo é inevitável na realidade atual. É importante a participação do profissional da saúde nas decisões institucionais para garantir a excelência das condutas estabelecidas.

Considerações finais

Tradicionalmente, o diagnóstico e a escolha de tratamentos para um paciente apoiavam-se basicamente no que se sabia sobre a fisiopatologia da doença e a farmacologia dos medicamentos, como a farmacodinâmica e farmocinética. Conhecimento de Anatomia, Farmacologia, Fisiologia, Patologia, Psicologia, Fisiopatologia e Propedêutica fazem parte do alicerce de quem se propõe a diagnosticar, prevenir, tratar e cuidar, de forma integral, da saúde das pessoas. No entanto, para responder às inúmeras dúvidas e questões voltadas para identificar ações e intervenções que levem ao máximo de benefícios com o mínimo de riscos, o profissional de saúde necessita ir além do conhecimento dessas disciplinas.

Isoladamente, o conhecimento delas não permite identificar com segurança qual é o melhor tratamento a ser oferecido para um determinado paciente ou a abordagem diagnóstica que poderá lhe propiciar o melhor prognóstico. Tomando por base apenas o conhecimento propiciado por essas disciplinas para apoiar as ações em saúde, diversas condutas que, hoje, são consideradas benéficas para a saúde das pessoas não seriam adotadas.

Vejamos um exemplo: apesar de diversos estudos clínicos bem feitos mostrarem que diuréticos tiazídicos são benéficos para tratar a grande maioria dos hipertensos, até o momento não entendemos exatamente o seu mecanismo de ação anti-hipertensiva. Durante muito tempo foi dito que os diuréticos tiazídicos poderiam ser maléficos para hipertensos por provocarem dislipidemia e aumentarem a resistência à ação da insulina. Essa afirmação tomava por base resultados de estudos realizados em animais de experimentação. Contrário a esse pensamento, tem sido mostrado que diuréticos tiazídicos, quando usados em doses adequadas, são benéficos, inclusive, para reduzir eventos cardiovasculares adversos em diabéticos (ALLHAT Officers and Coordinators for the ALLHAT Collaborative Research Group, 2002).

Tomando por base apenas conhecimentos da Farmacologia e Fisiopatologia, recomendava-se evitar o uso de betabloqueadores em pacientes com insuficiência cardíaca. A justificativa era que os betabloqueadores pioravam a insuficiência cardíaca por reduzirem a força de contração muscular do coração. Os estudos voltados para eventos clínicos relevantes para os pacientes mostram que o uso de betabloqueador está associado com o aumento da sobrevida de pacientes com insuficiência cardíaca (Packer, 2001). Hoje, o uso de betabloqueadores, como carvedilol, tem sido fortemente recomendado para o tratamento da insuficiência cardíaca.

Sem dispor de informações seguras quanto aos efeitos das intervenções na ocorrência de eventos clinicamente relevantes, o clínico contava, na sua experiência, com casos similares como fonte das evidências necessárias para escolher o tratamento que considerava mais adequado para o paciente. Hoje, a multiplicidade de intervenções, cada uma delas com diferentes potenciais de benefício e risco, além da variação nos custos, passa a exigir respostas mais seguras. A prática em saúde, seja ela exercida por médicos ou outros profissionais, exige constante atualização e busca de respostas para questões que emergem ao se cuidar de pessoas.

Além da experiência clínica e dos conhecimentos da fisiopatologia da doença e farmacologia de medicamentos, o clínico passa a necessitar mais dos resultados de investigações em seres humanos sobre o efeito de intervenções na ocorrência de eventos clinicamente relevantes. O clínico moderno, tanto quanto outros profissionais de saúde, torna-se cada vez mais exigente na qualidade das pesquisas que oferecem suporte para suas decisões.

Como vimos neste Capítulo, é importante a existência de pesquisas que forneçam evidências sobre benefícios, riscos e custos associados com as intervenções. Dentre outros aspectos, essas pesquisas se caracterizam por apresentarem hipóteses definidas *a priori*; medidas padronizadas; desfechos clínicos relevantes; e busca ativa de participantes que não retornam aos serviços de saúde para reduzir o viés por perda de seguimento. Outros capítulos deste volume tratam, em detalhes, de cada uma dessas importantes questões que, de modo sistemático e abrangente, conformam o importante campo de aplicação científica, metodológica e tecnológica da Epidemiologia Clínica.

Referências bibliográficas

ALLHAT Officers and Coordinators for the ALLHAT Collaborative Research Group. Major outcomes in high-risk hypertensive patients randomized to angiotensin-converting enzyme inhibitor or calcium channel blocker vs diuretic: The Antihypertensive and Lipid-Lowering Treatment to Prevent Heart Attack Trial (ALLHAT). *JAMA 2002,* Dec 18; 288(23):2.981-97.

Andres R. Effect of obesity on total mortality. *International Journal Obesity* 1980;4:381-6.

Boston Collaborative Drug Surveillance Program. Reserpine and breast cancer. *Lancet* 1974; ii: 669-71.

Choudhry NK, Stelfox HT, Detsky AS. Relationships between authors of clinical practice guidelines and the pharmaceutical industry. *JAMA 2002,* Feb 6;287(5):612-7.

Cook DJ, Wall RJ, Foy R, Akl EA, Guyatt G, Schunemann HJ *et al.* Changing behavior to apply best evidence in practice. *In*: Guyatt G, Rennie D, Meade MO, Cook DJ (editors). *Users' Guides to the Medical Literature A Manual for Evidence-Based Clinical Practice.* 2a ed., New York: McGraw Hill Medical; 2008. p. 721-42.

Evidence-Based Medicine Working Group. Evidence-based medicine. A new approach to teaching the practice of medicine. *JAMA 1992* Nov 4; 268(17):2.420-5.

Evidence-based medicine. A new approach to teaching the practice of medicine. *JAMA 1992* Nov 4;268(17):2420-5.

Garrison RJ, Feinleib M, Castelli WP, McNamara PM. Cigarette smoking as a confounder of the relationship between relative weight and long-term mortality: the Framingham Heart Study. *JAMA* 1983;249(16):2199-203.

Glasziou P, Haynes B. The paths from research to improved health outcomes. *Evid Based Nurs* 2005 Apr;8(2):36-8.

Guyatt G, Gutterman D, Baumann MH, Addrizzo-Harris D, Hylek EM, Phillips B *et al.* Grading strength of recommendations and quality of evidence in clinical guidelines: report from an american college of chest physicians task force. *Chest* 2006 Jan; 129(1):174-81.

Guyatt G, Meade MO, Richardson WS, Jaeschke R. What is the question. *In*: Guyatt G, Rennie D, Meade MO, Cook DJ (editors). *Users' Guides to the Medical Literature.* 2a ed. New York: McGraw Hill Medical; 2008b. p. 17-28.

Guyatt G, Rennie D, Meade MO, Cook DJ. *Users' guides to the medical literature: a manual for evidence-based clinical practice.* 2a ed. New York: McGraw Hill Medical; 2008a.

Guyatt GH, Cook DJ, Jaeschke R, Pauker SG, Schunemann HJ. Grades of recommendation for antithrombotic agents: American College of Chest Physicians Evidence-Based Clinical Practice Guidelines (8th Edition). *Chest* 2008 June;133(6 Suppl):123S-31S.

Guyatt GH, Oxman AD, Kunz R, Falck-Ytter Y, Vist GE, Liberati A *et al.* Going from evidence to recommendations. *BMJ* 2008 May 10b; 336(7652): 1.049-51.

Guyatt GH, Oxman AD, Kunz R, Jaeschke R, Helfand M, Liberati A *et al.* Incorporating considerations of resources use into grading recommendations. *BMJ* 2008 May 24d;336(7654):1170-3.

Guyatt GH, Oxman AD, Kunz R, Vist GE, Falck-Ytter Y, Schunemann HJ. What is "quality of evidence" and why is it important to clinicians? *BMJ* 2008 May 3c;336(7651):995-8.

Guyatt GH, Oxman AD, Vist GE, Kunz R, Falck-Ytter Y, Alonso-Coello P *et al.* GRADE: an emerging consensus on rating quality of evidence and strength of recommendations. *BMJ* 2008 Apr 26a; 336(7650): 924-6.

Heller R. *Evidence for Population Health.* Oxford: Oxford University Press; 2005.

Lopes AA. Evidence-based medicine: the art of applying scientific knowledge in clinical practice. *Rev Assoc Med Bras* 2000 Jul; 46(3): 285-8.

McKibbon A, Wyer P, Jaeschke R, Hunt D. Finding the evidence. *In*: Guyatt G, Rennie D, Meade MO, Cook DJ (editors). *Users' Guides to the Medical Literature.* 2a ed. New York: McGraw Hill Medical; 2008. p. 29-58.

Muir Gray JA. *Evidence-based health care, how to make health policy and management decisions.* London: Churchill Livingstone; 2002.

Norheim OF. Healthcare rationing-are additional criteria needed for assessing evidence based clinical practice guidelines? *BMJ* 1999 Nov 27; 319(7222):1.426-9.

Packer M, Coats AJ, Fowler MB, Katus HA, Krum H, Mohacsi P *et al.* Effect of carvedilol on survival in severe chronic heart failure. *N Engl J Med* 2001 May 31; 344(22):1.651-8.

Rothman KJ, Greenland S, Lash TL. *Modern Epidemiology.* 3ª ed. Philadelphia: Lippincott-Raven; 2008.

Sackett DL, Rosenberg WM, Gray JA, Haynes RB, Richardson WS. Evidence based medicine: what it is and what it isn't. *BMJ* 1996 Jan 13; 312(7023): 71-2.

Sackett DL, Strauss SE, Richardson WS, Haynes RB. *Evidence Based Medicine, How to Practice and Teach EBM.* Edinburgh: Churchill Livingstone; 2000.

Sackett DL. Bias in analytic research. *J Chronic Dis* 1979; 32(1-2):51-63.

Sackett DL. Clinical epidemiology. *Am J Epidemiol* 1969 Feb; 89(2):125-8.

Schunemann HJ, Cook D, Guyatt G. Methodology for antithrombotic and thrombolytic therapy guideline development: American College of Chest Physicians Evidence-based Clinical Practice Guidelines (8th Edition). *Chest* 2008 Jun;133(6 Suppl):113S-22S.

Schunemann HJ, Oxman AD, Brozek J, Glasziou P, Jaeschke R, Vist GE *et al.* Grading quality of evidence and strength of recommendations for diagnostic tests and strategies. *BMJ* 2008 May 17a;336(7653):1106-10.

Strauss SE, Richardson WS, Glasziou P, Haynes BR. *Evidence-Based Medicine: How to Practice and Teach EBM.* 3a ed. Edinburgh: Churchill Livingstone; 2005.

Suzuki A, Kenmochi T, Maruyama M, Saigo K, Akutsu N, Iwashita C *et al.* Evaluation of quality of life after simultaneous pancreas and kidney transplantation from living donors using short form 36. *Transplant Proc* 2008 Oct; 40(8):2.565-7.

Szklo M, Nieto FJ. *Epidemiology, beyond the basics.* 2ª ed. Boston: Jones and Bartlett; 2006.

Taylor R, Giles J. Cash interests taint drug advice. Nature 2005 Oct 20;437(7062):1070-1.

33 Epidemiologia Ambiental

Rita F. Rego e Maurício L. Barreto

Introdução

Para os propósitos deste capítulo, o ambiente será definido como espaço ou contexto de atuação de fatores exógenos aos seres humanos que afetam os seus padrões de saúde e de doença. Por sua vez, a **Epidemiologia Ambiental** é o estudo da distribuição de eventos relacionados com o estado de saúde em populações humanas que tenham na sua determinação fatores ambientais, sejam eles físicos, biológicos ou químicos (Rothman, 1993), assim como fatores políticos, econômicos, sociais ou culturais, que facilitam ou dificultam o contato humano com aqueles fatores ambientais (Hertz-Picciotto, 2008). A Epidemiologia Ambiental enfatiza a ideia de que, a partir da identificação e do conhecimento de como atua esse complexo conjunto de fatores, medidas de prevenção e proteção podem ser concebidas e a saúde das populações humanas pode ser mais adequadamente promovida e protegida.

Observa-se um crescimento cada vez maior da atuação da Epidemiologia Ambiental. Originalmente, a saúde ambiental focalizava um conjunto mais limitado de fatores, que incluía agentes biológicos (patogênicos) e outros, como água, sistema de esgoto sanitário, disposição de lixo, condições ambientais dos domicílios e manuseio de alimentos. Nos países desenvolvidos, melhorias nas condições de saneamento do meio e em outras tecnologias para tratamento e prevenção têm reduzido a carga global de doenças associadas a agentes biológicos, embora continue sendo esse um importante foco da Epidemiologia Ambiental em países em desenvolvimento. Por outro lado, a intensificação do progresso tecnológico e industrial cria novos produtos, em muito dos quais se verifica potencial patogênico. Isso estimula maior abrangência da Epidemiologia Ambiental que se expande, passando a enfocar os efeitos na saúde causados por agentes físicos e químicos (radiações, metais pesados, compostos orgânicos voláteis, pesticidas, dentre outros).

Assim, na atualidade, dentre os temas abordados nessa área da Epidemiologia, temos: hormônios adicionados à alimentação animal, fontes de emissão de gases industriais e por veículos a motor, resíduos de pesticidas em alimentos e em fontes de abastecimento de água, depósitos de resíduos perigosos, potenciais efeitos das irradiações de telefones celulares etc. Devemos ainda destacar os subsídios dos estudos em Epidemiologia Ambiental para a definição de marcos regulatórios, na promoção de justiça ambiental, na elucidação de eventos, como catástrofes (queimadas, guerras, enchentes, tsunamis, furacões, terremotos), e nos esforços para traçar cenários futuros sobre os efeitos das mudanças climáticas na saúde.

A relação entre ambiente e saúde humana tem sido observada por séculos. Hipócrates (460 a 377 a.C.), em seus escritos sobre ar, águas e lugares, já descrevia a conexão entre doenças e condições ambientais, especialmente em relação à água e às estações do ano. Os textos hipocráticos estabelecem elos entre a natureza, climas e ventos e a ocorrência das doenças (Czeresnia, 2001). Um dos mais clássicos estudos em Epidemiologia Ambiental é um ensaio sobre a causa da endemia de cólica em Devonshire, publicado por George Baker em 1767. Nesse estudo Baker conclui que a causa da cólica que afetava os bebedores de cidra não era a bebida, mas o abundante uso de chumbo na preparação da bebida (Baker, 1767; OPAS, 1988).

Outro estudo clássico revelou a relação do flúor na água com a cárie dentária. A investigação foi publicada em 1938 (Dean, 1937; OPAS, 1988). Examinando 236 crianças abaixo de 9 anos, o autor verificou alta prevalência de crianças livres de cárie dentária residentes em comunidades com exposição contínua a água de consumo com alto teor de flúor, em comparação a crianças residentes em comunidades expostas a água com baixo teor desse elemento. Esse estudo tornou visível a importância do uso do flúor na água como fator de proteção à cárie dentária no mundo (Dean, 1938; OPAS, 1988).

Na década de 1960 houve um rápido crescimento na aplicação da Epidemiologia às condições ambientais, principalmente na investigação de doenças ocupacionais. A ênfase era sobre a poluição atmosférica, contaminantes da água, utilização de pesticidas, metais pesados e evolução das doenças crônicas como câncer. Em períodos recentes, a Epidemiologia Ambiental vem acumulando conhecimentos relevantes, os quais foram incorporados na formulação de políticas e de marcos regulatórios promovendo avanços na saúde humana e redução de poluentes e contaminantes no ar, água e solo. Entretanto, nas últimas décadas, o foco nos mecanismos moleculares de muitos desses processos tem direcionado as ações para os fatores de suscetibilidade e exposição individual, o que tem preocupado alguns autores que temem a perda da perspectiva populacional e, portanto, genuinamente epidemiológica, na causalidade e na consequente prevenção de doenças (Pekkanen & Pearce, 2001).

Vivemos hoje um momento em que, no âmbito internacional, crescem as preocupações ambientais, dentre as quais se incluem aquecimento global, condições meteorológicas extremas, poluentes químicos que comprometem o abastecimento alimentar e contaminam os mananciais de abastecimento de água, situações essas que já afetam ou que têm grande potencial de afetar a saúde e o bem-estar e, no extremo, as próprias condições de sobrevivência no nosso planeta (Merrill, 2008; McMichael, 1993; McMichael, Wilkinson *et al.*, 2008). Portanto, não é por acaso que a Epidemiologia Ambiental vem assumindo um papel decisivo na construção da agenda global de sustentabilidade ambiental, na perspectiva da saúde e da equidade (O'Neill, McMichael *et al.*, 2007; McMichael, Wilkinson *et al.*, 2008). Por exemplo, a Epidemiologia Ambiental vem contribuindo com conhecimentos científicos necessários para o alcance das Metas do Milênio (Quadro 33.1), um pacto internacional coordenado pelas Nações Unidas contendo um conjunto de objetivos a serem alcançados até 2015, entre as quais se incluem a sustentabilidade ambiental, especialmente a integridade ecológica, e a justiça ambiental global, integrado esse pacto em um esforço de redução das desigualdades sociais (Soskolne, Butler *et al.*, 2007).

A presença e a magnitude de determinada exposição podem ser objeto de restrições legais ou ser influenciadas por pressões de natureza política, econômica ou social. As implicações dos estudos em Epidemiologia Ambiental têm, frequentemente, repercussões imediatas, servindo como argumentos para as políticas regulatórias e para as decisões relacionadas com a justiça ambiental (Hertz-Picciotto & Brunekreef, 2001; Jamieson & Wartenberg, 2001; Ezzati, 2003; Wing, Horton *et al.*, 2008).

Quadro 33.1 Metas do milênio

"Um Plano Global para Alcançar os Objetivos de Desenvolvimento do Milênio" foi concebido, em janeiro de 2005, pelas Nações Unidas, com ações concretas para que o mundo reverta o quadro de pobreza, fome e doenças que afetam bilhões de pessoas. O Plano Global propõe soluções diretas para que os Objetivos de Desenvolvimento do Milênio sejam alcançados até 2015. O mundo já dispõe da tecnologia e do conhecimento para resolver a maioria dos problemas enfrentados pelos países pobres. O Plano Global do Projeto do Milênio apresenta recomendações para que isso seja feito tanto em países pobres quanto em países ricos.

Os objetivos do milênio

1. Erradicar a pobreza e a fome
2. Atingir o ensino básico universal
3. Promover a igualdade entre sexos e autonomia das mulheres
4. Reduzir a mortalidade infantil
5. Melhorar a saúde materna
6. Combater o HIV/AIDS, malária e outras doenças
7. Garantir a sustentabilidade ambiental
8. Estabelecer uma parceria mundial para o desenvolvimento

O projeto tem trabalhado com países em desenvolvimento, ajudando a identificar: necessidade de acesso a serviços de saúde, as crianças que necessitam de imunização, professores necessários em cada distrito, quantas bombas de água devem ser instaladas, entre outros. Cada país deve alcançar as metas até 2015. Apoiado por exemplos testados e comprovados acerca do que já funciona no combate às muitas faces da pobreza, o Plano Global recomenda meios concretos para o avanço dos ODM no mundo e esboça como os compromissos de ajuda dos países doadores podem auxiliar no alcance dos Objetivos de Desenvolvimento do Milênio.

PNUD, Programa das Nações Unidas para o Desenvolvimento. Objetivos do Desenvolvimento do Milênio http://www.pnud.org.br/odm/ acesso em 16 de julho de 2009.

Neste capítulo são apresentados, em primeiro lugar, conceitos básicos, usos e relevância da Epidemiologia Ambiental. Em segundo lugar, discutimos as principais questões metodológicas desse campo, com ênfase nos problemas inerentes à mensuração das exposições, especificidades dos desenhos de estudo, métodos e análise. Em terceiro lugar, avaliamos os principais campos de aplicação da Epidemiologia Ambiental, tais como: poluição atmosférica, contaminação da água, contaminação do solo e de alimentos e mudanças climáticas.

Especificidades metodológicas da Epidemiologia Ambiental

Com a crescente multiplicidade e complexidade das exposições estudadas na Epidemiologia, há crescente interesse em princípios e métodos de medição da exposição, bem como na precisão da medição de riscos específicos. Dentre as razões para essa complexidade estão: a teoria da multicausalidade na ocorrência das doenças; o intervalo entre o início e a cessação da exposição até o aparecimento da doença, que é mais frequentemente medido em anos que em dias, semanas ou meses; o agente da doença que pode não deixar um indicador mensurável da exposição passada; além de uma gama considerável de exposições complexas, tais como fatores da dieta, metabólicos e psicossociais.

Em Epidemiologia, a palavra exposição é um termo muito amplo usado para designar qualquer um dos atributos de um sujeito ou de qualquer agente que pode ser causa, fator de risco ou preditor do desfecho em estudo. A exposição em longo prazo engloba: agentes que podem provocar efeitos fisiológicos (p. ex., alimentos como determinantes do crescimento do corpo); agentes que podem causar a doença ou proteger dela; fatores do hospedeiro, quer exclusivamente genéticos ou resultantes da interação entre genética e medidas de fatores ambientais, demográficos e psicossociais, tais como *status* socioeconômico.

Mensuração da exposição em Epidemiologia Ambiental

Em qualquer estudo epidemiológico, o investigador tem o desafio de medir ou estimar magnitude, frequência e duração da exposição aos potenciais fatores de risco. A qualidade dessa etapa é um dos determinantes mais críticos da validade de um estudo epidemiológico e pode ser uma fonte de viés, se esse estudo não for realizado adequadamente. A existência de dados sobre a exposição ou os métodos disponíveis para sua mensuração terão forte influência na escolha do desenho de estudo. O estudo do efeito de múltiplas exposições na saúde humana deve ser contemplado, sem desconsiderar os efeitos sinérgicos e antagônicos das variáveis de exposição.

Em geral, é difícil medir a exposição em Epidemiologia Ambiental, por diversas razões, entre as quais destacamos:

- os agentes causais de interesse são diversos e frequentemente fazem parte de compostos complexos, como pesticidas, solventes, partículas atmosféricas etc.
- comportamentos e hábitos humanos podem alterar a exposição, na medida em que a exposição pode ocorrer pela ingestão (alimentos e líquidos), por inalação, através da pele etc.
- a resposta individual ou populacional a uma dada exposição é variável, particularmente em situação de níveis

baixos de exposição, na medida em que ela varia com suscetibilidade, genética, idade, presença de doenças crônicas, entre outras.

Tudo isso torna mais difícil a dosagem da exposição efetiva e requer o uso de técnicas diversas (questionários, instrumentos para mensurações químicas ou físicas etc.), todas com alto grau de precisão, sensibilidade e especificidade.

A complexidade de muitas dessas questões requer a integração de conhecimentos de Química, Física, Toxicologia, Geografia, Estatística e outras ciências (Hatch & Thomas, 1993; Nieuwenhuijsen, 2005). A quantificação da medida ou dose de exposição pode ser realizada de maneira direta (p. ex., medidas quantificadas no indivíduo ou pela distância da residência) ou indireta (p. ex., estimativa da quantidade de água ou de alimentos ingeridos em determinado tempo). Os métodos de avaliação de exposição podem ser diretos (p. ex., marcadores biológicos) ou indiretos (p. ex., questionário, prontuários). As fontes de dados e os instrumentos para medir a exposição podem incluir:

- bases de dados sobre venda ou uso de produtos (p. ex., pesticidas)
- entrevistas, questionários e diários estruturados
- mensuração no meio externo ou macroambiente (p. ex., níveis de cloro nos reservatórios da companhia de abastecimento de água)
- medidas pessoais ou no microambiente (p. ex., concentração de monóxido de carbono no domicílio)
- doses individuais (p. ex., uso monitores individuais de ar)
- medidas de concentração em tecido humano ou de metabólitos (p. ex., chumbo no sangue)
- marcadores biológicos (p. ex., cotinina medida no sangue, saliva ou urina para exposição ambiental a cigarro).

Assim, a exposição pode ser medida usando-se instrumentos sofisticados, ou inferidos a partir de bases de dados ou questionários e entrevistas. As variáveis ordinais são capazes de gerar medidas de avaliação dose-resposta; entretanto, o uso das variáveis contínuas para a quantificação de uma exposição é preferida, principalmente quando deve servir de parâmetro para a elaboração de medidas de natureza regulatória (EPA, 2004).

O adequado estudo de uma associação causal requer identificação da natureza do potencial fator de risco em foco (exposição biológica, física ou química), bem como medida da sua intensidade e duração. Vale ressaltar que, para construção de um sólido corpo de evidências que caracterize uma exposição como relevante, frequentemente faz-se necessário utilizar ampla gama de desenhos de estudo provenientes da Epidemiologia e de outras disciplinas. Por exemplo, a toxicologia constitui uma disciplina que tem importante interface com a Epidemiologia Ambiental, uma vez que muitas hipóteses são geradas pela experimentação em animais realizada por toxicologistas, mas que necessitam de investigações epidemiológicas para o estabelecimento da relevância desses achados em seres humanos, assim como para determinar as doses que causam danos. Em outra direção, algumas vezes a associação epidemiológica é relatada, mas a plausibilidade biológica pode ser questionada até que estudos experimentais sejam realizados e os mecanismos patogênicos sejam esclarecidos.

Os mesmos cuidados para a coleta de dados e mensuração da exposição devem ser utilizados para a mensuração do desfecho. Deve ser bem estabelecido o que se define como caso. Essa definição pode ser feita por critério clínico, laboratorial, epidemiológico, entre outros. O mesmo critério deve ser utilizado para todos os participantes do estudo, de forma consistente, buscando evitar vieses.

Desenhos de estudo em Epidemiologia Ambiental

A Epidemiologia Ambiental utiliza todos os desenhos de estudo frequentemente utilizados na Epidemiologia (coorte, corte transversal, caso-controle, ecológicos, intervenções comunitárias randomizadas e não randomizadas). Entretanto, especificidades no campo de estudo da Epidemiologia Ambiental têm gerado avanços metodológicos que se traduzem em tipos mais específicos de desenhos, como, por exemplo, desenhos caso-controle com duplo estágio (Elston *et al.*, 2007) e estudos de caso-cruzado (*case-crossover*) (Maclure, 1991).

Os estudos caso-controle com duplo estágio são utilizados para investigar doenças raras com exposições raras (Hanley *et al.*, 2005; Martel *et al.*, 2009). Nesse tipo de estudo, exposição e desfecho são determinados em amostras grandes, porém as covariáveis, em geral confundidoras, são mensuradas em uma subamostra. A principal vantagem desse tipo de desenho está na redução dos custos na coleta de dados, uma vez que o levantamento de alguns potenciais fatores de risco, cuja obtenção pode ser mais custosa ou demorada, é realizado apenas em uma subamostra de sujeitos selecionados no primeiro estágio. A despeito das vantagens, esse desenho de estudo tem sido ainda pouco utilizado na literatura (Hanley *et al.*, 2005). Um exemplo interessante e bem descrito desse desenho refere-se aos determinantes da incidência de asma em crianças. Para alcançar os objetivos de verificar efeitos independentes dos fatores determinantes para a ocorrência de asma em crianças até 10 anos, Martel *et al.* (2009) conduziram um estudo caso-controle em duplo estágio, aninhado a uma coorte de 26.265 crianças nascidas entre 1990 e 2002 no Canadá. A coorte foi gerada a partir de diferentes bases de dados naquele país, de onde foi possível derivar medidas sobre o desfecho e algumas covariáveis importantes. No primeiro estágio, para cada caso (crianças com asma) identificado foram selecionados 20 controles, gerando 5.226 casos e 104.520 controles. No segundo estágio, foram selecionadas uma subamostra de casos (1.785) e uma de controles (2.019) para os quais foi enviado um questionário para obtenção das variáveis consideradas relevantes. Os cálculos finais de *odds ratios* foram derivados do estágio 2, porém balanceados e expandidos para o estágio 1. Esse estudo permitiu a identificação dos determinantes da asma na infância entre 47 preditores avaliados nos períodos pré-natal, perinatal e na infância (Martel *et al.*, 2009).

O desenho de estudo de caso-controle denominado *case-crossover* envolve apenas casos e foi proposto e aplicado pela primeira vez por Maclure (1991). Serve para estimar efeitos transitórios de exposições intermitentes em doenças agudas. Para cada ocorrência de um caso, a situação da exposição no período exatamente precedente ao evento é comparada com a exposição da mesma pessoa em um ou mais período-controle ou referente (em que o sujeito não está doente). Isso facilita o controle de fatores de confundimento, uma vez que as características dos indivíduos não variáveis com o tempo são totalmente controladas. Esse tipo de desenho pode ser usado para eventos recorrentes (p. ex., episódios de asma, diarreia etc.) ou para exposições transitórias, como, por exemplo, em estudos focados no efeito da poluição atmosférica na saúde (Maclure, 1991; Kunzli & Schindler, 2005; Lu & Zeger, 2007).

Os estudos ecológicos, descritos detalhadamente em outro capítulo deste livro, são particularmente muito utilizados em Epidemiologia Ambiental. São estudos observacionais em que a unidade de análise é um agrupamento de indivíduos. Geralmente são descritivos, mas podem ser analíticos se a hipótese a ser testada é formulada na fase de preparação do estudo. Para melhor compreensão dos estudos ecológicos, é importante levar em consideração alguns aspectos relevantes sobre medidas de variáveis, análise utilizada e inferências possíveis de serem derivadas (Morgenstern & Thomas, 1993).

Análise de dados e métodos estatísticos em Epidemiologia Ambiental

A descrição exaustiva dos métodos de análise empregados na Epidemiologia é complexa e encontra-se em outros capítulos deste livro. Nesta sessão, trataremos de alguns aspectos relevantes para a pesquisa em Epidemiologia Ambiental. Os métodos estatísticos utilizados em Epidemiologia Ambiental não diferem daqueles empregados para qualquer estudo epidemiológico. Entretanto, pela especificidade das variáveis empregadas, as técnicas de análise de dados agregados e de análise espacial são requeridas mais frequentemente para esses estudos, merecendo, portanto, destaque neste capítulo. Ressalte-se que, embora os problemas na Epidemiologia Ambiental necessitem de respostas fundamentalmente no campo metodológico, muitas vezes requerem o desenvolvimento de fundamentos teóricos, que, não raramente, se associam a preocupações éticas e filosóficas.

A variabilidade dos possíveis desenhos de estudo em Epidemiologia Ambiental já antecipa a complexidade das análises nesse campo. Uma breve revisão de métodos de análise de dados para identificação e quantificação das associações entre exposições ambientais e desfechos de saúde foi realizada por Prentice & Thomas (1993). Nesse artigo são descritos métodos para análise dos dados de acordo com os desenhos de estudo, enfatizando temas que necessitam de investigação mais aprofundada. Especialmente, observam-se novas e promissoras ferramentas (sistemas de informação geográfica e marcadores genéticos), porém são necessários avanços nos métodos para avaliação da exposição e análise de dados agregados (ecológico) (Hatch & Thomas, 1993; Prentice & Thomas, 1993). Merecem destaque os modelos bayesianos, frequentemente requisitados na Epidemiologia Ambiental (Berhane & Molitor, 2008). Talvez a mais importante demanda no campo da análise de dados em Epidemiologia Ambiental seja o desenvolvimento de métodos para controlar erros ocorridos nas medidas de exposição. Os esforços que visam à concepção e utilização de estudos de validação são particularmente úteis, tais como estudos para documentar âmbito e magnitude dos erros de medida.

Outro aspecto importante diz respeito à necessidade de melhores métodos para a condução e análise de dados de estudos agregados (ecológicos), que atualmente contam com Sistemas de Informação Geográfica (Yang, Vounatsou *et al.*, 2005). O sistema de informação geográfica (SIG) é uma maneira eficaz de verificar a tendência espacial de um evento de saúde, e pode combinar outras informações do local e estabelecer associações potencialmente causais. Os chamados estudos de pequenas áreas parecem estar superando deficiências anteriores dos estudos ecológicos como resultado da crescente sofisticação das modernas ferramentas estatísticas e de modelagem computacional (Elliott & Wartenberg, 2004). Uma das linhagens promissoras em Epidemiologia Ambiental (denominada Epidemiologia Espacial) tem sido o estudo da distribuição espacial de eventos de saúde envolvendo a utilização de técnicas estatísticas e geoestatísticas.

Apesar de a análise da distribuição espacial de doenças não ser recente na literatura, o desenvolvimento de técnicas de estatística espacial é atual e vem crescendo com o uso de recursos computacionais que permitem a localização de pontos por meio de GPS (*Global Positioning System*) e digitalização de mapas, possibilitando sua imediata atualização. O GPS é um sistema de navegação global que permite a determinação do posicionamento geográfico de um evento em termos de latitude, longitude, altitude, velocidade e tempo. Pequenos receptores podem ser usados por pessoas para relacionar sua localização com exposição a fatores ambientais, tais como material particulado e monóxido de carbono. Os métodos estatísticos podem ser utilizados para descrever (mapeamento e análise exploratória) ou explicar (modelagem) padrões de ocorrência da doença ou agravo associados a outros dados espaciais definidos. Essas técnicas são promissoras em Epidemiologia Ambiental, pois permitem predizer fenômenos diversos relacionados com a atmosfera, as mudanças climáticas e a prevenção de catástrofes (p. ex., enchentes, tsunamis, furacões etc.) em tempo real.

Quantas doenças no mundo podem ser atribuídas a fatores ambientais?

Estimativas da fração de mortalidade e morbidade humanas que podem ser atribuídas a fatores ambientais têm sido feitas ao longo dos anos; no entanto, mesmo para uma única categoria de doenças, como câncer, tais estimativas têm variado muito. Estima-se que entre 25 e 33% da carga global de doenças podem ser atribuídos a fatores de risco ambientais (Smith, Corvalan *et al.*, 1999). Crianças menores de 5 anos de idade parecem ser as que mais sofrem em consequência dos riscos ambientais, enquanto algumas evidências sugerem que a fração da doença atribuída aos riscos ambientais parece diminuir com o desenvolvimento econômico (Smith, Corvalan *et al.*, 1999).

Utilizando-se o DALY (anos de vida perdidos por morte prematura ajustados por incapacidades) das 102 principais doenças, lesões e grupos de doenças constantes no Relatório Mundial da Saúde, em 2004, observa-se que os fatores de risco ambientais contribuíram para a carga global em 85 categorias. A fração atribuível ao ambiente variou amplamente entre as diferentes doenças. Estima-se que 25% da carga global de doenças no mundo estejam relacionados com causas ambientais e mais de 33% da carga global de doenças em crianças são devidos a causas ambientais modificáveis. Globalmente, estimou-se que 24% da carga da doença (esperança de vida saudável perdida) e 23% de todas as mortes (mortalidade prematura) foram atribuídas a fatores ambientais. Entre as crianças de 0 a 14 anos de idade, a proporção de mortes atribuídas ao ambiente foi de 36%. Embora 25% de todas as mortes nas regiões em desenvolvimento sejam atribuíveis a causas ligadas ao ambiente, apenas 17% das mortes são atribuídas a essas causas em regiões desenvolvidas. Essa estimativa é conservadora, pois, em muitos casos, a relação causal entre a exposição ambiental e doença é complexa (Prüss-Üstün & Corvalán, 2006).

Entre aquelas doenças cuja carga global geral são mais fortemente associada a fatores ambientais, representadas na Figura 33.1 como fração de risco ambiental, destaca-se a diarreia (94%); infecções respiratórias de vias respiratórias inferiores (variando de 20 a 40%), malária (42%) (Prüss-Üstün

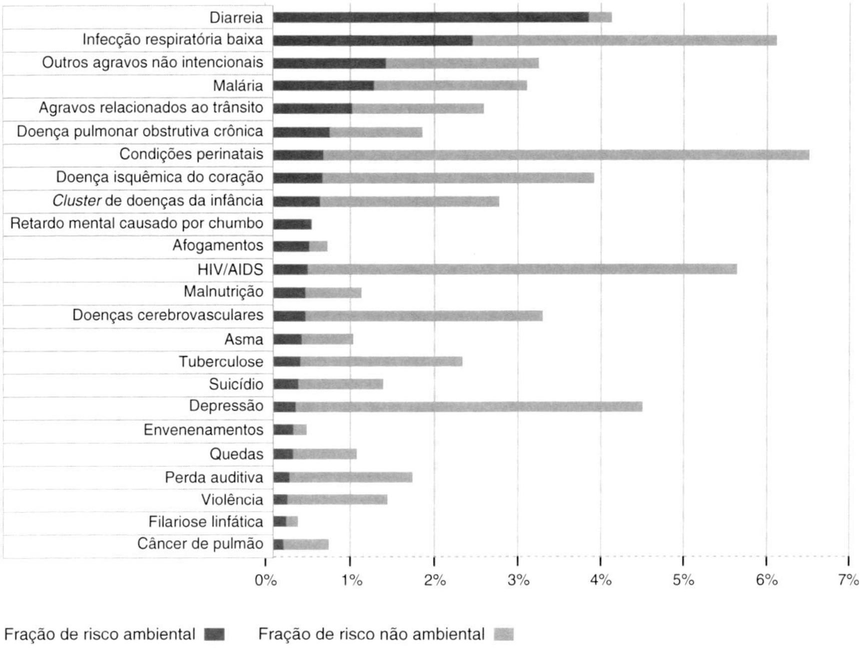

Fonte: Pruss-Usting e Corvalan, 2006

Figura 33.1 Fração do total global da carga de doenças atribuídas ao ambiente, medida em anos de vida perdidos ajustados por incapacidade (DALY).

& Corvalán, 2006). Entre os fatores de risco ambientais mais fortemente atribuíveis à diarreia estão a falta de acesso a água potável e esgotamento sanitário e a precariedade de condições de higiene. Estima-se que 20% das infecções respiratórias nos países desenvolvidos e 42% nos países em desenvolvimento sejam atribuídas à poluição atmosférica no interior dos ambientes, em grande parte relacionada com o uso doméstico de combustíveis sólidos e com o tabaco, bem como com a poluição atmosférica dos ambientes externos. Há doenças, como retardamento mental causado pelo chumbo, em que 100% da patologia são atribuídos ao ambiente.

Como a Epidemiologia Ambiental pode contribuir para entender e reduzir efeitos das mudanças ambientais?

A pesquisa no campo da Epidemiologia Ambiental, em anos recentes, tem enfatizado a compreensão de como o ambiente pode promover a sustentabilidade da vida humana e contribuir para o adoecimento ou morte prematura de populações humanas. Alguns dos fatores promotores da sustentabilidade são: terra para agricultura, água para consumo, ar limpo para respirar, camada de ozônio da estratosfera para proteção contra os efeitos dos raios ultravioleta, espaço para recreação e prática de exercícios, regras para preparação de alimentos, reciclagem e disposição de resíduos. Dentre os fatores que ameaçam a vida humana estão: má qualidade do ar (poeiras, pólen, poluição), agentes infecciosos (bactérias, vírus, parasitos e fungos), alterações ambientais (inundações, secas, terremotos, incêndios, maremotos, deslizamentos de terra etc.), má qualidade da água (contaminação, transporte, armazenamento e tratamento inadequados), mudanças ambientais globais (aquecimento global, redução da camada de ozônio, acidentes industriais e nucleares, derramamento de óleo) e perturbações sociais (guerras, terrorismo, armas químicas e biológicas).

Informações e achados da Epidemiologia Ambiental podem contribuir para prevenir e controlar os efeitos na saúde relacionados com o ambiente e propor medidas de prevenção e promoção à saúde individual e coletiva das populações humanas. O ganho em saúde decorrente de melhorias ambientais é umas das principais questões na escolha da intervenção em saúde ambiental. Essas estimativas fornecem um panorama das oportunidades de prevenção mediante ambientes saudáveis. Estima-se que entre 13 e 37% da carga global de doenças poderiam ser evitados por melhorias ambientais, resultando na redução, em nível mundial, de cerca de 13 milhões de mortes por ano (Prüss-Üstün, Bonjour *et al.*, 2008).

Dentre os exemplos de como o conhecimento da Epidemiologia Ambiental pode influenciar a tomada de decisão e a formulação de políticas públicas, destacamos o intenso e controverso debate sobre as relações entre mudanças climáticas e saúde. As mudanças climáticas abrangem um conjunto de mudanças ambientais causadas pela interferência humana nos ciclos da água, do nitrogênio e do carbono, e que podem resultar em efeitos adversos à saúde humana.

A interferência do homem no ciclo da água pode ocorrer pela remoção de grande quantidade de água de rios, lagos e fontes, destruição da vegetação, comprometimento da qualidade da água pela adição de contaminantes. Já o ciclo do carbono pode ser comprometido pela destruição das florestas, uso excessivo de combustível fóssil e por processos industriais que usam a combustão. As primeiras 2 atividades levam à remoção de árvores e plantas que absorvem dióxido de carbono, e a última amplia a emissão de carbono na atmosfera, o que eleva temperatura global (Brasil, 2009). Vários gases que existem naturalmente na atmosfera são conhecidos como "gases de efeito estufa". Vapor d'água, dióxido de carbono, ozônio, metano e óxido nitroso retêm energia. Esse efeito estufa natural tem mantido a atmosfera da Terra por volta de 30°C, mais quente do que ela seria na ausência desses gases, possibilitando a existência de vida humana no planeta. Em épocas recentes, contudo, as atividades do homem têm feito crescer as concentrações desses gases na atmosfera, ampliando, assim, a capacidade que têm de absorver energia e, em última instância, levando ao aquecimento do planeta. Nesse exemplo, podemos refletir o quão complexos, delicados e relevantes são os temas tratados pela Epidemiologia Ambiental. Tendo em vista que os achados de suas investigações podem ter fortes implicações sobre como vive e se organiza a humanidade, não é de estranhar que muitas das suas conclusões estejam sob forte crítica de setores da sociedade mais cautelosos e interessados menos na implementação dos seus resultados do que na proteção da saúde coletiva através do Princípio da Precaução (Michaels, 2008).

O Princípio da Precaução está diretamente ligado à busca da proteção do meio ambiente, como também à segurança da integridade da vida humana. Este princípio busca um ato antecipado à ocorrência do dano ambiental. Não deve apenas ser considerado o risco iminente de determinada atividade, mas sim os riscos futuros decorrentes de empreendimentos humanos. É importante diferenciar o princípio da prevenção do Princípio da Precaução, assuntos de grande divergência doutrinária. O Princípio da Prevenção visa prevenir, pois já são conhecidas as consequências de determinado ato. O nexo causal já está cientificamente comprovado. Já o Princípio da Precaução visa prevenir por não se saber quais as consequências e reflexos que determinada ação ou aplicação científica poderão gerar ao meio ambiente no espaço ou no tempo. Está presente, portanto, a incerteza científica. Os estudos em Epidemiologia Ambiental devem fornecer bases científicas considerando os benefícios de saúde, bem como as possíveis implicações negativas.

Os debates sobre o Princípio da Precaução (PP) se intensificaram a partir de 1998, quando a "Science and Environmental Network" reuniu diversos pesquisadores de todo o mundo que vinham escrevendo sobre esse tema em uma Wingspread Conference, realizada em Wisconsin, EUA. Os participantes desse evento definiram o Princípio da Precaução da seguinte maneira:

> *Quando uma atividade representa ameaça de danos à saúde humana ou ao ambiente, as medidas de precaução devem ser tomadas mesmo se as relações de causa e efeito não estiverem cientificamente estabelecidas de modo pleno. Nesse contexto, o proponente dessa atividade, em vez do público, deve arcar com o ônus da prova. O processo de aplicação do Princípio da Precaução deve ser aberto, transparente e democrático, e deve incluir as partes potencialmente afetadas. Também deve incluir um exame de toda a gama de avaliação das alternativas.*

Essa declaração reuniu pela primeira vez os 4 elementos do PP: uma ação imediata, mesmo em face da incerteza científica, a carga da prova e persuasão sobre os defensores, transparência e avaliação de alternativas (Raffensperger *et al.*, 2000).

A elaboração ampliada do Princípio da Precaução tem exigido profunda reavaliação de conceitos e métodos de inferência da Epidemiologia aplicada na área de Saúde e do Ambiente. No contexto atual, uma relação causal bem estabelecida implica critérios de causalidade amplamente utilizados, como: resultados consistentes, grandes estimativas de risco relativo, extensa compreensão de mecanismos biológicos e de relação dose-resposta, clara relação temporal entre causa e efeito. O PP determina que medidas preventivas e de controle de impactos devem ser tomadas mesmo quando a relação causa e efeito não esteja bem estabelecida. Portanto, o PP fornece ocasião para ampla revisão da teoria e das estratégias de investigação de saúde ambiental (Grandjean, 2004).

Aplicações da Epidemiologia Ambiental

Nesta sessão, a ênfase será para algumas aplicações da Epidemiologia Ambiental envolvendo os principais poluentes da água, do ar e do solo que afetam a saúde humana, além das novas tecnologias de saúde e a relação da Epidemiologia Ambiental com as mudanças climáticas.

Água, esgoto e práticas higiênicas

Estima-se que, no mundo, cerca de 4 milhões de óbitos anuais poderiam ser prevenidos por meio da melhoria de água, do sistema de esgoto sanitário e higiene. Como grande parte da mortalidade por diarreia e infecção respiratória ocorre em crianças com idade inferior a 5 anos em países de menor renda, também se torna evidente que, atuando nesses fatores de risco, a mortalidade infantil pode ser reduzida mais de 25% em muitos países (Prüss-Üstün, Bonjour *et al.*, 2008).

Muitos estudos têm relatado resultados positivos de intervenções na redução de doenças mediante melhorias na água potável, sistema de esgoto sanitário e práticas de higiene nos países em desenvolvimento. Em uma metanálise, foram avaliadas estimativas da eficácia de cada tipo de intervenção na redução da diarreia (Fewtrell *et al.*, 2005). A maioria das intervenções tinha um grau semelhante de impacto sobre doenças diarreicas, com o efeito global de estimativas variando entre 25 e 35% (Fewtrell *et al.*, 2005). Estudo realizado na cidade de Salvador, Bahia, mostrou que um programa de esgotamento sanitário em um complexo centro urbano reduziu de maneira significativa a ocorrência de diarreia (Barreto *et al.*, 2007) e de parasitos intestinais em escolares (Mascarini-Serra *et al.*, 2010) e crianças pequenas (Barreto *et al.*, 2010).

Qualidade do ar e saúde

A poluição do ar, tanto de interiores (*indoor*) como de exteriores (*outdoor*), é um grave problema ambiental que afeta a todos (Ezzati, 2005). No Quadro 33.2, apresentamos uma síntese dos principais poluentes atmosféricos, os valores máximos recomendados, definição, principais fontes e efeitos na saúde. A poluição atmosférica é um importante risco ambiental para a saúde, e estima-se que causem, a cada ano, cerca de 2 milhões de mortes prematuras no mundo. Existem evidências convincentes de que a redução dos níveis de poluição atmosférica pode ajudar a reduzir a carga global de doenças por infecções respiratórias, doenças cardíacas e câncer do pulmão. Em muitas cidades, os níveis médios anuais de material particulado em suspensão (MP_{10}) (a fonte principal das quais é a queima de combustíveis fósseis) excedem os 70 $\mu g/m^3$, quando o máximo não deve ultrapassar 20 $\mu g/m^3$. Estima-se que a redução da poluição por material particulado em suspensão (MP_{10}) de 70 para 20 $\mu g/m^3$ pode reduzir em cerca de 5% as mortes relacionadas com a qualidade do ar (Rossi, Zanobetti *et al.*, 1995; Jedrychowski, Maugeri *et al.*, 1997).

Algumas recomendações internacionais estabelecem limites para os poluentes atmosféricos, tais como: material particulado em suspensão (MP), ozônio (O_3), dióxido de nitrogênio (NO_2) e dióxido de enxofre (SO_2). Redução significativa da exposição à poluição atmosférica pode ser alcançada mediante diminuição das concentrações de vários dos mais comuns poluentes atmosféricos emitidos durante a queima de combustíveis fós-

Quadro 33.2 Síntese dos principais componentes atmosféricos poluidores, valores máximos recomendados, definição, principais fontes e efeitos na saúde

Componente ambiental	Valor máximo	Definição, principais fontes e efeitos na saúde
Material particulado $MP_{2,5}$	10 µg/m³ média anual 25 µg/m³ média em 24 h	Um dos mais importantes poluentes atmosféricos. Como nenhum limite para MP foi identificado abaixo do qual nenhum dano à saúde é observado, o valor recomendado deve representar um objetivo viável e aceitável para minimizar efeitos sobre a saúde no contexto local. Só em 2005, estabeleceu-se um guia de valores para o MP.
MP_{10}	20 µg/m³ média anual 50 µg/m³ média em 24 h	Os principais componentes são sulfato, nitrato, amônia, cloreto de sódio, carbono, poeiras minerais e água. São identificadas de acordo com seu diâmetro MP_{10} (partículas com diâmetro aerodinâmico inferior a 10 µm). Quanto menor o diâmetro, mais perigosos, uma vez que, quando inalados, podem atingir as regiões periféricas dos bronquíolos e interferir com as trocas gasosas dentro dos pulmões.
Ozônio O_3	100 µg/m³ média em 8 h	É formado pela reação de poluentes (indústrias, veículos e solventes) com a luz solar. Os níveis mais elevados ocorrem durante os períodos de sol. Excesso de O_3 no ar pode causar problemas respiratórios, desencadear asma, redução da função pulmonar e doenças pulmonares. Vários estudos europeus têm relatado aumento da mortalidade por doenças cardíacas associada ao aumento da exposição ao O_3.
Óxido nitroso NO_2	40 µg/m³ média anual 200 µg/m³ média em 1 h	Em curto prazo e em concentrações superiores a 200 µg/m³, é um gás tóxico, que provoca inflamação das vias respiratórias. NO_2 é a principal fonte de nitrato de aerossóis, que constituem uma fração importante da $PM_{2,5}$ e, na presença de luz ultravioleta, de O_3. As principais fontes de emissões antropogênicas de NO_2 são processos de combustão (aquecimento, geração de energia e motores de veículos e navios). Estudos epidemiológicos têm mostrado que os sintomas de bronquite asmática em crianças aumentam em associação com a exposição prolongada a NO_2. O crescimento da redução da função pulmonar tem sido também atribuído a concentrações de NO_2 medidos (ou observados) em cidades da Europa e América do Norte.
Dióxido de enxofre SO_2	20 µg/m³ média em 24 h 500 µg/m³ média de 10 min	Gás incolor com um forte odor, produzido a partir da queima de combustíveis fósseis (carvão e petróleo) e da fundição de minérios que contêm enxofre. As principais fontes antropogênicas de SO_2 é a queima de combustíveis fósseis que contêm enxofre para aquecimento doméstico, produção de energia e veículos a motor. O SO_2 pode afetar o sistema respiratório e as funções dos pulmões, e causa irritação dos olhos. A inflamação do trato respiratório provoca tosse, secreção mucosa, agravamento da asma e bronquite crônica, e torna as pessoas mais propensas a infecções do trato respiratório. Maiores taxas de hospitalizações por doença cardíaca têm sido associadas a maiores níveis de SO_2. Quando o SO_2 combina com a água, forma ácido sulfúrico, que é o principal componente da chuva ácida, uma causa de desflorestamento.

seis. Essas medidas também contribuirão para reduzir gases de efeito estufa e para a mitigação do aquecimento global.

Solo, contaminantes alimentares e saúde

A identificação da influência do solo contaminado na saúde humana é frequentemente difícil, uma vez que a ingestão direta de solo é rara. Entretanto, resíduos de metais pesados como chumbo podem ser altamente perigosos, especialmente para crianças que brincam em áreas com solo contaminado. O chumbo pode afetar de forma irreversível o sistema nervoso central em crianças. Estudos recentes têm demonstrado que mesmo níveis de chumbo no sangue abaixo de 10 mcg/dℓ podem levar a déficit de aprendizado e do quociente de inteligência em crianças (Bellinger, 2008). A principal rota de contaminação do solo para populações humanas é através da ingestão de alimentos que, em geral, são responsáveis por doenças de natureza infecciosa ou tóxica, causada por agentes que penetram no organismo por meio da ingestão de alimentos.

É difícil mensurar a incidência global de doenças provocadas pela ingestão de alimentos, mas uma grande proporção dos óbitos por doenças diarreicas pode ter sido atribuída à contaminação por essa via. A alta incidência de doenças diarreicas em muitos países em desenvolvimento sugere inúmeros problemas subjacentes à segurança alimentar, e os surtos causados por alimentos podem se transformar em eventos de grande proporção. Por exemplo, em 1994, um surto de salmonelose ocorrido nos EUA afetou um número estimado de 224.000 pessoas (Blaser, 1996).

Contaminantes químicos do solo

Os contaminantes químicos são definidos como substâncias químicas que representam uma ameaça inaceitável para a saúde humana. Dentre eles, encontram-se fertilizantes, pesticidas e metais pesados (arsênio, antimônio, cádmio, chumbo e mercúrio). A exposição ao cádmio pode causar dano aos rins, o que geralmente é visto em idosos. Os metais como o chumbo e o mercúrio podem causar danos neurológicos principalmente em crianças. Esses poluentes podem contaminar alimentos por meio da poluição do ar, da água e do solo. Por exemplo, na cidade de Santo Amaro, no Estado da Bahia, uma fundição de chumbo funcionou por vários anos e, apesar de fechada em dezembro de 1993, tornou-se um grande passivo ambiental, objeto de vários estudos epidemiológicos que demonstram os diversos efeitos deletérios sobre a saúde da população dessa cidade, mesmo anos depois do fechamento da fundição (Carvalho, Silvany-Neto *et al.*, 1995; Carvalho, Neto *et al.*, 1996; Carvalho, Silvany Neto *et al.*, 2003).

Carvalho *et al.* (2003) realizaram estudo de corte transversal para determinar os níveis de chumbo no sangue de crianças que moravam próximo a uma fundição de chumbo desativada na cidade de Santo Amaro da Purificação, Estado da Bahia, em setembro de 1998, e identificar fatores associados à variação desses níveis. O estudo foi feito com crianças de 1 a 4 anos de idade que residiam a menos de 1 km da fundição. Mães ou responsáveis por 47 crianças responderam questionários sobre transtornos do hábito alimentar (comer barro, terra, reboco ou outros materiais) e outros aspectos epidemiológicos relevantes. A concentração de chumbo no sangue foi determinada por espectrofotometria de absorção atômica.

Resultados: O nível médio de chumbo foi de 17,1 ± 7,3 μg/dℓ. Os níveis de chumbo no sangue foram cerca de 5 μg/dℓ mais elevados em crianças que tinham transtorno do hábito alimentar, independentemente da idade, presença de escória visível no peridomicílio, situação de emprego do pai, história familiar de intoxicação pelo chumbo e desnutrição.

Conclusões: O passivo ambiental da fundição de chumbo, desativada em 1993, permanece como um fator de risco relevante para elevar os níveis desse metal no sangue de crianças, particularmente aquelas que apresentam transtornos do hábito alimentar (Carvalho, Silvany Neto *et al.*, 2003).

Problemas não convencionais de segurança alimentar

Alguns exemplos importantes e não convencionais enfatizam outras possibilidades da transmissão por alimentos ressaltando a importância da segurança alimentar. A encefalopatia espongiforme bovina (ou doença da vaca louca), decorrente do consumo de bovinos ou de outros animais que se alimentaram de produtos contaminados com o príon* causador da doença. Os poluentes orgânicos persistentes (POP) são compostos químicos diversos que, colocados no ambiente (como pesticidas, por exemplo), não são degradados e se acumulam, entram em cadeias alimentares e podem chegar aos alimentos consumidos pelos seres humanos. A exposição aos POP pode resultar em uma ampla variedade de efeitos adversos em humanos. Como exemplos estão as dioxinas, subprodutos indesejáveis de alguns processos industriais e de incineração de resíduos.

Um dos grandes desafios da segurança alimentar na atualidade são os alimentos derivados da biotecnologia, os alimentos transgênicos. São alimentos cujo embrião foi modificado em laboratório, pela inserção de pelo menos um gene de outra espécie. Alguns dos motivos de modificação desses alimentos são para que as plantas possam resistir melhor a pragas (insetos, fungos, vírus, bactérias etc.) e herbicidas. O mau uso de pesticidas pode causar riscos ambientais, tais como o aparecimento de plantas resistentes e a poluição dos terrenos e lençóis d'água. Porém, deve-se ressaltar que o uso de herbicidas, inseticidas e outros agrotóxicos pode diminuir imensamente com o uso dos transgênicos, já que assim se torna possível o uso de produtos químicos corretos para o problema. Culturas modificadas geneticamente para resistir a pragas ou aumentar a concentração de nutrientes essenciais adquirem características que os tornam potencialmente capazes de provocar efeitos na saúde, ainda que riscos não tenham sido suficientemente comprovados, tornando esse debate importante e recente na literatura.

A Epidemiologia Ambiental tem papel importante no sentido de fornecer a base científica para decisões relativas à saúde humana no que se refere ao consumo desses produtos ou, quando necessário, utilizar o princípio da precaução (Richter & Laster, 2004; Rushton, 2007).

Novas tecnologias e efeitos sobre a saúde

Os campos eletromagnéticos gerados por diferentes tecnologias têm sido considerados como fatores de risco efetivos ou potenciais à saúde humana (Habash, Brodsky *et al.*, 2003). A mais nova e popular dessas tecnologias, os telefones móveis, tornaram-se comercialmente disponíveis há cerca de 20 a 25 anos em diferentes países do mundo e têm sido objeto de debate importante no campo da Epidemiologia Ambiental. Estima-se que, atualmente, mais de 3,8 bilhões de telefones celulares estão em funcionamento no mundo, número que significa mais da metade da população mundial. Assim, qualquer mínimo risco associado ao uso dessa tecnologia pode significar grande impacto epidemiológico. Por exemplo, a intensa especulação e investigação sobre a relação entre uso do telefone celular e câncer levou à publicação de numerosos e, muitas vezes, contraditórios relatórios sobre o tema (Kundi, Mild *et al.*, 2004). Embora algumas evidências sugiram algum nível de risco associado à telefonia celular, principalmente sobre o cérebro (glioma, neuroma acústico ou meningioma), dúvidas persistem e a sua magnitude não pôde ser verificada até o presente momento, principalmente devido à insuficiência de informações sobre seu uso prolongado (Kundi, Mild *et al.*, 2004; Kundi, 2009; Ahlbom, 2009).

Mudanças climáticas e saúde

Segundo relatório recente do Painel Intergovernamental sobre Mudanças Climáticas, (IPCC, 2007), os riscos ambientais globais e em larga escala para a saúde humana incluem as mudanças climáticas, depleção de ozônio da estratosfera, perda da biodiversidade, mudanças no sistema hidrológico e no suprimento de água para consumo humano, degradação do solo e fatores estressores no sistema de produção de alimentos (Figura 33.2).

Mudança ou alteração climática é definida pelo IPCC como uma alteração no estado do clima que pode ser identificado pelas mudanças na média e/ou na variabilidade de suas propriedades, e que persiste por um período prolongado, tipicamente décadas ou mais. Essa definição difere da utilizada na Convenção das Nações Unidas sobre as Alterações Climáticas (UNFCCC), onde a alteração climática refere-se a uma mudança de clima que é atribuída, direta ou indiretamente, ao desempenho de atividade humana que modifica a composição da atmosfera global e que é para além da natural variabilidade climática observada ao longo de períodos de tempo. Na Figura 33.3, pode-se observar, esquematicamente, as direções, impactos e respostas a essas mudanças (IPCC, 2007).

As mudanças climáticas podem causar impacto na saúde mediante atuações diretas ou indiretas (mudanças na água, quali-

* Príon: agregado supramolecular acelular, composto por proteínas com capacidade de modificar outras proteínas, tornando-as cópias das proteínas que o compõem.

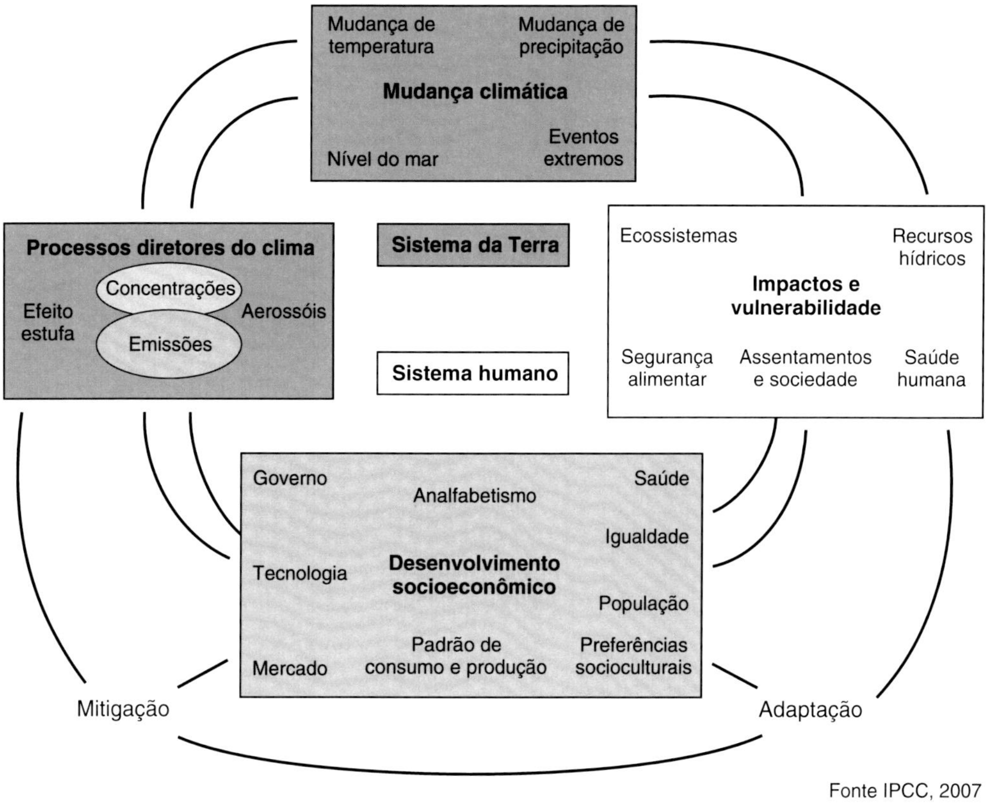

Figura 33.2 Direção, impactos e resposta às mudanças climáticas.

dade de alimentos, agricultura etc.). Observa-se, no Quadro 33.3, possíveis impactos projetados na saúde causados por mudanças climáticas devido a variações extremas de temperatura e outros eventos climáticos, baseados em projeções para a segunda metade do século XXI, sem levar em conta nenhuma mudança ou desenvolvimento de capacidade adaptativa.

Em grande medida, a saúde depende de água potável, alimentos suficientes, abrigos seguros e boas condições sociais. A mudança climática pode afetar todas essas condições. Revisões dos prováveis impactos das mudanças climáticas realizadas pelo IPCC sugerem que o aquecimento global seja passível de trazer alguns benefícios localizados, como a redução de mortes no inverno em climas temperados e o aumento na produção de alimentos em regiões de alta latitude. Globalmente, no entanto, o efeito sobre a saúde de uma rápida mudança climática é, provavelmente, predominantemente negativa, sobre-

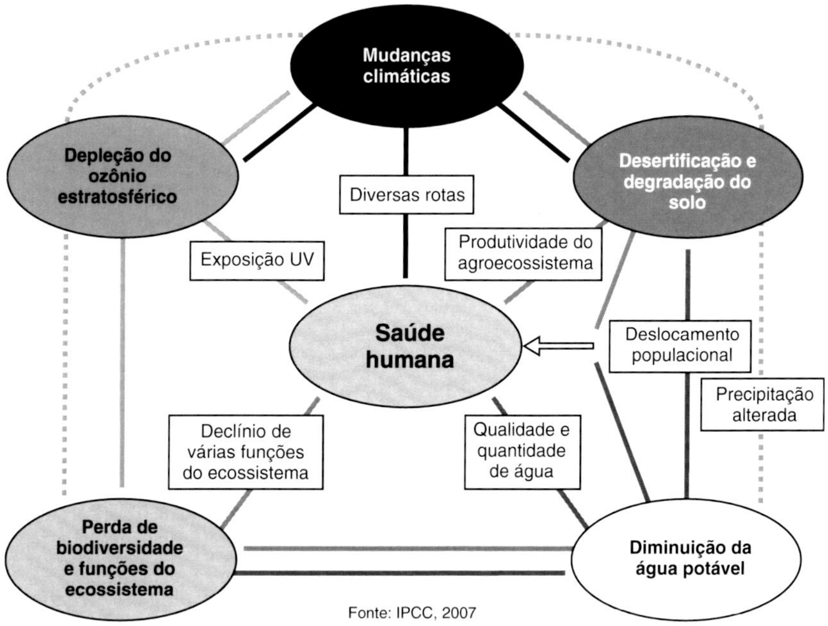

Figura 33.3 Relação entre as diversas alterações ambientais e a saúde humana.

Quadro 33.3 Exemplos de possíveis impactos projetados na saúde de mudanças climáticas devido a mudanças de temperatura extremas e eventos climáticos, baseados em projeções para a segunda metade do século XXI (sem considerar nenhuma mudança ou desenvolvimento de capacidade adaptativa)

Fenômeno e direção da tendência	Maior impacto projetado na saúde
Dias e noites mais quentes	Positivo, com redução da mortalidade decorrentes da redução da exposição ao frio
Aumento da frequência das ondas de calor	Aumento do risco de morte associada a ondas de calor, sobretudo em idosos, doentes crônicos e pessoas muito jovens
Forte precipitação pluviométrica	Aumento dos riscos de mortes, agravos, de doenças infecciosas, respiratórias e de pele
Aumento de áreas afetadas por secas	Aumento dos riscos de mortes, agravos e desnutrição. Aumentos de riscos ligados à água e aos alimentos
Aumento da atividade de ciclone tropical	Aumento dos riscos de mortes, agravos e de doenças ligadas à ingestão de água e alimentos e estresse pós-traumático
Incidência aumentada ou extrema no nível dos oceanos	Aumento dos riscos de mortes e agravos por afogamento e inundações e migração relacionada com efeitos na saúde

tudo em comunidades mais pobres. Dentre os efeitos na saúde estão:

- Aumento da frequência de ondas de calor: as alterações climáticas foram responsáveis pelo aumento significativo da temperatura do verão abrasador europeu de 2003
- Padrões de precipitação mais variáveis são passíveis de comprometer o abastecimento de água doce, aumentando os riscos de doenças transmitidas pela água ou pela sua falta
- Aumento das temperaturas e precipitação variável podem diminuir a produção de alimentos em muitas das regiões mais pobres, aumentando os riscos de desnutrição e fome
- Aumento do nível do mar eleva o risco de inundações costeiras, e pode exigir deslocamento populacional, uma vez que mais da metade da população mundial vive próximo ao mar
- Mudanças no clima são suscetíveis de prolongar a transmissão de importantes doenças causadas por vetores, ou alterar a sua distribuição geográfica, o que pode trazê-las para regiões cuja população apresenta baixa imunidade ou inadequada infraestrutura de serviços de saúde.

Dentre as exposições de importância para a saúde humana relacionadas com mudanças climáticas listamos a seguir algumas para as quais existem evidências de associação:

- desnutrição e consequente aumento dos transtornos nutricionais, incluindo aqueles relativos ao crescimento e desenvolvimento
- aumento do número de pessoas que sofrem lesões, adoecimento ou morte como consequência de ondas de calor, inundações, tempestades, incêndios e secas
- contínuas mudanças nas taxas de algumas doenças infecciosas de transmissão vetorial
- alterações na distribuição geográfica da malária
- aumento da carga de doenças diarreicas
- aumento da morbidade e mortalidade por doenças cardiorrespiratórias associadas com o ozônio
- aumento do número de pessoas em risco de dengue.

As medidas dos efeitos na saúde das alterações climáticas só podem ser consideradas como estimativas ou aproximações. No entanto, uma avaliação da Organização Mundial da Saúde (OMS), que levou em conta apenas um subconjunto dos possíveis impactos na saúde, concluiu que os efeitos das alterações climáticas que têm ocorrido desde meados da década de 1970 podem ter causado mais de 150.000 mortes em 2000, impactos suscetíveis de aumentar no futuro (IPCC, 2007).

Perspectivas futuras em Epidemiologia Ambiental

A Epidemiologia Ambiental necessita ampliar sua base de evidências sobre efeitos ambientais na saúde, processo que fortalece o uso do princípio da precaução e a aplicação dos princípios da justiça ambiental (Leung, Yen *et al.*, 2004; Wing, Horton *et al.*, 2008). A justiça ambiental significa tratamento justo e participação significativa de todas as pessoas independentemente de raça, cor, origem nacional ou renda em relação ao desenvolvimento, implementação e cumprimento das leis, políticas e regulamentos ambientais. A condição de justiça ambiental existe quando os riscos e perigos ambientais e de investimentos são distribuídos igualmente sem discriminação, de forma direta ou indireta, em qualquer nível de competência e quando o acesso aos investimentos ambientais, aos benefícios e recursos naturais é igualmente distribuído.

O princípio da precaução prevê que, em caso de dúvida sobre a presença de um perigo, não deve haver nenhuma dúvida sobre sua prevenção ou remoção. O princípio da precaução tem surgido devido aos atrasos na mensuração de riscos ambientais para a saúde humana. Retardo no reconhecimento dos riscos decorrentes de exposições passadas resultaram em prejuízos evitáveis para as populações expostas (p. ex., câncer de pulmão e tabagismo). Segundo alguns autores, esses atrasos podem ter origem em falhas de investigações epidemiológicas (Richter & Laster, 2004) e precisam ser evitados.

Segundo o princípio da precaução, mesmo com a ausência da certeza científica formal, a existência de outras evidências que sugiram fortemente a existência de risco ou dano sério ou irreversível requer a implementação de medidas que possam prevenir esse dano. Diversas ações regulatórias baseadas no princípio da precaução resultam de evidências originárias de estudos epidemiológicos (Blank, 2006), e estes precisam ser ampliados com tal perspectiva. O reforço ao princípio da precaução implica a necessidade de investigações que contribuam para ampliar a "força da evidência" e avaliações de plausibilidade dos efeitos na saúde, quando a incerteza científica é suscetível de persistir e a prevenção é o objetivo subjacente. Alguns estudos ilustram a importância crucial do desenvolvimento e da aplicação de novos métodos de avaliação da exposição, fundamental na avaliação da plausibilidade (princípio segundo o qual sem exposição a um agente causal, não há efeito na saúde). Estudos são fundamentais para identificar riscos evitáveis que poderiam ser reduzidos por políticas de precaução, mesmo na ausência de registros de danos (Brody, Tickner *et al.*, 2005).

A Epidemiologia Ambiental tem tido e continuará tendo importante papel na Saúde Coletiva, como parte da rede de segurança para identificar danos que comprometam a saúde das populações humanas. Com 80.000 produtos químicos no mercado e outros milhares entrando no comércio, o uso cada vez maior de fontes emissoras de radiações, as mudanças climáticas, entre outros riscos potenciais para a saúde humana fazem da Epidemiologia Ambiental uma disciplina extremamente relevante durante as próximas décadas. O seu uso em atos regulatórios tende a evoluir para evitar a introdução no ambiente de novas ameaças para a saúde.

Referências bibliográficas

Ahlbom A, Feychting M, Green A, Kheifets L, Savitz DA, Swerdlow AJ. ICNIRP (International Commission for Non-Ionizing Radiation Protection) Standing Committee on Epidemiology. Epidemiologic evidence on mobile phones and tumor risk: a review. Epidemiology. 2009 Sep; 20(5):639–52.

Baker G. An essay concerning the cause of the endemial colic of Devonshire. *In*: OPAS (1988). Challenge of Epidemiology: issues and selected readings. London: 1767, p 27-30 (edição em inglês).

Barreto ML, Genser B *et al.* Effect of city-wide sanitation programme on reduction in rate of childhood diarrhoea in northeast Brazil: assessment by two cohort studies. Lancet. 2007; 370(9599):1622–1628.

Barreto ML, Genser B, Strina A, Teixeira MG, Assis AMO, Rego RF, Teles CA, Prado MS, Matos SMA, Alcântara-Neves, NM, Cairncross S. Impact of a City-Wide Sanitation Programme in Northeast Brazil on Intestinal Parasites Infection in Young Children. Environmental Health Perspectives. 2010 Aug 12. [Epub ahead of print]

Bellinger DC. Very low lead exposures and children's neurodevelopment. Curr Opin Pediatr. 2008; 20(2):172-177.

Berhane K. Molitor NT. A Bayesian approach to functional-based multilevel modeling of longitudinal data: applications to environmental epidemiology. Biostatistics. 2008; 9(4):686-699.

Blank M. The Precautionary Principle must be guided by EMF research. Electromagn Biol Med. 2006; 25(4):203-208.

Blaser MJ. How safe is our food? Lessons from an outbreak of salmonellosis. N Engl J Med. 1996; 334(20):1324-1325.

Brasil, Ministério da Ciência e Tecnologia. Protocolo de Kyoto. Disponível em: <http://www.mct.gov.br/index.php/content/view/49274.html> Acesso em 30 de abril de 2009.

Brody JG. Tickner J *et al.* Community-initiated breast cancer and environment studies and the precautionary principle." Environ Health Perspect. 2005; 113(8):920-925.

Carvalho FM, AM Neto *et al.* Lead poisoning: Zinc protoporphyrin in blood of children from Santo Amaro da Purificação, Bahia, Brazil. J Pediatr (Rio J). 1996; 72(5):295-298.

Carvalho FM, Silvany AM Neto *et al.* Erythrocyte protoporphyrin versus blood lead: relationship with iron status among children exposed to gross environmental pollution. Environ Res. 1995; 71(1):11-15.

Carvalho FM, Silvany Neto AM. *et al.* Blood lead levels in children and environmental legacy of a lead foundry in Brazil. Rev Panam Salud Publica. 2003; 13(1):19-23.

Czeresnia D. Epidemic constitution: old and new theories and practices in epidemiology. Hist Ciênc Saúde Manguinhos. 2001; 8(2):341-356.

Dean HT. Endemic fluorosis and its relation with dental care. *In*: OPAS (1988). Challenge of epidemiology: issues and selected readings. EUA: 1937; p 271-78 (edição em inglês).

Elliott P, Wartenberg D. Spatial epidemiology: current approaches and future challenges. Environ Health Perspect. 2004: 112(9):998-1006.

Elston R, Lin D, Zheng G. Multistage sampling for genetic studies. Annu Rev Genomics Hum Genet. 2007; 8:327-42.

EPA, Environmental Protection Agency (2004). Risk assessment principles and pratices <http://www.epa.gov/scipoly/sap/1999/september/finalrpt.pdf.www.epa.gov/osa/pdfs/ratf-final.pdf> Acessado em 25 de abril de 2009.

Ezzati M. Complexity and rigour in assessing the health dimensions of sectoral policies and programmes. Bull World Health Organ. 2003; 81(6): 458-459.

Ezzati M. Indoor air pollution and health in developing countries. Lancet. 2005; 366(9480):104-106.

Fewtrell L, Kaufmann RB *et al.* Water, sanitation, and hygiene interventions to reduce diarrhoea in less developed countries: a systematic review and meta-analysis. Lancet Infect Dis. 2005; 5(1):42-52.

Grandjean P. Implications of the precautionary principle for primary prevention and research. Annual Review of Public Health. 2004; 25:199-223.

Habash RW, Brodsky LM *et al.* Health risks of electromagnetic fields. Part II: Evaluation and assessment of radio frequency radiation. Crit Rev Biomed Eng. 2003; 31(3):197-254.

Hanley JA, Csizmadi I, Collet JP. Two-stage case-control studies: precision of parameter estimates and considerations in selecting sample size. Am J Epidemiol. 2005 Dec 15;162(12):1225-34.

Hatch M, Thomas D. Measurement issues in environmental epidemiology. Environ Health Perspect. 1993; 101(Suppl 4):49-57.

Hertz-Picciotto I. Environmental Epidemiology. *In*: Modern Epidemiology. Kennet J, Rothman KJ, Greeland S, Last TL. Philadelphia: Lippincott Williams and Wilpinns, 2008, 3rd, Cap 30, p 598-619.

Hertz-Picciotto I, Brunekreef B. Environmental epidemiology: where we've been and where we're going. Epidemiology. 2001; 12(5):479-481.

IPCC, Intergovernmental Panel on Climate Change. PICC, The Fourth Assessment Report (AR4), Climate Change Synteshis Report 2007. Retrieved 19 de julho, 2009.

Jamieson D, Wartenberg D. The precautionary principle and electric and magnetic fields. Am J Public Health. 2001; 91(9):1355-1358.

Jedrychowski W, Maugeri U *et al.* Environmental pollution in central and eastern European countries: a basis for cancer epidemiology. Rev Environ Health. 1997; 12(1):1-23.

Kanarek MS, Anderson HA. Environmental epidemiology practitioners: looking to the future October 11, 2006. Ann Epidemiol. 2007; 17(11):911-913.

Kundi M. The controversy about a possible relationship between mobile phone use and cancer. Environ Health Perspect. 2009; 117(3):316-324.

Kundi M, Mild K. *et al.* Mobile telephones and cancer–a review of epidemiological evidence. J Toxicol Environ Health B Crit Rev. 2004; 7(5):351-384.

Kunzli N, Schindler C. Case-crossover studies. Epidemiology. 2005; 16(4):592-593.

Last JM. A dictionary of Epidemiology. A dictionary of Epidemiology. Nova York: Oxford University Press, 2001.

Leung MW, Yen IH. *et al.* Community based participatory research: a promising approach for increasing epidemiology's relevance in the 21st century. Int J Epidemiol. 2004; 33(3):499-506.

Lu Y, Zeger SL. On the equivalence of case-crossover and time series methods in environmental epidemiology. Biostatistics. 2007; 8(2):337-344.

Maclure M, The case-crossover design: a method for studying transient effects on the risk of acute events. Am J Epidemiol. 1991; 133(2):144-153.

Martel MJ, Rey E, Malo JL, Perreault S, Beauchesne MF, Forget A, Blais L. Determinants of the incidence of childhood asthma: a two-stage case-control study. Am J Epidemiol. 2009 Jan 15;169(2):195-205.

Mascarini-Serra LM, Telles CA, Prado MS, Mattos SA, Strina A et al. Reductions in the prevalence and incidence of Geohelminth Infections following a city-wide Sanitation Program in a Brazilian Urban Centre. PLoS Neglected Tropical Diseases. 2010:4(2):e588.

McMichael AJ. Global environmental change and human population health: a conceptual and scientific challenge for epidemiology. Int J Epidemiol. 1993; 22(1):1-8.

McMichael AJ, Wilkinson P *et al.* International study of temperature, heat and urban mortality: the 'ISOTHURM' project. Int J Epidemiol. 2008; 37(5): 1121–1131.

Merrill RM (ed). Environmental Epidemiology: Principles and Methods. Massachusetts: Jones and Bartlett Publishers, 2008.

Michaels D. Doubt is Their Product: How Industry's Assault on Science Threatens Your Health. Nova York: Oxford University Press, 2008

Morgenstern H, Thomas D. Principles of study design in environmental epidemiology. Environ Health Perspect. 1993; 101(suppl 4):23-38.

Nieuwenhuijsen MJ (Ed). Exposure assessment in Occupational and Environmental epidemiology. Nova York: Oxford University Press, 2005, 283p.

O'Neill MS, McMichael AJ *et al.* Poverty, environment, and health: the role of environmental epidemiology and environmental epidemiologists. Epidemiology. 2007; 18(6):664-668.

Organização Panamericana da Saúde. Challenge of Epidemiology: issues and selected readings. Washington: OPS (Publicação Científica 505), 1988. 989p. (Coletânea de artigos, edições em espanhol e inglês.)

Pekkanen J, Pearce N. Environmental epidemiology: challenges and opportunities. Environ Health Perspect. 2001; 109(1):1-5.

PICC. The Fourth Assessment Report (AR4), Climate Change Synteshis Report 2007. Intergovernmental Panel on Climate Change Retrieved 19 de julho, 2009.

Prentice RL, Thomas D. Methodologic research needs in environmental epidemiology: data analysis. Environ Health Perspect. 1993; 101(suppl 4): 39-48.

Prüss-Üstün A, Bonjour S *et al.* The impact of the environment on health by country: a meta-synthesis. Environ Health. 2008; 7:7.

Prüss-Üstün A, Corvalán C. Preventing disease through healthy environments - Towards an estimate of the environmental burden of disease 2006. Towards an estimate of the environmental burden of disease. Disponível em <http://www.who.int/quantifying_ehimpacts/publications/preventingdisease.pdf> Acesso em: 17 abril, 2009.

Raffensperger C, Schettler T, Myers N. Precaution: belief, regulatory system, and overarching principle. Int J Occup Environ Health. 2000; 6(4):266-9.

Rego RF, Barreto ML *et al.* Rubbish index and diarrhoea in Salvador, Brazil. Trans R Soc Trop Med Hyg. 2007; 101(7):722-729.

Richter ED, Laster R. The Precautionary Principle, epidemiology and the ethics of delay. Int J Occup Med Environ Health. 2004; 17(1):9-16. Disponível em http://www.sehn.org/pdf/ppep.pdf Acesso em: 13 de janeiro, 2011.

Rossi G, Zanobetti A *et al.* Time series analysis in environmental epidemiology: short-term effects of air pollution on mortality and morbidity. Epidemiol Prev. 1995; 19(62):90-98.

Rothman KJ. Methodologic frontiers in environmental epidemiology. Environ Health Perspect. 1993; 101(suppl 4):19-21.

Rushton L. The precautionary principle in the context of multiple risks. Occup Environ Med. 2007; 64(9):574.

Smith KR, Corvalan CF *et al.* How much global ill health is attributable to environmental factors? Epidemiology. 1999; 10(5):573-584.

Soskolne CL, Butler CD *et al.* Toward a global agenda for research in environmental epidemiology. Epidemiology. 2007; 18(1):162–166.

Wing S, Horton RA *et al.* Integrating epidemiology, education, and organizing for environmental justice: community health effects of industrial hog operations. Am J Public Health. 2008; 98(8):1390-1397.

Yang GJ, Vounatsou P *et al.* A review of geographic information system and remote sensing with applications to the epidemiology and control of schistosomiasis in China. Acta Trop. 2005; 96(2-3):117-129.

34 Epidemiologia Social

Rita Barradas Barata, Naomar de Almeida Filho e Maurício L. Barreto

O comentário mais habitual ao se falar de epidemiologia social é indagar se a Epidemiologia não é de princípio social. Afinal, por definição, os fenômenos estudados pela epidemiologia pertencem ao âmbito coletivo e, portanto, devem remeter ao social. Faz sentido pensar em algum processo biológico que seja independente do contexto social? É possível pensar o indivíduo isolado, desenraizado da sociedade em que vive?

A despeito dessas ponderações, vale a pena considerar que nem toda epidemiologia é social. A epidemiologia social se distingue pela insistência em investigar explicitamente os determinantes sociais do processo saúde-doença (Krieger, 2001a). O que distingue a epidemiologia social das outras abordagens epidemiológicas não é a consideração de aspectos sociais (pois, bem ou mal, todas reconhecem a importância desses aspectos), mas a natureza da explicação do processo saúde-doença. Trata-se, portanto, de uma distinção no plano teórico.

Nas duas últimas décadas do século XX, observou-se crescimento exponencial da produção científica em epidemiologia social (Kaplan, 2004). As revistas que mais publicaram artigos sobre temas sociais em Epidemiologia nas duas últimas décadas foram *International Journal of Epidemiology*, *Journal of Epidemiology and Community Health*, *Social Science & Medicine*, *American Journal of Public Health* e *American Journal of Epidemiology*.

Evolução histórica da epidemiologia social

A observação do gradiente socioeconômico em saúde, estendendo-se a todas as camadas da sociedade, é bastante antiga. Do mesmo modo, ao longo dos dois últimos séculos foram se acumulando evidências de que tanto o nível de pobreza quanto o contexto social em que ela se desenvolve importam na determinação do estado de saúde. Ou seja, indivíduos pobres, vivendo em ambientes degradados, apresentam pior estado de saúde do que indivíduos pobres vivendo em ambientes melhores (Krieger, 2001b).

Embora os saberes sobre a saúde e a doença, na dimensão coletiva, já existissem como prática discursiva individualizada desde o século XVII, somente no início do século XX a Epidemiologia se constitui em disciplina científica, fortemente influenciada pelos desenvolvimentos científicos da época, seja no campo das ciências naturais, seja no campo das ciências sociais nascentes (Barata, 1998).

É durante o século XIX que a sociedade passa a ser estudada cientificamente. A investigação e a quantificação dos eventos vitais (nascimentos e óbitos), que vinham sendo realizadas desde os séculos anteriores, forneciam evidências de que a observação dos padrões populacionais era útil para a compreensão dos processos de adoecimento. A observação de regularidades nas séries estatísticas sugere vínculos causais ou processos de determinação subjacentes. Assim, passa a ser possível a constituição de um saber científico centrado na observação e análise da distribuição populacional de eventos relacionados com a saúde.

Por outro lado, prevalece na *episteme* desse período a crença na existência de relações íntimas entre Matemática e Realidade, componente essencial de toda a ciência desde Galileu. A Epidemiologia, como outras disciplinas científicas populacionais que utilizam abordagens quantitativas, encontrou na contagem e nos procedimentos de categorização ferramentas fundamentais para a produção de conhecimentos e, nos estudos empíricos de cunho indutivista, a possibilidade de, a partir da análise da diversidade dos indivíduos, gerar leis universais (Krieger, 2000).

Vários estudos são emblemáticos desse período de constituição da Epidemiologia enquanto disciplina científica, e todos eles poderiam perfeitamente ser enquadrados na categoria de estudos de epidemiologia social, pois buscam explicar padrões de adoecimento por meio dos vínculos entre a saúde e a sociedade.

Villermé, em 1826, relacionou as taxas de mortalidade geral nos bairros parisienses com a proporção de rendas não taxadas da população, tomada como indicador do grau de riqueza ou pobreza desses bairros. Engels, em 1884, já chamava a atenção para a alta mortalidade entre os pobres, dadas as condições precárias de vida da classe operária na Inglaterra, e alertava para as influências deletérias das privações sofridas na infância sobre a saúde na idade adulta (Krieger, 2001b).

Os trabalhos de Virchow e Snow, além de tantos outros, também associam condições de vida e processos de adoecimento, fortalecendo a ideia de que as intervenções, para terem eficácia, devem estar baseadas no conhecimento das tendências de distribuição dos casos, características dos indivíduos acometidos, espacialização e ocorrência em períodos anteriores (Barata, 1998).

Essa relação inicial entre a Epidemiologia e as Ciências Sociais na busca de explicações para os padrões populacionais de distribuição das doenças perdura durante a maior parte do século XIX e até as primeiras décadas do século XX.

O enfraquecimento dos vínculos teóricos e metodológicos entre essas disciplinas decorre principalmente de dois movimentos. Ainda no final do século XIX, o desenvolvimento da teoria do germe representa a primeira cisão. A oposição entre os defensores das teorias contagionistas e os defensores das teorias miasmáticas pode ser lida também como a oposição entre os conceitos de multicausalidade e constituição ou estrutura epidemiológica. Ao contrário do que se costuma pensar, a teoria do germe, longe de resultar em um unicausalismo, favoreceu a substituição de concepções totalizantes, baseadas na ideia de constituição epidêmica e estrutura epidemiológica, por modelos de multicausalidade (balança de Gordon, rede de causalidade de MacMahon, "pizzas" de causas componentes de Rothman, tríade ecológica de Leavell & Clark) mais ou menos simplificados (Barata, 2000).

Explicações tributárias da teoria da multicausalidade caracterizam-se por incluir aspectos relativos à organização da sociedade e à cultura entre fatores que contribuem para a produção das doenças, sem que constituam necessariamente determinantes do processo. Fatores sociais, econômicos, culturais, demográficos, são pensados como partes de um conjunto mais amplo de causas que inclui fatores do ambiente físico e biológico em um componente designado como meio ambiente (Barata, 2000).

Portanto, a adoção da tríade ecológica (concepção que integra o agente, o hospedeiro e o ambiente) como modelo de explicação da causalidade representa mudança na qualidade da relação entre Epidemiologia e ciências sociais. A articulação entre elas deixa de se dar no plano teórico e se vê reduzida ao plano instrumental dos atributos. A mesma concepção de causa, como simples sucessão de eventos, encontra-se fortemente presente na chamada epidemiologia dos fatores de risco, em que uma série infindável de fatores que apresentam associações fortes com as doenças são identificados como "causas", sem que, de fato, haja um modelo coerente de articulação entre eles (Barata, 2000).

A epidemiologia social dessa época estruturou-se basicamente sobre duas abordagens teóricas estreitamente vinculadas: a teoria do estresse e a Teoria da Modernização & Saúde. Uma dessas abordagens opera no âmbito microssocial, a teoria do estresse, e a outra se refere a um nível macrossocial, o conjunto de hipóteses das consequências da modernização sobre a saúde.

A teoria do estresse deriva diretamente de investigações com animais, tendo sido formulada em seus termos atuais por Hans Selye, na década de 1930 (Selye, 1956). Para essa teoria, processos de origem social, atuando como estressantes específicos, poderiam aumentar a suscetibilidade de determinados organismos frente a um estímulo nocivo direto (agente), por meio de alterações do seu sistema neuroendócrino. Os quadros clínicos derivados de tal processo não seriam manifestações de um tipo particular de estressante social, mas sim de um agente microbiano ou físico-químico ao qual o organismo se expôs. Mesmo assim a teoria do estresse admite a determinação constitucional de morbidade desencadeada por fatores ambientais, sobretudo segundo o trabalho sistematizador de Cassel (1976).

Os pioneiros dessa teoria acham que os agentes da enfermidade exercem um efeito patogênico direto e unívoco, danificando ou distorcendo a estrutura e o funcionamento em nível tissular ou bioquímico. Os fatores estressantes operam indiretamente (ou condicionalmente) em virtude de sua capacidade de atuar na esfera simbólica (Hinkle, 1973). Os estressores podem ser de natureza individual, com ação aguda, equivalentes ao que se designou como "crises vitais" ou "eventos de vida" (Nuckolls, Cassel, Kaplan, 1972; Dohrenwend, Dohrenwend, 1974), ou sob a forma de tensão crônica, ou de natureza coletiva, igualmente com ação aguda, como as guerras e os desastres naturais, e com ação crônica, o chamado "estresse social" da opressão, da miséria e das desigualdades sociais. Os efeitos do estresse seriam diretos, produzindo quadros psicopatológicos (ansiedade, depressões e somatizações), condutas de risco e, mesmo no nível biológico, diferentes formas de imunodepleção, e indiretos, incluindo-se nessa lista quadros cardiovasculares (principalmente hipertensão arterial, AVC e infarto do miocárdio), distúrbios gastrintestinais, neoplasias, acidentes, suicídios e, mediados pela queda da resistência imunitária imunológica, doenças infectocontagiosas.

Para essa teoria, os estressantes não diferem em essência de seus antagonistas, os amortecedores (*buffers*), distinguindo-se apenas em função do contexto, do significado e das idiossincrasias do sujeito sob estresse. Os amortecedores ou mediadores do estresse reduziriam os seus efeitos nocivos atuando sobre a vulnerabilidade dos sujeitos. Isso poderia ocorrer, por um lado, pela mobilização de recursos externos, através dos fatores genericamente denominados de *suporte social* (Kaplan, Cassel, Gore, 1977; Broadhead *et al.*, 1983), basicamente sob a forma de grupos de apoio e de redes sociais. Por outro lado, o aumento da resistência dos sujeitos por sua capacidade de absorver ou reagir aos efeitos estressantes poderia resultar de uso de recursos pessoais, reforço da autoestima e outras estratégias de *coping*. Esse modelo encontra-se esquematizado na Figura 34.1.

A contribuição do grupo de escolas sociológicas chamadas funcionalistas se expressa melhor em um conjunto de hipóteses que, com certa liberdade, se poderia chamar de teoria, sobre as consequências para a saúde do processo social fundamental (em seu modo de entender) por que passam as sociedades ocidentais, o processo de modernização. É preciso inicialmente notar que muitos dos elementos fundamentais de tal processo também podem ser tomados como consequência do processo em si.

Os autores do grupo de Cassel consideram que uma cultura popular tradicional estabelece normas de vida bastante apropriadas à situação social da comunidade (*folk*), ainda que uma cultura adaptada à vida rural possa aumentar, em vez de diminuir, o estresse relevante para o processo saúde/enfermidade. A coerência básica do modelo explicativo é dada pelas ideias de função (intraestrutural) e congruência (interestrutural, porém dentro do sistema social), cujos desvios correspondem às noções de aculturação e adaptação. Para alguns desses autores, a

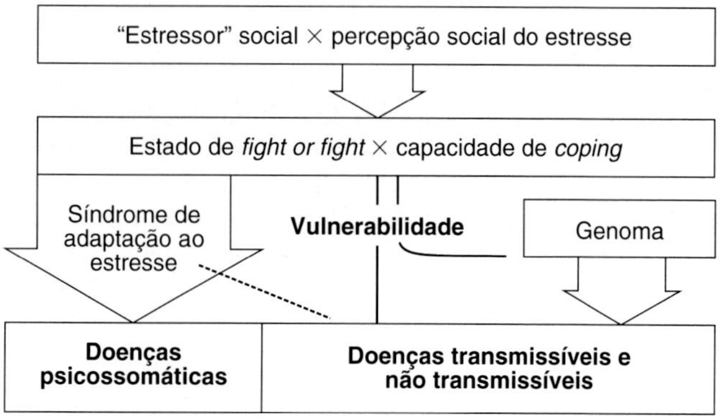

Figura 34.1 Modelo teórico do estresse de Cassel.

hipótese da desorganização social de Alexander Leighton (1959) não se aplica ao estudo das consequências sobre a saúde das mudanças sociais porque o contexto industrial moderno "não é simplesmente 'desorganizado' e 'secularizado' [...mas] é altamente organizado sobre princípios diferentes" (Cassel, Patrick, Jenkins, 1960:946).

Esse modelo, em suma, propõe que a modernização pode ou não levar a uma situação de incongruência cultural, dependendo da velocidade de transição e do "grau de ajuste" entre a cultura tradicional daquele contexto sujeito à mudança e a nova situação social (Wilson, 1970). Tais incongruências tendem a provocar excessiva tensão sobre as redes de parentesco e sobre os indivíduos isoladamente, que pode ou não ser absorvida pelos sistemas biológicos ou psicológicos. Esta concepção apresenta um quadro extremadamente ideologizado dos contextos sociais chamados tradicionais, como se estes fossem homogêneos, na medida em que seriam supostamente formados por indivíduos que compartilham formas culturais e objetivos sociais em comum. Também aqui se pode vislumbrar a intenção sistêmica e integradora dessa teoria no nível macro, como as outras abordagens mencionadas o são no nível microssociológico.

A redução dos vínculos entre sociedade e processo saúde-doença a atributos mensuráveis a partir do estudo de casos individuais resulta ainda na supervalorização dos "estilos de vida" e nas propostas de promoção da saúde baseadas majoritariamente na educação e na responsabilização dos indivíduos, como abordagens privilegiadas pela epidemiologia moderna.

Esses movimentos de enfraquecimento da relação entre a Epidemiologia e as ciências sociais acabam por determinar o ocultamento do caráter coletivo e social da epidemiologia, levando à substituição da perspectiva populacional pela perspectiva individual nas investigações epidemiológicas. Como afirma Castellanos (1990), "a Epidemiologia tem sido cada vez mais o estudo de problemas de saúde individual (sobretudo doenças e riscos) em populações". A pesquisa epidemiológica tem se dedicado mais a responder "por que adoecem os indivíduos?", em vez de, "por que as populações têm determinado perfil de saúde?" ou "por que determinados problemas são predominantes em determinadas populações?".

A renovação do interesse pelas explicações sociais do processo saúde-doença vai se dar na segunda metade do século XX sob a influência das transformações sociais ocorridas a partir dos anos 1960 e caracterizadas pela emergência dos movimentos políticos de luta pelos direitos civis, o fortalecimento da perspectiva crítica, a valorização do contexto sociocultural e político na determinação dos comportamentos humanos (Krieger, 2000).

Epidemiologia social latino-americana

Várias concepções críticas da epidemiologia tanto na teoria como na prática foram desenvolvidas em distintas partes da América Latina, abertamente destinadas a subsidiar a construção histórica do campo da saúde coletiva. Entre as contribuições mais relevantes, podemos apontar a "epidemiologia das classes sociais" de Breilh & Granda (Breilh, 1987, 1989, 1991, 1997; Breilh & Granda, 1985, 1989; Granda & Breilh, 1986) e a teoria do "processo de produção e saúde" de Laurell (1977, 1987, 1991; Laurell & Noriega, 1989).

Jaime Breilh e Edmundo Granda, professores e investigadores do Centro de Estudios e Asesoría en Salud (CEAS), no Equador, vêm produzindo, desde o final da década de 1970, uma consistente proposta teórica sobre a determinação social das enfermidades baseada em uma aplicação do marco teórico do marxismo. Sua pauta de trabalho, em suas próprias palavras (Breilh, Granda, 1989:46), é a seguinte:

> *A aplicação das leis do materialismo histórico ao estudo dos princípios de determinação e distribuição, que são os fundamentos da epidemiologia, com o objetivo de superar essa visão pragmática, escrutinar os estratos mais profundos da estrutura social de onde partem a determinação dos grandes processos, desmitificar o fetichismo da igualdade dos homens ante o risco de enfermar, e descrever a gênese da distribuição por classes dos homens e dos perfis patológicos que os caracterizam.*

O ponto de partida para a proposta teórica de Breilh & Granda é a crítica aos modelos epidemiológicos convencionais, apresentados como instrumentos do projeto de dominação capitalista. Segundo Breilh, "a velha epidemiologia obedece aos fundamentos empírico-funcionalistas de um labor científico que se exerce, consciente ou inconscientemente, ligado ao benefício dos setores reacionários de nossas sociedades" (1989:45). Nessa perspectiva, Granda & Breilh inicialmente questionam os critérios de objetividade adotados pela investigação epidemiológica, que toma os fatos de saúde-enfermidade como essencialmente "coisas biológicas". A consequência imediata, coerente com a natureza de seu ponto de partida, consiste na identificação do ponto de vista da classe operária como referencial privilegiado para a construção de um novo pensamento para a epidemiologia.

O modelo teórico da determinação social das enfermidades elaborado pelo grupo de Quito, apresentado na Figura 34.2, estrutura-se a partir de um conceito fundamental no quadro teórico do marxismo: o de reprodução social. O desenvolvimento das forças produtivas e das relações sociais de produção, concatenadas em modos e formas de produção, por sua vez realizados concretamente como uma formação social, determinam os padrões de reprodução simples e ampliado. Em cada um dos modos de produção que constituem uma dada formação social concreta se estabelecem classes sociais que apresentam processos típicos de reprodução social em distintas fases do desenvolvimento das forças produtivas. Em cada classe social particular, o processo epidemiológico se expressa concretamente por meio de um "perfil epidemiológico de classe", por sua vez constituído por dois elementos: um que se refere à essência, o "perfil reprodutivo", e outro ao fenômeno, o "perfil de saúde-enfermidade".

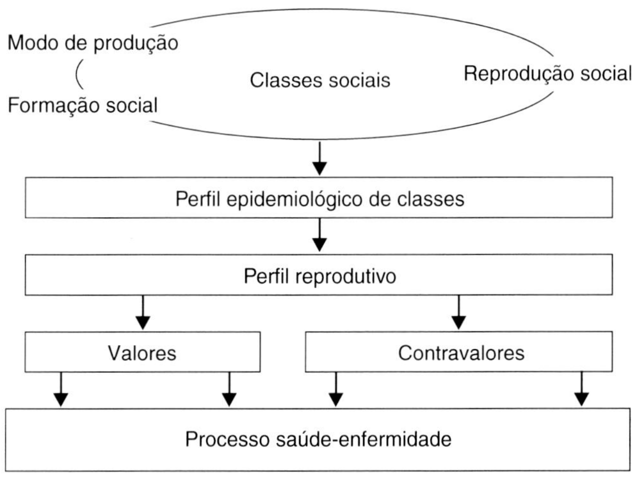

Figura 34.2 Modelo do perfil epidemiológico de classes de Breilh, Granda *et al.*

Finalmente, o processo saúde-enfermidade propriamente dito resulta da dialética entre as manifestações da reprodução social que constituem valor-de-uso para a classe social e aquelas que se contrapõem como nocivas ou perniciosas para a reprodução de classe (denominadas de "contravalores"). De acordo com Breilh & Granda (1989:210), o processo histórico de formação social e sua estrutura de classes determina qual dos polos da contradição se desenvolverá mais. Quando o polo da negação ou dos contravalores predomina, aumenta a enfermidade e a morte, comprometendo o perfil reprodutivo de classe; quando se intensifica o polo dos bens ou valores de uso, se potencializam as expressões de saúde e vitalidade da classe social.

Em termos metodológicos, a operacionalização do modelo teórico breilhiano tem sido empregado de duas maneiras: por um lado, tomando-se rigorosamente a dimensão coletiva da concepção de classe social, se busca a investigação dos padrões de distribuição ecológica dos indicadores de saúde, analisados por sua agregação espacial, nos quais portanto existe uma correspondência com a distribuição mais ou menos homogênea das classes nos espaços socialmente constituídos. A prática de investigação do próprio grupo de Quito aponta para esta direção (Breilh *et al.*, 1983; Breilh, Campaña & Granda, 1990, 1991). Por outro lado, um importante contingente de epidemiólogos latino-americanos está tentando uma operacionalização do conceito de classe social como um atributo individual, verificando sua correspondência (e eventual redução) a categorias empíricas, tais como ocupação, inserção produtiva, renda etc., validando distintas alternativas de combinação destas variáveis. Os trabalhos de Barros (1986) são pioneiros nesse sentido, estando embasados em desenvolvimentos feitos inicialmente por Paul Singer visando dimensionar o tamanho das classes sociais no país. Desenvolvimento semelhante foi feito por Bronfman e Tuirán visando dimensionar as classes sociais no México (Bronfman, Tuirán, 1984; Bronfman *et al.*, 1989). Essa proposta foi posteriormente ajustada para uso em pesquisas epidemiológicas, representativas de uma "epidemiologia da desigualdade" (Victora, Barros, Vaughan, 1989; Victora *et al.*, *1990)*.

Para entender a questão da saúde na sociedade, de acordo com Asa Cristina Laurell, docente e investigadora da Universidade Autônoma Metropolitana de Xochimilco, México, é preciso remeter-se ao conceito de processo de produção, com seus dois elementos: o processo de produção de mais-valia e o processo produtivo. "Desta maneira, o processo produtivo é a materialização do processo de valorização, tanto no que se refere à sua base técnica quanto à organização e divisão do trabalho" (Laurell, 1987:65). Para essa autora, a noção de risco resulta insuficiente para seu enfoque teórico, no qual propõe a categoria de "cargas produtivas" (Laurell, 1977), que, em suas próprias palavras, "busca ressaltar na análise do processo produtivo os elementos deste que interagem dinamicamente entre si e com o corpo do operário gerando aqueles processos de adaptação que se traduzem em desgastes, entendidos como perda da capacidade potencial e/ou efetiva corporal e psíquica" (Laurell, 1987:69). Distingue ainda as cargas produtivas entre aquelas "com materialidade externa" (físicas, químicas, biológicas etc.) daquelas "com materialidade interna" (ritmo, controle, tensão psíquica etc.) (Laurell & Noriega, 1989).

Esse modelo encontra-se graficamente representado, de modo bastante simplificado, na Figura 34.3. Para analisar a relação entre processo de produção e nexo biopsíquico, Laurell desenvolve o conceito de "desgaste", portanto "as transformações negativas, originadas pela interação dinâmica das cargas nos processos biopsíquicos humanos". De acordo com a autora (Laurell, 1987:69): "Pois é a combinação entre o desgaste e a reprodução que determina a constituição de formas históricas específicas biopsíquicas humanas. Estas por sua vez são o substrato geral que determinam a geração de uma constelação característica de enfermidades particulares, conhecida como o perfil patológico de um grupo social".

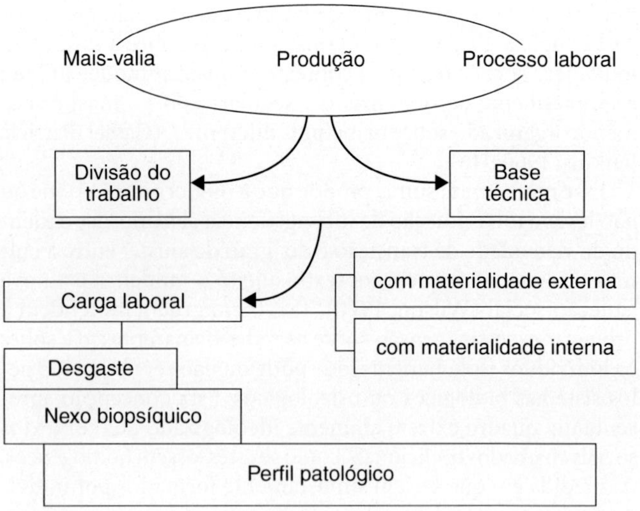

Figura 34.3 Modelo do processo de trabalho de Laurell *et al.*

Em termos metodológicos, creio que a abordagem de Laurell e seus seguidores (Laurell & Noriega, 1989) se afasta cada vez mais do que comumente reconhecemos como epidemiologia. Inaugura o que denominam de "enquete coletiva", que consiste na discussão, por grupos de trabalhadores identificados por áreas de trabalho, do processo produtivo. Assim, por meio de uma certa "validação por consenso", se faz uma avaliação da natureza, intensidade, nocividade e percepção das cargas produtivas, como um mapa de risco (que nesse caso é originado do "conhecimento proletário"). Para a abordagem do desgaste, busca-se a construção de um perfil de mortalidade geral, junto com estudos específicos de acidentes de trabalho e do "tempo de vida de trabalho útil". Por fim, é necessária a integração dessa massa respeitável de achados em uma análise dos processos particulares de construção de mais-valia e das relações de força entre capital e trabalho, por meio da análise histórica das taxas de exploração dos operários, dos incrementos na intensidade do trabalho, do comportamento salarial e o peso destes vetores nos custos de produção (Laurell, 1987, 1991; Laurell & Noriega, 1989). Por outro lado, tem que se investigar também a dinâmica patronal e sindical nos conflitos sobre o uso da força de trabalho na fábrica. Como se já não fosse pouco, "para situar a questão da competência intercapitalista, geralmente a única opção é a investigação documental a respeito da situação da empresa dentro de seu ramo industrial e desta no conjunto da economia" (Laurell, 1987:87).

Cabe neste ponto um comentário de profundo respeito pelo valor dos empreendimentos teóricos de Breilh & Granda, Laurell, e seus seguidores. Analisando suas bases conceituais e propostas metodológicas específicas, verificamos que essas concepções abriram caminho para o avanço da abordagem/construção de um novo objeto epidemiológico. Paradoxalmente, por sua grande ambição de totalização e complexidade, produziram rigorosas e ricas teorias parciais, de fato vulneráveis a problemas conceituais de diferentes ordens. A escolha relativamente arbitrária de uma única dimensão do processo de organização social como capaz de informar e instrumentalizar toda e qualquer investigação no âmbito de epidemiologia social constitui um *a priori* metodológico que contraria a ideia de que cada objeto de investigação determina e é determinado pela construção metodológica da pesquisa.

Em segundo lugar, tanto Breilh como Laurell tentam uma crítica radical ao conceito de "risco", chave para a epidemiologia contemporânea. Todavia, as noções equivalentes de "perfil epidemiológico de classe social" e de "nexo biopsíquico" são igualmente insatisfatórias. Teórica ou metodologicamente, não se mostram capazes de substituir o conceito de risco, enquanto ferramenta conceitual para expressar o caráter coletivo do processo saúde-enfermidade. Isso é tanto mais grave na teorização de Cristina Laurell, que chega a recorrer à noção clínico-fisiológica de "perfil patológico individual".

Em terceiro lugar, as duas linhas (e novamente com maior intensidade a da Laurell) constroem edifícios teóricos tão amplos que se pode duvidar da capacidade metodológica da ciência humana contemporânea para cumprir metas tão ambiciosas. Os programas metodológicos derivados são quiçá inexecutáveis, já que a maior parte das tentativas de fazer funcionar equipes interdisciplinares na solução de questões complexas não tem logrado muito êxito até o momento.

Produção brasileira em epidemiologia social

Em *Saúde e Sociedade*, Cecília Donnangelo (1976) analisa os diversos vínculos existentes entre os processos de extensão de cobertura dos cuidados médicos, as políticas públicas de saúde e as necessidades do capitalismo no sentido de manter e reproduzir a força de trabalho, controlar as tensões e antagonismos sociais e realizar a acumulação de capital do setor industrial de equipamentos e insumos médicos. Este texto pode ser considerado emblemático do pensamento brasileiro em saúde coletiva e, em certa medida, traçou um referencial teórico que influenciou de maneira decisiva a produção intelectual no campo. Embora a produção teórica da autora não faça parte do campo disciplinar da Epidemiologia, suas contribuições foram fundamentais para consolidar nos praticantes dessa disciplina a compreensão das relações complexas existentes no processo de produção da saúde e da doença.

No mesmo ano, Arouca (1976) elaborou profunda reflexão crítica sobre o conceito ecológico de saúde e doença incorporado ao paradigma da História Natural da Doença, proposto, até então, como modelo organizador da prática e da teoria em medicina preventiva. Segundo o autor, a tríade ecológica constituída pelos agentes etiológicos, hospedeiro e meio ambiente reduz a dimensão da organização social a fatores causais relacionados seja ao hospedeiro como atributo, seja ao ambiente como cenário do processo de adoecimento. A simples nomeação do social redunda em mitificação dessa dimensão com consequente naturalização, despolitização e esvaziamento teórico do conceito de processo saúde-enfermidade. As práticas preventivas são reduzidas às suas dimensões técnicas passando pelo mesmo processo de naturalização e despolitização. A crítica rigorosa de Arouca ao conceito de multicausalidade assinalou de maneira inequívoca a necessidade de superação dos limites do pensamento causal e a adoção de modelos de determinação fundamental para a transição da epidemiologia dos fatores de risco para a epidemiologia social.

Além dessas contribuições no campo teórico, os epidemiologistas brasileiros também desenvolveram inúmeras pesquisas adotando esse referencial tanto no estudo de problemas de saúde quanto nas análises do acesso e utilização de serviços de saúde.

No plano metodológico, autores brasileiros também participaram dos esforços de operacionalização do conceito de classe social que foram frequentes na década de 1980. As tentativas de operacionalização do conceito de classe social como ferramenta capaz de, no plano empírico concreto, fornecer elementos para a compreensão das relações entre organização social e perfil patológico no âmbito populacional geraram diferentes esquemas para aplicação em inquéritos populacionais. Ainda em 1984, Barros e Carvalheiro publicaram um artigo propondo que os inquéritos populacionais considerassem a inserção social das famílias e grupos sociais para melhor compreender os perfis populacionais de morbimortalidade.

Dentre as tentativas de operacionalizar o conceito de classe social para sua utilização em estudos, destacam-se a adaptação feita por Marilisa Barros (1986) do esquema elaborado por Singer e a adaptação de Cíntia Lombardi do modelo proposto por Bronfman e Tuirán (1988). Ambas partem do conceito leninista de classe social e propõem formas de classificação dos indivíduos ou famílias segundo características da dimensão econômica, tais como posição na ocupação, posse dos meios produtivos, qualificação profissional e renda.

Diversas pesquisas empíricas no campo da epidemiologia social foram realizadas por pesquisadores brasileiros, podendo ser agrupadas em quatro abordagens principais da relação entre o processo social e o processo saúde-enfermidade. Ainda na década de 1970, vários estudos visando explicar o crescimento acentuado da mortalidade infantil naquele período foram desenvolvidos buscando articular o agravamento das condições da saúde das populações urbanas com processos econômicos, sociais e políticos do período marcado pela ditadura militar e pelo endividamento externo.

Essas pesquisas em geral buscavam construir indicadores sintéticos ou compostos que possibilitassem a correlação ou a associação entre indicadores de saúde e condições socioeconômicas. Ainda que essa abordagem não permitisse avançar na compreensão da complexa determinação desses processos, ao menos forneceu elementos descritivos suficientes para alicerçar as demonstrações da deterioração nas condições de vida provocadas pelo modelo econômico e pelas condições de exceção no âmbito político vividas pelo país.

Sob a influência dos esforços realizados para a operacionalização do conceito de classe social, algumas investigações feitas na área de saúde infantil, nutrição e uso de serviços analisaram a distribuição de problemas de saúde e eventos associados segundo as classes sociais. Essas pesquisas, ainda que em pequeno número, trouxeram importante enriquecimento teórico para o campo, produzindo investigações nas quais a interpretação dos perfis epidemiológicos pode ser feita levando-se em conta os processos sociais que os determinavam (Barros *et al.*, 1984; Monteiro *et al.*, 1989, Silva *et al.*, 1991).

Outro conjunto de investigações produzidas na década de 1980 procurou utilizar os conceitos e teorias da epidemiologia social para entender problemas epidêmicos ou endêmicos, focalizando os processos sociais que estariam em suas gêneses mais do que os perfis epidemiológicos de classes ou estratos sociais. Entre eles podem ser citados o estudo de Loureiro (1989) sobre a endemia esquistossomótica, os de Silva (1986) e Litvoc *et al.*, (1990) sobre a endemia chagásica e o de Barata (1988) sobre a epidemia de doença meningocócica. Todos esses estudos buscam compreender como os processos macrossociais influenciaram a introdução e a disseminação dessas doenças em determinados territórios tomando a ocupação social do espaço como variável explicativa.

As dificuldades metodológicas relacionadas com a utilização dos esquemas de operacionalização do conceito de classe social acabaram por levar vários grupos a modificar seu enfoque nos estudos de epidemiologia social adotando a concepção do espaço social como unidade ecológica de análise de condições de vida e situação de saúde, dando assim grande impulso à investigação das desigualdades sociais em saúde.

Em 1989, Cristina Possas elaborou um modelo teórico de causalidade buscando articular os diversos conceitos em uso pela epidemiologia social latino-americana. Este modelo parte da inserção socioeconômica dos indivíduos e grupos sociais, definidora de suas posições de classe, para destacar duas dimensões relevantes para a determinação do perfil epidemiológico populacional: a inserção na estrutura produtiva e o modo de vida. A inserção na estrutura produtiva remete ao mercado de trabalho, às condições de trabalho e ao processo de trabalho que têm repercussões diretas e indiretas sobre a saúde. O modo de vida, articulado com a dimensão anterior mediante a renda auferida no trabalho, desdobra-se em duas categorias: condições de vida e estilo de vida. As condições de vida referem-se às condições materiais necessárias à sobrevivência e o estilo de vida corresponde às formas culturais e sociais que caracterizam a vida cotidiana dos grupos sociais e dos indivíduos. O perfil epidemiológico populacional será a resultante da ação de todos esses mediadores entre a estrutura das classes sociais e o processo saúde-enfermidade.

Partindo das contribuições de Bourdieu e Canguilhem, segundo as quais o mundo social é concebido como um espaço multidimensional, no qual agentes sociais ocupam posições relativas em decorrência da posse de distintos capitais (econômico, social, cultural e simbólico) e das parcelas de poder derivadas dessa posse, Paim (1997) propôs que o processo saúde-enfermidade pode ser compreendido como resultante das possibilidades normativas dos indivíduos em relação ao mundo social e biológico. Suas relações com os diferentes agentes sociais posicionados no espaço social determinam os diferentes riscos de adoecer e morrer. Os indivíduos serão mais ou menos normativos em relação a seu meio na dependência do tipo e da quantidade de capital acumulado, capital entendido aqui na acepção de Bourdieu.

Chor e Faerstein (2000) recuperam as contribuições seminais de Geoffrey Rose para a crítica às elaborações razoavelmente ingênuas baseadas no estilo de vida, em sua versão norte-americana e canadense, atribuindo a escolhas individuais os hábitos e comportamentos potencializadores das doenças ou da saúde. Os indivíduos não são independentes de seus grupos sociais na escolha dos hábitos de vida. Chor (1999) chama a atenção para o fato de que "comportamentos socialmente desejáveis" influenciam as escolhas aparentemente individuais, revelando a força dos hábitos coletivos. É necessário, portanto, conhecer os determinantes mais complexos do comportamento humano além das condições materiais de vida dos grupos sociais para que as práticas de promoção da saúde e de prevenção possam ser efetivas.

Almeida Filho (2004), revisando criticamente os modelos de determinação elaborados pela epidemiologia social norte-americana e latino-americana, propôs a adoção do conceito de "modo de vida" como aquele com maior conteúdo empírico para uso em estudos epidemiológicos. O modelo elaborado por Almeida Filho resulta da "articulação dos três circuitos dialéticos fundamentais para a compreensão do processo saúde-enfermidade-atenção nas sociedades concretas (o trabalho, a reprodução social e o modo de vida)" conforme pode ser observado na Figura 34.4.

A partir da década de 1990, estudos em epidemiologia social passaram a incorporar também a preocupação com outras dimensões das desigualdades, dentre as quais as questões relacionadas com as desigualdades de gênero e de etnia. No interior de uma abordagem compreensiva dos fenômenos sociais e de suas relações de determinação e mediação com o processo saúde-enfermidade, a epidemiologia social brasileira ampliou o horizonte de potenciais explicações e tem buscado entender a organização social em toda sua complexidade, bem como os seus entrelaçamentos com os fenômenos relacionados com a saúde, a doença e a organização do sistema de saúde propriamente dito.

Epidemiologia social contemporânea

Se a epidemiologia social não é nova, tampouco as correntes hoje existentes podem ser vistas como simples continuidade dos estudos históricos. Há atualmente um consenso sobre a importância dos aspectos sociais e seus efeitos sobre a saúde. No entanto, as concordâncias se encerram aí. As divergências entre as diversas escolas aparecem em relação à teoria social subjacente, à adoção do conceito de causalidade ou determinação, aos conceitos-chave para a condução das pesquisas e ao nível de análise dos fenômenos no plano individual ou coletivo.

Como decorrência dessas diferentes opções teóricas surgem vários modelos explicativos na epidemiologia social, gerando distintas vertentes no trabalho epidemiológico. Esses diversos modelos, na avaliação de Kaplan (2004), têm em comum a abordagem multinível ou hierárquica da realidade, a valorização de distintos processos ou mecanismos de produção e a consideração das influências recíprocas entre os distintos processos. Esses modelos são todos consideravelmente mais amplos e complexos, criando problemas consideráveis com respeito à disponibilidade de dados e de métodos analíticos apropriados. Portanto, além de nem toda epidemiologia poder ser denominada de social, ainda haveria que distinguir entre diferentes epidemiologias sociais.

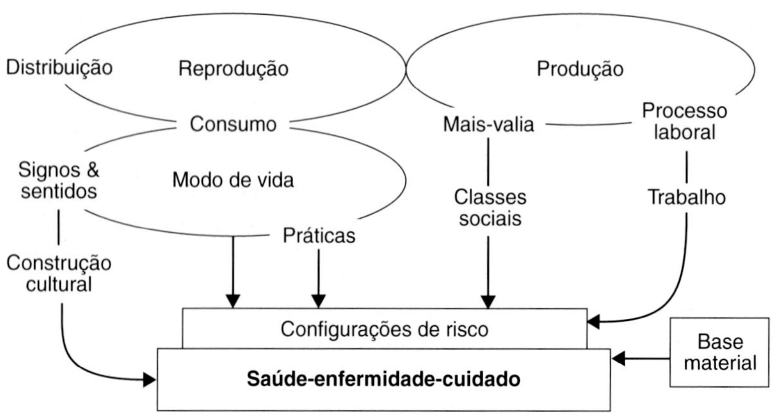

Figura 34.4 Modelo etnoepidemiológico (teoria do modo de vida & saúde).

Ecoepidemiologia de Susser

A ascensão da mortalidade por doenças crônicas na segunda metade do século XX fortaleceu o paradigma do risco na pesquisa epidemiológica. Esse modelo de causalidade, frequentemente chamado de paradigma da caixa preta, baseia-se na identificação de inúmeros fatores de risco nem sempre conectados adequadamente por meio de uma teoria da doença, considerando-se suficiente a menção ao conceito de multicausalidade. Esse modelo, embora forneça informações úteis para a saúde pública, reforça o encobrimento das relações entre saúde e sociedade, anteriormente mencionado.

Segundo Susser & Susser (1998), a chamada epidemiologia moderna está "desembaraçada das exigências de refletir sobre as doenças inseridas em grupos sociais, comunidades e outras formações da estrutura social". Talvez o exemplo mais acabado desse reducionismo possa ser encontrado na formulação de Miettinen, segundo a qual a Epidemiologia poderia ser definida como a ciência que estuda funções de ocorrência.

Para superar as limitações desse modelo, o autor propõe um novo paradigma designado de ecoepidemiologia. Para conotar a inclusão de sistemas interativos em níveis hierárquicos distintos o autor lança mão da metáfora das "caixas chinesas". Nesse modelo, cada sistema pode ser descrito em seus próprios termos e define os limites de um nível específico de organização. O enfoque epidemiológico adequado é aquele que analisa os determinantes e desfechos em diferentes níveis de organização, levando em conta a hierarquia de complexidade e as múltiplas interações entre e através dos diferentes níveis. O nível mais externo deve ser o meio ambiente físico que contém sociedades e populações (o terreno da epidemiologia), indivíduos isolados, sistemas fisiológicos, tecidos, células e moléculas.

O modelo ecológico representa a tentativa de superação dos problemas teóricos da multicausalidade, na medida em que busca articular os componentes do modelo em relações de interação recíproca, bem como em relações estruturais, respeitando diferentes níveis hierárquicos de constituição do mundo material.

Um aspecto importante presente nesse modelo é o reconhecimento de que nem todos os determinantes podem ser conceituados como atributos de nível individual. Além das variáveis individuais, devem ser consideradas as variáveis grupais ou ecológicas, expressas em constructos tais como desigualdade de renda, capital social ou características de vizinhança. As variáveis grupais podem ser derivadas de valores individuais dos componentes do grupo, como, por exemplo, a renda média dos moradores em determinado bairro, ou descreverem características dos grupos que não têm correspondência no nível individual, como, por exemplo, a desigualdade de renda. As variáveis derivadas do primeiro tipo não permitem distinguir entre os efeitos composicionais (derivados da contribuição de cada indivíduo) e os efeitos contextuais (derivados do ambiente) (Diez-Roux, 2004).

A abordagem ecoepidemiológica difere da abordagem multicausal ao transpor o nível individual de compreensão do processo saúde-enfermidade em direção ao nível populacional. Exemplificando diferentes abordagens epidemiológicas no estudo da infecção pelo HIV e AIDS, Poundstone e colaboradores (2004) distinguem essas abordagens quanto às questões de investigação, concepção do risco e propostas de intervenção. A abordagem multicausal procura responder a questões do tipo: O que coloca a pessoa em risco de adquirir a infecção? Que características individuais estão associadas ao desenvolvimento e à progressão da AIDS? Ambas podem ser respondidas pela "epidemiologia dos fatores de risco". A abordagem ecoepidemiológica, por outro lado, formularia questões como: O que coloca a população em risco de epidemia? Que características populacionais aumentam a vulnerabilidade a epidemias? Para responder a perguntas como essas, os determinantes sociais terão que ser considerados.

Do ponto de vista lógico, esse modelo, como a teoria da multicausalidade, encontra-se no campo da lógica formal, operando com relações de interação funcional entre os sistemas. Embora utilize a noção de totalidade, ou seja, conceba o todo como qualitativamente diferente da simples soma entre as partes, resultante do processo de autopoese (emergência do novo a cada nível de organização do sistema) e caracterizado pela complexidade, não há lugar nesse sistema de lógica para a explicação das transformações históricas. As mudanças no processo serão explicadas pelas alterações ambientais.

Ou seja, como todos os modelos sistêmicos fortemente influenciados pela concepção funcionalista de descrição da realidade, o modelo ecoepidemiológico mostra-se extremamente útil para a descrição dos componentes do sistema e também para a análise das relações funcionais entre as partes. Dentro dessa perspectiva, as relações entre os níveis e as transformações são mais difíceis de analisar. Apesar de estar construído teoricamente em torno da noção de processo, esse modelo é mais adequado para descrever a situação atual do que para compreender a gênese de uma situação e o seu devir, ou seja, os desdobramentos futuros.

Teoria do capital social

A utilização do conceito de capital social em estudos epidemiológicos objetivou inicialmente a compreensão de mecanismos pelos quais as desigualdades de renda agem sobre a saúde dos indivíduos. A relação entre privação material e nível de saúde é demonstrada e facilmente aceita, mas o mesmo não ocorre com a desigualdade relativa. A partir da indagação sobre os possíveis mecanismos mediadores entre as desigualdades de renda e o estado de saúde das populações residentes nos países desenvolvidos, vários autores identificaram, na falta de investimentos em capital humano e nos efeitos danosos do estresse, componentes importantes da cadeia de causalidade (Wilkinson, 1996).

O conceito de capital social deriva da sociologia funcionalista que concebe a organização social como um sistema composto por partes articuladas e em cooperação para a obtenção de um objetivo. Essas partes correspondem aos estratos sociais que, em sociedades sadias, têm na solidariedade sua forma predominante de relação e, nas sociedades "doentes", têm suas relações marcadas pela anomia, isto é, por um funcionamento no qual predominam os conflitos e onde emergem as desigualdades.

A coesão social decorrente da confiança cívica entre os cidadãos, da participação ativa na vida associativa e de outras manifestações de organização da sociedade civil constitui o capital social existente na comunidade e potencializa o bem-estar dos indivíduos. O conceito é eminentemente ecológico, ou seja, não é um atributo individual, mas sim uma característica do "lugar" (Kawachi, Kennedy, 1997b). Kawachi e colaboradores (1997) demonstraram uma relação inversa entre medidas de capital social e desigualdade de renda, bem como o impacto das variações no nível de confiança entre as pessoas sobre as taxas de mortalidade após o ajuste pela taxa de pobreza, concluindo que o efeito da concentração de renda sobre a saúde é mediado pelo capital social.

Um aspecto central na teoria do capital social é que ela se baseia nas relações sociais que se estabelecem no interior de grupos e entre grupos na sociedade. O capital social apresenta tanto um componente estrutural, relativo à extensão e intensidade das relações associativas na sociedade, quanto um componente cognitivo, relacionado com a percepção dos indivíduos acerca do nível de confiança interpessoal, compartilhamento e reciprocidade nas relações sociais (Subramanian *et al.*, 2002).

Poundstone e colaboradores (2004) exemplificam essa abordagem por meio das seguintes questões de investigação: Como os fatores sociais influenciam o comportamento colocando as pessoas em risco? Os fatores psicossociais, tais como o suporte social, estão associados à progressão da doença? Como os fatores sociais e comportamentais se relacionam na determinação da doença?

Ao combinar um conceito econômico de capital com conceitos sociais como confiança e justiça, essa abordagem se torna mais aceitável para os formuladores das políticas sociais, uma vez que a consideração dos fatores sociais é justificada como meio para um fim econômico. Esse movimento, entretanto, despolitiza o tema do desenvolvimento social além de colocar o foco sobre comportamentos individuais sem considerar o contexto social mais amplo, podendo resultar em culpabilização das vítimas e intervenções inefetivas ou danosas sobre os grupos comunitários (Pearce, Davey-Smith, 2003).

As críticas dirigidas contra esse enfoque ressaltam ainda que as interpretações sobre o processo saúde-enfermidade deveriam começar pelas causas estruturais e materiais, em vez de valorizar tanto as percepções da desigualdade. Esses autores consideram que um modelo baseado na incorporação física e psicossocial das influências do ambiente material seria mais frutífero para a compreensão das desigualdades e mais útil como embasamento para políticas públicas do que um modelo focalizado no funcionamento psicológico individual e nas relações interpessoais (Lynch, 2000).

De certo modo, o modelo de explicação baseado no conceito de capital social pode ser visto na epidemiologia social como o equivalente ao modelo baseado no estilo de vida para a epidemiologia do risco. Ambos reforçam o plano da ação individual na explicação de fenômenos coletivos.

Perspectiva do curso de vida

A abordagem do curso de vida baseia-se na suposição de que o estado de saúde de uma dada coorte não reflete apenas as circunstâncias de vida atual, mas incorpora também as circunstâncias anteriores, ou seja, que a trajetória pessoal moldada pelo contexto social e pelas condições materiais de vida acaba por determinar o estado de saúde.

Segundo Krieger (2001a), o estado de saúde atual dos indivíduos resulta das trajetórias de desenvolvimento pessoal ao longo do tempo, conformadas pela história de cada um referida ao contexto social, econômico, político e tecnológico das sociedades onde tais trajetórias se desenvolveram.

Os efeitos do curso de vida sobre a saúde podem ser desdobrados em efeitos latentes, correspondentes ao ambiente material e imaterial no qual decorreu a infância; efeitos modeladores, caracterizados pelas experiências precoces que acabam por dirigir as trajetórias de vida individual com consequências para a saúde; e efeitos cumulativos, resultantes da intensidade e duração de exposições nocivas ao longo da vida (Kawachi *et al.*, 2002).

Há duas vertentes de explicação no modelo do curso de vida: uma vertente materialista, que atribui às condições materiais associadas à estrutura de classes a determinação da distribuição das doenças, e uma vertente psicossocial, que leva em conta, além dos aspectos materiais, a ação de aspectos psicossociais tais como sucesso, fracasso ou frustração, sobre os sistemas adaptativos, produzindo doenças como resultado de múltiplos estressores e falta de habituação (Marmot, 2001).

MacLeod e Davey-Smith (2003) consideram que a dicotomia entre explicações psicossociais e explicações materiais é em grande medida falsa. Segundo eles, na maioria das populações as desvantagens materiais estão associadas a várias exposições psicossociais adversas, caracterizando a situação de miséria ou exclusão social. Por outro lado, situações de exposição ao estresse, não acompanhadas de privação material, embora resultem em impactos negativos sobre a saúde, apresentam menor intensidade do que os impactos decorrentes das situações de desvantagem material. As observações acumuladas parecem indicar a independência e a primazia dos aspectos materiais na determinação das doenças, sugerindo que as condições materiais podem ser variáveis de confusão na associação entre fatores psicossociais e estado de saúde.

Marmot (2002) também prefere adotar um modelo complexo combinando aspectos materiais e não materiais, bem como características individuais e de contexto, na explicação da distribuição social das doenças. Ele considera que as privações materiais são extremamente importantes até um certo limiar, a partir do qual outros aspectos passam a ter maior dominância. De qualquer modo, os determinantes contextuais exerceriam maior determinação do que as características individuais.

Produção social da doença

A teoria da produção social do processo saúde-enfermidade filia-se ao materialismo histórico e dialético utilizando modelos de explicação que explicitam os determinantes políticos, econômicos e sociais da distribuição da saúde e da doença, no interior e entre as sociedades, identificando os aspectos protetores e os nocivos à saúde presentes na organização social (Krieger, 2001b).

A determinação social é o processo pelo qual os determinantes (fatores essenciais) põem limites ou exercem pressão sobre outras dimensões da realidade, sem serem necessariamente determinísticos. O processo de produção se completa com a mediação que os componentes das dimensões subsumidas exercem sobre esses determinantes, daí resultando a conformação de distintos perfis epidemiológicos (Breilh *et al.*, 1990).

O conceito nuclear nessa abordagem é o conceito de reprodução social. Cada ciclo reprodutivo introduz necessariamente modificações em suas condições originais, colocando, lenta mas inexoravelmente, as condições para sua transformação em um movimento dialético e histórico. O processo de reprodução social, isto é, o movimento de conformação, consolidação e transformação das organizações sociais, é composto por várias dimensões ou momentos que apenas para efeito didático podem ser separados. Essas dimensões compreendem um conjunto de processos biocomunais, comunais-culturais, societais e políticos.

A dimensão da reprodução biocomunal é aquela referida à reprodução cotidiana das condições necessárias para a sobrevivência e a reprodução dos organismos vivos sociais, isto é, a reprodução corporal e das inter-relações comunitárias que permitem a vida e a sobrevivência desses corpos. A dimensão comunal-cultural compreende a reprodução da autoconsciência e da conduta humana, ou seja, a produção, manutenção e transformação das redes simbólicas de elaboração e transmissão de experiências e aprendizagem, conhecida como processo de socialização primária e secundária. A reprodução societal refere-se à produção da vida material, da esfera econômica e das relações sociais entre as classes, que definem os processos de produção, distribuição e consumo da riqueza. Finalmente, a reprodução ecológico-política inclui as condições ambientais e as relações de interdependência que se estabelecem entre as dimensões mencionadas anteriormente (Samaja, 2000).

Nessa teoria também se podem identificar duas vertentes principais: o estudo dos processos de reprodução social mediante as estruturas de classe, que apresentam várias dificuldades de operacionalização, e o estudo da reprodução social a partir do conceito de espaço socialmente construído ou dos estudos de vizinhança, que vêm sendo cada vez mais utilizados nos estudos de desigualdade social em saúde.

Teoria ecossocial

A teoria ecossocial, proposta por Nancy Krieger (2001b), procura articular o raciocínio social e biológico adotando uma perspectiva histórica e ecológica. A autora recorre à metáfora dos fractais para postular a existência de estruturas recursivas, repetidas e semelhantes a si mesmas em cada escala de organização, desde o nível micro até o nível macro.

Os corpos ou organismos fornecem evidências de como incorporam, no sentido forte do termo, o mundo no qual vivem, produzindo padrões de saúde, doença, incapacidade e morte. Os modelos de incorporação decorrem de arranjos societais de poder, propriedade e padrões de produção, distribuição e consumo (reprodução social), associados a constrangimentos e possibilidades do corpo biológico determinados pela história evolutiva da espécie, pelo contexto ecológico e pela história individual.

Os modos de incorporação do social pelo organismo biológico expressam a inter-relação cumulativa entre exposição, vulnerabilidade e resistência presentes em distintos níveis e em múltiplos domínios da realidade.

Nessa abordagem, os corpos são vistos como artefatos sociais e entidades políticas. O constructo central – incorporação – remete ao processo cotidiano de acumulação e integração de experiências e exposições estruturadas por diversos aspectos relativos à posição social (Krieger, Davey-Smith, 2004).

Essa perspectiva procura incorporar vários aspectos presentes em várias teorias, fundindo-as em uma única explicação que articule os aspectos biológicos e sociais, a história de vida, os efeitos contextuais do ambiente, a reprodução social e a dimensão política. Da ecoepidemiologia proposta por Susser, a autora retém a ideia força da organização da realidade em diferentes dimensões e dos processos de determinação e mediação entre elas. Da perspectiva do curso de vida, a autora aproveita a concepção de história ou trajetória de vida determinada pelas condições societais. Da teoria da produção social, ela incorpora o conceito de reprodução social e a dimensão política. Além dessas fusões e ressignificações, a autora busca articular nos próprios organismos vivos a dimensão biológica e a dimensão social.

Esta abordagem tem sido utilizada principalmente em estudos epidemiológicos das questões de gênero e etnia. Os impactos das desigualdades de gênero nas sociedades modernas, bem como os problemas decorrentes do racismo e da discriminação de grupos étnicos minoritários, têm sido estudados a partir dessa abordagem.

Dilemas e desafios da epidemiologia social

Há um conjunto de questões teóricas, metodológicas e de técnicas de análise que cercam o empreendimento científico da epidemiologia social. Dentre as questões teóricas duas apresentam maior relevância. A primeira refere-se ao abandono ou não da visão causalista. Grande parte dos esforços despendidos pelas chamadas vertentes de explicação psicossocial decorrem da persistência do conceito de causa em algumas das abordagens mencionadas.

Qual é a diferença entre o conceito de causa e o conceito de determinação social?

O conceito de causa, na versão uni ou multicausal, necessita da identificação de eventos independentes relacionados por meio de uma ligação unidirecional, necessária, específica e capaz de gerar o desfecho de interesse. Tais características são raramente observadas nos processos biológicos e sociais. A busca por mecanismos de causalidade, assemelhados aos fisiopatológicos e tendo como causa um fator social, está fadada ao fracasso, uma vez que os aspectos da vida social não podem ser dissociados sob pena de perderem sua significação e de não fazerem sentido quando isolados do contexto da sua produção.

O conceito de determinação é mais adequado para a compreensão de processos sociais complexos, pois não necessita do isolamento completo das variáveis nem da noção de independência entre elas. Tampouco está baseado na ideia de um vínculo necessário, genético e específico. Na perspectiva das diferentes variedades de determinação existentes no mundo material, os limites nem sempre são claros, não há vínculos unidirecionais, e a maioria das relações são contingentes, ou seja, não são nem necessárias nem suficientes em si mesmas.

Outro desdobramento teórico relacionado com a forma de fragmentação da realidade tem a ver com o conceito de totalidade. A maioria dos enfoques da complexidade pressupõe a ideia de uma realidade organizada hierarquicamente em diferentes dimensões. Entretanto, algumas abordagens substituem esse conceito pela noção de um todo composto por partes isoláveis e decomponíveis, possibilitando assim a identificação da ação específica de cada variável sobre o desfecho estudado.

Kaufman e Cooper (1999) chamam a atenção para a impropriedade desse tipo de enfoque. Os autores indagam sobre o sentido de se usar qualquer variável social, como, por exemplo, a renda, como variável independente. Segundo eles, no mundo real não é possível isolar um aspecto e manter os demais constantes, conforme fazem os epidemiologistas com seus modelos multivariados. As variáveis socioeconômicas variam e interagem segundo modelos estruturados que refletem a organização social. Pessoas com determinada renda não são alocadas aleatoriamente em determinadas posições sociais, mas chegam a elas por meio de trajetórias dinâmicas de vida moldadas pelo contexto no qual vivem.

Ainda no plano teórico há desafios relacionados com o trânsito necessário entre diferentes disciplinas para aprofundar a compreensão de processos complexos e com a superação da visão essencialista ou reificada das relações entre determinantes sociais e saúde, presentes em muitas das abordagens materialistas (Kaplan, 2004).

Do ponto de vista metodológico, os principais desafios para a epidemiologia social estão na realização de estudos populacionais que permitam considerar de maneira apropriada os efeitos contextuais e os efeitos composicionais. Esse desafio principal tem desdobramentos tanto para a definição de desenhos apropriados de investigação quanto para o nível de ancoragem desses estudos, seja na dimensão coletiva, seja na dimensão individual.

Outro desafio metodológico importante diz respeito à mensuração adequada dos aspectos sociais. Quais são os conceitos e instrumentos mais adequados para avaliação dos determinantes sociais? Em que medida é possível seguir usando as mesmas ferramentas utilizadas pela "epidemiologia dos fatores de risco" sem infringir os pressupostos teóricos das abordagens da epidemiologia social?

As técnicas de análise disponíveis também parecem insuficientes para uma abordagem correta desses problemas complexos e das interações entre as várias dimensões a serem consideradas. Alguns recursos que aparentemente poderiam fornecer estratégias mais adequadas de análise implicam aprofundamento na formação de epidemiologistas ou maior cooperação com matemáticos e outros cientistas, nem sempre fáceis de obter.

Apesar de todas as dificuldades apontadas, o compromisso histórico da Epidemiologia com a melhoria da saúde das populações e com a redução das desigualdades sociais obriga todos os epidemiologistas, que se reconhecem como atores na arena da saúde coletiva, a prosseguirem no desenvolvimento de novas teorias, novas estratégias de investigação e novas ferramentas de análise. Dessa forma, cada vez mais será possível construir e consolidar abordagens teóricas e metodológicas capazes de orientar as intervenções sociais no campo de saúde e a formulação de políticas públicas baseadas no reconhecimento dos direitos de cidadania, na garantia das liberdades democráticas e na busca da felicidade humana.

Referências bibliográficas

Almeida Filho NM. Modelos de determinação social das doenças crônicas não-transmissíveis. *Ciência & Saúde Coletiva,* 9(4):865-884, 2004.

Arouca AS, 1976. A história natural das doenças. *Saúde em Debate*, 1:15-19.

Arouca AS. *O dilema preventivista. Contribuição para a compreensão crítica da medicina preventiva*. São Paulo/Rio de Janeiro: Editora UNESP e Editora Fiocruz, 2003.

Barata RB. Epidemia de doença meningocócica, 1970/1977. Aparecimento e disseminação do processo epidêmico. *Revista de Saúde Pública*, 22(1):16-24, 1988.

Barata RB. Epidemiologia e saber científico. *Rev. Bras. Epidemiol*, 1(1):14-27, 1998.

Barata RB. Epidemiologia e ciências sócias. *In*: Barata RB. Briceño-León R (org.). *Doenças endêmicas: abordagens sociais, culturais e comportamentais*. Rio de Janeiro: Editora Fiocruz, 2000.

Barros FC, Victora CG, Granzoto JA, Vaughan JP, Lemos Jr. AV. Saúde perinatal em Pelotas, RS, Brasil. Fatores sociais e biológicos. *Revista de Saúde Pública*, 18: 301-312, 1984.

Barros MB. de A. A utilização do conceito de classe social nos estudos dos perfis epidemiológicos: uma proposta. *Revista de Saúde Pública*, 20:269-73, 1986.

Barros MBA e Carvalheiro JR. Entrevistas domiciliares e o ensino e pesquisa em epidemiologia. *Revista de Saúde Pública*. 18:411-417, 1984.

Breilh J. *Epidemiologia: economia,medicina y política*. México: Fontamara, 1989.

Breilh J, Campaña A, Granda E. *Geografia de las condiciones de salud-enfermedad en el Ecuador*. Quito: CEAS/IPGH, 1990.

Breilh J, Campana A, Granda E. Regionalización de la Calidad de Vida y Salud Materno-Infantil: Aproximación a la Geografia de las condiciones de salud-enfermedad en el Ecuador. *Geografia Básica del Ecuador*. II(2):91-110, 1991.

Breilh J, Granda E, Campaña A, Betancourt O. *Ciudad y Muerte Infantil: La mortalidad infantil diferencial en el area urbana de Quito*. Quito: CEAS, 1983.

Breilh J, Granda E, Campaña A, Yépez J, Páez R, Costales P. La salud enfermedad como hecho social: un nuevo enfoque. Capítulo 2. Deterioro de la vida. Quito: Corporación Editora Nacional, 1990.

Breilh J. & Granda E. Os novos rumos da Epidemiologia. *In*: Nunes ED (org.). As Ciências Sociais em Saúde na América Latina, pp. 241-253. Brasília: Organização Pan-americana da Saúde, 1985.

Breilh J. & Granda E. Epidemiología y Contrahegemonía. *Social Sciences and Medicine* 28(11):1121-1127, 1989.

Breilh J. *Hacia una epidemiología dura: Retos y avances*. Quito: Casa de la Cultura Ecuatoriana, 1997.

Breilh J. La Epidemiología (crítica) Latinoamericana: análisis general del estado del arte, los debates y desafios actuales. *In*: Franco S, Nunes E, Breilh J, Laurell AC. *Debates en Medicina Social*. Ecuador: OPS/ALAMES (Serie Desarrollo de Recursos Humanos n. 92). p. 164-214, 1991.

Breilh J. *Epidemiologia, Economia, Política e Saúde*. São Paulo: UNESP-HUCITEC, 1991.

Breilh J. La Epidemiologia entre Fuegos. *In*: ALAMES. Taller Latinoamericano de Medicina Social. Medellin, Julio 1987, p. 37-59.

Breilh J. & Granda E. Epidemiología y Contrahegemonía. *Social Sciences and Medicine*. 28 (11):1121-1127, 1989.

Broadhead EW, Kaplan BH, James SA, Wagner EW, Schoenbach VJ, Grimson R, Tibblin G & Gehlbach SH. The epidemiologic evidence for a relationship between social support and health. *American Journal of Epidemiology*, 117, 521-537, 1983.

Bronfman M & Tuirán R. La desigualdad ante la muerte: clases sociales y mortalidad en la niñez. *Cuadernos Médico-Sociales*, 29/30:53-75, 1984.

Bronfman M, Victora C, Lombardi C, Facchini L A, Barros FC, Béria, JU & Teixeira AMB. Operacionalização do conceito de classe social em estudos epidemiológicos. *Revista de Saúde Pública*, 22:253-65, 1988.

Bronfman M. & Tuirán R. La desigualdad ante la muerte: clases sociales y mortalidad en la niñez. México, D.F.: Congreso Latinoamericano de Población y Desarrollo, 1988.

Cassel J. Psychosocial processes and stress: theoretical formulation. *International Journal of Health Services*, 4(3)471-482, 1974.

Cassel J. The contribution of the social environment to host resistance. *American Journal of Epidemiology*, 104:127-133, 1976.

Cassel J, Patrick R & Jenkins D. Epidemiological analysis of the health implications of culture change: a conceptual model. *Annals of the NY Academy of Sciences*. 84: 938-49, 1960.

Castellanos PL. Avances Metodológicos en Epidemiología. I Congresso Brasileiro de Epidemiologia, Anais, págs. 201-216. Campinas: ABRASCO, 1990.

Chor D. Saúde pública e mudanças de comportamento: Uma questão contemporânea. *Cadernos de Saúde Pública*, 15:423-425, 1999.

Chor D e Faerstein E. Um enfoque epidemiológico da promoção da saúde: as idéias de Geoffrey Rose. *Cadernos de Saúde Pública*. 16(1):241-244, 2000.

Diez-Roux AV. The study of group-level factors in epidemiology: rethinking variables, study design and analytical approaches. *Epidemiol Rev*. 26:104-111, 2004.

Dohrenwend B & Dohrenwend B (eds.). Stressful life events: their nature and effects.Wiley & Sons, New York, 1974.

Donnangelo MCF. *Saúde e sociedade*. São Paulo: Editora Duas Cidades, 1976.

Granda E. & Breilh J. *Epidemiología: Instrumento de Dominación o de Liberación*. Quito: Universidad Central del Ecuador, 1986.

Hinkle, L.E. The concept of "stress" in the biological and social sciences. Science, Medicine and Man. 1, 31-48, 1973.

Kaplan B, Cassel J & Gore S. Social support and health. Medical Care 15(5): 47-58, 1977.

Kaplan G. What's wrong with social epidemiology and how can we make it better? *Epidemiol Rev*. 26:124-135, 2004.

Kaufman JS e Cooper RS. Seeking causal explanations in social epidemiology. *Am J Epidemiol*, 150(2):113-120, 1999.

Kawachi I e Kennedy BP. Health and social cohesion: why care about income inequality? BMJ 1997b; 314(5):1037-1040.

Kawachi I, Kennedy BP, Lochner K, Prothrow-Stith D. Social capital, income inequality and mortality. *Am J Public Health*. 87(9):1491-1498, 1997.

Kawachi I, Subramanian SV, Almeida Filho N. A glossary for health inequalities. *J Epidemiol Community Health*, 56: 647-652, 2002.

Krieger N. Epidemiology and social sciences: towards a critical reengagement in the 21st century. *Epidemiol Rev*, 22(1):155-163, 2000.

Krieger N, Davey-Smith G. Bodies count and body counts: social epidemiology and embodying inequality. *Epidemiol Rev*. 26:92-103, 2004.

Krieger N. A glossary for social epidemiology. *J. Epidemiol Community Health*, 55:693-700, 2001a.

Krieger, N. Historical toots of social epidemiology: socioeconomic gradients in health and contextual analysis. *Int J Epidemiol*. 30:899-903, 2001b.

Laurell AC. Algunos problemas teóricos y conceptuales de la epidemiología social. *Revista Centro-americana de Ciencias de la Salud*. 3(5):79-97, 1977.

Laurell AC. Trabajo y Salud: Estado del conocimiento. *In*: Franco S, Nunes E, Breilh J, Laurell AC. *Debates en Medicina Social. Ecuador*, OPS/ALAMES (Serie Desarrollo de Recursos Humanos n. 92), 1991, p. 249-321.

Laurell AC, Noriega M. *Processo de produção e saúde: trabalho e desgaste operário*. São Paulo: Hucitec, 1989.

Laurell AC. Para el estudio de la salud en su relación con el proceso de producción. In: ALAMES. Taller Latinoamericano de Medicina Social. Medellin, Julio 1987, p. 61-94.

Litvoc J, Goldbaum M, Silva GR. Determinantes do processo de infestação domiciliar por Panstrogylus megistus: o papel da habitação e do desmatamento. *Revista do Instituto de Medicina Tropical*, 32(6):443-449, 1990.

Lombardi C, Bronfman M, Facchini LA, Victora CG, Barros FC, Beria JU, Teixeira AM. Operacionalização do conceito de classe social em estudos epidemiológicos. *Revista de Saúde Pública,* 22(4):253-265, 1998.

Loureiro SA. Questão do social na epidemiologia e controle da esquistossomose mansônica. *Memórias do Instituto Oswaldo Cruz*. 84 (supll1): 124-133, 1989.

Lynch JW. Income inequality and health: expanding the debate. *Social Science and Medicine*, 51, 1001-1005, 2000.

Lynch J, Due P, Davey-Smith G, Muntaner C. Social capital- Is it good investment strategy for public health? *J Epidemiol Community Health*, 54:404-408, 2000.

Lyon B. Stress, coping and health: a conceptual overview. In: Rice VH (Ed.). *Handbook of stress, coping, and health: Implications for nursing research, theory, and practice* (pp. 3-26). Thousand Oaks, CA: Sage Publications.

Macleoad J, Davey-Smith G. Psychosocial factors and public health: a suitable case for treatment? *J Epidemiol Community Health*, 57:565-570, 2003.

Marmot M. From Black to Acheson: two decades of concern with inequalities in health. A celebration of the 90th birthday of Professor Jerry Morris. *Int J Epidemiol*, 30: 1165-1171, 2001.

Marmot M. The influence of income on health: views of na epidemiologist. *Health Aff*, 21(2):31-46, 2002.

Monteiro CA, Freitas ICM, Baratho RM. Saúde, nutrição e classes sociais: o nexo empírico evidenciado em um grande centro urbano, Brasil. *Revista de Saúde Pública*, 23(5):422-428, 1989.

Nuckolls KB, Cassel J & Kaplan BH. Psychosocial assets, life crisis and the prognosis of pregnancy. *American Journal of Epidemiology*, 95, 431-441, 1972.

Paim JS. Abordagens teórico-conceituais em estudos de condições de vida e saúde: notas para reflexão e ação. *In*: Barata RB(org). Condição de vida e situação de saúde. *ABRASCO*. Rio de Janeiro, 1997.

Pearce N e Davey-Smith G. Is social capital the key to inequalities in health? *Am J Public Health*. 93(1):122-129, 2003.

Possas C. *Epidemiologia e Sociedade. Heterogeneidade estrutural e saúde no Brasil*. São Paulo: HUCITEC, 1989.

Poundstone KL, Strathdee AS, Celentano DD. The social epidemiology of human immunodeficiency virus/acquired immunodeficiency syndrome. *Epidemiol Ver*, 26:22-35, 2004.

Samaja J. A ordem descritiva da reprodução social. Capitulo 5. A reprodução social e a saúde. Elementos teóricos e metodológicos sobre a questão das relações entre saúde e condições de vida. Salvador: Casa da Saúde, 2000.

Seyle H. Stress. New York: Basic Books, 1956.

Silva AAM, Barbieri MA, Bettiol H, Dal Bó CMR, Mucillo G, Gomes UA. Saúde perinatal: baixo peso e classe social. *Revista de Saúde Pública*, 25(2):87-95, 1991.

Silva LJ. Desbravamento, agricultura e doença: a doença de Chagas no Estado de São Paulo. *Cadernos de Saúde Pública*, 2(2):124-140, 1986.

Subramanian SV, Kim DJ, Kawashi I. Social trust and self-related health in US communities: a multilevel analysis. *J Urban Health*, 79(4):521-534, 2002.

Susser M e Susser E. Um futuro para a epidemiologia. *In*: Almeida Filho N *et al.*(ORG). *Teoria epidemiológica hoje: fundamentos, interfaces, tendências*. Rio de Janeiro: ABRASCO/FIOCRUZ, 1998.

Victora CG, Barros FC & Vaughan JP. Epidemiologia da Desigualdade: Um Estudo Longitudinal de 6.000 Crianças Brasileiras. 2ª ed. São Paulo: HUCITEC, 1989.

Victora CG, Facchini LA, Barros FC & Lombardi C. Pobreza e Saúde: como medir nível sócio-econômico em estudos epidemiológicos de saúde infantil. *In*: *Anais do 1o Congresso Brasileiro de Epidemiologia*. Campinas: ABRASCO, 1990.

Wilson R. The Sociology of Health. New York, Random House, 1970.

Wilkinson RG. *Unhealthy societies*. London: Routtledge, 1996.

35 Construindo a Etnoepidemiologia

Naomar de Almeida Filho, Rita de Cássia Pereira Fernandes, Cristina Larrea-Killinger e Luis Augusto Vasconcelos da Silva

A Epidemiologia que conhecemos, estruturada com base na abordagem quantitativa de populações, tem duas limitações fundamentais. Por um lado, não parece equipada para lidar com questões da ordem das fragilidades singulares, porque estas operam no nível individual. Por outro lado, tem dificuldades em pensar e construir seu objeto como efeito de determinações ampliadas, porque estas operam em níveis francamente contextuais.

Apesar da constatação frequente desses limites e lacunas, a Epidemiologia continua a demarcar o seu campo em bases supostamente objetivas e naturais. Para a maioria dos seus agentes concretos, o que não pode ser naturalizado ou matematizado (vieses, fatores de confundimento, modificadores de efeito, indeterminação, contingência) deve ser prontamente descartado como resíduos do objeto-modelo, como vimos nos Capítulos 4, 5 e 6. Dessa forma, incentiva-se o apagamento da dimensão singular humana, traduzida (e portanto reduzida) em códigos gráficos ou matemáticos, que se completa com o deslocamento do nível subjetivo-pessoal-individual para o nível dos coletivos-agregados-populações, definidos pela ótica epidemiológica.

Barreto & Alves (1994) analisam essa questão construindo o seguinte argumento: o coletivo na Epidemiologia assume uma forma fundamentalmente estatística, com base na suposição de que existe uma entidade definida, em termos de um sistema objetivo de relações sociais, à parte das manifestações pessoais dos indivíduos; disso decorre que os sujeitos humanos podem ser reduzidos a unidades constitutivas de uma população e tratados como unidades mensuráveis e independentes. Porém nem sempre foi assim, já que, explorando a história da Epidemiologia dos inícios da higiene pública e do nascimento da medicina social, o coletivo que influía na constituição epidêmica somente podia ser explicado por meio de descrições detalhadas que explorassem a relação entre condições ambientais e condições materiais de vida. As topografias médicas são um exemplo da preocupação neo-hipocrática pelo conjunto destas relações que ofereciam, por um lado, um relato rico e variado dos costumes, valores morais e vida material e, pelo outro, das condições climáticas, geológicas, da fauna e da flora (Larrea, 1994).

No mundo real dos fenômenos complexos da saúde, não se trata de explicar a ação externa de um elemento ambiental agressivo, conforme indicado na metáfora "fatores-que-produzem-riscos", nem descrever a reação internalizada de um hóspede suscetível a agentes patológicos, como o faz a abordagem biomédica, senão de compreender o sistema (totalizado, interativo, processual) de efeitos sobre a saúde. Vejamos o exemplo de uma dada pesquisa epidemiológica, na qual variáveis como gênero, geração, situação conjugal, história migratória e ocupacional, nível de renda, educação, classe social, local de residência, associam-se a maior incidência de patologias ou implicam maior ou menor exposição a contaminações aéreas ou hídricas. Em geral, tais achados são interpretados como indicativos de fatores ou situações "de risco" para uma enfermidade qualquer. Variáveis dessa ordem têm sido convencionalmente tomadas como "fatores de risco sociais", ou seja, características grupais (ou individuais, porém socialmente referidas) etiologicamente implicadas na determinação da patologia.

O conceito de fator de risco não pode ser legitimamente aplicado nesses casos, devido à sua natureza externa, unívoca, não ambígua e positiva de fonte de efeitos mensuráveis, incapaz de dar conta da subjetividade humana, da dinâmica da história e da contingência dos processos sociais cotidianos. Ao excluir o sujeito, sua cotidianidade e sua história, a ciência epidemiológica reproduz o modelo biomédico e reforça seu caráter reducionista. Conforme Dunn & Janes (1986), em nome da objetividade do método, a Epidemiologia restringe-se à abordagem horizontal, não aprofundada, dos indivíduos, quantitativa, em contraposição à abordagem vertical, do estudo em profundidade, no plano qualitativo, estabelecendo enorme distância entre o saber acerca do indivíduo, sua unidade de análise, e o sujeito concreto que adoece, que apenas ocupa o lugar de objeto do conhecimento epidemiológico.

Intervenções baseadas apenas nas informações sobre fatores de risco não têm permitido maior êxito das medidas propostas para sua prevenção. Essa questão crucial manifesta-se dramaticamente na insuficiência das respostas alcançadas por ações de controle de problemas de saúde, a exemplo da AIDS e outras doenças infectocontagiosas, orientadas exclusivamente por resultados de estudos quantitativos (Uchoa *et al.*, 2000; Béria *et al.*, 1998; Uchoa, Vidal, 1994). Os fatores de risco para AIDS, objetivamente identificados pelos estudos epidemiológicos, não são suficientes para a compreensão da manutenção da sua ocorrência e distribuição. Recomendar o uso de preservativos, proscrever sexo sem proteção, ampliar acesso à informação sobre formas de transmissão da doença não têm garantido os resultados esperados. Da mesma forma, campanhas institucionais para prevenção da esquistossomose foram incapazes de transformar a informação recebida em comportamento preventivo relacionado com o contato com água (Uchoa *et al.*, 2000).

Para superar tais lacunas e limites da abordagem epidemiológica convencional, tem-se buscado maior integração com outras disciplinas do campo das Ciências Sociais. No que se refere à inclusão do simbólico, do subjetivo, do cotidiano e do contextual na pesquisa epidemiológica, o campo disciplinar preferencial tem sido a Antropologia, particularmente seu ramo aplicado às questões da saúde, comumente denominado de Antropologia Médica. Com a finalidade de alcançar uma integração efetiva e orgânica entre a Epidemiologia e a Antropologia, e não a mera justaposição, redundância ou cooptação de uma disciplina na outra, tem-se postulado a construção de um novo ramo da ciência epidemiológica: a Etnoepidemiologia.

O presente capítulo tem por finalidade apresentar e discutir alguns temas históricos, epistemológicos, teóricos e metodológicos da proposta de uma Etnoepidemiologia. Nesse sentido, em primeiro lugar, avaliaremos convergências e superposições entre os campos científicos da Epidemiologia e da Antropologia. Em segundo lugar, pretendemos especificar conceito, objeto e definição do campo etnoepidemiológico de pesquisa e prática. Em terceiro lugar, propomos introduzir algumas questões metodológicas da Etnoepidemiologia, discutindo, na sequência, exemplos selecionados de estudos etnoepidemiológicos. Finalmente, trazemos uma releitura do processo de produção da pesquisa em Saúde a partir da aplicação-fusão-composição dos métodos, estratégias e técnicas de pesquisa etnográfica e epidemiológica, na perspectiva de uma transdisciplinaridade efetiva.

Convergências entre Epidemiologia e Antropologia

Esse tema tem sido tratado, de modo recorrente, desde os primórdios da disciplina, com a contribuição pioneira de Ben Paul e os estudos de "epidemiologia comportamental" dos anos 1970 (Sallis, Owen, Fotheringham, 2000). Embora o debate sobre as possibilidades de integração entre as duas disciplinas já tenha produzido volumosa e rica literatura, a primeira discussão abrangente e sistemática do potencial de integração interdisciplinar entre Epidemiologia e Antropologia foi a coletânea editada por Janes, Stall & Gifford (1986). Ágar (1996) argumenta que tais tentativas de integração interdisciplinar significam um retorno da Epidemiologia às suas origens ainda no século 19, quando a preocupação com as questões ambientais predominava na disciplina.

No sentido de aproximar os territórios da Epidemiologia e da Antropologia Médica, é possível constatar que essas disciplinas científicas têm em comum a preocupação com o comportamento relacionado com a saúde, o que permite, desta forma, reconhecer bases comuns para seu relacionamento. Apesar de analisarem o mesmo objeto, as duas ciências o fazem de maneira diversificada, o que permite criar dois campos de análise complementares, representados pela análise das consequências do comportamento sobre a saúde e as causas sociais e culturais do comportamento. As diferenças mais marcadas entre as duas, contudo, encontram-se no fato de que a Epidemiologia ocupa-se principalmente das relações entre comportamento e doença, enquanto a Antropologia Médica concentra-se no estudo dos fatores culturais do comportamento e em seu contexto de ocorrência (Dunn, Janes, 1986:3).

Ainda nesta mesma linha de compreensão, no que se refere ao objeto de conhecimento, para Dunn & Janes (1986:11) uma linha divisória pode ser representada pela distância entre o que o epidemiólogo define como doença (uma visão "ética") e o que indivíduos ou grupos aos quais eles pertencem definem como tal (visão "êmica"). Essa distinção (Harris, 1976) corresponde, *grosso modo*, àquela existente entre os conceitos de *disease* e *illness* na Antropologia Médica, com desdobramentos bastante relevantes para a prática da Epidemiologia. Do ponto de vista de uma Antropologia da Saúde (Helman, 1985; Laplantine, 1991), pode-se considerar uma diferença básica entre os modos de analisar os conceitos de doença, do ponto de vista da compreensão popular ou êmica (*illness*), e do ponto de vista científico ou ético (*disease*). A linha demarcatória entre concepções êmicas e éticas pode ser exemplificada com o caso do consumo-uso-abuso de álcool. O epidemiólogo busca estabelecer o ponto no qual o consumo se torna problemático, enquanto a visão antropológica permitiria a identificação, do ponto de vista êmico, das diferenças entre o "estágio de suscetibilidade", representado pelo consumo pesado, e o "estágio de doença clínica", representado pelo alcoolismo, na visão de uma comunidade particular ou grupo étnico.

Para a Epidemiologia, as doenças (*diseases*) são anormalidades "objetivas" da estrutura e função dos órgãos e sistemas corporais, podendo ser agrupadas em entidades patológicas. Por outro lado, para a etnologia, as doenças de *folk* (*illnesses*) constituem respostas "subjetivas" ou "intersubjetivas" (na acepção de Byron Good, 2008) do paciente ao se encontrar em estado de desequilíbrio, como ele e seus circunstantes percebem a origem e o significado deste evento, como este evento afeta sua relação com os outros, e as ações que ele e os membros do grupo desenvolvem para remediar a situação (Helman, 1985:293-4). Vale lembrar que a ideia de doença de *folk* (*illness*) recobre dimensões psicológicas, morais e sociais, fazendo parte do espectro mais amplo de falta de sorte (*misfortune*), elemento que não se encontra contido nos modelos biomédicos de doença que, segundo Engel (1980), se caracterizam pelo dualismo mente-corpo e concebem a doença reduzindo-a a fatores psicoquímicos.

Nesse sentido, é importante de início demarcar importantes diferenças de perspectiva entre os dois campos disciplinares. Para Gilles Bibeau (1992), eminente antropólogo canadense, a Epidemiologia tem como objeto de estudo a enfermidade, em vez dos problemas em populações, a partir de uma definição profissional de doença em detrimento de uma definição popular ou dentro do sistema de signos e significados das comunidades. A Epidemiologia utiliza categorias médicas e metodologias supostamente objetivas, propondo geralmente uma causalidade linear com limitado número de fatores determinantes. Por sua vez, a Antropologia lida com categorias menos definidas, admitindo uma causalidade mais global, em busca da compreensão de ocorrência e forma do problema, de um ponto de vista estrutural e qualitativo. Em vez de se ater à ocorrência de enfermidades e sua precisão quantitativa, a Antropologia constrói sua explicação dos problemas a partir das condições materiais (ambiente ecológico, político-econômico), do contexto social (extensão da rede familiar ou social, ausência ou presença de apoio social) e do contexto cultural (modo de educação, valores, crenças, concepções). Ao defender uma proposta alternativa para a Antropologia Médica, Bibeau cunha o conceito de dispositivo patogênico estrutural, ressaltando a necessidade de superação da tendência deformante da Antropologia, que tudo explica em termos culturais. Outros autores como Frankenberg (1988), Hersch & Haro (2007) e Menéndez

(1998) também reconhecem as limitações da Antropologia quando desenvolve um excessivo culturalismo.

Inhorn (1995), visando evidenciar as interfaces entre Epidemiologia e Antropologia, chama atenção para estereótipos que inibiriam maior integração entre essas disciplinas e a identificação das suas convergências. Diz que a visão de parte dos antropólogos de que a Epidemiologia adota acriticamente as noções da biomedicina é um desses estereótipos. Para ela, a epidemiologia social assumiu um papel relevante, demarcando um distanciamento crítico com relação à biomedicina. Pontua também a importância do avanço do método epidemiológico em abordar seus vieses, ao passo que a Antropologia, por muito tempo, cultivou notável silêncio acerca das limitações potenciais dos empreendimentos etnográficos. A autora cita a opinião dos antropólogos sobre o positivismo e o reducionismo da Epidemiologia, enquanto se veem como baluartes do holismo e humanismo, discute as diferenças e aproximações dos métodos adotados pelas duas disciplinas e as diferentes abordagens do risco e o lugar dos sujeitos. Refere que muitas divergências entre as disciplinas são ilusórias e, ao identificar as convergências, releva a necessidade de integração das disciplinas. Porém, alguns autores (Scheper-Hughes, 1990; Frankenberg, 1980) advertem sobre o risco de medicalização do conhecimento antropológico, do uso excessivo de termos médicos e da instrumentalização dos dados etnográficos reduzidos a variáveis quantitativas pelos próprios antropólogos que participam em pesquisas médicas.

Nessa perspectiva, o principal objetivo da pesquisa epidemiológica é fornecer dados que permitam o desenvolvimento de programas de prevenção (primária e secundária) e informar a identificação clínica e o tratamento de doenças e perturbações específicas. Consequentemente, é na área de prevenção em saúde, especificamente entre comunidades com características culturais específicas, e prevenção de distúrbios – que emergem como resultado direto da interação social – que a Antropologia Médica tem seu campo mais fértil de cooperação com a Epidemiologia (Dunn, Janes, 1986:24-25).

De fato, a Epidemiologia, à semelhança de outras disciplinas científicas aparentadas, tem recorrido a noções e conceitos de outros campos do conhecimento, muitas vezes sem nenhuma avaliação crítica de sua validade operacional ou teórica. Em um primeiro nível, muitos estudos em nosso campo podem apresentar validações precisas e sofisticadas das variáveis dependentes, que são, então, analisadas em comparação com variáveis independentes completamente "cruas". Em um segundo nível, estudos epidemiológicos podem até prover validações operacionais de ambas as ordens de variáveis. Nesses casos, sem embargo, eles também estariam tomando como implícitos quadros conceituais, por trás de suas variáveis independentes, vulneráveis a críticas graves no interior das disciplinas de onde são originários.

Conceitos de etnoepidemiologia

O adjetivo *ethnoepidemiological* foi, pela primeira vez, utilizado por Wilbert & Haiek (1991) para designar o protocolo de pesquisa de um *screening* fitoquímico realizado em plantas usadas por povos do delta do Orinoco, Venezuela, para tratamento de desordens gastrintestinais. O substantivo *ethnoepidemiology* foi usado no título de um artigo publicado por Kunstadter *et al.* (1992), sobre correlações entre indicadores socioeconômicos e de saúde na Tailândia. Curiosamente, no corpo desse artigo, que tenta explicar uma maior redução de mortalidade infantil entre crianças da etnia Hmong em comparação com camponeses Thai, encontra-se ausente a expressão "etnoepidemiologia" ou qualquer dos seus correlatos. Resta mencionar o uso da expressão no título de uma coletânea sobre genética evolutiva e populacional de neoplasias, organizada por pesquisadores japoneses (Tajima, Sonoda, 1996).

Data de 1992 o primeiro texto que introduz o termo "etnoepidemiologia" para designar uma proposta conceitual sistematizada (Almeida Filho, 1992). Nesse documento inicial, sob a forma de um manifesto, a Etnoepidemiologia é apresentada como resultante de sínteses possíveis entre a Antropologia Médica e a Epidemiologia. Significa mais que a mera aplicação de métodos epidemiológicos para a investigação transcultural em saúde, não se restringindo à incorporação de etnomodelos dentro de estruturas de explicação baseadas na abordagem de risco. A proposta de uma Etnoepidemiologia pretende superar uma certa "intromissão do social" ao interior de modelos de enfermidade epidemiologicamente concebidos, ao reconhecer a pertinência dos fenômenos da saúde-enfermidade a processos sociais de cuidado da saúde como uma totalidade etnoepidemiológica. Apesar disso, nesse momento, a questão crucial ainda é de ordem metodológica, pois a Etnoepidemiologia deve priorizar a busca de alternativas para a "pesquisa sobre processos e práticas sociais ligadas à saúde, aptas a combinar de modo competente as abordagens qualitativas e quantitativas em uma única estratégia etnoepidemiológica" (Almeida Filho, 1992).

Apesar de poder potencialmente aproveitar tais possibilidades conceituais e metodológicas, a perspectiva etnoepidemiológica deve implicar também reflexividade, no sentido de uma autoavaliação epistemológica e etnográfica da própria disciplina, reconhecendo o seu caráter sócio-histórico. Como princípio téorico, a abordagem etnoepidemiológica passa primariamente pela exploração de alternativas para a investigação sobre os determinantes sociais da saúde, baseadas em uma referência espaço-população mais concreta (como apontou Castellanos, 1997). Desenvolvimentos conceituais sem dúvida têm enriquecido o campo da investigação contemporânea em Epidemiologia, porém tais avanços não consideram suficientemente as especificidades do processo saúde-enfermidade-cuidado enquanto objeto científico. Investigadores e estudiosos desse campo disciplinar não se dispõem a compreender que não se trata apenas de criar modelos explicativos e recheá-los com variáveis socioculturais.

Prosseguindo nesta linha, propomos três definições distintas (porém articuladas):

- *Etnoepidemiologia tipo I* – estudos sobre diversidades étnicas e culturais como fatores de risco, de proteção ou fatores prognósticos para moléstias e outros problemas de saúde, ou seja, estudos interessados na ocorrência e prevenção de moléstia em grupos, populações e culturas.
- *Etnoepidemiologia tipo II* – estudos de representações, semiologias populares e modelos explicativos comunitários da distribuição e ocorrência de doenças, agravos e eventos de saúde em populações, como por exemplo as teorias nativas de contágio e causalidade em grupos humanos.
- *Etnoepidemiologia tipo III* – estudos sobre a prática científica da Epidemiologia, com aplicação de conceitos antropológicos e métodos etnográficos aos ambientes, cotidianos e culturas institucionais onde se produz conhecimento epidemiológico.

Tais definições são desdobradas a seguir.

Etnoepidemiologia tipo I

A Etnoepidemiologia tipo I projeta e atualiza uma conotação, de certa forma tradicional, equivalente a uma epidemiologia antropologicamente referenciada, tomando diferenças socioculturais e étnicas como indicadores de fatores de risco, vulnerabilidade ou proteção. Podemos encontrar exemplos pioneiros dessa vertente na escola de epidemiologia psicossocial de Chapel Hill (Trostle, 1986), desde os estudos do efeito do estresse da aculturação sobre a morbidade cardiovascular de populações submetidas à rápida mudança cultural (Cassel, Patrick, Jenkins, 1960). Essa abordagem também compreende uma proficiente tradição de pesquisa no campo da saúde mental, dos primeiros estudos da teoria do ajustamento social de Leighton (Murphy, 1994) à "*new cross-cultural psychiatry*" de Kleinman (Kleinman, 1977). De outra parte, tal tendência tem se tornado hegemônica na pesquisa social relacionada com doenças crônicas como câncer (Hubert, 1990) e condições cardiovasculares (Dressler, 2004), além de enfermidades transmissíveis como diarreia (Pitts *et al.*, 1996) e AIDS (Susser, Stein, 2000).

Trata-se, *grosso modo*, de uma definição equivalente à proposição de uma "Epidemiologia Sociocultural" de Menéndez (1990). Esta proposição critica o reducionismo biológico da Epidemiologia e a quantificação dos fatores de risco (Menéndez, 1998; Hersch, Haro, 2007). Estabelece claramente as diferenças epistemológicas e metodológicas que existem entre Antropologia e Epidemiologia quando se realiza uma interdisciplinaridade em termos desiguais. A Epidemiologia Sociocultural potencializa as contribuições teóricas da Antropologia diante de uma epidemiologia excessivamente positivista, acrítica e a-histórica. Além de reconhecer espaços de convergência metodológica, Menéndez insiste mais nas diferenças que nas similitudes e acrescenta que, para superá-las, é preciso reconstruir uma epidemiologia integral. Dentro dessa proposição, conceitos dinâmicos de análise como perigo (Douglas, 1991), dano (Nichter, 2006), risco (Douglas, 1992) e vulnerabilidade (Nichter, 2006) integram as dimensões social e cultural do processo saúde-doença-cuidado. Retomam-se aí contribuições da Antropologia Médica no campo da saúde pública, como a inclusão dos modelos classificatórios populares dos padecimentos (síndromes culturalmente delimitadas, categorias frio/quente etc.), a descrição dos itinerários e recursos terapêuticos, a potencialidade da corporalidade como modelo interpretativo capaz de romper os limites teóricos entre natureza e cultura e a riqueza da abordagem etnográfica.

Hersch & Haro (2007) consideram que o enfoque definitivo da Epidemiologia Sociocultural é a categoria do dano evitável porque aporta uma dimensão mais dinâmica, integradora e globalizadora dos problemas coletivos de saúde. A Epidemiologia Sociocultural defende uma concepção holística e integral do processo saúde-doença-cuidado que leve em conta a história sociocultural do doente e um pluralismo metodológico dirigido à triangulação metodológica, o trabalho em equipe dialógico e consensual e a relevância central da experiência.

No geral, foi este o sentido inicialmente proposto por Almeida Filho (1992) para o termo "etnoepidemiologia" como uma abordagem epidemiológica dos modos de vida, com maior abertura para estudar a produção social dos riscos na cotidianidade, incluindo os seus aspectos simbólicos. Esta é igualmente a acepção sistematizada por Raymond Massé (1995) em seu tratado intitulado *Culture et Santé Publique*, onde adota a expressão "*ethnoépidémiologie*".[1] Não obstante sua utilidade, tal abordagem é ainda demasiado limitada, necessitando de maior abertura teórica e metodológica a fim de dar conta dos desafios deste campo científico.

[1] Nessa obra, Massé (1995) concede o devido crédito a um dos autores deste capítulo (NAF).

Etnoepidemiologia tipo II

Por isso, em segundo lugar, a Etnoepidemiologia tipo II parte da compreensão de que as pessoas criam, compartilham, organizam e usam um conhecimento comum, uma semiologia popular e um sistema de signos, social e historicamente construídos (Almeida Filho, Coelho, Peres, 1999). É igualmente legítimo classificar sob este rótulo os estudos de etnomodelos de representação da distribuição e ocorrência de doenças em populações, como por exemplo as teorias nativas de contágio e causalidade coletiva de morbidade. Epidemiologistas tendem a considerar tais modelos etnocentricamente como taxonomias populares ou constructos culturais nativos, designando este subcampo de pesquisa como *popular epidemiology* (Brown, 1992) ou *lay epidemiology* (Davidson, David-Smith, Frankel, 1990). Entre várias exceções, destacamos a exploração etno-histórica de modelos miasmáticos de transmissão de doenças de Larrea (1997) e a etnografia da noção de contágio entre os aladianos na África Ocidental conduzida por Caprara (2000).

Nesse sentido particular, trata-se de uma analogia com as "etnociências" (Werner, 1972), em um sentido equivalente àquele da Etnobotânica (Jovel, Cabanillas, Towers, 1996), da Etnomatemática (Eglash, 1997), da Etnofarmacologia (Etkin, 1993), da Etnobiologia (Berlin, 1992) ou da Etnomedicina (Voeks, Sercombe, 2000). Nesse caso, a Etnoepidemiologia distingue-se da Etnomedicina por sua abrangência populacional ou grupal, posto que esta última privilegia os modelos explicativos da ocorrência e tratamento de patologia no corpo e nos indivíduos, enquanto a primeira focaliza modelos explicativos de ocorrência e prevenção de enfermidades em grupos, populações e culturas. Nesta perspectiva de definição, resta considerar que a Etnoepidemiologia também privilegia os modelos explicativos relacionais. A construção dos modelos explicativos populares pode ou não assumir modelos científicos de construção do pensamento epidemiológico. Desse modo, a percepção da extensão de uma doença ou mal-estar pode ou não coincidir com sua prevalência, incidência ou outros indicadores objetivos de expressão epidemiológica.

A concepção de uma etnoepidemiologia tipo II convergente com os estudos de etnociência e derivados, em princípio, pode ser questionada a partir do ponto de vista de Murray (1982), que considerava a etnociência como vulnerável a uma contradição de princípio. Por um lado, exclui outras formas de etnografia como não ciência; por outro lado, em uma perspectiva radicalmente relativista, reafirma as classificações e taxonomias de *folk* como científicas. Apesar das críticas, a abordagem etnocientífica já soma quase cinco décadas de existência (Sturtevant, 1964), durante as quais tem contribuído para a reabilitação e revitalização da etnografia, e, mais marcadamente, tem afirmado a etnociência como método que incorpora os conceitos analíticos do êmico e ético como formas distintas e, por vezes, complementares de conhecimento sobre a realidade (Harris, 1976).

A partir da compreensão dos conceitos centrais da etnociência, a abordagem êmica, que corresponde a uma vertente da etnoepidemiologia, pode ser estabelecida pela compreensão da maneira como os indivíduos e grupos aos quais estes pertencem classificam e categorizam as doenças (*illnesses*), no que se refere às suas características, causas, formas e frequência com que elas ocorrem. Ficando reservada, por outro lado, à Epidemiologia, a identificação de doenças (*diseases*) classificadas e categorizadas do ponto de vista científico, o que equivale dizer, ao diagnóstico médico, que representa um idioma hermético e inacessível para a maioria das populações. Esta vertente de fato destaca a etnoepidemiologia como parte da compreensão comunitária sobre seus próprios problemas de saúde e desenvolvimento de ações preventivas com base em recursos clínicos locais, representados pelas várias agências e agentes terapêuticos do setor profissional e do setor *folk*, conforme distinção proposta por Kleinman (1980).

Etnoepidemiologia tipo III

Em terceiro lugar, incorporando a demanda por maior reflexividade para a ciência epidemiológica acima assinalada, propomos também considerar a Etnoepidemiologia tipo III, incluindo as ainda incipientes aplicações do método etnográfico para o estudo da prática científica do campo epidemiológico. Esta vertente do projeto etnoepidemiológico propõe-se a refletir sobre limites e possibilidades das relações de poder no campo científico em geral, seus efeitos sobre o campo da Saúde Coletiva e as vias de ampliação e atualização da Epidemiologia. Nesta perspectiva, ao estabelecer o fato científico como consequência da práxis social, postula-se que a ciência constrói, organiza e ordena os fatos – a realidade – a partir de uma desordem. No entanto, esta ordenação pode ser interpretada a partir dos investimentos, recursos e da informação que se demanda no momento, do contexto em que surge a oferta por conhecimento e tecnologia e a demanda social por fatos científicos. Sendo assim, deve-se admitir que a ciência, como qualquer prática social-histórica, também se encontra à mercê de circunstâncias, histórias, sujeitos e, essencialmente, relações de poder.

A utilização da Etnometodologia no estudo da construção de fatos na pesquisa científica tem sua base na obra pioneira de Bruno Latour e Steve Woolgar – *A Vida de Laboratório* (Latour, Woolgar, 1997). O pressuposto básico desta abordagem é que, para além de fundamentos lógico-metodológicos e questões temáticas e metodológicas, a produção organizada de conhecimento científico se realiza em uma complexa rede institucional operada por agentes históricos concretos, diretamente conectados ao contexto Sóciopolítico mais amplo (Woolgar, 1988; Knorr-Cetina, 1999). Numerosos estudos etnográficos sobre as ciências focalizam equipes, organizações e laboratórios engajados na pesquisa em saúde como seu campo e tema de trabalho (Latour, Woolgar, 1997; Martin, 1994; Rabinow, 1996).

De modo geral, a Etnoepidemiologia tipo III, no sentido de uma etnografia da prática epidemiológica, traz algumas reflexões importantes sobre as possibilidades de comunicação entre distintas linguagens ou culturas epistêmicas (Knorr-Cetina, 1999). Nesse sentido, quando se destacam os diversos atores, interesses, conflitos e linguagens que circulam no cotidiano de produção científico-epidemiológica, passa-se a problematizar a existência de limites precisos ou fronteiras rígidas que separam e organizam saberes e práticas (científicas e não científicas). É importante ressaltar que as maneiras/modalidades como se coletam amostras biológicas, realizam-se exames clínicos, processam-se "perguntas" e "respostas" (para a produção dos dados epidemiológicos) ocorrem em contextos específicos. Ou seja, nas interações entre pesquisadores, técnicos e populações, existem diferentes hábitos e trajetórias culturais, resistências de comunidades e informantes, materiais que limitam as respostas, estratégias utilizadas na produção das mesmas, interesses nos dados, habilidades pessoais etc.

Como exemplo de uma Etnoepidemiologia tipo III, e na mesma direção de Latour & Woolgar (1997), Silva (2009) descreve a dinâmica cotidiana de alguns atores envolvidos na rede de produção de dados epidemiológicos. Essa narrativa etnográfica refere-se a um grupo de pesquisa epidemiológica, no ano de 1998, responsável pela avaliação do impacto sobre a saúde do programa de saneamento ambiental da Baía de Todos os Santos – Projeto Bahia Azul. No cotidiano do projeto, havia a participação de estudantes, bolsistas de iniciação científica, alunos de pós-graduação, profissionais, técnicos e pesquisadores, oriundos de diferentes áreas e transitando em diferentes subprogramas de pesquisa. Essa participação coletiva viabilizava a circulação (contínua) de dados e informações, buscando atender às demandas das agências e financiadores de pesquisa. Na etnografia de Silva (2009), as entrevistadoras de campo do Projeto Bahia Azul eram também mediadoras do processo de produção e circulação de dados epidemiológicos. Responsáveis, de certa forma, pela manutenção e circulação de dados referentes à incidência de diarreia em crianças de 0 a 3 anos, as entrevistadoras colaboravam para a manutenção da própria "coorte", na medida em que estabeleciam um diálogo de confiança com as informantes, ou mesmo possibilitavam a comunicação entre cientistas e moradores dos bairros.

Por exemplo, no cotidiano de pesquisa do Projeto Bahia Azul (Silva, 2009), em momentos de resistência ou desinteresse por parte das informantes, algumas estratégias eram mobilizadas, buscando-se dar continuidade ao seguimento de caso. Em alguns desses momentos, ocorria a expansão da entrevista, inicialmente restrita ao objeto de pesquisa. Perguntas sobre "aquele problema" ou "qual foi o resultado", que pareciam mais coerentes com uma relação de maior proximidade, intimidade, possibilitavam um deslocamento da conversa, uma produção de narrativa, que se distanciava, até certo ponto, dos objetivos da pesquisa epidemiológica. Por vezes, retroceder nas questões, reconhecendo alguns hábitos das crianças e a dinâmica familiar, era também uma das estratégias disponíveis para que se produzisse um "dado" diante dos limites na obtenção de respostas para os episódios de diarreia, ou seja, diante do "suposto" esquecimento das informantes. Portanto, na dinâmica de produção epidemiológica, considerando os ruídos ou interferências de traduções, interpretações, assim como as resistências das informantes, a entrevista tornava-se um espaço de negociação e de posicionamentos, buscando-se atingir um efeito prático: manutenção e circulação de dados científicos.

No processo de mediação contínua, com participação heterogênea e articulada de humanos e de máquinas (técnicos, veículos, epidemiólogos, estatísticos, computadores, analistas, dispositivos de leitura laboratorial etc.), os momentos particularizados, mais imediatos da produção científica, de certa forma são deslocados e distanciados, na produção de textos mais amplos, gerais e ordenados. No decorrer desse deslocamento, as tabelas e gráficos parecem traduzir, por si sós, um mundo aparentemente confuso, disperso e distante. As muitas inscrições, os números sistematicamente organizados (os "N" da amostra, número de perdas, distribuição de frequências), mediados pelos instrumentos e agentes humanos (produtores de discursos), chegam aos relatórios traduzidos por signos de confiabilidade, generalidade, significância, na indicação e promessa de novas informações, perspectivas analíticas e desdobramentos de trabalhos futuros. Enfim, nesse processo, a produção científica (epidemiológica) perde em particularidade, materialidade e multiplicidade, para ganhar em calculação, padronização e "circulação" de informação (Latour, 1999).

Questões metodológicas da etnoepidemiologia

A proposta de uma epidemiologia cultural, embrionária na década de 1980, representava uma tentativa de buscar a pluralidade metodológica, respeitando a natureza complexa dos fatores relacionados com as questões básicas da pesquisa em saúde. O caráter integrativo deste esforço não se restringe ao quadro teórico, pois se estende às estratégias metodológicas; a atitude de investigação predominante na Antropologia, por meio de suas principais técnicas de coleta de dados, como entrevista aprofundada, observação participante, histórias de vida etc., contrasta claramente com a abordagem extensiva predominante na Epidemiologia, que usa inventários de sintomas, questionários etc. A primeira busca a riqueza do detalhe, que só é possível por meio de um exame profundo de uns poucos casos, enquanto a segunda procura a representatividade dos grandes números, como vimos. Sem dúvida, significam abordagens diferentes da realidade que observam objetos distintos de pontos de vista às vezes opostos, usando métodos diferentes.

A epidemiologia cultural se desenvolveu a partir do trabalho sobre mudança cultural e estresse que Trostle & Sommerfeld publicaram em 1996, a partir da colaboração entre Epidemiologia e Antropologia. Para ambos, a epidemiologia cultural propõe a análise intercultural da distribuição e os determinantes de saúde, assim como a distinção entre as variáveis de raça, classe, religião e tempo, capazes de explicar o significado teórico (Seadler, 2006). Esta proposta concedeu maior importância ao conceito de cultura e questionou a superficialidade e a externalidade com que a Epidemiologia integrava esse conceito no desenvolvimento dos seus estudos. DiGiacomo (1999) afirma que a epidemiologia e a antropologia produzem narrativas divergentes. Esta mesma autora se preocupou com o processo de reificação que a Epidemiologia fez com o conceito de cultura para transformá-lo em crença. Desse modo, a cultura perde força para explicar o contexto da experiência, onde sentido e significação se transformam em um conjunto de variáveis quantificáveis. A reflexão filosófica sobre o conceito de cultura é fundamental para observar as variações disciplinares e contribuir para uma apartação original do debate interdisciplinar.

Além de significância estatística, significância clínica e significância epidemiológica (que são efetivamente distintas), é imperativo abrir a ciência epidemiológica à investigação da significância simbólica (incluindo temas como valor, relevância e sentido) do risco e seus determinantes. Se tomarmos esta abordagem contextual até suas últimas consequências lógicas, podemos dizer que "fatores de risco sociais" nada mais são que a expressão do modo de vida de grupos populacionais. Assim, para dar conta do grande desafio de desenvolver uma Etnoepidemiologia, precisamos, portanto, empreender uma profunda reavaliação metodológica da disciplina.

A ideia de uma contradição generalidade *vs.* profundidade pode definir o desafio metodológico da Etnoepidemiologia. Como idealmente ambos os polos deveriam estar presentes na pesquisa ao mesmo tempo, o desafio, nesse caso, será descobrir diferentes e adequadas maneiras de desconstruir (e depois recuperar) essa dialética. Para isso, é necessário combinar as qualidades de diferentes estratégias de investigação. Entretanto, tal desafio se defronta com muitos obstáculos. Preliminarmente, esta tentativa engloba um problema metodológico fundamental: o modo como a metodologia científica, no campo da saúde, lida com as variáveis chamadas "independentes".

No âmbito metodológico, um dos problemas mais sérios da maneira tradicional de construir o processo de investigação epidemiológica consiste no privilégio que se dá a um tipo particular de determinação, o causalismo. Os desenhos de investigação utilizados na disciplina são em geral classificados em escalas que valorizam mais a dimensão do controle, insistindo na configuração experimental como padrão de cientificidade. Dessa forma, o avanço do conhecimento Epidemiológico fica limitado pela pobreza metodológica, principalmente nas interseções com os principais campos tributários da Epidemiologia: a clínica, a planificação & gestão e as ciências sociais em saúde.

Como resultado, os avanços metodológicos observados na moderna epidemiologia são dirigidos para desenhos de investigação cada vez mais controlados. Entretanto, a intensidade, a profundidade e a abertura do estilo etnográfico de investigação o recomendam como a maneira mais atraente de abordar questões inexploradas e modelar novos objetos científicos (ou explorar velhas questões de um "jeito" novo e original) no campo da saúde coletiva. No mais, esta é a única forma de apreender objetos de conhecimento que são insubordinados ao raciocínio indutivo convencional da Epidemiologia.

Na trajetória de formação transdisciplinar entre a Antropologia e a Epidemiologia, algumas sugestões, por certo, não respondem plenamente a essa demanda, mas, pelo menos, possibilitam um sensível avanço na direção de uma integração metodológica viável. Existem várias, e criativas, formas de integração das técnicas qualitativas na investigação epidemiológica. Portanto, um conhecimento simbólico e praxiológico é necessário para um tratamento mais concreto dessas questões. Isso implica perseguir o desenvolvimento de um programa científico especial para atender a estas demandas, capaz de abordar complexas questões de investigação com estratégias igualmente complexas, combinando técnicas de produção de dados e recursos analíticos a diferentes níveis epistemológicos.

A união do potencial generalizador de um estudo à capacidade de aprofundamento de outro pode ser alcançada de diversas maneiras, dentre as quais se destacam as seguintes possibilidades:

- Abordagens tendentes à profundidade podem proporcionar elementos para a validação de instrumentos de investigação. A superficialidade no tratamento das variáveis independentes na pesquisa epidemiológica (problema pouco reconhecido, porém muito frequente nesse campo de investigação) pode ser atenuada com o desenvolvimento de instrumentos de coleta de dados a partir, por exemplo, de entrevistas profundas para a produção de padrões de validação. Tal conjunto de procedimentos já se constitui em rotina na investigação epidemiológica apenas em relação à variável dependente doença. A pesquisa epidemiológica de problemas de saúde relacionados com alguns objetos de estudo da antropologia social (como problemas familiares, diferenças étnicas, desigualdade social etc.) só tem a ganhar com o desenvolvimento de instrumentos simplificados, baseados em padrões confiáveis e conceitualmente válidos. Podemos sugerir que, *grosso modo*, as ciências sociais podem ter, para as variáveis independentes da Epidemiologia, o mesmo papel que as chamadas ciências básicas da saúde teriam com relação a suas variáveis dependentes.
- Dados produzidos por meio de técnicas antropológicas podem ser uma rica fonte de informação para o processo de construção de modelos de investigação epidemiológica. Ademais, essas técnicas podem colaborar para a formu-

lação de hipóteses de trabalho, como resultado do exame de histórias de casos "típicos" que englobam temas básicos das questões da pesquisa em pauta.

- Técnicas qualitativas podem ajudar a compor estratégias mistas de investigação epidemiológica, de modo a superar o distanciamento do real inerente aos desenhos mais estruturados. Por outro lado, desenhos híbridos permitem combinar análises de generalização dentro de investigações mais abertas, e vice-versa. Um estudo de caso-controle "aninhado" em uma estratégia de corte transversal, ou um estudo de coortes em paralelo a um estudo de casos com subamostra específica, ou um inquérito com etapas múltiplas de identificação de casos, podem ser exemplos desse tipo de solução.
- Abordagens desse tipo podem finalmente auxiliar na interpretação de resultados epidemiológicos, como, por exemplo, ilustrando associações mais complexas por intermédio de histórias de caso.

Podemos aproveitar a oportunidade para propor uma tipologia dos híbridos metodológicos, esperando que a questão qualitativo/quantitativo, em relação à estratégia de investigação, seja mais esclarecida. Não existe um *continuum* entre quantidade e qualidade. Não se trata de um gradiente, e sim de arranjos destinados a, com maior eficiência, produzir conhecimento a respeito de problemas concretos da natureza, da cultura, da sociedade e da história, problemas que se referem à saúde.

Os híbridos metodológicos podem ser de três tipos:

- Combinações, ou seja, estratégias que usam, ou articulam no plano logístico, técnicas de outro registro metodológico. Sendo a estratégia estruturada, pode empregar técnicas não estruturadas para a produção de dados sem deixar de ser um desenho estruturado de pesquisa. Com a ajuda de um exemplo. Um estudo caso-controle, desenho clássico da epidemiologia dos fatores de risco, que usa uma rigorosa definição clínica de caso, está empregando uma técnica de definição de caso não estruturada. De fato, a técnica do diagnóstico clínico é não estruturada. Uma vez definido o caso, a partir daí praticamente movimentos forçados levam a um processo de produção do conhecimento – observação, dado, informação, conhecimento – em que basta iniciar para já se ter a expectativa do que vai acontecer no final do estudo. Outro exemplo: é possível que um bom estudo desse tipo use duas técnicas não estruturadas e, como estratégia de investigação, continuará rigorosamente estruturado como desenho de caso-controle. Por exemplo, para estudar a situação de classe das pessoas por meio da sua história familiar, podemos construir uma tipologia, indicadores ou formas de classificação dos sujeitos, também em relação à variável independente classe social. Aí, montada em um desenho estruturado o mais clássico possível, podemos combinar uma técnica clínica não estruturada de identificação de caso com uma técnica sócio-histórica não estruturada (como história oral familiar) para a definição de exposição. Mas a estratégia de investigação continua rigorosamente estruturada, pode ser até experimental se a gente quiser, ou se tiver recursos para isso, ou se valer a pena para responder a algum problema interessante de pesquisa. Nas combinações, enfim, a estratégia mantém a sua integralidade e incorpora técnicas que têm uma extração, vamos falar um pouco timidamente, distintas da sua referência original.
- Em segundo lugar, os estudos de campo em saúde coletiva podem ser compostos metodológicos. Os compostos são estratégias mistas, em que, por exemplo, pode-se ter duas etapas em um estudo. Entretanto, o composto sempre pode ser separado. Se tem uma primeira etapa e uma segunda ou uma terceira etapa e cada uma delas tem características distintas de modo que a gente, às vezes, faz na verdade dois estudos em sequência ou dois estudos em paralelo. O desafio será fazer com que eles dialoguem para compor o mosaico do conhecimento sobre o problema.
- Os estudos observacionais em saúde podem ser complexos metodológicos. Os complexos são híbridos metodológicos inapeláveis, em que não dá para você separar dentro do estudo os elementos que têm maior grau de estruturação dos que têm menor grau de estruturação. A estratégia termina sendo única e indissociável, ela é um complexo de desenho e estratégia.

Em termos metodológicos, é pertinente um "choque de humildade", por meio do reconhecimento da Epidemiologia como uma disciplina essencialmente quantificadora. Ora, o que caracteriza a quantificação é principalmente seu significado padronizado. Portanto, a semântica de uma investigação não poderá ser alterada durante o processo de pesquisa. De certo modo, este é o preço que se paga pela generalidade potencial dos resultados de uma dada pesquisa. Por outro lado, as estratégias ditas qualitativas incorporam uma semântica contextual que somente com muita violência pode ser reduzida à mera expressão numérica.

Um projeto de etnografia da prática epidemiológica tem como objetivo geral devolver à prática científica um sentido de intercomunicação entre subculturas científicas distintas, sem esquecer suas particularidades. O papel da etnografia nas ciências implica também uma tradução que visa à comunicação sem por isso sobrepor uma à outra, como quis originalmente o etnocentrismo implícito nos primórdios da história da antropologia aplicada. Separados por processos históricos, os campos do saber humano parecem agora buscar um novo movimento de convergência. O primeiro passo nessa direção será sem dúvida a paciente "escuta etnometodológica" dos atores da prática científica visando, assim, identificar os elementos de práxis social que compõem as múltiplas estratégias de investigação, práticas e saberes (científicos e não científicos) que coexistem no cotidiano da pesquisa epidemiológica. A etnografia da prática epidemiológica, por sua vez, possibilita trazer para o próprio contexto de análise e discussão dos dados histórias, narrativas e sentidos de saúde-doença-cuidado importantes para a compreensão dos modos de vida de indivíduos e grupos.

Na esfera metodológica, de formas diversas, já se encontram intentos interessantes e muitas possibilidades de fazê-lo ao considerar a arquitetura da complexidade dos integrais de saúde-enfermidade-cuidado na arquitetura das estratégias de investigação e na seleção das técnicas de produção de dados. Isso implica redefinir a tipologia das estruturas das investigações em Saúde de formas diversas. Existem possibilidades interessantes de inseminação das estratégias extensivas de investigação com técnicas qualificadas como qualitativas, em processos que poderíamos denominar hibridação metodológica. Ademais, podemos contar com uma revalorização de estruturas da investigação que até agora carecem de prestígio, como as estratégias etnográficas, o estudo de casos e os estudos epidemiológicos qualificados como ecológicos.

Analisemos um exemplo concreto para ilustrar o problema da integração metodológica radical. Um tema essencial na investigação epidemiológica é a representatividade das amostras.

Fazem-se testes de representatividade das amostras com a finalidade de buscar o potencial de extrapolação do dado para uma amostra, de uma amostra para uma população, e assim por diante. Testa-se o princípio que aquela amostra é representativa de uma dada população por ter aleatoriedade, ou melhor, justificada pelo pressuposto da aleatoriedade. Mas podemos questionar essa operação dizendo que a pesquisa sobre um dado problema de investigação não pode se basear em uma forma estruturada de seleção de sujeitos porque, dessa maneira, não seremos capazes de responder a questão e, assim, resolver o problema científico.

Nesse caso, devemos sim identificar tipos especiais em uma dada população e construir uma amostra com esses tipos. Isto se chama de amostra de tipos escolhidos. Trata-se de uma estratégia de construção de amostras que deu muita polêmica no início do século XX, nos primórdios da estatística moderna. De fato, as formas não paramétricas de construção de amostras cederam lugar para as formas paramétricas, porque estas se baseiam no pressuposto da homogeneidade. Quando se sorteia um grupo de sujeitos para compor uma amostra aleatória simples, dá-se a todos os membros do grupo a mesma chance de compor a amostra. Ora, nós podemos ter um problema de pesquisa em que isso seja prejudicial para a questão de investigação. Como então separar esse aspecto da estratégia geral? É claramente impossível. Podemos incorporar diferentes graus de estruturação dentro de uma mesma estratégia de pesquisa, tornando-a um complexo metodológico mais que um desenho de estudo.

Dada a ênfase nas possibilidades de integração dos estudos populacionais com estudos individuais (tanto no sentido etnobiográfico quanto no sentido clínico), evidente em todas as alternativas acima apresentadas, precisamos nos deter mais sobre os estudos de caso. Para avançarmos, antes precisamos compreender que a definição de caso depende do nível da análise e da interpretação, para a qual o que é um caso do nível de complexidade de um dado estudo pode ser o universo para o nível seguinte de complexidade. Exemplo: o que é um caso individual para nossa investigação epidemiológica será o universo de aplicação do conhecimento para uma aproximação clínica, que por sua vez é o continente de subsistemas metabólicos que serão casos em um outro nível. Ao contrário, o que é um estudo epidemiológico populacional complexo pode ser um caso a considerar em uma análise mais ampla sobre o processo saúde-doença-cuidado na sociedade. Em síntese, a definição do que é um caso é dependente do nível de hierarquização da arquitetura de complexidade da metodologia empregada.

Considerações finais

Como vimos, a Etnoepidemiologia se realiza como prática a partir do reconhecimento de que os fenômenos da saúde-enfermidade-cuidado constituem processos sociais e, como tais, devem ser concebidos como concretamente são: históricos, complexos, fragmentados, conflituosos, dependentes, ambíguos e incertos. Não basta admitir sua complexidade. É necessário efetivamente lidar com as indefinições e ambiguidades próprias desta ordem de fenômenos na maior parte de suas manifestações e com a natureza histórico-cultural de suas derivações.

Podemos avaliar a natureza e a extensão da crise paradigmática no campo científico da Saúde por meio de uma releitura do processo de produção da pesquisa científica a partir da aplicação dos métodos da etnografia. A transdisciplinaridade implícita neste projeto abre um rico potencial de intercâmbio de pontos de vista quanto ao observado: inter-relações, dificuldades de efetivação, adaptação e maleabilidade às demandas do financiamento são observadas e comentadas entre os participantes da pesquisa, demonstrando-se, com isso, a complexidade de nosso objeto e a variedade de vetores envolvidos na construção dos fatos científicos.

Nesta altura, podemos sintetizar um programa preliminar de investigação para a Etnoepidemiologia.

Em primeiro lugar, no nível conceitual, Etnoepidemiologia significa construir modelos interpretativos do complexo saúde-enfermidade-cuidado na sociedade moderna capazes de integrar ambas as perspectivas etnológica e epidemiológica.

Segundo, a Etnoepidemiologia poderá dedicar-se a explorar alternativas metodológicas para a investigação sobre processos e práticas sociais ligadas a saúde, aptas a combinar de modo competente as abordagens qualitativas e quantitativas (evidentemente superando a falsa oposição que as separa) em uma única estratégia etnoepidemiológica.

Dessa forma, é possível uma reconstrução epistemológica, teórica e metodológica na Epidemiologia, a fim de capacitá-la a lidar com objetos de alto grau de complexidade como o são os fenômenos da saúde-enfermidade-cuidado. De certo modo já se avança nesse esforço de reconstrução, pois a superação dos velhos paradigmas não se vai dar de uma maneira planificada, mas emergirá da própria prática de investigação. Uma Etnoepidemiologia certamente provocará importantes demandas ao arsenal conceitual e instrumental de uma epistemologia da complexidade e da incerteza – atualmente em desenvolvimento – e representará uma abertura para a exploração dessas novas veredas de investigação com uma atitude transdisciplinar, o que poderá resultar na construção de novos paradigmas no campo da Saúde.

Reiterando a série de argumentos analisados, a Etnoepidemiologia terá uma vocação de disciplina aplicada ainda mais radicalmente definida que a Epidemiologia convencional. O conhecimento produzido a partir dessa perspectiva deverá encontrar seu sentido último no processo de transformação das realidades concretas de saúde, fazendo-se rapidamente disponível para profissionais de saúde, planificadores, administradores e outros investigadores, e sobretudo para os pacientes, populações e outros coletivos sociais.

Referências bibliográficas

Ágar M. Recasting the "Ethno" in "Epidemiology". *Medical Anthropology* 16(4):391-403, 1996.

Almeida Filho N, Coelho MTAD, Peres MFT. O conceito de saúde mental. *Revista USP* 43:100-25, 1999.

Almeida Filho N. Hacia uma Etnoepidemiología (Esbozo de um nuevo paradigma epidemiológico). *Revista de la Escuela de Salud Pública* (Córdoba) III (1):33-40, 1992.

Barreto ML, Alves PC. O coletivo *versus* o individual na Epidemiologia: contradição ou síntese? In: Qualidade de vida: compromisso histórico da epidemiologia – anais do III Congresso Brasileiro de Epidemiologia. Belo Horizonte/Rio de Janeiro: Coopmed/Abrasco, 1994. pp. 129-135.

Béhague DP, Gonçalves H. Explorando as múltiplas trajetórias de causalidade: colaboração entre antropologia e epidemiologia na coorte de nascimentos de 1982, Pelotas, RS. *RSP* 42(supl.2):115-124, dez. 2008.

Béria JU, Damiani MF, Santos IS, Lombardi C. Physicians' prescribing behaviour for diarrhoea in children: an ethnoepidemiological study in southern Brazil. *Social Science & Medicine* 47(3):341-346, 1998.

Berlin B. *Ethnobiological classifications: Principles of categorization of plants and animals in traditional societies.* Princeton: Princeton University Press, 1992.

Bibeau G. Hay una enfermidad en las Américas? Outro camino de la Antropología Médica para nuestro tiempo. VI Congreso de Antropología en Colombia, Santa Fé de Bogotá, 1992.

Brown P. Popular epidemiology and toxic waste contamination: lay and professional ways of knowing. *Journal of Health and Social Behavior* 33:267-281, 1992.

Caprara A. Cultural interpretations of contagion. *Tropical Medicine and International Health* 3:996-1001, 1998.

Cassel J, Patrick R, Jenkins D. Epidemiological analysis of the health implications of culture change: a conceptual model. *Annals of the NY Academy of Sciences* 84:938-49, 1960.

Castellanos PL. Epidemiología, Salud Pública, Situación de Salud y Condiciones de Vida. In: Barata R (ed.) *Condições de Vida e Situação de Saúde*. Rio: Editora Fiocruz/Abrasco, 1997. pp. 24-32.

Davidson C, Davey-Smith G, Frankel SJ. Lay epidemiology and the prevention paradox: the implications of coronary candidacy for health education. *Sociology of Health and Illness* 13:1-19, 1990.

DiGiacomo SM. "Can there be a "Cultural Epidemiology". *Medical Anthropology Quarterly* 13:436-57, 1999.

Douglas M. Pureza y peligro. Un análisis de los conceptos de contaminación y tabú. Madrid: Siglo XXI, 1991.

Douglas M. *La acceptabilidad del riesgo según las ciencias sociales*. Barcelona: Ediciones Paidós, 1992.

Dressler W. Culture, Stress, and Cardiovascular Disease. In: *Encyclopedia of Medical Anthropology*. Berlin: Springer-Verlag Volume I, Part 5, 328 a 335, 2004.

Dunn F, Janes C. Introduction: Medical antropology and epidemiology. In: Janes C, Stall R, Gifford S (eds.). *Antropology and Epidemiology: Interdisciplinary Approaches to the Study of Health and Disease*. Dordrecht: Reidel, 1986. pp. 3-34.

Eglash R. Bamana sand divination – Recursion in ethnomathematics. *American Anthropologist* 99(1):112-114, 1997.

Engel GL. The clinical application of the biopsychosocial model. *American Journal of Psychiatry* 137:535-544, 1980.

Etkin NL. Anthropological methods in ethnopharmacology. *Journal of Ethnopharmacology*, 38(2-3):93-104, 1993.

Fernandes RCP. Uma leitura sobre a perspectiva etnoepidemiológica. *Ciênc Saúde Coletiva* [online] 8(3):765-774, 2003.

Fleck AC, Ianni FA. Epidemiology and anthropology: some suggested affinities in theory and method. *Human Organization* 16:38-40, 1958.

Frankenberg R. Medical Anthropology and Development: a theoretical perspective. *Social Science & Medicine*, 14B:197-207, 1980.

Frankenberg R. Gramsci, Culture and Medical Anthropology, Kundry and Parsifal? or Rait's Tail to Sea Serpent. *Medical Anthropology Quarterly* 4:324-338, 1988.

Gonçalves H, Hallal PC, Amorim TC, Araújo CLP, Menezes AMB. Fatores socioculturais e nível de atividade física no início da adolescência. *Rev Panam Salud Pública* 22(4):246-253, 2007.

Good B. *Medicina, racionalidad y experiencia. Una perspectiva antropológica*. Barcelona: Edicions Bellaterra, 2003.

Harris M. History and significance of the EMIC/ETIC distinction. *Annual Review of Anthropology* 5:329-350, October 1976.

Helman C. Culture, health and illness: an introduction for health professionals. Bristol London, Boston: Wrigtit-PSG, 1985.

Hersch P, Haro A. "¿Epidemiología sociocultural o Antropología médica? Algunos debates para un debate interdisciplinar". Ponencia presentada en el *VII Coloquio de REDAM: Etnografías y técnicas cualitativas en investigación sociosanitaria*. Universitat Rovira i Virgili (no publicada), 2007.

Hubert A. Applying anthropology to the epidemiology of cancer. *Anthropology Today*, 6:16-18, 1990.

Imbert G. Towards the development of an ethno-epidemiological study of type-2 diabetes and its complications. *Santé Publique*. 20(2):113-24, 2008 Mar-Apr.

Inhorn MC. Medical Anthropology and Epidemiology: Divergencies or Convergencies. *Social Science & Medicine* 40(3):285-290, 1995.

Janes C, Stall R, Gifford S. *Anthropology and epidemiology: interdisciplinary aproaches: interdisciplinary aproaches to the study of health and disease*. Dordrecht: Reidel Publishing Company, 1986.

Jovel EM, Cabanillas J, Towers GH. An ethnobotanical study of the traditional medicine of the Mestizo people of Suni Mirano, Loreto, Peru. *Journal of Ethnopharmacology* 53(3):149-56, 1996.

Kleinman A. Depression, somatization and the "New Cross-cultural Psychiatry". *Social Science & Medicine*, 11:3-10, 1977.

Kleinman A. *Patients and healers in the context of culture*. Berkeley: University of California Press, 1980.

Knorr-Cetina K. *Epistemic cultures: how the sciences make knowledge*. Cambridge: Harvard University Press, 1999.

Kunstadter P, Kunstadter SL, Leepreecha P, Podhisita C, Laoyang M, Thao CS, Thao RS, Yang WS. Causes and consequences of increase in child survival rates: ethnoepidemiology among the Hmong of Thailand. *Hum Biol* 64(6):821-41, 1992 Dec.

Laplantine E. *Antropologia da doença*. São Paulo: Martins Fontes, 1991.

Larrea C. Los miasmas: análisis antropológico de um concepto médico. Tesis de doctorado. Universidad de Barcelona, 1994.

Larrea C. *La cultura de los olores: una aproximación a la antropología de los sentidos*. Quito: Ediciones Abya-Yala, 1997.

Larrea-Killinger C. Antropología y epidemiología. Investigación interdisciplinar sobre saneamiento urbano en el Nordeste brasileño. In: Larrea Killinger C, Estrada F. (coord.) *Antropología en un mundo en transformación*. Barcelona: Departamento de Antropología Social de la Universidad de Barcelona, núm. 11, pp. 93-117, 2004.

Larrea-Killinger C. Medir, observar y discutir: a propósito de la presentación de los resultados epidemiológicos y antropológicos en un suburbio brasileño. In: Esteban ML (ed.). *Introducción a la antropología de la salud. Aplicaciones teóricas y prácticas*. Bilbao: Ed. OP-Asociación del País Vasco, OSALDE-OP, pp. 177-199, 2007.

Larrea-Killinger C, Barreto M. Salud ambiental urbana. Aproximaciones antropológicas y epidemiológicas de una intervención en saneamiento ambiental en un contexto de grandes desigualdades sociales. In: Larrea-Killinger C, Martínez A (comp.). Antropología médica y políticas transnacionales. Tendencias globales y experiencias locales. *Quaderns de l'Institut Català d'Antropologia*. Sèrie monogràfics, núm. 22. Barcelona: Institut Català d'Antropologia – Editorial UOC, pp. 71-99, 2006.

Latour B. *Pandora's hope: essays on the reality of science studies*. Harvard University Press, Cambridge Mass., EUA, 1999.

Latour B, Woolgar S. *A vida de laboratório: a produção dos fatos científicos*. Rio de Janeiro: Relume Dumará, 1997.

Lee DT, Yip AS, Leung TY, Chung TK. Ethnoepidemiology of postnatal depression. Prospective multivariate study of sociocultural risk factors in a Chinese population in Hong Kong. *Br J Psychiatry*. 184:34-40, 2004 Jan.

Martin E. *Flexible bodies: the role of immunity in American culture*. Boston: Beacon Press, 1994.

Massé R. *Culture et Santé Publique*. Montreal: Gaëtan Morin, 1995.

Massé R. Towards a critical ethnoepidemiology of social suffering in postcolonial martinique. *Sciences Sociales et Santé* 19(1):45-54, 2001.

Menéndez E. Antropologia médica e epidemiologia. Processo de convergência ou medicalização. In: Alves C, Roberto M (eds.). *Antropologia da saúde. Traçando identidade e explorando fronteiras*. Rio de Janeiro: Relumé & Dumará, 1998. pp. 71-94, 1998.

Menéndez EL. Antropología médica en México. Hacia la construcción de una epidemiología sociocultural. *In*: Menéndez EL. *Antropología médica. Orientaciones, desigualdades y transacciones*. Cuadernos de la Casa Chata No.179. CIESAS México, 1990.

Menéndez EL. "Epidemiología sociocultural: propuestas y posibilidades", *Región y Sociedad* XX (núm. especial):5-50, 2008.

Clatts MC, Welle DL, Goldsamt LA, Lankenau SE. An ethno-epidemiological model for the study of trends in illicit drug use: reflections on the 'emergence' of crack injection. *International Journal of Drug Policy* 13(4):285-295, 2002.

Moore D, Dray A, Green R, Hudson SL, Jenkinson R, Siokou C, Perez P, Bammer G, Maher L, Dietze P. Extending drug ethno-epidemiology using agent-based modelling. *Addiction* 2009 Dec; 104(12):1991-7. Epub Oct 5 2009.

Murphy J. Anthropology and psychiatric epidemiology. *Acta Psychiatrica Scandinavica* 90(suppl. 385):48-57, 1994.

Murray SO. The dissolution of "classical ethnoscience". *Journal of the History of the Behavioral Sciences* 18:163-175, 1982.

Nichter M. "Reducción del daño: una preocupación central para la antropología médica. *Desacatos*, enero-abril, número 020, México, pp. 109-132, 2006.

Nunes M, Silva Paim J. Um estudo etnoepidemiológico da violência urbana na cidade de Salvador, Bahia, Brasil: os atos de extermínio como objeto de análise. *Cad Saúde Pública* (Rio de Janeiro) 21(2):mar/abr. 2005.

Pitts M, McMaster J, Hartmann T, Mausezahl D. Lay beliefs about diarrhoeal diseases: their role in health education in a developing country. *Social Science & Medicine* 43(8):1223-8, 1996.

Rabinow P. *Making PCR. A story of biotechnology*. Chicago: University of Chicago Press, 1996.

Rego R, Barreto M, Larrea-Killinger C. O que é lixo afinal? Como pensam mulheres residentes na periferia de um grande centro urbano. *Cadernos de Saúde Pública* 18(6):1583-98, nov-dec 2002.

Sallis JF, Owen N, Fotheringham MJ. Behavioral epidemiology: a systematic framework to classify phases of research on health promotion and disease prevention. *Ann Behav Med* 22(4):294-8, 2000 Fall.

Scheper-Hughes N. Three propositions for a critically applied medical anthropology. *Social Science & Medecine* 30:189-197, 1990.

Seadler M ¿Qué es lo cultural en la epidemiología cultural?. *La Revista de Estudios Interdisciplinarios ASOSYLFF*. Santiago de Chile, año 1, 1, 2006.

Sevalho G, Castiel LL. Epidemiologia e Antropologia Médica: a possível (inter)disciplinaridade. In: Alves C, Rabelo M (eds.). *Antropologia da saúde. Traçando identidade e explorando fronteiras*. Rio de Janeiro: Relumé & Dumará, 1998. pp. 47-69.

Silva LAV. Práticas de mediação na pesquisa epidemiológica sob o ponto de vista etnográfico. *Hist Ciênc Saúde – Manguinhos* (Rio de Janeiro) 16(1): jan/mar 2009.

Sturtevant WC. Studies in ethnoscience. *American Anthropologist* 66(3): 99-131, 1964.

Susser I, Stein Z. Culture, sexuality, and women's agency in the prevention of HIV/AIDS in southern Africa. *American Journal of Public Health* 90(7):1042-8, 2000.

Tajima K, Sonoda S (eds.). Ethnoepidemiology of cancer. *Gann Monograph on Cancer Research* 44:123-35, 1996.

Trostle J. Early work in anthropology and epidemiology: from social medicine to the germ theory. In: Janes C, Stall R, Gifford S (eds.). *Anthropology and epidemiology: interdisciplinary, approaches to the study of health and disease*. Dordrecht: Reidel, 1986, pp. 25-57.

Trostle J. Anthropology and epidemiology in the twentieth century: a selective history of collaborative projects and theoretical affinities, 1920 to 1970. *In*: Janes C, Stall R, Gifford S (eds.). *Anthropology and epidemiology: interdisciplinary approaches to the study of health and disease*. Dordrecht:Reidel, 1986. pp. 59-94.

Trostle J, Sommerfeld J. Medical Anthropology and Epidemiology. *Annual Review of Anthropology* 25:253-274, 1996.

Trostle J. *Epidemiology and culture*. Cambridge, U.K.: Cambridge University Press, 2005.

Uchoa E, Vidal JM. Antropologia médica: elementos conceituais e metodológicos para uma abordagem da saúde e da doença. *Cad Saúde Públ* (Rio de Janeiro) 10(4):497-504, out/dez 1994.

Uchoa, E, Barreto, SM, Firmo, JOA *et al*. The control of schistosomiasis in Brazil: an ethnoepidemiological study of the effectiveness of a community mobilization program for health education. *Social Science & Medicine* 51:1529-1541, 2000.

Voeks RA, Sercombe P. The scope of hunter-gatherer ethnomedicine. *Social Science & Medicine* 51:(5), 679-690, 2000.

Werner O. Ethnoscience 1972. *Annual Review of Anthropology* 1: 271-308, (October) 1972.

Wilbert W, Haiek G. Phytochemical screening of a Warao pharmacopoeia employed to treat gastrintestinal disorders. *Journal of Ethnopharmacology* 34(1):7-11, 1991.

Woolgar S. *Science: the very idea*. London: Routledge, 1988.

PARTE 5
Epidemiologia Aplicada ao Curso da Vida

36 Abordagens Epidemiológicas do Curso da Vida

Maurício L. Barreto e Naomar de Almeida Filho

O curso da vida humana é marcado por momentos cruciais e definitivos. A fecundação, o nascimento e a morte são três desses momentos que pontuam o início e o fim da vida. Além disso, certas periodizações (período fetal, infância, adolescência, vida adulta, velhice) são também importantes e enquadram etapas diferentes do processo de desenvolvimento dos sujeitos humanos. Tais etapas servem como marcação para importantes diferenças que ocorrem na biologia humana, mas, acima de tudo, sinalizam mudanças mais ou menos profundas que ocorrem em todo o complexo de relacionamentos que estabelecemos nos diferentes contextos em que vivemos. É central na história da Saúde Coletiva a preocupação com o curso das trajetórias de vida e suas várias etapas; tudo isso no esforço de encontrar estratégias para prolongar a vida e diminuir a taxa de adoecimento em cada etapa do ciclo vital.

Estudos demográficos têm reiteradamente revelado imensos diferenciais na expectativa de vida entre grupos de indivíduos que estejam, por exemplo, vivendo em diferentes países ou que pertençam a diferentes classes sociais. Trata-se de clara demonstração de que a morte, apesar de ser o final da trajetória vital de cada indivíduo, tem uma datação bastante variável entre grupos de indivíduos, definida por fatores que vão além da biologia humana. Por sua vez, estudos epidemiológicos mostram que também existem grandes diferenciais nos padrões de adoecimento entre indivíduos que vivem em diferentes países ou que pertencem a diferentes classes sociais. Esse conjunto de evidências mostra, muito claramente, que a grande trajetória entre o nascer e o morrer e os eventos de saúde que ocorrem no interstício, nas diferentes etapas do ciclo vital, têm profundas relações com o contexto em que os indivíduos são concebidos, nascem, vivem e morrem.

Para além desses aspectos, o recente acúmulo de conhecimentos em torno da ideia de que eventos de saúde que acontecem em uma dada etapa da trajetória vital podem ser determinados por acontecimentos ocorridos em etapas anteriores tem servido para evidenciar que as ocorrências relacionadas com o processo de saúde-doença não são acontecimentos isolados no tempo. Pelo contrário, constituem partes interligadas de uma complexa trajetória de cada indivíduo e da totalidade de cada agrupamento humano. Dessa forma, a tradição de estudar os problemas epidemiológicos em diferentes etapas da vida humana, antiga na Epidemiologia, ganha, em épocas recentes, uma nova perspectiva integradora a que se vem denominando de Epidemiologia do Curso de Vida. Não obstante tenha seu desenvolvimento fortemente relacionado com avanços nos estudos de grandes coortes, essa variante da Epidemiologia tem ido além do estudo do curso de vida, buscando integrar um conjunto complexo de métodos e de evidências de eventos (determinantes) espalhados diacronicamente, mas que se conjugam e se expressam em eventos de saúde (desfechos) em uma etapa posterior no tempo.

Essa linhagem da investigação epidemiológica tem sido extremamente relevante para nos alertar de que, mesmo o período fetal, importante etapa do desenvolvimento e definição de características indeléveis da nossa biologia, será influenciado pelo contexto em que, em última instância, as mães estão inseridas; porém, o efeito dessa fase não termina aí, uma vez que os acontecimentos ocorridos no período fetal terão influência em acontecimentos posteriores, mesmo na vida adulta e na etapa do envelhecimento. A etapa seguinte ao período fetal, que recebe o nome de infância, compreende o momento em que se define um amplo conjunto de nossas mais importantes características físicas e cognitivas, que moldarão grande parte da nossa capacidade de sobrevivência nas etapas seguintes da vida. Esses são exemplos que servem para mostrar as razões da crescente relevância e impacto dessa abordagem na Epidemiologia.

Apesar de ser reconhecida como uma abordagem emergente na Epidemiologia, deve-se considerar a crescente importância da Epidemiologia do Curso de Vida como contribuição para o entendimento de problemas de saúde das populações que não seriam possíveis com outros métodos. Não obstante sua potencialidade no sentido de vincular-se e adicionar valor para outras abordagens, bem como para o estudo de doenças ou eventos específicos de saúde, a Epidemiologia do Curso de Vida ainda apresenta sérios desafios conceituais, metodológicos e operacionais, a serem devidamente destacados. Nos capítulos seguintes desta Seção, questões relativas ao curso de vida na perspectiva da Epidemiologia são exploradas em mais detalhes, em uma série de quatro capítulos. O primeiro explora o período perinatal e da infância (Capítulo 37); o segundo, o período da adolescência (Capítulo 38); o terceiro, o período do envelhecimento (Capítulo 39); e, por fim, uma abordagem integradora cobrindo todo o ciclo vital (Capítulo 40). Finalmente, devemos justificar a ausência de um capítulo específico sobre a etapa de vida adulta pelo fato de que a maioria dos estudos epidemiológicos, em praticamente todos os países e sociedades, aborda prioritariamente os processos saúde-doença-cuidado nesse ciclo de desenvolvimento humano.

37 Epidemiologia Perinatal e da Infância

Maria do Carmo Leal e Fernando Barros

Nos últimos anos, as mortes infantis no Brasil têm-se concentrado cada vez mais no período neonatal, em decorrência da redução mais marcada das mortes pós-neonatais, especialmente as provocadas por doenças infecciosas imunopreveníveis e por diarreia. Acompanhando estas tendências e padrões epidemiológicos, este capítulo aborda inicialmente os componentes perinatal e neonatal da saúde e posteriormente discute indicadores de saúde pós-neonatal.

Situação de saúde no período perinatal

A saúde perinatal é consequência, em grande parte, das condições da gestação, história reprodutiva e nutrição maternas, intercorrências obstétricas na gravidez e acesso aos serviços de atenção pré-natal e ao parto. Por sua vez, as condições perinatais do recém-nascido definem, em grande parte, sua saúde no futuro imediato da infância e a longo prazo na vida adulta.

Conceitos básicos de Epidemiologia perinatal

O período perinatal corresponde ao intervalo entre o início da 22.ª semana completa de gestação (peso fetal de aproximadamente 500 g) e os 6 dias completos de vida após o nascimento (OMS, 1994).

O conceito "Perinatal" foi formulado por Peller em 1940, ao identificar que causas semelhantes determinavam os óbitos neonatais precoces e fetais tardios e que elas diferiam das que provocavam a mortalidade após a primeira semana e o restante do primeiro ano de vida. Ele sugeriu uma padronização do conceito para registro deste evento de forma semelhante pelos países nas suas estatísticas vitais (Peller, 1965). Desde 1950, este conceito passou a ser utilizado universalmente, muito embora os países ainda hoje divirjam quanto à legislação para o registro dos óbitos fetais. A notificação obrigatória do óbito fetal varia entre os países, de 16 a 28 semanas de gestação, o que torna as estatísticas internacionais de difícil comparação (Almeida *et al.*, 2006). O Brasil utiliza o critério da OMS (22 semanas de gestação ou 500 g ou mais).

No Brasil, a cada ano nascem três milhões de crianças; cerca de 60 mil delas (2%) morrem antes de completar o primeiro ano de vida (http://tabnet.datasus.gov.br/cgi/idb2007/c01.htm). Deste total de óbitos, 50% ocorrem na primeira semana de vida (período neonatal precoce), e, dentre estes, a metade morre nas primeiras 24 h após o nascimento. Um número maior ainda que o de recém-nascidos que morrem na primeira semana de vida não chega a nascer vivo, ou seja, são fetos que fenecem antes de nascer, por ocasião do parto, constituindo a mortalidade fetal tardia.

Como em outras áreas da saúde pública, não existe um indicador adequado para a aferição da saúde perinatal, e termina-se por avaliá-la pelo seu inverso, doença e morte. A mortalidade perinatal é o indicador mais utilizado para quantificar os problemas perinatais.

Medida da mortalidade perinatal

Para cálculo da mortalidade perinatal soma-se o número de óbitos fetais (22 semanas de gestação ou mais) com o número de óbitos em crianças de 0 a 6 dias completos de vida, divide-se

Boxe 37.1 Conceitos Importantes para Compreender a Saúde Perinatal

Nascido Vivo: Nascimento vivo é a expulsão completa do corpo da mãe, independentemente da duração da gravidez, de um produto de concepção que, depois da separação, respira ou apresenta quaisquer outros sinais de vida, tais como batimentos do coração, pulsações do cordão umbilical ou movimentos efetivos dos músculos de contração voluntária, estando ou não cortado o cordão umbilical e estando ou não desprendida a placenta.

Nascido Morto, ou Óbito Fetal: A morte de um produto da concepção, antes da expulsão ou da extração completa do corpo da mãe, independentemente da duração da gravidez; indica o óbito o fato de o feto, depois da separação, não respirar nem apresentar nenhum sinal de vida, como batimentos do coração, pulsações do cordão umbilical ou movimentos efetivos dos músculos de contração voluntária.

Fonte: OMS, 1994.

pelo número de nascimentos e multiplica-se por 1.000 (OMS, 1994), como mostra a fórmula abaixo:

$$\text{Mortalidade Perinatal} = \frac{\text{N.º de óbitos fetais + óbitos de crianças de 0 a 6 dias completos de vida}}{\text{N.º de nascimentos totais (nascidos vivos + óbitos fetais)}} \times 1.000$$

Os dados para cálculo desta estatística no Brasil advêm do Sistema de Informação de Mortalidade (Declaração de Óbito) e do Sistema de Informação de Nascidos Vivos (Declaração de Nascido Vivo), implantado no país em 1975 e 1990, respectivamente, pelo Ministério da Saúde. Conforme vimos no Capítulo 9, os dados destes sistemas estão diponíveis para consulta *online* nos seguintes endereços eletrônicos: http://portal.saude.gov.br/portal/arquivos/pdf/declaracao_obitos%20.pdf http://portal.saude.gov.br/portal/arquivos/pdf/sis_nasc_vivo.pdf.

Subenumeração de óbitos e nascimentos

Para o ano de 2005, a Rede Intergerencial de Informação para Saúde (RIPSA) estimou que a cobertura do Sistema de Informação de Nascidos Vivos (SINASC) para o país foi de 92% dos nascimentos, variando de 85% para a Região Nordeste a 99% para a Região Sul. A melhoria na cobertura alcançada pode ser constatada pela posição que o país tinha há dez anos, quando se estimou que a cobertura era de 82% (http://tabnet.datasus.gov.br/cgi/idb2007/f10.htm).

Já a cobertura dos dados para o Sistema de Informação de Mortalidade (SIM), considerando os óbitos em menores de 1 ano de idade, é menor, estimada em 70% para o ano de 2005, segundo a RIPSA, com variações entre 55% para a Região Nordeste e 89% para a Região Centro-Oeste, respectivamente as menores e melhores coberturas (http://tabnet.datasus.gov.br/cgi/idb2007/f11.htm).[1]

A experiência mundial mostra que, mesmo em países onde a cobertura do sistema de mortalidade é completa, ocorre subnotificação do óbito fetal. Além do problema com a quantificação, existe outro que é o erro de classificação do tipo de óbito, às vezes categorizado como fetal, quando na verdade trata-se de um óbito neonatal precoce, porque o recém-nascido viveu alguns minutos. A correta classificação de um óbito de recém-nascido ocorrido logo após o nascimento determina a necessidade de registro do nascimento e do óbito.

No Brasil, não se dispõe de dados que quantifiquem o tamanho da subenumeração da mortalidade fetal e neonatal precoce, mas é descrita a prática nos serviços de saúde de minimizar a documentação exigida para o sepultamento do recém-nato, classificando-o como feto (Almeida *et al.*, 2004). Em Ilhéus, no interior da Bahia, Pinheiro *et al.*, (2004) encontrou uma subnotificação de 48% de óbitos neonatais precoces, atribuídos como fetais.

Por estas dificuldades e pela ausência de padronização na idade de notificação do óbito fetal entre os países, a OMS, por meio da CID-10, propõe que, para comparações internacionais dos coeficientes de Mortalidade Perinatal, os países devem considerar apenas os óbitos fetais de 1.000 g ou mais, correspondendo aproximadamente aos óbitos fetais de 28 semanas e mais de gestação. O cálculo da Mortalidade Perinatal que combina os componentes fetal e neonatal precoces teoricamente amenizaria o problema acima comentado, mas a subenumeração não pode ser corrigida por nenhum mecanismo, afora estimações matemáticas.

Quantificação da mortalidade perinatal

Estudos hospitalares em países desenvolvidos mostram que a mortalidade fetal é do mesmo tamanho ou excede o número de óbitos neonatais precoces (WHO, 2006). Em Belo Horizonte, Lansky *et al.* encontraram que, em 1999, o componente fetal (22 semanas e mais de gestação) corresponde a 55% da mortalidade perinatal (Lansky *et al.* 2002). E no Município do Rio de Janeiro (MRJ), utilizando dados oriundos dos Sistemas de Informação de Nascimento e Mortalidade, encontrou-se que 54,8% dos óbitos perinatais foram declarados como fetais no período 2000-2006 (http://www.saude.rio.rj.gov.br/).

Não existem dados confiáveis para o Brasil, mas, para oito estados brasileiros, dentre eles o Rio de Janeiro, a RIPSA considera que a cobertura do SIM é elevada e que é possível calcular a Mortalidade Perinatal (Almeida *et al.*, 2006). No Município do Rio de Janeiro, a cobertura do SINASC foi avaliada em 96,5%, e a confiabilidade encontrada foi boa (Theme Filha *et al.*, 2004). Desde o ano de 1998 se faz a investigação de todos os óbitos fetais e neonatais ocorridos nas maternidades municipais que concentram dois terços dos óbitos perinatais da cidade. As informações obtidas a partir destas investigações retroalimentam as estatísticas de mortalidade do município, corrigindo-as e tornando-as confiáveis (http://www.saude.rio.rj.gov.br/).

A Tabela 37.1 mostra uma série histórica de nascimentos e óbitos perinatais no Município do Rio de Janeiro. Como pode ser visto nessa tabela, os coeficientes de Mortalidade Perinatal declinaram de 21 para 18 óbitos por mil nascimentos, no período de 7 anos desta série histórica. Em Belo Horizonte, o coeficiente de Mortalidade Perinatal encontrado para o ano de 1999 foi de 20,2 (Lansky *et al.*, 2002).

No estudo de coorte de Pelotas, os autores utilizaram o critério de inclusão de óbito fetal com 1.000 g ou mais. Em 1982, o coeficiente de Mortalidade Perinatal foi de 32/1.000 nascimentos, 22 em 1993 e 18,5 em 2004, evidenciando uma diminuição muito significativa nas três décadas (Matijasevich *et al.*, 2008). As informações provenientes destes estudos de coorte, embora específicas àquele município, podem se constituir em referência aproximada da tendência histórica de queda da mortalidade perinatal em áreas de maior desenvolvimento social do país. Ainda assim, os valores atuais são cerca de três vezes maiores que os dos países desenvolvidos (Lansky *et al.*, 2002, Matijasevich *et al.*, 2008), apontando para uma grande possibilidade de redução deste dano.

Causas de morte perinatais

É importante diferenciar a mortalidade perinatal da mortalidade por causas de óbito perinatais. A primeira, como vimos, refere-se ao número de óbitos ocorridos no período perinatal dividido pelo número de nascimentos, e a segunda se refere ao número de óbitos ocorridos por causa básica de morte denominada perinatal (Capítulo XVI da 10.ª Classificação Internacional de Doenças P00–P96), na faixa etária definida pelo pesquisador. Este conjunto é denominado de causas perinatais exatamente porque tem sua maior ocorrência neste período, mas pode ser responsável por óbitos que venham a ocorrer durante o primeiro mês de vida ou mesmo posteriormente.

Para o ano de 2006, as principais causas básicas de óbito fetal, reunindo 85% do total de mortes no Município do Rio de Janei-

[1] Mais detalhes sobre os Sistemas de Informação para a Saúde, consultar o Capítulo 9 deste volume.

Tabela 37.1 Mortalidade perinatal no Município do Rio de Janeiro, RJ – 2000-2006

Ano	N.º de óbitos fetais*	N.º de óbitos neonatais precoces	N.º de óbitos perinatais	N.º de nascidos vivos	Taxa de mortalidade perinatal
2000	1.275	796	2.071	98.846	21
2001	1.057	711	1.768	90.468	19
2002	1.011	697	1.708	86.829	19
2003	1.023	681	1.704	88.144	19
2004	1.007	643	1.650	87.059	19
2005	963	554	1.517	85.268	18
2006	970	551	1.521	82.040	18
2000-2006	**7.306**	**4.633**	**11.939**	**618.654**	**19**

* 22 semanas de gestação ou mais.
Fonte: http://www.saude.rio.rj.gov.br.

ro, por ordem de importância, foram as *afecções maternas* relacionadas com a gravidez/parto e a *hipoxia intrauterina*. Para o óbito neonatal precoce, correspondendo a 79% do total dos óbitos, foram as *complicações maternas* relacionadas com a gravidez/parto, *septicemia bacteriana* do recém-nascido e as *complicações* relacionadas com a placenta e o cordão umbilical. Algumas causas são as mesmas para os dois componentes e são, de um modo geral, inespecíficas, não orientando as intervenções.

Evitabilidade do óbito perinatal

Atualmente se têm envidado esforços para classificar as causas de morte perinatais visando os seus determinantes imediatos com foco na evitabilidade do óbito.

É possível identificar o momento da ocorrência do óbito fetal como antes ou durante o trabalho de parto denominando-se de mortalidade *anteparto* ou *intraparto*. O primeiro grupo é decorrente de complicações da gravidez ou doenças maternas e se considera evitável por uma assistência pré-natal de qualidade e a garantia do acesso adequado à maternidade. As complicações durante o trabalho de parto podem ser enfrentadas com intervenções apropriadas, e a proporção dos óbitos fetais intraparto é um indicador da capacidade técnica dos serviços de saúde de prevenir estas mortes. Espera-se que, com a prestação de um cuidado adequado no momento do parto, as mortes intraparto não ultrapassem 10% dos óbitos fetais (WHO, 2006). Este componente é um indicador da qualidade da assistência ao parto.

Vários sistemas de classificação têm sido propostos para agrupar os óbitos perinatais, buscando dar maior especificidade e direcionalidade para intervir sobre o problema. Lansky *et al.*, em artigo publicado em 2002, fazem uma revisão das classificações conhecidas, enfocando a de Wigglesworth, a mais utilizada de todas, exatamente por ser simples, possível de ser aplicada com dados disponíveis em prontuários e dirigida para identificar falhas no atendimento prestado pelos serviços de saúde.

A classificação de Wigglesworth agrupa as causas de morte em: anteparto, malformação congênita, asfixia intraparto, imaturidade e causas específicas. Foi utilizada no Brasil, pela primeira vez, por Barros *et al.* (1987) em Pelotas e, posteriormente, por Leite em Fortaleza e Lansky em Belo Horizonte. Utilizando-se os critérios da classificação de Wigglesworth os autores encontraram que em torno de 46% dos óbitos perinatais poderiam ser considerados evitáveis em BH e 30% em Fortaleza (Leite *et al.*, 1997, Lansky *et al.*, 2002). No estudo de BH, encontrou-se também elevada mortalidade em conceptos com peso maior ou igual a 2.500 g; as principais causas de morte foram asfixia intraparto (34,9%), causas anteparto (30,1%) e imaturidade (22,6%). Em Pelotas, observou-se uma diminuição da mortalidade fetal intraparto, mas um aumento da taxa de mortalidade por imaturidade no período 1993-2004, em coerência com o aumento dos nascimentos prematuros observados naquele município (Matijasevich *et al.*, 2008).

Nos países desenvolvidos, a maioria dos óbitos fetais são anteparto e hipoxia intrauterina. Morte fetal por causa desconhecida quase desapareceu como causa de óbito (Lansky *et al.*, 2002).

Determinantes da mortalidade perinatal

Os principais determinantes da mortalidade perinatal são a **prematuridade**, o **baixo peso ao nascer** e as **infecções**, todos estes problemas passíveis de serem minimizados por meio da atenção pré-natal e da assistência ao parto adequadas. As condições de saúde e nutrição maternas pregressas e durante a gestação são fatores que influenciam diretamente as condições de nascimento. A assistência pré-natal é considerada um fator de proteção para a saúde da mãe e do filho porque inclui procedimentos rotineiros preventivos, curativos e de promoção da saúde. Quando bem conduzida pode contornar problemas obstétricos, prevenir danos e assegurar um parto e nascimento saudáveis.

Para o Brasil, os dados do SINASC mostram que 97% das gestantes tiveram pelo menos uma consulta pré-natal no ano de 2005, mas somente 54% delas fizeram mais de seis consultas, número considerado adequado, pelo Ministério da Saúde. Vem se verificando um aumento no número médio de consultas/puérpera, passando de 1,2 consulta em 1995 para 5,5 em 2005, conforme mostrado em tabelas disponibilizadas pela RIPSA e pelo DATASUS – Ministério da Saúde (http://portal.saude.gov.br/portal/arquivos/pdf/Manual%20Puerperio%202006.pdf, http://tabnet.datasus.gov.br/cgi/tabcgi.exe?idb2007/f06.def).

O acesso ao atendimento hospitalar no momento do parto já alcança 97% das gestantes brasileiras, com pequenas diferenças entre regiões geográficas (http://tabnet.datasus.gov.br/cgi/tabcgi.exe?idb2007/f07.def). Embora com alta cobertura, persistem problemas na qualidade do atendimento obstétrico e perinatal, o que pode ser verificado tanto pela magnitude das taxas de mortalidade quanto pela ocorrência de óbitos por causas consideradas evitáveis (Barros *et al.*, 1987; Leite *et al.* 1997; Lansky *et al.*, 2002; Oliveira *et al.*, 2008).

Prematuridade

A duração da gestação é medida como o intervalo entre o primeiro dia da última menstruação e o parto. Pode ser contabilizada em dias ou semanas completas e dura, em média, entre 280 e 286 dias, o que equivale a 40 semanas de gestação (WHO, 2001).

A aferição da "idade gestacional" (IG) é determinada pela "data da última menstruação" (DUM). A DUM é calculada subtraindo-se a data do último ciclo menstrual, relatado pela mãe, da data do parto. Para isso, emprega-se a regra de Naegele, subtraindo 3 meses e somando 7 dias ao primeiro dia do último ciclo menstrual para calcular a data provável do nascimento (Alexander *et al.*, 1995). Muito embora esta forma de cálculo da IG seja confiável, a informação materna sobre a DUM pode conter equívoco, por problemas de memória ou por confundir o sangramento que às vezes ocorre no momento de nidação do ovo com a menstruação.

Outro método confiável para conhecer a IG é o exame de ultrassonografia obstétrica quando realizado precocemente, até a 20.ª semana gestacional. Embora este último método seja preciso, é sujeito a problemas com a qualidade da imagem ou mesmo a erros na leitura das imagens pelos observadores.

A correta definição sobre a IG permitirá uma classificação adequada do nascimento como pré-termo ou prematuro. Após o nascimento, pode-se também definir a IG pela avaliação neurológica e de maturidade neuromuscular e física do recém-nascido por meio do exame de Dubowitz ou das escalas Ballard e New Ballard, utilizadas por pediatras (Dubowitz *et al.*, 1970; Ballard *et al.*, 1991).

O Quadro 37.1 mostra a classificação da idade gestacional, segundo a OMS (CID-10).

A incidência de prematuridade é calculada dividindo-se os nascimentos anteriores à 37.ª semana gestacional pelo número de nascidos vivos:

$$\frac{\text{Número de nascidos vivos com idade gestacional abaixo de 37 semanas}}{\text{Número de nascidos vivos}} \times 100$$

A prematuridade é a principal causa de morte, adoecimento e incapacidade para o recém-nascido, sendo estes resultados tão mais graves e frequentes quanto mais curta for a duração da gestação. Os dados da coorte de Pelotas mostram que, em relação aos nascidos a termo, a probabilidade de morrer no período neonatal foi 137 vezes maior para os nascidos com menos de 32 semanas de gestação, 17,9 vezes para os de 32 a 33 semanas e 6,1 vezes para os de 34 a 36 semanas (Matijasevich *et al.*, 2008).

Para o país como um todo, não se têm dados confiáveis sobre a incidência da gestação pré-termo. Informações sobre a duração da gestação estão disponíveis no SINASC, mas pelas dificuldades de classificação da IG e de preenchimento da Declaração de Nascimentos, estas são questionáveis, mostrando uma subnotificação do problema e um padrão inverso ao esperado para este indicador. Andrade *et al.* (2008), analisando os dados disponibilizados pelo SINASC, encontrou uma prevalência de 6,6% de partos prematuros, sendo maior a ocorrência nas Regiões Sul e Sudeste e em municípios de maior porte populacional. Na literatura nacional e internacional, esse indicador correlaciona-se com condições socioeconômicas desfavoráveis, sabidamente mais frequentes nas Regiões Norte e Nordeste e em municípios do interior do país (Andrade *et al.*, 2008). Uma possível explicação para esta discrepância pode ser subnotificação do óbito ou erro de classificação do óbito neonatal como fetal, levando a uma subestimação do nascimento pré-termo em áreas com precárias condições de atendimento obstétrico.

Quadro 37.1 Idade gestacional segundo a 10.ª revisão da CID-10

Semanas de gestação	Equivalência em dias	Classificação
< 22		
22 a 27	< 259	Pré-termo (< 37 semanas)
28 a 31		
32 a 36		
37 a 41	259 a 293	Termo
42 e +	294 e +	Pós-termo

Fonte: OMS, 1995.

Os dados do estudo de coorte de Pelotas mostram que a prematuridade vem aumentando naquele município, tendo evoluído de 6,3%, em 1982, para 11,4% em 1993 e 14,7% em 2004. Mas o surpreendente é que a tendência de crescimento foi verificada em 2004, último período de acompanhamento da coorte, entre as mães dos grupos sociais mais favorecidos da cidade. Os autores relatam aumento concomitante de partos cesáreos (respectivamente, 28, 31 e 45% do total de partos nos três acompanhamentos) e do uso de técnicas de indução medicamentosa dos partos, em um cenário de medicalização excessiva. Os autores também referiram incremento do número de ultrassonografia no acompanhamento das gestações e um erro de aproximadamente 1,5 semana de diferença entre o resultado do exame de imagem e a real IG do recém-nascido (Barros *et al.*, 2008).

Nessa mesma direção, um estudo realizado em Ribeirão Preto e São Luis na década de 1990 já identificava maior taxa de baixo peso ao nascer em Ribeirão Preto, cidade que detinha melhores indicadores econômicos e sociais e também maiores taxas de cesárea (Silva *et al.*, 2003).

Com a expansão da opção pelo parto operatório e da cesárea eletiva, que já alcança 90% das gestantes que têm seguro privado de saúde, nos municípios de São Paulo e Rio de Janeiro e em outra cidades de grande porte do Brasil, causam preocupação os achados do estudo de Pelotas que apontam para a possibilidade de estarmos diante de uma epidemia de prematuridade iatrogênica no país.

As complicações advindas da prematuridade são maiores do que as decorrentes do nascimento com baixo peso em si, muito embora estes dois mecanismos estejam intimamente ligados. Recém-nascidos prematuros são, em geral, de baixo peso ao nascer, principalmente se a prematuridade for grave. Mas mesmo a prematuridade tardia que ocorre em recém-nascidos com peso "adequado" ao nascer também se constitui em fator de risco para a saúde infantil, conforme mostrado por Santos *et al.* (2008) no Brasil, Tacy *et al.* (2007) na Austrália e Tomashek *et al.* (2007) nos EUA.

Baixo peso ao nascer

Peso ao nascer resulta de múltiplos fatores que afetam o crescimento fetal durante a gestação e se correlaciona estreitamente com a idade gestacional. Dentre os determinantes mais importantes, encontra-se situação nutricional materna pregressa e durante a gestação, intervalo interpartal, estilo de vida (uso de álcool, cigarro e drogas ilícitas), infecções, gravidez múltipla e acesso inadequado aos serviços de saúde. Todos estes fatores se associam a variáveis da condição de vida das gestantes, tais como instrução materna ou qualquer outro indicador de pobreza (Leal *et al.*, 2006; Schoeps *et al.*, 2007; Matijasevich *et al.*, 2008).

A OMS classifica o peso ao nascer das crianças em várias categorias, como mostrado no Quadro 37.2.

Quadro 37.2 Peso ao nascer segundo a 10.ª revisão da CID-10

Peso ao nascer	Classificação
< 1.000 g	Extremo baixo peso
< 1.500 g	Muito baixo peso
< 2.500 g	Baixo peso
2.500 a 3.499 g	Peso adequado

Fonte: OMS, 1995.

A incidência do baixo peso ao nascer é calculada por:

$$\frac{\text{Número de nascidos vivos com peso abaixo de 2.500 g}}{\text{Número de nascidos vivos}} \times 100$$

A informação do peso ao nascer está disponibilizada no SINASC, e, da mesma forma que para a prematuridade, a incidência do dano é maior nas Regiões Sul e Sudeste (8,4 e 9,0%, respectivamente) do que no Norte e Nordeste, com 5,2 e 5,7% dos nascimentos (Andrade *et al.*, 2008).

Quanto menor o peso ao nascer, maior o risco de óbito perinatal. No estudo de coorte de Pelotas, o coeficiente de mortalidade perinatal foi quase 100 vezes maior para os nascidos com menos de 1.000 g em relação aos de 2.500 a 2.999 gramas (Matijasevich *et al.*, 2008).

O nascimento de baixo peso (< 2.500 g), ou BPN, reúne um grupo heterogêneo de recém-nascidos: prematuros; com restrição de crescimento durante a gestação; e com as duas condições simultaneamente, prematuridade e restrição de crescimento intrauterino. É um dos mais importantes preditores da baixa probabilidade de sobrevivência no pós-parto e de adoecimento na infância. Interfere no desenvolvimento físico e mental, determinando as oportunidades da vida futura do recém-nascido.

A restrição de crescimento intrauterino pode ser decorrente de privação nutricional materna, uso de álcool, tabaco e drogas ilícitas durante a gestação ou mesmo da presença de doenças tais como infecções e do aparelho circulatório, como a hipertensão arterial. Sabe-se hoje também que o BPN resultante de restrição do crescimento fetal se relaciona com resultados de saúde na vida adulta, surgimento de doenças crônicas, tais como diabetes do tipo 2, hipertensão arterial e doenças cardiovasculares (Barker *et al.*, 1989; Bhargava *et al.*, 2004).

Pela estreita correlação com a mortalidade infantil, a redução de um terço na incidência dos nascimentos com baixo peso constitui-se em um dos objetivos do Plano de Ação adotado pelas Nações Unidas na Assembleia Especial da Secção Criança de 2002, como condição para alcançar os objetivos do milênio de redução da mortalidade infantil (WHO-UNICEF, 2004).

Infecções

Durante a gestação, a placenta se comporta como um escudo protetor do concepto contra infecções, mas alguns microrganismos são capazes de romper a barreira placentária e causar danos ao feto. No Brasil, os principais agentes etiológicos destas infecções obstétricas são o *Treponema pallidum*, que causa a sífilis congênita, e o vírus da imunodeficiência adquirida que causa a AIDS (ver o Capítulo 42).

Além da forma de transmissão intrauterina, por transposição da barreira placentária, a contaminação por agentes etiológicos pode se dar também intraparto, por contato direto do recém-nascido com o sangue materno. Tanto a infecção fetal por sífilis quanto pelo HIV podem ser prevenidas durante a gestação por meio de tratamento adequado dos casos maternos no pré-natal. Por isso, a qualidade do atendimento pré-natal e da assistência ao parto podem ser avaliadas pela presença dessas patologias nos recém-nascidos, ou seja, podem ser considerados marcadores da qualidade da atenção prestada.

O diagnóstico da sífilis congênita pode ser feito por sorologia e faz parte da rotina de exames obrigatórios para o acompanhamento pré-natal. A manutenção da doença no período gestacional pode causar abortamento, óbito perinatal, prematuridade e outras complicações neonatais e tardias em mais de 50% dos casos (Saraceni *et al.*, 2005). Não existem dados nacionais confiáveis sobre a prevalência de sífilis em gestantes. No Município do Rio de Janeiro, onde se faz investigação sistemática dos óbitos perinatais e infantis, sabe-se que 5,4% dos óbitos fetais e 2,2% dos neonatais precoces ocorridos em 2002 foram devidos à sífilis congênita (Saraceni *et al.*, 2005).

Segundo o Manual da Gravidez e Puerpério do Ministério da Saúde (2005), a prevalência da infecção pelo HIV em gestantes é de 0,8%, mas as informações disponibilizadas no Sistema de Monitoramento de Indicadores do Programa Nacional de Doenças Sexualmente Transmissíveis (DST) e AIDS (MONITORAIDS) (http://sistemas.aids.gov.br/monitoraids2/) – mostram que, em 2004, somente 62,5% das gestantes brasileiras fizeram testes para detecção do vírus causador da AIDS. A baixa cobertura pode ser atribuída em parte ao fato de o teste para identificação do HIV não ser obrigatório, mas apenas recomendado. Dos recém-nascidos que foram expostos à transmissão vertical intrauterina ou intraparto do vírus da AIDS, 6,8% se infectaram em 2004, segundo dados do MONITORAIDS. Os países desenvolvidos apresentam valores que oscilam entre 1 e 2% (Volmink *et al.*, 2007).

Outras infecções podem ocorrer no recém-nascido no período perinatal consequentes à contaminação do líquido amniótico por trabalho de parto prolongado, ruptura de membranas e outros mecanismos. São os óbitos ocorridos por sepse neonatal, causada por bactérias comuns como *Klebsiella pneumoniae* e *Staphylococcus aureus,* dentre outras. A OMS estima que 26% do total dos óbitos perinatais são consequência de infecções, muitas vezes não dianosticadas, nos recém-nascidos (WHO, 2006).

O papel dos serviços de saúde

Estudos brasileiros sobre saúde perinatal são unânimes em mostrar que acesso a atenção pré-natal, avaliado pelo número de consultas realizadas e/ou época do início do atendimento, protege contra prematuridade, baixo peso ao nascer e óbito perinatal. Estes resultados permanecem mesmo depois de controlada a condição social materna (Menezes *et al.*, 1998; Leal *et al.*, 2006; Schoeps *et al.*, 2007; Santos *et al.*, 2008).

Com relação à atenção ao parto, alguns estudos têm mostrado que, apesar da alta cobertura no acesso hospitalar, persistem problemas na chegada à maternidade no momento do parto e também na qualidade do atendimento. No Rio de Janeiro, Menezes *et al.* (2006), analisando uma amostra representativa de puérperas desse município, observaram que 1/3 delas buscaram atendimento para o parto em mais de um hospital, não sendo raro pacientes peregrinarem por três ou mais unidades. O principal motivo alegado pelas mulheres foi falta de vaga. Oliveira *et al.* (2008) analisaram os dados de uma amostra de 20 maternidades do SUS para verificar a qualidade da assistência ao trabalho de parto, tomando como referência as recomendações do Ministério da Saúde. Segundo os autores, as gestantes de baixo risco foram submetidas a intervenções desnecessárias e as de alto risco não receberam o cuidado necessário. Como consequência, resultados perinatais foram desfavoráveis e taxas de cesariana e de mortalidade materna, elevadas; esse padrão é incompatível com os investimentos feitos e a tecnologia disponível.

Em Belo Horizonte, Costa *et al.* (2004), em 28 hospitais maternidades de diferentes níveis de complexidade, aplicaram um instrumento para avaliação da infraestrutura geral, infraestrutura clínica-perinatal e recursos das unidades perinatais. Os autores identificaram que sete hospitais alcançaram escores tão baixos que foram considerados inadequados para atender qualquer tipo de parto.

Os problemas com o atendimento ao parto demonstram desorganização do sistema de saúde na oferta de leitos obstétricos, precariedade na infraestrutura hospitalar e problemas de qualidade técnica no atendimento obstétrico e perinatal. Além disso, o atendimento obstétrico tem sido alvo de flagrante medicalização, com uso excessivo e danoso de tecnologias médicas desnecessárias, como parto operatório eletivo e indução do trabalho de parto. Pela possibilidade de intervenção, a Mortalidade Perinatal tem sido considerada um evento sentinela da qualidade da atenção e do sistema de saúde.

É necessário lembrar também que, apesar da estreita associação da mortalidade perinatal com o baixo peso ao nascer, prematuridade e infecções, sua incidência, bem como a desses determinantes, é maior em populações de baixa condição social e de renda (Menezes *et al.*, 1998; Leal *et al.*, 2004; Schoeps *et al.*, 2007). O papel protetor que pode ser desempenhado pelos serviços de saúde é também desigualmente distribuído na sociedade, repetindo a regra conhecida como do cuidado invertido: maior oferta para quem necessita menos (Szwarcwald *et al.*, 2005). A epidemia de cesárea, por exemplo, convive com a carência de acesso a este procedimento em lugares remotos do país e para a população excluída ou pouco coberta pelo Sistema Único de Saúde.

Situação da saúde de crianças no período pós-perinatal

A saúde e o crescimento das crianças após a primeira semana de vida são influenciados não somente pelas variáveis perinatais já abordadas, especialmente o peso ao nascer e a idade gestacional, mas também pelo tipo de alimentação, forma de cuidados, cobertura vacinal e situação socioeconômica da família.

Amamentação

A amamentação ao seio protege contra doenças infecciosas, promove o crescimento infantil de forma ideal, além de promover um melhor desenvolvimento intelectual e evitar doenças degenerativas do adulto.

Os padrões de alimentação infantil são avaliados de acordo com as seguintes definições:

- *Amamentação exclusiva* – crianças amamentadas ao seio que não recebem nenhum outro líquido ou alimento.
- *Amamentação predominante* – crianças amamentadas ao seio que recebem também outros líquidos, como água ou chá, mas que não são alimentadas com alimentos sólidos ou semissólidos.
- *Amamentação parcial* – crianças amamentadas ao seio complementado com outros leites, como de vaca ou fórmula infantil, e alimentos sólidos ou semissólidos.
- *Amamentação (total)* – neste grupo se incluem todas as crianças sendo amamentadas, independente de o serem exclusivamente ou receberem algum tipo de complemento, leite ou alimento sólido ou semissólido.
- *Desmame* – crianças não amamentadas.

Comparando as informações obtidas pelas Pesquisas Nacionais de Demografia e Saúde (PNDS) de 1996 e 2006, nota-se que a duração mediana da amamentação exclusiva no país, nesse período, aumentou de 1,0 para 2,2 meses, enquanto a amamentação total aumentou de 7,0 para 9,4 meses. Em 2006, embora o aleitamento materno total tenha sido mais frequente entre as mulheres sem escolaridade do que entre as mais educadas (9,4 e 7,2 meses, respectivamente), não se notaram diferenças socioeconômicas importantes quando o aleitamento exclusivo foi avaliado (Ministério da Saúde, 2008).

Em resumo, os dados sobre amamentação sugerem que esta prática está aumentando em nosso país, embora esteja ainda muito abaixo das recomendações, principalmente no que se refere ao aleitamento exclusivo.

Estado nutricional

Desnutrição/subnutrição e sobrepeso/obesidade

A desnutrição inclui, por um lado, déficits de crescimento ou subnutrição e, por outro lado, sobrepeso e obesidade. Os indicadores utilizados para a avaliação da situação nutricional são: peso para idade (P/I), comprimento ou altura para idade (A/I), e peso para comprimento ou altura (P/A). O indicador A/I identifica crianças cujo crescimento linear já foi comprometido, o que indica subnutrição prolongada. Déficits de P/A, por outro lado, indicam subnutrições agudas, comprometendo o peso atual para a altura, independente da idade da criança. Por outro lado, o indicador P/I, o mais utilizado em inquéritos e no acompanhamento clínico, pois prescinde de medidas de altura, que são tecnicamente mais difíceis, não tem a capacidade de indicar se a subnutrição é aguda ou crônica.

Para cada indicador, a prevalência de subnutrição é expressa como o percentual de crianças abaixo da média menos dois escores z de uma população de referência com adequado estado nutricional. Estatisticamente, espera-se que 2,3% de uma população bem nutrida esteja abaixo deste ponto de corte. O critério para o diagnóstico de sobrepeso situa-se acima de mais 2 escores z do indicador de peso para altura. O Ministério da Saúde do Brasil utiliza os padrões e curvas de crescimento infantil produzidos pela Organização Mundial de Saúde (WHO, 2006).

As PNDS de 1996 e 2006 mostram a evolução da subnutrição no país na última década. A prevalência de déficit de altura/idade para o país foi de 10,4% em 1996, reduzido para 7% em 2006. Na PNDS mais recente, a subnutrição foi mais elevada na Região Norte (15%) e teve pouca variação nas demais regiões (6% no Centro-Oeste, Nordeste e Sudeste e 8% no Sul). No que se refere à escolaridade materna, a subnutrição de longa duração ocorreu em 16% das crianças cujas mães não tinham nenhuma escolaridade, e somente em 2% daquelas com mães com 12 ou mais anos de escolaridade (Ministério da Saúde, 2006).

Por outro lado, a prevalência de sobrepeso e obesidade foi de 7% nas crianças menores de 5 anos, variando de 6% na região Norte a 9% na região Sul, indicando exposição moderada à obesidade infantil em todas as regiões do país. O excesso de peso foi mais frequente entre crianças de famílias em melhor situação socioeconômica – 9% nos filhos de mulheres mais educadas e 4% entre as crianças cujas mães não haviam frequentado escola.

Em resumo, a subnutrição diminuiu sensivelmente no país, mas persistem diferenças importantes entre grupos socioeconômicos, com esta afetando mais as crianças pobres. A situação oposta, de maior prevalência entre crianças mais favorecidas, é observada para o excesso de peso.

Deficiências de micronutrientes

O ferro é o micronutriente mais deficiente entre crianças brasileiras. Estudos recentemente divulgados pelo Ministério da Saúde, com base na PNDS 2006, mostram uma prevalência de anemia de 20,9% para o país, em crianças menores de 5 anos, sendo a região Nordeste a mais afetada, com prevalência de 25,5% (http://portal.saude.gov.br). Uma revisão de diversos estudos brasileiros revela associação direta entre prevalência de anemia na infância e pobreza familiar (Barros e Victora, 2008).

Dados da PNDS 2006 também indicam que 31% das crianças brasileiras menores de 5 anos receberam alguma medicação com suplemento de ferro nos últimos 6 meses (Ministério da Saúde, 2006).

Além da deficiência de ferro subjacente à maioria dos casos de anemia em nosso país, outros micronutrientes, como vitamina A e zinco, também estão associados à saúde e desenvolvimento infantis. A PNDS 2006 revelou, também, que 17,4% das crianças menores de 5 anos apresentavam níveis adequados de vitamina A, sendo as prevalências regionais mais elevadas nas regiões Sudeste (21,6%) e Nordeste (19,0%). Com relação ao zinco, um estudo da dieta de crianças baianas menores de 5 anos mostrou níveis de ingesta deste micronutriente significativamente mais baixos entre aquelas pertencentes às famílias do terço mais pobre da população (Assis *et al.*, 2007).

Em resumo, os estudos brasileiros demonstram altas taxas de anemia em crianças, assim como deficiências importantes na ingestão de micronutrientes essenciais, como zinco e vitamina A.

Cobertura vacinal

A base do cálculo da cobertura vacinal em menores de 1 ano de idade se faz por meio da seguinte fórmula:

$$\frac{\text{Número de crianças com esquema básico completo na idade-alvo por tipo de vacina}}{\text{Número de crianças na idade-alvo}} \times 100$$

O número de crianças na idade-alvo é obtido de cada unidade da Federação, da base demográfica do IBGE ou do SINASC (RIPSA, 2008). O esquema vacinal para o primeiro ano, proposto pelo Programa Nacional de Imunizações do Ministério da Saúde (www.saude.gov.br), inclui:

Ao nascer	BCG id Vacina contra hepatite B
1 mês	Vacina contra hepatite B
2 meses	Vacina oral contra a poliomielite Vacina oral de rotavírus humano Vacina tetravalente (DPT + *Haemophilus influenzae* tipo b)
4 meses	Vacina oral de rotavírus humano Vacina tetravalente (DPT + *Haemophilus influenzae* tipo b) Vacina oral contra a poliomielite
6 meses	Vacina tetravalente (DPT + *Haemophilus influenzae* tipo b) Vacina oral contra a poliomielite Vacina contra hepatite B
12 meses	Vacina tríplice viral (sarampo, rubéola e caxumba)

Graças aos esforços envidados em sucessivas campanhas nacionais, o Brasil tem mantido altos índices de cobertura vacinal infantil. Segundo dados do Ministério da Saúde, a cobertura vacinal em menores de 1 ano no país, no ano de 2005, foi de 95,4% para a vacina tetravalente, 97,8% para a vacina da poliomielite, 100% para o BCG, 91,3% para a vacina da hepatite B e 99,7% para a vacina tríplice viral. De maneira geral, existem discretas variações regionais na cobertura vacinal, sendo estas mais elevadas no Sul e Sudeste e mais baixas no Norte e Nordeste (RIPSA, 2008).

Morbidade

Os estudos de morbidade no Brasil avaliam, de maneira especial, a prevalência de infecções respiratórias e diarreia, além de hospitalizações por estas patologias. Outras patologias avaliadas, devido à sua elevada prevalência, são anemias (já discutida anteriormente) e parasitoses intestinais.

As análises das PNDS de 1996 e 2006 mostram que a prevalência de diarreia em crianças de menos de 5 anos, nas últimas 2 semanas antes da entrevista, caiu de 14% em 1996 para 9% em 2006. Em 40% dos casos de diarreia houve procura de serviços de saúde para consulta (Ministério da Saúde, 2006). A PNDS 2006 também mostra que cerca de 12% das crianças brasileiras menores de 5 anos foram hospitalizadas no ano anterior à entrevista, e que esta proporção variou pouco conforme a escolaridade materna, sendo mais baixa apenas entre as crianças cujas mães tinham 12 anos ou mais de educação formal. A faixa etária com maiores prevalências de hospitalização foi a de 12 a 47 meses.

O estudo das coortes de nascimento de Pelotas – RS, permitiu avaliar tendências temporais de desigualdades sociais em hospitalizações no primeiro ano de vida. Enquanto entre as crianças mais pobres a prevalência de hospitalização no primeiro ano de vida foi similar entre 1982 e 2004 – 26,8% e 24,5%, respectivamente –, para as mais ricas a prevalência de hospitalização aumentou significativamente no período – 3,5% e 12,6%, respectivamente. Portanto, nesta população a brecha entre ricos e pobres diminuiu, não por redução nas mais pobres, mas por aumento entre as mais ricas (Cesar *et al.*, 2008).

Mortalidade infantil

As taxas de mortalidade, em especial da mortalidade infantil, são indicadores de grande importância para avaliação das condições de vida da população como um todo, assim como para a análise das desigualdades em saúde, através do estudo da mortalidade para distintos grupos socioeconômicos da população. A mortalidade infantil, como vimos no Capítulo 9, se refere ao número de mortes ocorridas no primeiro ano de vida, para cada mil crianças nascidas vivas.

Análises dos Censos Demográficos indicam que a mortalidade infantil no país sofreu marcante redução: de 47 por mil nascidos vivos em 1990, para 30 por mil, em 2000. Na análise referente ao ano 2000, a mortalidade no quintil mais pobre da população era 2,2 vezes mais alta do que no quintil mais rico - 34,0 e 15,8 por mil, respectivamente (UNICEF, 2006).

Dados da PNDS 2006, referentes ao ano 2002, indicam um coeficiente de mortalidade infantil de 22 por mil nascidos vivos, com a maioria das mortes infantil ocorrendo no primeiro mês de vida, por causas relacionadas com o nascimento pré-termo e as patologias perinatais.

Referências bibliográficas

Alexander GR, Tompkins ME, Petersen DJ, Hulsey TC, Mor J. Discordance between LMP-based and clinically estimated gestational age: implications for research, programs, and policy. *Public Health Reports* 110:395-402, 1995.

Almeida MFB, Guinsburg R. Histórico dos cursos de treinamento para a reanimação neonatal. In: Rego JD (ed.). *Reanimação neonatal*. São Paulo: Atheneu, 2004, pp. 173-8.

Almeida MF, Alencar GP, Novaes HMD, Ortiz LP. Sistemas de informação e mortalidade perinatal: conceitos e condições de uso em estudos epidemiológicos. *Rev Bras Epidemiol* 9(1):56-68, 2006.

Andrade CLT, Szwarcwald CL, Castilho EA. Baixo peso ao nascer no Brasil de acordo com as informações sobre nascidos vivos do Ministério da Saúde, 2005. *Cad Saúde Pública* (Rio de Janeiro) 24(11):2564-2572, nov, 2008.

Araújo MAO, Osório MM, Raposo MCF. Concentração de hemoglobina e anemia em crianças no Estado de Pernambuco, Brasil: fatores socioeconômicos e de consumo alimentar associados. *Cad Saúde Pública* (Rio de Janeiro) 22:10, out 2006.

Assis AMO, Barreto ML, Santos NS, Oliveira LPM, Santos SMC, Pinheiro SMC. Desigualdade, pobreza e condições de saúde e nutrição na infância no Nordeste brasileiro. *Cad Saúde Pública* (Rio de Janeiro) 23:10, out 2007.

Assunção MC, Santos IS, Barros AJ, Gigante DP, Victora CG. Anemia em pré-escolares, Pelotas, RS. *Cad Saúde Públ.* 41(4):539-48, 2007.

Ballard JL, Khoury JC, Wedig K, Wang L, Eilers-Walsman BL, Lipp R. New Ballard Score, expanded to include extremely premature infants. *J Pediatr* 119:417-423, 1991.

Barbieri MA, Silva AM, Bettiol H, Gomes UA. Fatores de risco para a tendência ascendente do baixo peso ao nascer em nascidos vivos de parto vaginal no Sudeste do Brasil. *Rev Saúde Pública* 34(6):596-602, 2000.

Barker DJP, Winter PD, Osmond C, Margetts B, Simmonds SJ. Weight in infancy and death from ischaemic heart disease. *Lancet* 2:577-580, 1989.

Barros FC, Victora CG, Vaughan JP. Causas de mortalidade perinatal em Pelotas, RS (Brasil) - Utilização de uma classificação simplificada. *Rev Saúde Públ* (S. Paulo) 21(4):310-6, 1987.

Barros FC, Victora CG, Matijasevich A, Santos IS, Horta BL, Silveira MF, Barros AJD. Preterm birth, low birth weight, and intrauterine growth restriction in three birth cohorts in Southern Brazil: 1982, 1993 and 2004. *Cad Saúde Pública* 24(Sup 3):S390-S398, 2008.

Bhargava MD, Harshpal Singh Sachdev MD, Caroline HD, Fall DM, Clive Osmond, Ramakrishnan Lakshmy, Santosh K, Barker DJP, Sushant K Dey Biswas, MStat, Siddharth Ramji MD, Dorairaj Prabhakaran DM, Kolli Srinath Reddy DM. Relation of serial changes in childhood body-mass index to impaired glucose tolerance in young adulthood. *N Engl J Med* 350:865-75, 2004.

Cesar JA, Matijasevich A. The use of maternal and child health services in three population-based cohorts in Southern Brazil, 1982-2004. *Cad Saúde Publica,* 24 Supl 3: S427-36, 2008.

Costa JO, Xavier CC, Proietti FA, Delgado MS. Avaliação dos recursos hospitalares para assistência perinatal em Belo Horizonte, Minas Gerais. *Rev Saúde Pública* 38(5):701-708, 2004.

Dubowitz LM, Dubowitz V, Goldberb C. Clinical assessment of gestational age in the newborn infant. *J Pediatr* 77:1-10, 1970.

Fonseca SC, Coutinho ESF. Pesquisa sobre mortalidade perinatal no Brasil. *Cad Saúde Pública* (Rio de Janeiro) 20(Sup 1):S7-S19, 2004.

Lansky S, França E, Leal MC. Mortes perinatais evitáveis em Belo Horizonte, Minas Gerais, Brasil, 1999. *Cad Saúde Pública* (Rio de Janeiro) 18(5):1389-1400, set-out, 2002.

Lansky S, França E, Leal MC. Mortalidade perinatal e evitabilidade: revisão da literatura. *Rev Saúde Pública* 36(6):759-72, 2002.

Leal MC, Gama SGN, Cunha CB. Desigualdades sociodemográficas e suas consequências sobre o peso do recém-nascido. *Rev Saúde Pública*, 40(3):466-473, jun 2006.

Leal MC, Gama SGN, Campos MR, Cavalini LT, Garbayo LS, Brasil CLP *et al.* Fatores associados à morbimortalidade perinatal em uma amostra de maternidades públicas e privadas do Município do Rio de Janeiro, 1999-2001. *Cad Saúde Pública*; 20 (Suppl 1):S20-33, 2004.

Leite JM, Marcopito LF, Diniz RLP, Silva AVS, Souza LCB, Borges JC, Sá HLC. Mortes perinatais no município de Fortaleza, Ceará: o quanto é possível evitar? *J Pediatr* (Rio de Janeiro) 73:388-94, 1997.

Matijasevich A, Santos IS, Barros AJD, Menezes AMB, Albernaz EP, Barros FC, Timm IK, Victora CG. Perinatality in three population-based cohorts from Southern Brazil: trends and differences. *Cad Saúde Pública* (Rio de Janeiro) 24(Sup 3):S399-S408, 2008.

Menezes AMB, Barros FC, Victora CG, Tomasi E, Halpern, Oliveira ALB. Fatores de risco para mortalidade perinatal em Pelotas, RS, 1993. *Rev Saúde Pública* 32(3):209-16, 1998.

Menezes DCS, Leite IC, Schramm JMA, Leal MC. Avaliação da peregrinação anteparto numa amostra de puérperas no Município do Rio de Janeiro, Brasil, 1999/2001. *Cad Saúde Pública.* (Rio de Janeiro) 22(3):553-559, mar 2006.

Ministério da Saúde. Manual Técnico de Pré-natal e Puerpério. Série Direitos Sexuais e Direitos Reprodutivos - Caderno n.º 5. Brasília, 2006.

Monteiro CA, Szarfarc SC, Mondini L. Tendência secular da anemia. *Rev Saúde Pública* 34(6 Supl):62-72, 2000.

Neuman NA, Tanaka OY, Szarfarc SC, Guimarães PRV, Victora CG. Prevalência e fatores de risco para anemia no sul do Brasil. *Revista de Saúde Pública* (São Paulo) 34(1):57-63, 2000.

Oliveira MIC, Dias MAB, Cunha CB, Leal MC. Qualidade da assistência ao trabalho de parto pelo Sistema Único de Saúde, Rio de Janeiro (RJ), 1999-2001. *Rev Saúde Pública* 42(5):895-902, 2008.

OMS - Centro Colaborador da OMS para Classificação de Doenças em Português, USP. *CID-10 Classificação Estatística Internacional de Doenças e Problemas Relacionados à Saúde.* Décima Revisão, vol 2. Manual de Instrução. Edusp, São Paulo, 1994.

Peller S. Proper delineation of the neonatal period in perinatal mortality. *Amer J Publ Hlth* 55:1005-11, 1965.

Pinheiro AMCM. Avaliação dos Sistemas de Informação de Nascidos Vivos e de Mortalidade para obtenção da Mortalidade Neonatal em Ilhéus-Ba. Tese de Doutorado. Faculdade de Saúde Pública da USP, 2004.

RIPSA - Rede Interagencial de Informações para a Saúde (RIPSA). *Indicadores Básicos para a Saúde no Brasil: Conceitos e Aplicações.* Brasília, Organização Pan-americana da Saúde, 2008.

Santos IS, Menezes AMB, Mota DM, Albernaz EP, Barros AJD, Matijasevich A, Barros FC, Victora CG. Mortalidade infantil em três coortes de base populacional no Sul do Brasil: tendências e diferenciais. *Cad Saúde Pública* (Rio de Janeiro) 24(supl. 3), 2008.

Saraceni V, Guimarães MHFS, Theme-Filha MM, Leal MC. Mortalidade perinatal por sífilis congênita: indicador da qualidade da atenção à mulher e à criança. *Cadernos de Saúde Pública* 21(4):1244-1250, jul-ago 2005.

Schoeps D, Almeida MF, Alencar GP, França Junior I, Hillegonda HMD, Siqueira AAF, Campbell O, Rodrigues LC. Fatores de risco para mortalidade neonatal precoce. *Rev Saúde Pública* 41(6):1013-22, 2007.

Silva AAM, Bettiol H, Barbieri MA, Ribeiro VS, Aragão VMF, Brito JGO, Pereira MM. Infant mortality and low birth weight in cities of Northeastern and Southeastern Brazil. *Rev Saúde Pública*, 37(6):693-698, 2003.

Silva LSM, Giugliani ERJ, Aerts DRGC. Prevalência e determinantes de anemia em crianças de Porto Alegre, RS, Brasil. *Rev Saúde Pública* 35:66-73, 2001.

Szwarcwald CL, Leal MC, Gouveia GC, Souza WV. Desigualdades socioeconômicas em saúde no Brasil: resultados da Pesquisa Mundial de Saúde, 2003. *Rev Bras Saúde Mater Infant*, 5(suppl. 1):s11-s22, 2005. ISSN 1519-3829.

Theme Filha MM, Gama SGN, Cunha CB, Leal MC. Confiabilidade do Sistema de Informações sobre Nascidos Vivos Hospitalares no Município do Rio de Janeiro, 1999-2001. *Cad Saúde Pública* (Rio de Janeiro) 20(suppl.1), 2004.

Tomashek KM, Shapiro-Mendoza CK, Davidoff MJ, Petrini JR. Diferences in Mortality between late-preterm and term singleton infants in the United States, 1995-2002. *The Journal of Pediatrics* 151(5):450-6, Nov 2007.

Tracy SK, Tracy MB, Sullivan E. Admission of term infants to neonatal intensive care: a population-based study. *Birth* 34(4):301-07, Dec 2007.

UNICEF. Retrato Estatístico dos Direitos da Criança e do Adolescente. Brasília: UNICEF, 2006.

Volmink J, Siegfried NL, Van der Merwe L. Antiretrovirals for reducing the risk of mother-to-child transmission of HIV infection. Cochrane Database Syst Rev (1):CD003510, 2007.

World Health Organization - Definitions and indicators in family planning maternal & child health and reproductive health used in the WHO regional office for Europe, 2001. http://www.euro.who.int/document/e68459.pdf.

World Health Organization - Neonatal and Perinatal Mortality. Country, regional and global estimates. World Health Organization 2006.WHO Press, France.

World Health Organization, UNICEF - Low birthweight. Country, regional and global estimates. WHO Publications, Geneva, 2004.

38 Epidemiologia da Adolescência

Antonio José Ledo Alves da Cunha e Sílvia Reis dos Santos

A adolescência pode ser conceituada como a fase da vida humana que se situa entre 10 e 19 anos de idade, conforme definição do Ministério da Saúde do Brasil. Nesta faixa etária, ocorrem transformações amplas, rápidas e variadas, que abrangem as esferas biológica, psicológica e social (Ojeda, Roberts, Karin, Cuminsky, 1985). Discutem-se os limites inferior e superior, mas em geral se aceita que após os 16 anos, em média, a velocidade de amadurecimento diminui. Em países como o Brasil, nos quais a puberdade é precoce e o jovem é incorporado à força de trabalho e/ou exposto à violência social muito cedo, o limite inferior é fixado em 10 anos (Lolio, Santo, Bucchla, 1990).

Na perspectiva do setor saúde, os adolescentes constituem um grupo muito heterogêneo, uma vez que as mudanças fisiológicas e psicossociais desta fase são muitas e se apresentam com grande variedade individual. Assim, divide-se esse período em adolescência precoce (10 a 14 anos) e adolescência tardia (15 a 19 anos).

Nos últimos anos, a população de adolescentes no Brasil vem crescendo em números absolutos, acompanhando o crescimento populacional, mas a proporção de adolescentes na população geral vem diminuindo. Em 1990, um quarto da população brasileira estava na faixa de 10 a 19 anos (aproximadamente 27,5 milhões de adolescentes), sendo 13,0% na faixa de 10 a 14 anos e 11,0% na de 15 a 19 anos; a maioria era do sexo feminino (50,5%) (Yunes, Primo, 1983). Em 2005, os adolescentes totalizavam 33,2 milhões de habitantes, representando 18,5% da população total (9,0% na faixa de 10 a 14 anos e 9,5% na faixa de 15 a 19 anos). Desse total, 50,7% eram do sexo masculino e 49,3% do feminino (ver Tabela 38.1) [Instituto Brasileiro de Geografia e Estatística (IBGE), 1998b].

A projeção para 2020 é de 34.353.042 de adolescentes de 10 a 19 anos, representando um crescimento absoluto de 2005 a 2020 de 3,3%. A população de adolescentes de 10 a 19 anos representará 16,3% da população, mostrando que, em termos relativos, essa faixa etária vem diminuindo sua contribuição para a população total (IBGE, 1998b).

A distribuição de adolescentes pelas regiões do país pode ser analisada no Tabela 38.2. Os dados foram obtidos pela Pesquisa Nacional de Amostras de Domicílios (IBGE, 1998a), sendo portanto ligeiramente diferentes das estimativas censitárias. Em 1997, com o uso desta metodologia, adolescentes representavam 28,2% da população brasileira, assim distribuídos: 32,9% na região Norte, 31,2% no Nordeste, 26,4% na região Sudeste, 25,9% no Sul e 28,8% no Centro-oeste, evidenciando que, em regiões menos desenvolvidas, os adolescentes contribuem com um percentual maior da população total (ver Tabela 38.2).

A saúde do adolescente deve ser considerada como parte de um processo vital contínuo sobre o qual influem fatores que atuam em fases anteriores do desenvolvimento biológico, tais como: herança genética, nutrição, estado prévio de saúde, assim como influência do meio ambiente físico, social e econômico sobre o estado de saúde. Por outro lado, as circunstâncias próprias dos meios social, cultural, geográfico e a situação econômica em que o adolescente está inserido criam uma situação de risco contínuo, já presente em etapas anteriores de seu ciclo vital. Por sua vez, a conduta do jovem contribui na determinação de seu estado de saúde, na de sua família e na da comunidade (Yunes, Primo, 1983).

Este capítulo tem como objetivo apresentar e discutir indicadores epidemiológicos que caracterizam a saúde do adolescente, assim como alguns determinantes dos agravos à saúde que com mais frequência ocorrem nesse período etário. Nesse contexto, serão apresentados dados gerais de mortalidade e morbidade que caracterizam essa faixa etária no Brasil, assim como dados relativos às afecções de maior importância para a saúde do adolescente na atualidade, em nosso país.

Morbidade e mortalidade geral

Em comparação com outras faixas etárias, a taxa de mortalidade geral na adolescência é baixa. No Brasil, em 1977, a mortalidade em adolescentes foi de 73,9 por 100.000 habitantes e, em 2005, foi de 74,4 por 100.000. Entretanto, essas taxas se mostram elevadas quando comparadas com as de países de alta renda, e sua maior relevância encontra-se nos seus determinantes, como veremos adiante.

A mortalidade geral nessa faixa etária é maior no sexo masculino e cresce com a idade, ou seja, é menor nas faixas etárias mais jovens (IBGE, 2005). A maior ocorrência em homens também relaciona-se a causas específicas (ver Quadro 38.3).

Em 2005, a mortalidade geral na faixa etária de 10 a 19 anos correspondeu a 2,5% do total de mortes no Brasil, percentual baixo quando comparado com outras faixas etárias. A morta-

Tabela 38.1 População projetada total e de 10 a 19 anos de idade, por sexo, segundo os grupos de idade Brasil – 2000/2020

	População projetada total (10 a 19 anos de idade)			
	2000	**2005**	**2010**	**2020**
Grupos de idade	**Total**			
População total	**167.716.538**	**179.556.501**	**190.977.109**	**210.727.174**
10 e 11 anos	6.730.975	6.509.941	6.711.852	6.883.484
12 anos	3.440.374	3.246.565	3.317.516	3.452.358
13 e 14 anos	6.928.197	6.449.984	6.567.178	6.915.512
15 anos	3.464.330	3.326.181	3.255.298	3.454.343
16 anos	3.459.127	3.391.720	3.243.696	3.442.378
17 anos	3.457.278	3.428.886	3.237.002	3.423.949
18 anos	3.458.044	3.446.111	3.235.873	3.402.586
19 anos	3.455.463	3.449.101	3.186.822	3.378.432
	Homens			
População total	**82.384.860**	**87.995.438**	**93.393.810**	**102.636.115**
10 e 11 anos	3.411.532	3.300.498	3.402.571	3.489.880
12 anos	1.746.648	1.645.668	1.681.407	1.749.862
13 e 14 anos	3.517.195	3.259.754	3.327.650	3.504.277
15 anos	1.756.525	1.682.517	1.648.698	1.749.568
16 anos	1.751.073	1.717.584	1.641.708	1.742.438
17 anos	1.747.076	1.736.825	1.637.174	1.732.000
18 anos	1.744.235	1.744.719	1.635.710	1.720.079
19 anos	1.739.515	1.744.484	1.600.222	1.706.753
	Mulheres			
População total	**85.331.678**	**91.561.063**	**97.583.299**	**108.091.059**
10 e 11 anos	3.319.443	3.209.443	3.309.281	3.393.604
12 anos	1.693.726	1.600.897	1.636.109	1.702.496
13 e 14 anos	3.411.002	3.190.230	3.239.528	3.411.235
15 anos	1.707.805	1.643.664	1.606.600	1.704.775
16 anos	1.708.054	1.674.136	1.601.988	1.699.940
17 anos	1.710.202	1.692.061	1.599.828	1.691.949
18 anos	1.713.809	1.701.392	1.600.163	1.682.507
19 anos	1.715.948	1.704.617	1.586.600	1.671.679

Fonte: Projeto IBGE/Fundo de População das Nações Unidas – UNFPA/BRASIL (BRA/98/P08), Sistema Integrado de Projeções e Estimativas Populacionais e Indicadores Sociodemográficos.

lidade proporcional foi maior no sexo masculino (3,2%) do que no sexo feminino (1,5%). Comparando as regiões geográficas do país, a mortalidade proporcional foi maior na região Norte (4,1%) e menor no Sul (2,2%) e no Sudeste (2,2%) (Brasil, Ministério da Saúde – MS, 2008a) (ver Tabela 38.4).

Em 2005, as principais causas de morte em adolescentes foram as seguintes, em ordem decrescente de magnitude: causas externas, neoplasias, doenças do sistema nervoso, do aparelho respiratório, do aparelho circulatório, anomalias congênitas, doenças do aparelho digestivo, do sangue e causas endócrinas (Brasil, MS, 2005b) (ver Tabela 38.5).

A relevância das causas externas na mortalidade no Brasil se fundamenta não apenas por constituírem a principal causa de morte na ampla faixa etária de 1 a 39 anos, mas porque respondem por 70% das mortes em adolescentes, sendo esses dados semelhantes nas diversas regiões do país (Brasil, MS, 2005b) (ver Tabela 38.6).

A morbidade na adolescência, avaliada pela incidência e prevalência de doenças e agravos à saúde, costuma ser menor quando comparada com outras faixas etárias, como, por exemplo, a primeira infância. No entanto, parece haver uma tendência de aumento da morbidade nesta faixa etária, em função da ocorrência de algumas causas específicas, como acidentes e outras causas externas. No Brasil, estudos nessa área são escassos, porém é esperado que existam diferenças regionais na morbidade em função da extensão territorial do país e devido às diferenças climáticas e sociais.

Pode-se avaliar a morbidade na adolescência indiretamente, por meio de resultados de investigações em serviços de saúde. Estudo realizado no sul do Brasil em 2004, em serviço público de emergência com 2.722 adolescentes, demonstrou que havia predominância de atendimentos no sexo feminino (Dubuc, Ferrari, 2006). Os principais motivos para a procura de atenção, em ambos os sexos, foram as doenças infecciosas e parasitárias (25,6%), seguidas pelas lesões, envenenamentos e outras causas externas (22,8%), e pelas doenças do aparelho respiratório (17,2%).

Outro estudo, realizado em escolas em Niterói – Estado do Rio de Janeiro, com 457 adolescentes de 12 a 17 anos, evidenciou elevada morbidade referida; 16,8% referiram estar em tratamento para alguma doença; 78,1% consideraram seu estado de saúde

Tabela 38.2 População residente total de 10 a 19 anos de idade, absoluta e relativa, por grandes regiões, segundo os grupos de idade. Brasil e grandes regiões – 1997

	População residente total [10 a 19 anos de idade (%)]					
	Brasil[1]	**Norte**[2]	**Nordeste**	**Sudeste**	**Sul**	**Centro-oeste**
Grupos de idade	Números relativos (%)					
População total	**100**	**100**	**100**	**100**	**100**	**100**
10 anos	2,2	2,5	2,5	2	1,9	2,2
11 anos	2,1	2,6	2,5	1,8	2,1	2,3
12 anos	2,2	2,4	2,5	2	2,1	2,1
13 anos	2,1	2,6	2,4	2	1,9	2,2
14 anos	2,3	2,7	2,6	2,1	2,1	2,2
15 a 17 anos	**6,7**	**7,7**	**7,3**	**6,3**	**6,2**	**6,8**
15 anos	2,3	2,8	2,5	2,2	2,1	2,4
16 anos	2,2	2,4	2,5	2,1	2	2,2
17 anos	2,1	2,5	2,3	2	2	2,2
18 anos	2,1	2,5	2,2	2	1,8	2,2
19 anos	1,9	2,2	1,9	1,9	1,7	2

Fonte: Pesquisa nacional por amostra de domicílios – 1997 [CD-ROM]. Microdados. Rio de Janeiro: IBGE, 1998.
[1]Exclusive a população rural de Rondônia, Acre, Amazonas, Roraima, Pará e Amapá.
[2]Exclusive a população rural.

Tabela 38.3 Estimativas de mortalidade geral e de expectativa de vida, por faixa etária (10 a 19 anos), em ambos os sexos, por 1.000 habitantes – 2007

	Ambos os sexos		Homens		Mulheres	
Idade	**Mortalidade**	**Expectativa de vida**	**Mortalidade**	**Expectativa de vida**	**Mortalidade**	**Expectativa de vida**
10	0,262	64,8	0,307	61,3	0,218	68,4
11	0,270	63,8	0,317	60,3	0,224	67,4
12	0,307	62,9	0,357	59,3	0,243	66,4
13	0,416	61,9	0,545	58,4	0,276	65,5
14	0,538	60,9	0,750	57,4	0,323	64,5
15	0,765	59,9	1,144	56,4	0,377	63,5
16	0,936	59,0	1,446	55,5	0,432	62,5
17	1,102	58,0	1,731	54,6	0,481	61,6
18	1,244	57,1	1,980	53,7	0,518	60,6
19	1,365	56,2	2,196	52,8	0,547	59,6

Fonte: Instituto Brasileiro de Geografia e Estatística (IBGE), Diretoria de Pesquisas (DPE), Coordenação de População e Indicadores Sociais (COPIS). Estatísticas do Registro Civil 2005.

Tabela 38.4 Mortalidade proporcional, segundo regiões. Brasil, 2005

	Norte		Nordeste		Sudeste		Sul		Centro-oeste		Brasil	
Faixa etária	**n**	**%**	**n**	**%**	**n**	**%**	**n**	**%**	**n**	**%**	**n**	**%**
< 1 ano	6.172	11,3	18.874	7,4	17.328	3,7	5.410	3,4	3.760	6,1	51.544	5,1
1 a 9 anos	1.881	3,5	4.608	1,8	4.463	1,0	1.499	1,0	1.045	1,7	13.496	1,4
10 a 19 anos	2.263	4,1	7.035	2,8	10.056	2,2	3.472	2,2	1.938	3,2	24.764	2,5
20 a 59 anos	18.953	34,7	78.181	30,8	154.873	32,6	48.886	30,6	22.638	36,9	323.531	32,2
≥ 60 anos	25.332	46,4	145.430	57,3	286.755	60,6	100.431	62,8	32.067	52,1	590.015	58,8
Total	54.601	100	254.128	100	473.475	100	159.698	100	61.448	100	1.003.350	100

Fonte: Brasil, MS/ SVC/SIM.

Tabela 38.5 Principais causas de morte por faixa etária. Brasil, 2005

	Faixa etária (anos)										
	< 1	1-4	5-9	10-14	15-19	20-29	30-39	40-49	50-59	60+	Total
1ª	Afecções perinatais	Causas externas	Causas externas	Causas externas	Causas externas	Causas externas	Causas externas	DAC	DAC	DAC	DAC
2ª	Anomalia congênita	DAR	Neoplasia	Neoplasia	Neoplasia	DIP	DAC	Causas externas	Neoplasia	Neoplasia	Neoplasia
3ª	DIP	DIP	DIP	Sistema nervoso	Sistema nervoso	Neoplasia	DIP	Neoplasia	Causas externas	DAR	Causas externas
4ª	DAR	Anomalia congênita	Sistema nervoso	DAR	DAR	DAC	Neoplasia	Aparelho digestivo	Aparelho digestivo	Endócrina	DAR
5ª	Causas externas	Sistema nervoso	DAR	DIP	DIP	DAR	Aparelho digestivo	DIP	DAR	Aparelho digestivo	Endócrina
6ª	Endócrina	Neoplasia	Anomalia congênita	DAC	DAC	Aparelho digestivo	DAR	DAR	Endócrina	Causas externas	Aparelho digestivo
7ª	Sistema nervoso	Endócrina	DAC	Anomalia congênita	Anomalia congênita	Sistema nervoso	Transt. mental	Endócrina	DIP	DIP	DIP
8ª	DAC	DAC	Endócrina	Aparelho digestivo	Aparelho digestivo	Gravidez puerpério	Endócrina	Transt. mental	Aparelho urinário	Aparelho urinário	Afecções perinatais
9ª	Aparelho digestivo	Aparelho digestivo	Aparelho digestivo	Doenças do sangue	Doenças do sangue	Endócrina	Sistema nervoso	Aparelho urinario	Transt. mentais	Sistema nervoso	Aparelho urinário
10ª	Doenças do sangue	Doenças do sangue	Doenças do sangue	Endócrina	Endócrina	Aparelho urinário	Aparelho urinário	Sistema nervoso	Sistema nervoso	Transt. mentais	Sistema nervoso

DAC – Doenças do aparelho circulatório; DAR – doenças do aparelho respiratório; DIP – doenças infecciosas e parasitárias.
Fonte: Brasil, MS/ SVS/SIM.

Tabela 38.6 Mortalidade proporcional de adolescentes por causas selecionadas, segundo as grandes regiões, Brasil – 2005

Grandes regiões	Doenças infecciosas e parasitárias	Doenças do aparelho respiratório	Doenças do aparelho circulatório	Neoplasias	Causas externas	Demais causas definidas
Brasil	**3,43**	**3,99**	**4,07**	**6,90**	**70,01**	**11,54**
Norte	7,25	6,11	4,72	7,00	61,70	13,21
Nordeste	4,08	4,78	5,75	7,22	64,87	13,23
Sudeste	2,76	3,44	3,67	6,86	73,01	10,26
Sul	2,39	3,13	2,21	7,17	73,31	11,54
Centro-oeste	2,38	3,39	3,02	5,45	75,29	10,42

Fonte: MS/ SVS/SIM.

Tabela 38.7 Proporção (%) e número de internações segundo grupos de doenças na faixa etária de 10 a 19 anos. Brasil, 2006

Grupos de doenças	Proporção de internações (%)	Número de internações
Doenças infecciosas e parasitárias	6,99	89.847
Neoplasias	2,83	36.359
Transtornos mentais e comportamentais	1,09	14.065
Doenças do aparelho circulatório	1,14	14.617
Doenças do aparelho respiratório	7,81	100.397
Doenças do aparelho digestivo	5,65	72.578
Doenças do aparelho geniturinário	5,53	71.062
Gravidez, parto e puerpério	49,26	632.807
Causas externas	9,50	122.104
Demais causas	10,19	130.917
TOTAL	100,00	1.284.753

Fonte: Brasil, Ministério da Saúde/SE/Datasus – Sistema de Informações Hospitalares do SUS (SIH/SUS).

Tabela 38.8 Proporção (%) e número de internações segundo grupos de doenças e sexo, na faixa etária de 10 a 19 anos. Brasil, 2006

Grupos de doenças	Proporção de internações (%)	Número de internações
	Sexo masculino	
Doenças infecciosas e parasitárias	12,31	44.521
Neoplasias	5,15	18.635
Transtornos mentais e comportamentais	2,61	9.439
Doenças do aparelho circulatório	2,12	7.679
Doenças do aparelho respiratório	14,16	51.210
Doenças do aparelho digestivo	11,03	39.903
Doenças do aparelho geniturinário	6,48	23.422
Causas externas	25,89	93.631
Demais causas	20,25	73.239
TOTAL	100,00	361.679
	Sexo feminino	
Doenças infecciosas e parasitárias	4,91	45.325
Neoplasias	1,92	17.724
Transtornos mentais e comportamentais	0,50	4.626
Doenças do aparelho circulatório	0,75	6.938
Doenças do aparelho respiratório	5,33	49.187
Doenças do aparelho digestivo	3,54	32.674
Doenças do aparelho geniturinário	5,16	47.640
Gravidez, parto e puerpério	68,55	632.807
Causas externas	3,08	28.470
Demais causas	6,25	57.677
TOTAL	100,00	923.068

Fonte: Brasil, Ministério da Saúde/SE/Datasus – Sistema de Informações Hospitalares do SUS (SIH/SUS).

como muito bom ou bom; 17,1 % como regular, ruim ou muito ruim (4,8% não responderam). As meninas, os alunos de escolas públicas e aqueles que afirmaram estar tratando de uma doença no momento da pesquisa tiveram chances maiores de autoavaliação de saúde classificada como regular, ruim ou muito ruim (Claro, March, Mascarenhas, Castro e Rosa, 2006).

Pode-se também analisar a morbidade nessa faixa etária por meio das internações hospitalares. No SUS, em 2006, ocorreram aproximadamente um milhão e duzentas mil internações em jovens de 10 a 19 anos, sendo um quarto destas no sexo masculino e o restante no sexo feminino (Brasil, MS, 2006d). O percentual mais elevado no sexo feminino foi devido a internações por gravidez, parto e puerpério, que contribuíram com mais de 60% das causas nesse grupo. No sexo masculino predominaram as causas externas (ver Tabelas 38.7 e 38.8).

Embora existam diferenças regionais entre as causas de internações nessa faixa etária, estas diferenças foram relativamente pequenas em 2006. Ressalta-se o maior percentual de causas externas nas regiões Sudeste e Sul (ver Tabela 38.9).

Violência

A violência está presente em todos os países e comunidades. Trata-se de um fenômeno difuso e complexo, com raízes na interação entre diversos fatores biológicos, sociais, culturais, econômicos e políticos. Além do sofrimento humano direto, a violência impõe custo considerável para as economias nacionais (entre 1996 e 1997, os gastos em serviços de saúde por atos violentos equivaliam a 2% de todo o produto interno bruto no Brasil e 5% na Colômbia) (Buvinic, Morrison, 1999). É de difícil conceituação, uma vez que, em certo grau, a noção do que é um comportamento aceitável ou não e o que constitui um dano depende de valores ou costumes locais. Além disso, a ideia do que seja ou não um ato violento se modifica na medida em que os valores e as normas sociais evoluem (Krug, Dahlberg, Mercy, Zwi, Lozano, 2002).

No Capítulo 47 encontra-se uma discussão mais detalhada sobre definição, classificações, magnitude do problema, bases de dados e sistemas de informação, comparações entre regiões e períodos, principais fatores de risco e impacto da violência sobre a saúde da população geral. Por isso, nesta seção trataremos apenas dos aspectos referentes ao tema que se traduzem em efeitos sobre o perfil epidemiológico do grupo etário de adolescentes.

O risco de sofrer um ato violento não é igual para todas as pessoas, e só um exame mais detalhado do problema vai revelar quem são as principais vítimas e o local em que vivem. Mais de 90% destas mortes ocorreram em países pobres ou em desenvolvimento (Krug *et al.*, 2002). Estima-se que no ano 2000 1,6 milhão de pessoas perderam a vida em todo o mundo em consequência de atos violentos, o que representa uma taxa de 28,8 por 100.000 habitantes; a metade destas mortes foi por suicídio, quase um terço por homicídios e uma quinta parte em conflitos armados. Em relação aos homicídios no mundo, em 2000, as taxas variaram consideravelmente de região para região: de 0,9 por 100.000 na Europa Ocidental a 36,4 por 100.000 na América Latina. As principais vítimas de homicídios foram jovens na faixa etária de 15 a 29 anos (taxa de 19,4 por 100.000). Cerca de 199.000 jovens com idade entre 10 e 29 anos foram vítimas de homicídio naquele ano; em quase todas as regiões, as taxas são substancialmente mais baixas no sexo feminino (Krug *et al.*, 2002).

No Brasil, a queda da mortalidade geral e o intenso processo de redução dos níveis de fecundidade ocorrido nas últimas décadas têm acarretado grandes transformações no perfil demográfico. Tais mudanças se associam às modificações do quadro nosológico, evidenciando os efeitos do peso das causas externas (homicídios, suicídios e acidentes de trânsito) sobre a estrutura da mortalidade por idade no país (Gawryszewski, Koizumi, Mello-Jorge, 2004). Assim, nos anos 1980, a mortalidade por causas externas (acidentes e violência) passa a ocupar lugar de destaque no quadro geral de mortalidade nas várias regiões do país.

No Estado do Rio de Janeiro, por exemplo, no período de 1985-1990, as taxas de anos potenciais de vida perdidos (APVP) por homicídios subiram de 7,8/1.000 para 21,0/1.000, passando a ocupar o primeiro lugar entre as causas de APVP (Reichenheim & Werneck, 1994). A partir do início deste século, as causas externas assumem magnitude também na faixa etária de 1 a 5 anos de idade, configurando-se então como a principal causa de óbito de brasileiros de 1 a 39 anos (Mello-Jorge, Gawryszewski, Latorre, 1997).

A ascensão da violência entre os jovens no Brasil tem raízes antigas, com estudos que apontam para o crescimento dos coeficientes de mortalidade na década de 1950 no Rio de Janeiro e nos anos 1960 na capital paulista. A partir dos anos 1980 o problema atinge níveis preocupantes (Mello-Jorge *et al.*, 1997). Apesar da maior visibilidade do problema nos últimos tempos, é observada a tendência decrescente das taxas de mortalidade por causas externas em adolescentes a partir de 1995 (ver Figura 38.1).

O padrão de mortalidade por causas externas difere nas duas fases da adolescência: a adolescência precoce – de 10 a 14 anos – intermediária e tardia – de 15 a 19 anos. A mortalidade por causas externas no adolescente brasileiro cresce acentuadamente com a idade, e o risco de morte é de 3 a 5 vezes maior no grupo de 14 a 19 anos. Entre 10 e 14 anos os níveis se mantêm relativamente estáveis nos últimos 15 anos, com taxas de mortalidade entre 15 e 20 por 100.000, apresentando entretanto tendência decrescente a partir de 1997. A tendência decrescente na adolescência intermediária e tardia é mais acentuada a partir de 2004 (conforme a Figura 38.2).

Entre 1990 e 2005, a taxa de mortalidade por causas externas em adolescentes aumenta em todas as regiões, exceto na região Sudeste. Em 2005, Rio de Janeiro e São Paulo apresentam os maiores coeficientes do país, respectivamente 848 e 834 óbitos por 100.000 habitantes (Brasil, MS, 2005b). No sexo masculino, as taxas são 4 a 5 vezes mais elevadas do que no sexo feminino. No entanto, em ambos os sexos, a tendência parece ser decrescente nos últimos anos (conforme a Figura 38.3).

Dentre todas as causas externas (homicídios, acidentes de transporte, suicídios, eventos com intenção indeterminada e demais causas externas), os acidentes de transporte, seguidos dos homicídios, sobressaem até a década de 1980. Já nos anos 1990, ocorre uma inversão na composição dos óbitos por causas externas: a predominância, que antes era de mortes por acidentes de trânsito, passa a ser de óbitos por homicídios. Também são observadas mudanças em outros aspectos da violência em adolescentes nas últimas décadas, que podem refletir não somente uma melhoria na qualidade da informação, como também mudanças na estrutura da sociedade, nos processos sociais, nas normas e costumes. Por exemplo, em 1991, quatro casos de óbitos de adolescentes entre 15 e 19 anos foram decorrentes de negligência e maus-tratos; em 1991, nenhum caso foi notificado. Da mesma forma, o percentual de homicídios causados pela utilização de armas de fogo era de 55,7%; já em 2000, este percentual alcança 74% (Brasil, MS, 2005a).

Assim, como se verifica na Figura 38.4, o homicídio foi a causa que mais contribuiu para o crescimento da mortalidade

Tabela 38.9 Número e proporção (%) de internações por região segundo grupos de doenças na faixa etária de 10 a 19 anos. Brasil, 2006

	Região Norte		Região Nordeste		Região Sudeste		Região Sul		Região Centro-oeste		Total	
Grupos de doenças	**n**	**%**	**n**	**%**	**n**	**%**	**n**	**%**	**n**	**%**	**n**	**%**
Doenças infecciosas e parasitárias	15.591	9,74	38.478	9,11	17.293	4,10	10.841	6,24	7.644	7,22	89.847	7,00
Neoplasias	2.913	1,82	10.767	2,55	12.495	2,97	7.143	4,11	3.041	2,87	36.359	2,83
Transtornos mentais e comportamentais	501	0,31	3.243	0,77	5.166	1,23	3.838	2,21	1.317	1,24	14.065	1,10
Doenças do aparelho circulatório	1.487	0,63	4.314	1,02	5.351	1,27	2.312	1,33	1.153	1,09	14.617	1,14
Doenças do aparelho respiratório	9.719	6,07	37.562	8,89	27.114	6,44	16.867	9,71	9.135	8,63	100.397	7,82
Doenças do aparelho digestivo	7.750	4,84	20.367	4,82	27.061	6,42	11.261	6,48	6.139	5,80	72.578	5,66
Doenças do aparelho geniturinário	9.095	5,68	17.641	4,18	25.183	5,98	11.466	6,60	7.677	7,25	71.062	5,54
Gravidez, parto e puerpério	87.794	54,82	225.024	53,28	201.108	47,73	70.569	40,63	48.312	45,63	632.807	49,31
Causas externas	13.853	8,65	32.193	7,62	46.817	11,11	19.331	11,13	9.910	9,36	122.104	9,51
Demais causas	11.439	7,14	32.738	7,75	53.717	12,75	20.067	11,55	11.544	10,90	129.505	10,09
Total	**160.142**	**100**	**422.327**	**100**	**421.305**	**100**	**173.695**	**100**	**105.872**	**100**	**1.283.341**	**100**

Fonte: Brasil. Ministério da Saúde/SE/Datasus – Sistema de Informações Hospitalares do SUS (SIH/SUS).
Nota: Nas tabulações por faixa etária ou local de residência, estão suprimidos os casos com idade ou local de residência ignorados.

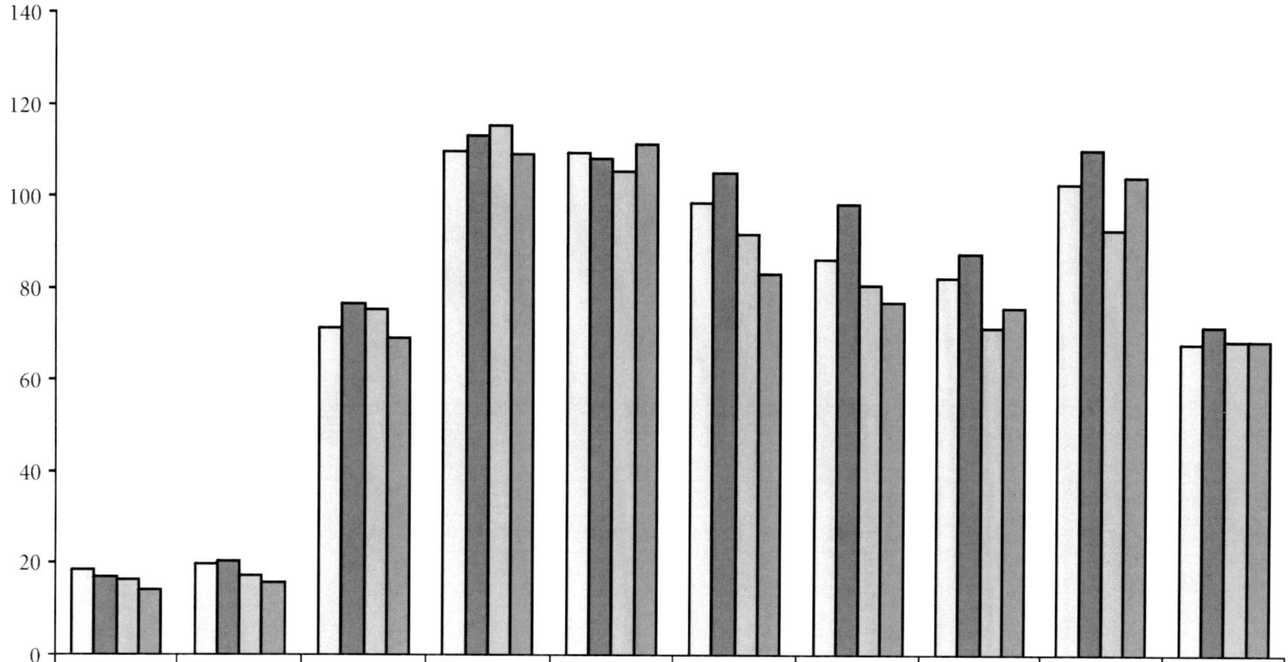

	0-9 anos	10-14 anos	15-19 anos	20-24 anos	25-29 anos	30-39 anos	40-49 anos	50-59 anos	>60 anos	Total
1990	18,5	19,81	71,2	109,78	109,3	98,38	86,1	82,15	102,49	67,86
1995	17,16	20,39	76,61	113,02	108,21	105,01	98,09	87,42	109,95	71,56
2000	16,51	17,39	75,2	115,29	105,42	91,77	80,52	71,35	92,47	68,49
2005	14,26	15,85	69,03	109,07	111,04	83,9	76,79	75,51	103,98	68,32

Fonte: MS/Datasus/SIM.

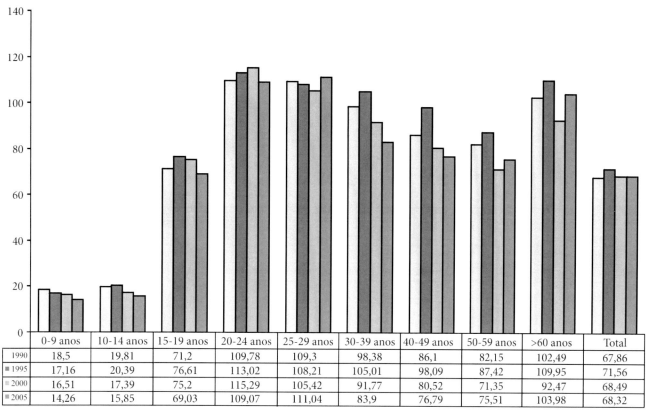

Figura 38.1 TME para causas externas por faixa etária segundo ano. Brasil, período 1990, 1995, 2000, 2005.

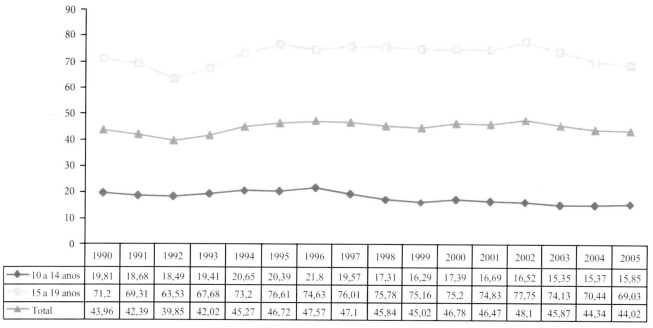

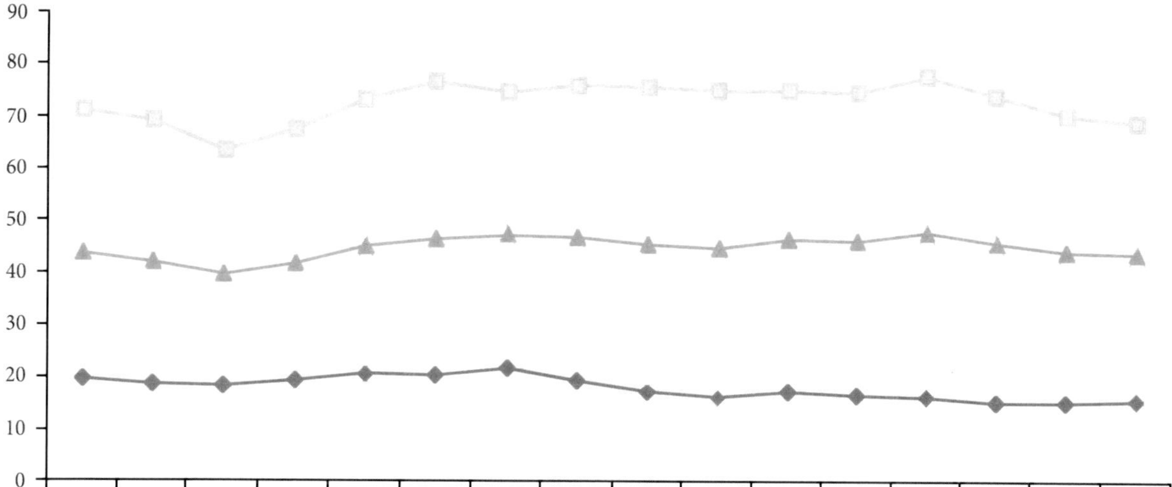

	1990	1991	1992	1993	1994	1995	1996	1997	1998	1999	2000	2001	2002	2003	2004	2005
10 a 14 anos	19,81	18,68	18,49	19,41	20,65	20,39	21,8	19,57	17,31	16,29	17,39	16,69	16,52	15,35	15,37	15,85
15 a 19 anos	71,2	69,31	63,53	67,68	73,2	76,61	74,63	76,01	75,78	75,16	75,2	74,83	77,75	74,13	70,44	69,03
Total	43,96	42,39	39,85	42,02	45,27	46,72	47,57	47,1	45,84	45,02	46,78	46,47	48,1	45,87	44,34	44,02

Fonte: MS/Datasus/SIM.

Figura 38.2 Taxa de mortalidade por causas externas nas faixas etárias de 10 a 14 e 15 a 19 anos. Brasil, 1990-2005.

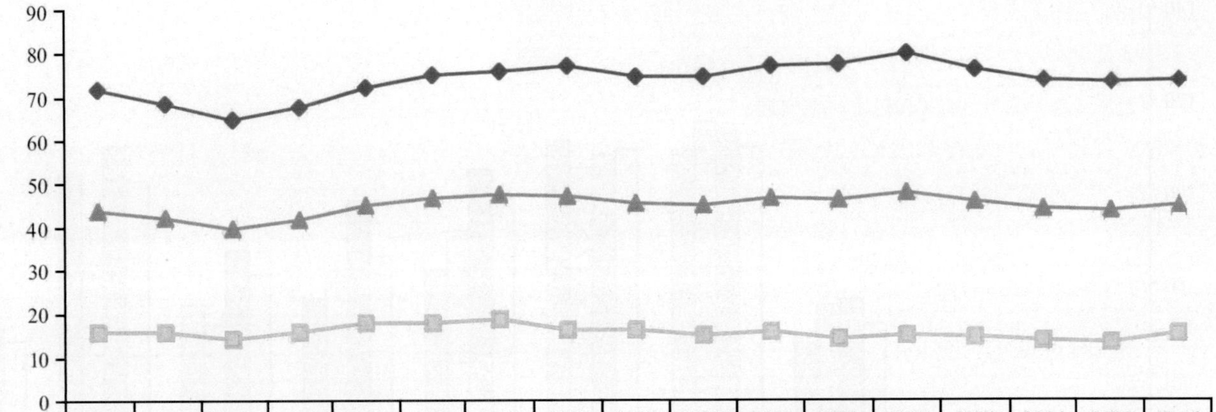

	1990	1991	1992	1993	1994	1995	1996	1997	1998	1999	2000	2001	2002	2003	2004	2005	Total
Masculino	72,08	68,82	65,1	67,98	72,28	75,08	76,02	77,4	75,04	74,74	77,21	77,82	80,4	76,46	73,98	73,61	74,13
Feminino	15,8	15,84	14,37	15,94	18,17	18,2	18,76	16,44	16,27	14,98	15,81	14,49	15,1	14,58	13,93	13,63	15,74
Total	43,96	42,35	39,8	41,98	45,24	46,66	47,54	47,08	45,8	45,01	46,77	46,46	48,09	45,87	44,33	44,02	45,11

Fonte: MS/Datasus/SIM.

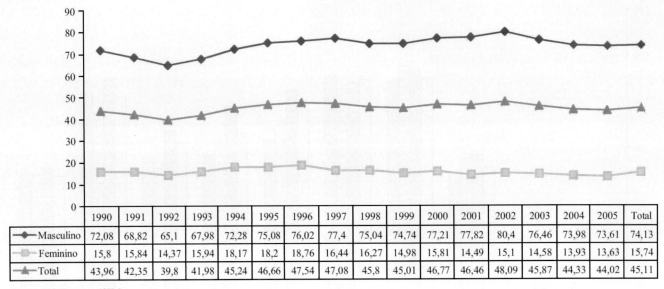

Figura 38.3 Taxa de mortalidade por causas externas na adolescência segundo sexo. Brasil, 1990-2005.

por causas externas em adolescentes no Brasil nas últimas décadas do século XX, com taxas crescentes ao longo do período, tanto no grupo de 10 a 14 anos quanto na adolescência intermediária e tardia (MS, 2006d).

Em 2005, 16.426 adolescentes morreram por causas externas no Brasil, 83,1% na faixa etária de 15 a 19 anos. Conforme a Figura 38.5, as regiões Sudeste e Centro-oeste apresentam as maiores taxas de mortalidade por homicídios em adolescentes, tanto no grupo de 10 a 14 anos quanto nos adolescentes de 15 a 19 anos. Aproximadamente 50% dos óbitos foram homicídios; 24,8% foram acidentes de transporte, principalmente atropelamentos (23%) e acidentes de motocicleta (22%); 9,2% foram afogamentos e 4,4% suicídios. A imensa maioria das mortes acometeu o sexo masculino (84,7%), principalmente no grupo das agressões/homicídios (92,1%) e suicídio (64%) (Brasil, MS, 2005b). Pardos representaram quase 60% dos óbitos (MS, 2006d). Ao analisar as taxas acima devemos considerar que podem estar um pouco subestimadas, face às 902 mortes que são decorrentes de "eventos cuja intenção é indeterminada" (acidentais ou intencionais) (Brasil, MS, 2005b).

Ao analisar as taxas por estados da federação no período de 1990 a 2005, observamos que, em 2005, os estados do Rio de Janeiro, Pernambuco e Espírito Santo apresentam as maiores taxas de mortalidade por homicídios em adolescentes (cerca de duas vezes mais elevadas do que a média nacional), enquanto as taxas mais baixas são observadas em Tocantins, Piauí, Maranhão e Rio Grande do Norte. No Rio de Janeiro, as taxas mantêm-se relativamente estáveis, em patamar muito elevado, durante todo

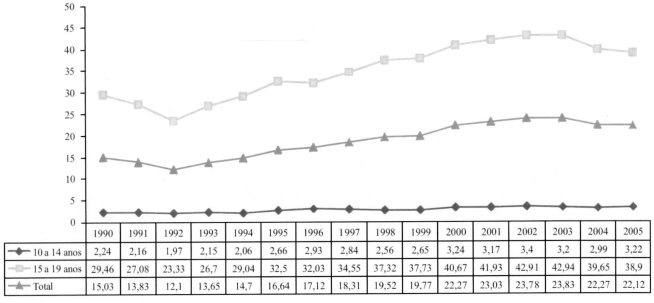

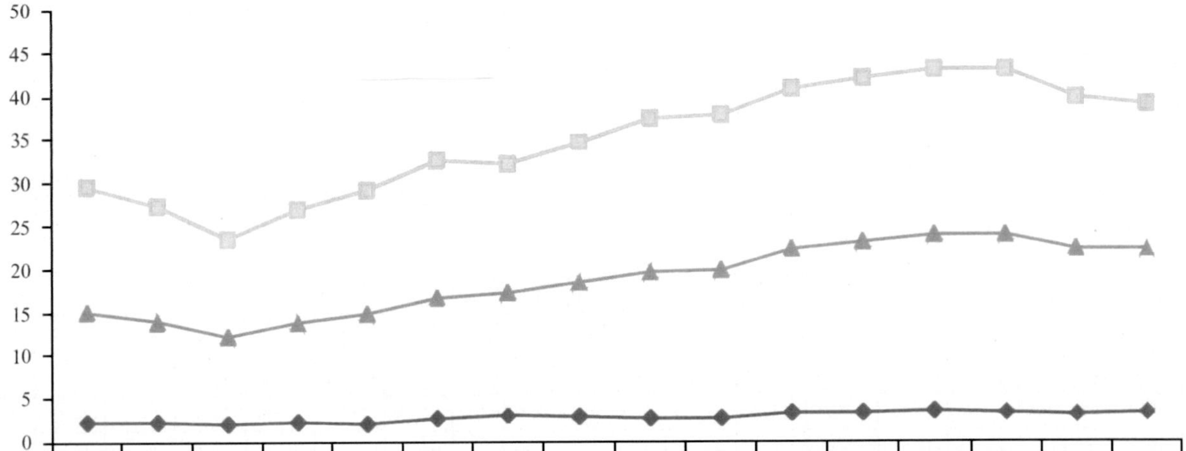

	1990	1991	1992	1993	1994	1995	1996	1997	1998	1999	2000	2001	2002	2003	2004	2005
10 a 14 anos	2,24	2,16	1,97	2,15	2,06	2,66	2,93	2,84	2,56	2,65	3,24	3,17	3,4	3,2	2,99	3,22
15 a 19 anos	29,46	27,08	23,33	26,7	29,04	32,5	32,03	34,55	37,32	37,73	40,67	41,93	42,91	42,94	39,65	38,9
Total	15,03	13,83	12,1	13,65	14,7	16,64	17,12	18,31	19,52	19,77	22,27	23,03	23,78	23,83	22,27	22,12

Fonte: MS/Datasus/SIM.

Figura 38.4 Taxa de mortalidade por homicídios segundo faixa etária. Brasil, 1990-2005.

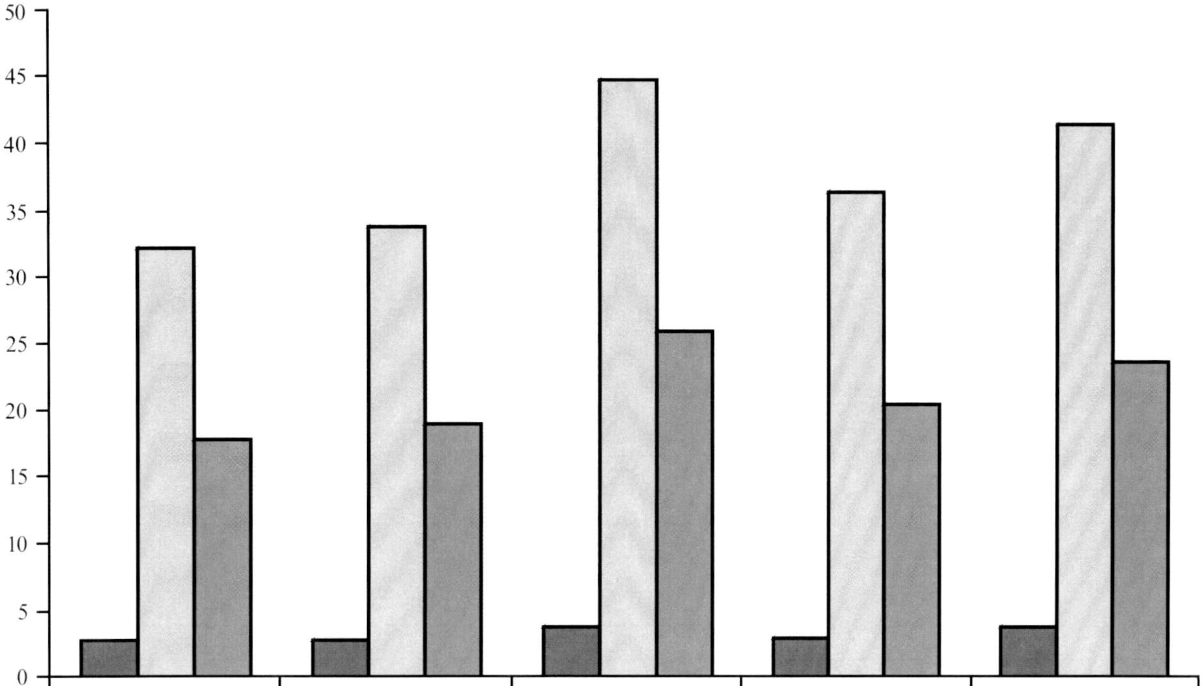

	Região Norte	Região Nordeste	Região Sudeste	Região Sul	Região Centro-Oeste
10 a 14 anos	2,8	2,72	3,76	2,92	3,7
15 a 19 anos	32,2	33,73	44,8	36,35	41,45
Total	17,87	18,93	25,95	20,5	23,69

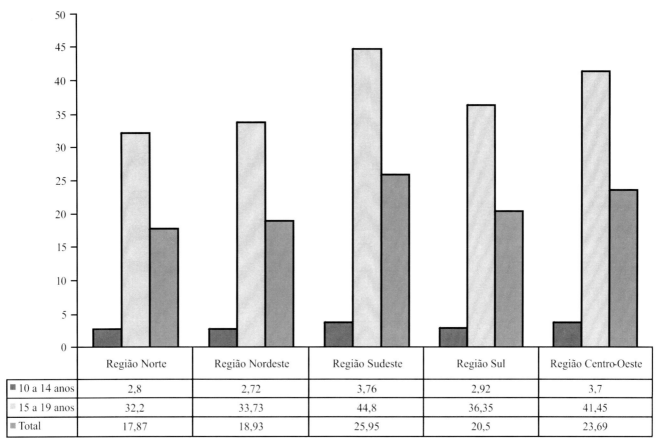

Fonte: MS/Datasus/SIM.

Figura 38.5 Taxa de mortalidade por homicídios segundo regiões. Brasil, 2005.

o período. Já na maioria dos outros estados, o aumento observado neste período foi muito mais expressivo, com taxas de duas a três vezes mais elevadas em 2005 do que em 1990. Nos últimos 5 anos, observa-se queda em alguns estados, destacando-se São Paulo e Roraima (ver Tabela 38.10).

Em 2005, as capitais mais violentas foram Recife e Vitória, com taxas de mortalidade por homicídios em adolescentes de 91,28 e 90,10 por 100.000. Os menores coeficientes são observados em Palmas e Aracaju, com taxas de 10,84 e 14,66 por 100.000 (Brasil, MS, 2005b).

Melhor entendimento sobre a magnitude e o impacto da violência nos adolescentes no Brasil fica prejudicado face às deficiências das estatísticas nacionais referentes à morbidade. Por isso, não conhecemos com o necessário detalhamento a relação entre a mortalidade e a morbidade por causas externas em nosso país. Comparando o número de óbitos de adolescentes causados por acidentes e violências no ano 2005 e o número de internações no Sistema Único de Saúde (SUS) – rede própria e conveniada –, observa-se que para cada óbito ocorreram 7,5 internações (Brasil, MS, 2005b). Estudos internacionais revelam que, para cada morte de jovem por homicídio, existem 20 a 40 casos de violência não fatais que chegam a receber tratamento hospitalar (Brasil, MS, 2005a).

O impacto econômico representado pelos acidentes e pela violência pode ser medido diretamente por meio dos gastos hospitalares com internação, e o custo total da internação de adolescentes na rede hospitalar do Sistema Único de Saúde (própria e conveniada) em decorrência de acidentes e violências no ano 2006 foi de quase 74 milhões de reais. As quedas acidentais (41,2%) e os acidentes de transporte (17,1%) foram neste ano as principais causas de internação (Brasil, MS, 2006d).

Muito já foi estudado a respeito das raízes da violência na adolescência, mas existem ainda diversas lacunas no conhecimento. Os fatores causais mais estudados nos estudos epidemiológicos compreendem variáveis sociais, demográficas e econômicas. A relação entre violência e desigualdade econômica, densidade populacional, e desemprego tem sido estudada nos EUA há vários anos. Alguns estudos apresentam resultados contraditórios (Bailey, 1984; Messner, 1983; Land, McCall, Cohen, 1990). Ao mesmo tempo, dados epidemiológicos de países escandinavos, que são ricos e apresentam melhorias crescentes na qualidade de vida, mostram elevação das taxas de homicídios (Gudjonsson, Petursson, 1990).

No Brasil, a associação direta entre pobreza e crime é questão bastante discutida, uma vez que algumas evidências empíricas são aparentemente contraditórias. Por exemplo, em estudos ecológicos, a desigualdade social, representada pelo coeficiente de Gini, mostra-se positivamente associada a homicídios em estudo realizado no Rio de Janeiro (Szwarcwald *et al.*, 1999); em São Paulo, observa-se forte correlação negativa entre taxas de homicídio em adolescentes e índice socioeconômico (Barata, Ribeiro, Moraes, 1999). Já em Pernambuco, estudo encontra diminuição da pobreza e aumento dos homicídios (Lima, Ximenes, Souza, Luna, Albuquerque, 2005); em Belo Horizonte observa-se que as condições socioeconômicas *per se* não são responsáveis pelos conglomerados de homicídios, mas o fato de áreas carentes (favelas) serem também assoladas pelo tráfico e comércio ilícito de drogas (Beato Filho *et al.*, 2001).

Tabela 38.10 Taxa de mortalidade específica* em adolescentes por homicídios segundo Unidade da Federação e ano. Brasil, 1990, 1995, 2000, 2005

Unidade da federação	1990	1995	2000	2005	Total
Rio de Janeiro	46,45	52,14	50,45	53,58	50,71
Pernambuco	20,11	22,28	41,56	45,68	32,56
Espírito Santo	16,15	26,96	36,45	41,73	31,06
Amapá	15,46	50,28	43,02	35,06	37
Alagoas	9,82	11,41	19,23	34,22	18,98
Paraná	8,14	10,86	15,64	32,04	16,82
Distrito Federal	20,32	31,4	37,5	30,95	30,44
Mato Grosso do Sul	9,24	19,32	22,05	23,89	18,95
Goiás	5,21	11,2	18,17	22,19	14,61
Rondônia	17,68	12,59	17,29	22,03	17,46
Minas Gerais	3,32	4,49	9,57	20,78	9,78
Mato Grosso	5,04	10,51	21,99	20,71	15,09
Pará	8,88	7,09	8,32	19,78	11,57
São Paulo	28,84	27,42	41,61	17,65	28,69
Paraíba	6,69	9,36	13,74	17,06	11,73
Rio Grande do Sul	15,84	12,55	12,3	15,17	13,96
Ceará	4,42	7,56	11,37	15,13	9,94
Acre	13,51	18,07	20,01	14,8	16,66
Amazonas	13,37	15,72	16,75	14,13	15,04
Bahia	4,55	7,74	6,17	13,91	8,18
Roraima	33,65	15,75	40,55	13,74	24,92
Sergipe	7,32	8,2	13,45	11,18	10,17
Santa Catarina	4,28	4,21	4,43	10,26	5,95
Rio Grande do Norte	6,05	5,43	4,98	9,6	6,6
Maranhão	3,92	4,08	4,15	8,53	5,34
Piauí	2,33	2,03	5,75	8,04	4,62
Tocantins	2,65	5,95	8,42	6,66	6,08
Total	**15,03**	**16,64**	**22,27**	**22,12**	**19,19**

Fonte: Brasil,MS/DATASUS/SIM.
*Por 100.000 habitantes.

O enfoque predominante na Saúde Pública atual indica que uma epidemiologia de fatores de risco a nível individual não é suficiente para abordar a complexidade do fenômeno da violência, vez que esta deve ser vista em rede, como o resultado das complexas e múltiplas interações entre fatores pessoais, relacionais, sociais, culturais e ambientais que, em última análise, articulam-se em uma estrutura social desigual e injusta (Krug *et al.*, 2002; Minayo, 1994).

Estudos mais amplos a respeito dos determinantes da violência em adolescentes e instrumentos diversificados e complementares para sua apreensão são ainda necessários.

Comportamentos de risco: uso de álcool e substâncias psicoativas

Cerca de 10% das populações dos centros urbanos de todo o mundo, independentemente da idade, sexo, nível de instrução e poder aquisitivo, consomem abusivamente substâncias psicoativas, mas o uso indevido de álcool e tabaco é que tem a maior prevalência global, trazendo também as mais graves consequências para a saúde pública (OMS, 2001). Maiores detalhes sobre magnitude do problema no Brasil e no mundo, principais fatores de risco e impacto epidemiológico, no contexto de uma análise geral das questões conceituais e metodológicas referentes à epidemiologia do uso e abuso de substâncias psicoativas, podem ser encontrados no Capítulo 48 deste volume. Por isso, nesta seção trataremos apenas dos aspectos referentes ao tema que se traduzem em efeitos sobre a saúde na adolescência.

Embora a venda de bebidas alcoólicas para menores de 18 anos seja proibida no Brasil, o consumo de álcool é prática comum no ambiente familiar, em festividades ou mesmo em ambientes públicos. No entanto, o uso de drogas ilícitas antes dos 15 anos de idade se associa ao desenvolvimento do abuso de drogas e álcool na idade adulta (OMS, 2001). O uso do álcool e outras drogas na adolescência é ainda mais prejudicial do que na idade adulta, pois além de estar relacionado com faltas às aulas, exacerba a onipotência própria do adolescente, comprometendo ainda mais o julgamento de riscos e perigos (Pechansky, Szobot, Scivoletto, 2004).

Assim, diversos estudos apontam para uma associação entre uso de bebidas alcoólicas e drogas ilícitas com baixo desempenho escolar e com violência (como vítima ou perpetrador, em nível comunitário e interpessoal). Homicídios, suicídios, violência doméstica, crimes sexuais, acidentes de trânsito e afogamentos em jovens são eventos mais frequentes quando há uso de álcool. No entanto, esta associação não se mostra simples ou unidirecional, mas complexa e multidimensional (Galduróz, Noto, Nappo, Carlini, 2004; Moreira *et al.*, 2008; Minayo, Deslandes, 1998).

No Brasil, a sociedade como um todo adota atitudes paradoxais em relação ao consumo de álcool na adolescência. Se por um lado condena, por outro é permissiva por meio da propaganda, apesar de esforços recentes do Ministério da Saúde em campanhas de prevenção dos riscos do consumo de bebidas alcoólicas, através do Decreto n.º 6.117 (2007) da Presidência da República, e na preocupação de alguns setores na autorregulação da publicidade.

O estudo do uso e abuso de álcool e de drogas ilícitas requer sensibilidade em função das questões legais e morais envolvidas, o que pode levar a recusa em participar e a falsos resultados. Antes de 1986, os inquéritos populacionais utilizavam diferentes metodologias e análise, o que dificultava comparações. A partir de 1986, o uso de um questionário elaborado pela Organização Mundial da Saúde (OMS) e adaptado para o Brasil possibilitou padronizar estudos e comparar resultados obtidos (Babor, La Fuente, Saunders, Grant, 1992).

O CEBRID/UNIFESP (Centro Brasileiro de Informações sobre Drogas Psicotrópicas da Universidade Federal de São Paulo), desde 1987, vem realizando levantamentos nacionais periódicos sobre o consumo de drogas psicotrópicas entre estudantes do ensino fundamental e médio da rede pública de ensino em capitais brasileiras (1987, 1989, 1993, 1997 e 2004). Os estudos utilizaram metodologia semelhante, mas o estudo de 2004 foi mais amplo e abrangeu as 27 capitais do país, enquanto os estudos anteriores se concentraram nas 10 principais capitais brasileiras (Galduróz, Noto, Fonseca, Carlini, 2004). Em todos os inquéritos, o álcool foi a droga mais usada, seguida do tabaco. Em 2004, cerca de 65% destes jovens, em algum momento de suas vidas, haviam consumido álcool; 23% experimentaram tabaco, e 16%, inalantes/solventes. Observa-se também que, ao contrário do senso comum, o uso na vida de drogas em geral não parece estar aumentando em adolescentes, pelo menos entre os estudantes da rede pública de ensino, uma vez que o percentual de uso total, excluindo álcool e tabaco, mantém-se, desde 1989, relativamente constante, em torno dos 23 a 24%. A partir de 1993, observa-se diminuição da frequência do uso de álcool (Galduróz, Noto, Nappo, Carlini, 2004).

As drogas mais utilizadas pelos estudantes foram: solventes, maconha, ansiolíticos, anfetaminas e anticolinérgicos. O predomínio de uso foi do sexo masculino, principalmente para maconha, cocaína, solventes, anticolinérgicos, *crack*, energéticos e esteroides anabolizantes. Nas mulheres, o predomínio de uso na vida ocorreu para anfetaminas, ansiolíticos e álcool. O uso do álcool teve a menor média de idade de primeiro uso entre todas as drogas pesquisadas (12,5 ± 2,1 anos), seguido de tabaco e solventes, enquanto o primeiro uso de cocaína teve a maior média de idade (14,4 ± 2,0 anos). Esta precocidade é preocupante, uma vez que aumenta o risco de uso abusivo ou mesmo futura dependência. O período da adolescência precoce é o de maior vulnerabilidade ao álcool e às drogas em geral (Galduróz, Noto, Nappo, Carlini, 2004; Galduróz, Noto, Fonseca, Carlini, 2004).

Em relação ao uso na vida e ao uso frequente (seis ou mais vezes nos trinta dias que antecederam a pesquisa) das quatro drogas mais prevalentes (álcool, tabaco, solventes e maconha), os achados referentes às cinco regiões geográficas, em 2004, podem ser assim resumidos:

- O uso de álcool, na vida e frequente, se comporta de forma muito semelhante em todas as regiões, com exceção da região Norte, que apresenta as menores prevalências.
- Em relação ao tabaco, Nordeste e Centro-oeste apresentam os menores valores, tanto em uso na vida quanto uso frequente; a região Sul mostra maiores percentuais para ambas as situações.
- Já o uso de solventes é mais observado sobretudo nas regiões Centro-Oeste, Nordeste e Sudeste, sendo que o uso frequente é mais prevalente na região Centro-oeste.
- As regiões Sul e Sudeste se destacam no uso na vida e frequente da maconha, com valores bem acima daqueles observados nas outras regiões.

Excetuando-se álcool e tabaco, em 2004 observa-se maior defasagem escolar entre os estudantes que já tinham feito uso de drogas na vida. A associação entre abuso de álcool e drogas com desempenho escolar deficiente e repetência propicia abandono escolar e rompimento de outros laços sociais. O bom relacionamento com os pais e seguir alguma religião parecem ser fatores protetores ao uso pesado de álcool e drogas (definido como ter feito uso vinte ou mais vezes nos trinta dias que antecederam a pesquisa) (Galduróz, Noto, Nappo, Carlini, 2004).

Ao considerarmos crianças e adolescentes em situação de rua, observa-se um agravamento da vulnerabilidade, com aumento importante de consumo de substâncias psicoativas em geral, em comparação com os estudantes da rede pública. A exceção é o álcool, cujo uso se mostra em níveis semelhantes nos dois grupos. Estudo realizado em 2003, entre adolescentes em situação de rua nas 27 capitais brasileiras (Noto *et al.*, 2003), revelou que os percentuais de uso de drogas na vida são extremamente elevados. O uso é muito precoce: 22,7% dos adolescentes de 10 a 11 anos referiam consumo no mês corrente, sendo 9% com uso diário. Estes números se elevam progressiva e abruptamente com a idade. Aos 12 a 14 anos, 53% usaram no mês e 30,1% diariamente. No grupo de 15 a 18 anos, 78% relataram uso no mês e 49,7% faziam uso diário.

Saúde sexual e reprodutiva

O início da atividade sexual tipicamente se dá durante a adolescência, período de crescimento, experimentação e busca

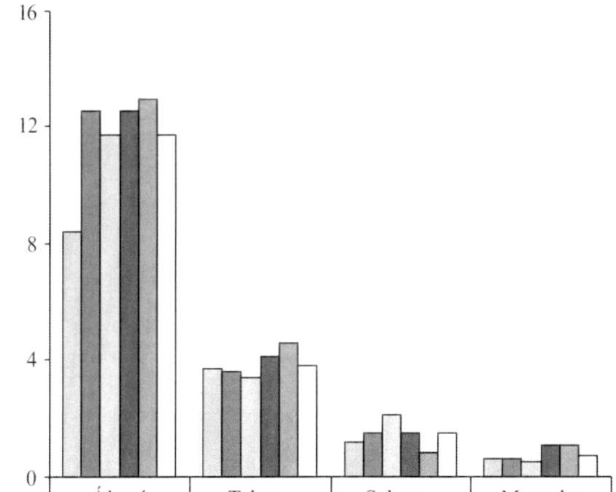

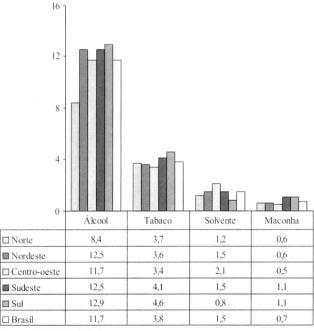

	Álcool	Tabaco	Solvente	Maconha
□ Norte	8,4	3,7	1,2	0,6
■ Nordeste	12,5	3,6	1,5	0,6
□ Centro-oeste	11,7	3,4	2,1	0,5
■ Sudeste	12,5	4,1	1,5	1,1
■ Sul	12,9	4,6	0,8	1,1
□ Brasil	11,7	3,8	1,5	0,7

Fonte: CEBRID, 2004.

Figura 38.6 Comparação do uso frequente de álcool, tabaco, solventes e maconha entre o Brasil e as cinco regiões em 2004.

de identidade, durante o qual os jovens estão particularmente vulneráveis. Em 2002, segundo estudo do Fundo das Nações Unidas para a Infância (UNICEF, 2002), 32,8% dos adolescentes brasileiros entre 12 e 17 anos de idade já haviam tido relações sexuais; destes, 61% eram meninos e 39% eram meninas. Em nosso meio, são poucos os estudos que abordam a sexualidade adolescente masculina; a maior parte das pesquisas enfoca a sexualidade e a reprodução femininas.

Há indícios de que o início da atividade sexual é hoje mais precoce. De acordo com a Pesquisa Nacional de Demografia e Saúde da Criança e da Mulher (PNDS – Ministério da Saúde), em 2006 a idade mediana da primeira relação sexual entre mulheres adolescentes de 15 a 19 anos foi 13 anos; no grupo de 20 a 24 anos foi 16 anos e no grupo de 25 a 29 anos foi 17 anos; 32,6% das jovens entre 15 e 19 anos tiveram a primeira relação sexual em idade igual ou inferior a 15 anos. De uma forma geral, à medida que a idade aumenta, verifica-se um percentual cada vez menor de mulheres que tiveram a primeira relação com até 15 anos de idade. Ao mesmo tempo, 44,8% das jovens entre 15 e 19 anos nunca tiveram relação sexual (IBGE, 2008).

A prática contraceptiva se dá também cada vez mais cedo e com mais frequência. Em 2006, 83,7% das adolescentes entre 15 e 19 anos referiram uso de camisinha masculina na primeira relação sexual, em contraste com 81,4% entre as mulheres de 20 a 24 anos e 65,6% entre aquelas na faixa de 25 e 29 anos. Em relação à consistência do uso de camisinha, 36,3% das adolescentes sexualmente ativas nos últimos 12 meses referiram uso consistente ("sempre") e 35,5% referiram uso eventual ("de vez em quando"); 23,7% das mulheres de 20 a 24 relataram uso constante e 36,9% alegaram uso eventual (IBGE, 2008).

Ainda em 2006, mais de 23% das jovens com idade entre 15 e 19 anos estavam ou já tinham estado grávidas. O percentual de jovens grávidas do primeiro filho no momento da entrevista foi de 6,2%, maior no meio urbano (5,6%) do que no rural (2,4%). Este percentual foi mais elevado nas regiões Norte e Sudeste, no grupo com poucos anos de estudo e nas mulheres negras (IBGE, 2008).

A gravidez e a maternidade na adolescência configuram situações de vulnerabilidade a riscos biológicos e psicossociais e, na abordagem do tema, é preciso considerar as importantes diferenças de desenvolvimento entre a gestação ocorrida na adolescência precoce (de 10 a 14 anos) e na adolescência tardia (de 15 a 19 anos).

Em 2005, a proporção de nascidos vivos de mães adolescentes brasileiras foi 21,8% (0,9% na faixa de 10 a 14 anos e 20,9% no grupo de mulheres de 15 a 19 anos); os maiores percentuais foram observados nas regiões Norte e Nordeste, e os menores, no Sudeste e no Sul (Brasil, MS, 2007). O percentual de nascidos vivos de mães adolescentes vem diminuindo ao longo das últimas duas décadas (ver Tabela 38.11).

Tabela 38.11 Percentual de nascidos vivos de mães adolescentes, Brasil e grandes regiões, em 1997, 2000, 2004 e 2005

	Grandes regiões					
Ano	**Norte**	**Nordeste**	**Sudeste**	**Sul**	**Centro-oeste**	**Brasil**
1997	31,3	25,9	20,4	21,2	27,0	23,5
2000	30,7	26,4	20,2	21,3	26,2	23,5
2004	29,0	25,5	17,9	19,5	22,8	21,9
2005	28,7	25,2	18,0	19,5	22,5	21,8

Fonte: RIPSA, IDB-2007 (Indicador D.15).

Tabela 38.12 Taxas específicas de fecundidade, segundo idade da mãe e anos selecionados. Brasil, 1980, 1991, 2000 e 2006

Idade	1980*	1991*	2000*	2006**
15 a 19 anos	0,0797	0,0874	0,0910	0,0829
20 a 24 anos	0,2130	0,1618	0,1335	0,1078
25 a 29 anos	0,2260	0,1429	0,1138	0,0794
30 a 34 anos	0,1730	0,0941	0,0751	0,0509
35 a 39 anos	0,1170	0,0545	0,0408	0,0311
40 a 44 anos	0,0526	0,0243	0,0133	0,0071
45 a 49 anos	0,0108	0,0056	0,0020	0,0008

*Censo Demográfico – número de filhos nascidos vivos nos últimos 12 meses.
** PNDS 2006 – número de filhos nascidos vivos nos últimos 3 anos.
Fonte: IBGE, Censo Demográfico 1980-2000.

Nas quatro últimas décadas, no Brasil, observamos um decréscimo progressivo importante na taxa de fecundidade total (TFT): em 1960 a média nacional era de 6,2 filhos/mulher; em 2000 era 2,9, e em 2006 passa para 1,8 filho/mulher, patamar abaixo do equivalente aos níveis de reposição da população. Em 2006, as maiores taxas de fecundidade foram observadas nas regiões Norte e Centro-oeste, nas mulheres com nenhum ou com poucos anos de estudo, e no grupo etário de 20 a 24 anos e de 15 a 19 anos. A idade mediana ao ter o primeiro filho foi em torno de 21 anos, com tendência à diminuição (IBGE, 2008).

De 1980 a 2000, em todas as faixas etárias houve diminuição das taxas específicas de fecundidade, exceto no grupo entre 15 e 19 anos, que de 1991 a 2000 apresentou variação positiva de 25,4%. Somente a partir de 2000 se observa diminuição da fecundidade também nesta faixa de 15 a 19 anos (Brasil, MS, 2007) (ver Tabela 38.12).

Comparando os dados do Sistema de Informação de Nascidos Vivos (SINASC/Datasus), disponíveis no período de 1994 a 2005, nas faixas de 10 a 14, 15 a 19 e 20 a 24 anos, observa-se elevação do número de nascidos vivos nestas três faixas até o ano 2000 (conforme Tabela 38.13). A partir desse período, ocorre queda progressiva no número de nascidos vivos nas faixas de 15 a 19 e 20 a 24 anos. Na faixa de 10 a 14 anos, somente a

Tabela 38.13 Número de nascidos vivos por faixas selecionadas de idade da mãe segundo ano. Brasil, 1994 a 2005

Ano	<14 anos	15-19 anos	20-24 anos	Total
1994	17.628	490.716	774.744	1.283.088
1995	21.304	581.738	862.692	1.465.734
1996	24.953	630.972	890.747	1.546.672
1997	26.848	668.038	922.023	1.616.908
1998	27.237	702.579	966.381	1.696.197
1999	27.518	726.642	1.010.878	1.765.038
2000	28.973	721.564	998.523	1.749.060
2001	27.931	696.955	974.937	1.699.823
2002	27.664	665.437	966.483	1.659.584
2003	27.239	645.806	955.304	1.628.349
2004	26.276	635.014	936.294	1.597.584
2005	26.752	634.385	925.680	1.586.817

Fonte: Brasil. Ministério da Saúde/SVS – Sistema de Informações sobre Nascidos Vivos (SINASC).

partir de 2001 se pode também observar diminuição do número de nascidos vivos, com ligeira elevação em 2005 (Brasil, MS, 2007).

Em 2004, a taxa nacional de nascimentos para mulheres com idade de 10 a 14 anos foi 2,9 nascimentos/1.000 mulheres, sendo 2,2/1.000 em jovens brancas e 3,2/1.000 em adolescentes negras. Conforme a Figura 38.7, as maiores taxas foram observadas na região Norte (5,4/1.000) e Nordeste (3,3/1.000), principalmente nos estados de Roraima (9,0/1.000), Acre (6,8/1.000) e Amapá (6,5/1.000). As menores taxas ocorreram em Minas Gerais e São Paulo (ambos com taxa de 1,8/1.000) [Brasil, MS, 2007]. Em comparação com a faixa de 15 a 19 anos, as adolescentes com idade entre 10 e 14 anos tiveram indicadores de adequação na gestação e parto um pouco menos favoráveis: menor percentual de 7 ou mais consultas de pré-natal, de bebês com 37 semanas ou mais e de bebês com peso de 2.500 g ou mais.

Em 2006, o grupo de causas relacionadas com gravidez, parto e puerpério foi responsável por cerca de 70% das internações de mulheres entre 10 e 19 anos de idade no Sistema Único de Saúde (SUS) [Brasil, MS, 2006d].

Em 2004, 4,6% das mortes de adolescentes do sexo feminino ocorreram por causas associadas à gravidez, parto e puerpério, e a taxa de mortalidade nacional por este grupo de causas foi 1,5/100.000 mulheres de 10 a 19 anos. A maior parte destes óbitos acometeu meninas negras ou pardas (62,7%) e moradoras da Região Norte (taxa = 2,8 óbitos/100.000 habitantes), principalmente nos estados do Acre e Amazonas. Mais de 15% dessas mortes ocorreram em adolescentes com idades entre 13 e 15 anos. Dentre as causas obstétricas diretas (75,1%), destacam-se a doença hipertensiva específica da gravidez (eclâmpsia e pré-eclâmpsia), a infecção puerperal e a gravidez que termina em aborto; estas causas são responsáveis respectivamente por 19,3%, 9,9% e 8,8% dos óbitos.

Na análise multivariada dos fatores individuais e conjunturais associados a estas mortes, residir nas regiões Norte e Nordeste deixou de ser fator de risco. Nessa análise, constatou-se que o principal determinante foi residir em municípios com grande concentração de pobres, o que reflete piores condições de vida e de acesso a recursos e serviços de saúde. As adolescentes negras apresentaram maior risco de morte, independentemente do nível socioeconômico do município de residência (Brasil, MS, 2007).

Mais detalhes sobre esses dados, no contexto de uma análise geral das questões conceituais e metodológicas referentes à epidemiologia da sexualidade e da reprodução, podem ser encontrados no Capítulo 52 deste volume.

AIDS e doenças sexualmente transmissíveis (DST)

O início precoce da vida sexual e o uso pouco frequente de preservativos colocam os adolescentes em situação de especial vulnerabilidade às DST, o que pode comprometer sua saúde atual e futura.

Nos EUA, a prevalência de DST entre adolescentes é estimada em torno de 25% e a faixa etária de 15 a 24 anos é a de maior risco (WHO, 2005b). Segundo a OMS, a cada dia, 5.000 jovens de 15 a 24 anos de idade são infectados pelo HIV, cerca de 2 milhões de novas infecções a cada ano (WHO, 2006).

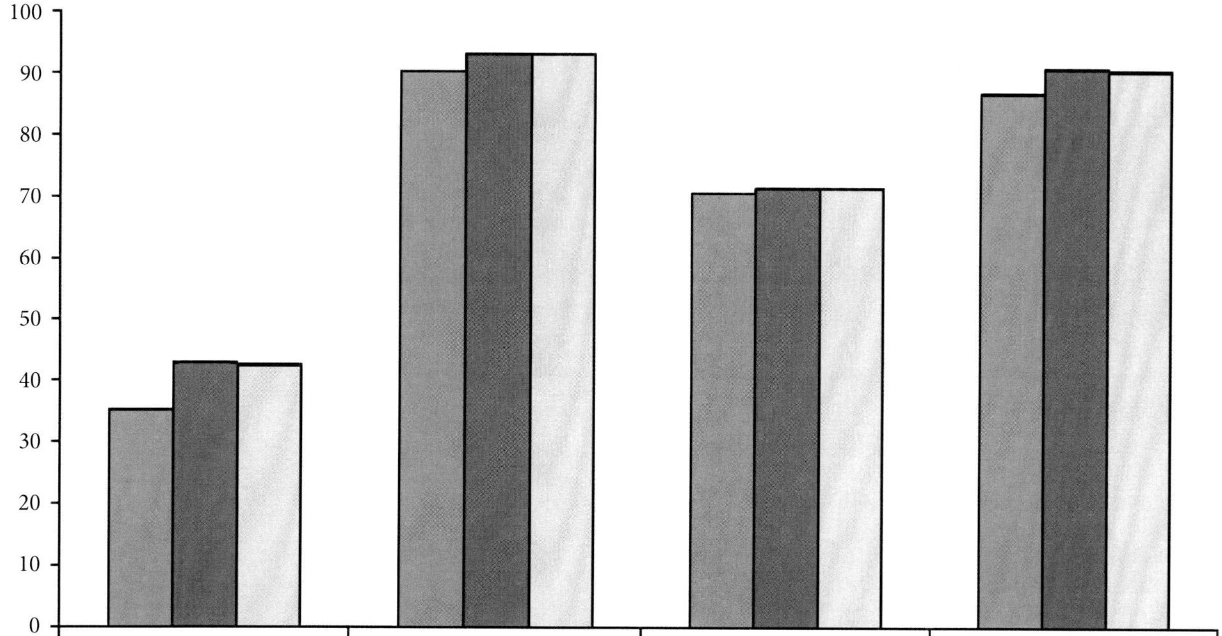

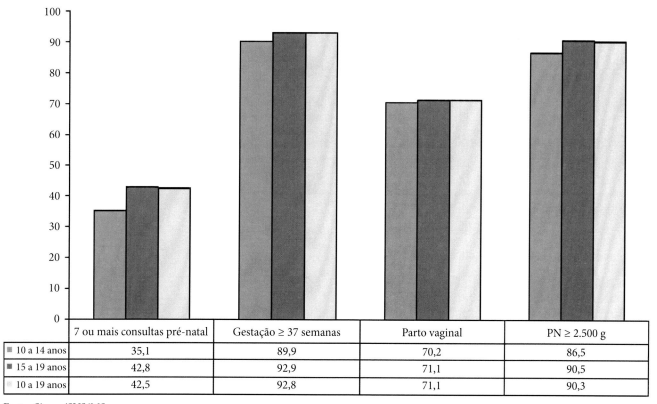

	7 ou mais consultas pré-natal	Gestação ≥ 37 semanas	Parto vaginal	PN ≥ 2.500 g
10 a 14 anos	35,1	89,9	70,2	86,5
15 a 19 anos	42,8	92,9	71,1	90,5
10 a 19 anos	42,5	92,8	71,1	90,3

Fonte: Sinasc/SVS/MS.

Figura 38.7 Proporção de nascimentos de acordo com as faixas etárias na adolescência, segundo o número de consultas de pré-natal, a duração da gestação, o tipo de parto e o peso ao nascer. Brasil, 2004.

No Brasil, a AIDS tem se configurado como uma subepidemia, e sua taxa de incidência se mantém, ainda, em patamares elevados (19,5 casos por 100 mil habitantes em 2005), basicamente devido à persistência da tendência de crescimento entre as mulheres, principalmente aquelas com idade acima de 24 anos (MS, 2008b). Em 2003, foram diagnosticados 9.762 novos casos de AIDS em todo o país. Destes, 11,3% foram registrados entre mulheres na faixa de 13 a 24 anos e 7,2% em jovens do sexo masculino do mesmo grupo de idade. Estes dados indicam maior vulnerabilidade das jovens e expressam a tendência epidemiológica de "feminização" da epidemia (Brasil, MS, 2006a).

No Brasil, não há informações suficientes sobre a prevalência de DST entre adolescentes, e a carência de informações é maior no sexo masculino. Somente a AIDS e a sífilis são doenças de notificação compulsória, e o número de casos notificados está bem abaixo das estimativas. De acordo com os dados do Sistema de Informações de Agravos de Notificação (SINAN), em 2006 foram notificados 426 casos de sífilis em gestantes adolescentes (o que corresponde a 19% do total de casos notificados em gestantes); dos 13.071 casos identificados de AIDS, 195 (1,5%) são jovens na faixa de 13 a 19 anos (82 casos do sexo feminino e 113 do sexo masculino); dos 9.572 óbitos por AIDS em 2006, 102 (1,1%) acometeram adolescentes (44 de 10 a 14 e 58 de 15 a 19 anos, com distribuição semelhante em ambos os sexos) (Brasil, MS, 2006b).

Mais dados sobre esse importante tema podem ser encontrados no Capítulo 42 deste volume, particularmente no que se refere à AIDS/HIV como modelo paradigmático de enfermidade transmissível emergente no seio da epidemiologia contemporânea.

Neoplasias

Um dos principais problemas para o estudo de epidemiologia do câncer em adolescentes é a dificuldade de obtenção de dados específicos para esta faixa de idade. Frequentemente, os óbitos por câncer são apresentados em distribuição etária diferente daquela definida pela OMS. Os estudos e publicações referem-se com frequência ao câncer infantil como aquele que acomete "crianças até 14 anos" (englobando a adolescência precoce – de 10 a 14 anos), e ao câncer em adolescentes como aquele que afeta o grupo de 15 a 18 anos (excluindo os jovens de 19 anos). Outros textos apresentam dados com categorias etárias ainda mais genéricas: de 15 a 34 anos ou de 0 a 29 anos, e assim perde-se informação relativa aos adolescentes.

Por outro lado, como o câncer em adolescentes é diferente do câncer infantil e da neoplasia de adultos, entende-se que se trata de um problema especial que requer abordagens especiais. A etiologia é pouco conhecida, sendo que alguns casos surgem como parte de uma síndrome genética, enquanto outros são atribuídos a fatores ambientais (Cuevas-Urióstegui, Villasís-Keever & Fajardo-Gutiérrez, 2003).

As taxas de incidência para todos os tipos de câncer em crianças e adolescentes têm aumentado nas últimas décadas. Nos EUA, entre 1975 e 1999, a variação percentual anual apontou um incremento médio nas taxas de incidência para o período 1975-1986 de 1,0 ($p < 0,05$) para adolescentes entre 10 e 14 anos e 0,6 ($p < 0,05$) para 15 a 19 anos. Para o período mais recente (1987-1999), no entanto, a taxa de incidência tem permanecido estável (WHO, 2007).

No contexto mundial, o tipo mais frequente de câncer em crianças e adolescentes são as leucemias seguidas pelos tumores do sistema nervoso central e linfomas. Nos EUA, a incidência de todos os tipos de câncer em adolescentes, no período de 1986 a 1995, foi de 117,3/1.000.000 na faixa de 10 a 14 anos e 181,3 no grupo de 15 a 19 anos. Os tipos de câncer mais comuns foram: a leucemia, os linfomas e os tumores do sistema nervoso central. Como se verifica no Quadro 38.14, na adolescência tardia os linfomas, os tumores de células germinativas, os carcinomas e os tumores de tecidos moles assumem maior relevância (Cuevas-Urióstegui *et al.*, 2003).

No Brasil, as neoplasias constituem a segunda causa de morte geral entre os adolescentes, a primeira causa por doença, respondendo por 6,9% dos óbitos neste grupo etário, reforçando a necessidade de mais trabalhos sobre o tema. No entanto, os estudos epidemiológicos sobre o câncer em adolescentes no Brasil são ainda escassos. Apesar da melhora na qualidade do preenchimento dos atestados de óbito (com diminuição das causas mal definidas), existem evidências de que muitas mortes não são atribuídas ao câncer. Desta forma, a magnitude dos óbitos por neoplasias pode ser ainda maior (Instituto Nacional do Câncer – INCA –, 2008).

Os Registros de Câncer de Base Populacional (RCBP) são sistemas de informações em saúde que permitem a coleta, a classificação e a análise de todos os novos casos de câncer diagnosticados, a partir de uma data determinada, pertencentes a uma população de tamanho e características conhecidas e de uma área geográfica bem delimitada. Os primeiros RCBP no Brasil datam da década de 1960, e em 2007 existiam 28 RCBP implantados ou em fase de implantação, 20 com informações consolidadas, isto é, com pelo menos 1 ano de informação sobre casos novos.

No período de 2001 a 2005, a taxa média de mortalidade específica por câncer no Brasil foi 33,95 por 1.000.000 no grupo de 10 a 14 anos e 45,44 por 1.000.000 na faixa de 15 a 18 anos. Os maiores coeficientes foram observados no sexo masculino, tanto na adolescência precoce (37,22 × 30,59/1.000.000) quanto na adolescência tardia (52,62 × 38,17/1.000.000) (INCA, 2008). Na Figura 38.8, observa-se que as regiões Norte e Nordeste apresentaram os menores coeficientes de mortalidade (INCA, 2008).

As principais causas de morte, em toda a adolescência e em ambos os sexos, foram: leucemia, tumores do sistema nervoso central, tumores ósseos, neoplasias do tecido linfático e tumores originários de partes moles e tumores renais, com exceção do grupo de 10 a 14 anos, do sexo masculino, em que os tumores do tecido linfático estão à frente dos tumores ósseos. No período de 2001 a 2005, 50,7% dos óbitos por linfomas, 54,8% das mortes devido aos tumores do sistema nervoso central e 41,1% dos óbitos por leucemias ocorreram na faixa de 10 a 18 anos. No período de 1979 a 2005, a mortalidade por todos os tipos

Tabela 38.14 Incidência de câncer em adolescentes (por 1.000.000) por tipo de câncer e faixa de idade. EUA, 1986 a 1995

Tipo de tumor	10 a 14 anos	15 a 19 anos
Todos	117,3	181,3
Leucemia	23,5	21,4
Linfomas	22,0	47,8
Sistema nervoso central	24,6	20,2
Ossos	12,4	14,0
Tecidos moles	-	15,9
Células germinativas	6,7	30,8
Carcinomas	4,1	18,7

Fonte: Cuevas-Urióstegui *et al.*, 2003.

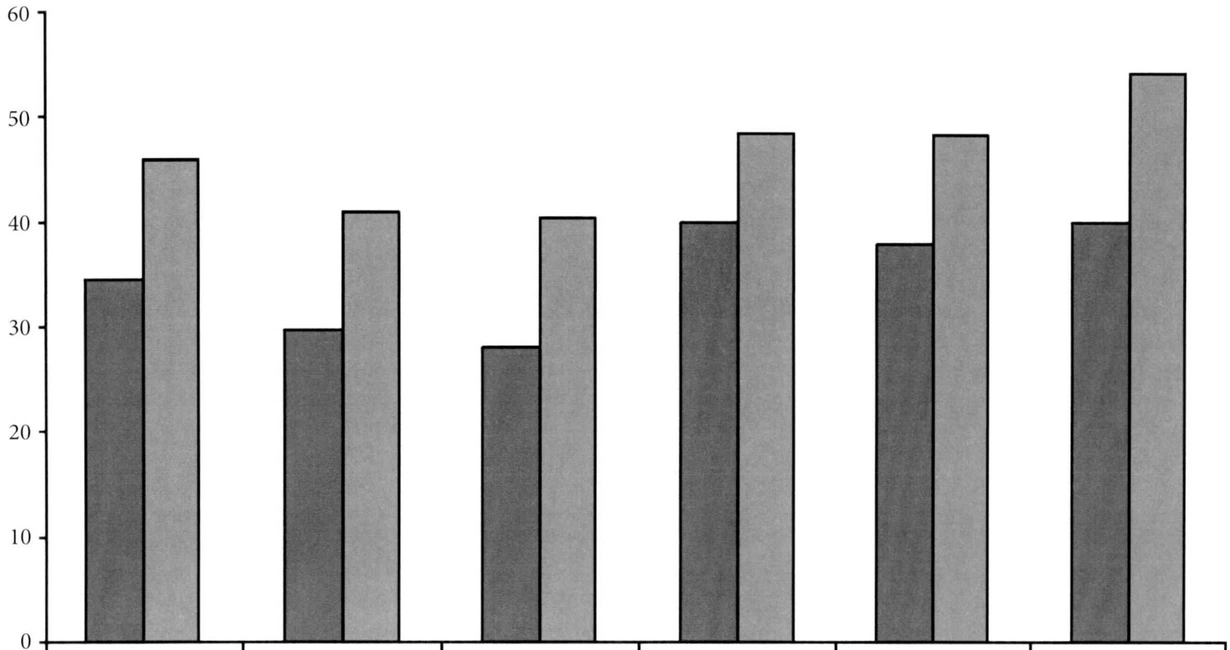

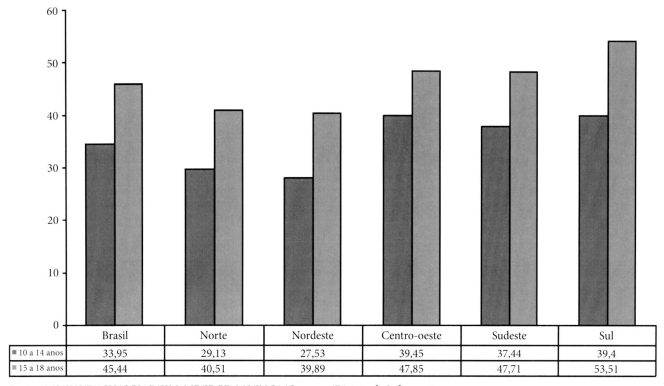

	Brasil	Norte	Nordeste	Centro-oeste	Sudeste	Sul
■ 10 a 14 anos	33,95	29,13	27,53	39,45	37,44	39,4
■ 15 a 18 anos	45,44	40,51	39,89	47,85	47,71	53,51

Fontes: MS/SVS/DASIS/CGIAE/SIM. MP/IBGE. MS/INCA/Comprev/Divisão de Informação.

Figura 38.8 Taxas médias de mortalidade específica por câncer por 1.000.000 de adolescentes, segundo faixa etária e regiões. Brasil, 2001 a 2005.

de câncer em crianças e adolescentes brasileiros vem caindo aos poucos. Esta queda não é homogênea entre as regiões do país. As regiões Norte e Nordeste apresentaram aumento importante nas taxas de mortalidade (concomitante à melhora na qualidade das informações), enquanto as regiões Centro-oeste, Sudeste e Sul apresentaram declínio. O atraso diagnóstico continua sendo um importante fator no prognóstico (INCA, 2008).

Mais detalhes sobre a epidemiologia das neoplasias, incluindo fatores de risco e sua relevância no cenário brasileiro e mundial, no contexto de uma análise geral das questões conceituais e metodológicas, podem ser encontrados no Capítulo 46 deste volume.

Outras doenças crônicas: asma, sobrepeso e obesidade

As doenças crônicas estão aumentando na maior parte dos países desenvolvidos e também nos países em desenvolvimento. Provavelmente, serão a principal causa de morte no mundo por volta do ano 2020. Na transição epidemiológica, as doenças crônicas e as deficiências emergem como sérios problemas de saúde pública. Este fenômeno, que já ocorreu nos países desenvolvidos, agora está afetando alguns países em desenvolvimento, como o Brasil.

Mais detalhes sobre impacto epidemiológico, além de fatores de risco, de asma e doenças respiratórias crônicas e de transtornos alimentares, podem ser encontrados nos Capítulos 44 e 53 deste volume, respectivamente. Por isso, nesta seção trataremos apenas dos aspectos referentes ao tema que se traduzem em efeitos sobre o perfil epidemiológico do grupo etário de adolescentes.

O estudo da epidemiologia das doenças crônicas nos adolescentes sofre das mesmas limitações que o estudo das neoplasias, anteriormente mencionado. Falta informação especificamente dirigida a este grupo e as metodologias e definições são variadas, o que dificulta comparações. Estudos realizados com escolares em países desenvolvidos revelam que as doenças crônicas têm uma prevalência de cerca de 10%, com discreto predomínio do sexo feminino (WHO, 2007).

Asma

A asma é a enfermidade crônica mais comum em crianças e adolescentes. Pesquisas em diferentes localidades sugerem que tanto a frequência quanto a gravidade da asma entre crianças e adolescentes estão aumentando. Acredita-se que o estilo de vida ocidental, a urbanização e o aumento da densidade populacional contribuam para a elevação das taxas de prevalência da asma. Associado a isso, está o fator ambiental e os índices de contaminação atmosférica. Ao mesmo tempo, estudos revelam grande variação na prevalência da asma em diferentes regiões do mundo, desde taxas inferiores a 1% em países em desenvolvimento a mais de 25% em países desenvolvidos. Um dos problemas que dificultam ou mesmo inviabilizam comparações internacionais de prevalências é a diferença dos métodos empregados na sua avaliação (WHO, 2007).

O International Study of Asthma and Allergies in Childhood (ISAAC) foi desenvolvido na Austrália, em 1991, para possibilitar comparações, nacionais e internacionais, de prevalência e gravidade da asma em crianças de 6 a 7 anos e adolescentes de 13 e 14 anos, empregando-se um questionário escrito padronizado. A primeira fase do ISAAC foi realizada no fim da década de 1990. Foram entrevistados 463.801 adolescentes (13 e 14 anos) oriundos de 155 centros de 56 países (Europa, Ásia, África, Américas do Norte e Sul e Oceania). Os resultados mostraram ampla variação com relação à prevalência de sibilos nos últimos 12 meses (asma ativa), variando de 2,1 a 32,2%. Os valores mais baixos foram documentados na República da Geórgia e Estônia, e os mais elevados, na Austrália (Solé, 2005).

No Brasil, o projeto ISAAC foi realizado em sete cidades, mas somente seis estudaram o grupo de 13 e 14 anos. A prevalência de asma nos adolescentes variou de 9,6% (Itabira) a 27,1% (Salvador), sendo também elevada em Recife (24,7%). As formas mais graves de asma foram predominantes entre os adolescentes. O Brasil situou-se em oitavo lugar, com uma prevalência média de asma ativa de 20%, variando entre 4,8% e 27,1%. O clima (latitude) se mostrou como provável fator capaz de interferir na prevalência de asma (Solé, 2005).

Entre 2002 e 2003, 21 centros de 20 cidades brasileiras participaram de outro estudo com a mesma metodologia e faixas etárias (ISAAC fase 3). A prevalência média de asma ativa se manteve elevada entre os adolescentes de 13 a 14 anos, por volta de 19%, com valores mais elevados em Salvador e Vitória da Conquista. A prevalência de asma grave foi 4,7%, com valores mais elevados em Vitória da Conquista e Aracaju (Solé, Wandalsen, Camelo-Nunes, Naspitz, 2006).

Dados sobre prevalência e gravidade da asma em adolescentes com idades acima de 14 anos ainda representam importante lacuna no conhecimento sobre a epidemiologia de doenças crônicas nessa importante faixa etária.

Sobrepeso e obesidade

A obesidade está aumentando na maioria dos países desenvolvidos, nos países em desenvolvimento em transição nutricional e até em países pobres com insegurança alimentar (WHO, 2005a).

Nos EUA, o Third National Health and Nutrition Examination Survey (NHANES III, 1988 a 1994) revelou que cerca de um terço dos adultos e 12% dos adolescentes norte-americanos tinham sobrepeso. A prevalência de sobrepeso dobrou em período de 6 anos (1988 a 1994) e, nas adolescentes do sexo feminino, observou-se relação inversa entre as condições socioeconômicas e o estado nutricional. No Japão, em 20 anos, a prevalência de sobrepeso e obesidade em crianças escolares dobrou e, na Itália, 24% dos adolescentes escolares do sexo masculino e 19% do sexo feminino eram obesos (WHO, 2005a).

Embora se reconheça a influência do componente genético na etiologia do sobrepeso/obesidade, fatores ambientais desempenham um papel central (principalmente em concorrência com dietas ricas em gorduras e sedentarismo) (WHO, 2005a).

A obesidade na adolescência pode trazer sérias consequências para a saúde física e emocional, que podem persistir por toda a vida adulta. Um adolescente obeso tem mais chance de se tornar um adulto obeso, e tem risco adicional de apresentar problemas cardiovasculares, de desenvolver diabetes tipo 2 e de morrer em 5 a 6 décadas, quando comparado com um jovem magro durante a adolescência. Os distúrbios alimentares são hoje a terceira doença crônica mais frequente em adolescentes do sexo feminino nos EUA e estão sendo também observados em idades mais precoces, no sexo masculino e em populações menos afluentes (WHO, 2005a).

O diabetes tipo 1 é a terceira doença crônica mais comum em jovens, depois da asma e da paralisia cerebral, e, em jovens abaixo de 16 anos, sua incidência vem crescendo. Com o aumento da obesidade, a incidência de diabetes tipo 2 também está aumentando entre os adolescentes: no período de uma década, observou-se um aumento de 10 vezes na incidência de diabetes tipo 2 em adolescentes norte-americanos (WHO, 2005a).

Nos países em desenvolvimento, a situação varia com urbanização e renda, mas a obesidade não é meramente um problema das classes privilegiadas. Seguindo a tendência mundial, a prevalência de sobrepeso e obesidade no Brasil está aumentando. A análise comparativa de pesquisas brasileiras para as regiões Nordeste e Sudeste, realizadas em 1975, 1989 e 1999, mostra que, neste período, o sobrepeso e a obesidade aumentaram na maior parte dos grupos populacionais (MS, 2004).

Inquérito domiciliar realizado em 2002 e 2003 em 15 capitais brasileiras e no Distrito Federal, estudando indivíduos com idade acima de 15 anos, demonstrou que, no grupo de 15 a 24 anos, a prevalência de excesso de peso (IMC = 25 kg/m^2) variou de 11,3% e 11,9% (Natal e Aracaju, respectivamente) até 23,4% (Rio de Janeiro). De todas as faixas de idade, o grupo de 15 a 24 anos foi o que apresentou as menores prevalências de excesso de peso (Brasil, MS, 2004).

A prevalência e a tendência temporal do sobrepeso/obesidade em adolescentes do sexo masculino (na faixa de 17 a 19 anos) foi determinada a partir de dados do alistamento militar do Exército Brasileiro para todos os estados do país, comparando os dados dos anos de 1980, 1985, 1990, 1995 e 2000. No ano 2000, a prevalência global de sobrepeso foi de 14,7%, 12,3% na região Nordeste e 15,0% na região Sul; em relação à obesidade, a prevalência global foi de 1,8%, sendo 1,5% na região Nordeste e 1,9% na região Sul. Em relação à tendência temporal, a prevalência média de sobrepeso em 2000 foi mais do que duas vezes maior do que em 1980 (6%); em relação à obesidade, a prevalência média aumentou em oito vezes em 2000, comparando com 1980 (0,2%). As prevalências de sobrepeso e de obesidade aumentaram em todos os estados e regiões do país no período estudado, mas chama atenção a velocidade de incremento da obesidade (Vasconcelos, Lapa, Carvalho, 2006).

Podemos observar que, embora o Brasil ainda não tenha completado a transição epidemiológica e nutricional, já mostra rápido declínio da maior parte das enfermidades por carências e rápida ascensão da obesidade e dos problemas de saúde a ela associados. Dados específicos sobre os adolescentes são ainda precários, mas as informações disponíveis já fornecem importantes subsídios aos programas de prevenção primária e detecção precoce das doenças e agravos não transmissíveis.

Conclusão

A adolescência é considerada uma fase muito especial do desenvolvimento humano, em que autonomia e maturação física, mental, emocional, social e moral são estabelecidas. No entanto, o conceito de "adolescência" é um constructo teórico, uma vez que não é único e compreende várias realidades diferentes. Em geral, a adolescência é um período saudável da existência do ser humano, mas por ser um período de grandes transformações biológicas e psicossociais, por si só constitui fator de risco para condutas pouco seguras ou mesmo comportamentos de risco, cabendo à sociedade garantir a realização do potencial produtivo dos seus jovens.

Na realidade brasileira, este grupo vem se caracterizando pelo alto risco a que está exposto, em função dos comportamentos ou hábitos individuais, mas também dos contextos de violência e miséria a que muitos desses jovens estão submetidos. A análise da situação de saúde dos adolescentes brasileiros permite vislumbrar um panorama preocupante dos pontos de vista social, demográfico e da própria saúde.

Quando comparada com outras faixas etárias, a taxa de mortalidade geral na adolescência brasileira é baixa, e, como em países desenvolvidos, os adolescentes brasileiros morrem fundamentalmente devido às causas externas. Entretanto, em nosso meio é alarmante o número crescente de óbitos diretamente relacionados com a violência, em que o homicídio representa a porção mais visível. As vítimas são preferencialmente brasileiros jovens do sexo masculino, não brancos, pobres e moradores de áreas urbanas. Trata-se de problema grave e prevalente, a ser enfrentado no país.

A experimentação/uso de alguma droga, principalmente álcool e tabaco, é frequente e precoce dentre os adolescentes brasileiros. Esta precocidade é preocupante, uma vez que aumenta o risco de abandono escolar e rupturas de laços familiares, de uso abusivo ou mesmo futura dependência. Ao longo das últimas décadas, observa-se tendência decrescente da frequência de uso de álcool, mas esta tendência não é observada em relação ao uso de solventes e cocaína. A situação em crianças e adolescentes na rua é mais grave, com abuso de substâncias psicoativas em geral mais precoce, frequente e intenso.

O início da atividade sexual do adolescente se dá hoje em idade precoce. Este início precoce da vida sexual e uso pouco frequente de preservativos colocam os jovens em geral, e principalmente as adolescentes, em situação de especial vulnerabilidade frente a doenças de transmissão sexual. Embora ainda em níveis não satisfatórios, a prática contraceptiva entre adolescentes brasileiras é mais frequente e intensa do que em mulheres adultas, o que pode ser uma consequência positiva das ações voltadas à educação para a saúde nas escolas e na mídia nas duas últimas décadas.

A principal causa de internações de adolescentes do sexo feminino no Sistema Único de Saúde (SUS) é gravidez, parto e puerpério; mais de 20% de todos os nascidos vivos no país são filhos de adolescentes. Seguindo a tendência observada em mulheres de maior idade, a fecundidade na adolescente brasileira entre 15 e 19 anos começa também a diminuir a partir de 2000, embora em ritmo menor do que nas faixas de maior idade. A adolescente grávida brasileira é, em geral, oriunda de um contexto de desvantagem socioeconômica; adolescentes pobres e negras são as que apresentam maior risco de morte em decorrência da gravidez e do parto. Os riscos biológicos e psicossociais envolvidos na gravidez e na maternidade adolescente, principalmente no grupo de 10 a 14 anos de idade, recomendam planejamento e execução de ações intersetoriais mais adequadas e eficientes.

Na transição epidemiológica que o país vem atravessando, as doenças crônicas, embora ainda pouco estudadas no adolescente, emergem como problemas de saúde pública, destacando-se neoplasias, asma, sobrepeso e obesidade. Chama atenção a velocidade de incremento da obesidade em todos os estados e regiões do país nos últimos 20 anos, alertando para as consequências imediatas para o próprio adolescente e para os problemas de saúde pública presentes e futuros.

A violência e a grande desigualdade social existente em nossa sociedade comprometem o projeto de vida de muitos de nossos jovens. Em alguns aspectos, o panorama hoje se configura menos grave do que em décadas anteriores, mas é necessário e urgente que as instituições, os recursos humanos e as prioridades se preparem para atender de forma eficiente às necessidades e às mudanças no quadro geral da mortalidade e morbidade do adolescente brasileiro.

Referências bibliográficas

Babor TF, La Fuente JR, Saunders J, Grant M. AUDIT. The alcohol use disorders identification test: Guidelines for use in primary health care. Geneva, World Health Organization, 1992. [Acesso em 2008 dez 13.] Recuperado em http://whqlibdoc.who.int/hq/1992/WHO_PSA_92.4.pdf.

Bailey WC. Poverty, inequality, and city homicide rates: some not so unexpected findings. *Criminology*, 22:531-50, 1984.

Barata RB, Ribeiro MCSA, Moraes JC. Desigualdades sociais e homicídios em adolescentes e adultos jovens na cidade de São Paulo em 1995. *Rev Bras Epidemiol*, 2(1/2):50-9, 1999.

Beato Filho CC, Assunção RM, Silva BFA, Marinho FC, Reis IA, Almeida MCM. Conglomerados de homicídios e o tráfico de drogas em Belo Horizonte, Minas Gerais, Brasil, de 1995 a 1999. *Cad Saúde Pública*, 17(5):1163-71, 2001.

Brasil. Decreto nº 6.117, de 22 de maio de 2007. Aprova a Política Nacional sobre o Álcool, dispõe sobre as medidas para redução do uso indevido de álcool e sua associação com a violência e criminalidade, e dá outras providências. Brasília, 2007. [Acesso em 2008 nov 13.] Recuperado em http://www.planalto.gov.br/ccivil_03/_Ato2007-2010/2007/Decreto/D6117.htm

Brasil, Ministério da Saúde - IDB 2007. (Indicadores e Dados Básicos para a Saúde). [Acesso em 2008 dez 13.] Recuperado em http://tabnet.datasus.gov.br/cgi/idb2007/matriz.htm

Brasil. Ministério da Saúde - MS. INCA - Instituto Nacional do Câncer. Inquérito domiciliar sobre comportamentos de risco e morbidade referida de doenças e agravos não transmissíveis. Brasil, 15 capitais e Distrito Federal, 2002-2003. Brasília: MS; 2004. [Acesso em 2008 dez 13.] Recuperado em http://bvssp.icict.fiocruz.br/lildbi/docsonline/0/1/410-inquerito_comportamentos.pdf

Brasil. Ministério da Saúde - MS. Marco teórico e referencial. Saúde sexual e saúde reprodutiva de adolescentes e jovens. Brasília 2006a. Série B. Textos Básicos de Saúde. [Acesso em 2008 dez 13.] Recuperado em http://portal.saude.gov.br/portal/arquivos/pdf/marco_teorico_referencial.pdf

Brasil. Ministério da Saúde - MS. Programa Nacional de DST/AIDS. Aids no Brasil 2008. 2008b. [Acesso em 2008 dez 12.]

Brasil. Ministério da Saúde - MS. Secretaria de Vigilância em Saúde. Impacto da violência na saúde dos brasileiros. Brasília: Ministério da Saúde, 2005a. 340p (Série B. Textos Básicos de Saúde).

Brasil. Ministério da Saúde - MS. Secretaria de Vigilância em Saúde - Sistema de Informações sobre Mortalidade - SIM, 2005b. [Acesso em 2008 out 15.] Recuperado em http://w3.datasus.gov.br/datasus/datasus.php.

Brasil. Ministério da Saúde - MS. Secretaria de Vigilância em Saúde. Saúde Brasil 2006. Uma análise da desigualdade em saúde. Brasília: Ministério da Saúde 2006b. 620p (Série G. Estatística e Informação em Saúde). [Acesso em 2008 dez 10]. Disponível em http://portal.saude.gov.br/portal/arquivos/pdf/saude_brasil_2006.pdf.

Brasil. Ministério da Saúde - MS. Secretaria de Vigilância Sanitária. Saúde Brasil 2007. Uma análise da situação de saúde. Perfil de mortalidade do brasileiro. Brasília: Ministério da Saúde 2008a. [Acesso em 2008 nov 20]. Disponível em http://portal.saude.gov.br/portal/arquivos/pdf/coletiva_saude_061008.pdf.

Brasil. Ministério da Saúde - MS/Datasus. Sistema de Informação de Agravos de Notificação (SINAN) 2006c. [Acesso em 2008 dez 13.] Recuperado em http://dtr2004.saude.gov.br/sinanweb.

Brasil. Ministério da Saúde - MS/Datasus - Sistema de Informações Hospitalares do SUS - SIH/SUS 2006d. [Acesso em 2008 dez 10.] Recuperado em http://w3.datasus.gov.br/datasus/datasus.php

Buvinic M, Morrison A. Violence as an obstacle to development. Washington, D.C., Inter-American Development Bank, 1999:1-8 (Technical Note 4: Economic and social consequences of violence). [Acesso em 2008 dez 13.] Recuperado em http://idbdocs.iadb.org/wsdocs/getdocument.aspx?docnum=362887

Claro LBL, March C, Mascarenhas MTM, Castro IAB, Rosa MLG. Adolescentes e suas relações com serviços de saúde: estudo transversal em escolares de Niterói, Rio de Janeiro, Brasil. *Cad Saúde Pública*, 22(8):1565-74, 2006.

Cuevas-Urióstegui ML, Villasís-Keever MA, Fajardo-Gutiérrez A. Epidemiología del cancer en adolescentes. *Salud Pública Mex*, 45(supl 1): S115-23, 2003.

Dubuc IF, Ferrari RAP. Adolescentes atendidos em um serviço público de urgência e emergência: perfil de morbidade e mortalidade. *Rev Eletronica Enferm*, 8 (2):250-8, 2006. [Acesso em 2008 nov 20.] Recuperado em http://www.fen.ufg.br/revista/revista8_2/pdf/v8n2a10.pdf.

UNICEF - Fundo das Nações Unidas para a Infância. Voz dos adolescentes: relatório da situação da adolescência brasileira. Brasília, 2002. [Acesso em 2008 dez 13.] Recuperado em http://www.unicef.org/brazil/pt/activities_10283.htm

Galduróz JCF, Noto AR, Fonseca AM, Carlini EA. V Levantamento nacional sobre o consumo de drogas psicotrópicas entre estudantes do ensino fundamental e médio da rede pública de ensino nas 27capitais brasileiras 2004. São Paulo: CEBRID/UNIFESP - Centro Brasileiro de Informações sobre Drogas Psicotrópicas/Universidade Federal de São Paulo, 2004. [Acesso em 2008 dez 2.] Recuperado em: http://www.cebrid.epm.br/index.php

Galduróz JCF, Noto AR, Nappo AS, Carlini EA. Trends in drug use among students in Brazil: analysis of four surveys in 1987, 1989, 1993 and 1997. *Braz J Med Biol Res*, 37(4):523-31, 2004.

Gawryszewski VP, Koizumi MS, Mello-Jorge MHP. As causas externas no Brasil no ano 2000: comparando a mortalidade e a morbidade. *Cad Saúde Pública*, 20(4):995-1003, 2004.

Gudjonsson GH, Petursson H. Homicide in the Nordic countries. *Acta Psychiatr Scand*, 82(1):49-54, 1990.

IBGE – Instituto Brasileiro de Geografia e Estatística. Diretoria de Pesquisas (DPE), Coordenação Instituto Brasileiro de Geografia e Estatística (IBGE). Pesquisa nacional por amostra de domicílios (PNAD) 1997. Microdados. Rio de Janeiro: IBGE, 1998a.

IBGE – Instituto Brasileiro de Geografia e Estatística. Pesquisa nacional por amostra de domicílios – PNAD 2006. Microdados. Rio de Janeiro: IBGE, 2008. [Acesso 2008 dez 15.] Recuperado em http://www.ibge.gov.br/home/estatistica/populacao/trabalhoerendimento/pnad2006/default.shtm.

IBGE – Instituto Brasileiro de Geografia e Estatística. Projeto IBGE/Fundo de População das Nações Unidas – UNFPA/BRASIL (BRA/98/P08). Sistema Integrado de Projeções e Estimativas Populacionais e Indicadores Sociodemográficos 1998b. [Acesso em 2008 nov 19.] Recuperado em http://www.ibge.gov.br/home/estatistica/populacao/criancas_adolescentes/defaulttab.shtm.

IBGE – Instituto Brasileiro de Geografia e Estatística. Diretoria de Pesquisas (DPE), Coordenação de População e Indicadores Sociais (COPIS). Estatísticas do Registro Civil 2005. [Acesso em 2008 nov 19.] Recuperado em http://www.ibge.gov.br/home/estatistica/populacao/registrocivil/ 2005/defaulttab.shtm.

INCA – Instituto Nacional do Câncer. Câncer na criança e no adolescente no Brasil – Dados dos Registros de Base Populacional e de Mortalidade. 2008 [Acesso em 2008 dez 13.) Recuperado em http://www.inca.gov.br/tumores_infantis/.

Krug EG, Dahlberg LL, Mercy JA, Zwi AB, Lozano R (eds.). World report on violence and health. Geneva, World Health Organization, 2002. [Acesso em 2008 dez 13.] Recuperado em http://www.who.int/violence_injury_prevention/violence/world_report/en/.

Land KC, McCall PL, Cohen LE. Structural covariates of homicide rates: are there any invariances across time and social space? *American Sociological Review*, 95: 922-63, 1990.

Lima MLC, Ximenes RAA, Souza ER, Luna CF, Albuquerque MFPM. Análise espacial dos determinantes socioeconômicos dos homicídios no Estado de Pernambuco. *Rev Saúde Pública*, 39(2):176-82, 2005.

Lolio CA, Santo AH, Bucchla CM. Mortalidade de adolescentes no Brasil, 1977, 1980 e 1985. Magnitude e tendências. *Rev Saúde Publ*, 24(6):481-9, 1990.

Mello-Jorge MHP, Gawryszewsky VP, Latorre RO. Análise dos dados de mortalidade. *Rev Saúde Pública*, 31(4 supl.):5-25, 1997.

Messner SF. Regional and racial effects on the urban homicide rate: the subculture of violence revisited. *Am J Sociol*, 88:997-1007, 1983.

Minayo MC, Deslandes SRFR. A complexidade das relações entre drogas, álcool e violência. *Cad Saúde Pública*, 14:35-42, 1998.

Minayo MC. Inequality, violence and ecology in Brasil. *Cad Saúde Pública*, 10:241-50, 1994.

Moreira TC, Belmonte EL, Vieira FFR, Noto AR, Ferigolo M, Barros HMT. A violência comunitária e o abuso de álcool entre adolescentes: comparação entre sexos. *J Pediatr*, 84(3):244-50, 2008.

Noto AR, Galduróz JCF, Nappo AS, Fonseca AM, Carlini CMA, Moura YG, Carlini EA. Levantamento nacional sobre o uso de drogas entre crianças e adolescentes de rua nas 27 capitais brasileiras 2003. São Paulo: CEBRID/UNIFESP – Centro Brasileiro de Informações sobre Drogas Psicotrópicas/Universidade Federal de São Paulo; 2003. [Acesso em 2008 dez 8.] Recuperado em: http://www.cebrid.epm.br/index.php.

OMS – Organização Mundial da Saúde. Relatório sobre a Saúde no Mundo 2001 – Saúde Mental: Nova Concepção, Nova Esperança. OMS, Genebra, 2001. [Acesso em 2008 dez 13.] Recuperado em http://www.who.int/whr/2001/en/whr01_djmessage_po.pdf.

Ojeda ENS, Roberts E, Karin D, Cuminsky M. Adolescencia y juventud: aspectos demográficos y epidemiológicos. In: Organización Panamericana de la Salud. La salud del adolescente y del joven en las Américas. Washington, D.C.; 1985. p. 3-19 (Publicación Científica, 489).

Pechansky F, Szobot CM, Scivoletto S. Uso de álcool entre adolescentes: conceitos, características epidemiológicas e fatores etiopatogênicos. *Rev Bras Psiquiatr*, 26(supl.1):14-7, 2004.

Reichenheim ME, Werneck G. Anos potenciais de vida perdidos no Rio de Janeiro, 1990. As mortes violentas em questão. *Cad Saúde Pública*, 10(supl. 1):S188-985, 1994.

Solé D, Wandalsen GF, Camelo-Nunes IC, Naspitz CK. Prevalência de sintomas de asma, rinite e eczema atópico entre crianças e adolescentes brasileiros identificados pelo International Study of Asthma and Allergies (ISAAC): fase 3. *J Pediatr*, 82(5):341-6, 2006. [Acesso 2008 dec 15.] Recuperado em http://www.scielo.br/scielo.php?script=sci_arttext&pid=S0021-755720060 00600006&lng=en. doi: 10.1590/S0021-75572006000600006.

Solé D. Estudos epidemiológicos e seus impactos na saúde da criança: International study of asthma and allergies in childhood (ISAAC). *Rev Bras Saude Mater Infant*, 5(3):261-2, 2005. [Acesso 2008 dez 15.] Recuperado em http://www.scielo.br/scielo.php?script=sci_arttext&pid=S1519-382920050 00300001&lng=en. doi: 10.1590/S1519-38292005000300001.

Szwarcwald CL, Bastos FI, Esteves MAP, Andrade CLT, Paez MS, Médici EV, Derrico M. Desigualdade de renda e situação de saúde: o caso do Rio de Janeiro. *Cad Saúde Pública*, 15(1):15-28, 1999.

Vasconcelos VL, Lapa TM, Carvalho EF. Prevalência de sobrepeso e obesidade em adolescentes masculinos nas macrorregiões do Brasil, 1980-2000. *Esc Anna Nery R Enferm*, 10(3):417-24, 2006.

WHO – World Health Organization. Global consultation on violence and health. Violence: A public health priority. WHO/EHA/SPI.POA.2. Geneva: WHO; 1996.

WHO – World Health Organization. Nutrition in adolescence: issues and challenges for the health sector. Issues in adolescent health and development, World Health Organization, Geneva 2005a (WHO discussion papers on adolescence). [Acesso em 2008 dez 13.] Recuperado em http://whqlibdoc.who.int/publications/2005/9241593660_eng.pdf

WHO – World Health Organization. Preventing HIV/AIDS in young people. Evidence from developing countries on what works. A summary of the WHO Technical Report Series No 938. 2006. [Acesso em 2008 dec 12.] Recuperado em http://data.unaids.org/pub/Report/2006/2006-whotr-938-8.pdf

WHO – World Health Organization. The adolescent with a chronic condition: epidemiology, developmental issues and health care provision. Michaud, JC Suris and R Viner (WHO discussion papers on adolescents), 2007. [Acesso em 2008 dez 13.] Disponível http://whqlibdoc.who.int/publications/2007/9789241595704_eng.pdf

WHO – World Health Organization. WHO discussion paper on adolescence: Sexually transmitted infections among adolescents. Issues in adolescent health and development, World Health Organization, Geneva 2005b (WHO discussion papers on adolescence). [Acesso em 2008 dez 13.] Recuperado em http://www.who.int/reproductive-health/publications/stis_among_adolescents/stis_adolescent_health_discussion_paper.pdf.

Yunes J, Primo E. Características da mortalidade em adolescentes brasileiros das capitais das Unidades Federadas. *Rev Saúde Publ*, 17:263-78, 1983.

39 Epidemiologia do Envelhecimento

Renato Veras e Maria Fernanda Lima-Costa

Uma das grandes conquistas do século passado, a longevidade é um fenômeno mundial e, juntamente com a queda da fecundidade, ocasiona drástico envelhecimento na população do planeta. Este processo começou em épocas distintas, em países diferentes, e evolui em proporções variadas. Tal fenômeno foi observado inicialmente em países desenvolvidos. Porém, mais recentemente, tem ocorrido de forma bem acentuada nos países em desenvolvimento. No Brasil, os efeitos são ainda maiores em razão do curto período de tempo em que vem ocorrendo.

O país envelhece rapidamente e a expectativa média de vida se amplia. O número de idosos passou de 3 milhões, em 1960, para 7 milhões, em 1975, e 20 milhões, em 2008 – um aumento de quase 700% em menos de 50 anos. Estima-se que o Brasil alcançará 32 milhões de idosos em 2020. Em países como a Bélgica e a França, por exemplo, foram necessários mais de cem anos para que a população idosa dobrasse de tamanho (Lima-Costa, Veras, 2003).

A velocidade do processo traz uma série de questões cruciais não só para os gestores e pesquisadores contemporâneos dos sistemas de saúde, mas para toda a sociedade. Não bastassem os problemas próprios do fenômeno epidemiológico, também é preciso levar em conta que as mudanças se dão em um contexto nacional de acentuada desigualdade social, de pobreza e fragilidade de instituições (Uchôa, 2003). Além disso, ao mesmo tempo em que existe carência geral de recursos, há grande parcela de jovens que também demandam programas públicos de qualidade. Ou seja: temos dois segmentos etários fora da produção, com necessidades específicas, exigindo habilidade e criatividade gerencial dos gestores para administrar a escassez.

Somos um jovem país de cabelos brancos. Todo ano, 650 mil novos idosos são incorporados à população brasileira – a maior parte com doenças crônicas e alguns com limitações funcionais. Em menos de 40 anos, passamos de um cenário de mortalidade próprio de uma população jovem para um quadro de enfermidades complexas e onerosas, típicas da terceira idade, caracterizado por doenças crônicas e múltiplas, que perduram por anos, com exigência de cuidados constantes, medicação contínua e exames periódicos.

O que não podemos esquecer é que a existência de mais idosos na sociedade exige transformações em várias áreas. O impacto na previdência social é expressivo, os cálculos atuariais foram estimados para uma vida laboral de 30 anos e um período de vida de 8 a 10 anos pós-trabalho. Como a expectativa de vida era baixa, as universidades não tiveram a preocupação de qualificar profissionais para lidar com os idosos. Hoje se observa uma carência importante de pessoal treinado e competente em toda a área da saúde.

Sempre lidamos com a gestão da saúde como se as doenças tivessem custos semelhantes. As diferenças são expressivas. As doenças agudas, predominantes em populações mais jovens, são substituídas pelas doenças crônicas em populações mais envelhecidas. Não se trata apenas de mudança de nomenclatura. As doenças agudas são únicas e de curta duração. As crônicas, por sua vez, são múltiplas e perduram por décadas, chegando a 20, 30 ou mais anos, retirando qualidade de vida, impondo restrições para toda a família e pesando financeiramente.

Ao mesmo tempo que essas mudanças provocam um aumento bastante significativo nas despesas com tratamentos médicos e hospitalares, também impõem desafios para o governo e para a iniciativa privada. É preciso construir novos paradigmas e métodos de planejamento, gerência e prestação de cuidados. Qualquer política destinada aos idosos deve levar em conta conceitos fundamentais como autonomia, participação, cuidado, autossatisfação, possibilidade de atuar em variados contextos sociais e elaboração de novos significados para a vida na idade avançada. Urge o desenvolvimento de propostas que rompam com o enfoque tradicional, centrado no tratamento das doenças, e priorizem a abordagem preventiva, com cuidado integral e programas abrangentes de educação, hierarquizados em níveis de complexidade.

Por todas essas razões, a área do envelhecimento torna-se prioridade de pesquisa e desenvolvimento de modelos, deixando de ser tópico de interesse apenas para o especialista em Gerontologia. Cuidar adequadamente das múltiplas demandas do idoso é uma questão social, de interesse de todos, problema a fazer parte das agendas contemporâneas deste novo século. Trata-se de um dos maiores desafios da Saúde Pública contemporânea.

Demanda crescente

Em paralelo às modificações observadas na pirâmide populacional, doenças próprias do envelhecimento ganham maior expressão no conjunto da sociedade. Um dos resultados dessa dinâmica é maior procura por serviços de saúde. Aliás, este é um dos desafios atuais: escassez de recursos para uma demanda crescente. O idoso consome mais serviços de saúde, as internações hospitalares são mais frequentes e o tempo de ocupação do leito é maior quando comparado a outras faixas etárias. O envelhecimento populacional se traduz em maior carga de doenças na população, mais incapacidades e aumento do uso de serviços de saúde.

Os dados da PNAD (Pesquisa Nacional por Amostra de Domicílios) entre o período de 1998 e 2003 mostram que houve uma melhora das condições de saúde das pessoas de 60 anos ou mais quando considerados alguns indicadores – como percepção da saúde, ter estado recentemente acamado, capacidade para realizar atividades da vida diária e número de doenças crônicas. Os resultados também revelaram que houve aumento do número de consultas médicas e odontológicas no mesmo período (Lima-Costa *et al.*, 2007).

As informações geradas pela PNAD indicam que algumas políticas públicas de transferência de renda e ações assistenciais do governo se mostraram eficazes para a melhoria da saúde da população idosa, tanto pelo maior acesso aos bens e serviços como pelos ganhos de produtividade e renda. Essa melhora resultou também de ações de assistência e prevenção decorrentes da Política Nacional de Saúde do Idoso, tais como a aplicação sistemática de vacinas contra a *influenza* e a criação do programa Farmácia do Idoso, com medicamentos específicos e de uso periódico para atendimento exclusivo de pessoas idosas, sinalizando possibilidades efetivas para o desenvolvimento de políticas públicas de qualidade (Veras, Parahyba, 2007).

Com a análise dos dados resultantes da PNAD também se constata que número bastante expressivo de idosos brasileiros tem vida laboral. Cerca de 25% da população idosa que vive nas regiões metropolitanas trabalha. Este fator é determinante para maior sobrevida e mais qualidade no prolongamento da vida. Se de um lado essa inserção propicia um aumento da renda, por outro também favorece maior tempo ativo no mercado de trabalho, uma vez que idosos saudáveis têm mais chances de atuar em idades mais avançadas. Essa participação na vida produtiva também contribui para mudar o papel do idoso dentro da família, reduzindo a sua dependência e valorizando sua contribuição à sociedade. Hoje, muitos já representam o esteio da renda familiar (Karsch, 2003).

Entretanto, como a faixa etária idosa vem crescendo em termos absolutos e relativos, apesar dessas melhoras, observa-se um aumento na demanda por serviços de saúde. Entre 2000 e 2007, houve aumento de cerca de cem mil hospitalizações da faixa etária idosa pelo Sistema Único de Saúde (SUS) (Brasil, 2008) e houve aumento do número de consultas médicas (Lima-Costa *et al.*, 2007).

Indicadores das condições de saúde da população idosa e seus determinantes

A Organização Mundial da Saúde define as bases para um envelhecimento ativo, destacando a equidade no acesso aos cuidados de saúde e o desenvolvimento continuado de ações de promoção à saúde e prevenção de doenças. Uma das prioridades neste início de século é aumentar o número de idosos com boa qualidade de vida, que sejam produtivos e que tenham vidas independentes (CDC, 2007a). O monitoramento das condições de saúde da população idosa e dos seus determinantes é estratégico para orientar políticas de prevenção e assistência à saúde, objetivando um envelhecimento ativo (RIPSA, 2005).

Diversos países vêm realizando esforços para a seleção de indicadores para monitorar as condições de saúde da população idosa e dos seus determinantes. Na América do Norte, destacam-se iniciativas no Canadá e nos EUA, que são amplamente reconhecidas. No Canadá, os indicadores selecionados buscam responder a perguntas sobre a situação socioeconômica, a participação na sociedade, as condições de saúde e os usos de serviços de saúde (Health Canada, 2006). Nos EUA, a iniciativa mais recente contempla quinze indicadores, que incluem condições de saúde, comportamentos em saúde, cuidados preventivos e exames de rastreamento, além de hospitalizações por fraturas do fêmur (CDC, 2007a).

No Brasil, a iniciativa pioneira coube à Rede Interagencial de Informações para a Saúde (RIPSA). A RIPSA selecionou indicadores baseados em aspectos socioeconômicos e demográficos, recursos sociais, condições de saúde e uso de serviços de saúde. Os indicadores das condições de saúde incluíram: condições gerais (interrupção das atividades rotineiras por problemas de saúde) e capacidade funcional (autonomia para realizar algumas Atividades da Vida Diária); mortalidade (taxa específica de mortalidade aos 60 ou mais anos de idade e taxas de mortalidade por doenças cerebrovasculares, infarto agudo do miocárdio, algumas neoplasias e outras causas selecionadas); e uso de serviços de saúde (consultas médicas e odontológicas e benefício da medicina suplementar, além de indicadores baseados nas hospitalizações pelo Sistema Único de Saúde) (RIPSA, 2005).

Na presente seção, serão apresentados alguns indicadores das condições de saúde da população idosa brasileira e dos seus determinantes, priorizando-se aqueles recomendados pela RIPSA e aqueles que expressam demandas por promoção da saúde e prevenção de doenças. Esses indicadores foram divididos em quatro grupos: (1) mortalidade e morbidade por doenças crônicas; (2) comportamentos em saúde; (3) cuidados preventivos e exames de rastreamento, e (4) desigualdades sociais em saúde. As fontes utilizadas foram o Sistema de Informações sobre Mortalidade (Brasil, 2008), a PNAD (Brasil, 2003), o inquérito telefônico sobre fatores de risco e proteção para doenças crônicas (Sistema VIGITEL) (Brasil, 2007) e o Inquérito de Saúde dos Adultos na Região Metropolitana de Belo Horizonte (Lima-Costa, 2004).

Dados da população idosa norte-americana e as metas estabelecidas no documento *Health People 2010* foram utilizados como referência. Este último foi elaborado com o objetivo de estabelecer uma agenda para promoção da saúde e prevenção para a população dos EUA na primeira década deste século (CDC, 2007a). Embora essas metas não sejam (ou não venham a ser) adotadas por outros países, elas são úteis para comparação.

Mortalidade e prevalência e condições crônicas

Melhorias das condições socioeconômicas, do acesso aos serviços de saúde, da tecnologia médica e de medidas preventivas têm levado a uma redução da mortalidade entre idosos de diversos países. As informações sobre mortalidade da população idosa brasileira confirmam essas tendências. A taxa geral de mortalidade dessa população diminuiu 16% entre 1980 e 2005 (de 4.486 para 3.792 por 1.000.000, respectivamente) (Brasil, 2008).

As doenças cerebrovasculares, a doença isquêmica do coração e as neoplasias malignas representam as três principais causas de mortalidade dos idosos, correspondendo a 38% do total dos óbitos no ano 2005. Na Figura 39.1 pode-se observar que as taxas de mortalidade pelas primeiras diminuíram nas duas

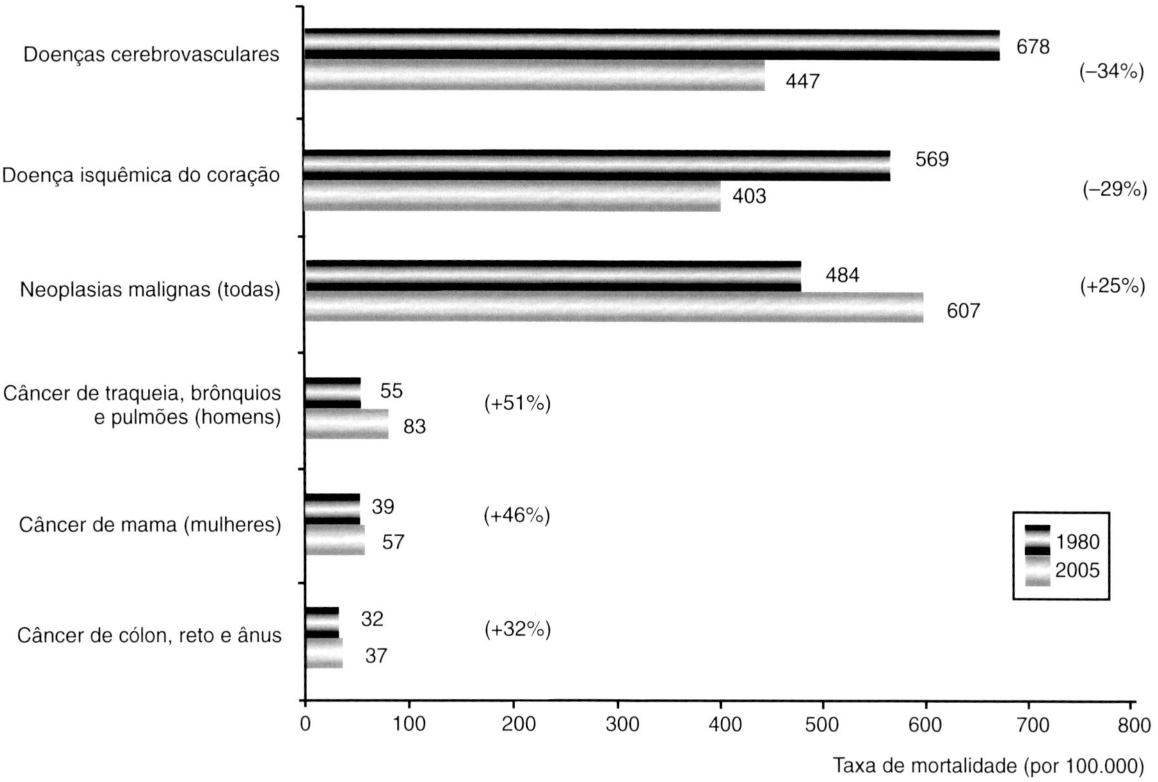

Fonte: Lima-Costa & Matos (2009).

Figura 39.1 Taxas de mortalidade ajustadas pela idade por doenças cerebrovasculares, doença isquêmica do coração e neoplasias entre idosos brasileiros (1980, 2005).

últimas décadas, ao passo que a taxa de mortalidade por neoplasias malignas aumentou no mesmo período.

É importante salientar que, apesar das reduções acima mencionadas, as doenças cerebrovasculares persistiram como principal causa de mortalidade entre idosos no período de 1980-2005. Essa é uma informação muito relevante para a Saúde Pública. A hipertensão arterial está associada a ambas as doenças, mas essa associação é mais forte para as doenças cerebrovasculares (MacMahon *et al.*, 1990). Assim, nas populações com controle da hipertensão arterial mais efetivo, espera-se a substituição das doenças cerebrovasculares pela doença isquêmica do coração como principal causa de mortalidade no grupo de doenças do aparelho circulatório, o que ainda não aconteceu no Brasil. Adicionalmente, chama atenção o aumento expressivo das taxas de mortalidade por neoplasias malignas da traqueia, brônquios e pulmões entre idosos e da mortalidade por neoplasia maligna de mama entre idosas. O principal fator de risco para os cânceres de traqueia, brônquios e pulmão é o tabagismo. Altas taxas de mortalidade por essas causas em idosos refletem exposições ao tabaco ao longo da vida. Com a redução do tabagismo, espera-se uma reversão a longo e médio prazo das tendências observadas. A mortalidade por câncer de mama entre idosas pode ser reduzida com a adoção de comportamentos saudáveis (prevenção primária) e por meio do diagnóstico e tratamento precoce (prevenção secundária).

Em geral, a prevalência e a incidência de doenças crônicas aumentam com a idade, resultando em maior carga da morbidade nas faixas etárias superiores. A morbidade pode ser mensurada por meio de medidas objetivas (aferição da pressão arterial, por exemplo) ou por meio da informação prestada pelo indivíduo (morbidade autorreferida). Esta última é muito utilizada em grandes inquéritos populacionais. Geralmente, a morbidade autorreferida é baseada na pergunta "*Algum médico já disse que você tem tal doença?*". A adoção da mesma pergunta em diferentes inquéritos possibilita a comparação de resultados entre populações. Dados da PNAD 2003 mostram que 75% da população com 60 ou mais anos de idade informa ser portadora de pelo menos uma condição crônica, sendo interessante observar que essa prevalência é próxima à observada na população norte-americana com 65 ou mais anos de idade (80%) (CDC, 2007a).

A condição crônica mais frequente entre idosos é a hipertensão arterial, com prevalência variando entre 50 e 80% (Kannel, 2000; Barreto *et al.*, 2001; Wolf-Maier *et al.*, 2004). As prevalências da hipertensão arterial e de outras condições autorreferidas tendem a ser subestimadas porque a informação depende do diagnóstico médico anterior (casos não diagnosticados não são informados). Na Figura 39.2 estão apresentadas as prevalências das cinco condições crônicas autorreferidas mais frequentes entre idosos brasileiros. Predomina a hipertensão arterial, seguida por doença da coluna ou dor nas costas, por artrite ou reumatismo, por doença do coração e por depressão. Essa distribuição é uma medida da demanda, indicando prioridades para a atenção à saúde do idoso. Cabe ressaltar que entre as condições acima mencionadas, somente a hipertensão arterial é alvo de políticas de saúde pública no país.

Fatores de risco para doenças crônicas não transmissíveis

Os maiores fatores de risco para doenças crônicas não transmissíveis são dieta inadequada, inatividade física e tabagismo.

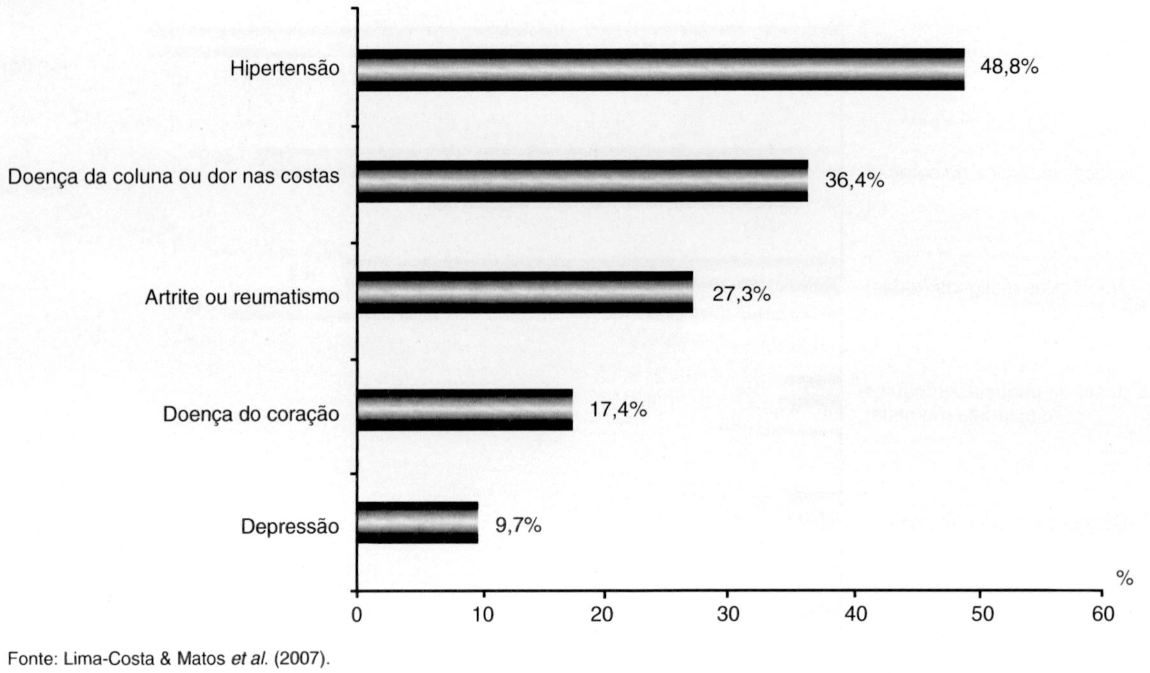

Figura 39.2 Prevalência de condições crônicas autorreferidas entre idosos brasileiros (2003).

Se esses fatores de risco fossem eliminados, estima-se que pelo menos 80% das doenças do coração, acidente vascular cerebral e diabetes do tipo 2 seriam evitados, assim como 40% dos cânceres (WHO, 2008).

No Quadro 39.1 pode-se observar que as prevalências de atividade física suficiente no lazer e do consumo adequado de frutas e hortaliças dos idosos residentes nas capitais brasileiras e no Distrito Federal são muito baixas, e inferiores às observadas entre idosos norte-americanos e às metas estabelecidas no *Health People 2010*. Por outro lado, as prevalências do tabagismo e da obesidade estão dentro das metas acima mencionadas.

Quadro 39.1 Comportamentos em saúde entre idosos brasileiros, em comparação aos Estados Unidos e às metas estabelecidas no documento *Health People 2010*[1]

Comportamentos	Brasil (2006) % (IC 95%)	Estados Unidos (2003-2004) %	Metas do *Health People 2010* %
Atividade física suficiente no lazer[2]	12,7 (11,9-13,6)	68,1	80
Consumo diário de 5 ou mais porções de frutas e hortaliças	10,0 (9,4-10,6)	29,8	50[3]
Obesidade (índice de massa corporal ≥ 30 kg/m²)	15,9 (14,9-16,9)	20,2	15
Tabagismo	9,3 (8,6-10,0)	9,3	12

[1] Idosos residentes nas 26 capitais brasileiras e no Distrito Federal (65 ou mais anos de idade).
[2] Ter praticado atividades de intensidade leve ou moderada por pelo menos 30 minutos diários em cinco ou mais dias na semana ou atividade de intensidade vigorosa por pelo menos 20 minutos em três ou mais dias na semana.
[3] O documento original estabelece proporções entre diferentes tipos de hortaliças.
Fontes: VIGITEL (2006), CDC (2007a).

Dietas ricas em hortaliças e frutas podem reduzir o risco de alguns tipos de cânceres e de doenças crônicas, como o diabetes melito e doenças do aparelho circulatório. Esses alimentos fornecem vitaminas e minerais, fibras e outras substâncias fundamentais para a manutenção da saúde (CDC, 2007a). A atividade física é importante para a manutenção da capacidade funcional, da cognição e para a redução da mortalidade entre idosos (Schooling *et al.*, 2006; Boyle *et al.*, 2007; Taaffe *et al.*, 2008). O ambiente urbano é apontando como importante determinante da atividade física dos idosos. A manutenção e reparação de passeios, a segurança e proteção contra o tráfego, além da proteção contra o crime, são medidas recomendadas (CDC, 2007a). Na Região Metropolitana de Belo Horizonte (RMBH) (Lima-Costa, 2004), a proteção contra o crime assume um papel de enorme relevância. O principal receio dos idosos ao sair de casa é o medo de assalto (80%), seguido pelo medo de cair devido a defeitos nos passeios (46%) e por outras razões, tais como dificuldades para subir nos ônibus, impaciência dos motoristas de ônibus, medo de atravessar a rua e impaciência de pedestres (cada uma contribuindo com 25 a 30%) (dados não publicados).

Cuidados preventivos e exames de rastreamento

Cuidados preventivos e exames de rastreamento são formas de se reduzirem as desigualdades em saúde (CDC, 2007a). A política de vacinação contra *influenza* é um exemplo de cuidados preventivos. No Brasil, a vacina é oferecida gratuitamente desde 1999, com o objetivo de reduzir o risco da mortalidade por complicações em decorrência da gripe. Um estudo multicêntrico de base populacional, conduzido em cidades paulistas, mostrou que aproximadamente 65% dos idosos haviam sido vacinados no ano anterior (Francisco *et al.*, 2006). Cobertura semelhante foi observada na Região Metropolitana de Belo Horizonte (Quadro 39.2) e na população idosa norte-americana (CDC, 2007a). Embora abaixo dos 90% recomen-

Quadro 39.2 Cuidados preventivos e exames de rastreamento entre idosos na Região Metropolitana de Belo Horizonte, em comparação aos Estados Unidos e às metas estabelecidas no documento *Health People 2010*[1]

Comportamentos	Região Metropolitana de Belo Horizonte (2003) % (IC 95%)	Estados Unidos (2003-2004) %	Metas do *Health People 2010* %
Vacinação contra a gripe nos últimos 12 meses	66,3 (63,8-68,9)	68,1	90
Mamografia nos últimos 2 anos	65,0 (60,3-69,7)	75,1	70
Pesquisa de sangue oculto nas fezes nos últimos 2 anos	18,3 (16,2-20,5)	30,8	50
Aferição do colesterol nos últimos 5 anos	95,9 (94,8-97,0)	90,4	80

[1]As prevalências para a região metropolitana de Belo Horizonte foram estimadas para a faixa etária de 60 ou mais anos (exceto mamografia, cuja faixa etária limitou-se a 60-69 anos) e as demais para a faixa de 65 ou mais anos de idade.
Fontes: Lima-Costa (2004), CDC (2003, 2007a).

dados pelo documento *Health People 2010*, essa cobertura está próxima à meta de 70% estabelecida pelo Ministério da Saúde (Brasil, 2006).

A taxa de mortalidade por câncer de mama é elevada entre idosas brasileiras, com tendência ascendente (como vimos na Figura 39.1). Essa tendência é oposta à observada em alguns países, inclusive nos EUA, onde se observa redução da mortalidade pelo câncer de mama. A mamografia é o instrumento mais efetivo para o diagnóstico precoce desse tipo de câncer. Estima-se que a realização anual ou bianual do exame possa reduzir a mortalidade por câncer de mama em cerca de 30% nas mulheres com 50 a 69 anos de idade (CDC, 2007b). O documento *Health People 2010* estabelece como meta a realização anual ou bianual da mamografia em 70% da população feminina com 65 ou mais anos de idade. Dados da PNAD 2003 mostraram que somente 36% das idosas brasileiras com 60 a 69 anos de idade haviam realizado o exame no intervalo recomendado. A realização do exame era influenciada pela região de residência (menor na região norte e maior na região sudeste), pela residência na zona rural e urbana (maior nesta) e pela escolaridade (menor entre mulheres com baixa escolaridade) (Lima-Costa, Matos, 2007). Na RMBH, a realização da mamografia estava próxima às metas estabelecidas pelo *Health People 2010*, conforme pode ser visto no Quadro 39.2; a alta cobertura do exame na RMBH é uma expressão das variações acima mencionadas.

As taxas de mortalidade pelas neoplasias malignas do cólon, reto e ânus são elevadas entre idosos brasileiros, e aumentaram nos últimos 25 anos (Figura 39.1). A mortalidade por esses cânceres pode ser reduzida por meio de diagnóstico e tratamento precoce, sendo a pesquisa anual ou bianual de sangue oculto nas fezes recomendada a partir dos 50 anos de idade (CDC, 2003). Finalmente, recomenda-se a aferição do colesterol, a cada 5 anos, a partir de 35 anos de idade para os homens e dos 45 anos para as mulheres, como medida para reduzir a incidência de eventos cardiovasculares e a mortalidade por doenças do aparelho circulatório (CDC, 2007a). A prevalência da aferição do colesterol entre idosos belo-horizontinos é alta, conforme pode ser visto no Quadro 39.2. Por outro lado, a prevalência da pesquisa de sangue oculto nas fezes é baixa e muito inferior ao observado entre idosos norte-americanos e à meta previamente estabelecida para essa população (CDC, 2003). Não existem informações com abrangência nacional sobre a realização da pesquisa de sangue oculto nas fezes, sendo a cobertura do exame ainda desconhecida no país.

Desigualdades sociais nas condições de saúde e no uso de serviços de saúde

A situação socioeconômica é um fator determinante para as condições de saúde das populações. Superar as desigualdades sociais em saúde é um dos desafios contemporâneos mais proeminentes, consistindo em uma atividade de prevenção primária.

A autoavaliação da saúde e a capacidade funcional são indicadores centrais das condições de saúde da população idosa. A primeira consiste na percepção integrada do indivíduo acerca do seu bem-estar físico, mental e social, refletindo a definição de saúde adotada pela Organização Mundial de Saúde (Lima-Costa *et al.*, 2004). A capacidade funcional é uma medida da autonomia, sendo considerada um dos indicadores mais importantes do envelhecimento ativo. A interrupção das atividades habituais por problemas de saúde é um indicador das condições de saúde física ou mental. Todos esses indicadores apresentam clara associação com a situação socioeconômica da população idosa brasileira, com perfil significativamente mais desfavorável entre aqueles com renda domiciliar mais baixa (Figura 39.3).

O uso de serviços de saúde aumenta com a idade, devido ao aumento da morbidade e da comorbidade. Como pode ser observado no Quadro 39.3, 78% dos idosos brasileiros haviam tido pelo menos uma consulta médica nos 12 meses precedentes e 51% haviam tido três ou mais consultas. Por outro lado, consultas ao dentista há menos de 1 ano foram restritas a uma pequena parcela de idosos (17%). Tanto as consultas médicas quanto as odontológicas foram significativamente menos frequentes entre idosos com renda familiar mais baixa. Saliente-se que essas desigualdades foram mais acentuadas para consultas odontológicas do que para consultas médicas, refletindo possivelmente a atuação do Sistema Único de Saúde (SUS) para o aumento da oferta de serviços médicos.

O benefício da medicina suplementar foi informado por 29% dos idosos. Nos dois estratos de renda predominou o SUS como fonte de atenção à saúde, mas essa dependência foi significativamente maior entre aqueles com menor renda domiciliar *per capita* (somente 6% tinham cobertura por plano de saúde) em comparação àqueles com renda mais alta (35%).

Entre 1998 e 2003, houve uma redução da necessidade de cuidados de saúde nos idosos de baixa renda, ao mesmo tempo em que aumentou a procura por serviços médicos, possivelmente, na esteira da expansão das atividades de proteção social (Néri, Soares, 2007). Entretanto, é importante salientar que as

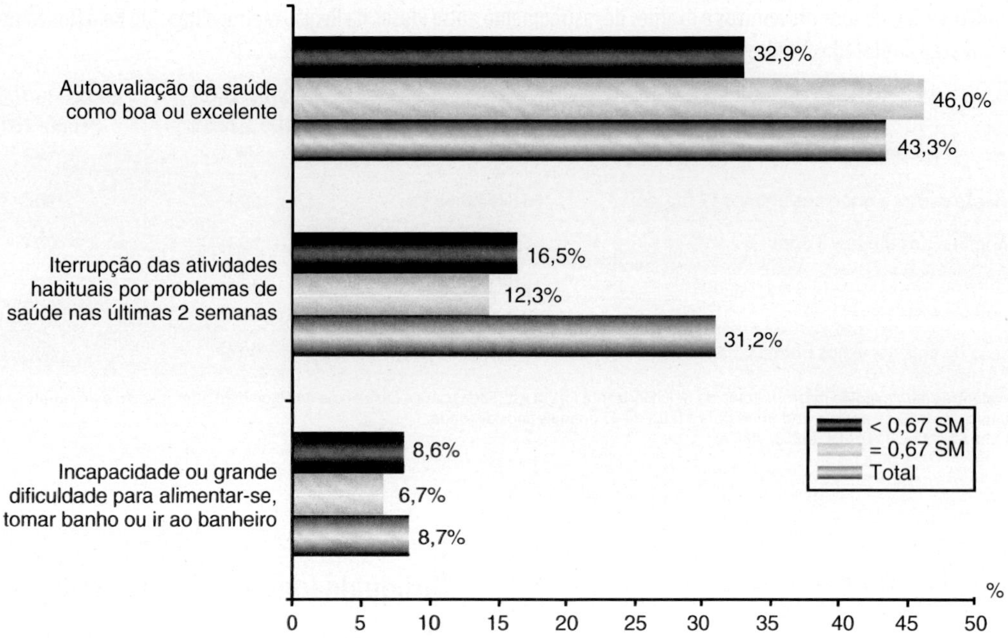

Fonte: Lima-Costa *et al.* (2007).

Figura 39.3 Indicadores de condições gerais de saúde entre idosos brasileiros, segundo a renda domiciliar *per capita* em salários mínimos (SM) da época (2003).

Quadro 39.3 Indicadores de usos de serviços de saúde por idosos brasileiros, segundo a renda domiciliar *per capita* (2003)

	Renda domiciliar *per capita*[1]		
	< 0,67 (quintil inferior) %	≥ 0,67 %	Total %
Número de consultas médicas nos últimos 12 meses			
Nenhuma	27,4	20,7	21,9
1	12,8	12,7	12,7
2	13,2	14,5	14,3
3+	46,6	52,0	51,0
Tempo decorrido após a última visita ao dentista (anos)			
< 1	8,3	19,5	17,2
1-2	6,9	11,9	10,9
3+	73,1	64,3	66,1
Nunca	11,7	4,4	5,9
Hospitalizações nos últimos 12 meses			
Sim	13,1	12,7	12,8
Não	86,9	87,3	87,2
Benefício da medicina suplementar			
Sim	6,0	35,0	28,9
Não	94,0	65,0	71,1

[1]Proporção do salário-mínimo da época (1 salário = R$ 240,00); < 0,67 SM corresponde ao quintil inferior da distribuição da renda domiciliar *per capita*.
Fonte: Lima-Costa, et al. (2007).

desigualdades de renda associadas às condições de saúde e ao uso de serviços de saúde entre idosos brasileiros persistiram nesse período (Lima-Costa *et al.*, 2006).

O relatório final da Comissão sobre Desigualdades Sociais em Saúde da Organização Mundial de Saúde, recentemente publicado (CSDH, 2008), destacou a atenção primária como uma das mais importantes medidas para reduzir as desigualdades em saúde. Considerando-se que o SUS é a fonte de atenção à saúde para dois terços da população idosa brasileira, espera-se um incremento das suas atividades para a redução dessas desigualdades, sendo este um dos seus papéis mais proeminentes (Lima-Costa, Matos, 2009).

Incapacidade funcional

A transferência do enfoque da mortalidade e da longevidade para o estado de saúde vem ocorrendo gradativamente e tem gerado investigações visando a compreender a distribuição, os determinantes e as consequências da perda da capacidade funcional nas populações idosas.

Avaliação da capacidade funcional

A incapacidade funcional pode ser definida como a dificuldade para realizar atividades típicas e pessoalmente desejadas na sociedade (Verbrugge, Jette, 1994). Aos poucos, este vai se tornando um conceito particularmente útil para avaliar o estado de saúde dos idosos, porque muitos têm várias doenças simultaneamente, que variam em gravidade e causam diferentes impactos na vida cotidiana.

Envelhecimento saudável, dentro dessa nova ótica, passa a ser resultante da interação multidimensional entre saúde física, saúde mental, independência na vida diária, integração social, suporte familiar e independência econômica. A perda de um ente querido, a falência econômica, uma doença incapacitante, um distúrbio mental ou um acidente são eventos cotidianos que podem, juntos ou isoladamente, comprometer a capacidade funcional de um indivíduo. O bem-estar na velhice – ou saúde, em um sentido amplo – seria o resultado do equilíbrio entre as várias dimensões da capacidade funcional do idoso, sem necessariamente significar ausência de problemas em todas as dimensões (Ramos, 2003).

Nos países mais desenvolvidos, tem sido registrada uma melhoria nas condições de funcionalidade da população idosa (Cutler, 2001; Manton, Gu, 2001; Boult *et al.*, 1996; Schoeni *et al.*, 2005; Fries, 2002; Freedman *et al.*, 2002). Associando este fato ao aumento do número de idosos, fenômeno que vem ocorrendo em todo o mundo, enfraquecem-se, nos dias atuais, teorias catastróficas, que vislumbravam um quadro caótico para os serviços de saúde em decorrência do envelhecimento populacional.

No Brasil, observou-se uma melhoria na capacidade funcional dos idosos entre 1998 e 2003 (Lima-Costa *et al.*, 2007), mas as desigualdades de renda associadas à incapacidade funcional persistiram no mesmo período (Lima-Costa *et al.*, 2006). Neste país, o desenvolvimento da funcionalidade entre os idosos se dá dentro de um contexto de instituições frágeis, pobreza, desigualdade social e processo de envelhecimento acelerado. Nossa sociedade é ainda uma das mais desiguais do planeta.

Identificar e tratar doenças continua sendo o objetivo do profissional de saúde moderno, mas isso não basta. Conhecer como o idoso está exercendo suas tarefas no dia a dia e seu grau de satisfação exige que se investiguem funções básicas – como independência para alimentar-se, banhar-se, movimentar-se e higienizar-se – e outras mais complexas – como trabalho, lazer e religião. É o que chamamos de avaliação funcional. Associada à avaliação das capacidades cognitivas e do humor, assim como à presença de distúrbios comportamentais, ela fornece um quadro que vai bem além da simples lista de patologias.

O idoso que mantém sua autodeterminação e prescinde de ajuda ou supervisão no dia a dia deve ser considerado saudável, ainda que portador de uma ou mais doenças crônicas. Decorre daí o conceito de capacidade funcional: a capacidade de manter as habilidades físicas e mentais necessárias para uma vida independente e autônoma.

Como o principal fator de risco associado aos problemas de saúde do idoso é a própria idade, e a multiplicidade de doenças crônicas é uma característica frequente, a estratégia de cuidados deve ser distinta em relação à empregada nas demais faixas etárias. É preciso monitorar os problemas de saúde do idoso, para estabilizar seu quadro e manter sua capacidade funcional.

Prevalência da incapacidade funcional, fatores associados e sobrevida

A manutenção da capacidade funcional é um dos indicadores mais importantes do envelhecimento bem-sucedido. Trata-se de um componente da saúde do idoso, que tem sido muito importante para a formulação de conceitos como "expectativa de vida ativa". Geralmente, em estudos de base populacional, a capacidade funcional é avaliada por meio da capacidade para realizar Atividades da Vida Diária e/ou Atividades Instrumentais da Vida Diária. A incapacidade ou a grande dificuldade para alimentar-se, tomar banho ou ir ao banheiro caracteriza a dependência extrema. Dados da PNAD 2003 mostraram que a prevalência de muita dificuldade ou de total incapacidade para realizar essas atividades aumenta de 3% na faixa etária de 60 a 69 anos, para 7% na faixa de 70 a 79 anos e para 16% (homens) a 21% (mulheres) na faixa de 80 ou mais anos de idade (Lima-Costa, Matos, 2007).

A incapacidade funcional tem enormes repercussões para o idoso e sua família. No Quadro 39.4 pode-se observar que na linha de base da coorte de idosos de Bambuí (estudo de base populacional conduzido em Minas Gerais) (Lima-Costa *et al.*, 2000) a incapacidade funcional estava significativamente associada à presença de transtornos mentais comuns, à sonolência excessiva diurna, à pior autoavaliação da saúde e à ausência de atividades físicas nos momentos de lazer, caracterizando um conjunto de fragilidades.

Além disso, a incapacidade funcional estava associada à menor probabilidade de sobrevivência ao longo do tempo, conforme pode ser observado na Figura 39.4. O aumento do risco da mortalidade entre idosos com incapacidade funcional persistiu após ajustamentos por sexo e idade (HR = 2,00; IC 95% 1,60 a 2,48) (Lima-Costa; informação pessoal), evidenciando pior prognóstico independente dessas características.

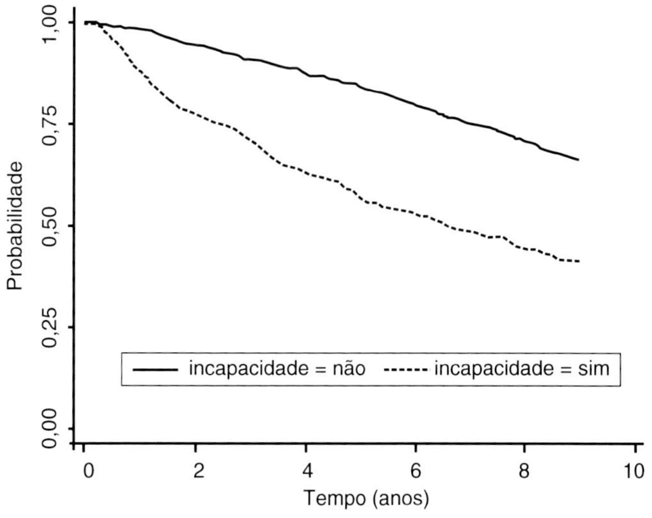

Fonte: Projeto Bambuí (dados não publicados).

Figura 39.4 Capacidade funcional e probabilidade de sobrevivência entre idosos (Projeto Bambuí: 1997-2005).

Quadro 39.4 Algumas características associadas à incapacidade funcional[1] entre participantes da linha de base da coorte de idosos de Bambuí (1997)

Características	Número de indivíduos	Percentagem com lincapacidade funcional	RP (IC 95%)[4]
Faixa etária (anos)			
60-69	933	10,0	Referência
70-79	489	13,3	1,33 (0,99-1,79)
80 +	180	35,0	3,46 (1,64-2,94)
Sexo			
Masculino	641	8,0	Referência
Feminino	961	17,7	2,19 (1,64-2,94)
Transtornos mentais comuns[2]			
Não	927	7,1	Referência
Sim	582	17,5	2,04 (1,52-2,74)
Sonolência excessiva diurna[3]			
Não	1.316	10,0	Referência
Sim	197	17,8	1,65 (1,17-2,31)
Autoavaliação da saúde			
Excelente ou boa	391	3,8	Referência
Razoável	777	13,4	3,15 (1,88-5,29)
Ruim ou muito ruim	434	23,5	5,01 (2,97-8,43)
Frequência semanal de exercícios por 20-30 minutos nos últimos 90 dias			
≥ 3 vezes	205	6,3	Referência
< 3 vezes	124	5,7	0,70 (0,29-1,69)
Nunca	1.272	15,8	2,02 (1,18-3,48)

[1] Incapacidade em pelo uma das seguintes Atividades da Vida Diária: tomar banho, vestir-se, ir ao banheiro, alimentar-se, transferir-se da cama para uma cadeira e continência urinária (Katz *et al. Gerontologist*, 10:23, 1970).
[2] General Health Questionnaire 12 (Costa *et al. American Journal of Geriatric Psychiatry*, 15:17, 2007).
[3] Sonolência diurna três ou mais vezes por semana com consequências para atividades cotidianas (Hara *et al. Sleep Medicine*, 5:31, 2004).
[4] Razão de prevalência ajustada por idade e sexo e intervalo de confiança de 95% estimados pela regressão de Poisson Robusta; RP para idade ajustada por sexo e RP para sexo ajustada pela idade.
Fonte: Projeto Bambuí (dados não publicados).

Capacidade funcional e atenção à saúde

O conceito de capacidade funcional assume importância central quando se pensa na elaboração de uma nova política de cuidado para o idoso baseada na qualidade de vida. Para evitar o excesso de consultas desnecessárias nos serviços de saúde, deve-se organizar uma estrutura distinta daquelas existentes para as demais faixas etárias. A maioria das doenças crônicas dos idosos tem seu principal fator de risco na própria idade. O que não impede que o idoso possa conduzir sua própria vida de forma autônoma e decidir sobre seus interesses sem ajuda de quem quer que seja. Esse idoso que mantém sua autodeterminação[1] deve ser considerado um idoso saudável, ainda que apresente uma ou mais doenças crônicas.

Todas as iniciativas de promoção de saúde, assistência e reabilitação devem ter como meta aprimorar, manter ou recuperar a capacidade funcional do indivíduo, valorizar sua autonomia ou autodeterminação, a independência física e mental – o que vai além de simples diagnóstico e tratamento de doenças específicas. Assumir como objetivo isolado identificar e tratar doenças em idosos traz importantes limitações, pois é comum que as doenças se manifestem de forma atípica, dificultando o diagnóstico, e é frequente o aparecimento de problemas no formato de síndromes, ou seja, um conjunto de sinais e sintomas comuns a várias doenças, muitas vezes crônicas. Isso acaba por fazer com que o único objetivo do geriatra seja controlar suas manifestações (Lourenço *et al.*, 2005).

O objetivo é a manutenção da máxima capacidade funcional pelo maior tempo possível. Dentro deste contexto, é preciso estabelecer novas prioridades e ações que deverão nortear as políticas de saúde deste século (Katz *et al.*, 1963; Mittelmark, 1994; Veras, 2001).

As diretrizes básicas da Política Nacional de Saúde do Idoso são um bom exemplo das preocupações com a promoção do envelhecimento saudável, com a manutenção e a máxima melhoria da capacidade funcional dos idosos, com prevenção de doenças, recuperação da saúde e reabilitação daqueles que venham a ter a sua capacidade funcional restringida (Gordilho *et al.*, 2000).

Compressão da morbidade

A partir das evidências das transformações do setor de saúde, decorrência do envelhecimento populacional, ênfase especial

[1] Autodeterminação é a capacidade de o indivíduo exercer sua autonomia.

deve ser dirigida ao cuidado do paciente com doença crônica – em sua maior parte, pertencente à faixa etária dos idosos. A proposta chave para os idosos é postergar, o máximo possível, o início de doenças, pois estas, em sua maioria, são crônicas e, uma vez instaladas, não mais regridem, restringindo a atuação médica ao controle de seu tempo de progressão. Deve-se buscar a compressão da morbidade – termo cunhado por Fries –, o que significa desenvolver estratégias que visem a postergar a morte o máximo possível.

Os trabalhos publicados por este pesquisador, no início da década de 1980, tiveram grande impacto nos arranjos e nos modelos assistenciais atuais e, pela sua relevância, precisam ser mais bem compreendidos. Para Fries (1980), o relógio biológico da espécie humana atingia os 90–95 anos (estes valores eram os aceitos por vários estudiosos). Por se tratar de uma média, alguns grupos sociais podiam ter este limite um pouco mais ampliado e outros, reduzido. Admite-se, também, que estes valores já estejam superados e que, nas próximas décadas, com a disseminação da engenharia genética, possivelmente o relógio biológico se ampliará ainda mais, alcançando 120 a 130 anos. Portanto, pelo menos com os conhecimentos atuais, a vida é finita e seu tempo de término é, *grosso modo*, estimado.

Por definição, o "relógio biológico" é o período máximo de vida para todos os seres vivos. Assim, se é excepcional para um cachorro viver mais do que 15 anos; um rato, três; ou um elefante, 70, para a espécie humana esse "relógio biológico" se situava, na década de 1980, em torno dos 90 anos (Fries, Crapo, 1981). Portanto, quanto maior o número de pessoas que atingem idades próximas ao limite biológico de vida para a espécie humana, menor é a chance de que a expectativa de vida ao nascimento possa crescer de modo significativo.

O indicador "expectativa de vida ao nascer" tem características diferentes. Ele vem se ampliando em todo o mundo, e o esforço que deve ser feito é para que o tempo provável de vida se aproxime o máximo possível do limite biológico. Nunca é demais lembrar que, em 1900, um brasileiro tinha, ao nascer, a expectativa de vida de 33 anos. Em 2000, esta expectativa alcançou os 68 anos e hoje já ultrapassa os 70. Dobrou-se o tempo de vida de um brasileiro em apenas 100 anos. Certamente, esta foi uma das maiores conquistas do último século.

A tese de Fries, no entanto, não se restringe à redução do período entre "expectativa de vida ao nascer" e o limite biológico da vida. Fries fundamenta o conceito "estilo de vida saudável"[2] e cria as bases lógicas para que o indivíduo "exerça" ou não a opção de se aproximar do limite do relógio biológico. Ao sugerir a compressão da morbidade, o pesquisador está dizendo que as informações científicas disponíveis já estão bem consolidadas e são de amplo domínio público, o que permite transferir para cada um a escolha da qualidade e do tempo de vida, além de informar à sociedade quem está abrindo mão dos avanços do conhecimento. Em outras palavras, se um indivíduo não segue os preceitos estabelecidos como adequados e opta pelo uso de tabaco e álcool, leva uma vida estressada, ingere grande quantidade de gordura animal, consome açúcar e sal em excesso, não faz atividade física, ou seja, não leva uma vida definida como saudável, ele, individualmente, está abrindo mão da possibilidade de viver mais e, de forma consciente, está optando por reduzir anos de sua vida. Só que a sociedade será penalizada, pois sua opção implicará ampliação de custos e esta conta será socializada por todos os cidadãos.

A concepção teórica do modelo peca pela simplificação. Sabemos que ninguém opta por conviver com um fator de risco por masoquismo. O fumante conhece e sente os malefícios do seu vício. No entanto deixar de fumar envolve fatores bem mais complexos do que a simples informação ou o desejo das autoridades sanitárias. Deve-se levar em consideração vida afetiva, fatores sociais, valores culturais, situação econômica etc. A informação científica é um dos elementos que, dentro de um modelo competente, poderão contribuir para a mudança de hábitos. Mas não é o único. Para mudar, é necessário estabelecer estratégias que deem conta das intricadas relações sociais nas quais todos estão inseridos.

Há forte componente ideológico na concepção de Fries. Ele busca penalizar os indivíduos infratores, ou seja, todos aqueles que não seguem a cartilha do estilo de vida saudável. Radicalizando o pensamento do pesquisador norte-americano, o que ele propõe, a partir das informações epidemiológicas, é traçar um perfil individual de risco de cada cidadão, o que poderá implicar definir valores diferentes de risco e levar ao extremo de estabelecer prêmios individualizados para cada associado de planos de saúde – como, aliás, já existe para seguro de carros.

Atenção integral à saúde do idoso

Embora os principais conceitos de prevenção da saúde já estejam assimilados pelos profissionais da área, percebe-se muita dificuldade na operacionalização, particularmente quando nos concentramos no grupo etário dos idosos (Veras, 2007). Quando se observa a prática de saúde, principalmente no setor privado, vê-se que, apesar de o discurso de prevenção estar presente, os serviços são, em sua maioria, curativos e tradicionais. O argumento usado é que, do ponto de vista financeiro, é difícil mensurar a eficácia de tais programas. Desde a Carta de Ottawa,[3] já havia a preocupação em demonstrar a efetividade do modelo preventivo e caracterizar práticas eficazes que conduzam à mudança nos determinantes de saúde.[4] Portanto, apesar de a dicotomia continuar presente entre o discurso – amplamente incorporado – e a sua implementação – pouco executada –, é necessário reconhecer que alguns passos já foram dados.

Um modelo de atenção à saúde do idoso que pretenda apresentar eficácia e eficiência precisa aplicar todos os níveis da prevenção e possuir um fluxo bem desenhado de ações de educação, promoção da saúde, prevenção de doenças evitáveis, postergação de moléstia e reabilitação de agravos. Deve ainda existir uma etapa de captação e identificação de idosos de riscos distintos – além do acompanhamento –, em que estejam incluídos a possibilidade de tratamento de patologias não geriátricas e o referenciamento para cuidado geriátrico, quando houver a necessidade de tratamento especializado. Esta unidade, mais avançada e especializada, deve estar centrada na presença do médico e de profissionais de saúde com capacidade resolutiva que atendam o idoso fragilizado, com múltiplas síndromes geriátricas e perda de sua capacidade funcional, oferecendo tratamento e reabilitação.

[2] Os termos "vida saudável" e "qualidade de vida" são bastante genéricos. São conceitos dotados de um senso comum variável de um indivíduo para outro. Qualidade de vida pode ser definida como a distância entre as expectativas individuais e a realidade – quanto menor a distância, melhor.

[3] Na Primeira Conferência Internacional sobre Promoção da Saúde, realizada em Ottawa, Canadá, em novembro de 1986, foi elaborado um documento (Carta de Intenções) que visava a contribuir para que fosse atingida a meta "Saúde para Todos no Ano 2000".

[4] O termo prevenção não é garantia de um programa efetivo. Existem inúmeros programas e ações de promoção de saúde e de prevenção primária ineficientes.

Novas pesquisas deveriam estimular o setor de saúde a desenhar e/ou ampliar modelos mais contemporâneos, que oferecessem maior resolutividade e custo mais adequado em relação ao que é oferecido nos dias atuais (Veras *et al.*, 2008).

Sabendo-se que é grande a parcela de pessoas idosas não fragilizadas – portanto ainda com boas condições de saúde, a maioria em idade mais avançada e com renda média superior ao conjunto da população –, poder-se-ia propor uma política com foco na manutenção da capacidade funcional, em programas de prevenção, no investimento de metodologias para a detecção precoce de doenças, no monitoramento das doenças crônicas, no sistema do médico pessoal (o velho e bom médico da família), entre outras medidas, em lugar do modelo de demanda espontânea que tem no hospital a peça central do sistema.

Um exemplo emblemático das tentativas que estão sendo colocadas em prática no mercado de saúde pode ser observado no Reino Unido. Lá, os clientes de uma das maiores seguradoras, a PruHealth, recebem benefícios financeiros para deixarem seus carros parados e caminharem, usando o podômetro com monitor cardíaco. Também obtêm descontos na compra de frutas e legumes em um supermercado associado à empresa de saúde e há incentivo financeiro para a prática de exercícios físicos em academias.

Todos esses fatores positivos podem levar à redução de até cinco vezes no valor da sua apólice de saúde.[5] Esta experiência inglesa não chegou ao Brasil e não se sabe se teria efeito positivo e aceitação da sociedade. De qualquer forma, merece reflexão a mensagem passada: os planos de saúde operam em uma espécie de mutualismo, em que os menos saudáveis consomem mais serviços médicos e inflacionam os valores pagos por quem está com sua capacidade funcional preservada e em boa forma. Por muitos anos, tivemos dificuldades de aceitar estímulos financeiros para cuidar de nossa saúde – como, aliás, é prática corriqueira entre as empresas seguradoras de carro.

A aplicação do aporte epidemiológico e a ênfase em prevenção fazem com que esta nova abordagem favoreça a redução dos custos assistenciais, pois confere prioridade à tecnologia do conhecimento e não à tecnologia das máquinas e imagens, o que implica reorganizar os serviços de saúde.

A nova realidade demográfica e epidemiológica brasileira aponta para a urgência de mudanças nos paradigmas de atenção à saúde da população idosa, com estruturas criativas e inovadoras e ações diferenciadas para que o idoso usufrua integralmente os anos proporcionados pelo avanço da ciência (Veras, 2007).

Já perdemos muito tempo acreditando que somos um país jovem, sem dar o devido crédito às informações demográficas, que mostram e projetam o envelhecimento da população. Viver mais é importante na medida em se agregue qualidade aos anos adicionais de vida.

Essas reflexões visam a estimular a discussão para a necessidade de novas estratégias. Foco inovador e criativo deve ser dirigido ao cuidado do idoso e aos portadores de doença crônica, que são os que mais sofrem os efeitos de sua fragilidade e os que mais demandam serviços de saúde.

Considerações finais

A prevenção em todos os seus níveis é o objetivo maior da Saúde Pública. As atividades de prevenção primária visam reduzir a incidência das doenças, por meio de ações voltadas para as suas causas distais; a redução das desigualdades sociais e a melhora de comportamentos em saúde são exemplos de prevenção primária. A prevenção secundária tem por objetivo curar o paciente e reduzir as consequências mais sérias das doenças por meio de diagnóstico precoce e tratamento; a realização de exames de rastreamento é um exemplo da prevenção secundária. A prevenção terciária tem por objetivo reduzir a progressão e as complicações de uma doença já sintomática, sendo um aspecto importante da terapêutica e da reabilitação.

Finalmente, é preciso ressaltar que a efetividade desses níveis é decrescente da prevenção primária em relação à secundária e à terciária. Cabe destacar, ainda, a existência de robustas evidências de que estratégias populacionais são mais efetivas do que aquelas voltadas para os indivíduos ou grupos de alto risco (Rose, 1985). As informações apresentadas neste capítulo mostram a grande demanda existente entre idosos brasileiros por ações preventivas em todos os níveis. O atendimento dessa demanda será mais efetivo com ações intersetoriais, nas quais o Sistema Único de Saúde ocupa um espaço relevante e determinante.

[5] Ver interessante matéria publicada na revista *Época Negócios*, março de 2008; (13):30. "Barato mais vigiado."

Referências bibliográficas

Barreto SM, Passos VMA, Firmo JOA, Guerra HL, Vidigal PG, Lima-Costa MF. Hypertension and clustering of cardiovascular risk factors in a community in Southeast Brazil – The Bambuí Health and Ageing Study. *Arq Bras Cardiol*, 77:576-81, 2001.

Boult C, Altmann M, Gilbertson D, Yu C, Kane RL. Decreasing disability in the 21st century: the future effects of controlling six fatal and nonfatal conditions. *Am J Public Health*, 86(10):1388-93, 1996.

Boyle PA, Buchman AS, Wilson RS, Bienias JL, Bennett DA. Physical activity is associated with incident disability in community-based older persons. *J Am Geriatr Soc*, 55:195-201, 2007.

Brasil. Ministério da Saúde. Informações de Saúde. [Acesso em set 2008]. Disponível em: URL: http://www.datasus.gov.br

Brasil. Ministério da Saúde. Secretaria de Vigilância em Saúde. Departamento de Vigilância Epidemiológica. Coordenação Geral do Programa Nacional de Imunizações. Nota técnica no/CGPNI/DEVESP/SVS/MS, 2 de junho de 2006. Disponível em: URL: http://www.portal.saude.gov.br/portal/SVS

Brasil. Ministério da Saúde. Secretaria de Vigilância em Saúde. Secretaria de Gestão Estratégica e Participativa. Vigitel Brasil 2006: vigilância de fatores de risco e de proteção para doenças crônicas por inquérito telefônico. Brasília: Ministério da Saúde, 2007. 297 p. (Série G: Estatística e informação em saúde.)

Brasil. Ministério do Planejamento, Orçamento e Gestão. Instituto Brasileiro de Geografia e Estatística. Pesquisa Nacional por Amostra de Domicílios (PNAD 2003). Rio de Janeiro: IBGE, 2003.

Centers for Disease Control and Prevention. Merck Company Foundation. The State of Aging and Health in Americas 2007a. Whitehouse Station NJ: The Merck Company Foundation; 2007a. Disponível em: URL: http://www.cdc.gov/aging

Centers for Disease Control and Prevention. Colorectal cancer test use among persons aged > 50 years – United States 2001. *Morbidity and Mortality Weekly Report*, 52:193-6, 2003.

Centers for Disease Control and Prevention. Use of mammograms among women aged > 40 years – United States, 2000-20*JAMA*, 297:942-3, 2007b.

CSDH (2008). Closing the gap in a generation: health equity through action on the social determinants of health. Final Report of the Commission on Social Determinants of Health. Geneva, World Health Organization. Disponível em: URL: http://www.who.int/social_determinants

Cutler DM. The reduction in disability among the elderly. *Proc Natl Acad Sci USA*, 98:65, 2001

Francisco PM, Donalisio MR, Barros MB, César CL, Carandina L, Goldbaum M. Fatores associados à vacinação contra *influenza* em idosos em municípios do Sudeste do Brasil. *Rev Panam Salud Pública*, 19(4):259-64, 2006.

Freedman VA, Martin LG, Schoeni RF. Recent trends in disability and functioning among older adults in the United States: a systematic review. *JAMA*, 288:3137-46, 2002.

Fries JF, Crapo LM. *Vitality and Aging: Implications of the Rectangular Curve.* San Francisco: WH Freeman and Company, 1981.

Fries JF. Aging, natural death and the compression of mortality. *N Engl J Med*, 303(3):130-5, 1980.

Fries JF. Reducing disability in older age. *JAMA*, 288 (24):3164-66, 2002.

Gordilho A *et al. Desafios a Serem Enfrentados no Terceiro Milênio pelo Setor Saúde na Atenção Integral ao Idoso*. Rio de Janeiro: UnATI/UERJ; 2000.

Health Canada. National advisory council on aging. Report card seniors in Canada. Otawa; 20Disponível em URL: http://www.hc-scgc.ca

Kannel WB. Risk stratification in hypertension: new insights from the Framingham Study. *Am J Hypertens*, 13(1 Pt 2):3S-10S, 2000.

Karsch UM. Idosos dependentes: famílias e cuidadores. *Cad Saúde Pública*, 19(3):861-6, 2003.

Katz S *et al*. The index of ADL: a standardized measure of biological and psychosocial function. *JAMA*, 185:914-9, 1963.

Lima-Costa MF, Firmo JOA, Uchoa E. A estrutura da auto-avaliação da saúde entre idosos: Projeto Bambuí. *Revista de Saúde Pública*, 38(6):827-34, 2004.

Lima-Costa MF, Loyola Filho AI, Matos DL. Tendências nas condições de saúde e uso de serviços de saúde entre idosos brasileiros: um estudo baseado na Pesquisa Nacional por Amostras de Domicílio. Cad Saúde Pública, 23(10):2467-78, 2007.

Lima-Costa MF, Matos DL, Camarano AA. Evolução das desigualdades sociais em saúde entre idosos e adultos brasileiros: um estudo baseado na Pesquisa Nacional por Amostras de Domicílio (PNAD 1998, 2003). *Ciência & Saúde Coletiva*, 11(4):941-50, 2006.

Lima-Costa MF, Matos DL. A saúde dos idosos no Brasil e suas tendências. *In*: Brasil. Ministério da Saúde. Secretaria de Vigilância em Saúde. Saúde Brasil 20Brasília: Ministério da Saúde; 2009 (no prelo).

Lima-Costa MF, Matos DL. Prevalência e fatores associados à realização da mamografia na faixa etária de 50-69 anos: um estudo baseado na Pesquisa Nacional por Amostra de Domicílios (2003). *Cad Saúde Pública*, 23(7):1665-73, 2007.

Lima-Costa MF, Uchoa E, Guerra HL, Firmo JOA, Vidigal PG, Barreto SM. The Bambuí Health and Ageing Study (BHAS): methodological approach and preliminary results of a population-based cohort study of the elderly in Brazil. *Rev Saúde Pública*, 34(2):126-35, 2000.

Lima-Costa MF, Veras RP. Saúde pública e envelhecimento. *Cad Saúde Pública*, 19(3):700-01, 2003.

Lima-Costa MF. A saúde dos adultos na Região Metropolitana de Belo Horizonte: um estudo epidemiológico de base populacional. Belo Horizonte: NESPE/FIOCRUZ/UFMG; 20132 p. Disponível em: URL: http://www.cpqrr.fiocruz.br/NESPE

Lourenço RA, Martins CSF, Sanchez MAS, Veras RP. Assistência ambulatorial geriátrica: hierarquização da demanda. *Rev Saúde Pública*, 39(2):311-8, 2005.

MacMahon S, Peto R, Cutler J, Collins R, Sorlie P, Neaton J, Abbott R, Godwin J, Dyer A, Stamler J. Blood pressure, stroke, and coronary heart disease. Part 1, Prolonged differences in blood pressure: prospective observational studies corrected for the regression dilution bias. *Lancet*, 335(8692):765-74, 1990.

Manton KG, Gu X. Changes in the prevalence of chronic disability in the United States black and nonblack population above age 65 from 1982 to 19*Proc Natl Acad Sci USA*, 98:6354-59, 2001.

Mittelmark MB. The epidemiology of aging. *In*: Hazzard WR, Bierman EL, Blass JP, Ettinger WH, Halter JB, editors. *Principles of Geriatric Medicine and Gerontology*. New York: McGraw-Hil, p.135-51, 1994.

Néri MC, Soares WL. Estimando o impacto da renda na saúde através de programas de transferência de renda aos idosos de baixa renda no Brasil. *Cad Saúde Pública*, 23(8):1845-56, 2007.

Ramos LR. Determinant factors for healthy aging among senior citizens in a large city: the Epidoso Project in São Paulo. *Cad Saúde Pública*, 19(3):793-7, 2003.

Rede Interagencial de Informações para a Saúde. RIPSA. Comitê Temático Interdisciplinar (CTI): Saúde do Idoso, 20(Relatório final.)

Rose G. Sick individuals and sick populations. *Int J Epidemiol*. 14(1):32-8, 1985.

Schoeni RF, Martin LG, Andreski PM, Freedman VA. Persistent and growing socioeconomic disparities in disability among the elderly: 1982-20*Am J Public Health*, 95(11):2065-70, 2005.

Schooling CM, Lam TH, Li ZB, Ho SY, Chan WM, Ho KS, Tham MK, Cowling BJ, Leung GM. Obesity, physical activity, and mortality in a prospective chinese elderly cohort. *Arch Intern Med*, 24:1498-504, 2006.

Taaffe DR, Irie F, Masaki KH, Abbott RD, Petrovitch H, Ross GW, White LR. Physical activity, physical function, and incident dementia in elderly men: the Honolulu-Asia Aging Study. *J Gerontol A Biol Sci Med Sci*, 63:529-35, 2008.

Uchôa E. Contribuições da antropologia para uma abordagem das questões relativas à saúde do idoso. *Cad Saúde Pública*, 19(3):849-53, 2003.

Veras RP, Parahyba MI. O anacronismo dos modelos assistenciais para os idosos na área da saúde: desafios para o setor privado. *Cad Saúde Pública*, 23(10):2479-89, 2007.

Veras RP *et al*. Características demográficas dos idosos vinculados ao sistema suplementar de saúde no Brasil. *Rev Saúde Pública*, 42(3):497-502, 2008.

Veras RP. Fórum. Envelhecimento populacional e as informações de saúde do PNAD: demandas e desafios contemporâneos. Introdução. *Cad Saúde Pública*, 23(10):2463-66, 2007.

46. Veras RP. Modelos contemporâneos no cuidado à saúde: novos desafios em decorrência da mudança do perfil epidemiológico da população brasileira. *Rev. USP*, 51:72-85, 2001.

Verbrugge LM, Jette AM. The disablement process. *Soc Sci Med*, 38:1-14, 1994.

Wolf-Maier K, Cooper RS, Kramer H, Banegas JR, Giampaoli S, Joffres MR, Poulter N, Primatesta P, Stegmayr B, Thamm M. Hypertension treatment and control in five European countries, Canada, and the United States. *Hypertension*, 43:10-7, 2004.

WHO – World Health Organization. The global burden of disease: 2004 update. Geneva: WHO, 20146 p. Disponível em: URL: http://www.who.int/healthinfo/global_burden_disease

40 Epidemiologia do Ciclo Vital

Cesar G. Victora, David A. González e Pedro C. Hallal

"O menino é o pai do homem"
William Wordsworth (1770-1850)

Este capítulo encerra uma seção onde foi abordado o processo de saúde-doença desde a perspectiva do ciclo de vida, cobrindo cada etapa da vida – período perinatal, infância, adolescência e maturidade – com ênfase em seus determinantes contemporâneos.

A epidemiologia do ciclo vital (*life-course epidemiology*) é uma subárea da Epidemiologia que procura compreender a influência de exposições precoces sobre diversas condições de saúde ao longo da vida. O delineamento mais apropriado para este tipo de investigação é o de coorte de nascimento, o qual constitui o foco do presente capítulo. Os estudos de coorte caracterizam-se por acompanhar um grupo de indivíduos de forma longitudinal ou futurística desde a exposição até o desfecho – o termo *coorte* tem origem no latim, fazendo referência a um grupo de soldados pertencentes a uma legião romana (Grimes, Schulz, 2002a).

As coortes de nascimento incluem dados coletados na época do parto (ou na gravidez) e ao longo da vida dos indivíduos. Tipicamente os membros de uma coorte nasceram em uma determinada cidade ou região e em uma determinada época. Por este motivo, as coortes de nascimento são consideradas como fixas ou fechadas, pois o conjunto de indivíduos incluídos no estudo apresenta um evento comum (restrito no tempo e no espaço). Desta forma, uma vez membro da coorte sempre membro da coorte.

Os dados de cada indivíduo podem ser coletados de forma ativa (fonte primária de dados – entrevista e/ou exame direto) e/ou de forma passiva (fontes secundárias de dados – registros hospitalares, de morte, escolares etc.). Com base no momento em que o estudo é iniciado, as coortes de nascimento podem ser prospectivas (estudo iniciado durante a gravidez, parto ou nos primeiros dias de vida), retrospectivas ou históricas (dados coletados no passado), ou ambispectivas (algumas variáveis coletadas no passado e outras após o início do estudo).

Histórico e conceitos básicos das investigações em ciclo vital

Nos versos reproduzidos no início deste capítulo e publicados em 1802, o poeta inglês William Wordsworth relata suas impressões de infância e, com a sua famosa frase *"O menino é o pai do homem"* expressa a essência das diversas hipóteses que tentam explicar a origem precoce das doenças e que fundamentam os estudos de ciclo vital.

Na literatura científica, Sigmund Freud (1952) foi um dos primeiros autores a postular que as experiências precoces na vida podem influenciar não apenas a saúde mental dos adultos, mas também padrões comportamentais como o tabagismo, o consumo de álcool e os transtornos da alimentação. Em 1966, René Dubos ampliou este conceito ao mostrar que exposições precoces, como ambiente e dieta, podem afetar também a saúde física na vida adulta (Dubos *et al.*, 2005). Esta teoria ficou conhecida como *Freudianismo Biológico*.

Na década de 1980, David Barker e colaboradores demonstraram que a distribuição geográfica das doenças cardíacas no Reino Unido estava mais fortemente relacionada com o local de nascimento da pessoa do que com o local de residência atual (Barker, Osmond, 1986). Seus estudos sugeriram que exposições intrauterinas poderiam causar mudanças permanentes na fisiologia e, interagindo com fatores ambientais, aumentariam o risco de doenças crônicas complexas (Prentice, Moore, 2005). Suas ideias passaram a ser conhecidas como a *Hipótese de Barker*.

Já na década de 1990, esta linha de pensamento passou a ser conhecida como a hipótese da *Origem Fetal das Doenças no Adulto*, postulando que as condições adversas vivenciadas na vida fetal estariam associadas a diversas doenças crônicas na vida adulta, como diabetes, hipertensão, doença cardiovascular, câncer, entre outras (Barker, 1990; Goldberg, Prentice, 1994). Novas evidências mudaram o foco da hipótese, ao mostrar que não apenas exposições intrauterinas, mas também eventos vivenciados nos primeiros anos de vida, teriam também repercussão sobre diversas condições de saúde. Por exemplo, o crescimento infantil (Eriksson *et al.*, 2001) e a alimentação (Lucas, 1990; Lucas, Morley, 1996) passaram a ser estudados em termos de suas consequências a longo prazo. Com esta ampliação de seu foco, a hipótese passou a ser denominada de *Origem Precoce das Doenças no Adulto* (Ben-Shlomo, Kuh, 2002; Rocchini, 1994; Singhal, Lucas, 2004) e, mais recentemente, adotou a sigla em inglês *DOHaD – Developmental Origins of Health and Disease* (www.dohadsoc.org), enfatizando desta forma como todo o processo de desenvolvimento dentro do útero e nos primeiros anos de vida pode influenciar a saúde ao longo da vida.

Recentemente, Davey Smith (2005) ampliou os conceitos de Freud, Dubos e Barker, propondo o modelo do *Freudianismo Epidemiológico*, segundo o qual uma exposição com ação durante um período específico pode ter efeitos a longo prazo ou de longa duração na estrutura ou no funcionamento dos órgãos, tecidos e sistema corporal. O período de tempo durante o qual uma determinada exposição teria um efeito irreversível foi denominado de *"crítico"* (Ben-Shlomo, Kuh, 2002). Por este motivo o modelo proposto por Davey Smith é também conhecido como "*de período crítico*", "*programação biológica*" ou "*de latência*". Os períodos de desenvolvimento denominados de *"sensíveis"* englobam aqueles durante os quais as exposições teriam efeitos que – ao contrário dos períodos críticos – poderiam ser modificados ou revertidos no futuro (Ben-Shlomo, Kuh, 2002).

Um conceito fundamental nesta teoria é que a exposição às condições adversas nos períodos críticos ou sensíveis pode ocasionar adaptações nos indivíduos, as quais trariam vantagens para o sujeito ao se desenvolver dentro do mesmo tipo de ambiente. Esta hipótese é conhecida como o "*Fenótipo Econômico*" (ou *"Thrifty Phenotype Hypothesis"*) (Prentice, Moore, 2005). Por exemplo, restrições no aporte de nutrientes ao feto seriam interpretadas como indicativas de um ambiente externo adverso. Como consequência, o feto desenvolveria um metabolismo "econômico" (evidenciado por alterações no metabolismo da insulina e por aumento em marcadores de inflamação crônica), estando assim bem adaptado para sobreviver a um ambiente pós-natal com aporte limitado de nutrientes. Por outro lado, se este mesmo indivíduo que enfrentou subnutrição no ambiente uterino passa a ter uma dieta rica em calorias – como acontece atualmente em países de renda média – sua programação fetal passa a ser prejudicial, em vez de vantajosa. Assim, a adaptação metabólica fetal aumentaria o risco de obesidade, diabetes e outras doenças crônicas complexas na vida adulta (Leon, 2004). A Figura 40.1 apresenta o mecanismo proposto na teoria do fenótipo econômico.

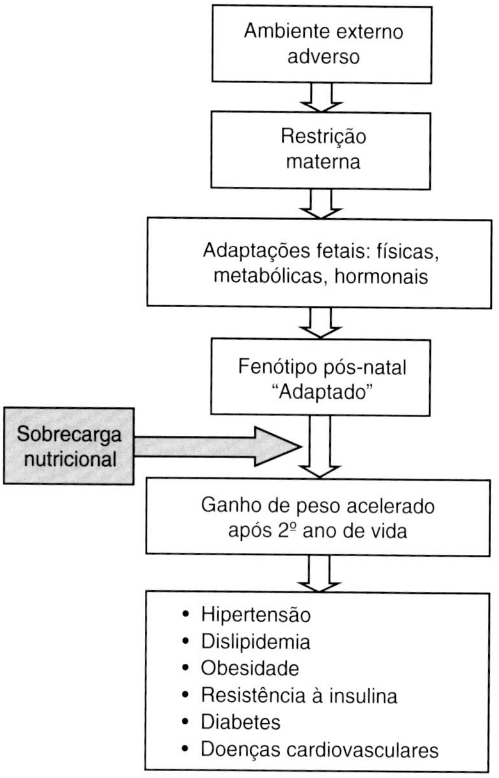

Figura 40.1 Modelo da teoria do fenótipo econômico. Adaptado de Leon D. Biological theories, evidence, and epidemiology. *International Journal of Epidemiology* 33:1167-71, 2004.

Além do efeito comprovado de exposições pré e pós-natais sobre a saúde do adulto, fatores genéticos também influenciam as diversas etapas de desenvolvimento dos indivíduos e modulam a forma pela qual as exposições precoces afetam estas etapas. Nos últimos anos, com as pesquisas sobre estrutura genômica, houve uma expansão na lista dos genes que reconhecidamente influenciam o fenótipo e o aparecimento de diversas doenças. Como exemplo, pode-se citar o amplo corpo de evidências relacionadas com o papel do FTO (*fat mass and obesity associated gene*), um gene que aumenta a suscetibilidade para a obesidade. Indivíduos homozigotos para mutações específicas em certos *loci* deste gene pesam em média 3 a 4 kg mais e têm um risco 1,67 vez maior de serem obesos em comparação com aqueles que não possuem estas alterações no gene (Loos and Bouchard, 2008; Saunders *et al.*, 2007). No entanto, os mecanismos biológicos subjacentes que explicam a forma pela qual estes genes e o ambiente interagem para afetar a saúde dos indivíduos não são bem conhecidos. Nesse sentido, a investigação dos efeitos de um determinado polimorfismo em diferentes contextos – por exemplo, em países de alta e baixa renda – pode trazer contribuições muito importantes.

Recentemente, alguns pesquisadores passaram a avaliar a existência de várias formas de herança não genéticas, que também afetam a saúde humana. Esta herança seria o resultado de uma interação do ambiente com os genes dos ancestrais, os quais seriam transmitidos de forma intergeracional. A transmissão destas variações fenotípicas que não dependem de diferenças na sequência do DNA recebeu o nome de *Herança Epigenética*. Com as evidências de diversas pesquisas nesta área surgiu um novo campo do conhecimento conhecido como *Epigenética* (Ben-Shlomo, Kuh, 2002; Holliday, 1987a; Holliday, 1987b; Jablonka, 2004).

Estudos de ciclo vital e seus principais achados

Os estudos de coorte de nascimentos com longos períodos de acompanhamento têm sidos conduzidos, em sua maioria, em países de renda alta. Tais pesquisas têm contribuído com inúmeras evidências sobre a origem precoce das doenças no adulto. O Quadro 40.1 mostra os principais estudos realizados em países de renda alta, incluindo coortes que recrutaram pelo menos 1.000 participantes no acompanhamento inicial, com pelo menos 15 anos de acompanhamento e que ainda estão em andamento (Batty *et al.*, 2007). O mesmo quadro apresenta uma lista similar de estudos em países de renda média ou baixa. Dentre estes, daremos ênfase às coortes brasileiras, particularmente aquelas realizadas em Pelotas, RS (1982 e 1993), e em Ribeirão Preto (1979 a 80) (Barros *et al.*, 2008; Victora, Barros, 2006; Victora *et al.*, 2008a; Batty, 2007; Cardoso *et al.*, 2007; Barbieri *et al.*, 2006).

Em comparação com as coortes de países de renda alta, a quantidade de estudos oriundos de países de renda média e baixa é pequena, sendo as amostras em geral menores e mais jovens. O Quadro 40.2 lista algumas características que favorecem a criação e a manutenção dos estudos de coorte em países de renda alta (Batty *et al.*, 2007). Algumas coortes, como a de Hertfordshire (Inglaterra) (Syddall *et al.*, 2005) e de Helsinque (Finlândia) (Eriksson *et al.*, 2007), foram constituídas muitos anos após a coleta dos dados perinatais (coortes históricas ou

Quadro 40.1 Principais estudos de coorte de nascimento em países de renda alta e de renda média e baixa†

Nome da coorte	Localização	Ano de nascimento	Amostra inicial*
	Países de alta renda		
Estudos de coorte britânicos	Reino Unido	1946, 1958, 1970, ~2000	Amplitude: 5.362-20.000
Estudo longitudinal Avon de pais e filhos (ALSPAC)	Inglaterra	1991/92	13.971
Crianças de Aberdeen do estudo de 1950	Escócia	1950-56	12.150
Coorte de nascimento do norte da Finlândia	Finlândia	1966	12.058
Coorte de nascimento nacional dinamarquesa	Dinamarca	1997-2003	Nascimentos de 100.000 mulheres
Projeto perinatal de colaboração nacional	EUA	1959-66	~50.000 mulheres grávidas de 12 cidades
Estudo multidisciplinar sobre saúde e desenvolvimento de Dunedin	Nova Zelândia	1972/73	1.037
Estudo da gravidez da Universidade Mater em Queensland	Austrália	1981/84	7.223
	Países de média e baixa rendas		
Coorte do sul de Nova Déli	Índia	1969-72	8.181
Estudo do Capital Humano**	Guatemala	1969-77	1.301
Coorte de nascimento de Pelotas de 1982	Brasil	1982	5.914
Coorte de nascimento de Pelotas de 1993	Brasil	1993	5.249
Coorte de nascimento de Ribeirão Preto 1978/79	Brasil	1978/79	6.827
Coorte de Cebu	Filipinas	1983/84	2.080
Coorte de Soweto do nascimento aos vinte anos	África do Sul	1990	3.273

Quadro inclui coortes com >1.000 indivíduos na amostra inicial e com 15 ou mais anos de acompanhamento.
† Adaptada de Batty GD *et al*. Examining life-course influences on chronic disease: the importance of birth cohort studies from low- and middle-income countries. An overview. *Braz J Med Biol Res* 40:1277-1286, 2007.
* O tamanho das coortes ocasionalmente varia em algumas publicações.
** Pesquisa começou como estudo de intervenção nutricional.

Quadro 40.2 Principais características que favorecem a realização de estudos de coorte em países de renda alta

Característica	Vantagem
Recursos financeiros suficientes	Facilidade para incluir grande número de indivíduos, efetuar acompanhamentos, exames etc.
Nascimentos geralmente acontecem no hospital	Favorece avaliação de indivíduos no nascimento
Existência de visitas domiciliares de rotina na infância por pessoal de saúde	Fornece dados sobre crescimento e desenvolvimento psicomotor
Taxa de migração interna baixa e com registros adequados	Diminui as perdas de acompanhamento Permite rastreamento em base de dados nacionais
Existência de registros de boa qualidade (hospitalizações, morbidade, mortalidade, infrações etc.)	Permite a obtenção de dados secundários confiáveis
Número de identificação único em diversas fontes de dados	Facilita o cruzamento da informação
Alta cobertura com telefonia fixa	Possibilita a realização de entrevistas telefônicas
Nível de escolaridade e receptividade para pesquisas	Aumenta a porcentagem de respostas para questionários aplicados por correio Facilidade para convocar membros da coorte para exames médicos no hospital

retrospectivas), sendo muitas informações sobre exposições precoces obtidas a partir de fontes secundárias. Em vários países de renda média ou baixa, a utilização de dados secundários é difícil ou impossível, devido à baixa cobertura e/ou baixa qualidade dos mesmos, quando disponíveis.

Apesar das evidentes dificuldades em realizar coortes em países de renda média e baixa, elas têm fornecido informações relevantes e de qualidade sobre os efeitos a longo prazo das exposições precoces. Estas coortes apresentam algumas vantagens metodológicas quando comparadas àquelas de países ricos. Em primeiro lugar, algumas exposições são mais frequentes em países de renda média ou baixa, sejam estas ambientais (condições inadequadas de moradia, exposições ocupacionais) ou biológicas. Por exemplo, a prevalência de baixo peso ao nascer (BPN; < 2.500 gramas) na coorte de ALSPAC de 1991/92 na Inglaterra foi de 5,7% (Golding *et al.*, 2001). O valor correspondente foi quase o dobro nas coortes de Pelotas de 1982 (8,0% em meninos e 10,1% em meninas) (Victora, Barros, 2006) e 1993 (8,7% em meninos e 10,7% em meninas) (Barros *et al.*, 2001; Victora *et al.*, 2008b) e foi o triplo na coorte de Nova Déli de 1969/72 (16,6% em meninos e 19,9% em meninas) (Bhargava *et al.*, 1995). Em Ribeirão Preto esta diferença foi menos evidente na coorte de 1978/79 (6,3% em meninos e 8,2% em meninas) do que na coorte de 1994 (9,8% e 11,5%, respectivamente) (Silva *et al.*, 1998).

Em segundo lugar, existem consideráveis diferenças na natureza de algumas exposições. Por exemplo, em países de renda alta, a atividade física em crianças e adultos é prioritariamente realizada no tempo de lazer. Em contrapartida, nos países de renda média e baixa, o gasto energético tende a ser de longa duração e baixa intensidade como consequência das atividades ocupacionais, deslocamento ao trabalho e/ou por atividades da vida diária (Hallal *et al.*, 2006).

Terceiro, o sentido em que uma variável atua como fator de confusão – distorcendo a associação entre uma exposição e um desfecho – pode variar conforme o grau de desenvolvimento econômico. Por exemplo, o nível socioeconômico alto (fator de confusão) contribui para o desenvolvimento psicomotor da criança (desfecho). Em países ricos, a amamentação (exposição) é mais prolongada em famílias ricas, mas em países pobres a amamentação tende a ser maior em famílias pobres (Figura 40.2). Assim, em estudos observacionais realizados em países ricos, a condição socioeconômica contribui para superestimar o efeito da amamentação sobre a inteligência, enquanto o oposto tende a ocorrer em coortes realizadas em países pobres (Victora *et al.*, 2008b).

Finalmente, as iniquidades socioeconômicas – que afetam praticamente todas as condições de saúde – podem variar ao longo do tempo, na medida em que uma população atravessa o processo de desenvolvimento social e econômico. Por exemplo, as três coortes da cidade de Pelotas mostram que houve uma importante queda absoluta nos níveis de mortalidade infantil entre 1982 e 1993, especialmente entre as famílias de menor renda. No entanto, conforme a Figura 40.3, entre 1993 e 2004 houve poucas mudanças entre os pobres, embora a mortalidade infantil nas famílias ricas tenha alcançado valores próximos de zero (Matijasevich *et al.*, 2008). Da mesma forma, em Ribeirão Preto o retardo de crescimento intrauterino teve um incremento entre 1978/79 e 1994, passando de 10,6% para 12,5%. Esta diferença foi o resultado de um aumento na prevalência de retardo de crescimento intrauterino entre filhos de mulheres com menor escolaridade (passou de 11,9% para 17,3%), enquanto no grupo com melhor educação o valor se manteve baixo (7,1% e 6,3%, respectivamente) (Lamy Filho *et al.*, 2007).

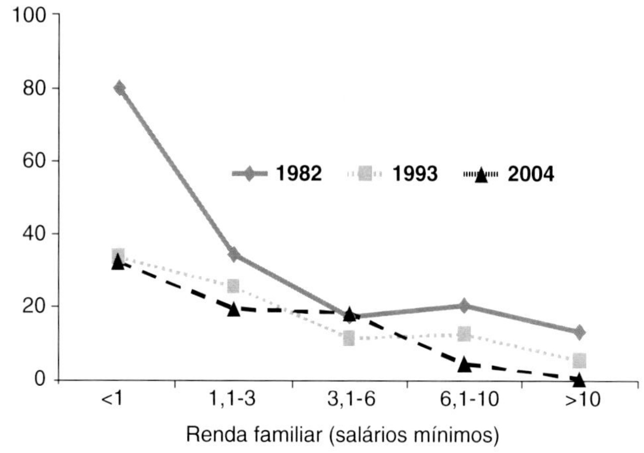

Figura 40.3 Mortalidade infantil nas coortes de Pelotas de 1982, 1993 e 2004 conforme renda familiar.

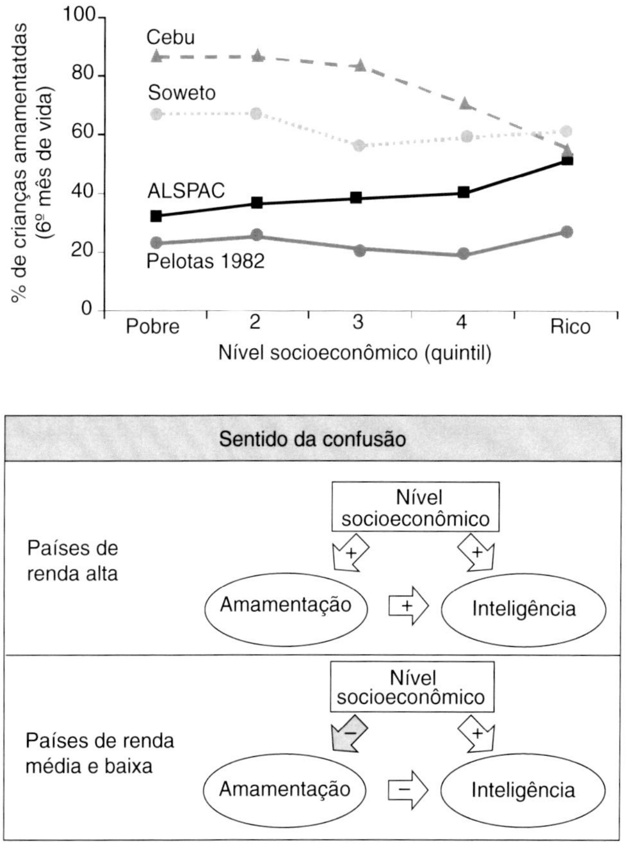

Figura 40.2 Porcentagem de crianças amamentadas aos 6 meses de vida conforme quintil de nível socioeconômico na coorte de ALSPAC e em três coortes de países de renda média e baixa. O esquema na parte inferior da figura mostra o sentido da confusão ocasionada pelo nível socioeconômico na associação entre amamentação e inteligência.

Pelos motivos expostos acima, coortes realizadas em países de renda média e baixa têm muito a acrescentar à literatura internacional, atualmente dominada pelas coortes de países de alta renda.

Efeitos a longo prazo de exposições precoces: principais achados

Diversos estudos têm mostrado que exposições precoces – como as condições socioeconômicas, ambientais e nutricionais no período perinatal – estão associadas aos padrões de morbidade e mortalidade nos primeiros anos de vida (Barker, Osmond, 1986; Prentice, Moore, 2005; Barros *et al.*, 2001; Matijasevich *et al.*, 2008; Gonzalez *et al.*, 2008; Menezes *et al.*, 2005; Oliveira *et al.*, 2007). A epidemiologia do ciclo vital mostra que estas exposições têm também efeitos a longo prazo sobre o estado de saúde e nutrição.

Coortes acompanhadas em países de renda alta mostraram que o baixo peso ao nascer e o rápido ganho de peso na infância, assim como as adversidades socioeconômicas nos primeiros anos de vida, estão associados a diversos agravos e doenças na vida adulta, tais como obesidade, doença cardiovascular, diabetes tipo 2, alguns tipos de câncer, doenças psiquiátricas e alérgicas (Barker, 1990; Eriksson *et al.*, 2007; Barker, 2003; Galobardes *et al.*, 2004; Kuh *et al.*, 2002; McCarthy *et al.*, 2007; Singhal and Lanigan, 2007; Okasha *et al.*, 2003). Os efeitos destas exposições comprometem diversas características biológicas, sociais e comportamentais, tais como composição corporal, função pulmonar, marcadores biológicos, inteligência, escolaridade, qualidade de vida, consumo de álcool etc. (Lucas, Morley, 1996; Kuh *et al.*, 2002; Lawlor *et al.*, 2005a; Lawlor *et al.*, 2005b; Lawlor, Smith, 2005; Wiles *et al.*, 2007a; Wiles *et al.*, 2007b).

Devido à maior frequência de subnutrição intra e extrauterina em países de renda média e baixa, resultados de coortes realizadas nesses países são particularmente relevantes. Uma metanálise envolvendo cinco coortes de nascimento (Brasil, Guatemala, Índia, Filipinas e África do Sul) mostrou que a exposição à subnutrição no útero e/ou nos primeiros 2 anos de vida está fortemente associada a baixa estatura na idade adulta, menor escolaridade, reduções na produtividade econômica e – em mulheres – baixo peso ao nascer na próxima geração (Victora *et al.*, 2008b). Sobre este último desfecho, as evidências mostram que mulheres desnutridas na infância apresentam baixa estatura na vida adulta, sendo esta uma das razões pelas quais estão mais predispostas a terem filhos pequenos. Dessa forma, algumas exposições precoces teriam a possibilidade de se perpetuar nas gerações subsequentes (efeitos intergeracionais) (Ben-Shlomo, Kuh, 2002; Jablonka, 2004; Victora *et al.*, 2008b).

Por meio dos estudos de trajetórias individuais de crescimento, que são possíveis em coortes com medidas repetidas dos mesmos indivíduos, novas evidências têm surgido. Os efeitos do baixo peso ao nascer e da subnutrição precoce sobre as doenças crônicas parecem ser exacerbados em indivíduos que apresentam ganho excessivo de peso em etapas posteriores da vida, o que apoia a hipótese do fenótipo econômico (Bettiol *et al.*, 2007). Em vários estudos – realizados tanto em países de renda alta como nas cinco coortes mencionadas – as associações entre baixo peso ao nascer e morbimortalidade em adultos somente ficam evidentes quando o índice de massa corporal (IMC) atual é incorporado nas análises estatísticas como covariável (Victora *et al.*, 2008b; Kuh *et al.*, 2002; McCarthy *et al.*, 2007). Isto sugere que o verdadeiro fator de risco seria o ganho excessivo de peso desde o nascimento, e não o peso ao nascer *per se*. Se o responsável fosse baixo peso ao nascer, o efeito já deveria ser observado nas análises brutas, sem ajuste para o peso ou IMC atuais. Além disso, os efeitos adversos do ganho rápido de peso parecem depender da idade em que o mesmo acontece.

Estudos realizados na Índia, Guatemala e Brasil mostraram associações diretas entre o ganho de peso nos primeiros anos de vida e a quantidade de massa magra na idade adulta. Já o ganho rápido de peso após os primeiros anos de vida esteve diretamente associado aos níveis de adiposidade (Victora *et al.*, 2008b). Dessa forma, o ganho de peso tardio teria efeitos adversos na vida adulta, com repercussão sobre diversos fatores de risco para doenças cardiovasculares. Embora a maior parte das evidências da associação entre o baixo peso ao nascer e desfechos como obesidade, diabetes e outros fatores de risco para doenças cardiovasculares tenham sido fornecidas pelas coortes de países de renda alta, são mais preocupantes as repercussões que teriam em países de renda média. Este último grupo de países são os que apresentam maior frequência de subnutrição precoce seguida de consumo energético excessivo, fenômeno típico da transição nutricional.

Análises de diferentes coortes têm tentado elucidar também a influência de outras exposições precoces como o nível socioeconômico, o tempo de amamentação e os padrões de alimentação nos primeiros anos de vida (Okasha *et al.*, 2003; Pearce *et al.*, 2005a; Pearce *et al.*, 2005b; Horta *et al.*, 2007; Figueiredo *et al.*, 2007; Osler *et al.*, 2008; Mensah, Hobcraft, 2008). Algumas destas associações apontam em sentidos opostos em países de renda alta, relativamente a populações de média e baixa renda. Por exemplo, seis estudos de coorte avaliaram a relação entre nível socioeconômico ao nascer e obesidade abdominal em adultos de países de renda alta, sendo que cinco encontraram associações inversas (Kuh *et al.*, 2002; Kivimaki *et al.*, 2006; Laitinen *et al.*, 2001; Langenberg *et al.*, 2003; Poulton *et al.*, 2002) e um não detectou uma relação (Laitinen *et al.*, 2004). Já em homens de países de renda média, esta associação parece ser direta, conforme revelaram dois estudos que avaliaram como desfecho o IMC aos 18-19 anos em Pelotas e Ribeirão Preto (Barros *et al.*, 2006a; Goldani *et al.*, 2007).

Adicionalmente, algumas exposições podem afetar os indivíduos em mais de um momento durante as suas vidas, podendo acumular seus efeitos de risco e/ou proteção ao agir sobre períodos críticos ou sensíveis de desenvolvimento. Por exemplo, na coorte de Pelotas de 1982 foram avaliados os efeitos da mudança de renda entre o nascimento e os 19 anos de vida sobre a altura dos indivíduos no final da adolescência. Encontrou-se que em homens e mulheres a altura foi aproximadamente 3,5 cm menor entre aqueles que foram pobres ao nascer e no final da adolescência quando comparados com aqueles que nunca foram pobres. Para os que mudaram de renda, em um ou outro sentido, os valores foram intermediários (Barros *et al.*, 2006a). Isto sugere que as adversidades socioeconômicas experimentadas tanto na infância quanto na adolescência prejudicam de forma aditiva o crescimento dos indivíduos.

Aspectos metodológicos

Em relação a outros estudos observacionais, os estudos de coortes prospectivas apresentam a vantagem de coletar dados sobre a exposição antes do aparecimento do desfecho, estabelecendo portanto uma clara linha de temporalidade, além de evitar que a presença do desfecho afete a informação sobre a exposição no passado. Em países de renda média e baixa as coortes prospectivas são particularmente úteis, considerando as sérias limitações que afetam os registros vitais (sub-registro, cobertura incompleta, falta de padronização nas avaliações), o que dificulta a utilização de dados secundários em coortes retrospectivas, como aquelas frequentemente estudadas em países ricos (Syddall *et al.*, 2005; Eriksson *et al.*, 2007). Por outro lado, o maior problema para consolidar uma coorte reside justamente no tempo de seguimento necessário, que pode levar a perdas de acompanhamento e à necessidade de obter vultosos financiamentos a longo prazo, sem falar na necessidade de manter uma equipe de investigadores se dedicando ao estudo durante várias décadas.

O primeiro aspecto metodológico é a decisão de iniciar um estudo de coorte. Esta decisão nem sempre é consciente por ocasião do início do estudo. A coorte de Pelotas de 1982, por exemplo, começou como um inquérito de saúde perinatal em que as 6.011 crianças nascidas nas três maternidades da cidade foram incluídas (5.914 nascidos vivos) (Barros *et al.*, 2008; Victora, Barros, 2006). Igualmente, a coorte de 1978 a 79 de Ribeirão Preto iniciou como um estudo perinatal (Cardoso *et al.*, 2007). Com a obtenção de novos recursos foi possível acompanhar as crianças e adolescentes de Pelotas e Ribeirão Preto, transformando estes estudos em coortes. As análises da coorte de 1982 em Pelotas, na qual não foram feitas visitas entre o nascimento e o primeiro aniversário, sugeriram que as mais importantes alterações na saúde e nutrição infantis ocorriam durante o primeiro ano de vida. Isto subsidiou o lançamento de uma nova coorte em 1993, tendo como um dos objetivos avaliar esta faixa etária mediante cinco visitas do nascimento ao primeiro aniversário (Victora *et al.*, 2008a). Portanto, ao contrário do estudo de 1982, o de 1993 já foi lançado como uma coorte desde sua concepção. As visitas durante o primeiro ano de vida foram realizadas para subamostras da coorte, devido a restrições orçamentárias que impediram de visitar as cerca de 5.000 crianças em todas as idades.

A experiência mostrou que a estratégia de avaliar subamostras pode levar ao longo do tempo à disponibilidade de relativamente poucos indivíduos com dados completos para as análises que englobam múltiplas visitas. Assim, quando uma terceira coorte foi iniciada em 2004, todas as visitas incluíram a amostra inteira (Barros *et al.*, 2008; Barros *et al.*, 2006b). As coortes de São Luís e de Ribeirão Preto de 1994, ao contrário da coorte de 1978 a 1979, foram iniciadas já como estudos de coorte (Cardoso *et al.*, 2007).

As coortes tendem a se tornar estudos multidisciplinares, com participação de epidemiologistas, clínicos, nutricionistas, cirurgiões-dentistas, estatísticos, antropólogos, sociólogos, psicólogos, criminalistas e educadores, entre outros. O lado potencialmente negativo desta ampliação do escopo das coortes é o aumento na complexidade dos questionários. Por exemplo, a entrevista perinatal na coorte de 1982 incluía 51 perguntas, enquanto a mesma entrevista em 2004 incluía 273, assim como um número bem maior de medidas antropométricas obtidas da mãe e da criança (Barros *et al.*, 2008). A mais recente visita à coorte de 2004, realizada em 2008, inclui um questionário com 356 perguntas, com uma duração média de uma hora, seguido por uma avaliação psicológica com duração de cerca de 30 min.

As estratégias utilizadas para reduzir as perdas de acompanhamento e recusas são fundamentais. O Quadro 40.3 mostra diversas técnicas usadas pelas coortes brasileiras e que garantiram taxas de acompanhamento de 70 a 99% nas três coortes de Pelotas (Barros *et al.*, 2008; Victora, Barros, 2006; Victora *et al.*, 2008a; Barros *et al.*, 2006b) e de 30 a 60% nas duas coortes de Ribeirão Preto (Cardoso *et al.*, 2007). Perdas de acompanhamento tendem a acontecer de forma não aleatória, podendo assim introduzir viés nos resultados do estudo. Por este motivo, a comparação entre os indivíduos localizados com a coorte original é sempre essencial (Grimes, Schulz, 2002a).

A validade interna nas coortes também pode estar comprometida por outros tipos de viés de informação e/ou de seleção (Grimes, Schulz, 2002a; Grimes, Schulz, 2002b). A discussão sobre estratégias de controle de qualidade e de amostragem, que tem como objetivo reduzir estes tipos de viés, está fora do escopo do presente capítulo.

Aspectos analíticos

Estudos de coorte permitem estimar a incidência de doenças ou agravos, seja em termos de incidência cumulativa ou de densidade de incidência. Ao avaliar um desfecho em um determinado grupo etário, as coortes permitem também o cálculo de sua prevalência. Como vimos na Parte 3 deste volume, os tipos de análise estatística mais frequentemente utilizados – para um desfecho único – incluem análises de sobrevivência (como regressão de Cox), regressão logística (para desfechos binários raros), regressão de Poisson (para desfechos binários comuns ou contagens), assim como a regressão linear para desfechos contínuos.

Os estudos de coorte frequentemente disponibilizam medidas repetidas da mesma variável ao longo do tempo – seja uma exposição ou um desfecho. Estas análises requerem técnicas específicas. Podem ser usados procedimentos mais simples, como a avaliação da mudança de uma variável no tempo – por exemplo, mudança de renda familiar ou ganho de peso (Barros *et al.*, 2006a), assim como técnicas mais complexas como a análise condicional (Emond *et al.*, 2007; Victora *et al.*, 2007; Osmond *et al.*, 2007) e as equações de estimação generalizada (Odueyungbo *et al.*, 2008). Cada técnica deverá ser escolhida com base em critérios estatísticos (hipótese, características da exposição e desfecho, número de medidas), considerando também as limitações da técnica e a interpretabilidade dos resultados (Rothman, Greenland, 1998). Frequentemente, é útil realizar a mesma análise usando mais de um procedimento estatístico para confirmar que os achados são robustos.

Ao revisarmos os achados produzidos por coortes brasileiras, inclusive os de nossos próprios estudos, observamos uma preponderância de análises de prevalência de desfechos em diferentes idades que, embora úteis, não aproveitam a natureza longitudinal dos dados, o que poderia propiciar análises mais inovadoras.

Quadro 40.3 Estratégias de procura dos membros da coorte e de redução de recusas usadas nas coortes de Pelotas e de Ribeirão Preto para reduzir as perdas de acompanhamento

Estratégias de procura
• Avaliação inicial na própria maternidade • Obtenção de dados residenciais e telefônicos do indivíduo, dos pais e de mais de um familiar e/ou amigo • Realização de censos domiciliares e/ou escolares • Procura dos membros da coorte no momento do alistamento militar (homens aos 18 anos) • Indagação nos próprios membros da coorte por outros indivíduos que poderiam pertencer ao estudo • Avaliação contínua dos registros de nascimento, hospitalização e morte em diferentes fontes (hospitais, cemitérios, cartórios de registro civil e delegacias regionais de saúde)
Estratégias para redução de recusas
• Dispor de uma infraestrutura adequada para a pesquisa, com telefone disponível para contato e esclarecimento de dúvidas • Disponibilizar informação na internet (*site* específico com resultados, Orkut) • Divulgação em diferentes meios de comunicação dos resultados da pesquisa e dos seguimentos da coorte que estão sendo realizados • Realização de atividades de confraternização com os membros da coorte (encontros, sorteios etc.) • Treinamento adequado dos entrevistadores sobre o trato pessoal • Uso de questionários padronizados e bem estruturados • Realização das entrevistas no próprio domicílio, com possibilidade de mobilização dos entrevistadores para outras cidades e entrevistas telefônicas quando esta última opção não é factível • Adequação dos dias e horários das entrevistas à disponibilidade dos membros da coorte • Fornecimento de ajuda econômica para transporte e/ou alimentação para entrevistas e/ou exames que precisam de mobilização dos membros da coorte • Entrega de brindes no momento da entrevista • Disponibilizar os resultados de exames de laboratório e/ou de outras avaliações biológicas realizadas como parte da pesquisa • Contar com uma equipe que permita brindar um retorno apropriado diante de dúvidas e/ou solicitações específicas dos membros da coorte

Perspectivas dos estudos sobre o ciclo vital

A qualidade e a relevância dos resultados nas coortes de nascimentos brasileiras mostram que, apesar das dificuldades, é possível fazer tais estudos em países de renda média. Como demonstrado no presente capítulo, nossos estudos são importantes, pois podem levar a resultados diferentes em relação aos observados em países de renda alta. As principais coortes de nascimento com acompanhamento de 15 anos ou mais, em países de renda média e baixa, incluem, além dos estudos brasileiros, pesquisas realizadas na África do Sul, Filipinas, Guatemala e Índia (Stein *et al.*, 2008; Richter *et al.*, 2007; Antonisamy *et al.*, 2008; Adair *et al.*, 1991). Assim, julgamos importante incentivar coortes de nascimento em algumas regiões do mundo (leste da Ásia, norte da África, o Meio-Oeste e a região da antiga União Soviética) que não contam com este tipo de estudo (Batty *et al.*, 2007). Ao mesmo tempo, se justifica a decisão de iniciar novas coortes mesmo em países em que elas já existem, devido às rápidas mudanças observadas no perfil sociodemográfico e de saúde nos últimos anos.

Assim, maior representação geográfica dos estudos de coorte, associada à colaboração institucional no âmbito nacional e internacional, possibilitará melhor compreender os mecanismos envolvidos na origem precoce das doenças do adulto, subsidiando desta forma a elaboração de políticas de saúde destinadas a prevenir, desde a vida intrauterina, a crescente incidência de doenças crônico-degenerativas.

Entendendo a saúde de cada indivíduo como um processo dinâmico que começa mesmo antes da fecundação, o presente capítulo apresentou uma abordagem do ciclo vital, demonstrando que determinantes atuando no período intrauterino e nos primeiros anos de vida influenciam o processo saúde-doença ao longo da vida. Políticas de saúde visando reduzir a incidência de doenças em cada etapa da vida devem considerar não apenas atividades de prevenção dirigidas para seus determinantes contemporâneos, mas também para aqueles que atuam em etapas precoces da vida.

Referências bibliográficas

Adair L, Akin J, Guilkey D, Popkin B, Briscoe J, Black R *et al.* Underlying and proximate determinants of child health: the Cebu Longitudinal Health and Nutrition Study. *Am J Epidemiol* 133:185-201, 1991.

Antonisamy B, Raghupathy P, Christopher S, Richard J, Rao PS, Barker DJ *et al.* Cohort Profile: The 1969-73 Vellore birth cohort study in South India. *Int J Epidemiol*, 2008.

Barbieri MA, Bettiol H, Silva AA, Cardoso VC, Simoes VM, Gutierrez MR *et al.* Health in early adulthood: the contribution of the 1978/79 Ribeirão Preto birth cohort. *Braz J Med Biol Res* 39:1041-55, 2006.

Barker DJ, Osmond C. Infant mortality, childhood nutrition, and ischaemic heart disease in England and Wales. *Lancet* 1:1077-81, 1986.

Barker DJ. The developmental origins of adult disease. *Eur J Epidemiol* 18:733-6, 2003.

Barker DJ. The fetal and infant origins of adult disease. B M J 301:1111, 1990.

Barros AJ, da Silva dos Santos I, Victora CG, Albernaz EP, Domingues MR, Timm IK *et al.* The 2004 Pelotas birth cohort: methods and description. *Rev Saúde Publica* 40:402-13, 2006b.

Barros AJ, Santos IS, Matijasevich A, Araujo CL, Gigante DP, Menezes AM *et al.* Methods used in the 1982, 1993, and 2004 birth cohort studies from Pelotas, Rio Grande do Sul State, Brazil, and a description of the socioeconomic conditions of participants' families. *Cad Saúde Pública* 24 Suppl 3:S371-80, 2008.

Barros AJ, Victora CG, Horta BL, Goncalves HD, Lima RC, Lynch J. Effects of socioeconomic change from birth to early adulthood on height and overweight. *Int J Epidemiol* 35:1233-8, 2006a.

Barros FC, Victora CG, Vaughan JP, Tomasi E, Horta BL, Cesar JA *et al.* The epidemiological transition in maternal and child health in a Brazilian city, 1982-93: a comparison of two population-based cohorts. *Paediatr Perinat Epidemiol* 15:4-11, 2001.

Batty GD, Alves JG, Correia J, Lawlor DA. Examining life-course influences on chronic disease: the importance of birth cohort studies from low- and middle- income countries. An overview. *Braz J Med Biol Res* 40:1277-86, 2007.

Batty GD. Examining life-course influences on chronic disease: the Ribeirão Preto and Sao Luis birth cohort studies (Brazil). *Braz J Med Biol Res* 40:1159-62, 2007.

Ben-Shlomo Y, Kuh D. A life course approach to chronic disease epidemiology: conceptual models, empirical challenges and interdisciplinary perspectives. *Int J Epidemiol* 31:285-93, 2002.

Bettiol H, Sabbag Filho D, Haeffner LS, Barbieri MA, Silva AA, Portela A *et al.* Do intrauterine growth restriction and overweight at primary school age increase the risk of elevated body mass index in young adults? *Braz J Med Biol Res* 40:1237-43, 2007.

Bhargava SK, Ramji S, Srivastava U, Sachdev HP, Kapani V, Datta V *et al.* Growth and sexual maturation of low birth weight children: a 14 year follow up. *Indian Pediatr* 32:963-70, 1995.

Cardoso VC, Simões VM, Barbieri MA, Silva AA, Bettiol H, Alves MT *et al.* Profile of three Brazilian birth cohort studies in Ribeirão Preto, SP and São Luis, MA. *Braz J Med Biol Res* 40:1165-76, 2007.

Davey Smith G. Epidemiological Freudianism. *Int J Epidemiol* 34:1, 2005.

Dubos R, Savage D, Schaedler R. Biological Freudianism. Lasting effects of early environmental influences. *International Journal of Epidemiology* 34:5-12, 2005.

Emond AM, Blair PS, Emmett PM, Drewett RF. Weight faltering in infancy and IQ levels at 8 years in the Avon Longitudinal Study of Parents and Children. *Pediatrics* 120:e1051-8, 2007.

Eriksson J, Forsen T, Tuomilehto J, Osmond C, Barker D. Size at birth, childhood growth and obesity in adult life. *Int J Obes Relat Metab Disord* 25:735-40, 2001.

Eriksson JG, Forsen TJ, Kajantie E, Osmond C, Barker DJ. Childhood growth and hypertension in later life. *Hypertension* 49:1415-21, 2007.

Figueiredo FP, Silva AA, Bettiol H, Barbieri MA, Batista RF, Lamy Filho F *et al.* Early life, current socioeconomic position and serum lipids in young adulthood of participants in a cohort study initiated in 1978/1979. *Braz J Med Biol Res* 40:1267-76, 2007.

Freud S. The major works of Sigmund Freud. Chicago: Encyclopedia Britannica, 1952.

Galobardes B, Lynch JW, Davey Smith G. Childhood socioeconomic circumstances and cause-specific mortality in adulthood: systematic review and interpretation. *Epidemiol Rev* 26:7-21, 2004.

Goldani MZ, Haeffner LS, Agranonik M, Barbieri MA, Bettiol H, Silva AA. Do early life factors influence body mass index in adolescents? *Braz J Med Biol Res* 40:1231-6, 2007.

Goldberg GR, Prentice AM. Maternal and fetal determinants of adult diseases. *Nutr Rev* 52:191-200, 1994.

Golding J, Pembrey M, Jones R. ALSPAC – the Avon Longitudinal Study of Parents and Children. I. Study methodology. *Paediatr Perinat Epidemiol* 15:74-87, 2001.

Gonzalez DA, Victora CG, Gonçalves H. The effects of season at time of birth on asthma and pneumonia in childhood and adulthood in a birth cohort in southern Brazil. *Cad Saúde Pública* 24:1089-102, 2008.

Grimes DA, Schulz KF. Bias and causal associations in observational research. *Lancet* 359:248-52, 2002b.

Grimes DA, Schulz KF. Cohort studies: marching towards outcomes. *Lancet* 359:341-5, 2002a.

Hallal PC, Victora CG, Azevedo MR, Wells JC. Adolescent physical activity and health: a systematic review. *Sports Med* 36:1019-30, 2006.

Holliday R. DNA methylation and epigenetic defects in carcinogenesis. *Mutat Res* 181:215-7, 1987a.

Holliday R. The inheritance of epigenetic defects. *Science* 238:163-70, 1987b.

Horta BL, Sibbritt DW, Lima RC, Victora CG. Weight catch-up and achieved schooling at 18 years of age in Brazilian males. *Eur J Clin Nutr*, 2007.

Jablonka E. Epigenetic epidemiology. *Int J Epidemiol* 33:929-35, 2004.

Kivimaki M, Smith GD, Juonala M, Ferrie JE, Keltikangas-Jarvinen L, Elovainio M *et al.* Socioeconomic position in childhood and adult cardiovascular risk factors, vascular structure, and function: cardiovascular risk in young Finns study. *Heart* 92:474-80, 2006.

Kuh D, Hardy R, Chaturvedi N, Wadsworth ME. Birth weight, childhood growth and abdominal obesity in adult life. *Int J Obes Relat Metab Disord* 26:40-7, 2002.

Laitinen J, Pietilainen K, Wadsworth M, Sovio U, Jarvelin MR. Predictors of abdominal obesity among 31-y-old men and women born in Northern Finland in 1966. *Eur J Clin Nutr* 58:180-90, 2004.

Laitinen J, Power C, Jarvelin MR. Family social class, maternal body mass index, childhood body mass index, and age at menarche as predictors of adult obesity. *Am J Clin Nutr* 74:287-94, 2001.

Lamy Filho F, Assuncao Junior AN, Silva AA, Lamy ZC, Barbieri MA, Bettiol H. Social inequality and perinatal health: comparison of three Brazilian cohorts. *Braz J Med Biol Res* 40:1177-86, 2007.

Langenberg C, Hardy R, Kuh D, Brunner E, Wadsworth M. Central and total obesity in middle aged men and women in relation to lifetime socioeconomic status: evidence from a national birth cohort. *J Epidemiol Community Health* 57:816-22, 2003.

Lawlor DA, Batty GD, Morton SM, Deary IJ, Macintyre S, Ronalds G *et al.* Early life predictors of childhood intelligence: evidence from the Aberdeen children of the 1950s study. *J Epidemiol Community Health* 59:656-63, 2005a.

Lawlor DA, Ronalds G, Clark H, Smith GD, Leon DA. Birth weight is inversely associated with incident coronary heart disease and stroke among individuals born in the 1950s: findings from the Aberdeen Children of the 1950s prospective cohort study. *Circulation* 112:1414-8, 2005b.

Lawlor DA, Smith GD. Early life determinants of adult blood pressure. *Curr Opin Nephrol Hypertens* 14:259-64, 2005.

Leon DA. Biological theories, evidence, and epidemiology. *Int J Epidemiol* 33:1167-71, 2004.

Loos RJ, Bouchard C. FTO: the first gene contributing to common forms of human obesity. *Obes Rev* 9:246-50, 2008.

Lucas A, Morley R. Breastfeeding, dummy use, and adult intelligence. *Lancet* 347:1765; 1996; author reply-6.

Lucas A. Does early diet program future outcome? *Acta Paediatr Scand Suppl* 365:58-67, 1990.

Matijasevich A, Santos IS, Barros AJ, Menezes AM, Albernaz EP, Barros FC *et al.* Perinatal mortality in three population-based cohorts from Southern Brazil: trends and differences. *Cad Saúde Pública* 24 Suppl 3:S399-408, 2008.

McCarthy A, Hughes R, Tilling K, Davies D, Davey Smith G, Ben-Shlomo Y. Birth weight; postnatal, infant, and childhood growth; and obesity in young adulthood: evidence from the Barry Caerphilly Growth Study. *Am J Clin Nutr* 86:907-13, 2007.

Menezes AM, Hallal PC, Santos IS, Victora CG, Barros FC. Infant mortality in Pelotas, Brazil: a comparison of risk factors in two birth cohorts. *Rev Panam Salud Pública* 18:439-46, 2005.

Mensah FK, Hobcraft J. Childhood deprivation, health and development: associations with adult health in the 1958 and 1970 British prospective birth cohort studies. *J Epidemiol Community Health* 62: 599-606, 2008.

Odueyungbo A, Browne D, Akhtar-Danesh N, Thabane L. Comparison of generalized estimating equations and quadratic inference functions using data from the National Longitudinal Survey of Children and Youth (NLSCY) database. *BMC Med Res Methodol* 8: 28, 2008.

Okasha M, McCarron P, Gunnell D, Smith GD. Exposures in childhood, adolescence and early adulthood and breast cancer risk: a systematic review of the literature. *Breast Cancer Res Treat* 78: 223-76, 2003.

Oliveira ZA, Bettiol H, Gutierrez MR, Silva AA, Barbieri MA. Factors associated with infant and adolescent mortality. *Braz J Med Biol Res* 40:1245-55, 2007.

Osler M, Godtfredsen NS, Prescott E. Childhood social circumstances and health behaviour in midlife: the Metropolit 1953 Danish male birth cohort. *Int J Epidemiol*, 2008.

Osmond C, Kajantie E, Forsen TJ, Eriksson JG, Barker DJ. Infant growth and stroke in adult life: the Helsinki birth cohort study. *Stroke* 38:264-70, 2007.

Pearce MS, Birrell FN, Francis RM, Rawlings DJ, Tuck SP, Parker L. Lifecourse study of bone health at age 49-51 years: the Newcastle thousand families cohort study. *J Epidemiol Community Health* 59:475-80, 2005a.

Pearce MS, Deary IJ, Young AH, Parker L. Growth in early life and childhood IQ at age 11 years: the Newcastle Thousand Families Study. *Int J Epidemiol* 34:673-7, 2005b.

Poulton R, Caspi A, Milne BJ, Thomson WM, Taylor A, Sears MR *et al.* Association between children's experience of socioeconomic disadvantage and adult health: a life-course study. *Lancet* 360:1640-5, 2002.

Prentice AM, Moore SE. Early programming of adult diseases in resource poor countries. *Arch Dis Child* 90:429-32, 2005.

Richter L, Norris S, Pettifor J, Yach D, Cameron N. Cohort Profile: Mandela's children: the 1990 Birth to Twenty study in South Africa. *Int J Epidemiol* 36:504-11, 2007.

Rocchini AP. Fetal and pediatric origins of adult cardiovascular disease. *Curr Opin Pediatr* 6:591-5, 1994.

Rothman KJ, Greenland S. *Modern epidemiology*, 2nd ed. Philadelphia: Lippincott-Raven, 1998.

Saunders CL, Chiodini BD, Sham P, Lewis CM, Abkevich V, Adeyemo AA *et al.* Meta-analysis of genome-wide linkage studies in BMI and obesity. *Obesity* (Silver Spring) 15:2263-75, 2007.

Silva AA, Barbieri MA, Gomes UA, Bettiol H. Trends in low birth weight: a comparison of two birth cohorts separated by a 15-year interval in Ribeirão Preto, Brazil. *Bull World Health Organ* 76:73-84, 1998.

Singhal A, Lanigan J. Breastfeeding, early growth and later obesity. *Obes Rev* 8 Suppl 1:51-4, 2007.

Singhal A, Lucas A. Early origins of cardiovascular disease: is there a unifying hypothesis? *Lancet* 363:1642-5, 2004.

Stein AD, Melgar P, Hoddinott J, Martorell R. Cohort Profile: the Institute of Nutrition of Central America and Panama (INCAP) Nutrition Trial Cohort Study. *Int J Epidemiol* 37:716-20, 2008.

Syddall HE, Aihie Sayer A, Dennison EM, Martin HJ, Barker DJ, Cooper C. Cohort profile: the Hertfordshire cohort study. *Int J Epidemiol* 34:1234-42, 2005.

Victora CG, Adair L, Fall C, Hallal PC, Martorell R, Richter L *et al.* Maternal and child undernutrition: consequences for adult health and human capital. *Lancet*, 2008b.

Victora CG, Barros FC. Cohort profile: the 1982 Pelotas (Brazil) birth cohort study. *Int J Epidemiol* 35:237-42, 2006.

Victora CG, Hallal PC, Araujo CL, Menezes AM, Wells JC, Barros FC. Cohort profile: the 1993 Pelotas (Brazil) birth cohort study. *Int J Epidemiol* 37:704-9, 2008a.

Victora CG, Sibbritt D, Horta BL, Lima RC, Cole T, Wells J. Weight gain in childhood and body composition at 18 years of age in Brazilian males. *Acta Paediatr* 96:296-300, 2007.

Wiles NJ, Lingford-Hughes A, Daniel J, Hickman M, Farrell M, Macleod J *et al.* Socio-economic status in childhood and later alcohol use: a systematic review. *Addiction* 102:1546-63, 2007a.

Wiles NJ, Northstone K, Emmett P, Lewis G. 'Junk food' diet and childhood behavioural problems: results from the ALSPAC cohort. *Eur J Clin Nutr*, 2007b.

PARTE 6
Epidemiologia Aplicada a Problemas de Saúde

41 Epidemiologia de Doenças, Enfermidades e Agravos à Saúde

Maurício L. Barreto e Naomar de Almeida Filho

Há consenso em relação à centralidade da noção de "doença" para o discurso científico e práxico da Clínica e da Epidemiologia (Clavreul, 1980; Noack, 1987; Almeida Filho, 1997). Parte da centralidade do estudo de doenças (tal como definidas a partir do conhecimento clínico) para esse campo científico justifica-se por motivos históricos, sendo a mais importante deles o fato de um importante ramo da Epidemiologia ter sua origem vinculada à clínica e, portanto, focalizar o conhecimento sistemático de entidades mórbidas.

A ênfase analítica no estudo das associações causais, que é uma das marcas atuais da Epidemiologia, fundamenta-se na ideia de que os problemas de saúde estão cristalizados em sistemas classificatórios inquestionáveis e imutáveis, e que as doenças são definidas de forma neutra e objetiva. Questões relacionadas com os sistemas classificatórios dos fenômenos com que se opera a pesquisa populacional em saúde não têm recebido a devida atenção da Epidemiologia. Eventualmente, a questão da classificação ou da nosologia é discutida com relação ao diagnóstico das doenças, não se percebendo a importância que a classificação tem na organização do pensamento humano. É evidente que o modo com que classificamos os eventos relacionados com a saúde-doença tem implicações fundamentais sobre a maneira pela qual intervimos no mundo. É por meio dele que organizamos e agrupamos os fenômenos que percebemos já que, em geral, somos incapazes de compreendê-los isoladamente.

Para agrupar as doenças, vem-se utilizando, por décadas, classificações sobre as quais se tem elaborado muito poucas críticas. Dos sistemas classificatórios disponíveis, o mais utilizado é a Classificação Internacional das Doenças (CID), já em sua décima versão. Essa foi gerada a partir de concepções biomédicas, com o princípio classificatório oscilando entre similaridades anatômicas e associações etiológicas. As classificações são produtos resultantes da forma com que agrupamos os fenômenos que nos circundam e refletem o entendimento que temos das suas semelhanças e das suas diferenças. As classificações são sempre construídas sobre dois pressupostos básicos: as similaridades (metáforas) ou as conectividades, sejam contiguidades, associações ou genealogias (metonímias) (Tort, 1989)

Outra característica não menos importante desses sistemas classificatórios é o fato de excluírem vários eventos de saúde, apesar de percebidos por aqueles que os sofrem. A despeito do acúmulo de evidências demonstrando, no plano individual, relações entre modo de vida, psiquê e sintomas físicos, nem sempre classificáveis como doenças e, no plano populacional, a importância da saúde percebida como preditor de eventos de doença e de morte (Mossey & Shapiro, 1982; Kaplan & Camacho, 1983), queixas e sintomas percebidos que não encontram abrigo nesses sistemas classificatórios têm sido desqualificados como problemas de saúde. De fato, essa é uma questão enfrentada quotidianamente por todos aqueles que trabalham no cuidado direto com usuários nos serviços de saúde. Numerosos sintomas percebidos pelos cuidadores e pelos próprios usuários permanecem não diagnosticados por não ganharem o *status* de doença e, como consequência, não serem incluídos em tais classificações.

Se entendermos que as doenças são problemas culturalmente significativos, socialmente produzidos e historicamente construídos, e não apenas fenômenos biológicos, verificamos que esses sistemas classificatórios não incluem várias dimensões que fazem parte do necessário entendimento das doenças, destacando-se os seus complexos aspectos sociais, culturais e ambientais. Essa preocupação já está presente em Cassel (1964) quando, por exemplo, questiona o porquê das classificações de doenças colocarem a esquizofrenia ao lado da psicose maníaco-depressiva e não ao lado da tuberculose e do suicídio, já que a esquizofrenia tem com a tuberculose e o suicídio similaridades em termos de determinantes sociais, enquanto que com a psicose maníaco-depressiva revela apenas vinculação topográfica ou tipológica.

Para melhor compreender essa questão, é preciso, enfim, também discutir o fenômeno da *comorbidade*. O termo tem sido usado na clínica para designar a existência concomitante de diferentes condições patológicas em um mesmo indivíduo (Crabtree *et al.*, 1999). No âmbito epidemiológico, é bastante conhecido o processo equivalente de *clustering* de riscos em certos sujeitos e grupos populacionais, quando a presença de patologia aumenta a probabilidade de ocorrência de outras doenças naquele grupo suscetível (Chen *et al.*, 1999).

A integração dos conhecimentos sobre a determinação ambiental, cultural e social das doenças e da saúde, acumulados em 2 séculos de história da Epidemiologia, aos conhecimentos sobre as formas como os indivíduos e as sociedades percebem seus problemas de saúde e seus sofrimentos, podem servir de base para avanços conceituais sobre a saúde. Etapa fundamental nessa direção será o desenvolvimento de novos sistemas classificatórios, os quais, a partir de novas metáforas e metonímias, expressem o nosso entendimento do processo saúde-doença para além de sistemas de referência exclusivamente biológicos, com o desenvolvimento de novos indicadores que tenham a capacidade de medir e avaliar dimensões ainda não mensuráveis do processo saúde-doença.

A história da Epidemiologia é, de fato, marcada pela influência de estudos cujo objeto era o conhecimento das causas de doenças específicas. Conforme vimos no Capítulo 2, um dos mais seminais desses estudos, marco fundador da Epidemiologia, foi desenvolvido por John Snow na metade do século 19, estabelecendo a origem hídrica da cólera de modo cabal. Além de ter contribuído com importantes elementos definidores do nosso entendimento sobre gênese e transmissão de um importante grupo de doenças infecciosas, esse estudo também desencadeou, em geral, importantes mudanças no campo das tecnologias e políticas de saneamento e higiene. Outros estudos similares marcaram a história da Epidemiologia, enfocando, inicialmente, doenças infecciosas e nutricionais e, mais tarde, estudando enfermidades crônicas e outras de origem ambiental e ocupacional. Acumulou-se um imenso patrimônio de conhecimento que tem sido relevante para o entendimento da história natural de muitas dessas doenças, suas causas e consequências, cruciais para a elaboração de propostas de prevenção e controle.

Apesar da evidente robustez, consistência e valor prático dos avanços dessa vertente da Epidemiologia, esforços têm sido feitos no sentido de romper com uma abordagem centrada no conceito de doença. É patente a necessidade de ampliar a compreensão dos eventos mórbidos para além das suas dimensões clínicas, reforçando o desenvolvimento de medidas que registrem não somente os níveis das doenças, bem como de outras dimensões do sofrimento humano. Assim, consolidaremos a ideia de saúde não simplesmente como a ausência da doença. Outras dimensões – sejam físicas, cognitivas ou subjetivas – têm sido exploradas por epidemiologistas, enquanto sua utilidade ainda seja restrita. No plano das ideias (conforme Capítulo 54), propostas de uma epidemiologia da saúde em substituição à epidemiologia da doença (Terris, 1987) ou de um "modelo salutogênico" em substituição ao "modelo patogênico" dominante (Antonovsky, 1979), têm sido apresentadas. No plano da prática, podemos citar o exemplo iniciado por Mackenback *et al.* (1994) que, fazendo uso de um desenho epidemiológico clássico em uma população holandesa, estudou os fatores associados ao estado de saúde autorreferido como excelente.

O conceito de saúde tem variado desde noções operativas – a simples ausência da doença seria a mais primária delas – até aquelas não operacionalizáveis cujo exemplo mais extremado e de profundo conteúdo utópico é a clássica definição da OMS – saúde como o "estado de completo bem-estar físico, mental e social". No tocante à medição, etapa imprescindível no processo de produção de conhecimento de uma disciplina que tem suas referências no mundo empírico, os instrumentos atualmente utilizados para mensurar a saúde das populações estão mais próximos das perspectivas operativas e centradas em torno da frequência das doenças. Essa opção, pela insuficiência de outros recursos para medição da saúde, tem várias implicações. Em um processo tautológico, de um lado contribui para a manutenção das referências de uma ciência epidemiológica centrada em torno da doença; do outro, constitui a demonstração de que a Epidemiologia não conseguiu introduzir nas medidas da saúde das populações o seu patrimônio de conhecimentos sobre o papel causal dos fatores ambientais, culturais e sociais.

Nos capítulos que compõem a Parte 6 deste volume, buscamos avaliar avanços e possibilidades da abordagem epidemiológica convencional, dependentes de definição clínica de doença, enfermidade e agravos ou danos à saúde, em bases simétricas à epidemiologia dos riscos. No Capítulo 42, a recente pandemia de HIV/AIDS é tomada como foco e modelo, demonstrando a potencialidade metodológica da Epidemiologia para a identificação e conhecimento científico de uma nova categoria de doenças – chamadas emergentes. O Capítulo 43 apresenta a abordagem epidemiológica das enfermidades transmissíveis, revelando o grau de desenvolvimento desse importante ramo da Epidemiologia no Brasil, tão central que praticamente a define como campo científico em certa etapa de sua história. Os capítulos seguintes (44, 45 e 46) enfocam o conjunto de enfermidades crônicas não transmissíveis, incluindo doenças respiratórias crônicas de base alérgica, diversos tipos de câncer e doenças do sistema cardiovascular.

Entretanto, as condições de saúde de mais alto impacto na morbidade e mortalidade no Brasil hoje não podem, a rigor, ser classificadas como doenças ou enfermidades; trata-se de problemas de saúde que se referem a questões sociais do desenvolvimento e das relações humanas. Para lidar com tais questões, nesta seção, além dos clássicos agrupamentos das patologias humanas acima destacadas, apresentamos novas abordagens de agrupamentos de problemas de saúde como desfecho principal, tais como violências interpessoais (Capítulo 47), uso/uso abusivo de substâncias psicoativas (Capítulo 48) e problemas de saúde mental (Capítulo 49). No caso da pesquisa epidemiológica em saúde mental, além das patologias mentais clássicas, tem-se avançado bastante na investigação do desenvolvimento cognitivo, permitindo criar bases sólidas para o entendimento de aspectos não *físicos* do desenvolvimento humano.

Finalmente, os capítulos finais desta seção do nosso volume dizem respeito a "epidemiologias especiais", as quais cobrem campos ou áreas de problemas de saúde, novas formas de agrupar as questões da saúde-doença, tais como saúde bucal (Capítulo 50), saúde do trabalhador (Capítulo 51), saúde reprodutiva (Capítulo 52) e saúde nutricional (Capítulo 53). Como destaque, podemos citar o caso da epidemiologia nutricional que, para além das doenças resultantes de problemas de nutrição especificamente, tem abordado cada vez mais o crescimento e o desenvolvimento físico a partir de medidas antropométricas. Ademais, propicia o estudo dos determinantes do desenvolvimento físico humano, subcampo da Epidemiologia que também tem contribuído para que possamos entender melhor as mudanças observadas nas últimas décadas em muitas sociedades, em que problemas de saúde decorrentes de déficits (desnutrição, déficit de peso) foram substituídos por aqueles resultantes de excessos nutricionais (sobrepeso, obesidade).

Referências bibliográficas

Almeida Filho N. *A Clínica e a Epidemiologia*. Rio de Janeiro: APCE–ABRASCO, 1997 (2ª edição – revista e ampliada).

Antonovsky A. *Health, Stress and Coping: New Perspectives on Mental and Physical Well-Being*. San Francisco: Jossey-Bass Publishers, 1979.

Cassel J. Social science theory as a source of hypothesis in epidemiologic research. *American Journal of Public Health*, 54:1.482–1.488; 1964.

Chen W, Srinivasan SR, Elkasabany A *et al*. Casdiovascular risk factors clustering features of insulina resistance syndrome in a biaracial population of children, adolescents and young adults. *American Journal of Epidemiology*, 150(7):667–674, 1999.

Clavreul J. *A Ordem Médica*. São Paulo: Brasiliense, 1980.

Corin E. The social and cultural matrix of health and disease. *In*: Evans RG, Barer ML, Marmor R (eds.). *Why are some people healthy and others not? The determinants of health of populations*. Hawthorn, NY: Aldine de Gruyter, 93-132, 1995.

Crabtree HL, Hildreth AJ, O'Connell JE, Brown J. The Comorbidity Symptom Inventory: a combined inventory of disease and assessment of symptom severity. *J Am Geriatric Assoc*,49: 102–12, 1999.

Davies DF. Progress toward the Assessment of Health Status. *Preventive Medicine* 4:282–295, 1977.

Kaplan GA & Camacho T. Perceived health and mortality: a nine year follow-up of the Human Population Laboratory cohort. American Journal of Epidemiology, 117:292–304; 1983.

Mossey JM & Shapiro E. Self-related health: a predictor of mortality among the elderly. American Journal of Public Health, 72:800–808, 1982.

Noack H. Concepts of Health and Health Promotion. *In*: Abelin T, Brzezinski Z, Carstairs V (eds.) *Measurement in Health Promotion and Protection*. Copenhagen: WHO Regional Publications, European Series # 22, p. 5–28, 1987.

Patrick D, Erikson P. *Health Status and Health Policy: Quality of Life in Health Care*. New York: Oxford University Press, 1993.

Robine J-M. Measurement of states of health in populations: dimensions and levels. Appendix III - Final Report of the ACHR Subcommittee on Measurement for Health. Geneva, WHO, 1999.

Tort P. *La Raison Classificatoire*. Paris: Aubier, 1982

42 HIV/AIDS como Modelo de Doença Emergente

Inês Dourado e Francisco Inácio Bastos

A epidemia da síndrome de imunodeficiência adquirida (AIDS), que tem como agente causal o vírus da imunodeficiência humana (HIV), nesses quase trinta anos de existência, caracterizou-se como importante problema de saúde pública em praticamente todos os continentes e países do mundo. Isto se deu sobretudo por três razões: a) pela rapidez de disseminação do vírus, em regiões geográficas e grupos populacionais; b) pelo expressivo impacto social, econômico e humano da patologia e suas complicações; c) pela redução da esperança de vida de indivíduos infectados que não recebem tratamento antirretroviral, que constituem, infelizmente, a maioria das pessoas vivendo com HIV/AIDS em países de renda baixa e média (Bayer, Oppenheimer, 2007). Por esses motivos, o controle da AIDS constitui um dos Objetivos de Desenvolvimento do Milênio, definidos pela Assembleia das Nações Unidas, objetivos estes que, segundo a imensa maioria dos analistas, não serão alcançados, inclusive no que diz respeito ao HIV/AIDS (Gil-González, 2009).

A epidemia de HIV/AIDS, a partir dos anos 1980, provocou uma renovação do interesse científico pelas enfermidades transmissíveis, em certa medida secundarizadas pelo aumento da morbidade por doenças crônicas degenerativas. Isto se deu pelas circunstâncias políticas e socioculturais do seu aparecimento como doença sexualmente transmissível, inicialmente relacionada com grupos de identidade sexual e minorias étnicas, para logo em seguida estender-se a segmentos sociais supostamente protegidos em relação ao risco de contrair doenças infectocontagiosas. Tais circunstâncias permitiram considerar essa síndrome como um novo modelo de doença, para o qual se cunhou o conceito de "doenças emergentes".

Considerando esse aspecto histórico peculiar, de enorme interesse epistemológico e metodológico, justifica-se conceder foco e ênfase ao fenômeno do HIV/AIDS neste volume, ilustrativo do protagonismo da Epidemiologia no processo de construção tecnocientífica de um objeto nosográfico.

Com esse objetivo, em primeiro lugar, apresentamos neste capítulo uma breve síntese do panorama epidemiológico da AIDS no mundo e no Brasil. Em segundo lugar, analisamos o conjunto de medidas adotadas no Brasil e seu impacto no controle da epidemia, destacando a ação institucional e, em especial, a organização da vigilância epidemiológica específica. Em terceiro lugar, focalizaremos as novas estratégias de investigação e atuação da Epidemiologia que, determinadas pelos estudos demandados pelo surgimento do HIV/AIDS no cenário científico contemporâneo, resultaram em um novo paradigma do conceito de epidemia.

Epidemiologia do HIV/AIDS: breve síntese

Epidemiologia do HIV/AIDS no mundo

A epidemia do HIV/AIDS representa um grande desafio para as sociedades, configurando-se como um dos mais graves problemas de saúde pública que afligem a humanidade atualmente (UNAIDS, 2008). Apesar da tendência de estabilização da incidência de novas infecções a partir de 1990, a mesma mantém-se crescente em vários países. Estima-se que 33 milhões de pessoas vivem com HIV; diariamente, cerca de 6.800 pessoas são infectadas e 5.700 morrem em decorrência da AIDS em todo o mundo.

Em 2007, ocorreram 2,7 milhões de novas infecções e dois milhões de mortes associadas ao HIV. As mulheres já representam metade das pessoas vivendo com HIV, com tendência crescente em muitos países. Os jovens (15 a 24 anos) já representam 45% das novas infecções. Em termos numéricos, os jovens vivendo com HIV passaram de 1,6 milhão (1,4 milhão–2,1 milhões) em 2001 para 2 milhões (1,9 milhão–2,3 milhões) em 2007. Estima-se que 370 mil (330 mil–410 mil) crianças (menores de 15 anos) se infectaram pelo HIV em 2007.

A epidemia não apresenta um padrão de ocorrência homogêneo nas diversas regiões e países do mundo. De acordo com o último relatório do Programa de AIDS da Organização Mundial de Saúde, UNAIDS 2008, a estimativa mundial da epidemia mostra o quão desalentadora e até mesmo devastadora é a situação de algumas regiões. A África Subsaariana, que segue como o epicentro da epidemia, tendo um pouco mais de 1/10 parte do contingente populacional do mundo, é a região mais afetada, representando 67% de todas as pessoas que vivem com HIV e 75% das mortes por AIDS em 2007. Mantém também o percentual mais elevado de infecções em mulheres de 15 anos e mais (59%), encontrando-se uma razão entre os sexos de três mulheres HIV-positivas para cada homem infectado

(UNAIDS, 2008). Porém, fora da África Subsaariana, os grupos mais afetados são usuários de drogas injetáveis, homens que fazem sexo com homens e trabalhadores do sexo.

A América Latina é a terceira região mais atingida, com 1,7 milhão de pessoas vivendo com HIV/AIDS e 140 mil novas infecções em 2007, sendo 32.000 em menores de 14 anos (UNAIDS, 2008). Na América Latina, o Brasil é o país mais afetado pela epidemia de AIDS em números absolutos. Estima-se que 1,8 milhão de pessoas vivam com HIV nessa região, e um terço delas encontra-se no Brasil. Entretanto, a prevalência do HIV é mais elevada em países com pequena extensão territorial e populações substancialmente menores que o Brasil, como Guatemala, Honduras e Belize.

Epidemiologia do HIV/AIDS no Brasil

O Brasil notificou 506.499 casos de AIDS de 1980 até 30/6/2008 e 205.409 óbitos de 1980–2007, correspondendo a uma taxa de incidência e de mortalidade de 17,8 casos e 5,8 óbitos por 100.000 habitantes em 2007, respectivamente (Brasil, 2008). As estimativas do número de infectados pelo HIV no Brasil oscilam em torno de 600 mil indivíduos, com referência a 1998, 2000 e 2002 (Szwarcwald, 2000 e 2001; Souza-Júnior, 2004)

A epidemia no Brasil tem aproximadamente 60% dos casos notificados associados a alguma forma de contato sexual (desprotegido). E entre os homens, um terço do total de casos notificados decorre de interações sexuais desprotegidas entre homens que fazem sexo com homens. Este segmento populacional concentrou a maior parte dos casos nos primeiros anos da epidemia. Em seguida, a AIDS disseminou-se entre usuários de drogas injetáveis e aqueles que receberam transfusão de sangue e/ou de hemoderivados.

A partir de meados dos anos 1990, a epidemia se disseminou entre heterossexuais, que constitui atualmente a subcategoria de exposição sexual com o maior número de casos notificados da doença. Como uma das consequências, a incidência de AIDS aumentou rapidamente entre as mulheres, e a razão de casos homem/mulher decresceu de 18,9:1, em 1984, para 1,3:1, em 2007, chegando a 0,7:1 na faixa de 13 a 19 anos (adolescentes), neste mesmo ano. A estimativa de gestantes infectadas é de 16.410 mulheres (*i. e.*, 0,4%) com idades entre 15 e 34 anos (Szwarcwald, 2004), com uma taxa de transmissão vertical que vem se reduzindo para o país como um todo: de 16% em 1997 (Tess, 1998) a 7,8% em 2001 e 3,7% em 2002, com variações regionais expressivas (Succi, 2007).

Controle da epidemia no Brasil

A despeito do pronunciado dinamismo da epidemia brasileira, conforme descrito acima, cabe observar que, devido à absoluta heterogeneidade dos segmentos populacionais afetados, substancialmente menores quanto a segmentos específicos, como os usuários de drogas injetáveis e os homens que fazem sexo com homens, frente à assim denominada população geral, tais segmentos permanecem sob maior risco de adquirir a infecção pelo HIV, uma vez ponderados estes riscos pelos respectivos contingentes de indivíduos potencialmente expostos (Barbosa-Júnior, 2009). Além disso, cabe observar que, em se tratando de segmentos de pequena magnitude e renovação relativamente lenta do seu contingente de suscetíveis, como entre os usuários injetáveis brasileiros em anos recentes, é possível evidenciar fenômenos de saturação e declínio das taxas de infecção (Bastos, 2005).

Tal declínio seria tributário de uma conjunção virtuosa de fatores, que incluem a mudança nas cenas de tráfico e uso (na direção do consumo preferencial por via não injetável), o impacto (infelizmente, raramente avaliado de forma sistemática) dos programas de prevenção, no sentido de promover comportamentos mais seguros, e a mudança espontânea dos comportamentos dos usuários de drogas injetáveis no sentido de comportamentos mais seguros, tanto no âmbito dos riscos associados à transmissão parenteral (redução do compartilhamento de agulhas e seringas e outros insumos e matérias de injeção), como, de forma menos pronunciada, dos riscos associados à transmissão sexual (uso mais frequente de preservativos) (Bastos, 2008).

Ação institucional

A resposta brasileira ao HIV e à AIDS foi iniciada em 1986 pelo Ministério da Saúde em parceria com as autoridades sanitárias estaduais e municipais e a sociedade civil, embora medidas relevantes tenham sido implementadas no Estado de São Paulo, desde 1983 (Galvão, 2002; Nunn, 2009). Diferentes autores têm apontado para o contexto histórico específico que permitiu a criação e a evolução do conjunto de iniciativas que compõem a resposta brasileira à epidemia (Teixeira, 2004; Galvão, 2002). Alan Berkman *et al.* (2005) apontam que, apesar de o programa brasileiro não ser necessariamente um modelo que possa vir a ser implementado por outros países devido a diferenças substanciais entre a epidemia de HIV em contextos específicos e a estrutura heterogênea dos sistemas de saúde ao nível mundial, analisar essa experiência "pode ser útil para realidades nacionais" (p. 1162).

O acesso ao sistema público de saúde foi estabelecido como um direito universal dos cidadãos e uma responsabilidade do Estado no âmbito da nova Constituição Federal, que foi adotada em 1988. O Sistema Único de Saúde (SUS) foi construído com a participação de especialistas de saúde e membros do movimento da reforma sanitária, tendo sido concebido como uma rede descentralizada e regionalizada dos serviços de saúde e a participação da sociedade civil, oferecendo cuidado de saúde gratuito para toda a população brasileira (Elias, Cohn, 2003). Os princípios fundamentais do SUS – integralidade (prevenção, tratamento e cuidados), equidade, responsabilidade pública e financiamento – se mostram particularmente adequados para a gestão global da epidemia do HIV e uma resposta efetiva e sustentada aos desafios postos pela mesma à sociedade e à saúde pública brasileiras.

A resposta à epidemia no Brasil, portanto, vem sendo levada a cabo com relativo sucesso devido à parceria entre os diferentes níveis do governo e da sociedade civil. Estreita colaboração com líderes internacionais e instituições veio acrescentar uma terceira camada ao "modelo brasileiro", que responde à necessidade urgente de integrar prevenção, cuidados e tratamento. Por outro lado, ainda existem vários desafios enfrentados pela resposta no Brasil, país marcado por enormes desigualdades sociais e regionais, e por tendências da epidemia habitualmente compreendidas sob o trinômio "heterossexualização", "pauperização" e "interiorização".

Vigilância do HIV no Brasil

Ao longo dos primeiros 20 anos de epidemia (1980–2000), a notificação universal e compulsória dos casos de AIDS foi a principal estratégia de vigilância epidemiológica (VE) no país. A AIDS foi incluída na relação de agravos de notificação compulsória em 22 de dezembro de 1986 (Portaria MS n.º 542), e a notificação universal e compulsória das gestantes soropositivas e crianças expostas ao HIV foi regulamentada pela Portaria n.º 993/2000 do Ministério da Saúde (Brasil, 2003).

Documento do Programa Conjunto das Nações Unidas sobre o HIV/AIDS (ONUSIDA, 2000), intitulado *Vigilância del HIV de segunda generación: El próximo decenio*, propõe que os sistemas nacionais e subnacionais de VE da infecção pelo HIV e da AIDS assumam como seu propósito central recuperar a noção de VE como fonte de informação útil para ação em saúde.

O referido documento apresenta o que seriam os princípios desses novos "Sistemas de Vigilância de Segunda Geração" do HIV e da AIDS. Os dois primeiros princípios propõem que os sistemas de VE sejam adequados aos diferentes padrões da epidemia e permitam o monitoramento das mudanças observadas nas dinâmicas da infecção pelo HIV. O terceiro e quarto princípios referem-se à necessidade de a VE focalizar tanto os comportamentos de risco quanto a infecção pelo HIV, com ênfase nas populações sob maior risco de se infectar, adoecer e morrer por alguma doença oportunista associada ao HIV. O objetivo é permitir a identificação da infecção pelo HIV em estágios mais precoces, inclusive por meio de estudos comportamentais, visando compreender melhor a situação epidemiológica da AIDS em todo o mundo. O quinto princípio da "Vigilância de Segunda Geração" sinaliza para a possibilidade de se fazer uso de dados oriundos de outras fontes, triangulando achados de fontes diversas, obtidos por meio de diferentes metodologias, entendidas como complementares.

Em relação ao quinto princípio, espera-se uma VE capaz de acompanhar as mudanças observadas e focalizadas nos comportamentos de risco e na infecção pelo HIV, com ênfase nas populações mais vulneráveis. Esta "Vigilância de Segunda Geração" pode ser realizada no Brasil por meio de uma combinação adequada e coerente de diversas fontes de dados. Uma dessas constitui a análise e o relacionamento de bases de dados nacionais, tais como o Sistema de Informações de Agravos e Notificações (SINAN), o Sistema de Informação sobre Mortalidade (SIM), o Sistema de Controle Logístico de Medicamentos (SICLOM) e o Sistema de Controle de Exames de Laboratório (SISCEL), que, recentemente, subsidiou análise comparativa da sobrevida de usuários de drogas injetáveis e homens que fazem sexo com homens vivendo com AIDS no Brasil (Malta *et al.*, no prelo).

Além disso, a realização de inquéritos populacionais periódicos e de vigilância sentinela (de grupos-sentinela, eventos-sentinela e em rede-sentinela) pode fornecer dados complementares sobre a epidemiologia da AIDS.

Atualmente, a vigilância da infecção pelo HIV e da AIDS no Brasil engloba a notificação universal dos casos de AIDS, a vigilância sorológica em populações-sentinela (clínicas de DST e parturientes) (Szwarcwald, 2008), estudos sorológicos e/ou comportamentais de base populacional em populações específicas, como os conscritos do exército brasileiro (Szwarcwald, 2005), e nos centros de testagem e aconselhamento (CTA) (Barcellos, 2003).

Além disso, têm sido implementadas pesquisas de efetiva base populacional, no contexto das PCAP (Pesquisas de Comportamentos, Atitudes e Práticas), cuja última edição se refere a dados de 8.000 brasileiros, entrevistados em 2008 (www.aids.gov.br), além de pesquisas mais detalhadas acerca de diversos aspectos da saúde sexual e reprodutiva da população urbana brasileira, como nas edições de 1998 e 2005 da pesquisa CEBRAP (Centro Brasileiro de Análise e Planejamento)/Ministério da Saúde. Os principais achados da edição de 2005 da referida pesquisa foram publicados sob a forma de um suplemento da *Revista de Saúde Pública*, disponível na base Scielo.[1]

Uma nova geração de estudos (Malekinejad, 2008) que utilizam a metodologia denominada *Respondent Driven Sampling* (RDS) está, no momento, em curso e subsidiará o estabelecimento de uma linha de base para as ações de vigilância epidemiológica de populações vulneráveis (com risco acrescido para HIV). No momento em que o presente capítulo está sendo redigido (junho de 2009), tais informações ainda não estão disponíveis, o que, obviamente, compromete qualquer inferência acerca da relevância destes estudos para o futuro da vigilância em HIV/AIDS no Brasil. Por ora, é possível afirmar, contudo, que no âmbito dos estudos em andamento/sob análise, a metodologia RDS foi bem aceita e se mostrou factível junto às diferentes populações-alvo.

Impacto das medidas de controle

Casos de AIDS foram notificados em todos os 26 estados brasileiros, mas são mais prevalentes no sudeste e no sul (63% e 18% de todos os casos, respectivamente). Desde meados da década de 1990, a epidemia tem afetado um número cada vez maior de heterossexuais, que agora correspondem à mais relevante subcategoria no âmbito da categoria mais ampla das pessoas infectadas através de exposição sexual. Esta tendência é conhecida como a "heterossexualização" da epidemia. As taxas de infecção pelo HIV também têm aumentado rapidamente entre as mulheres (na assim denominada "feminização" da epidemia), exigindo tanto abordagens que desafiam as desigualdades de gênero e tornam explícitos vínculos estreitos com a prevenção e/ou manejo adequado das demais infecções sexualmente transmissíveis (IST) [frequentemente assintomáticas entre as mulheres e inadequadamente abordadas pelos profissionais de saúde brasileiros (Giffin, 1999)], quanto integração plena com os programas de saúde reprodutiva, integração esta ainda bastante aquém do desejável e necessário no Brasil (Rodrigues, 2008).

A "pauperização" (ou empobrecimento) e a "interiorização" da epidemia também vêm sendo observadas no Brasil (Fonseca, 2002 e 2003). Pauperização refere-se ao crescente impacto da epidemia sobre os segmentos da sociedade com menor nível de escolaridade e pior condição socioeconômica.

Interiorização remete para a propagação da epidemia para o interior do país, ao longo de cidades de porte médio, relativamente distantes do litoral, em contraposição às principais regiões metropolitanas (costeiras ou próximas da costa em sua imensa maioria, devido à lógica do empreendimento colonial português e do nascente Estado brasileiro, que, exceção feita ao Ciclo da Mineração do Ouro e ao breve Ciclo da Borracha, privilegiou o estabelecimento e consolidação de povoações junto ao litoral, que atuaram, ao longo de séculos, como portos e entrepostos comerciais), mais afetadas pela epidemia nos seus anos iniciais. Este mesmo fenômeno se observa entre residentes em cidades com menos de 50 mil habitantes, ou seja, existiria aí um fenômeno espacialmente superponível de deslocamento para o interior e de progressiva capilarização da disseminação da epidemia, na direção de cidades de menor porte (Bastos, Barcellos, 1995; Barcellos, Bastos, 1996). O comportamento da epidemia brasileira evidenciaria, portanto, a pronunciada desigualdade social e das relações de gênero, somadas a outras

[1] Ver URL: http://www.scielo.br/scielo.php?script=sci_issuetoc&pid=0034-891020080008&lng=pt&nrm=iso

desigualdades de cunho regional e de estruturação dos sistemas de saúde locais e regionais (Petersen, 2006).

Com referência à mortalidade, observou-se um número acumulado de óbitos de 205.409 de 1980 até 2007. A taxa de mortalidade entre homens foi maior em 1995 (15,1/100.000 habitantes), decrescendo daí em diante para taxas em torno de 8,8/100.000 habitantes. Entre as mulheres, a taxa de mortalidade tem experimentado variação pouco expressiva, com valores em torno de 4,0/100.000 habitantes ao longo da série histórica. A taxa mais elevada foi de 4,8/100.000 habitantes, em 1996 (Dourado, 2006)

O acesso universal à terapia antirretroviral beneficiava cerca de 160 mil pessoas, em 2004. Para dezembro de 2008, esta estimativa correspondia a 190 mil pessoas (em sua esmagadora maioria em uso da terapia antirretroviral potente compreendendo três ou mais medicamentos (Nunn, 2007). Este quantitativo incluía todos os casos de AIDS com indicação de uso da medicação, situações de risco de exposição ao vírus, como acidentes ocupacionais, e recém-nascidos de mães infectadas pelo HIV.

Cabe observar, entretanto, que com relação à profilaxia da transmissão vertical (mãe-bebê) e dos acidentes ocupacionais, a maioria das intervenções não compreende hoje a terapia antirretroviral potente (Read, 2007; Rapparini, 2007).

Novo paradigma de epidemia emergente

A despeito de cuidadosos estudos moleculares datarem a circulação do Vírus da Deficiência Humana (ou HIV, a partir da sigla em língua inglesa), agente etiológico da Síndrome da Imunodeficiência Adquirida (ou AIDS, também a partir da sigla em língua inglesa, habitualmente adotada no Brasil), da década de 1950, no continente africano (Mokili, Korber, 2005), a epidemia só se caracterizou enquanto tal a partir de análises clínicas e epidemiológicas da então misteriosa casuística composta por adultos jovens, gravemente enfermos, internados em enfermarias de doenças infecciosas em metrópoles norte-americanas, no início da década de 1980 (Bastos, 2008).

Estes jovens eram homossexuais masculinos, afetados por uma até então desconhecida imunodeficiência profunda, sem que tivessem uma história clínica compatível com quadros determinantes de imunodeficiência até então conhecidos. Estes jovens vieram a falecer, em prazo relativamente curto, a despeito da administração de vigorosas combinações de antibióticos e antifúngicos. Nascia assim o que viria a ser posteriormente denominado AIDS, não sem passar por inúmeros tropeços clínicos e epidemiológicos, como os que atribuíam a nova síndrome ao consumo de uma droga de uso médico, na área da cardiologia (medicamentos da classe dos nitritos, com propriedades vasodilatadoras), utilizada pelas florescentes comunidades *gays* de então com finalidades não terapêuticas, os *poppers*, ou os que, equivocadamente, julgavam-na uma afecção restrita aos homossexuais masculinos.

Este último equívoco é particularmente revelador de como se constitui e opera a ciência contemporânea, sob a hegemonia das pesquisas realizadas nos EUA e Europa Ocidental. Pelo simples fato de esta ciência refletir, antes e acima de tudo, os estudos desenvolvidos naqueles países, o fato de a epidemia estar se disseminando velozmente por toda a África Subsaariana, onde não existia (e não existe até o momento, exceção feita às metrópoles da África do Sul) uma comunidade *gay* nos moldes norte-americanos ou europeus, passou simplesmente despercebido. Até que fossem desenvolvidos os primeiros *kits* de diagnóstico padrão visando à detecção de anticorpos anti-HIV e iniciados os primeiros estudos no continente africano, em meados da década de 1980, a epidemia africana, basicamente tributária da disseminação heterossexual e sem nenhuma participação relevante dos usuários de drogas injetáveis (como veio a ocorrer em alguns países africanos, décadas depois), nem dos homossexuais masculinos, não havia sido devidamente caracterizada enquanto tal e era erroneamente compreendida nos moldes das nascentes epidemias ocidentais.

Estudos retrospectivos, inicialmente realizados em pacientes norte-americanos e europeus e em amostras de sangue estocadas com outras finalidades, permitiram identificar um novo agente infeccioso, um retrovírus, que veio a ser denominado HIV, após diversos conflitos e polêmicas, que não detalharemos aqui (ver Bastos, 2008 e respectiva bibliografia). A testagem de amostras de sangue estocadas desde o início da década de 1970, a partir de análises realizadas com *kits* padronizados, em meados da década de 1980, e o estabelecimento, no mesmo período, de grandes estudos longitudinais nos EUA, como a coorte MACS (Multicenter AIDS Cohort Study) (Ostrow, 2008), permitiram evidenciar uma imensa latência entre a infecção inicial pelo HIV e o aparecimento da síndrome clínica (AIDS).

Embora estudos posteriores tenham demonstrado que, ao nível molecular, não existia de fato uma latência (como observado na clínica), mas antes um ativo e permanente confronto entre o vírus e o sistema imunológico do hospedeiro, progressivamente enfraquecido ao longo dos anos, especialmente com relação aos seus linfócitos CD4 (alvo preferencial da invasão e replicação viral), fato é que a vigilância epidemiológica não poderia continuar monitorando a epidemia por meio da contagem de casos de AIDS, pois isso significava, na prática, monitorar fatos (novas infecções) ocorridos há uma década, portanto, pouco úteis para a vigilância epidemiológica ou para o planejamento das ações em saúde pública.

Três vertentes emergiram daí de forma pioneira, e seguem sendo os pilares da vigilância epidemiológica em HIV/AIDS até o presente momento. Estas novas estratégias de investigação e atuação da epidemiologia transformaram os estudos em AIDS em um novo paradigma da epidemiologia. Estas vertentes não serão aqui detalhadas, o que foi feito por um de nós em artigo recente (Bastos, 2008), mas sim sumarizadas no que representaram para a epidemiologia contemporânea.

Uma primeira inovação metodológica se originou de uma engenhosa aplicação de conceitos matemáticos simples e intuitivos, no que passou a ser denominado *back-calculation* (ou retrocálculo), ou seja, a deconvolução (ou, em termos mais simples, o "desacoplamento") da equação que determina a emergência da AIDS enquanto síndrome clínica. Esta é, como foi dito anteriormente, uma função de uma nova infecção pelo vírus da AIDS (HIV) vezes o tempo de incubação (latência clínica) entre infecção inicial e aparecimento da síndrome clínica. Em uma operação inversa, desacoplando a densidade de incidência da AIDS do tempo de incubação (uma vez que este seja conhecido e relativamente estável ao longo das sucessivas cortes de infectados, o que, em terminologia matemática e estatística, é conhecido como "estacionariedade") é possível estimar a densidade de novas infecções ocorridas uma década antes. A *back-calculation* se mostrou uma ferramenta extremamente útil à vigilância epidemiológica e foi sendo progressivamente refinada visando à incorporação de sucessivas violações de seus pressupostos, como no desenvolvimento de modelos que violavam o pressuposto da estacionariedade, e constitui hoje um marco da epidemiologia contemporânea, consolidado por seus mais argutos proponentes em um livro que se tornou clássico (Brookmeyer, Gail, 1994).

Uma segunda inovação, igualmente engenhosa, foi proposta originalmente pelo mesmo Ron Brookmeyer, estatístico da Universidade Johns Hopkins, Baltimore, EUA, e pioneiro da *back-calculation*. Esta segunda inovação foi a de tentar distinguir casos prevalentes e casos incidentes (novos) da infecção pelo HIV, ainda uma vez, tentando resolver a questão central da epidemiologia da AIDS, qual seja, o seu caráter epidêmico combinado à sua extensa latência clínica. Do ponto de vista laboratorial, isto significa que indivíduos que se mostram sororreagentes para os testes habituais com anticorpos anti-HIV constituem de fato uma heterogênea combinação de indivíduos recém-infectados com indivíduos vivendo com a infecção pelo HIV há longos anos. Caso fosse (e, como se verificou posteriormente, é possível) possível, por meio de testes com propriedades biológicas distintas e complementares ou por meio da utilização de diferentes marcadores biológicos, distinguir recém-infectados de pessoas há muito infectadas pelo HIV, seria possível identificar os casos incidentes (novas infecções) e estimar a densidade de incidência destas (novas) infecções. Embora os detalhes biológicos das sucessivas estratégias metodológicas escapem aos objetivos do presente capítulo (ver Bastos, 2008), cabe observar que, do ponto de vista da epidemiologia, a nova alternativa metodológica nasce, mais uma vez, de uma aplicação criativa de um princípio simples e intuitivo da epidemiologia: de que a prevalência é função da incidência *versus* a duração de uma determinada afecção (em realidade, a função matemática é conceitual e operacionalmente algo mais complexa do que isso; como formulado em detalhe por Miettinen, 1985).

Por meio de sucessivos refinamentos biológicos, com a utilização no momento de métodos de estimação baseados na afinidade diferencial de anticorpos conhecida como técnica BED de captura tem sido possível estimar, com razoável precisão, a incidência de novas infecções pelo HIV a partir de marcadores biológicos. Recentemente, o próprio Brookmeyer retomou a discussão metodológica acerca da acurácia dos métodos de estimação que derivam da proposta inicialmente formulada por ele, baseada em parâmetros biológicos, com os métodos clássicos de mensuração da incidência, no contexto de estudos longitudinais. O artigo, de leitura árdua para aqueles com menor familiaridade com a matemática e estatística, é, entretanto, uma contribuição fundamental para esse campo, sob permanente reformulação e debate (Brookmeyer, 2009).

Finalmente, uma terceira vertente nasce da ampliação do conceito tradicional de risco em epidemiologia, fortemente ancorado na dimensão individual do processo saúde-doença, até que, em anos recentes, vem-se observando uma renovação e revalorização das dimensões contextuais e propriamente sociais da epidemiologia, e o desenvolvimento de novas estratégias metodológicas, como a modelagem hierárquica, a análise estatística espacial e, em um sentido mais abrangente, uma revalorização da assim denominada epidemiologia social.

Esta terceira vertente não é, *stricto sensu*, uma vertente, mas antes a confluência, de diferentes aportes, provenientes da introdução de uma conceituação ampliada e aprofundada de vulnerabilidade, por parte do sanitarista norte-americano Jonathan Mann, que pensou a vulnerabilidade em um amplo arco, que vai da dimensão do indivíduo às dimensões meso (p. ex., comunidades) e macrossociais (como países e mesmo regiões do mundo vistas de forma integrada) (Mann *et al.*, 1999) e da maior visibilidade e rejuvenescimento dos tradicionais estudos ancorados na análise das redes sociais.

Embora estes últimos, do ponto de vista matemático, datem do pós-guerra, com o tratamento probabilístico de conceitos originalmente formulados por Euler, no século XVIII, por parte dos matemáticos Paul Erdös e Alfred Rényi (ver o excelente verbete da Wikipédia http://en.wikipedia.org/wiki/Graph_Theory sobre a teoria dos grafos), a aplicação das análises de redes sociais em epidemiologia era, até muito recentemente, rara e mesmo exótica. O trabalho pioneiro do sociólogo matemático Alden Klovdahl, publicado originalmente em 1985 (Klovdahl, 1985), foi inicialmente recebido com um misto de indiferença e suspeição, para se transformar em um clássico, nas décadas seguintes.

Comentários finais

Importantes avanços foram observados nas últimas décadas, tanto no conhecimento científico sobre esse modelo de doença quanto no desenvolvimento de tecnologias e estratégias para o seu controle e redução de riscos. Não obstante, muitas populações ainda permanecem vulneráveis, suscetíveis ao HIV e ao adoecimento por AIDS. Os países às voltas com epidemias concentradas, como na América Latina, devem formular e implementar estratégias específicas de enfrentamento junto às populações vulneráveis, em um contexto do que diversos autores denominam "fadiga da prevenção" (Rowniak, 2009). Trata-se do fato de que, transcorridas quase três décadas da emergência da epidemia em todo o mundo, ainda estejamos às voltas com estratégias preventivas basicamente inalteradas, como a recomendação de uso sistemático de preservativos e mesmo abstinência sexual sob o rótulo de "sexo seguro". Em uma outra vertente da prevenção de riscos e proteção da saúde, ainda estamos muito longe do desenvolvimento de uma vacina, mesmo que de eficácia parcial (Girard, 2008).

Basicamente, os inúmeros desdobramentos das contribuições seminais de Mann, Klovdahl e muitos outros nos permitiram compreender a epidemia de AIDS em contexto, em uma dinâmica complexa que, obviamente, é tributária de comportamentos e atitudes de indivíduos singulares, mas que se acha intrinsecamente vinculada ao modo como os indivíduos interagem entre si, em que (e de que modo) comunidades estão inseridas e qual o contexto mais amplo de suas vidas, seja ele dado pela cultura, pelas políticas de saúde ou pelas condições de saúde e de vida.

Ao refinar a análise de uma epidemia que se transformou em um dos maiores problemas de saúde pública em todo o mundo, com uma carga desproporcionalmente grande de sofrimento e morte incidente sobre os segmentos mais vulneráveis, marginalizados e estigmatizados, estudos inovadores abriram caminho para uma profunda reformulação da Epidemiologia como um todo, retomando plenamente sua vocação de disciplina que analisa os fenômenos de saúde ao nível das populações, plasmados em interações complexas entre indivíduos, redes sociais, sistemas sociopolíticos e contextos ambientais.

Referências bibliográficas

Barbosa Júnior A, Szwarcwald CL, Pascom AR, Souza Júnior PB. Trends in the AIDS epidemic in groups at highest risk in Brazil, 1980-2004. *Cad Saúde Pública* 25(4):727-37, 2009.

Barcellos C, Bastos FI. Social networks and diffusion of AIDS in Brazil. *Boletín de la Oficina Sanitaria Panamericana* 121(1):11-24, 1996.

Barcellos NT, Fuchs SC, Fuchs FD. Prevalence of and risk factors for HIV infection in individuals testing for HIV at counseling centers in Brazil. *Sex Transm Dis* 30(2):166-73, 2003 Feb.

Bastos FI, Barcellos C. The social geography of AIDS in Brazil. *Revista de Saúde Pública* 29(1):52-62, 1995.

Bastos FI, Bongertz V, Teixeira SL, Morgado MG, Hacker MA. Is human immunodeficiency virus/acquired immunodeficiency syndrome decreasing among Brazilian injection drug users? Recent findings and how to interpret them. *Mem Inst Oswaldo Cruz* 100(1):91-6, 2005.

Bastos FI, Nunn A, Hacker MA, Malta M, Szwarcwald CL. AIDS in Brazil: The challenge and the response. In: Celentano, DD & Beyrer, C (eds.). *Public Health Aspects of HIV/AIDS in Developing Countries: Epidemiology, Prevention and Care*. Nova York: Springer International, pp. 629-654, 2008.

Bastos FI. "Get back to where you once belonged": monitoring the AIDS pandemic in the 21st century. *Ciência & Saúde Coletiva* 13(6):1719-1727, 2008.

Bayer R, Oppenheimer GM. Scale-ups, scarcity, and selections: the experience of doctors in South Africa. *AIDS* 21 Suppl 5:S43-7, 2007 Oct.

Berkman A, Garcia J, Munoz-Laboy M, Paiva V, Parker R. A critical analysis of the Brazilian response to HIV/AIDS: lessons learned for controlling and mitigating the epidemic in developing countries. *Am J Public Health* 95(7):1162-72, 2005.

Brasil. Ministério da Saúde. Programa Nacional de DST e Aids. Boletim Epidemiológico – Aids e DST 2008, Ano V (1): SE 1ª a 26ª. Disponível em URL: http://www.aids.gov.br

Brasil. Ministério da Saúde/SVS/PN-DST e Aids. Critérios de definição de casos de aids em adultos e crianças. Brasília: Ministério da Saúde, 2003, 56p.

Brookmeyer R. Should biomarker estimates of HIV incidence be adjusted? *AIDS* 20;23(4):485-91, 2009 Feb.

Brookmeyer R, Gail MH. AIDS epidemiology: a quantitative approach. *Monographs in Epidemiology and Biostatistics*, 22. Oxford University Press, USA, 1994.

Dourado I, Veras MA, Barreira D, de Brito AM. AIDS epidemic trends after the introduction of antiretroviral therapy in Brazil. *Rev Saúde Pública* 40 Suppl:9-17, 2006.

Elias PEM, Cohn A. Health reform in Brazil: lessons to consider. *Am J Public Health* 93(1):44-8, 2003.

Fonseca MGP, Szwarcwald CL, Bastos FI. Análise sociodemográfica da epidemia de Aids no Brasil, 1989-1997. *Rev Saúde Pública* 36(6):678-85, 2002.

Fonseca MGP, Travassos C, Bastos FI, Silva NV, Szwarcwald CL. Distribuição social da Aids no Brasil, segundo participação no mercado de trabalho, ocupação e status sócio-econômico dos casos de 1987-1998. *Cad Saúde Pública* 19(5):1351-63, 2003.

Galvão J. Acess to antiretroviral drugs in Brazil. *Lancet* 360:1862-1865, 2002.

Giffin K, Lowndes CM. Gender, sexuality, and the prevention of sexually transmissible diseases: a Brazilian study of clinical practice. *Soc Sci Med* 48(3):283-92, 1999.

Gil-González D, Ruiz-Cantero MT, Alvarez-Dardet C. How political epidemiology research can address why the millennium development goals have not been achieved: developing a research agenda. *J Epidemiol Community Health* 63(4):278-80, 2009 Apr.

Girard MP, Bansal GP. HIV/AIDS vaccines: a need for new concepts? *Int Rev Immunol* 27(6):447-71, 2008.

Klovdahl AS. Social networks and the spread of infectious diseases: the AIDS example. *Soc Sci Med* 21(11):1203-16, 1985.

Malekinejad M, Johnston LG, Kendall C, Sansigolo Kerr LF, Rifkin MR, Rutherford GW. Using respondent-driven sampling methodology for HIV biological and behavioral surveillance in international settings: a systematic review. *AIDS Behav*, 2008.

Malta M, Bastos FI, da Silva CMF, Lucena FA, Pereira GF, Fonseca MG, Strathdee SA. Differential survival benefit of universal HAART access in Brazil: a nation-wide comparison of injecting drug users *versus* men who have sex with men. *JAIDS* (no prelo).

Mann JM. Health and human rights: a reader by Jonathan M., Sofia Gruskin, Michael A. Grodin, and George J. Annas, Editors. Routledge, NY, 1999.

Miettinen Olli S. *Theoretical epidemiology: principles of occurrence research in medicine*. Delmar, 1985.

Mokili J, Korber B. The spread of HIV in Africa. *J Neurovirol 11 Suppl 1:66-75, 2005.*

Nunn AS, Fonseca EM, Bastos FI, Gruskin S, Salomon JA. Evolution of antiretroviral drug costs in Brazil in the context of free and universal access to AIDS treatment. *PLoS Med* 13;4(11):e305, 2007 Nov.

Nunn A. *The politics and history of Aids treatment in brazil*. New York: Springer, 2009.

ONUSIDA/OMS. Guías sobre la vigilancia del HIV de segunda generación. Genevre, 2000.

Ostrow DG, Silverberg MJ, Cook RL, Chmiel JS, Johnson L, Li X, Jacobson LP. Prospective study of attitudinal and relationship predictors of sexual risk in the multicenter AIDS cohort study. *AIDS Behav* 12(1):127-38, 2008 Jan.

Petersen M, Travassos C, Bastos FI, Hacker MA, Beck E, Noronha J. Brazil. In: Beck EJ *et al.* (eds.) *The HIV pandemic: local and global implications*, Londres: Oxford University Press, 2006. pp. 429-446.

Rapparini C, Saraceni V, Lauria LM, Barroso PF, Vellozo V, Cruz M, Aquino S, Durovni B. Occupational exposures to blood borne pathogens among healthcare workers in Rio de Janeiro, Brazil. *Hosp Infect* 65(2):131-7, 2007 Feb.

Read JS, Cahn P, Losso M, Pinto J, Joao E, Duarte G, Cardoso E, Freimanis-Hance L, Stoszek SK. Management of human immunodeficiency virus-infected pregnant women at Latin American and Caribbean sites, NISDI Perinatal Study Group. *Obstet Gynecol* 109(6):1358-67, 2007 Jun.

Rodrigues CS, Guimarães MD, César CC. Missed opportunities for congenital syphilis and HIV perinatal transmission prevention. *Rev Saúde Pública*. 42(5):851-8, 2008 Oct.

Rowniak S. Safe sex fatigue, treatment optimism, and serosorting: new challenges to HIV prevention among men who have sex with men. *J Assoc Nurses AIDS Care* 20(1):31-8, 2009 Jan-Feb.

Souza-Júnior PRB, Szwarcwald CL, Barbosa-Júnior A, Carvalho MF, Castilho EA. Detecção da infecção pelo HIV durante a gestação: resultados do Estudo-Sentinela Parturiente, Brasil, 2002. *Rev Saúde Pública* 38(6), 2004.

Succi RCM. Mother-to-child transmission of HIV in Brazil during the years 2000 and 2001: results of a multi-centric study. *Cad Saúde Pública* 23(Sup3): S379-S389, 2007.

Szwarcwald CL, Barbosa Junior A, Souza Junior PR, Pascom AR, Esteves MA. Situação da Aids no Brasil: uma análise de indicadores para o monitoramento da epidemia. In: Brasil. Ministério da Saúde/SVS/PN-DST e Aids. *Monitoraids*. Brasília, 2004.

Szwarcwald CL, Barbosa Júnior A, Souza-Júnior PR, Lemos KR, Frias PG, Luhm KR, Holcman MM, Esteves MA. HIV testing during pregnancy: use of secondary data to estimate 2006 test coverage and prevalence in Brazil. *Braz J Infect Dis* 12(3):167-72, 2008 Jun.

Szwarcwald CL, Carvalho MF de. Estimativa do número de indivíduos de 15 a 49 anos infectadas pelo HIV, Brasil, 2000. *Boletim Epidemiológico* – AIDS 2001, ano XIV (1), SE 1/01 – 13/01.

Szwarcwald CL, Castilho EA. Estimativa do número de pessoas de 15 a 49 anos infectadas pelo HIV, Brasil, 1998. *Cad Saúde Pública* 16(suppl 1):135-41, 2000.

Szwarcwald CL, de Carvalho MF, Barbosa Júnior A, Barreira D, Speranza FA, de Castilho EA. Temporal trends of HIV-related risk behavior among Brazilian military conscripts, 1997-2002. *Clinics* 60(5):367-74, 2005 Oct.

Teixeira PR, Vitoria MA, Barcarolo J. Antiretroviral treatment in resource-poor settings: the Brazilian experience. *AIDS* 18 Suppl 3:S5-7, 2004.

Tess BH *et al.* Breastfeeding, genetic, obstetric and other risk factors associated with mother-to-child transmission of HIV-1 in Sao Paulo State, Brazil. São Paulo Collaborative Study for Vertical Transmission of HIV-1. *AIDS* 26:12(5):513-20, 1998.

UNAIDS. Report on the global AIDS epidemic. A UNAIDS 10th anniversary special edition. Geneva, Switzerland, 2008.

43 Epidemiologia das Doenças Infecciosas

Maria Glória Teixeira, Maria da Conceição N. Costa, Susan Martins Pereira, Florisneide R. Barreto e Maurício L. Barreto

Introdução

O conhecimento acumulado, ao longo dos séculos, sobre a ocorrência de doenças infecciosas e parasitárias (DIP) em populações humanas, particularmente sua distribuição segundo características de pessoa, tempo e lugar, contribuiu sobremaneira para o desenvolvimento de vários conceitos básicos da Epidemiologia. Tal influência foi tão marcante que os termos epidemia, endemia e pandemia (revisados no Capítulo 12) inicialmente eram aplicados somente às doenças infecciosas; só recentemente, já no século XX, passaram a ser utilizados em todos os campos da Epidemiologia (Last, 1988; Giesecke, 2002).

A ciência epidemiológica, em seu desenvolvimento inicial, foi bastante influenciada pela teoria unicausal de determinação da doença elaborada na era bacteriológica, segundo a qual cada doença infecciosa era produzida por um único agente etiológico específico. Ainda assim, na segunda metade do século XIX e início do século XX foi possível identificar causas, determinantes, dinâmica de transmissão e difusão, bem como meios de prevenção de várias doenças e estabelecer conceitos básicos da epidemiologia das doenças infecciosas e parasitárias, a partir de um conjunto bastante diversificado de disciplinas científicas. De fato, antes da descoberta dos microrganismos, avanços significativos no campo da prevenção foram alcançados com a identificação de reservatórios e meios de transmissão de agentes etiológicos, ao lado da compreensão de vários fatores determinantes desse grupo de doenças.

Nesse período, demarcado pelas primeiras descobertas e isolamento de agentes infecciosos, era natural que também surgisse o interesse em se demonstrar uma relação de causa e efeito, ou seja, que se buscassem evidências de que a presença de cada um desses agentes resultava na manifestação clínica da doença específica. Assim, em 1882, Jacob Henle e Albert Koch estabeleceram quatro postulados (que se tornaram conhecidos como postulados de Henle-Koch) que deveriam ser atendidos para que fosse aceita uma possível relação de causa e efeito entre uma dada bactéria (ou outro agente de doença transmissível) e a doença em questão (Kaufmann, Schaible, 2005).

Contudo, nas primeiras décadas do século XX, já havia o entendimento de que esses postulados não eram suficientes para explicar a ocorrência da maioria das doenças infecciosas e não infecciosas, criando as condições para o estabelecimento da concepção multicausal de determinação do processo saúde-doença. Apoiado neste entendimento, Alfred Evans (1976) sistematizou os modos de aplicação do raciocínio causal epidemiológico ampliando e atualizando os postulados de Henle-Koch.

Este capítulo tem por objetivo contribuir para o entendimento da distribuição e dos fatores determinantes de enfermidades infecciosas e parasitárias em populações humanas, discutindo relevância, avanços, limites e perspectivas da sua evolução para a construção da ciência epidemiológica. Para facilitar a exposição, a despeito da enorme diversidade de quadros clínicos, utilizaremos o termo Doenças Infecciosas e Parasitárias (e sua sigla DIP) para designar o conjunto nosográfico considerado.

À guisa de contextualização, em primeiro lugar, apresentamos alguns conceitos e fundamentos básicos da epidemiologia das doenças infecciosas e parasitárias (DIP). Em segundo lugar, trazemos uma síntese da atual situação epidemiológica desse grupo de doenças no Brasil, fazendo contraponto com dados de outros países e o cenário mundial. Em seguida, tendência, magnitude, gravidade e formas de apresentação epidemiológica são destacadas, tanto das doenças que desde há muito tempo vêm atingindo significativas parcelas da população, como daquelas que já estão sob controle ou em fase de eliminação. Foram incluídas, também, algumas doenças transmissíveis que reemergiram em anos mais recentes. Também se descreve a cadeia de transmissão de agentes etiológicos selecionados, particularmente aqueles agentes causadores das DIP que representam importantes problemas de saúde nos dias atuais.

Conceitos básicos sobre doenças infecciosas e parasitárias

O estudo de características, propriedades, fatores de risco e mecanismos de transmissão, mediante desenhos observacionais ou experimentais, bem como o estabelecimento dos conceitos correlatos, têm como objetivo uma melhor compreensão do

Boxe 43.1 Postulados causais em doenças infecciosas

Postulados de Henle-Koch (1882)

1. A presença do agente deve ser sempre comprovada em todos os indivíduos que sofram da doença em questão e, a partir daí, isolada em cultura pura.
2. O agente não poderá ser encontrado em casos de outras doenças.
3. Uma vez isolado, o agente deve ser capaz de reproduzir a doença em questão, após a sua inoculação em animais experimentais.
4. O mesmo agente deve poder ser recuperado desses animais experimentalmente infectados e de novo isolado em cultura pura.

Fonte: Kaufmann, Schaible, 2005.

Postulados de Evans (1976)

1. A prevalência da doença deve ser significativamente mais alta entre os expostos à causa sob suspeita do que entre os controles não expostos (a causa pode estar presente no ambiente externo ou em um defeito de resposta do hospedeiro).
2. A exposição à causa sob suspeita deve ser mais frequente entre os atingidos pela doença do que o grupo controle que não a apresenta, mantendo constantes os demais fatores de risco.
3. A incidência da doença deve ser significativamente mais elevada entre os expostos à causa sob suspeita do que naqueles não expostos. Tal fato deve ser demonstrado em estudos prospectivos.
4. A doença deve ocorrer em um momento posterior à exposição ao hipotético agente causal, enquanto a distribuição dos períodos de incubação deve apresentar-se na forma de uma curva normal.
5. O espectro da resposta do hospedeiro em um momento posterior à exposição ao hipotético agente causal deve apresentar-se em um gradiente biológico que vai do benigno ao grave.
6. Uma resposta mensurável do hospedeiro, até então inexistente, tem alta probabilidade de manifestar-se após a exposição ao hipotético agente causal, ou aumentar em magnitude, se presente anteriormente (exemplos: anticorpos, células cancerosas etc.). Esse padrão de resposta deve ocorrer infrequentemente em pessoas pouco expostas.
7. A reprodução experimental da doença deve ocorrer mais frequentemente em animais ou no homem adequadamente exposto à causa hipotética do que naqueles não expostos; essa exposição pode ser deliberada em voluntários, experimentalmente induzida em laboratório, ou demonstrada em um estudo controlado de exposição natural.
8. A eliminação ou modificação da causa hipotética deve diminuir a incidência da doença (exemplos: controle da utilização de água poluída, remoção do hábito do tabagismo, modificações de hábitos alimentares etc.).
9. A prevenção ou modificação da resposta do hospedeiro à exposição à causa hipotética deve diminuir a incidência ou eliminar a doença (exemplos: imunização, administração de drogas para a diminuição do colesterol etc.).
10. Todas as associações ou achados devem apresentar consistência com os conhecimentos no campo da biologia e da epidemiologia.

Fonte: Evans, 1993.

ciclo epidemiológico do agente etiológico. A estratégia metodológica desses estudos e a interpretação dos seus resultados dependem dos fundamentos e conceitos básicos sobre cada agente infeccioso apresentado, pois tais achados se constituem em elementos essenciais para se cotejar a plausibilidade biológica das hipóteses levantadas e dos resultados encontrados. Esse conhecimento é fundamental para o desenvolvimento de instrumentos e estratégias de controle das DIP, centrados na interrupção de um ou mais elos dessas cadeias de transmissão.

História natural das doenças

O conjunto de processos interativos que envolvem o agente, o hospedeiro suscetível e o meio ambiente, e que resultam em modificações no equilíbrio entre essas relações, foi designado por Leavel & Clark (1976) como História Natural da Doença. Condições que podem constituir estímulos patogênicos e determinantes da ocorrência da doença no homem têm sua origem em processos diversos antes mesmo que o homem seja envolvido, tais como constituição genética, ambiente físico, fatores sociais e econômicos. No primeiro momento dessa interação, não se verificam alterações no organismo humano, razão pela qual esse período é denominado de *pré-patogênico*. Na sequência, seguem-se alterações subclínicas ou inaparentes, que poderão (ou não) evoluir para o aparecimento das manifestações da enfermidade resultante das modificações bioquímicas, fisiológicas e histológicas próprias para cada enfermidade. Logo que tais alterações passam a ser detectáveis do ponto de vista clínico, inicia-se a fase denominada de *período patogênico* precoce ou horizonte clínico, que, por sua vez, pode evoluir para formas clínicas mais avançadas, resultando em convalescença, cura, doença crônica, invalidez e morte.

Com o desenvolvimento da Biologia, tornou-se possível identificar traços da presença ou efeito de um agente infeccioso em diferentes substratos, denominados de *biomarcadores*, que podem estar relacionados com os agentes, a exposição ou a suscetibilidade do hospedeiro. Os *marcadores de exposição* são usados para identificar a presença ou passagem de um agente em um organismo, enquanto os *marcadores de suscetibilidade* definem o grau de suscetibilidade do indivíduo às infecções em geral ou a um determinado agente. Muitas vezes o marcador de exposição é também marcador de suscetibilidade, a exemplo dos anticorpos, gamaglobulinas que protegem o indivíduo contra uma infecção e foram produzidos devido à exposição anterior (Giesecke, 2002).

Conceitos de infecção

Todo organismo vivo que, em uma das suas formas evolutivas, ao penetrar em outro ser vivo tem a capacidade de produzir infecção ou uma doença infecciosa é designado como *agente infeccioso ou bioagente*, seja bactéria, vírus, verme, protozoário, fungo, *príons* (proteína com poder infectante), dentre outros. *Infecção* é o vocábulo que define a entrada e o desenvolvimento de um *agente infeccioso* específico no corpo de um ser humano ou outro animal, podendo resultar em *doença infecciosa* ou em *infecção inaparente*.

Doença infecciosa corresponde a qualquer enfermidade causada por um agente infeccioso específico, ou seus produtos tóxicos, que se manifesta pela transmissão desse agente ou de seus produtos, de uma pessoa ou animal infectados ou de um reservatório a um hospedeiro suscetível, direta ou indiretamente por meio de um hospedeiro intermediário, de natureza vegetal ou animal, de um vetor ou do meio ambiente inanimado. *Infecção inaparente* é definida como um estado resultante de infecção no qual não há manifestações clínicas. Os limites entre infecção e doença podem variar de acordo com o desenvolvimento dos meios diagnósticos. Assim, muitos casos de infecção pelo *Trypanosoma cruzi* com alterações da condução elétrica do coração eram considerados como doença de Chagas inaparente, mas após o advento do eletrocardiograma passaram a ser classificados como cardiopatia chagásica (Last, 1988; Barreto *et al.*, 2006).

Observe-se que muitas vezes se usa o termo *doença transmissível* como sinônimo de doença infecciosa, no entanto nem sempre esta última é transmissível. Por exemplo, o tétano é uma doença causada por um agente infeccioso, porém não é transmitida do doente para outra pessoa, não sendo portanto transmissível. Toda doença infecciosa cujo agente etiológico é transmitido por contato direto, ou seja, de um indivíduo para outro, a exemplo da gripe, sarampo e gonorreia, é chamada *doença contagiosa*.

A ideia de contágio é antiga, e por isso desde a Antiguidade, para o controle das infecções, já se adotavam medidas de *quarentena* – isolamento de indivíduos portadores de doença contagiosa. Posteriormente, constatou-se que a transmissão poderia ser *direta* (pessoa a pessoa) ou mediada por diferentes meios, tais como a água, um ser vivo ou mesmo um objeto inanimado, configurando a chamada *transmissão indireta*. Na situação em que um indivíduo ou objeto abriga um agente infeccioso, convertendo-se em veículo potencial de disseminação desse agente, diz-se que esse indivíduo ou objeto está *contaminado*.

Doença infecciosa ou transmissível – "é qualquer doença causada por um agente infeccioso específico, ou seus produtos tóxicos, que se manifesta pela transmissão desse agente ou de seus produtos, de uma pessoa ou animal infectados ou de um reservatório a um hospedeiro suscetível, direta ou indiretamente por meio de um hospedeiro intermediário, de natureza vegetal ou animal, de um vetor ou do meio ambiente inanimado". Organização Pan-Americana de Saúde (1983).

O ser vivo ou substância de onde o agente etiológico passa para um novo hospedeiro (p. ex., água, leite, carne, mosquito infectante etc.) é a *fonte de infecção* que, quando se trata de uma partícula (p. ex., gotículas de *flügge*, que possibilitam a transmissão direta pessoa a pessoa ou indireta por meio da contaminação de objetos – seringas, roupas contaminadas, espéculos etc.), é denominada de *fômite*. Na situação em que um bioagente se aloja, se desenvolve e se reproduz na superfície do corpo do hospedeiro diz-se que está ocorrendo uma *infestação*. Os termos *viremia*, *bacteriemia* e *parasitemia* são utilizados quando se deseja designar a presença do agente (vírus, bactéria e parasito, respectivamente) na corrente circulatória do hospedeiro. Quando após a infecção surgem nítidos sintomas e sinais clínicos da doença (febre alta, cefaleia, exantema etc.) e em geral o agente é detectável no sangue ou outros tecidos do organismo humano, diz-se que a enfermidade encontra-se na sua fase aguda, a partir da qual o paciente pode evoluir para cura, fase crônica ou óbito (OPAS, 1983; Last, 1988; Rouquayrol *et al.*, 2003; Barreto *et al.*, 2006).

Fatores de infectividade

Para dar continuidade ao seu ciclo vital e garantir a sobrevivência da espécie, os bioagentes necessitam infectar novos hospedeiros. Essa capacidade de provocar novas infecções é designada de *infectividade*. A identificação de fatores de infectividade (vetores, hospedeiros e reservatórios) de cada agente patógeno é fundamental, não só para o estabelecimento do seu ciclo de transmissão, como também para orientar as medidas de prevenção de cada doença específica.

Como já referido, a infecção de um novo hospedeiro se dá por meio de um contato eficiente, direta ou indiretamente com o agente. Um dos fatores que influenciam o aparecimento e a gravidade da enfermidade é a *dose infectante*, definida como o número de unidades do agente infeccioso necessário para produzir doença e que varia de acordo com a virulência do bioagente e a resistência do indivíduo acometido. *Patogenicidade* é o poder que tem um agente infeccioso, ao penetrar em organismos vivos, de produzir sinais e sintomas, em maior ou menor proporção, dentre o total de infectados, ou seja, é a maior ou menor habilidade de um agente etiológico provocar lesões. *Virulência* é a capacidade de o agente produzir casos graves ou fatais da doença. Observe-se que qualquer ser vivo (inseto, molusco ou outros animais) ou substância inanimada (água, ar, alimentos, solo) que transporta um agente biológico é definido como um *veículo de disseminação*. Vários insetos intermedeiam a transmissão de agentes infecciosos, constituindo-se em *artrópodes vetores*.

O vetor pode simplesmente ser *mecânico*, ou seja, apenas transporta o agente que acidentalmente o contaminou, não fazendo parte do seu ciclo de perpetuação. Por exemplo, a mosca caseira pode carregar em suas patas a *Salmonella typhi* e contaminar um alimento que, se for ingerido por um ser humano, poderá nele provocar a febre tifoide. Já um *vetor biológico* é aquele no qual o agente infeccioso tem uma passagem obrigatória, necessária à completude do seu ciclo de desenvolvimento (OPAS, 1983; Last, 1988; Rouquayrol *et al.*, 2004; Barreto *et al.*, 2006). Assim, a fêmea do *Aedes aegypti*, ao picar uma pessoa infectada com o vírus da dengue, ingere esse agente que vai se replicar no seu intestino médio. Essas partículas virais retornam às glândulas salivares do mosquito, que ao picar um novo indivíduo transmitirá a infecção (Figura 43.1). Diz-se então que esse artrópode é um vetor biológico e que a dengue é uma *doença metaxênica*, pois parte do ciclo vital (replicação viral) do seu agente se realiza obrigatoriamente em um mosquito do gênero *Aedes*. Desse modo, a eliminação de um vetor biológico levará à interrupção da cadeia de transmissão do agente.

A capacidade do vetor em transmitir um agente infeccioso (*competência vetorial*) é aferida por meio de alguns parâmetros, tais como abundância, sobrevivência e taxas de infestação (Barreto *et al.*, 2006). A dinâmica de transmissão das DIP é determinada pela taxa de reprodução do agente, distribuição dos veículos de transmissão, competência vetorial, espécies de reservatórios, densidade da população humana, imunidade de rebanho, dentre outros (Anderson, 1991; Nelson *et al.*, 2001).

O local no qual o agente infeccioso sobrevive, multiplica-se e do qual pode ser transmitido para outro hospedeiro suscetível é o *reservatório da infecção* ou *fonte primária de infecção*, que tanto pode ser um ser vivo (pessoa, animal, planta) como inanimado (solo, substância ou objeto). Vale salientar que os reservatórios animais que não manifestam a doença são considerados reservatórios perfeitos. Por exemplo, o morcego (quiróptero) é o reservatório perfeito do vírus rábico, pois apenas alberga este agente sem apresentar doença, enquanto o cão é um hospedeiro que adoece e morre em consequência da infecção por esse vírus. Qualquer ser vivo, simples ou complexo, alvo de uma ação infectante de um agente infeccioso específico é nomeado de *hospedeiro*. Quando este abriga o agente na fase de maturidade ou em fase de vida sexual ativa é denominado *hospedeiro definitivo*; se alberga o agente em uma fase larvar ou estágio de desenvolvimento assexual considera-se como um *hospedeiro intermediário*.

Resistência e suscetibilidade

Quando um hospedeiro é exposto a um agente infeccioso, a doença só ocorre se o indivíduo acometido não possuir *resistência* (natural ou adquirida) a este microrganismo, ou seja, se o sistema de defesa do hospedeiro não for capaz de impedir a difusão ou multiplicação dos agentes infecciosos que o invadiram ou os efeitos nocivos dos seus produtos tóxicos. Portanto, o sucesso da invasão do agente depende, dentre outros mecanismos, da *suscetibilidade do hospedeiro* (ausência de resistência) que decorre de vários fatores individuais (idade, sexo, genética, raça, estado nutricional, exposição prévia a este agente), resultando no desenvolvimento da *imunidade* – estado de resistência geralmente associado à presença de anticorpos específicos para cada agente ou seus produtos tóxicos. Quando esse estado é adquirido por meio de uma infecção anterior ou por vacina (agentes mortos, agentes atenuados, frações sintéticas, produtos recombinantes) diz-se que esta é uma *imunidade ativa*, pois o organismo infectado produz seus próprios anticorpos. Já a *imunidade passiva* é resultante da inoculação de anticorpos protetores (soros, imunoglobulinas) ou transferida naturalmente da mãe para o feto através da placenta. *Imunidade natural* refere-se à resistência inata que homens e outros animais possuem a alguns agentes infecciosos. A resistência de um grupo ou população à introdução e disseminação de um agente infeccioso é denominada de *imunidade de grupo* ou de *rebanho*, sendo um dos principais fatores na definição da dinâmica de transmissão da maioria dos agentes infecciosos (Last, 1988; Barreto, 2006).

Em se tratando de DIP, o termo *portador* se refere ao hospedeiro infectado que alberga o agente etiológico sendo capaz de transmiti-lo a outrem, podendo ou não manifestar sintomas da doença. *Portador em incubação* é aquele que já transmite o agente antes mesmo de manifestar a enfermidade; *portador convalescente* permanece transmitindo na sua convalescença; *portador crônico* continua contaminando outros hospedeiros mesmo após a cura clínica da doença. O *portador assintomático ou sadio* não manifesta a doença, porém transmite o agente. O estado de portador assintomático pode ser curto, *portador temporário*, ou de longa duração, *portador crônico* (Last, 1988; Barreto, 2006). Este último é de grande relevância para a Saúde Pública, tendo em vista a sua capacidade de disseminação da doença. Alguns agentes infecciosos podem permanecer no interior do organismo hospedeiro sem causar sinais ou sintomas até, eventualmente, a doença se manifestar, condição esta que é conhecida como *infecção latente*.

O período de tempo necessário entre a aquisição da infecção pelo hospedeiro e o desenvolvimento da doença, ou para que o hospedeiro se torne um novo transmissor do agente, é muito variável entre os diferentes agentes infecciosos. O intervalo entre a exposição efetiva do hospedeiro suscetível a um agente infeccioso e o aparecimento dos primeiros sinais e sintomas clínicos da doença nesse hospedeiro é referido como *período de incubação*; já o tempo decorrido entre a percepção dos primeiros sintomas da doença pelo indivíduo infectado e o aparecimento daqueles sinais e sintomas com base no qual o diagnóstico clínico da doença se torna possível denomina-se de *período prodrômico*. Por sua vez, o *período de transmissibilidade* (ou de contágio) é o intervalo de tempo durante o qual o hospedeiro infectado, doente ou não, elimina um agente para o ambiente, possibilitando que novos indivíduos suscetíveis venham a ser infectados. *Período pré-patente* de uma infecção corresponde àquele que transcorre entre a penetração do agente etiológico e o aparecimento das primeiras formas detectáveis do agente etiológico no sangue periférico (Fine, 2003).

Modos e ciclos de transmissão das DIP

As DIP são classificadas de diversas maneiras, a depender das necessidades das diferentes áreas de conhecimento. Assim, para a clínica a classificação se baseia nas manifestações clínicas mais importantes ou órgãos e sistemas primariamente afetados; já a microbiologia enfoca as características dos agentes causais (bacterianas, virais, parasitárias etc.).

A Epidemiologia, além de considerar tais classificações, privilegia meios, mecanismos, veículos, vias de transmissão e reservatórios por serem elementos do ciclo epidemiológico dos agentes importantes na dinâmica de transmissão e ocorrência das doenças nas populações. Essa abordagem se completa com a elaboração de mapas conceituais dos ciclos de transmissão das DIP, como por exemplo a dengue, conforme ilustrado na Figura 43.1, o que possibilita a identificação de elos vulneráveis na cadeia de transmissão passíveis de serem interrompidos, na perspectiva da prevenção e controle da doença.

O Quadro 43.1 apresenta os diversos modos de transmissão. Um microrganismo é transmitido ao homem, ou outros animais, de modo direto ou indireto. O primeiro, de pessoa a pessoa, pode ocorrer tanto de forma horizontal (vias respiratória, digestiva etc.) como vertical, quando o agente é transferido para o feto através da placenta. Salienta-se que um mesmo agente pode ter vários mecanismos de transmissão.

A *transmissão pelo ar* é considerada uma das formas de *transmissão direta horizontal*. Os agentes patogênicos contidos em aerossóis geralmente não sobrevivem por longos períodos nessas partículas, e para que haja transmissão faz-se necessária a proximidade entre os indivíduos infectados. Um exemplo clássico de doença que ocorre pela *transmissão por aerossóis* é a *influenza* aviária. O vírus que causa a *influenza* aviária é transmitido pelo ar quando as aves contaminadas por esse agente estão em contato próximo com os seres humanos. Assim, um homem infectado também por meio de contato direto passa o vírus para outro homem, estabelecendo a cadeia de transmissão inter-humana de um agente originário de outro animal, que se constitui a população de reservatórios (Barreto, 2006; Porta, 2008).

O *contato indireto* via vetores, alimentos ou *fômites* (ver acima) também possibilita a transmissão de agentes de doença. O termo vetor é algumas vezes usado em um sentido brando, significando qualquer coisa que possibilite o transporte e/ou a transmissão de patógenos (Last, 1988). Contudo, de acordo com uma definição ecológica mais rigorosa, transmissão por vetor ocorre quando um ser vivo, devido ao seu relacionamento ecológico com outros, adquire um agente de um hospedeiro vivo e transmite-o para outros. Portanto, transmissão por vetor é uma forma de transmissão horizontal indireta em que um intermediário biológico, geralmente um artrópodo, carreia o agente de doença entre animais. Contudo, os vetores podem ser biológicos ou apenas mecânicos. Como visto, o primeiro, necessariamente, está envolvido na replicação do microrganismo e em geral é essencial para o seu ciclo de vida, pois uma das fases da sua evolução se passa no organismo do vetor. Por sua vez, um vetor é mecânico quando apenas carrega o agente, e este não se modifica enquanto permanece no vetor. A infecção nos vetores mecânicos tende a ser curta, sendo estes considerados nada mais do que "*fômites voadores*".

Entende-se que um hospedeiro se constitui em *reservatório* de um microrganismo quando lhe serve como hábitat para a sobrevivência, podendo ou não se tornar doente pela infecção. Classificam-se em quatro tipos os reservatórios dos agentes das DIP:

a) o **homem** é reservatório e fonte de infecção de vários agentes infecciosos, a exemplo dos vírus do sarampo, rubéola, varicela e varíola;
b) alguns animais (cão, morcego, gato, roedores etc.) albergam microrganismos (vírus rábico, *Toxoplasma gondii*, *Leptospiras* etc.) que podem causar doença ao homem, as quais são designadas de ***zoonoses*** (Last, 1988; Barreto, 2006);
c) o principal reservatório de *Clostridium tetani*, *Clostridium botulinum*, *Paracoccidioides brasiliensis* e *Histoplasma capsulatum* é o solo;
d) a água pode ser apenas um veículo de transmissão como também reservatório de agentes patógenos (*Pseudomonas aeruginosa*, *Mycobacterium marinum*, *Legionella*, *Anabaena*, *Microcystis etc.*).

O tempo de persistência do agente no ambiente também é um fator que influencia a dinâmica de transmissão do patógeno. Por exemplo, os ovos de alguns parasitos intestinais, tais como os dos *ancilóstomos*, necessitam permanecer no solo quente e úmido para originar as larvas infectantes.

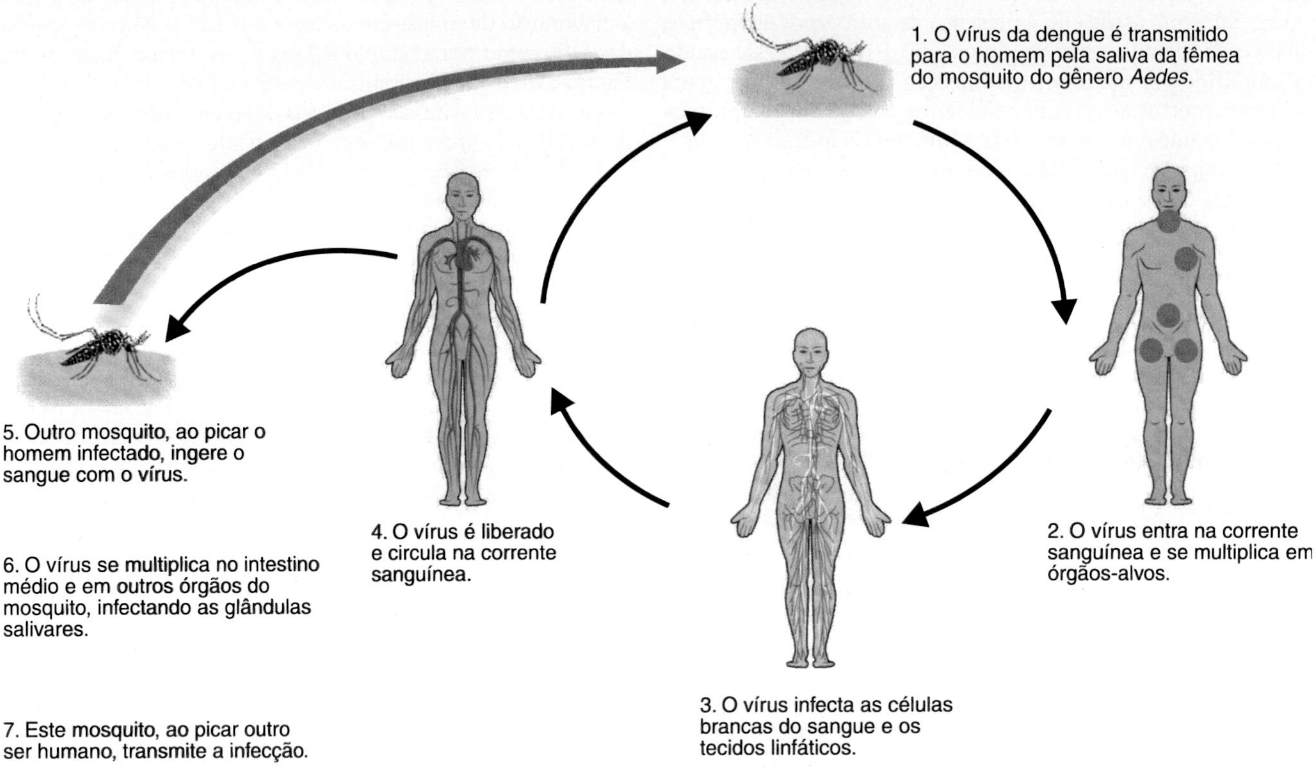

Figura 43.1 Multiplicação e transmissão do vírus da dengue.

Quadro 43.1 Principais mecanismos de transmissão dos agentes de doenças infecciosas

Modo de transmissão	Via de transmissão	Veículo	Meio de transmissão	Exemplos
Direto				
Horizontal	Respiratória	Ar	Gotículas de *flügge*	Sarampo, coqueluche, rubéola, gripe
	Digestiva	Fezes Fômites	Oral-fecal	Febre tifoide, poliomielite, hepatite A, enterobioses
Vertical	Sexual	Secreções sexuais	Solução de continuidade de pele e mucosas	Sífilis, linfogranuloma venéreo, HPV, AIDS
	Pele	Fômites, pele	Pele íntegra	Escabiose, *Phthirus pubis*
	Intrauterina	Sangue materno	Placenta	Rubéola, toxoplasmose, AIDS, sífilis, hepatite B
Indireto				
	Sanguínea	Fômites	Sangue e secreções	Hepatite B, AIDS, doença de Chagas
	Digestiva	Água e alimentos	Alimentar	Cólera, febre tifoide, toxinfecções alimentares, hepatite A
	Pele	Solo, água	Penetração ativa	Ancilostomíase, estrongiloidíase, esquistossomose mansônica
	Vetor	Saliva, fezes do vetor	Picada de artrópode	Dengue, peste, febre amarela, malária

Processo de difusão das DIP

A difusão de uma doença infecciosa depende das características do reservatório, da via de transmissão e da proporção de suscetíveis existentes em um espaço específico. Dois geógrafos contribuíram para o reconhecimento da existência de diferentes modos de difusão de doenças infecciosas em populações. Hagerstrand (1969) foi responsável pela identificação dos padrões de difusão geográfica de doenças no campo da agropecuária. A partir dos seus estudos, Haggett (1981, 2000) constatou a existência de três modos pelos quais as epidemias de doenças transmissíveis se difundem na população (Figura 43.2):

i) ***expansão*** – a partir de um ponto focal, a doença vai se expandindo em diferentes pontos no espaço e no tempo, simultaneamente ao recrudescimento da epidemia no seu foco original;
ii) ***relocação*** – neste caso, o foco é originado em uma área e movido para outras, onde novos focos se estabelecem, em geral devido à migração de pessoas que transportam o agente consigo e o transmitem em outras áreas;
iii) ***expansão/relocação*** – combinação dos dois tipos descritos anteriormente.

A utilização de sistemas de informação geográfica (SIG) e de técnicas de análise espacial tem facilitado a identificação dos padrões de distribuição da doença segundo variações das características ambientais, climáticas, culturais e sociais, informações valiosas para a compreensão dos fatores que determinam sua ocorrência (Barreto *et al.*, 2008).

Doenças emergentes e reemergentes

Após a identificação, na década de 1980, dos primeiros casos de AIDS e do surgimento de novos problemas de saúde relacionados com o campo das doenças transmissíveis, a exemplo das encefalites espongiformes (doença da vaca louca) e da febre do Nilo Ocidental, além do reaparecimento da febre causada pelo vírus *Ebola* e de outras doenças já eliminadas em muitas regiões do mundo, tais como dengue e cólera nas Américas, foi desencadeada uma discussão sobre as importantes mudanças observadas no padrão de ocorrência de doenças infecciosas, estimulando intensa reflexão sobre os fatores envolvidos nesse processo.

De acordo com Drotman (1998), foi Joshua Lederberg quem, na década de 1980, cunhou o termo "doenças infecciosas emergentes", o qual passou a denominar distintas condições clínicas que estavam apresentando maior incidência ou ressurgindo em populações humanas após um período de eliminação ou de muito baixa incidência (Morse, 1990; Institute of Medicine, 1992). O CDC (1994) definiu esta expressão como "doenças de origem infecciosa cuja incidência em humanos aumentou nas últimas duas décadas ou ameaça aumentar no futuro próximo". Para conferir maior precisão conceitual ao estudo deste tema, que passou a ter espaço de destaque nos debates no campo da saúde, Grmek (1993) relacionou as doenças emergentes a cinco diferentes condições, caracterizando e contextualizando de forma mais abrangente esse grupo de enfermidades no tempo, no espaço e em populações:

- a doença existia antes de ser identificada, mas ainda não havia sido conceituada como uma entidade nosológica;
- a doença existia, mas não foi detectada até que mudanças qualitativas ou quantitativas em suas manifestações ocorressem (aparecimento de um surto ou um aumento da sua letalidade);
- a doença não existia em uma determinada área e foi introduzida oriunda de outra região;
- a doença nunca existiu em população humana, mas existia em população animal;
- a doença é completamente nova, o agente causal e/ou as condições ambientais necessárias não existiam antes das primeiras manifestações clínicas.

As doenças infecciosas sempre emergiram (Drotman, 1998), porém após a Segunda Guerra Mundial, quando se evidenciou vertiginoso declínio na ocorrência das doenças infecciosas e parasitárias em muitos países, especialmente naqueles classificados como desenvolvidos, criou-se a falsa expectativa de que, com o avanço científico e tecnológico, a humanidade, ou pelo menos as populações dos países mais ricos, resolveria em definitivo os problemas de saúde afetos a esse grupo de causas. Contudo, o fenômeno mundial de *emergência* e *reemergência* de doenças transmissíveis, nos padrões acima definidos, recolocou esta situação. Muitas condições nosológicas raras e restritas, causadas por vírus, bactérias ou até mesmo protozoários, além de outras que já haviam sido controladas no passado, passaram a se constituir em importantes problemas de Saúde Pública.

Essa nova situação exigiu mudanças significativas nas agendas política e técnico-científica de governos e organismos internacionais de saúde, incluindo a revisão do Regulamento Sanitário Internacional, com aporte significativo de recursos para pesquisa e ainda o desenvolvimento acelerado de novos produtos e instrumentos para prevenção e controle dessas novas e velhas doenças.

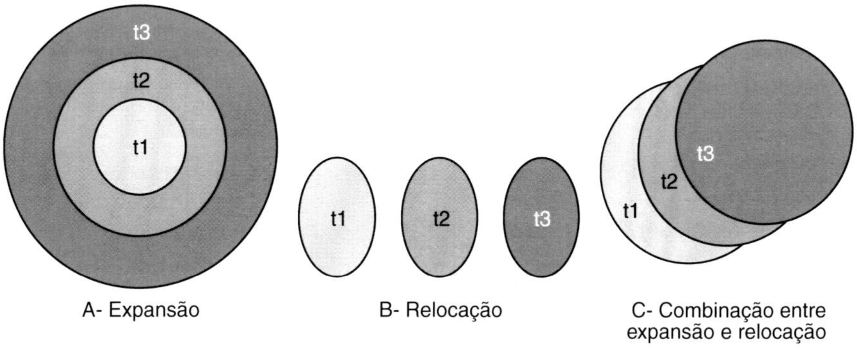

Figura 43.2 Diferentes padrões de difusão geográfica de enfermidades no tempo. Adaptado de Haggett P, Cliff AD, Frey A. Locational models. New York: John Wiley & Sons, 1977. t = período de tempo.

Epidemiologia das DIP: antecedentes

Os registros sobre problemas de saúde das populações na antiguidade, na sua maioria, referem-se às epidemias de doenças infecciosas. No Egito e na Grécia antiga, doenças como sarampo, varíola, hanseníase, tuberculose e difteria se manifestaram sob a forma de epidemias e dizimaram parcelas importantes das populações. Contudo, Hipócrates, no seu clássico livro *Ares, Água* e *Lugares*, já referia que muitas doenças se mantinham em níveis endêmicos nas populações (Hippocrates, 1948).

As DIP constituíram o mais grave problema de saúde em todo o mundo até a primeira metade do século XX. Na Idade Média, a *peste negra* vitimou um terço da população da Europa. Embora houvesse, nos períodos epidêmicos, elevação da população de ratos e pulgas, só na última década do século XIX (1894) o agente etiológico desta doença (*Yersinia pestis*) foi descoberto, e dois anos depois foi reconhecido o papel da pulga de ratos (*Xenopsylla cheopis*) no ciclo epidemiológico (Ziegler, 1993).

Até o século XIX, praticamente não havia controle de doenças, e a única medida adotada era o isolamento individual (quarentena). A incidência e a mortalidade das DIP eram de tal magnitude em todas as faixas etárias, especialmente em menores de 1 ano, que fazia deste grupo de doenças um dos fatores que, tanto quanto as guerras, influenciaram a dinâmica demográfica, desempenhando importante papel na evolução da civilização humana (McNeill, 1977). Nesse período, os pioneiros sanitaristas europeus, dentre os quais se destacam Chadwick (1945) e Vilermé (1988), embora se baseando na teoria dos miasmas, que à época se contrapunha à teoria do contágio, contribuíram significativamente para a redução da mortalidade nas populações humanas. Estes sanitaristas, ao desenvolverem estudos observacionais sobre os efeitos adversos do meio ambiente na saúde humana, produziram conhecimentos que subsidiaram políticas públicas voltadas para intervenções de saneamento nas cidades daquele continente que resultaram em melhorias na qualidade de vida e saúde da população, especialmente na redução das doenças infecciosas.

Ao despontar o século XX, os conhecimentos produzidos na área bacteriana já estavam estabelecidos, muitos agentes haviam sido isolados e os ciclos epidemiológicos dessas doenças passaram a ser conhecidos, a exemplo da febre amarela, peste, varíola, hanseníase, malária, tuberculose, doença de Chagas. A partir de então instrumentos de prevenção e controle foram desenvolvidos e, logo na primeira metade desse período, observa-se extraordinária redução da mortalidade por esse grupo de doenças. Ações sanitárias são planejadas e implantadas em vários países do mundo (ver Capítulo 58) que lançam mão dessas modernas técnicas tanto por meio de estruturas técnico-operacionais de rotina, a exemplo de vacinação infantil, cloração de água para consumo humano, tratamentos com antibióticos e quimioterápicos, como por meio de campanhas verticais (peste, malária, febre amarela etc.) (Rosen, 1958).

Enquanto em 1900 a taxa de mortalidade atingia nos EUA mais de 800 em cada 100.000 habitantes, no final desse mesmo século tal indicador já era menos de 50/100.000 habitantes (Armstrong *et al.*, 1999). Essa redução tem sido imputada, dentre outros fatores, aos avanços do conhecimento científico que propiciaram o desenvolvimento e a aplicação de tecnologias voltadas para prevenção e controle de doenças transmissíveis, tanto no nível individual quanto coletivo. Esse cenário também foi observado na grande maioria dos países desenvolvidos, em menor intensidade nos países em desenvolvimento, enquanto, naqueles subdesenvolvidos, a situação de ocorrência das doenças infecciosas e parasitárias pouco se alterou. Assim, embora as mudanças nas tendências históricas do padrão da morbimortalidade das populações humanas tenham sido intensas, elas não são homogêneas. Similarmente à teoria da transição demográfica, a busca do entendimento desse processo deu origem à **"teoria da transição epidemiológica"** (Omran, 1971) em razão de que as doenças graves têm fortes implicações na dinâmica populacional, dentre as quais as DIP desempenham papel relevante.

A decomposição das taxas de mortalidade por grupo de causas retrata as transformações ocorridas no padrão de saúde das populações, pois na medida em que nos países desenvolvidos houve substituição das DIP pelas doenças crônico-degenerativas e causas externas, na grande maioria daqueles situados no continente africano e que não estão em situação de conflito armado as doenças transmissíveis permanecem como primeira causa de morte (Barreto *et al.*, 1996). Note-se que embora o Brasil ainda não tenha completado a transição epidemiológica e nutricional, já mostra rápido declínio da maior parte das enfermidades por carências e rápida ascensão da obesidade e problemas de saúde a ela associados (Barreto *et al.*, 2000).

Os registros sistemáticos de mortalidade por grupo de causas para o Brasil datam de 1930 e incluíam apenas dados das capitais. Naquele ano, as DIP representavam quase 46% de todos os óbitos cujas causas eram conhecidas, ocupando o primeiro lugar nas estatísticas de mortalidade, enquanto as doenças cardiovasculares (DCV), na segunda posição, eram responsáveis por menos de 12% daquele total. A partir de então, especialmente nos anos 1980, extraordinário declínio passou a ocorrer na mortalidade por DIP, que hoje ocupa a 5ª posição entre os principais grupos de causas de óbitos (Figura 43.3).

Esta mudança no padrão da mortalidade ocorreu mais tardiamente entre nós que nos países desenvolvidos, em razão de o Brasil só ter passado a experimentar maiores transformações econômicas e demográficas a partir da segunda metade do século XX, de modo que esses fatores e os avanços da biomedicina (vacinas, antibióticos etc.) só vieram a influenciar a estrutura da mortalidade nos períodos subsequentes. Observe-se que redução expressiva na mortalidade por DIP ocorreu entre crianças menores de 1 ano neste país em anos recentes (conforme a Figura 43.4), pois enquanto em 1980 esse grupo de causa era responsável por quase 22% dos óbitos (38.768), nesta faixa etária em 2007 representou menos de 6% (2.635 óbitos) (Datasus, 2010). O principal determinante dessa queda foi o acentuado declínio da mortalidade por diarreia infecciosa aguda, principal causa de óbito de crianças no primeiro ano de vida. Essa queda foi intensificada a partir da década de 1960, quando a média nacional da taxa de mortalidade infantil era de 117,0/1.000 nascidos vivos e decresceu para 49,4/1.000 nascidos vivos na década de 1990 para o país como um todo. Atualmente encontra-se abaixo de 23 por 1.000 nascidos vivos (RIPSA, 2008).

Apesar de tais avanços, a morbidade por DIP ainda se constitui em importante problema de saúde da população brasileira, destacando-se como a terceira causa de hospitalizações e tendo ainda as doenças infecciosas intestinais como principais responsáveis pelo total das internações desse grupo de doenças. Este quadro sugere que fatores que determinam a ocorrência dessas enfermidades ainda não foram suficientemente controlados, possivelmente, em função das acentuadas desigualdades sociais e econômicas do país.

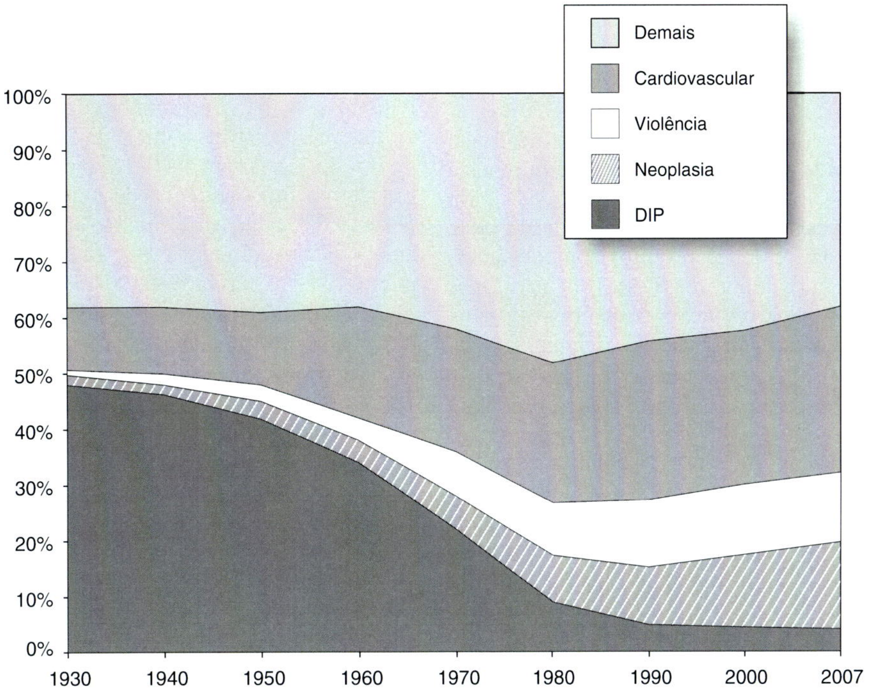

Figura 43.3 Evolução da mortalidade proporcional por grupo de causas. Brasil, 1930-2007.

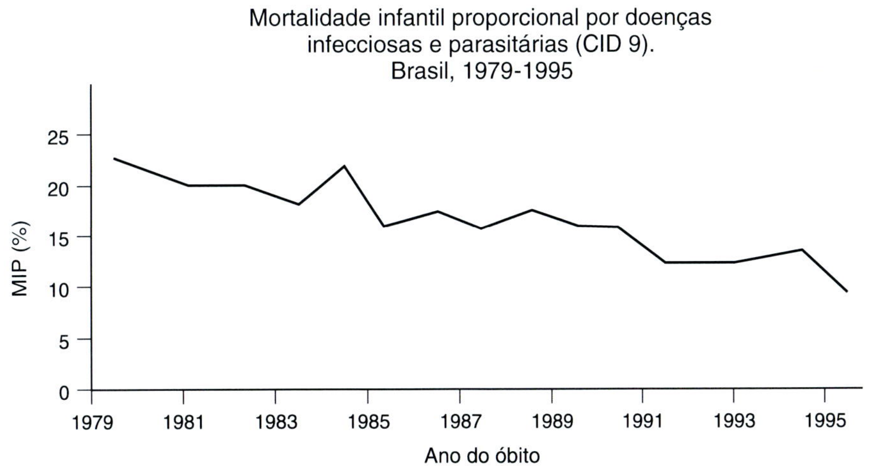

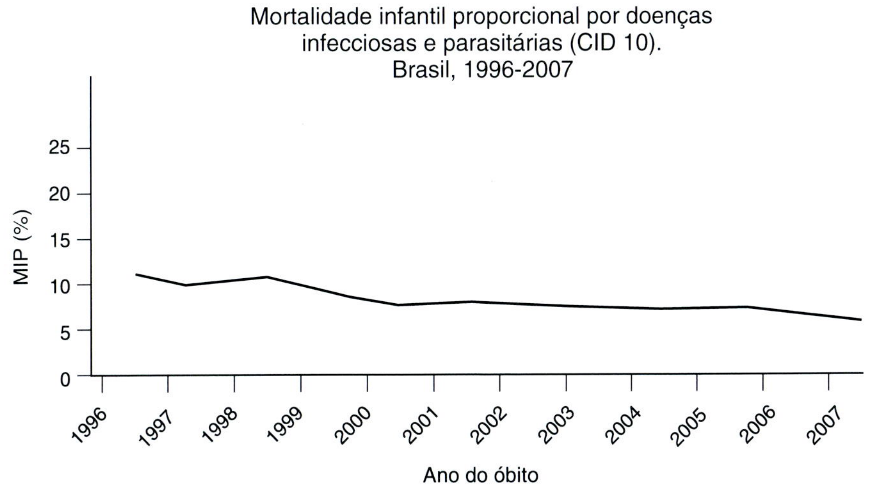

Figura 43.4 Evolução histórica da mortalidade infantil proporcional. Brasil, 1979-2007.

Dinâmica epidemiológica das DIP no Brasil

Um quadro mais amplo da morbidade por DIP no Brasil pode ser revelado mediante análise da situação epidemiológica das principais doenças de notificação compulsória no país, para as quais se dispõe de séries históricas, pelo menos, desde 1980. À guisa de ilustração, nesta seção, descrevemos de modo sucinto a dinâmica epidemiológica de algumas dessas doenças. Duas doenças de transmissão vetorial destacam-se como as que mais produzem casos a cada ano no país: malária e dengue.

Malária

Reconhecida pela OMS como grave problema de saúde pública em várias regiões do mundo, em 2006 a malária atingiu 247 milhões de pessoas, das quais 91% foram infectadas pelo *Plasmodium falciparum*, agente causador dos casos mais graves dessa doença. Nesse mesmo ano, ocorreram cerca de 1 milhão de óbitos, sendo 85% em crianças menores de 5 anos. As áreas de maior risco concentram-se na África, Sudeste Asiático e leste do Mediterrâneo. Estima-se que 3,3 bilhões de pessoas residem em áreas de risco de malária, abrangendo 109 países e territórios considerados endêmicos, dentre eles o Brasil. Nosso país faz parte do grupo de 10 nações, situadas fora da África, que concentra o maior número de casos (WHO, 2008).

A malária é uma doença infecciosa aguda produzida por quatro espécies de protozoários do gênero *Plasmodium* (*falciparum*, *vivax*, *malariae* e *ovale*) dos quais as três primeiras estão presentes no Brasil. No início da década de 1940, houve interrupção da transmissão da malária na região extra-amazônica, onde o transmissor era o *Anopheles gambiae*, que havia sido importado da África. Desde então, esta doença passou a se constituir em importante problema de saúde apenas na região amazônica, na qual o principal vetor é autóctone, o *Anopheles darling*. Atualmente, a região malarígena produz mais de 99% do total de casos de malária do país e é composta pelos estados do Acre, Amazonas, Amapá, Maranhão, Mato Grosso, Pará, Rondônia, Roraima e Tocantins, totalizando 807 municípios com transmissão ativa de plasmódios.

Antes da campanha de erradicação do *Anopheles gambiae*, registrava-se mais de 5 milhões de casos de malária a cada ano no Brasil. De 1960 até o início da década seguinte, o número de lâminas positivas anuais (LPA) passou a ser inferior a 100.000. Entretanto, uma tendência de crescimento foi detectada a partir de 1976, devido à transmissão ativa dos plasmódios na região amazônica. Assim, em 1980, foram notificados aproximadamente 170.000 LPA (139,4/100.000 habitantes) e quase 600.000 (391,8/100.000 habitantes) em 1989 (Passos, Fialho, 1998). Entre 1990 e 1999, o LPA permaneceu em níveis elevados, com oscilações variando de 405.051 em 1997 (253,7/LPA 100.000 habitantes) a 637.474 (388,8/LPA 100.000 habitantes) em 1999.

Nos dois primeiros anos do século XXI, houve uma redução de LPA quando os registros foram inferiores a 350.000, que não se manteve, pois houve aumento progressivo desse indicador até 2006, período no qual foi sempre superior a 400.000 lâminas positivas, sendo o maior pico observado nesse período (607.789) no ano de 2005 (330/LPA 100.000 habitantes). Em 2007, 2008 e 2009, ocorreram decréscimos, e neste último ano o valor do índice LPA foi de 160/100.000 habitantes (306.908). Aspecto positivo observado nesta década nos estados que compõem a área malarígena brasileira foi a redução na proporção de internações por esta causa – que passou de 3,3% em 1999 para 1,3% em 2008, e na letalidade da doença – que declinou de 3/100.000 casos para 1,5/100.000, nesse mesmo período (Brasil, 2010).

Como se pode observar na Figura 43.5, o que caracteriza a ocorrência da malária no Brasil é a grande flutuação nos níveis de incidência de LPA. Tendo a doença caráter endêmico, esse padrão pode ser explicado pela desordenada ocupação das periferias das grandes cidades da região malarígena, expansão das áreas de mineração e das fronteiras agrícolas, construções de grandes barragens, além da variabilidade e descontinuidade das estratégias de intervenção do Programa Nacional de Controle da Malária, ao longo do tempo (Barat, 2006; Penna *et al.*, 2009). Visando superar as dificuldades que vinham sendo enfrentadas, novos esforços vêm sendo empreendidos no sentido de fortalecer e dar sustentabilidade às ações mediante articulação das três esferas de governo dos estados onde grassa esta endemia,

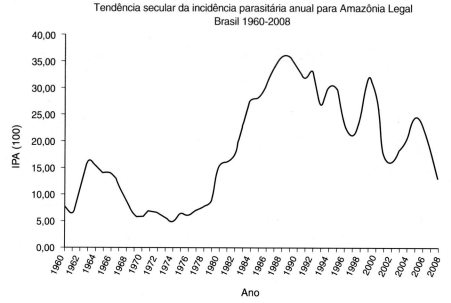

Figura 43.5 Evolução histórica da incidência de malária na Amazônia Legal. Brasil, 1960-2008.

amplo processo de mobilização de outros setores da sociedade, bem como expansão da rede diagnóstica e de tratamento envolvendo a rede de atenção à saúde, incluindo a estratégia de saúde da família (ESF).

Dengue

Alguns anos após a detecção do *Aedes aegypti* em 1976 no Brasil, país de clima tropical que apresenta condições climáticas favoráveis à proliferação desse mosquito, principal transmissor do vírus da dengue, registrou-se em 1981 a primeira epidemia desta virose em Boa Vista/Roraima, onde foram isolados dois sorotipos: DENV1 e DENV4 (Osanai, 1984). Esse evento foi logo contido com ações de combate vetorial.

A partir de 1986, o DENV1 foi detectado em Nova Iguaçu, cidade situada no Rio de Janeiro, quando a circulação se processou de forma muito intensa, causando uma epidemia que, nesse mesmo ano, alcançou incidência de 268,2 casos por 100 mil habitantes (32.507 casos). Esse evento epidêmico se disseminou para Maceió e Fortaleza, alcançando uma incidência média de 35,2 por 100.000 habitantes para o país como um todo. Em 1987, este indicador quase duplicou quando o risco para essa doença foi de 64,6 por 100.000 habitantes (Figura 43.6).

No biênio que se seguiu, poucos casos de dengue foram notificados no Brasil. Contudo, a detecção do DENV2, em 1990, provocou duas ondas epidêmicas (1990/1991), que tiveram início também no Rio de Janeiro. Aí se registrou a maior incidência da doença (613,8 por 100 mil habitantes, em 1991), sendo o risco médio para o país de 27,3 e 71,1 por 100 mil habitantes, em cada um desses anos, quando se diagnosticaram os primeiros casos da febre hemorrágica da dengue (FHD) (Teixeira *et al.*, 2005).

A expansão do *Aedes aegypti* para amplas faixas do território brasileiro proporcionou a expansão e a intensificação da circulação do DENV1 e DENV2, de modo que, em 1998, já havia registro dessa doença em mais de 2.000 municípios distribuídos em 18 Estados da federação. O risco de adoecer para o país como um todo alcançou, nesse ano, 313,8 casos por 100.000 habitantes, o mais elevado da década de 1990. Com a introdução do DENV3 em 2001, a incidência se elevou no ano seguinte para 399,7 casos por 100.000 habitantes (Figura 43.5) e foi acompanhada de aumento na proporção de casos de FHD, pois enquanto na década de 1990 foi de 0,06% naquele ano, a proporção cresceu para 0,34% do total de casos notificados de febre da dengue (FD). Como o DENV3 se disseminou rapidamente para muitas cidades, houve redução expressiva da circulação do DENV1 e DENV2 nos 4 anos subsequentes (Teixeira *et al.*, 2009).

Comparando-se o número de casos de dengue notificados no Brasil nos anos de 1981-1999 (1,7 milhões) com aquele registrado entre janeiro de 2000 até dezembro de 2009 (cerca de 4,5 milhões), constata-se o crescimento da magnitude do problema, além do aumento de formas graves da doença, como referido anteriormente. Neste último período, mais de 72% dos municípios (4007/5507) já se encontravam infestados pelo *A. aegypti* (Brasil, 2010). Nosso país atualmente é responsável por quase 80% dos casos de dengue registrados nas Américas (Teixeira *et al.*, 2009). Em julho de 2010 o DENV4 foi isolado em Boa Vista/Roraima quando medidas mais enérgicas de combate ao *A. aegypti* foram adotadas. Ainda não há evidências de que esse sorotipo tenha se disseminado no país.

Febre amarela

A febre amarela urbana (FAU) se constituiu em dos mais graves problemas de saúde pública no Brasil na segunda metade do século XIX até início do século XX. Carlos Finlay, ao relacionar, em 1881, o *Aedes aegypti* com a transmissão da febre amarela (Rodríguez, 1971), contribuiu para dar suporte técnico-científico ao desenho das campanhas de combate a essa doença. Assim, as primeiras campanhas foram instituídas inicialmente por Emílio Ribas (1901) em cidades do interior de São Paulo e, em seguida, no Rio de Janeiro (1903) por Oswaldo Cruz. Essa última se tornou a mais famosa de todas, pois poucos anos após (1909) eliminou a doença dessa capital. Após as experiências de São Paulo e do Rio de Janeiro, várias outras cidades brasileiras realizaram campanhas semelhantes e, paulatinamente, houve redução na incidência da doença. O último caso de FAU no

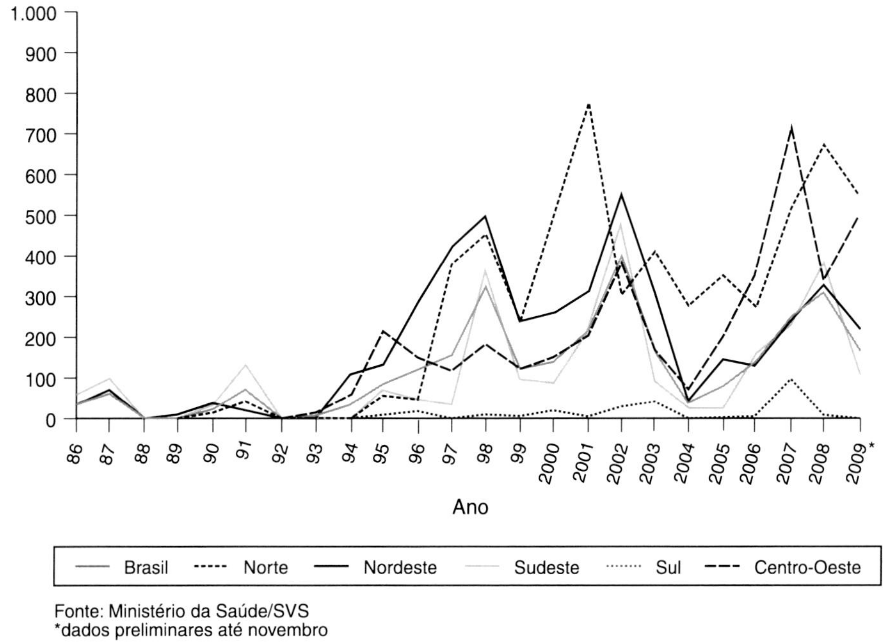

Fonte: Ministério da Saúde/SVS
*dados preliminares até novembro

Figura 43.6 Incidência de dengue segundo ano de ocorrência e região geográfica. Brasil, 1986-2009.

Brasil foi registrado em 1942, na cidade de Sena Madureira, situada no Acre (Franco, 1976).

Na década de 1930, foi descoberto no Brasil um ciclo silvestre do vírus amarílico, mantido em ecótopos que envolvem primatas não humanos (macacos) e mosquitos dos gêneros *Haemagogus* e *Sabetes* (Franco, 1976). Pelas suas características, esse ciclo encontra condições propícias para se manter na natureza (matas/florestas) onde não é possível a eliminação do agente nem a interrupção da sua transmissão entre os primatas, de modo que o homem pode adquirir a infecção ao penetrar nesses ecótopos. Como o Brasil possui extensas faixas de matas e florestas com circulação do vírus amarílico, nosso país está incluído entre os mais de 40, situados na África e nas Américas (Bolívia, Colômbia, Equador, Guiana Francesa, Paraguai, Peru, Venezuela e Argentina), que registram casos de Febre Amarela Silvestre (FAS).

Conforme a Figura 43.7, entre 1989 e 2009, dos 776 casos confirmados dessa doença, 398 evoluíram para óbito (letalidade média de 51,3%). Os Estados da região Norte foram responsáveis por 35,8% das notificações do país, nesse mesmo período. A seguir, vieram as regiões Centro-Oeste (30,2%), Sudeste (18%) e Nordeste (Maranhão e Bahia, com 15%). Somente 1% dos casos ocorreu na região Sul (Paraná e Rio Grande do Sul) (Brasil, 2010).

Em virtude da existência de uma potente vacina contra a febre amarela e de o sistema de saúde brasileiro vacinar, sistematicamente, populações residentes em áreas endêmicas, epizoóticas e de transição de FAS, o número de registros dessa doença, nos últimos dez anos, tem variado de 85 casos (em 2000) a 2 (em 2006), relativamente baixo se considerarmos a ampla extensão geográfica dessas áreas. Contudo, por se tratar de doença muito grave, caracterizada por uma síndrome íctero-hemorrágica, com elevada proporção de casos fatais, a FAS representa um sério problema de saúde, e a sociedade sempre se sente ameaçada quando há elevação no número de casos dessa doença.

A FAS tem caráter sazonal e, no Brasil, a maior incidência ocorre entre abril e maio, predomina no sexo masculino (cerca de 80% dos casos) e em indivíduos com idade acima de 15 anos (mais de 80% dos casos). Até o final da década de 1980, esta doença atingia, principalmente, trabalhadores (agricultores, madeireiros, pescadores etc.) que já residiam nas matas da área endêmica ou que se instalavam em áreas de expansão das fronteiras agrícolas. O número de casos era reduzido em função da estratégia de vacinação casa a casa, efetuada pelos guardas de endemias, nos povoados, pequenas cidades, trilhas, acampamentos localizados nessas áreas. A expansão do turismo ecológico no país, principalmente após 1995, quando indivíduos não vacinados penetram nos ecótopos onde circula o vírus amarílico, vem contribuindo sobremaneira para a ocorrência de casos nesse grupo. Há cerca de dez anos passou a ser detectada a circulação do vírus amarílico em áreas que há muito tempo eram silenciosas, do leste de Minas Gerais à região sul do Brasil. Esses episódios indicam a necessidade de delimitar novas zonas de risco para FAS no país e as populações que deverão ser objeto de campanhas de vacinação contra essa doença (Brasil, 2010).

Leishmaniose visceral (LV)

Considerada até o início dos anos 1980 como endemia focal de áreas rurais pobres, comuns no Nordeste brasileiro, a leishmaniose visceral (LV), também chamada calazar, é uma protozoose que, na segunda metade daquela década, passou a se expandir, tanto para outras regiões rurais indenes quanto para a periferia de alguns centros urbanos. O agente etiológico da LV no Brasil é a *Leishmania chagasii*; tem como vetor mosquitos do gênero *Lutzomyia longipalpis*; a principal fonte de infecção são os cães, que também funcionam como reservatórios. É uma doença infecciosa de evolução crônica que exibe formas graves e leva ao êxito letal quando não tratada oportunamente. Atualmente a LV vem sendo diagnosticada em 21 Unidades da Federação, que abrangem as cinco regiões brasileiras (Maia-Elkhoury *et al.*, 2008). Nos últimos dez anos, a média anual de casos de LV foi de 3.379 casos; sua incidência anual média foi 1,9 caso por 100.000 habitantes.

A primeira epidemia em área urbana no Brasil foi detectada em Teresina (capital do Piauí), que, em apenas 6 anos, registrou mil casos da doença, concentrados na periferia da cidade, onde as condições de vida eram bastante precárias. A seguir, outras capitais do Nordeste foram atingidas e novos focos dessa doença surgiram nas áreas urbanas de outras regiões do país, exceto a região Sul, incluindo outras capitais, a exemplo de Belo Horizonte (MG), Campo Grande (MS), Natal (RGN), São Luiís (MA),

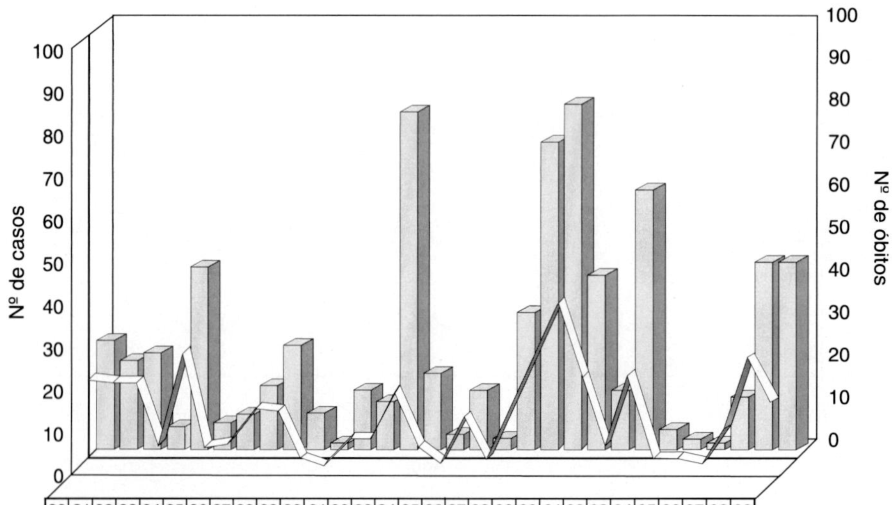

80	81	82	83	84	85	86	87	88	89	90	91	92	93	94	95	96	97	98	99	00	01	02	03	04	05	06	07	08	09	
27	22	24	6	45	7	9	16	26	9	2	15	12	83	19	4	15	3	34	76	85	43	15	64	5	3	2	13	46	46	Nº de casos
22	21	21	6	28	6	7	15	14	3	1	8	8	19	6	2	13	3	15	28	40	22	6	23	3	3	2	10	27	16	Nº de óbitos

Fonte: MS/SVS

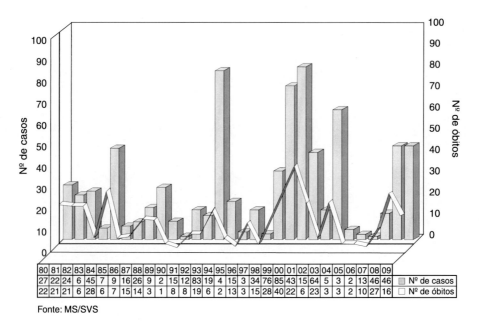

Figura 43.7 Evolução histórica da febre amarela. Brasil, 1980-2009.

Fortaleza (CE), Rio de Janeiro (RJ) e outros centros de médio porte do interior, como Araçatuba (SP), Santarém (PA), Corumbá (MS), Camaçari (BA), dentre outros (Werneck, 2008).

Entre as hipóteses aventadas para explicar a urbanização da LV no Brasil, salienta-se o processo migratório rural-urbano e mudanças na ecologia e biologia do seu principal vetor que se adaptou a esse ambiente. A mobilidade dos cães em centros com elevada densidade populacional impulsionou o aumento da transmissão da doença nas cidades (Costa, 2008), pois, se no início desse processo os casos humanos se concentravam em populações de migrantes marginalizados na periferia das cidades, em áreas sem condições de moradia adequada, atualmente já se observa sua disseminação para espaços intraurbanos com melhores condições de vida.

Casos autóctones desta doença já foram registrados em mais de 1.904 (34,2%) municípios brasileiros, embora o registro seja esporádico em mais de 80% destes (Maia-Elkhoury *et al.*, 2008). A incidência média anual para o país revela tendência crescente: no período de 1980-1989, foi de 0,98 caso por 100.000 habitantes; de 1990 até 1999, 1,71 por 100.000 habitantes; nos últimos 9 anos, 1,90 por 100.000 habitantes. Este comportamento foi mais expressivo na região Nordeste, onde, entre 1990 e 2000, a incidência variou de 3,2 a 8,4 por 100.000 habitantes, representando cerca de 80% dos casos confirmados no país em 2000. A partir de então, a incidência dessa doença decresceu. A região Sudeste, que na década de 1980 registrou 361 casos (incidência média: 1,36 por 100.000 habitantes), na década seguinte confirmou 1.350 casos (3,50 por 100.000 habitantes) e, no período subsequente, manteve o mesmo patamar (3,50 casos por 100.000 habitantes). O Nordeste continua sendo a região que registra maiores taxas de incidência, responsável pela produção de mais de 44% dos casos, no período de 2000-2008 (Figura 43.8).

Há predominância da doença no sexo masculino (60% dos casos) e em menores de 10 anos. A maior suscetibilidade em crianças tem sido imputada à relativa imaturidade imunológica celular, que se agrava quando associada à desnutrição, comum em áreas endêmicas. A letalidade média por LV vem apresentando tendência de crescimento, com média de 5,15% para o período 1984-2008, variando de 3,18% em 1985 a 8,55% em 2003, alcançando a média de 6,3% entre 2005 e 2008.

Tuberculose

Doença causada pelo *Mycobacterium tuberculosis*, tem sido considerada emergência mundial em função do crescimento de sua incidência em países desenvolvidos e em desenvolvimento, especialmente após a expansão da epidemia pelo HIV. Apesar de se dispor de tratamento eficaz desde os anos 1940, a tuberculose ainda permanece como problema de saúde pública, tendo em vista sua magnitude e ampla distribuição geográfica, atingindo praticamente todos os países e territórios no mundo. Em 2007, cerca de 9,3 milhões de casos de tuberculose ocorreram no mundo, correspondendo a uma taxa de incidência de 139 casos por 100.000 habitantes. Desse total, estima-se que 44% (4,1 milhões) correspondiam a casos novos de forma pulmonar com baciloscopia positiva, que é a forma clínica de importância para a manutenção da transmissão do *M. tuberculosis* (WHO, 2009).

Entre os 22 países que contribuem com maior número de casos, o Brasil é o 18º; entretanto, ocupa o 108º lugar em magnitude de incidência. Em 2008, foram notificados neste país cerca de 73 mil casos novos de tuberculose, sendo a incidência de 37,1 por 100.000 habitantes; 82% dos casos correspondiam a formas pulmonares bacilíferas. Observe-se que vem ocorrendo decréscimo constante na incidência da tuberculose: entre 1990 e 2008, a redução foi da ordem de 26%, correspondendo a uma média de 1,6% ao ano. O Programa de Controle de Tuberculose do Brasil tem como meta redução de 50% na incidência dessa doença até 2015 (Figura 43.9).

O risco de apresentar esta doença entre os homens é quase duas vezes maior que entre as mulheres; indivíduos com menor escolaridade apresentam maior incidência. Em relação à mortalidade, entre 1980 e 2007 observou-se redução das taxas anuais para todas as formas de tuberculose e em todas as regiões do país, com tendência de declínio constante. Enquanto em 2000, para o país como um todo, essa taxa era de 3,2 óbitos por 100.000 habitantes, passou para 2,5/100.000 em 2007 (Bierrenbach, 2007; Brasil, 2010).

A inexistência de uma vacina eficaz contra as formas bacilíferas dificulta o controle mais efetivo da tuberculose, que depende da eliminação das fontes de infecção por meio do trata-

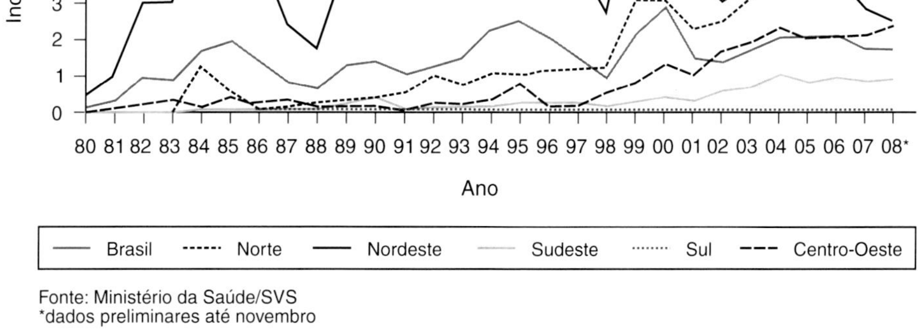

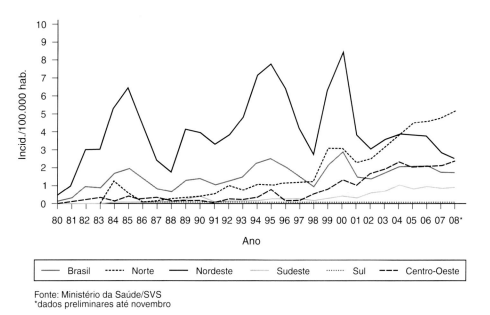

Figura 43.8 Incidência de leishmaniose visceral segundo ano de ocorrência e região geográfica. Brasil, 1980-2008.

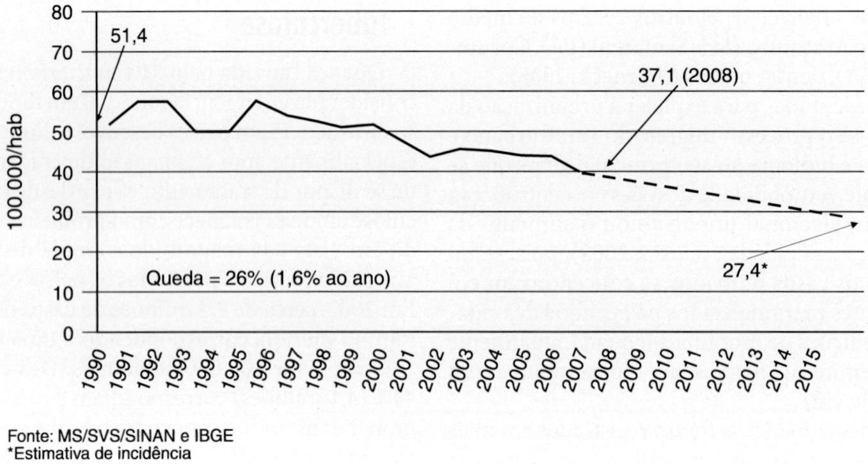

Figura 43.9 Taxa de incidência de tuberculose por todas as formas. Brasil, 1990-2015. Meta para 2015 – redução de 50%: 25,9.

mento individual. A OMS vem buscando fortalecer as medidas de combate a essa doença por meio da implementação de ações contidas em um plano global fundamentado, principalmente, na expansão do tratamento monitorado de curta duração, chamado DOTS (sigla do inglês *Directly Observed Treatment, Short-course*). A estratégia DOTS concede atenção especial para populações mais vulneráveis (moradores de rua, indígenas, presidiários, portadores de HIV), especialmente para os casos de TB/HIV, visando evitar o problema da tuberculose multidroga-resistente. Esse esquema prevê administração supervisionada das doses dos medicamentos, o que exige o fortalecimento do sistema de saúde, principalmente na atenção primária, com envolvimento das equipes de saúde nesse processo, e o empoderamento dos pacientes e comunidades.

O Brasil vem engendrando esforços para desenvolver as ações e metas do plano global, dentre as quais se destaca a de curar 85% dos doentes e reduzir a taxa de abandono ao tratamento, que, em nosso país, está em torno de 8,8% (Brasil, 2010). A associação entre AIDS e tuberculose, que nessa condição é considerada uma doença oportunista grave, vem contribuindo sobremaneira para a ocorrência dessa micobacteriose, especialmente por propiciar o surgimento de casos multirresistentes aos tratamentos. Estes aspectos, aliados à necessidade de uma ampla rede de serviços de saúde estruturada capaz de assegurar diagnóstico precoce e acesso ao tratamento, além de desenvolver ações que promovam a adesão do paciente aos esquemas terapêuticos, que são relativamente longos, tornam o controle da tuberculose um grande desafio.

Hanseníase

A hanseníase é uma doença infecciosa crônica de alta infectividade e baixa patogenicidade, cujo agente, o *Mycobacterium leprae* (bacilo de Hansen), tem período de incubação muito longo. Em média, leva 5 anos para manifestar a doença. Esta se caracteriza por comprometimento dermatológico e neurológico e, caso não seja devidamente tratada, produz incapacidades físicas permanentes. Continua endêmica em poucos países, sendo que Índia e Brasil ocupam as primeiras posições no que se refere a **taxa de detecção de casos** e número absoluto de casos. Por ser a hanseníase uma doença de período de incubação muito longo com sintomas e sinais clínicos de início insidioso, quando o diagnóstico é feito a doença já se encontra instalada há algum tempo, sendo mais apropriada a denominação de **taxa de detecção de casos** em vez de taxa de incidência, pois efetivamente não se trata de casos novos.

O homem é o único reservatório do *Mycobacterium leprae*, razão pela qual o avanço da terapêutica específica contra esse agente resulta na redução da fonte de infecção. Desse modo, o diagnóstico e tratamento precoce dessa doença tem sido a principal estratégia para seu controle.

A partir de 1985, o Brasil ampliou a rede de serviços de atendimento aos casos suspeitos com vistas à melhoria da atenção aos pacientes portadores de hanseníase e na busca da redução de sua prevalência e incidência. Esta iniciativa levou a uma expressiva redução do primeiro indicador: em 1985, seu valor era de 164 casos por 100.000 habitantes; em 2005, diminuiu para menos de 15/100.000. Distintamente, o esforço de diagnóstico precoce resultou em aumento em mais de 40% nos coeficientes de detecção dos casos (de 14,6 para 29,4 por 100.000 habitantes, em 1985 e 2003, respectivamente), revelando grande parte da endemia que estava oculta (Figura 43.10).

Contudo, após essa fase de crescimento progressivo, nos últimos anos observa-se tendência de estabilização do coeficiente de detecção de casos (20,5/100.000, em 2008), embora os níveis registrados desse indicador sejam considerados muito elevados no cenário internacional, especialmente nas regiões Norte, Centro-Oeste e Nordeste. Ademais, uma evidência de que a endemia hansênica ainda se constitui em importante problema de saúde no país são os valores do indicador de detecção de casos novos na faixa etária abaixo de 15 anos, que foi em média de 7,01/100.000, no período de 1994-2008. Este fato evidencia a ocorrência de transmissão ativa da doença no intradomicílio, propiciando o surgimento de casos em idades precoces (Penna, Penna, 2007; Brasil, 2010).

Diarreia infantil aguda

As diarreias agudas são causadas por diferentes agentes tais como vírus, bactérias, parasitos e toxinas. Sua ocorrência está diretamente relacionada com a infraestrutura de saneamento. Recentemente, Barreto e colaboradores (2007) evidenciaram que a melhoria das condições sanitárias de um grande complexo urbano levou à redução de até 23% nos casos de diarreia infantil aguda. Outro importante fator na prevenção dessa doença é a educação das populações, que se reflete na higiene individual, na prática de aleitamento materno e no cuidado dispensado às crianças.

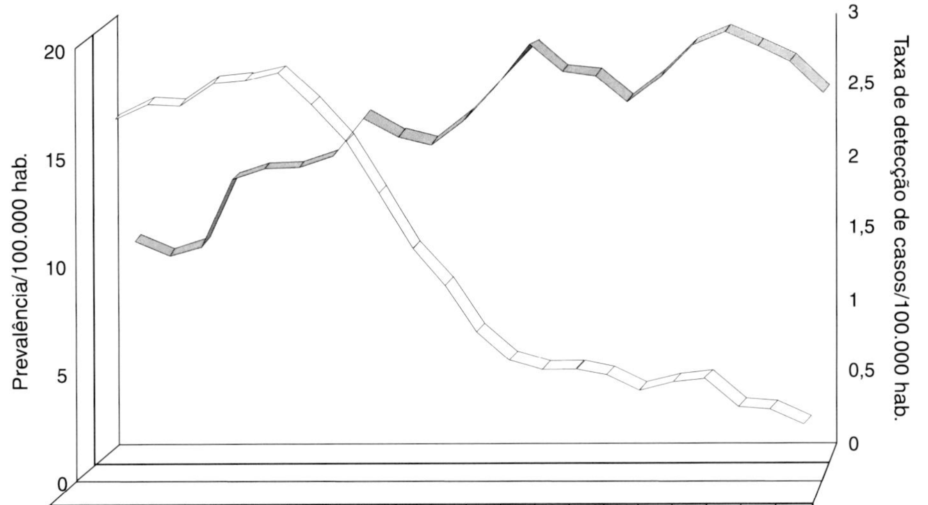

	85	86	87	88	89	90	91	92	93	94	95	96	97	98	99	00	01	02	03	04	05	05*
Prevalência	16,4	17,1	17	18	18,1	18,5	17,1	15,4	13	10,5	8,8	6,7	5,4	4,93	4,94	4,71	3,99	4,33	4,52	3,16	3,1	2,37
Tx. detec	1,46	1,37	1,43	1,9	1,96	1,97	2,05	2,31	2,18	2,13	2,31	2,53	2,8	2,62	2,59	2,43	2,6	2,8	2,9	2,81	2,7	2,49

Fonte: MS/SVS
*Dados preliminares

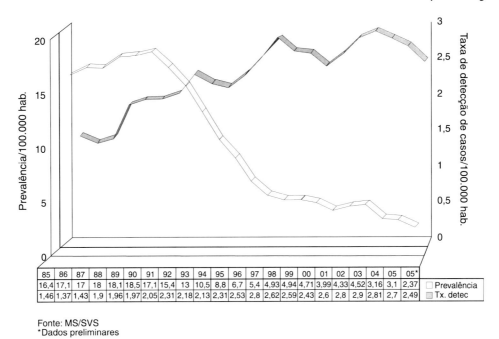

Figura 43.10 Evolução histórica da hanseníase. Brasil, 1985-2006.

No Brasil, acentuado declínio da mortalidade por diarreia infantil aguda vem ocorrendo desde a década de 1980, fenômeno imputado à implementação em massa da terapia de reidratação oral, incentivo ao aleitamento materno e, principalmente, disponibilidade de água tratada para grandes parcelas da população (Victora, 2000). Assim, enquanto em 1980 quase 18% dos óbitos (32.200) de menores de 1 ano eram devido às diarreias infantis aguda, em 2007 esta proporção decresceu para 2,5% (1.141 óbitos).

No entanto, no que diz respeito à morbidade, o declínio não é tão expressivo. Por exemplo, estudo de prevalência dessa doença em menores de 5 anos de idade (Sastry, Burgard, 2005) constatou redução de apenas 20% (de 17,8% em 1986 para 14,8% em 1996), sendo ainda menor em uma das regiões mais pobres deste país, a Nordeste, cuja redução foi de apenas 11%. Assim, a morbidade por diarreia infantil aguda ainda se constitui em relevante indicador do baixo nível de saúde da população brasileira, em razão de refletir precárias condições de vida, já que parcela importante de sua ocorrência relaciona-se com a distribuição de renda e acesso aos serviços de saneamento e educação (Vanderlei, Silva, 2004; Barreto *et al.*, 2007).

Epidemiologia das DIP imunopreveníveis

No Brasil, as principais doenças infecciosas redutíveis por meio de vacinas (imunógenos) vêm apresentando importantes mudanças nas suas características epidemiológicas em direção a erradicação, eliminação ou controle. Nosso país possui um Programa Nacional de Imunizações (PNI) implantado em todo seu território; atividades de rotina e campanhas vacinais têm possibilitado redução significativa, tanto da morbidade quanto da mortalidade, de graves doenças infecciosas que vitimavam principalmente crianças, tais como poliomielite, sarampo, difteria, tétano, coqueluche, dentre outras (Brasil, 2009a).

Nesta seção, a seguir apresentamos os principais aspectos epidemiológicos desse grupo de patologias, à exceção da poliomielite, pois a circulação do poliovírus selvagem foi eliminada desde 1990.

Sarampo

O vírus do sarampo tem como uma das suas características grande potencial de disseminação em populações vulneráveis, em particular, crianças menores de 1 ano de idade, faixa etária na qual a letalidade se mostra muito elevada (Brasil, 2009b). Entre 1980 e 1990, o sarampo era uma doença de caráter endêmico, com ciclos epidêmicos a cada 2 ou 3 anos. Todas as regiões do país apresentavam perfil semelhante, variando apenas quanto aos anos epidêmicos. O maior pico epidêmico registrado nesse período foi em 1986, quando se observou incidência de quase 100 casos por 100.000 habitantes para o país como um todo.

Em 1992, foi realizada uma grande campanha vacinal em massa que resultou em brusco e acentuado declínio na ocorrência da doença, até 1996. Contudo, em 1997, foram registrados alguns surtos que atingiram, principalmente, São Paulo, capital. A partir dessa cidade houve exportação de casos, inicialmente para os estados do Ceará e Bahia e, posteriormente, para todas as regiões. Embora a taxa de incidência (33,6 por 100.000 habitantes) não tenha alcançado os patamares anteriores, novas estratégias de vacinação em massa e de rotina foram adotadas, resultando em declínio mais sustentado da transmissão do vírus do sarampo.

Entre 2000 e 2007, pequenos surtos foram registrados, quando o número de casos confirmados variou de 10 a 57. Atualmente, considera-se que o vírus do sarampo não mais circula no país desde 2007 (Brasil, 2009a e b).

Difteria

O agente etiológico da difteria, *Corynebacterium diphteriae*, possui alta infecciosidade e baixa patogenicidade; o ser humano o abriga na nasofaringe, sendo seu único reservatório. Tais características favorecem a existência de alta proporção de portadores sadios e infecções subclínicas nas populações. Sua transmissão (pessoa a pessoa) se dá por meio das secreções oronasais. Apesar dessas características favorecedoras da disseminação desse agente, assim como outras enfermidades imunopreveníveis, a história natural desta doença vem sendo substancialmente modificada devido ao uso de imunização em massa, que reduziu drasticamente a incidência.

Em 1980, a incidência de difteria no Brasil era de 3,9 por 100 mil habitantes, correspondendo a cerca de 4.600 casos por ano. Ainda naquela década, observou-se redução de sua incidência, inicialmente abrupta e, posteriormente, progressiva: em 1990, a incidência da difteria foi de 0,45/100.000 habitantes (640 casos). A partir de 1992, o risco de ocorrência de difteria já era inferior a 0,2 por 100 mil habitantes, correspondendo a menos de 200 casos anuais (redução de mais de 95% das notificações). Em 2008, apenas 7 casos desta doença foram confirmados em nosso país, com uma incidência residual de 0,003/100.000 habitantes/ano. Ademais, o tratamento adequado dos pacientes fez diminuir a letalidade por essa doença (Brasil, 2009a).

Tétano neonatal

O tétano é uma doença causada pelas exotoxinas do *Clostridium tetani*, sendo, portanto, de caráter infeccioso, mas não contagioso. Na natureza, estes microrganismos se encontram sob a forma de esporos em galhos, terra, fezes, poeira etc. Quando o bioagente contamina o coto umbilical de recém-nascidos, produz uma forma mais grave de tétano que é a neonatal, com elevada letalidade; se a criança sobrevive, importantes sequelas permanecem, mesmo quando o paciente é submetido a tratamento especializado e de qualidade. Em geral, o recém-nato adquire a infecção por cuidados inadequados durante a secção do coto umbilical, quando se utilizam instrumentos ou material contaminado com os esporos. Os anticorpos protetores da mãe são transmitidos pela placenta para o feto, o que torna o tétano neonatal uma doença inteiramente evitável quando se vacinam as mulheres em idade fértil, sendo esta a principal estratégia de controle da enfermidade (Brasil, 2009a e b).

Países desenvolvidos praticamente já se encontram livres do tétano, tanto devido à melhoria das condições de vida como pelo uso sistemático da vacina antitetânica. Os países das Américas vêm implementando um programa voltado para a eliminação do tétano neonatal.

No Brasil, a redução da incidência dessa patologia é muito expressiva. Em 1982, o número de notificações foi de 584 casos, correspondendo a uma incidência de 0,15 por mil menores de 1 ano; em 1991, esse indicador foi de 0,08/1.000 (272 casos), o que significou redução de 45%. Progressivo declínio de notificações vem sendo observado nos anos seguintes, de modo que, em 1998, foram 67 casos, com taxa de incidência de 0,02 por 1.000 menores de 1 ano, tendência que se manteve na década seguinte. Entre 2003 e 2008, um total de 66 casos foram registrados, tendo o país alcançado a meta anual preconizada pela OMS de menos de 1 caso por mil nascidos vivos (Datasus, 2010). Não obstante, alguns municípios brasileiros situados nas regiões Norte e Nordeste ainda não alcançaram esse patamar (Brasil, 2009a e b).

Doença meningocócica

As infecções causadas pela *Neisseria meningitidis*, bactéria que se aloja nas vias respiratórias superiores e é transmitida de pessoa a pessoa, se manifestam clinicamente sob a forma de meningites (meningite meningocócica) e de septicemias (meningococcemia) que, no seu conjunto, são denominadas de Doença Meningocócica. Muitas vezes essa doença se apresenta sob a forma de graves epidemias, tanto em países desenvolvidos como em desenvolvimento, em intervalos de tempo irregulares e com magnitudes diversas, dependendo do sorogrupo (A, B, C, W_{135} e Y) envolvido em cada episódio. A sintetização, nos últimos anos, de novos imunógenos contra os três principais sorogrupos de meningococos (A, B e C) poderá influenciar a epidemiologia dessas infecções, caso venham a ser utilizados de forma massiva. A incidência da doença meningocócica, em geral, é subestimada tanto pela subnotificação, como pelas dificuldades de diagnóstico etiológico, o que permite a inclusão de muitas dessas infecções no grupo das "meningites sem especificação do agente".

No Brasil, uma epidemia explosiva de doença meningocócica ocorreu no início da década de 1970, atingindo seu pico máximo em 1974, quando a taxa de incidência alcançou 179,4 por 100 mil habitantes. No início dessa epidemia, predominou o meningococo do sorogrupo A, mas, em seguida, o sorogrupo C foi o agente mais isolado. Após os anos epidêmicos, paulatinamente, o sorogrupo B passou a ser o mais frequente em várias regiões do país. Este último sorogrupo tem menor capacidade (baixo poder de transmissibilidade) para produzir epidemias de grande magnitude que os dois anteriores (Brasil, 2009b).

Assim, entre 1980 e 1986, as taxas de incidência para o país como um todo foram relativamente baixas (em torno de 1 por 100 mil habitantes). Houve elevação desse indicador a partir de então, atingindo maior valor em 1996 (4,5 por 100 mil habitantes), resultante de surtos isolados em vários estados. Contudo, não houve mais registro de epidemias expressivas como as dos anos 1970. A partir dos anos 1990, variações observadas na incidência da doença meningocócica correspondem a surtos localizados, sempre com magnitude bastante inferior, em algumas áreas bastante delimitadas, predominando os sorogrupos A e C. Vários surtos desses sorotipos específicos indicaram a realização de campanhas massivas de vacinação; entretanto, quando se considerava o país como um todo, predominava o sorogrupo B. Esta estratégia de contenção da disseminação dos sorogrupos A e C, possivelmente, vem contribuindo para prevenir epidemias explosivas de maior abrangência geográfica (Brasil, 2010 http://portal.saude.gov.br/portal/saude/).

Contudo, no final da primeira década do século XXI, a diminuição da proporção do sorogrupo B e a elevação do C, inclusive em grandes centros urbanos tais como São Paulo e Salvador, aliada à ocorrência de maior número de surtos por este último sorogrupo, aponta para a possibilidade de erupção de epidemias de maiores proporções. Alguns Estados que apresentam maior incidência de doença meningocócica por *Neisseria meningitidis* C, a exemplo da Bahia, vêm adotando iniciativas de vacinação em massa da população infantil, alvo dessas campanhas por ser a faixa etária de maior risco de adoecer e morrer.

Considerações finais

Antes de concluir, resta comentar sobre algumas doenças que, na primeira metade do século XX, grassavam em várias regiões geográficas do Brasil sob a forma de endemias, especialmente nas áreas rurais, e que se constituíam em importantes problemas de saúde pública, objeto de intervenções de políticas públicas de saúde. As medidas de controle adotadas em geral propiciaram redução significativa da incidência; contudo, alguns focos restritos permanecem, a exemplo da peste e do tracoma (Brasil, 2009a). Também a filariose – doença causada pela *Wuchereria bancrofti*, que era uma importante endemia urbana até a década de 1960, período no qual atingia algumas capitais brasileiras tais como Salvador, Maceió e Belém, atualmente encontra-se em via de total eliminação, pois está adstrita a focos na região metropolitana do Recife (Braga *et al.*, 2005). Por outro lado, a leishmaniose cutaneomucosa, endemia focal de áreas rurais até os anos 1970, atualmente encontra-se em expansão, atingindo populações urbanas que residem em locais próximos aos ecótopos propícios à sua transmissão.

A esquistossomose mansônica era uma endemia das mais prevalentes nos ambientes rurais e em processo de contínua expansão. No final do século XX, estimativas indicavam a existência de seis milhões de pessoas infectadas pelo *Schistosoma mansoni* no Brasil (Katz, Peixoto, 2000). A gravidade das formas hepatoesplênicas dessa doença exigia internações em hospitais de alta complexidade e resultava em elevada letalidade. Afortunadamente, os avanços do tratamento específico para essa parasitose e a constatação de que esse tratamento influenciava a história natural da doença, por reduzir as dimensões do fígado e do baço dos pacientes crônicos e diminuir os fenômenos hemorrágicos decorrentes da hipertensão portal (Bina, Prata, 1983), permitiram o uso dessas drogas em massa nas áreas endêmicas e hiperendêmicas de esquistossomose. Assim, no período compreendido entre 1995 e 2006, a redução da taxa de hospitalização (de 2,1/10.000 habitantes para 0,4/10.000 habitantes) foi da ordem de 81% (Datasus, 2010). Entretanto, a prevalência de infecção (exames positivos) nas áreas de transmissão ativa apresentou redução muito menor (34%), pois enquanto era de 8,4% em 1995, ainda se mantinha em 5,5% em 2006. Como as condições de transmissão do *S. mansoni* se mantêm após o tratamento, as populações que residem em áreas endêmicas continuam a se infectar (Santana *et al.*, 1996), razão pela qual este tipo de intervenção tem influência mais restrita sobre a prevalência da esquistossomose. No que se refere à mortalidade, houve queda de 0,38 para 0,27 por 100.000 habitantes para essa doença, no mesmo período (Datasus, 2010).

Apesar da permanência de problemas de saúde relacionados com a ocorrência de doenças infecciosas e parasitárias, constata-se que o Brasil tem registrado grandes progressos nesse campo, resultantes da implantação de intervenções efetivas de saúde pública. Isso tem ocorrido especialmente após a implantação do Sistema Único de Saúde, que possibilitou maior expansão geográfica das ações por meio da descentralização do sistema para estados e municípios, como também pela ampliação do escopo destas intervenções (vacinação, tratamentos gratuitos, quimioprofilaxia, dentre outros) do acesso e de incorporação dos avanços científicos e tecnológicos (Brasil, 2009b). Por sua vez, a melhoria das condições de vida da população em função do recente desenvolvimento socioeconômico do país também vem se refletindo na redução da incidência dessas doenças, cuja determinação encontra-se estreitamente relacionada com fatores ambientais, especialmente no que se refere às condições de saneamento, habitação, trabalho etc.

Contudo, não se deve reforçar a utopia de que é possível viver em um mundo sem doenças infecciosas e parasitárias, pois no estágio atual do conhecimento, das potencialidades biológicas e das tecnologias disponíveis, este não é um cenário factível para as presentes gerações. O grande desafio no Brasil é, de fato, reduzir as desigualdades sociais que têm expressão no maior risco de adoecer e morrer por doenças infecciosas e parasitárias nas camadas mais desfavorecidas da população.

Referências bibliográficas

Anderson RM, May RM. *Infectious diseases of humans: dynamics and control*. Oxford: Oxford University Press, 1991.

Armstrong GL, Conn LA, Pinner RW. Trends in infections diseases mortality in the United States during the 20th Century. *JAMA*. 281:61-66, 1999.

Bailey NJ. *The mathematical theory of infectious diseases and its applications*. London: Charles Griffin & Company Limited, 1975.

Baldwin, P. *Contagion and the State of Europe 1830-1930*. Cambridge: Cambridge University Press, 1999.

Barat, M. Four malaria success stories: how malaria burden was successfully reduced in Brazil, Eritrea, India and Vietnam. *Am J Trop Med Hyg* 74(1):12–16, 2006.

Barreto FR, Teixeira MG, Barreto LM, Barcellos C. Difusão espacial de doenças transmissíveis: uma importante perspectiva de análise epidemiológica a ser resgatada. In: Barcellos C (org). *A geografia e o contexto dos problemas de saúde. Saúde movimento*. Ed. Abrasco, 2008. p. 279-297.

Barreto ML, Genser B, Strina A, Teixeira MG, Assis AM, Rego RF, Teles CA, Prado MS, Matos SM, Santos DN, dos Santos LA, Cairncross S. Effect of city-wide sanitation programme on reduction in rate of childhood diarrhoea in northeast Brazil: assessment by two cohort studies. *Lancet* 370(9599):1622-1628, 2007.

Barreto ML, Carmo EH, Santos CAS *et al.* "Emergentes", "re-emergentes" e "permanecentes": tendências recentes das doenças infecciosas e parasitárias no Brasil. *Informe Epidemiológico do SUS* 5:7-17, 1996.

Barreto ML. A saúde da população, os seus determinantes e as novas e velhas tecnologias: a epidemiologia no contexto da globalização. *Informe Epidemiológico do SUS*, Brasília 9:165-166, 2000.

Barreto ML, Teixeira MG, Carmo EH. Glossary: infectious diseases epidemiology. *Journal of Epidemiology & Community Health* 60:192-195, 2006.

Bierrenbach AL, Duarte EC, Ferreira AB, Souza MFM. Tendência da mortalidade por tuberculose no Brasil, 1980 a 2004. *Rev Saúde Pública* 41(Supl. 1):15-23, 2007.

Bina JC, Prata A. A redução da hepatoesplenomegalia pelo tratamento específico da esquistossomose. *Rev Soc Bras Med Trop* 16:213-218, 1983.

Braga C, Dourado I, Ximenes R, Miranda J, Alexandre N. Bancroftian filariasis in an endemic area of Brazil: differences between genders during puberty. *Revista da Sociedade Brasileira de Medicina Tropical* Brasil 38(3):224-228, 2005.

Brasil, Ministério da Saúde. Secretaria de Vigilância em Saúde. Disponível em: http://portal.saude.gov.br/portal/saude/visualizar_texto.cfm?idtxt=28055. Acessado em 12 de janeiro de 2010.

Brasil, Ministério da Saúde. Secretaria de Vigilância em Saúde. Departamento de Análise de Situação de Saúde. Saúde Brasil 2008: 20 anos de Sistema Único de Saúde no Brasil. Brasília-DF. (Série G. Estatística e Informação em Saúde), 2009a, 416 p.

Brasil, Ministério da Saúde. Secretaria de Vigilância em Saúde. Departamento de Vigilância Epidemiológica. Guia de vigilância epidemiológica. 7ª ed. Brasília-DF (Série A. Normas e Manuais Técnicos), 2009b, 816 p.

Brasil, Datasus. Disponível em: http://www2.datasus.gov.br/datasus/index.php?area=02. Acessado em 18 de fevereiro de 2010.

Centers for Disease Control and Prevention (CDC), *Addressing Emerging Infectious Disease Threats: A Prevention Strategy for the United States* (U.S. Department of Health and Human Services, Atlanta, GA, 1994); *Preventing Emerging Infectious Diseases: A Strategy for the 21st Century* (U.S. Department of Health and Human Services, Atlanta, GA, 1998); http://www.cdc.gov/ncidod/emergplan

Chadwick E. *Report on the sanitary condition of labouring population of great britain*, 1842. Chicago: Aldine Pub. Co., 1945.

Chagas C. Nova tripanosomíase humana. *Mem Inst. Oswaldo Cruz* I:159-218,1909.

Costa CHN. Characterization and speculations on the urbanization of visceral leishmaniasis in Brazil. *Cad Saúde Pública* 24(12):2959-2963, 2008, .

Drotman P. Emerging infectious diseases: a brief biographical heritage. *Emerg Infect Dis* 4:372-3, 1998.

Evans AS. Causation and disease: the Henle-Koch postulates revisited. *Yale J Biol Med* 49(2):175-95, 1976 May.

Fine PEM. The interval between successive cases of an infectious disease. *Am J Epidemiol* 158:1039-1047, 2003.

Franco O. *História da febre amarela no Brasil*. Ministério da Saúde/SUCAM. Rio de Janeiro, 1976.

Giesecke, J. *Modern infectious disease epidemiology*. 2nd ed. London: Arnold, 2002.

Gontijo CMF, Melo MN. Leishmaniose visceral no Brasil: quadro atual, desafios e perspectivas. *Rev Bras Epidemiol* 7(3):338-349, 2004.

Grmek MD. Le concept de maladie émergente. *Hist Phil Life Sci* 15:281–96, 1993.

Hagerstrand T. Innovations forloppet ur korologisk synpunkt. Lund: Gleerup. Innovation diffusion as a spatial process. Translated by A. Pred. Chicago: University of Chicago Press, 1953, 1969, *In*: Cliff AD.

Haggett P. Ord JK, Versey GR. *Spatial diffusion: an historical geography of epidemics in an island community*. Cambridge: Cambridge University Press, 1981.

Haggett P. *The geographical structure of epidemics*. Oxford: Oxford University Press, 2000.

Hippocrates. *Airs, water and places*. Cambridge: Harvard University Press, 1948.

Institute of Medicine, *Emerging infections: microbial threats to health in the United States*. National Academy Press, Washington, DC, 1992.

Katz N, Peixoto SV. Análise crítica da estimativa do número de portadores de esquistossomose mansoni no Brasil. *Rev Soc Bras Med Trop* 33:303-308, 2000.

Kaufmann SHE, Schaible UE. 100th anniversary of Robert Koch's Nobel Prize for the discovery of the tubercle bacillus. *Trends in Microbiology* 13(10): 469-475, 2005.

Last JM (ed.). *A dictionary of epidemiology*. 4th Ed. New York: Oxford University Press, 1988.

Leavel H, Clark EG. Níveis de aplicação da medicina preventiva. *In*: *Medicina preventiva*. São Paulo, McGraw-Hill, 1976, p. 11-36.

Maia-Elkhoury ANS, Alves WA, Sousa-Gomes ML, Sena JM, Luna EA *et al.* Visceral leishmaniasis in Brazil: trends and challenges. *Cad Saúde Pública* 24(12):2941-2947, 2008.

McNeill WH. *Plagues and peoples*. New York: Doubleday, 1977.

Morse SS, Schlwederberg A. Emerging virus: the evolution of viruses and viral diseases. *J Infect Dis* 162:1-7, 1990.

Nelson KE, Williams CM, Graham NMH (eds.). *Infectious diseases epidemiology. Theory and practice*. Gaithersburg: Aspen Publishers, 2001.

Omran AR. The epidemiological transition: a theory of the epidemiology of population change. *Milbank Me Fund Quart* 49:509-583, 1971.

Organização Pan-Americana de Saúde. Controle das doenças transmissíveis no homem. *Puble. Cient* 442, 420 p, 1983.

Osanai CH. A epidemia de dengue em Boa Vista, território federal de Roraima, 1981-1982 [Dissertação de Mestrado]. Rio de Janeiro: Escola Nacional de Saúde Pública; 1984.

Passos ADC, Fialho RR. Malária: aspectos epidemiológicos e de controle. *Rev Soc Bras Med Trop* 31(S2):93-105, 1998.

Penna GO, Pinto LF, Soranz D, Ruth G. High incidence of diseases endemic to the Amazon Region of Brazil, 2001–2006. *Emerging Infectious Diseases* vol. 15, no. 4, April 2009.

Penna ML, Penna GO. Case detection and leprosy elimination in Brazil. *Trop Med Int Health* 12:647–50, 2007.

Porta M (ed.). *A dictionary of epidemiology*. 5th ed. New York: Oxford University Press, 2008, 289p.

Rede Interagencial de Informação para a Saúde/RIPSA. *Indicadores Básicos para a Saúde no Brasil: conceitos e aplicações*. 2ª ed. Brasília: Organização Pan-Americana da Saúde, 2008. 349 p.

Rodríguez EC. *Carlos J. Finlay: Obras completas*. Academia de Ciências de Cuba, t.V., 1971. La Habana, p. 628.

Rosen G. *A history of public health*. New York: MD Publications, 1958.

Rouquayrol MZ, Façanha MC, Veras FMF. Aspectos epidemiológicos das doenças transmissíveis. *In*: Rouquayrol MZ, Almeida-Filho N. *Epidemiologia e saúde*. 6ª ed. Rio de Janeiro: MEDSI, 2003. p. 229-288.

Santana VS, Teixeira MG, Santos CP. Avaliação das ações de controle da infecção esquistossomótica nas localidades de Cachoeira-Bahia, Bacia do Paraguaçu. *Rev Soc Bras Med Tropl* 29(2):185-195, 1996.

Santos IB. Vida e obra de Pirajá da Silva, 2008. Ministério da Saúde/Secretaria de Vigilância em Saúde. 2ª ed. 148 p.

Sastry N, Burgard S. 2005. The prevalence of diarrheal disease among Brazilian children: trends and differentials from 1986 to 1996. *Soc Sci Med* 60(5):923-935, 2005.

Snow J. *On cholera*. New York: Commonwealth Fund, 1936.

Teixeira MG, Costa MCN, Barreto ML, Mota E. Dengue and dengue hemorrhagic fever epidemics in Brazil: what research is needed based on trends, surveillance, and control experiences? *Cad Saúde Pública* 21:1307-15, 2005.

Teixeira MG, Costa MCN, Barreto R, Barreto ML. Dengue: twenty-five years since reemergence in Brazil. *Cad Saúde Pública* 25(Sup 1):S7-S18, 2009.

Werneck G. Forum: Geographic spread and urbanization of visceral leishmaniasis in Brazil. *Cadernos de Saúde Pública* 24(12):2937-2940, 2008.

Werneck GL, Costa CHN, Walker AM, David JR, Wand M, Maguire JH. The urban spread of visceral leishmaniasis: clues from spatial analysis. *Epidemiology* 13(3):364-367, 2002.

WHO. World malaria report 2008. Disponível em http://www.who.int/malaria/publications/atoz/9789241563697/en/index.html. Acessado em 17 de fevereiro de 2010.

WHO. Global tuberculosis control: epidemiology, strategy, financing. *WHO Report* 2009. Disponível em: http://www.who.int/tb/publications/global_report/2009/en/index.html; Acessado em 18 de fevereiro de 2010.

Vanderlei LC, Silva GA. Acute diarrhea: does mother's knowledge of the disease reduce admission of children under two years of age? *Rev Assoc Med Bras* 50(3):276-281, 2002.

Victora CG, Bryce J, Fontaine O, Monasch R. Reducing deaths from diarrhoea through oral rehydration therapy. *Bull World Health Organ* 78(10):1246-1255, 2000.

Villermé L, 1988. Reseña del estado físico y moral de los obreros de las industrias del algodón, la lana y la seda. *In*: Buck C, Llopis A, Nájera E, Terres M (org.). El Desafío de la epidemiología: problemas y lecturas seleccionadas Publicación Científica 505, pp. 34-47, Washington: Organización Pan americana de la Salud/Organización Mundial de la Salud.

Ziegler P. *The black death*. Dover: Allan Sutton, 1993.

44 Epidemiologia das Doenças Respiratórias

Ana M. B. Menezes, Álvaro A. Cruz, Ricardo B. Noal e Maurício L. Barreto

Introdução

Segundo a Organização Mundial da Saúde, em todo o mundo as doenças respiratórias encontram-se entre as quatro primeiras causas de mortalidade, tanto para mulheres quanto para homens (WHO, 2004).[1] Os percentuais de óbitos, segundo os principais grupos, são, respectivamente: 31,5% e 26,8% para doença cardiovascular, 15,6% e 16,7% para doenças infecciosas e parasitárias, 7,4% e 7,1% para infecções respiratórias – 6,8% e 6,9% para doenças respiratórias crônicas – e 11,8% e 13,4% para cânceres. Conforme o Quadro 44.1, dentre as principais causas de morte encontram-se as infecções respiratórias do trato inferior e a doença pulmonar obstrutiva crônica (DPOC), respectivamente na terceira e quarta posições, totalizando em conjunto cerca de 7 milhões de mortes por ano.

No Brasil, o cenário é semelhante, sendo as doenças respiratórias responsáveis por elevada morbimortalidade. Como exemplo, podemos destacar a alta morbidade da asma e da pneumonia, na infância, assim como a alta mortalidade do câncer de pulmão e da DPOC, nos adultos.

O enfoque deste capítulo é prioritariamente sobre aspectos epidemiológicos das doenças respiratórias de maior importância para a saúde pública. Em primeiro lugar, no sentido de avaliar com maior precisão a situação no Brasil contemporâneo, apresentaremos perfis gerais de morbidade e mortalidade, com base em dados secundários. Em seguida, discutiremos resultados de alguns estudos de base populacional sobre prevalência e fatores de risco para as doenças respiratórias, realizados em nível nacional, que podem, por conseguinte, subsidiar o planejamento de políticas de saúde para a população. Nesse sentido, são abordados aqui os principais aspectos epidemiológicos das seguintes enfermidades:

- Doença pulmonar obstrutiva crônica (DPOC)
- Asma e rinite alérgica
- Tuberculose
- Pneumonias
- Câncer de pulmão

Finalmente, faremos um destaque especial ao tabagismo, representativo dos agravos à saúde que constituem importantes fatores de risco para as doenças respiratórias.

Morbimortalidade por doenças respiratórias no Brasil

Neste capítulo, os indicadores de morbidade hospitalar e mortalidade das doenças respiratórias no Brasil foram avaliados utilizando-se a Classificação Internacional de Doenças/10ª versão (CID-10) (OMS, 1998). As informações analisadas provêm dos registros do sistema Datasus, gerenciado pelo Ministério da Saúde (disponível em: http://www.datasus.gov.br/tabnet/tabnet/tabnet.htm). Os dados mais atualizados e disponibilizados no *site* do DATASUS são referentes ao ano de 2007; as informações para 2008 abrangem os meses de janeiro até outubro. As informações sobre morbidade apresentadas referem-se às hospitalizações pelo Sistema Único de Saúde (SUS), o que reflete a realidade do país, já que 80% da população é atendida pelo SUS. O registro utilizado para as informações de mortalidade por doenças do aparelho respiratório no Brasil foi o do Sistema de Informação sobre Mortalidade (SIM) para o ano de 2005, já que este é o último ano com dados plenamente consolidados. Outros importantes registros de doenças respiratórias aqui utilizados foram o do Sistema de Informação de Agravos de Notificação (SINAN), da Secretaria de Vigilância em Saúde (SVS) do Ministério da Saúde e do Instituto Nacional do Câncer (INCA) (Brasil, Ministério da Saúde *et al.* Disponível em: http://www.inca.gov.br/estimativas/2003/).

O Quadro 44.2 mostra as internações hospitalares para todas as idades ocorridas no ano de 2007, destacando as doenças do aparelho respiratório como segunda causa de internações, responsáveis por 13,7% (o primeiro lugar é ocupado por condições relativas a gravidez, parto e puerpério). Estratificando por faixa etária, observa-se que, para as internações em crianças menores de 1 ano, as doenças respiratórias passam a ocupar o 1.º lugar no *ranking* das hospitalizações (36,5%); após o primeiro ano de idade até o final da adolescência ocupam o 2.º lugar (23,3%) e, na faixa etária de 20 anos ou mais de idade (9,1%), o 4.º lugar. Para o ano de 2008, observa-se o mesmo *ranking* de morbidade

[1] Disponível em: http//www.who.int/healthinfo/global_burden_disease_2004_report_update/en/index.html.

Quadro 44.1 Principais causas de morte no mundo para todas as idades, 2004 (the global burden of disease: atualizado em 2004)

Doença	2004	
	Número de mortes (milhões)	% do total de mortes
Doença isquêmica cardíaca	7,2	12,2
Doença cerebrovascular	5,7	9,7
Infecções do trato respiratório inferior	4,2	7,1
Doença pulmonar obstrutiva crônica (DPOC)	3,0	5,1
Doença diarreica	2,2	3,7
HIV/AIDS	2,0	3,5
Tuberculose	1,5	2,5
Câncer de traqueia, brônquios e pulmão	1,3	2,3
Acidentes de trânsito (*road*)	1,3	2,2
Prematuridade e baixo peso ao nascer	1,2	2,0
Infecções neonatais*	1,1	1,9
Diabetes melito	1,1	1,9
Doença cardíaca hipertensiva	1,0	1,7
Malária	0,9	1,5
Asfixia ao nascimento e trauma	0,9	1,5
Suicídios	0,8	1,4
Câncer de estômago	0,8	1,4
Cirrose do fígado	0,8	1,3
Nefrites e nefroses	0,7	1,3
Câncer de cólon e reto	0,6	1,1

*Inclui outras causas não infecciosas do período perinatal (excluindo prematuridade, baixo peso ao nascer, trauma e asfixia ao nascimento).

hospitalar para as doenças respiratórias, com percentuais muito semelhantes aos de 2007.

No Quadro 44.3, dentre a lista das doenças do aparelho respiratório responsáveis pelas internações hospitalares, encontram-se por ordem decrescente: pneumonia (47,4%), asma (17,6%) e DPOC (11%), seguidas pelas demais doenças. Nesse *ranking* não estão incluídos tuberculose e câncer de pulmão, que serão discutidos, separadamente, ainda neste capítulo. Estratificando por faixa etária, a pneumonia aparece em 1.º lugar como causa de hospitalização em crianças menores de 1 ano e responsável por 58,1% das hospitalizações nesta faixa etária; após o primeiro ano de idade até o final da adolescência (50,7%), e aos 20 anos ou mais de idade (41,7% das internações); o mesmo acontece em 2008.

Finalmente, conforme apresentado no Quadro 44.4, considerando a mortalidade para todas as idades por ordem decrescente, temos as doenças do aparelho circulatório responsáveis por 28,2% dos óbitos, as neoplasias (14,6%), as causas externas de morbidade e mortalidade (12,7%) e as doenças do aparelho

Quadro 44.2 Número de hospitalizações para todas as idades conforme o capítulo. CID-10. Brasil, 2007

Capítulo CID-10	2007	
	Número	%
XV. Gravidez, parto e puerpério	2.486.305	21,9
X. Doenças do aparelho respiratório	1.550.295	13,7
IX. Doenças do aparelho circulatório	1.157.509	10,2
XI. Doenças do aparelho digestivo	996.335	8,8
I. Algumas doenças infecciosas e parasitárias	915.763	8,1
XIX. Lesões enven e alg out conseq causas externas	831.051	7,3
XIV. Doenças do aparelho geniturinário	762.458	6,7
II. Neoplasias (tumores)	640.325	5,7
V. Transtornos mentais e comportamentais	290.079	2,6
IV. Doenças endócrinas nutricionais e metabólicas	281.575	2,5
Outras	1.418.401	12,5
TOTAL	**11.330.096**	**100**

Fonte: Ministério da Saúde – Sistema de Informações Hospitalares do SUS [SIH/SUS]

Quadro 44.3 Número de hospitalizações para todas as idades conforme a lista de doenças. CID-10. Brasil, 2007

Lista de doenças CID-10	2007	
	Número	%
Pneumonia	735.298	47,4
Asma	273.205	17,6
DPOC	170.377	11,0
Outras doenças do aparelho respiratório	145.626	9,4
Doenças crônicas das amígdalas e das adenoides	50.654	3,3
Laringite e traqueíte agudas	47.556	3,1
Bronquite e bronquiolite agudas	34.127	2,2
Outras doenças do trato respiratório superior	31.853	2,1
Influenza	31.501	2,0
Outras	30.098	1,9
TOTAL	**1.550.295**	**100**

Fonte: Ministério da Saúde – Sistema de Informações Hospitalares do SUS (SIH/SUS).

Quadro 44.4 Mortalidade para todas as idades por capítulo. CID-10. Brasil, 2005

Capítulo CID-10	2005	
	Número	**%**
IX. Doenças do aparelho circulatório	283.927	28,2
II. Neoplasias (tumores)	147.418	14,6
XX. Causas externas de morbidade e mortalidade	127.633	12,7
XVIII. Sintomas, sinais e achados anormais em exames clínicos e laboratoriais	104.455	10,4
X. Doenças do aparelho respiratório	97.397	9,7
IV. Doenças endócrinas nutricionais e metabólicas	53.983	5,4
XI. Doenças do aparelho digestivo	50.097	5,0
I. Algumas doenças infecciosas e parasitárias	46.628	4,6
XVI. Algumas afecções originadas no período perinatal	29.799	3,0
XIV. Doenças do aparelho geniturinário	18.365	1,8
VI. Doenças do sistema nervoso	16.384	1,6
Outras	30.741	3,1
TOTAL	**1.006.827**	**100**

Fonte: Ministério da Saúde (MS)/Sistema de Vigilância em Saúde (SVS)/Departamento de Análise de Situação de Saúde (DASIS) – Sistema de Informações sobre Mortalidade (SIM).

respiratório aparecendo como quarta causa de mortalidade e responsáveis por 9,7% das mortes. Dentre a lista de doenças do aparelho respiratório, a DPOC ocupa o 1.º lugar na mortalidade para todas as idades (37,5%), seguida pela pneumonia (36,9%). Em menores de 1 ano, a pneumonia destaca-se em 1º lugar (63,3%) e, em adultos de 20 anos ou mais de idade, a DPOC é a doença respiratória de maior mortalidade (39,6%).

Doença pulmonar obstrutiva crônica (DPOC)

A doença pulmonar obstrutiva crônica (DPOC), segundo definição da *Global Initiative for Chronic Obstructive Lung Disease* (GOLD) (2007), é uma doença prevenível e tratável, com consequências extrapulmonares relevantes, especialmente para o sistema cardiovascular, que podem contribuir para sua gravidade. Caracteriza-se por limitação ao fluxo de ar predominantemente irreversível e, geralmente, progressiva, associada à resposta inflamatória do pulmão aos agentes agressores.

Face às mudanças econômicas, climáticas e do modo de vida, as DPOC despontam como um problema de saúde coletiva de crescente impacto em todos os continentes. As projeções mundiais para o período de 1990-2020 são de que a DPOC migre do 6.º para o 3.º lugar em mortalidade e do 4.º para o 3.º lugar em morbidade, entre todas as doenças (Murray, Lopez, 1997).

Até alguns anos atrás, poucos eram os estudos de prevalência sobre a DPOC no mundo, o que poderia ser explicado, em parte, pela falta de consenso sobre a definição da doença. Apesar de todos os esforços realizados nos últimos anos para maior atenção em relação a DPOC, ela ainda é uma doença sub-reconhecida, subdiagnosticada e subtratada (Mannino, Gagnon *et al.*, 2000; Barnes, Kleinert, 2004; Talamo, de Oca *et al.* 2007). Nos últimos anos, tem havido concordância de que para um indivíduo ser portador desta doença deve ter obstrução ao fluxo de ar – confirmada pela espirometria – sem reversibilidade após o uso do broncodilatador. Desde então, muitos estudos de prevalência vêm surgindo e tornam possível estimativas nacionais e globais.

Apesar do consenso em relação à presença de obstrução nessa enfermidade, ainda há discussão de quais seriam os pontos de corte em relação às provas de função pulmonar que definiriam a presença ou não da obstrução – ponto-chave da definição da doença. O critério da "relação fixa" adotado por vários autores (Celli, MacNee, 2004; Pellegrino, Viegi *et al.*, 2005; Johannessen, Lehmann *et al.*, 2006) para definir DPOC, (volume expiratório forçado no 1.º segundo (VEF1) em relação à capacidade vital forçada (CVF) abaixo de 70% pós-broncodilatador (BD) sabidamente superestima a doença naqueles indivíduos mais velhos. Há autores que preconizam diferentes pontos de corte na espirometria ou uma combinação de itens além da obstrução na espirometria para o diagnóstico da DPOC, tais como história de tabagismo e presença de sintomas (GOLD, 2007; Perez-Padilla, Hallal *et al.*, 2007).

Além do diagnóstico da DPOC, a avaliação de sua gravidade é extremamente relevante em termos de prognóstico e sobrevida. A classificação atual de gravidade proposta pela Iniciativa Global contra Doenças Pulmonares Obstrutivas baseia-se em quatro estágios: estágio I (grau leve), estágio II (moderado), estágio III (grave) e estágio IV (muito grave) (GOLD, 2007). O estágio 0 – significando pessoas em risco – foi retirado do Guia GOLD 2007, pois era composto por pessoas com sintomas, mas espirometria normal. A presença de tosse crônica, expectoração recorrente e dispneia progressiva podem indicar, principalmente em fumantes, a presença de DPOC. O diagnóstico deve ser confirmado, sempre que possível, com espirometria.

Prevalência

Os dados mais recentes sobre prevalência de DPOC em diferentes partes do mundo são oriundos de dois projetos que utilizaram a mesma metodologia:

a) *Proyecto Latinoamericano de Investigación en Obstrucción Pulmonar* (PLATINO) realizado em cinco centros da América Latina: São Paulo (Brasil), Cidade do México (México), Montevidéu (Uruguai), Santiago (Chile) e Caracas (Venezuela);
b) *Burden of Obstructive Lung Disease* (BOLD), realizado até o momento em Guangzhou (China), Adana (Turquia), Salzburg (Áustria), Cape Town (África do Sul), Reykjavik (Islândia), Hannover (Alemanha), Cracóvia (Polônia), Bergen (Noruega), Vancouver (Canadá), Lexington (EUA), Manila (Filipinas) e Sydney (Austrália).

Ambos os projetos tiveram como população-alvo adultos de 40 anos ou mais de idade e definiram DPOC conforme o critério da relação fixa, ou seja, FEV1/FVC < 70% pós-BD (Menezes, Victora *et al.*, 2004; Buist, Vollmer *et al.*, 2005).

No projeto PLATINO, as prevalências de DPOC no estágio GOLD II-IV foram de 7,8% (IC 95% 5,9 a 9,7) na Cidade do México, 12,1% (IC 95% 10,3 a 13,9) em Caracas, 15,8% (IC 95% 13,5 a 18,1) em São Paulo, 16,9% (IC 95% 14,7 a 19,1) em Santiago e 19,7% (IC 95% 17,2 a 22,1) em Montevidéu (Menezes, Perez-Padilla *et al.*, 2005). A prevalência geral de DPOC no estágio II-IV, no projeto BOLD, foi de 10,1% (DP 4-8), sendo 11,8% (7 a 9) para homens e 8,5% (5 a 8) para mulheres (Buist, McBurnie *et al.*, 2007).

Mortalidade

Aproximadamente 2,7 milhões de mortes por DPOC ocorreram no ano 2000, em todo o mundo; metade desses óbitos ocorreram na região Oeste do Pacífico, a maioria na China. Cerca de 400.000 mortes por DPOC ocorrem a cada ano nos países industrializados. É possível que o aumento da mortalidade por DPOC observada da década de 1990 até o ano 2000 (0,5 milhão) seja, em parte, real e, em parte, devida a melhores métodos diagnósticos e mais disponibilidade de dados (Lopez, Shibuya *et al.*, 2006).

As estatísticas sobre mortalidade devem ser avaliadas com alguma precaução, pois pode haver fontes de erro. Como exemplo, pode ser citado o CID VII, onde eram utilizados os termos bronquite crônica e enfisema. A terminologia DPOC surge posteriormente na literatura, e somente no CID IX e X aparece o termo DPOC ou obstrução crônica das vias respiratórias (CID IX – códigos 490 a 496 e CID X – códigos J42-46) (GOLD, 2007). Entretanto, apesar dessa modificação, que muito contribuiu para a comparabilidade dos dados, a DPOC frequentemente é mencionada como causa contribuinte e não como causa básica da morte, não raro atribuída a complicações cardiovasculares que precedem o óbito.

As taxas ajustadas por idade, avaliando a tendência da mortalidade por DPOC dentre as primeiras seis causas de morte nos EUA – de 1970 a 2002 – mostram aumento de mortalidade para a DPOC, enquanto para outras doenças observa-se redução de mortalidade. Cabe ressaltar que, em alguns países da Europa, entretanto, essas taxas para DPOC já vêm apresentando alguma redução (Jemal, Ward *et al.*, 2005).

No Brasil, as estatísticas de mortalidade para 2005 mostram que, dentre as doenças do aparelho respiratório em adultos, a DPOC ocupa o primeiro lugar, sendo responsável por aproximadamente 40% dos óbitos por doenças respiratórias crônicas nos adultos.

Fatores de risco

Genético

O fator genético mais documentado na DPOC é a deficiência de alfa$_1$-antitripsina – importante inibidor das proteases – causando enfisema. Mediante a análise genética têm sido identificados alguns genes que tornariam os indivíduos mais suscetíveis à doença, como o cromossomo 2q7. Alguns estudos genéticos (Huang, Su *et al.*, 1997; Smith and Harrison, 1997; Silverman, Palmer *et al.*, 2002; Wu, Chau *et al.*, 2004) demonstram uma variedade de genes envolvidos na patogênese da DPOC, mas os resultados ainda são inconsistentes e carecem de confirmação em diferentes populações.

Sexo

As diferenças na DPOC, conforme o sexo, têm sido mais atribuídas à própria morfologia do pulmão, à exposição ao fumo e aos fatores ocupacionais, aos fatores hormonais e à diferente resposta inflamatória (Xu, Weiss *et al.*, 1994; Chapman, Mannino *et al.*, 2006). Alguns estudos (Xu, Weiss *et al.*, 1994; Silverman, Weiss *et al.*, 2000) sugerem que as mulheres são mais suscetíveis aos efeitos do tabagismo do que os homens, o que pode ter uma importante implicação, já que, em alguns países, as mulheres estão fumando mais do que os homens. Na maioria dos estudos que mostram maior risco para DPOC no sexo masculino, ao se ajustarem os resultados para fatores de confusão, esse risco diminui, ficando semelhante ao do sexo feminino.

Idade

Sabe-se que com o decorrer da idade há diminuição da função pulmonar; além disso, quanto maior for o tempo de exposição a determinadas substâncias – como o fumo – maior será o risco para a doença.

Nível socioeconômico (NSE)

Inúmeros trabalhos apontam para uma associação inversa entre DPOC e nível socioeconômico (Prescott, Lange *et al.*, 1999). Entretanto, dois pontos importantes devem ser levados em conta ao estudarmos esta associação: o primeiro diz respeito à maneira como é medido o nível socioeconômico, já que, em alguns estudos, o NSE é avaliado por meio da escolaridade, em outros pela renda ou da posse de bens de consumo; o outro ponto refere-se ao fato de que aqueles com menor NSE podem ser os que foram mal nutridos intraútero ou na infância, que tiveram infecções respiratórias mais graves e que moraram em ambientes mais poluídos, entre outros fatores adversos (Tao, Hong *et al.*, 1992; CDC, 1995; Chapman, Mannino *et al.*, 2006).

Fumo

É um fator de risco inquestionável para a DPOC e o que mais reproduz os critérios de causalidade de Bradford Hill. Embora seja conhecido o mecanismo pelo qual o cigarro conduz à doença, ainda há dúvidas quanto a variações de suscetibilidade de indivíduo para indivíduo, com exposições comparáveis. Por muito tempo foi mencionado na literatura que apenas 15 a 20% dos fumantes desenvolviam DPOC; entretanto, as estimativas mais atuais (Lundback, Lindberg *et al.*, 2003) apontam percentuais ao redor de 50%. Também é sugerido por inquérito recente que o risco populacional atribuível ao fumo na DPOC é em torno de 50% e não 90% como antes proposto (Lundback, Lindberg *et al.*, 2003; Chapman, Mannino *et al.*, 2006). Um aspecto importante é que a cessação do tabagismo pode impedir a progressão da doença, o que é extremamente relevante para o indivíduo e para o planejamento de ações de controle em saúde pública (Fletcher, Peto, 1977; GOLD, 2007).

Está bem reconhecido o papel da exposição à fumaça secundária do cigarro causando infecções respiratórias na infância, as quais, por sua vez, podem ser fator de risco para a DPOC. Também há evidência de que o fumo materno na gestação está associado à diminuição de função pulmonar na infância e na vida adulta (Lodrup Carlsen, Jaakkola *et al.*, 1997). A exposição à fumaça secundária do cigarro, na vida adulta, também está associada a redução de função pulmonar (Masi, Hanley *et al.*, 1988).

Outra evidência da literatura digna de nota é que diferentes tipos de cigarro resultam em magnitudes de risco também diferentes. O estudo de Menezes *et al.* (1995) mostrou que o risco para bronquite crônica dependendo do tipo de cigarro fumado e ajustado para fatores de confusão segue uma ordem decrescente: cigarro feito à mão de palha (OR = 5,43; 2,65 a 11,13), cigarro feito à mão de papel (OR = 4,11; 2,92 a 7,73), cigarro sem filtro (OR = 3,17; 1,50 a 6,70), cigarro de filtro (OR = 2,19; 1,19 a 4,03) (Menezes, Victora *et al.*, 1995). As possíveis explicações para esse achado são a maior concentração de substâncias tóxicas devido ao fato de a palha ser menos porosa do que o papel, e a inalação de todo o cigarro de palha, já que o mesmo apaga se não for inalado, diferentemente dos cigarros industrializados (Rigatto, 1977).

Exposições ocupacionais

Poeiras orgânicas e inorgânicas, assim como agentes químicos e fumaças, estão associadas à perda de função pulmonar, que é dependente da intensidade e duração da exposição. É possível que a interação entre exposição ocupacional e outros fatores de risco determine se o indivíduo vai ou não desenvolver DPOC (Isoaho, Puolijoki *et al.*, 1994). A American Thoracic Society estima que as exposições ocupacionais são responsáveis por 10 a 20% dos sintomas ou da perda de função pulmonar que acompanham a DPOC (Balmes, Becklake *et al.*, 2003).

Poluição intra e extradomiciliar

Uso de combustíveis para cozinhar ou para aquecimento, tais como lenha, carvão, óleo, estrume de animais, é importante fonte de poluição intradomiciliar. São práticas utilizadas predominantemente por mulheres e em países em desenvolvimento para cozinhar ou aquecer a casa, expondo-se a si próprias e a seus filhos (Perez-Padilla, Regalado *et al.*, 1996; Orozco-Levi, Garcia-Aymerich *et al.*, 2006; Sezer, Akkurt *et al.*, 2006). O papel da poluição atmosférica não é tão claro na gênese da DPOC e mais estudos são necessários, embora haja evidências de que exposição a maiores níveis de poluição está associada a maior declínio da função pulmonar.

Infecções respiratórias

Há evidências (Gold, Tager *et al.*, 1989; Shaheen, Barker *et al.* 1994) de que infecções respiratórias no início da infância, sejam bronquiolites ou pneumonias, podem causar dano permanente aos pulmões, predispondo, posteriormente, à instalação da DPOC. Perda média de 0,65 ℓ de VEF1 em homens que tiveram pneumonia antes dos 2 anos com redução de VEF1 cerca de duas vezes maior do que a perda decorrente do fumo foi demonstrada por Shaheen *et al.* (1994). Infecções por adenovírus ou colonização da via respiratória por patógenos como *Haemophilus influenzae*, *Branhamella catarrhalis* e *Chlamydia pneumoniae* podem contribuir para a patogênese da DPOC (Wu, Skinner *et al.*, 2000; Retamales, Elliott *et al.*, 2001; Patel, Vlahos *et al.*, 2004).

Asma, atopia ou hiper-responsividade das vias respiratórias

O conceito de que a hiper-responsividade das vias respiratórias pode ser um fator do hospedeiro que predispõe o desenvolvimento da DPOC é conhecido como a "Dutch Hypothesis" (O'Connor, Sparrow *et al.*, 1989). Em resumo, foi proposto que asma, enfisema e bronquite crônica são diferentes manifestações do mesmo processo subjacente; a doença desenvolvida *a posteriori* dependerá de características do hospedeiro como idade, sexo, atopia e gravidade da hiper-responsividade, que modularia a resposta do indivíduo frente a fatores ambientais varidos e ao fumo. O que não está ainda claro é se a hiper-responsividade observada na DPOC é uma consequência do estreitamento da via respiratória, característico da DPOC, ou um fator causal que determina a sua patogênese (Chapman, Mannino *et al.*, 2006).

Crescimento e desenvolvimento do pulmão

Agressões ao pulmão, como fumo na gestação, durante o período intrauterino (depois de 16 semanas) podem ter implicações na vida adulta (Barker, 1994). Sabe-se que crianças prematuras e com baixo peso ao nascer mostram redução do VEF1 que persiste até o final da infância e que a taxa de mortalidade por bronquite crônica é inversamente proporcional ao peso ao nascer (Chapman, Mannino *et al.*, 2006).

Nutrição

O papel da nutrição como fator de risco independente para o desenvolvimento da DPOC não é claro. Má nutrição e perda de peso podem reduzir a força muscular e sua *endurance*, tanto por redução de massa muscular como por diminuição de força das fibras musculares remanescentes (Wilson, Rogers *et al.*, 1989). O efeito da modificação da dieta na prevalência da DPOC ainda está por ser determinado.

Tuberculose

Vários estudos conduzidos na África e Ásia (Lee, Chang, 2003; Mohan, Premanand *et al.*, 2006) têm sugerido que a tuberculose pulmonar está associada à DPOC. No projeto PLATINO (Menezes, Hallal *et al.*, 2007), estudou-se a associação entre DPOC e tuberculose, encontrando-se forte associação entre elas. Homens com diagnóstico médico prévio de tuberculose tiveram cerca de quatro vezes mais risco para obstrução ao fluxo de ar, o que permaneceu após ajuste para diversos fatores de confusão. No sexo feminino, a magnitude do risco diminuiu, mas ainda mostrou-se significativa.

Asma

A asma é uma doença inflamatória crônica caracterizada pela presença de hiper-responsividade das vias respiratórias inferiores e por limitação ao fluxo aéreo, reversível espontaneamente ou com tratamento. Manifesta-se clinicamente por episódios recorrentes de sibilância, dispneia, aperto no peito e tosse (Busse, Lemanske, 2001; 2006; Wenzel, 2006).

Apesar da elevada frequência de sintomas de asma no mundo ocidental, observa-se atualmente tendências diferentes conforme os países, variando desde o aumento de prevalência, estabilização, até a diminuição dos sintomas de asma dependendo do país ou região geográfica (Eder, Ege *et al.*, 2006). Por meio de dois grandes projetos internacionais, iniciados em 1989 e 1998, foi possível obter dados de prevalência mundial de asma e de manejo da doença – a Global Initiative for Asthma (GINA) (disponível em: http://www.ginasthma.com/) e o International Study of Asthma and Allergy in Childhood (ISAAC) (Asher, Weiland, 1998), respectivamente, permitindo assim comparações da prevalência de asma entre diversos países.

Prevalência

O projeto ISAAC estudou a prevalência de chiado em escolares de dois grupos etários: 6 a 7 anos e 13 a 14 anos em 155 cidades de 56 países diferentes. A prevalência média mundial de "asma atual" na adolescência (autorrelato de chiado no peito nos últimos 12 meses) foi de 13,8%, com ampla variação (Asher, Weiland, 1998).

O estudo Global Burden of Asthma (Masoli, Fabian *et al.*, 2004) elaborado a partir dos dados da GINA no ano de 2004, indicou que as maiores prevalências de "asma clínica" (arbitrariamente definida como 50% da prevalência de asma atual), na idade de 13 e 14 anos, foram na Escócia (18,4%), Inglaterra (15,3%), Nova Zelândia (15,1%), Austrália (14,6%), Canadá (14,1%) e EUA (10,9%). Dos países em desenvolvimento, nessa mesma faixa etária, o Peru (13%), a Costa Rica (11,9%) e o Brasil (11,4%) tiveram as maiores ocorrências (Masoli, Fabian *et al.*, 2004).

Os resultados da fase III do projeto ISAAC, após 10 anos da primeira avaliação, revelam que, na faixa etária da adolescência, a prevalência de chiado nos últimos 12 meses aumentou apenas 0,06% por ano (de 13,2 a 13,7%); as maiores reduções foram nos países de língua inglesa e na Oceania, enquanto os maiores aumentos anuais foram na América Latina e na região do Norte e Leste da Europa (Pearce, Ait-Khaled *et al.*, 2007).

No Brasil, dados da fase I do ISAAC, publicados em 1998, mostram uma prevalência média geral de chiado nos últimos 12 meses, em adolescentes, de 22,7%. Sole *et al.* (2007) analisaram dados coletados em 2002/2003, encontrando prevalências no país de 24,3% aos 6 a 7 anos e 19% aos 13 a 14 anos.

Mortalidade

A mortalidade global por asma tem sido estimada em 250.000 mortes anuais, embora não pareça estar relacionada com a prevalência. Países como a Irlanda apresentam baixa letalidade e elevada prevalência, e outros, elevada letalidade e baixa prevalência, como a Rússia. Baixa prevalência e baixa letalidade podem ser resultado da evolução da enfermidade, como na Grécia, subdiagnóstico ou ainda subnotificação de óbitos (GINA, 2008).

No Brasil, há alguns estudos sobre a mortalidade por asma. Coeficiente de mortalidade de 2,29 por 100 mil habitantes e mortalidade proporcional de 0,41% foi observada por Santo (2006). Rio *et al.* (2002) encontraram maior ocorrência de óbitos nos adultos jovens, em São Paulo, chegando a ser nove vezes maior do que nas crianças. Ao estudar as taxas de mortalidade por asma no sul do Brasil, Chatkin, Chatkin *et al.* (2007) observaram que, no grupo de indivíduos com idade entre 5 e 19 anos, ocorreu um aumento anual de 6,8%, tendo passado de 0,04/100.000 para 0,39/100.000, entre os anos de 1970 e 1992. Entretanto, mais recentemente, esses autores ressaltaram que, nessa mesma faixa etária, após atingir um pico nos anos 1990, as taxas de mortalidade por asma vêm apresentando uma tendência decrescente nos últimos anos, variando de 0,15/100.000 a 0,48/100.000 no período compreendido entre 1981 e 2003 (Chatkin, Chatkin *et al.* 2007).

Fatores de risco

São vários os fatores de risco para asma descritos na literatura. Apenas os de maior nível de evidência científica serão mencionados aqui.

Fatores genéticos

Sabe-se que diferentes genes podem estar envolvidos na patogênese da síndrome asma, que pode se apresentar em fenótipos variados, sem que tenha sido identificado um fator genético isolado. O desenvolvimento da doença dependerá da interação dos fatores genéticos e ambientais (Hall, 1999; Bosken, Hunt *et al.*, 2000).

Sexo

Na infância e início da adolescência, o sexo masculino é fator de risco para asma, sendo que com o avançar da idade o risco se inverte, sendo maior no sexo feminino. Não se sabem as razões para essas diferenças.

Fatores socioeconômicos

Há controvérsia em relação à associação entre asma e nível socioeconômico. Baixo nível socioeconômico (NSE) tem sido associado a aumento da gravidade da asma, mas a associação de NSE com sua ocorrência é menos clara (Rona, 2000; Godfrey, Barker, 2001). Em um estudo realizado em país desenvolvido, Hedlund *et al.* (2006) relataram que trabalhadores manuais apresentaram maior risco para o desenvolvimento de asma do que trabalhadores de maior NSE, com um risco populacional atribuível calculado de aproximadamente 10% (Hedlund, Eriksson *et al.*, 2006). No entanto, da Costa Lima *et al.* (2003), no acompanhamento de recrutas da coorte de nascimento de Pelotas, relataram que o aumento da renda familiar mensal apresentou associação direta com a prevalência de asma. Não deve ser esquecido que muitos fatores de risco associados à ocorrência de asma, como tabagismo, baixo peso ao nascimento, poluição ambiental e obesidade, são mais prevalentes naqueles pobres, enquanto febre do feno, atopia e eczema são mais frequentes nas classes favorecidas (Rona, 2000).

Fatores ambientais

Alergênios como poeira orgânica domiciliar e pelos de animais domésticos são fatores de risco independentes para sintomas de asma em crianças até 3 anos de idade (Wahn, Lau *et al.*, 1997). O tabagismo, tanto ativo quanto passivo, apresenta associação consistente com a incidência de asma, sendo que tabagismo dos pais associa-se a sibilância e asma na infância (Strachan, Cook, 1998). O tabagismo ativo está associado a declínio acelerado da função pulmonar em asmáticos, agravamento da doença e menor resposta ao tratamento com corticosteroides inalados (Chalmers, Macleod *et al.*, 2002; Chaudhuri, Livingston *et al.*, 2003; Livingston, Chaudhuri *et al.*, 2007).

Infecções

Infecções virais durante a infância têm sido associadas a exacerbações da asma. Alguns estudos prospectivos em lactentes internados por vírus respiratório sincicial (VRS) e *parainfluenza* (Sigurs, Bjarnason *et al.*, 2000; Sigurs, Gustafsson *et al.*, 2005) mostram 40% de maior risco para persistência do chiado ou aparecimento tardio de chiado (aos 7 e 14 anos). Na coorte de nascimentos de Pelotas, crianças de 4 anos com história de bronquiolite tiveram um risco 48% maior para diagnóstico de asma no último ano, comparativamente àquelas que não apresentaram bronquiolite (Chatkin, Menezes *et al.*, 2003). Por outro lado, há evidências de que certas infecções no início da vida, incluindo sarampo, podem proteger contra o desenvolvimento da asma (Stein, Sherrill *et al.*, 1999). De acordo com a hipótese da higiene, a exposição a agentes infecciosos precocemente na vida estimularia a produção de citocinas regulatórias que controlariam as doenças mediadas pela imunoglobulina E (IgE) (Strachan, 1989; Illi, von Mutius *et al.*, 2001).

Fatores nutricionais

Há crescente evidência (Castro-Rodriguez, Holberg *et al.*, 2001; Hancox, Milne *et al.*, 2005) relacionando o aumento no índice de massa corporal (IMC) com a prevalência e a incidência de asma em crianças e adultos, embora de forma mais consistente entre adolescentes do sexo feminino. Em uma coorte de nascimentos, Hancox *et al.* (2005) estimaram que a obesidade conferiu um risco atribuível de 28% para o desenvolvimento de asma em mulheres após os 9 anos de idade. Por outro lado, em um estudo de base populacional em adolescentes de 11 anos, os autores encontraram associação entre o IMC e o relato de chiado no último ano apenas nos meninos (Menezes, Hallal *et al.*, 2007).

Rinite crônica

A maioria dos indivíduos com asma apresenta rinite crônica, ambas compartilhando múltiplos fatores de risco; a presença de rinite crônica alérgica ou não alérgica é um dos principais fatores de risco para asma. Essas observações epidemiológicas, associadas a evidências fisiopatológicas e clínicas de identidade entre asma e rinite crônica, indicam que essas duas síndromes fazem parte de uma mesma enfermidade que acomete as vias respiratórias das narinas aos pulmões (Cruz, 2005; Cruz, Popov *et al.*, 2007). No entanto, para facilitar a análise e a compreensão das informações epidemiológicas existentes na literatura, que consideram a rinite e a asma de forma independente, optamos por apresentá-las separadamente.

Prevalência

Embora a rinite crônica seja uma doença comum, pouco é conhecido sobre sua epidemiologia. A ausência de método padronizado para identificá-la em estudos epidemiológicos é obstáculo importante para a obtenção de informações populacionais precisas. A maioria dos estudos sobre a ocorrência de rinite alérgica refere-se a dados de prevalência, obtidos uma única vez, e geralmente em pequenos grupos populacionais. Por examinarem a relação entre doença e outras variáveis em um momento particular, tornam a sua comparação questionável. Embora muito frequente, a rinite não costuma receber atenção em saúde pública porque não está diretamente associada a risco de morte. Todavia, encontra-se associada a maior risco de asma, de apneia obstrutiva do sono e de hipertensão arterial, além de comprometimento do desempenho cognitivo e da qualidade de vida (II Consenso Brasileiro sobre Rinites, 2006).

Considerando a dificuldade de estabelecer, em estudos de base populacional, um critério único para identificação de casos em idades variadas e a escassez de informações sobre morbidade por rinite em registros dos sistemas de saúde dos países em desenvolvimento, informações sobre prevalência de rinite alérgica de acordo com a idade são limitadas. Estudos de ocorrência de rinite envolvendo crianças com idade abaixo de 6 anos são complicados pela dificuldade do critério de identificação de caso. Há uma tendência para maior prevalência de rinite alérgica intermitente em crianças e adolescentes, enquanto formas persistentes de rinite alérgica são mais comuns em adultos. Cerca de metade dos que sofrem de rinite crônica têm rinite alérgica, enquanto os restantes têm a forma não alérgica de rinite (Sole, Camelo-Nunes *et al.*, 2004). Quanto à distribuição por gênero, não tem sido descrita nenhuma tendência significativa (Bousquet, Khaltaev *et al.*, 2008).

A partir do ISAAC, com o emprego de instrumento único e padronizado, obtiveram-se pela primeira vez dados de prevalência de rinite crônica entre crianças e adolescentes brasileiros (Sole, Camelo-Nunes *et al.*, 2004). Na primeira fase, concluída em 1996, participaram do estudo ISAAC centros das cidades de Recife, Salvador, Uberlândia, Itabira, São Paulo, Curitiba e Porto Alegre. As maiores taxas de prevalência foram encontradas nos grandes centros urbanos. A prevalência média de sintomas nasais nos últimos 12 meses sem estar resfriado (rinite crônica) foi 26,6% (20,2% a 33,8%) para os escolares de 6 a 7 anos e 34,2% (24,1% a 46,0%) para os adolescentes. A prevalência média de sintomas nasais associados a olhos vermelhos e lacrimejamento (rinite alérgica) foi 12,8% para as crianças e 18,0% para os adolescentes. Por outro lado, a prevalência média de diagnóstico médico de rinite foi 19,9% para a faixa de 6 a 7 anos, e para os adolescentes variou de 7,9% a 31,7%.

Inquérito de prevalência de sintomas de rinite crônica e de asma (ISAAC Fase III), realizado entre 2002 e 2003 em 56 países e envolvendo 498.093 crianças de 6 a 7 e 13 a 14 anos (Asher, Montefort *et al.*, 2006), revela taxas de prevalência de rinite alérgica variando entre 4,5% na Geórgia e 45,1% no Paraguai, na faixa de 13 a 14 anos. No Brasil, a média das observações em 5 centros urbanos foi de 15,8%. As taxas de prevalência observadas entre os 6 e os 7 anos foram, em geral, um pouco menores. Este estudo repetiu observações realizadas 7 anos antes com a mesma metodologia padronizada e sugere que a prevalência de rinite alérgica atingiu um platô em regiões em que já se encontrava elevada, enquanto cresce em muitas regiões em que não era tão frequente. Observa-se uma proporção de cerca de 50% de sintomas de rinite crônica sem manifestações típicas de alergia no Brasil (Sole, Camelo-Nunes *et al.*, 2007), semelhante à descrita em outras regiões (Asher, Montefort *et al.*, 2006). Estudos de prevalência de rinite alérgica em adultos encontraram uma taxa de prevalência de 5,9 a 18,5% na França, 6,6% na Holanda, 13,3% na Itália e 10% na Noruega (Sole, Cassol *et al.*, 2007).

Fatores de risco

Predisposição genética

A rinite crônica é uma doença de origem multifatorial em que há componentes de suscetibilidade genética e exposição ambiental bem estudados (Barnes, Marsh, 1998). Todavia, o estilo de vida e o ambiente parecem ter mais importância do que a origem étnica dos indivíduos (Tedeschi, Barcella *et al.*, 2003).

Alergênios

A exposição a alergênios inalatórios intradomiciliares, tais como os ácaros, e extradomiciliares, tais como os polens, está fortemente associada a sintomas de rinite alérgica (Bauchau, Durham, 2004).

Ambientes urbanos

No Brasil, registra-se maior frequência de rinite crônica entre adolescentes de zona urbana do que rural (Sole, Cassol *et al.*, 2007) e uma tendência à associação entre maior prevalência de rinite e maior exposição à poluição do ar (Sole, Camelo-Nunes *et al.*, 2007).

Rinite crônica e risco de asma

Um estudo de coorte (Chatkin, Menezes, 2005) com crianças acompanhadas desde o nascimento encontrou, entre as que apresentaram rinite alérgica, um risco relativo de 2,6 para a existência de asma aos 6 anos. Além disso, uma forte associação entre rinite crônica (moderada a grave) e asma não controlada foi descrita em um estudo longitudinal no Brasil (Ponte, Franco *et al.*, 2008).

Outros fatores

A frequência de rinite crônica é geralmente mais baixa em países em desenvolvimento do que em países ricos. Entretanto, em alguns centros urbanos da América Latina e da África, observa-se alta prevalência de rinite e de asma, comparável à encontrada em países desenvolvidos da América do Norte e da Europa (Cooper, Rodrigues *et al.*, 2009). Enquanto a atopia é o principal fator de risco para rinite nestes últimos, gerando rinite alérgica, nas regiões de renda média e baixa encontra-se uma proporção menor de atopia entre indivíduos com rinite crônica (Weinmayr, Forastiere *et al.*, 2008). Suscetibilidade do aparelho respiratório a agressores por via inalatória, incluindo poluição do ar, infecções virais e produtos bacterianos, pode também promover inflamação da mucosa e sintomas em indivíduos expostos, à semelhança do que se tem comprovado no caso dos alergênios. Contudo, há muito que investigar para que se possa compreender os principais fatores de risco para a rinite crônica não alérgica e a fisiopatologia dessa afecção.

Tuberculose

Conforme o Quadro 44.1, a tuberculose (TB), doença contagiosa causada pelo *Mycobaterium tuberculosis*, segundo a OMS, aparece em 7.º lugar dentre as 20 principais causas de morte para todas as idades mundialmente, sendo responsável por 1,5 milhão de mortes e um percentual de 2,5% do total de óbitos (WHO, 2007). Sua incidência foi de 7,8 milhões de novos casos no ano de 2004, globalmente, com o maior número de casos novos no Sudeste Asiático (2,8 milhões), seguida pela África, com 1,4 milhão. Cada indivíduo portador da doença sem receber tratamento é responsável por infectar, em média, 10 a 15 pessoas a cada ano. Cerca de 80% de todos os casos de tuberculose ocorrem em 22 países, com o Brasil ocupando o 16º lugar (WHO, 2007). De acordo com a OMS (2007), no mundo, a cada segundo, alguém é infectado pela primeira vez pelo bacilo da tuberculose; cerca de 1/3 da população mundial está infectada pelo bacilo da tuberculose (100 milhões por ano); 5-10% das pessoas infectadas pelo bacilo da tuberculose (sem estarem infectadas pelo HIV) tornam-se doentes em algum momento durante a vida.

As estimativas para o ano de 2005 eram de que a maior taxa de incidência de tuberculose fosse na África Subsaariana (cerca de 350 casos/100.000 habitantes), apesar do maior número de novos casos de tuberculose no Sudeste Asiático. Tanto o maior número de mortes como a maior mortalidade *per capita* seriam na região da África. Na década de 1990, a epidemia da tuberculose na África cresceu rapidamente, mas esse crescimento vem diminuindo gradualmente nos últimos anos, e a taxa de incidência parece estar estabilizada com tendência à redução (WHO, 2007). Apesar da incidência *per capita* nas seis regiões, segundo classificação da OMS (África, Américas, Leste Mediterrâneo, Europa, Sudeste Asiático, Oeste do Pacífico), mostrar estabilização e leve redução, o crescimento da população é maior e, consequentemente, o número de novos casos de tuberculose a cada ano ainda está aumentando globalmente. Nas Américas, Brasil e Peru contribuem com 50% dos casos estimados. Somando-se Bolívia, Equador, Haiti, Honduras, Guiana, México, Nicarágua e República Dominicana, chega-se a 75% dos casos estimados (Hijjar, Procópio *et al.*, 2005).

Como vimos no Capítulo 43, aspecto extremamente relevante a ser considerado na epidemiologia da tuberculose é o surgimento e disseminação de micobactérias multirresistentes. Esse é um fenômeno biológico iatrogênico decorrente da administração inadequada dos regimes de tratamento de curta duração ou falta de aderência ao tratamento; sua prevenção é possível pela correta aplicação de esquemas de tratamento tipo DOTS (D'alcolmo, Andrade *et al.*, 2007).

Boxe 44.1 Metas de controle da tuberculose

Metas internacionais estabelecidas pela OMS e pactuadas pelo Brasil:

- Detectar 70% dos casos estimados
- Curar no mínimo 85% dos casos novos de tuberculose bacilífera
- Reduzir o abandono do tratamento a menos de 5%

Metas do Plano Nacional de Controle da Tuberculose (PNCT):

- Expandir a cobertura do tratamento supervisionado para os 315 municípios prioritários (2006 = 86%)
- Informação sobre desfecho de 100% dos casos diagnosticados (2006 = 75%)
- Oferecer teste anti-HIV para 100% dos adultos com TB (2006 = 70%)
- Reduzir para 70.000 o número de casos novos de TB até 2011

Fonte: Brasil (Ministério da Saúde). Disponível em: http://www.ensp.fiocruz.br/biblioteca/dados/txt_286247002.ppt#942,17)

Incidência no Brasil

No Brasil, nos últimos 10 anos, têm sido diagnosticados entre 80 mil e 90 mil casos novos de tuberculose por ano. Outros 15 mil casos de retratamento, por recidiva ou reingresso após abandono, têm sido notificados anualmente. Constitui-se na 9ª causa de internações por doenças infecciosas e ocupa o 7º lugar em gastos com internação pelo Sistema Único de Saúde (SUS) por doenças infecciosas (Hijjar, Procópio *et al.*, 2005).

Para o ano de 2006, a taxa de incidência de tuberculose no país foi de 41,8/100.000 habitantes, com 78.147 casos. A evolução temporal da taxa de incidência de tuberculose de 1981 a 2005 indica redução de uma taxa superior a 70/100.000 em 1981 para cerca de 45/100.000 em 2005. De 1999 a 2006, houve queda média anual da incidência da tuberculose de todas as formas de 2,8 vezes, e a queda para a tuberculose bacilífera, no mesmo período, de 3,7. As taxas mais altas de incidência por estado, para o ano de 2006, foram de 73,5/100.000 (Amazonas), 73,2/100.000 (Rio de Janeiro) e 50,8/100.000 habitantes (Ceará); as menores taxas foram de 15,3, 16,7 e 18,1/100.000 em Tocantins, Distrito Federal e Goiás, respectivamente.[2] Cerca de 70% dos casos de tuberculose estão concentrados em 315 dos 5.570 municípios brasileiros (Hijjar, Procópio *et al.*, 2005).

Mortalidade no Brasil

Há cerca de 5.000 mortes por tuberculose ao ano, no país, sendo essa a 1ª causa de morte em pacientes com AIDS. Apesar de ser uma doença evitável, com quase 100% de cura por meio de tratamentos adequados, com a melhor relação custo-benefício em termos de programa de saúde pública, ainda temos ao redor de 13 a 15% de abandono do tratamento, o que pode levar à tuberculose multirresistente, à cronicidade da doença e, consequentemente, ao óbito. A taxa de mortalidade vem decrescendo de 1990 a 2005, alcançando em 2005 uma média de 2,5 óbitos por 100.000 habitantes.

Pneumonias

Conforme estimativas atuais da Organização Mundial da Saúde (Tao *et al.*, 1992) as pneumonias foram a terceira causa de mortes no ano de 2004, quando provocaram 7% de todas as mortes globalmente. Entre crianças, as pneumonias são a principal causa de morte (Taylor *et al.*, 2007). As principais informações sobre mortalidade e morbidade por pneumonias no Brasil foram apresentadas na introdução geral deste capítulo, bem como nos Quadros 44.1 e 44.3.

[2] Dados do Ministério da Saúde – Brasil, disponíveis em: http://www.ensp.fiocruz.br/biblioteca/dados/txt_286247002.ppt#942,17.

Estudo realizado no município de São Paulo entre 1995 e 2000, usando informações do DATASUS, revela que 47% das internações por problemas respiratórios são devidas a pneumonia (Tedeschi *et al.*, 2003). A proporção de internações por pneumonia é discretamente maior entre os homens, maior entre indivíduos acima de 65 anos e muito maior entre crianças na faixa de 0 a 4 anos (61%).

Classificação e etiologia

Várias classificações têm sido usadas para facilitar a conduta em casos de pneumonia. As classificações tradicionais baseadas no quadro clínico-radiológico não favoreciam a elaboração de recomendações precisas para a introdução de tratamento antibiótico precoce porque não eram capazes de predizer com exatidão o agente etiológico (Vasconcellos *et al.*, 2005). As recomendações da Organização Mundial da Saúde para ambientes com recursos limitados, no que se refere ao tratamento de pneumonias em crianças, classificam as infecções respiratórias baixas do seguinte modo: pneumonia, pneumonia grave e pneumonia muito grave, de acordo com parâmetros simples do exame clínico (Wahn *et al.*, 1997). Classificam-se as pneumonias também de acordo com o ambiente em que o paciente é avaliado: ambulatório, leito de hospital ou de tratamento intensivo; de acordo com o ambiente em que a infecção foi adquirida: pneumonia adquirida na comunidade e pneumonia hospitalar; e de acordo com o estado do hospedeiro: pneumonia em indivíduo sadio e pneumonia em hospedeiro comprometido (Weinmayr *et al.*, 2008). O propósito desse tipo de classificação é orientar a escolha de antibiótico de imediato, baseada em probabilidades estabelecidas em estudos prévios em grupos semelhantes, e facilitar estudos posteriores agrupando os casos de acordo com essas características relacionadas com riscos variados.

Estudos visando a identificação individual do agente infeccioso responsável pelo processo pneumônico, recorrendo a todos os métodos disponíveis, conseguem determinar com relativa segurança a etiologia da pneumonia em cerca de 50% dos casos apenas (Vasconcellos *et al.*, 2005). Os resultados desses estudos variam amplamente de acordo com os métodos de investigação e a amostra de pacientes estudada. O Quadro 44.5 resume os agentes infecciosos mais frequentemente descritos na pneumonia adquirida na comunidade em diversos estudos de acordo com o ambiente em que o paciente é encontrado e avaliado (Fine, 2003).

Incidência e fatores de risco

Em estudo realizado na Finlândia, a incidência de pneumonia adquirida na comunidade foi de 12:1.000 habitantes, sendo mais elevada abaixo dos 5 anos e acima dos 75 anos (WHO, 2004). As pneumonias ocorrem com maior frequência nos meses do inverno e têm leve predomínio no sexo masculino (WHO, 2007). As pneumonias adquiridas em hospitais são também um problema muito frequente, prolongando internamentos, elevando custos e a mortalidade hospitalar (WHO, 2002; 2007). No Brasil, estima-se que ocorram anualmente mais de 2 milhões de casos de pneumonia adquirida na comunidade, mas há poucos estudos e não existem meios para conhecer a sua real ocorrência.

Os principais fatores de risco para pneumonia em crianças abaixo de 5 anos são aleitamento materno não exclusivo, desnutrição, poluição do ar intradomiciliar por queima de combustíveis sólidos, baixo peso ao nascer e sarampo (Wilson *et al.*, 1989). Outros fatores de risco importantes em qualquer idade são imunodeficiências primárias ou adquiridas, incluindo HIV/AIDS, enfermidades tais como diabetes, insuficiência cardíaca, bronquiectasias, fibrose cística, infecções em geral, doença do refluxo gastresofágico e distúrbios neurológicos. Procedimentos cirúrgicos e anestésicos também envolvem risco de pneumonia, especialmente os que requerem anestesia geral e abordam o tórax ou o abdome superior (WHO, 2002; Wu *et al.*, 2004, 2000).

O agente etiológico mais frequente das pneumonias é o *Streptococcus pneumoniae* (Wenzel *et al.*, 2006). As pneumonias bacterianas típicas não são transmissíveis, entretanto, epidemias de gripes e resfriados resultam em risco aumentado de pneumonia (Weinmayr *et al.*, 2008). As pneumonias por *Mycoplasma* têm caráter epidêmico. O mesmo ocorre com agentes virais associados a pneumonias, tais como o coronavírus, que provoca a *severe acute respiratory syndrome* (SARS), de fácil transmissão entre pessoas infectadas. O vírus da *influenza* aviária tem acometido muitos indivíduos nos últimos anos, resultando de contaminação pelo contato com aves e levando a pneumonia grave, mas a transmissão entre seres humanos não tem sido demonstrada de forma inequívoca (Xu *et al.*, 1994).

Câncer de pulmão

Globalmente, o câncer de pulmão é o de maior incidência e mortalidade nos homens (responsável por 22,3% dos óbitos por câncer), ocupando o segundo lugar nas mulheres (11,3% dos óbitos por câncer) (WHO, 2004). Sua ocorrência geralmente reflete o consumo de cigarros, e o tabagismo é considerado uma das principais causas evitáveis de morte por câncer pulmonar (IARC, 2002). Apresenta elevada letalidade, com apenas 15% de sobrevida em 5 anos, o que vem mantendo-se constante há três décadas (Yang, 2009).

Quadro 44.5 Principais agentes infecciosos descritos para pneumonia adquirida na comunidade de acordo com o ambiente em que o paciente é encontrado no momento da avaliação

Ambiente em que o paciente é estudado	Ambulatório	Leito hospitalar comum	Leito de UTI
Agentes descritos com maior frequência	*S. pneumoniae* *M. pneumoniae* *H. influenzae* *C. pneumoniae* Vírus respiratórios	*S. pneumoniae* *M. pneumoniae* *C. pneumoniae* *H. influenzae* *Legionella* spp Anaeróbios (aspiração) Vírus respiratórios	*S. pneumoniae* *S. aureus* *Legionella* spp Bacilos gram-negativos *H. influenzae*

Adaptada de Fine (2003).

Incidência e mortalidade no Brasil

Os dados de incidência e mortalidade para o Brasil, apresentados nesta seção, foram obtidos do registro do Instituto Nacional do Câncer (INCA) (Brasil, 2003). Segundo os 10 registros de câncer de base populacional do país, as taxas de incidência anual para câncer de pulmão ajustadas por idade (população padrão mundial de 1960), nos homens, variaram de 54,9/100.000 em Porto Alegre a 11,2/100.000 em João Pessoa. Apesar de essas taxas serem menores nas mulheres, também se nota se uma taxa de incidência em Porto Alegre quase 8 vezes maior do que em João Pessoa (16,11/100.000 *versus* 2,3/100.000, respectivamente). Não há evidências científicas que justifiquem essa maior incidência de câncer de pulmão em Porto Alegre comparada aos demais locais do país. Uma possível explicação é a de que o registro no RS seja de melhor qualidade.

Dos cinco principais tipos de câncer no homem (pulmão, próstata, estômago, esôfago, cólon e reto), o de pulmão (incluindo traqueia e brônquios) foi a principal causa de morte por neoplasia, ocupando o segundo lugar em mortalidade no sexo feminino, em 2005. Em uma série temporal de 1979-2005, observa-se que as taxas de mortalidade para o câncer de pulmão ajustadas por idade pela população mundial e por 100.000 habitantes aumentaram de 13,05 para 17,49, nos homens, e de 3,63 para 7,28, nas mulheres, respectivamente. Assim como para a incidência, as taxas de mortalidade para câncer de pulmão são mais elevadas no Rio Grande do Sul comparado aos demais centros do país.

Em estudo realizado em 2004, por meio de um convênio entre a Secretaria de Estado de Saúde e a Universidade Federal de Pelotas (dados não publicados), observou-se que, enquanto a taxa de mortalidade para o câncer de pulmão no país era de 13,0/100.000 habitantes para os homens (em 2003), no Estado do Rio Grande do Sul esses valores eram de 33,3 (taxa bruta) e 39,9 (taxa padronizada para a população padrão recomendada pela Organização Mundial da Saúde) (Ahmad *et al.*). Para as mulheres, observaram-se taxas no país de 5,5/100.000 e, no Rio Grande do Sul, taxa bruta de 12,5/100.000 e taxa padronizada de 11,9/100.000 habitantes/ano.

A Figura 44.1 mostra que, no Rio Grande do Sul, a taxa padronizada de mortalidade por câncer de pulmão para ambos os sexos dobrou de 1970 para 2003 – de 11,9/100.000 para 23,9/100.000. Para o sexo masculino, essas taxas aumentaram até o início da década de 1990, apresentando um pico de 47,4/100.000 em 1993, com tendência declinante nos anos seguintes, atingindo 39,9/100.000 em 2003. Já para as mulheres, houve aumento das taxas padronizadas em todo o período, indo de 7,1/100.000 em 1979 para 11,9/100.000 em 2003. Para ambos os sexos, no Rio Grande do Sul, a taxa de mortalidade ajustada para câncer de pulmão, nos últimos 30 anos, duplicou; observou-se um recente declínio entre homens possivelmente associado à redução do tabagismo no sexo masculino.

Fatores de risco

Tabagismo ativo

É o mais importante fator de risco para a ocorrência do câncer de pulmão, ocasionando aos fumantes 20 a 30 vezes mais risco de desenvolverem a doença do que os não fumantes (CDC). Disponível em: http://www.cdc.gov/cancer/lung/basic_info/risk_factors.htm). Quanto mais tempo de exposição ao fumo, maior será o risco de aparecimento do câncer de pulmão.

Exposição secundária à fumaça de cigarro

Também tem sido demonstrado ser fator de risco para câncer de pulmão, com um excesso de risco da ordem de 20% para mulheres e 30% para homens cujos cônjuges fumam, permanecendo o risco após ajuste para fatores de confusão. Segundo a International Agency for Research on Cancer, não fumantes expostos à fumaça de cigarro somente no trabalho têm um aumento de risco para câncer de pulmão em torno de 12 a 19% (IARC 2002).

Exposições ocupacionais

Asbesto, arsênio, radônio, sílica e cromo são outros fatores de risco para câncer de pulmão confirmados na literatura; em termos de saúde pública, o efeito aditivo do fumo a essas exposições merece especial atenção no contexto da epidemiologia do câncer de pulmão (Frumkin, Samet, 2001; IARC, 2001; Stayner, Bena *et al.*, 2007; Taylor, Najafi *et al.*, 2007).

Poluição atmosférica, intradomicilar e história familiar

Aparecem em alguns estudos como fatores de risco para câncer de pulmão, mas a literatura não é unânime (Lissowska, Bardin-Mikolajczak *et al.*, 2005; Nikic, Stankovic, 2005; Zhang, Shu *et al.*, 2007); conforme a terminologia do IARC, esses fatores seriam considerados como "fatores de risco suspeitos".

Dieta rica em legumes e frutas frescas é considerada fator protetor tanto para o câncer em geral como também para o câncer de pulmão.

Tabagismo

O tabagismo causou 100 milhões de mortes no século XX. Se não houver mudança significativa do seu consumo, será res-

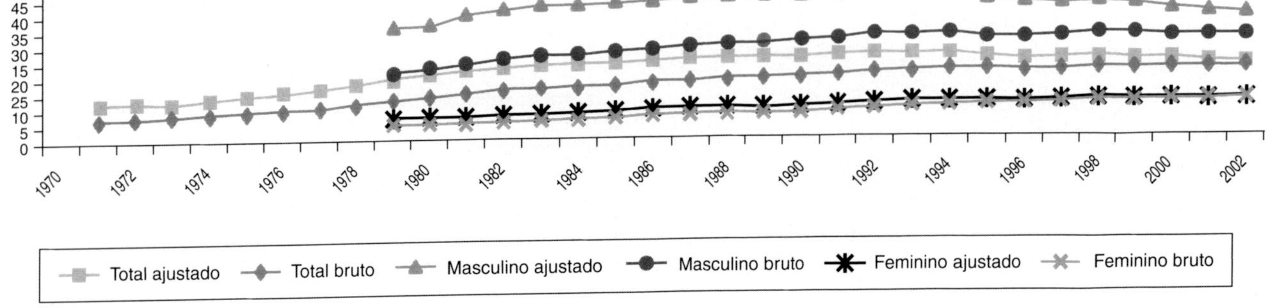

Figura 44.1 Coeficientes brutos e ajustados de morte por neoplasia de pulmão conforme o sexo. RS, 1970-2003.

ponsável por um bilhão de mortes no próximo século. Dos mais de 8 milhões de óbitos estimados por ano, 80% serão em países em desenvolvimento. São tantas os modos pelos quais o tabagismo pode matar, que o faz ser fator de risco para seis das oito principais causas de mortalidade no mundo – doença cardíaca isquêmica, doença cerebrovascular, infecções do trato respiratório inferior, DPOC, tuberculose e câncer de pulmão (WHO, IARC, 2002).

Face à epidemia mundial do tabagismo, a Organização Mundial da Saúde decidiu congregar várias ações para o seu combate. Diversos países uniram-se por meio de esforços e ações políticas, ratificando a Convenção de Estrutura para o Controle do Tabaco (WHO, 2007), cujo objetivo é:

> *"Proteger as gerações presentes e futuras das devastadoras consequências sanitárias, sociais, ambientais e econômicas, geradas pelo consumo e pela exposição à fumaça do tabaco, proporcionando uma referência para as medidas de controle do tabaco a serem implementadas pelas Partes nos níveis nacional, regional e internacional, a fim de reduzir de maneira contínua e substancial a prevalência do consumo e a exposição à fumaça do tabaco."*

Apesar de o Brasil ter sido o segundo país a assinar a Convenção Quadro para o Controle do Tabaco, ainda em 2003, foi o 90.º país a ratificá-la, em 2007.

Panorama nacional atual

Duas pesquisas nacionais (Pesquisa Nacional de Saúde e Nutrição e Pesquisa Mundial de Saúde da OMS) realizadas em 1989 e 2003, respectivamente, permitem-nos avaliar a tendência do tabagismo no país, considerando que, nesse período, ocorreram importantes iniciativas governamentais para a restrição do consumo de tabaco (MS, INAN, 1989; Vasconcellos, Silva *et al.*, 2005).

Monteiro *et al.* (2007), utilizando os dados dessas pesquisas, avaliou as tendências temporais de tabagismo em maiores de 18 anos por meio de dois indicadores: prevalência de uso de tabaco e número de cigarros fumados. Os resultados apontam para uma redução de aproximadamente 35% na prevalência de fumantes e uma pequena redução na média de cigarros fumados. Ambas ocorreram mais no sexo masculino, nas idades precoces e no nível socioeconômico alto, o que está de acordo com a literatura internacional (Monteiro *et al.*, 2007). Outra fonte importante de dados sobre o tabagismo no país é o projeto CEBRID realizado no ano de 2001, em 107 cidades escolhidas aleatoriamente (com população acima de 200 mil habitantes) e na faixa etária de 12 a 65 anos (Carlini *et al.*, 2001). Apesar da redução do consumo de tabaco observada no país, deve ser destacado que a prevalência de tabagismo entre os adultos ainda está ao redor de 25%, o que é considerado uma prevalência alta.

Considerações finais

Neste capítulo foram abordadas as doenças respiratórias de maior importância epidemiológica no país por sua morbimortalidade, tais como: DPOC, asma, rinite crônica, tuberculose, pneumonias e câncer de pulmão. O tabagismo, por constituir-se em um dos principais agravos das doenças respiratórias, também foi destacado.

As doenças do aparelho respiratório aparecem como quarta causa de mortalidade, com a DPOC ocupando o 1.º lugar na mortalidade em todas as idades, seguida pela pneumonia, sendo que, em menores de 1 ano, a pneumonia assume o 1.º lugar. Apesar das projeções mundiais de que a DPOC ampliará seu impacto epidemiológico na próxima década, ainda é uma doença sub-reconhecida, subdiagnosticada e subtratada. Dados de prevalência da mesma na América Latina variam de 7,8% na cidade do México a 19,7% em Montevidéu (Menezes, Perez-Padilla *et al.*, 2005). Apesar do reconhecimento de outros fatores de risco, o fumo destaca-se como o de maior relevância e com efeito dose-resposta para a instalação da doença. As pneumonias, por sua vez, foram a terceira causa de mortes no ano de 2004, quando provocaram 7% de todas as mortes globalmente (Tao *et al.*, 1992). Entre crianças, as pneumonias são a principal causa de morte (Taylor *et al.*, 2007). Os fatores de risco e os agentes etiológicos variam de acordo com a faixa etária, a condição do hospedeiro e a gravidade da pneumonia.

O panorama da asma não é tão consistente quanto o da DPOC, em nível mundial; embora se observe aumento da prevalência em alguns países, em outros, onde a frequência já se encontrava em patamar elevado, nota-se tendência decrescente ou de estabilidade (Eder, Ege *et al.*, 2006). As tendências de mortalidade por asma também vêm seguindo padrões distintos conforme o local. Estudo no Brasil revela que após atingir um pico nos anos 1990, as taxas de mortalidade por asma vêm apresentando tendência decrescente nos últimos anos, na faixa etária dos 5 aos 19 anos (Chatkin, Chatkin *et al.*, 2007). A prevalência de rinite crônica, tanto no Brasil como em outros países, acompanha a tendência observada para a asma (Cruz, Popov, *et al.* 2007). Embora a rinite não esteja relacionada diretamente a mortalidade, a rinite crônica ocorre com muita frequência e tem sido associada a maior risco de asma (Bousquet, Khaltaev *et al.*, 2008).

Apesar da queda média anual da incidência da tuberculose no país (para todas as formas) no período de 1999-2006, a tuberculose ainda é uma doença com elevada incidência no Brasil. Além disso, mesmo sendo uma doença evitável, com tecnologia terapêutica adequada e com a melhor relação custo-benefício em termos de programa de saúde pública, temos altas taxas de abandono do tratamento, o que pode levar à tuberculose multirresistente, à cronicidade da doença e, consequentemente, ao óbito.

Globalmente, o câncer de pulmão é o de maior incidência e mortalidade nos homens, ocupando o segundo lugar em mortalidade nas mulheres, o que também é observado no Brasil (WHO, 2004; Brasil, Ministério da Saúde, 2003). Estudo realizado no RS mostra que a taxa padronizada de mortalidade por câncer de pulmão para ambos os sexos dobrou no período de 1970 a 2003. Apesar desse aumento, no sexo masculino observa-se tendência declinante nos últimos anos, enquanto para as mulheres houve aumento das taxas em todo o período estudado. Sua ocorrência geralmente reflete o consumo de cigarros, sendo considerado uma das principais causas de morte evitáveis.

O tabagismo é fator de risco para a maioria das principais causas de mortalidade no mundo (WHO, 2002). Estudos no Brasil apontam para uma redução na prevalência de fumantes e no consumo de tabaco. Ambas ocorreram mais entre os jovens e em pessoas do sexo masculino e nível socioeconômico alto, o que está de acordo com a literatura internacional. Apesar da redução observada, deve ser destacado que a prevalência de tabagismo em nosso país ainda está elevada. Um aspecto relevante em termos de saúde pública da epidemia do tabaco é o fato de haver um intervalo de três a quatro décadas entre o aumento da prevalência e o consequente aumento na mortalidade atribuível ao fumo. O entendimento dessa epidemia é extremamente importante para a adoção de medidas preventivas em nível populacional.

Referências bibliográficas

Ahmad O, Boschi-Pinto C *et al.* Age standardization of rates. A new WHO standard (http://www.who.int/infobase/publicfiles/who_standardpopulation_discussion31.pdf).

Asher MI, Montefort S *et al.* Worldwide time trends in the prevalence of symptoms of asthma, allergic rhinoconjunctivitis, and eczema in childhood: ISAAC Phases One and Three repeat multicountry cross-sectional surveys. *Lancet* 368(9537):733-43, 2006.

Asher MI, Weiland SK. The International Study of Asthma and Allergies in Childhood (ISAAC). ISAAC Steering Committee. *Clin Exp Allergy* 28 Suppl 5:52-66; discussion 90-1, 1998.

Balmes J, Becklake M *et al.* American Thoracic Society Statement: occupational contribution to the burden of airway disease. *Am J Respir Crit Care Med* 167(5):787-97, 2003.

Barker DJP. *Mothers, babies and disease in later life.* London: BMJ Publishing Group, 1994.

Barnes KC, Marsh DG. The genetics and complexity of allergy and asthma. *Immunol Today* 19(7):325-32, 1998.

Barnes PJ, Kleinert S. COPD: a neglected disease. *Lancet* 364(9434):564-5, 2004.

Bauchau V, Durham SR. Prevalence and rate of diagnosis of allergic rhinitis in Europe. *Eur Respir J* 24(5):758-64, 2004.

Bosken CH, Hunt WC *et al.* A parental history of asthma is a risk factor for wheezing and nonwheezing respiratory illnesses in infants younger than 18 months of age. *Am J Respir Crit Care Med* 161(6):1810-5, 2000.

Bousquet J, Khaltaev N *et al.* Allergic Rhinitis and its Impact on Asthma (ARIA) 2008 update (in collaboration with the World Health Organization, GA(2)LEN and AllerGen). *Allergy* 63 Suppl 86:8-160, 2008.

Brasil. II Consenso Brasileiro sobre Rinites. *Rev Bras Alerg Imunopatol* 29:29-58, 2006.

Brasil. IV Brazilian Guidelines for the management of asthma. *J Bras Pneumol* 32 Suppl 7:S447-74, 2006a.

Brasil, Ministério da Saúde *et al.* Disponível em: http://www.datasus.gov.br/tabnet/tabnet/tabnet.htm. Dados do Datasus sobre morbidade e mortalidade das doenças respiratórias no país.

Brasil, MS (Ministério da Saúde) *et al.* (Disponível em: http://www.inca.gov.br/estimativas/2003/. Estimativas de mortalidade por câncer no Brasil.

Brasil, MS (Ministério da Saúde) *et al.* Disponível em: http://www.ensp.fiocruz.br/biblioteca/dados/txt_286247002.ppt#942,17. Situação da tuberculose no Brasil e no mundo. Programa Nacional de Controle da Tuberculose.

Buist AS, McBurnie MA *et al.* International variation in the prevalence of COPD (the BOLD Study): a population-based prevalence study. *Lancet* 370(9589):741-50, 2007.

Buist AS, Vollmer WM *et al.* The Burden of Obstructive Lung Disease Initiative (BOLD): rationale and design. *COPD* 2(2):277-83, 2005.

Busse WW, Lemanske Jr RF. Asthma. *N Engl J Med* 344(5):350-62, 2001.

Carlini EA, Galduróz JCF. *et al.* I Levantamento domiciliar sobre o uso de Drogas Psicotrópicas no Brasil: Estudo envolvendo as 107 Maiores Cidades do País, 2001. São Paulo: CEBRID, 2001.

Castro-Rodriguez JA, Holberg CJ *et al.* Increased incidence of asthma like symptoms in girls who become overweight or obese during the school years. *Am J Respir Crit Care Med* 163(6):1344-9, 2001.

CDC (Centers for Disease Control and Prevention. Criteria for a recommended standard: occupational exposure to respirable coal mine dust. Cincinnati, NIOSH, 1995.

CDC (Centers for Disease Control and Prevention). Disponível em: http://www.cdc.gov/cancer/lung/basic_info/risk_factors.htm. Lung cancer: risk factors.

Celli BR, MacNee W. Standards for the diagnosis and treatment of patients with COPD: a summary of the ATS/ERS position paper. *Eur Respir J* 23(6):932-46, 2004.

Chalmers GW, Macleod KJ *et al.* Influence of cigarette smoking on inhaled corticosteroid treatment in mild asthma. *Thorax* 57(3):226-30, 2002.

Chapman KR, Mannino DM *et al.* Epidemiology and costs of chronic obstructive pulmonary disease. *Eur Respir J* 27(1):188-207, 2006.

Chatkin G, Chatkin JM *et al.* Asthma mortality in southern Brazil: is there a changing trend? *J Asthma* 44(2):133-6, 2007.

Chatkin MN, Menezes AM *et al.* High prevalence of asthma in preschool children in Southern Brazil: a population-based study. *Pediatr Pulmonol* 35(4):296-301, 2003.

Chatkin MN, Menezes AMB. Prevalence and risk factors for asthma in schoolchildren in southern Brazil. *J Pediatr (Rio J)* 81(5):411-416, 2005.

Chaudhuri R, Livingston E *et al.* Cigarette smoking impairs the therapeutic response to oral corticosteroids in chronic asthma. *Am J Respir Crit Care Med* 168(11):1308-11, 2003.

Cooper PJ, Rodrigues LC *et al.* Asthma in Latin America: a public heath challenge and research opportunity. *Allergy* 64(1):5-17, 2009.

Cruz AA. The "united airways" require an holistic approach to management. *Allergy* 60(7):871-4, 2005.

Cruz AA, Popov T *et al.* Common characteristics of upper and lower airways in rhinitis and asthma: ARIA update, in collaboration with GA(2)LEN. *Allergy* 62 Suppl 84:1-41, 2007.

D'alcolmo MP, Andrade MKN *et al.* Tuberculose multirresistente no Brasil: histórico e medidas de controle. *Rev Saúde Pública* 41:34-42, 2007.

da Costa Lima R, Victora CG *et al.* Do risk factors for childhood infections and malnutrition protect against asthma? A study of Brazilian male adolescents. *Am J Public Health* 93(11):1858-64, 2003.

Eder W, Ege MJ *et al.* The asthma epidemic. *N Engl J Med* 355(21):2226-35, 2006.

Fletcher C, Peto R. The natural history of chronic airflow obstruction. *Br Med J* 1(6077):1645-8, 1977.

Frumkin H, Samet JM. Radon. *CA Cancer J Clin* 51(6):337-44, 322; quiz 345-8, 2001.

GINA (Global Iniciative For Asthma). Disponível em: http://www.ginasthma.com/. The 2008 update of the GINA Report, Global Strategy for Asthma Management and Prevention.

Godfrey KM, Barker DJ. Fetal programming and adult health. *Public Health Nutr* 4(2B):611-24, 2001.

GOLD (Global Initiative for Chronic Obstructive Lung Disease). Global strategy for the diagnosis, management, and prevention of Chronic Obstructive Pulmonary Disease (updated 2007), GOLD, 2007.

Gold DR, Tager IB *et al.* Acute lower respiratory illness in childhood as a predictor of lung function and chronic respiratory symptoms. *Am Rev Respir Dis* 140(4): 877-84, 1989.

Hall IP. Genetics and pulmonary medicine 8: asthma. *Thorax* 54(1):65-9, 1999.

Hancox RJ, Milne BJ *et al.* Sex differences in the relation between body mass index and asthma and atopy in a birth cohort. *Am J Respir Crit Care Med* 171(5):440-5, 2005.

Hedlund U, Eriksson K *et al.* Socio-economic status is related to incidence of asthma and respiratory symptoms in adults. *Eur Respir J* 28(2):303-410, 2006.

Hijjar MA, Procópio MJ *et al.* Epidemiology of tuberculosis in the world, Brasil and Rio de Janeiro. *Pulmão RJ* 14(4): 310-14, 2005.

Huang SL, Su CH *et al.* Tumor necrosis factor-alpha gene polymorphism in chronic bronchitis. *Am J Respir Crit Care Med* 156(5):1436-9, 1997.

IARC (International Agency for Research on Cancer). Ionizing radiation, part 2: some internally deposited radionuclides. Views and expert opinions of an IARC Working Group on the Evaluation of Carcinogenic Risks to Humans. Lyon, 14-21 June 2000. *IARC Monogr Eval Carcinog Risks Hum* 78(Pt 2):1-559, 2001.

IARC (International Agency for Research on Cancer). Globocan Database. Lyon, IARC, 2002. Disponível em: http://www-dep.iarc.fr/globocan/database.htm).

Illi S, von Mutius E *et al.* Early childhood infectious diseases and the development of asthma up to school age: a birth cohort study. *BMJ* 322(7283):390-5, 2001.

ISAAC. Worldwide variations in the prevalence of asthma symptoms: the International Study of Asthma and Allergies in Childhood (ISAAC). *Eur Respir J* 12(2):315-35, 1998.

Isoaho R, Puolijoki H *et al.* Prevalence of chronic obstructive pulmonary disease in elderly Finns. *Respir Med* 88(8):571-80, 1994.

Jemal A, Ward E *et al.* Trends in the leading causes of death in the United States, 1970-2002. *JAMA* 294(10):1255-9, 2005.

Johannessen A, Lehmann S *et al.* Post-bronchodilator spirometry reference values in adults and implications for disease management. *Am J Respir Crit Care Med* 173(12):1316-25, 2006.

Lee JH, Chang JH. Lung function in patients with chronic airflow obstruction due to tuberculous destroyed lung. *Respir Med* 97(11):1237-42, 2003.

Lissowska J, Bardin-Mikolajczak A *et al.* Lung cancer and indoor pollution from heating and cooking with solid fuels: the IARC international multicentre case-control study in Eastern/Central Europe and the United Kingdom. *Am J Epidemiol* 162(4):326-33, 2005.

Livingston E, Chaudhuri R *et al.* Systemic sensitivity to corticosteroids in smokers with asthma. *Eur Respir J* 29(1):64-71, 2007.

Lodrup Carlsen KC, Jaakkola JJ *et al.* In utero exposure to cigarette smoking influences lung function at birth. *Eur Respir J* 10(8):1774-9, 1997.

Lopez AD, Shibuya K *et al.* Chronic obstructive pulmonary disease: current burden and future projections. *Eur Respir J* 27(2):397-412, 2006.

Lundback B, Lindberg A *et al.* Not 15 but 50% of smokers develop COPD?--Report from the Obstructive Lung Disease in Northern Sweden Studies. *Respir Med* 97(2):115-22, 2003.

Mannino DM, Gagnon RC *et al.* Obstructive lung disease and low lung function in adults in the United States: data from the National Health and Nutrition Examination Survey, 1988-1994. *Arch Intern Med* 160(11): 1683-9, 2000.

Masi MA, Hanley JA *et al.* Environmental exposure to tobacco smoke and lung function in young adults. *Am Rev Respir Dis* 138(2):296-9, 1988.

Masoli M, Fabian D *et al.* The global burden of asthma: executive summary of the GINA Dissemination Committee report. *Allergy* 59(5):469-78, 2004.

Menezes AM, Hallal PC *et al.* Risk factors for wheezing in early adolescence: a prospective birth cohort study in Brazil. *Ann Allergy Asthma Immunol* 98(5):427-31, 2007.

Menezes AM, Hallal PC *et al.* Tuberculosis and airflow obstruction: evidence from the PLATINO study in Latin America. *Eur Respir J* 30(6):1180-5, 2007.

Menezes AM, Perez-Padilla R *et al.* Chronic obstructive pulmonary disease in five Latin American cities (the PLATINO study): a prevalence study. *Lancet* 366(9500):1875-81, 2005.

Menezes AM, Victora CG *et al.* The Platino Project: methodology of a multicenter prevalence survey of chronic obstructive pulmonary disease in major Latin American cities. *BMC Med Res Methodol* 4:15, 2004.

Menezes AMB, Victora CG *et al.* Chronic bronchitis and the type of cigarette smoked. *Int J Epidemiol* 24(1):95-9, 1995.

Mohan A, Premanand R *et al.* Clinical presentation and predictors of outcome in patients with severe acute exacerbation of chronic obstructive pulmonary disease requiring admission to intensive care unit. *BMC Pulm Med* 6:27, 2006.

Monteiro CA, Cavalcante TM *et al.* Population-based evidence of a strong decline in the prevalence of smokers in Brazil (1989-2003). *Bull World Health Organ* 85(7):527-34, 2007.

MS (Ministério da Saúde), INAN (Instituto Nacional de Alimentação e Nutrição). PNSN: some statistics about smoking habit in Brazil. Brasília: MS, 1989.

Murray CJ, Lopez AD. Alternative projections of mortality and disability by cause 1990-2020: Global Burden of Disease Study. *Lancet* 349(9064):1498-504, 1997.

Nikic D, Stankovic A. Air pollution as a risk factor for lung cancer. *Arch Oncol* 13(2):79-82, 2005.

O'Connor GT, Sparrow D *et al.* The role of allergy and nonspecific airway hyperresponsiveness in the pathogenesis of chronic obstructive pulmonary disease. *Am Rev Respir Dis* 140(1):225-52, 1989.

OMS (Organização Mundial da Saúde). *CID 10.* São Paulo, EDUSP, 1998.

Orozco-Levi M, Garcia-Aymerich J *et al.* Wood smoke exposure and risk of chronic obstructive pulmonary disease. *Eur Respir J* 27(3):542-6, 2006.

Patel IS, Vlahos I *et al.* Bronchiectasis, exacerbation indices, and inflammation in chronic obstructive pulmonary disease. *Am J Respir Crit Care Med* 170(4):400-7, 2004.

Pearce N, Ait-Khaled N *et al.* Worldwide trends in the prevalence of asthma symptoms: phase III of the International Study of Asthma and Allergies in Childhood (ISAAC). *Thorax* 62(9):758-66, 2007.

Pellegrino R, Viegi G *et al.* Interpretative strategies for lung function tests. *Eur Respir J* 26(5):948-68, 2005.

Perez-Padilla R, Hallal PC *et al.* Impact of bronchodilator use on the prevalence of COPD in population-based samples. *COPD* 4(2):113-120, 2007.

Perez-Padilla R, Regalado J *et al.* Exposure to biomass smoke and chronic airway disease in Mexican women. A case-control study. *Am J Respir Crit Care Med* 154(3 Pt 1):701-6, 1996.

Ponte EV, Franco R *et al.* Lack of control of severe asthma is associated with co-existence of moderate-to-severe rhinitis. *Allergy* 63(5):564-9, 2008.

Prescott E, Lange P *et al.* Socioeconomic status, lung function and admission to hospital for COPD: results from the Copenhagen City Heart Study. *Eur Respir J* 13(5):1109-14, 1999.

Retamales I, Elliott WM *et al.* Amplification of inflammation in emphysema and its association with latent adenoviral infection. *Am J Respir Crit Care Med* 164(3):469-73, 2001.

Rigatto M. Da fumaça e do catarro: bronquite crônica. A doença do século. III Congresso Brasileiro de Pneumologia. Rio de Janeiro, SBPT (Sociedade Brasileira de Pneumologia e Tisiologia), 1977.

Rio EM, Gallo PR *et al.* Asthma mortality in the city of Sao Paulo, Brazil. *Rev Saúde Pública* 36(2):149-54, 2002.

Rona RJ. Asthma and poverty. *Thorax* 55(3):239-44, 2000.

Santo AH. Asthma-related mortality, Brazil, 2000: a study using multiple causes of death. *Cad Saúde Pública* 22(1):41-52, 2006.

Sezer H, Akkurt I *et al.* A case-control study on the effect of exposure to different substances on the development of COPD. *Ann Epidemiol* 16(1): 59-62, 2006.

Shaheen SO, Barker DJ *et al.* The relationship between pneumonia in early childhood and impaired lung function in late adult life. *Am J Respir Crit Care Med* 149(3 Pt 1):616-9, 1994.

Sigurs N, Bjarnason R *et al.* Respiratory syncytial virus bronchiolitis in infancy is an important risk factor for asthma and allergy at age 7. *Am J Respir Crit Care Med* 161(5):1501-7, 2000.

Sigurs N, Gustafsson PM *et al.* Severe respiratory syncytial virus bronchiolitis in infancy and asthma and allergy at age 13. *Am J Respir Crit Care Med* 171(2):137-41, 2005.

Silverman EK, Palmer LJ *et al.* Genomewide linkage analysis of quantitative spirometric phenotypes in severe early-onset chronic obstructive pulmonary disease. *Am J Hum Genet* 70(5):1229-39, 2002.

Silverman EK, Weiss ST *et al.* Gender-related differences in severe, early-onset chronic obstructive pulmonary disease. *Am J Respir Crit Care Med* 162(6): 2152-8, 2000.

Smith CA, Harrison DJ. Association between polymorphism in gene for microsomal epoxide hydrolase and susceptibility to emphysema. *Lancet* 350(9078):630-3, 1997.

Sole D, Camelo-Nunes IC *et al.* Prevalence of rhinitis and related-symptoms in schoolchildren from different cities in Brazil. *Allergol Immunopathol (Madr)* 32(1):7-12, 2004.

Sole D, Camelo-Nunes IC *et al.* Prevalence of symptoms of asthma, rhinitis, and atopic eczema in Brazilian adolescents related to exposure to gaseous air pollutants and socioeconomic status. *J Investig Allergol Clin Immunol* 17(1):6-13, 2007.

Sole D, Camelo-Nunes IC *et al.* Prevalence of rhinitis among Brazilian schoolchildren: ISAAC phase 3 results. *Rhinology* 45(2):122-8, 2007.

Sole D, Cassol VE *et al.* Prevalence of symptoms of asthma, rhinitis, and atopic eczema among adolescents living in urban and rural areas in different regions of Brazil. *Allergol Immunopathol (Madr)* 35(6):248-53, 2007.

Stayner L, Bena J *et al.* Lung cancer risk and workplace exposure to environmental tobacco smoke. *Am J Public Health* 97(3):545-51, 2007.

Stein RT, Sherrill D *et al.* Respiratory syncytial virus in early life and risk of wheeze and allergy by age 13 years. *Lancet* 354(9178):541-5, 1999.

Strachan DP. Hay fever, hygiene, and household size. *BMJ* 299(6710):1259-60, 1989.

Strachan DP, Cook DG. Health effects of passive smoking. 6. Parental smoking and childhood asthma: longitudinal and case-control studies. *Thorax* 53(3):204-12, 1998.

Talamo C, de Oca MM *et al.* Diagnostic labeling of COPD in five Latin American cities. *Chest* 131(1):60-7, 2007.

Tao X, Hong CJ *et al.* Priority among air pollution factors for preventing chronic obstructive pulmonary disease in Shanghai. *Sci Total Environ* 127(1-2):57-67, 1992.

Taylor R, Najafi F *et al.* Meta-analysis of studies of passive smoking and lung cancer: effects of study type and continent. *Int J Epidemiol* 36(5): 1048-59, 2007.

Tedeschi A, Barcella M *et al.* Onset of allergy and asthma symptoms in extra-European immigrants to Milan, Italy: possible role of environmental factors. *Clin Exp Allergy* 33(4):449-54, 2003.

Vasconcellos MT, Silva PL *et al.* Sampling design for the World Health Survey in Brazil. *Cad Saúde Pública* 21 Suppl:89-99, 2005.

Wahn U, Lau S *et al.* Indoor allergen exposure is a risk factor for sensitization during the first three years of life. *J Allergy Clin Immunol* 99(6 Pt 1):763-9, 1997.

Weinmayr G, Forastiere F *et al.* International variation in prevalence of rhinitis and its relationship with sensitisation to perennial and seasonal allergens. *Eur Respir J* 32(5):1250-61, 2008.

Wenzel SE. Asthma: defining of the persistent adult phenotypes. *Lancet* 368(9537):804-13, 2006.

WHO (World Health Organization). The global burden of disease: 2004 update. (Disponível em: http//www.who.int/healthinfo/global_burden_disease_2004_report_update/en/index.html)

WHO (World Health Organization). Framework Convention on Tobacco Control (WHO FCTC). Geneva: WHO, 2007. (Disponível em: http://www.who.int/fctc/en/index.html)

WHO (World Health Organization). Tuberculosis. 2007. (Disponível em: http://www.who.int/mediacentre/factsheets/fs104/en/index.html)

WHO (World Health Organization), IARC (International Agency for Research on Cancer). Tobacco smoke and involuntary smoking: summary of data reported and evaluation. 2002. (Disponível em: http://monographs.iarc.fr/ENG/Monographs/vol83/volume83.pdf)

Wilson DO, Rogers RM *et al.* Body weight in chronic obstructive pulmonary disease. The National Institutes of Health Intermittent Positive-Pressure Breathing Trial. *Am Rev Respir Dis* 139(6):1435-8, 1989.

Wu L, Chau J *et al.* Transforming growth factor-beta1 genotype and susceptibility to chronic obstructive pulmonary disease. *Thorax* 59(2):126-9, 2004.

Wu L, Skinner SJ *et al.* Immunohistochemical staining for *Chlamydia pneumoniae* is increased in lung tissue from subjects with chronic obstructive pulmonary disease. *Am J Respir Crit Care Med* 162(3 Pt 1):1148-51, 2000.

Xu X, Weiss ST *et al.* Smoking, changes in smoking habits, and rate of decline in FEV1: new insight into gender differences. *Eur Respir J* 7(6): 1056-61, 1994.

Yang P. Epidemiology of lung cancer prognosis: quantity and quality of life. *Methods Mol Biol* 471:469-86, 2009.

Zhang Y, Shu XO *et al.* Family history of cancer and risk of lung cancer among nonsmoking Chinese women. *Cancer Epidemiol Biomarkers Prev* 16(11):2432-5, 2007.

45 Epidemiologia das Doenças Cardiovasculares

Ines Lessa

Introdução

No começo do século XX, na vigência de uma série de mudanças sociais, as doenças cardiovasculares (DCV), que, de modo incipiente, já se destacavam como causa de morte no final do século XIX, sustentaram-se como a primeira causa nos países ricos, então industrializados. Na segunda metade do mesmo século, mudanças similares passaram a ocorrer em diferentes magnitudes em países em desenvolvimento, respeitadas as peculiaridades das suas sociedades. Atualmente alguns desses países são denominados "emergentes", entre eles Brasil, Rússia, Índia e China (grupo BRIC). Os dois grupos de países – industrializados e em desenvolvimento – diferem pela amplitude do grau de iniquidades sociais presentes em cada um, abrangendo enorme contingente de elementos interdependentes e complexos que resultaram, resultam ou resultarão em drásticas mudanças nas respectivas sociedades. O cenário epidemiológico presente nessas sociedades reflete tais mudanças (Omran, 1971; McKeown, 2009; Barreto, Carmo, 1998).

O parágrafo precedente contempla a população, com seus aspectos biológicos, o espaço geográfico, o contexto socioambiental, comportamental, a industrialização e urbanização, mas, além desses, deve-se incluir elementos atuantes como promotores ou como preventivos da expressão populacional das doenças – as políticas governamentais voltadas para a saúde (Lessa, 1998). Neste texto, o foco são as doenças cardiovasculares na população.

A dinâmica que modificou o cenário epidemiológico dos países industrializados é complexa e resultou, sequencialmente: (1) da transição demográfica, conduzindo ao envelhecimento populacional, e (2) da transição em saúde/transição epidemiológica (Omran, 1971; Araújo, 1992; McKeown, 2009), determinada por profundas mudanças sociais que emergiram com a industrialização e o desenvolvimento. Marcado pela inversão da predominante mortalidade por doenças infecciosas e parasitárias pela ascensão da morbidade por doenças crônicas não transmissíveis, com predomínio das DCV na mortalidade, completa nos países ricos e industrializados, esse momento foi denominado de transição epidemiológica (Omran, 1971; Sanders *et al.*, 2008; McKeown, 2009).

No Brasil, apesar do acelerado envelhecimento populacional a partir de meados da década de 1940 (período pós-guerra), como parte da transição demográfica (Batista Filho, Rissin, 2003; Lebrão, 2007), considerada explosiva em relação ao que ocorreu nos países industrializados, iniciou-se o processo da transição epidemiológica que ainda não se concluiu, permanecendo em transição prolongada e incompleta (Prata, 1992; Barreto & Carmo, 1998), não se vislumbrando a sua estagnação frente à manutenção das iniquidades sociais e dos retrocessos, especialmente na área da saúde. As tendências de o declínio da mortalidade por doenças infecciosas e parasitárias e de ascensão das DCV se encontram em torno de 1964-1965 (Bayer, Paula, 1984), ponto temporal do cruzamento das curvas de tendências, da mortalidade proporcional pelos dois grupos de causas (Figura 45.1).

Questões de diagnóstico

Do ponto de vista nosológico, o que vêm a ser as doenças cardiovasculares (DCV)? O capítulo IX da Classificação Internacional das Doenças e causas de morte (CID-10) corresponde àquele das doenças do aparelho circulatório, reconhecidas pelos CID alfanuméricos I-01 a I-99 (OMS, 1993). Deste capítulo, foram selecionadas as doenças comumente conhecidas como "cardiovasculares" que abrangem:

a) hipertensão arterial sistêmica (HAS) essencial ou primária, I-10, forma mais comum de hipertensão;
b) outras doenças hipertensivas que são complicações da hipertensão ou hipertensão secundária (I-11 a I-16);
c) doenças isquêmicas do coração (DAC), I-20 a I-25, conhecidas como doença arterial coronária (DAC);
d) doenças cerebrovasculares (DCbV), I-60 a I-69, amplamente conhecidas como acidentes vasculares encefálicos (AVE, termo mais correto) ou acidente vascular cerebral (AVC), termo mais usado;
e) doença vascular periférica (DVP), I-73.9, ou isquemia vascular periférica.

Outras doenças do aparelho circulatório são os aneurismas, outras doenças vasculares periféricas, as das veias e vasos linfáticos; porém nenhuma dessas será abordada neste capítulo.

Um aspecto a ser considerado na CID-10 é a isquemia cerebral transitória (ICT), que pertencia ao capítulo das doenças do aparelho circulatório até a CID-9 e foi transferida para o grupo

Quadro 45.2 Pontos de corte para anormalidade dos mais frequentes fatores de risco cardiovascular

Fatores	Critérios de anormalidade
1 - Dislipidemias*	
• Colesterol sérico elevado	≥ 240 mg/dℓ
Indesejável	200 a 240 mg/dℓ
Frações do colesterol:	
• LDL colesterol	< 130 mg/dℓ
• HDL – homens	< 40 mg/dℓ
• HDL – mulheres	< 45 mg/dℓ
• Triglicérides	> 160 mg/dℓ
2 - HA sistêmica	
HA sistólica	PAS ≥ 140 mmHg
HA diastólica	PAD ≥ 90 mmHg
HA combinada	PAS ≥ 140 e PAD ≥ 90 mmHg
HA em diabéticos	
HA sistólica	PAS ≥ 130 mmHg
HA diastólica	PAD ≥ 80 mmHg
3 - Diabetes**	
Glicemia de jejum	≥ 126 mg/dℓ em jejum de 10 h
Intolerância à glicose***	≥ 140 mg a < 200 mg/dℓ***
Glicemia de jejum anormal (disglicemia)	100 mg/dℓ a < 126 mg/dℓ
Diabetes pós-sobrecarga****	≥ 200 mg/dℓ
4 - Obesidade	
• Generalizada	IMC ≥ 30 kg/m² de superfície corporal
• Central (abdominal ou central) CC†	
Homens	89 cm
Mulheres	84 cm
5 - PCRas‡	
• Baixo risco	< 1,0 mg/ℓ
• Médio risco	1 a < 3,0 mg/ℓ
• Alto risco	≥ 3 mg/ℓ

*Em jejum mínimo de 12 h, sem exercícios físicos precedentes.
**Em jejum de 10 h ou diabetes declarado, controlado e comprovado.
***Glicemia de jejum normal ou entre 100 e < 126 mg/dℓ, sem tratamento para o diabetes, e entre 140 e 200 2 h pós-sobrecarga de 75 g de glicose oral.
****Diabéticos desconhecidos, sem uso de qualquer tipo de tratamento, inclusive dieta.
†Circunferência da cintura obtida de amostra da população adulta de Salvador.
‡PCRas = proteína C reativa de alta sensibilidade = preditor/marcador de risco coronariano e para outras doenças crônicas (obesidade, dislipidemias e diabetes).

Mais recentemente, a Proteína C Reativa de alta sensibilidade (PCRas), que diagnostica a presença de processo inflamatório no indivíduo, passou a ser considerada o mais potente marcador ou preditor, a depender do autor, de risco para eventos cardiovasculares agudos a médio ou longo prazo (Ridker, 2007; Shah *et al.*, 2009; Tsimikas *et al.*, 2006; Blake *et al.*, 2007). No entanto, dada a sistemática presença de associação estatisticamente significante entre PCR e eventos cardiovasculares, alguns autores consideram-na como fator de risco cardiovascular (Ben-Shlomo, Kuh, 2006) As divergências quanto ao papel da PCR como fator de risco prendem-se à sua inespecificidade em relação às DCV, embora nenhum dos fatores de risco cardiovascular conhecidos seja específico para elas. O argumento não procede, pois a especificidade, como um dos critérios de causalidade concretamente definidos para uma única patologia, significa uma causa identificada para uma doença crônica não transmissível, nunca descrita até a atualidade. A medida da magnitude da inflamação é feita pela dosagem da PCRas e a classificação do risco em baixo, intermediário ou alto para valores < 1,0 mg/ℓ, 1,0 a < 3,0 mg/ℓ e ≥ 3,0 mg/ℓ, respectivamente (Tsimikas, 2006).

Na multicausalidade das DCV e das doenças crônicas não transmissíveis excluem-se microrganismos vivos, porém, vestígios de agente bacteriano (*Chlamydia pneumoniae*) foram encontrados em placas ateromatosas e em fragmentos de coronárias (Oliveira *et al.*, 2010; Sakurai-Komada *et al.*, 2010). Também foram especuladas e demonstradas relação temporal entre exposição a epidemias virais, especificamente pelo vírus da *influenza*, e excesso de mortalidade pelo infarto agudo do miocárdio ocorrendo décadas depois (Lagacé-Wiens *et al.*, 2010; Chovil *et al.*, 1982; Azambuja *et al.*, 2004; Azambuja, 2004; 2010), cabendo o pioneirismo dessa hipótese à pesquisadora brasileira Maria Inês Azambuja (2002; 2004; 2010). Essa autora sugere que existem dois subgrupos da população de risco para o infarto agudo do miocárdio, apenas um deles relacionado com o colesterol como fator de risco (Azambuja *et al.*, 2007), questionando a possibilidade de a doença coronariana corresponder a uma ou várias doenças.

A simultaneidade de fatores de risco cardiovascular em um mesmo indivíduo é comum, mesmo em adultos jovens, sendo baixa a prevalência de adultos sem qualquer fator de risco cardiovascular (Lessa *et al.*, 2004).

Na publicação recente Síntese de Evidências nº 73, referente ao *Screening for Intermediate Risk Factors for Coronary Heart Disease* (Melfand *et al.*, 2009), foram analisados nove fatores de risco emergentes, independentemente associados às DCV, em

Quadro 45.3 Principais fatores de risco mutáveis associados a HA, DAC e DCbV

	Fatores de risco							
Doença	**HA**	**Diabetes melito**	**Obesidade central**	**Dislipidemias**	**Tabagismo**	**CEA***	**CEsal****	**Sedentarismo**
HA		+	+	***	***	+	+	+
DAC	+	+	+	+	+	+		+
DCbV	+	+	+	+	+	+		+
IVP#	+	+		+	+			+

*CEA = Consumo excessivo de álcool.
**CEsal = Consumo excessivo de sal.
***Fatores que agravam a arterioesclerose.
#Isquemia vascular periférica.

pessoas com risco intermediário da PCR. Esses fatores adicionais foram considerados para incorporação nos consensos de risco coronariano e risco cardiovascular na atenção primária, tendo-se revisado as publicações de um período de 40 anos (1966-2006). Os fatores adicionais são: proteína C reativa, tomografia computadorizada, homocisteína, lipoproteína a, leucocitose, doença periodontal, índice braço-tornozelo (isquemia vascular periférica), espessamento da média íntima de carótidas, porém, excetuando-se a PCR e a tomografia computadorizada, todos os demais perderam impacto quando acrescentados ao score de Framingham (Helfand *et al.*, 2009).

Os fatores de risco cardiovascular são similares nos diferentes países, mas a magnitude das suas prevalências difere, bem como o grau de importância da desigualdade social presente em cada um deles. Assim, a HAS destaca-se com elevada magnitude em alguns países (Motlag *et al.*, 2009; Helfand *et al.*, 2009; Lessa *et al.*, 1996), embora também seja de grande importância nos demais países (Raymond *et al.*, 2006), a obesidade e o diabetes encontram-se em situação de epidemia neles e em muitos outros países (Raymond *et al.*, 2006; Gigante *et al.*, 2009; James *et al.*, 2004; Meigs, 2010; Meetoo *et al.*, 2007),

É no contexto das desigualdades sociais e do acesso aos recursos para a manutenção da saúde que se diferenciam todas as exposições aos fatores de risco mutáveis para as DCV, a época de início e duração das exposições, até que ocorra algum desfecho: incidência da doença, complicação, incapacidade e/ou morte, uma vez que até a atualidade as doenças cardiovasculares são incuráveis. As iniquidades sociais contribuem substancialmente para a ocorrência das doenças, sobretudo das cardiovasculares em minorias populacionais dos países desenvolvidos e nas populações daqueles em desenvolvimento (Leeder *et al.*, 2004; Alley *et al.*, 2006; Saydah, 2010; Ezzati *et al.*, 2005).

Mortalidade e morbidade por DCV – situação mundial

Mortalidade

A maioria das informações epidemiológicas sobre doenças cardiovasculares tem origem em países industrializados, conforme já comentado. De modo globalizado, na década de 1990 a produção de informações sobre DCV variou entre milhares (mais de 12.000 nos EUA) a menos de 10 em vários países (Quadro 45.4) sem produção em países pobres, sobretudo da África. Em outros países, as investigações concentram-se em alguns focos dos seus territórios e vários desconhecem suas estatísticas (Makay *et al.*, 2004).

A Organização Mundial da Saúde reúne continuamente dados dos países capazes de fornecer informações sobre suas estatísticas de mortalidade, mas muitos deles ainda não dispõem de bases de dados ou estes não são confiáveis (Makay *et al.*, 2004). Desse modo, o Quadro 45.5 mostra apenas a magnitude absoluta do problema, sem possibilidade de comparações ou de se conhecer o risco de morte por DAC e por DCbV. Optamos pelo panorama mundial geral em substituição aos coeficientes de mortalidade esparsos e mais concentrados nos países mais desenvolvidos. Com base nos dados de 2002, os coeficientes brutos de mortalidade por todas as causas e por DCV revelam grandes contrastes entre os países e informam as diferenças entre risco de morrer por qualquer causa e por DCV, Tabela 45.1.

Nas últimas décadas, as estatísticas de mortalidade por DAC e por DCbV entraram em declínio em vários países desenvol-

Quadro 45.4 Publicações mundiais indexadas sobre epidemiologia cardiovascular entre 1991 e 2001*

Nº de publicações indexadas	Países por continentes
≥ 1.000	Estados Unidos e Canadá (AN); Reino Unido, França, Alemanha, Itália (Euro); Japão (Ásia).
≥ 500 a <1.000	Espanha, Suécia, Holanda, Turquia, Armênia (Euro); Israel (Ásia), Austrália (Oceania).
≥ 100 a <500	México (AC); Brasil e Argentina (AS); Bélgica, Noruega, Polônia, Hungria, Dinamarca e Grécia (Euro); Índia, China (Ásia); Nova Zelândia (Oceania).
≥ 10 a <100	Colômbia e Chile (AS), países europeus não mencionados anteriormente, exceto Letônia, Estônia e Lituânia; Paquistão e Coreia do Sul e Malásia (Ásia); Nigéria, Arábia Saudita, Jordão, Oman e África do Sul (África).
< 10	Equador, Peru, Uruguai e Paraguai (AS); Letônia, Estônia e Lituânia (Euro); Algéria, Camarões, Etiópia e mais 5 pequenos países (África); Iraque, Mongólia, Nepal e países ilhas do Oceano (Ásia); Indonésia (Ásia).

*Tabela construída pela autora (IL) com base em informações da ref. nº 15.

Quadro 45.5 Mortes por doença arterial coronária (DAC) e por doenças cerebrovasculares (DCbV) em países das cinco regiões mundiais, 2002*(**)

Nº de mortes por DAC e por DCbV	Países por continentes
Doenças coronarianas	
≥ 500.000	Estados Unidos – América do Norte (AN); Rússia (Europa, Euro); China e Índia (Ásia).
100.000 a < 500.000	Brasil – América do Sul (AS); Inglaterra, Turquia, Ucrânia (Euro); Egito – África (Áfr); Paquistão, alguns países do oriente médio e alguns pequenos países (ilhas do Oceano Índico) (Ásia).
10.000 a < 100.000	Canadá, México (NA); Colômbia, Venezuela, Peru, Argentina (AS); quase todos os países europeus (Euro); Austrália (Oceania); Japão e Coreia (Ásia).
1.000 a < 10.000	Bolívia, Equador, Chile, Paraguai, Uruguai (AS); países da América Central (AC); Noruega, Croácia, Albânia (Euro); vários países africanos (Áfr); Mongólia (Ásia); países da AC.
< 1.000	Guiana e Suriname (AS).
Doença cerebrovascular	
≥ 200.000	Rússia, Geórgia (Euro); China e Índia (Ásia).
100.000 a < 200.000	Estados Unidos (AN); Brasil (AS); Ucrânia (Euro); Singapura e Japão (Ásia).
10.000 a < 100.000	Canadá, México (AN); Colômbia, Argentina (AS); países europeus (Euro); Irã, Afeganistão, Paquistão, Coreia (Ásia); África do Sul (Áfr).
1.000 a < 10.000	Países da AC; países da AS não incluídos nos países escandinavos, Áustria, Suíça, Bélgica, Irlanda (Euro); parte dos países do oriente médio e Mongólia (Ásia); parte dos países africanos (Áfr).
< 1.000	Islândia (Euro) Guiana e Suriname (AS), Gabão, Oman e Botsuana (Áfr).

*Fonte: Makay, 2004.
**Vários pequenos países da África e da Ásia não aparecem nas estatísticas.

Tabela 45.1 Mortalidade bruta (por 100.000) para DCV e todas as causas de morte em sete países, 2002

Indicadores	África do Sul	Brasil	China	Índia	Rússia	E. Unidos	Portugal
Taxa de mortalidade por DCV	199	225	230	266	945	317	391
Mortalidade por todas as causas	481	695	985	985	1.607	832	939

Fonte: Ref nº 60.

vidos, provavelmente ajudados pelas modernas técnicas diagnósticas e de procedimentos terapêuticos na fase aguda do infarto, mas, sobretudo, pela maior precocidade do início do tratamento e do tempo decorrido entre o acometimento do evento e o atendimento de urgência (Mathers *et al.*, 2009). Tratamento e controle da HAS, da hipercolesterolemia e queda da prevalência do tabagismo poderiam ter contribuído para a redução da incidência do infarto e controle da sua epidemia em países desenvolvidos, enquanto sua ascensão em países em desenvolvimento justifica-se, em parte, pelo acelerado envelhecimento populacional, pelas precárias condições sociais e econômicas da população, pela falta de acesso aos leitos hospitalares e nas Unidades de Terapia Intensiva e por falta de acesso ao diagnóstico precoce e uso dos meios de tratamento mais modernos e no momento adequado, desde o início do evento agudo (quadro clínico). Com a inclusão das DAC como principal causa de morte na maioria dos países em desenvolvimento (Azambuja, 2004; Mathers *et al.*, 2009; Meetoo, 2008; Gaziano *et al.*, 2010), sua situação epidemiológica continuará sendo considerada como pandemia (Grundy *et al.*, 1999; Mathers *et al.*, 2009; Meetoo, 2008; Gaziano, 2010).

Em todos os países a elevada mortalidade pelas DCV associa-se em maior magnitude aos estratos sociais mais baixos e à baixa escolaridade (Ezzati *et al.*, 2005; Mathers *et al.*, 2009; Meetoo, 2008). Esse tipo de desigualdade social ocorre em todos os países, inclusive nos industrializados.

Morbidade

Classicamente, todas as doenças com forte componente ambiental predominam nas classes sociais e escolaridades baixas, e assim também acontece com as DCV (Linch, Smith, 2005; Lessa *et al.*, 2004; Stringhini, 2010; Bassanesi *et al.*, 2010; Ezzati *et al.*, 2005; Meetoo, 2008; Gaziano *et al.*, 2010; Braveman, Tarino, 2002; Ewans, Kim, 2010). A HAS é a doença de maior prevalência no adulto e pode ser detectada ainda assintomática. Ocorre e vem aumentando em crianças e adolescentes em razão das mudanças maléficas dos seus estilos de vida e epidemia de obesidade.

A prevalência da HAS geralmente se situa abaixo de 10% na 3ª década de vida e em cerca de 2/3 da população idosa (a partir dos 65 anos nos países desenvolvidos). As mais graves complicações da HA são as DCbV (presentes em todos os países, com destaque para países asiáticos do extremo oriente) e as DIC, especialmente na forma aguda – o infarto agudo do miocárdio, em situação de epidemia mundial e primeira causa de morte na maioria dos países desenvolvidos e em desenvolvimento (Meetoo, 2008; Gaziano *et al.*, 2010).

Dentre as DCV, a hipertensão e a isquemia vascular periférica podem ter suas prevalências medidas facilmente, pois ambas apresentam grandes chances de diagnóstico precoce, enquanto as doenças isquêmicas do coração, apesar do curso assintomático, evidenciam-se frequentemente de forma aguda (infarto agudo do miocárdio) ou com manifestações clínicas de cronicidade (angina, cardiopatia isquêmica crônica). O risco da DAC aguda (infarto) é elevado entre pessoas com história familiar de infarto em idades precoces – pai com menos de 50 anos e mãe antes dos 65 anos.

As formas hemorrágica e isquêmica por trombose das DCbV são as mais frequentes complicações da HAS em muitos países (Saczynski *et al.*, 2007; Burke, 2006) e isto remete – sobretudo no caso do AVC hemorrágico – ao descontrole dos níveis da pressão arterial, ou seja, ausência ou falhas de programas de tratamento e controle da doença. Nos EUA, nas últimas décadas, esses tipos de DCbV foram substituídos pelo tipo embólico, para o qual a hipertensão *não* é fator de risco, e sim as arritmias, tromboses periféricas, endocardites sobrepostas às valvulopatias, procedimentos cardiovasculares para diagnóstico e/ou tratamento, inclusive como consequências de métodos diagnósticos e de tratamentos invasivos para as DAC. As DCbV são comuns em idosos acima dos 65 anos, porém a frequência não é baixa em pessoas entre 50 e 59 anos em países cuja principal causa de morte são as DCbV, como no Brasil (Lessa *et al.*, 1990).

A isquemia vascular periférica é bem mais rara do que as demais doenças e seu predomínio é em pessoas acima dos 50 anos. As prevalências são pouco conhecidas porque não são diagnosticadas na prática médica de rotina ou porque não são investigadas. Em sua epidemiologia os fatores de risco mais importantes são a aterosclerose, o tabagismo, a hipertensão e o diabetes (Khawaja, Kullo, 2009).

Doenças cardiovasculares no Brasil

Fatores de risco e morbidade cardiovascular

Em razão das grandes desigualdades sociais no país, as estatísticas de saúde mostram sempre piores informações, ou mesmo ausência de informação, para as Regiões Norte e Nordeste e melhores para o Sul e Sudeste, ficando o Centro-Oeste em posição intermediária (Lessa, 2003). Boas estatísticas de saúde dependem de boas políticas de saúde, boa administração, competência dos recursos humanos de modo geral e todo o aparato para uma boa e contínua assistência à saúde, considerando os níveis de prevenção, tratamento e reabilitação. Tudo isso é essencial referir porque as DCV são as principais causas de morte da população brasileira, e, dentro deste grupo, o destaque ainda são as doenças cerebrovasculares, diferenciando o Brasil dos países desenvolvidos e dos demais em desenvolvimento, a maioria deles com o infarto agudo do miocárdio como primeira causa de morte.

Essa diferença pode ser entendida considerando a ampla desigualdade social do país (Barreto, Carmo, 1998; Lessa, 1998; Araújo, 1992; Schramm *et al.*, 2004), como é estruturada a assistência à saúde, em qual grau de prioridade ela se encontra e o que ela propicia à população em comparação à manifestação clínica ou morte por uma das DCV: 1) as ações preventivas são pouco enfatizadas; 2) não se privilegia o diagnóstico precoce;

3) o tratamento e controle da doença são insatisfatórios; 4) indisponibilidade de leitos hospitalares para urgências cardiovasculares, visto que grande parte das mortes por essas doenças ocorrem por eventos agudos (infarto agudo do miocárdio, DCbV, crises hipertensivas acompanhadas ou não de insuficiência cardíaca aguda (edema agudo do pulmão); 5) ausência de serviços de reabilitação com acúmulo de incapacitados na sociedade.

Os fatores de risco cardiovascular nas regiões brasileiras são similares aos observados em outros países, independentemente do nível de desenvolvimento de cada uma delas (Lessa *et al.*, 2004; Lessa, 2001; Block, 1998; Franco, 1998; Lyra *et al.*, 2010; Tavares *et al.*, 2003).

Apesar da importância da associação entre HA e demais doenças cardiovasculares ateroscleróticas, que são suas complicações, ela nunca foi estudada de modo que sua prevalência pudesse representar a população do Brasil. Os inquéritos populacionais mais abrangentes sobre HAS começaram a ser realizados pelo Ministério da Saúde nas 26 capitais dos Estados e no Distrito Federal a partir de 2006. Os três já realizados até 2010 foram por morbidade referida e via telefone – o VIGITEL (*Vigilância de Fatores de Risco e Proteção para Doenças Crônicas por Inquérito Telefônico*). Os três encontram-se disponíveis eletronicamente no *site* www.datasus.gov.br. Embora com vieses, esses estudos estão contribuindo para trazer informações dos estados que não dispunham de registros anteriores (Tabela 45.2).

Em inquérito de morbidade referida realizado anteriormente ao VIGITEL pelo Instituto Nacional do Câncer [INCA (www.inca.gov.br), 2003], em 16 das 27 capitais previstas as prevalências da HA para adultos a partir dos 25 anos variaram entre 20% em Belém e 45% em Porto Alegre para população de baixa escolaridade. Neste nível de escolaridade, em 14 dentre 16 capitais as prevalências foram acima de 30%. Em escolaridades mais elevadas a prevalência da hipertensão variou entre 16,5% em Manaus e 26,6% em Recife, com 6 das 16 capitais apresentando prevalências acima de 20% nessas escolaridades. Entre os vieses da autorreferência, são importantes a impossibilidade de inclusão dos pré-requisitos metodológicos exigidos para mensuração da pressão arterial e o baixo grau de informação da população de baixa escolaridade e baixa renda.

Isoladamente, existem vários estudos no Rio Grande do Sul e em São Paulo, sobretudo em cidades do interior; poucos no Rio de Janeiro, Minas e Espírito Santo, alguns na Bahia e em Goiânia e pontuais em alguns outros estados. Os estudos sobre hipertensão ou fatores de risco cardiovascular em populações indígenas procedem quase todos das regiões Norte e Centro-Oeste (Meyerfreund *et al.*, 2009; Halpern *et al.*, 2010).

Os negros constituem 45% da população brasileira, mas nenhuma ênfase foi dada ao estudo das doenças cardiovasculares nesta população até 2008, época em que o primeiro estudo brasileiro em adultos dessa etnia foi realizado em Salvador, onde 70% da população é negra e 32% dela hipertensa. Nesta maioria, as prevalências de todos os fatores de risco cardiovascular e da simultaneidade de fatores de risco são muito elevadas (Lessa I – Relatório de pesquisa – CNPq-MS, 2009).

No conjunto dos estudos brasileiros realizados em adultos, mesmo com metodologias incomparáveis e sem padronização entre eles, pode-se informar que (1) existem divergências de sexo quanto a maior prevalência (Lessa, 1998); (2) em idades entre 30 e 39 anos as prevalências já são muito elevadas e são excepcionalmente elevadas a partir dos 60 anos; (3) são mais elevadas em negros, quando estes foram incluídos nos estudos; (4) populações indígenas, que são minoria, são mais estudadas do que negros e a hipertensão entre eles ou é nula ou muito baixa em todos os estudos, embora o sobrepeso e a obesidade, inclusive a abdominal, sejam de elevada prevalência (Tavares *et al.*, 2003; Meyerfreund *et al.*, 2009). Com base nestes estudos, excetuando-se os indígenas, a maioria das prevalências da hipertensão oscila em torno dos 25% a 30% no Brasil, mas com ampla variação. Nas revisões feitas por Lessa (1998, Capítulo 6; 2001) encontram-se referências da maioria dos estudos brasileiros sobre epidemiologia da hipertensão arterial.

No último inquérito nacional do VIGITEL (2008), as prevalências para as capitais foram de 23,0% no total, 21% para os homens e 26,3% para mulheres; na cor branca foram 23,1%, na

Tabela 45.2 Capitais brasileiras com menores e maiores prevalências (P%) da hipertensão arterial sistêmica (HAS) referida como diagnosticada por médico em ambos os sexos, ≥18 anos, por regiões, 2007

	Prevalências, IC 95% e capitais com menores e maiores prevalências					
Regiões e sexo	**< P**	**IC 95%**	**Capital**	**> P**	**IC 95%**	**Capital**
Norte						
Homens	14,9	(12,5-17,2)	Palmas	18,4	(15,8-21,1)	R. Branco
Mulheres	15,3	(13,2-17,4)	Palmas	24,8	(22,4-27,3)	R. Branco
Nordeste						
Homens	15,7	(13,1-18,2)	Fortaleza	22,5	(19,5-25,6)	Recife
Mulheres	18,4	(16,2-20,5)	Teresina	27,3	(24,8-29,8)	Salvador
Sudeste						
Homens	16,7	(14,1-19,3)	S. Paulo	23,7	(20,1-26,1)	Vitória
Mulheres	22,6	(20,3-25,0)	Vitória	28,0	(25,5-30,6)	R. Janeiro
Sul						
Homens	14,9	(12,5-17,3)	Florianópolis	19,0	(16,2-21,9)	P. Alegre
Mulheres	20,2	(17,9-22,4)	Florianópolis	23,4	(21,1-25,7)	P. Alegre
Centro-Oeste						
Homens	17,0	(14,4-19,7)	Goiânia	21,2	(18,3-24,1)	C. Grande
Mulheres	20,6	(18,3-22,8)	Goiânia	23,3	(21,0-25,7)	C. Grande

Fonte: VIGITEL, www.datasus.gov.br.

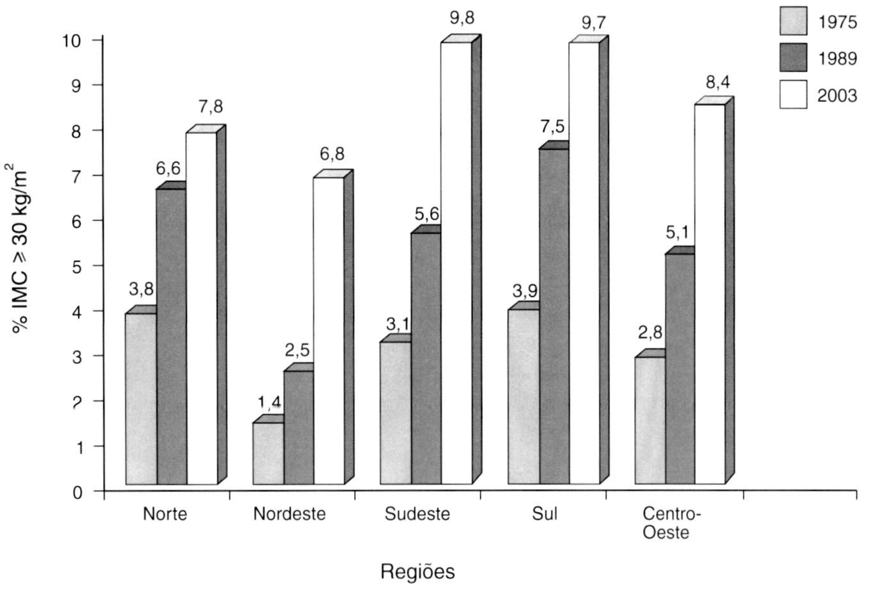

Figura 45.2 Tendência secular da obesidade no sexo masculino, segundo região brasileira, 1975-2003.

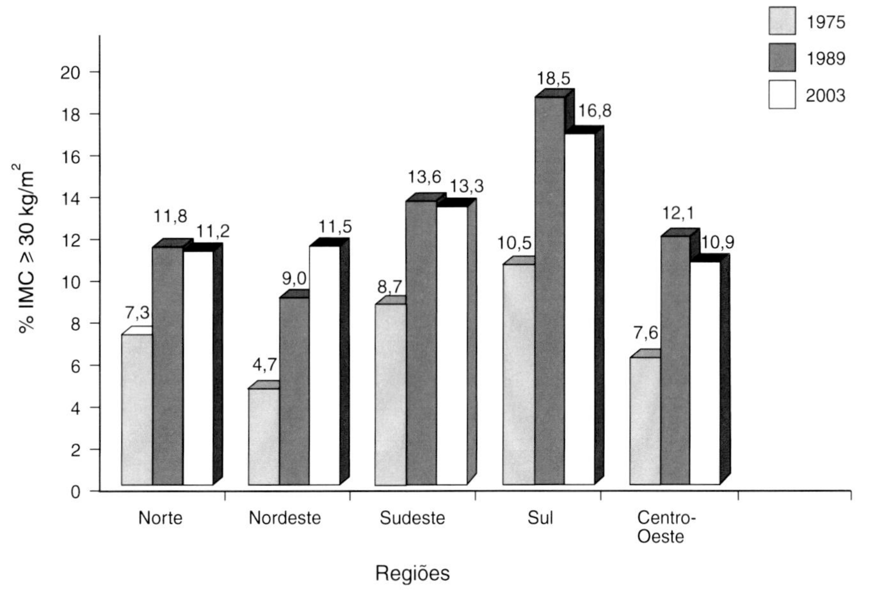

Figura 45.3 Tendência secular da obesidade no sexo feminino, segundo região brasileira, 1975-2003.

preta 28,1% e na parda 24,0%. Entre 0 e 8 anos de escolaridade, 30,6% tinha hipertensão, quase o dobro do observado para os 16% referidos para 9 a 11 anos de escolaridade, e no nível mais elevado de escolaridade 17,5% dos adultos dizia-se hipertenso.

Obesidade

A obesidade é o fator de risco mais temido na atualidade. Sua prevalência está mundialmente em patamares de epidemia e, no Brasil, constitui problema de saúde em todos os grupos etários, da criança ao adulto maduro e em menor proporção nos idosos. A prevalência da obesidade difere entre homens e mulheres e entre regiões, sendo mais elevada nas regiões de maior pobreza, Norte e Nordeste (Lessa *et al.*, 1996; Gigante *et al.*, 2009; Block, 1998; Tavares *et al.*, 2003). Nas Figuras 45.2 e 45.3 podem ser observadas as tendências da obesidade no país.

Com base em informações autorrelatadas, a prevalência do excesso de peso nas capitais brasileiras está nitidamente associada à baixa escolaridade em 13 de 16 capitais, incluindo-se entre elas todas as do Sul, do Sudeste e o Distrito Federal. Apenas em Belém, Natal e João Pessoa a obesidade predominou em pessoas de escolaridade elevada. Ainda do ponto de vista social, a obesidade é mais frequente em homens de classe social mais elevada e em mulheres de classes sociais mais baixas.

Além de ser uma doença de elevado custo para a sociedade, a obesidade situa-se entre os mais importantes fatores de risco cardiovascular e encontra-se em fase epidêmica. Metodologicamente é mais fácil a obtenção de dados populacionais sobre obesidade do que para outros fatores de risco mensuráveis, sobretudo a hipertensão, pelas exigências técnicas para a mensuração e os fatores metabólicos, que requerem coleta de sangue para as dosagens.

Diabetes

O diabetes está entre os mais importantes fatores de risco cardiovascular. Comporta-se como fator de risco para a hipertensão, DAC e DCbV, mas, por si só, é uma grave e importante doença. Atualmente sabe-se que a prevalência do diabetes vem aumentando consideravelmente, acompanhando o aumento da prevalência da obesidade, sobretudo em crianças (Tavares *et al.*, 2003). No entanto, o trabalho nacional que mediu a prevalência do diabetes em 9 capitais brasileiras – Belém, Fortaleza, João Pessoa, Recife, Salvador, Rio de Janeiro, São Paulo, Porto Alegre e Brasília – ocorreu entre 1987 e 1989, portanto, há mais de 20 anos; no Rio de Janeiro foi concluído no início dos anos 1990 (Franco, 1998). Os 7,0% de diabéticos de então já não podem ser parâmetro atual. Existem informações sobre prevalências mais elevadas entre 10% e 13% em estudos isolados em capitais ou outras cidades (Lyra *et al.*, 2010). A prevalência do diabetes é similar entre os sexos, eventualmente maior em mulheres; predomina em classes sociais mais baixas e é comum os diabéticos apresentarem síndrome metabólica.

Nos estudos que investigaram o perfil lipídico, a hipercolesterolemia é de alta prevalência, mas existem diferenças regionais nas prevalências de hipertrigliceridemia (Lyra *et al.*, 2010). Os estudos que incluem dislipidemias não representam a população do país nem de regiões. Outros importantes fatores de risco no Brasil são o tabagismo e o sedentarismo (Pitanga, Lessa, 2005), este acima de 50% em todos os estudos brasileiros sobre fatores de risco apresentados neste capítulo.

DAC e DCbV

A doença arterial coronária (DAC) e a doença cerebrovascular (DCbV) apresentam características clínicas diferentes da hipertensão. Apesar de o processo aterogênico iniciar-se muito tempo antes das respectivas manifestações clínicas, estas são frequentemente agudas e graves, podendo resultar em desfechos fatais súbitos em ambos os casos, e seus fatores de risco são os mesmos, como visto anteriormente.

No Brasil, o tipo mais comum de DCbV é o isquêmico por trombose, para o qual hipertensão e diabetes são importantes fatores de risco, mas o tipo hemorrágico ainda é muito frequente e é mais dependente da hipertensão arterial. A DCbV embólica, antes associada a doenças tromboembólicas, é o menos comum dos tipos de DCbV, embora venham aumentando de frequência pelas mesmas razões já referidas para países subdesenvolvidos.

Não se dispõe no Brasil de estudos sobre prevalência de coronariopatia crônica. As incidências de infarto e de DCbV são muito antigas, 105/100.000 adultos e 160/100.000 adultos de Salvador, respectivamente, e 156/100.000 para DCbV em Joinville (Santa Catarina), e já não correspondem à realidade atual (Pitanga, Lessa, 2005; Lessa *et al.*,1987; Cabral *et al.*, 1997).

Morbidade institucionalizada: internações e letalidade hospitalar por DAC e DCbV

As tendências da mortalidade e da letalidade por DAC e DCbV agudas são decrescentes há cerca de quatro décadas, contudo, para o infarto agudo do miocárdio existem algumas divergências entre estudos com elevação e declínio ou o inverso, e também há divergências entre os sexos (Cabral *et al.*, 1997; Mansur *et al.*, 2002) (Quadro 45.6).

Para complicações agudas das síndromes coronarianas e outras complicações cardiovasculares agudas é possível estimar as incidências não como em coortes, mas como uma simples medida de morbidade, a exemplo das realizadas para incidência de doenças infectocontagiosas agudas. Para todas as emergências cardiovasculares a hospitalização está indicada. Ocorrendo o óbito fora do hospital, esses podem ser recuperados nos certificados de óbito (Lessa *et al.*, 2003; Lessa *et al.*, 1987). Desse modo, só não podem ser incluídos entre casos incidentes os chamados "infartos silenciosos". Além disso, quase todas as complicações cardiovasculares agudas têm curta duração clínica, resultando em altas hospitalares, mortes ou incapacidade temporária ou permanente. As grandes inconveniências desse tipo de medida são o caráter descritivo, a impossibilidade de estimar riscos e associações causais, mas é útil para o planejamento em saúde e para se conhecerem as taxas de mortalidade e de letalidade pelo infarto de modo rápido. Contudo, o ideal são os estudos analíticos, sobretudo os de coorte. O monitoramento hospitalar dos casos de doenças cardiovasculares agudas, DAC e DCbV, permitiria construir um banco de dados centralizado, pelo menos nas capitais e grandes cidades, e facilitaria consideravelmente o conhecimento de aspectos epidemiológicos importantes e com grandes vantagens para reformulação de programas e melhoria da assistência à saúde cardiovascular.

Quadro 45.6 Tendências da incidência do infarto agudo do miocárdio observadas em quatro coortes nos Estados Unidos em períodos variáveis

Coortes	Período	Tendência da incidência
Worcester Heart Attack Study (Floyd *et al.*, 2009)	1975-2005	Aumento inicial e declínio posterior
Olmsted County Study (McGoven *et al.*, 2001)	1979-1998	Estável com divergência entre sexos
Minnesota Heart Survey (Hellermann *et al.*, 2002)	1985-1997	Declínio
ARIC (Rosamond *et al.*, 2001)	1987-1994	Estável ou aumentando

O DATASUS-Ministério da Saúde dispõe de dados eletrônicos (http://www.datasus.gov.br) sobre hospitalizações pelo Sistema Único de Saúde. Esse banco não contempla a parcela da população de maior poder aquisitivo e parte da classe média que dispõe de seguro de saúde. Desse modo, aqui também não há representatividade nacional, regional nem social das hospitalizações no país. Esses dados oferecem taxas de hospitalização e de letalidade hospitalar pelas causas cardiovasculares. As duas taxas apresentam importantes vieses, tendo em vista que a hospitalização de uma pessoa pode ocorrer várias vezes por uma mesma doença, participando das estimativas das taxas tantas vezes quantas tenham sido as hospitalizações, mas no numerador da letalidade só aparece uma vez (o óbito). As taxas de internação para compor as tabelas constam no relatório sobre Monitoramento das Doenças Cardiovasculares, SVS, Ministério da Saúde, 2003, ajustadas por idade e sexo. Dados mais recentes podem ser obtidos eletronicamente. Nas Figuras 45.4 (homens) e 45.5 (mulheres) as taxas médias de internação, para o período de 11 anos, 1992-2002, são mais elevadas para DCbV do que DAC, com valores aproximados nos dois sexos. As hospitalizações predominam nas regiões mais desenvolvidas – Sul e Sudeste, podendo-se supor que isso reflete diferenças no acesso à assistência hospitalar, mesmo para condições agudas e graves.

As incidências populacionais são desconhecidas para as regiões e para o Brasil.

Taxas médias de internação e de mortalidade hospitalar para DAC e DCbV, período 1992-2002, aparecem nas Tabelas 45.3 e 45.4, acompanhadas das respectivas dinâmicas (aumento ou

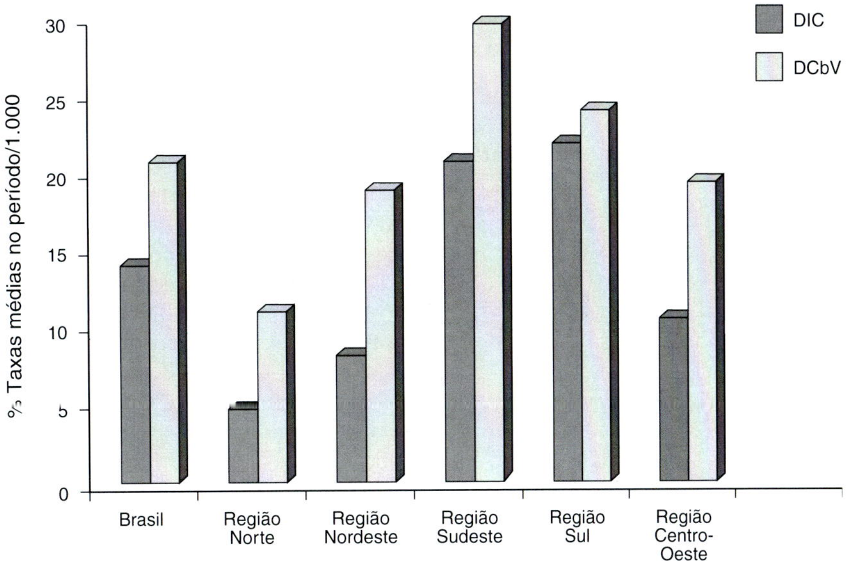

Figura 45.4 Taxas médias/1.000 internações, por doenças isquêmicas do coração (DIC) e doenças cerebrovasculares (DCbV), sexo masculino, Brasil e Regiões, 1992-2002.

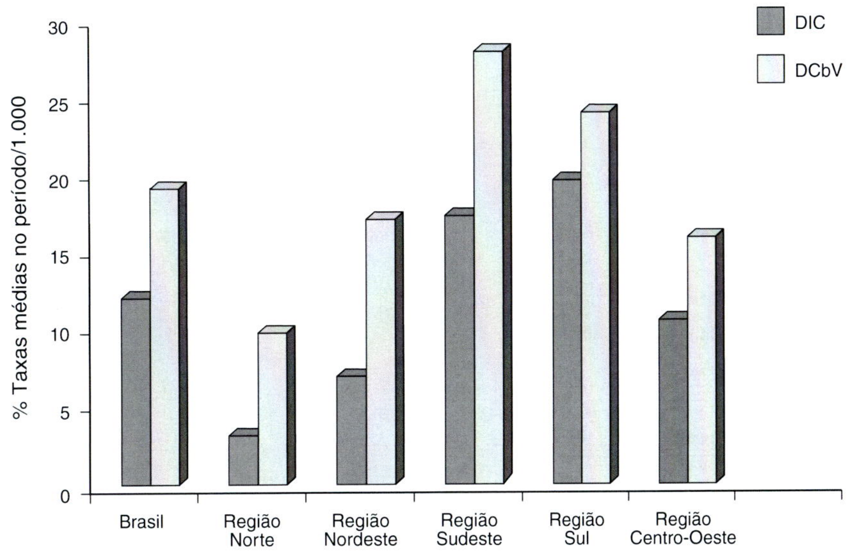

Figura 45.5 Taxas médias/1.000 internações, por doenças isquêmicas do coração (DIC) e doenças cerebrovasculares (DCbV), sexo feminino, Brasil e Regiões, 1992-2002.

redução no período). As regiões Sul e Sudeste apresentam os maiores decréscimos.

Nas últimas décadas, tem-se demonstrado que a letalidade hospitalar pelo infarto agudo do miocárdio vem diminuindo frente à evolução da tecnologia diagnóstica e terapêutica. Por um lado, as mortes realmente diminuíram, porém, as complicações das tecnologias invasivas levam a outros eventos importantes, fatais ou não, mas com grande possibilidade de sequela permanente, como é o caso da complicação por DCbV.

A mortalidade hospitalar é maior entre mulheres, embora a morte fora do hospital seja mais frequente nos homens. Existe a possibilidade de que o infarto seja mais grave no homem, sem tempo para o atendimento médico e predomínio de morte não hospitalar, enquanto as mulheres teriam mais chances de chegar ao hospital com vida, aí agravando-se o quadro, e a morte ocorrendo mais frequentemente dentro do hospital.

Mortalidade

As tendências da mortalidade por DCV e especificamente pelo infarto e pelas DCbV estão em declínio no Brasil, com diferenças marcantes entre gênero e regiões (Lessa, Bastos, 1983; Lessa, 2003; Lessa *et al.*, 1987; Cabral *et al.*, 1997; Mansur *et al.*, 2002; Rodríguez *et al.*, 2006; Oliveira *et al.*, 2006). Os coeficientes de mortalidade são mais elevados nas regiões Sudeste e Sul, mas o declínio que vem ocorrendo é importante. As regiões menos desenvolvidas apresentam coeficientes mais baixos, mas as tendências não são claras.

A tendência da mortalidade por DAC nas regiões mais desenvolvidas é levemente decrescente e crescente nas demais.

As diferenças apontam para a influência das desigualdades sociais no país e ainda sem explicações para o declínio detectado.

Tabela 45.3 Taxas médias anuais de internação* e de mortalidade (letalidade) hospitalar** e variação média no período. Doenças cerebrovasculares. Brasil e Regiões, 1992-2002

Área geográfica e sexo	Internação	Mortalidade hospitalar
Brasil		
M	20,6	6,6
F	19,1	6,2
Região Norte		
M	11,1	15,3
F	9,6	15,2
Região Nordeste		
M	18,8	16,0
F	17,0	15,0
Região Sudeste		
M	**29,6**	**18,6**
F	**27,7**	**18,4**
Região Sul		
M	24,0	14,7
F	23,8	13,8
Região Centro-Oeste		
M	19,3	15,3
F	15,8	14,1

Em negrito = maior valor para cada sexo; sublinhado = menor valor para cada sexo.
*Taxa de internação/1.000 em relação a todas as causas.
**Taxa de mortalidade % (pela mesma causa).
Fonte de dados brutos: www.datasus.gov.br (SIH/MS).

Tabela 45.4 Taxas médias anuais de internação* e de mortalidade (letalidade) hospitalar** e variação média no período. Doença arterial coronária (DAC). Brasil e Regiões, 1992-2002

Área geográfica e sexo	Internações	Mortalidade hospitalar
Brasil		
M	14,0	6,2
F	11,7	5,6
Região Norte		
M	4,7	**7,0**
F	3,2	5,3
Região Nordeste		
M	8,4	5,3
F	7,1	4,9
Região Sudeste		
M	20,6	**7,0**
F	17,2	**6,8**
Região Sul		
M	**21,9**	5,5
F	**19,6**	4,8
Região Centro-Oeste		
M	10,6	4,4
F	9,2	3,5

Em negrito = maior valor para cada sexo; sublinhado = menor valor para cada sexo.
*Taxa de internação/1.000 em relação a todas as causas.
**Taxa de mortalidade % (pela mesma causa).
Fonte de dados brutos: www.datasus.gov.br (SIH/ MS).

Indicadores de mortalidade dos estados e capitais diferem bastante, possivelmente em razão das desigualdades sociais, especificamente no que se refere a acesso a serviços de saúde, às hospitalizações, às urgências/emergências e também a assistência médica SUS de boa qualidade.

Dados de mortalidade mostram que as mortes por DAC ocorrem frequentemente sem assistência médica e sem exames que comprovem as causas, ou mesmo uma história clínica compatível. Assim, muitas mortes súbitas ou sem assistência podem receber o diagnóstico de DAC sem corresponder a esse diagnóstico, como observado em estudo de validação desse diagnóstico nos certificados de óbito de 5 capitais de diferentes regiões: Belém, Cuiabá, Maceió, Salvador e Vitória (Lessa, I-Relatório de pesquisa, SVS, MS, 2003).

O declínio das doenças cerebrovasculares e das DAC têm relação direta com o tempo entre os sintomas, atendimento e com o local e qualidade do atendimento. Quanto mais precoce o tempo para atendimento, tanto melhor a seleção da mais adequada forma de tratamento e melhor o prognóstico.

Comentário final

Neste capítulo, foram comentados aspectos envolvidos com a transição epidemiológica nos países desenvolvidos e em desenvolvimento, a ascensão das DCV à primeira causa de morte em quase todos os países do mundo, a situação dos fatores de risco, da morbidade e mortalidade pelas principais DCV em outros países e no Brasil.

No geral, a literatura brasileira é pobre em estudos epidemiológicos sobre as DCV. Para algumas situações, os dados disponíveis já superam os 20 anos e restringem-se a uma capital nordestina e uma cidade do interior no Sul do país. A carência de informações nacionais essenciais para melhor compreensão das elevadas mortalidades por DCV foram destacadas e, apesar de ter-se registrado declínio da mortalidade por DCV e pelas DCbV, estas ainda continuavam até 2008 (últimas estatísticas disponíveis no DATASUS) no primeiro patamar das causas de morte. É necessário e importante conhecer o que vem mudando na população ou a quais fatores pode-se atribuir o declínio.

Assim, a epidemiologia das DCV só pode, neste momento, ser abordada sumariamente quanto aos seus determinantes e suas magnitudes, considerando a disponibilidade de dados publicados na literatura ou procedentes de relatórios de investigações apresentados a órgãos governamentais, nunca contemplando o país como um todo.

Referências bibliográficas

Adler NE, Stewart J. Health disparities across the lifespan: meaning, methods, and mechanisms. *Ann N Y Acad Sci.* 23. 1186:5-53, 2010;

Albert MA, Glynn RJ, Ridker PM. Plasma concentration of C-reactive protein and the calculated framingham coronary heart disease risk score. *Circulation* 108:161, 2003.

Alley DE, Seeman TE, Ki Kim J, Karlamangla A, Hu P, Crimmins EM. Socioeconomic status and C-reactive protein levels in the US population: NHANES IV. *Brain Behav Immun* 20:498-504, 2006.

Anderson HV, Pasceri V et al. C-reactive protein: linking inflammation to cardiovascular complications. *Circulation* 104:974–75, 2001.

Appelros P, Stegmayr B, Terént A. Sex differences in stroke epidemiology: a systematic review. *Stroke* 40:1082-90, 2009.

Araújo JD. Polarização epidemiológica no Brasil. *Informe Epidemiológico do SUS* I(2): 5-16, 1992.

Azambuja MI, Duncan BB.Similarities in mortality patterns from influenza in the first half of the 20th century and the rise and fall of ischemic heart disease in the United States: a new hypothesis concerning the coronary heart disease epidemic. *Cad Saúde Pública* 18:557-66, 2002.

Azambuja MI, Levins R. Coronary heart disease (CHD) – one or several diseases? Changes in the prevalence and features of CHD. *Perpect Biol Med* 50:228-42, 2007.

Azambuja MI. Inflammation as the cause of coronary heart disease. *Lancet Infect Dis* 10:142-3, 2010.

Azambuja MI. Spanish flu and early 20th-century expansion of a coronary heart disease-prone subpopulation. *Tex Heart Inst* J 31:14-21, 2004.

Barker DJP, Bull AR, Osmond C, Simmonds SJ. Fetal and placental size and risk of hypertension in adult life. *Brit Med J* 301:259-62, 1990.

Barker DJP, Osmond C, Golding J, Kuh D et al. Growth in utero, blood pressure in childhood, and adult life and mortality from cardiovascular disease. *Brit Med J*. 298:564-67, 1989.

Barreto ML, Carmo EH. Tendêncas crescentes das doenças crônicas no Brasil. In: Lessa I. *O adulto brasileirto e as doenças da modernidade: epidemiologia das doenças crônicas não transmissíveis*. 1.ª ed. S. Paulo: Editora Hucitec-Abrasco, 1998, cap 1.

Bassanesi SL, Azambuja MI, Achutti A. Premature mortality due to cardiovascular disease and social inequalities in Porto Alegre: from evidence to action. *Arq Bras Cardiol* 90:370-79, 2008.

Batista Filho M, Rissin. A transição nutricional no Brasil: tendências regionais e temporais. *Cadernos de Saúde Pública* 19 Suppl. 1, 2003.

Bayer GF, Paula SG. Mortalidade nas capitais brasileiras 1930-1980. RADIS-FIOCRUZ, 1984; Dados 7:1-8.

Ben-Shlomo Y, Kuh D. A life course approach to chronic disease epidemiology: conceptual models, empirical challenges and interdisciplinary perspectives – What is a Life Course Approach to Chronic Disease Epidemiology? *Editorial Intern J. Epidemiol* 31:285-93, 2006.

Blake GJ, Rifai N, Buring JE, Ridker PM. Blood pressure, C-reactive protein, and risk of future cardiovascular events. *Circulation* 115:e537, 2007.

Bloch KV. Fatores de risco cardiovascular. In: Lessa I. *O adulto brasileiro e as doenças da modernidade: epidemiologia das doenças crônicas não transmissíveis*, 1.ª ed. S. Paulo: Editora Hucitec-Abrasco, 1998; cap 3.

Braveman P, Tarimo E. Social inequalities in health within countries: not only an issue for affluent nations. *Social Science & Medicine* 54:1621-1635, 2002.

Brown TM, Voeks JH, Bittner V, Safford MM. Variations in prevalent cardiovascular disease and future risk by metabolic syndrome classification in the REasons for Geographic and Racial Differences in Stroke (REGARDS) study. *Am Heart J* 159: 85-91, 2010.

Burke TA, Venketasubramanian RNT. The epidemiology of stroke in the East Asian region: a literature-based review. *Int J Stroke* 1:208-15, 2006.

Cabral NL, Longo AL, Moro CHM, Kiss HC. Epidemiologia dos acidentes cerebrovasculares em Joinville, Brasil. *Arq Neuropsiquiatria* 55:357-363, 1997.

Callow AD. Cardiovascular disease 2005 – the global picture. *Vascul Pharmacol* 5:302-7, 2006.

Castelli W, Kannel WB. Risk factors for cardiovascular disease: the Framingham Heart Study. Forty years of achievement in heart, lung, and blood research. Washington, *National Institutes of Health*, 1987.

Chovil AC, Gibson JJ, Hornung CA, Alexander GR. Identifying the cause of ischemic heart disease/myocardial infarction syndrome: a new approach. *Med Hypotheses* 9:375-77, 1982.

Danaei G, Ding EL, Mozaffarian D, Taylor B, Rehm J et al. The preventable causes of death in the United States: comparative risk assessment of dietary, lifestyle, and metabolic risk factors. *PLoS Med* 6:e10000, 2009.

Dawber TR. The Framingham Study. The epidemiology of atherosclerotic disease. Cambridge, MA and London, England. A Commonwealth Fund Book/ Harvard University Press, 1980.

Evans GW, Kim P. Multiple risk exposure as a potential explanatory mechanism for the socioeconomic status-healt gradient. *Ann N Y Acad Sci*. 1186:174-89, 2010.

Executive Summary of The Third Report of The National Cholesterol Education Program (NCEP) Expert Panel on Detection, Evaluation, and Treatment of High Blood Cholesterol In Adults (Adult Treatment Panel III). *JAMA* 285:2486-97, 2001.

Ezzati M et al. Rethinking the "diseases of affluence" paradigm: global patterns of nutritional risks in relation to economic development. *PLoS Med* 2(5): e133, 2005.

Floyd KC, Yarzebski J, Spencer FA, Lessard D, Dalen JE, Alpert JS, Gore JM, Goldberg RJ. A 30-year perspective (1975-2005) into the changing landscape of patients hospitalized with initial acute myocardial infarction: Worcester Heart Attack Study. *Circ Cardiovasc Qual Outcomes* 2:88-95, 2009.

Franco LJ. Epidemiologia do diabetes mellitus. In: Lessa I. O adulto brasileiro e as doenças da modernidade: epidemiologia das doenças crônicas não transmissíveis, 1.ª ed. S. Paulo: Editora Hucitec-Abrasco, 1998; cap 8.

Gaziano TA, Bitton A, Anand S, Abrahams-Gessel S, Murphy A. Growing epidemic of coronary heart disease in low-and-middle-income countries. *Curr Probl Cardiol* 35:72-115, 2010.

Gigante DP, Moura EC, Sardinha LM. Prevalence of overweight and obesity and associated factors, Brazil, 2006. *Rev Saúde Pública* 43(Suppl 2):83-89, 2009.

Grundy SM, Pasternak R, Greenland P, Smith S, Fuster V. Assessment of cardiovascular risk by use of multiple-risk-factor assessment equations. A statement for healthcare professionals from the American Heart Association and the American College of Cardiology. *Circulation* 100:1481-92, 1999.

Halpern A, Mancini MC, Magalhães ME, Fisberg M, Radominski R, Bertolami MC, Bertolami A, de Melo ME, Zanella MT, Queiroz MS, Nery M. Metabolic syndrome, dyslipidemia, hypertension and type 2 diabetes in youth: from diagnosis to treatment. *Arq Bras Endocrinol Metabol* 54:560-66, 2010.

Helfand M, Buckley D, Fleming C, Fu R, Freeman M, Humphrey L, Rogers K, Walker M. Screening for intermediate risk factors for coronary heart disease: systematic evidence synthesis. Evidence Synthesis No. 73. AHRQ Publication No. 10-05141-EF-1. Rockville, Maryland: Agency for Healthcare Research and Quality, October 2009.

Hellermann JP, Reeder GS, Jacobsen SJ, Weston SA, Killian JM, Roger VL. Longitudinal trends in the severity of acute myocardial infarction: a population study in Olmsted County, Minnesota. *Am J Epidemiol* 156:246-53, 2002.

James PT, Rigby N, Leach R; International Obesity Task Force. The obesity epidemic, metabolic syndrome and future prevention strategies. *Eur J Cardiovasc Prev Rehabil* 11:3-8, 2004.

Johnston SC, Mendis S, Mathers CD. Global variation in stroke burden and mortality: estimates from monitoring, surveillance, and modeling. *Lancet Neurol* 8:345-54, 2009.

Kase CS, Wolf PA, Chodosh EH, Zacker HB, Kelly-Hayes M, Kannel WB, D'Agostino RB, Scampini L. Prevalence of silent stroke in patients presenting with initial stroke: the Framingham Study. *Stroke* 20:850-52, 1989.

Khawaja FJ, Kullo IJ. Markers of peripheral arterial disease. *Vasc Med* 14:381, 2009.

Kotseva K, Wood D, De Backer G, De Bacquer D, Pyörälä K, Reiner Z, Keil U; the EUROASPIRE Study Group. EUROASPIRE III. Management of cardiovascular risk factors in asymptomatic high-risk patients in general practice: cross-sectional survey in 12 European countries. *Eur J Cardiovasc Prev Rehabil* 2010 Jun 23. [Epub ahead of print.]

Kullo IJ, Gau GT, Tajik AJ. Novel risk factors for atherosclerosis. *Mayo Clin Proc* 75:870-71, 2000.

Lagacé-Wiens, Robstein E, Gumel A. Influenza epidemiology – past, present, and future. *Crit Care Med* 38(suppl):e1-9, 2010.

Lebrão ML. O envelhecimento no Brasil: aspectos da transição demográfica e epidemiológica. *Saúde Coletiva* 4:135-140, 2007.

Leeder S, Raymond S, Greenberg H, Liu H, Esson K. A race against time. The challenge of cardiovascular disease in developing economies. The Center for Global Health and Economic Development – The Earth Institute at Columbia University. The Australian Health Police Institute at the University of Sidney. Trustees of Columbia University in the City of New York, 2004. pp 5-42.

Lessa I, Araújo MJ, Magalhães L, Almeida Filho N, Aquino E, Costa MC. Clustering of modifiable cardiovascular risk factors in adults living in Salvador (BA), Brazil. *Rev Panam Salud Pública* 16:131-37, 2004.

Lessa I, Bastos CA. Epidemiology of cerebrovascular accidents in the city of Salvador, Bahia, Brazil. *Bull Pan Am Health Organ* 17: 292-303, 1983.

Lessa I, Cortes E, Souza JA, Souza Filho J, Netto JP, Almeida FA. Epidemiology of acute myocardial infarction in Salvador, Brazil: I. Incidence, lethality, and mortality. *Bull Pan Am Health Organ* 21:28-37, 1987.

Lessa I, Mendonça GA, Teixeira MT. Non-communicable chronic diseases in Brazil: from risk factors to social impact. *Bol Oficina Sanit Panam* 120:389-413, 1996.

Lessa I. Aspectos sociais da mortalidade precoce (15-59 anos) por doenças cerebrovasculares. *Arq Neuro-Psiquiat* (São Paulo) 48:296-300, 1990.

Lessa I. Epidemiologia da hipertensão arterial sistêmica e da insuficiência cardíaca no Brasil. *Rev Bras Hipertens* 8:383-92, 2001.

Lessa I. Medical care and deaths due to coronary artery disease in Brazil, 1980-1999. *Arq Bras Cardiol* 81:336-42, 2003.

Lessa I. Medical care and deaths due to coronary artery disease in Brazil, 1980-1999. *Arq Bras Cardiol* 81:336-42, 2003.

Lessa I. O adulto brasileiro e as doenças da modernidade: epidemiologia das doenças crônicas não transmissíveis. 1.ª ed. S. Paulo: Editora Hucitec-Abrasco, 1998, caps 2, 5, 6.

Linch J, Smith GD. A life course approach to chronic disease epidemiology. *Annu Rev of Public Health* 26:1-35, 2005.

Lyra R, Silva R dos S, Montenegro RM Jr, Matos MV, Cézar NJ, Maurício da Silva L. Prevalence of diabetes and associated factors in an urban adult population of low educational level and income from the Brazilian Northeast wilderness. *Arq Bras Endocrinol Metabol* 54:560-6, 2010.

Makay J, Mensah GA, Mendis S, Greenlund K. The atlas of heart disease and stroke. World Health Organization in collaboration with the Centers for Disease Control and Prevention. *World Health Organization* chp 14-16, 2004.

Mansur A de P, Souza M de F, Timermann A, Ramires JA. Trends of the risk of death due to circulatory, cerebrovascular, and ischemic heart diseases in 11 Brazilian capitals from 1980 to 1998. *Arq Bras Cardiol* 79:269-84, 2002.

Martiniuk ALC, Lee CMY, Lawes CMM, Ueshima H, Suh Il, Lam TH, Gu D, Feigin V, Jamrozik K, Ohkubo T, Woodward M, for the Asia-Pacific Cohort Studies Collaboration. Hypertension: its prevalence and population-attributable fraction for mortality from cardiovascular disease in the Asia-Pacific region. *Journal of Hypertension* 25:73-79, 2000.

Mathers CD, Boerma T, Ma Fat D. Global and regional causes of death. 92: 7-32, 2009.

McGovern PG, Jacobs DR Jr, Shahar E, Arnett DK, Folsom AR, Blackburn H, Luepker RV. Trends in acute coronary heart disease mortality, morbidity, and medical care from 1985 through 1977: the Minnesota heart survey. *Circulation* 104:19-24, 2001.

McKeown RE. The epidemiologic transition: changing patterns of mortality and population dynamics. *Am J Lifestyle Med* 3(Suppl):19S-26S, 2009.

Meetoo D, McGovern P, Safadi R. An epidemiological overview of diabetes across the world. *Br Med Nurs* 16:1002-07, 2007.

Meetoo D. Chronic diseases: the silent global epidemic. *Br Med Nurs* 17:1320-25, 2008.

Meigs JB. Epidemiology of type 2 diabetes and cardiovascular disease: translation from population to prevention: the west award lecture 2009. *Diabetes Care* 33:1865-71, 2010.

Meyerfreund D, Goncalves C, Cunha R, Pereira AC, Krieger JE, Mill JG. Age-dependent increase in blood pressure in two different Native American communities in Brazil. *J Hypertens* 27:1753-60, 2009.

Montagnana M, Lippi G, Salvagno GL, Franchini M, Targher G, Guidi GC. Role of biochemical risk factors and markers for the risk of atherosclerosis. *Recenti Prog Med* 99:215-22, 2008.

Motlagh B, O'Donnell M, Yusuf S. Prevalence of cardiovascular risk factors in the Middle East: a systematic review. *Eur J Cardiovasc Prev Rehabil* 16:268-80, 2009.

Murray CJ, Lopez AD. Mortality by cause for eight regions of the world: Global Burden of Disease Study. *Lancet* 349:1269-76, 1997.

Oliveira FJ, Vieira RW, Coelho OR, Petrucci O, Oliveira PP, Antunes N, Oliveira IP, Antunes E. Systemic inflammation caused by chronic periodontitis in patients victims of acute ischemic heart attack. *Rev Bras Cir Cardiovasc* 25:51-8, 2010.

Oliveira GM, Klein CH, Souza e Silva NA. Mortality from cardiovascular diseases in three Brazilian states from 1980 through 2002. *Rev Panam Salud Pública* 19:85-93, 2006.

Omran AR. The epidemiologic transition: a theory of the epidemiology of population change. Milbank Mem. *Fund Q* 49:509-83, 1971.

OMS. Classificação Internacional de Doenças e Problemas Relacionados à Saúde (CID-10), 10.ª revisão. 1993; vol 1, Organização Mundial da Saúde, Centro Colaborador da OMS para Classificação de Doenças em Português. Universidade de São Paulo.

Pitanga FJG, Lessa I. Prevalência e fatores associados ao sedentarismo no lazer em adultos. *Cad Saúde Pública* 12:May/June, 2005.

Prata PR. A transição epidemiológica no Brasil. *Cad Saúde Públ* 8:168-175, 1992.

Raymond SU, Leeder S, Greenberg HM. Obesity and cardiovascular disease in developing countries: a growing problem and an economic threat. *Curr Opin Clin Nutr Metab Care* 9:111-16, 2006.

Ridker PM. C-reactive protein and the prediction of cardiovascular events among those at intermediate risk: moving an inflammatory hypothesis toward consensus. *J Am Coll Cardiol* 49:2129-33, 2007.

Rodríguez, Malvezzi T, Chatenoud L, Bosetti C, Levi F, Negri E, La Vecchia C. Trends in mortality from coronary heart and cerebrovascular diseases in the Americas: 1970–2000. *Heart* 92:453–60, 2006.

Rosamond WD, Folsom AR, Chambless LE, Wang CH. Coronary heart disease trends in four United States communities. The Atherosclerosis Risk in Communities (ARIC) study 1987-1996. *Int J Epidemiol* 30 Suppl 1:S17-22, 2001.

Ruixing Y, Jinzhen W, Weixiong L, Yuming C, Dezhai Y, Shangling P. The environmental and genetic evidence for the association of hyperlipidemia and hypertension. *J Hypertens* 27:251-58, 2009.

Saczynski JS, Spencer FA, Gore JM, Gurwitz JH, Yarzebski J, Lessard D, Goldberg RJ. Twenty-year trends in the incidence of stroke complicating acute myocardial infarction: Worcester Heart Attack Study. *Arch Intern Med* 168:2104-10, 2008.

Saczynski JS, Yarzebski J, Lessard D, Spencer FA, Gurwitz JH, Gore JM, Goldberg RJ. Trends in prehospital delay in patients with acute myocardial infarction – from the hypothesis toward consensus. *J Am Coll Cardiol* 49:2129-38, 2007.

Sakurai-Komada N, Koike KA, Kaku Y, Hiraki M, Cui R, Sankai T, Kikuchi S, Date C, Tamakoshi A, Iso H. Chlamydia pneumoniae infection was associated with risk of mortality from coronary heart disease in Japanese women but not men: the JACC Study. *J Atheroscler Thromb* 17:510-16, 2010.

Sanders JW, Fuhrer GS, Johnson MD, Riddle MS. The epidemiological transition: the current status of infectious diseases in the developed world versus developing world. *Sci Prog* 91(Pt 1):1-37, 2008.

Saydah, Lochner K. Socioeconomic status and risk of diabetes-related mortality in the U.S. *Public Health Rep* 125:377-88, 2010.

Schramm JMA, Oliveira AF, Leite IC, Valente JG, Gadelha AMJ, Portela MC, Campos MR. Transição epidemiológica e o estudo de carga de doença no Brasil. *Cadernos de Saúde Coletiva* 9:897-9008, 2004.

Shah T, Casas JP, Cooper JA, Tzoulaki I, Sofat R, McCormack V, Smeeth L, Deanfield JE, Lowe GD, Rumley A, Fowkes FG, Humphries SE, Hingorani AD.Critical appraisal of CRP measurement for the prediction of coronary heart disease events: new data and systematic review of 31 prospective cohorts. *Int J Epidemiol.* 38:217-31, 2009.

Stringhini S, Sabia S, Shipley M, Brunner E, Nabi H, Kvimaki M, Singh-Manoux A. Association of socioeconomic position with health behaviors and mortality. JAMA 303: 24-31, 2010.

Tavares EF, Vieira-Filho JP, Andriolo A, Sañudo A, Gimeno SG, Franco LJ. Metabolic profile and cardiovascular risk patterns of an Indian tribe living in the Amazon Region of Brazil. *Hum Biol* 75:31-46, 2003.

Tsimikas S, Willerson JT, Ridker PM. C-reactive protein and other emerging blood biomarkers to optimize risk stratification of vulnerable patients. *J Am Coll Cardiol* 147(8 Suppl):C19-31, 2006.

Vanuzzo D, Pilotto L, Mirolo R, Pirelli S. Cardiovascular risk and cardiometabolic risk: an epidemiological evaluation. *G Ital Cardiol* (Rome) 9 Suppl 1:6S-17S, 2008.

Weiner DE, Tighiouart H, Amin MG, Stark PC, MacLeod B, Griffith JL, Salem DN, Levey AS, Sarnak MJ. Chronic kidney disease as a risk factor for cardiovascular disease and all-cause mortality: a pooled analysis of community-based studies. *J Am Soc Nephrol* 15:1307-15, 2004.

Weiss Ram, Dziura J, Burgert TS, Tamborlane WV, Taksali SE, Yeckel, CW, Allen KN, Lopes MRN, Savoye M, Morrison J, Sherwin RS, Caprio S. Obesity and the metabolic syndrome in children and adolescents. *N Engl J Med* 350:2362-2374, 2004.

Willerson JT, Ridker PM. Inflammation as a cardiovascular risk factor. *Circulation* 109(Suppl 1):II2-10 (review), 2004.

46 Epidemiologia do Câncer

Gulnar Azevedo e Silva, Maria Teresa Bustamante Teixeira e Maximiliano Ribeiro Guerra

As transformações no perfil de morbi-mortalidade em diversas regiões do mundo, com diminuição das doenças infecciosas e parasitárias e aumento das doenças crônicas não transmissíveis, evidenciadas na primeira metade do século XX, impulsionaram o desenvolvimento da epidemiologia do câncer, que tem, desde então, exercido papel fundamental no estabelecimento de políticas de saúde pública. De fato, depois da Segunda Guerra Mundial, é marcante o crescimento dos estudos epidemiológicos visando estabelecer a magnitude do câncer em diferentes populações e investigar os fatores associados ao risco e à evolução de seus tipos específicos.

Embora recente enquanto campo de pesquisa, a epidemiologia do câncer tem alcançado sucesso e prestígio ao demonstrar o papel de vários fatores de risco e de proteção na cadeia causal de diversos tipos de neoplasias malignas. Mais recentemente, tem sido possível compreender com maior precisão a interação entre fatores genéticos e agentes externos e, com isso, fornecer evidências científicas para embasamento de formulação de estratégias para a prevenção e o controle.

Este capítulo tem por objetivo discutir a evolução da investigação epidemiológica em câncer, apresentando dados que avaliam a magnitude do problema do câncer no Brasil e analisam seus fatores determinantes. A magnitude do câncer no Brasil é avaliada a partir das informações disponíveis sobre incidência dos principais tipos de neoplasias malignas comparada aos dados de outras regiões do mundo. A tendência da mortalidade por câncer e tipos específicos é analisada nos últimos 20 anos para todo o país.

São apresentados, ainda, resultados de estudos selecionados que estimaram e compararam a sobrevida de pacientes a partir de dados provenientes de registros de câncer de base populacional. Para exemplificar o desenvolvimento científico da área, foco especial é dado aos estudos que evidenciaram associação entre fumo e câncer de pulmão. Para enfatizar a contribuição da epidemiologia na definição e sustentação de políticas de saúde, é discutida a questão do papilomavírus humano como causa do câncer do colo do útero.

Evolução da investigação epidemiológica em câncer

Data de 1926 um artigo publicado por Lane-Claypon que explorava o papel de fatores reprodutivos na etiologia de câncer da mama. Por ter seguido critérios semelhantes aos utilizados em investigações posteriores, este estudo parece ter sido o primeiro estudo caso-controle documentado em câncer (Breslow, Day, 1980).

O desenvolvimento da epidemiologia moderna foi, em grande parte, decorrente de pesquisas que exploraram a relação entre tabagismo e câncer. O mais antigo estudo controlado de que se tem conhecimento (Smith, Ströbele, Egger, 1994) foi publicado na Alemanha em 1930 e contou com 86 casos de homens com câncer de pulmão comparados a 86 controles portadores de outras doenças (Müller, 1939). No entanto, foi apenas com o aumento do câncer de pulmão nos países industrializados na primeira metade do século XX que, a partir da década de 1950, houve um crescimento substancial dos estudos caso-controle em câncer. Entre esses, o mais famoso – considerado hoje o protótipo dos estudos caso-controle – foi o de Doll e Hill na Inglaterra, que teve como objetivo explorar a associação entre fumo e câncer de pulmão (Doll, Hill, 1952).

Nesse estudo, ficou evidenciado o risco muito aumentado de carcinoma de pulmão para os fumantes se comparado aos não fumantes, o que motivou que a investigação prosseguisse de forma prospectiva. Assim, Doll e Hill iniciaram em 1951 a coorte dos médicos britânicos (Doll, Hill, 1954) que explorou de forma detalhada os múltiplos efeitos adversos da exposição ao fumo. Foram incluídos nesta coorte mais de 30.000 médicos, cujos dados sobre hábito de fumar e outros fatores de risco documentados, de forma sistemática, vêm sendo coletados há mais de meio século. Com os resultados dessa coorte publicados em momentos sucessivos, ficaram comprovados os efeitos danosos do fumo sobre a saúde humana. Particularmente surpreendente neste estudo foi a força de associação entre fumo e câncer de pulmão: os grandes fumantes mostravam um risco aumentado em 20 vezes na comparação com não fumantes (Doll, 1998).

Os estudos sobre a epidemia do tabagismo foram decisivos para o desenvolvimento e aprimoramento da pesquisa epidemiológica no campo das doenças crônicas. Ao longo do tempo, os achados de várias investigações que exploraram, com rigor e persistência, a relação entre tabagismo e efeitos adversos à saúde foram capazes de concluir que o cigarro é o maior fator de risco para o câncer e várias outras condições crônicas. A partir do estabelecimento do fumo como agente cancerígeno, Hill propôs quais as circunstâncias necessárias para que uma associação pudesse ser considerada como uma verdadeira causa (Hill, 1965), o que ficou conhecido como "critérios de inferência causal na pesquisa observacional".

Com a publicação dos resultados do seguimento de 50 anos em 2004, Doll e colaboradores puderam mensurar o efeito da exposição ao fumo a longo prazo e avaliar os efeitos da cessação do tabagismo nos coeficientes de mortalidade específicos por idade. Como conclusão, os autores afirmaram que a cessação na idade de 50 anos diminuiria o risco de morte pela metade e, aos 30 anos, quase que igualaria ao de não fumantes.

Historicamente, os desenhos longitudinais que consideram coortes formadas por grupos populacionais específicos têm sido muito importantes para analisar diversos agentes potencialmente cancerígenos. Nesta perspectiva, podem ser citadas como exemplo as coortes constituídas por trabalhadores de indústrias (Pearce *et al.*, 1994) e por vítimas de desastres nucleares (Little *et al.*, 2004).

O aprimoramento dos desenhos de estudo epidemiológico se deu em paralelo ao desenvolvimento de técnicas estatísticas empregadas nesses estudos. A metodologia proposta por Mantel e Haenszel para a análise estatística apropriada para estudos caso-controle, publicada em 1959, foi utilizada por inúmeros pesquisadores em estudos etiológicos e prognósticos em câncer e em outras doenças crônicas. Em continuidade, já na década de 1980, novas abordagens estatísticas, originalmente concebidas para pesquisa em câncer, foram propostas por Breslow e Day e consolidadas em duas publicações da Agência Internacional para Pesquisa em Câncer (IARC): Análise de Estudos Caso-Controle e Análise de Estudos de Coorte (Breslow, Day, 1980; 1987).

Mais recentemente, o emprego da metodologia epidemiológica tem sido crescente em estudos de intervenção, ou seja, em estudos experimentais controlados conduzidos com o objetivo de avaliar medidas preventivas, terapêuticas e outros procedimentos. Desse modo, tornaram-se fundamentais para a formulação de políticas de saúde os estudos que avaliam os programas de rastreamento em câncer, bem como os que estimam a eficácia e a efetividade de vacinas preventivas.

No campo específico de avaliação da eficácia de vacinas, destaque deve ser dado aos ensaios clínicos sobre as vacinas contra o papilomavírus humano (HPV). Ensaios clínicos para avaliação de duas vacinas profiláticas (uma bivalente por incluir os tipos 16 e 18 e outra quadrivalente contendo os tipos 6, 11, 16 e 18) foram conduzidos em muitos países, incluindo uma significativa quantidade de mulheres (Harper *et al.*, 2004; Villa *et al.*, 2005). Os resultados de ambas as vacinas testadas foram promissores, gerando expectativa positiva em torno da prevenção do câncer do colo do útero, já que ambas as vacinas conferem proteção para os tipos oncogênicos mais frequentes da doença, o que, se viabilizado economicamente, poderia reduzir substancialmente o risco das neoplasias cervicais (Bosch, Castellsagué, de Sanjosé, 2008; Muñoz, Jacquard, 2008).

Tomando-se por base os diversos eixos empregados na investigação epidemiológica (intervenção, controle ou comparação, montagem e unidade de observação), as abordagens mais utilizadas em câncer podem ser classificadas segundo esquema proposto por Boffetta (2006), conforme apresentado no Quadro 46.1.

Na década de 1980, foi marcante a introdução da biologia molecular no estudo do câncer, abrindo novas perspectivas para a elucidação de mecanismos envolvidos na interação entre fatores genéticos e agentes externos. De fato, a primeira geração de biomarcadores moleculares contribuiu para uma melhor compreensão do risco e da suscetibilidade relacionados com

Quadro 46.1 Abordagens utilizadas em epidemiologia do câncer

Dimensão	Abordagem	Exemplos
Natureza da observação	Experimental	Ensaio para quimioprevenção
	Observacional	Estudo de coorte
Propósito da investigação	Descrição	Análise de tendência temporal
	Pesquisa etiológica	Estudo caso-controle
	Avaliação	Ensaio em comunidade de modalidades de rastreamento
Unidade de observação	Dados agregados	Estudo ecológico de exposição ambiental
	Dados individuais	Estudo caso-controle com dados de questionário
Estratégia de amostragem*	Baseado em censo	Estudo de coorte
	Baseado em amostra	Estudo caso-controle
Fonte de informação sobre exposição	Coleta de rotina	Estudo com relacionamento de dados
	Coleta *ad-hoc*	Estudos com base em questionários

*Em estudos baseados em dados individuais.
Fonte: Boffetta, 2006.

uma gama de carcinógenos genotóxicos (Vineis, Perera, 2007). Com isso, surgiu o conceito de "epidemiologia molecular" que tem sido utilizado para fazer referência à pesquisa epidemiológica que integra marcadores biológicos de exposição, suscetibilidade e desfecho (Khoury, Millikan, Gwinn, 2008).

O aprimoramento constante das técnicas biológicas disponibiliza uma crescente variedade de biomarcadores, gerando expectativas positivas, ainda que muitos desses marcadores precisem ser devidamente validados para que se atinja uma compreensão global efetiva dos mecanismos implicados na causalidade e evolução do processo de carcinogênese.

Do ponto de vista metodológico, é importante notar que os desenhos de estudo utilizados em "epidemiologia molecular" não são diferentes dos desenhos tradicionalmente utilizados em epidemiologia, pressupondo, portanto, que sejam considerados os mesmos cuidados metodológicos para lidar com: vieses de seleção e informação, comparabilidade entre grupos (casos e controles, expostos e não expostos), a existência de confundimento e o poder estatístico (Vineis, Matullo, Berwik, 2008).

O termo "epidemiologia genética" tem sido usado para estudos que têm por objetivo analisar o papel de fatores genéticos na ocorrência de doenças na população, fazendo amplo uso de métodos estatísticos para descoberta de genes em estudos familiares. Mais recentemente, vem sendo empregado o termo "epidemiologia do genoma humano" para se referir à continuidade das abordagens epidemiológicas voltadas para o estudo do genoma humano desde a descoberta do gene até a aplicação em medicina e saúde pública (Khoury, 2004).

Em uma perspectiva geral, os conceitos de epidemiologia molecular e epidemiologia genética são apresentados e discutidos respectivamente nos Capítulos 30 e 31 deste volume.

Quadro 46.2 Medidas da carga de câncer e seus determinantes

Medida	Definição	Determinantes
Incidência	N.º casos novos/100.000 pessoas-ano	Peso da exposição às causas
Incidência acumulada	Proporção de pessoas com câncer antes de uma idade definida	Incidência
Prevalência	Proporção da população com câncer	Incidência, prognóstico e mortalidade por outras causas
Sobrevida	Proporção de pacientes com câncer por um tempo específico após o diagnóstico	História natural da doença Estágio do diagnóstico Eficácia terapêutica
Mortalidade	N.º de mortes/100.000 pessoas-ano ou	Incidência
	N.º absoluto de mortes/ano	Prognóstico
Anos de vida perdidos	N.º de anos perdidos entre idade da morte e idade esperada da morte (na ausência do câncer)	Incidência Idade do diagnóstico Prognóstico

Adaptado de Lagiou, Adami e Trichopoulos, 2008.

Medida da magnitude do câncer

Para medir o peso da morbidade do câncer em uma população é essencial que se tenha acesso a dados de incidência e de mortalidade. Apenas dados referentes às causas de morte não são suficientes para traçar o perfil epidemiológico das populações, pois as informações sobre óbito não permitem o entendimento real da magnitude do problema. Existem diferenças entre vários tipos de câncer em função da letalidade e sobrevida. No caso de tumores muito letais, a mortalidade acaba sendo uma boa aproximação do que seria a incidência. No entanto, para tumores de melhor prognóstico, como por exemplo os de mama feminina e próstata, a mortalidade sozinha não expressa a carga da doença.

Nas últimas décadas, com o aprimoramento das técnicas diagnósticas e das abordagens terapêuticas, a relação entre incidência e mortalidade vem se modificando. Alguns tipos de tumores malignos são passíveis de diagnóstico em fases precoces, o que permite que o tratamento seja mais efetivo, levando à diminuição da letalidade.

O Quadro 46.2, apresentado por Lagiou *et al.* (2008), mostra, de forma esquemática, a seleção de medidas para avaliar o peso de uma doença aplicada ao câncer.[1] A incidência reflete a medida mais direta do peso das exposições carcinogênicas no nível da população, e a mortalidade representa tanto a incidência como o prognóstico, que, por sua vez, depende da efetividade do tratamento. As probabilidades de sobrevida refletem e avaliam os avanços diagnósticos e terapêuticos e, quando desenvolvidas com base populacional, contribuem para a descrição do comportamento da doença e dos fatores prognósticos a ela relacionados. Podem ainda estimar a eficiência global do sistema de saúde, que depende não só da qualidade do cuidado prestado, mas também da acessibilidade ao sistema de saúde e, consequentemente, da probabilidade de diagnóstico e tratamento precoces.

Fontes de dados sobre incidência de câncer

Com o intuito de conhecer a real incidência das neoplasias malignas, surgiram, em diversos países, os registros de câncer, que são fontes sistemáticas de coleta ativa de dados de pacientes diagnosticados e tratados. A partir de informações geradas por esses registros, são desenvolvidas pesquisas epidemiológicas e clínicas, são feitas estimativas de casos novos e são avaliadas as ações de controle do câncer. A rede constituída pelos registros de câncer vem permitindo que, ao longo do tempo, seja possível traçar um painel mundial da distribuição e das tendências dos tipos de câncer em diferentes populações de forma dinâmica e atualizada.

Os registros de câncer podem ser classificados como de dois tipos, seguindo a padronização internacional: os Registros Hospitalares de Câncer (RHC) e os Registros de Câncer de Base Populacional (RCBP). Os RHC reúnem informações que têm por finalidade a avaliação da qualidade da assistência prestada em determinado hospital ou em um conjunto destes, enquanto os RCBP produzem informações que permitem descrever e monitorar o perfil da incidência de câncer em uma população geograficamente definida.

Registros de câncer de base populacional

No final da década de 1960, surgiram no Brasil os primeiros RCBP, nas cidades de Recife e São Paulo. No final dos anos 1980, existiam seis RCBP distribuídos entre as cinco macrorregiões geográficas, cobrindo aproximadamente 11% da população do país, e nos anos subsequentes outros registros foram criados (Ministério da Saúde, 2003). Hoje, dos 20 registros com dados publicados, cinco estão em cidades com mais de 2 milhões de habitantes. O Instituto Nacional do Câncer (INCA) consolida periodicamente as informações geradas pelos RCBP brasileiros, as quais podem ser acessadas no endereço eletrônico da Instituição (www.inca.gov.br).

Registros hospitalares de câncer

O RHC tem como finalidade coletar e armazenar dados gerados nos serviços que assistem os pacientes com câncer. Estes registros contribuem com o sistema de informação em câncer, permitindo o conhecimento sobre diagnóstico, tratamento, estadiamento e seguimento dos pacientes. São, portanto, fonte constante de dados para a realização de estudos de sobrevida e funcionam como ferramenta essencial para avaliação e aprimoramento do tipo de serviço prestado.

No início dos anos 1980, surgiu no INCA o primeiro RHC brasileiro, com base na experiência de outros países (Ministério da Saúde, 2004). A partir daí, vários outros registros em hospital foram estabelecidos, seguindo padronizações propostas pela Agência Internacional para Pesquisa em Câncer (IARC) da Organização Mundial de Saúde e do Programa de Vigilância, Epi-

[1] Para mais informação sobre medidas e indicadores epidemiológicos (morbidade/mortalidade), em uma perspectiva mais geral, consultar os Capítulos 10: Medidas de Ocorrência de Doenças, Agravos e Óbitos e 21: Modelos Básicos de Análise Epidemiológica.

demiologia e Resultados Finais (SEER) do Instituto Nacional de Saúde (NIH) dos EUA. Atualmente, estimulados pelo Ministério da Saúde, inúmeros hospitais e serviços de oncologia no país vêm centrando esforços na organização de registros hospitalares de câncer, o que tem agregado material em larga escala e de fácil acesso para a condução de estudos epidemiológicos e clínicos.

Ocorrência de câncer no Brasil

A carga do câncer vem se mantendo bastante elevada em todo o mundo, exibindo, no entanto, importante variação geográfica, tanto na sua incidência global, quanto no que se refere a locais específicos de localização do tumor. Para o ano de 2002, em todo o mundo, foi estimada a ocorrência de cerca de 11 milhões de casos novos, sendo que, em função da tendência atual de prevalência do tabagismo e da adoção crescente de estilos de vida cada vez menos saudáveis, é esperado, para os próximos 20 anos, um crescimento mais expressivo na incidência mundial da doença (Parkin *et al.*, 2005; Kamangar, Dores, Anderson, 2006).

Incidência

No Brasil, a distribuição de câncer indica aumento dos tipos associados a melhores condições socioeconômicas (mama, próstata e câncer colorretal); ao mesmo tempo, os tumores que geralmente têm relação com a pobreza, como é o caso dos cânceres do colo de útero, pênis, estômago e cavidade oral, continuam apresentando elevadas taxas de incidência (Koifman, Koifman, 2003).

A partir da análise de dados dos RCBP em funcionamento no Brasil, que dispõem de 2 anos ou mais de informações consolidadas, foi evidenciado que as maiores taxas médias anuais de incidência de neoplasias, para o sexo masculino, se encontravam na cidade de São Paulo (1997-1998: 391,0/100.00) e, para o sexo feminino, no Distrito Federal (1996-1998: 374,9/100.000). Entre os homens, os tumores mais frequentes foram os de próstata, pulmão, estômago, cólon, reto e esôfago; entre as mulheres, predominou o câncer de mama, seguido pelos cânceres do colo uterino, cólon, reto, pulmão e estômago. Com base nos dados disponibilizados por estes registros, foi possível constatar também grande variabilidade na frequência de distribuição das diversas localizações de câncer, de acordo com as regiões do país (Ministério da Saúde, 2003).

Utilizando como referência a publicação da IARC *Cancer Incidence in Five Continents*, volume IX (Curado *et al.*, 2007), que engloba informações oriundas de 300 populações, 225 registros e 60 países, foi possível comparar as taxas de incidência de câncer, padronizadas por idade pela população padrão mundial (Doll, Payne, Waterhouse, 1966), segundo localização do

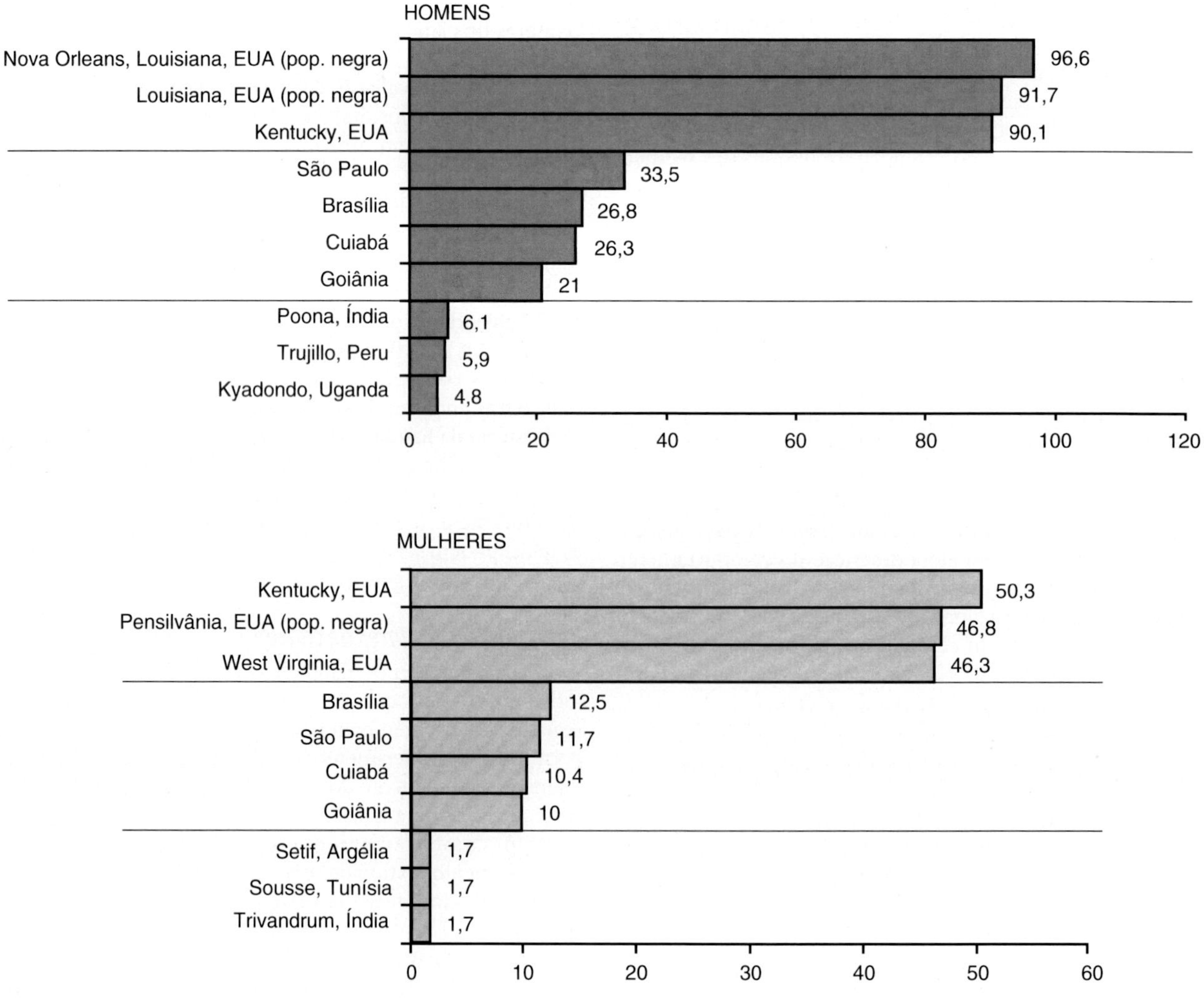

Figura 46.1 Incidência, por 100.000 habitantes ajustada por idade pela população mundial, de câncer de pulmão em cidades brasileiras, comparada às regiões de mais alta e baixa incidência, em homens e mulheres, 1998-2002. (Fonte: Cancer Indicence in Five Continents, vol. IX, IARC.)

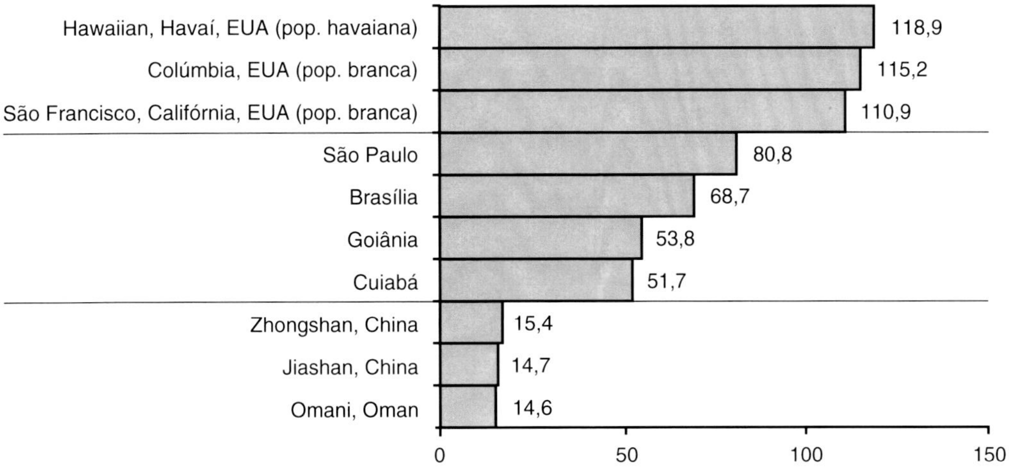

Figura 46.2 Incidência, por 100.000 habitantes ajustada por idade pela população mundial, de câncer de mama feminino em cidades brasileiras, comparada às regiões de mais alta e baixa incidência, 1998-2002. (Fonte: Cancer Indicence in Five Continents, vol. IX, IARC.)

tumor em quatro cidades brasileiras que foram incluídas junto com aquelas de outras regiões do mundo.

Em relação ao câncer de pulmão, as mais elevadas taxas de incidência para ambos os sexos no período considerado foram observadas nos registros norte-americanos, correspondendo a cerca de 3 a 5 vezes os valores das maiores incidências evidenciadas nos registros brasileiros (para homens em São Paulo 33,5 e para mulheres em Brasília 12,5). As menores incidências entre os homens foram evidenciadas na Índia, no Peru e em Uganda e, entre as mulheres, na Argélia, Tunísia e Índia (Figura 46.1).

Para o câncer de mama feminino, a maior incidência registrada foi nos registros norte-americanos, sendo o maior valor observado entre a população nativa do Havaí. São Paulo exibiu maior incidência (80,8 por 100.000) entre as cidades brasileiras, incidência esta comparável àquelas observadas nos registros de regiões desenvolvidas. As menores taxas de incidência foram constatadas em registros de países asiáticos (Figura 46.2).

Os registros norte-americanos também indicaram as maiores incidências de câncer de próstata, que foram cerca de duas vezes mais elevadas que a maior incidência identificada para os registros brasileiros (Brasília: 101,5/100.000) (Figura 46.3).

No tocante ao câncer de colo de útero, os registros brasileiros mostraram taxas expressivas de incidência por 100.000 mulheres (Brasília 37,7, Cuiabá 37,7 e Goiânia 33,9; e São Paulo 21,1), próximas às observadas em regiões com as maiores incidências do mundo, como países da África e Peru (Figura 46.4).

As maiores taxas de incidência de câncer de estômago foram observadas nos registros do Japão e da Coreia, tanto para o sexo masculino quanto para o sexo feminino. No Brasil, São Paulo e Brasília registraram os maiores índices em ambos os sexos (Figura 46.5).

No que se refere ao câncer de cólon, os registros indianos apresentaram as menores incidências e os registros norte-americanos, as maiores incidências, para ambos os sexos. No Brasil, São Paulo teve a maior incidência, tanto para os homens quanto para as mulheres (homens 19,3 e mulheres 15,9 por 100.000 habitantes) (Figura 46.6).

Para o câncer de reto, a maior taxa de incidência para ambos os sexos foi constatada em registro canadense (31,6 por 100.000 homens e 21,3 por 100.000 mulheres), enquanto os registros asiáticos exibiram as menores incidências. No Brasil, as maiores taxas de incidência por 100.000 habitantes para ambos os sexos foram evidenciadas em São Paulo (homens 12,7 e mulheres 9,2).

Em relação ao câncer de esôfago no sexo masculino, as maiores taxas de incidência por 100.000 homens foram identificadas nos registros asiáticos (Jiashan 20,2, Zhongshan 16,5 e Miyagi 15,4), sendo os valores observados relativamente próximos àqueles

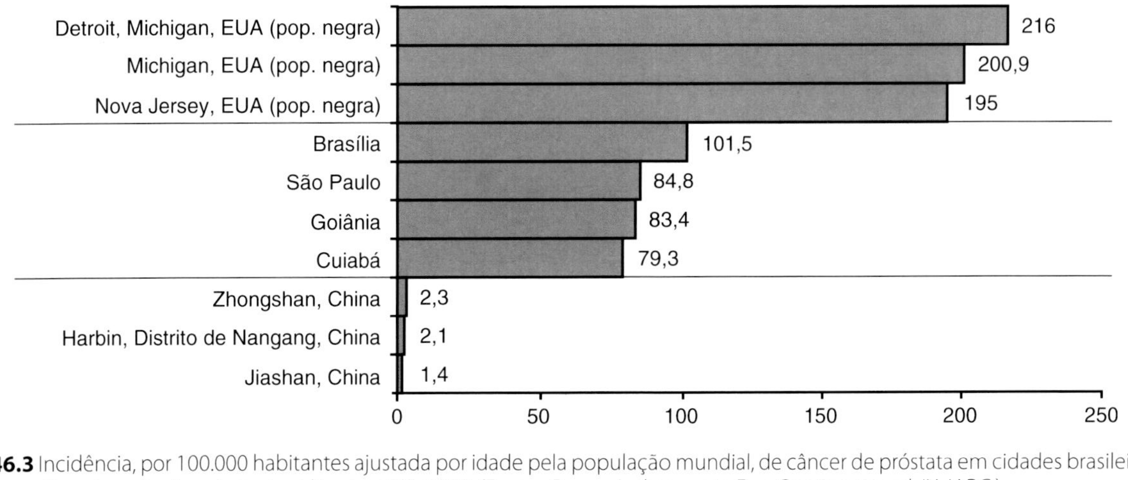

Figura 46.3 Incidência, por 100.000 habitantes ajustada por idade pela população mundial, de câncer de próstata em cidades brasileiras, comparada às regiões de mais alta e baixa incidência, 1998-2002. (Fonte: Cancer Indicence in Five Continents, vol. IX, IARC.)

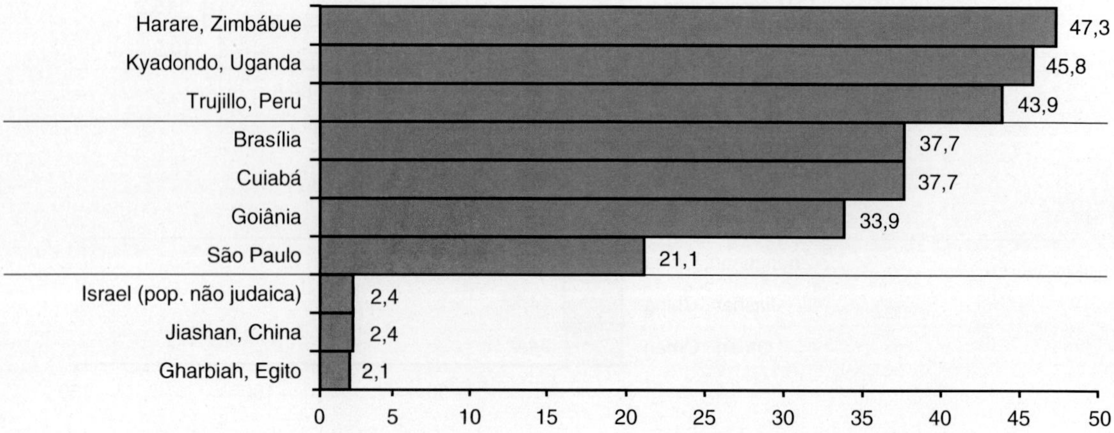

Figura 46.4 Incidência, por 100.000 habitantes ajustada por idade pela população mundial, de câncer de colo de útero em cidades brasileiras, comparada às regiões de mais alta e baixa incidência, 1998-2002. (Fonte: Cancer Indicence in Five Continents, vol. IX, IARC.)

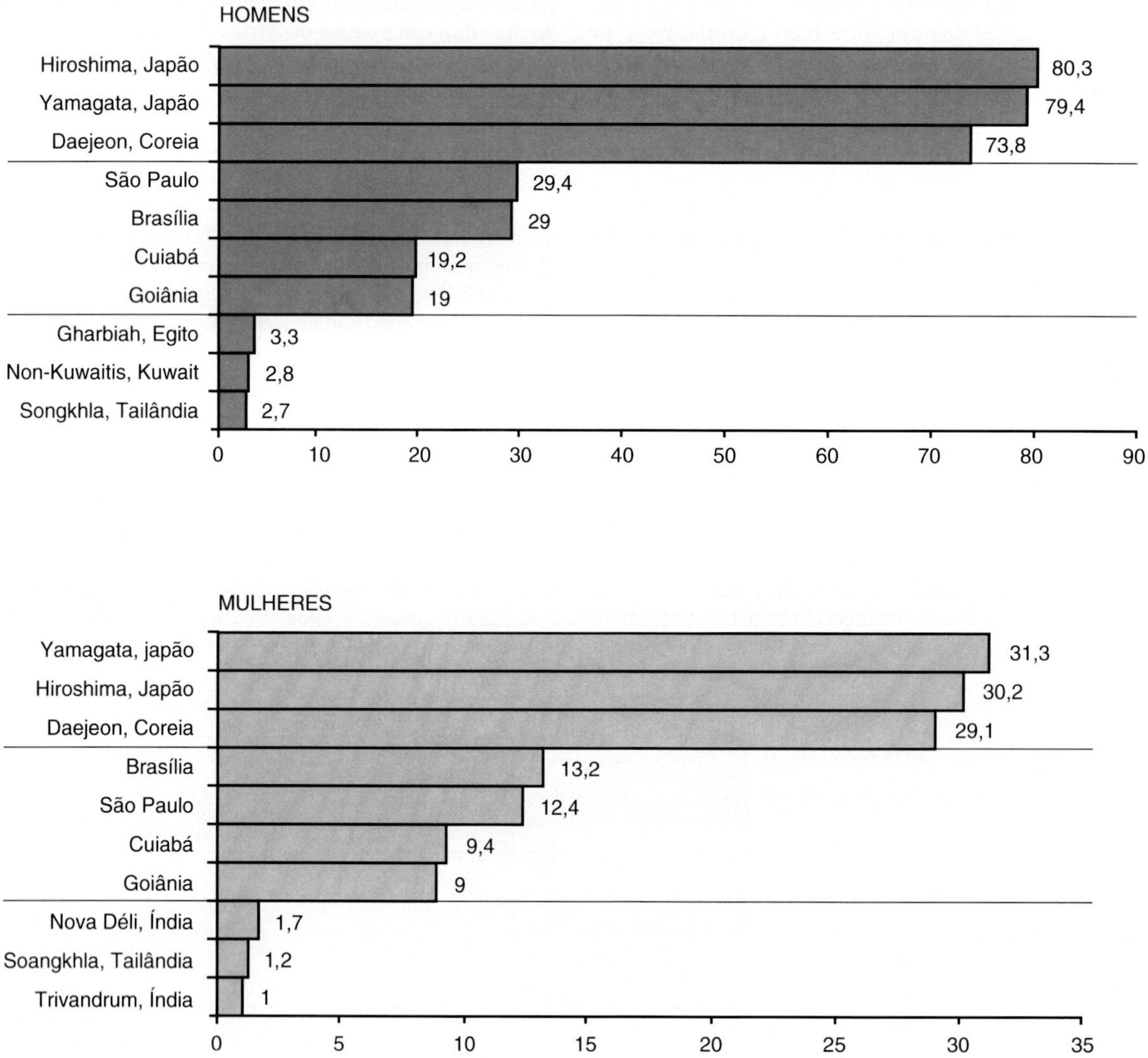

Figura 46.5 Incidência, por 100.000 habitantes ajustada por idade pela população mundial, de câncer de estômago em cidades brasileiras, comparada às regiões de mais alta e baixa incidência, em homens e mulheres, 1998-2002. (Fonte: Cancer Indicence in Five Continents, vol. IX, IARC.)

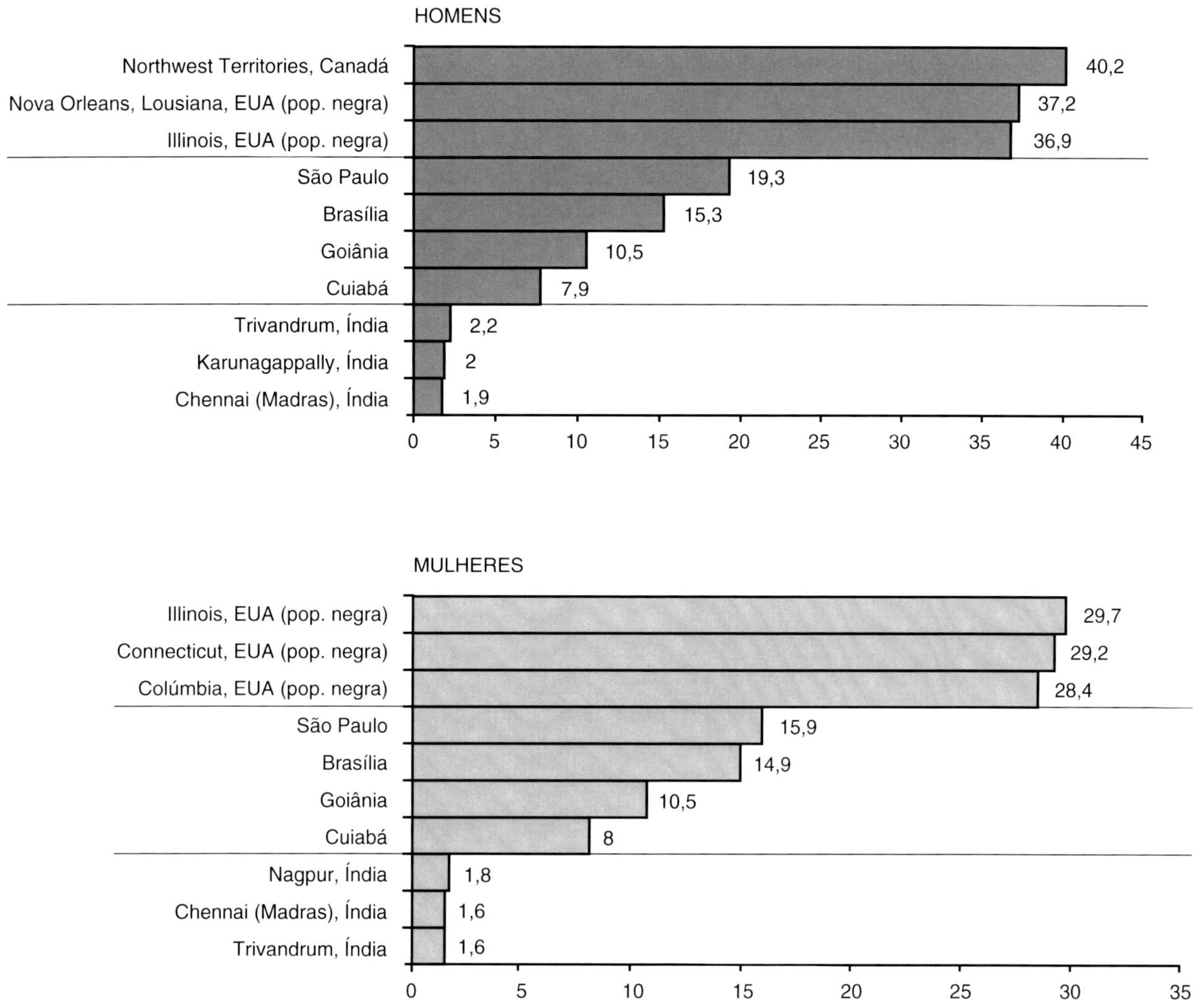

Figura 46.6 Incidência, por 100.000 habitantes ajustada por idade pela população mundial, de câncer de cólon em cidades brasileiras, comparada às regiões de mais alta e baixa incidência, em homens e mulheres, 1998-2002. (Fonte: Cancer Indicence in Five Continents, vol. IX, IARC.)

evidenciados nos registros brasileiros que exibiram as maiores incidências (Brasília 13,1 e São Paulo 12,0).

Mortalidade

No Brasil, o conjunto de causas de óbito representado por doenças cardiovasculares, neoplasias e doenças do aparelho respiratório correspondeu a cerca de 58,5% do total de óbitos relativos a todas as faixas etárias para o ano de 2005, sendo que foram observadas variações no percentual deste grupamento de causas de óbito, de acordo com cada uma das regiões do país (Norte 46,5%, Nordeste 55,9%, Sudeste 60,8%, Sul 62,5% e Centro-Oeste 55,7%) (Ministério da Saúde, 2008). Para o grupo etário compreendido entre 30 e 69 anos, tal percentual foi de 59,2%, valor este menor do que o referido para os países desenvolvidos, que se situa em torno dos 75% (Kuh; Bem-Shlomo, 1997).

No período de 1980-2005, foi observada uma tendência de crescimento das taxas de mortalidade por câncer, padronizadas por idade pela população mundial, para ambos os sexos com taxas mais elevadas para o sexo masculino (Figura 46.7).

Segundo a localização anatômica, sobressaíram, para o sexo masculino no ano de 2005 no país, os cânceres de pulmão, próstata, estômago, esôfago e colorretal, destacando-se uma tendência ascendente, quando considerado todo o período (1980-2005), para os de pulmão, próstata e colorretal, e uma diminuição para o câncer de estômago, enquanto o câncer de esôfago se manteve estável (Figura 46.8).

Entre as mulheres, as neoplasias responsáveis pelas maiores taxas de mortalidade em 2005 foram as de mama, pulmão, colorretal, colo de útero, estômago e esôfago. Os cânceres de mama, pulmão, colo de útero e colorretal exibiram, neste período, uma tendência ascendente, enquanto os de estômago e esôfago apresentaram uma tendência decrescente (Figura 46.9).

Tem-se observado, na última década, um comportamento diferenciado em relação à mortalidade por câncer de pulmão no Brasil, segundo sexo. Tendência inversa vem sendo relatada entre a população até 60 anos, com queda para homens e aumento para mulheres (Malta *et al.*, 2007), sendo mais evidente entre indivíduos de 40 a 59 anos na região Sudeste no período entre 1996 e 2003 (Azevedo e Silva *et al.*, 2008).

Em relação à mortalidade por câncer do colo do útero, é possível constatar queda da mortalidade em algumas capitais, como no município de São Paulo (Fonseca, Ramacciotti Ade, Eluf Neto, 2004; Antunes; Wünsch-Filho, 2006), ou mesmo em alguns estados, como o observado no Paraná (Bleggi Torres *et al.*, 2003).

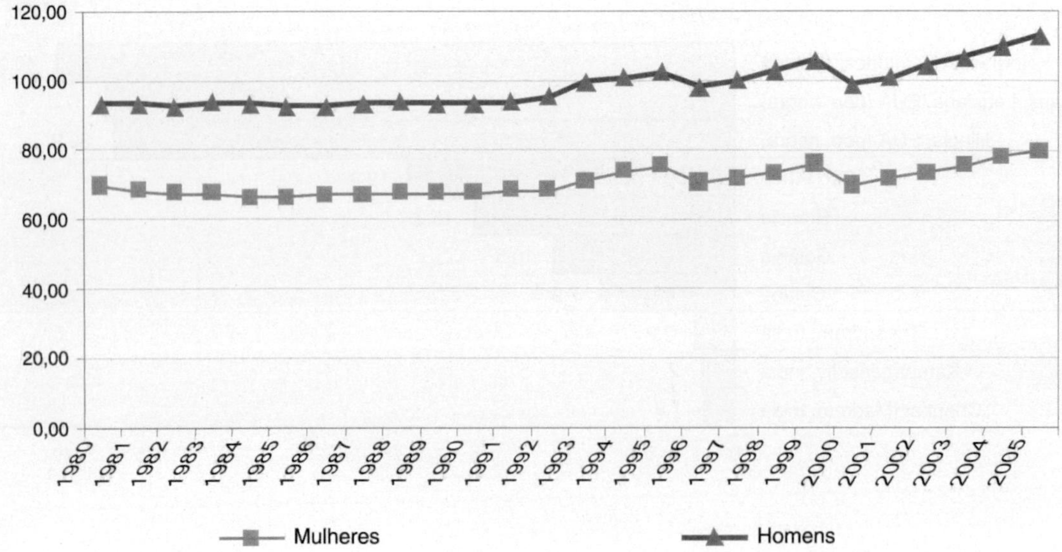

Figura 46.7 Tendência de mortalidade, ajustada por idade pela população mundial, por todas as neoplasias, segundo sexo. Brasil, 1980-2005. (Fonte: SIM/DATASUS (Ministério da Saúde, 2008.)

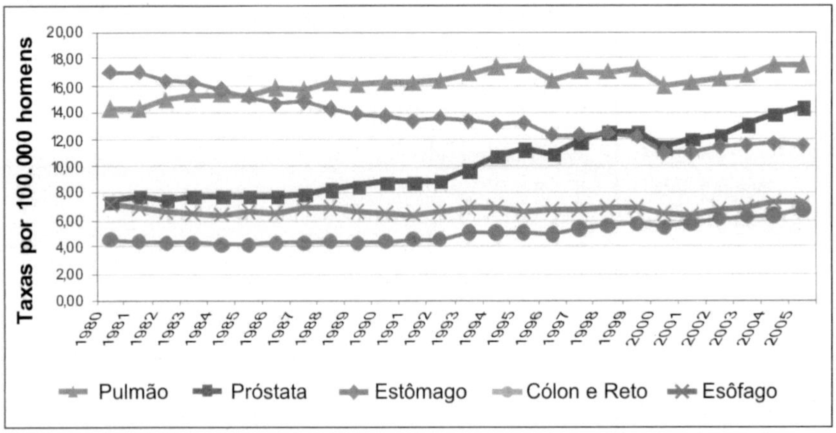

Localização topográfica	Coeficiente de regressão linear β	Valor de p	Tendência
Pulmão	+ 0,101	< 0,001	Crescente
Próstata	+ 0,282	< 0,001	Crescente
Estômago	– 0,023	< 0,001	Decrescente
Cólon e Reto	+ 0,094	< 0,001	Crescente
Esôfago	+ 0,008	0,185	Estável

Figura 46.8 Tendência da mortalidade, ajustada por idade pela população mundial, por câncer em homens, segundo as principais localizações topográficas. Brasil, 1980-2005. (Fonte: SIM/DATASUS (Ministério da Saúde, 2008.)

A mortalidade por câncer colorretal no Brasil se caracteriza por uma marcada variação regional, sendo maior em capitais das regiões Sul e Sudeste se comparada às demais. Estudo ecológico, que analisou a correlação entre padrões de consumo alimentar e taxas de mortalidade padronizadas por idade em capitais selecionadas, concluiu que diferenças no consumo calórico total e no consumo de carne, legumes e frutas poderia explicar, em parte, esta variação (Neves; Koifman; Mattos, 2006).

Comparando-se os dados brasileiros de 2002 com os de regiões mais e menos desenvolvidas do mundo, para todos os tipos de câncer, exceto pele não melanoma, as cifras são inferiores às encontradas tanto em regiões mais desenvolvidas quanto nas menos desenvolvidas (Ferlay *et al.*, 2004) (Quadro 46.3). Essa diferença se mantém quando são comparadas as taxas de mortalidade referentes ao câncer de pulmão e de estômago para ambos os sexos. O câncer de mama feminina e o de cólon e reto

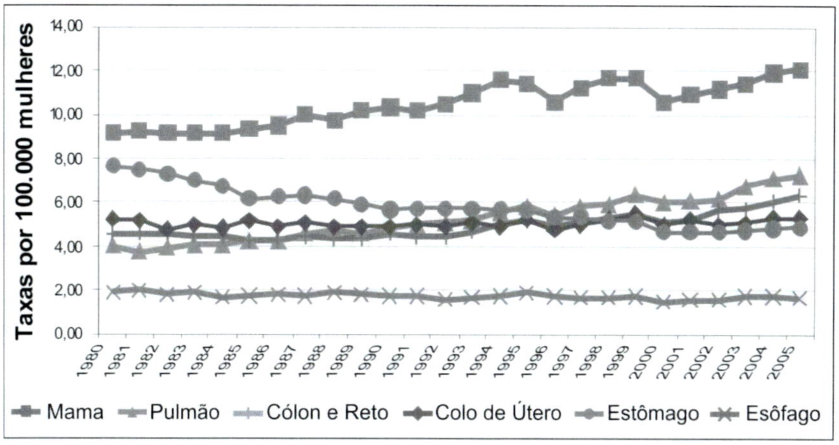

Localização topográfica	Coeficiente de regressão linear β	Valor de p	Tendência
Mama	+ 0,116	< 0,001	Crescente
Pulmão	+ 0,131	< 0,001	Crescente
Cólon e Reto	+ 0,066	< 0,001	Crescente
Cólon e Útero	+ 0,009	0,0455	Crescente
Estômago	– 0,011	< 0,001	Decrescente
Esôfago	– 0,010	< 0,001	Decrescente

Figura 46.9 Tendência da mortalidade, ajustada por idade pela população mundial, por câncer em mulheres, segundo as principais localizações topográficas. Brasil, 1980-2005. (Fonte: SIM/DATASUS (Ministério da Saúde, 2008.)

Quadro 46.3 Comparação das taxas padronizadas de mortalidade* por câncer no Brasil com regiões menos e mais desenvolvidas do mundo,** segundo sexo, 2002

Localizações	Sexo	Brasil**	Regiões mais desenvolvidas***	Regiões menos desenvolvidas***
Todos (exceto pele não melanoma)	Mulheres	73,1	102,5	83,1
	Homens	103,9	169,6	119,3
Câncer de pulmão	Mulheres	6,2	13,6	8,3
	Homens	16,5	47,6	22,9
Câncer de estômago	Mulheres	4,4	6,9	8,3
	Homens	11,4	14,5	17,0
Câncer de próstata	Homens	12,4	13,5	5,2
Câncer de mama	Mulheres	11,2	18,1	10,3
Câncer de colo de útero	Mulheres	5,0	4,0	11,2
Câncer de cólon e reto	Mulheres	5,7	12,3	4,7
	Homens	6,1	17,7	6,2
Câncer de esôfago	Mulheres	1,7	1,2	5,4
	Homens	6,7	5,8	11,4

*Ajustada por idade pela população mundial.
**Fontes: Sistema de Informações sobre Mortalidade (SIM), 2008 (Ministério da Saúde, 2008).
***GLOBOCAN, 2002 (Parkin *et al.*, 2005).

para ambos os sexos apresentam taxas com valores próximos aos observados nas regiões menos desenvolvidas, enquanto os cânceres de colo de útero, próstata e esôfago para ambos os sexos exibem valores próximos aos identificados nas regiões mais desenvolvidas. Tais resultados evidenciam as desigualdades regionais existentes dentro do país.

Sobrevida

As estimativas de sobrevida para diferentes localizações de câncer têm sido feitas por meio de estudos individuais e a partir dos dados obtidos nos registros de câncer. Mesmo fazendo uso de metodologia semelhante para coleta e análise, as probabilidades de sobrevida calculadas a partir de casos incidentes na população devem ser distinguidas daquelas calculadas a partir de séries de pacientes hospitalares ou de ensaios clínicos. Os pacientes avaliados em ensaios clínicos ou em séries hospitalares são submetidos a numerosos critérios de seleção (reconhecidos ou não) e raramente representam a diversidade presente na população de casos (Stiller, 1994; Bustamante-Teixeira, Faerstein, Latorre, 2002). Por isso, tendem a apresentar resultados de sobrevida mais otimistas do que os achados em estudos feitos com base populacional.

Estudos que analisam a sobrevida de pacientes com câncer mostram marcada variação entre diferentes regiões do mundo ou mesmo dentro de um mesmo país. Tais diferenças são atribuídas, em geral, a diferenças de acesso ao diagnóstico e ao tratamento (Hakulinen, 1983; Yu, O'Connel, Forman, 2004; Gondos *et al.*, 2004) e se mostram associadas a diferentes padrões socioeconômicos, culturais e de investimentos no setor saúde (Berrino *et al.*, 2007; Verdecchia *et al.*, 2008; Sankaranarayanan, 1998; Black, Sankaranarayanan, Parkin, 1998; Berrino *et al.*, 1997; Micheli, Gatta, Verdecchia, 1997; Woods, Rachel, Coleman, 2008).

No Brasil, apesar da existência de registros de câncer de base populacional há mais de três décadas, ainda há poucos estudos publicados que analisam a sobrevida com base populacional (Bustamante-Teixeira *et al.*, 2006; Braga, Latorre, Curado, 2002). Tal fato se deve, em parte, ao seguimento incompleto dos pacientes, o que dificulta a análise da sobrevida. Para isto, se faz necessário contemplar, na coleta da última data de contato com o paciente, o seu estado vital, que também pode ser conhecido através da busca no Sistema de Informações sobre Mortalidade (Ministério da Saúde, 2008), que, no Brasil, apresenta uma boa cobertura e qualidade das informações.

Análises de sobrevida comparativas entre diferentes países eram raras (Hakulinen, 1983; Sankaranarayanan *et al.*, 1998). Nesse aspecto, merece ser mencionado o esforço pioneiro do estudo EUROCARE (Berrino, Estève, Coleman, 1995), que criou bases para comparações de sobrevida entre os registros de câncer de base populacional europeus, contemplando os diferentes tipos de câncer em adultos e crianças, utilizando dados destes registros de câncer, submetidos individualmente a um controle de qualidade, e empregando análise de forma padronizada. Para a América Latina e o Caribe, o Projeto LATINCARE, coordenado por pesquisadores da Fundação Oswaldo Cruz – FIOCRUZ (Ministério da Saúde, 2006), vem se estruturando desde 1995, visando alcançar estimativas confiáveis e comparáveis da sobrevida por câncer nas diferentes localidades participantes.

Entre os estudos que fazem comparação de índices de sobrevida, por congregar o maior número de países, destaca-se o Estudo CONCORD (Coleman *et al.*, 2008). Esse estudo contou com informações provenientes de 1,9 milhão de pessoas com idade entre 15 e 99 anos com diagnóstico de tumor primário de câncer de cólon e reto, mama feminina e próstata entre os anos de 1990 e 1994, seguidos até 1999, utilizando dados de 101 registros de base populacional de 31 países nos cinco continentes. Seus resultados mostram grande variabilidade entre as estimativas de sobrevida para as localizações estudadas. Para o Brasil, os resultados incluídos são provenientes de apenas dois registros (o de Goiânia e o de Campinas); além disso, parte dos dados foi excluída por não preencher todos os critérios de qualidade exigidos pelo estudo.

A título de ilustração, são apresentados a seguir alguns resultados evidenciados pelo Estudo CONCORD (Coleman *et al.*, 2008).

Para o câncer de mama feminina, a sobrevida relativa após 5 anos do diagnóstico, padronizada por idade segundo o *International Cancer Survival Standard* (Corazziari, Quinn, Capocaccia, 2004), apresentou melhores resultados (80% e mais) em Cuba, EUA, Canadá, Japão, Austrália e Finlândia. Os piores resultados foram encontrados no Brasil (58,4%) e Eslováquia (57,9%), que apresentaram sobrevidas menores do que 60%, e, especialmente, na Argélia (38,8%), com percentuais inferiores a 40% (Coleman *et al.*, 2008).

Em Cuba, a alta sobrevida relativa para as pacientes com câncer de mama, de 84%, pode estar superestimada, uma vez que 28% dos casos foram excluídos por terem sido identificados apenas pelas declarações de óbito. Nos registros europeus, a sobrevida relativa foi de 73,1%.

A sobrevida relativa após 5 anos do diagnóstico, padronizada por idade, dos pacientes com câncer de próstata foi superior a 80% nos EUA (92%), Áustria (86,1%) e Canadá (85,1) e inferior a 40% na Dinamarca, Polônia e Argélia. Para o Brasil, a sobrevida relativa por câncer de próstata foi de 49,3%, sendo de 55,7% em Goiânia e 34,4% em Campinas, porém, nesta última cidade, cerca de 30% dos casos de câncer de próstata registrados foram excluídos no controle de qualidade dos dados.

Para os tumores de cólon e reto, a sobrevida relativa após 5 anos do diagnóstico, padronizada por idade, variou de 22,5% a 59,5% entre os homens e de 22,6% a 62,0% nas mulheres. Os países que apresentaram os melhores resultados entre as mulheres foram Cuba, França, EUA, Canadá, Austrália e Japão. Entre os homens, foram Japão, Cuba, EUA, Austrália, França e Canadá. A Argélia apresentou os piores resultados para ambos os sexos (22,5% e 22,6%, para o sexo masculino e feminino, respectivamente). O Brasil, que no caso desta localização anatômica foi representado apenas pelo registro de Goiânia, apresentou resultados piores para as mulheres (43,5%) do que para os homens (47,3%).

As comparações internacionais de sobrevida, assim como as de incidência de câncer, mostram grandes variações entre os países. No entanto, parece haver mais críticas em relação a comparações da sobrevida, o que não deveria ocorrer, pois a fonte de dados é a mesma – os registros de câncer de base populacional. Para avaliação dos progressos no controle do câncer, como políticas de rastreamento, melhorias no diagnóstico e adequação do tratamento, os indicadores de sobrevida se constituem em ferramentas importantes, pois revelam a efetividade do sistema de saúde quanto à atenção prestada aos pacientes.

Determinantes do câncer

O conhecimento científico sobre a causalidade dos vários tipos de câncer tem sido possível com o acúmulo de resultados de estudos provenientes principalmente das áreas médica, biológica, social e epidemiológica. Vários autores têm se dedicado à elucidação dos mecanismos intrínsecos e extrínsecos do processo saúde-doença. O aparecimento do câncer é fruto de um processo complexo e multicausal de interação entre suscetibilidade genética e exposição a agentes externos, os quais são por sua vez determinados por fatores sociais, culturais e econômicos.

Evidências científicas levantadas e analisadas a partir de resultados de estudos com base populacional são periodicamente avaliadas pela Agência Internacional para Pesquisa em Câncer (IARC) da Organização Mundial de Saúde (OMS), e, a partir daí, critérios para classificação dos agentes considerados cancerígenos são estabelecidos (IARC, 2008). Revisões publicadas na literatura podem oferecer uma boa apreciação dos principais fatores associados ao aparecimento do câncer (Peto, 2001; Boffetta, Brennan, Saracci, 2002; Clapp; Howe; Jacobs, 2006). Tomando-se por base a força de associação e os padrões de prevalência entre as populações, destacam-se, entre os determinantes do câncer: o uso de tabaco, fatores da dieta, agentes infecciosos, substâncias e processos ocupacionais e ambientais, obesidade, sedentarismo, álcool e ainda outros (MacMahon, 2008; Boffetta, 2006). Nos países em desenvolvimento, estimativas que indiquem o peso relativo dos fatores externos são escassas, mas, sem dúvida, os agentes infecciosos exercem ainda um peso considerável (Kirk; Bah; Montesano, 2006; Eslick, 2006; Schiffman *et al.*, 2007).

A recente descoberta do papel do HPV enquanto agente causal no aparecimento do câncer do colo do útero merece destaque especial, uma vez que essa hipótese alcançou comprovação com base em estudos populacionais consistentes realizados em diferentes regiões do mundo.

HPV e câncer do colo do útero

No início da década de 1990, mesmo já tendo sido aceita a hipótese de que a neoplasia do colo do útero seria uma doença sexualmente transmissível causada por alguns tipos de papilomavírus humano, havia incoerências com respeito aos modelos etiológicos. Esta dificuldade, com certeza, se deu devido a dificuldades nos testes diagnósticos da época para detecção e classificação do vírus (Franco, 1991). Na medida em que as técnicas laboratoriais foram sendo aperfeiçoadas, foi possível estabelecer que a infecção persistente por HPV se configura como causa necessária para a neoplasia cervical (Franco, Rohan, Villa, 1999; IARC, 2007).

Desde então, mais de 100 tipos de HPV foram descritos, e alguns classificados como de alto risco (tipos 16, 18, 31, 33, 35, 51, 52) por estarem associados à neoplasia intraepitelial cervical (NIC) II e III [lesão intraepitelial escamosa de alto grau (HSIL)] e ao câncer invasivo de colo uterino. Os demais tipos, classificados como de "baixo risco", são relacionados com o aparecimento de verrugas genitais e NIC I [lesão epitelial escamosa de baixo grau (LSIL)] (tipos 6, 11, 42, 43) (IARC, 2007).

Na maior parte dos casos de câncer cervical invasivo, são identificados tipos de HPV de alto risco (65), sendo que os tipos 16 e 18 correspondem a 70% destes (Muñoz *et al.*, 2003). Segundo avaliação recente realizada pela IARC, há evidência suficiente da carcinogenicidade no colo de útero para os seguintes tipos virais: 16, 18, 31, 33, 35, 39, 45, 51, 52, 56, 58, 59 e 66 (IARC, 2007). No entanto, apenas um percentual de mulheres com a infecção por HPV evolui para o câncer de colo uterino, o que leva a crer que o vírus, mesmo sendo causa necessária para a doença, isoladamente não pode ser considerado como causa suficiente.

Este processo de progressão para lesões neoplásicas e para o câncer invasivo não é totalmente conhecido (Schiffman *et al.*, 2007) e vem sendo muito estudado. A persistência da infecção parece ter influência de cofatores como tabagismo, multiparidade, uso de contraceptivos orais e outros (IARC, 2007). Espera-se que, em um futuro próximo, as lacunas ainda existentes sejam respondidas e possam auxiliar no planejamento de estratégias preventivas que atinjam de forma efetiva as mulheres de maior risco para este tipo de câncer, que são aquelas de nível socioeconômico mais baixo e com dificuldades de acesso a serviços de saúde (Muñoz, Jacquard, 2008).

Estudos de prevalência de infecção por HPV no Brasil

A infecção por HPV é uma das doenças transmissíveis mais comuns em todo o mundo, sendo o vírus tipo 16 o mais prevalente, seguido do tipo 18 (Bosch *et al.*, 2008). Em uma metanálise que incluiu dados de 157.879 mulheres com citologia cervical normal, a prevalência global estimada foi de 10,4% (IC 95% 10,2 a 10,7), variando de 8,0% (7,5 a 8,4) na Ásia a 22,1% (20,9 a 23,4) na África (de Sanjosé *et al.*, 2007).

No Brasil, vários artigos publicados apresentam dados que estimam a prevalência de infecção por HPV entre mulheres, sendo que a maioria deles foi realizada entre mulheres assistidas em serviços de saúde. A diferença encontrada entre os resultados desses estudos pode se dar em função não só de metodologias distintas de recrutamento de indivíduos, como também de variações nas técnicas de detecção do vírus. A título de ilustração, foram selecionados alguns dos estudos publicados em periódicos indexados que permitem ter uma noção da distribuição da infecção por esse vírus em diferentes regiões do país.

Em 1994, foi publicado o primeiro estudo epidemiológico que media a prevalência da infecção pelo vírus HPV através da técnica de *Polymerase Chain Reaction* (PCR) no país. Esse estudo, que foi um estudo caso-controle conduzido em São Paulo no início da década de 1990, estimou uma prevalência de DNA HPV total de 17% no grupo controle (Eluf-Neto *et al.*, 1994). Ainda nessa mesma década, inquérito realizado entre 718 mulheres assintomáticas recrutadas em serviços de saúde da Região Nordeste do Brasil apresentou uma prevalência de HPV de todos os tipos de 18,3% por meio do método de PCR (Franco *et al.*, 1995).

Em Belém, Pará, foi constatada uma prevalência de 36,8% entre mulheres com cervicite crônica atendidas em serviço especializado (Noronha *et al.*, 1999). Em estudo transversal realizado em Porto Alegre, Rio Grande do Sul, que incluiu 975 mulheres participantes de programas de rastreamento de câncer do colo em serviços de saúde, foi constatada uma prevalência de HPV de 15% através do teste de captura híbrida II e de 16% por meio da técnica de PCR (Nonnenmacher *et al.*, 2002). Em Maceió, Alagoas, pesquisa que tinha por objetivo investigar a presença de infecções ginecológicas entre mulheres de idade reprodutiva, foi detectada uma prevalência de HPV de 26% (de Lima Soares *et al.*, 2003). Em estudo realizado nos municípios de Duque de Caxias e Nova Iguaçu no Estado do Rio de Janeiro, onde foram avaliados dados de 1.777 mulheres de 25 a 59 anos assistidas pelos Programas de Saúde da Família ou de Agentes Comunitários de Saúde, verificou-se uma prevalência de 11,4% para HPV de alto risco (Girianelli, 2004).

Em uma coorte composta por 12.107 mulheres atendidas em serviços dos municípios de Campinas, São Paulo, Porto Alegre e Buenos Aires, foi identificado um percentual que variou de 16,5 a 18,8% para todos os tipos de HPV, não tendo sido detectada diferença na carga relativa viral entre as quatro cidades (Syrjänen *et al.*, 2005). Nos municípios de São Paulo e Campinas, em estudo que contou com um total de 2.300 mulheres que procuraram serviços de prevenção de câncer do colo do útero, observou-se uma prevalência para os tipos virais de HPV de alto grau de 17,8% (Rama *et al.*, 2008).

São relevantes ainda estudos que, apesar de incluírem um número pequeno de indivíduos, foram realizados em comunidades indígenas na Amazônia. Entre índias da tribo parakanan foi verificada uma prevalência de 22,4% (Brito, Martins, Menezes, 2002).

Prevalência de fatores de risco e de proteção para câncer no Brasil

No Brasil, os inquéritos domiciliares nacionais que mediram morbidade referida e/ou fatores de risco para doenças crônicas tiveram início na década de 1980. As Pesquisas Nacionais por Amostra de Domicílios (PNAD) foram realizadas em 1981, 1986 e 1988, e a Pesquisa Nacional sobre Saúde e Nutrição (PNSN), em 1989. Entre 1987 e 1988, o IBGE realizou a Pesquisa sobre Orçamento Familiar (POF), que coletou informações sobre gastos com saúde e hábitos alimentares nas capitais brasileiras (Viacava, Norberto, Travassos, 2006).

Na segunda metade da década de 1990, o Banco Mundial realizou a Pesquisa sobre Padrão de Vida (PPV) nas regiões Nordeste e Sudeste, incluindo seis regiões metropolitanas (três do Nordeste e três do Sudeste). Ao mesmo tempo, entre 1995 e 1996, o IBGE foi a campo com a segunda Pesquisa sobre Orçamento Familiar, que, entre os dados, levantou o consumo por família dos itens da dieta. Em 1998, a PNAD voltou a incluir um suplemento sobre autoavaliação de estado de saúde, acesso e utilização de serviços de saúde (Viacava, Norberto, Travassos, 2006).

Entre os anos de 2002 e 2005, o Instituto Nacional do Câncer (INCA), em parceria com a Secretaria de Vigilância em Saúde do Ministério da Saúde, realizou o Inquérito Domiciliar sobre Comportamentos de Risco e Morbidade Referida de Agravos não Transmissíveis, cobrindo 17 capitais e o Distrito Federal (Ministério da Saúde, 2008). Ao mesmo tempo, em 2003, sob a coordenação de uma equipe da Fundação Oswaldo Cruz, foi conduzida a Pesquisa Mundial de Saúde (PMS), nos moldes propostos pela Organização Mundial de Saúde, sendo analisados dados de morbidade referida, acesso a serviços de saúde e fatores de risco para doenças crônicas (Szwarcwald, Viacava, 2005). A PMS contou com inquérito populacional de âmbito nacional, com entrevistas domiciliares em cinco mil domicílios escolhidos por amostragem probabilística.

A partir da experiência de São Paulo com o inquérito por meio de entrevistas telefônicas em amostra populacional de domicílios (Monteiro *et al.*, 2005), teve início no país, em 2006, o Sistema de Vigilância de Fatores de Risco e Proteção para Doenças Crônicas por Inquérito Telefônico (VIGITEL) (Moura *et al.*, 2008).[2] Com base nos dados coletados nesses inquéritos, verifica-se que várias exposições consideradas de risco para o câncer são amplamente prevalentes no país e tendem a se concentrar entre os grupos sociais de menor renda ou de menor nível de escolaridade.

As informações de inquéritos populacionais recentes conduzidos pelo Ministério da Saúde fornecem um panorama amplo sobre a distribuição dos fatores de risco e proteção para o câncer e demais doenças crônicas e encontram-se disponíveis, a saber:

- Inquérito Domiciliar sobre Comportamentos de Risco e Morbidade Referida de Doenças e Agravos Não Transmissíveis, 2002-2005, INCA/SVS (disponível em: http://www.inca.gov.br/vigilancia/fatores_de_risco.html);
- Vigitel Brasil 2007: Vigilância de Fatores de Risco e Proteção para Doenças Crônicas por Inquérito Telefônico, SVS/SGEP (Disponível em: http://portal.saude.gov.br/portal/arquivos/pdf/vigitel2007).

Merece ser destacada a grande queda na prevalência do tabagismo verificada a partir do final da década de 1980. Comparando-se dados da Pesquisa Mundial de Saúde (PMS) em 2003 com dados da Pesquisa Nacional sobre Saúde e Nutrição (PNSN) realizada em 1989 (Ministério da Saúde/Instituto Nacional de Alimentação e Nutrição, 1990), verifica-se uma diminuição de 35% na prevalência de tabagismo (2,5% ao ano) em indivíduos de 18 anos e mais (Monteiro *et al.*, 2007).

[2] Uma abordagem geral sobre inquéritos populacionais no Brasil encontra-se no Capítulo 21 – O dado epidemiológico: fontes, características e instrumentos de coleta, na seção sobre "Dados de registros periódicos".

Considerações finais

Todo o esforço de aprimoramento dos desenhos de estudos epidemiológicos e das técnicas estatísticas permitiu a estruturação da epidemiologia de câncer enquanto área de aplicação da epidemiologia moderna. A incorporação de conhecimentos de outras áreas, como a clínica, a biologia e a sociologia, tem sido essencial neste processo.

A Epidemiologia tem exercido uma função decisiva em desvendar o papel de alguns fatores de risco no aparecimento de câncer, como, por exemplo, em relação ao tabagismo e câncer de pulmão e, mais recentemente, entre a infecção por HPV e o câncer do colo do útero. Assim, foi possível construir políticas antitabagistas em todo o mundo, o que evitou muitas mortes. Espera-se que, em um futuro próximo, com a queda da prevalência do tabagismo nas populações, seja marcante a redução das doenças relacionadas com o tabaco.

O câncer continua exercendo um peso marcante no perfil de morbimortalidade global, o que exige esforços dos gestores de saúde em priorizar recursos que possam implementar estratégias de prevenção e controle, várias das quais hoje já bem definidas. A identificação do HPV enquanto agente causal das neoplasias do colo do útero levou ao desenvolvimento de métodos sensíveis de biologia molecular para detecção do vírus, o que necessariamente exigirá das autoridades habilidade para inserção e adequação de novas estratégias de rastreamento às ações já implantadas com base na citologia cervical convencional. Não se trata assim de, a cada avanço no conhecimento científico, abandonar-se o que foi conquistado no passado, mas sim poder incorporar, quando cientificamente avaliado, o que é novo às práticas já estruturadas passíveis de aprimoramento.

No Brasil, os coeficientes de incidência dos principais tipos de câncer, segundo sexo, podem ser considerados de intermediários a altos, se comparados com os de outras regiões do mundo que se caracterizam como de alta incidência. A tendência de mortalidade geral por câncer, quando ajustada por idade pela população padrão mundial, mostra ascensão entre 1980 e 2005. No entanto, percebe-se uma tendência recente de declínio nas capitais. Este fato pode indicar por si um diferencial de acesso a serviços de saúde entre capitais e demais regiões.

Informações disponíveis dos inquéritos populacionais de abrangência nacional evidenciam que exposições de risco para o câncer e demais doenças crônicas analisadas (tabagismo, excesso de peso, exposições ambientais e ocupacionais, infecções) mostram-se altamente prevalentes especialmente entre indivíduos de menor escolaridade.

Embora seja enorme o investimento em pesquisas de ponta para elucidação de todo o processo carcinogênico, ele, infelizmente, não foi suficiente para conter o crescimento do risco de adoecer por câncer. É claro, no entanto, que, para muitos pacientes, o uso de marcadores biológicos e genéticos em desfechos precoces têm permitido que procedimentos diagnósticos e terapêuticos sejam eficazes e assegurem bons resultados. A incorporação de biomarcadores de alto nível de complexidade demanda o planejamento de abordagens precisas que englobem, de forma dinâmica, o delineamento, a análise e a interpretação dos resultados de investigações que exploram as interações entre fatores externos e genéticos.

Com isso, consolida-se a elucidação de mecanismos envolvidos no risco de câncer e na avaliação de intervenções preventivas e terapêuticas como um campo promissor da epidemiologia contemporânea. Os avanços da Epidemiologia, agregando contribuições dos diversos campos científicos, serão mais facilmente traduzidos na perspectiva direta de retorno em termos de saúde coletiva na medida em que abordagens multidisciplinares se consolidem e possam servir de base para a formulação de políticas públicas mais efetivas.

Referências bibliográficas

Antunes JL, Wünsch-Filho V. The effect of performing corrections on reported uterine cancer mortality data in the city of São Paulo. *Braz J Med Biol Res* 39:1091-9, 2006.

Azevedo e Silva G, Noronha CP, Santos MO, Olilveira JFP. Diferenças de gênero na tendência de mortalidade por câncer de pulmão nas macrorregiões brasileiras. *Rev Bras Epidemiol* 411-9, 2008.

Berrino F, De Angelis R, Sant M, Rosso S, Bielska-Lasota M, Coebergh JW *et al.* Survival for eight major cancers and all cancers combined for European adults diagnosed in 1995-99: results of the EUROCARE-4 study. *Lancet Oncol* 8(9):773-83, 2007.

Berrino F, Estève J, Coleman MP. Basic issues in the estimation and comparison of cancer patient survival. In: Berrino F, Sant, M, Verdecchia A *et al.* (eds.) *Survival of cancer patients in Europe: the EUROCARE study*. Lyon: IARC Scientific Publications 132, 1995, 1-14.

Berrino F, Micheli A, Sant M, Capocaccia R. Interpreting survival differences and trends. *Tumori* 83:9-16, 1997.

Black RJ, Sankaranarayanan R, Parkin DM. Interpretation of population-based cancer survival data. In: Sankaranarayanan, R, Black RJ, Parkin DM. *Cancer survival in developing countries*. Lyon: IARC Scientific Publications 145, 1998.

Bleggi Torres LF, Werner B, Totsugui J, Collaço LM, Araujo, Huçulak M *et al.* Cervical cancer screening program of Parana: cost-effective model in a developing country. *Diagn Cytopathol* 29:49-54, 2003.

Boffetta P, Brennan P, Saracci R. Neoplasms. In: Detels R, McEwen J, Beagle-hole R, Tanaka H (eds.). Oxford textbook of public health, vol 3, *The practice of public health*, 4th ed. Oxford: Oxford University Press, 2002. p. 1155-1192.

Boffetta P. Cancer epidemiology. In: Ahrens W, Pigeot I (eds.). *Handbook of epidemiology*. Berlim: Springer, 2006. p. 1405-42.

Bosch FX, Burchell AN, Schiffman M, Giuliano AR, de Sanjose S, Bruni L *et al.* Epidemiology and natural history of human papillomavirus infections and type-specific implications in cervical neoplasia. *Vaccine* 26 Suppl 10:K1-16, 2008 Aug 19.

Bosch FX, Castellsagué X, de Sanjosé S. HPV and cervical cancer: screening or vaccination? *Br J Cancer* 98:15-21, 2008.

Braga PE, Latorre MRDO, Curado, MP. Câncer na infância: análise comparativa da incidência, mortalidade e sobrevida em Goiânia (Brasil) e outros países. *Cad Saúde Pública* 18:33-44, 2002.

Breslow NE, Day NE. Statistical methods in cancer research, vol. 1, *The Analysis of Case-Control Studies*. IARC Scientific Publications 32. Lyon: IARC, 1980.

Breslow NE, Day NE. Statistical methods in cancer research, vol. 2, *The Analysis of Cohort Studies*. IARC Scientific Publications 82. Lyon: IARC, 1987.

Brito EB, Martins SJ, Menezes RC. Human papillomaviruses in Amerindian women from Brazilian Amazonia. *Epidemiol Infect* 128:485-489, 2002.

Bustamante-Teixeira MT, Faerstein E, Latorre MRDO. Técnicas de análise de sobrevida. *Cad Saúde Pública* 579-594, 2002.

Bustamante-Teixeira MT, Faerstein E, Mariotto A, Britto AV, Moreira Filho DC, Latorre MRDO. Sobrevida em pacientes com câncer gástrico em Campinas, São Paulo, Brasil. *Cad Saúde Pública* 22(8):1611-8, 2006.

Clapp RW, Howe GK, Jacobs M. Environmental and occupational causes of cancer re-visited. *J Public Health Policy* 27:61-76, 2006.

Coleman MP, Quaresma M, Berrino F, Lutz JM, De Angelis R, Capocaccia R *et al.* Cancer survival in five continents: a worldwide population-based study (CONCORD). *Lancet Oncol* 9(8):730-56, 2008.

Corazziari I, Quinn MJ, Capocaccia R. Standard cancer patient population for age standardising survival ratios. *Eur J Cancer* 40:2307-2316, 2004.

Curado MP, Edwards B, Shin HR, Storm H, Ferlay J, Heanue M, Boyle P (eds.). *Cancer Incidence in Five Continents*, volume IX, Lyon: IARC, 2007.

Davey Smith G, Ströbele SA, Egger M. Smoking and health promotion in Nazi Germany. *J Epidemiol Community Health* 220-223, 1994.

de Lima Soares V, de Mesquita AM, Cavalcante FG, Silva ZP, Hora V, Diedrich T *et al.* Sexually transmitted infections in a female population in rural north-east Brazil: prevalence, morbidity and risk factors. *Trop Med Int Health* 8:595-603, 2003.

de Sanjosé S, Diaz M, Castellsagué X, Clifford G, Bruni L, Muñoz N, Bosch FX. Worldwide prevalence and genotype distribution of cervical human papillomavirus DNA in women with normal cytology: a meta-analysis. *Lancet Infect Dis* 7:453-459, 2007.

Doll D, Peto R, Boreham J, Sutherland I. Mortality in relation to smoking: 50 years' observations on male British doctors. *Br Med J* 328:1519-1528, 2004.

Doll R, Hill AB. A study of the aetiolgy of carcinoma of the lung. *Br Med J* 225:1271-1286, 1952.

Doll R, Hill AB. The mortality of doctors in relation to their smoking habits. A preliminary report. *Br Med J* 228:1451-1455, 1954.

Doll R, Payne P, Waterhouse J (eds.). *Cancer incidence in five continents: a technical report*: Berlin, Springer-Verlag (for UICC), 1966.

Doll R. Uncovering the effects of smoking: historical perspective. *Stat Methods Med Res* 7:87-117, 1998.

Eluf-Neto J, Booth M, Muñoz N, Bosch FX, Meijer CJ, Walboomers JM. Human papillomavirus and invasive cervical cancer in Brazil. *Br J Cancer* 69:114-119, 1994.

Eslick GD. Helicobacter pylori infection causes gastric cancer? A review of the epidemiological, meta-analytic, and experimental evidence. *World J Gastroenterol* 12:2991-9, 2006.

Ferlay J, Bray F, Pisani P, Parkin DM. *GLOBOCAN 2002: Cancer incidence, mortality and prevalence worldwide*. In: IARC Cancer Base No. 5, version 2.0. Lyon: IARC Press, 2004.

Fonseca LA, Ramacciotti Ade S, Eluf Neto J. Tendência da mortalidade por câncer do útero no Município de São Paulo entre 1980 e 1999. *Cad Saúde Pública* 20:136-42, 2004.

Franco EL, Rohan TE, Villa LL. Epidemiologic evidence and human papillomavirus infection as a necessary cause of cervical cancer. *J Natl Cancer Inst* 91:506-511, 1999.

Franco EL, Villa LL, Ruiz A, Costa MC. Transmission of cervical human papillomavirus infection by sexual activity: differences between low and high oncogenic risk types. *J Infect Dis* 172:756-763, 1995.

Franco EL. The sexually transmitted disease model for cervical cancer: incoherent epidemologic findings and the role of misclassification of human papillomavirus infection. *Epidemiology* 2:98-106, 1991.

Girianelli VR. Comparação do desempenho do teste de captura híbrida II para HPV, citologia em meio líquido e citologia convencional na detecção precoce do câncer do colo do útero e de suas lesões precursoras no Rio de Janeiro. *Rev Bras de Cancerologia* 50:225-226, 2004.

Gondos A, Chokunonga E, Brenner H, Parkin DM, Sankila R, Borok MZ *et al.* Cancer survival in a southern African urban population. *Int J Cancer* 112(5):860-4, 2004.

Hakulinen T. A comparison of nationwide cancer survival statistics in Finland and Norway. *World Helath Stat Q* 36:35-46, 1983.

Harper DM, Franco EL, Wheeler C, Ferris DG, Jenkins D, Schuind A *et al.* Efficacy of a bivalent L1 virus-like particle vaccine in prevention of infection with human papillomavirus types 16 and 18 in young women: a randomised controlled trial. *Lancet* 364:1757-1765, 2004.

Hill AB. The environment and disease: association or causation? *Proc R Soc Med* 58:295-300, 1965.

IARC Monographs on the Evaluation of Carcinogenic Risks to Humans. Volume 90. *Human papillomaviruses*. IARC Scientific Publication. Lyon: 2007.

International Agency for Researh on Cancer. *IARC Monographs on the Evaluation of Carinogenic Risks to humans*. Lyon: IARC, 2008. Disponível em http://monographs.iarc.fr/ENG/Monographs/PDFs/index.php.

Kamangar F, Dores GM, Anderson WF. Patterns of cancer incidence, mortality, and prevalence across five continents: defining priorities to reduce cancer disparities in different geographic regions of the world. *J Clin Oncol* 24:2137-50, 2006 May.

Khoury MJ, Millikan R, Gwinn M. Genetic and molecular epidemiology. In: Rothman KJ, Greenland S, Lash TL (eds.). *Modern epidemiology*, 2nd ed. Philadelphia: Lippincott Wlilliams & Wilkins; 2008. p. 564-579.

Khoury MJ. The case for a global human genome epidemiology initiative. *Nat Genet* 36:1027-8, 2004.

Kirk GD, Bah E, Montesano R. Molecular epidemiology of human liver cancer: insights into etiology, pathogenesis and prevention from The Gambia, West Africa. *Carcinogenesis* 27:2070-82, 2006.

Koifman S, Koifman RJ. Environment and cancer in Brazil: an overview from a public health perspective. *Mutat Res* 544:305-11, 2003.

Kuh D, Bem-Shlomo Y. *A life course approach to chronic disease epidemiology*. Oxford: Oxford University Press, 1997. 317p.

Lagiou P, Adami J, MacMahon B, Trichopoulos D. Measures and estimates of cancer burden. In: Adami H-O, Hunter D, Trichopoulos D (eds.). *Textbook of cancer epidemiology*, 2nd ed. Oxford: Oxford University Press, 2008. p. 34-60.

Lane-Claypon JE. A further report on cancer of the breast with special reference to its associated antecedent conditions. *Report on Public Health and Medical Subjects* 32, 1926. London: H. M. Stationery Office.

Little MP, Blettner M, Boice RD Jr, Bridges BA, Cardis E *et al.* Potential funding crises at the Radiation Effects Research Foundation. *Lancet* 364:557-58, 2004.

MacMahon B. Accomplishments in cancer epidemiology. In: Adami H-O, Hunter D, Trichopoulos D (eds.). *Textbook of cancer epidemiology*, 2nd ed. Oxford: Oxford University Press; 2008. p. 3-33.

Malta DC, Moura L, Souza MFM, Durado MP, Alencar AP, Alencar GP. Tendência da mortalidade por câncer de pulmão, traqueia e brônquios no Brasil, 1980-2003. *J Bras Pneumol* 33:536-543, 2007.

Mantel N, Haenszel W. Statistical aspects of the analysis of data from retrospective studies of disease. *J Natl Cancer Inst* 22:719-748, 1959.

Micheli A, Gatta G, Verdecchia A. Studying survival of cancer patients in different populations: its potencial and role. *Tumori* 83:3-8, 1997.

Ministério da Saúde. Fundação Oswaldo Cruz. Portal ENSP – Notícias. Latincare discute sobrevida de câncer de colo uterino. 22/11/2006 [acessado durante o ano de 2008]. Disponível em http://www.ensp.fiocruz.br.

Ministério da Saúde. Informações de Saúde. Departamento de Informações do SUS. *Informações de Saúde – Mortalidade* [acessado durante o ano de 2008]. Disponível em http://www.datasus.gov.br.

Ministério da Saúde. Instituto Nacional de Câncer. Secretaria de Vigilância à Saúde. *Inquérito Domiciliar sobre Comportamentos de Risco e Morbidade Referida de Doenças e Agravos Não-Transmissíveis*, 2002-2005. Rio de Janeiro: INCA, 2008 [acessado durante o ano de 2008]. Disponível em http://www.inca.gov.br/vigilancia/fatores_de_risco.html.

Ministério da Saúde. Secretaria de Atenção à Saúde. Instituto Nacional de Câncer. *Câncer no Brasil: dados dos registros de base populacional*, volume 3. Rio de Janeiro: INCA, 2003.

Ministério da Saúde. Secretaria de Atenção à Saúde. Instituto Nacional de Câncer. Registro Hospitalar de Câncer – Relatório Anual 1994–1998. Rio de Janeiro: INCA, 2004.

Monteiro CA, Cavalcante TM, Moura EC, Claro RM, Szwarcwald CL. Population-based evidence of a strong decline in the prevalence of smokers in Brazil (1989-2003). *Bull World Health Organization* 85:527-534, 2007.

Monteiro CA, Moura EC, Jaime PC, Lucca A, Florindo AA, Figueiredo ICR *et al.* Monitoramento de fatores de risco para as doenças crônicas por entrevistas telefônicas. *Revista de Saúde Pública* 39:47-57, 2005.

Moura EC, Morais Neto OL, Malta DC, Moura L, Silva NN, Bernal R *et al.* Vigilância de Fatores de Risco para Doenças Crônicas por Inquérito Telefônico nas capitais dos 26 estados brasileiros e no Distrito Federal (2006). *Rev Bras Epidemiol* 11:20-37, 2008.

Müller FH. Tabakmissbrauch und lungencarcinoma. *Z Krebsforsh* 49:57-85, 1939.

Muñoz N, Bosch FX, de Sanjosé S, Herrero R, Castellsagué X, Shah KV *et al.* Epidemiologic classification of human papillomavirus types associated with cervical cancer. *N Engl J Med* 348:518-527, 2003.

Muñoz N, Jacquard AC. What should be known for the introduction of an HPV vaccine? *Presse Med* 37:1377-1390, 2008.

Neves FJ, Koifman RJ, Mattos IE. Mortalidade por câncer de cólon e reto e consumo alimentar em capitais brasileiras selecionadas. *Rev Bras Epidemiol* 9:112-120, 2006.

Nonnenmacher B, Breitenbach V, Villa LL, Prolla JC, Bozzetti MC. Genital human papillomavirus infection identification by molecular biology among asymptomatic women. *Rev Saúde Pública* 36:95-100, 2002.

Noronha V, Mello W, Villa L, Brito A, Macêdo R, Bisi F *et al.* Human papillomavirus associated with uterine cervix lesions. *Rev Soc Bras Med Trop* 32:235-240, 1999.

Parkin DM, Bray F, Ferlay J, Pisani P. Global cancer statistics, 2002. *CA Cancer J Clin* 55:74-108, 2005.

Pearce N, Matos E, Boffetta P, Kogevinas M, Vainio H. Occupational exposures to carcinogens in developing countries. *Ann Acad Med Singapore* 23:684-9, 1994.

Peto J. Cancer epidemiology in the last century and the next decade. *Nature* 411:390-395, 2001.

Rama CH, Roteli-Martins CM, Derchain SF, Longatto-Filho A, Gontijo RC, Sarian LO *et al.* Prevalence of genital HPV infection among women screened for cervical cancer. *Rev Saúde Pública* 42:123-30, 2008.

Sankaranarayanan R, Black RJ, Swaminathan R, Parkin DM. An overview of cancer survival in developing countries. In: Sankaranarayanan R, Black RJ, Parkin DM.*Cancer Survival in Developing Countries*. Lyon: IARC Scientific Publications 145, 1998.

Schiffman M, Castle PE, Jeronimo J, Rodriguez AC, Wacholder S. Human papillomavirus and cervical cancer. *Lancet* 370:890-90, 2007.

77. Smith GD, Ströbele SA, Egger M. Smoking and health promotion in Nazi Germany. *J Epidemiol Community Health* 48(3):220-3, 1994.

Stiller CA. Centralised treatment entry to trials and survival. *Br J Cancer* 70, 352-62, 1994.

Syrjänen K, Naud P, Derchain S, Roteli-Martins C, Longatto-Filho A, Tatti S *et al.* Comparing PAP smear cytology, aided visual inspection, screening colposcopy, cervicography and HPV testing as optional screening tools in Latin America. Study design and baseline data of the LAMS study. *Anticancer Res* 25:3469-80, 2005.

Szwarcwald CL, Viacava F. Pesquisa Mundial de Saúde no Brasil, 2003. *Cad Saúde Pública* 21(Supl 1):S4-S5, 2005.

Verdecchia A, Baili P, Quaglia A, Kunkler I, Ciampichini R, Berrino F *et al.* Patient survival for all cancers combined as indicator of cancer control in Europe. *Eur J Public Health* 18(5)527-32, 2008.

Viacava F, Norberto DACHS, Travassos C. Os inquéritos domiciliares e o Sistema Nacional de Informações em Saúde. *Ciênc Saúde Coletiva* 11:863-869, 2006.

Villa LL, Costa RL, Petta CA, Andrade RP, Ault KA, Giuliano AR *et al.* Prophylactic quadrivalent human papillomavirus (types 6, 11, 16, and 18) L1 virus-like particle vaccine in young women: a randomised double-blind placebo-controlled multicentre phase II efficacy trial. *Lancet Oncol* 6:271-278, 2005.

Vineis P, Matullo G, Berwik M. Molecular Epidemiology. In: Adami H-O, Hunter D, Trichopoulos D (eds.). *Textbook of Cancer Epidemiology*, 2nd ed. Oxford: Oxford University Press; 2008. p. 1111-1138.

Vineis P, Perera F. Molecular epidemiology and biomarkers in etiologic cancer research: the new in light of the old. *Cancer Epidemiol Biomarkers Prev* 16:1954-1965, 2007.

Woods LM, Rachel B, Coleman MP. Origins of socio-economic inequalities in cancer survival: a review. *Annals of oncology* 17:5-19, 2008.

Yu XQ, O'Connel DI, Forman, D. Comparison of cancer survival in UK and Australia: rates are higher in Australia for three major sites. *Br J Cancer* 91(9):1663-5, 2004.

47 Epidemiologia das Violências Interpessoais

Claudia Leite Moraes, Maria Fernanda Tourinho Peres e Michael Eduardo Reichenheim

A violência não é um fenômeno contemporâneo. Há relatos históricos que remontam o uso da violência, tanto na luta entre os povos quanto em situações de conflitos mais íntimos e familiares, desde a Antiguidade. Entretanto, somente a partir da segunda metade do século XX torna-se um tema relevante na agenda do setor saúde, na medida em que se configura uma das principais causas de morbimortalidade nos diferentes centros urbanos do Brasil e do mundo. Construída histórica e culturalmente, atravessa povos e nações, faz parte do contexto social e comunitário, chegando às relações íntimas e familiares. Um dos grandes entraves para o desenvolvimento da sociedade, a violência faz de crianças, adolescentes, adultos jovens e idosos suas vítimas preferenciais (Krug, Dahlberg, Mercy, Zwi, Lozano, 2002).

Trata-se de um fenômeno complexo que tem diferentes naturezas e se manifesta de diversas formas. Dentre seus tipos mais comuns, aqueles construídos a partir das relações entre os indivíduos têm lugar de destaque, na medida em que estão cada vez mais presentes nas estatísticas de morbimortalidade em todo o mundo, ainda que nem sempre explicitamente reveladas. Visando fomentar discussões sobre o problema no campo da Epidemiologia, este capítulo pretende apresentar um panorama geral sobre questões que as violências, especialmente as interpessoais, colocam ao setor saúde, indicando ao leitor referências importantes e atuais para aprofundamentos que se façam necessários. Trata-se de um capítulo introdutório cujo objetivo é debater aspectos básicos da violência como problema social que atinge milhares de cidadãos nas diferentes partes do mundo e suas implicações para a saúde das populações.

O texto está organizado em três partes. A primeira apresenta uma introdução ao tema "Violência" sob a ótica da Epidemiologia, enfocando alguns aspectos relativos à sua definição, tipologia e fontes de informação; à sua importância no perfil de morbi-mortalidade; aos seus possíveis fatores de risco; e às suas repercussões na saúde dos cidadãos. Após essas linhas gerais, estreita-se o foco, abarcando apenas violências de cunho interpessoal (violência familiar/íntima e violência comunitária), que serão vistas no que concerne à sua caracterização e forma de abordagem, fatores de risco e consequências à saúde. A seção de Considerações Finais encerra o capítulo trazendo questões que não podem ser deixadas de lado quando se pensa em soluções para o problema.

Modos de violência e sua relevância para a saúde

Na medida em que é culturalmente construída, a violência não tem uma única definição. Entretanto, visando facilitar sua abordagem, tanto no âmbito dos serviços como no âmbito acadêmico, a Organização Mundial de Saúde (OMS), em seu recente Relatório Sobre Violência e Saúde (RVS), indica que a violência constitui:

> *"[...] o uso da força física ou do poder, real ou em ameaça, contra si próprio, contra outra pessoa, contra um grupo ou uma comunidade, que resulte ou tenha qualquer possibilidade de resultar em lesão, morte, dano psicológico, deficiência de desenvolvimento ou privação." (Krug et al., 2002).*

Segundo a OMS, o fenômeno da violência pode ser classificado, de acordo com suas manifestações empíricas, em: a) violência dirigida contra si mesmo (autoinfligida); b) violência interpessoal; e c) violência coletiva. Por *violências autoinfligidas* se nomeiam comportamentos suicidas e autoabusos. No primeiro caso, a tipologia contempla suicídio, ideação suicida e tentativa de suicídio. O conceito de autoabuso designa agressões a si mesmo e automutilações. Já as *violências interpessoais* são subdivididas em dois grupos: violência familiar e violência comunitária. Por *violência familiar* (também denominada por alguns de "*violência doméstica*") se nomeia aquela que ocorre entre parceiros íntimos[1] ou entre membros de uma mesma família, principalmente no ambiente doméstico, ainda que não exclusivamente. Inclui as várias formas de agressão contra crianças, contra mulheres ou homens e contra idosos. Por *violência comunitária* se define aquela que ocorre no ambiente social em geral, entre conhecidos e desconhecidos. Já as *violências coleti-*

[1] Segundo o Centers for Disease Control (CDC) o termo "Violência entre Parceiros Íntimos" deve ser utilizado para descrever as violências que ocorrem entre pessoas que mantêm ou já mantiveram relacionamentos íntimos, heterossexuais ou do mesmo sexo, quer sejam namorados, casados, separados, divorciados ou vivam em regime de união civil estável. Refere-se a um padrão de comportamento coercitivo, a fim de exercer controle e poder de um parceiro sobre o outro, por meio de intimidações, atitudes hostis e lesivas, que incluem abuso ou ameaças de abuso psicológico, físico e sexual (Assis, 1999).

vas compreendem os atos violentos que acontecem nos âmbitos macrossociais, políticos e econômicos e caracterizam a dominação de grupos e do Estado (Krug *et al.*, 2002).

As informações epidemiológicas que baseiam os estudos sobre as violências e a elaboração de políticas para o seu enfrentamento são de diferentes tipos. A depender do que se quer avaliar, estas informações são geradas de forma sistemática e rotineira nas instituições ou podem ser provenientes de estudos específicos. A maior parte descreve agravos e óbitos a partir de dados de morbimortalidade, consolidadas regularmente no âmbito dos serviços e Sistemas de Informação em Saúde. Há também as que derivam de estudos especiais com vítimas e perpetradores; as que refletem o contexto comunitário de sua ocorrência; aquelas relativas ao custo econômico da violência para o setor saúde em termos dos recursos gastos com a prevenção e detecção precoce, atendimentos de emergência e reabilitação; as produzidas por instituições policiais e/ou ligadas ao judiciário; e as provenientes do legislativo e executivo, na forma de leis e políticas para seu enfrentamento (Krug *et al.*, 2002).

Segundo a OMS, mais de 1,6 milhão de pessoas perdem suas vidas anualmente em decorrência de algum tipo de violência. Sendo uma das principais causas de óbito entre indivíduos de 11 a 44 anos em todo o mundo, chega a representar 14% das mortes de homens e 7% dos óbitos entre as mulheres nessa faixa etária (World Health Organization [WHO], 2008). Há que se ressaltar que as estatísticas de mortalidade desvendam apenas a ponta de um *iceberg*, já que a maior parte das vitimizações não leva à morte, embora deixe marcas, muitas vezes, irremediáveis.

Por ser um problema de grande complexidade, não apresenta uma única condição que o propicie. Atualmente, vem sendo proposto que seu desenvolvimento, ocorrência e manutenção dependem de diferentes fatores inter-relacionados. O desequilíbrio entre os fatores que aumentam o risco de ocorrência e aqueles que o reduzem seria a condição favorável à instalação e perpetuação das violências (Belsky, 1993; Krug *et al.*, 2002; Ministério da Saúde, 2001, 2004).

Visando à construção de um modelo teórico explicativo abrangente, capaz de facilitar a elaboração de estratégias de intervenção efetivas, a OMS propõe que se utilize uma abordagem ecológica na apreciação das condições que propiciam a ocorrência das violências (Krug *et al.*, 2002). Como apresentado na Figura 47.1, o modelo sugere que as violências sejam determinadas por fatores pertinentes a diferentes dimensões, quais sejam: *dimensão macroestrutural* (desemprego, desigualdade social, pobreza, dominação de gênero etc.); *comunitária* (ausência de rede de apoio/isolamento social, turbulência comunitária, tráfico de drogas etc.); *relacional* (formas de resolução de conflitos na família, padrões de relacionamento familiar etc.); e *individual* (idade, hábitos de vida, ser portador de deficiência, problemas de saúde, temperamento, estresse, ter vivenciado a violência na família de origem etc.).

Em contrapartida, assim como são reconhecidos fatores de risco, o modelo também considera os possíveis fatores protetores, que, pressupostamente, reduziriam os riscos de ocorrência do problema. No âmbito macroestrutural, poder-se-ia citar menor desigualdade social; ausência de discriminação de qualquer espécie, dentre as quais as de gênero e de cor/raça; e boas condições de vida. No que concerne às características comunitárias, existência de boa infraestrutura no que diz respeito ao saneamento básico e condições de moradia, educação, saúde, segurança e lazer, por exemplo, poderiam ser considerados fatores redutores das violências. Em termos relacionais, a opção pela resolução de conflitos pessoais por meio de negociação, o respeito às diferenças e o equilíbrio de poder nas relações entre parceiros íntimos e entre pais e filhos seriam pontos-chave. No plano individual, ressaltam fatores relacionados com a resiliência, definida como a capacidade de o indivíduo se adaptar às situações-problema por meio da adoção de estratégias positivas e de superação.

Quanto às consequências, o impacto da violência na sociedade extrapola os efeitos diretos na saúde de suas vítimas. No âmbito do indivíduo e de suas relações com o mundo, seus efei-

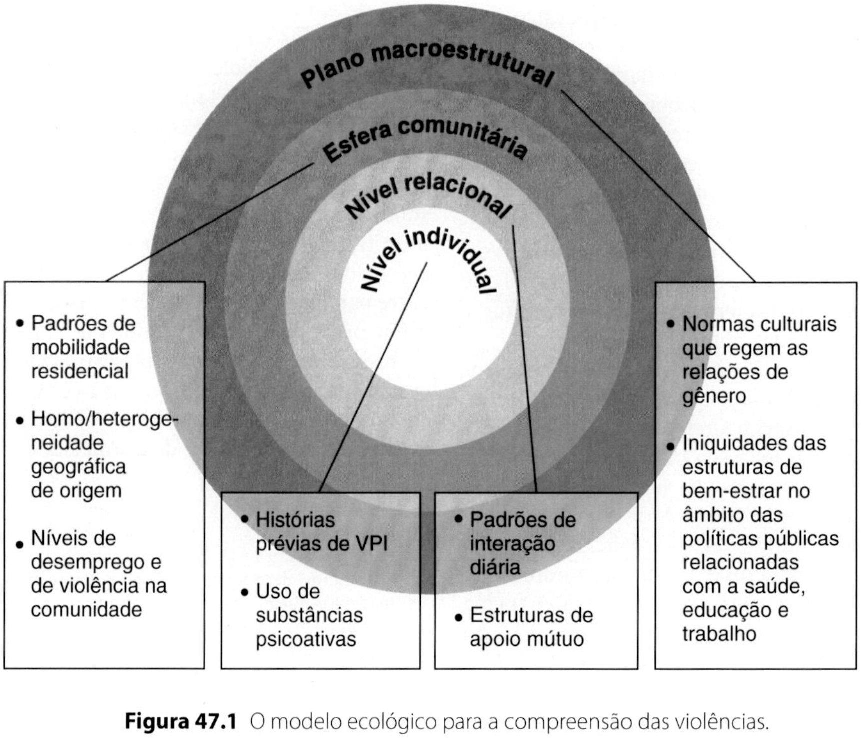

Figura 47.1 O modelo ecológico para a compreensão das violências.

tos envolvem, dentre outros, agravos de ordem física, psicológica, sexual e comportamental que impedem o pleno desenvolvimento e inserção social. Para a sociedade como um todo, as implicações das violências também são vastas e compreendem desde custos financeiros, decorrentes dos altos gastos do setor saúde, judiciário e legislativo na prevenção e atendimento a situações já instaladas, a custos mais gerais e de difícil mensuração, tais como aqueles decorrentes do medo diante da possível e constante ameaça à vida, bem como os relativos às mudanças culturais adquiridas visando uma suposta prevenção individual e coletiva do problema.

Epidemiologia da violência familiar

Definições, natureza e formas de abordagem das situações

Por ser construída socialmente, não há uma definição única que expresse as diferentes formas de violência familiar. De modo geral, a caracterização da violência se baseia na natureza da ação (sua forma, intensidade e frequência), no impacto físico ou psicológico sobre a vítima, na intenção do agressor, na influência do contexto em que se deu o ato violento e nos padrões de conduta culturalmente considerados apropriados (Jackson, 2007). Neste contexto, apesar dos esforços na procura de definições que tenham eixos comuns, ainda hoje se pode observar uma grande heterogeneidade na nomenclatura utilizada. Como resultado, as estimativas de incidência e prevalência dos eventos, suas causas e consequências variam de estudo para estudo, dificultando a síntese e a comparação dos mesmos.

Foram os atos de agressão física perpetrados por pais contra crianças e do homem contra a mulher que primeiro chamaram a atenção do setor saúde. Nas últimas décadas, o espectro foi ampliado, passando a incluir a violência psicológica, o abuso sexual, a negligência e abandono, o estupro marital e outras violências (Jackson, 2007). Expandiu-se também o rol dos atores envolvidos, incluindo-se relacionamentos íntimos não estáveis e ocasionais, idosos, bem como a direcionalidade das violências, que passa a contemplar também os atos cometidos pela mulher contra seus parceiros (Soares, 1999; Straus, Gelles, Steinmetz, 1980).

Em termos da natureza das violências familiares ou entre parceiros íntimos, estas podem ser classificadas em quatro modalidades de expressão que também são denominadas abusos ou maus-tratos, quais sejam, a física, a psicológica, a sexual e a envolvendo abandono, negligência ou privação de cuidados. O termo *abuso físico* significa o uso da força para produzir lesões, feridas, dor ou incapacidade em outrem, podendo ser definido como qualquer ação intencional (ou não acidental) a qual provoque, ou potencialmente possa provocar, dano físico. A categoria *abuso psicológico* nomeia agressões verbais ou gestuais com o objetivo de aterrorizar, rejeitar, humilhar a vítima, restringir a liberdade ou, ainda, isolá-la do convívio social. O *abuso sexual* diz respeito ao ato ou ao jogo sexual visando a estimular a vítima ou utilizá-la para obter excitação sexual e práticas eróticas, pornográficas e sexuais impostas por meio de aliciamento, violência física ou ameaças (Ministério da Saúde, 2001).

Por *negligência ou abandono* se entende ausência, recusa ou deserção de cuidados necessários a alguém que deveria receber atenção e cuidados, geralmente a criança, o adolescente ou o idoso. No âmbito da violência à criança, por exemplo, a *negligência física* é definida como privação ou não provisão de recursos necessários e socialmente disponíveis, traduzida por atitudes de rejeição por parte de adultos próximos desta, as quais trazem risco de danos permanentes ao nível do seu desenvolvimento e funcionamento (Skuse, Bentovim, 1994). Já a *negligência psicológica* é definida como a falta de resposta persistente por parte dos pais ou responsáveis aos sinais emitidos por esta, bem como às suas expressões emocionais e comportamentos de busca de proximidade e interação, sendo notória uma ausência de iniciativa no contato do adulto com a criança (Tomison, 1995).

A heterogeneidade das definições é acompanhada de formas de captação empírica da situação também distintas. As estatísticas de mortalidade descrevem apenas os casos fatais que contemplam uma pequena parcela do total de casos. Por sua vez, as informações rotineiramente colhidas pelos serviços de saúde e instituições de proteção que poderiam prover as informações necessárias às análises da incidência e prevalência dos eventos também deixam a desejar, já que subestimam o problema. Nos serviços de saúde, a maior parte das situações não é identificada pelos profissionais (King, Reid, 2003; Ziegler, Sammut, Piper, 2005). Já a dificuldade em estimar a frequência das situações a partir dos casos que procuram atendimento espontaneamente ou que chegam aos serviços especialmente voltados às violências por meio de denúncia é que estes não representam o conjunto de situações. A procura e a denúncia às instituições protetoras obedecem a regras culturais que, muitas vezes, tendem a desvalorizar as situações menos "graves" e menos "politicamente incorretas", como os abusos psicológicos ou físicos habitualmente praticados contra crianças por pais e responsáveis, por exemplo.

Diante da inadequação das informações de rotina, grande parte do conhecimento sobre a magnitude da violência familiar provém de estudos esporádicos que identificam as situações mediante coleta de informações com os próprios membros da família. Ainda assim, por conta da estigmatização de vítimas e perpetradores, do medo de represálias, da legitimação cultural de determinados atos violentos e do constrangimento na abordagem do tema, supõe-se que as reais prevalências do problema sejam muito mais elevadas do que as estimadas em estudos epidemiológicos (Krug *et al.*, 2002).

Visando aumentar a capacidade de identificação das situações, esforços têm sido realizados no sentido da elaboração de novos instrumentos de aferição e do aprimoramento dos já habitualmente utilizados para o acompanhamento das vítimas e suas famílias, bem como de um instrumental de aferição para ser aplicado em contextos de pesquisa. Esta tarefa tem sido identificada como um grande desafio aos epidemiologistas, tornando-a tema recorrente em vários estudos nos diferentes contextos socioculturais (Archer, 1999; Blinn-Pike, Mingus, 2000; Datner, Wiebe, Brensinger, Nelson, 2007; Milner, 1994; Moraes, Hasselmann, Reichenheim, 2002; Moraes, Reichenheim, 2002a; Paixão Jr., Reichenheim, 2006; Reichenheim, Moraes, 2003; Reichenheim, Moraes, 2004; Reichenheim, Moraes, 2006; Straus, Hamby, Finkelhor, Moore, Runyan, 1998).

Magnitude do problema

Segundo a OMS, estima-se que no ano 2000 tenha havido cerca de 60.000 homicídios de crianças menores de 15 anos em todo o mundo. Entretanto, em função das dificuldades quanto à identificação das situações de violência comentadas acima, estima-se que o verdadeiro número de óbitos decorrentes do problema seja muito superior. Dentre as principais causas imediatas do óbito, destacam-se as lesões físicas na cabeça e abdome, bem como a sufocação, provocadas por pais ou conhecidos (Krug *et al.*, 2002).

As estimativas de incidência e prevalência dos casos não fatais de abuso contra crianças e adolescentes também chamam a atenção. Em termos globais, estudos recentes apontam uma grande variação quanto à sua magnitude nos diferentes contextos socioculturais. A prevalência de violência física grave contra a criança nos doze meses anteriores às entrevistas no final da década de 1990, por exemplo, foi estimada em 4,9% nos EUA, 8% na Itália, 22,6% no Egito e 51,3% na Coreia (Krug *et al.*, 2002).

As violências de ordem psicológica parecem ser as formas mais frequentes de abuso, atingindo mais de 70% das crianças nos diferentes continentes. Já os estudos sobre abuso sexual ao longo de toda a vida têm sugerido que este ocorra em cerca de 20% das mulheres e entre 5 e 10% dos homens, dependendo da definição teórico-operacional do abuso adotada pela pesquisa e dos diferentes contextos culturais dos envolvidos (Krug *et al.*, 2002). As negligências são mais difíceis de caracterizar, já que habitualmente estão muito relacionadas com a negligência estrutural, atingindo prioritariamente famílias de baixa renda e sem rede social de apoio, o que dificulta a comparação de países em diferentes graus de desenvolvimento.

Dimensionar a magnitude da violência familiar no contexto brasileiro ainda é um desafio. No entanto, há evidências crescentes de que o problema é significativo e atinge famílias de todas as classes sociais e níveis de renda. Dados da literatura apontam o domicílio como local frequente para a ocorrência de agressões físicas na infância, adolescência, idade adulta e velhice. Estudos acrescentam ainda que as crianças, mulheres e idosos parecem ser as vítimas preferenciais da violência que ocorre dentro de casa, enquanto a violência extradomiciliar atinge preferencialmente os adolescentes e adultos jovens (Ministério da Saúde, 2001).

Em inquérito populacional realizado em dez capitais das cinco regiões brasileiras, no ano de 1999, contemplando 1.600 pessoas com idade superior a 15 anos, 14% dos entrevistados afirmavam ter apanhado quase todos os dias quando crianças. Cintos e varas eram os objetos de perpetração de maus-tratos mais comuns (Cardia, 1999). Inquéritos epidemiológicos regionais e locais confirmam a alta prevalência do problema. Em estudo realizado em São Gonçalo-RJ, em 2002, envolvendo 1.685 adolescentes de escolas públicas e particulares, constatou-se que 14,6% referiram ter sofrido violência física grave desferida pelo pai ou pela mãe ao longo da vida; 11,8% dos entrevistados testemunharam ou vivenciaram violência sexual na família, e que 48% deles sofreram violência psicológica de pessoas significativas (Assis, Avanci, Santos, Malaquias, Oliveira, 2004). Em estudo feito em um Hospital Universitário no Rio de Janeiro em 2001, as estimativas também foram extremamente elevadas, 46% das famílias tendo utilizado estratégias de violência física contra suas crianças no ano anterior à entrevista (Moura, Reichenheim, 2005).

No âmbito da violência entre parceiros íntimos (VPI), especialistas de todo o mundo também sugerem que o problema é mais comum do que se imagina (Heise, Ellsberg, Gottmoeller, 2002; Heise, 1998; Pinheiro, 2006; Reichenheim, Dias, Moraes, 2006). Estima-se que cerca de um a dois terços de todas as mulheres estarão expostas à VPI em algum momento de suas vidas (Campbell, Garcia-Moreno, Sharps, 2004; Garcia-Moreno, Jansen, Ellsberg, Heise, Watts, 2007). Achados oriundos de países desenvolvidos e em desenvolvimento sugerem que a VPI ocorra em todas as sociedades, ultrapassando fronteiras, estratos geográficos ou socioeconômicos (Gelles, 1997; Krug *et al.*, 2002; Parish, Wang, Laumann, Pan, Luo, 2004).

Também merece atenção a violência contra a mulher durante a gestação. A ocorrência dos abusos pode iniciar-se ou aumentar em frequência no período gestacional (Valladares, Ellsberg, Pena, Hogberg, Persson, 2002). Publicações sobre o tema têm apontado para prevalências de VPI durante a gestação que chegam a alcançar 40% (Campbell *et al.*, 2004; Collado Peña, Villanueva Egan, 2007; Dubova, Pámanes-González, Billings, Torres-Arreola, 2007; Moraes, Reichenheim, 2002b; Reichenheim, Patrício, Moraes, 2008; Saurel-Cubizolles, Lelong, 2005).

Mesmo que ainda incipientes, estudos sobre a violência contra idosos têm evidenciado prevalências mais altas do que muitas patologias alvos de programas de controle na terceira idade (Krug *et al.*, 2002; Ministério da Saúde, 2001, 2004, 2005; O'Brien, O'Neill, 2008; Penhale, 2008; Pillemer, Finkelhor, 1988; Podnieks, 2008). Segundo recente revisão da literatura, inquéritos populacionais conduzidos em diversas regiões do mundo têm apontado prevalências de abuso físico no ambiente doméstico variando entre 1,2% (Holanda) e 18% (Finlândia) (Espíndola, Blay, 2007).

Fatores de risco para a ocorrência das situações

Como pode ser visto no Quadro 47.1, os fatores habitualmente associados à violência familiar contra crianças e adolescentes envolvem desde fragilidades da própria criança, tais como prematuridade, baixo peso ao nascer ou alguma deficiência cognitiva e/ou comportamental, até questões macroestruturais, tais como a desigualdade social e o desemprego. Inicialmente, os fatores relacionados com a saúde mental dos pais eram vistos como mais importantes e suficientes para a ocorrência do abuso. Hoje se sabe que os casos de abuso contra crianças e adolescentes praticados por responsáveis com algum agravo mental constituem uma minoria no conjunto de situações. Por outro lado, questões ligadas às formas de relacionamento familiar, às experiências de violência na família de origem dos pais e às condições de vida vêm sendo cada vez mais ressaltadas (Belsky, 1993; Cicchetti, Toth, 1995; Garbarino, Guttmann, Seeley, 1988; Herrenkohl, Sousa, Tajima, Herrenkohl, Moylan, 2008; Jaffee, Caspi, Moffitt, Polo-Tomás, Taylor, 2007; Pinheiro, 2006; Sadowski, Hunter, Bangdiwala, Munoz, 2004; Tomison, 1995).

Os modelos explicativos para a violência entre parceiros íntimos também envolvem diferentes dimensões. Como pode ser visto no Quadro 47.2, fatores ligados às vítimas e aos perpetradores também se coadunam com características do relacionamento íntimo e com fatores socioculturais. Aqui, há que se ressaltar a importância do papel das relações de gênero na iniciação e manutenção da VPI, bem como do testemunho da violência entre os pais na família de origem. O abuso de álcool e drogas ilícitas também é situação muito frequente entre casais que mantêm relacionamentos violentos. Entretanto, não se pode garantir que estes sejam fatores de risco para os eventos, na medida em que várias pesquisas têm sugerido que o abuso de substâncias também possa ser consequência dos mesmos (Gelles, 1997; Gunter, 2007; Jackson, 2007; Jasinski, Williams, 1998; Parish *et al.*, 2004).

A violência contra idosos também vem sendo descrita como um fenômeno multifatorial. Apesar da literatura ainda ser controversa em função do reduzido número de estudos e de suas diferenças metodológicas, a maior parte das pesquisas sugere um modelo explicativo abrangente e multidimensional. Como pode ser observado no Quadro 47.3, diferentes fatores relacionados com o perpetrador, a vítima, o contexto social e as normas culturais da sociedade parecem associados à violência ao idoso.

Ainda que se tenha este quadro geral, um dos desafios a serem superados na discussão sobre fatores de risco da violência familiar diz respeito à identificação das especificidades no processo de geração dos vários tipos de abuso. Sabe-se que alguns fatores aumentam o risco de ocorrência de todas as formas de violência, mas, por outro lado, muitos outros se relacionam de

Quadro 47.1 Fatores de risco para a violência familiar contra a criança

Individuais: pais	Individuais: crianças
• Dificuldade de controlar impulsos • Baixa autoestima • Capacidade limitada de estabelecer empatia • Ansiedade e depressão • Menor idade materna • Baixa escolaridade dos pais • Gravidez indesejada • Presença de padrasto ou madrasta • Não ter companheiro • Consumo de álcool e drogas • Ter vivenciado situação de violência na família de origem	• Idade: quanto menor, maior o risco. (exceto abuso sexual: maior risco entre adolescentes) • Prematuridade e baixo peso ao nascer • Crianças com algum tipo de deficiência • Com comportamento agressivo, retraídas e pouco amorosas • Sexo masculino para abuso físico, psicológico e negligência; sexo feminino para abuso sexual
Relacionais	**Contexto comunitário, socioeconômico e cultural da família**
• Mães negligentes interagem menos com seus filhos • Pais abusadores são geralmente menos participativos no cuidado dos filhos (instrução, brincadeiras, conversas, elogios, etc.) • Tais pais expressam pouca afeição. As crianças, por sua vez, tendem a ser emocionalmente menos responsivas ou mais hostis → reciprocidade de comportamentos de aversão	• Tolerância social à violência e uso da punição para a resolução de conflitos • Situação socioeconômica baixa/pobreza • Desigualdade social • Isolamento social • Altos níveis de desemprego • Grande número de crianças menores de cinco anos/pequeno intervalo interpartal • Ocorrência de eventos produtores de estresse (morte de parente; perda de emprego; doença grave; violência entre parceiros íntimos)

Quadro 47.2 Fatores de risco para a violência entre parceiros íntimos

Individuais: vítimas	Individuais: perpetradores
• Dificuldade de controlar impulsos • Baixa autoestima • Ansiedade e depressão • Distúrbios de personalidade • Ser adolescente/jovem • Baixa escolaridade • Consumo de álcool e drogas • Ter vivenciado situação de violência na família de origem • Ter tido parceiro violento previamente	• Dificuldade de controlar impulsos • Baixa autoestima • Ansiedade e depressão • Distúrbios de personalidade • Ser adolescente/jovem • Baixa escolaridade • Consumo de álcool e drogas; • Ter vivenciado situação de violência na família de origem
Relacionais	**Contexto comunitário, socioeconômico e cultural da família**
• Dificuldade para resolução de conflitos por meio de negociação • Situação conjugal instável • Conflito no casamento • Desequilíbrio de poder no relacionamento • Família numerosa com grande número de crianças menores de cinco anos • Estresse econômico	• Tolerância social à violência e uso da violência para a resolução de conflitos • Sexismo/machismo • Situação socioeconômica desfavorecida • Desigualdade social • Altos níveis de desemprego • Ocorrência de eventos produtores de estresse (morte de parente; perda de emprego; doença grave)

Quadro 47.3 Fatores de risco para a violência familiar/doméstica contra o idoso

Individuais: idosos	Individuais: perpetradores
• Estado civil - casado • Problemas crônicos de saúde • Idade cronológica • Abuso de substâncias • Temperamento difícil • Agressividade • Ansiedade e depressão • Demência ou outros agravos que aumentem a dependência do idoso	• Abuso de álcool e drogas • Doença emocional/mental • Falta de experiência como cuidador • Relutância em ser o cuidador • História de abuso na infância • Estresse e carga (*burden*) no dia a dia com o idoso • Dependência do cuidador ao idoso • Demência • Personalidade hostil
Relacionais	**Contexto comunitário, socioeconômico e cultural da família**
• Falta de apoio social • Desarmonia familiar • Isolamento social • Qualidade da relação entre cuidador e idoso antes do início do abuso • Violência entre outros membros da família • Arranjos familiares que dificultam a manutenção da privacidade	• Problemas financeiros na família do idoso ou do agressor • Discriminação contra as pessoas idosas (*ageism*) • Sexismo • Atitudes sociais permissivas frente à violência • Discriminação social com relação às pessoas com incapacidades • Imperativos familiares de responsabilidades como cuidadores • Falta de estabilidade e segurança social

forma desigual a cada um dos tipos de abuso. Em função da ocorrência de violências de várias naturezas em uma mesma relação, torna-se difícil uma apreciação do papel de cada fator de risco/proteção isoladamente.

Consequências da violência familiar na saúde de suas vítimas

A violência na família apresenta diferentes repercussões que atingem não só os principais envolvidos, mas todo o núcleo familiar. As repercussões do problema também são muitas vezes difíceis de caracterizar, já que não são específicas e podem apenas se revelar muitos anos após a vitimização. Assim como nos estudos de fatores de risco, a concomitância das diferentes formas de violência em um mesmo relacionamento dificulta a definição das consequências de cada um dos abusos separadamente. De modo geral, as repercussões na saúde variam de acordo com o grau de parentesco entre abusadores e vítimas; a idade de sua ocorrência; a duração do processo, sua intensidade e natureza; a concomitância ou não dos diversos tipos de violência; e as atitudes dos outros membros da família visando à interrupção do processo (Cicchetti, Toth, 1995; Comijs, Pot, Smit, Bouter, Jonker, 1998; Jasinski, 2004; Kamphuis, Emmelkamp, 2005; Kashani, Daniel, Dandoy, Holcomb, 1992).

Como pode ser visto no Quadro 47.4, as repercussões envolvem diferentes dimensões relacionadas com a saúde e apresentam distintas gravidades, podendo, inclusive, levar à morte. Muitas são comuns aos diversos tipos de violência e acometem crianças, adolescentes, mulheres, homens e idosos, enquanto outras são específicas de um determinado tipo de abuso ou relação familiar envolvida.

Em termos das consequências à saúde de crianças e adolescentes, inicialmente apenas os efeitos traumáticos dos abusos físicos eram identificados como tais. Atualmente, já se sabe que as consequências podem se dar em diferentes esferas do crescimento e desenvolvimento infantil, podendo se prolongar até a vida adulta. O impacto destas consequências se manifesta em curto, médio ou longo prazo, sendo estas últimas especialmente difíceis de caracterizar.

As consequências físico-traumáticas imediatas são as mais facilmente identificadas, já que tendem a deixar marcas visíveis, principalmente na pele ou no sistema osteoarticular. Por sua vez, a maioria dos casos de abusos sexuais ocorre sem que haja sinais físicos, embora algumas vezes ocorram consequências físicas localizadas. Sequelas emocionais e afetivas também são de identificação difícil, porém não menos importantes.

Outro enfoque que tem recebido bastante ênfase concerne às possíveis consequências para a saúde da criança do testemunho da violência entre os pais (Jaffee *et al.*, 2007). Alguns autores apontam que, diferentemente do que se supunha, as consequências emocionais da convivência das crianças em situações de grande conflito podem ser até mesmo piores do que quando elas mesmas são o alvo de violência (Belsky, 1993; Garbarino *et al.*, 1988).

Os impactos da VPI sobre a saúde da mulher também envolvem uma ampla gama de manifestações clínicas agudas ou crônicas, físicas ou mentais, além de vários prejuízos psicossociais. Mulheres vítimas de abuso emocional, físico ou sexual perpetrado no âmbito domiciliar por pessoas do seu círculo de relações estão mais sujeitas a uma série de sintomas e formas de adoecimento. No âmbito das consequências físicas, a violência conjugal parece estar relacionada com lombalgias crônicas, cefaleia, contusões localizadas, presença de dores abdominais recorrentes, queimaduras, fraturas dos ossos, e às doenças sexualmente transmissíveis (Krug *et al.*, 2002). Em relação às consequências psicossociais, a VPI está associada à insegurança, à depressão, aos distúrbios do sono, ao isolamento social progressivo, à intimidação, à baixa autoestima aos distúrbios psicossomáticos (Daniels, 2005). Os reflexos destes problemas também incidem sobre os custos da atenção médica. Suas vítimas apresentam maior propensão a utilizar os serviços de saúde e a serem atendidas nos serviços de emergências, demandando, por vezes, um atendimento multiprofissional e de alta complexidade (Coker, 2007; Heise *et al.*, 2002; Jones, Powell, 2006).

Nas últimas décadas, um número crescente de estudos tem discutido os efeitos da violência durante a gestação na saúde materno-infantil. Dentre as várias consequências sugeridas pela literatura, há que se ressaltar a maior probabilidade de abortamentos (Glander, Moore, Michielutte, Parsons, 1998; Hedin, 2000; Silverman, Gupta, Decker, Kapur, Raj, 2006); a entrada tardia e o menor número de consultas pré-natais (Boy, Salihu, 2004; Hillard, 1985; Jasinski, 2004; Mezey, Bacchus, Bewley, White, 2005); a ocorrência de doenças sexualmente transmissíveis (DSTs) (Martin *et al.*, 1999; Wood, Maforah, Jewkes, 1998); um reduzido ganho de peso gestacional (Johnson, Hellerstedt, Pirie, 2002; Moraes, Amorim, Reichenheim, 2006); a maior probabilidade de sangramentos gestacionais (Greenberg, McFarlane, Watson, 1997) e descolamento prematuro de placenta, que aumentaria o risco de prematuridade (Naggers, Goldenberg, Hauth, 2002; Silverman *et al.*, 2006).

As consequências da violência à saúde do idoso também parecem ser graves e relevantes. Apesar dos estudos sobre o tema datarem de pouco mais de dez anos, várias pesquisas têm sugerido que as repercussões também atingem as esferas física, psicológica e reprodutiva do idoso (Krug *et al.*, 2002). O isolamento social e o abandono também têm chamado a atenção. A relação íntima e a dependência do idoso ao agente perpetrador do abuso muitas vezes dificulta a revelação da violência sofrida, favorecendo a perpetuação da situação e aumentando seus impactos. Sentimento de desamparo, alienação, culpa, vergonha, medo, negatividade, ansiedade e depressão vêm sendo apontados por diferentes autores. Entretanto, dado o número ainda reduzido de pesquisas sobre o tema, os achados ainda merecem corroboração.

Epidemiologia da violência comunitária

A violência comunitária interpessoal inclui uma gama de atos e comportamentos violentos entre pessoas sem laços de parentesco. Vítimas e perpetradores podem ou não ser conhecidos, e as situações de violência ocorrem, geralmente – mas não exclusivamente – fora de casa (Krug *et al.*, 2002). Assim com na violência familiar, estão incluídas entre os tipos de violência comunitária interpessoal situações de violência física, sexual, psicológica ou por privação e negligência. Nesta seção, o nosso foco serão as violências físicas. A opção por este recorte justifica-se pela gravidade do problema entre nós, a qual se expressa nos altos coeficientes de mortalidade por homicídios. Apesar do foco na produção nacional, serão apresentados dados internacionais com o objetivo de melhor situar a magnitude do problema. Antes faremos algumas considerações sobre as fontes e a qualidade da informação.

Quais as fontes de informação disponíveis?

As fontes de informação sobre violência comunitária podem ser secundárias ou primárias. As fontes secundárias incluem os registros das distintas instituições que coletam informações de

Quadro 47.4 Consequências da violência familiar/doméstica na saúde de suas vítimas

Natureza das consequências	Contra crianças e adolescentes	Entre parceiros íntimos	Contra idosos
Físicas			
Contusões e edemas	*	*	*
Lesões de órgãos e sistema nervoso central	*	*	*
Queimaduras de várias etiologias	*	*	*
Lacerações e abrasões	*	*	*
Fraturas	*	*	*
Invalidez	*	*	*
Traumatismo cranioencefálico	*	*	*
Morte	*	*	*
Sexuais e reprodutivas			
Doenças sexualmente transmissíveis	*	*	*
Gravidez indesejada	*	*	
Comportamento sexual incompatível com a idade cronológica	*		
Disfunções sexuais	*	*	
Abortamento	*	*	
Perda fetal e morte perinatal		*	
Baixo ganho de peso gestacional		*	
Prematuridade do recém-nascido		*	
Hemorragias durante a gestação		*	
Psicológicas e comportamentais			
Ansiedade/depressão	*	*	*
Distúrbios de comportamento	*	*	*
Baixa autoestima	*	*	
Baixo rendimento escolar	*		
Abuso de álcool e drogas	*	*	
Comportamentos violentos, delinquentes e outros comportamentos arriscados	*		
Atrasos no desenvolvimento	*		
Distúrbios de alimentação e sono	*	*	*
Sentimentos de vergonha e culpa	*	*	*
Hiperatividade	*		
Distúrbio de estresse pós-traumático	*	*	*
Distúrbios psicossomáticos	*	*	*
Comportamento suicida e autoflagelo	*	*	*
Outras			
Transmissão intergeracional da violência	*		
Síndrome do intestino irritável	*	*	
Desnutrição	*		
Desmame precoce		*	
Atraso vacinal		*	
Acidentes domésticos		*	
Baixa adesão ao acompanhamento pré-natal e de agravos crônicos		*	
Maior frequência aos serviços de saúde com queixas vagas		*	
Criminalidade na adolescência	*		

rotina, como, por exemplo, boletim de ocorrência policial (BO), registro de inquérito policial (IP), resultados de exame médico-legal, declaração de óbito, dados de registro médico-hospitalar (RMH), dentre outras (Conha-Eastman, Villaveces, 2001). Por serem de mais fácil acesso, os estudos que se utilizam de dados secundários são mais rápidos e baratos. No entanto, as informações nem sempre são confiáveis. No Brasil, no caso das informações policiais, o procedimento de coleta não é padronizado, o que inviabiliza comparações ao longo do tempo e entre cidades e Estados (Beato-Filho, 2000; Cano, 2000; Kahn, 2002a; Peres, 2004; Piquet-Carneiro, 2000). Problemas semelhantes limitam o uso dos laudos periciais produzidos pelos Institutos Médico-Legais (IML).

A fonte tradicionalmente utilizada para o estudo dos homicídios é a declaração de óbito (DO), cujas informações são consolidadas no Sistema de Informações de Mortalidade do Ministério da Saúde (SIM/MS). O recurso ao SIM/MS justifica-se pela abrangência nacional, longa série temporal, forma padronizada de registro e classificação dos óbitos, e facilidade de acesso. Apesar das vantagens, diversos autores apontam problemas que comprometem a qualidade dos dados, tais como: falta de registro de informações, grande proporção de casos classificados como morte por intencionalidade indeterminada, não especificação do tipo de arma utilizada e baixa confiabilidade das informações (Barros, Ximenes, Lima, 2002; Barros, Ximenes, Lima, 2001; Catão, 1999; Drummond Júnior, Lira, Freitas, Nitrini, Shibao, 1999; Gawryszewski, 2002; Matos, Proietti, Barata R de, 2007; Mello Jorge, 1990; Mello Jorge, Gotlieb, Laurenti, 2002; Njaine, Souza, Minayo, Assis, 1997; Peres, dos Santos, 2005a; Simoes, Reichenheim, 2001; Souza, 1993).

Ao longo dos anos vêm sendo observadas melhorias na qualidade dos dados do SIM/MS, o que deve ser considerado quando da análise de séries históricas. Problemas, entretanto, ainda persistem, sendo bastante desiguais entre os diferentes Estados e Regiões.

Até o final da década de 1990 não havia no país um sistema de informações sobre morbidade relacionada com a violência que especificasse o tipo de causa externa (agressão, suicídio, acidente de trânsito etc.) responsável pela lesão. A partir de 1997 esta informação foi incorporada no Sistema de Informações Hospitalares do Sistema Único de Saúde (SIH/SUS) (Gawryszewski, Koizumi, Mello-Jorge, 2004). As principais limitações do SIH/SUS são: inclui apenas informações sobre internações ocorridas em hospitais do SUS ou conveniados e o fato de o Sistema ser voltado especialmente ao faturamento das internações (Secretaria de Estado da Saúde de São Paulo. Grupo Técnico de Prevenção de Acidentes e Violências. Centro de Vigilância Epidemiológica Prof. Alexandre Vranjac. Coordenadoria de Controle de Doenças, 2007; Souza, Lima, 2006).

Quando as lesões são de baixa gravidade, quando a vítima não busca um serviço de saúde ou não registra Boletim de Ocorrência Policial, só é possível obter informação por meio de pesquisas de vitimização. Segundo a OMS (Krug *et al.*, 2002), embora estudos populacionais sejam valiosos para o conhecimento mais fidedigno da prevalência de violência comunitária interpessoal, eles não carecem de problemas, tais como viés de informação, especialmente o viés de memória. O alto custo desses estudos e a complexidade do processo de coleta de informação dificultam a sua realização, principalmente em escala nacional.

Magnitude das violências comunitárias no Brasil e no mundo

O grande impacto dos homicídios na mortalidade da população brasileira fez com que Souza (1994) o considerasse o grande vilão da Saúde Pública da década de 1980. Este problema, entretanto, não é restrito ao Brasil. Em 1999, Yunes & Zubarew (1999) analisaram a tendência de mortalidade por causas externas na região das Américas, compreendendo o período de 1980 até meados da década de 1990. O Brasil destacou-se com o terceiro maior crescimento e as taxas mais elevadas desde 1992. No Brasil, a taxa de mortalidade por homicídio (TMH) cresceu 102% de 1980-1995, quando passou de 11,5 para 23,3/100.000 habitantes.

Segundo a OMS (Krug *et al.*, 2002), estima-se que apenas no ano 2000 520.000 pessoas morreram, no mundo, vítimas de homicídio, representando uma TMH de 8,8 por 100 mil habitantes. No mesmo ano, segundo dados do SIM/MS, ocorreram 45.360 mortes por homicídio no Brasil, o que representa quase 9% do total de óbitos e uma TMH de 26,7 por 100 mil habitantes. O Brasil apresentava, no final da década de 1990, a terceira maior TMH (23 por 100 mil habitantes), inferior apenas à Colômbia (61,6 por 100 mil habitantes) e El Salvador (55,6 por 100 mil habitantes). As TMH para os EUA e Canadá eram de, respectivamente, 6,9 e 1,4 por 100 mil habitantes.

Desde o final da década de 1970, pesquisadores e grupos de pesquisa nacionais vêm se debruçando sobre a questão e chamando a atenção para o crescimento das TMH. Estudos em escala nacional demonstraram que a tendência de crescimento, inicialmente descrita para São Paulo (Mello Jorge, 1980), ocorre em diferentes Estados e capitais do país e reflete-se no crescimento das TMH nacionais (Mello Jorge, Gawryszewski, Latorre, 1997; Peres, dos Santos, 2005b; Souza, 1994). Segundo Mello-Jorge *et al.* (1997), em 1989 as TMH superaram a taxa de mortalidade por acidentes de trânsito, ocupando a primeira posição entre as mortes por causas externas no Brasil. Dados do SIM/MS indicam que esta tendência se mantém constante até 2003, quando a TMH atinge o valor mais elevado (29 por 100 mil habitantes), com discreta queda entre 2003 e 2005 (Ministério da Saúde, 2008).

Segundo Gawryszewsky *et al.* (2004), no ano 2000 as agressões foram responsáveis por 5,4% (n = 35.494) das internações hospitalares (quarto lugar) e 38% (n = 45.343) das mortes (primeiro lugar) por causas externas no Brasil. Para as autoras, o maior impacto das agressões nos dados de mortalidade decorre, provavelmente, da alta proporção de uso de armas de fogo com alto potencial de letalidade. Além disso, a morbidade hospitalar considera apenas os casos não fatais graves, que necessitaram de internação. O uso de fontes adicionais pode dar um quadro mais preciso da magnitude das lesões não fatais. Segundo Souza & Lima (1994), considerando dados da Secretaria Nacional de Segurança Pública (Senasp/MJ), ocorreram, em 2003, 12 vezes mais casos de lesões não fatais do que fatais. A TMH foi de 28,9 por 100 mil habitantes e a taxa de lesão corporal foi de 390,7 por 100 mil habitantes.

Informações adicionais sobre vitimização não fatal podem ser obtidas por meio de pesquisas populacionais (Cardia, 1999; Kahn, 2002b; Paulino, Hernandes, 1997; Piquet-Carneiro, 1999; Rios, 1992). Apenas como ilustração, segundo Kahn *et al.* (2002b), em estudo realizado em São Paulo, Rio de Janeiro, Recife e Vitória, mais de 50% dos entrevistados referiram ter sido vítimas de violência em pelo menos uma ocasião nos 5 anos anteriores à pesquisa, e mais de um terço no período de 1 ano. Cardia *et al.* (1999) também, em estudo realizado em 10 capitais, chamam atenção para a alta taxa de vitimização (direta e indireta) por formas graves de violência no bairro de residência, no ano anterior à pesquisa.

Desigualdade na distribuição dos homicídios no Brasil: fatores relacionados com o risco de morte por violência

A grande desigualdade na distribuição do risco de morte por homicídios vem sendo investigada por diversos autores que tentam compreendê-la por meio da análise de associação entre TMH e as condições socioeconômicas. A importância da desigualdade social, em lugar da pobreza absoluta, para a explicação de variações nas taxas de homicídio vem sendo ressaltada na literatura internacional (Blau, Blau, 1982; Butchart, Engstrom, 2002; Daly, Duncan, Kaplan, Lynch, 1998; Fajnzylber, Lederman, Loayza, 2002; Hansmann, Quigley, 1982; Kaplan, Pamuk, Lynch, Cohen, Balfour, 1996; Kawachi, Kennedy, Lochner, Prothrow-Stith, 1997; Kennedy, Kawachi, Prothrow-Stith, 1996; Kennedy, Kawachi, Prothrow-Stith, Lochner, Gupta, 1998; Messner, 1982; Parker, 1988; Sampson, Raudenbush, Earls, 1997; Wilkinson, 1997; Williams, 1984; Wilson, Daly, 1997). Autores destacam ainda o baixo investimento em capital social, recursos públicos e políticas sociais (Kaplan *et al.*, 1996; Kawachi *et al.*, 1997; Kennedy *et al.*, 1996).

No Brasil, são muitos os estudos que abordam a associação entre TMH e indicadores socioeconômicos e demográficos. Diferenças metodológicas, tais como indicadores utilizados, unidade de análise (Estados, Municípios e áreas intraurbanas) e falta de controle de possíveis variáveis de confusão, acabam por levar discordâncias aos resultados encontrados. Associação entre TMH e baixa qualidade de vida foi descrita em São Paulo (Barata, Ribeiro, 2000; Barata, Ribeiro, Guedes, de Moraes, 1998; Barata, Ribeiro, Moraes, 1999; Cardia, Adorno, Poleto, 2003; Cardia, Schiffer, 2002; Drummond Júnior, 1999), Salvador (Macedo, Paim, Silva, Costa, 2001; Paim, Costa, Mascarenhas, Silva, 1999), Porto Alegre (Santos, Barcellos, Carvalho, Flores, 2001) e Rio de Janeiro (Szwarcwald, Castilho, 1986; Szwarcwald, Bastos, Barcellos, Pina, Esteves, 2000; Szwarcwald, Bastos, Esteves *et al.*, 1999; Szwarcwald, Bastos, Viacava, de Andrade, 1999). Resultados discordantes foram encontrados em Recife (Lima, Ximenes, 1998), na Cidade do Rio de Janeiro (Souza, de Assis, da Silva, 1997), no Estado do Rio de Janeiro (Szwarcwald, Bastos, Esteves *et al.*, 1999) e entre os Estados da Federação (Duarte, Schneider, Paes-Sousa, da Silva, Castillo-Salgado, 2002).

Os estudos são consistentes, entretanto, em demonstrar a sobremortalidade masculina por homicídios (Barata *et al.*, 1999; Gawryszewski, Mello Jorge, 2000; Mello Jorge, 1980; Minayo, de Souza, 1993; Silveira, Gotlieb, 1976; Souza, 1993; Souza, Lima, 2006; Szwarcwald, Castilho, 1986). Em 2005, segundo dados do SIM/MS, a população masculina concentrava 92% dos homicídios ocorridos no Brasil, os quais foram responsáveis por 40% das mortes por causa externas na população masculina e 19% na feminina. No mesmo ano, ainda segundo dados do SIM/MS, o risco de morte por homicídio na população masculina era 10 vezes superior ao risco na população feminina.

Considerando a faixa etária, os adolescentes e jovens constituem as vítimas preferenciais da violência no Brasil (Barata *et al.*, 1999; Barros, Ximenes, de Lima, 2001; Gawryszewski, Mello Jorge, 2000; Mello Jorge, 1980; Minayo, de Souza, 1993; Sant'Anna, Aerts, Lopes, 2005; Sant'Anna, Lopes, 2002; Silveira, Gotlieb, 1976; Souza, 1993; Souza, Lima, 2006; Szwarcwald, Castilho, 1986; Yunes, Zubarew, 1999). Em 2005, segundo dados do SIM/MS, os homicídios representavam mais de 50% das mortes por causas externas nas faixas etárias de 15 a 19 e 20 a 29 anos, sendo as TMH respectivamente 39 e 58 por 100 mil habitantes. Também entre os adolescentes e jovens, as vítimas preferenciais são as do sexo masculino.

Souza (2005) ressalta que as características dos homicídios masculinos entre adolescentes e jovens apontam para questões de gênero presentes em sua base. Valores associados à construção da masculinidade seriam elementos importantes para a compreensão das elevadas taxas de morte violenta (Sant'Anna *et al.*, 2005; Sant'Anna, Lopes, 2002; Souza, 2005). Outros fatores são também apontados, tais como baixa condição socioeconômica das famílias (Assis, 1999; Milner, 1994), presença de familiares dependentes de álcool e de outras drogas, relacionamentos familiares marcados por agressões físicas e emocionais e o envolvimento de familiares em atos infracionais (Assis, 1999), ausência do pai na residência (Falbo, Buzzetti, Cattaneo, 2001), baixa escolaridade e uso de drogas (Assis, 1999; Falbo *et al.*, 2001; Souza, 2005), antecedentes criminais (Falbo *et al.*, 2001; Souza, 2005) e cor negra/parda (Souza, 2005).

A disponibilidade de armas de fogo e a permissividade quanto ao seu uso e posse são apontados como fatores que contribuem para o crescimento da violência (Cook, 1978; Kellerman *et al.*, 1993; Miller, Azrael, Hemenway, 2002; Wiebe, 2003). Para Reiss (1993) e Fagan (1999), a organização e a eficiência do sistema judiciário e de segurança pública, a presença de mercado ilegal de armas e drogas, os processos sociais de exclusão, o crescimento demográfico e os fatores culturais são importantes para a compreensão do papel das armas de fogo nos índices de violência. No Brasil esta questão vem sendo discutida com base na alta proporção das armas de fogo entre as mortes por homicídio e na grande contribuição dos homicídios cometidos com amas de fogo para a tendência de crescimento das TMH (Mello Jorge *et al.*, 1997; Peres, dos Santos, 2005a; Peres, 2004; Souza, 1993; Souza, 1994).

Os dados apresentados apontam para a complexidade dos fatores relacionados com o risco de morte por violência letal no Brasil. Embora tenham se passado quase 20 anos, ainda são atuais as palavras de Minayo (1990:284) (1990), as quais citamos como conclusão desta seção: "(...) *a vítima preferencial desse quadro de violência é o jovem não branco, pobre, sexo masculino, idade média 15 a 18 anos, residente nas periferias ou favelas urbanas, assassinados, geralmente, por projétil de arma de fogo e denominado 'marginal' nos registros policiais.*"

Consequências da violência comunitária à saúde

Do mesmo modo que as repercussões da violência familiar, as consequências da vitimização direta para a saúde são muitas e envolvem desde lesões físicas, como também situações clínicas crônicas e transtornos mentais os mais diversos (Bifulco, Brown, Adler, 1991; Coid *et al.*, 2001; Krug *et al.*, 2002; Short, Rosenberg, 2001; Weiss, Longhurst, Mazure, 1999; Widom, 1999; Wise, Zierler, Krieger, Harlow, 2001). Estudos indicam que a vitimização indireta também traz consequências negativas para a saúde. Medo, ansiedade, depressão, baixa autoestima, desconfiança, hostilidade, distúrbios do desenvolvimento e problemas escolares em crianças são algumas das consequências para a saúde mental das populações expostas (Short, Rosenberg, 2001; Singer, Anglin, Song, Lunghofer, 1995; Weaver, Maddaleno, 1999; Wise *et al.*, 2001).

Sentimentos de medo e insegurança foram identificados por Khan (2002b) e Cardia (1999) em estudos de vitimização no Brasil. Segundo Cardia (1999) a exposição à violência também afeta a percepção dos jovens com relação à expectativa de vida: somente 60% dos entrevistados com menos de 20 anos consideram que a probabilidade de estarem vivos ao completarem 25 anos é muito elevada. Essa expectativa não parece desprovida de sentido: desde 1990 no Rio de Janeiro (Reinchenheim, Werneck, 1994) e de 1997 no Brasil (Lira, Drummond Júnior, 2000), os homicídios ocupam o primeiro lugar entre as causas de anos potenciais de vida perdidos.

Sob as formas de lesões, doenças, medos e ansiedades as violências entram, muitas vezes despercebidas, nos serviços de saúde. No Brasil, os gastos do setor saúde em internações hospitalares para o tratamento de vítimas de causas externas consomem grande parte dos recursos destinados ao SUS pelo governo federal. Iunes (1997), com base de dados referentes a 1994, estima um gasto anual correspondente a 0,07% do PIB nacional. Embora não tenhamos dados nacionais, autores destacam a importância da violência para os gastos com atendimento em emergência (Deslandes, Silva, Uga, 1998) e para os gastos que as famílias das vítimas têm, privadamente, para o tratamento das lesões secundárias à violência interpessoal (Noronha, 2003).

Considerações finais

Entremeando as questões abordadas ao longo do texto, parece crucial entender a violência interpessoal como um fenômeno complexo mediado por diferentes fatores e circunstâncias. Sua complexidade traz como consequência a necessidade de integrar diferentes profissionais por meio da formação de equipes interdisciplinares em qualquer programa de prevenção, detecção e acompanhamento de vítimas. Neste sentido, esforços merecem ser dirigidos visando a efetivamente quebrar barreiras disciplinares, fazendo com que essas equipes não sejam meros retalhos, mas um grupo sensível ao tema, de alta qualidade, com formações e olhares distintos.

Outro nível de integração necessário se dá entre as diferentes instituições envolvidas na promoção da paz e atenção aos indivíduos, famílias e comunidades vivendo em situação de violência. Atualmente, ainda se observa uma real dificuldade de trabalho conjunto e retroalimentado entre organizações (setor judiciário; conselhos tutelares; organizações não governamentais; etc.). A divulgação e integração das atividades realizadas, o retorno de informações sobre o andamento dos casos e a especificação de ações, evitando a sobreposição de serviços, ainda são metas a serem atingidas.

Como alerta final, não se deve perder a perspectiva da escassez de informações existentes sobre as várias facetas da violência interpessoal. Que o panorama oferecido acima não crie a ilusão de substância. Muito do que foi exposto ainda demanda maior aprofundamento. Porém, no afã de atuar, há uma tendência de se aceitarem conjecturas ou evidências ainda tênues para o embasamento de decisões e ações. Isto requer atenção. Para enfrentar a questão, há uma premência de discussões sobre as prioridades e rumos de programas de investigação na área, identificando as lacunas existentes a cada passo de cada fase de atuação.

Referências bibliográficas

Archer J. Assessment of the reliability of the conflict tactics scales: a meta-analytic review. *Journal of Interpersonal Violence* 14(12):1263-1289, 1999.

Assis S. *Traçando caminhos em uma sociedade violenta: a vida de jovens infratores e de seus irmãos não infratores*. Rio de Janeiro: Fiocruz, 1999.

Assis SG, Avanci JQ, Santos NC, Malaquias JV, Oliveira RVC. Violence and social representation in teenagers in Brazil. *Revista Panamericana de Salud Pública* 16(1):43-51, 2004.

Barata RB, Ribeiro MC. Correlation between homicide rates and economic indicators in Sao Paulo, Brazil, 1996. *Rev Panam Salud Pública* 7(2):118-124, 2000.

Barata RB, Ribeiro MC, Guedes MB, de Moraes, JC. Intra-urban differentials in death rates from homicide in the city of Sao Paulo, Brazil, 1988-1994. *Soc Sci Med* 47(1):19-23, 1998.

Barata RB, Ribeiro MCSA, Moraes JC. Desigualdades sociais e homicídios em adolescentes e adultos jovens na cidade de São Paulo em 1995. *Revista Brasileira de Epidemiologia* 2(1-2):50-59, 1999.

Barros MD, Ximenes R, de Lima ML. Child and adolescent mortality due to external causes: trends from 1979 to 1995. *Rev Saúde Pública* 35(2):142-149, 2001.

Barros MD, Ximenes R, Lima, ML. Validity of death certificate variables in cases of death from external causes, Brazil. *Rev Saúde Pública* 36(3):301-306, 2002.

Barros, MDA, Ximenes R, Lima MLC. Causa básica da morte por causas externas: validação dos dados oficiais em Recife, Pernambuco, Brasil. *Revista Panamericana de Salud Pública* 9(2):84-93, 2001.

Beato-Filho CC. *Fontes de dados policiais em estudos criminológicos: limites e potenciais*. Rio de Janeiro: IPEA, 2000.

Belsky J. Etiology of child maltreatment: a developmental-ecological analysis. *Psychological Bulletin* 114(3):413-434, 1993.

Bifulco A, Brown GW, Adler Z. Early sexual abuse and clinical depression in adult life. *Br J Psychiatry* 159:115-122, 1991.

Blau JR, Blau PM. Cost of inequality: metropolitan structure and violent crime. *American Sociological Review* 47(1):114-129, 1982.

Blinn-Pike L, Mingus S. The internal consistency of the Child Abuse Potential Inventory with adolescent mothers. *Journal of Adolescence* 23(1):107-111, 2000.

Boy A, Salihu HM. Intimate partner violence and birth outcomes: a systematic review. *International Journal of Fertility and Women's Medicine* 49(4):159-164, 2004.

Butchart A, Engstrom K. Sex- and age-specific relations between economic development, economic inequality and homicide rates in people aged 0-24 years: a cross-sectional analysis. *Bull World Health Organ* 80(10):797-805, 2002.

Campbell J, Garcia-Moreno C, Sharps P. Abuse during pregnancy in industrialized and developing countries. *Violence Against Women* 10(7):770-789, 2004.

Cano I. *Registros criminais da polícia no Rio de Janeiro: problemas de confiabilidade e validade*. Rio de Janeiro: IPEA, 2000.

Cardia N. *Pesquisa sobre atitudes, normas culturais e valores em relação à violência em 10 capitais brasileiras*. Brasília: Ministério da Justiça, Secretaria de Estado dos Direitos Humanos, 1999.

Cardia N, Adorno S, Poleto F. Homicídio e violação de direitos humanos em São Paulo. *Estudos Avançados* 17(47):43-73, 2003.

Cardia N, Schiffer S. Violência e desigualdade social. *Ciência e Cultura* 54(1):25-31, 2002.

Catão Y. *Mortes Violentas: um panorama dos homicídios no Brasil*. Rio de Janeiro: Instituto Brasileiro de Geografia e Estatística, 1999.

Cicchetti D, Toth SL. A developmental psychopathology perspective on child abuse and neglect. *J Am Acad Child Adolesc Psychiatry* 34(5):541-565, 1995.

Coid J, Petruckevitch A, Feder G, Chung W, Richardson J, Moorey S. Relation between childhood sexual and physical abuse and risk of revictimisation in women: a cross-sectional survey. *Lancet* 358(9280):450-454, 2001.

Coker AL. Does physical intimate partner violence affect sexual health? A systematic review. *Trauma Violence Abuse* 8(2):149-177, 2007.

Collado Peña SP, Villanueva Egan LA. Relationship between familial violence during pregnancy and risk of low weight in the newborn. *Ginecologia y Obstetricia de Mexico* 75:259-267, 2007.

Comijs HC, Pot AM, Smit JH, Bouter LM, Jonker C. Elder abuse in the community: prevalence and consequences. *Journal of The American Geriatric Society* 46(7):885-888, 1998.

Conha-Eastman A, Villaveces A. *Guidelines for the design, implementation and evaluation of epidemiological surveillances systems on violence and injuries*. Washington DC: PAHO, 2001.

Cook PJ. The effect of gun availability on robbery and robbery murder: a cross-section study of fifty cities. In: RHH and BB Zellner (ed.). *Annual Review of Policy Studies*. Beverly Hills: Sage, 1978. pp. 743-781.

Daly MC, Duncan GJ, Kaplan GA, Lynch JW. Macro-to-micro links in the relation between income inequality and mortality. *Milbank Q* 76(3):315-339, 303-314, 1998.

Daniels K. Intimate partner violence & depression: a deadly comorbidity. *J Psychosoc Nurs Ment Health Serv* 43(1):44-51, 2005.

Datner EM, Wiebe DJ, Brensinger CM, Nelson DB. Identifying pregnant women experiencing domestic violence in an urban emergency department. *Journal of Interpersonal Violence* 22(1):124-135, 2007.

Deslandes SF, Silva C, Uga MAD. Emergency care costs for victims of violence treated at two hospitals in rio de janeiro. *Cad Saúde Pública* 14(2):287-299, 1998.

Drummond Júnior M. Homicídios e desigualdades sociais na Cidade de São Paulo: uma visão epidemiológica. *Saúde e Sociedade* 8(1):63-81, 1999.

Drummond Júnior M, Lira MMTA, Freitas M, Nitrini T, Shibao K. Avaliação da qualidade das informações de mortalidade por acidentes não especificados e eventos com intenção indeterminada. *Revista de Saúde Pública* 33(3):273-280, 1999.

Duarte EC, Schneider MC, Paes-Sousa R, da Silva JB, Castillo-Salgado C. Life expectancy at birth and mortality in Brazil, 1999: exploratory analysis of regional differences. *Rev Panam Salud Pública* 12(6), 436-444, 2002.

Dubova SV, Pámanes-González V, Billings DL, Torres-Arreola LP. Partner violence against pregnant women in Mexico City. *Revista de Saúde Pública* 41:582-90, 2007.

Espíndola C, Blay SL. Prevalência de maus-tratos na terceira idade: revisão sistemática. *Revista de Saúde Pública* 41(2):301-306, 2007.

Fagan J. *Social contagion of violence*. Paper presented at the Fortunoff Colloquium, New York, 1999.

Fajnzylber P, Lederman D, Loayza N. Inequality and Violent Crime. *Journal of Law & Economics* 45(1):1-40, 2002.

Falbo GH, Buzzetti R, Cattaneo A. Homicide in children and adolescents: a case-control study in Recife, Brazil. *Bull World Health Organ* 79(1):2-7, 2001.

Garbarino J, Guttmann E, Seeley JW. *The psychologically battered child*. London: Jossey-Bass, 1988.

Garcia-Moreno C, Jansen HA, Ellsberg M, Heise L, Watts CH. Prevalence of intimate partner violence: findings from the WHO multi-country study on women's health and domestic violence. *Lancet* 368(9543):1260-1269, 2007.

Gawryszewski V. *Homicídios no Município de São Paulo: perfil e subsídios para um sistema de vigilância epidemiológica*. Universidade de São Paulo, São Paulo, 2002.

Gawryszewski V, Mello Jorge M. Mortalidade violenta no Município de São Paulo nos últimos 40 anos. *Revista Brasileira de Epidemiologia* 3(1):50-69, 2000.

Gawryszewski VP, Koizumi MS, Mello-Jorge MH. Morbidity and mortality from external causes in Brazil, 2000. *Cad Saúde Pública* 20(4):995-1003, 2004.

Gelles RJ. *Intimate violence in families*. London: SAGE Publications, 1997.

Glander SS, Moore ML, Michielutte R, Parsons LH. The prevalence of domestic violence among women seeking abortion. *Obstet Gynecol* 91(6):1002-1006, 1998.

Greenberg EM, McFarlane J, Watson MG. Vaginal bleeding and abuse: assessing pregnant women in the emergency department. *MCN; American Journal of Maternal Child Nursing* 22(4):182-186, 1997.

Gunter J. Intimate partner violence. *Obstetrics Gynecology Clinical North American* 34(3):367-388, 2007.

Hansmann HB, Quigley JM. Population heterogeneity and the sociogenesis of homicide. *Social Forces* 61(1):206-224, 1982.

Hedin LWJ, Per Olof. Domestic violence during pregnancy: the prevalence of physical injuries, substance use, abortions and miscarriages. *Acta Obstetricia et Gynecologica Scandinavica* 79(8):625-630, 2000.

Heise L, Ellsberg M, Gottmoeller M. A global overview of gender-based violence. *International Journal of Gynaecology and Obstetrics* 78(suppl. 1):S5-S14, 2002.

Heise LL. Violence against women: an integrated ecological framework. *Violence Against Women* 4:262-290, 1998.

Herrenkohl TI, Sousa C, Tajima EA, Herrenkohl RC, Moylan CA. Intersection of child abuse and children's exposure to domestic violence. *Trauma Violence Abuse* 9(2):84-99, 2008.

Hillard PJA. Physical abuse in pregnancy. *Obstetrics and Gynecology* 66(2):185-190, 1985.

Iunes RF. Impacto econômico das causas externas no Brasil: um esforço de mensuração. *Revista de Saúde Pública* 31(Suplemento 4):S38-S46, 1997.

Jackson NA. *Encyclopedia of Domestic Violence*. New York: Taylor & Francis Group, 2007.

Jaffee SR, Caspi A, Moffitt TE, Polo-Tomás M, Taylor A. Individual, family, and neighborhood factors distinguish resilient from non-resilient maltreated children: a cumulative stressors model. *Child Abuse & Neglect* 31(3):231-253, 2007.

Jasinski JL. Pregnancy and domestic violence: a review of the literature. *Trauma Violence Abuse* 5(1):47-64, 2004.

Jasinski JL, Williams LM. *Partner violence: a comprehensive review of 20 years of research*. London: SAGE Publications, Inc, 1998.

Johnson P, Hellerstedt W, Pirie PL. Abuse history and nonoptimal prenatal weight gain. *Public Health Reports* 117(2):148-156, 2002.

Jones H, Powell JL. Old age, vulnerability and sexual violence: implications for knowledge and practice. *Int Nurs Rev* 53(3):211-216, 2006.

Kahn T. (2002a). Armas de fogo: argumentos para o debate. *Boletim Conjuntura Criminal*. Retrieved março, 2004, from http://www.conjunturacriminal.com.br

Kahn T. (2002b). Pesquisa de vitimização 2002 e avaliação do PIAPS. Retrieved março, 2004, from http://www.conjunturacriminal.com.br

Kamphuis JH, Emmelkamp PM. 20 years of research into violence and trauma: past and future developments. *J Interpers Violence* 20(2):167-174, 2005.

Kaplan GA, Pamuk ER, Lynch JW, Cohen RD, Balfour JL. Inequality in income and mortality in the United States: analysis of mortality and potential pathways. *BMJ* 312(7037):999-1003, 1996.

Kashani JH, Daniel AE, Dandoy AC, Holcomb WR. Family Violence: impact on children. *Journal of the American Academy of Child and Adolescent Psychiatry* 31(2):181-189, 1992.

Kawachi I, Kennedy BP, Lochner K, Prothrow-Stith, D. Social capital, income inequality, and mortality. *Am J Public Health* 87(9):1491-1498, 1997.

Kellerman AL, P, RF, B, RN, G, BJ, DT, R, T, FJ *et al*. Gun ownership as a risk factor for homicide in the home. *New England Journal of Medicine* 329(15):1084-1091, 1993.

Kennedy BP, Kawachi I, Prothrow-Stith D. Income distribution and mortality: cross sectional ecological study of the Robin Hood index in the United States. *BMJ* 312(7037):1004-1007, 1993.

Kennedy BP, Kawachi I, Prothrow-Stith D, Lochner K, Gupta V. Social capital, income inequality, and firearm violent crime. *Soc Sci Med* 47(1):7-17, 1998.

King W, Reid C. National audit of emergency department child protection procedures. *Emergency Medicine Journal* 20(3):222-224, 2003.

Krug EG, Dahlberg LL, Mercy JA, Zwi AB, Lozano R. *World report on violence and health*. Geneva: World Health Organization, 2002.

Lima ML, Ximenes R. Violence and death: differentials in mortality from external causes in the urban space of Recife, Pernambuco, Brazil, 1991. *Cad Saúde Pública* 14(4):829-840, 1998.

Lira MMTA, Drummond Júnior M. Anos potenciais de vida perdidos no Brasil em 1980 e 1997. In: *Estudos Epidemiológicos* (pp. 7-46). Funasa/Ministério da Saúde.

Macedo AC, Paim JS, Silva LM, Costa M, C. Violence and social inequalities: mortality rates due to homicides and life conditions in Salvador, Brazil. *Rev Saúde Pública* 35(6):515-522, 2001.

Martin SL, Matza LS, Kupper LL, Thomas JC, Daly M, Cloutier S. Domestic violence and sexually transmitted diseases: the experience of prenatal care patients. *Public Health Rep* 114(3):262-268, 1999.

Matos SG, Proietti FA, Barata RC. Reliability of cause of death due to violence from information systems in Belo Horizonte, Southern Brazil. *Rev Saúde Pública* 41(1):76-84, 2007.

Mello Jorge MH. Mortality due to violent causes in the municipality of Sao Paulo. II. Accidental deaths. *Rev Saúde Pública* 14(4):475-508, 1980.

Mello Jorge MH. Present situation of official statistics related to mortality from external causes. *Rev Saúde Pública* 24(3):217-223, 1990.

Mello Jorge MHP, Gawryszewski VPL, Latorre MRD. Análise dos dados de mortalidade. *Revista de Saúde Pública* 31(4 suppl):05-25, 1997.

Mello Jorge MHP, Gotlieb SLD, Laurenti R. O Sistema de Informações sobre Mortalidade: problemas e propostas para o seu enfrentamento. I – Mortes por Causas Naturais. *Revista Brasileira de Epidemiologia* 5(2):197-211, 2002.

Messner SF. Societal development, social equality and homicide: a cross-national test of a Durkheimian model. *Social Forces* 61(1):225-240, 1982.

Mezey G, Bacchus L, Bewley S, White S. Domestic violence, lifetime trauma and psychological health of childbearing women. *BJOG* 112(2):197-204, 2005.

Miller M, Azrael D, Hemenway D. Rates of household firearm ownership and homicide across US regions and states, 1988-1997. *Am J Public Health* 92(12):1988-1993, 2002.

Milner JS. Assessing physical child abuse risk: The Child Abuse Potential Inventory. *Clinical Psychology Review* 14(6):547-583, 1994.

Minayo, M. A violência na adolescência: um problema de saúde pública. *Caderno de Saúde Pública*, 6(3), 278-292, 1990.

Minayo MC, de Souza ER. Violence for all. *Cad Saúde Pública* 9(1):65-78, 1993.

Ministério da Saúde (2001). *Política nacional de redução da morbimortalidade por acidentes e violências*. Brasília. Portaria MS/GM nº 737 de 16/05/01.

Ministério da Saúde (2004). *Plano nacional de prevenção da violência*. Brasília: Secretaria de Atenção à Saúde: Departamento de Ações Programáticas e Estratégicas: Coordenação Geral de Prevenção à Violência e Causas Externas.

Ministério da Saúde (2005). *Impacto da violência na saúde dos brasileiros*. Brasília.

Ministério da Saúde (2008). Sistema de Informações de Mortalidade (SIM). Retrieved Novembro, 2008, from http://www.datasus.gov.br

Moraes CL, Amorim AR, Reichenheim ME. Gestational weight gain differentials in the presence of intimate partner violence. *International Journal of Gynecology and Obstetrics* 95(3):254-260, 2006.

Moraes CL, Hasselmann MH, Reichenheim ME. Portuguese transcultural adaptation of the Revised Conflict Tactics Scales (CTS2), an instrument used to identify partner violence. *Cadernos de Saúde Pública* 18(1):163-175, 2002.

Moraes CL, Reichenheim ME. Cross-cultural measurement equivalence of the Revised Conflict Tactics Scales (CTS2) Portuguese version used to identify violence within couples. *Cadernos de Saúde Pública* 18(3):783-796, 2002a.

Moraes CL, Reichenheim ME. Domestic violence during pregnancy in Rio de Janeiro, Brazil. *International Journal of Gynaecology and Obstetrics* 79(3):269-277, 2002b.

Moura ATMS, Reichenheim ME. Estamos realmente detectando violência nas famílias de crianças atendidas em nossos serviços de saúde? A experiência de um serviço público do Rio de Janeiro. *Cadernos de Saúde Pública* 21(4):1124-1133, 2005.

Naggers Y, Goldenberg SC, Hauth J. Effect of domestic violence during pregnancy on infant birth weight and prematurity. *American Journal of Epidemiology* 155(11):SER abstracts 336, 2002.

Njaine K, Souza ER, Minayo MC, Assis SG. A produção da (des)informação sobre violência: análise de uma prática discriminatória. *Cad Saúde Pública* 13(3):405-414, 1997.

Noronha CV. *Violência e Saúde: magnitude e custos dos atendimentos de emergência na cidade de Salvador, Bahia (Relatório de Pesquisa)*: UFBA/ISC/DFID/SESAB, 2003.

O'Brien JG, O'Neill D. International mosaic on the status of elder abuse and neglect from five continents. Introduction. *Journal of Elder Abuse & Neglect* 20(2):87-90, 2008.

Paim JS, Costa M da C, Mascarenhas JC, da Silva LM. Regional distribution of violence: mortality from external causes in Salvador (Bahia), Brazil. *Rev Panam Salud Pública* 6(5):321-332, 1999.

Paixão Jr. CM, Reichenheim ME. Uma revisão sobre instrumentos de rastreamento de violência doméstica contra o idoso. *Cadernos de Saúde Pública* 22(6):1137-1149, 2006.

Parish WL, Wang T, Laumann EO, Pan S, Luo Y. Intimate partner violence in China: national prevalence, risk factors and associated health problems. *International Family Planning Perspectives* 30(4):174-181, 2004.

Parker RN. Poverty, subculture of violence, and type of homicide. *Social Forces* 67(4):983-1007, 1988.

Paulino MF, Hernandes AJ. *Radiografia da vitimização em São Paulo*: Ilanud/Datafolha (mimeo), 1997.

Penhale B. Elder abuse in the United Kingdom. *Journal of Elder Abuse and Neglect* 20(2):151-168, 2008.

Peres MF, dos Santos PC. Mortalidade por homicídios no Brasil na década de 90: o papel das armas de fogo. *Revista de Saúde Pública* 39(1):58-66, 2005a.

Peres MF, dos Santos PC. Trends of homicide death in Brazil in the 90s: the role of firearms. *Rev Saúde Pública* 39(1):58-66, 2005b.

Peres MFT. *Violência por armas de fogo no Brasil – Relatório Nacional*. São Paulo: Núcleo de Estudos da Violência, Universidade de São Paulo, 2004.

Pillemer KA, Finkelhor D. The prevalence of elder abuse: A random sample survey. *Gerontologist* 28:51-57, 1988.

Pinheiro PS. Violence against children: a global report. *Ciência & Saúde Coletiva* 11(2):453-460, 2006.

Piquet-Carneiro L. Pesquisa de vitimização. Região Metropolitana de São Paulo. Relatório de pesquisa. Retrieved março, 2004, from http://www.worldbank.org

Piquet-Carneiro L. Violent crime in Latin American cities: Rio de Janeiro and São Paulo. Retrieved março, 2004, from http//www.worldbank.org

Podnieks E. Elder abuse: the Canadian experience. *Journal of Elder Abuse and Neglect* 20(2):126-150, 2008.

Reichenheim ME, Dias A, Moraes CL. Co-ocorrência de violência física conjugal e contra filhos em serviços de saúde. *Revista de Saúde Pública* 40(4):595-603, 2006.

Reichenheim ME, Moraes CL. Adaptação transcultural do instrumento "Parent-Child Conflict Tactics Scales (CTSPC)" utilizado para identificar a violência contra a criança. *Cadernos de Saúde Pública* 19(6):1701-1712, 2003.

Reichenheim ME, Moraes CL. A comparison between the Abuse Assessment Screen and the Revised Conflict Tactics Scales for measuring physical violence during pregnancy. *Journal of Epidemiology and Community Health* 58(6):253-527, 2004.

Reichenheim ME, Moraes CL. Psychometric properties of the Portuguese version of the Conflict Tactics Scales: Parent-child Version (CTSPC) used to identify child abuse. *Cadernos de Saúde Pública* 22(3):503-515, 2006.

Reichenheim ME, Patrício TF, Moraes CL. Detecting intimate partner violence during pregnancy: awareness-raising indicators for use by primary healthcare professionals. *Public Health* 122:716-724, 2008.

Reinchenheim M, Werneck G. Anos potenciais de vida perdidos no Rio de Janeiro, 1990. As mortes violentas em questão. *Cadernos de Saúde Pública* 10(Suplemento 1):S188-S198, 1994.

Reiss A, Roth J. Firearms and violence. In: *Understanding and preventing violence.* Washington: National Academy Press. pp. 255-287.

Rios J. Rio de Janeiro (BRAZIL). In: Anna A, Uglijesa Z, Dijk JJV (eds.). *Understanding crime, experiences of crime and crime control. Acts of the International Conference* (vol. 49). Rome: United Nations Publication, 1992.

Sadowski LS, Hunter WM, Bangdiwala SI, Munoz SR. The world studies of abuse in the family environment (WorldSAFE): a model of a multi-national study of family violence. *Injury Control and Safety Promotion* 11(2):81-90, 2004.

Sampson RJ, Raudenbush SW, Earls F. Neighborhoods and violent crime: a multilevel study of collective efficacy. *Science* 277(5328):918-924, 1997.

Sant'Anna AR, Aerts D, Lopes MJ. Homicídios entre adolescentes no Sul do Brasil: situações de vulnerabilidade segundo seus familiares. *Cadernos de Saúde Pública* 21(1):120-129, 2005.

Sant'Anna AR, Lopes MJ. Homicides among teenagers in the city of Porto Alegre, Rio Grande do Sul State, Brazil: vulnerability, susceptibility, and gender cultures. *Cad Saúde Pública* 18(6):1509-1517, 2002.

Santos SM, Barcellos C, Carvalho MS, Flores R. Spatial clusters detection of violent deaths in Porto Alegre, Rio Grande do Sul, Brazil, 1996. *Cad Saúde Pública* 17(5):1141-1151, 2001.

Saurel-Cubizolles MJ, Lelong N. Familiar violence during pregnancy. *Journal de Gynécologie Obstétrique et Biologie de la Reproduction* 34:S47-53, 2005.

Secretaria de Estado da Saúde de São Paulo. Grupo Técnico de Prevenção de Acidentes e Violências. Centro de Vigilância Epidemiológica "Prof. Alexandre Vranjac". Coordenadoria de Controle de Doenças. Hospital admissions due to external causes in the State of Sao Paulo in 2005. *Rev Saúde Pública* 41(1):163-166, 2007.

Short L, Rosenberg M. Intervening with victims of intimate partner violence. *Injury Control and Safety Promotion* 8(2):630-669, 2001.

Silveira MH, Gotlieb SL. Accidents, poisonings an violence as the cause of death in residents of Sao Paulo City (Brazil). *Rev Saúde Pública* 10(1):45-55, 1976.

Silverman JG, Gupta J, Decker MR, Kapur N, Raj A. Intimate partner violence and unwanted pregnancy, miscarriage, induced abortion, and stillbirth among a national sample of Bangladeshi women. *British Journal of Obstetrics and Gynecology* 114(10):1246-1252, 2006.

Simoes EM, Reichenheim ME. Reliability of information on the underlying cause of death from external causes in people under 18 years of age in the Municipality of Duque de Caxias, Rio de Janeiro, Brazil. *Cad Saúde Pública* 17(3):521-531, 2001.

Singer MI, Anglin TM, Song LY, Lunghofer L. Adolescents' exposure to violence and associated symptoms of psychological trauma. *JAMA* 273(6):477-482, 1995.

Skuse D, Bentovim A. Physical and emotional maltreatment. In: MT Rutter E, Hersov L. (ed.) *Child and adolescent psychiatry: modern approaches* Oxford: Blackwell Sciences. pp. 209-229, 1994.

Soares BM. *Mulheres invisíveis: violência conjugal e novas políticas de segurança.* Rio de Janeiro: Civilização Brasileira, 1999.

Souza E. Masculinidade e violência no Brasil: contribuições para a reflexão no campo da saúde. *Ciência & Saúde Coletiva* 10(1):59-70, 2005.

Souza ER. Concealed and revealed violence: an epidemiological study of mortality from external causes in Duque de Caxias, Rio de Janeiro. *Cad Saúde Pública* 9(1):48-64, 1993.

Souza ER. Homicídios no Brasil: o grande vilão da saúde pública na década de 80. *Cadernos de Saúde Pública* 10:45-60, 1994.

Souza ER, de Assis SG, da Silva CM. Violence in the city of Rio de Janeiro: areas of risk and mortality trends among adolescents 10-19 years of age. *Rev Panam Salud Pública,* 1(5):389-398, 1997.

Souza ER, Lima MLC. Panorama da violência urbana no Brasil e suas capitais. *Ciência & Saúde Coletiva* 11(2):363-373.

Straus AM, Gelles JR, Steinmetz KS. *Behind closed doors. Violence in the american family.* New York: Anchor Press, 1980.

Straus MA, Hamby SH, Finkelhor D, Moore DW, Runyan D. Identification of child maltreatment with parent-child conflict tactics scales: development and psychometric data for a national sample of American parents. *Child Abuse & Neglect* 22(4):249-270, 1998.

Szwarcwald C, Castilho E. Mortalidade por causas externas no estado do Rio de Janeiro no período de 1976 a 1980. *Caderno de Saúde Pública* 2(1):19-41, 1986.

Szwarcwald CL, Bastos FI, Barcellos C, Pina MF, Esteves MA. Health conditions and residential concentration of poverty: a study in Rio de Janeiro, Brazil. *J Epidemiol Community Health* 54(7):530-536, 2000.

Szwarcwald CL, Bastos FI, Esteves MA, Andrade CLT, Paez MS, Médici ÉV, *et al.* Desigualdade de renda e situação de saúde: o caso do Rio de Janeiro. *Cadernos de Saúde Pública* 15(1):15-28, 1999.

Szwarcwald CL, Bastos FI, Viacava F, de Andrade CL. Income inequality and homicide rates in Rio de Janeiro, Brazil. *Am J Public Health* 89(6):845-850, 1999.

Tomison A. *Spotlight on Child Neglect.* Melbourne,Victoria: National Child Protection Clearing House, 1995.

Valladares E, Ellsberg M, Pena R, Hogberg U, Persson LA. Physical partner abuse during pregnancy: a risk factor for low birth weight in Nicaragua. *Obstetrics and Gynecology* 100(4):700-705, 2002.

Weaver K, Maddaleno M. Youth violence in Latin America: current situation and violence prevention strategies. *Rev Panam Salud Publica* 5(4-5):338-343, 1999.

Weiss EL, Longhurst JG, Mazure CM. Childhood sexual abuse as a risk factor for depression in women: psychosocial and neurobiological correlates. *Am J Psychiatry* 156(6):816-828, 1999.

Widom CS. Posttraumatic stress disorder in abused and neglected children grown up. *Am J Psychiatry* 156(8):1223-1229, 1999.

Wiebe DJ. Homicide and suicide risks associated with firearms in the home: a national case-control study. *Ann Emerg Med* 41(6):771-782, 2003.

Wilkinson RG. Comment: income, inequality, and social cohesion. *Am J Public Health* 87(9):1504-1506, 1997.

Williams KR. Economic sources of homicide: reestimating the effects of poverty and inequality. *Am Sociol Rev* 49(2):283-289, 1984.

Wilson M, Daly M. Life expectancy, economic inequality, homicide, and reproductive timing in Chicago neighbourhoods. *BMJ* 314(7089):1271-1274, 1997.

Wise LA, Zierler S, Krieger N, Harlow BL. Adult onset of major depressive disorder in relation to early life violent victimisation: a case-control study. *Lancet* 358(9285):881-887, 2001.

Wood K, Maforah F, Jewkes R. "He forced me to love him": putting violence on adolescent sexual health agendas. *Soc Sci Med* 47(2):233-242, 1998.

World Health Organization (WHO). Violence and Injury Prevention and Disability, 2008. Retrieved 20/11/08, 2008.

Yunes J, Zubarew T. Mortalidad por causas violentas en adolescentes y jóvenes: un desafío para la Región de las Américas. *Revista Brasileira de Epidemiologia* 2(3):102-171, 1999.

Ziegler DS, Sammut, J, Piper AC. Assessment and follow-up of suspected child abuse in preschool children with fractures seen in a general hospital emergency department. *Journal of Paediatrics and Child Health* 41(5-6):251-255, 2005.

48 Epidemiologia do Uso/Uso Abusivo de Substâncias Psicoativas

Maria Guadalupe Medina, Rosana Aquino, Naomar de Almeida Filho e Antonio Nery Filho

Introdução

O objeto da Epidemiologia vem se ampliando ao longo de sua história, na busca da compreensão de eventos de natureza cada vez mais complexa. O nascimento da ciência epidemiológica esteve vinculado a estudos sobre epidemias de doenças transmissíveis para, em seguida, abranger enfermidades crônicas não transmissíveis e, posteriormente, temas como saúde ambiental e ocupacional. Agravos à saúde com determinação social, cultural e comportamental mais evidente, como violência, acidentes, distúrbios psicoemocionais e toxicomanias, constituem na atualidade questões científicas de privilegiado interesse, passando a integrar o objeto ampliado da Epidemiologia.

Entre os principais usos da Epidemiologia no campo de saberes e práticas relacionados com o consumo de substâncias psicoativas (SPA), destacam-se os seguintes (Duncan, 1997):

- Compreender causas do consumo, uso e uso abusivo de SPA em comunidades humanas, adotando abordagens epidemiológicas para estudar fatores de risco, a fim de subsidiar intervenções preventivas de controle desses fatores na população
- Monitorar níveis de uso e uso abusivo de SPA na população, mapeando locais com alta prevalência e incidência para orientar a localização de serviços de saúde, verificando como o problema se distribui na comunidade segundo idade, raça, sexo e outras variáveis de interesse
- Analisar tendências temporais de uso e uso abusivo de SPA para delinear cenários futuros e avaliar o efeito de intervenções mediante políticas sociais e de saúde –padrões de consumo se repetem, podendo ser objeto de predição, e a análise de impacto de políticas pode constituir guias valiosos para decisões futuras
- Avançar no conhecimento sobre quadros clínicos relacionados com uso e uso abusivo de SPA, superando limitações das informações oriundas dos serviços de saúde
- Identificar síndromes de abuso, a partir de evidências científicas, especialmente epidemiológicas, contribuindo com novas classificações
- Identificar grupos-alvo ou indivíduos para intervenções preventivas baseadas em evidências empíricas
- Determinar a efetividade de intervenções para prevenção e tratamento dos efeitos do uso/uso abusivo de SPA.

A incorporação pela Epidemiologia de objeto de tamanha complexidade – fenômenos e processos vinculados ao consumo de SPA e seus efeitos, principalmente as toxicomanias e quadros clínicos correlatos[1] – não se fez sem a agregação concomitante de novos problemas conceituais e metodológicos, postos na ordem do dia e que se constituem em grandes desafios para a investigação epidemiológica nesse campo. De todo modo, a perspectiva populacional própria da pesquisa epidemiológica – que permite ampliar o objeto-problema em suas vertentes social, política, ambiental e cultural – é crucial no sentido de superar as limitações do saber clínico restrito e individualizado. Principalmente porque os dados dos serviços que tratam usuários apresentam vieses: primeiro, porque se referem mais a uso abusivo que a uso de SPA; segundo, porque muitos usuários que abusam nunca procuram tratamento, e esse grupo não é semelhante àquele que procura os serviços de saúde; e, terceiro, porque as normas dos serviços de saúde podem gerar distorções nas informações prestadas pelos usuários para adequar-se às exigências colocadas.

Este capítulo tem como objetivo discutir o emprego da Epidemiologia como fonte de evidências científicas sobre o fenômeno do consumo de SPA e suas consequências nas sociedades modernas. Em primeiro lugar, abordaremos elementos conceituais correlatos ao reconhecimento desse fenômeno como importante problema de saúde pública, contextualizando-o histórica e culturalmente. Em segundo lugar, discutiremos aspectos metodológicos referentes à aplicação da abordagem epidemiológica para a produção de conhecimento científico sobre esse fenômeno e seus determinantes. Como

[1] Neste capítulo, utiliza-se a expressão *consumo de substâncias psicoativas* sempre que se esteja referindo ao uso de princípios químicos psicoativos, de modo genérico denominados "drogas", e *toxicomania* quando se estiver referindo a um consumo com características patológicas (quadros clínicos de dependência química).

ilustração de temática e argumentação, em seguida analisaremos as tendências atuais de consumo de SPA, em uma perspectiva socioepidemiológica, com foco especial na situação brasileira. Finalmente, apresentamos uma reflexão sobre modelos de determinação e seus desafios no sentido de aprimorar as abordagens epidemiológicas para o estudo do fenômeno uso/uso abusivo de SPA nas sociedades contemporâneas.

SPA como objeto da Epidemiologia: questões conceituais

Em uma perspectiva histórica, o consumo de substâncias psicoativas associa-se a diferentes práticas sociais, em especial a rituais religiosos, em distintas épocas e lugares. Há referência a uso de ópio entre os egípcios, de papoula entre os mesopotâmios, de alucinógenos em civilizações pré-colombianas, de ayahuasca nas tribos amazônicas. Contudo, embora o consumo de SPA pelos humanos seja uma prática usual em todas as sociedades desde, pelo menos, 3.000 anos a.C., somente no século XIX ocorreu seu reconhecimento como agravo passível de intervenção médica e social (Escohotado, 1995; Araújo & Moreira, 2006; Zafiropoulos & Pinel, 1982).

Ainda assim, apenas na segunda metade do século XX, as dependências químicas relacionadas com as substâncias psicoativas (*drug adiction* ou *toxicomanie* nas línguas inglesa e francesa, respectivamente) aparecem como fenômeno mundial de interesse universal, compondo nosografias que apresentam correspondência internacional do ponto de vista conceitual. Essa reclassificação baseou-se em discurso especializado que apresenta, como correlatos, dispositivos institucionais como clínicas ambulatoriais e procedimentos psicoterápicos para tratamento de dependentes químicos (Toscano Jr., 2001).

É possível considerar que o reconhecimento do tempo e, consequentemente, a finitude e a morte tenham inaugurado a condição humana, produzindo enorme sofrimento para os membros da *Horda Primitiva*, grupo imaginado por Charles Darwin em suas reflexões sobre a Origem das Espécies. Nessa condição, os novos humanos acabaram por encontrar – acidentalmente – no mundo, produtos capazes de alterar a percepção de si mesmos e do meio, escapando, ainda que temporariamente, do horror da morte. A busca pelo alívio do sofrimento relacionado com sua condição de finito perdura como marca fundamental dos seres humanos. O uso de produtos psicoativos que podemos considerar "necessários à vida", controlados, submetidos a regras sociais descamba, ao longo da história, para outras circunstâncias. Nesse sentido, as substâncias psicoativas perderam seu *valor de vida* para ganharem valor de *objeto monstruoso*, suprindo *faltas monstruosas*. Ou seja, as substâncias psicoativas, em que pese guardarem suas características de aliviadoras do sofrimento humano, no mundo moderno fazem suplência ao fracasso dos acordos e pactos construídos para possibilitar ou facilitar sua convivência. No nível individual, cada humano vai lidar com as substâncias psicoativas em função de seu patrimônio psíquico, resultado de equação que envolve o biológico e as condições sociais nas quais vive cada um. Em uma perspectiva de saúde – compreendida como condição de bem-estar biossociopsicológico – será necessário considerar o lugar que as substâncias ocupam na economia psíquica de cada humano, para além de sua significação antropológica, dando lugar, na condição extrema, a uma relação totalitária na qual predomina o produto (Nery Filho, 2010).

Compreender a releitura de um comportamento social como problema de saúde nos parece fundamental para analisar os limites e possibilidades de sua abordagem como um problema de saúde pública pela disciplina epidemiológica. Para isso, recorremos ao trabalho pioneiro dos sociólogos franceses Zafiropoulos e Pinel (1982), que analisaram a emergência da toxicomania como problema médico na França. O estudo de caso francês justifica-se por ser paradigmático, auxiliando a compreensão das bases da construção social e contradições do "problema das drogas" a partir da realidade de um país que foi e continua sendo referência para a criação de dispositivos institucionais de tratamento de usuários em diversos outros países, inclusive o Brasil.

Comungando com as hipóteses dos autores sobre as políticas de saúde, podemos dizer que considerar a emergência do discurso sobre "as drogas" e a conformação de uma política que lhe fosse correspondente só foi possível pela conjunção de três fatores. Primeiro, a evolução dos conhecimentos médico-científicos relacionados com os mecanismos neuronais e bioquímicos mediante os quais substâncias psicoativas produzem efeitos no organismo humano e com a produção de teorias sobre o comportamento humano, no que diz respeito à compreensão das motivações e dos sentidos ligados ao consumo de substâncias psicoativas, especialmente nas abordagens behaviorista e psicanalítica. Segundo, a emergência das toxicomanias como um problema para a sociedade, inicialmente nos EUA, expandindo-se para o resto do planeta, em um contexto de globalização dos fenômenos mundiais. Assim, sob inspiração americana, vimos surgir, em 1936, a primeira Convenção para Repressão do Tráfico Ilícito de Drogas, patrocinada pela então Liga das Nações, seguida de 2 outras, em 1961 e 1971, ambas assinadas pelos Países Membros das Nações Unidas (Linhares, 1988). E, terceiro, o reconhecimento, pelo Estado, da necessidade de implantar políticas de saúde e, portanto, adotar novas medidas portadoras de eficácia institucional, especialmente fundadas na repressão e na medicalização (Zafiropoulos & Pinel, 1982).

Um primeiro fato sociológico a demarcar é que o consumo em massa de "drogas" no mundo ocidental data dos anos de 1960, e esse comportamento correspondia a práticas de setores sociais da população distinguidos por idade, meio social, ideologia e prática política. Marginalizar e medicalizar o uso de "drogas" aparece, assim, como uma necessidade social de, a um só tempo, desqualificar e criminalizar, exercendo maior controle sobre grupos sociais que se opunham a políticas de Estado (Zafiropoulos & Pinel, 1982).

Emergindo nos EUA e espalhando-se pela Europa, o uso de substâncias psicoativas estava associado a uma cultura *underground*, cujos representantes constituíam uma vanguarda que intervinha simultaneamente no campo político e cultural. Nos EUA, esse movimento significava uma resposta à sociedade tecnocrática, um discurso "*antiamerican way of life*", uma resistência passiva à guerra do Vietnã. Na França, até maio de 1968, o uso de SPA era um epifenômeno excepcional, presente em meios intelectuais e artísticos. A cultura *underground* francesa, associada à popularização das produções político-culturais americanas, dissociou-se, especialmente após 1968, do movimento estudantil. Este, fortemente politizado e vinculado ao movimento operário, via no uso de SPA um obstáculo à boa prática militante e que fornecia um pretexto para a intervenção policial (Zafiropoulos & Pinel, 1982).

Assim, em contextos distintos, mas por motivos semelhantes, emergiu, tanto na França como nos EUA, uma luta contra a toxicomania, criando-se novas leis repressivas para proteger a sociedade contra a "ameaça das drogas".

É interessante pontuar que, em outros momentos da história, houve alto consumo de SPA sem que isso implicasse criação de legislação específica ou categorização de toxicomania. No século XIX, por exemplo, o ópio e seus derivados eram utilizados largamente na sociedade americana como indutores de repouso para os trabalhadores, cujas cargas horárias de trabalho eram extensas. Durante décadas, operários consumiram álcool em grandes quantidades, e, nas 2 Grandes Guerras Mundiais, soldados recebiam álcool para combater. O fenômeno da toxicomania torna-se problema de saúde pública e objeto de política de saúde quando se constitui em problema social, pela marginalização dos usuários de SPA e pelo seu enquadramento jurídico, além da conformação dos dispositivos médicos de regulação e de investigação desse fenômeno social.

Assim, surgiu a necessidade de uma "nova abordagem" para o problema das "toxicomanias modernas", consideradas como um "fenômeno de massa", resultado do encontro entre uma pessoa e um produto em um dado momento sociocultural. O toxicômano é por seu turno definido como "toda pessoa que, partindo de um produto de base, faz a escalada com um outro produto e (ou então) os utiliza diariamente ou quase diariamente" (Olivenstein, 1980). A ideia de transgressão – da Lei, da Ordem, do Pai; enquanto referência subjetiva – é pilar na caracterização das toxicomanias produzida pela "revolução da droga", onde uma nova geração de jovens procura um novo sistema de referências de vida. "Nesse abismo entre as gerações, as drogas são mais um sintoma, um discurso ao mundo, do que a causa" (Olivenstein, 1980).

Criou-se uma "nova classe de sujeitos toxicômanos" para os quais não serviam as antigas abordagens tradicionais de tratamento. A clínica das toxicomanias desenvolveu-se em centros especializados para tratar o usuário de SPA, isto é, o "toxicômano". Entretanto, pode-se observar que essa categoria (criada pela clínica) foi constituída por um jogo de operações externas ao campo médico no qual se produz a reflexão clínica. A dupla face da lei, repressão-medicalização, colocava o toxicômano em uma situação jurídica excepcional: ao mesmo tempo culpado e enfermo, obrigado a submeter-se a tratamento (Zafiropoulos & Pinel, 1982; Zafiropoulos, 1988).

Criminalizar práticas é, ao mesmo tempo, criminalizar grupos sociais que correspondem a grupos de consumidores, única razão capaz de explicar o arbitrário cultural que existe nas diferenças de proibição em distintas sociedades e tempos históricos. Ou seja, não é possível estabelecer uma correspondência imediata entre efeitos toxicogênicos das substâncias consumidas e disposições jurídicas que afetam o consumo. Por que distinguir alcoolismo de toxicomania se a noção-chave da categoria toxicomania é a dependência? Por que não proibir o uso de substâncias altamente lucrativas, como o álcool e o tabaco, se suas propriedades farmacológicas e estudos epidemiológicos sobre as consequências do seu uso atestam os numerosos riscos de adoecimento e morte a que estão expostos os sujeitos consumidores? Como ignorar as dependências químicas relacionadas com o uso indiscriminado e abusivo de medicamentos, estimulado, inclusive, por profissionais do campo médico?

Assim, a linha que separa o *status* jurídico na esfera do consumo entre produtos lícitos e ilícitos, entre consumidores de álcool e consumidores de "drogas" não se fundamenta na produção de conhecimento científico, mas em condições sociais de emergência de discursos que visam responder problemas sociais. E nessa condição são formulados pelo Estado como políticas públicas. Como assinala Simões (2008:17), "decisões governamentais sobre controle, legalização ou proibição obedecem diferencialmente a considerações de ordem política e administrativa de âmbito local ou nacional, assim como envolvem também disputas que opõem organizações profissionais concorrentes (ou segmentos destas) no âmbito do próprio aparelho estatal".

Sumarizando, no começo dos anos de 1960, particularmente nos EUA, ao impor-se a ideia da terapia do consumo de SPA ilícitas, estabeleceram-se as bases para uma colaboração entre os poderes repressivos e a ciência. Dois pressupostos alicerçavam a política americana de "combate às drogas": primeiro, a presunção de que o uso de SPA desembocaria sempre em uso abusivo; e, segundo, a visão da "droga" como um mal, sustentado pela perspectiva epidemiológica, ao abordar as "drogas" de forma indistinta das pestes e pragas rurais (Escohotado, 1995). Sobre essas bases foram criados diversos organismos, como o National Institute on Drug Abuse, nos EUA, responsável por monitorar, por meio de uma série de indicadores, a situação "epidêmica" do consumo de SPA (Escohotado, 1995).

Sob forte influência dos acordos internacionais orientados pela política norte-americana, após inúmeros Decretos e Portarias, o Brasil acaba por aprovar a primeira Lei Antitóxicos em 1971 (Lei 5.726), substituída em 1976 pela Lei 6.368, ambas marcadamente repressoras e voltadas para as substâncias psicoativas ilícitas. Mais recentemente, em 2006, 30 anos depois, o parlamento brasileiro aprovou a Lei 11.343, que, embora acabe com a pena privativa de liberdade para os usuários de psicoativos ilícitos e acentue as penas para os traficantes, continua distante de considerar os aspectos relacionados com os estudos socioantropológicos, clínicos e epidemiológicos, permanecendo em grande parte voltada para a repressão, desconsiderando razões de ordem subjetiva que dão lugar a diversas categorias de consumidores: experimentador, eventual e dependente ou toxicômano.

Em suma, podemos afirmar que a perspectiva epidemiológica nasceu e se desenvolveu a partir da aliança ciência e repressão. Entretanto, como já discutimos, extrapolou os condicionantes do seu surgimento na medida em que os próprios estudos epidemiológicos revelaram contradições entre magnitude, determinantes, características e efeitos dos problemas relacionados com o consumo e estratégias e intervenções no âmbito das políticas nacionais e internacionais de combate às drogas.

SPA como objeto da Epidemiologia: aspectos metodológicos

A Epidemiologia estuda o processo saúde-doença e seus determinantes em grupos humanos fundamentando-se na Clínica, na Estatística e na Medicina Social. Cabe à clínica fornecer o referencial básico para a definição de caso de doença, ponto de partida de qualquer estudo epidemiológico. Em se tratando das toxicomanias, a abordagem epidemiológica se defronta com um conjunto de problemas que serão destacados a seguir.

De início, há um problema de natureza ainda conceitual, posto que essa temática, mais que outras, insere-se em uma intricada rede de significações ideológicas, históricas e culturais, que permeia as atividades de investigação e produção de conhecimento científico. Diferentes compreensões do problema e posicionamentos político-ideológicos estão associados, por exemplo, aos modos de uso dos termos "droga" e "substâncias psicoativas", que podem passar despercebidos ao leitor não especialista nessa área, interessado porém desavisado.

Como afirma Simões (2008), não há consenso, mesmo entre especialistas do campo biomédico, em relação ao termo "droga". Por outro lado, pode-se afirmar que a categorização de uma substância como droga se deve muito menos às suas propriedades farmacológicas que ao modo como o Estado decide tratá-la, como podemos deduzir do seguinte excerto (Simões, 2008:14):

> *Na linguagem técnica, "droga" serve para designar amplamente qualquer substância que, por contraste ao "alimento", não é assimilada de imediato como meio de renovação ou conservação pelo organismo, mas é capaz de desencadear no corpo uma reação tanto somática quando psíquica, de intensidade variável, mesmo quando absorvida em quantidades reduzidas. (...)" Já os "psicoativos" seriam "substâncias que modificam o estado de consciência, humor ou sentimento de quem as usa – modificações essas que podem variar de um estímulo leve, como o provocado por uma xícara de café, até alterações mais intensas na percepção do tempo, do espaço ou do próprio corpo (...) Na linguagem mais comum, por fim, drogas significam substância psicoativas ilícitas (maconha, cocaína,* crack, *heroína, LSD,* ecstasy *etc.*

Já o termo "uso abusivo" tem vasta utilização, porém porta significado bastante variado (WHO, 1994). Na classificação internacional das doenças mentais empregada nos países anglo-saxões, denominada DSM-IIIR, uso abusivo de substâncias psicoativas é definido como "padrão mal adaptativo de uso". Uso abusivo seria uma categoria residual, sendo "dependência" o termo preferido, quando aplicável. Por vezes, o termo uso abusivo incorpora uma conotação desaprovadora, referindo-se a qualquer tipo de uso, não sendo adotado, por essa razão, na CID-10 (WHO, 1994). A expressão "uso de risco" seria o equivalente a uso abusivo, embora este esteja em geral relacionado apenas aos efeitos na saúde e não às consequências sociais do uso. Ainda assim, mesmo desaprovando a utilização do termo "uso abusivo", a própria Organização Mundial da Saúde continua a empregá-lo largamente em seus documentos técnicos.

Sumarizando, há uma questão conceitual de base nesse campo, intimamente relacionada com o fato de a categoria toxicomania apresentar determinações externas ao campo científico. Isso coloca duas ordens de dificuldades na sua operacionalização. A primeira diz respeito à sua imprecisão enquanto um fenômeno biopsíquico e social, com expressão no corpo individual. A segunda, consequência da primeira, diz respeito à tradução desse fenômeno na abordagem clínica, especialmente ao se tratar do consumo de SPA ilícitas. Como traduzir o conceito de toxicomania, quando esta é definida a partir do contato do sujeito com uma substância ilegal?

A solução da clínica para esse problema foi tratar a toxicomania como sintoma, e não como um problema em si mesmo, nisso revelando grandes contradições. Criaram-se dispositivos institucionais – serviços, terapeutas, condutas de tratamento – não para tratar uma "nova doença", mas um "novo sintoma" que se apresenta como entidade mórbida emergente.

Em segundo lugar, a necessidade de investigar o fenômeno das toxicomanias em uma perspectiva populacional agrega novos problemas relacionados com a definição desse objeto. Isso porque os estudos populacionais requerem definições de caso operacionais que implicam, necessariamente, redução do conceito. Coloca-se a necessidade de explicitar claramente quem se enquadra no conceito de toxicômano. Mas como precisar esse problema se o conceito é nebuloso? A solução encontrada pela Epidemiologia para capturar esse fenômeno foi privilegiar, na sua abordagem, a dimensão quantitativa, isto é, a frequência de uso das substâncias psicoativas.

Incapaz de capturar um objeto impreciso, a Epidemiologia se vale do que lhe é mais familiar, tanto do ponto de vista conceitual como metodológico. Assim, a tipologia proposta pela OMS e adotada, hoje, pela maioria dos estudos de prevalência, estabelece os seguintes padrões de consumo (Smart *et al.*, 1980):

- *uso na vida*, uso de determinada droga pelo menos 1 vez na vida,
- *uso no ano,* uso de determinada droga pelo menos 1 vez nos últimos 12 meses,
- *uso no mês*, uso de determinada droga pelo menos 1 vez nos últimos 30 dias,
- *uso frequente*, uso de determinada droga por 6 ou mais vezes nos últimos 30 dias,
- *uso pesado*, uso diário de determinada droga nos últimos 30 dias.

Uma limitação dessa classificação de pronto se evidencia: leva em conta apenas a frequência de uso, não considerando o volume da ingesta nem tampouco a ocorrência de problemas clínicos e/ou sociais relacionados com o uso de substâncias.

Um terceiro problema que se sobrepõe na sequência de soluções para abordagem do fenômeno pela Epidemiologia relaciona-se à dificuldade de estabelecer os estágios pré-clínicos da toxicomania. Como disciplina da saúde coletiva, uma das finalidades da Epidemiologia ao descrever os problemas de saúde e seus determinantes é subsidiar ações de prevenção, visando identificar e controlar fatores de risco. Mas, o que significa um estágio pré-clínico de uma toxicomania se o próprio conceito de toxicomania é tão vago? Como identificar grupos de risco para toxicomania baseando-se apenas em indicadores pautados em frequência de uso, que serviriam para indicar somente padrões genéricos de consumo, sem definir, *a priori*, o padrão clínico?

De fato, a utilização do conceito "toxicomania" na Epidemiologia tem sido genérica e teoricamente imprecisa. Na clínica, o termo "toxicômano" indica um indivíduo gravemente doente, com perda de capacidade volitiva e comprometimento de funções psíquicas superiores, sintomas e sinais físicos em geral específicos em relação à(s) substância(s) utilizada(s); redução extrema do campo social (relações sociais, profissionais e familiares), muitas vezes comportando transgressões legais (além daquelas relacionadas com a Lei específica sobre as "drogas"). Os demais "usuários" ou consumidores são, em geral, definidos como "experimentadores" ou consumidores "eventuais", às vezes referidos como "recreativos", para os quais não há necessidade de tratamento, podendo ser alcançados por intervenções "pedagógico/informativas" sobre os riscos inerentes à substância. A frequência de consumo só seria importante para definição de toxicomania quando associada às condições já mencionadas; sozinha, a frequência não define a toxicomania.

Evidencia-se, então, o quarto problema: empobrecimento e dificuldade de, efetivamente, estabelecer modelos explicativos e preditivos capazes de contribuir eficazmente com as próprias políticas de redução das toxicomanias implementadas pelos organismos internacionais. A falência dos modelos de investigação foi reconhecida publicamente pela ONU, em 1981, ao afirmar que os sistemas de notificação e métodos utilizados até então não davam conta das consequências sociais e de saúde pública sobre o consumo de SPA e nem eram suficientes para fazê-lo (Escohotado, 1995).

Em que pese a introdução da Epidemiologia no campo da toxicomania ter contribuído com a ideologia da droga como um mal em si mesmo, e, nesse sentido, reforçado seus corolários relacionados com a criminalização e marginalização, não se pode deixar de marcar as contribuições e, mesmo, contradições que essa disciplina faz emergir, sucedâneas de seu uso e da aplicação de seus métodos.

Como bem assinala Duncan (1997), foram estudos epidemiológicos que puderam demonstrar, por exemplo, que estados americanos que descriminalizaram o uso de maconha não tiveram aumento de consumo maior que estados vizinhos que não a haviam descriminalizado; que o único país do Oeste Europeu onde o consumo de haxixe não aumentou após a descriminalização na Holanda foi a própria Holanda; que o uso de álcool nos EUA[2] não havia aumentado nos primeiros anos após a suspensão de sua proibição em 1933.

Ou seja, ao construir seu próprio objeto de investigação, a Epidemiologia, ainda que subsidiada pelo conceito de "caso" da clínica, tem sido capaz de produzir, no decorrer do tempo, um conjunto de informações sobre uso/uso abusivo de SPA que permita redimensionar e redirecionar a abordagem das toxicomanias em uma perspectiva coletiva de saúde, para além do recorte desse objeto pela clínica. Os mais entusiastas afirmam mesmo que só a Epidemiologia foi capaz de fornecer uma "visão verdadeira da situação" incluindo a grande maioria dos casos não clínicos ao lado da minoria em tratamento. Os mais cautelosos questionariam dados dissociados da clínica, na medida em que não se sabe o quantitativo de consumidores portadores de características próprias à toxicomania enquanto situação de doença.

O propósito da pesquisa epidemiológica de estudar uso/uso abusivo de SPA em populações impôs a necessidade de construção de instrumentos capazes de serem utilizados em grandes amostras, pois a aplicação da entrevista psiquiátrica, considerada padrão-ouro como instrumento diagnóstico para identificação de caso, tem pouca viabilidade em âmbito populacional. Assim, nas últimas décadas, muito se tem investido na elaboração de instrumentos que possam ser autoaplicados ou aplicados por pessoal não especializado. São exemplos: *Alcohol Use Disorder Identification Test* (AUDIT), *Alcohol Smoking and Substance Screening Test* (ASSIST), *CAGE questionaire*, *Drug Use Screening Inventory* (DUSI), entre outros. Os instrumentos devem ser claros, bem estruturados e padronizados de modo a não permitir a explicação de conceitos nem a interpretação clínica de achados pelo entrevistador (Robins & Regier, 1991). Outra alternativa é a realização de estudos em 2 estágios: o primeiro, para identificação de suspeitos, e o segundo, para confirmação de casos através de entrevista clínica mais detalhada.

Quanto aos procedimentos relacionados com a aplicação de instrumentos e às técnicas de coleta de dados, alguns problemas podem ser apontados:

- A falta de padronização dos instrumentos para diagnóstico populacional e procedimentos de coleta dificulta a comparação entre estudos e entre populações de diferentes países, embora muitos esforços tenham sido empreendidos nessa direção (Smart *et al.*, 1980; Almeida-Filho *et al.*, 1989)
- O fato de se estar lidando com comportamentos ilícitos e, muitas vezes, sujeitos a sanções de ordem moral e legal traz novas especificidades às estratégias de garantia de anonimato dos respondentes e o sigilo das informações prestadas pelos indivíduos, já colocadas no contexto das questões éticas da pesquisa científica (Kozel & Adams, 1986).

[2] O uso de álcool foi proibido nos EUA de 1919 a 1933, mediante a chamada Lei Seca.

Com o propósito de orientar pesquisadores na investigação de problemas relacionados com o uso/uso abusivo de SPA, a Organização Mundial da Saúde desenvolveu um guia cuja última versão disponível (WHO, 2000) sumariza as principais questões, métodos, vantagens e limitações dos estudos epidemiológicos, apontados no Quadro 48.1.

O esquema proposto demonstra a grande variedade de possibilidades da Epidemiologia, abarcando um conjunto de estratégias que devem ser adequadas a problemas e questões de investigação específicas e que, pode-se dizer, extrapolam o próprio arsenal de que a disciplina dispõe para abordá-los.

Tendências do consumo de SPA no mundo

As tendências mundiais sobre o consumo de SPA ilícitas são acompanhadas internacionalmente pela Organização das Nações Unidas, em colaboração com a Organização Mundial da Saúde (OMS), com base em estudos epidemiológicos e na compilação e estimativa de dados produzidos pelo governo dos países membros.

Nos últimos anos, as taxas anuais de prevalência de uso de SPA ilícitas têm permanecido estáveis, tendo o crescimento no uso acompanhado o crescimento populacional, com estabilidade em termos relativos, apesar de um aparente aumento no número absoluto de usuários de cânabis, cocaína e opiáceos. A proporção de usuários de SPA ilícitas na população mundial com idade entre 15 e 64 anos tem permanecido em torno de 5% desde a década de 1990. Dados de 2007 apontam que aproximadamente 208 milhões de pessoas (4,8% da população mundial) nessa faixa etária usaram algum tipo de droga ilícita no último ano, 112 milhões (2,6%) o fizeram no último mês, e 26 milhões de pessoas, o que equivale a 0,6%, apresentaram algum tipo de problema relacionado com esse uso. As taxas de prevalência anual para 2005/06 e 2006/07 para algumas substâncias psicoativas foram: 3,9 e 3,8% para cânabis, 0,37 e 0,34% para cocaína, 0,39 e 0,37% para opiáceos, 0,28 e 0,27% para heroína e 0,58 e 0,60% para anfetaminas (UNODC, 2008).

Quanto às SPA lícitas, os 3 maiores problemas de saúde pública relacionam-se ao uso de álcool, tabaco e consumo não apropriado de medicamentos.

O tabagismo é considerado como a maior causa isolada de morte evitável no mundo e o tabaco é considerado como o único produto consumido legalmente capaz de produzir danos a todas as pessoas a ele expostas, matando cerca de 50% das que o consomem intencionalmente. Estima-se que atualmente 5,4 milhões de pessoas morram a cada ano em decorrência do uso de tabaco (WHO, 2008) e que 28,9% da população mundial façam uso dessa substância ao menos 1 vez ao ano (UNODC, 2008; WHO, 2003). Baixos preços, um mercado agressivo e mundialmente difundido, falta de consciência sobre os prejuízos à saúde e de políticas públicas consistentes são fatores considerados pela OMS como determinantes dos padrões mundiais de consumo e de tendência de seu crescimento enquanto epidemia global, especialmente nos países do Hemisfério Sul (WHO, 2008).

Com relação ao álcool, a proporção de óbitos por causas associadas ao uso dessa substância em todo o mundo é estimada em 3,2% (5,6% para homens e 0,6% para mulheres). Muitas dessas mortes são resultado do uso de risco do álcool. Cerca de 50% de todas as mortes causadas pelo álcool são relacionadas com agravos correlatos. Segundo a OMS, o problema

Quadro 48.1 Sumário de métodos utilizados em estudos epidemiológicos sobre abuso de drogas

Questão de investigação	Métodos	Vantagens	Limitações
Extensão do problema	Inquéritos populacionais gerais	Ampla cobertura Estimativas de tendências temporais, se repetidos Precisão Uso de métodos científicos padronizados	Limitada validade e representatividade Necessidade de treinamento e recursos Possíveis perdas de usuários de algumas drogas Possível perda de populações "escondidas"
	Inquéritos populacionais especiais	Cobertura de grupos-alvo Informação de usuários de drogas particulares Informação de populações "escondidas"	Validade e representatividade Necessidade de treinamento e recursos Dificuldades de amostragem
	Métodos de estimativa rápida (RAM)	Rapidez, baixo custo e uso de vários métodos Relevância para intervenções	Limitada validade e representatividade Necessidade de treinamento
Características das pessoas envolvidas	Inquéritos populacionais gerais	Ampla cobertura Estimativas de tendências temporais, se repetidos Precisão Uso de métodos científicos padronizados	Limitada validade e representatividade Necessidade de treinamento e recursos Possíveis perdas de usuários de algumas drogas
	Inquéritos populacionais especiais	Cobertura de grupos-alvo Informação de usuários de drogas específicas	Limitada validade e representatividade Necessidade de treinamento e recursos Dificuldades de amostragem
Natureza do problema	Dados existentes	Baixo custo Disponibilidade	Limitada validade e representatividade Identificação limitada a usuários "conhecidos" Sujeito a viés de coleta de dados
	Informantes-chave, grupos focais e outros métodos qualitativos	Baixo custo Identificação de populações "escondidas"	Limitada validade e representatividade Necessidade de treinamento
	Métodos de estimativa rápida (RAM)	Rapidez, baixo custo e uso de vários métodos Relevância para intervenções	Limitada validade e representatividade Necessidade de treinamento
Fatores e processos associados com iniciação e manutenção do uso de drogas	Estudos longitudinais	Identificação de fatores associados com risco e proteção	Alto custo e tempo longo de acompanhamento Necessidade de treinamento
Consequências e outros fatores	Estudos longitudinais	Dados de tendência sobre consequências sociais e de saúde	Alto custo e tempo longo de acompanhamento Necessidade de treinamento
	Dados existentes	Baixo custo Disponibilidade	Limitada validade e representatividade Identificação limitada a usuários "conhecidos" Sujeito a viés de coleta de dados
	Estudos de história natural do problema	Dados de tendência	Alto custo e tempo longo Necessidade de treinamento
	Estudos especiais	Dados de tendência Vinculam usos e consequências	Alto custo e tempo longo Necessidade de treinamento

Adaptado e traduzido de WHO, Guide to Drug Abuse Epidemiology, 2000.

dos agravos relacionados com o álcool é particularmente alarmante nos países de baixa e média rendas, onde o consumo de álcool está aumentando, as taxas de agravo são extremamente altas e políticas de saúde pública apropriadas não têm sido implementadas (WHO, 2008).

A literatura especializada tem evidenciado a importância do consumo de substâmcias psicoativas legais e ilegais pelos adolescentes e população jovem. Dados de recente estudo prospectivo nos EUA, denominado *Monitoring the Future*, de caráter nacional, têm comparado o consumo de drogas ilegais entre a população de universitários e jovens não universitários. Observou-se que o consumo de qualquer substância psicoativa ilícita ocorreu em 18,9% dos universitários, superando os 8% da população geral com idade entre 12 e 65 anos, considerando-se os últimos 30 dias (SAHMSA, 2008; Johnston *et al.*, 2009). Ainda nesse estudo, constatou-se que o consumo de álcool foi de 69,0% entre os universitários e 51,1% na população não universitária.

A literatura tem apontado como preditores de uso e dependência das SPA ilícitas: ter pais com hábitos similares; sofrer abuso sexual na infância; relacionar-se no início da adolescência com pares usuários de SPA; consumir álcool e tabaco; apresentar problemas de conduta antes de 14 anos (Boden *et al.*, 2006).

Algumas questões fundamentais delineiam o panorama mundial do consumo de substâncias psicoativas. Primeiro, a primazia das substâncias de uso lícito no que diz respeito à gravidade e magnitude dos problemas de saúde, expressas em maiores taxas de mortalidade global associadas ao uso de álcool e tabaco (UNODC, 2008). Segundo, os estudos epidemiológicos têm apontado uma rede de determinantes sociais do uso abusivo dessas substâncias, associando esse problema a condições como a pobreza, a exclusão social, o trabalho insalubre, entre outros. Terceiro, como consequência do anterior, a concentração de uso abusivo e problemas associados em alguns grupos específicos marcados pela exclusão social, como crianças e moradores de rua, prostitutas e grupos étnicos minoritários (Barnard & McKeganey, 1990; Beauvais *et al.*, 2004). Quarto, o impacto diferenciado das intervenções de controle na população, ilustrado especialmente pelo caso do tabaco, alvo de intensas campanhas de saúde pública, cujas pesquisas têm demonstrado que o declínio do hábito de fumar ao longo do tempo tem sido mais intenso entre pessoas com maior grau de escolaridade (Giovino *et al.*, 1995).

Situação atual no Brasil

Poucos estudos desenvolvidos no Brasil, abarcando tanto SPA lícitas quanto ilícitas, têm abordado a população em geral. Nesses trabalhos, encontrou-se consistentemente que substâncias lícitas (álcool, tabaco e medicamentos psicotrópicos) são mais consumidas.

No Brasil, a maioria dos estudos epidemiológicos sobre consumo de substâncias psicoativas se refere a populações estudantis. São inquéritos transversais que buscam estimar a prevalência do uso de SPA lícitas e ilícitas entre universitários e estudantes de 1º e 2º graus. Várias razões justificam a abordagem dessa população específica. Primeiro, é evidente a facilidade de acesso em comparação com a população em geral, e mesmo com populações institucionalizadas ou de trabalhadores. Segundo, a existência de instrumentos e procedimentos desenvolvidos pela Organização Mundial da Saúde para o estudo do consumo de SPA entre estudantes adaptados para a realidade brasileira. Terceiro, e talvez mais importante, os adolescentes são considerados grupo de risco para o consumo de SPA e os escolares têm sido eleitos como população-alvo de programas de prevenção.

Na adolescência, ocorre o primeiro contato do indivíduo com SPA, e essa experimentação pode se transformar em outros tipos de consumo (ocasional, moderado ou abusivo). Ademais, a vulnerabilidade dos adolescentes decorre do fato de que é uma fase de grandes descobertas e transformações, e a passagem para a vida adulta implica movimentos de ruptura para a construção da identidade e a consequente necessidade de transgredir e vivenciar novas experiências, dentre as quais a de uso de SPA.

O estabelecimento de comparações entre os estudos desenvolvidos no Brasil, e destes com a literatura internacional, nem sempre é possível em função da reduzida padronização metodológica. Isso é particularmente válido para o conjunto de pesquisas anteriores a 1987, quando ainda não haviam sido difundidas as recomendações da OMS. Segundo Almeida-Filho *et al.* (1991), tais estudos apresentam problemas metodológicos importantes, tendendo a distorcer os indicadores, especialmente aqueles referentes a SPA ilícitas.[3]

Estudos no Brasil sobre SPA de uso lícito

O primeiro estudo epidemiológico sobre alcoolismo publicado no Brasil foi conduzido por Luz Jr. (1974). Esse inquérito foi feito com uma amostra de 514 adultos residentes em Vila Vargas, em Porto Alegre, Rio Grande do Sul. O autor relata uma prevalência de alcoolismo de 6,0%, maior entre homens do que entre as mulheres.

Na década de 1980, alguns inquéritos populacionais sobre morbidade psiquiátrica estimaram prevalências para uso abusivo e dependência ao álcool (Barbosa & Almeida-Filho, 1986; Godoi *et al.*, 1991). Outros estudos sobre alcoolismo, uso de tabaco e medicamentos foram conduzidos no país nas últimas décadas (Mari *et al.*, 1993; Galduróz *et al.*, 2005; Barros *et al.*, 2007; Bastos *et al.*, 2008). Entretanto, tais pesquisas parecem-nos ainda insuficientes para traçar o perfil epidemiológico da população no que diz respeito à questão do consumo de SPA lícitas.

Estudos realizados a partir da década de 1990 têm apontado prevalências de uso na vida de álcool superiores a 60%, não raro acima de 80%. Os estudos populacionais, em geral, estimam prevalências de *uso na vida*, *uso no ano* e *uso no mês* em patamares inferiores aos das populações estudantis (Godoi *et al.*, 1991; Moreira *et al.*, 1995; Muza *et al.*, 1997a; Souza e Martins, 1998; Kerr-Corrêa *et al.*, 1999; Galduróz & Noto, 2000; Menezes *et al.*, 2001; Tavares *et al.*, 2001; Baus *et al.*, 2002; Galduróz *et al.*, 2004; Micheli & Formigoni, 2004; Soldera *et al.*, 2004; Sanceverino & Abreu, 2004; Guimarães *et al.*, 2004; Galduroz *et al.*, 2005, Stempliuk *et al.*, 2005; Lucas *et al.*, 2006; Passos *et al.*, 2006; Silva *et al.*, 2006; Barros *et al.*, 2007; Wagner *et al.*, 2007; Bastos *et al.*, 2008). Alguns estudos têm estimado prevalências de *uso na vida* de álcool em torno de 90,0% entre estudantes de escolas de 1º e 2º graus (Muza *et al.*, 1997; Tavares *et al.*, 2001) percentual semelhante ao observado em estudos com estudantes universitários, revelando a precocidade do início do uso de álcool entre adolescentes (Tabela 48.1).

Para o tabaco, são observados também indicadores bastante elevados na população e entre estudantes: em geral, em torno de 30 a 40% para *uso na vida*, mas até de 50% (Baus *et al.*, 2002; Scivoletto *et al.*, 1999; Galduróz *et al.*, 2005; Passos *et al.*, 2006; Wagner *et al.*, 2007) (Tabela 48.1). Dois estudos populacionais realizados no município de Pelotas com adolescentes apontaram para prevalências de tabagismo entre 11 e 12% (Horta *et al.*, 2001; Malcon *et al.*, 2003).

As prevalências de *uso frequente* e *uso pesado* de álcool e tabaco são, também, bastante superiores às observadas para as substâncias de uso ilícito, ficando em torno de 1,4 a 24% e 4,9 a 12%, respectivamente, para *uso frequente* de álcool e tabaco, e de aproximadamente 5 a 12% e de 4,3 a 12%, respectivamente, para *uso pesado* de álcool e tabaco (Tavares *et al.*, 2001; Baus *et al.*, 2002; Soldera *et al.*, 2004; Silva *et al.*, 2006) (Tabela 48.1).

A análise dos diferentes estudos permite concluir que há um decréscimo progressivo das taxas do consumo experimental ao consumo mais frequente em relação a todas as SPA, sendo, entretanto, menos acentuado nas SPA de uso socialmente aceito (álcool e tabaco) que nas de uso ilícito. Isso significa que

[3] Almeida-Filho (1991) refere como principais problemas observados nos estudos relativos a esse período: *bias* de seleção, ausência de avaliação de instrumentos (validade e confiabilidade), simplificação e inadequação da análise de dados.

Tabela 48.1 Resumo dos principais achados de alguns estudos sobre o uso de drogas lícitas no Brasil e publicados entre 1990 e 2009

Autor	Ano da coleta	Local	Público-alvo	Principais achados
Galduróz *et al.*, (2005)	2001	Brasil (107 cidades com mais de 200.000 habitantes)	População na faixa de 12 a 65 anos	Uso na vida: Álcool: 68,7%; Tabaco: 41,1%; Orexígenos: 4,3%; Estimulantes: 1,5%; Benzodiazepínicos: 3,3%; Anticolinérgicos: 1,1%; Barbitúricos: 0,5%; Codeína: 2,0% Uso no ano: Álcool: 50,5%; Tabaco: 19,5%; Orexígenos: 0,6%; Estimulantes: 0,1%; Benzodiazepínicos: 1,2%; Anticolinérgicos: 0,5%; Barbitúricos: 0,05%; Codeína: 0,3% Uso no mês: Álcool: 36,1%; Tabaco: 19,2%; Orexígenos: 0,4% Estimulantes: 0,05%; Benzodiazepínicos: 0,6%; Anticolinérgicos: 1,2%; Barbitúricos: 0,01%; Codeína: 0,05%
Barros *et al.* (2007)	2003	Campinas	População na faixa de 14 anos e mais	Prevalência de uso abusivo/dependência: Álcool: 8,4%
Bastos *et al.* (2008)	2005	Brasil	População na faixa de 16 a 65 anos	Uso na vida: Álcool: 86,7% Uso regular: Álcool: 17,9%
Godoi *et al.* (1991)	1988	Distrito Federal	Alunos de 1.º e 2.º graus de escolas privadas	Uso na vida: Álcool: 67,2%; Tabaco: 28,7%; Tranquilizantes: 6,7%; Anfetaminas: 2,9%; Xaropes: 14,7%
Muza *et al.* (1997)	1990	Ribeirão Preto (SP)	Alunos de 1.º e 2.º graus de escolas públicas e privadas	Uso na vida: Álcool: 88,9%; Tabaco: 37,7%; Medicamentos: 10,5%
Souza & Martins (1998)	1995	Cuiabá (MT)	Alunos de 1.º e 2.º graus de escolas públicas	Uso na vida: Álcool: 78,6%; Tabaco: 29%; Ansiolíticos: 6,0%; Anfetaminas: 4,8%; Anticolinérgicos: 0,6%; Barbitúricos: 2,1%
Galduróz *et al.* (2004)	1987 1989 1993 1997	10 capitais: Belém, Belo Horizonte, Curitiba, Fortaleza, Porto Alegre, Recife, Rio de Janeiro, Salvador, São Paulo e Brasília	Alunos de 1.º e 2.º graus de escolas públicas	Uso na vida (em cada ano): Álcool: 77,4%; 80,2%; 82,1%; 78,0% Tabaco: 29,3%; 31,8%; 292,1%; 31,2 Ansiolíticos: 5,9%; 7,2%; 5,3%; 5,8% Anfetaminas: 2,8%; 3,9%; 3,1%; 4,4% Uso frequente (em cada ano): Álcool: 13,2%; 14,4%; 17,5%; 15,0% Tabaco: 7,0%; 7,4%; 6,6%; 6,2% Ansiolíticos: 0,7%; 0,8%; 0,6%; 1,4% Anfetaminas: 0,4%; 0,5%; 0,5%; 1,0%
Galduróz & Noto (2000)	1997	10 capitais: Belém, Belo Horizonte, Curitiba, Fortaleza, Porto Alegre, Recife, Rio de Janeiro, Salvador, São Paulo e Brasília	Alunos de 1.º e 2.º graus de escolas públicas	Uso pesado: Álcool: 10,4%
Baus *et al.*, (2002)	1997	Florianópolis (SC)	Alunos de 1.º e 2.º graus de escola pública	Uso na vida: Álcool: 86,8%; Tabaco: 41,8%; Ansiolíticos: 5,6%; Anfetaminas: 8,4% Uso frequente: Álcool: 24,2%; Tabaco: 9,0%; Ansiolíticos: 0,6%; Anfetaminas: 2,3%; Alucinógenos: 0,0%
Tavares *et al.* (2001)	1998	Pelotas (RS)	Alunos de 1.º e 2.º graus de escolas públicas e privadas	Uso na vida: Álcool: 86,8%; Tabaco: 41,0%; Ansiolíticos: 8,0%; Anfetaminas: 4,3%; Anticolinérgicos: 0,9%; Barbitúricos: 0,8% Uso frequente: Álcool: 16,8%; Tabaco: 11,6%; Ansiolíticos: 0,6%; Anfetaminas: 0,9%; Anticolinérgicos: 0,0%; Barbitúricos: 0,1% Uso pesado: Álcool: 5,0%; Tabaco: 8,5%, 0,3%; Ansiolíticos: 0,4%; Anfetaminas: 0,7%; Anticolinérgicos: 0,0%; Barbitúricos: 0,0%
Soldera *et al.* (2004)	1998	Campinas (SP)	Alunos de 1.º e 2.º graus de escolas públicas e privadas	Uso pesado: Álcool: 11,9%; Tabaco: 11,7%; Medicamentos: 1,4%

(continua)

Tabela 48.1 Resumo dos principais achados de alguns estudos sobre o uso de drogas lícitas no Brasil e publicados entre 1990 e 2009 (*Continuação*)

Autor	Ano da coleta	Local	Público-alvo	Principais achados
Micheli & Formigoni (2004)	2001	Barueri (SP)	Alunos de 1.º e 2.º graus de escolas públicas	Uso no mês: Álcool: 48,0%; Tabaco: 22,5%; Tranquilizantes: 0,5%; Anfetaminas: 0,9%; Esteroides anabolizantes: 0,1%
Silva *et al.* (2006)	2003	São José do Rio Preto (SP)	Alunos de 1.º e 2.º graus de escolas públicas	Uso na vida: Álcool: 77,0%; Tabaco: 28,7%; Anfetaminas: 3,7%; Uso frequente: Álcool: 15,1%; Tabaco: 4,9% Uso pesado: Álcool: 1,4%; Tabaco: 4,3%
Moreira *et al.* (1995)	2003	Porto Alegre (RS)	Alunos de 1.º e 2.º graus de escolas públicas	Uso no mês: Álcool: 39% Embriaguez no mês: Álcool: 12%
Sanceverino & Abreu (2004)	2003	Palhoça (SC)	Alunos de 2.º grau de escolas públicas e privadas	Uso na vida: Álcool: 91,9%; Tabaco: 42,5%; Ansiolíticos: 7,45%; Anfetaminas: 7,3%; Anticolinérgicos: 0,7%; Xaropes: 0,35%
Guimarães *et al.* (2004)	-	Assis (SP)	Alunos de 1.º e 2.º graus de escolas públicas e privadas	Uso na vida: Álcool: 68,9%; Tabaco: 22,7%; Ansiolíticos: 3,8%; Anfetaminas: 2,6%
Menezes *et al.* (2001)	1986, 1991, 1996	Pelotas (RS)	Alunos universitários	Prevalência de tabagismo (em cada ano): Tabaco: 21,6%; 14,9%; 11,6%
Kerr-Corrêa *et al.* (1999)	1994 a 1995	Botucatu, São Paulo, Campinas, ABC, Marília, Santo Amaro e São José do Rio Preto (SP)	Alunos universitários	Uso na vida (em cada ano): Álcool: 80 a 92%; Tabaco: 33 a 46%; Benzodiazepínicos: 8 a 16% Anfetaminas: 4 a 16%
Passos *et al.* (2006)	1998	Rio de Janeiro (RJ)	Alunos universitários	Uso na vida: Álcool: 96,4%; Tabaco: 54,3%; Tranquilizantes: 24,2% Uso no mês: Álcool: 55,8%; Tabaco: 12,8%; Tranquilizantes: 6,4% Abuso: Álcool: 18,8%
Stempliuk *et al.* (2005)	1996 2001	São Paulo (SP)	Alunos universitários	Uso na vida (em cada ano): Álcool: 88,5%; 91,9% Tabaco: 42,8%; 50,5% Anfetaminas: 4,8%; 9,0% Anticolinérgicos; 1,1%; 2,9% Barbitúricos: 1,0%; 1,7% Uso no ano: Anfetaminas: 2,7%; 5,3% Uso no mês: Anfetaminas: 2,2%; 3,4%
Wagner *et al.* (2007)	1996 2001	São Paulo (SP)	Alunos universitários	Uso na vida (em cada ano): Álcool: 88,6 e 92,0%; Tabaco: 42,9 e 50,6% Anfetaminas: 4,9 e 9,1%; Sedativos: 1,0 e 1,7% Anticolinérgicos: 1,1 e 2,9%
Silva *et al.* (2006a)	2000 e 2001	São Paulo (SP)	Alunos universitários	Uso no ano: Álcool: 84,7%; Tabaco: 22,8%; Medicamentos com potencial de uso abusivo: 10,5% (Anfetaminas: 6,8%; Anticolinérgicos: 0,2%; Tranquilizantes: 3,2%; Opiáceos: 0,6%; Sedativos: 0,2%; Anabolizantes: 0,5%)
Lucas *et al.* (2006)	2002 a 2004	Manaus (AM)	Alunos universitários	Uso na vida: Álcool: 87,7%; Tabaco: 30,7%; Ansiolíticos: 9,2%; Anfetaminas: 9,2%; Anabolizantes: 2,1%; Barbitúricos: 0,8%; Opioides: 0,6%; Anticolinérgicos: 0,4%; Anorexígenos: 0,2%; Xaropes: 0,2%
Noto *et al.* (2004)	2003	Brasil (27 capitais)	Meninos em situação de rua	Uso na vida: Álcool: 76,0%; Tabaco: 63,7%; Medicamentos psicotrópicos: 13,4% Uso no ano: Álcool: 62,4%; Tabaco: 52,5%; Medicamentos psicotrópicos: 7,4% Uso no mês: Álcool: 43,0%; Tabaco: 44,5%; Medicamentos psicotrópicos: 5,0%
Martins & Pillon (2008)	2006	Ribeirão Preto e Sertãozinho (SP)	Adolescentes (12 a 21 anos) internos da FEBEM	Uso na vida: Álcool: 97,3%; Tabaco: 90,0%

o álcool e o tabaco, especialmente este último, apresentam uma tendência muito maior à estabilidade do consumo que as SPA de uso ilícito.

Estudos de álcool e tabaco em populações "especiais", como meninos e meninas de rua e internos da FEBEM, apresentam valores de uso na vida muito superiores aos observados em estudos populacionais e entre estudantes (Noto, 1999; Noto *et al.*, 2004; Martins & Pillon, 2008).

No quinto levantamento sobre o uso de SPA entre crianças e adolescentes em situação de rua, realizado em 2003 em 27 capitais brasileiras, a SPA de uso mais frequente foi o tabaco, com 44,5% de *uso no mês*, e em São Paulo, Recife e Rio de Janeiro esse percentual atingiu 80 a 90% dos entrevistados, com 70% de *uso diário*. O *uso na vida* foi de 63,7% percentual, bastante superior aos 29,3% encontrados entre estudantes. Nesse estudo, o álcool teve uma prevalência de *uso na vida* de 76%, semelhante ao encontrado entre estudantes. Considerando-se que 43,6% dos meninos iniciaram o seu uso antes de se encontrarem em situação de rua, levanta-se a hipótese de permissividade do ambiente familiar em relação ao uso do álcool. Além do álcool e tabaco, chama a atenção nos estudos com crianças de rua o uso de medicamentos, especialmente o flunitrazepan (Rohypnol®) e triexifenidil (Artane®) (Noto *et al.*, 2004).

Juntamente com o álcool e o tabaco, os medicamentos psicotrópicos têm sido frequentemente referidos nos inquéritos, alcançando prevalências de uso extremamente elevadas. Entre eles, tranquilizantes e anfetamínicos têm figurado consistentemente entre os 5 principais grupos de substâncias consumidas, tanto em amostras populacionais como entre escolares do ensino fundamental, médio e universitário.

O primeiro estudo populacional sobre uso de medicações psicotrópicas foi conduzido por Tancredi em 1976, usando uma amostra representativa de 3.765 adultos residentes em um bairro da cidade de São Paulo. O autor relatou uma prevalência geral do consumo de medicamentos psicotrópicos, principalmente benzodiazepínicos, de 20%, nos últimos 15 dias. O consumo aumentava com a idade, prevalecendo mais em mulheres do que em homens (Tancredi, 1979).

Nos inquéritos desenvolvidos pela Escola Paulista de Medicina, tais substâncias têm apresentado, ademais, uma tendência a aumento do *uso frequente*. Enquanto em 1987 obtiveram-se prevalências de 0,4 e 0,7%, respectivamente para anfetamínicos e ansiolíticos, tais estimativas alcançaram percentuais em 1997 de 1,0 e 1,4% (Muza *et al.*, 1997a; Souza & Martins, 1998; Kerr-Corrêa *et al.*, 1999; Tavares *et al.*, 2001; Baus *et al.*, 2002; Guimarães *et al.*, 2004; Galduróz *et al.*, 2004; Sanceverino & Abreu, 2004; Galduróz *et al.*, 2005aeb; Silva *et al.*, 2006a; Silva *et al.*, 2006b; Lucas *et al.*, 2006).

No Brasil, um dos primeiros estudos sobre consumo de substâncias psicoativas (SPA) por universitários foi realizado em 1987 por Bucher e Totugui. Mais recentemente, uma série de trabalhos envolvendo universitários do Sul e Sudeste, particularmente de São Paulo, foram publicados (Andrade *et al.*, 1997; Stempliuk *et al.*, 2005). Na Bahia, registra-se uma pesquisa realizada com estudantes de 2 faculdades de medicina (Lemos *et al.*, 2007).

Entre universitários brasileiros parece ser particularmente importante o uso de medicamentos entre estudantes do curso médico. Diferentemente do que acontece com as outras SPA, o uso de tranquilizantes inicia-se, na sua maioria, após o início do curso médico, com um proeminente aumento do uso nos últimos anos de graduação, tanto na prevalência de *uso no ano* como *uso no mês*. Esse fato pode estar relacionado com o estresse ao final de curso e proximidade do exame de residência, com sobrecarga de plantões, a uma falsa ideia de autocontrole do uso dessas substâncias, aliado a um acesso facilitado, fazendo com que os medicamentos, mais especificamente os ansiolíticos, sejam a "droga de escolha" entre esse grupo (Kerr-Corrêa *et al.*, 1999; Silva *et al.*, 2006b; Mesquita *et al.*, 1997).

Dada a indiscutível importância da população jovem para o País e o reduzido conhecimento envolvendo os universitários e as substâncias psicoativas em geral, a Secretaria Nacional de Políticas sobre Drogas (SENAD), incumbiu o Grupo Interdisciplinar de Estudos do Álcool e Drogas da Faculdade de Medicina da Universidade de São Paulo (GREA-FMUSP), de realizar o I levantamento nacional sobre o uso de álcool, tabaco e outras drogas entre universitários das 27 capitais brasileiras. Esse estudo envolveu 100 Instituições de ensino superior (IES), cuja amostra final totalizou 12.856 universitários, dos quais 6.210 (48,0%) foram de 51 IES públicas e 6.646 (52,0%) de 49 IES particulares. Essa amostra foi acrescida dos universitários da USP investigados anteriormente com metodologia específica, atingindo a amostra final o número de 17.573 universitários (Brasil/Senad, 2010).

Inúmeros e relevantes foram os achados desse estudo que mencionamos resumidamente: o consumo de substâncias psicoativas legais e ilegais é mais frequente entre os universitários do que na população geral; 48,7% dos universitários relataram ter consumido alguma vez na vida uma substância psicoativa. Considerando apenas as substâncias psicoativas lícitas, o álcool e produtos do tabaco são as mais prevalentes, com 86,2 e 46,7%, respectivamente, seguidas dos inalantes e solventes (20,4%), tranquilizantes e ansiolíticos (12,4%), analgésicos opiáceos (5,5%), esteroides anabolizantes (3,8%); dentre as substâncias ilícitas, a maconha foi a de uso mais mais frequente (26,1%), seguida pelos anfetamínicos (13,8%), cocaína em pó (7,7%), alucinógenos (7,6%), *ecstasy* (MDMA) (7,5%), pasta base de cocaína (*crack*) 1,2%.

Considerados os gêneros, os homens consomem mais maconha, inalantes, cloridrato de cocaína, alucinógenos, *ecstasy* e esteroides anabolizantes, enquanto as mulheres consomem mais anfetamínicos, tranquilizantes e analgésicos opiáceos. Contudo, não há diferença entre homens e mulheres quando a substância consumida é o álcool, aproximadamente1:1 e a idade de início, para metade da população estudada, foi antes dos 16 anos. Ainda com relação ao álcool, 22,0% dos universitários correm risco de desenvolver dependência e 36,0% de beber em binge (ingestão de 5 ou mais doses em uma única ocasião). Outra constatação não menos preocupante refere-se ao fato de que grande parcela dos universitários brasileiros está exposta ao consumo concomitante de múltiplas substâncias psicoativas: 45,0% já fizeram uso na vida de álcool associado a outro produto em uma mesma ocasião, dos quais aproximadamente 18,7% usaram 3 ou 4 produtos psicoativos nos últimos doze meses.

Diante das indiscutíveis consequência para a sociedade brasileira que representa o consumo de bebidas alcoólicas, foi instituída no Brasil, por meio do Decreto Presidencial 6.117/2007, a Política Nacional sobre o Álcool, com o objetivo de orientar a implantação e implementação de medidas visando ampliar o conhecimento sobre o impacto do consumo de álcool na vida da população (Senad/Cebrid, 2007; Senad/Uniad, 2007). Dentre as medidas elencadas por essa política, destaca-se a importância das medidas visando conhecer e intervir na relação entre o consumo de álcool e acidentes de trânsito, cuja relevância é largamente reconhecida pela literatura internacional (Moskowitz *et al.*, 1985; Cherpitel, 1989; Duncan, 1997; Quinlan *et al.*, 2005; Hingson & Winter, 2003;

Kelly *et al.*, 2004). A OMS dá conta que 1,2 milhão de pessoas morrem em acidentes de trânsito em razão do consumo de álcool (OMS, 2004a; Duarte & Stempliuk, 2010).

No Brasil, um dos primeiros estudos considerando o consumo de álcool em situações de lazer foi conduzido em Salvador-Bahia, incluindo o ato de dirigir alcoolizado. Constatou-se que, dentre os que haviam sofrido algum tipo de acidente dirigindo veículo, 37,7% haviam ingerido bebida alcoólica (Nery Filho *et al.* 1995). Achado semelhante foi relatado em Recife-Pernambuco, onde 23,0% dos entrevistados apresentavam alcoolemia de 0,8 g/ℓ (Oliveira & Melcop, 1997). Em estudo multicêntrico envolvendo 4 capitais brasileiras (Salvador, Recife, Curitiba e Brasília) nos serviços de emergência (1.169 vítimas) e nos Institutos Médico-Legais (45 vítimas fatais), 63,5% dos homens apresentaram alcoolemia positiva, sendo 33,5% dessas medidas superiores a 0,6 g/ℓ (limite estabelecido à época pelo Código de Trânsito Brasileiro). Nesse estudo, 53,7% das mulheres apresentavam alcoolemia positiva, sendo 9,6% superior a 0,6 g/ℓ (Abdetran/Brasil, 1997).

Na pesquisa entre estudantes universitários realizada no Brasil (SENAD, 2010), já citada, 18,0% referiram ter dirigido sob efeito do álcool nos 12 meses que antecederam a pesquisa, sendo esse comportamento mais frequente entre os estudantes de IES particulares (19,0%) do que entre os das IES públicas (16,0%), e 27,0% pegaram carona com motorista alcoolizado; contudo, os estudantes da IES públicas pegaram mais carona com motorista alcoolizado do que os estudantes das escolas privadas (31,0 e 25,0%, respectivamente).

Recentemente, estudo patrocinado pela SENAD e coordenado pelo Núcleo de Estudos e Pesquisas em Álcool e Trânsito-NEPTA/UFRGS apresenta dados sobre a relação entre álcool/outras drogas e trânsito, ressaltando os aspectos éticos e impacto econômico dos acidentes de trânsito (Pechansky, Duarte & de Boni, 2010). Ressalte-se a plena aceitação pelos condutores de veículos nas rodovias brasileiras de se submeterem à medida da alcoolemia: das 3.492 abordagens realizadas, 3.398 (97,4%) dos motoristas sopraram no etilômetro e participaram da entrevista. Destes, 3.206 (94,3%) eram homens com média de idade de 37,3 anos, enquanto a média de idade para os condutores mulheres foi de 36,3 anos de idade. Do total de entrevistados, 2.412 (71,1%) relataram ter consumido bebidas alcoólicas nos 12 meses anteriores à pesquisa, enquanto 309 motoristas (12,8%) relataram ter ingerido bebida alcoólica naquele dia, e destes 14,1% conduziam carros, 14,6 conduziam motos, 9,6 e 2,4% correspondiam a condutores de caminhões e ônibus, respectivamente (Pechansky *et al.*, 2010). De acordo com os autores desse estudo, o padrão de consumo de bebidas alcoólicas pelos motoristas nas rodovias não difere muito do padrão de beber do adulto na população geral brasileira e situa-se em torno de 22,0%, sem que se faça diferenciação por categoria de motorista. Os dados indicam certa redução nesse consumo por parte dos motoristas profissionais. Contudo, são inquietantes os dados relacionados com o fato de beber e dirigir nas estradas brasileiras.

Estudos no Brasil sobre SPA de uso ilícito

O primeiro estudo comunitário sobre o uso de SPA ilícitas no Brasil foi conduzido por Carvalho Neto *et al.* (1987), em Salvador-Bahia, com uma amostragem aleatória de 860 indivíduos acima de 14 anos de idade. Com base em entrevistas com informante qualificado que respondia a questões sobre todos os membros da família, registrou-se o uso de substâncias ilícitas. Infelizmente, o questionário utilizado como instrumento de pesquisa não foi submetido a nenhuma avaliação de validade. A prevalência geral estimada de consumo de drogas ilícitas foi de 2,2%. Maconha foi a SPA mais consumida (2,0%), seguida por inalantes de solventes orgânicos, referida por 0,2% da população em estudo.

Estudo populacional realizado no Brasil em 2001 (Galduróz *et al.*, 2005a, 2005b), incluindo indivíduos entre 12 e 65 anos de idade, revelou prevalência de uso na vida para SPA, excetuando álcool e tabaco, de 19,4%, percentual bastante superior ao observado no estudo de Bastos, Bertoni e Hacker (2008), cujo valor para a população de 16 a 65 anos foi de 8,9% para o país. Estudos entre estudantes, especialmente entre universitários, apresentam percentuais bem mais elevados para esse indicador (28,4 e 39,4%, respectivamente nos estudos de Silva *et al.* (2006) e Wagner *et al.* (2007), chegando ao valor de 74,3% quando aborda meninos em situação de rua (Noto *et al.*, 1997).

Considerando-se cada droga isoladamente, os estudos de prevalência têm mostrado que inalantes[4] e maconha são as mais utilizadas, alternando as posições de primeiro e segundo lugar nos vários estudos identificados (Tabela 48.2).

No estudo populacional de 2001, que envolveu 107 cidades brasileiras com população maior que 200 mil habitantes, a maconha (6,9%) e os solventes (5,8%) foram as SPA mais consumidas. A cocaína e suas outras modalidades, o *crack* e a merla, apresentaram *uso na vida* de 2,3, 0,4 e 0,2%, respectivamente. Os dados de tais pesquisas reforçam o álcool e o tabaco como principais problemas de saúde pública no campo das toxicomanias (Galduróz *et al.*, 2005a e b).

Nas pesquisas realizadas com estudantes, os inalantes chegam a alcançar percentuais semelhantes aos do tabaco quando se trata de *uso na vida*, apresentando, no entanto, um comportamento bastante diferenciado do primeiro no que diz respeito à estabilidade de consumo. Isto é, embora chegue a alcançar percentuais de uso na vida próximos a 30%, o *uso frequente* dos inalantes alcança geralmente cifras em torno ou abaixo de 2,5% (Muza *et al.*, 1997; Souza *et al.*, 1998; Tavares *et al.*, 2001; Baus *et al.*, 2002; Galduróz *et al.*, 2004; Kerr-Corrêa *et al.*, 1999). Assim, o padrão de consumo do uso de inalantes tem sugerido uma forma específica de adesão à droga, muito mais associada à sua utilização esporádica e eventual. Vale lembrar que o uso recreacional não é destituído de riscos à saúde, devendo-se considerar, inclusive, a ocorrência de acidentes fatais por depressão acentuada do sistema nervoso central.

As prevalências de *uso na vida* de maconha entre estudantes têm se mostrado bastante variáveis nos diversos estudos, com uma amplitude em torno de 4 a 20%, em sua maioria entre estudantes de 1º e 2º graus, chegando a 46% em estudo realizado em uma escola de 2º grau em São Paulo. Para os universitários, esses valores estiveram em torno de 9 a 31%. Os percentuais de *uso frequente* e *uso pesado* da maconha encontraram-se em patamares inferiores a 5%, demonstrando que, apesar da popularidade adquirida nos últimos anos, seu consumo usual ainda se encontra restrito a grupos específicos (Muza *et al.*, 1997a; Souza & Martins, 1998; Kerr-Corrêa *et al.*, 1999; Tavares *et al.*, 2001; Baus *et al.*, 2002; Guimarães *et al.*, 2004; Galduróz *et al.*, 2004; Sanceverino & Abreu, 2004; Galduróz *et al.*, 2005a e b; Silva *et al.*, 2006a; Silva *et al.*, 2006b; Lucas *et al.*, 2006).

[4] O grupo dos inalantes ou solventes abarca tanto substâncias cuja produção, distribuição e consumo são ilícitas – como a loló e o lança-perfume – como produtos de ampla comercialização no mercado, mas cujo uso como substância psicoativa é caracterizado como ilícito pela legislação vigente. Nesse grupo estão incluídas cola de sapateiro, acetona, benzina, entre outras.

Tabela 48.2 Resumo dos principais achados de alguns estudos sobre o uso de drogas ilícitas no Brasil e publicados entre 1990 e 2009

Autor	Ano da coleta	Local	Público-alvo	Principais achados
Galduróz *et al.* (2005a e b)	2001	Brasil (107 cidades com mais de 200.000 habitantes)	População na faixa de 12 a 65 anos	Uso na vida: Drogas ilícitas: 19,4% Maconha: 6,9%; Inalantes: 5,8%; Cocaína: 2,3%; Alucinógenos: 0,6%; *Crack*: 0,4%; Heroína: 0,1% Uso no ano: Maconha: 0,5%; Inalantes: 1,0%; Cocaína: 0,4%; Alucinógenos: 0,01%; *Crack*: 0,03%; Heroína: 0,0% Uso no mês: Maconha: 0,3%; Inalantes: 0,2%; Cocaína: 0,3%; Alucinógenos: 0,0%; *Crack*: 0,0%; Heroína: 0,0%
Bastos *et al.* (2008)	2008	Brasil	População na faixa de 16 a 65 anos	Uso na vida: Drogas ilícitas: 8,9% Uso no ano: Drogas ilícitas: 3,5%
Godoi *et al.* (1991)	1988	Distrito Federal	Alunos de 1.º e 2.º graus de escolas privadas	Uso na vida: Maconha: 6,1%; Inalantes: 13,9%; Cocaína: 1,8%; Alucinógenos: 1,9%; Morfina: 0,3%
Muza *et al.* (1997)	1990	Ribeirão Preto (SP)	Alunos de 1.º e 2.º graus de escolas públicas e privadas	Uso na vida: Maconha: 13,9%; Solventes: 11,6%; Cocaína: 2,7%
Souza *et al.* (1998)	1995	Cuiabá (MT)	Alunos de 1.º e 2.º graus de escolas públicas	Uso na vida: Maconha: 3,8%; Solventes: 14,9%; Cocaína: 1,8%
Baus *et al.*, (2002)	1997	Florianópolis (SC)	Alunos de 1.º e 2.º graus de escolas públicas	Uso na vida: Maconha: 19,9%; Solventes: 18,2%; Cocaína: 2,9% Alucinógenos: 2,7% Uso frequente: Maconha: 4,9%; Solventes: 2,5%; Cocaína: 0,2%; Alucinógenos: 0,0%
Galduróz *et al.* (2004)	1987 1989 1993 1997	10 capitais: Belém, Belo Horizonte, Curitiba, Fortaleza, Porto Alegre, Recife, Rio de Janeiro, Salvador, São Paulo e Brasília	Alunos de 1.º e 2.º graus de escolas públicas	Uso na vida: Maconha: 2,8%; 3,4%; 4,5%; 7,6% Inalantes: 14,7%; 17,3%; 15,4%; 13,8% Cocaína: 0,5%; 0,7%; 1,2%; 2,0% Uso frequente: Maconha: 0,4%; 0,5%; 0,6%; 1,7% Inalantes: 1,7%; 2,1%; 1,8%; 2,0% Cocaína: 0,1%; 0,2%; 0;2%; 0,8%
Soldera *et al.* (2004)	1998	Campinas (SP)	Alunos de 1.º e 2.º graus de escolas públicas e privadas	Uso pesado: Maconha: 4,4%; Solventes: 1,8%; Cocaína: 1,4%; *Ecstasy*: 0,7%
Tavares *et al.* (2001)	1998	Pelotas (RS)	Alunos de 1º e 2º grau de escolas públicas e privadas	Uso na vida: Maconha: 13,9%; Solventes: 11,6%, Cocaína: 3,2% Uso frequente: Maconha: 2,6%; Solventes: 0,8%, Cocaína: 0,3% Uso pesado: Maconha: 1,4%; Solventes: 0,3%, Cocaína: 0,2%
Tavares *et al.* (2004)	1998	Pelotas (RS)	Alunos de 1.º e 2.º graus de escolas públicas e privadas	Uso no ano: Drogas ilícitas: 17,1%
Sanceverino *et al.*, (2004)	2003	Palhoça (SC)	Alunos de 2.º grau de escolas públicas e privadas	Uso na vida: Maconha: 17,1%; Solventes: 18,15%; Cocaína: 3,35%; Alucinógenos: 1,25%
Guimarães *et al.* (2004)	-	Assis (SP)	Alunos de 1.º e 2.º graus de escolas públicas e privadas	Uso na vida: Maconha: 6,6%; Solventes: 10,1%; Cocaína: 1,6%
Micheli & Formigoni (2004)	2001	Barueri (SP)	Alunos de 1.º e 2.º graus de escolas públicas	Uso no mês: Maconha: 14,0%; Inalantes/Solventes: 5,0%; Cocaína: 3,0%; *Ecstasy*: 0,9%
Silva *et al.* (2006a)	2003	São José do Rio Preto (SP)	Alunos de 1.º e 2.º graus de escolas públicas	Uso na vida: Maconha: 12,1%; Solventes: 18,1%; Cocaína: 3,3%; Alucinógenos: 3,1%; *Crack*: 1,4%
Kerr-Corrêa *et al.* (1999)	1994 a 1995	Botucatu, São Paulo, Campinas, ABC, Marília, Santo Amaro e São José do Rio Preto (SP)	Alunos universitários	Uso na vida: Solventes: 25 a 38%; Maconha: 17 a 31%; Cocaína: 3 a 7%;

(*continua*)

Tabela 48.2 Resumo dos principais achados de alguns estudos sobre o uso de drogas ilícitas no Brasil e publicados entre 1990 e 2009 *(Continuação)*

Autor	Ano da coleta	Local	Público-alvo	Principais achados
Passos *et al.* (2006)	1998	Rio de Janeiro (RJ)	Alunos universitários	Uso na vida: Maconha: 20,9%; Cocaína: 3,4%; Inalantes: 18,4%; LSD: 3,3% Uso no mês: Maconha: 5,6%; Cocaína: 3,4%; Inalantes: 18,4%
Stempliuk *et al.* (2005)	1996 2001	São Paulo (SP)	Alunos universitários	Uso na vida: Maconha: 31,1%; 35,3% Inalantes: 17,9%; 24,5% Alucinógenos: 6,1%; 11,4% Uso no ano: Maconha: 19,9%; 22,8% Inalantes: 8,8%; 13,5% Alucinógenos: 3,5%; 5,0% Uso no mês: Maconha: 14,9%; 16,9% Inalantes: 4,1%; 6,5% Alucinógenos: 3,5%; 5,0%
Wagner *et al.* (2007)	1996 2001	São Paulo (SP)	Alunos universitários	Uso na vida (em cada ano): Drogas ilegais: 39,4% e 45,1%; Inalantes: 18,0% e 24,6%; Maconha: 31,1 e 35,4%
Silva *et al.* (2006b)	2000 e 2001	São Paulo (SP)	Alunos universitários	Uso no ano: Drogas ilícitas: 28,4% (Maconha: 19,7%; Alucinógenos: 5,2%; Cocaína: 1,9%; *Crack*: 0,1%; Inalantes: 17,3%; *Ecstasy*: 1,3%)
Lucas *et al.* (2006)	2002 a 2004	Manaus (AM)	Alunos universitários	Uso na vida: Solventes: 11,9%; Maconha: 9,4%; Cocaína: 2,1%; Alucinógenos: 1,2%; Opioides: 0,6%
Noto *et al.* (1997)	1993	5 capitais	Meninos de rua	Uso na vida: Drogas ilícitas: 74,3%
Noto *et al.* (2004)	2003	Brasil (27 capitais)	Meninos em situação de rua	Uso na vida: Solventes: 44,4%; Maconha: 40,4%; Derivados da coca: 24,5% Uso no ano: Solventes: 36,8%; Maconha: 32,1%; Derivados da coca: 18,5% Uso no mês: Solventes: 28,7%; Maconha: 25,4%; Derivados da coca: 12,6%
Martins & Pillon (2008)	2006	Ribeirão Preto e Sertãozinho (SP)	Adolescentes (12 a 21 anos) internos da FEBEM	Uso na vida: Maconha: 96,7%; Cocaína: 65,3%; *Crack*: 9,3%

Finalmente, ao se considerar o consumo de SPA entre estudantes, deve-se destacar o uso de cocaína nas suas diversas modalidades. Em estudos entre estudantes de modo geral, a prevalência de *uso na vida* da cocaína variou de 0,3% em Recife (PE) a 3,4% em Palhoça (SC), com uma tendência de aumento de *uso na vida* (Galduróz *et al.*, 2005a e b).

Em poucos estudos, observa-se relato de uso de *crack* e *ecstasy*. Dentre estes, a prevalência de *uso na vida* encontrada para o *ecstasy* foi de 0,7 e 1,3%, e, para o *crack*, de 1,4% (Silva *et al.*, 2006a; Silva *et al.*, 2006b).

O *ecstasy* foi pouco relatado nas pesquisas epidemiológicas sobre uso de SPA entre os estudantes no Brasil, apesar do seu consumo estar sendo difundido e sofrendo incremento na Europa e EUA. O uso de *ecstasy* tem sido relatado em circunstâncias muito particulares, em um contexto do que se tem chamado de uma "subcultura específica" de lazer noturno, caracterizada por festas *raves*, dança e música eletrônica, sendo essa substância popularmente conhecida como a "pílula da felicidade".

Em pesquisa realizada em São Paulo, entre usuários de *ecstasy* com amostra definida a partir da técnica de *snowball*, observou-se um padrão de uso associado a consumo recreativo grupal. Nesse estudo foram pesquisadas as percepções dos usuários sobre "efeitos positivos e negativos" do seu uso, tendo como resultado geral uma avaliação positiva dos usuários quanto aos efeitos dessa substância. Esse uso esteve, também, associado a outras substâncias psicoativas para 93% dos indivíduos (Almeida e Silva, 2003).

Os indicadores observados para o consumo de SPA entre meninos em situação de rua têm apresentado níveis extremamente elevados quando comparados aos dos estudantes. Em estudos realizados em 1993 em 5 capitais brasileiras entre meninos de rua de 9 a 17 anos de idade, observou-se prevalências para *uso na vida* de qualquer SPA (exceto álcool e tabaco) de 57% (Rio de Janeiro) a 90,5% (Recife) (Noto *et al.*, 1994). O mesmo indicador para os estudantes no ano de referência havia sido de 22,8% (Galduróz *et al.*, 2004). No estudo mencionado, as prevalências de consumo (*uso na vida*) de solventes são muito próximas às do álcool e tabaco: variaram de 42,5% no Rio de Janeiro a 83,0% em Recife. Sucederam os solventes, a maconha – 45,5 a 63,0% – e a cocaína e derivados, cujo consumo mostrou-se particularmente elevado em São Paulo (46,5%). Foi surpreendente, nesse estudo, a proporção de meninos de rua que haviam usado SPA diariamente no último mês: 12,0% no Rio de Janeiro, 19,0% em Fortaleza, 30,5% em

São Paulo e 46,0% em Recife. Entre internos da FEBEM de Ribeirão Preto e Sertãozinho (SP), o *uso na vida* de maconha, cocaína e *crack* foi de, respectivamente, 96,7, 65,3 e 9,3%.

Ao discutir as características de consumo de solventes entre populações de baixa renda, destacam-se os elevados níveis de consumo (só superados pelos de álcool) entre jovens e crianças de baixa renda no Brasil, superiores, inclusive, aos indicadores observados no México e Chile em populações similares. Diferentemente do observado com os estudantes, nessas populações o uso de solventes, dentre os quais ganha destaque a cola de sapateiro, apresenta-se crônico, possivelmente relacionado com as dificuldades e carências da marginalização social aliada à acessibilidade a esse tipo de SPA.

Inquérito similar ao de 1993 foi desenvolvido em 1997 em 6 cidades, com 88,1% dos entrevistados relatando já haver usado SPA e 48,3% informando uso de 5 ou mais vezes/semana no mês anterior à realização da pesquisa (Noto, 1998). Noto (1999) observa que, em relação aos levantamentos anteriores, o inquérito realizado em 1997 aponta para o aumento, na maioria das capitais, do número de usuários de cocaína (sendo o *crack* praticamente restrito a São Paulo e a merla a Brasília, entre as cidades estudadas) e para a redução, em São Paulo, do consumo de medicamentos pelos meninos de rua.

Em 2003, foi realizado o quinto levantamento sobre o uso de SPA entre crianças e adolescentes em situação de rua nas 27 capitais brasileiras (Noto *et al.*, 2004). Em relação ao início do uso, 19,1% relataram ter iniciado antes e 31,0% após a situação de rua. A primeira droga utilizada foi o solvente (27,1% dos casos), seguida de maconha (20,4% dos entrevistados). O uso de solventes foi encontrado em quase todas as capitais, chegando a 60% de *uso diário* em São Paulo e Recife. Em 16,9%, o início ocorreu antes da situação de rua e 26,8% após esse fato, diferentemente do relatado para álcool e tabaco (Noto *et al.*, 2004).

O uso da maconha foi encontrado em todas as capitais brasileiras, em proporções variadas. O *uso no mês* foi de 25,4%. O primeiro episódio ocorreu, antes da situação de rua, em 14,0% e, após, em 26,3%. Dentre os entrevistados, aproximadamente 60% relataram nunca terem feito uso (Noto *et al.*, 2004). Cerca de 13% dos entrevistados relataram *uso no mês* de derivados da coca, sendo 5,2% na forma de cocaína cheirada, 0,4% cocaína injetada, 2,5% de merla, 5,5% de *crack* e 3,1% outra droga derivada da coca. A grande maioria dos usuários referiu uso após a situação de rua (Noto *et al.*, 2004).

Os meninos apresentaram maior prevalência de uso no geral, apesar de não ter sido encontrada essa associação em todas as capitais. Foi unânime em todas as cidades o aumento da probabilidade de uso de SPA com a idade, semelhante às pesquisas com estudantes. Também a ausência de vínculo escolar e o fato de não residir com a família estiveram associados ao maior consumo na maioria das capitais brasileiras (Noto *et al.*, 2004).

Evolução temporal e fatores de risco associados às SPA no Brasil

Um aspecto importante a considerar na análise dos padrões de consumo é o seu comportamento ao longo do tempo. No Brasil, ainda não existem estudos longitudinais que permitam esse acompanhamento, tal como ocorre em outros países. Todavia, alguns estudos com populações bem definidas e procedimentos similares permitem estabelecer algum nível de comparação.

Assim, em 4 inquéritos entre escolares realizados pelo CEBRID, mostrou-se que, na estimativa global, não houve mudanças estatisticamente significativas, no período entre 1987 e 1997, com relação ao *uso na vida*, tanto com respeito ao álcool e tabaco quanto às SPA de uso ilícito. Entretanto, observando-se isoladamente as diversas substâncias, bem como as cidades pesquisadas, algumas tendências puderam ser constatadas: aumento de prevalência de *uso na vida* para maconha, anfetaminas e cocaína, e de *uso frequente* para essas 3 drogas mais ansiolíticos; incremento do *uso na vida* de tabaco em 7, do uso frequente de álcool em 6 e do uso pesado de maconha em todas as 10 cidades investigadas (Galduróz *et al.*, 2004).

Estudo comparando resultados entre 1996 e 2001, realizado com universitários de São Paulo, revelou crescimento de uso ilícito (*uso na vida, no ano e no mês*) para algumas SPA, estabilização para outras e ausência de decréscimo para qualquer delas. Houve aumento estatisticamente significativo para *uso na vida* de álcool, tabaco e para as SPA de uso ilícito (*uso na vida, no ano e no mês*) tomadas em seu conjunto. Dentre estas, apresentaram aumento isoladamente, para todas as prevalências estimadas, a maconha, os inalantes e as anfetaminas; para *uso na vida e no ano*, os alucinógenos; e apenas para *uso na vida*, os barbitúricos e os anticolinérgicos (Stempliuk *et al.*, 2005).

O aumento do consumo de medicamentos pelos estudantes brasileiros apresenta congruência com o fenômeno mundial que vem sendo observado nos últimos anos. As Nações Unidas informam que, em anos recentes, o aumento mais pronunciado com relação ao uso abusivo de SPA tem sido o de drogas sintéticas, especialmente anfetaminas, largamente difundidas mundialmente, com um consumo alcançando cifras de 0,6% da população mundial (UNODC, 2008).

Muitos estudos epidemiológicos sobre o uso de SPA têm empreendido esforços no sentido de encontrar fatores que possam estar associados a uma maior possibilidade de risco ou proteção.

A maioria das pesquisas não encontra diferenças significativas de prevalência entre os sexos, quando as SPA são tomadas em seu conjunto. Porém, em separado, essas diferenças se manifestam. Vários resultados mostram maior prevalência de homens para as SPA ilícitas, principalmente a maconha, a cocaína e solventes; mulheres tendem a apresentar uma prevalência maior para o uso de medicamentos, principalmente os ansiolíticos e as anfetaminas, sendo estas, com forte associação a uma exigência cultural, que privilegia o padrão de estética da magreza como símbolo de beleza, associado ao fácil acesso, já que são obtidas em farmácias (Mari *et al.*, 1993; Souza & Martins, 1998; Tavares *et al.*, 2001; Baus *et al.*, 2002; Nappo *et al.*, 2002; Guimarães *et al.*, 2004; Sanceverino & Abreu, 2004; Lucas *et al.*, 2006).

Os estudos nacionais têm mostrado que o consumo de álcool é predominante entre os homens, sendo a diferença entre os sexos muito pequena, inexistente, ou mesmo, levemente superior entre mulheres quando se trata do *uso na vida*. Entretanto, quando se analisam os resultados com relação às demais categorias de consumo (*uso no ano, no mês e frequente*), a predominância entre os homens se estabelece, observando-se um aumento progressivo das razões de prevalência entre os sexos em alguns estudos.

Vários estudos reiteram o aumento do consumo de SPA com a idade. No entanto, o que mais chama a atenção com respeito a essa relação é a precocidade do uso, especialmente do álcool, refletida nas elevadas taxas de prevalência em adolescentes de tenra idade. Almeida-Filho *et al.* (1988) observaram consumo semanal de álcool em 45,5% das crianças com menos de 10 anos de idade. Em inquérito realizado com 1.644 alunos de uma rede de escolas, Medina *et al.* (1995) observaram que 24,1% deles afirmaram ter usado bebida alcoólica pela primeira vez com menos de 10 anos de idade e 72,5% tiveram seu primeiro contato entre 10 e 14 anos. Galduróz e Noto (2000), em estudo com estudantes de primeiro e segundo graus de 10 capitais brasileiras, abordando o uso pesado de álcool, observaram que, em comparação com levantamentos anteriores, houve um aumento dessa prevalência em 8 das 10 capitais. Discutem os autores a possibilidade de que o início precoce do uso de álcool possa tornar o adolescente mais suscetível às questões do uso abusivo e à dependência dessa droga legal.

Vale ressaltar, também, a precocidade com que se dá a iniciação ao uso de inalantes (muito semelhante ao que ocorre com o álcool) e uma discreta tendência à estabilização ou decréscimo entre as faixas mais elevadas consideradas no estudo, o que corrobora a hipótese de que os inalantes são SPA especialmente consumidas por adolescentes jovens.

Além do sexo e idade, diversos fatores associados ao consumo de SPA têm sido mencionados (Wortmann *et al.*, 1994; Muza *et al.*, 1997a; Souza & Martins, 1998; Kerr-Corrêa *et al.*, 1999; Tavares *et al.*, 2001; Baus *et al.*, 2002; Nappo *et al.*, 2002; Guimarães *et al.*, 2004; Galduróz *et al.*, 2004; Sanceverino & Abreu, 2004; Galduróz *et al.*, 2005aeb; Schenker & Minayo, 2005; Silva *et al.*, 2006a; Silva *et al.*, 2006b; Lucas *et al.*, 2006). Dentre eles podemos destacar:

- *Características familiares*: uso de SPA por familiares, que em alguns estudos é considerado fator preditor; atitude permissiva ou liberalidade dos pais, sendo, muitas vezes, vivenciada pelo adolescente como abandono; relacionamento ruim com os pais, havendo, por exemplo, relatos de estudantes de não se sentirem apoiados ou compreendidos, de maus-tratos oriundos de violência doméstica, entre outras; situação conjugal (separados e viúvos apresentam maiores prevalências que solteiros e casados)
- *Educação religiosa*: a ausência de educação religiosa tem sido associada a maior consumo de substâncias psicoativas. Alguns autores levantam a hipótese de que a formação em uma religião pode possibilitar ou reforçar sentimentos de esperança e de sentir-se mais seguros para enfrentar o futuro. Esse comportamento também pode estar relacionado com posturas mais conservadoras. A prática religiosa é apontada em alguns estudos como fator de proteção ao envolvimento com SPA
- *Disponibilidade financeira*: para álcool e tabaco, os resultados não são tão esclarecedores quanto para as SPA ilícitas, em que a relação com a classe social mais favorecida é estabelecida mais frequentemente nos estudos. Esse fator facilitaria o acesso e o poder de compra. Essa hipótese também pode explicar os achados de maior consumo em estudantes trabalhadores.

Nos estudos populacionais sobre tabagismo realizados no município de Pelotas com adolescentes, foram mencionados como fatores de risco a idade, o uso de bebidas alcoólicas, tabagismo do grupo de amigos e de irmãos, baixo rendimento na escola, repetência e não inserção no sistema escolar (Horta *et al.*, 2001; Malcon *et al.*, 2006).

Soldera *et al.* (2004), em estudo realizado em Campinas, encontraram associações ao uso pesado de SPA com trabalho e ao pertencimento aos níveis socioeconômicos A e B, levantando-se a hipótese de que os jovens de bairros periféricos, com menor poder aquisitivo e envolvidos com uso pesado de SPA não estejam mais no sistema educacional. Identifica, como fatores protetores, a educação religiosa, ambiente e estrutura familiar (apoio e compreensão) e, como facilitadores, a disponibilidade financeira (nível socioeconômico e trabalho), padrões de socialização "adulto mórfico" (trabalho e ensino noturno). O baixo rendimento escolar foi notoriamente associado ao uso pesado de álcool, levantando-se as seguintes hipóteses: alterações neuropsicológicas pelo uso de SPA, dificultando a aprendizagem; baixo desempenho, revelando algum tipo de desajuste; baixo rendimento, levando à baixa autoestima e induzindo o uso de álcool.

Comentários finais

Desde o início do século XX, o consumo de substâncias psicoativas é considerado um problema em escala internacional, demandando a adoção de medidas de natureza sobretudo repressiva por parte dos governos de estado, motivação mais relacionada com as implicações econômicas do gigantesco mercado de SPA ilícitas do que com as consequências do problema do abuso como fenômeno de saúde pública. Ainda assim, mesmo organismos internacionais de controle reconhecem que a magnitude e gravidade do problema do abuso de SPA de uso lícito são muito maiores que as de uso ilícito.

Em relação ao uso de álcool, por exemplo, inúmeros problemas de saúde têm sido apontados, e incluem baixo peso ao nascer, câncer de boca e orofaringe, câncer hepático, distúrbio monopolar depressivo e outras desordens psiquiátricas, epilepsia, hipertensão arterial, isquemia miocárdica, doença cerebrovascular, diabetes, hepatite, cirrose, acidentes de trânsito e com máquinas, quedas, intoxicações, lesões autoinfligidas e homicídios (Meloni & Laranjeira, 2004).

Um achado importante, reiterado por diversos estudos, é a precocidade do uso de substâncias psicoativas de uso legal, corroborando a hipótese de permissividade do ambiente familiar e a banalização em relação ao uso de álcool e tabaco, SPA que têm apresentado mais consequências em termos de saúde pública. Os índices observados com relação ao consumo de álcool entre estudantes obviamente não traduzem *per si* o "uso relacionado com problemas" ou a "dependência", mas são fortes indicativos da ampla difusão desse hábito e sustentam a hipótese de que o contato com as SPA lícitas é estimulado, inicialmente, no seio da própria família.

A propriedade da abordagem epidemiológica para o estudo do consumo das substâncias psicoativas parece ser consenso hoje na comunidade científica. Desde a década de 1960, quando se questionava a possibilidade de sua utilização, até os dias atuais, a produção de trabalhos na área da Epidemiologia tem crescido vertiginosamente no mundo. No Brasil, também tem sido observado um crescimento importante da produção nessa área, particularmente nas 2 últimas décadas.

Os resultados dos estudos de fatores de risco para o consumo de SPA, especialmente o consumo abusivo, têm sido profícuos e muito têm contribuído para o planejamento de programas de prevenção, principalmente nos países desenvolvidos. Algumas condições e atributos vêm ganhando importância e destacam-se na revisão apresentada. Por outro lado, o próprio consumo de SPA constitui-se em fator de risco para uma série de condições, doenças e agravos.

A aproximação da Epidemiologia com o objeto SPA tem favorecido, no âmbito desse campo disciplinar, uma reflexão sobre seus próprios conceitos. Hoje, uma nova expansão do objeto toxicomania encontra-se em discussão: dependência ao sexo, ao jogo patológico, ciberdependência, o que nos sugere falar em uma "dependência sem drogas". Entretanto, ainda não se encontra na literatura médica, em correspondência ao novo debate, uma nosologia e nosografia internacionalmente aceitas, questões em aberto no século XXI.

Lidar com a expansão global do consumo de SPA e com as diversas nuances e particularidades que se apresentam hoje é um desafio para os epidemiologistas e todos aqueles que, direta ou indiretamente, estão intervindo sobre esse problema. Particularmente em nosso país, fazem-se necessárias iniciativas para a realização de estudos populacionais e de grupos específicos que permitam a análise e monitoramento de situações, além de produção e disseminação de informações dos centros especializados, sustentadas em critérios padronizados, com a criação e fortalecimento de observatórios.

Maior investimento no estudo de fatores de risco e de proteção, juntamente com a implementação de estudos avaliativos que focalizem a análise de intervenções no âmbito da escola, de populações institucionalizadas, avaliando os efeitos de programas de prevenção e tecnologias terapêuticas, são fundamentais e ainda muito incipientes em nosso país.

Com respeito aos serviços de saúde, especialmente o SUS, o confinamento das intervenções a instituições especializadas é um problema a ser superado. Os profissionais de saúde, em geral, têm extrema dificuldade em incorporar à sua prática uma abordagem bem informada sobre o problema das substâncias psicoativas ilícitas, deixando o atendimento de usuários e familiares exclusivamente para os centros especializados, gerando uma demanda reprimida incalculável. Uma articulação mais efetiva desse tema à rede de serviços de saúde, com a qualificação de profissionais da atenção básica, é uma necessidade atual que precisa ser encaminhada pelos órgãos competentes e claramente assumida pelas políticas de saúde.

Para a Epidemiologia, restam ainda desafios que perpassam questões teórico-conceituais e metodológicas, que deem conta de maior embasamento da reflexão sobre objeto e modelos de determinação e sobre método e modelos de classificação. Isso significa aprimorar as ferramentas epidemiológicas para o estudo da relação do homem com as SPA, resultando no aperfeiçoamento de instrumentos de coleta e métodos de análise, além da avaliação e eleição de indicadores para o monitoramento de situações. Não se trata de tarefa simples e, muito menos, fácil.

Construir a viabilidade de lidar com os desafios postos hoje no campo das SPA significa, para a Epidemiologia, ter em conta que o cenário que se nos apresenta é de desenvolvimento econômico e social acompanhado por uma profunda crise dos valores humanos, perda da autoestima e aumento da exclusão social, que reforçam a busca de prazeres alternativos e reduzem o sofrimento, juntamente com enorme preconceito, alimentado por anos a fio em nossa sociedade, no tocante às concepções sobre o consumo de SPA. O cenário é, portanto, preocupante porém desafiador, exigindo o estabelecimento e a consolidação de parcerias entre aqueles que estão interessados em um aprofundamento do conhecimento sobre o consumo de substâncias psicoativas e em intervenções e ações preventivas e terapêuticas, no âmbito coletivo e individual, que se mostrem efetivas e sustentadas para a solução do problema nos anos vindouros.

Referências bibliográficas

Almeida SP de, Silva MTA. Ecstasy (MDMA): Effects and patterns of use reported by users in São Paulo. Rev Bras Psiquiatr. 2003; 25(1):11-7.

Almeida-Filho N, Santana V. Consumo de drogas entre escolares em Salvador – Bahia. Salvador, 1988. (Relatório final de pesquisa).

Almeida-Filho N, Santana V de S, Lima FB, Sampaio MLS, Alves Filho AN. Validação de uma técnica para o estudo do consumo de drogas entre estudantes. Rev. ABP-APAL. 1989; 11(1):13-24.

Almeida-Filho N, Santana VS, Pinto IM, Carvalho-Neto SA. Is there an epidemic of drug misuse in Brazil? A review of epidemiologic evidence. The International Journal of Addictions. 1991; 26(3):355-69.

Andrade AG, Queiroz S, Villaboim RCM, César CLG, Alves MCGP, Bassit AZ. Uso de álcool e drogas entre alunos de graduação de Universidade de São Paulo. Rev ABP-APAL. 1997; 19(2):53-9.

Araújo MR, Moreira FG. História das drogas. p 9-14. *In*: Silveira DX e Moreira FG (orgs). Panorama Atual de Drogas e Dependências. São Paulo: Atheneu, 2006.

Barbosa JC, Almeida-Filho N. Prevalence of emotional disorders in a rural area of Bahia, Brazil. Paper presented at the 11th World Congress of Social Psychiatric. Rio de Janeiro, 1986.

Barnard M, McKeganey N. Adolescents, sex and injecting drug use: risks for HIV infection. AIDS Care. 1990; 2:103-16.

Barros MBA, Botega NJ, Dalgalarrondo P, Marín-León L, Oliveira HB. Prevalence of alcohol abuse and associated factors in a population-based study. Rev Saúde Pública 2007; 41(4):502-9.

Bastos FI, Bertoni N, Hacker MA. Grupo de Estudos em População, Sexualidade e AIDS. Drug and alcohol use: main findings of a national survey, Brazil 2005. Rev Saúde Pública 2008; 42(supl. 1).

Baus J, Kupek E, Pires M. Prevalência e fatores de risco relacionados ao uso de drogas em escolares. Rev Saúde Pública. 2002; 36(1):40-46.

Beauvais F, Jumper-Thurman P, Helm H, Plested B, Burnside M. Surveillance of drug use among american Indian adolescents: patterns over 25 years. Journal of Adolescent Health. 2004; 34:493-500.

Boden JM, Fergusson DM, Horwood LJ. Illicit drug use and dependence in a New Zealand birth cohort. Australian and New Zealand Journal of Psychiatry. 2006; 40:156-63.

Brasil. Presidência da República. Secretaria Nacional de Políticas sobre Drogas. I Levantamento nacional sobre o uso de álcool, tabaco e outras drogas entre universitários das 27 capitais brasileiras. Brasília: Secretaria Nacional de Políticas sobre Drogas, 2010.

Brasil. Presidência da República. Secretaria Nacional de Políticas Sobre Drogas. I Levantamento Nacional sobre o uso de álcool e outras drogas entre universitários das 27 capitais brasileiras/Secretaria Nacional de Políticas Sobre Drogas; GREA/IPQ-HCFMUSP; Organizadores Arthur Guerra de Andrade, Paulina do Carmo Arruda Vieira Duarte e Lúcio Garcia de Oliveira. Brasília: SENAD, 2010. 284 p.

Bucher R, Totugui ML. Conhecimento e uso de drogas entre alunos de Brasília. Psicologia: Teoria e Pesquisa. 2/2. 1987; 178-194.

Carvalho-Neto J, Almeida-Filho N, Rego RC, Santana V. Prevalência do consumo de drogas ilícitas em uma amostra populacional de Salvador, Bahia. Revista da ABP/APAL 1987:9(4):131-9.

Cherpitel C. Prediction of alcohol-related casualties among emergency room admissions. Int J Addict [SI]. Aug 1989; 24(8):725-37.

Duncan DF. Use and misuses of Epidemiology in shaping and assessing drug policy. The Journal of Primary Prevention. 1997; 17(4):375-382.

Duncan D. Chronic drinking, binge drinking and drunk driving. Psychol Rep [SI]. Apr 1997; 80(2):681-2.

Escohotado A. Historia de las drogas. Madrid: Alianza Editorial, 1995.

Galduróz JCF, Noto AR, Nappo SA, Carlini EA. Trends in drugs use among students in Brazil analysis of four surveys in 1987, 1989, 1993, e 1997. Brazilian Journal of Medical and Biological Research. 2004; 37:523-31.

Galduróz JCF, Noto AR, Nappo SA, Carlini EA. Uso de drogas psicotrópicas no Brasil: pesquisa domiciliar envolvendo as 107 maiores cidades do país – 2001. Rev. Latino-Am Enfermagem. setembro-outubro, 2005a. 13(número especial):888-95.

Galduróz JCF, Noto AR. Uso pesado de álcool entre estudantes de 1º e 2º graus da rede pública de ensino em 10 capitais brasileiras. J Bras Dep Quím. 2000; 1(1):25-32.

Galduróz JCF, Noto AR, Nappo SA, Carlini EA. Household survey on drug abuse in Brazil: Study involving the 107 major cities of the country, 2001. Addictive Behaviors. 2005b; 30:545-556.

Giovino GA, Henningfield JE, Tomar SL, Escobedo LG, Slade J. Epidemiology of Tobacco use and dependence. Epidemiologic Reviews. 1995; 17(1):48-65.

Godoi AMM, Muza GM, Costa MP, Gama MLT. Consumo de substâncias psicoativas entre estudantes da rede privada. Rev Saúde Pública. 1991; 25(2):150-6.

Guimarães JL, Godinho PH, Cruz R, Kappan JI, Junior LAT. Consumo de drogas psicoativas por adolescentes escolares de Assis, SP. Rev Saúde Pública. 2004; 38(1):130-2.

Hingson R, Winter M. Epidemiology and consequences of drinking and driving. Alcohol Res Health [SI]. 2003; 27(1):63-78.

Horta BL, Calheiros P, Pinheiro RT, Tomasi E, Amaral KCA. Tabagismo em adolescentes de área urbana na região Sul do Brasil. Rev Saúde Pública. 2001; 35(2):159-64.

Johnston LD, O'Malley PM, Bachman JG, Schulenberg J. Monitoring the Future national survey results on drug use, 1975-2008: volume II, College students and adults ages 19-50 (NIH Publication No. 09-7403). Bethesda, MD: National Institute on Drug Abuse, 2009.

Kelly E *et al.* A review of drug use and driving: epidemiology, impairment, risk factors and risk perceptions. Drug Alcohol Rev [Sl]. Sep 2004; 23(3):319-44.

Kerr-Corrêa F, Andrade AG, Bassit AZ, Boccuto NMVF. Uso de álcool e drogas por estudantes de medicina da Unesp. Rev Bras de Psiquiatria. 1999; 21(2):95-100.

Kozel NJ, Adams E. Epidemiology of drug Abuse: an overview. Science. 1986; 234(4779):970-4.

Lemos KM, Neves NMBC, Kuwano AY, Tedeski G, Bitencout AGV, Neves FBCS *et al.* Uso de substâncias psicoativas entre estudantes de medicina de Salvador (BA). Rev Psiquiatr Clin. (São Paulo). 2007; 34(3):118-24.

Linhares JC. Lei Antitóxicos-Aspectos Relevantes. Brasília: ANSEF, 1988.

Lucas ACS, Parente RCP, Picanço NS, Conceição DA, Costa KRC, Magalhães IRS. Uso de psicotrópicos entre universitários da área de saúde da Universidade Federal do Amazonas, Brasil. Cad Saúde Pública. 2006; 22(3):663-71.

Luz Jr E. Estudo da prevalência do alcoolismo numa vila marginal de Porto Alegre. Revista Medica ATM. 1974; 3:407-432.

Malcon MC, Menezes AM, Chatkin M. Prevalência e fatores de risco para tabagismo em adolescentes. Rev Saúde Pública. 2003; 37(1):1-7.

Mari JJ, Almeida-Filho N, Coutinho E, Andreoli SB, Miranda CT, Streiner D. The epidemiology of psychotropic use in the City of São Paulo. Psychological Medicine. 1993; 23:467-74.

Martins MC e Pillon SC. A relação entre a iniciação do uso de drogas e o primeiro ato infracional entre os adolescentes em conflito com a lei. Cad Saúde Pública (Rio de Janeiro), mai, 2008; 24(5):1112-1120.

Medina MG, Solla JJSP, Aquino R, Nery-Filho A. Estudo do padrão de consumo de substâncias psicoativas (SPAs) e do nível de informação da comunidade escolar do SESI com relação à prevenção de AIDS e do abuso de drogas. Salvador, 1995. Salvador, 1995 (Relatório final de pesquisa).

Meloni JN, Laranjeira R. The Social and Health burden of alcohol use. Rev Bras Psiquiatr. 2004; 26(Suppl I):7-10.

Menezes A, Palma E, Holthausen R, Oliveira R, Oliveira OS, Devens E *et al.* Evolução temporal do tabagismo em estudantes de medicina, 1986, 1991, 1996. Rev Saúde Pública. 2001; 35(2):165-9.

Mesquita AM, Laranjeira R, Dunn J. Psychoative drug use by medical students: a review of the national and international literature. Rev Paulista de Medicina. 1997; 115(1):1.356-65.

Micheli D, Formigoni MLOS. Drug use by Brazilian students: associations with family, psychosocial, health, demographic and behavioral characteristics. *Addiction*. 2004; 99:570-578.

Moreira LB, Fuchs FD, Moraes RS, Bredemeir M, Cardozo S. Prevalência de tabagismo e fatores associados em área metropolitana da Região Sul do Brasil. Rev de Saúde Pública. 1995; 29(1):46-51.

Moskowitz H *et al.* Skills performance at low blood alcohol levels. J Stud Alcohol. 1985; 46:482-485.

Muza GM, Bettiol H, Mucillo G, Barbieri MA. Consumo de substâncias psicoativas por adolescentes escolares de Ribeirão Preto, SP (Brasil). I - Prevalência de consumo por sexo, idade e tipo de substância. Rev Saúde Pública. 1997a; 31(1):21-9.

Muza GM, Bettiol H, Mucillo G, Barbieri MA. Consumo de substâncias psicoativas por adolescentes escolares de Ribeirão Preto, SP (Brasil). I I- distribuição do consumo por classes sociais. Rev Saúde Pública. 1997b; 31(2):163-170.

Nappo AS, Tabach R, Noto AR, Galduróz JCF, Carlini EA, Nappo SA, Tabach R, Noto AR, Galduróz JCF, Carlini EA. Use of anorectic amphetamine-like drugs by Brazilian women. Eating Behaviors. 2002; 3:153-65.

Nery Filho A. Por que os humanos usam drogas? *In*: Antonio Nery Filho A, Ribeiro Valério AL (Orgs). Módulo para Capacitação dos Profissionais do Projeto Consultório de Rua. Brasília: SENAD; Salvador:CETAD, 2010. 89, p 11-16.

Nery Filho A, Medina MG, Melcop AG, Oliveira EM. Impacto do uso de álcool e outras drogas em vítimas de acidentes de trânsito. ABDETRAN/CETAD/RAID. Brasília, 1997.

Nery Filho A, Miranda M, Medina MG. Estudo da alcoolemia numa amostra da população urbana de Salvador. Seminário Internacional: o uso e o abuso de drogas. Bahia: CETAD, 1995.

Noto AR, Galduróz JCF, Nappo AS, Fonseca AM, CArlini CMA, Moura YG, Carlini EA. Levantamento nacional sobre o uso de drogas entre crianças e adolescentes em situação de rua nas 27 capitais brasileiras: 2003. São Paulo: CEBRID, 2004.

Noto AR, Nappo S, Galduróz JCF, Mattei R, Carlini EA. Centro Brasileiro de Informações sobre Drogas Psicotrópicas. III levantamento sobre o uso de drogas entre meninos e meninas em situação de rua de cinco capitais brasileiras, 1993. Centro Brasileiro de Informações sobre Drogas Psicotrópicas, Departamento de Psicobiologia, Escola Paulista de Medicina, 1994.

Noto AR. O uso de drogas entre crianças e adolescentes em situação de rua de seis capitais brasileiras no ano de 1997. São Paulo: Universidade Federal de São Paulo - Escola Paulista de Medicina, 1998. (Tese de Doutorado).

Noto AR. O uso de drogas psicotrópicas no Brasil: última década e tendências. O Mundo da saúde. 1999; 23(1):5-9.

Oliveira EM, Melcop AG. Álcool e trânsito. Pernambuco, Recife: Instituto RAID/CONFEN-MJ/DETRAN, 1997. 120 p.

Olivenstein C. A droga: drogas e toxicômanos. São Paulo: Brasiliense, 1980.

OMS. World report on road traffic injury prevention. Washington: Organización Panamericana de la Salud, 2004a.

Passos SRL, Americano do Brasil PEA, Santos MAB, Aquino MTC. Prevalence of psychoactive drug use among medical students in Rio de Janeiro. Soc Psychiatry Psychiatr Epidemiol. 2006; 41:989-996.

Pechansky F, de Boni R, Vieira Duarte P, Cubas de Paula F, Benzano D, Von Diemen L, Leukefeld C. Consumo de álcool e outras drogas entre motoristas privados e profissionais do Brasil. *In*: Pechansky F, Vieira Duarte PA, De Boni R (Orgs.). Uso de bebidas alcoólicas e outras drogas nas rodovias brasileiras e outros estudos. Porto Alegre: Secretaria Nacional de Políticas sobre Drogas, 2010, p 54-63.

Pechansky F, Vieira Duarte PA, De Boni R (Orgs). Uso de bebidas alcoólicas e outras drogas nas rodovias brasileiras e outros estudos. Porto Alegre. Secretaria Nacional de Políticas sobre Drogas, 2010. 121 p.

Pechansky F, Vieira Duarte PA, De Boni RC (Orgs). Uso de bebidas alcoólicas e outra drogas nas rodovias brasileiras e outros estudos. Porto Alegre: Secretaria Nacional de Políticas sobre Drogas, 2010.121 p.

Quinlan K *et al.* Alcohol-impaired driving among. US adults, 1993-2002. Am J Prev Med [Sl]. May 2005; 28(4):346-50.

Robins LN, Regier DA. Psychiatric disorders in America: the epidemiologic catchment area study. New York: The Free Press, 1991.

SAMHSA- Substance Abuse and Mental Health Services Administration. Results from the 2008 National Survey on Drug use and Health: National Findings (Office of Applied Studies, NSDUH Series H-36, HHS Publication No. SMA 09-4434). Rockville, MD, 2009.

Sanceverino SL, Abreu JLC. Aspectos epidemiológicos do uso de drogas entre estudantes do ensino médio no município de Palhoça, 2003. Ciência & Saúde Coletiva. 2004; 9(4):1047-56.

Schenker M, Minayo MC de S. Fatores de risco e de proteção para o uso de drogas na adolescência. Ciência & Saúde Coletiva. 2005; 10(3):707-17.

Scivoletto S, Tsuji RK, Abdo CHN, Queiróz S de, Andrade AG de, Gattaz WF. Relação entre consumo de drogas e comportamento sexual de estudantes de 2º grau de São Paulo. Rev Bras Psiq. 1999; 21(2):87-94.

Silva EF, Pavani RAB, Moraes MS, Neto FC. Prevalência do uso de drogas entre escolares do ensino médio do Município de São José do Rio Preto, São Paulo, Brasil. Cad Saúde Pública. 2006(a); 22(6):1151-8.

Silva LVER, Malbergier A, Stempliuk VA, Andrade AG. Fatores associados ao consumo de álcool e drogas entre estudantes universitários. Rev Saúde Pública. 2006(b); 40(2):280-8.

Simões JA. Prefácio. *In*: Labate BC, Goulart S, Fiore M, MacRae E, Carneiro (Orgs). Drogas e Cultura: novas perspectivas. Salvador: Edufba, 2008.

Smart RG, Hughes DPH, Johnston LD, Anumonye A, Khant U, Mora MEM *et al.* A methodology for students drug-use surveys. Geneve: World Health Organization, 1980 (Offset Publication, 50).

Soldera M, Dalgalarrondo P, Filho HRC, Silva CAM. Heavy alchool use among elementary and high-school students in down town and outskirts of Campinas City - São Paulo: prevalence and related factors. Rev Bras Psiquiatria. 2004; 26(3):174-9.

Soldera M, Dalgalarrondo P, Filho HRC, Silva CAM. Uso de drogas psicotrópicas por estudantes: prevalência e fatores associados. Rev Saúde Pública. 2004; 38(2):277-83.

Souza DPO de, Martins DT de O. O perfil epidemiológico do uso de drogas entre estudantes de 1º e 2º graus da rede estadual de ensino de Cuiabá, Brasil, 1995. Cad. Saúde Pública (Rio de Janeiro). 1998; 14(2):391-400.

Stempliuk V de A, Barroso LP, Andrade AG de, Nicastri S, Malbergier A. Comparative study of drug use among undergraduate students at the University of São Paulo - São Paulo campus in 1996 and 2001. Rev Bras Psiquiatr. 2005; 27(3):185-93.

Stempliuk, VA, Barroso LP, Andrade AG, Nicastri S, Malbergier A. Estudo comparativo entre 1996 e 2001 do uso de drogas por alunos da graduação da Universidade de São Paulo: Campus São Paulo. Rev Brás Psiquiatr. 2005; 27:185-93.

Tavares BF, Béria JH, Lima MS. Fatores associados ao uso de drogas entre adolescentes escolares. Rev Saúde Pública. 2004; 38(6):787-796.

Tavares BF, Béria JH, Lima MS. Prevalência do uso de drogas e desempenho escolar entre adolescentes. Rev Saúde Pública. 2001; 35(2):150-158.

Toscano Jr, A. Um breve histórico sobre o uso de drogas. *In*: Seibel SD, Toscano Jr (ed). Dependência de Drogas. São Paulo: Atheneu, 2001.

UNODC (United Nations/Office on Drugs and Crime). World Drug Report, 2008.

Vieira Duarte P, Stempliuk V. O projeto de pesquisa como elemento na construção da política nacional sobre o álcool. *In*: Pechansky F, Vieira Duarte PCA, De Boni RB (Orgs). Uso de Bebidas Alcoólicas e Outras Drogas nas Rodovias Brasileiras e Outros Estudos. Porto Alegre: Secretaria Nacional de Políticas sobre Drogas, 2010; p 16-19.

Wagner GA, Stempliuk VA, Zilberman ML, Barroso LP, Andrade AG. Alcohol and drug use among university students: gender differences. Rev Bras Psiquiatr. 2007;29(2):123-9.

WHO. Guide to Drug Abuse Epidemiology. Geneve: World Health Organization, 2000.

WHO. Lexicon of alcohol and drug terms. Geneve, World Health Organization, 1994.

WHO. Past, current and future trends in tobacco use. HNP Discussion paper. Economics of tobacco control. Paper nº 6. Geneve, 2003.

WHO. Report on the Global Tobacco Epidemic, The MPOWER package. Geneve: World Health Organization, 2008.

Wortmann AC, Grüdtner MC, Fialho AF, Jardim Neto JC, Schaefer LG, Sehn F *et al.* Consumo de benzodiazepínicos em Porto Alegre. Rev da Ass Médica Brasileira. 1994; 40(4):265-70.

Zafiropoulos M, Pinel P. Drogues, déclassement et stratégies de disqualification. Actes de la Recherche en Sciences Sociales. 1982; 42:61-75.

Zafiropoulos M. Le toxicomane n'existe pas. Paris: Navarin Editeur, 1988.

49 Epidemiologia em Saúde Mental | Panorama Geral e Contribuição da Epidemiologia Psiquiátrica Brasileira

Jair de Jesus Mari, Darci Neves dos Santos, Vilma Sousa Santana e Naomar de Almeida Filho

O incremento das doenças crônicas e o envelhecimento das populações, fenômenos observados durante o século XX, modificaram o perfil epidemiológico na maioria das sociedades ocidentais. Os transtornos mentais tornaram-se problemas comuns de saúde em todo o mundo, contribuindo de forma significativa para a carga das doenças, tanto pela extensão com que ocorrem, medida pela prevalência e incidência, como também pelo grau com que comprometem a capacidade funcional das pessoas e a qualidade de vida. Isso é resultado de uma rara combinação de início precoce na vida, envolvendo alta incapacidade e comprometimento da capacidade funcional, persistência, cronicidade e comorbidade, e a baixa mortalidade, que resulta em grande número de dias vividos com incapacidade (Murray & Lopez, 1996).

O reconhecimento de que os transtornos mentais contribuem de forma significativa para a carga de doença nas populações humanas propiciou uma marcante ampliação do objeto epidemiológico e determinou o surgimento do importante ramo da Epidemiologia Psiquiátrica. Esses transtornos, no entanto, permanecem com pequena prioridade nas políticas públicas, especialmente no que tange à prevenção e promoção da saúde, em relação aos desafios da modernização da atenção aos enfermos em vista do grande estigma que os cerca, resultante de representações sociais pouco científicas e preconceituosas que circundam a compreensão dos determinantes dessa antiga manifestação patológica.

O presente capítulo tem como objetivo apresentar ao leitor os principais desafios teórico-metodológicos da epidemiologia das doenças mentais e seus determinantes, além de um panorama do estado da arte do conhecimento sobre o perfil epidemiológico no mundo e no Brasil. Em primeiro lugar, apresentamos um resumo geral da evolução histórica dos estudos epidemiológicos em saúde mental. Em segundo lugar, focalizamos a trajetória da epidemiologia psiquiátrica brasileira, desde os seus primórdios, no início do século XX até o contexto atual de ampliação e diversificação da pesquisa sobre esse tema em nossa realidade. Finalmente, propomos uma avaliação do impacto produzido pela expansão da pesquisa em saúde mental, disponibilizando dados epidemiológicos essenciais para o planejamento, implementação e avaliação de programas de saúde mental no Brasil.

Em um certo sentido, este capítulo complementa e atualiza dois artigos de revisão publicados anteriormente por 3 dos autores (Santana *et al.*, 1988a, 1988b).

Questões metodológicas preliminares

As doenças mentais são de natureza relacional e subjetiva. Ocorrem e circunscrevem distúrbios que comprometem o cotidiano social das pessoas, são profundamente vinculadas à cultura e suas manifestações, como a religião, as emoções, os comportamentos, mesmo os de saúde, e a linguagem, apresentando-se com grandes diferenças entre países e grupos sociais. Tais características determinam em grande parte dificuldades para adotar conceituações universais, que se ajustem às suas diferentes formas de manifestação patoplástica culturais.

Disso resultam enormes dificuldades no desenvolvimento de pesquisas, sejam clínicas ou epidemiológicas, especialmente em relação à identificação dos casos que permitam a sua mensuração, informação crucial para os aspectos descritivos como também etiológicos, por exemplo, no entendimento das causas e determinantes. Isso também explica o grande número de estudos de casos e abordagens etnográficas e sociológicas na psiquiatria ou psicologia, como também o foco no enfrentamento dos mecanismos biológicos, genéticos, moleculares ou bioquímicos e cognitivos que continuam a desafiar a construção da compreensão das doenças mentais.

Problema adicional ao estudo dos transtornos mentais é a difícil determinação do seu início, comumente insidioso, podendo cursar durante anos sem a percepção do próprio indivíduo ou de seus próximos, ou, ainda que percebido, de difícil revelação, entre outros aspectos, pela pesada carga de estigma que a afeta. Assim têm prevalecido os desenhos epidemiológicos do tipo transversal, sendo mais raras coortes amplas de longa duração, os chamados estudos longitudinais ou de painel. Estes têm permitido a verificação da antecedência e dos fatores determinantes em relação ao surgimento dos transtornos, bem como a interação entre determinantes biológicos com processos psicológicos, culturais e sociológicos. De todo modo, o número de estudos voltados para a identificação de fatores associados às doenças mentais tem crescido bastante, com expressiva produção de conhecimento sobre determinantes, tanto individuais quanto ambientais, que têm gerado, em alguns países, programas de prevenção e promoção da saúde mental.

Dificuldades conceituais e metodológicas, particularmente para identificação, classificação e mensuração dos transtornos mentais, fazem com que grande parte da epidemiologia psiquiátrica contemporânea seja ainda em grande medida descritiva. Não obstante, progressos têm sido apontados na identificação de fatores de risco para os transtornos mentais de maior importância para a saúde pública, resultando em melhor conhecimento nosológico e psicopatológico e delineamento mais eficiente de intervenções preventivas e terapêuticas correlatas. Dessa forma, estimativas de prevalência e incidência produzidas por estudos epidemiológicos são norteadores importantes para o estudo das necessidades de assistência, contribuindo para o planejamento de serviços em saúde mental.

Além da questão da identificação de casos, as peculiaridades da natureza e evolução clínica das doenças mentais representam desafios específicos para os investigadores. Um deles é o desenho do estudo longitudinal, que, por requerer a identificação do momento no tempo em que o caso se inicia ou se torna caso, é raramente empregado. Por isso são comuns os estudos transversais ou caso-controle, e, em especial, o uso de dados obtidos em serviços de saúde, onde os casos são diagnosticados como parte da rotina do atendimento, com o registro feito em prontuários médicos, obrigatórios para cada paciente, em todo o mundo.

Na Inglaterra, nas décadas de 1960 e 1970, foram muito comuns estudos realizados com os casos identificados pelos médicos generalistas, chamados de *general practitioners*. Como os serviços de saúde nesse país eram distritalizados, com equipes de saúde responsáveis por cada região, toda a população era coberta pelos serviços, nos quais os médicos generalistas eram capacitados ao reconhecimento de casos, utilizando, em sua maioria, instrumentos padronizados para o reconhecimento e atribuição diagnóstica. Com os dados sobre o número de casos e seus diagnósticos e da população coberta pelos serviços, era possível estimar a prevalência, sem a necessidade de realização de grandes inquéritos populacionais, nem do enfrentamento do problema da identificação de casos.

Esses estudos geraram uma medida conhecida por "prevalência tratada", que significa uma estimativa populacional da proporção de casos existentes em tratamento ou, pelo menos, reconhecido nos serviços de saúde. Isso somente era possível considerando o cenário do sistema de saúde gratuito e de cobertura universal regionalizada como havia na Inglaterra. Essa medida epidemiológica é limitada em sua aplicação em outros contextos, pelas distorções que caracterizam a demanda atendida nos serviços em relação à representatividade da população, especialmente pela não regionalização e cobertura fragmentada entre diversos setores, em especial o público e o privado, como ocorre no Brasil.

Outra particularidade das medidas empregadas em estudos epidemiológicos de doenças mentais é a chamada prevalência de período, distinta da prevalência de episódios. Isso surpreende considerando que, classicamente, a prevalência remete a uma medida pontual, instantânea, na qual o tempo de referência é considerado zero, ou é tão pequeno que não é considerado, distintivamente dos estudos de seguimento ou longitudinais.

No entanto, como a ocorrência das doenças mentais, ou de seus sintomas, frequentemente dura certo período de tempo, e como essa duração e evolução são importantes para a definição do diagnóstico, comumente os instrumentos empregados para detecção de casos cobrem um tempo de referência que varia entre dias, semanas, meses até 1 ano. Com isso, registra-se a ocorrência de eventos para um tempo, e a proporção de casos que se obtém é chamada de prevalência período, especificando-se de acordo com a definição adotada no estudo. Quando o evento se refere a alguma vez na vida, é chamada de prevalência de toda a vida (em inglês, *life-time prevalence*), útil na medida em que o evento tem repercussões no curso da vida.

Como quase todas as enfermidades mentais são recorrentes ou recidivantes, o investigador pode se interessar por aspectos relativos aos episódios de recorrência ou recidiva. Nesse caso, atenção especial deve ser concedida a aspectos distintos como número de episódios em referência a um dado período de tempo, e duração do episódio, e outros aspectos descritivos do episódio, como circunstância desencadeadora, dentre outras.

Estudos sobre condições portadoras de estigma social, como as psicoses e o uso de substâncias psicoativas ilegais, que constituem grave problema de saúde pública, requerem o uso de recursos que permitam o adequado manejo de aspectos éticos e de proteção do anonimato dos participantes. Assim, vêm sendo cada vez mais empregados desenhos baseados na identificação e recrutamento de pessoas referidas por outros participantes já envolvidos no estudo. Esse desenho é chamado de bola de neve e permite a participação de um grande número de sujeitos, sendo possível, com alguns cuidados e o uso de recursos analíticos, estimar medidas de morbidade além de medidas de associação. Atenção especial a aspectos éticos deve também ser dada aos estudos de dupla etapa de identificação de casos, na qual a progressão para etapas subsequentes é indicada para casos suspeitos, o que deve ser mantido confidencial.

Histórico

Os primeiros estudos epidemiológicos tratavam da contagem de casos atendidos nos hospícios ou asilos para onde eram destinados aqueles que sofriam de transtornos mentais. Utilizavam-se a classificação diagnóstica vigente, e os diagnósticos atribuídos pelos médicos e a análise focalizavam a sumarização de dados descritivamente, com proporção de casos de acordo com as características sociais e demográficas dos pacientes. Foi somente em meados do século XX que a Psiquiatria passou a empregar a lógica e os métodos da Epidemiologia para o estudo das doenças mentais, com os estudos de base populacional, de grande escala, surgindo a necessidade de empregar métodos de identificação de casos que sejam simples, rápidos e de baixo custo.

A questão da identificação de casos é tão central na Epidemiologia Psiquiátrica que a sua história como disciplina científica é demarcada pelos métodos de mensuração das doenças na população, configurando 3 fases distintas. A primeira fase situa-se entre 1930 e 1970, quando se realizaram estudos epidemiológicos por meio de questionários não padronizados. A segunda fase situa-se entre 1970 e 2000, caracterizada por estudos epidemiológicos com questionários de rastreamento validados seguidos de entrevistas psiquiátricas padronizadas, consideradas o padrão para definição de casos de transtornos mentais na população. A terceira fase inicia-se no ano 2000 e prossegue até hoje, quando uma nova geração de inquéritos epidemiológicos investe na utilização de biomarcadores para estudo da comorbidade e fatores de risco sociais e biológicos dos transtornos mentais, preocupando-se sobremaneira com avaliação de níveis de incapacitação.

Primeira fase

Estudos epidemiológicos da primeira fase empregaram, em escala maior que a pesquisa clínica convencional, questionários não padronizados, utilizando escalas gerais de incapacitação, com os "diagnósticos" sendo emitidos por clínicos especializados. A maioria desses estudos foi realizada nos EUA e geravam taxas de incapacitação relacionadas com transtornos mentais, sem estimar a prevalência desses transtornos.

Os estudos que mais marcaram essa fase foram as pesquisas lideradas por Leo Srole e Alexander Leighton na década de 1960 (Srole *et al.*, 1962; Leighton *et al.*, 1963). Srole *et al.* entrevistaram mais de 1.000 adultos na periferia do centro de Manhattan para avaliar a influência do estresse da vida moderna na saúde mental. Leighton *et al.* entrevistaram 1.600 residentes de um lugar, que recebeu o nome fictício de Stirling County, para estudar a repercussão do estresse nas mudanças sociais. Ambos os pesquisadores e suas equipes submetiam os questionários respectivos a psiquiatras que avaliavam o nível de incapacidade do indivíduo e a gravidade dos sintomas apresentados para identificação de caso. Esses procedimentos, todavia, não utilizavam critérios padronizados (Gurin *et al.*, 1960), dificultando as comparações.

A maneira peculiar com que os diagnósticos eram realizados nas décadas de 1960 e 1970 levaram à falsa conclusão de que a Inglaterra seria uma ilha de deprimidos e os EUA o país da esquizofrenia, uma vez que as taxas de depressão eram muito mais altas na Europa, assim como a esquizofrenia predominava na América do Norte. Essa crença começou a ser questionada, quando um grupo de pesquisadores decidiu aplicar uma entrevista psiquiátrica padronizada, desenvolvida no Reino Unido, o *Present State Examination*, a uma amostra de pacientes admitidos em hospitais psiquiátricos em Londres e Nova York (Kendell *et al.* 1971). Esse estudo foi fundamental para demonstrar que as diferenças nas taxas de prevalência da esquizofrenia e da depressão não eram verdadeiras, mas artefatos da taxonomia idiossincrática adotada pelos profissionais nos 2 continentes. Estava pavimentada a via para justificar a adoção de critérios padronizados na esfera global para melhorar a comunicação de resultados de pesquisa (Dohrenwend *et al.*, 1982; Klerman, 1990).

Inquéritos epidemiológicos de segunda geração

A segunda fase dos estudos epidemiológicos foi marcada pelo uso de questionários para rastreamento de casos em múltiplos estágios até a identificação diagnóstica final. Como se valiam de diferentes procedimentos com desempenho distintos, requeriam estudos de validade. Ou seja, medidas quantitativas da sua *performance* na identificação de prováveis casos de transtornos mentais na população. Com esses procedimentos, permanecia, no entanto, a necessidade de desenvolvimento de entrevistas psiquiátricas padronizadas, para a confirmação de casos suspeitos conferindo-lhes uma classificação diagnóstica. O parecer diagnóstico pelo psiquiatra constitui o padrão-ouro de referência.

O desenvolvimento de instrumentos padronizados permitiu um crescimento sem precedentes de inquéritos em grande escala, nos últimos 30 anos, para determinar com maior grau de precisão a ocorrência dos transtornos mentais na população geral. Os primeiros critérios operacionais para classificação dos transtornos mentais foram elaborados por Feighner *et al.*, na Universidade de Washington, em St. Louis em 1972, seguidos pelo desenvolvimento dos Critérios Diagnósticos de Pesquisa [*Research Diagnostic Criteria* (RDC)], elaborados pelo Instituto Nacional de Saúde Mental dos EUA [*National Institute of Mental Health* (NIMH)] (Endicott & Spitzer 1978; Spitzer *et al.*, 1978). Logo depois surgiram o *Schedule for Affective Disorders and Schizophrenia* (SADS) (Endicott & Spitzer, 1979) e o *Diagnostic Interview Schedule* (DIS) (Robins *et al.*, 1988).

O marco de referência foi estabelecido em 1980 pelo estudo denominado *Epidemiological Catchment Area* (ECA), conduzido em 5 áreas de captação nos EUA, o qual possibilitou as primeiras estimativas da prevalência dos transtornos mentais com base nos critérios do *Diagnostic and Statistical Manual of Mental Disorders*, em uma amostra de 20.000 pessoas (Robins & Regier, 1991). Uma década mais tarde, o Inquérito Nacional de Comorbidade [*National Comorbidity Survey* (NCS)] foi o primeiro a estimar a prevalência de transtornos mentais em uma amostra nacionalmente representativa utilizando o DSM-III-R, versão revisada do DSM-III (Kessler *et al.*, 1994). Nos 2 estudos, questionários padronizados foram aplicados por entrevistadores leigos, estabelecendo uma inovação da aplicação do método epidemiológico para o estudo da saúde mental. Resultados desses estudos sugerem que os transtornos mentais estão entre as doenças crônicas mais prevalentes, com estimativas próximas de 50% ao longo da vida e uma oscilação entre 15 e 25% no último ano (Robins & Regier, 1991).

O *Composite International Diagnostic Interview* (CIDI), entrevista diagnóstica disponibilizada em 1990 com versões em várias línguas, foi adotado pela Organização Mundial da Saúde em uma escalada de inquéritos epidemiológicos realizados em diversos países, como Brasil, Canadá, Alemanha, México, Holanda e Turquia. Em 1997, surgiu um Consórcio Internacional de Epidemiologia Psiquiátrica (ICPE) para coordenar a análise e comparação desses dados (ICPE, 2000). A partir do ano 2000, diante do reconhecimento da importância da carga das doenças mentais revelada no estudo do Global Burden of Diseases (Murray & Lopez, 1996), houve uma ampliação da pesquisa epidemiológica em escala mundial com a inclusão de 20 países na realização de inquéritos populacionais empregando o CIDI (ICPE, 2000).

Os dados do ICPE indicam que, em geral, os transtornos mentais mais graves, como a esquizofrenia e o transtorno afetivo bipolar, iniciam-se cedo, ainda na juventude, e, por comprometerem a qualidade de vida e a capacidade funcional dos indivíduos, podem reduzir a capacidade de aprendizagem e, consequentemente, o nível educacional alcançado. Disso podem resultar menores oportunidades de trabalho ou limites na qualidade do emprego, com consequências desfavoráveis para o nível socioeconômico. Os transtornos mentais têm início mais precoce do que as demais doenças crônicas, sendo os transtornos de ansiedade mais comuns na adolescência, enquanto as alterações de humor e uso de substâncias psicoativas são mais frequentes a partir dos 20 anos (ICPE, 2000).

A mais preocupante das questões levantadas pelos achados do ECA, NCS, ICPE, assim como pelos demais inquéritos que sucederam é que o número estimado para aqueles que atendiam ao critério de transtorno mental em um dado ano superava uma capacidade realista de tratamento, observação que, para alguns, não se constituía necessariamente em um problema, dado que muitos desses casos provavelmente não necessitariam de tratamento. Todavia, como a gravidade clínica não tinha sido abordada tanto no ECA quanto no NCS, não era possível saber com precisão sobre o real impacto dessa prevalência na morbidade geral da população (Kessler & Wang, 2008).

Nova geração de estudos

A terceira geração de estudos epidemiológicos, em curso, tem investido fortemente em 2 blocos temáticos: por um lado, comorbidade e avaliação de gravidade; por outro lado, biomarcadores e interação gene-ambiente.

O estudo denominado *National Comorbidity Survey Replication* (NCSR) (2001-2003), dando seguimento ao NCS, utilizou uma entrevista que expandia o número de transtornos e trazia mais detalhes sobre o nível de incapacitação causado pelo transtorno mental. Esse fenômeno foi definido como número de dias nos últimos anos em que a pessoa ficou impossibilitada de realizar suas atividades diárias por decorrência dos transtornos mentais ou por uso de substâncias psicoativas (Kessler *et al.*, 2004). Estimou-se um tempo médio de 17 dias entre os participantes classificados como graves (83%), enquanto prevalências referentes a 1 ano foram estimadas para fobia específica (8,7%), fobia social (6,8%) e transtornos depressivos maiores (6,7%). Dentre as categorias diagnósticas consideradas, transtorno de ansiedade foi a mais prevalente (18,1%), seguido de transtorno de humor (9,5%), transtorno de controle do impulso (8,9%) e uso de substâncias (3,8%).

Uma questão importante na epidemiologia das doenças mentais é a comorbidade. Em geral, há uma superposição de sintomas e sinais clínicos referentes a diferentes diagnósticos, difíceis de serem separados mesmo com dados detalhados da anamnese realizada pelo psiquiatra para indivíduos separadamente. Ainda de acordo com o estudo de Kessler *et al.* (2004), a prevalência para qualquer transtorno em referência a 1 ano foi 26,2%, e 14,4% da amostra total apresentavam apenas 1 transtorno, 5,8% 2 diagnósticos e 6% mais de 2. Dentre aqueles que apresentavam transtornos, 22,3% foram classificados como de nível grave, 37% eram de nível moderado e 40,4% leve. A gravidade era fortemente relacionada com a comorbidade, e a sua distribuição se comportou diferentemente da distribuição da prevalência entre as classes de transtornos.

Em amplo estudo conduzido com dados de 17 países (Scott *et al.*, 2009), no qual foram empregadas metodologias semelhantes, observou-se que as doenças mentais apresentam-se com maior nível de incapacidade do que as demais doenças físicas crônicas, e que há uma interação entre doenças mental e física, o que resulta em uma enfermidade com nível maior de incapacidade.

A replicação do NCS serviu para mostrar que uma proporção substancial de transtornos classificados como leves no primeiro levantamento podia evoluir para estados mais graves no período de 1 década, principalmente os transtornos iniciais de ansiedade em crianças e adolescentes. Os 2 levantamentos revelaram similares prevalências de transtornos mentais para aqueles com idade entre 18 e 54 anos (29,4% nos anos de 1990 e 30,5% no início do novo milênio), havendo no período um crescimento acentuado nos percentuais daqueles que buscaram tratamento, de 20,3 para 32,9%. Porém muitos portadores de transtornos mentais continuavam sem tratamento, e aqueles que o conseguem nem sempre o recebem de forma adequada (Wang *et al.*, 2005).

Os estudos de interação gene-ambiente investigam efeitos genéticos combinados a causas ambientais no aumento da vulnerabilidade frente aos transtornos mentais. Em estudos não epidemiológicos, observou-se que, para vários transtornos mentais de herdabilidade comprovada, a concordância desses transtornos não é total, mesmo para gêmeos homozigotos, geneticamente idênticos, chamando atenção para uma influência do meio ambiente. Se o desvendamento sobre a etiologia dos transtornos mentais era prerrogativa dos achados da psicopatologia, ou seja, do estudo dos fenótipos em população clínica, passou a ocorrer o caminho inverso, cuja nova tendência é partir do genótipo e dos marcadores biológicos e verificar sua interação dinâmica com o ambiente na determinação do comportamento humano. A incorporação de métodos biológicos a desenhos analíticos, principalmente de coortes amplas de longa duração, tem permitido o estudo da possível interação de determinantes biológicos com processos psicológicos, culturais e sociológicos, rompendo o modelo cartesiano mente-corpo.

Para estudar as origens da depressão, foi conduzida, na Nova Zelândia, uma pesquisa epidemiológica longitudinal (*Dunedin Multidisciplinary Health and Development Study*), na qual foram acompanhadas amostras de uma coorte de 1.037 indivíduos, durante 26 anos, para estudar causas da variabilidade de respostas das pessoas ao estresse (Caspi *et al.*, 2003). O foco do estudo foi o sistema serotoninérgico e, especialmente, na variação do gene humano que codifica o SERT, o controlador-mestre do refinamento da sinalização serotoninérgica. A atividade de transcrição do gene do transportador de serotonina é modulada pela variação do comprimento da região polimórfica ligada ao gene do transportador de serotonina (5-HTT). A região reguladora contém duas formas diferentes, ou alelos. O alelo curto ("S") no 5-HTTLPR é associado a menor eficiência de transcrição do promotor em comparação ao alelo longo ("L"). Foi demonstrado que indivíduos com 1 ou 2 alelos curtos apresentaram mais depressão após eventos estressantes do que indivíduos que apresentam 2 alelos longos. Esse achado epidemiológico foi pioneiro em comprovar que a resposta individual a um estímulo ambiental é moderada pela constituição genotípica do sujeito.

Uma outra pesquisa do mesmo grupo descreveu como a variação genética no gene da monoamina oxidase (MAOA) pode influenciar se crianças maltratadas irão tornar-se adultos antissociais ou não. No estudo longitudinal, a taxa basal de distúrbios de comportamento entre homens foi de 20%. Entre as crianças expostas a maus-tratos, a taxa de distúrbios de comportamento foi de quase 50%. Buscando compreender por que 50% das crianças maltratadas não desenvolveram distúrbio de comportamento, o estudo encontrou uma diferença localizada no gene MAOA. As crianças maltratadas cujo genótipo conferia menor nível de expressão do MAOA desenvolviam distúrbios de comportamento após os maus-tratos mais frequentemente do que crianças cujo genótipo conferia níveis mais altos de MAOA. O gene MAOA codifica uma enzima que metaboliza neurotransmissores relacionados com vitimização por maus-tratos e comportamento agressivo. Aparentemente, existem diferenças genéticas importantes relacionadas com esse polimorfismo genético específico, que podem tornar algumas pessoas mais sensíveis aos efeitos dos maus-tratos (Kim-Cohen *et al.*, 2006).

Um outro exemplo de pesquisa nessa área está relacionada com o uso de cânabis e sua interação com o polimorfismo funcional da catecol-O-metiltransferase (COMT) para disparar estados psicóticos (Caspi *et al.*, 2005). Vários estudos haviam demonstrado que o uso de cânabis é fator de risco para o surgimento de sintomas psicóticos, como alucinações e delírios, até distúrbios clinicamente significantes como esquizofrenia. Sabe-se também que vários usuários de cânabis não desenvolvem nenhum desses sintomas. A hipótese levantada é de que alguns indivíduos podem ser geneticamente vulneráveis aos efeitos de cânabis. No estudo epidemiológico, quantificou-se na coorte o uso de cânabis desde a infância até o pico do período de risco de início de psicose (de 25 a 30 anos). Foi demonstrado que as pessoas caracterizadas por uma variação específica do gene do alelo valina (val) para a enzima COMT mostraram maior risco subsequente de sintomas psicóticos e transtornos do espectro da psicose se consumiram cânabis, do que os portadores do alelo metionina (met). A prevalência de psicose do espectro da esquizofrenia no estudo de coorte foi de 3%. Entre os adolescentes usuários de cãnabis, o risco aumentou para 8%, e, entre os adolescentes usuários de cânabis com polimorfismo valina, o risco cresceu para 15%. Sugere-se que o uso abusivo de cânabis, especialmente durante o início da adolescência, sobretudo nos portadores do polimorfismo val/val, aumenta significantemente o risco de desenvolver um transtorno do espectro da esquizofrenia.

Perfil epidemiológico das doenças mentais

São poucos os estudos conduzidos com o propósito de produzir estimativas nacionais, ou com metodologia que permita a comparação entre países. A maior parte de estudos dessa amplitude foi conduzida nos EUA e em alguns poucos países da Europa, como a Alemanha, Holanda e Noruega (Wittchen & Jacobi, 2005). Um exemplo inicial foi o estudo do ICPE realizado em colaboração com a OMS de 7 países, que revelou estimativas de prevalência para as enfermidades mentais, consideradas conjuntamente, variando entre 12,2%, na Turquia, e 48,6%, nos EUA (ICPE, 2000).

Uma metanálise de 27 estudos realizados em 16 países da União Europeia, abrangendo cerca de 150.000 pessoas, estimou uma prevalência anual de 27% para qualquer tipo de transtorno mental entre adultos de 18 a 65 anos, sendo mais comuns os transtornos depressivos, a ansiedade, os distúrbios somatoformes e a adição a substâncias psicoativas, achados consistentes quando se compararam os dados entre os países do bloco (Wittchen & Jacobi, 2005).

A análise de comorbidade revelou que, entre os casos, cerca de 68% tinham apenas 1 diagnóstico, enquanto 18% tinham 2 e 14% 3 ou mais. A incapacidade também foi bastante elevada com maior contribuição das doenças depressivas e do transtorno do pânico. Considerando os dias perdidos de trabalho, as doenças neurológicas foram as que tiveram maior média, estimada de 22 dias de afastamento no mês anterior, assim como apresentaram maior impacto na incapacidade temporária, seguida pela síndrome do pânico, fobias e doenças do estresse pós-traumático com 11% de dias perdidos, seguidos pela depressão (9%) e fobias sociais (8%). Na Alemanha e na Holanda, estudos mostraram que apenas 67% dos casos considerados graves haviam recebido tratamento, maior do que a estimativa geral, em que somente de 13 a 20% tiveram acesso a atendimento profissional.

O *National Epidemiologic Survey on Alcohol and Related Conditions*, realizado com uma amostra nacional dos EUA de 34.653 adultos (Grant *et al.*, 2008), estimou em 5,6% a prevalência de transtorno de personalidade *borderline* para a qual não se evidenciaram diferenças segundo o sexo, embora tenha sido mais comum entre homens indígenas, jovens, com menores níveis de educação e renda familiar.

Estudo recente conduzido na China, reunindo 63.004 pessoas acima de 18 anos, que utilizou o GHQ para rastreamento de suspeitos, e o *Structured Clinical Interview for Diagnostic and Statistical Manual* (DSM-IV axis I), aplicado por psiquiatras, estimaram a prevalência para o período de 1 mês em 17,5% (95% IC: 16,6 a 18,5) (Philips *et al.*, 2009). Transtornos do humor acometiam 6,1% (95% IC: 6,7 a 6,6), de ansiedade 5,6% (5,0 a 6,3) e uso de substâncias psicoativas 5,9% (5,3 a 6,5), enquanto as psicoses afetavam 1,0% (0,8 a 1,1). Os fatores associados aos transtornos do humor e ansiedade foram ser mulher e ter idade acima de 40 anos. Uso abusivo do álcool foi mais comum em homens, notadamente entre os residentes na área rural. A incapacidade foi estimada em 24% para os casos que tinham nível moderado ou grave de comprometimento. Surpreendentemente, apenas 8% tinham sido vistos por um profissional, e somente 5% tinham sido examinados por profissional especialista em saúde mental (Phillips *et al.*, 2009).

Epidemiologia em saúde mental no Brasil

O início da pesquisa sobre doenças mentais no Brasil esteve intimamente ligado ao paradigma de doenças infecciosas, associado a ocorrências epidêmicas. Alguns surtos de doenças mentais foram, portanto, descritos sob a perspectiva de fenômenos raros, a assim chamada "loucura epidêmica" de Nina Rodrigues, um pioneiro da antropologia médica, que estudou uma rebelião messiânica ocorrida no interior da Bahia ao final do século XIX, a Guerra de Canudos. Para ele, a natureza dessa rebelião foi "uma epidemia de loucura transmissível causada pela infecção sifilítica" (Rodrigues, 1939). Outros exemplos descritos de "loucura epidêmica" são o episódio de fanatismo em torno do Padre Cícero, que ocorreu em Juazeiro do Norte, o surto de "caruara" e uma reação delirante "induzida" de massa, de natureza mais etnográfica do que epidemiológica, ambos em Salvador (Lourenço-Filho, 1938). Tais estudos representam uma importante contribuição ao entendimento de como a doença mental era percebida no ambiente acadêmico da época e os temas que chamavam a atenção na perspectiva da ocorrência desses transtornos ao nível populacional. Uma revisão detalhada desses estudos pode ser encontrada no trabalho realizado por Lucena (1969).

Uma revisão dos estudos publicados no Brasil sobre doenças mentais nessa etapa, que poderíamos chamar de protoepidemiológica, permitiu identificar cerca de 50 estudos referidos como "estatísticos ou epidemiológicos" pelos seus próprios autores (Santana *et al.*, 1988a). Em geral, essas investigações relataram proporções de diagnósticos específicos entre grupos de pacientes em tratamento nos hospitais para doentes mentais, ou ambulatórios psiquiátricos. Ainda hoje, a maioria dos estudos psiquiátricos conduzidos no Brasil baseiam-se em populações em tratamento, muito embora a clientela de cuidados básicos de saúde tenha sido tomada como população de estudo, em diversas pesquisas sobre a validade de instrumentos diagnósticos, ou para estimar a prevalência de diagnósticos psiquiátricos em pacientes de serviços gerais de saúde.

Mais tarde, estudos de população atendida em serviços básicos de saúde permitiram estimar a "prevalência tratada" (Mari, 1987). Ao mesmo tempo, foram realizados alguns estudos baseados em comunidades nos principais centros urbanos do país, com o objetivo de estimar a prevalência de doenças mentais, drogas ilícitas, uso de drogas psiquiátricas, prescritas ou não, bem como a cobertura de necessidades e os percursos entre os cuidados formais e informais de doenças mentais.

O campo da Epidemiologia Psiquiátrica floresceu no Brasil, nas últimas 3 décadas, seguindo-se aos primeiros ensaios de avaliação da eficácia de tratamentos medicamentosos, temática que vem se sustentando por décadas, com núcleos de pesquisa consolidados em várias partes do País. Além dos ensaios clínicos de avaliação de medicamentos, o desenvolvimento do campo da Saúde Mental que incorporava o paradigma da Saúde Pública, ou da Saúde Comunitária nos anos de 1970, deu lugar ao revigoramento da Epidemiologia das doenças mentais nessa época.

Primeiros inquéritos comunitários

Apenas nos anos de 1970, a pesquisa com base em grupos populacionais torna-se efetivamente uma ferramenta para estimar medidas epidemiológicas, ou para explorar fatores de risco potenciais para os transtornos mentais no Brasil.

A pesquisa mais antiga, nesse particular, é um estudo de corte transversal conduzida no centro histórico de Salvador, em 1974 (Coutinho, 1976). A população estudada consistia em 1.196 residentes de mais de 10 anos de idade, compreendendo principalmente trabalhadores manuais não qualificados, artesãos, prostitutas, traficantes de drogas e outros delinquentes menores. Foi empregada uma coleta de dados de dois estágios: inicialmente, os casos prováveis foram selecionados por um questionário padronizado de sintomas psiquiátricos; na segunda fase, todas as pessoas selecionadas foram entrevistadas por estudantes de medicina. A prevalência geral estimada de doenças mentais foi muito elevada: 49,3% entre adultos e 13,0% entre crianças menores de 15 anos de idade. Neurose e alcoolismo foram os diagnósticos mais comuns, com estimativas de prevalência similares de 23,0%. A prevalência geral foi maior entre mulheres do que entre os homens. Uma diferença estatisticamente significante foi encontrada para o alcoolismo entre gêneros (2 vezes maior entre homens). As prevalências maiores de doentes mentais foram encontradas entre: solteiros, analfabetos, desempregados e indivíduos de baixa renda. Vale notar que esses dados têm validade externa limitada, dadas as características específicas da população estudada para comparação com outras áreas urbanas no Brasil.

No mesmo ano de 1974, uma equipe de pesquisadores do Departamento de Medicina Preventiva da Universidade de São Paulo conduziu um inquérito geral de morbidade mental em uma área específica da cidade de São Paulo. Foi utilizada uma amostra aleatória de 1.700 famílias. Em relatório não publicado. Ramos (1975) reporta uma prevalência geral não estimada de 20% de queixas psicológicas "clinicamente relevantes", nos 15 dias anteriores à entrevista, entre adultos.

Uma série de estudos de morbidade psiquiátrica baseada em grupos populacionais seguiram-se a essas investigações pioneiras, conduzidos principalmente em Salvador, Bahia. A CID-8ª Revisão era então o padrão oficial de classificação diagnóstica e foi utilizada nesses estudos. O primeiro foi um inquérito de prevalência de transtornos neuropsiquiátricos realizado na comunidade de O, com o objetivo de planejamento de cuidados básicos de saúde (Santana, 1982). Esse estudo introduziu uma técnica inovadora de amostragem, com base na seleção de áreas para identificação de núcleos familiares, que se tornou amplamente utilizada nos inquéritos brasileiros, por sua aplicação fácil e rápida em localidades de urbanização precária. Empregava uma abordagem para a identificação de casos em 2 estágios: um instrumento para identificar casos suspeitos, seguido de um exame clínico psiquiátrico individual para definição de diagnóstico psiquiátrico. Uma amostra de 1.549 indivíduos de mais de 14 anos constituiu a população de estudo.

Nessa pesquisa, pela primeira vez foi utilizado um instrumento de seleção de casos potenciais de enfermidade mental: o QMPA – Questionário de Morbidade Psiquiátrica de Adultos (Santana, 1982). Os diagnósticos psiquiátricos foram baseados em exames clínicos e psicológicos realizados em todos os casos suspeitos selecionados. Para evitar vieses dos examinadores em relação ao *status* dos entrevistados, uma subamostra de casos não suspeitos foi também examinada. Uma prevalência geral de 20,2% de doenças mentais foi estimada na população adulta. A doença mental mais comum foi a neurose (17% de prevalência estimada). Uma análise exploratória mostrou que ser mulher, migrante e de baixa situação socioeconômica são fatores positivamente associados à doença mental, com diferenças estatisticamente significantes (Almeida-Filho *et al.*, 1981).

Posteriormente, outro estudo baseado em comunidades foi efetuado em uma área industrial da região metropolitana de Salvador (Almeida-Filho *et al.*, 1983). Seu objetivo era fornecer dados de referência para uma série de estudos de corte transversal planejados como parte de um programa de vigilância de saúde. Neste estudo, chamado de C, foram utilizadas amostragens e estratégias de identificação de casos similares ao anteriormente descrito. A população de estudo compreendeu um total de 1.067 adultos. A prevalência de casos psiquiátricos foi de 24,0% da população geral, dos quais 7,0% apresentavam incapacitação de leve a grave. A prevalência estimada de consumo de medicamentos psicotrópicos para fins terapêuticos foi de 18,0%. Cabe registrar que a maioria dos usuários de medicamentos (80%) não estava sob cuidados psiquiátricos.

Nos estudos de morbidade mental conduzidos em Salvador, também se estimaram prevalências de alcoolismo e de padrões de consumo de álcool na comunidade. No estudo de O, a prevalência anual estimada de alcoolismo foi de 3,5% para a população total (Santana, 1982). A proporção estimada de pessoas que referiram consumo diário de álcool foi de 10,0% (a quantidade consumida não foi registrada) e o consumo que chegava à embriaguez, nos finais de semana, foi de 14,0%. De acordo com Almeida-Filho *et al.* (1983), os dados do estudo C mostraram uma maior prevalência estimada de alcoolismo (11%), consumo diário de 13,0% e de embriaguez nos finais de semana de 14%. As conclusões de todos esses estudos mostram, consistentemente, uma prevalência maior de alcoolismo ou de consumo "excessivo" (diários ou em bebedeiras ocasionais) maior entre os homens em comparação às mulheres.

Estudos dessa primeira etapa produziram evidências empíricas sugestivas de que o alcoolismo começa precocemente entre os indivíduos de baixa condição socioeconômica, e que o padrão conhecido de declínio da prevalência na meia-idade também começaria em idades mais jovens (Santana *et al.*, 1989). De modo coerente com a literatura internacional, no Brasil o alcoolismo foi encontrado em associação negativa com a situação socioeconômica (SSE), educação formal, ocupação e renda familiar *per capita* mensal (Santana *et al.*, 1989). Posteriormente, Almeida & Coutinho (1993) publicaram resultados de um estudo realizado em uma amostra aleatória da população adulta de uma área da cidade do Rio de Janeiro. Com base nos escores do CAGE, foi estimada uma prevalência de alcoolismo de 3,0% (4,9% entre os homens e 1,7% entre as mulheres); os autores também encontraram uma alta proporção de alcoolismo e de bebedores na faixa de idade de 30 a 49 anos.

Os perfis de morbidade mental em populações brasileiras urbanas e rurais foram comparativamente analisados em um estudo conduzido com 1.002 indivíduos selecionados ao acaso, de 4 pequenas cidades da região do São Francisco, no sertão da Bahia (Barbosa, 1986). A identificação dos casos foi baseada em pontos obtidos em uma versão modificada do QMPA (limitada a 12 questões relativas à ansiedade) com ponto de corte em 4/5. A prevalência estimada de escores elevados de ansiedade baseando-se no QMPA foi estimada em 14,5%. Entre mulheres, a prevalência estimada foi 2,2 vezes maior do que aquela calculada para os homens. A prevalência aumentou com a idade (7% abaixo de 30 anos, 17,0% entre 30 e 44 anos, e 22,0% acima de 45 anos). Foi encontrada uma associação negativa entre a prevalência de escores elevados e nível de instrução (19,0% para analfabetos, 12,0% para os que tinham apenas o 1º grau, e 9,5% para aquelas com 2º grau completo). Finalmente, não foram encontradas diferenças estatisticamente significantes entre as prevalências estimadas de escores elevados de ansiedade entre proprietários rurais (14,0%) e assalariados rurais (16,0%) nesse estudo populacional (Barbosa & Almeida-Filho, 1986).

Uma nova geração de estudos populacionais

Vários inquéritos populacionais sobre a epidemiologia dos transtornos mentais, realizados recentemente no Brasil, representam a segunda geração da pesquisa epidemiológica psiquiátrica no país.

No início dos anos de 1990, foi realizado um estudo epidemiológico nacional em 3 áreas metropolitanas do Brasil, utilizando-se instrumentos padronizados de diagnóstico e um sistema de classificação: o DSM-III. O "Estudo Brasileiro Multicêntrico de Morbidade Psiquiátrica" é um amplo inquérito de larga escala conduzido em 3 áreas metropolitanas, Brasília, São Paulo e Porto Alegre (Almeida-Filho *et al.*, 1992, 1997). Em cada capital, foi empregada uma amostra aleatória domiciliar a partir de dados do Censo Brasileiro. Para a fase de triagem, foram utilizadas amostras de 2.000 pessoas em cada área. Uma subamostra aleatória foi selecionada para a segunda fase da definição dos diagnósticos, que incluía 30% de casos prováveis além de 10% de prováveis não casos, para evitar vieses de classificação. As populações de estudo das amostras finais foram: Brasília, 2.345; São Paulo, 1.742; e Porto Alegre, 2.384, perfazendo um total de 6.471 sujeitos. Na primeira fase do trabalho de campo, o QMPA (definido anteriormente) foi aplicado a cada membro da família de mais de 14 anos. No segundo estágio, uma subamostra de indivíduos considerados como caso provável (escores de QMPA acima de 7) foi entrevistada por psiquiatras especialmente treinados para esse tipo de investigação. Foi utilizada para avaliação do diagnóstico, uma versão nacional do Inventário de Sintomas da DSM-III (DSM-III *Sympton Checklist*). As medidas de morbidade psiquiátricas empregadas foram: (a) prevalência geral ao longo da vida; e (b) prevalência de necessidade potencial de tratamento no último ano.

As estimativas de prevalência geral ajustada por idade foram elevadas em cada uma das 3 áreas: Brasília obteve a mais alta de todas, cerca de 51,0%, seguida por Porto Alegre, com 43,0%, e São Paulo com cerca de 30,0%. As comparações de gênero evidenciaram que apenas em Porto Alegre as mulheres tinham prevalências gerais mais altas do que os homens (razão de prevalência mulher/homem de 1,4:1). Não foram encontradas diferenças de gênero em Brasília e São Paulo. As prevalências ajustadas por idade de transtornos que necessitavam tratamento de saúde variaram de 19,0% (São Paulo) a 34% (Brasília e Porto Alegre). Transtornos de ansiedade alcançaram prevalências mais elevadas, de 10,0% (Porto Alegre e São Paulo) e 18,0% (Brasília), seguidas pelos estados fóbicos, 8,0% em São Paulo, 14,0% em Porto Alegre e 17,0% em Brasília, respectivamente (Almeida-Filho *et al.*, 1992, 1997).

Distúrbios somatoformes e quadros de depressão mostraram grande variação entre as áreas. Por exemplo, os distúrbios somatoformes atingiram 3,0% em São Paulo, 5,0% em Porto Alegre e 8,0% em Brasília; enquanto a depressão variou de 2,0 a 3,0%, respectivamente, em São Paulo e Brasília a 10% em Porto Alegre. As mulheres tiveram as mais altas frequências de doenças depressivas (de 4,0% em São Paulo e Brasília a 14,0% em Porto Alegre). O alcoolismo, definido quer pelo abuso ou dependência ao álcool, apresentou altas prevalências, entre 8 e 9,0% nas 3 áreas investigadas. Entre os homens, o uso abusivo ou dependência do álcool responde pelas mais altas prevalências (cerca de 15,0%). Um achado consistente em todas as áreas pesquisadas foi a maior frequência de transtornos não psicóticos em mulheres, quando comparadas aos homens, com as seguintes prevalências: transtornos de ansiedade razões de prevalência de 2,7, fobias 2,5, transtornos somatomorfos 4,7 e depressão 2,0, todas as diferenças estatisticamente significantes (Almeida-Filho *et al.*, 1992, 1997).

Mais recentemente, uma estratégia de pesquisa semelhante à série ECA, já mencionada, foi aplicada para avaliar a morbidade psiquiátrica na área de atuação de um hospital universitário de São Paulo (Andrade *et al.*, 2002). A prevalência de doenças mentais ao longo da vida foi estimada em uma amostragem aleatória domiciliar de 1.646 adultos residentes. As alterações psicopatológicas foram avaliadas por entrevistadores leigos que utilizaram o CIDI. A classificação do diagnóstico baseou-se no DSM-III-R e na CID-10. Encontrou-se uma prevalência ao longo da vida de 46,0% de, pelo menos, 1 episódio depressivo. Aproximadamente 17,0% dos indivíduos entrevistados tiveram pelo menos 1 episódio depressivo em suas vidas, de gravidade suficiente para justificar um encaminhamento ao tratamento. Para esse mesmo diagnóstico, a prevalência anual foi estimada em 7,0% e a prevalência mensal em 4,0%. Encontrou-se também dependência ou abuso de álcool em 5,5% da amostra, ao longo da vida, 4,5% no ano anterior à entrevista e 4,0% no último mês.

O CIDI foi também utilizado em uma amostra randomizada de 1.041 adultos residentes em Bambuí, Minas Gerais, encontrando estimativas de prevalência de depressão na vida, no último ano e no último mês correspondentes a 15,6 10,0 e 8,2%, respectivamente (Vorcaro *et al.*, 2001). Ludermir & Lewis (2001), com metodologia similar, estimaram uma prevalência total de transtornos mentais menores de 35% entre 621 edultos, na cidade de Olinda, em Pernambuco.

Uma pesquisa de corte transversal, de base populacional, foi conduzida em Pelotas, Rio Grande do Sul, com o objetivo de estudar as associações entre o uso de benzodiazepínicos, transtornos psiquiátricos menores e fatores socioeconômicos (Lima *et al.*, 1999). Uma amostra representativa da zona urbana da cidade (n = 1.277) foi entrevistada utilizando-se o SRQ-20 (*Self-Reporting Questionnaire*), instrumento de rastreamento para transtornos psiquiátricos menores (Mari &Williams, 1986).

Perguntou-se às pessoas a respeito do uso de benzodiazepínicos nas 2 semanas que precederam a entrevista, além de detalhes socioeconômicos. Um total de 152 pessoas (11,9%) haviam tomado algum tipo de droga psicotrópica, tendo sido os benzodiazepínicos os mais comumente relatados (8%). A prevalência de transtornos psiquiátricos menores foi de 22,7% (IC 95% 20,4 a 25,0), sendo estes mais frequentes entre mulheres (26,5%) do que entre homens (17,9%). Observou-se uma associação inversa entre o nível de renda, escolaridade e a prevalência de transtornos psiquiátricos menores ($p < 0,001$), e uma associação positiva entre renda e consumo de benzodiazepínicos ($p< 0,05$). Esses dados evidenciam a presença da "lei dos cuidados inversos" no Brasil; as pessoas que estão necessitadas têm baixo acesso à saúde, enquanto aquelas com menores riscos de transtorno mental apresentam um consumo maior de psicotrópicos (Lima *et al.*, 1999; Mari *et al.*, 1993).

Morbidade em populações clínicas

Avaliações de saúde mental em estudos populacionais demonstram que 90% da morbidade psiquiátrica dizem respeito a distúrbios não psicóticos, principalmente depressão e ansiedade ao lado de queixas inespecíficas e somáticas (Goldberg & Huxley, 1992). Mari (1987) conduziu um estudo de prevalência em 2 estágios em 3 centros de atenção primária na cidade de São Paulo, encontrando uma frequência de 46% de transtornos psiquiátricos afetivos menores. Os transtornos mentais mais prevalentes nos atendimentos em clínica médica são os transtornos de ansiedade, seguidos pelos depressivos e, posteriormente, pelos transtornos somatoformes.

Em São Paulo, um estudo populacional avaliou uma amostra aleatória de domicílios em áreas com e sem atuação do Programa de Saúde da Família, encontrando 24,95% de casos suspeitos de transtornos mentais comuns (Maragno *et al.*, 2006). Essa prevalência se mostrou associada às mulheres, aos indivíduos de maior idade, baixa escolaridade e menor renda *per capita*. Observou-se ainda que a prevalência encontrada era independente da presença ou ausência do PSF na área.

Dados do Programa de Saúde da Família em Petrópolis forneceram estimativa de 56% de transtornos mentais comuns, principalmente ansiedade e depressão, incluindo elevada frequência de transtornos de estresse pós-traumático (Fortes *et al.*, 2008).

Estudos de fatores psicossociais

Um estudo populacional dos anos de 1990 realizado em Pelotas, RS, estimou uma prevalência de 22,7% para os transtornos mentais comuns indicando que a presença de eventos de vida produtores de estresse se associava positivamente, com exceção de migração e acidentes (Lima *et al.*, 1996). Outra investigação sobre o efeito de eventos de vida produtores de estresse realizou-se no Rio de Janeiro com o estudo Pró-Saude, utilizando dados da linha de base de uma coorte constituída por 4.030 funcionários de uma universidade (Lopes *et al.*, 2003). A prevalência estimada para transtornos mentais comuns foi de 29%, encontrando-se associação positiva com problemas financeiros graves, agressão física, mudança forçada de moradia, doença grave, rompimento de relação amorosa, internação hospitalar, assalto ou roubo.

Um estudo de corte transversal realizado em Pernambuco encontrou 36,0% de prevalência para os transtornos mentais comuns, encontrando-se que a insuficiência de apoio social elevaria 2 vezes mais a chance de ocorrência de transtornos mentais comuns (Ludermir & Costa, 2005). Observou-se que baixa escolaridade e renda precária estiveram independentemente associadas aos transtornos mentais comuns. A ligação entre pobreza e elevada prevalência de transtornos mentais comuns pode ter como mecanismo plausível fatores intermediários que acentuem estresse e incertezas. Embora os eventos estressores nem sempre possam ser evitados, suas consequências poderiam ser eventualmente minimizadas na presença do apoio social. Este funcionaria como mediador do estresse, habilitando o indivíduo a lidar com tais circunstâncias de forma mais satisfatória, funcionando, portanto, como agente protetor contra os transtornos mentais comuns.

Uma prevalência de 39,4% para transtornos mentais comuns foi estimada em uma amostra de 2.055 mulheres maiores de 15 anos residentes em Feira de Santana, Bahia. Esse percentual elevou-se para 48,1% em se tratando de mulheres com alta sobrecarga doméstica, diminuindo para 22,5% em situações de baixa sobrecarga (Araújo *et al.*, 2005). Recentemente, avaliou-se o estado de saúde mental de 1.087 mães de crianças participantes de uma coorte para estudo da asma em crianças, na cidade de Salvador (Projeto SCAALA), obtendo-se uma prevalência de 37,4% para transtornos mentais comuns entre essas mulheres (Barreto do Carmo *et al.*, 2008).

Estudos com populações especiais

Reichenheim & Harpham (1991), em um estudo de 2 estágios, estimaram a prevalência de transtornos mentais em uma amostra de 1.048 mães de família, usando o SRQ-20 como instrumento de rastreamento. Os resultados indicaram que 36,0% das mães eram casos prováveis, a maioria das quais com sintomas psicossomáticos, depressivos e de ansiedade. Entre suas conclusões foram encontradas associações positivas entre a saúde mental e baixa renda familiar e baixo nível de instrução, respectivamente.

Mais recentemente, um estudo também de corte transversal utilizou o CIDI para avaliar a saúde mental de 326 cuidadoras de uma coorte infantil na periferia de Salvador, encontrando uma prevalência global de 47,5% de transtornos psiquiátricos ao longo da vida, conforme a CID-10 (Santos *et al.*, 2005). Transtornos de ansiedade foram o diagnóstico mais frequente, com prevalência na vida em torno de 33%, seguido de 26% para transtornos do humor e 10% para uso abusivo de substância psicoativa. Quadros psicóticos atingiram 1,8%.

Moradores de rua foram objeto de um estudo epidemiológico na cidade de Juiz de Fora (Heckert *et al.*, 1999). Adultos com idade acima de 18 anos, vivendo nas ruas há mais de 12 meses, foram selecionados para serem avaliados através do SCAN (*Schedule for Clinical Assessment in Neuropsychiatry*). A amostra foi composta de 83 casos. Somente 1 caso não apresentou nenhum diagnóstico aplicando-se critérios da CID-10. A maioria dos casos apresentava uso abusivo/dependência de álcool (82%), transtornos do humor (32,5%), uso abusivo de substâncias (31,3%) e transtornos do espectro da esquizofrenia (9,6%). Observou-se nessa amostra que mulheres e pessoas brancas têm uma probabilidade menor de se tornarem moradores de rua e que 20% dos respondentes cresceram sem família de referência, não tendo conhecido um ou ambos os pais.

Nunes *et al.* (2006) conduziram uma avaliação longitudinal de uma amostra de jovens adolescentes na cidade de Porto Alegre, para estudar o efeito de comportamentos alimentares anormais 4 anos após um inquérito populacional. Então, 56 jovens mulheres, que haviam sido testadas como positivas no *Eating Attitudes Test-26* e no *Edinburgh Bulimic Investigation*

Test, foram pareadas com 2 controles (n = 112), para serem reavaliadas com os mesmos questionários de rastreamento mais a entrevista psiquiátrica padronizada, o CIDI 2.1. As mulheres que haviam apresentado comportamentos alimentares anormais mantiveram o risco para comportamento anormal após 4 anos da primeira avaliação, e apresentaram um risco significantemente maior de apresentar um transtorno psiquiátrico.

Um estudo epidemiológico aplicando a técnica de *snowball* foi conduzido por Kang *et al.* (2009), para verificar a frequência de transtornos psiquiátricos em uma comunidade de imigrantes coreanos na cidade de São Paulo. Foram selecionados 324 sujeitos, que foram avaliados por meio do CIDI 2.1, nas versões em português e coreano, utilizando-se critérios da CID-10. A frequência de algum diagnóstico psiquiátrico na vida foi de 41,9%. As frequências de principais diagnósticos na vida foram: transtornos de ansiedade, 13%, sendo 10% para transtorno de estresse pós-traumático; transtornos do humor, 8,6%; transtornos somatoformes, 7,4%; transtornos dissociativos, 4,9%; transtornos psicóticos, 4,3%; transtornos alimentares, 0,6%; transtornos decorrentes de substâncias (álcool, tabaco ou drogas), 23,1%. A frequência de diagnósticos psiquiátricos na vida, excluindo-se os decorrentes de álcool e tabaco, foi de 26,2%. Os imigrantes coreanos apresentam mais transtornos psiquiátricos do que a população coreana na Coreia, especialmente o transtorno de estresse pós-traumático, com taxas de prevalência semelhantes às encontradas na população brasileira.

Estudos epidemiológicos com idosos

A ocorrência de doenças mentais em idosos foi estudada em uma subamostra de 139 indivíduos de mais de 55 anos de idade tomados de uma amostra aleatória utilizada em um estudo geral de morbidade efetuada em uma área da Região Metropolitana de Salvador (Almeida-Filho, Santana & Pinho, 1984). Foi estimada uma prevalência geral de idosos com transtornos mentais de 33,0%. Os diagnósticos mais comuns foram neuroses, transtornos orgânicos e alcoolismo, respectivamente. Considerando apenas aqueles com mais de 64 anos, a prevalência total de doenças mentais foi 36%, e os diagnósticos mais comuns foram neurose, seguida pelos transtornos somatoformes (25,0%), demências (7,0%) e alcoolismo (4,5%).

Ramos (1986) aplicou uma versão do *Multidimensional Functional Assessment Questionnaire* a 303 idosos de uma amostra aleatória estratificada de moradores de 3 distritos urbanos de São Paulo, estimando uma prevalência de transtornos mentais de 25,0%. Mais tarde, Blay, Mari & Ramos (1989) conduziram um estudo em uma área de baixa renda na cidade de São Paulo, aplicando o *Face-Hand Test* a 111 pessoas de mais de 65 anos de idade, estimando uma prevalência geral de 5,5% de síndromes psico-orgânicas.

Veras & Coutinho (1994) conduziram um estudo de duplo estágio sobre depressão e síndromes orgânico-cerebrais em uma amostra de 738 idosos de 3 distritos da cidade do Rio de Janeiro, utilizando o BOAS – *Brazilian Old Age Schedule*. A prevalência estimada de síndromes orgânicas variou de 5,9 a 29,8%, entre os distritos, com uma prevalência de depressão estimada variando entre 20,0 e 36,8%.

Infância e adolescência

O primeiro estudo populacional com crianças e adolescentes foi conduzido por Almeida-Filho (1984, 1985), na área de O (ver anteriormente). Foi empregado o QMPI (Questionário de Morbidade Psiquiátrica Infantil), instrumento de rastreamento para transtornos psiquiátricos na infância validado em uma pesquisa experimental e em comunidade. Os resultados mostraram uma alta sensibilidade (92,0%) e especificidade de 77%; a taxa total de classificação incorreta foi de 13,0%. O estudo de confiabilidade revelou uma alta concordância teste-reteste (r = +0,78 a +0,82) e uma confiabilidade aceitável entre avaliadores para o reconhecimento de "estado mental anormal" e nível de gravidade (Kw = + 0,74 e Kw = +0,82, respectivamente) (Almeida-Filho, 1981).

O QMPI foi administrado a uma amostra aleatória de 829 crianças de 5 a 14 anos. Todas as crianças que tiveram escores acima de 11 mais uma subamostra aleatória das crianças restantes foram posteriormente entrevistadas por psiquiatras da infância para um diagnóstico final. A prevalência global de morbidade psiquiátrica infantil foi estimada em 23,0%. Na população estudada, 15,0% foram identificados como tendo algum problema neurótico ou psicossomático, enquanto 3,0% tinham subanormalidade mental, 2,5% síndromes orgânicas e 2,0% mostraram algum grau de disfunção no desenvolvimento. Para todas as categorias de diagnóstico, exceto retardamento mental, as meninas tinham maior prevalência do que os meninos, embora essas diferenças não fossem estatisticamente significativas.

Almeida-Filho *et al.* (1984, 1985) combinaram as 2 bases de dados do Estudo de O para verificar a hipótese de uma associação positiva entre a saúde mental dos pais e a de seus filhos, medidas respectivamente pelo QMPA e QMPI. Com bases nos resultados encontrados com regressão linear múltipla, os autores concluíram que a idade das crianças, o tamanho da família e a saúde mental da mãe (medida pelo escore do QMPA) eram os melhores preditores dos escores do QMPI. Quando consideradas conjuntamente, todas essas variáveis foram responsáveis por 16,0% da variância dos escores do QMPI. A idade, ocupação dos pais, renda familiar e a saúde mental do pai, quando testadas isolada ou conjuntamente, não exerceram efeito significativo para a predição dos escores QMPI das crianças.

Em uma perspectiva sociopsicológica, Bastos & Almeida-Filho (1990) estudaram a relação entre a qualidade do ambiente familiar inicial, medida pelo *Home Inventory*, e os escores do QMPI, em uma amostra aleatória de 545 crianças residentes na área A, outro bairro de baixa renda de Salvador, Bahia. Os autores também avaliaram o efeito da condição socioeconômica e da saúde mental dos pais (medida com escores do QMPA) para a associação principal em análise. Os resultados mostraram que as variáveis relacionadas com o ambiente familiar eram, em conjunto, melhores preditores de escores do QMPA do que as demais variáveis relacionadas com o indivíduo. Além disso, associações estatisticamente significantes entre os escores das mães e seus filhos foram encontradas apenas quando as mães tinham trabalho remunerado, viviam sós ou estavam desempregadas à época. Não foi encontrada nenhuma associação significativa entre os escores de saúde mental dos pais e os de suas crianças.

Bordin & Paula (2007) fizeram uma revisão dos principais inquéritos populacionais realizados no país para estudar a saúde mental de crianças e adolescentes. A revisão restringiu-se aos estudos baseados em amostra probabilística populacional, que apresentaram perda inferior a 40%, que adotaram instrumentos padronizados e que geraram estimativas de prevalência para crianças e adolescentes. Por exemplo, Fleitlich & Goodman (2001) adotaram um instrumento de rastreamento, o *Strengths and Difficulties Questionnaire* (SDC), que contém 25 questões e pode ser utilizado na faixa etária de 4 a 16 anos. Os pesquisadores selecionaram 3 áreas vizinhas na cidade de

Campos do Jordão (uma favela, uma comunidade urbana e uma comunidade rural), com uma amostra de 898 estudantes. A maior taxa de problemas (22%) foi observada entre os jovens da favela.

Os mesmos pesquisadores (Fleitlich-Bilyk & Goodman 2004) utilizaram um instrumento diagnóstico padronizado, o *Development and Well-Being Assessment* (DAWBA), que fornece diagnósticos psiquiátricos nos critérios do DSM-IV e do CID-10, para investigar 1.251 escolares, na cidade de Taubaté, interior de São Paulo, estimando-se uma prevalência global de transtorno mental de 12,7%; os homens tiveram um percentual de 14,3% e as mulheres, 10,8%. Para 10% de transtornos de conduta entre meninos, observou-se apenas 3,5% para as meninas, diferença também marcada entre 2,7% de transtornos de hiperatividade e déficit de atenção entre meninos contra 0,7% em meninas. Por outro lado, os diferentes valores percentuais de 6,1 e 4,4% para transtornos ansiosos correspondentes a mulheres e homens, respectivamente, não foram estatisticamente significantes. Observaram-se ainda diferenças nas estimativas de prevalência global segundo o tipo de escola frequentada pelo aluno, sendo 14% para escola pública urbana, 11,4% para escola rural e apenas 5,9% para os estudantes de escolas privadas.

Goodman *et al.* (2005) empregaram medidas similares de psicopatologia em um inquérito realizado na comunidade rural afrodescendente de Ilha da Maré em Salvador, Bahia. Na sua primeira fase, o estudo rastreou uma amostra aleatória de 519 crianças entre 5 e 14 anos, incluindo informações de pais, professores e da própria criança quando maior de 11 anos. O escore médio do total de dificuldades foi 15,1 segundo relato dos pais, 10,3 pelo professor e 13,1 pelo próprio aluno (Goodman *et al.*, 2005). Essas médias foram maiores do que aquelas encontradas em Taubaté, porém o escore médio para o impacto gerado por tais sintomas foi menor para os respondentes da Ilha da Maré. Conforme a definição de caso adotada no rastreamento, encontrou-se uma prevalência de 9,8% para problemas de saúde mental, o que em Taubaté correspondeu a 18,1%. A avaliação psiquiátrica de 100 sujeitos na segunda fase do estudo indicou, de acordo com o DSM-IV, uma prevalência global de 7,0%, inferior aos 12,7% estimados no estudo de Taubaté. Os transtornos de conduta e de hiperatividade foram mais comuns entre os meninos, os problemas emocionais mais comuns entre as meninas, e a hiperatividade esteve inversamente correlacionada com a idade. Em comparação com as amostras estudadas na região Sudeste, havia queixa maior de sintomas, mas com um impacto menor. Além disso, a frequência de transtornos observada na Ilha da Maré era aproximadamente metade daquela encontrada nos inquéritos do Sudeste.

Mais recentemente, realizou-se na cidade de Embu-SP (Paula *et al.*, 2007) estudo populacional com 479 crianças e adolescentes entre 6 e 17 anos, tendo entre seus objetivos estabelecer a necessidade de tratamento especializado quando problemas de saúde mental e prejuízo funcional fossem simultaneamente incluídos na determinação de casos. A ocorrência de problemas de saúde mental, segundo informação simultânea de pais e adolescentes, atingiu 24,6% da amostra, sendo reduzido para 7,3% ao se considerar o nível de funcionamento global do indivíduo. Analisaram ainda a disparidade entre a capacidade instalada para assistência ao grupo etário em foco, sendo observados 537 casos atendidos anualmente em contraposição à estimativa de 3.830 casos demandando tratamento.

Apesar da magnitude dos problemas, o cuidado em saúde mental da infância e juventude no Brasil tem sido marcado pela filantropia ou empreendimentos particulares. Em 2002, implantaram-se os centros de atenção psicossocial infantojuvenis (CAPSI) planejados para atender prioritariamente às demandas de transtornos psiquiátricos graves e persistentes. Examinou-se o perfil nosológico registrado nesses serviços para verificar sua correspondência aos problemas mentais graves para os quais foram planejados (Hoffmann *et al.*, 2008). A análise dos registros de atendimentos realizados no ano de 2003 por 5 CAPSI municipais, 1 estadual e 1 filantrópico identificou um total de 1.456 pessoas, com idade média de 11 anos (DP 3,9), sendo 62,8% homens. Transtornos do comportamento e transtornos emocionais corresponderam a 44,5% dos diagnósticos, seguidos por 19,8% para transtornos neuróticos e 14,2% para transtornos do desenvolvimento psicológico. Psicoses, transtornos do humor e transtornos globais do desenvolvimento representaram 19,4% do total de diagnósticos. O tempo médio transcorrido entre a primeira e a última consulta registrada no período anual avaliado foi de 5,33 meses (DP = 3,8).

Aspectos do crescimento e desenvolvimento cognitivo de crianças em situação de pobreza são relevantes em saúde coletiva. Precariedade socioeconômica e fragilidade nos vínculos familiares são apontadas como riscos para o desenvolvimento infantil, motivando estudos epidemiológicos brasileiros sobre desenvolvimento cognitivo e suas relações com ambiente e saúde. Um desenho de estudo transversal avaliou 350 crianças entre 17 e 42 meses residentes em Salvador, verificando o impacto positivo da estimulação doméstica sobre o desempenho cognitivo, esclarecendo ainda que parte desse efeito da estimulação sobre o escore cognitivo foi devida à ocupação e escolaridade maternas (Andrade *et al.*, 2005).

Nos países em desenvolvimento, o múltiplo fator de risco para um desenvolvimento infantil inadequado inclui pobreza, deficiência nutricional e saúde precária (Grantham-McGregor *et al.*, 2007). Avaliou-se a associação entre atraso do crescimento na primeira infância e desempenho cognitivo, controlando-se por *status* socioeconômico e qualidade do ambiente doméstico (Santos *et al.*, 2008). Observou-se que fatores socioeconômicos influenciam o desenvolvimento cognitivo de maneira indireta, sendo mediados por fatores do contexto imediato da criança, tais como disponibilidade de materiais e jogos adequados, bem como estimulação escolar. Não se encontrou associação independente entre estado nutricional infantil e desenvolvimento cognitivo na primeira infância. Renda familiar por ocasião do nascimento da criança associou-se a desempenho inadequado de bebês aos 12 meses segundo um teste de rastreamento realizado com uma amostra no Sul do Brasil (Victora *et al.*, 2001).

Para estimar o efeito das condições de vida e saúde na primeira infância sobre o desempenho cognitivo aos 5 anos de idade, 346 crianças foram incluídas em um estudo longitudinal realizado em Salvador, Bahia, tendo como instrumento o WPPSI-R (Santos *et al.*, 2008). Foi encontrado um escore médio de 82,6 (± 13,75) ligeiramente menor que a média alcançada por crianças peruanas, de 88,9 (± 12,53) (Berkman *et al.*, 2002). Observou-se que o efeito das precárias condições socioeconômicas sobre o desempenho cognitivo foi mediado pela ausência de estimulação psicossocial e precárias condições sanitárias no ambiente da criança. Por outro lado, esses 2 fatores ambientais pareceram agir diretamente sobre o risco de baixo desempenho cognitivo, sem mediação de deficiência nutricional ou infecções. A escolaridade materna exerce impacto sobre o desenvolvimento cognitivo através da organização do ambiente, expectativas e práticas parentais, experiência com materiais de estimulação cognitiva e variação da estimulação diária.

O estudo dos transtornos mentais na infância e adolescência é dificultado pelos mesmos problemas de mensuração dos estudos de adultos. Transtornos da infância são muito menos cristalizados do que nos adultos, colocando maiores desafios para avaliação. Além disso, a avaliação indireta com pais, ou professores nem sempre é acurada, sendo recomendável combinar relatos de pais, professores e da própria criança em uma estimativa global de prevalência.

As incertezas de uma estimativa epidemiológica não dependem apenas dos critérios diagnósticos, podendo refletir problemas com o tipo de desempenho empregado na avaliação. As informações longitudinais, em longo prazo, podem ser necessárias para confirmação diagnóstica, além da avaliação do prejuízo ou incapacidade ocasionadas em decorrência do sintoma revelado. A Psicopatologia do Desenvolvimento tem sinalizado a importância de refinar as definições dos transtornos mentais da criança e do adolescente em termos desenvolvimentais, avançando no conhecimento de problemas emocionais, cognitivos e de comportamento, associados ao risco de problemas de saúde mental em longo prazo.

Avaliação da epidemiologia em saúde mental no Brasil

Estudos modernos usam entrevistas convalidadas com critérios diagnósticos padronizados. A oportunidade de comparação dos resultados de pesquisa entre países é um dos principais benefícios do desenvolvimento de instrumentos diagnósticos altamente estruturados. O interesse recente em inquéritos populacionais avaliando a magnitude e distribuição de transtornos mentais específicos tem demandado aumento das amostras estudadas, para garantir a detecção de um número de casos suficientes para análises de correlatos.

No Brasil, a Epidemiologia Psiquiátrica tem se caracterizado por inquéritos comunitários de larga escala, provavelmente por causa da deficiência ainda existente nos sistemas nacionais de informações sobre a saúde, especialmente sobre morbidade de doenças não notificáveis. Os estudos efetuados com populações clínicas e que tentaram generalizar indicadores de morbidade "tratada" não foram bem-sucedidos, porque o modo de organização da atenção à saúde dificulta o estabelecimento de estimativas baseadas em populações sem uma base de área de captação definida. Outras estratégias de pesquisas mais simples e de baixo custo, baseadas em estatísticas vitais ou registros médicos, a exemplo dos inquéritos dos cuidados de saúde básica desenvolvidos pela tradição britânica, são ainda incomuns na literatura brasileira.

Não obstante, os estudos epidemiológicos conduzidos no Brasil permitiram o acúmulo de valiosas evidências sobre a situação de saúde mental e seus determinantes em nosso país. Os principais resultados dessa revisão encontram-se resumidos no Quadro 49.1.

Quadro 49.1 Principais evidências produzidas por estudos epidemiológicos realizados no Brasil

- Resultados de vários estudos sugerem que os transtornos mentais estão entre as doenças crônicas mais prevalentes, persistindo ao longo da vida.
- Os levantamentos epidemiológicos realizados no Brasil apontam para uma prevalência aproximada de transtornos mentais de 30%, para a população adulta, no período de 1 ano. Quando a prevalência de transtornos mentais é ajustada para os casos que demandam algum tipo de cuidado médico, chega-se a uma estimativa aproximada de 20%.
- Avaliações de saúde mental em estudos populacionais demonstram que 90% da morbidade psiquiátrica dizem respeito a distúrbios não psicóticos, principalmente depressão e ansiedade, ao lado de queixas inespecíficas e somáticas.
- A ligação entre pobreza e elevada prevalência de transtornos mentais comuns pode ter como mecanismo plausível fatores intermediários que acentuem estresse e incertezas. Embora os eventos estressores nem sempre possam ser evitados, suas consequências poderiam ser eventualmente minimizadas na presença do apoio social.
- A dependência do álcool surge como o mais importante problema de saúde mental no Brasil. Cerca de 8% da população adulta masculina necessita de algum cuidado médico face ao uso nocivo de álcool, no período de 1 ano, sendo o álcool responsável por aproximadamente 40 a 50% dos casos novos internados em hospitais psiquiátricos.
- As crianças e adolescentes estão expostos a inúmeros fatores de risco: gestações não planejadas, uso de substâncias por parte da mãe durante a gravidez, carência no acompanhamento da gravidez, problemas perinatais, desnutrição na infância, abuso sexual e violência doméstica.
- O aumento da longevidade e a redução das taxas de fertilidade decorrentes da transição epidemiológica resultam no incremento dos transtornos mentais decorrentes da terceira idade, como depressão e estados demenciais.

Os levantamentos epidemiológicos realizados no Brasil apontam para uma prevalência aproximada de transtornos mentais de 30%, para a população adulta, no período de 1 ano. Quando a prevalência de transtornos mentais é ajustada para os casos que demandam algum tipo de cuidado médico, chega-se a uma estimativa aproximada de 20%. Portanto, 1/5 da população adulta demanda algum tipo de atenção em saúde mental em um período de 12 meses. Entre as mulheres são mais comuns os transtornos de ansiedade (9,0%), transtornos somatoformes (3,0%) e transtornos depressivos (2,6%). Na população masculina, a dependência ao álcool aparece como o problema mais importante (8%), seguindo-se os transtornos de ansiedade (4,3%). Os transtornos psiquiátricos na comunidade tendem a ser mais frequentes na população feminina, aumentam com a idade e apontam para um excesso nos estratos de baixa renda. Pode-se concluir que há, na comunidade, alta concentração de ansiedade e depressão nas mulheres e de dependência ao álcool entre os homens.

Para estimar, com maior precisão, o número de indivíduos adultos afetados por transtornos mentais no país, Mari *et al.*, (2007) utilizaram dados de 4 estudos: estudo multicêntrico, o estudo do CIDI conduzido em São Paulo e dados de 2 estudos epidemiológicos dos EUA (Kessler *et al.*, 1994; Robins & Regier, 1991). Os estudos norte-americanos foram incluídos, pois oferecem uma medida generalizável aos estudos conduzidos no Brasil, especialmente quando os índices podem variar por uma ampla margem. Os índices de prevalência de 1 ano foram usados como base de cálculo das necessidades atuais, enquanto os índices para toda a vida foram usados para ilustrar a extensão da população total de risco. Os índices para cada estudo foram padronizados usando as estimativas populacionais para o Brasil no censo de 2000. Quando possível, a padronização foi feita usando índices por idade e sexo, para cada estado e região geográfica. Considerou-se que os índices de prevalência de sexo e idade não variam através do Brasil, e que os únicos fatores que causam maior impacto sobre o índice dos transtornos são idade e sexo. Obviamente, não se levam em consideração os demais fatores de risco conhecidos que afetam os índices das doenças mentais. Para cada diagnóstico, o índice padronizado para o Brasil e cada região geográfica foi obtido, e o número de pessoas afetadas calculado.

As necessidades de saúde mental têm sido determinadas não somente pelos índices de todas as doenças mentais, mas também pelo índice de doenças mentais graves (DMS) e doenças mentais persistentes (DMP). DMS e DMP são definições mais úteis para o planejamento de serviços (Kessler *et al.*, 1994). Para a definição de DMS, é necessário que o indivíduo tenha tido ao menos um transtorno psiquiátrico no ano anterior, que não seja transtorno por uso de substâncias e que resulte em prejuízo significativo no funcionamento social. O diagnóstico, a disfunção e a duração do transtorno são usados como critérios para a definição de uma DMS. Estas incluem esquizofrenia, transtornos esquizoafetivo bipolar, autismo, formas graves de depressão maior, transtornos do pânico e obsessivo-compulsivo (National Advisory Mental Health Council, 1993). Usando essas estimativas da prevalência de doença mental para 1 ano, encontramos os valores de 24,2%, sendo 6,0% com DMS e 3,1% para DMP. Assim, estima-se que 10.188.000 brasileiros tenham uma doença mental séria, sendo 5.263.000 persistentes, tomando-se como base o senso de 2000 do IBGE. Esses mais de 10 milhões de pessoas representam uma população que requer uma atenção psiquiátrica especializada.

Tomando-se como base o cálculo dos Anos de Vida Perdidos por Incapacidades [*Years Lost for Disabilities* (YLD)], que estima o período que determinado indivíduo vive com determinada incapacitação, chega-se ao diagnóstico da magnitude do efeito que os transtornos mentais exercem na saúde geral da população. Entre as 10 condições de maior incapacidade no globo (estimadas pelos YLD), 5 são devidas a transtornos mentais: depressão, dependência ao álcool, esquizofrenia, transtorno afetivo bipolar e transtorno obsessivo compulsivo (Murray & Lopez, 1996). O aumento da longevidade e a melhora dos indicadores de saúde, nas últimas décadas, colocaram os transtornos mentais entre as 5 condições mais importantes de saúde pública no Brasil (levando-se em conta os custos diretos e aposentadorias por invalidez), aproximando-os do câncer, das doenças cardiovasculares e das doenças infectocontagiosas.

A carga total de doença (*global burden of disease*) atribuída aos transtornos mentais para a região da América Latina e Caribe foi estimada por Hyman *et al.*, (2006) nos seguintes quadros: depressão, 5%; esquizofrenia, 1%; transtorno afetivo bipolar, 0,85%; e síndrome do pânico, 0,15%. Os transtornos neuropsiquiátricos são responsáveis por 18% da carga total das doenças na região. Esse valor mais do que dobrou desde 1990, quando a estimativa se encontrava em 8,8%, como resultado das mudanças demográficas ocorridas por conta do envelhecimento populacional e das quedas nas taxas de fertilidade e fecundidade. Essas mudanças demográficas, combinadas com o efeito da violência (Mari *et al.*, 2008), tendem a acentuar o hiato de tratamento atual, com o risco de aumentar a participação dos transtornos neuropsiquiátricos na carga total das doenças (Kohn *et al.*, 2004). As doenças neuropsiquiátricas foram responsáveis por 18,6% dos DALY no Brasil (Schramm *et al.*, 2004).

A dependência ao álcool surge como o mais importante problema de saúde mental no Brasil. Cerca de 8% da população adulta masculina necessita de algum cuidado médico face ao uso nocivo de álcool, no período de 1 ano, sendo o álcool responsável por aproximadamente 40 a 50% dos casos novos internados em hospitais psiquiátricos. O hospital psiquiátrico pode não ser o melhor local de tratamento dessa população. Há carências de estudos de custo-efetividade para comparar o custo do tratamento hospitalar tradicional, com o custo do tratamento em unidades de desintoxicação breve nos hospitais gerais.

Nos últimos anos houve aumento do número de profissionais especializados no tratamento de dependência de álcool e drogas, mas certamente o número destes profissionais é insuficiente para dar conta de toda morbidade. Uma outra constatação é que há uma atitude leniente em relação aos riscos de exposição precoce ao álcool. Os programas de prevenção ao consumo são precários, e poderia ser adotada uma estratégia semelhante ao tabaco (proibindo-se, por exemplo, a veiculação de propagandas em horário nobre). A fiscalização de bares sem licença para a venda de produtos alcoólicos, principalmente em áreas de baixa renda, é praticamente inexistente.

As crianças e adolescentes no país estão expostos a inúmeros fatores de risco: gestações não planejadas, uso de substâncias por parte da mãe durante a gravidez, carência no acompanhamento da gravidez, problemas perinatais, desnutrição na infância, abuso sexual e violência doméstica. Estas são as crianças que poderão apresentar baixo rendimento escolar, maior probabilidade de uso precoce de álcool e drogas, assim como comportamentos antissociais. São poucos os centros de treinamento de psiquiatras da infância no país, havendo um claro descompasso entre as necessidades da população e a incipiente oferta de cuidados e serviços especializados na área (Paula *et al.*, 2007).

O outro extremo do espectro etário, aumento da longevidade e redução das taxas de fertilidade decorrentes da transição epidemiológica, resulta no incremento dos transtornos mentais decorrentes da terceira idade (depressão e estados demenciais, entre outros). O país não erradicou problemas de saúde associados à pobreza, como as infecções intestinais e respiratórias, e tem de conviver com as condições emergentes da mudança demográfica: o câncer, as doenças cardiovasculares e os transtornos mentais. A sobrecarga econômica e social dos transtornos mentais tem sido claramente subestimada em nosso meio. O impacto da morbidade psiquiátrica na saúde geral da população é substancial e demanda expansão de investimentos para o desenvolvimento e consolidação da área como um todo (ensino, pesquisa e assistência).

Considerações finais

Há no país um volume crescente de produção científica na área da saúde mental (Bressan *et al.*, 2005; Mari *et al.*, 2006), com vários estudos de validação e adaptação cultural de instrumentos de pesquisa desenvolvidos em outros países, o que permite ampliar significativamente o espectro das diferentes populações a serem estudadas. Em geral, as estratégias de pesquisas desenvolvidas por pesquisadores locais têm sido de baixo custo, adequadas para as áreas de baixo grau de desenvolvimento, a exemplo do Nordeste do Brasil. Os estudos de morbidade nas comunidades são ainda necessários em muitas regiões do país, particularmente para certos grupos populacionais e para certas condições psicopatológicas. Até hoje, não há investigações longitudinais de âmbito nacional focalizando transtornos mentais.

Em termos de perspectivas para pesquisas futuras, recomenda-se o desenvolvimento de um sistema de informações de rotina, tanto local quanto nacional, que permita comparações regionais de dados descritivos. Considerando que tem havido relatos não documentados de incrementos temporais da incidência de transtornos mentais, por exemplo, de abuso de substâncias ilícitas e de estados depressivos, devem-se efetuar estudos de tendência temporal com os dados disponíveis. Mesmo dispendiosos para o orçamento de pesquisa de um país em desenvolvimento, os registros de casos em áreas bem definidas seria oportuno para a geração de indicadores de morbidade, particularmente para doenças raras. Além disso, considerando a variação sociocultural na história natural e social da doença mental, os estudos analíticos são também fortemente recomendados para se alcançar uma melhor compreensão da complexidade dos processos de saúde mental/doença na sociedade brasileira.

O impacto dos dados produzidos pela epidemiologia psiquiátrica no Brasil na área da formação de políticas de saúde mental, planejamento e tomada decisões, bem como na comunidade científica local, é ainda modesto, embora de rápido crescimento. No entanto, a extensão da produção científica, a expansão da pós-graduação, o aumento do investimento em pesquisa e a recente indexação da *Revista Brasileira de Psiquiatria*, nos principais bancos de literatura internacional, legaram um reconhecimento como campo científico de competência no país. Hoje, existe uma certa "consciência de saúde pública" emergindo entre psiquiatras brasileiros, que têm mostrado um interesse generalizado na pesquisa epidemiológica. Certamente, isto se deve às mudanças políticas em andamento no sistema de saúde. Portanto, espera-se que mais e melhores dados epidemiológicos tornem-se disponíveis para planejamento, implementação e avaliação de programas de saúde mental no Brasil.

Referências bibliográficas

Almeida LM, Coutinho ESF. Prevalência de consumo de bebidas alcoólicas e de alcoolismo em uma Região Metropolitana do Brasil. Rev Saúde Pública. 1993; 27:23-9.

Almeida-Filho N, Mari JJ, Coutinho E, França J, Fernandes J, Andreoli S, Busnello E. Estudo multicêntrico de morbidade psiquiátrica em áres urbanas brasileiras (Brasília, São Paulo, Porto Alegre)/Psychiatric morbidity survey in urban areas in Brazil (Brasília, São Paulo, Porto Alegre). Rev ABP/APAL. jul-set 1992; 4(3):93-104.

Almeida-Filho N, Mari JJ, Coutinho E, França J, Fernandes J, Andreoli S, Busnello E. Brazilian multicentric study of psychiatric morbidity. Methodological features and prevalence estimates. British Journal of Psychiatry. 1997; 171:97-101.

Almeida-Filho N. Family variables and child mental disorders in a Third World urban area (Bahia, Brazil). Social Psychiatry. 1984; 19:23-30.

Almeida-Filho N. The psychosocial costs of development: labor, migration and stress in Bahia, Brazil. Latin American Research Review. 1982; 17(2):407-432.

Almeida-Filho N. Development and assessment of the QMPI: A Brazilian children's behavior questionnaire for completion by parents. Soc Psychiat. 1981; 16: 201-211.

Almeida-Filho N. Epidemiologia das Desordens Mentais na Infância no Brasil. Salvador: Centro de Recursos Didáticos/UFBA, 1985.

Almeida-Filho N, Santana V, Coutinho DM *et al.* Prevalência de desordens mentais em uma área industrial da Região Metropolitana de Salvador. Universitas. 1983; 32:59-72.

Almeida-Filho N, Santana V, Pinho AR. Estudo epidemiológico dos transtornos mentais em uma população de idosos – área urbana de Salvador, Bahia. J Bras Psiq. 1984; 33(2):114-120.

Almeida-Filho N, Santana V, Souza A, Jacobina R. Relações entre a saúde mental dos pais e a saúde mental das crianças em um setor urbano de Salvador, Bahia-Brasil. Acta Psiq Psicol Amer Latina. 1985; 31:211-221.

Andrade SA, Santos DN, Bastos AC, Pedromônico MR, de Almeida-Filho N, Barreto ML.[Family environment and child's cognitive development: an epidemiological approach]. Rev Saude Publica. 2005 Aug;39(4):606-11.

Andrade L, Walters EE, Gentil V, Laurenti R. Prevalence of ICD-10 mental disorders in a catchment area in the city of São Paulo, Brazil. Soc Psychiatry Psychiatr Epidemiol. 2002;37(7):316-25.

Araújo TM, Pinho PS, Almeida MMG. Prevalência de transtornos mentais comuns em mulheres e sua relação com as características sociodemograficas e trabalho doméstico. Revista Brasileira de Saúde Materno Infantil. 2005; 5(3):337-348.

Barbosa JC. Hipertensão arterial e estresse em três áreas rurais da Bahia. Master's Thesis. [Federal University of Bahia, Deparmento of Preventive Medicine]. Salvador, Bahia, 1986.

Barbosa JC, Almeida-Filho N. Prevalence of emotional disorders in a rural area of Bahia, Brazil. Paper presented at the 11th World Congress of Social Psychiatry, Rio de Janeiro, 1986.

Barreto do Carmo MB, Neves Santos D, Alves Ferreira Amorim LD, Fiaccone RL, Souza da Cunha S, Cunha Rodrigues L, Barreto ML. Minor psychiatric disorders in mothers and asthma in children. Soc Psychiatry Psychiatr Epidemiol. 2009 May;44(5):416-20.

Bastos AC, Almeida-Filho N. Variables económicosociales, ambiente familiar y salud mental infantil en un área urabana de Salvador (Bahia, Brasil). Acta Psiquiat. Psicol. Amér Lat. 1990; 36:147-154.

Berkman DS, Lescano AG, Gilman RH, Lopez SL, Black M. Effects of stunting, diarrhoeal disease, and parasitic infection during infancy on cognition in late childhood: a follow-up study. Lancet. 2002; 359:564-71.

Blay SL, Mari JJ, Ramos LR. O Uso de "Face-Hands Test" como instrumento para rastrear as síndromes psico-orgânicas. Estudo Piloto. Rev Saúde Pública. 1989; 23:393-400.

Bordin IAS, Paula CS. Estudos populacionais sobre saúde mental de crianças e adolescentes brasileiros. *In*: Epidemiologia da Saúde Mental no Brasil. Feijó de Mello M, Andréa de Abreu Feijó de Mello AA, Kohn R (Eds). Porto Alegre: Artmed, 2007; p 101-117.

Bressan RA, Gerolin J, Mari JJ. The modest but growing presence in psychiatric, psychobiological and mental health research: Assessment of the 1998-2002 period. Brazilian Journal of Medical and Biological Research. 2005; 38:649-659.

Caspi A, Sugden K, Moffitt TE, Taylor A, Craig IW, Harrington H, McClay J, Mill J, Martin J, Braithwaite A, Poulton R. Influence of life stress on depression: moderation by a polymorphism in the 5-HTT gene. Science. 2003; 301(5631):386-389.

Caspi A, Moffitt TE, Cannon M, McClay J, Murray R, Harrington H, Taylor A, Arseneault L, Williams B, Braithwaite A, Poulton R, Craig IW. Moderation of the effect of adolescent-onset cannabis use on adult psychosis by a functional polymorphism in the catechol-O-methyltransferase gene: longitudinal evidence of a gene X environment interaction. Biol Psychiatry. 2005 May 15; 57(10):1117-27.

Coutinho DM. Prevalência de doenças mentais em uma comunidade marginal: um estudo do Maciel. Master's Thesis [Federal University of Bahia, Department of Preventive Medicine] Brazil, 1976.

Dohrenwend BP, Dohrenwend BS. Perspectives on the past and future of psychiatric epidemiology. The 1981 Rema Lapouse Lecture. Am J Public Health. 1982; 72:1271-9.

Endicott J, Spitzer RL. A diagnostic interview: the schedule for affective disorders and schizophrenia. Arch Gen Psychiatry. 1978; 35:837-44.

Endicott J, Spitzer RL. Use of the Research Diagnostic Criteria and the Schedule for Affective Disorders and Schizophrenia to study affective disorders. Am J Psychiatry. 1979; 136:52-6.

Feighner JP, Robins E, Guze SB, Woodruff RA Jr, Winokur G, Munoz R. Diagnostic criteria for use in psychiatric research. Arch Gen Psychiatry. 1972; 26:57-63.

Fleitlich B, Goodman R. Social factors associated with child mental health problems in Brazil: cross sectional survey. BMJ. 2001 Sep 15; 323(7313):599-600.

Fleitlich-Bilyk B, Goodman R. Prevalence of child and adolescent psychiatric disorders in southeast Brazil. J Am Acad Child Adolesc Psychiatry. 2004 Jun; 43(6):727-34.

Fortes S, Villano LA, Lopes CS. Nosological profile and prevalence of common mental disorders of patients seen at the Family Health Program (FHP) units in Petrópolis, Rio de Janeiro. Rev Bras Psiquiatr. 2008 Mar; 30(1):32-7

Goldberg D. Huxley P. Common Mental Disorders. A Biosocial Model. London: Routledge, 1992.

Goodman R, Neves dos Santos D, Robatto Nunes AP, Pereira de Miranda D, Fleitlich-Bilyk B, Almeida Filho N. The Ilha de Maré study: a survey of child mental health problems in a predominantly African-Brazilian rural community. Soc Psychiatry Psychiatr Epidemiol. 2005 Jan; 40(1):11-7.

Grant BF, Patricia Chou S, Goldstein RB, Huang B, Stinson FS, Saha TD, Smith M, Dawson DA, Pulay AJ, Pickering RP, Ruan WJ. Prevalence, correlates, disability, and comorbidity of DSM-IV borderline personality disorder: results from the Wave 2 National Epidemiologic Survey on Alcohol and Related Conditions. J Clin Psychiatry. 2008 April; 69(4):533-545.

Grantham-McGregor S. Linear growth retardation and cognition. Lancet. 2002; 359:542-42.

Gurin GJ, Veroff J, Feld S. American View Their Mental Health. Nueva York: Basic Books, 1960.

Heckert U, Andrade L, Alves MJM, Martins C. Lifetime prevalence of mental disorders among homeless people in a southeast city in Brazil. Eur Arch Psychiatry Clin Neurosci. 1999; 249:150-155.

Hoffmann MC, Santos DN, Mota EL.[Characteristics of individuals and care delivered at the psychosocial care centers for children and adolescents]Cad Saude Publica. 2008 Mar;24(3):633-42.

Hyman S, Chisholm, D, Kessler R, Patel V, Whiteford, H. Mental Disorders. In: Jamison DT, Breman JG, Measham AR, Alleyne G, Claeson M, Evans DB, Jha P, Mills A, Musgrove P (eds). Disease Control Priorities in Developing Countries. Washignton, DC: The World Bank and Oxford University Press, 2006, p 605-25.

ICPE. Cross-national comparisons of the prevalences and correlates of mental disorders. Bulletin of World Health Organization. 2000; 78(4):413-426.

Kang S, Razzouk D, Mari JJ, Shirakawa I. The mental health of Korean immigrants in São Paulo, Brazil. Cad Saude Publica. 2009, Apr;25(4):819-26.

Kendell RE, Cooper JE, Gourlay AJ, Copeland JR, Sharpe L, Gurland BJ. Diagnostic criteria of American and British psychiatrists. Arch Gene Psychiatry. 1971;25:123-30.

Kessler RC, McGonagle KA, Zhao S, Nelson CB, Hughes M, Eshleman S, Wittchen HU, Kendler KS. Lifetime and 12-month prevalence of DSM-III-R psychiatric disorders in the United States. Results from the National Comorbidity Survey. Arch Gen Psychiatry. 1994; 51:8-19.

Kessler RC, Berglund P, Chiu WT, Demler O, Heeringa S, Hiripi E, Jin R, Pennell BE, Walters EE, Zaslavsky A, Zheng H. The US National Comorbidity Survey Replication (NCS-R): design and field procedures. Int J Methods Psychiatr Res. 2004;13(2):69-92.

Kessler RC, Wang PS. The descriptive epidemiology of commonly occurring mental disorders in the United States Annu Rev Public Health. 2008;29:115-29.

Kim-Cohen J, Caspi A, Taylor A, Williams B, Newcombe R, Craig IW, Moffitt TE. MAOA, maltreatment, and gene-environment interaction predicting children's mental health: new evidence and a meta-analysis. Mol Psychiatry. 2006 Oct;11(10):903

Klerman GL. Paradigm shifts in USA psychiatric epidemiology since World War II. Soc Psychiatry Psychiatr Epidemiol. 1990;25:27-32.

Kohn R, Saxena S, Levav I, Saraceno B. The treatment gap in mental health care. Bulletin of World Health Organization. 2004; 82(11):858-866..

Leighton DC, Harding JS, Macklin DB, MacMillan AM. Leighton AH. The Character of Danger: Stirling County Study. Nueva York: Basic Books, 1963, vol 3.

Lima MS, Hotopf M, Mari JJ, Béria JU, Bastos ABD, Mann A. Psychiatric disorder and the use of benzodiazepines: na example of the inverse care law from Brazil. Social Psychiatry and Psychiatric Epidemiology. 1999; 34:316-322.

Lima MS, Beria JU, Conceição AT, Mari JJ. Stressful life events and minor psychiatric disorders: a estimate of the population attributable fraction in a Brazilian community-based study. International Journal of Psychiatry in Medicine. 1996; 26:211-222.

Lopes CS, Faerstein E, Chor D.[Stressful life events and common mental disorders: results of the Pro-Saude Study]. Cad Saude Publica. 2003 Nov-Dec;19(6):1713-20.

Lourenço-Filho MB. Joazeiro do Padre Cícero. São Paulo: Melhoramentos, 1938.

Lucena J. Aspectos culturais na patologia mental de certos grupos brasileiros. Revista Brasileira de Psiquiatria. 1969; 3:7-30.

Ludermir AB, Costa AG. Transtornos mentais comuns e apoio social: estudo em comunidade rural da Zona da Mata de Pernambuco, Brasil. Cadernos de Saúde Pública. 2005; 1(21):73-79

Ludermir AB, Lewis G. Links between social class and common mental disorders in Northeast Brazil. Soc Psychiatry Psychiatr Epidemiol. 2001 Mar;36(3):101-7.

Maragno L, Goldbaum M, Gianini RJ, Novaes HM, César CL.Prevalence of common mental disorders in a population covered by the Family Health Program (QUALIS) in São Paulo, Brazil. Cad Saude Publica. 2006 Aug;22(8):1639-48.

Mari JJ, Williams P. A validity study of a psychiatric screening questionnaire (SRQ-20) in primary care in the city of São Paulo, British Journal of Psychiatry. 1986; 148:23-26.

Mari JJ, Almeida-Filho N, Coutinho E, Andreoli SB, Miranda CT, Streiner DL. The epidemiology of psychotropic use in the city of Sao Paulo. Psychological Medicine. 1993; 23:467-474.

Mari JJ, Bressan RA, Almeida-Filho N, Gerolin J, Sharan P, Saxena S. Mental health research in Brazil: policies, infrastructure, financing and human resources. Rev Saude Publica. 2006; 40(1):161-169.

Mari JD, Mello MF, Figueira I. The impact of urban violence on mental health. Rev Bras Psiquiatr. 2008 Sep;30(3):183-184.

Mari JJ, Jorge MR, Kohn R. Epidemiologia dos transtornos psiquiátricos em adultos. *In*: Marcelo Feijó de Mello M, Andréa de Abreu Feijó de Mello AA, Robert Kohn R (Eds). Epidemiologia da Saúde Mental no Brasil. Porto Alegre: Artmed, 2007, p 119-142.

Mari JJ. Psychiatric morbidity in three primary medical care clinics in the city of São Paulo. Issues on the mental health of the urban poor. Social Psychiatry. 1987; 22:129-138.

Murray CJL, Lopez AD. The Global Burden of Disease: a comprehensive assessment of mortality and disability from diseases, injuries, and risk factors in 1990 and projected to 2020. Harvard: Harvard School of Public Health, 1996.

Murray CJL. Quantifying the burden of disease: the technical basis for disability adjusted life years. Bulletin of the World Health Organization. 1994; 72:429-445.

National Advisory Mental Health Council. Health care reform for Americans with severe mental illnesses. Am J Psychiatry. 1993 Oct;150(10):1447-65.

Nunes MA, Olinto MT, Camey S, Morgan C, Mari JJ. Abnormal eating behaviors in adolescent and young adult women from southern Brazil: Reassessment after four years. Soc Psychiatry Psychiatr Epidemiol. 2006; Dec; 41(12):951-6.

Paula CS, Duarte CS, Bordin IA. Prevalence of mental health problems in children and adolescents from the outskirts of Sao Paulo City: treatment needs and service capacity evaluation. Rev Bras Psiquiatr. 2007 Mar;29(1):11-7.

Phillips M, Zhang J, Shi Q, Song Z, Ding Z, Pang S, Li X, Zhang Y, Wang Z. Prevalence, treatment, and associated disability of mental disorders in four provinces in China during 2001–05: an epidemiological survey. Lancet. 2009 Jun, 373(9680):2041-2053.

Ramos LR. Growing old in São Paulo, Brazil: Assessment of Health status and social support of elderly people from different social economic status living in the community. London, 1986 [PhD Thesis - London School of Hygiene and Tropical Medicine].

Ramos U. Relatório Preliminar - Pesquisa na área da Saúde Mental USP. São Paulo: Departamento de Medicina Preventiva, University of São Paulo, 1975 (mimeo).

Reichenheim ME, Harpham T. Maternal mental health in a squatter in Rio de Janeiro. British Journal of Psychiatry, 1991: 159:683-90.

Robins LN, Wing J, Wittchen HU, Helzer JE, Babor TF, Burke J *et al.* The Composite International Diagnostic Interview: an epidemiologic instrument suitable for use in conjunction with different diagnostic systems and in different cultures. Arch Gen Psychiatry. 1988;45:1069-77.

Robins DA Regier. Psychiatric disorders in America: the epidemiologic catchment area study. New York: The Free Press, 1991.

Rodrigues N. As Coletividades Anormais. Rio de Janeiro: Civilização Brasileira, 1939.

Santana V. Estudo epidemiológico das doenças mentais em um bairro de Salvador. Série de Estudos em Saúde. 1982; 3:122.

Santana V, Almeida-Filho N, Fernandes R. Prevalência de alcoolismo e consumo de álcool em um bairro de Salvador, Bahia. II- Variáveis socioeconômicas. J Bras Psiq. 1989; 38(2):75-81.

Santana VS, Almeida-Filho N, Mari JJ. Revisão dos estudos epidemiológicos em saúde mental no Brasil. Jornal Brasileiro de Psiquiatria, 37(5):227-231, 1988a.

Santana VS, Almeida-Filho N, Mari JJ. Revisão dos estudos epidemiológicos em saúde mental no Brasil: Segunda parte. Jornal Brasileiro de Psiquiatria. 1988b; 37(5):291-295.

Santos DN, Almeida-Filho N, Cruz SS, Souza SS, Santos EC, Barreto ML, Oliveira IR. Mental disorders prevalence among female caregivers of children in a cohort in Salvador, Brazil. Revista Bras de Psiquiatria. 2005; 28(2):111-7.

Santos DN, Assis OAM, Bastos CA, Santos ML, Santos ST CA, Strina A, Prado MS, Almeida Filho N, Rodrigues LC, Barreto ML. Determinants of cognitive function in childhood: A cohort study in a middle income context. BMC Public Health, 2008; 8:202.

Schramm JMA, Oliveira AF, Leite ICL, Valente JG, Gadelha AMJ, Portela MC Campos MR. Transição epidemiológica e o estudo de carga de doença no Brasil. Ciência & Saúde Coletiva, 2004; 9(4):897-908.

Scott M, Von Korff M, Alonso J, Angermeyer MC, Bromet S, Fayyad J, Girolamo G, Demyttenaere K, Gasquet I, Gureje O, Haro JM, He Y, Kessler RC, Levinson D, Medina Mora ME, Oakley Browne M, Ormel J, Posada-Villa J, Watanabe M, Williams D. Mental–physical comorbidity and its relationship with disability: results from the World Mental Health Surveys. Psychol Med. 2009; 39(4):33-43.

Spitzer RL, Endicott J, Robins E. Research diagnostic criteria: rationale and reliability. Arch Gen Psychiatry. 1978;35:773-82.

Srole L, Langner TS, Michaels ST, Opler MD, Rennie TC. Mental Health in the Metropolis: The Midtown Manhattan Study. Nueva York: McGraw-Hill, 1962, vol 1.

Tancredi FB. Aspectos epidemiológicos do consumo de medicamentos psicotrópicos pela população de adultos do Distrito de São Paulo. Master's Thesis, School of Public Health of the University of São Paulo, 1979.

Veras RP, Coutinho E. Prevalência da síndrome cerebral orgânica em população de idosos de área Metropolitana da Região Sudeste do Brasil. Rev Saúde Públ. 1994; 28:26-37.

Victora CG, Barros FC, Horta BL, Martorell R. Short-term benefits of catch-up growth for small-for-gestational-age infants. Int J Epidemiol. 2001 Dec;30(6):1325-30.

Vorcaro CMR, Lima-Costa MFF, Barreto SM, Uchoa E. Unexpected high prevalence of 1-month depression in a small Brazilian community: the Bambuí Study; Acta Psychiatrica Scand. 2001; 104:257-263.

Wang PS, Berglund P, Olfson M, Pincus HA, Wells KB, Kessler RC. Failure and delay in initial treatment contact after first onset of mental disorders in the National Comorbidity Survey Replication. Arch Gen Psychiatry. 2005 Jun; 62(6):603-13.

Wittchen HU, Jacobi F. Size and burden of mental disorders in Europe - a critical review and appraisal of 27 studies. Eur Neuropsychopharmacol. 2005; 15(4):357-76.

50 Epidemiologia em Saúde Bucal

Paulo Capel Narvai e Isaac Suzart Gomes Filho

"Saúde bucal" não é uma expressão ou termo da linguagem coloquial. Nas conversas do cotidiano, poucas pessoas a utilizam, ocorrendo mais frequentemente no jargão de odontólogos, médicos e outros profissionais de saúde. Quando se fala em "saúde bucal" se fala de quê, exatamente? Para Chaves, saúde bucal é uma "abstração útil, pois, a rigor, saúde é um estado do indivíduo, que não pode subsistir como 'saúdes' parciais dos diversos órgãos e sistemas" (Chaves, 1960).

Mais recentemente, Narvai & Frazão (2008) afirmaram que saúde bucal corresponde a "um conjunto de condições, objetivas (biológicas) e subjetivas (psicológicas), que possibilita ao ser humano exercer funções como mastigação, deglutição e fonação e, também, pela dimensão estética inerente à região anatômica, exercitar a autoestima e relacionar-se socialmente sem inibição ou constrangimento. Essas condições devem corresponder à ausência de doença ativa em níveis tais que permitam ao indivíduo exercer as mencionadas funções de modo que lhe pareçam adequadas e lhe permitam sentir-se bem, contribuindo dessa forma para sua saúde geral".

Para a Organização Mundial da Saúde (OMS), saúde bucal é muito mais do que "ter bons dentes", abrangendo o denominado complexo craniofacial, constituído pelas estruturas e tecidos dentários, bucais, faciais e do crânio. A OMS enfatiza que a saúde bucal "é parte da saúde geral, essencial para o bem-estar das pessoas, e implica estar livre de dor orofacial crônica, de câncer de boca e faringe, de alterações nos tecidos moles da boca (língua, gengivas e mucosa oral), de defeitos congênitos como lesões e fissuras de lábio e/ou palato, e de outras enfermidades ou agravos que afetem o complexo craniofacial". A saúde bucal possibilita, segundo a OMS, "falar, sorrir, beijar, tocar, cheirar, saborear, mastigar, deglutir e gritar, além de proteger contra infecções e ameaças ambientais". A OMS destaca ainda que as doenças bucais "implicam restrições de atividades na escola, no trabalho e na vida doméstica, causando a perda de milhões de horas dessas atividades, a cada ano, em todo o mundo" e que "o impacto psicológico dessas enfermidades reduz significativamente a qualidade de vida" (WHO, 2003).

Reconhece-se que "saúde bucal" é um conceito relativamente complexo, não se pode reduzi-la à "saúde dos dentes" ou a considerações sobre uma ou duas enfermidades, definidas arbitrariamente.

Neste capítulo buscamos identificar as principais doenças e agravos bucais, em termos populacionais, apresentando ao leitor alguns instrumentos epidemiológicos empregados nos estudos relativos a esses problemas, a partir de dados da realidade brasileira.

Cárie dentária

A despeito do notável declínio observado em sua prevalência na segunda metade do século XX (Beltrán-Aguilar, 1999; Bönecker, 2003), a cárie dentária segue sendo, no início do século XXI, o principal problema de saúde bucal na maioria dos países (WHO, 2003). O declínio na prevalência vem sendo acompanhado por expressiva redução na magnitude ou gravidade do agravo. Nos cenários epidemiológicos em que a doença ocorria em mais de 90% da população, o número médio de dentes atingidos por indivíduo era, na idade índice de 12 anos, superior a quatro na maioria dos casos. Esse quadro mudou radicalmente nas Américas, na Europa Ocidental e, também, em outros países, como a Austrália e o Japão (WHO, 2003). O declínio na prevalência em crianças é, sem dúvida, uma conquista notável em termos de saúde pública.

Embora com menor impacto, o quadro mudou também no Brasil. Mas em nosso meio persistem desigualdades importantes, e a cárie segue descontrolada em muitos grupos, atingindo fortemente vastos contingentes populacionais, em todas as regiões. No contexto brasileiro, ademais, observa-se que, já na adolescência, a prevalência da doença atinge o dobro dos valores registrados aos 12 anos. Entre adultos e idosos, a doença segue produzindo perdas dentárias em magnitude expressiva, levando à mutilação e ao edentulismo, parcial e total, milhões de brasileiros (Narvai *et al.*, 2006).

A cárie é uma enfermidade infecciosa e transmissível, ainda que seu padrão de transmissibilidade apresente singularidades, distinguindo-a das demais doenças transmissíveis. O *Streptococcus mutans* é o principal microrganismo envolvido na etiologia. Admite-se a transmissibilidade da doença em decorrência de o *S. mutans* ser transmitido verticalmente (mãe-filho). Transmissões horizontais, embora ocorram, não são consideradas como tendo maior significado na etiopatogênese, de modo geral. Para o desenvolvimento da doença, porém, muitas alterações microbiológicas locais são requeridas para que se processe a desmineralização do esmalte dentário, etapa que pode ser identificada visualmente pelo aparecimento de uma ou mais manchas esbranquiçadas, acometendo um ou mais dentes (Featherstone, 1999).

Dentre os vários instrumentos epidemiológicos para avaliar a ocorrência da cárie dentária, o índice CPO é o mais frequentemente utilizado. O CPO foi proposto por Klein e Palmer (1937), que o empregaram em um levantamento epidemiológico de cárie em crianças indígenas de diversas tribos nos EUA. Muitas vezes o CPO recebe complementos representados pelas letras D ou S, que correspondem às unidades de medida empregadas. D indica que a unidade de medida adotada em um determinado estudo foi o dente; S indica que a superfície dentária foi a unidade de medida escolhida. Quando empregado apenas como CPO subentende-se que se trata do CPOD. As letras C, P e O correspondem, respectivamente, aos dentes permanentes cariados, perdidos (ou seja, extraídos) e obturados (ou seja, restaurados, como se diz atualmente). O escore individual corresponde à soma de dentes C, P e O, observados no momento em que o exame é realizado, variando de 0 (nenhum dente cariado, perdido ou obturado) a 28 (todos os dentes permanentes cariados, ou perdidos ou obturados, no momento do exame, excetuando-se os terceiros molares). Por essa razão costuma-se dizer que o índice CPO indica a "experiência" de cárie das pessoas examinadas, sendo que os componentes P e O possibilitam avaliar o passado dessa experiência e o componente C permite estimar a prevalência da enfermidade para o momento em que o CPO foi utilizado. O índice ceo (convencionalmente sempre grafado com letras minúsculas) é o correspondente ao CPO para dentes decíduos. As variantes CEOD ou CEOS correspondem ao CPOD ou CPOS, respectivamente.

A Organização Mundial da Saúde preconiza que a idade de 12 anos seja utilizada como idade de referência para avaliar a ocorrência da cárie em uma determinada população (Hobdell, 2003). Nessa idade, geralmente estão presentes 24 dentes permanentes. Embora essa idade índice se refira à população infantil, os valores se constituem em bons indicadores gerais da ocorrência de cárie. Além de 12 anos, a OMS recomenda também as seguintes idades e grupos etários índices: 6, 18, 35 a 44 e 65 a 74 anos (Hobdell, 2003). Para que se possa acompanhar a situação dos países em relação à cárie, e também outros aspectos relacionados com a saúde bucal, a OMS mantém parceria com a Universidade de Malmo para a manutenção de um banco de dados, na rede mundial de computadores (internet), com informações para cada país. Está em www.whocollab.odont.lu.se/index.html. Nesse banco predominam as informações relativas à idade índice de 12 anos (Nithila *et al.*, 1998).

Ao analisar a evolução da cárie em termos epidemiológicos no Brasil e no mundo, Narvai & Frazão (2008) assinalam que no passado era comum encontrar, em todas as regiões brasileiras, escolares de 12 anos com sete ou mais dentes atacados por cárie. Mas esse padrão de ocorrência atingia também países como Suécia (CPO = 6,2 em 1967) e Noruega (CPO = 9,2 em 1972). Hoje não se aceitam mais do que três dentes, em média, atacados por cárie. Essa foi uma das metas em saúde bucal fixadas pela Federação Dentária Internacional e a OMS para o ano 2000 (FDI-WHO, 1982).

O aumento da oferta de produtos industrializados e a expansão do mercado de consumo de açúcar (variável fortemente associada à ocorrência de cárie) têm levado ao incremento dos níveis de cárie dentária em alguns países (na África, por exemplo), enquanto, em outros, maior exposição ao flúor e melhoria nas condições gerais de vida têm redundado em tendências de queda na sua ocorrência (na América Latina, por exemplo). Embora não seja o caso de desenvolver este aspecto neste capítulo, são sobejamente conhecidas as propriedades dos produtos contendo flúor, tanto na prevenção quanto na terapia precoce da cárie.

Com o declínio na prevalência e magnitude da cárie em vários países, epidemiologistas têm alertado para o fato de que diferenças importantes são observadas na distribuição da doença no interior desses países, tanto entre regiões e cidades quanto entre diferentes grupos populacionais (Vargas *et al.*, 1998; Antunes *et al.*, 2004). Tais diferenças têm produzido o fenômeno epidemiológico da "polarização da cárie". Embora não haja concordância entre os diferentes autores quanto à definição de "polarização" (Vehkalahti *et al.*, 1997; Dimitrova *et al.*, 2000; Tickle, 2002; Macek *et al.*, 2004), todos compartilham a noção geral de que há polarização quando em um polo há ausência de doença e, no outro, um grande número de casos concentrados em um pequeno grupo de indivíduos. Para Dimitrova *et al.* (2000) a polarização implica tão somente uma "grande porcentagem de indivíduos livres de cárie". Contudo, predomina a aceitação de que há polarização quando 75% ou mais dos dentes cariados se concentram em 25% das crianças, conforme sugerido por Macek *et al.* (2004).

A Figura 50.1 evidencia um paradoxo, uma vez que a aplicação de medidas preventivas de comprovada eficácia e amplo alcance populacional contribuiu, em certo sentido, para aumentar a desigualdade na distribuição da cárie. Ao beneficiar a todos, por seu alcance potencialmente universal e alto poder preventivo, admite-se que a fluoretação das águas e dos cremes dentais produziu, em conjunto, um quadro de menores prevalência e magnitude. Por essa razão são, reconhecidamente, imprescindíveis para a prevenção e controle da doença em termos populacionais. Contudo, uma vez que não se constituem em antídoto contra iniquidades socioeconômicas, acabaram por produzir no contexto brasileiro, marcado por profundas desigualdades, um quadro em que a enfermidade vai, progressivamente, se concentrando justamente nos segmentos mais vulneráveis da população. Este é o paradoxo da polarização da cárie dentária.

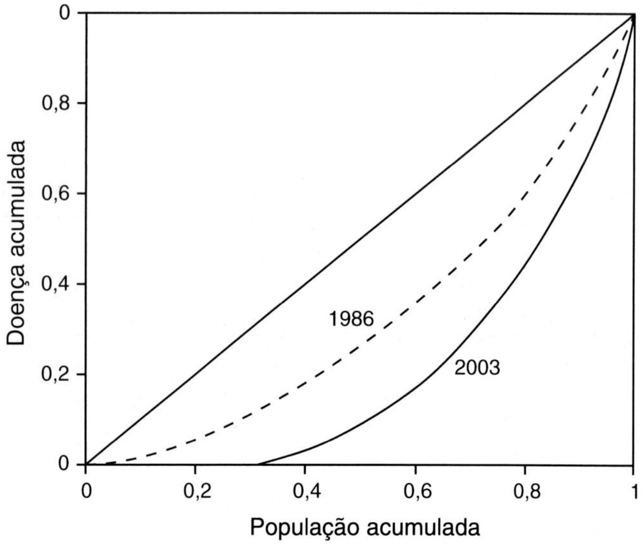

Figura 50.1 Porcentagem acumulada de dentes cariados em função da porcentagem acumulada de indivíduos de 12 anos de idade. Brasil, 1986 e 2003. Fonte: Narvai *et al.*, 2006.

Doença periodontal

Ao lado da cárie dentária, a doença periodontal tem sido considerada um dos mais importantes problemas de saúde bucal, sendo a segunda enfermidade mais prevalente no mundo (WHO, 2003). Diante de sua complexa cadeia causal, a distribuição e a gravidade variam em diferentes partes do mundo e em um mesmo país ou região. É mais frequente em adultos, acometendo os dentes permanentes, embora atinja também os dentes decíduos. O não tratamento leva, inexoravelmente, à perda dentária. Em países industrializados existe uma tendência à redução da perda dentária entre adultos e, consequentemente, à manutenção de maior número de dentes na cavidade bucal (WHO, 2003). Em decorrência, aumentam a probabilidade de comprometimento dos tecidos periodontais e a prevalência desta doença.

A doença periodontal se caracteriza por uma resposta inflamatória crônica, de natureza infecciosa, que inicialmente se estabelece como gengivite em resposta ao acúmulo de biofilme dentário (bactérias e outros depósitos) sobre a superfície dentária. Em todo o mundo, a maioria das crianças tem sinais de gengivite. Contudo, nem toda gengivite evolui para periodontite, o quadro mais progressivo desta doença, caracterizado pela destruição dos tecidos que suportam a estrutura dentária, osso alveolar, cemento e ligamento periodontal. Por outro lado, salienta-se que toda periodontite tem origem em uma gengivite (Lindhe, 2005).

É importante ressaltar que tanto a gengivite quanto a periodontite são determinadas por fatores sociais, e mais prevalentes entre indivíduos de menor renda e grau de escolaridade na estratificação social. Adicionalmente, outros fatores podem influenciar nas condições periodontais, a exemplo do estado marital, idade avançada, qualidade da higiene bucal, condições hormonais, exposição ao tabaco e ao estresse, e deficiência imunológica.

Diante do aspecto multifatorial que envolve a doença periodontal e de acordo com a agressão dos periodontopatógenos, falha no sistema de defesa do hospedeiro, bem como da atuação de outros fatores ambientais, ela é caracterizada como uma doença localmente específica, isto é, pode ocorrer em toda a boca ou apenas em uma região específica, um dente ou um local dentário. Além disso, é uma doença que se apresenta em surtos de atividade e outros de quiescência. Até o momento, as investigações não conseguiram determinar quando um local pode evoluir de gengivite para periodontite ou quando a doença entra em período de atividade, levando à destruição do suporte periodontal.

Em todo o mundo, os estágios iniciais da doença periodontal estão presentes entre os adultos. Diante de diversos fatores, a doença periodontal pode ser exacerbada, a exemplo do hábito de fumar, doenças sistêmicas, medicações, apinhamento dentário, restaurações defeituosas, dentre outros, podendo se apresentar em diferentes níveis de extensão, localizando-se em uma área da boca ou generalizadamente. Quanto à gravidade, pode ser leve, moderada e grave. Quanto maior a gravidade, menor a possibilidade de reparo e maior dano ao organismo. A periodontite pode, ainda, ser definida como crônica ou agressiva, de acordo com a velocidade de progressão da destruição do suporte periodontal e da faixa etária do indivíduo comprometido, bem como de outros fatores específicos (AAP, 1999). A periodontite crônica grave é encontrada em 5 a 15% da população. Já a periodontite agressiva afeta em torno de 2% dos indivíduos jovens (WHO, 2003).

No Brasil, dados populacionais nacionais sobre doença periodontal foram obtidos pelo Ministério da Saúde em 1986 e 2003. Os achados desses inquéritos epidemiológicos têm sido questionados por periodontistas, sobretudo quanto aos critérios de diagnóstico adotados e o dimensionamento desses problemas na população brasileira.

Em estudos de base populacional a condição periodontal é avaliada, em geral, com o emprego de um instrumento epidemiológico denominado Índice Periodontal Comunitário (CPI). Os dois arcos dentários são subdivididos em três partes, nas maxilas e na mandíbula, respectivamente, definindo-se assim seis regiões, chamadas sextantes. Em cada sextante examina-se o periodonto, identificando-se quatro condições, a saber: higidez, sangramento gengival, cálculo dental e bolsa periodontal. À semelhança de outros instrumentos desse tipo, empregados com a finalidade de dimensionar condições em populações, estimando-as tão somente, o CPI não se presta à análise de condições individuais, não sendo, portanto, de interesse na clínica odontológica, ou, especificamente, da clínica periodontal. Baseando-se em avaliação de locais periodontais, examinados em apenas seis dentes-índices, um em cada sextante, o CPI assenta-se teoricamente em bases estatísticas cujo pressuposto é o de que os resultados assim obtidos não diferem estatisticamente, em grandes amostras, dos resultados que seriam obtidos se todos os locais periodontais, de todos os dentes, fossem examinados. Antes de a Organização Mundial da Saúde propor e adotar internacionalmente o CPI para estudos populacionais, esse pressuposto teórico foi exaustivamente testado (Ainamo *et al.*, 1982; OMS, 1999).

Ao gerar informações sobre esses agravos em nível populacional, o CPI é útil para a obtenção de um quadro geral desses problemas, mas certamente, com perdas de muitos detalhes sobre o quadro real da condição periodontal de cada indivíduo da população estudada, tende a subestimar a ocorrência da doença periodontal. Não obstante, proporciona conhecimento considerado suficiente aos tomadores de decisão sobre políticas públicas e gestores, públicos e privados, de programas de saúde bucal.

Em estudos epidemiológicos em que se busque verificar a associação da doença periodontal com alterações sistêmicas, é preciso considerar a necessidade de empregar instrumentos epidemiológicos apropriados a tais delineamentos, o que pode não ser o caso do CPI, que se presta a outras finalidades.

Em 2003 (Brasil, 2004), a prevalência de sangramento gengival em crianças de 5 anos registrou aproximadamente 6%. A maior prevalência ocorreu na região Norte (9,94%).

No que diz respeito às condições periodontais segundo faixas etárias, em 2003 não se observaram alterações relevantes em relação ao observado em 1986, corroborando a conhecida tendência de estabilidade dessas condições, em termos populacionais, quando não se alteram as exposições aos fatores de risco. Observou-se que presença de sangramento e de cálculo predominam entre adolescentes (15 a 19 anos), ao passo que nas faixas de 35 a 44 anos e de 65 a 74 anos foi pequena a ocorrência de bolsas periodontais de 4 a 5 mm e ≥ 6 mm, pelo fato de estes estratos apresentarem grande percentual de sextantes excluídos (Tabela 50.1).

Nas últimas três décadas aprofundaram-se acentuadamente os conhecimentos sobre os agentes infecciosos envolvidos com a doença periodontal. Aproximadamente 500 diferentes entidades bacterianas e vários vírus humanos foram identificados e associados ao biofilme bacteriano. No entanto, a presença de bactérias não é suficiente, por si só, para promover alterações no periodonto. A carga hiperinflamatória, característica da doença periodontal em resposta à presença de grandes números de bactérias que colonizam a superfície dentária, exerce papel importante na destruição dos tecidos periodontais. No entanto, esses fatores, exclusivamente, não conseguem explicar as diferentes ocorrências da doença periodontal.

Tabela 50.1 Distribuição dos examinados, número (n) e percentual (%), segundo o maior grau de condição periodontal, faixa etária e macrorregião. Brasil, 2003

		Condição periodontal (CPI)											
		Sadio		Sangramento		Cálculo		Bolsa 4-5 mm		Bolsa 6 mm e +		Excluído	
		n	%	n	%	n	%	n	%	n	%	n	%
15 a 19 anos	Norte	3,59	59,84	0,86	14,33	1,38	23	0,03	0,5	0	0	0,14	2,33
	Nordeste	3,75	62,6	1,06	17,7	1,1	18,36	0,01	0,17	0	0	0,07	1,17
	Sudeste	4,53	75,37	0,76	12,65	0,67	11,15	0,02	0,33	0	0	0,03	0,5
	Sul	4,58	76,33	0,88	14,67	0,46	7,67	0,02	0,33	0	0	0,06	1
	Centro-oeste	4,63	77,17	0,65	10,83	0,6	10	0,02	0,33	0	0	0,1	1,67
	Brasil	4,15	69,17	0,87	14,5	0,88	14,67	0,02	0,33	0	0	0,08	1,33
35 a 44 anos	Norte	1,54	25,62	0,33	5,49	1,57	26,13	0,14	2,33	0,03	0,5	2,4	39,93
	Nordeste	1,57	26,21	0,48	8,01	1,57	26,21	0,14	2,34	0,03	0,5	2,2	36,73
	Sudeste	2,2	36,54	0,6	9,97	1,25	20,76	0,21	3,49	0,05	0,83	1,71	28,41
	Sul	2,07	34,5	0,67	11,17	0,94	15,67	0,17	2,83	0,04	0,67	2,11	35,16
	Centro-oeste	2,04	34,06	0,55	9,18	1,18	19,7	0,11	1,84	0,04	0,67	2,07	34,55
	Brasil	1,87	31,11	0,53	8,82	1,31	21,8	0,15	2,5	0,04	0,67	2,11	35,1
65 a 74 anos	Norte	0,29	4,83	0,06	1	0,46	7,67	0,12	2	0,05	0,83	5,02	83,67
	Nordeste	0,41	6,83	0,09	1,5	0,7	11,67	0,09	1,5	0,03	0,5	4,68	78
	Sudeste	0,41	6,84	0,12	2	0,36	6,01	0,07	1,17	0,01	0,17	5,02	83,81
	Sul	0,51	8,5	0,17	2,83	0,44	7,33	0,07	1,17	0,03	0,5	4,78	79,67
	Centro-oeste	0,4	6,66	0,16	2,66	0,48	7,99	0,06	1	0,01	0,17	4,9	81,52
	Brasil	0,42	7	0,12	2	0,5	8,33	0,08	1,33	0,03	0,5	4,85	80,84

Fonte: Brasil, 2003.

Má oclusão dentária

Reconhecida, de modo geral, como o terceiro problema bucal, em uma escala de prioridades proposta pela Organização Mundial da Saúde (WHO, 1989), a má oclusão dentária é definida como alterações de crescimento e desenvolvimento dos ossos maxilares e desvios de posições dentárias que podem originar deformidades dentofaciais bem como gerar transtornos psicossociais.

Desse modo, o conhecimento dos problemas oclusais em nível populacional permite identificar os indivíduos de acordo com a prioridade das suas necessidades de tratamento, uma vez que esses problemas têm potenciais repercussões na autoestima e no relacionamento familiar e interpessoal daqueles severamente comprometidos, como também proporcionar o planejamento e a captação de recursos para a terapia ortodôntica.

Contudo, a literatura sobre má oclusão tem revelado a dificuldade em avaliá-la do ponto de vista epidemiológico, em decorrência da variedade de índices propostos para este fim. Não há consenso, entre os especialistas, sobre a adequação dos instrumentos de medida à finalidade.

Um bom exemplo dessa dificuldade é dado pela própria trajetória da OMS na eleição dos instrumentos para avaliar má oclusão em populações.

Em 1987, ao lançar a terceira edição do *Manual de Levantamentos Básicos de Saúde Bucal*, a OMS estabeleceu critérios de classificação, tanto para a dentição decídua quanto para a dentição permanente, classificando os tipos de oclusão em normal e más oclusões moderada e grave (OMS, 1991). Buscou-se, com esta opção por um sistema de classificação com apenas três categorias, proporcionar aos pesquisadores um instrumento que, por sua característica, possibilitasse a obtenção de níveis elevados de concordância intra e interexaminadores, aumentando a acurácia das avaliações. Mesmo nos dias atuais, quando se busca obter estimativas não muito detalhadas, mas com alto grau de acurácia, resultados satisfatórios podem ser obtidos com esse instrumento, conhecido entre epidemiologistas brasileiros como "método-3", por ter sido proposto na 3ª edição do manual.

A partir de 1997, porém, a OMS adotou o Índice de Estética Dental (IED) para avaliação das anormalidades dentofaciais a partir dos 12 anos de idade (dentição permanente), em substituição ao "método-3" (WHO, 1987). O IED atribui escores para 10 condições oclusais específicas que são multiplicadas por pesos distintos. Assim, o resultado obtido define a gravidade da condição oclusal em quatro níveis: oclusão normal ou pequenos problemas oclusais, má oclusão com necessidade de tratamento eletivo, má oclusão grave com tratamento altamente desejável e má oclusão muito grave ou incapacitante.

O perfil epidemiológico de base nacional, obtido em 2003 para o Brasil, indicou que na dentição permanente, aos 12 anos de idade, 20,8% dos brasileiros apresentaram má oclusão muito grave ou incapacitante e 15,8% má oclusão grave. Na faixa etária de 15 a 19 anos, 18,8% dos brasileiros apresentaram má oclusão muito grave ou incapacitante (Brasil, 2004).

Fissuras labiopalatinas

Popularmente conhecidas como "*goela de lobo*" e "*lábio leporino*", as fissuras palatinas (FP) ou fissuras labiais (FL), respectivamente, estão entre os quatro defeitos congênitos mais frequentes no Brasil. Podem se apresentar, ainda, na forma mais extensa da fissura ou fenda labiopalatina (FLP) e são unilaterais ou bilaterais, constituindo-se em fatores de grave limitação funcional (respiração, fonação e deglutição) e motivo de consternação para pais e familiares. Exigem tratamentos complexos, de longa duração, com equipe multiprofissional envolvendo especialistas das áreas de medicina, odontologia, nutrição, fonoaudiologia e psicologia, entre outras.

Fatores genéticos e ambientais desencadeiam a anomalia em algum momento no primeiro trimestre da gestação, com as manifestações ocorrendo entre a 3ª e a 12ª semana de vida intrauterina (Montagnolli, Rocha, 1990). Estão frequentemente associadas a síndromes genéticas (cerca de 200), havendo recorrência – em cerca de 20% a 25% dos casos as famílias têm duas ou mais pessoas afetadas (HRACF-USP 2003).

Kondo *et al.* (2002) afirmaram que em uma das variantes mais comuns da anomalia, a síndrome de Van der Woude, o problema decorre da deleção de 18 pares de bases do gene IRF6, localizado na região q32-q41 do cromossomo 1, impedindo a codificação, durante o período embrionário, de uma proteína reguladora que se expressa na face.

Para as manifestações não associadas a síndromes, Fallin *et al.* (2003) argumentam que, até o presente, não se confirmaram causas genéticas específicas. Os autores mencionam, contudo, o importante papel que tem sido atribuído ao gene MSX1, no cromossomo 4, enfatizando que exposição materna ao tabaco poderia levar a mutações nesse gene.

O *coeficiente de incidência* é geralmente o instrumento empregado para descrever a ocorrência de FL/FP/FLP em populações. O valor é obtido calculando-se o número de eventos a cada 1.000 nascidos vivos.

Estima-se que, no Brasil, ocorra 1 caso para cada 650 nascidos vivos, com o coeficiente de incidência registrando 1,54‰ (HRACF-USP, 2003). As fissuras labiais ou labiopalatinas correspondem a 74% das lesões; 26% são fissuras palatinas isoladas.

Epilepsia ou exposição a anticonvulsivantes, medicamentos, drogas (tabaco e álcool, inclusive) e poluição, durante a gestação, são fatores de risco mencionados na literatura científica sobre o problema. União conjugal entre parentes (casamentos consanguíneos) também são mencionados como fatores de risco (Narvai, Frazão, 2008).

Câncer de boca

A cavidade bucal é um dos dez principais focos de origem de cânceres, em vários países e também no Brasil, onde se estima a ocorrência de um óbito a cada 175 min e um caso novo por hora. Nos primeiros anos do século XXI, os órgãos governamentais brasileiros aos quais o problema está afeto informaram que a estimativa da incidência no Brasil alcançava cerca de 10.500 casos novos/ano (10.565 casos novos em 2006), com mais de três mil óbitos/ano. Esses casos corresponderam a 3,5% do total de casos novos de câncer (INCA, 2006).

Na boca, o câncer ocorre mais frequentemente em pessoas com mais de 40 anos de idade e, principalmente, a partir dos

Tabela 50.2 Taxas de incidência e de mortalidade por câncer de boca nas Américas e no Caribe, no ano 2000

País	Taxa de incidência		Taxa de mortalidade	
	Masculino	Feminino	Masculino	Feminino
Caribe	**7,67**	**4,52**	**2,85**	**1,83**
Bahamas	11,16	3,05	3,58	1,05
Barbados	9,84	1,71	3,20	0,65
Cuba	8,88	3,21	3,52	1,47
República Dominicana	5,99	4,01	2,12	1,48
Haiti	4,81	14,09	1,88	6,20
Jamaica	6,13	2,82	2,09	0,98
Porto Rico	9,60	2,91	2,91	0,73
Trinidad e Tobago	6,54	2,76	2,18	0,92
América Central	**3,79**	**1,80**	**1,32**	**0,65**
Belize	3,77	1,80	1,32	0,65
Costa Rica	3,60	2,16	1,28	0,55
El Salvador	6,15	2,67	2,14	0,96
Guatemala	3,77	1,80	1,32	0,65
Honduras	3,77	1,80	1,32	0,65
México	3,55	1,67	1,24	0,61
Nicarágua	4,59	1,48	1,59	0,54
Panamá	5,93	3,90	2,07	1,49
América do Sul	**7,40**	**2,44**	**2,42**	**0,85**
Argentina	6,53	1,73	2,15	0,59
Bolívia	6,42	4,16	2,16	1,52
Brasil	10,52	2,89	3,40	1,00
Chile	3,09	1,05	1,07	0,38
Colômbia	3,55	2,48	1,24	0,92
Equador	2,15	1,41	0,75	0,51
Guiana	2,34	0,68	0,76	0,24
Paraguai	4,95	1,59	1,66	0,56
Peru	2,58	2,86	0,90	1,01
Suriname	4,66	2,98	1,64	1,10
Uruguai	10,39	1,73	3,40	0,59
Venezuela	3,53	2,21	1,20	0,83
América do Norte	**6,37**	**3,54**	**1,58**	**0,69**
Canadá	7,36	2,59	1,85	0,62
Estados Unidos da América	6,25	3,65	1,54	0,69

Fonte: OMS 2002.

65 anos. O carcinoma espinocelular é o tipo mais frequente, correspondendo a cerca de 95% dos casos.

Analisando dados do período de 1975-1980, do Instituto Nacional de Câncer (www.inca.gov.br), Bercht (1992) assinalou que, não obstante essa enfermidade requerer a máxima urgência resolutiva, 83% dos pacientes encontravam-se em fase avançada da doença no momento do diagnóstico – desses, 26% não apresentavam possibilidade terapêutica.

Câncer de boca leva a óbito, no ano do diagnóstico, cerca de 50% das vítimas nas Américas e no Caribe. Outros 10% a 20% morrem antes de completar 5 anos de sobrevida.

O coeficiente de óbitos por câncer de boca é o instrumento mais frequentemente utilizado para analisar dados relacionados com o problema, em termos populacionais. O coeficiente é calculado com base no número de mortes por cem mil pessoas. A taxa de incidência de câncer de boca é também calculada utilizando-se a mesma base: cem mil pessoas.

Nas Américas e no Caribe, no ano 2000, a maior taxa de incidência foi em mulheres do Haiti (14,09), seguidas pelos homens das Bahamas (11,16), do Brasil (10,52) e do Uruguai (10,39). As menores taxas, conforme a Tabela 50.2, foram registradas entre as mulheres da Guiana (0,68) e do Chile (1,05). As taxas de mortalidade foram maiores entre as mulheres do Haiti (6,20) e os homens das Bahamas (3,58) e de Cuba (3,52), e menores entre as mulheres da Guiana (0,24) e do Equador (0,51).

Marchioni (2003) estudou o papel da dieta no câncer bucal em um estudo multicêntrico tipo caso-controle de base hospitalar no Município de São Paulo. Participaram 845 indivíduos (366 casos e 469 controles). Concluiu-se que a dieta tradicional do brasileiro, composta por arroz e feijão, além do consumo de frutas, vegetais e quantidades moderadas de carnes, pode conferir proteção para o câncer de boca, independente de fatores de risco reconhecidos (tabaco e bebida alcoólica).

Biazevic (2003) analisou a tendência da evolução da mortalidade por câncer de boca – e, também, glândulas salivares – no município de São Paulo no período de 1980-2000, investigando a associação com indicadores de desigualdade social. A língua foi a localização que mais contribuiu dentre as localizações bucais, sendo responsável por quase 50% dos óbitos no período estudado. Segundo Biazevic "a maioria das localizações anatômicas apresentou tendência estável, com exceção do câncer de lábio e de gengiva, que apresentou declínio, e de partes não especificadas da cavidade bucal, que apresentou tendência de aumento". Seguindo o padrão mundial, os homens foram os mais acometidos (proporção 3:1). Houve correlação ($r = -0{,}238$; $p = 0{,}009$) para anos de estudo e risco de óbito por câncer de boca. A correlação foi positiva ($r = 0{,}200$; $p = 0{,}025$) para chefes de família sem instrução ou com o primeiro grau incompleto e negativa para os que tinham formação universitária ($r = -0{,}341$; $p < 0{,}001$). Entre outras condições, a renda média familiar também se mostrou associada à mortalidade por câncer de boca ($r = -0{,}362$; $p < 0{,}001$). Nas áreas geográficas com piores indicadores de desenvolvimento social houve maior proporção de óbitos por câncer de boca. Conclui-se que os resultados sugerem que "o risco de óbito por câncer bucal e de glândulas salivares se relaciona de maneira estreita com iniquidades sociais".

Outros problemas de saúde bucal de interesse epidemiológico

Dentre os problemas de saúde bucal considerados "emergentes" no período da virada do século XX para o XXI estão a fluorose dentária, o traumatismo bucomaxilofacial e a cárie dentária radicular.

O incremento da prevalência de fluorose dentária tem sido associado ao aumento da exposição concomitante a múltiplas fontes de flúor, como água de consumo, creme dental, medicamentos e alimentos, dentre outros (Fomon *et al.*, 2000; Beltran-Aguilar *et al.*, 2002; Cypriano *et al.*, 2003; Whelton *et al.*, 2004).

A fluorose dentária é uma alteração do esmalte que ocorre durante o período de formação dos dentes decíduos ou permanentes, em consequência da ingestão de flúor em níveis acima daqueles aceitáveis e por tempo prolongado. O período crítico para o desenvolvimento desta alteração compreende, aproximadamente, até os 8 anos de idade, e a dentição permanente é a mais afetada.

Quanto maior a quantidade de flúor ingerido, maior a intensidade das alterações no esmalte, que ocorrem de forma simétrica e bilateral, sem comprometer todas as unidades dentárias devido a outros fatores, como, por exemplo, o período da odontogênese de cada tipo de dente, dose, duração de exposição ao flúor, idade e, suscetibilidade individual (Brasil, 2001). Outras características também modulam as manifestações em cada indivíduo: peso corporal, estado nutricional, taxa de crescimento esquelético, períodos de remodelamento ósseo, atividade renal e metabolismo de cálcio (Cangussu *et al.*, 2002).

As características clínicas da fluorose dentária, com padrão mais leve de comprometimento, são estrias ou finas linhas brancas opacas, que se dispõem transversalmente ao longo eixo da coroa dentária, em toda a parte do esmalte ou apenas nas cristas marginais e bordas incisais. O esmalte, quanto mais comprometido pela fluorose, é, normalmente, descrito como manchas marrom-acastanhadas. No entanto, é importante ressaltar que, inicialmente, as alterações mais graves se manifestam como extensa área opaca, com aspecto branco calcário, que se transformam em depressões no esmalte por exposição ao ambiente bucal e que se pigmentam em razão de corantes provenientes de bebidas, fumo, alimentos, dentre outros fatores.

No Brasil, em 2003 a fluorose dentária se apresentou em graus muito leve ou leve (Brasil, 2004). Aos 12 anos de idade, a prevalência foi de 8,6%, destacando-se a Região Sudeste com a maior ocorrência (13,5%). Ademais, a exposição a teores excessivos de flúor na água natural, acima de 0,7 mg de flúor por litro, foi considerada como determinante principal. Ainda no que diz respeito ao nível de gravidade da ocorrência de fluorose, a maioria dos casos relatados na literatura atual corrobora com aqueles encontrados no Brasil (Forte *et al.*, 2001; Maltz, Silva, 2001; Oliveira, Milbourne, 2001; Brandão *et al.*, 2002; Cangussu *et al.*, 2002; Moysés *et al.*, 2002; Cypriano *et al.*, 2003).

Embora tenham sido propostos diferentes índices para medir a fluorose dentária, cabe assinalar que alguns são mais apropriados para avaliar casos individuais de fluorose, na clínica odontológica ou odontopediátrica, e outros têm indicação em estudos populacionais. O emprego de instrumentos epidemiológicos inadequados a determinadas finalidades pode acarretar perda de acurácia e desperdício de recursos, em geral escassos. Por esta razão, a OMS e especialistas em saúde pública têm enfatizado ser suficiente, para estudos de base populacional, o emprego do índice de Dean (OMS, 1999). Tal é, também, a recomendação do Ministério da Saúde no Brasil.

No que se refere ao traumatismo bucomaxilofacial como um problema de saúde pública emergente, decorre de fatores relacionados, como o aumento dos níveis de violência, o número de acidentes de trânsito e a maior participação das crianças em atividades esportivas. O traumatismo bucomaxilofacial, caracterizado por lesões que acarretam danos físicos na região maxilofacial e/ou dentes e demais regiões da cavidade bucal, tem grande impacto sobre a qualidade de vida das crianças, refletindo não somente no sentido físico, dificuldade na mastigação, fonação, bem como embaraço social, emocional e psicológico.

No Brasil, as informações epidemiológicas disponíveis sobre o tema são ainda limitadas a certas regiões, constatando-se grande variabilidade nos achados. Contudo, as poucas investigações sobre o assunto demonstram altos índices de necessidade de tratamento. Além disso, os achados não permitem a construção de um panorama nacional que contemple as diversidades do Brasil em nível populacional. Por exemplo, os resultados de estudos de prevalência de traumatismo na dentição permanente, mais recentes no estado de Santa Catarina, variam de 10,7% entre escolares de 11 a 13 anos de idade (Biguaçu, SC) a 58,6% na idade de 12 anos (Blumenau, SC) (Traebert *et al.*, 2004; Marcenes *et al.*, 2001). Os índices específicos propostos para classificação do traumatismo dentário não são os mais apropriados para estudos epidemiológicos, pois estão direcionados essencialmente às manifestações clínicas desses agravos.

Quanto à cárie dentária radicular, é facilmente compreendida como problema de saúde bucal emergente, vez que existe uma tendência mundial ao aumento da expectativa de vida, e com os meios de divulgação para melhor cuidado com a saúde, uma maior quantidade de dentes está sendo preservada e mantida na cavidade bucal. O processo natural de exposição radicular com a idade, em função da erupção passiva, recessões localizadas oriundas da escovação e aquelas sequelas da perda de suporte da doença periodontal, tornam a superfície radicular mais suscetível às bactérias cariogênicas. Por isso a cárie dentária radicular tem sido relatada como tendo uma ocorrência maior em adultos e idosos (Guivante-Nabet *et al.*, 1998; Meneghim *et al.*, 2002; Vehkalahti *et al.*, 1997).

O desenvolvimento da cárie em superfície radicular é semelhante ao da lesão coronária, tendo como fatores etiológicos: exposição da superfície radicular ao ambiente bucal (hospedeiro), controle mecânico de placa deficiente (flora específica) e dieta cariogênica (substrato), que, interagindo em função do tempo, implicam formação e progressão da doença (Banting, 2001; Thylstrup, Fejerskov, 2001).

A ocorrência deste tipo de lesão vem sendo considerada como um fator de risco para perdas dentárias na faixa etária acima de 60 anos, na Suécia e Austrália (Slade, Spencer, 1997; Fure, 1998).

No Brasil, os dados do levantamento de 2003 revelaram que havia em média 5,9 raízes dentárias expostas no grupo de faixa etária de 35 a 44 anos (n = 13.431), sendo que 5,5 estavam hígidas, 0,3 cariada e 0,1 restaurada. No grupo de faixa etária de 65 a 74 anos (n = 5.349), a média de raízes dentárias expostas diminuiu para 3,1, sendo que 2,6 estavam hígidas, 0,4 cariada e 0,1 restaurada (Brasil, 2004).

Nesta perspectiva, a verificação da condição radicular em estudos epidemiológicos é um aspecto relevante, uma vez que as formas de prevenção e controle desse tipo de cárie são conhecidas e podem ser realizadas em serviços de saúde pública.

Associação entre condições sistêmicas e doenças bucais

O reconhecimento da determinação social do processo saúde-doença e a superação do enfoque unicausal têm possibilitado um novo "olhar" aos profissionais médicos e cirurgiões-dentistas, buscando-se evitar o "deslocamento" da cavidade bucal do corpo humano.

Investigações recentes sobre possíveis associações entre as condições bucal e sistêmica, embora não conclusivas (Little, 2008; Mealey, Rose, 2008; Irwin *et al.*, 2008; Gomes-Filho *et al.*, 2007 Sep), têm sugerido fortemente que a saúde bucal pode ser um indicativo de saúde sistêmica, uma vez que a presença de doença periodontal tem sido associada a condições sistêmicas, tais como doenças cardiovasculares, diabetes melito tipo 2, complicações gestacionais, doenças respiratórias e osteoporose.

Gomes-Filho *et al.* (2007) referem que a medida de associação entre doença periodontal e prematuridade/baixo peso ao nascer pode ser cada vez menor, dependendo da medida de exposição empregada. A plausibilidade biológica desta associação se baseia na carga hiperinflamatória, característica da doença periodontal em resposta à presença de bactérias que colonizam a superfície dentária, representada, inicialmente, pela ativação das células de defesa do hospedeiro que produzem e liberam mediadores levando à destruição dos tecidos periodontais. Além disso, componentes bacterianos ou seus produtos ativam células a sintetizar e secretar uma variedade de moléculas pró-inflamatórias, incluindo citocinas, prostaglandinas e enzimas hidrolíticas. Essas citocinas manifestam atividades catabólica e pró-inflamatória potentes e exercem papel fundamental na destruição dos tecidos periodontais através das enzimas colagenolíticas.

Gestantes ou indivíduos portadores de diabetes tipo 2, doença cardiovascular e doença respiratória devem ter avaliada sua condição bucal, principalmente no que diz respeito aos tecidos periodontais. Sangramento gengival espontâneo, durante a escovação ou uso de fio dental, vermelhidão, inchaço e comichão da gengiva são sinais iniciais de processo inflamatório dos tecidos periodontais. De maneira contrária, a condição bucal pode predizer alterações sistêmicas, a exemplo da leucemia, sarampo e rubéola.

Perspectivas

As condições de saúde bucal, sinteticamente apresentadas neste capítulo, suscitam uma série de questões com relação ao futuro deste campo do saber científico.

Em linhas gerais, observa-se que está ocorrendo declínio da cárie dentária na população infantil brasileira, porém de forma desigual. Entre adultos e idosos, o ataque de cárie e o número de dentes perdidos são ainda profundamente elevados. A doença periodontal com bolsa (estágio avançado da enfermidade) atinge cerca de 10% dos adultos brasileiros. Praticamente, a mesma proporção de adultos apresentou pelo menos um sextante da boca excluído, sendo que esse problema atingiu mais da metade dos idosos brasileiros, indicando que o edentulismo continua sendo um grave problema em nosso país, especialmente entre os idosos. São bem conhecidas, por outro lado, as dificuldades relacionadas com o acesso a serviços de assistência odontológica e prevenção.

Novas perspectivas, contudo, se abrem para o futuro, com os avanços do conhecimento e das tecnologias. A Epidemiologia tem importância estratégica na identificação e enfrentamento dos problemas relacionados com as condições de saúde bucal, seja através da produção de levantamentos epidemiológicos, fornecendo informações úteis ao planejamento das ações requeridas, seja com delineamentos inovadores de pesquisa, enfoque multidisciplinar e produção de conhecimentos que possibilitem elaborar medidas para minimizar esses problemas. Essa possibilidade de um "olhar" para a saúde na ótica das interfaces da Epidemiologia com as diversas áreas envolvidas, além de se constituir em desafio permanente, é condição necessária para que, muito além das ações tradicionais desenvolvidas pelos profissionais de Odontologia, seja possível produzir socialmente uma saúde bucal coletiva.

Referências bibliográficas

Ainamo J *et al.* Development of the World Health Organization (WHO) Community Periodontal Index of Treatment Needs (CPITN). *International Dental Journal* 32(3):281-91, 1982.

Antunes JLF, Narvai PC, Nugent ZJ. Measuring inequalities in the distribution of dental caries. *Community Dent Oral Epidemiol* 32(1):41-8, 2004.

American Academy of Periodontology (AAP). Position paper: tobacco use and the periodontal patient. Research, science and therapy committee of the American Academy of Periodontology. *J Periodontol* 70:1419-1427, 1999.

Banting DW. The diagnosis of root caries. *J Dent Educ* 65:991-6, 2001.

Beltrán-Aguilar ED, Estupiñán-Day S, Baez R. Analysis of prevalence and trends of dental caries in the Americas between the 1970s and 1990s. *Int Dent J* 49(6):322-9, 1999.

Beltrán-Aguilar ED, Griffin SO, Lockwood SA. Prevalence and trends in enamel fluorosis in the United States from the 1930s to the 1980s. *J Am Dent Assoc* 133(2):157-65, 2002 Feb.

Bercht SMB. O preventivismo e o câncer de boca: o imobilismo que mata. *Saúde em Debate* 37:48-50, 1992.

Biazevic MGH. *Tendências e diferenciais socioeconômicos da mortalidade por câncer bucal e de glândulas salivares no município de São Paulo, de 1980 a 2000*. São Paulo; 2003. [Tese de Doutorado – Faculdade de Saúde Pública da Universidade de São Paulo.]

Bönecker M, Cleaton-Jones P. Trends in dental caries in Latin American and Caribbean 5–6- and 11–13-year-old children: a systematic review. *Community Dent Oral Epidemiol* 31(2):152-7, 2003.

10. Brandão IM, Peres AS, Saliba NA, Moimaz SA. Prevalência de fluorose dentária em escolares de Mariópolis, São Paulo. *Cad Saúde Pública* 18(3):877-81, 2002 May-Jun.

Brasil. Ministério da Saúde. Secretaria Nacional de Programas Especiais de Saúde. Divisão Nacional de Saúde Bucal. Fundação Serviços de Saúde Pública. Levantamento epidemiológico em saúde bucal: Brasil, zona urbana, 1986. Brasília: CD-MS, 1988.

Brasil. Ministério da Saúde. Projeto SB2000: condições de saúde bucal da população brasileira no ano 2000: manual do examinador. Secretaria Políticas de Saúde, Departamento de Atenção Básica, Área Técnica de Saúde Bucal. Brasília: Ministério da Saúde, 2001.

Brasil. Ministério da Saúde. Secretaria de Atenção à Saúde. Departamento de Atenção Básica. Coordenação Nacional de Saúde Bucal. Projeto SB Brasil 2003 – Condições de saúde bucal da população brasileira 2002–2003: resultados principais. Brasília: MS-CNSB, 2004.

Cangussu MC, Narvai PC, Castellanos Fernandez R, Djehizian V. Fluorose dentária no Brasil: uma revisão crítica. *Cad Saúde Pública* 18(1):7-15, 2002 Jan-Feb.

Chaves MM. Manual de odontologia sanitária. São Paulo: Massao-Ohno, 1960.

Cypriano S, Pecharki GD, de Sousa M da L, Wada RS. Oral health of schoolchildren residing in areas with or without water fluoridation in Sorocaba, São Paulo State, Brazil. *Cad Saúde Pública* 19(4):1063-71, 2003 Jul-Aug. Epub 2003 Sep 8.

Dimitrova MM, Kukleva MP, Kondeva VK. A study of caries polarization in 1-, 2- and 3-year-old children. *Folia Med (Plovdiv)* 42(3):55-9, 2000.

Fallin MD, Hetmanski JB, Park J *et al.* Family-based analysis of MSX1 haplotypes for association with oral clefts. *Genetic Epidemiology* 25:168-75, 2003.

Featherstone JD. Prevention and reversal of dental caries: role of low level fluoride. Community Dentistry and Oral Epidemiology 27:31-40, 1999.

[FDI-WHO] Federation Dentaire Internationale. World Health Organization. Global goals for oral health in the year 2000. *Int Dent J* 23:74-7, 1982.

Franco EL, Kowalski LP, Oliveira BV, Curado MP, Pereira RN, Silva ME, Fava AS, Torloni H. Risk factors for oral cancer in Brazil: a case-control study. *International Journal of Cancer* 43:992-1000, 1989.

Fomon SJ, Ekstrand J, Ziegler EE. Fluoride intake and prevalence of dental fluorosis: trends in fluoride intake with special attention to infants. *J Public Health Dent* 60(3):131-9, 2000 Summer.

Forte FD, Freitas CH, Sampaio FC, Jardim MC. Fluorose dentária em crianças de Princesa Isabel, Paraíba. *Pesqui Odontol Bras* 15(2):87-90, 2001 Apr-Jun. Portuguese.

Fure S. Five-year incidence of caries, salivary and microbial conditions in 60-, 70- and 80-year-old Swedish individuals. *Caries Res* 32:166-74, 1998.

Gomes Filho IS, Cruz SS, Rezende EJC, Santos CAST, Soledade KR, Magalhães MD, Azevedo ACO, Trindade SC, Viana MIP, Cerqueira EMM, Passos JS. Exposure measurement in the association between periodontal disease and prematurity/low birth weight. *Journal of Clinical Periodontology* 34:957-963, 2007.

Gomes-Filho IS, Passos J de S, Cruz SS, Vianna MI, Cerqueira Ede M, Oliveira DC, dos Santos CA, Coelho JM, Sampaio FP, Freitas CO, de Oliveira NF. The association between postmenopausal osteoporosis and periodontal disease. *J Periodontol* 78(9):1731-40, 2007 Sep.

Guivante-Nabet C, Tavernier M, Trevoux C, Berdal A. Active and inactive caries lesions in a selected elderly institutionalized French population. *Int Dent J* 48:111-22, 1998.

Hobdell M *et al.* Global goals for oral health 2020. *International Dental Journal* 53(5):285-8, 2003.

[HRACF-USP] Hospital de Anomalias Craniofaciais da Universidade de São Paulo. *Malformações congênitas lábio-palatais*. Disponível em http://www.centrinho.usp.br. Capturado em 25 set. 2003.

[INCA] Instituto Nacional de Câncer. *Estimativas de câncer*. Rio de Janeiro: INCA; 2006.

Irwin C, Mullally B, Ziada H, Byrne PJ, Allen E. Periodontics: 9. Periodontitis and systemic conditions – is there a link? *Dent Update* 35(2):92-4, 97-8, 100-1, 2008 Mar.

Klein H, Palmer CE. Dental caries in american indian children. *Public Health Bull* 239. Washington: GPO, 1937.

Kondo S, Schutte BC, Richardson RJ *et al.* Mutations in IRF6 cause Van der Woude and popliteal pterygium syndromes. *Nature Genetics* 32:285-9, 2002.

Lindhe J. *Tratado de Periodontia Clínica e Implantologia Oral*, 4ª ed. Rio de Janeiro: Guanabara Koogan, 2005.

Little JW. Periodontal disease and heart disease: are they related? *Gen Dent* 56(7):733-7; quiz 738-9, 768, 2008 Nov-Dec.

Macek MD, Heller KE, Selwitz RH, Manz MC. Is 75 percent of dental caries really found in 25 percent of the population? *J Public Health Dent.* 64(1):20-5, 2004.

Maltz M, Silva BB. Relação entre cárie, gengivite e fluorose e nível sócio-econômico em escolares. *Rev Saúde Pública* 35(2):170-6, 2001.

Marcenes W, Zabot NE, Traebert J. Correlates of traumatic injuries to the permanent incisors in schoolchildren aged 12 years in Blumenau, Brazil. *Dent Traumatol* 17(5):222-6, 2001 Oct.

Marchione DML. *Fatores dietéticos e câncer oral: um estudo caso-controle na região metropolitana de São Paulo*. São Paulo; 2003. [Tese de Doutorado – Faculdade de Saúde Pública da Universidade de São Paulo.]

Mealey BL, Rose LF. Diabetes mellitus and inflammatory periodontal diseases. *Compend Contin Educ Dent* 29(7):402-8, 410, 412-3, 2008 Sep.

Meneghim MC, Pereira AC, Silva, FRB. Prevalência de cárie radicular e condição periodontal em uma população idosa institucionalizada de Piracicaba – SP. *Pesqui Odontol Bras* 16:50-6, 2002.

Moysés SJ, Moysés ST, Allegretti AC, Argenta M, Werneck R. Fluorose dentária: ficção epidemiológica? *Rev Panam Salud Pública* 12(5):339-46, 2002 Nov.

Montagnolli LC, Rocha CMG. *Manual de orientação sobre fissuras oro-faciais*. Bauru: Hospital de Pesquisa e Reabilitação de Lesões Lábio-Palatais – USP, 1990.

Narvai PC, Frazão P, Roncalli AG, Antunes JLF. Cárie dentária no Brasil: declínio, polarização, iniquidade e exclusão social. *Pan Am J Public Health* 19(6):385-93, 2006.

Narvai PC, Frazão P. *Saúde bucal no Brasil: muito além do céu da boca*. Rio de Janeiro: Fiocruz, 2008.

Nithila A, Bourgeois D, Barmes DE, Murtomaa H. WHO Global Oral Data Bank, 1986-96: an overview of oral health surveys at 12 years of age. *Bull World Health Org* 76(3):237-44, 1998.

Oliveira BH, Milbourne P. Dental fluorosis in upper permanent incisors of public schoolchildren in Rio de Janeiro, Brazil. *Rev Saúde Pública* 35(3):276-82, 2001 Jun.

[OMS] Organização Mundial da Saúde. Levantamento epidemiológico básico de saúde bucal: manual de instruções, 3ª ed. São Paulo: Ed. Santos, 1991.

[OMS] Organização Mundial da Saúde, Levantamentos básicos em saúde bucal. 4ª ed. São Paulo: Editora Santos, 1999.

[OMS] Organização Mundial da Saúde. *Oral health data bank*. Disponível em: htto://www,whocollab.odont.lu.se/index.html. Capturado em 9 abr. 2002.

Slade GD, Spencer AJ. Distribution of coronal and root caries experience among persons aged 60+ in South Australia. *Aust Dent J* 42:178-84, 1997.

Tickle M. The 80:20 phenomenon: help or hindrance to planning caries prevention programmes? *Community Dent Health* 19(1):39-42, 2002.

Thylstrup A, Fejerskov O. *Cariologia clínica*. São Paulo: Editora Santos, 2001.

Traebert J, Almeida IC, Garghetti C, Marcenes W. Prevalência, necessidade de tratamento e fatores predisponentes do traumatismo na dentição permanente de escolares de 11 a 13 anos de idade. *Cad Saúde Pública* 20(2):403-10, 2004 Mar-Apr. Epub 2004 Apr 6.

Vargas CM, Crall JJ, Schneider DA. Sociodemographic distribution of pediatric dental caries: NHANES III, 1988–1994. *J Am Dent Assoc* 129(9):1229-38, 1998.

Vehkalahti M, Tarkkonen L, Varsio S, Heikkila P. Decreasing and polarization of dental caries occurrence among child and youth populations, 1976-1993. *Caries Res* 31(3):161-5, 1997.

Vehkalahti MM, Virbic VL, Peric LM, Matvoz ES. Oral hygiene and root caries occurrence in Slovenian adults. *Int Dent J* 47:26-31, 1997.

Whelton H, Crowley E, O'Mullane D, Donaldson M, Kelleher V, Cronin M. Dental caries and enamel fluorosis among the fluoridated and non-fluoridated populations in the Republic of Ireland in 2002. *Community Dent Health* 21(1):37-44, 2004 Mar.

[WHO] World Health Organization. *Oral health surveys: basic methods*, 3rd ed. Geneva:ORH/EPID, 1987.

[WHO] World Health Organization. Manual of Epidemiology for District Health Management. Geneva: WHO, 1989.

[WHO] World Health Organization. The World Oral Health Report 2003. Continuous improvement of oral health in the 21st century – the approach of the WHO Global Oral Health Programme. Geneva: WHO, 2003.

51 Epidemiologia e Saúde do Trabalhador no Brasil

Vilma Sousa Santana e Jandira Maciel da Silva

Introdução

O trabalho, além de ser parte expressiva do cotidiano e crucial na constituição da subjetividade e da identidade social dos indivíduos e das coletividades, é fundamental para a reprodução social da humanidade ao sustentar, entre outros aspectos, a produção econômica de uma sociedade. Estudos mostram que em relação à saúde, o trabalho pode ser destrutivo, benéfico, ou ambos, podendo operar de modo distinto, de acordo com o momento histórico e com a organização dos trabalhadores (Breilh, 1997), e que é um importante determinante no processo saúde e doença (Laurell, 1989).

Entendida como campo de conhecimento e de práticas apoiadas no modelo da saúde coletiva, a saúde do trabalhador (ST) compreende a produção de conhecimento científico, a utilização de tecnologias e práticas de saúde, seja no plano técnico ou político, visando a promoção da saúde e a prevenção de doenças, sejam de origem ocupacional ou relacionada com o trabalho. Na sua constituição, destaca-se o papel fundamental e especial do Estado, das organizações dos trabalhadores e movimentos sociais na estruturação e no desenvolvimento da saúde do trabalhador.

No Brasil, a saúde do trabalhador se disseminou mais intensamente com o Movimento da Reforma Sanitária e se desenvolveu mais amplamente a partir da promulgação da nova Constituição do país, em 1988, e a implementação do Sistema Único de Saúde (SUS) (Dias, Hoefel, 2005). A descrição desse processo de incorporação da saúde do trabalhador ao longo do desenvolvimento e consolidação do SUS é o que se apresenta neste capítulo, utilizando-se as dimensões de oferta, cobertura, utilização e impacto dos serviços específicos, sugeridos pelos organizadores deste livro.

Diante da relevância dos aspectos históricos que envolveram esse processo, para a sua adequada compreensão, apresenta-se uma revisão de literatura sobre as ações de saúde do trabalhador antes do SUS, identificando-se os marcos legais e institucionais que ocorreram entre 1988 e 2008. Todavia, como a responsabilidade institucional da saúde do trabalhador no país é exercida de modo compartilhado entre os Ministérios da Saúde, do Trabalho e Emprego e da Previdência Social, as ações se desenvolvem focalmente ou em âmbito universal, ou ainda intersetorialmente. Portanto, fica difícil estabelecer um quadro completo a partir da perspectiva de uma única instituição como o SUS. Vale notar que as já mencionadas particularidades dessa área do conhecimento repercutem também na produção, disponibilidade, abrangência e qualidade dos dados disponíveis para a análise empírica das dimensões estabelecidas, limitando, consequentemente, o escopo das informações apresentadas.

Revisão de literatura

Na primeira metade do século XIX, durante a Revolução Industrial, teve início o primeiro serviço de Medicina do Trabalho na Inglaterra com a função de prover assistência médica aos trabalhadores (Mendes, Dias, 1991). Nessa mesma época, em resposta a pressões do movimento trabalhista, foi criada a "Inspetoria de Fábricas", que era um órgão estatal responsável pela verificação de como a saúde do trabalhador estava sendo protegida contra os agentes de risco e agravos (Nogueira, 1984). Entretanto, essas atividades foram sendo apropriadas por empresas, principalmente com a organização e incorporação da Medicina do Trabalho, que assumiram a responsabilidade pelas ações de diagnóstico e tratamento, de prevenção de fatores de riscos e de proteção à saúde dos trabalhadores. Neste contexto, coube ao Estado o papel de regulador das condições e das relações de trabalho, desenvolvendo políticas centradas na inspeção dos locais de trabalho. Este modelo se reproduziu com nuances distintas em diversos países, dependendo principalmente do nível de forças nos enfrentamentos entre empregadores e organizações sindicais.

No Brasil, antes da criação do SUS, o cuidado da saúde dos trabalhadores era predominantemente assistencial. No início do século XX, cerca de metade das fábricas registradas no Estado de São Paulo dispunha de serviços médicos voltados para atividades curativas (Possas, 1989), custeados parcialmente pelos trabalhadores. De acordo com relatos da época, grande parte dos problemas de saúde dos trabalhadores eram as chamadas "doenças da pobreza", consideradas como fator de comprometimento da produtividade. O crescimento do processo de industrialização e a necessidade de garantia de produtividade de parte dos empresários, juntamente com a grande mobilização dos trabalhadores, organizados em sindicatos, levaram a que esses serviços se expandissem dando origem às Caixas de Aposentadorias, precursoras dos Institutos de Aposentadorias e Pensões (IAP) (Ribeiro, 1983). Estes, além de prover atenção médica, também concediam benefícios relativos à compensação securitária. A ideia de prevenção era mínima, focalizada na realização de exames médicos admissionais (Possas, 1989) para a garantia da seleção dos mais saudáveis.

Em 1943, foi assinada a Consolidação das Leis Trabalhistas (CLT), que estabeleceu dispositivos sobre a garantia da Segurança e Medicina do Trabalho, tornando-os obrigatórios nas empresas de grande porte, contribuindo para a expansão desses últimos serviços. Todavia, a incorporação desses serviços foi lenta, como demonstrado em um estudo de 1954 que mostrou que dentre 3.001 fábricas apenas 4,1% contavam com médico na empresa. A análise detalhada de 43 dessas empresas do Estado de São Paulo mostrou que grande parte desses serviços de medicina do trabalho estava subordinada aos setores de pessoal, com instalações precárias, oferecendo ações ainda "essencialmente curativas e clínico-assistencialistas" (Bedrikow, 1952; *apud* Maeno, Carmo, 2005). Na década seguinte, um outro estudo com empresas relatou que apenas 72,4% tinham Comissões Internas de Prevenção dos Acidentes (CIPA), e somente 39,2% realizavam investigação de acidentes de trabalho e adotavam medidas de prevenção (Nogueira, 1987). As CIPA, geralmente coordenadas por representantes do patronato, eram descritas como de papel apenas cartorial, comumente cooptadas pelos empregadores. Naquele contexto histórico, os trabalhadores tinham limitado poder de pressão devido à força das ameaças de retaliações (Picaluga, 1982; Possas, 1989).

Mais tarde, nos anos 1970, a atenção à saúde do trabalhador continuava polarizada pela provisão de assistência médica e a concessão de benefícios sociais, que à época estavam sob a responsabilidade do recém-criado Instituto Nacional de Previdência Social (INPS), órgão instituído a partir da junção dos diversos IAP existentes na década de 1960 (Ribeiro, 1983). Logo depois, criou-se o Instituto Nacional de Assistência e Previdência Social (Inamps), responsável pela assistência médica dos trabalhadores segurados e financiador da maioria da assistência médica do país (90%), seja por meio de serviços próprios, contratados ou conveniados. Oferecia, ainda, ações de proteção social, por meio de um sistema de compensação salarial para incapacidade para o trabalho, ocupacionais ou de outras causas. Essa ampla participação na provisão de serviços assistenciais, como era de esperar, não redundava em bons indicadores de saúde dos trabalhadores. O Brasil apresentava um grande número de vítimas de acidentes e doenças do trabalho (Possas, 1989), levando o INPS a exigir maior atuação do Ministério do Trabalho na fiscalização das empresas, focalizando, especialmente, medidas de prevenção. As respostas a essa demanda se concentraram na formação de pessoal, criando-se programas de especialização para médicos do trabalho e engenheiros de segurança. Entre 1973 e 1976, formaram-se 40.000 especialistas, sendo 7.500 médicos do trabalho e 7.000 engenheiros de segurança, que se juntaram a outros profissionais, como enfermeiros do trabalho e pessoal técnico especializado. Ainda nessa época, foram criados os Centros de Reabilitação do INPS, que ofereciam serviços especializados para trabalhadores com incapacidade, que em 1982 compreendiam 14 centros e 16 núcleos de reabilitação, distribuídos em todo o país (Ribeiro, 1983).

Estes avanços, todavia, contrastaram com um fato que por sua importância histórica merece menção. Nos anos 1970 foi aprovado o Plano de Pronta Ação do INPS, que transferia para as empresas a realização de perícias médicas, a concessão de licenças e benefícios. Ao aderirem a essa estratégia, as empresas obtinham renúncia fiscal de 20% sobre a contribuição do Seguro Acidente do Trabalho (SAT). Antes da sua implantação, os benefícios sem afastamento representavam 39% das concessões nas clínicas da Previdência, mas aumentavam para 95% nos serviços médicos conveniados pelas próprias indústrias. Em 1975, eram 6.000 destes serviços, e a consequência mais visível e imediata desta privatização, assumida principalmente pelas empresas empregadoras, foi uma falsa redução do número e incidência de acidentes e doenças ocupacionais, do número de casos sem afastamento e do tempo de afastamento médio de trabalhadores. Estes dados foram divulgados pelo Ministro do Trabalho como resultado das medidas de prevenção que haviam sido "implementadas" pelas empresas. Mas autores como Picaluga (1982) e Possas (1989) identificaram e documentaram a grosseira manipulação dos fatos, o que causou grande repercussão na mídia e no meio acadêmico.

Mesmo as ações envolvidas no exercício da Medicina do Trabalho, pautada na assistência, não tinham um desempenho satisfatório. Exemplo disso é a constatação de que diagnósticos de doenças vinculadas às condições de trabalho, isto é, com o nexo causal ocupacional, ocorriam apenas em São Paulo, Minas Gerais e Santa Catarina. Consequentemente, benefícios acidentários por incapacidade temporária se concentravam em acidentes típicos, que representavam 98,3% em 1971, reduzindo-se para 95,9% em 1980 (Picaluga, 1982). Na década de 1980, estimava-se em mais de 4.000 o número de médicos que prestavam cuidados de Medicina do Trabalho para o INPS, contratados, credenciados ou empregados de clínicas credenciadas, ou prestando serviços a sindicatos. Vale notar a expressiva participação dos sindicatos (n = 728) na prestação de assistência médica previdenciária, que abrangia cerca de seis milhões de trabalhadores (Ribeiro, 1983). Apesar de todas essas ações, permanecia grande insatisfação, tanto por parte dos trabalhadores quanto dos empregadores, e da própria Previdência Social, culminando em uma crise não apenas de modelo de oferta de cuidado, mas também financeira, devida ao excessivo aumento dos custos e complexidade da gestão do sistema.

Ao mesmo tempo, estava em curso no Brasil um forte movimento pela Reforma Sanitária, que se opunha ao modelo fragmentado, assistencialista e excludente da Previdência Social, propondo a saúde como um direito e dever do Estado, e no qual participavam sindicatos que contribuíram com a inclusão nas discussões, dos problemas e necessidades da saúde do trabalhador. Nessa época já se reconhecia a fragilidade da divisão de competências institucionais com o Ministério do Trabalho, que tratava das condições e ambientes de trabalho, enquanto a Previdência ficava com os aspectos periciais e de pagamento de benefícios, contando com 885 postos de benefícios e dispondo de médicos peritos em 400 deles. Enquanto isso o Ministério da Saúde provia a assistência aos trabalhadores vítimas de acidentes ou doenças do trabalho, e algumas secretarias de estado iniciavam, como em São Paulo, a atuação na prevenção por meio de estratégias de vigilância (Faleiros *et al.*, 2006).

A incorporação da lógica da saúde pública, de prevenção de riscos e de promoção da saúde com a participação dos trabalhadores, em uma perspectiva coletiva, constituindo o que se denomina como saúde do trabalhador, efetivou-se no país a partir da criação do SUS, em 1988. Nessa construção o Estado de São Paulo teve papel de destaque, tendo em vista que no início da década de 1980 um movimento instituído pelos trabalhadores atuou na criação de serviços públicos de saúde do trabalhador em vários municípios do estado. Isto também ocorreu em outros estados brasileiros, a exemplo da concepção e implantação do Centro de Estudos em Saúde do Trabalhador e Ecologia Humana/FIOCRUZ, CESTEH/FIOCRUZ, que inovava com a ideia de articulação com o meio ambiente.

Cabe ainda destacar a criação do Instituto Nacional de Saúde no Trabalho (INST), a partir de uma cooperação técnica com a Centrale Generale dei Lavoratori (CGL), e a Central Única dos Trabalhadores (CUT). E também a criação, em 1980, do Departamento Intersindical de Estudos e Pesquisas de Saúde e dos Ambientes de Trabalho (DIESAT), a partir de 48 entidades sindicais e seis federações de trabalhadores. Desde então, estes dois órgãos se tornaram importantes articuladores da luta pela saúde do trabalhador. Todas essas ações voltavam-se para a oferta de uma alternativa real de assistência pública à saúde do trabalhador, de compartilhamento das informações e de atenção aos fatores de riscos ocupacionais, inclusive a compreensão de que o interior das fábricas era de interesse público e vital para a sociedade (Maeno, Carmo, 2005).

Em síntese, antes da criação do SUS, o cuidado dos problemas de saúde do trabalhador era desenvolvido, disciplinarmente, pela Medicina do Trabalho, pela Engenharia de Segurança e Higiene Ocupacional, realizada pelos respectivos especialistas, em serviços próprios de empresas e em alguns sindicatos. Também alguns estados e municípios já desenvolviam algumas ações em saúde do trabalhador na perspectiva da saúde pública e da saúde coletiva. Do ponto de vista institucional, o Ministério da Previdência Social ocupava-se de atividades de perícia médica e de concessão de benefícios, e o Ministério do Trabalho, das ações de inspeções e fiscalizações dos ambientes e locais de trabalho. A prevenção dos problemas de saúde dos trabalhadores era tímida e fragmentada, conduzida na perspectiva da Engenharia de Segurança, com pequena participação dos trabalhadores. A Reforma Sanitária incorporou a saúde do trabalhador nas suas propostas, dando lugar e voz a um movimento de reivindicações que ecoava tendências já em desenvolvimento em países industrializados, liderados pela Organização Internacional do Trabalho e a Organização Mundial de Saúde.

Marcos históricos da saúde do trabalhador

Na Figura 51.1, apresentam-se, em uma linha de tempo, marcos históricos para o processo de incorporação e institucionalização das ações em saúde do trabalhador no SUS. Já no início nos anos 1980, antes mesmo de 1988, surgiram alguns serviços de atenção à saúde do trabalhador, como os Programas de Saúde do Trabalhador (PST), e Centros de Referência em Saúde do Trabalhador (CRST), em vários municípios e estados do país, em universidades e sindicatos. Estes serviços realizavam ações de assistência, de vigilância e de formação/capacitação de pessoal. Em dezembro de 1986, realizou-se a 1ª Conferência Nacional em Saúde do Trabalhador, da qual participaram representações de 20 estados, e que redundou em ampla adesão ao projeto de construção do SUS por parte dos sindicatos. Apoiaram-se o princípio da saúde como direito e, a partir de um diagnóstico da situação de saúde, a elaboração de uma Política Nacional de Saúde do Trabalhador que apresentasse alternativas ao modo de atenção existente (Quadro 51.1). Após 1988, deu-se início ao processo de institucionalização da saúde do trabalhador no SUS com a expansão dos PST e dos CRST já existentes. Logo depois, em 1990, publicou-se a Lei n.º 8.080, que define a abrangência das ações em saúde do trabalhador no SUS, em assistência, vigilância, promoção, informação, ensino e pesquisa.

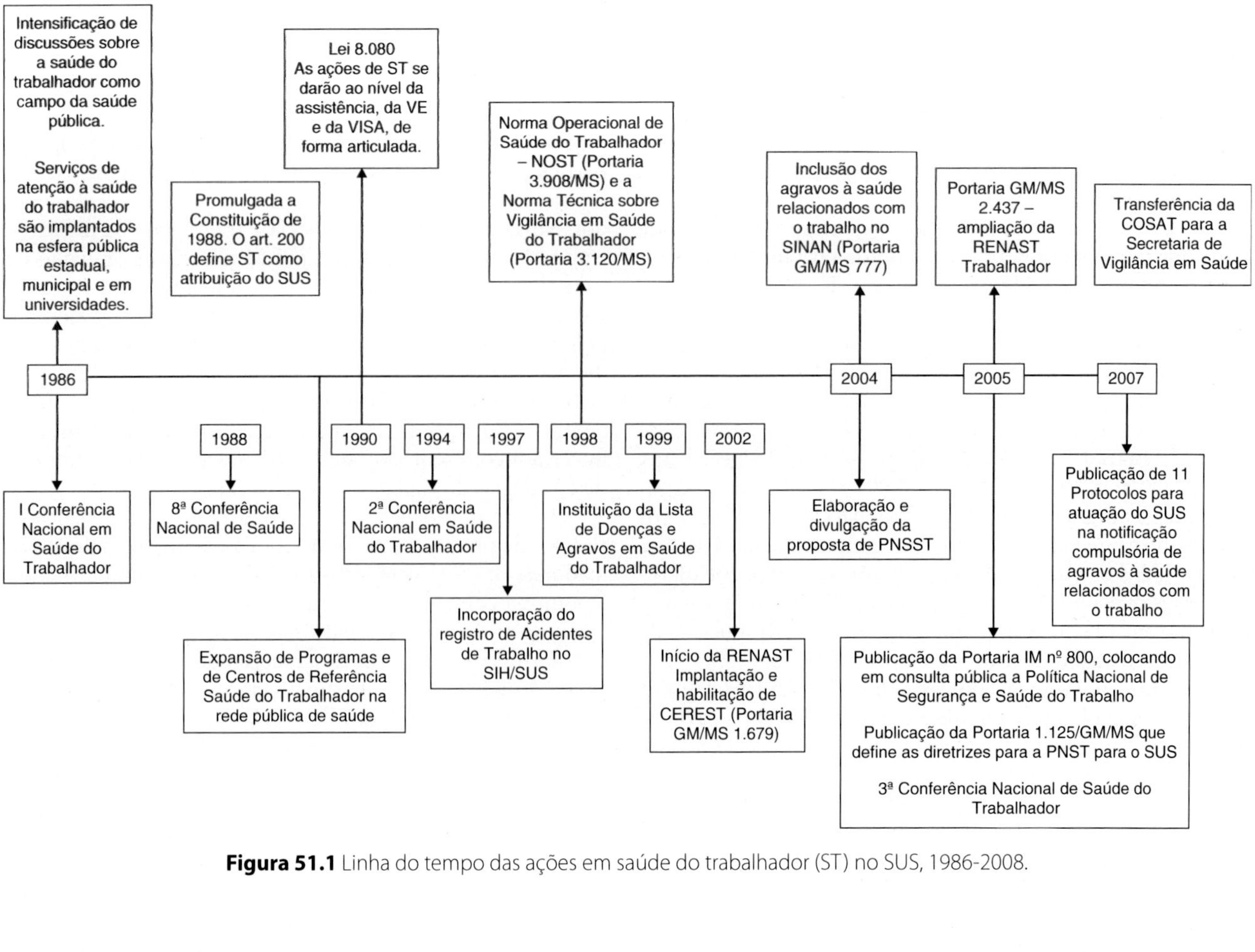

Figura 51.1 Linha do tempo das ações em saúde do trabalhador (ST) no SUS, 1986-2008.

Mais tarde, em 1994, realizou-se a 2ª Conferência Nacional em Saúde do Trabalhador, que abrangeu quase todas as unidades da federação e foi coordenada pelos Ministérios da Saúde e do Trabalho, com participação da Central Única dos Trabalhadores (CUT). O foco da discussão continuou sendo a construção da Política Nacional de Saúde do Trabalhador, incluindo questões do meio ambiente. As propostas mais importantes, todavia, ainda eram a unificação das ações de saúde do trabalhador no SUS, a superação da dicotomia prevenção e cura e a adoção de processos paritários e não tripartites na tomada de decisão (Quadro 51.1). Três anos depois, publicou-se a Portaria n.º 142/GM/MS/1997, que, ao regulamentar o preenchimento das Autorizações de Internação Hospitalar (AIH), por causas externas, incluiu um campo para Acidentes de Trabalho, dando início ao esforço de melhoria do registro de agravos ocupacionais nas estatísticas do SUS. Em 1998, publicaram-se as Portarias MS n.º 3.120/98 e 3.908/98, que contribuíram para a organização da vigilância e das demais ações nos serviços de saúde do trabalhador, considerando os diversos níveis de gestão do SUS. Para melhorar a qualidade do registro e o reconhecimento dos agravos e doenças ocupacionais e relacionadas com o trabalho, foi publicada a Portaria MS n.º 1.339/1999, que instituiu a lista destas patologias.

Em 2002 foi criada a Rede Nacional de Atenção Integral à Saúde do Trabalhador (RENAST) (Portaria GM/MS n.º 1.679), posteriormente ampliada e fortalecida através da Portaria n.º 2.437/GM/MS/2005. A RENAST dá sequência a um conjunto de ações de saúde do trabalhador iniciadas ao longo dos anos 1980. O principal objetivo desta rede é o de articular ações de saúde do trabalhador na perspectiva da intrassetorialidade, voltadas à assistência, à vigilância e à promoção da saúde, visando garantir a atenção integral à saúde dos trabalhadores. Tem também como objetivo articular ações intersetoriais, estabelecendo relações com outras instituições e órgãos públicos e privados, como universidades e instituições de pesquisa. A RENAST está estruturada a partir da atuação de Centros de Referência em Saúde do Trabalhador (CEREST), de abrangência estadual, regional e municipal, este último, especificamente, nos municípios do Rio de Janeiro e de São Paulo. As práticas destes centros são muito diferenciadas entre si, em função, dentre outros aspectos, do perfil de cada região. Mas todos eles desenvolvem ações de prevenção e promoção da saúde, de assistência, incluindo diagnóstico, tratamento e reabilitação física, de vigilância dos ambientes de trabalho, de formação de recursos humanos e de orientação aos trabalhadores. Essas ações são realizadas diretamente pelo próprio CEREST e também por meio da articulação com a rede de atenção à saúde do SUS. Recebem financiamento do Fundo Nacional da Saúde, de R$ 30 mil mensais para serviços regionais e R$ 40 mil mensais para as unidades estaduais. Ressalte-se que compõem ainda a RENAST uma rede de serviços sentinela, de média e alta complexidade, capaz de diagnosticar os agravos à saúde que têm relação com o trabalho e de registrá-los no Sistema de Informação de Agravos de Notificação (SINAN-NET).

Um marco regulatório importante é a Portaria n.º 777/GM/MS/2004, que dispõe sobre a notificação compulsória de 11 agravos ocupacionais e relacionados com o trabalho. São eles: acidentes de trabalho fatais, acidentes de trabalho com mutilações, com exposição a material biológico, acidentes de trabalho de qualquer tipo em crianças e adolescentes, as dermatoses ocupacionais, a perda auditiva induzida pelo ruído, as intoxicações exógenas (por substâncias químicas, incluindo agrotóxicos, gases tóxicos e metais pesados), lesões por esforços repetitivos/distúrbios osteomusculares relacionados com o trabalho, pneumoconioses como a silicose e a asbestose, transtornos mentais e o câncer. Foi também em 2004 que foi elaborada e divulgada, para discussão, uma proposta de Política Nacional de Segurança e Saúde do Trabalhador (PNSST), fruto de um trabalho conjunto dos Ministérios da Saúde, Previdência Social e Trabalho e Emprego. O processo de construção da PNSST contou com ampla participação de vários atores sociais, tendo sido realizados seminários, oficinas e consulta pública por meio da internet. Seu propósito principal é a promoção da melhoria da qualidade de vida e da saúde do trabalhador, mediante a execução de ações intra e intersetoriais de promoção, vigilância e assistência à saúde. Esta PNSST foi colocada em consulta pública em maio de 2005 (Portaria Interministerial MPS/MS/MTE n.º 800), não sendo até o momento conhecido o seu resultado. Já as diretrizes da Política de Saúde do Trabalhador para o SUS (Portaria MS n.º 1.125/2005) compreendem a implementação da atenção integral à saúde, a articulação intra e interssetorial, a estruturação da rede de informações em saúde do trabalhador, o apoio a estudos e pesquisas, a capacitação de recursos humanos e a participação da sociedade na gestão dessas ações.

Em novembro de 2005, realizou-se a 3ª Conferência Nacional de Saúde do Trabalhador, após um amplo processo de debates conduzido em várias conferências municipais, regionais e estaduais, em todas as unidades da federação, reflexo da já então criada RENAST e sua capilaridade. Este processo envolveu cerca de 100.000 pessoas em todo o país. Além disso, importante para a consolidação das ações do SUS na vigilância à saúde do trabalhador foi a transferência da COSAT, em 2007, do Departamento de Ações Programáticas Estratégicas da Secretaria de Atenção à Saúde (COSAT/DAPES/SAS) para a Secretaria de Vigilância à Saúde (SVS) do mesmo Ministério da Saúde. Atualmente compõe, juntamente com a saúde ambiental, a Diretoria de Vigilância à Saúde Ambiental e de Vigilância à Saúde do Trabalhador. Embora esta nova conformação não tenha sido formalizada, abriu a perspectiva de institucionalização da vigilância dos ambientes do trabalho no SUS, que pode significar uma inflexão expressiva na direção da prevenção de doenças e agravos e na promoção da saúde, consolidando de fato a incorporação da saúde do trabalhador, em sua essência, no sistema público de saúde do país.

Em relação à participação da sociedade na formulação e pactuação das políticas do SUS em saúde do trabalhador, o Quadro 51.1 resume os principais eventos, as já mencionadas Conferências Nacionais de Saúde do Trabalhador (CNST). Na 1ª CNST a participação foi de 399 delegados, a maior parte (46%) formada por profissionais de ST e outras áreas, todos representando o Estado, seguida pelos trabalhadores (40%). Na 2ª Conferência houve um crescimento de 41% no número de delegados, chegando a 563, e aumentando grandemente a participação de organizações dos trabalhadores (67%). A 3ª Conferência contou com 1.241 pré-conferências em municípios, regiões e estados, 1.500 delegados e representantes de 590 municípios (COSAT, 2007), com a maioria de participantes oriunda da economia informal ou de empregados sem vínculo formal de trabalho (Coimbra, Milani, 2005) (Quadro 51.1). Esta última CNST foi seguida por um trabalho inédito de devolução das propostas, por meio de oficinas realizadas com o controle social em 22 estados. Infelizmente, o relatório publicado da 3ª CNST apresenta apenas as propostas aprovadas pela plenária, não tendo sido disponibilizados dados sobre participantes e contexto que poderiam, como para as anteriores, informar sobre o significado do evento em si.

Uma das principais estratégias adotadas visando à consolidação da atenção à saúde do trabalhador no SUS vem sendo a

Quadro 51.1 Participação e propostas principais das Conferências Nacionais em Saúde do Trabalhador (CNST) no Brasil

	Conferência		
Especificação	**1ª CNST (17 a 23/03 de 1986)**	**2ª CNST (13 a 16/03 de 1994)**	**3ª CNST (24 a 26/11 de 2005)**
Coordenação/instituições	Ministério da Saúde, Ministério do Trabalho, Ministério da Previdência e Ministério da Educação	Ministério da Saúde, Ministério do Trabalho, Central Única dos Trabalhadores (CUT)	Ministério da Saúde, Ministério do Trabalho e Emprego, Ministério da Previdência Social
Temário Linhas de Discussão	Saúde como Direito; Reformulação do sistema de saúde e Financiamento do setor 1- Diagnóstico da situação de saúde 2- Novas alternativas de atenção em ST 3- Política Nacional de Saúde do Trabalhador (PNST)	Construindo uma Política Nacional de Saúde do Trabalhador 1- Desenvolvimento, Meio Ambiente e Saúde 2- Cenário da ST em 1986 e 1993 3- Estratégias de avanço na construção da PNST	Trabalhar sim, adoecer não! 1- Políticas de integralidade e intersetorialidade 2- Desenvolvimento sustentável 3- Controle social
Descentralização Conferências estaduais	20 estados	24 estados	26 unidades federadas
Participantes	526 (ap. 700, com os convidados, membros da organização e relatores)	900	100.000
Delegados	399 (100%)	563	1.500
Profissionais ST/e do Estado	162 (46,0%)	169 (30%)	48,7%
Sindicatos	183 (40%)	377 (67%)	Não registrado
Movimentos sociais	Não registrado	Não registrado	Não registrado
Professores/pesquisadores	36 (9%)	Não registrado	Não registrado
Observadores	127	323	Não registrado
Outros	Políticos (3,1%, empresários e 3% de outras categorias)	07 (3%) de empregadores	Trabalhadores informais (11,3%)
Proposições principais			
1ª	Defesa do SUS	Unificação das ações de ST no SUS	Integração entre o MS, MTE e MPS e cobertura universal integrando trabalhadores informais ao sistema
2ª	Fortalecimento do setor público	Superação da dicotomia prevenção/cura	Participação dos trabalhadores nas políticas do MTE e MPS
3ª	Ampla reforma sanitária	Processo paritário Estado/trabalhadores	Implantação de Nexo Técnico Epidemiológico pela Previdência para inversão do ônus da prova no estabelecimento do nexo ocupacional

Fontes: Relatórios da 1ª, 2ª e 3ª Conferências Nacionais de Saúde do Trabalhador. Coimbra D & Milani A, 2005.

formação de profissionais. Isto tem se dado tanto pelo fomento de cursos de especialização em saúde do trabalhador, quanto pelo oferecimento de cursos curtos de extensão e capacitação. Em recente pesquisa (Ramos, 2007), foram levantados os cursos de especialização em saúde do trabalhador no país, identificando-se seis cursos entre 1986 e 2006, quatro presenciais e dois a distância. Entre 2006 e 2008 foram criados 12 cursos, sendo a maioria (n = 9) de natureza privada. Todavia, dentre os cursos públicos, destaca-se pela quantidade de alunos o oferecido pela Fiocruz com financiamento do MS, que titulou 380 alunos, em 19 turmas em parceria com secretarias estaduais e municipais de saúde, nos estados do Amapá, Maranhão, Mato Grosso do Sul, Piauí, Rio de Janeiro, Roraima, Paraná e Tocantins. Os cursos de especialização presenciais totalizaram 290 alunos (dados disponibilizados pela COSAT). Em alguns estados vêm sendo realizados concursos específicos para a contratação de profissionais para esta área do conhecimento, o que estimula o surgimento de candidatos para estes cursos. Todavia, ressente-se ainda da falta de uma carreira específica no SUS para a saúde do trabalhador e da falta de estabilidade dos vínculos contratuais do pessoal dos CEREST mantidos pelas Secretarias Municipais de Saúde.

Oferta e cobertura em saúde do trabalhador

Em 2000, antes do início da RENAST, a oferta de serviços de saúde do trabalhador no SUS compreendia serviços de referência em âmbito estadual, abrangendo todos os estados da federação, à exceção do Pará (Lacaz *et al.*, 2002). Em alguns estados havia Núcleos de Saúde do Trabalhador, chamados de NUSAT, com funções semelhantes aos atuais CEREST. Havia também redes, dos então denominados Centros de Referência em Saúde do Trabalhador (CRST), e, especialmente em São Paulo, havia Programas de Saúde do Trabalhador e serviços públicos de Medicina do Trabalho, dentre outros (Lacaz *et al.*, 2002; Maeno, Carmo, 2004). No estudo de Lacaz *et al.* (2002) foram encontrados 183 serviços relacionados com a saúde do trabalhador, sendo a maioria localizada na região Sudeste (51,4%), seguida pelo Nordeste (9,8%), ficando as demais com cerca de 3,3%.

A RENAST teve início em 2002, quando começou a habilitação formal dos CEREST estaduais, regionais e municipais, que se encerrou em 2006 (Figura 51.2). De acordo com o Plano Plurianual, a implantação seguiria até o final de 2007, mas se estendeu até 2008, com a perspectiva de continuar em 2009 para o cumprimento da meta de habilitação de 200 CEREST. Para a distribuição destes 200 CEREST foi considerada a população total do país, por macrorregião e por unidade da federação (Anexo VII da Portaria n.º 2.437/GM/MS/2005). Em dezembro de 2008, os CEREST habilitados eram 15 na região Norte, 52 no Nordeste, 72 na região Sudeste 22 na Sul e 12 na Centro-Oeste. Até o final de 2008, encontravam-se habilitados 173 CEREST em todo o país, faltando, portanto, 27 para se atingir a meta proposta. A Figura 51.2 mostra a distribuição destes 173 CEREST por ano e região, verificando-se que até 2005 houve um crescimento exponencial do número dessas unidades, quando então começa a declinar a partir de 2006.

Alguns estados contam também com uma coordenação de saúde do trabalhador nas secretarias de saúde dos estados, que acumula, ou não, o cargo de direção do CEREST estadual. A região com maior número de CEREST habilitados é a Sudeste (n = 72), seguida pela Nordeste (n = 52), a Sul (n = 22), a Norte (n = 15) e a Centro-Oeste com 12. A Tabela 51.1 mostra a distribuição dos CEREST habilitados, por região e unidade da federação. Observa-se que para a população economicamente ativa ocupada (PEAO) de 89.318 mil pessoas no Brasil, estes CEREST correspondem à razão de 0,19:100.000. Observa-se também, uma importante variação deste indicador entre as cinco macrorregiões do país, principalmente se comparada à PEAO de cada uma. Assim, embora a regiões Norte e Centro-Oeste apresentem os menores números em relação à população ocupada, é a região Norte que apresenta a melhor relação CEREST: população ocupada, apresentando uma razão de 0,22:100.000, maior que a média nacional. Comparada ao Sudeste, a região Centro-Oeste tem pouco mais de 16% da PEAO. Entretanto, ambas têm uma proporção de 0,19 CEREST por 100.000. A região Nordeste apresenta uma situação mais equilibrada, à medida que, sendo a segunda em termos de população ocupada, apresenta a razão número de CEREST:100.000 pouco maior que a média nacional. Já a região Sul apresenta um quadro mais preocupante. Embora possua 16,3% da população ocupada do país, dispõe de apenas 12,8% dos CEREST, defasagem devida, principalmente, à baixa oferta do Paraná (0,09). Quanto aos estados, o de menor razão CEREST:população ocupada é o Paraná (0,09), seguido pelo Amazonas e Amapá (0,12), Pará e Piauí (0,13), a maioria na região Norte. O Distrito Federal, embora tenha baixa razão (0,09), a menor do país, tem a sua área geográfica limitada e deve ser considerado separadamente. Embora o estado que apresenta a melhor oferta seja Roraima, com uma razão de 0,52:100.000 trabalhadores ocupados, o estado de São Paulo é o que concentra o maior número de CEREST do país, com 24,2% do total, o que parece refletir tanto a maior densidade da produção industrial brasileira, como também a sua história de precursor deste tipo de serviço público de saúde, bem como o maior dinamismo e força dos sindicatos. Todo este quadro tende a ser alterado à medida que os 29 CEREST restantes forem habilitados.

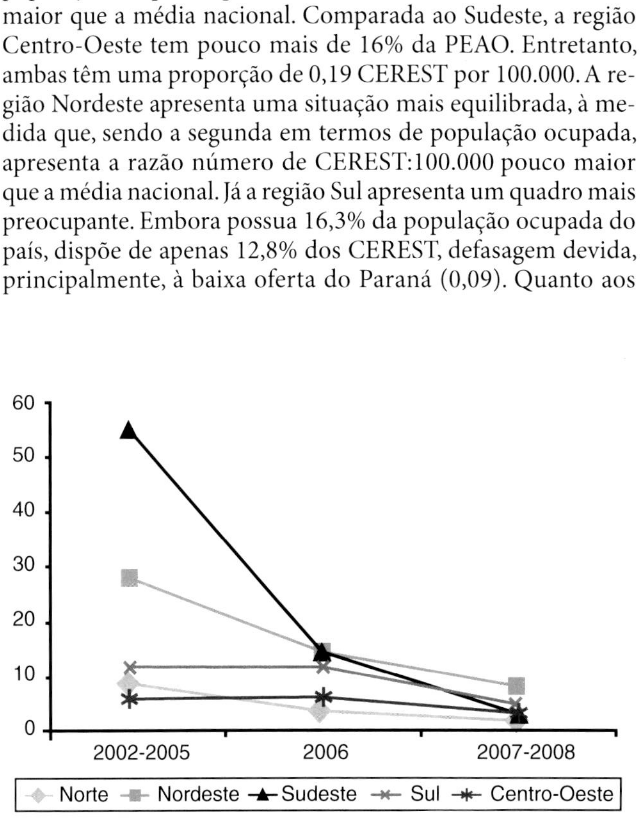

Figura 51.2 Número de CEREST habilitados, por ano e região do país.

Desses resultados fica evidente que a implantação dos CEREST redesenha o mapa das desigualdades regionais na oferta de serviços em saúde do trabalhador, superando-a, atingindo uma distribuição adequada, com pequenas diferenças no sentido de um viés de maior oferta para o Nordeste, região tradicionalmente carente de serviços e com piores indicadores de saúde. Notar que não se dispõe de dados sobre a infraestrutura, capacidade instalada e pessoal dos CEREST, ou as ações que estão sendo desenvolvidas, mas é sabido que diferem grandemente, o que limita as inferências sobre acesso, cobertura, resultados e adequação da oferta para as demandas regionais respectivas. Estas informações são requeridas pela sua importância para estimar desigualdades e programar a oferta de cuidados mais equânime e adequada. Estudos sobre a avaliação da implantação da RENAST, ou mais especificamente dos CEREST, sua cobertura, adequação da oferta e impacto, são necessários para dar conta dessas e outras questões. Após a 3ª CNST, a COSAT (2008) realizou um inquérito com 53 representantes de CEREST e verificou que contavam com uma média de 18 profissionais por unidade. Dentre os que forneceram dados sobre as atividades, 17,2% referiram não dispor de sistema de informação, embora 34% mencionassem a realização de serviços de vigilância.

Na Tabela 51.2 mostram-se dados sobre a existência de notificação compulsória no SINAN de acidentes e doenças ocupacionais e relacionadas com o trabalho, por tipo de agravo, nas unidades da federação. Verifica-se que mais da metade dos estados estava notificando os acidentes de trabalho fatais (70,8%), com mutilação (66,7%) ou material biológico (83,3%), as intoxicações exógenas (62,5%) e as lesões por esforços repetidos (62,5%). Os agravos que estavam menos contemplados na notificação foram os cânceres ocupacionais (16,7%), as doenças mentais (25,0%), a perda auditiva induzida pelo ruído (29,2%) e as pneumoconioses (37,5%). Notar que esta informação não permite compreender o estado da implantação da notificação, pois não dispomos de dados sobre o número de unidades sentinela, a cobertura dos casos ou a qualidade dos dados, como o índice de subnotificação, por exemplo.

De acordo com recente relatório, em 2007 (COSAT, 2008), primeiro ano em que se contabilizaram os registros da lista de agravos de notificação compulsória, foram notificados 55.878 casos para acidentes e doenças ocupacionais e relacionadas com o trabalho. Entretanto, é necessário questionar a qualidade dessa notificação, que deve ser antecedida de estratégias rigorosas de identificação de casos, com o adequado reconhecimento do nexo causal ocupacional. Vale mencionar que protocolos para o atendimento dessas enfermidades, no SUS, foram elaborados e amplamente divulgados, alguns deles sendo objeto de cursos visando à capacitação dos profissionais envolvidos para realizar as ações respectivas. Até 2008, foram editados os protocolos

Tabela 51.1 População Ocupada,* número de CEREST regionais e estaduais habilitados e a razão CEREST: população por unidade da Federação e região do Brasil

Regiões e Unidades da Federação	População ocupada em 1.000, em 2006		CEREST (2008)		Razão CEREST/população ocupada
	N	%	N	%	1:100.000
Brasil	89.318	100	173	100,0	0,19
Região Norte	6.684	7,5	15	8,7	0,22
Amazonas	1.379	1,5	3	1,7	0,21
Amapá	234	0,3	1	0,6	0,43
Acre	307	0,3	1	0,6	0,42
Rondônia	758	0,8	2	1,2	0,26
Roraima	193	0,2	1	0,6	0,52
Pará	3.148	3,5	4	2,4	0,13
Tocantins	664	0,7	3	1,7	0,45
Região Nordeste	23.432	26,2	52	28,9	0,21
Bahia	6.440	7,2	15	8,7	0,23
Alagoas	1.212	1,4	3	1,7	0,25
Ceará	3.825	4,3	8	4,6	0,21
Maranhão	2.759	3,1	4	2,4	0,15
Rio Grande do Norte	1.329	1,5	4	2,4	0,30
Sergipe	900	1,0	3	1,7	0,33
Pernambuco	3.684	4,1	9	5,2	0,24
Piauí	1.551	1,7	2	1,2	0,13
Paraíba	1.662	1,9	4	2,4	0,24
Região Sudeste	38.274	43,3	72	41,6	0,19
São Paulo	19.768	22,1	42	24,2	0,21
Minas Gerais	9.872	11,1	17	9,8	0,17
Rio de Janeiro	6.876	7,7	10	5,7	0,15
Espírito Santo	1.758	2,0	3	1,7	0,17
Região Sul	14.523	16,3	22	12,7	0,15
Paraná	5.407	6,1	5	2,8	0,09
Santa Catarina	3.247	3,6	7	4,0	0,21
Rio Grande do Sul	5.869	6,6	10	5,7	0,34
Região Centro-Oeste	6.405	7,2	12	6,9	0,19
Goiás	2.784	3,1	5	2,8	0,18
DF	1.105	1,2	1	0,5	0,09
Mato Grosso	1.368	1,5	3	0,5	0,22
Mato Grosso do Sul	1.149	1,3	3	0,5	0,26

*Até dezembro de 2008.
Fontes: População Ocupada – dados do IBGE/Sistema Sidra; dados sobre habilitação dos CEREST fornecidos pela COSAT/MS.

para os acidentes de trabalho, câncer ocupacional, expostos ao chumbo metálico, ao benzeno, pneumoconioses, perda auditiva induzida pelo ruído, dermatoses ocupacionais e trabalho infantil. Tudo isto representa um avanço expressivo no âmbito da organização das práticas de saúde do trabalhador do SUS. Ressalte-se que a implantação da notificação está restrita a serviços sentinela, e não em todas as unidades do SUS, uma inconsistência em se tratando da universalidade implícita na compulsoriedade do registro. Por outro lado, pode-se afirmar que o número de casos notificados no SUS, em 2007, é ainda muito pequeno, considerando que os dados da Previdência Social, restritos apenas aos trabalhadores segurados do INSS e aos casos com afastamento maior que 15 dias, correspondeu para o mesmo período a 653.090 casos (MPS, 2007).

Estudos realizados em todo o mundo demonstram que as estatísticas de acidentes de trabalho são subnotificadas. De acordo com Driscoll *et al.* (2005), as razões para a subnotificação da morbimortalidade dos agravos ocupacionais e relacionados com o trabalho podem ser atribuídas a problemas relacionados com a definição, a identificação e o próprio registro do fenômeno. Assim estariam envolvidos aspectos relativos à dificuldade na compreensão do que é fator de risco, suas circunstâncias de ocorrência e a relação com o trabalho, limitando o estabelecimento do nexo ocupacional no processo de diagnóstico. Por outro lado, muitas vezes tanto o diagnóstico como o nexo são realizados, não se desdobrando na notificação do caso. Tal situação deve-se a fatores de ordem política, jurídica, conflitos de interesses econômicos, estigma e à negligência de profissionais de saúde, empregadores e até mesmo de trabalhadores (Santana *et al.*, 2008).

Infelizmente não estão disponíveis registros sobre a oferta de serviços pelos CEREST, sua articulação com a rede de serviços do SUS, seus programas e capacidade instalada, de modo que se possa avaliar o crescimento e nível de adequação das

Tabela 51.2 Implantação da notificação de acidentes de trabalho, doenças ocupacionais e relacionadas com o trabalho no SINAN (Portaria GM/MS 777/2004), por unidade da federação e tipo de agravo, em 2008

Agravos relacionados com o trabalho	UF = 27 nº	UF = 27 %	Códigos das UF que notificaram*
Acidentes de trabalho fatais	18	66,7	AP, BA, CE, DF, ES, MG, MT, PE, PR, RJ, RN, RO, RR, RS, SC, SE, TO, SP
Acidentes de trabalho com mutilação	18	66,7	AP, BA, CE, DF, ES, MG, MT, PE, PR, RJ, RN, RO, RR, RS, SC, SE, TO, SP
Acidentes com material biológico	20	77,8	AL, AM, AP, BA, DF, ES, GO, MG, MT, PB, PE, PR, RJ, RN, RO, RR, RS, SC, SE, TO, SP
Acidentes de trabalho com crianças e adolescentes	13	48,1	ES, AP, BA, CE, ES, MG, MT, RN, RR, RS, SC, TO, SP
Dermatoses ocupacionais	11	48,1	BA, ES, MG, MT, PR, RJ, RN, RR, RS, TO, SP
Intoxicações exógenas por substâncias químicas, incluindo agrotóxicos, gases e metais pesados	16	59,3	AL, AP, BA, CE, ES, MG, MT, PE, PR, RJ, RN, RR, RS, SC, TO, SP
Lesões por esforços repetidos	16	59,3	AL, AP, BA, CE, ES, MG, MT, PE, PR, RJ, RN, RR, RS, SC, TO, SP
Pneumoconioses	10	37,0	ES, MG, MT, PE, RJ, RN, RR, RS, TO, SP
Perda auditiva induzida pelo ruído ocupacional	8	29,6	AP, BA, ES, MG, MT, RN, RR, SP
Transtornos mentais relacionados com o trabalho	7	25,9	ES, MG, MT, PR, RN, RS, SP
Câncer relacionado com o trabalho	5	18,5	ES, MT, PB, RN, SP

*Estes dados são para pelo menos uma unidade sentinela onde tenha ocorrido notificação.
Fonte: COSAT, 2008.

respostas às demandas em Saúde do Trabalhador. É importante destacar que durante a Expoepi-2008 foi lançado o Painel de Informações em Saúde Ambiental e em Saúde do Trabalhador (PISAST), que, entre outros aspectos, abre a possibilidade para esses registros, fundamentais para a transparência e prestação de contas à sociedade das ações desenvolvidas pelos CEREST. Além disso, a COSAT vem iniciando a tarefa de sistematizar a coleta desses dados, organizando um sistema de informações que permita documentar a atuação e evidenciar os resultados da RENAST na melhoria da saúde dos trabalhadores no país.

Utilização de serviços

Dados sobre a utilização dos serviços de saúde do SUS em saúde do trabalhador ainda são incipientes, devido, em grande parte, à limitação da informação em relação ao usuário do SUS, no que se refere ao vínculo ocupacional e à relação do agravo de saúde com o trabalho. Isto é observado em todos os níveis de complexidade de atenção à saúde do SUS, ou seja, atenção primária, média e de alta complexidade. Verifica-se também a ausência de relatórios e publicações relativos às atividades feitas pelos CEREST e pelas unidades sentinelas. Alguns dados limitam-se à proporção de registros de diagnósticos realizados na demanda atendida, composta exclusivamente por casos, o que limita as inferências populacionais, em especial a generalização dos achados, possível com medidas epidemiológicas.

Com dados populacionais, um dos poucos estudos a descrever a utilização de serviços por trabalhadores acidentados foi realizado em Salvador, com dados longitudinais de uma amostra de 2.907 trabalhadores entre 18 e 65 anos com registros colhidos em 2000, 2002 e 2004. Dos 628 casos de acidentes de trabalho (lesões, traumas e intoxicações) identificados, abrangendo todos os tipos e graus de gravidade, estimou-se que 49,5% receberam atendimento, seja em serviços públicos ou privados (Santana *et al.*, 2007b). Dos que receberam tratamento, a procura foi maior para unidades do SUS, responsáveis pelo atendimento de 71,0% dos casos, enquanto planos de saúde privados atenderam apenas 15,1%. Trabalhadores com menor nível de escolaridade tenderam a procurar mais frequentemente o SUS: a proporção de atendidos neste sistema, entre os que tinham 1º grau completo ou incompleto, foi 76,5%, maior do que a estimativa de 50% entre aqueles que tinham mais do que o nível secundário completo. Os casos atendidos no SUS eram de trabalhadores mais pobres (77,5%) e que tinham mais comumente trabalho informal (82,7%), em comparação com os que receberam atendimento em outro serviço. A proporção de participação do SUS nos atendimentos não variou com o tipo do acidente, se de trajeto ou típico. O grau de satisfação com o atendimento recebido, medido pela nota atribuída pelo acidentado, foi em sua maioria alto, acima de 8,0, tanto entre os clientes do SUS quanto dos outros serviços. Todavia, foi maior entre os que procuraram os serviços privados (60,5%), em comparação com o SUS (48,2%).

Alguns estudos analisaram a magnitude de agravos e doenças ocupacionais na demanda atendida de serviços. Estimativas da proporção de acidentados do trabalho, em serviços de emergência do SUS, dentre os casos de trauma, variaram entre 15 e 18,7%, sem a inclusão dos acidentes de trajeto (Deslandes *et al.*, 1998), a 31,6% para os típicos e de trajeto conjuntamente (Conceição *et al.*, 2003). Em outro estudo conduzido com todos os casos atendidos durante 1 mês em unidades de emergência e pronto atendimento de Salvador, dentre as 6.544 vítimas de causas externas, 1.514 (23,1%) eram vítimas de acidentes de trabalho (Santana *et al.*, 2008). O SUS é o principal responsável pelo atendimento hospitalar no país, e os registros das admissões compõem um sistema específico de informações que, em 1998, passou a incluir dados sobre a natureza ocupacional da patologia causadora da internação, especificamente para aquelas por causas externas. Com base nesse sistema, verificou-se que dentre as 12.248.632 hospitalizações registradas em 1998, 0,35% foram registradas como acidentes de trabalho. Este percentual se reduziu para 0,34% em 1999 e 0,32% em 2000. Todavia, com esses mesmos dados, pôde-se estimar um aumento da razão óbito/hospitalização por acidentes de trabalho no SUS, de 1,2 em 1998, 1,4 em 1999 e 1,7:100 em 2000, menores do que

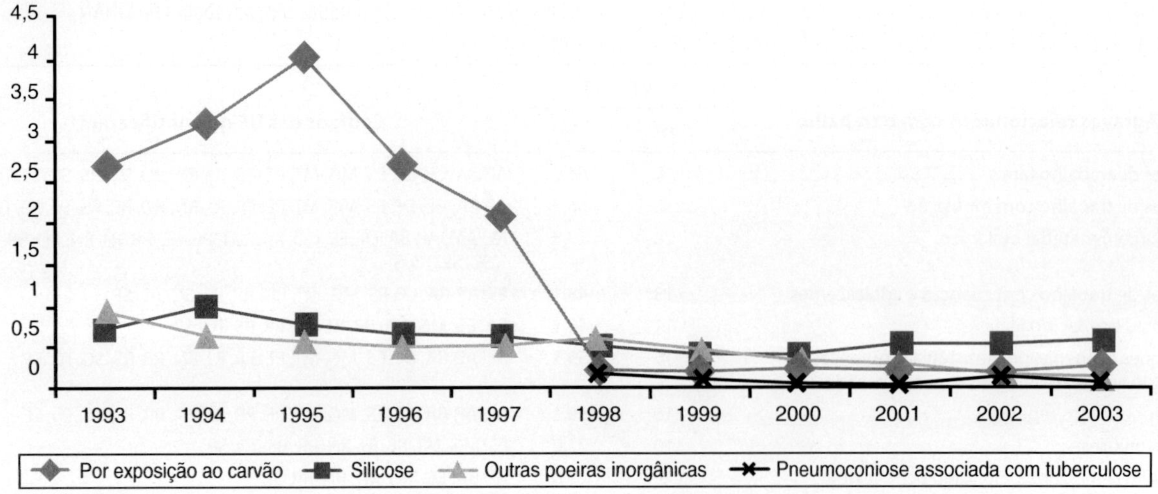

Figura 51.3 Prevalência de hospitalizações por tipo de pneumoconioses no Brasil, 1993-2003. Fonte: Castro HA, Gonçalves K, Vincentin G. Estudo das internações hospitalares por pneumoconioses no Brasil, 1993-2003. *Revista Brasileira de Epidemiologia* 10(3):391-400, 2007.

a estimativa de 2,2 para o ano de 1994 (Lebrão *et al.*, 1998). Em um estudo conduzido com acidentados de trabalho em serviços de emergência do SUS (n = 406), a letalidade hospitalar foi estimada em 0,7%, e 5% entre aqueles que permaneceram internados após as primeiras 24 h (Santana *et al.*, 2008). Nesse último estudo, o nível de gravidade dos casos foi analisado com o Index of Severity Score, ISS, verificando-se que a maioria era de casos leves ou moderados (77,1%), embora os de nível crítico tenham correspondido a 2,2%, e 2,7% tiveram sequelas que levaram à incapacidade permanente. A permanência média no hospital foi de 3,2 dias em leito comum e de 8,4 dias em Unidade de Tratamento Intensivo (Santana *et al.*, 2008).

Um outro estudo sobre o coeficiente de hospitalizações, realizado por Castro *et al.* (2007), avaliou a evolução temporal de internações por pneumoconioses no Brasil. Observou-se, no geral, uma queda entre 1993 e 2003 de todos os tipos dessas pneumopatias, com maior declínio para as pneumoconioses associadas à exposição ao carvão, de 4,0 para 0,31/1.000.000, correspondendo a uma redução de 92,2%. A partir de 1998 e até 2003, a tendência foi de estabilização da prevalência de hospitalizações por pneumoconioses de todos os tipos (Figura 51.3).

Dados sobre atendimentos ambulatoriais de acidentes e doenças do trabalho na rede SUS são ainda mais raros. Analisando os procedimentos do SUS, estimaram-se em 165.616 os atendimentos ambulatoriais com acidentes de trabalho em 1998, que se elevaram para 186.296 em 1999, atingindo 272.619 em 2000. Este incremento nos atendimentos de 64,6% foi igual à porcentagem de variação nos gastos correspondentes para o mesmo período, sendo, respectivamente, de R$ 422.301,40, R$ 475.054,80 e R$ 695.196,89 (Serafim, 2000). As hospitalizações também representaram gastos crescentes, especificamente, de R$ 16.098.308,40 em 1998, R$ 17.944.315,59 em 1999 e R$ 18.978.859,73 em 2000, correspondendo a um crescimento de 17,8% no período, respectivamente (Serafim, 2000).

Impacto

O coeficiente de mortalidade por acidentes de trabalho caiu de 22/100.000 trabalhadores segurados em 1988 para 17,8 em 1997, ou seja, uma queda de 19,0%. Na década seguinte, dados até 2006 apontam para um decréscimo da ordem de 10,3/100.000, variação percentual de −45,0% (Figura 51.4). Este declínio corresponde especialmente a uma redução para o sexo masculino, como pode ser visto na Figura 51.5, com diminuição do valor de 24,5/100.000 em 1997 para 16 em 2006, ou seja, um declínio de 34,7%. Já entre as mulheres esta queda correspondeu a 16,8%, respectivamente, de 1,9 a 1,58. Isso revela importantes diferen-

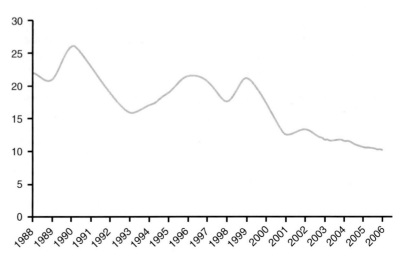

Figura 51.4 Coeficiente de mortalidade por acidentes de trabalho por 100.000 trabalhadores segurados, entre 1988 e 2006. Fonte: MPS.

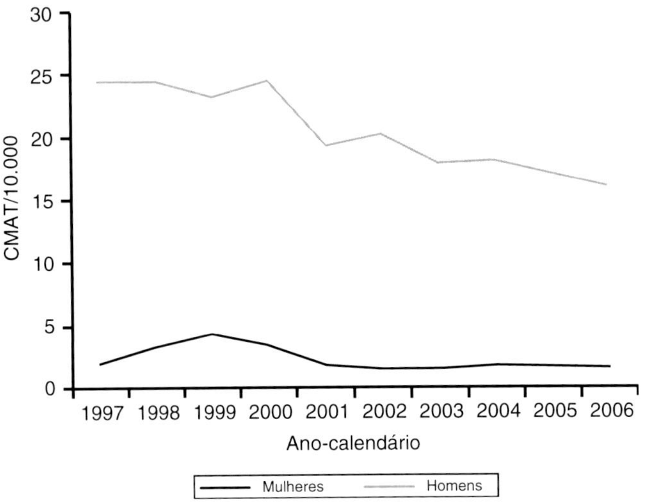

Figura 51.5 Coeficiente de mortalidade por acidentes de trabalho por 100.000 segurados, de acordo com o sexo, 1997-2006. Fonte: RIPSA.

ças de gênero que devem ser consideradas no planejamento de intervenções de prevenção.

Em relação à gravidade dos acidentes de trabalho, nota-se que a incidência de acidentes que deixaram trabalhadores com incapacidade permanente vem caindo no período de estudo, entre 1988 e 2006, com variação de 0,98/1.000 para 0,31/1.000 trabalhadores segurados, uma variação negativa de 67,3%. A mortalidade por pneumoconioses, no entanto, que se encontrava em estabilidade entre 1988 e 1992, passou a se elevar, especialmente em 1995, quando então passou a declinar. Isso não vem acompanhando por uma redução da prevalência da exposição à sílica, em geral, de acordo com os dados da Figura 51.6.

Comentários finais

Os 20 anos de implantação e consolidação do SUS também representam 20 anos de uma trajetória bem-sucedida de transformação das práticas de atenção à saúde do trabalhador, que foi reinventada a partir da lógica da saúde pública, incorporada e institucionalizada como um componente da Política Nacional de Saúde, com o papel central do Estado, tanto como regulador quanto de executor das ações. É, portanto, um momento de comemoração, especialmente ao se considerar a situação antes de 1988. Assim, o Estado vem corrigindo, ainda que parcialmente, seu longo período de silêncio frente aos riscos e agravos à saúde do rrabalhador.

Os resultados apresentados mostram que a principal conquista da saúde do trabalhador foi a disseminação dos seus princípios e estratégias, em contraponto ao modelo médico-assistencial hegemônico anterior à implantação do SUS, e a sua institucionalização como campo de práticas sanitárias neste sistema público de saúde, que é de cobertura universal. Isto fica demonstrado com os diversos instrumentos de normatização e regulação adotados no período e com os dados que revelam a implementação da RENAST, que ampliou a capacidade instalada e o escopo de ações desenvolvidas sob a responsabilidade do SUS. É importante ressaltar que isto se tornou possível com a participação da sociedade, resultante do fortalecimento dos movimentos sociais no período de redemocratização do país, em especial dos sindicatos, e com a produção intelectual e científica sobre saúde do trabalhador e a sua disseminação para além do ambiente acadêmico. Este processo de consolidação vem envolvendo grande mobilização e participação de diferentes atores da sociedade, conforme demonstrado pelo crescente número de participantes nas CNST, e as suas características e representações.

No período em análise, os achados deste estudo revelaram um crescimento sem precedentes da oferta de serviços públicos de saúde do trabalhador no país. No processo de expansão buscou-se observar a equidade na oferta do número de serviços em relação à população ativa ocupada, seguindo-se metas planejadas. Isso não quer dizer que exista adequação da oferta à demanda, pois esta depende, além da população ocupada propriamente dita, do conhecimento do perfil produtivo e de fatores de riscos ocupacionais, da extensão de trabalhadores expostos, da morbimortalidade e da própria capacidade instalada da rede SUS, o que não se dispõe para todos os estados e regiões. Esse diagnóstico da situação, com o planejamento regional ou estadual apropriado para a área da saúde do trabalhador, é necessidade urgente não apenas para uma melhor racionalidade da gestão dos serviços, mas também para permitir avaliação, cobertura, utilização e impacto, e também para propiciar a trans-

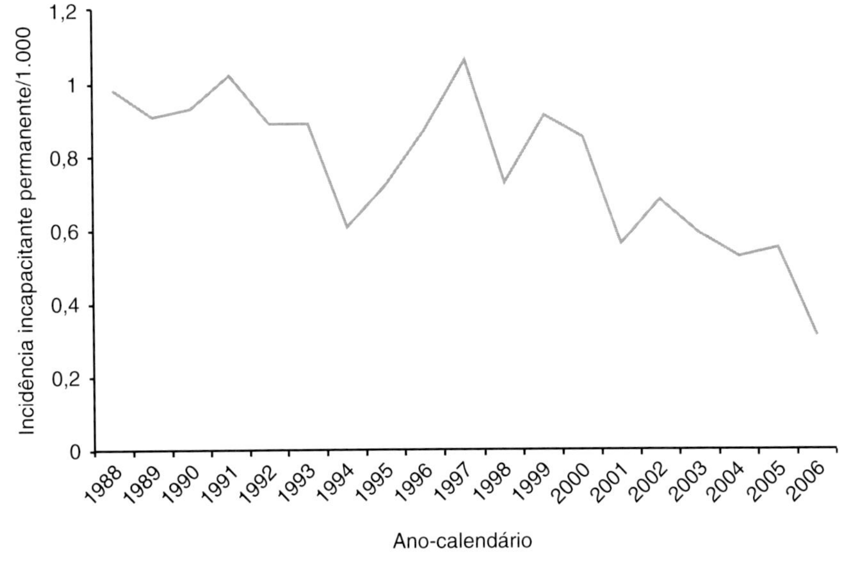

Figura 51.6 Coeficiente de incidência de incapacidade permanente por acidentes de trabalho, Brasil, 1988-2006. Fonte: RIPSA.

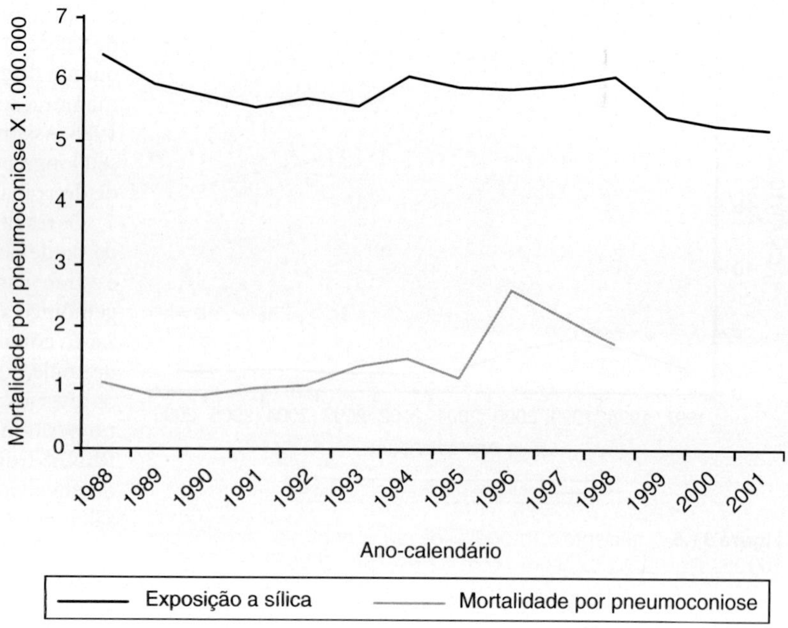

Figura 51.7 Coeficiente de mortalidade por pneumoconiose e prevalência de exposição à sílica no Brasil.

parência pública do uso dos recursos públicos e a divulgação dos resultados alcançados. Outro aspecto de relevância é que não há uma padronização dos CEREST, que apresentam grande diversidade, tanto de capacidade instalada quanto de disponibilidade de pessoal qualificado, o que torna difícil a interpretação de dados de distribuição dessas unidades. Em geral, o que se pode depreender é que compõem núcleos de sustentação e expansão de cuidado especializado, reconhecidos e respeitados pela comunidade, haja vista a mobilização na 3ª CNST. Nestes serviços é expressiva a participação de profissionais que vêm se capacitando para o desenvolvimento de ações, como a implantação da notificação compulsória dos agravos à saúde relacionados com o trabalho, o SINAN para a saúde do trabalhador e os protocolos para alguns agravos e enfermidades, bem como ações em torno de programas e projetos específicos com foco em problemas regionais. Na Expoepi-2008 foram apresentadas algumas dessas experiências que demonstraram a criatividade, a inovação e o compromisso de equipes dos CEREST no desenvolvimento dos propósitos da RENAST.

Constata-se também que antes do advento do SUS já havia uma tendência de declínio da morbimortalidade e da gravidade dos acidentes de trabalho típicos, que vêm perdendo força a partir do ano 2000. Entretanto, os dados disponíveis são restritos aos trabalhadores segurados, além de não existir informação suficiente para atribuir essa queda às ações do SUS. Mas, certamente, a oferta universal de assistência e a melhoria do acesso aos serviços de saúde, além dos dados que revelam o crescimento das ações em saúde do trabalhador no SUS, devem, em parte, ter contribuído para a redução da morbimortalidade dos acidentes de trabalho e para a disseminação dos princípios de prevenção e promoção da saúde.

A documentação dessas ações para a avaliação do grau de implantação, oferta, utilização, cobertura e impacto ainda é, todavia, insuficiente. É extensa a subnotificação dos agravos e doenças ocupacionais e relacionadas com o trabalho nos sistemas de informação do SUS, em que pesem os esforços para sua melhoria, o que vem ocorrendo gradualmente. Conta-se, em 2007, com o registro de 55.000 casos de doenças e agravos ocupacionais no SINAN. No entanto, este dado ainda é pouco expressivo, considerando que representa um pequeno percentual dos registros da Previdência Social, que cobre menos da metade dos trabalhadores do país. Como o sub-registro é disseminado, também a Previdência Social é afetada. Este quadro é agravado pela pouca atribuição de nexo ocupacional nos diagnósticos clínicos, feitos pela perícia médica nos casos de incapacidade para o trabalho. Isso se modificou radicalmente em abril de 2007, quando foi implantado o Nexo Técnico Epidemiológico (NETEP), proposta aprovada na 3ª CNST. Após a sua implantação houve um crescimento expressivo de atribuição de nexos ocupacionais, especialmente para doenças relacionadas com o trabalho, como as musculoesqueléticas e as mentais. Os dados encontrados nem sempre abrangiam todo o período do estudo, e diversas fontes de dados foram utilizadas, devido à necessidade de agregações por características distintas. Como demonstrado por Santana *et al.* (2007a), mais de 70% dos acidentados do trabalho procuram atendimento médico na rede SUS, o que torna o SINAN um sistema de informação crucial para a notificação dos acidentes e das doenças ocupacionais e relacionadas com o trabalho. Há que se notar que são expressivos os avanços na caminhada pela maior articulação com o Ministério da Previdência Social e do Trabalho e Emprego, evidente na 3ª CNST, ao tempo em que vem se sedimentando a integração com a saúde ambiental na perspectiva do desenvolvimento sustentável, ao nível institucional no Ministério da Saúde.

No entanto, ainda permanecem grandes dificuldades na consolidação e legitimação da saúde do trabalhador no SUS. Por exemplo, são muitas as dificuldades dos gestores, em particular, de reconhecer o trabalho como um dos determinantes do processo saúde/doença, ou a sua relevância para que se considerem as ações em saúde do trabalhador como prioridade de política. Há também um desconhecimento expressivo, por parte dos diferentes profissionais de saúde, dos agentes de riscos e agravos à saúde relacionados com o trabalho, e da existência de estratégias viáveis de prevenção ou de promoção da saúde do trabalhador com mudanças nos ambientes de trabalho. O movimento sindical tem se tornado mais frágil diante da elevada proporção de desempregados e da reestruturação produtiva que vem impondo importantes mudanças no mundo do trabalho, com índices expressivos de trabalho informal. Por fim, em que pese à existência de algumas experiências exitosas em vários municípios do país, no plano nacional, existe uma insuficiente articulação entre as instituições responsáveis pela saúde, segurança e proteção social do trabalhador, e também com a atenção básica de saúde, especialmente o Programa Saúde da Família.

O cenário, todavia, acena perspectivas promissoras, a exemplo da passagem da COSAT para a Secretaria de Vigilância à Saúde, que poderá moldar uma maior ênfase nas atividades de vigilância, promoção e prevenção, ao mesmo tempo superando o foco nas ações de assistência à saúde – não apenas de clínica médica – das ações dos CEREST. Um marco fundamental no avanço das políticas públicas em saúde do trabalhador foi a criação, em maio de 2008, da Comissão Tripartite de Saúde e Segurança no Trabalho, que concretiza um caminho para uma atuação integrada efetiva entre os Ministérios. Ademais, a RENAST vem permitindo maior facilidade de interlocução com os gestores de saúde, o que aumenta a viabilidade de sua consolidação, embora muitas das suas dificuldades atuais se concentrem na gestão. Apesar de já existir a recomendação de se prepararem planos de trabalho, com a explicitação das aplicações dos recursos e prestação de contas, devidamente discutido e aprovado pelo Conselho de Saúde, a falta de mensuração das atividades realizadas limita a relevância e a qualidade dos relatórios, assim como a demonstração dos resultados alcançados. Com isto é precária a transparência dos gastos e não se permite a valorização do que vem sendo realizado. É possível que isto se reverta a curto prazo, com a participação do SUS na construção de informações universais sobre a saúde do trabalhador, superando a parcialidade dos dados oriundos da Previdência Social e de outros órgãos e instituições. Para isto tem sido fundamental a notificação compulsória de agravos à saúde do trabalhador no SINAN, ainda que sejam necessários vários ajustes na proposta atualmente em curso.

Em que pese o crescimento das notificações, tem sido objeto de discussões a necessidade de mudanças nos parâmetros e estratégias adotadas que restringem a notificação compulsória à rede de serviços sentinela. Com dados exclusivos de serviços sentinela jamais serão estimados indicadores populacionais, necessários para o monitoramento e a programação de medidas de prevenção. Este problema já vem sendo objeto de discussões para a sua superação, em oficinas realizadas para revisão das estratégias de registro dos acidentes de trabalho, como a que ocorreu durante a Expoepi-2008. Também foi lançado, neste evento, o Painel de Informações em Saúde Ambiental e em Saúde do Trabalhador (PISAST), pela Diretoria de Saúde Ambiental e de Saúde do Trabalhador, que irá permitir maior disseminação de dados sobre a situação de saúde do trabalhador e do ambiente no país.

Por fim, vale lembrar que um documento formal de definição da política de saúde do trabalhador para o país, demanda formalizada na 1ª CNST desde 1986, ainda não foi cumprida. Uma proposta elaborada e divulgada para consulta pública em 2005, com a participação dos três ministérios, ainda não foi finalizada e assinada. Este documento é importante não apenas no seu sentido documental, mas também para contribuir para uma efetiva articulação intersetorial e a evolução da cooperação na concretização das ações de ponta. Vale ressaltar que a construção da melhoria da saúde dos trabalhadores do país depende também da alocação de recursos e da transparência no seu uso e aplicações e na divulgação dos resultados alcançados. No âmbito específico do SUS, os desafios da RENAST são muitos, mas um dos mais fundamentais é a formação, cada vez maior, de profissionais habilitados para enfrentar os desafios que a prática interdisciplinar e intersetorial da saúde do trabalhador exige, pavimentando um caminho para um maior diálogo com o Ministério do Trabalho e Emprego e o Ministério da Previdência Social, os sindicatos e as organizações de trabalhadores informais, bem como os pequenos e microempresários, maioria na produção econômica. A atividade produtiva domiciliar, o comércio em vias públicas e o trabalho no campo, por exemplo, certamente mobilizarão o SUS para uma integração com o PACS e o PSF, que em sua conhecida capilaridade poderão definir um novo patamar de ações de saúde do trabalhador articulada à atenção básica de saúde.

Referências bibliográficas

Bedrikow B, Correia PC, Redondo SF. Inquérito preliminar de higiene industrial no município de S. Paulo. SESI, 1952. In: Maeno M, Carmo JC. *Saúde do Trabalhador no SUS – aprender com o passado, trabalhar o presente, construir o futuro*. São Paulo: Ed Hucitec, 2005.

Brasil. Cadernos de Saúde do Trabalhador: Saúde do Trabalhador na Atenção Básica/Ministério da Saúde, Departamento de Ações Programáticas Estratégicas, Área Técnica de Saúde do Trabalhador: Brasília.

Breilh J. Nuevos conceptos y técnicas de investigación – guía pedagógica para un taller de metodología, 3ª ed., Quito: Centro de Estudios y Asesoría en Salud, 1997. 336p. (Serie Epidemiología Crítica, 3).

Castro HA, Gonçalves K, Vincentin G. Estudo das internações hospitalares por pneumoconioses no Brasil, 1993-2003. Revista Brasileira de Epidemiologia 10(3):391-400, 2007.

Coimbra D, Milani A. Profissionais de saúde e trabalhador sem carteira assinada são maioria nas discussões da 3ª CNST. Agência Brasil. 25/11/2005.

Conceição P, Nascimento I, Oliveira P, Cerqueira M. Acidentes de trabalho atendidos em serviço de emergência. *Cad Saúde Pública* (Rio de Janeiro) 19(1):111-117, jan-fev, 2003.

COSAT. Avaliação das notificações de agravos à saúde relacionados ao trabalho registradas no Sinan-Net, em 2007. (Circulação restrita.) Outubro de 2008.

COSAT. Estruturação e diagnóstico dos Centros de Referência de Saúde do Trabalhador e processo saúde-enfermidade e trabalho. Sala de leitura 259. Observatório em Saúde do Trabalhador. Acesso em 10/11/2008.

COSAT. Novas perspectivas para as ações em Saúde do Trabalhador desenvolvidas pela esfera federal de gestão do SUS. Secretaria de Vigilância à Saúde. Relatório (não publicado), 2007.

Costa D, Pena PG. Persistem estratégias políticas ultraliberais para a saúde do trabalhador: uma contribuição ao debate. *Ciência em Saúde Coletiva* 10 (4), 2005.

Deslandes SF, Silva CFMP, Ugá MAD. O custo do atendimento emergencial às vítimas de violências em dois hospitais do Rio de Janeiro. *Cad Saúde Pública* 14(2):287-299, 1998.

Dias EC, Hoefel MG. O desafio de implementar as ações de saúde do trabalhador no SUS: a estratégia da RENAST. *Ciência e Saúde Coletiva* 10(4):817-827, 2005.

Dias EC. A organização da atenção à Saúde no Trabalho. In: Rocha, Lys Er, Rigotto RM, Buschinelli JTP (orgs.). *Isto é trabalho de gente? Vida, doença e trabalho no Brasil*. São Paulo: Vozes, 1993. p. 138-154.

Driscoll T, Takala J, Steenland K, Corvalan C, Fingerhut M. Review of estimates of the global burden of injury and illness due to occupational exposures. *Amer J Ind Medicine* 48:491-502, 2005.

Faleiros V, Silva JFS, Vasconcellos LCF, Silveira RMG. A construção do SUS – histórias da reforma sanitária e do processo participativo. DF: Brasil, Ministério da Saúde, Secretaria de Gestão Estratégica e Participativa, 2006, 300pp.

Lacaz FAC, Machado JMH, Firpo M. Estudo da situação e tendências da Vigilância em Saúde do Trabalhador no Brasil. Relatório de Pesquisa. ABRASCO/OPAS, agosto de 2002, 115pp.

Laurell AC. Social analysis of collective health in Latin America. *Soc Sci Med* 28(11):1183-91, 1989.

Lebrão ML, Mello Jorge MHP, Laurenti R. Morbidade hospitalar por lesões e envenenamentos. *Rev Saúde Pública* 31(4 Suppl):26-37, 1997.

Maeno M, Carmo JC. *Saúde do Trabalhador no SUS – aprender com o passado, trabalhar o presente, construir o futuro*. São Paulo: Ed Hucitec, 2005.

Mendes R, Dias EC. Da medicina do trabalho à saúde do trabalhador. *Revista de Saúde Pública* (São Paulo) 25(5):341-9, 1991.

Ministério da Previdência Social. Anuário Estatístico da Previdência Social, 2007. Brasília, 2008. <previdencia.gov.br/arquivos/office/3_081210-105921-851.xls> Acesso em 09/01/2009.

Nogueira DP. Incorporação da saúde ocupacional na rede primária de saúde. *Revista de Saúde Pública* 18:495-509, 1984.

Picaluga IF. Doenças profissionais. In: IBASE. *Saúde e trabalho no Brasil*. Petrópolis: Editora Vozes, 1982.

Possas C. *Saúde e Trabalho – a crise da Previdência Social*. São Paulo: Editora Hucitec, 1989.

Ribeiro HP (org.). *Políticas de saúde e assistência médica – um documento de análise*. São Paulo: Associação Médica Brasileira, 1983. 104 pp.

Santana VS, Araújo G, Espírito-Santo J, Araújo-Filho JB, Iriart J. Utilização de serviços de saúde por acidentados do trabalho. *Revista Brasileira de Saúde Ocupacional* 32 (115):135-143, 2007b.

Santana VS, Araújo-Filho JB, Silva M, Albuquerque-Oliveira PR, Barbosa-Branco A, Nobre L. Mortalidade, anos potenciais de vida perdidos e incidência de acidentes de trabalho na Bahia, Brasil. *Cad Saúde Pública* (Rio de Janeiro) 23(11):2643-2652, 2007a.

Santana VS, Nobre L, Waldvogel B. Acidentes de trabalho no Brasil entre 1994 e 2004 – uma revisão de literatura. *Ciência e Saúde Coletiva*, 2005.

Santana VS, Xavier C, Moura MCP, Oliveira R, Espírito-Santo JS, Araújo G. Gravidade dos acidentes de trabalho em serviços de emergência. Submetido à *Revista de Saúde Pública*. 2008.

Serafim JA. Dados sobre a saúde do trabalhador segundo o DATASUS/MS. Anais do Seminário Nacional Estatísticas sobre Doenças e Acidentes de Trabalho no Brasil: situação atual e perspectivas. São Paulo: FUNDACENTRO, 6-8 de novembro, 2000. 160 pp.

52 Epidemiologia, Sexualidade e Reprodução

Estela M. L. Aquino, Thália V. Barreto-de-Araújo, Greice M. S. Menezes e Lilian F. B. Marinho

Introdução

A Epidemiologia, desde suas origens, tem tratado de fenômenos ligados à reprodução humana, produzindo conhecimentos que orientam políticas públicas e influenciam comportamentos sociais.

Exemplo clássico remonta ao século XIX, quando Ignaz Semmelweis constatou que a mortalidade de parturientes atendidas por médicos e estudantes de medicina era cinco vezes superior a daquelas atendidas por parteiras (Buck *et al.*, 1994). Observou que os médicos faziam necropsias e, em seguida, examinavam as mulheres, concluindo que desse modo transmitiam a doença que ocasionava as mortes. Ao propor como norma a lavagem das mãos entre os procedimentos, reduziu a mortalidade antes do descobrimento dos microrganismos por Pasteur, quando vigorava a teoria dos miasmas.

É digno de nota que o conceito de risco tenha sido utilizado por referência a populações humanas, pela primeira vez, em estudo sobre mortalidade materna, de William Howard Jr, publicado em 1921 na revista que originou o *American Journal of Epidemiology* (Ayres, 1997), como vimos no Capítulo 5.

São inúmeros os estudos sobre reprodução e saúde, sendo clássicos o "Catarata congénita causada por rubéola materna" e o "Adenocarcinoma de la vagina: relación entre terapia materna con estilbestrol y la aparición de tumores en mujeres jóvenes" (Buck *et al.*, 1994).

Após longo tempo praticamente ausente da literatura epidemiológica, a sexualidade despertou interesse mais recentemente. Fatores sexuais eram descritos apenas na transmissão direta de doenças, recebendo tratamento moral na descrição de perfis de adoecimento. É exemplo a *promiscuidade sexual*, atribuída às mulheres pobres da África e da América Latina, as quais seriam mais acometidas pelo câncer cervicouterino.[1] Todavia, quando se tratava do câncer de próstata, a multiparceria dos homens era registrada como *maior energia sexual*, *maior atividade sexual* ou *sexualidade mais pronunciada* (Faerstein *et al.*, 1989).

Com o aparecimento da AIDS, na década de 1980, a sexualidade legitimou-se como objeto de investigação científica na Epidemiologia. Insucessos iniciais das estratégias convencionais de controle da epidemia e sua rápida expansão para além dos chamados grupos de risco mobilizaram enormes recursos materiais e humanos, resultando em vigorosa produção científica, inclusive sobre sexualidade e saúde (conforme o Capítulo 42).

Hoje, apesar da relevância conferida à sexualidade e à reprodução na Epidemiologia, chama atenção a ausência desta temática nos manuais didáticos da disciplina, exceção feita ao *Modern Epidemiology*, de Rothman & Greenland, que, desde a primeira edição em 1998, dedica um capítulo a *Reproductive Epidemiology* (Weinberg e Wilcox, 2008).

Embora pouco frequentes internacionalmente e inexistentes no Brasil, é possível encontrar obras dedicadas à Epidemiologia Reprodutiva (Kallén, 1991; Wingo, 1991; Murray, López, 1998; Merrill, 2010), ou conteúdos afins incluídos em outras sobre saúde das mulheres (Wingood, DiClemente, 2002). Tais iniciativas buscam superar lacuna na formação dos epidemiologistas para dar conta de um dos grandes desafios contemporâneos neste campo.

No presente capítulo, procura-se discutir o que confere especificidade ao uso de métodos epidemiológicos para estudos da reprodução e da sexualidade, apresentando e discutindo aspectos teóricos, metodológicos e éticos, além de aplicações na vigilância epidemiológica e no monitoramento de políticas públicas.

Epidemiologia aplicada à sexualidade e à reprodução: um (novo) campo temático

Até a década de 1970, os estudos epidemiológicos enfocando a reprodução podiam ser englobados na chamada saúde materno-infantil, que privilegiava a saúde das crianças (Aquino, 2006). Isso se apoiava em concepções do século XIX, por ocasião da constituição dos estados modernos ocidentais. A ideia de que o povo é a maior riqueza de uma nação motivou o incentivo ao nascimento de cidadãos saudáveis, justificando o aumento do interesse na gravidez, no parto, no aleitamento e

[1] Posteriormente estabeleceu-se a relação deste câncer com o vírus HPV, de transmissão sexual, principalmente em decorrência da multiparceria dos cônjuges dessas mulheres (Brinton *et al.*, 1989).

na puericultura (Rohden, 2001). A higiene no interior da família assumiu importância crescente, e a mulher passou a ser valorizada como mãe e esposa, em projeto médico de proteção à infância (Nunes, 1991).

Durante muito tempo, a produção de conhecimentos biomédicos esteve influenciada por essas concepções (Inhorn, Whittle, 2001), que resultavam nas seguintes características:

- A saúde das mulheres era definida em termos da sua função reprodutiva, incorrendo-se em essencialismo biológico, segundo o qual elas seriam frágeis e vulneráveis, além de prioritariamente aptas à maternidade.
- As diferenças em saúde entre os sexos eram naturalizadas, com base em teorias biológicas pretensamente neutras, que justificavam diferentes papéis sociais para homens e mulheres e sustentavam desigualdades sociais.
- O homem era tomado como representante da *norma* e a mulher como *outro*, especial, desviante; ainda assim, o modelo universal masculino não contemplava os homens em sua diversidade social, cultural e étnica.
- As mulheres e seus corpos tornaram-se objeto privilegiado de regulação e intervenção, com crescente medicalização de eventos fisiológicos, tais como a menstruação, a gravidez e a menopausa.

Dentro desse paradigma, a reprodução era fenômeno analisado unicamente em sua dimensão biológica, que dizia respeito apenas às mulheres. Isso se refletiu não só nas pesquisas sobre o tema, mas também no modo como se organizou a assistência e foram implementadas as políticas de saúde.

Historicamente, a Epidemiologia tem privilegiado abordagens biológicas em detrimento de teorias sociais para explicação de fenômenos de saúde, o que contribuiu para a manutenção dessas características na literatura sobre reprodução e sexualidade. Portanto, ao aplicar os métodos epidemiológicos ao estudo desses temas é preciso refletir criticamente sobre tudo que parece natural. As esferas da vida não podem ser analisadas como dimensões autônomas, exclusivamente biológicas, e para sua melhor compreensão devem ser entendidas como social e culturalmente construídas, variando entre sociedades e ao longo da história (Bozon, 2004). Isso implica incorporar conceitos e teorias sociais para abordagem desses temas, e, quando necessário, articulá-los aos conhecimentos biológicos.

Sexualidade e reprodução na ótica da construção social

A sexualidade humana é fenômeno complexo, que dificilmente pode ser explicado no marco das ciências biológicas. Sua conceituação varia, a depender do contexto de significados e relações sociais: "o que é sexo para certo grupo não é necessariamente para outro, e os nexos estabelecidos entre essa dimensão e as demais da vida social também variam" (Heilborn e Brandão, 1999:8). Ao investigar o tema, é preciso explicitar a definição adotada de atividade sexual, o que depende das teorias e dos problemas que foram eleitos como ponto de partida.

A constituição da sexualidade como campo autônomo de investigação só se tornou possível na segunda metade do século XX, onde dois fatos criaram condições materiais e simbólicas para que isso ocorresse: a separação da sexualidade da reprodução com a massificação da pílula, na década de 1960, e o surgimento da AIDS, na década de 1980.

Em primeiro lugar, a contracepção hormonal moderna, por sua alta eficácia, tornou a reprodução uma consequência possível, mas não inevitável, da sexualidade, o que contribuiu para a emancipação das mulheres do destino inexorável de mães de proles numerosas. A gravidez não pretendida, especialmente entre adolescentes, passou a ser tratada como problema social (Heilborn *et al.*, 2007). A procriação assistida por médicos e as novas tecnologias reprodutivas consolidaram simbólica e materialmente a dissociação entre sexualidade e reprodução (Salem, 1995). Apesar disso, a literatura sobre saúde continuou enfocando a reprodução como fenômeno exclusivamente biológico e natural.

Na Epidemiologia, como resultado da drástica diminuição da fecundidade e da influência do feminismo na academia, o interesse exclusivo sobre a concepção e seus efeitos, característico da literatura materno-infantil, voltou-se aos aspectos relativos à contracepção, ao aborto e à laqueadura tubária (Aquino, 2006). Entretanto, nos estudos brasileiros, ainda se verifica grande lacuna quanto aos efeitos da anticoncepção sobre a saúde.

Em segundo lugar, o surgimento da AIDS, inicialmente associada aos grupos com comportamentos e práticas homossexuais, mas logo se expandindo para outros segmentos, desafiou modelos tradicionais de investigação e intervenção epidemiológica, propiciando novas abordagens sobre sexualidade e saúde (Parker, 1995). A epidemia da AIDS de fato impulsionou a pesquisa epidemiológica sobre diferentes aspectos da sexualidade, tais como práticas e comportamentos sexuais, percepção de risco e contaminação pelo HIV, onde a noção de vulnerabilidade é recorrente (Aquino, 2006). As implicações da infecção para o exercício da sexualidade e para as decisões reprodutivas tornou-se importante objeto de investigação, mas a ênfase dada ao papel dos parceiros sexuais ou ao contexto relacional ainda continua reduzida.

Com o crescimento da intervenção estatal sobre a sexualidade e a reprodução, as esferas do legislativo e das políticas públicas tornaram-se arenas de lutas políticas e ideológicas nas sociedades contemporâneas (Vance, 1995). A produção acadêmica que confere historicidade à sexualidade e à reprodução e problematiza modelos universais de comportamentos sexuais tem subsidiado essas lutas e contribuído para a melhor compreensão das relações complexas que se estabelecem entre Estado e sociedade.

Na perspectiva das ciências sociais, o debate teórico sobre sexualidade pode ser *grosso modo* dividido em duas vertentes.

A primeira vertente, marcada pelo essencialismo, concebe a sexualidade como "algo inerente à natureza humana, inscrito nos corpos na forma de um instinto ou energia sexual que conduz às ações. A sexualidade ora restringe-se a um mecanismo fisiológico, a serviço da reprodução da espécie, ora à manifestação de uma pulsão, de ordem psíquica, que busca se extravasar" (Heilborn e Brandão, 1999).

Na segunda vertente, chamada de construtivismo social, estão reunidas abordagens teóricas que têm em comum a concepção de que "existem formas culturalmente específicas, que o olhar ocidental chamaria de sexualidade, que envolvem contatos corporais entre pessoas do mesmo sexo ou de sexos diferentes, ligados ou não à atividade reprodutiva, que podem ter significados radicalmente distintos entre as culturas, ou mesmo entre grupos populacionais de uma determinada cultura" (Heilborn e Brandão, 1999).

Na crítica que se produziu ao determinismo biológico da sexualidade, inclui-se a recusa às explicações baseadas nas diferenças sexuais, que naturalizavam papéis sociais e justificavam a permanência de desigualdades entre mulheres e homens. Segundo Vance (1995:12), "para os pesquisadores da sexualidade, a tarefa não consiste apenas em estudar as mudanças na expressão do comportamento e atitudes sexuais, mas em examinar a relação destas mudanças com alterações de base mais profunda no modo como o gênero e a sexualidade se organizam e se inter-relacionam no âmbito de relações sociais mais amplas".

Considerando essa perspectiva, não é possível investigar questões da sexualidade e da reprodução sem articulá-las ao conceito de gênero e suas respectivas teorias (Heilborn *et al.*, 2009).

Gênero não é o mesmo que sexo

Até a década de 1970 o termo *sexo* era utilizado em artigos epidemiológicos para distinguir mulheres e homens, sendo apresentado em manuais especializados como variável individual – na clássica tríade tempo-pessoa-lugar – usada para descrever o perfil de morbimortalidade (MacMahon, 1970; Lilienfeld, Lilienfeld, 1980).

A influência do feminismo no âmbito acadêmico promoveu crítica sistemática ao essencialismo e ao viés androcêntrico das ciências. Estudos iniciais que investigavam a *mulher* – categoria empírica – foram substituídos por estudos de *gênero* – categoria analítica que rejeitava o determinismo biológico da diferença sexual e enfatizava a construção social do feminino e do masculino (Heilborn, Sorj, 1999). Na década de 1990, os *homens* foram incluídos como categoria empírica, e uma abordagem questionando o modelo hegemônico de *masculinidade* (Arilha *et al.*, 2001; Schraiber *et al.*, 2005) somou-se aos esforços de desconstrução do essencialismo. Esse campo em constituição alimentou-se também dos estudos sobre sexualidade, cuja legitimação foi favorecida pela necessidade de enfrentar a pandemia da AIDS (Parker, 1995).

A transição paradigmática dos estudos sobre *saúde da mulher* para os de *gênero e saúde* encontra-se em curso (Figura 52.1).

Essa transição se traduz na superposição de conceitos, noções e teorias, onde se misturam termos como "mulher", "gênero", "feminino" e "feminista", os quais têm significados muito distintos: "Uma 'mulher' é um indivíduo específico; 'gênero' denota relações de poder entre os sexos e refere-se tanto a homens quanto a mulheres; (...) 'feminino' refere-se a maneirismos e comportamentos idealizados das mulheres em um lugar e época específicos que podem também ser adotados por homens; e 'feminista' define uma posição ou agenda política" (Schienbinger, 2001:32).

O uso do termo "gênero" na literatura tem se dado por vezes com distorções conceituais e certo esvaziamento de seu poder heurístico quando simplesmente substitui sexo ou é usado de forma intercambiável com este último termo como sinônimo (Haig, 2004). Por isso, é importante destacar que sexo refere-se à dimensão biológica da diferença sexual, enquanto gênero é um constructo social e denota relações de poder entre os sexos, referindo-se tanto a mulheres quanto a homens (Schienbinger, 2001).

- Perspectiva materno-infantil (até início da década de 1980)
  - Mulher-mãe com ênfase na saúde das crianças (exclusivamente estudos sobre gravidez e aleitamento)
- Saúde da mulher (surge e cresce da década de 1980)
  - Da concepção à contracepção
  - Surgem temas antes "invisíveis", tais como violência contra a mulher e trabalho doméstico
- Gênero e saúde (a partir da década de 1990)
  - Surgem novos enfoques (ênfase nos aspectos relacionais e pesquisas incluindo mulheres e homens)
  - Crescem temas como violência de gênero, DST/AIDS e sexualidade, masculinidades (**e feminilidades**)

Figura 52.1 Gênero e saúde na produção acadêmica.

Por definição, "gênero" é um dos princípios de organização social: modela identidades, estrutura interações sociais, ordena estruturas sociais e embasa a distribuição de poder e recursos. É um sistema social de práticas, que cria e mantém distinções, estabelecendo relações de desigualdades com base nestas distinções (Wharton, 2005). Gênero não pode ser reduzido a uma característica individual, uma variável, mas deve ser entendido como categoria de análise, já que atravessa a vida social, em todos os níveis, e se articula a outras categorias como classe social e raça/etnia na distribuição de recursos da sociedade.

Incorporar gênero, como perspectiva de análise na Epidemiologia, implica não só descrever diferenças no adoecimento e morte entre mulheres e homens, mas explicar como diferenças sociais baseadas em gênero influenciam a saúde. Não basta incluir a variável sexo na análise – embora este seja um passo inicial necessário; é preciso que, ao construir um modelo de interpretação dos fenômenos, o conjunto de variáveis expresse relações sociais, papéis e identidades de gênero que estão potencialmente na base da determinação dos estados de saúde-doença. Isso é particularmente relevante quando se trata da reprodução e da sexualidade.

Investigando sexualidade, reprodução e saúde: aspectos metodológicos e éticos

A investigação de questões neste campo temático tem sido empreendida por várias disciplinas científicas – demografia, sociologia, antropologia, história, biologia, psicologia, medicina e saúde coletiva. O tema é compartilhado e disputado com motivações e compreensões variadas acerca do seu significado (Vance, 1995).

Escolhas metodológicas: especificidades do campo

Variados eventos e estados de saúde podem ser investigados neste campo, incluindo distúrbios menstruais, menopausa, infertilidade, tempo para engravidar, práticas contraceptivas, aborto, morbimortalidade materna, defeitos congênitos, doenças sexualmente transmissíveis, violências sexuais. Também podem ser estudadas intervenções como esterilização, histerectomias, mastectomias, entre outras.

Qualquer desenho de estudo epidemiológico, dentre os descritos na Parte 2 deste volume, pode ser utilizado, a depender da questão a ser respondida. Todavia, especificidades desse campo devem ser discutidas pelas implicações para a escolha de estratégias e técnicas metodológicas e por envolverem questões íntimas, delicadas, e práticas socialmente passíveis de condenação moral, ou mesmo ilegais.

Muitos eventos não são necessariamente doenças, enquanto outros – a exemplo da infertilidade (ESHRE Capri Workshop, 1996) – podem cursar sem sinais evidentes ou mesmo nunca motivarem a busca por cuidados médicos. Isso tem implicações para a constituição da população de estudo, já que pesquisas em serviços de saúde excluirão parcela significativa de casos, além de introduzirem fatores de confusão ou modificação de efeito de difícil solução (Weinberg, Wilcox, 2008). Casos hospitalizados têm gravidade que motivou a busca de cuidados especializados. Se a ocorrência de complicações estiver associada à posição social, deve-se ter cuidado com as inferências a partir dos resultados.

Isso pode ser ilustrado com pesquisas sobre aborto induzido de base hospitalar. No Brasil, a prática em condições de ilegalidade reforça iniquidades em saúde, já que mulheres mais pobres têm menos acesso a procedimentos seguros e estão em maior risco de complicações, de necessitarem de internação hospitalar ou até mesmo de morrerem por estas causas (Menezes *et al.*, 2006). Mulheres mais ricas e escolarizadas engravidam menos, mas quando recorrem ao aborto o fazem em condições mais seguras em clínicas privadas, estando fora das estatísticas do Sistema Único de Saúde (SUS). Como resultado, a produção científica sobre o tema reforça a relação entre aborto e pobreza, o que pode ser problematizado em estudos de base domiciliar (Menezes *et al.*, 2006).

Alguns fenômenos são mais desafiadores quando ocorrem nas chamadas "populações de difícil acesso" (*hard-to-reach populations*), como profissionais do sexo e usuários de drogas. Nessas situações torna-se difícil a identificação de marco amostral de referência e a obtenção de amostra aleatória, além da elevada probabilidade de recusa à participação. Por isso, têm-se recorrido a amostras de conveniência e a técnicas de recrutamento advindas de estudos qualitativos, tais como a de "bola de neve" (*snowball*),[2] que no Brasil foi utilizada em estudos com usuários de drogas (Lopes *et al.*, 1996), caminhoneiros (Vilarinho *et al.*, 2002) e homens que fazem sexo com homens (Gondim *et al.*, 2009).

Técnicas não probabilísticas limitam a possibilidade de inferências (Semaan *et al.*, 2002), motivando o desenvolvimento de outras técnicas, como o "*time-space sampling*"[3] (Dunn *et al.*, 1999) e o "*respondent-driven sampling*"[4] (Heckathorn, 1997). Estas estratégias foram testadas, no Brasil, em estudos com homens que fazem sexo com homens (Gondim *et al.*, 2009; Kendall *et al.*, 2008) e com profissionais do sexo (Tun *et al.*, 2008).

A própria escolha do desenho de estudo depende das características dos eventos. Alguns como o aborto espontâneo, embora frequentes, são de difícil identificação em parte significativa dos casos, já que não chegam a demandar cuidados médicos ou sequer são percebidos pelas mulheres, quando ocorrem precocemente. As dificuldades de detecção destes casos e de seu diagnóstico preciso têm implicações não apenas para sua mensuração em estudos transversais, mas contraindica a realização de estudos caso-controle, já que os fatores de risco para o aborto espontâneo mais precoce podem ser diferentes daqueles do aborto mais tardio (García-Enguídanos *et al.*, 2002).

Entretanto, estudos de caso-controle podem ser de grande utilidade quando o evento é claramente definido e identificável, especialmente se o tempo entre exposição e efeito é longo ou de duração imprecisa. Ademais, este desenho permite a investigação de múltiplos fatores de exposição, o que foi efetuado em estudos sobre determinantes da histerectomia (Barreto-de-Araújo, 2002) e do arrependimento pós-laqueadura tubária (Ludermir *et al.*, 2009).

Deve-se considerar que, quando abordados fenômenos reprodutivos, o tempo entre a exposição e o efeito é, muitas vezes, curto, e por esta razão os estudos de coorte assumem papel importante na Epidemiologia Reprodutiva (Weinberg, Wilcox, 2008). Exemplo é a pesquisa sobre violência doméstica na gravidez e ocorrência de depressão pós-parto em chinesas (Leung *et al.*, 2002).

Sem dúvida, os estudos observacionais mais frequentes são de corte transversal e têm contribuído para manter diagnóstico atualizado de padrões de comportamento sexual e reprodutivo que embasam políticas de saúde (Brasil, 2005; Berquó, 2008; Berquó *et al.*, 2008). Mais adiante o uso de inquéritos para o monitoramento de políticas será apresentado.

Estudos experimentais são usados para avaliação de eficácia e efetividade de medicamentos, contraceptivos, intervenções sociais e educativas na atenção à saúde sexual e reprodutiva (Campbell *et al.*, 1999). São exemplos a comparação entre efetividade e segurança do misoprostol por via sublingual e vaginal na indução do parto com feto vivo (Moraes Filho *et al.*, 2005) e a avaliação do impacto da integração de ações educativas e de saúde sexual e reprodutiva em escolas da Bahia (Magnani *et al.*, 2001). Em estudos desse tipo, cuidados éticos devem ser redobrados, para evitar intervenções com mais danos que benefícios (Correa, 1998).

Desafios ao investigar temas sensíveis

Muitos fenômenos relativos à sexualidade e à reprodução não são diretamente observáveis e dependem da declaração dos sujeitos, permeada por aspectos culturais e influenciada pelo gênero. Pesquisas sobre comportamentos sexuais de diferentes países evidenciaram diferenças sistemáticas entre declarações do número de parceiros por homens e mulheres, com eles sempre registrando valores mais altos do que elas. Segundo Bozon (2004), diferenças no sentido atribuído à noção de parceiro sexual fazem com que as mulheres efetuem contagem precisa dos parceiros com quem se relacionaram por certo tempo, enquanto os homens fornecem um número aproximado de pessoas com quem tiveram experiências sexuais, ainda que breves ou episódicas.

Muitos temas são considerados "sensíveis", "delicados", de difícil declaração especialmente em pesquisas quantitativas. Sua investigação envolve aspectos íntimos e privados ou remetem a enfermidades, atitudes ou práticas socialmente estigmatizadas. Exemplos incluem o aborto induzido, a violência doméstica, a infecção pelo HIV. Nessas circunstâncias, aspectos metodológicos estão imbricados aos éticos e sua inter-relação influencia os resultados das pesquisas (Schraiber *et al.*, 2009).

Um problema crucial nesse campo de investigação é a subdeclaração. Por exemplo, em pesquisas sobre aborto provocado, seja pela omissão deliberada da gravidez ou pela declaração do aborto induzido como espontâneo (Barreto *et al.*, 1992). Mas pode decorrer a interpretação de que o uso de chás e substâncias abortivas é uma forma de regularização da menstruação, para "baixar as regras" (Menezes, Aquino, 2009). Em contrapartida, sobretudo se o questionário não inclui pergunta confirmando a gravidez, pode haver superestimação da prática, quando, ao recorrer a beberagens de eficácia duvidosa, as mulheres acreditam ter provocado o aborto, quando na realidade a mens-

[2] Solicita-se a indivíduos da população-alvo que identifiquem outros com as mesmas características, fazendo-se o mesmo para cada pessoa recrutada até atingir o número desejado (Kendall *et al.*, 2008).

[3] Parte do mapeamento exaustivo de lugares frequentados pela população-alvo, com amostragem aleatória de dias, horas e espaços de onde serão sorteados indivíduos para a amostra (Kendall *et al.*, 2008).

[4] Inspirada na "*small world theory*", parte da Teoria das Redes (ver Capítulo 26), na qual qualquer pessoa é associada a todas as demais através de 6 intermediários (Platt *et al.*, 2006). Considera sujeitos iniciais como "sementes" que formam rede de referências. Informações sobre recrutados e suas inter-relações permitem o cálculo de probabilidades de seleção e controle na análise da tendência a recrutar pessoas similares.

truação ocorreu após atraso fisiológico. Outro exemplo: pesquisas sobre violência documentam dificuldades morais, emocionais e materiais das mulheres em relatá-la, incluindo sentimentos de vergonha ou humilhação, receio de serem responsabilizadas pela agressão, temor pela própria segurança e a de seus filhos (Schraiber *et al.*, 2009).

A possibilidade de relato fidedigno varia com estratégias e técnicas utilizadas para obtenção da informação, local da entrevista, características do entrevistador e formulação da questão (Barreto *et al.*, 1992). A aproximação de tais objetos pressupõe especial planejamento do trabalho de campo, para antecipar dificuldades e como lidar com elas.

O questionário requer vocabulário culturalmente adequado, considerando que práticas ligadas à sexualidade e à reprodução costumam ser designadas distintamente, a depender do meio cultural. Recomenda-se evitar termos técnicos, mas igualmente gírias e expressões populares, que podem anular a neutralidade e o distanciamento necessários entre entrevistador e entrevistado. É melhor optar pela descrição dos fenômenos (Aquino *et al.*, 2006). Nas pesquisas sobre violência, pergunta-se sobre agressões físicas, psicológicas ou sexuais (Schraiber *et al.*, 2007), porque estas podem não ser interpretadas como atos violentos pelas entrevistadas (Schraiber *et al.*, 2009).

Outra estratégia é a realização de perguntas no questionário que permitam distinguir os significados atribuídos aos eventos. Na Pesquisa GRAVAD, ao se investigar o "ficar"[5] entre jovens de três capitais brasileiras, perguntou-se sobre práticas envolvidas na primeira vez em que isso havia acontecido, constatando-se variações importantes entre mulheres e homens, a depender da localidade e da posição social (Bozon & Heilborn, 2006).

A ordenação das questões deve evitar inserção abrupta de temas sensíveis, propiciando prévia empatia entre entrevistadores e entrevistados. Por exemplo, investigando-se o aborto provocado pode-se indagar, inicialmente, sobre gravidezes, se pretendidas ou não, e finalmente sobre seus resultados (Heilborn *et al.*, 2006). Cuidado essencial é evitar termos estigmatizantes (p. ex., estupro ou prostituição) ou que criem situações de constrangimento para a pessoa entrevistada (p. ex., perguntando sobre a perda de um filho a mulheres que supostamente provocaram um aborto).

Questionários autoaplicáveis asseguram a confidencialidade das informações, mas dependem do nível de escolaridade da pessoa entrevistada.

A fidedignidade do relato pode ser favorecida ao se evitar na entrevista o conhecimento das respostas pelo entrevistador, por meio de questionários autoaplicáveis, cartões de respostas pré-codificadas ou procedimentos como a Técnica de Resposta ao Azar[6] e o Método da Urna.[7] Estes últimos foram aplicados no Brasil para estimar a subdeclaração do aborto provocado (Olinto, Moreira Filho, 2004; Silva, Morrel, 2002; Diniz, Medeiros, 2010).

O cartão de resposta, preenchido anonimamente, foi utilizado em estudo mundial sobre violência contra mulheres (WHO, 2005), para estimar a subdeclaração de abuso sexual na infância. Além da pergunta[8] direta durante entrevista face a face, ao final solicitou-se às entrevistadas que marcassem "sim" ou "não" em cartão com duas faces de menina (respectivamente feliz e triste), depois guardado em envelope sem identificação.

Aspecto fundamental para fidedignidade das respostas consiste na criação de ambiente adequado que garanta a privacidade (Schraiber *et al.*, 2009). Pressupõe igualmente a seleção de entrevistadores, com base na experiência, na formação, na idade e no sexo, seguida de cuidadoso treinamento para assegurar o respeito ao sigilo da informação e a não emissão de juízos de valor durante a entrevista. Recomenda-se que, além de atender a critérios técnicos, os entrevistadores sejam especialmente capazes de ao mesmo tempo manter o distanciamento necessário à produção científica e assegurar o apoio em situações de revelação de práticas ou de exposição a riscos.

Em pesquisas sobre violência contra mulheres é frequente a mobilização de fortes emoções quando experiências dramáticas são revividas e relatadas, muitas vezes pela primeira vez. Em estudo multicêntrico (Schraiber *et al.*, 2009), 23% das entrevistadas nunca haviam relatado a violência. As entrevistadoras podem ter vivido (ou partilhado com mulheres próximas) experiências semelhantes às relatadas nas entrevistas, redobrando a carga emocional. Por isto, deve-se evitar a inclusão de questões sobre violência, bem como sobre outros temas sensíveis, de forma abreviada e superficial em pesquisas mais amplas.

Para assegurar a confidencialidade recomenda-se evitar a identificação das entrevistadas no questionário. Quando estritamente necessário, pode-se utilizar código numérico cuja chave esteja separada do instrumento. Deve-se manter o termo de consentimento livre e esclarecido (TCLE) e a ficha de identificação em local diferente do questionário.

Em certas circunstâncias, a assinatura do TCLE é desaconselhável, já que ao fazê-lo a pessoa estaria reconhecendo formalmente condições potencialmente estigmatizantes (p. ex., soropositividade pelo HIV) ou práticas moralmente condenáveis (p. ex., profissionais do sexo) ou ilegais (aborto provocado). Isso deve estar justificado no protocolo submetido ao sistema de regulação ética para aprovação antes do início do campo.

Esses desafios não devem desestimular a investigação de temas sensíveis que constituem problemas de saúde pública, já que os conhecimentos produzidos podem embasar políticas capazes de assegurar direitos sexuais e reprodutivos, além de qualificar o debate sobre essas questões na sociedade.

Enfoques inovadores no estudo da sexualidade e reprodução

Enfoque que pode enriquecer as análises considera que, para muitos aspectos reprodutivos, a unidade adequada de estudo é o casal e não o indivíduo. A infertilidade é bom exemplo, já que, para sua investigação, é necessário não apenas contemplar cada um dos integrantes do casal, mas a própria interação biológica e social envolvida (ESHRE Capri Workshop, 1996). A mulher carrega a gravidez e em seu corpo se processam as transformações necessárias ao desenvolvimento do feto, mas metade do material genético nuclear provém do pai, e o genoma paterno é crucial para o desenvolvimento da placenta (Weinberg, Wilcox, 2008). Mais ainda, a reprodução envolve relações sociais, antes de tudo entre os parceiros, as quais são mediadas por aspectos culturais e moldadas pelo gênero. Desse modo, exposições e características do pai e da mãe são importantes para o desenho e para a interpretação dos estudos de fertilidade ou de resultados de gravidez. Muitas vezes é necessário, ou no mínimo enriquecedor, considerar como unidade de análise o par e não o indivíduo.

---

[5] Relacionamento afetivo-sexual sem compromisso entre parceiros.

[6] Técnica probabilística para estudo de situações estigmatizantes ou ilegais, com total desconhecimento da resposta pelo entrevistador (Silva, 1993).

[7] Deposita-se em urna a resposta em cédula com linguagem simples e não identificada.

[8] Se havia sido alguma vez tocada sexualmente ou feito algo sexual que não quisesse antes dos 15 anos.

Igualmente, estudos sobre sexualidade devem considerar que práticas sexuais são sobretudo relacionais, onde se dão processos de negociação e de decisão entre parceiros, seja em relações hetero ou homossexuais (Arilha, 1999; Bajos, Ferrand, 2002). Na iniciação sexual, os casais tendem a ser homogâmicos,[9] exceto quanto à idade, já que é frequente que tanto homens quanto mulheres se iniciem com pessoas mais velhas e experientes (Bozon, Heilborn, 2006). Contudo, mulheres geralmente têm suas primeiras relações sexuais com homens bem mais velhos, em relacionamentos estáveis, de namoro ou casamento. Diferenças de idade entre parceiros podem atuar como fatores que dificultam ou facilitam a conversa e/ou negociação do uso de contracepção ou de proteção para as DST, tanto para homens quanto para mulheres (Heilborn *et al.*, 2006).

A adoção de métodos contraceptivos ou de proteção contra as doenças sexualmente transmissíveis é também condicionada pela natureza do relacionamento. Relações sexuais são mais protegidas quando não há compromisso estabelecido, enquanto nas relações estáveis há relaxamento das medidas preventivas (Heilborn *et al.*, 2006).

Tradicionalmente ausentes dos estudos epidemiológicos sobre reprodução, os homens não são meros coadjuvantes, mas atores importantes nas questões reprodutivas. A subordinação das mulheres resulta na adoção de métodos de preferência dos parceiros, especialmente quando não há diálogo entre eles (Bajos, Ferrand, 2002). A gravidez pode servir para testar a autenticidade dos sentimentos dos parceiros, obter "prova de amor", oficializar, estabilizar ou romper a relação (Le Van, 1997).

Quando se trata das decisões de levar adiante ou interromper uma gravidez, a influência dos parceiros tem sido relato constante, sobretudo dos próprios homens ao serem diretamente entrevistados (Coleman, Nelson, 1999; Bajos, Ferrand, 2002). E se a decisão for pelo aborto, a participação masculina pode dar-se desde a busca de informação sobre meios e locais para realização do procedimento, o pagamento da intervenção, até a presença junto à parceira no momento em que este ocorre e o suporte emocional durante o processo (Almeida, 1999).

Por tudo isso, justifica-se a incorporação dos homens na investigação de fenômenos reprodutivos, bem como na organização da assistência (Arilha, 1999; Schraiber *et al.*, 2005).

Decisões na esfera da reprodução e da sexualidade incluem outros atores, como pares e familiares. Especialmente entre jovens sem independência financeira, o apoio da família (na maioria das vezes a da moça), assegurando residência, sustento ou cuidado da criança, influencia o desfecho da gravidez (Menezes *et al.*, 2006).

Não se pode desconsiderar a influência de modelos familiares no padrão reprodutivo ou de uso de contracepção (Bajos, Ferrand, 2002). Moças cujas mães tiveram seu primeiro filho na adolescência têm mais chance de engravidar antes dos vinte anos (Almeida, Aquino, 2009), o que poderia contribuir para a reprodução da pobreza. Entretanto, esta associação desaparece quando ajustada pelo nível de escolaridade da jovem, evidenciando o papel das políticas públicas para compensar desvantagens de origem.

Abordagem promissora – que vem sendo incorporada aos estudos epidemiológicos sobre doenças crônicas não transmissíveis, mas ainda se dá de modo restrito no estudo da sexualidade e da reprodução – é a perspectiva de curso de vida (ver Capítulo 40). Tem como premissa que "variados fatores biológicos e sociais ao longo da vida, de modo independente, cumulativo e interativo, influenciam a saúde e a doença" (Kuh, Hardy, 2003:5). Identificar essas "trilhas" de causalidade pode esclarecer o tipo e o momento adequado de intervenções, aumentando o impacto sobre a saúde.

Qualquer abordagem que incorpore a perspectiva de curso de vida envolve a análise das relações entre biografias individuais e seus contextos socioculturais. Em estudos epidemiológicos, a posição dos sujeitos em seus cursos de vida pode ser demarcada por variáveis biológicas, psicológicas, sociais e culturais, para reconstruir trajetórias sexuais, reprodutivas e contraceptivas que sejam relacionadas com as trajetórias sociais. A adoção do modelo tem implicações tanto para a construção do questionário quanto para a análise e interpretação dos resultados (Mishra *et al.*, 2010).

O esforço de incorporar a abordagem de curso de vida nos estudos sobre sexualidade e reprodução enriquece a análise mas exige apreciação crítica da literatura, onde se identificam os principais limites:

- ênfase nos aspectos biológicos: hormonais, metabólicos, genéticos;
- ênfase na relação entre vida intrauterina e infância com a vida adulta tardia, havendo uma lacuna nos processos que se dão em etapas intermediárias, tais como adolescência e juventude;
- forte influência da perspectiva materno-infantil e a presença de vieses de gênero.

Tratando-se de abordagem em desenvolvimento, muitos desafios conceituais e metodológicos se colocam, especialmente quando se pretende trazer contribuições de disciplinas que não utilizam métodos quantitativos de investigação. Nesse sentido, interessa particularmente aos epidemiologistas o diálogo com a demografia e a sociologia (Stolk *et al.*, 2009).

Epidemiologia aplicada à vigilância de óbitos em idade reprodutiva

Em suas origens, a vigilância epidemiológica dedicava-se exclusivamente às doenças transmissíveis, mas mudanças nos padrões de adoecimento ampliaram o espectro inicial e, atualmente, outros problemas de saúde são passíveis de notificação e investigação.

A vigilância das doenças sexualmente transmissíveis ganhou relevância com a expansão da epidemia da AIDS. No Brasil, as dificuldades iniciais para identificação de casos foram relativizadas pela distribuição gratuita de antirretrovirais, e o programa nacional de controle desta doença é reconhecido internacionalmente (Greco, Simão, 2007; Okie, 2006).

Em países desenvolvidos, programas de vigilância epidemiológica de eventos ligados à reprodução tendem a enfocar prioritariamente as malformações congênitas (Merril, 2010). Têm como propósito identificar precocemente *clusters* de casos expostos a fatores que possam ser removidos antes que muitos bebês sejam acometidos. Exemplo consagrado é a investigação sistemática de óbitos em idade reprodutiva para identificar "mortes maternas".[10] Estas são expressão de grave violação dos

[9] Pertencem à mesma classe social, ao mesmo grupo racial e étnico, moram em áreas geográficas próximas, compartilham valores e práticas (Kaufmann, 2007).

[10] "*Morte de uma mulher durante a gestação ou dentro de um período de 42 dias após o término da gestação, independente da duração ou da localização da gravidez, devido a qualquer causa ou relacionada com a gravidez ou agravada por ela ou por medidas em relação a ela, porém não devida a causas acidentais ou incidentais*" (WHO, 1995).

direitos reprodutivos das mulheres, por acometê-las ainda jovens e serem quase inteiramente evitáveis pela atenção adequada e oportuna (Islam, Yoshida, 2009).

O conhecimento sobre sua real magnitude é dificultado pelo preenchimento incorreto ou incompleto do atestado de óbito, ou mesmo pela ausência de registro do próprio óbito nos sistemas oficiais de informação (WHO, 2007). Tal situação tem motivado estudos para corrigir lacunas nas estatísticas, sendo indicados para a investigação dos óbitos maternos o Método das Irmãs e o método RAMOS (*Reproductive Age Mortality Survey*) (Laurenti, 1988).

O *método indireto das irmãs* (Graham, 1986) estima a mortalidade materna a partir de inquéritos de base populacional, indagando-se a homens e mulheres entrevistados o número de irmãs nascidas da mesma mãe que sobreviveram até 15 anos ou viveram em união; destas quantas permanecem vivas e quantas morreram, particularmente durante gravidez ou parto, ou nas 6 semanas após o término da gravidez. Tem como limites não permitir a identificação da causa da morte; a produção de estimativas das mortes maternas ocorridas, geralmente 10 a 12 anos antes do inquérito; e a inadequação de seu uso em áreas geográficas com movimentos migratórios intensos. Variante deste, o *método direto das irmãs*, apesar de requerer amostras maiores, tem como grande vantagem um período de referência menor. Aos entrevistados de ambos os sexos indaga-se sobre a existência de irmãos e irmãs nascidos da mesma mãe, identificando-se o sexo, a data de nascimento e, quando pertinente, a data da morte. Caso haja irmãs que morreram em idade reprodutiva, é perguntado se os óbitos relacionam-se à gravidez, parto ou se ocorreram até 12 meses após término de gravidez.

No *método RAMOS* são examinadas todas as fontes para detecção de mortes maternas e, por essa razão, ele é considerado como padrão-ouro para o estudo da mortalidade materna (Laurenti, 1988). São investigadas todas as mortes em idade reprodutiva, buscando-se complementar os dados das declarações de óbito com aqueles oriundos de prontuários e outros registros de saúde, incluindo laudos periciais de mortes violentas ou não hospitalares. Informações adicionais são obtidas de entrevistas com familiares (Brasil, 2002). É possível assim estimar a cobertura e a fidedignidade do sistema oficial de informações.

O cálculo da Razão de Mortalidade Materna (RMM) é efetuado pela divisão do número de óbitos maternos pelo número de nascidos vivos,[11] no mesmo período e na mesma localidade (Laurenti, 1988). Inclui apenas os óbitos até 42 dias após o término da gestação, por causas obstétricas diretas (complicações da gravidez, parto e puerpério), indiretas (resultantes de doenças prévias) ou não especificadas se indiretas ou diretas. Com os avanços terapêuticos que resultam em maior sobrevida das mulheres com complicações, levando-as a morrer depois do puerpério precoce, calcula-se também a RMM tardia (entre 42 dias até 1 ano após o fim da gravidez). Pode-se estimar a razão de sequelas de morte maternas (código O97), atualmente abrangendo as mortes obstétricas diretas, ocorridas após 1 ano do fim da gravidez.

Mortes de grávidas por homicídios e suicídios não estão incluídas na mortalidade materna, por serem classificadas entre as causas externas. Tem sido sugerida a criação de código para classificá-las, desde que confirmada sua associação à condição gravídica ou puerperal (Valongueiro, Antunes, 2009).

[11] O uso de nascidos vivos no denominador justifica-se pela impossibilidade de obtenção do número de mulheres que engravidaram no período.

Para estimativas mais realistas, têm sido propostos fatores de correção das taxas oficiais de mortalidade materna. No Brasil, o Ministério da Saúde recomenda o fator de 1,4, resultante de investigação em capitais brasileiras e no Distrito Federal (Laurenti *et al.*, 2004).

Várias iniciativas governamentais visam aprimorar o sistema de informações e institucionalizar a vigilância e o controle de óbitos maternos nos estados e municípios. Em 1999, a Portaria n.º 1.399 estabeleceu a vigilância epidemiológica da mortalidade infantil e materna como de atribuição do município. Em 2003, segundo a Portaria n.º 63, o óbito materno passou a ser considerado evento de notificação compulsória, sendo obrigatória a investigação de todas as mortes de mulheres em idade fértil. Em 8 de março de 2006, o combate à morte materna alçou a condição de política do Estado, com o lançamento do Pacto Nacional pela Redução da Mortalidade Materna e Neonatal.

Epidemiologia aplicada ao monitoramento de políticas públicas em saúde sexual e reprodutiva

O interesse sobre sexualidade, reprodução e saúde nas políticas públicas vem aumentando, desde a década de 1990, por influência das Conferências Internacionais sobre População e Desenvolvimento, no Cairo, 1994, e sobre a Mulher, em Beijing, 1995 (Themis, 1997). Nesses foros, emergiram conceitos como direitos reprodutivos, direitos sexuais, saúde reprodutiva e saúde sexual, cujas definições encontram-se na Figura 52.2.

Os países signatários dos documentos finais dessas Conferências, entre eles o Brasil, comprometeram-se a assegurar um conjunto de direitos, incluindo o atendimento à saúde sexual e reprodutiva, o que tem resultado em várias políticas e ações governamentais.

Para monitorar os avanços dessas iniciativas, a seleção de indicadores comparáveis nacional e internacionalmente passou a ter prioridade (Cavenaghi, 2006). O detalhamento de indicadores de saúde sexual e reprodutiva, na perspectiva da equidade de gênero, tem sido empreendido por agências internacionais, instituições acadêmicas, organizações governamentais e não governamentais, instâncias dos movimentos de mulheres e de defesa dos direitos sexuais e reprodutivos (WHO, 1998; WHO, 2006; Vilela, 2006). No Brasil, esses esforços resultaram na criação de Comitê Temático de Saúde Sexual e Reprodutiva na Rede Interagencial de Informações para a Saúde (RIPSA).[12]

Na literatura internacional registram-se esforços de construção de indicadores sintéticos que reflitam as desigualdades de gênero. Cita-se o Índice de Desenvolvimento ajustado ao Gênero (IDG) (PNUD, 2002), inspirado no Índice de Desenvolvimento Humano (IDH), que pretende expressar conquistas para a equidade de gênero, em três dimensões:

- vida longa e saudável, medida pela esperança de vida ao nascer;
- conhecimento, medido pela taxas de alfabetização de adultos e de escolarização bruta combinada do primário, secundário e superior;
- nível de vida digno, medido pelo rendimento auferido estimado.

[12] www.ripsa.org.br

Direitos reprodutivos	Têm por base o reconhecimento do direito fundamental de todos os casais e indivíduos de decidir livre e responsavelmente o número de filhos e o intervalo entre eles e de dispor da informação e dos meios para tal e o direito de alcançar o nível mais elevado de saúde sexual e reprodutiva. Inclui também tomar decisões referentes à reprodução sem sofrer discriminação, coações nem violência.
Direitos sexuais	Englobam o direito de ser livre de coerção, discriminação e violência, para obter o mais alto padrão de saúde sexual, incluindo o acesso a serviços de saúde sexual e reprodutiva, informações e educação em sexualidade; manter a integridade corporal; escolher parceiros; decidir ser sexualmente ativo ou não; manter relações sexuais consensuais; estabelecer união consensual; decidir se quer ou não, e quando ter filhos, e alcançar vida sexual satisfatória, segura e prazerosa.
Saúde reprodutiva	Estado de completo bem-estar físico, mental e social e não meramente a ausência de doença ou enfermidade, em todos os assuntos relativos ao sistema reprodutivo e às suas funções e processos.
Saúde sexual	Estado de bem-estar físico, emocional, mental e social em relação à sexualidade, não apenas ausência de doença, disfunção ou enfermidade. Requer abordagem positiva e respeitosa com a sexualidade e as relações sexuais, bem como a possibilidade de ter prazer e experiências sexuais seguras, livres de coerção, discriminação e violência.

Fonte: Themis, 1997; WHO, 2006.

Figura 52.2 Definição de conceitos adotados pelos governos a partir das Conferências Internacionais da década de 1990.

A amplitude do espectro dos indicadores depende da perspectiva conceitual, mas principalmente da disponibilidade de dados, sendo importante conhecer a abrangência e a periodicidade das fontes de informação. Há no país grandes bases de dados nacionais, sendo algumas de particular interesse para este campo temático (Figura 52.3).

Inquéritos sobre fecundidade e comportamento sexual

Além de dados rotineiros, esforços para o controle da epidemia da AIDS e para implementar serviços de saúde sexual e re-

	NOME DA BASE	TIPO DE DADOS
SIM	Sistema de Informação de Mortalidade	Dados sobre óbitos (causa básica, data, local de ocorrência) e sobre o indivíduo que faleceu (idade, sexo, cor/raça, estado civil, escolaridade, ocupação e município de residência)
SINASC	Sistema de Informação de Nascidos Vivos	Dados sobre nascidos vivos (peso ao nascer, duração da gestação, tipo de parto, idade da mãe e paridade, cor/raça, sexo)
SIH-SUS	Sistema de Informações Hospitalares	Dados sobre internações em hospitais públicos ou privados conveniados ao SUS
SIA-SUS	Sistema de Informações Ambulatoriais	Dados sobre atendimentos ambulatoriais médicos e odontológicos, vacinas e realização de exames laboratoriais
SINAN	Sistema Nacional de Agravos de Notificação	Dados sobre agravos de notificação compulsória
SISCOLO/SISMAMA	Sistema de Informação do Câncer do Colo do Útero/Sistema de Informação do Câncer de Mama	Dados sobre exames citopatológicos e histopatológicos no Programa Nacional de Controle do Câncer do Colo do Útero e de Mama
SISPRENATAL	Sistema de Acompanhamento de Gestantes	Dados sobre gestantes atendidas no Programa de Humanização no Pré-Natal e Nascimento
SICLOM	Sistema de Controle Logístico de Medicamentos	Dados sobre fornecimento e dispensação de medicamentos antirretrovirais
SISCEL	Sistema de Controle de Exames Laboratoriais	Dados sobre contagem de linfócitos T CD4, para indicação de tratamento; número de exames por paciente em terapia antirretroviral

Disponíveis em http://www.datasus.gov.br e http://sistemas.aids.gov.br/monitoraids/

Figura 52.3 Grandes bases de dados nacionais úteis para o estudo da sexualidade e da reprodução.

ANO	TÍTULO	COBERTURA GEOGRÁFICA/POPULAÇÃO
1986	Pesquisa Nacional de Saúde Materno-Infantil e Planejamento Familiar (PNSMIPF-1986) (BEMFAM/IRD)	Estimativas independentes para 6 regiões geográficas, áreas urbanas e rurais do Nordeste, e SP, RJ e MG. Mulheres de 15 a 44 anos.
1991	Pesquisa sobre Saúde Familiar no Nordeste (BEMFAM/DHS) PSFNe-1991	Nordeste, áreas urbanas e rurais e para cada estado independente. Mulheres de 15 a 49 anos de idade e uma amostra dos maridos.
1996	Pesquisa Nacional sobre Demografia e Saúde (PNDS-1996), coordenado pela BENFAM/DHS, com o apoio de IBGE, USAID, FNUAP, MS e UNICEF	Estimativas independentes para Rio de Janeiro, São Paulo, Sul, Centro-Leste, Nordeste, Norte (área urbana) e Centro-Oeste, e para MG, RN, BA, PE, CE e RS. Mulheres (15 a 49 anos) e homens (15 a 59 anos).
1998	Comportamento sexual da população brasileira e percepções do HIV/AIDS (MS/CEBRAP)	Áreas urbanas de 169 microrregiões do Brasil: RS, SC, PN, SP e RJ, MG, ES, GO, MT e MS. Ambos os sexos, de 65 anos.
2000	Juventudes e sexualidades (UNESCO; MEC; MS/Coord. Nac. DST/AIDS; Secretaria Especial de Políticas para as Mulheres e Instituto Ayrton Senna)	Belém, Cuiabá, Florianópolis, Fortaleza, Goiânia, Maceió, Manaus, Porto Alegre, Recife, Rio de Janeiro, Salvador, São Paulo e Vitória. Alunas(os) de 10 a 24 anos do ensino fundamental e médio de escolas públicas e privadas; pais e professores.
2002	GRAVAD – *Gravidez na Adolescência:* Estudo Multicêntrico sobre Jovens, Sexualidade e Reprodução no Brasil (UFBA, UERJ, UFRGS). Apoio: Fundação Ford	Capitais brasileiras: Salvador (BA), Rio de Janeiro (RJ) e Porto Alegre (RS). Jovens de ambos os sexos com idade de 24 anos.
2003	Pesquisa com a população sexualmente ativa – Ministério da Saúde/Ibope	Amostra representativa da população brasileira sexualmente ativa nos últimos 6 meses, com 14 anos e mais.
2004	Conhecimentos, atitudes e práticas na população brasileira (PN-DST/AIDS)	Amostra representativa de todos os estados brasileiros. Homens e mulheres de 15 a 54 anos.
2005	Comportamento Sexual da População Brasileira e Percepções do HIV/AIDS (MS/CEBRAP)	Áreas urbanas de 169 microrregiões do Brasil. Ambos os sexos, de 16 a 65 anos.
2006	Pesquisa Nacional sobre Demografia e Saúde da Criança e da Mulher (CEBRAP/MS)	Representatividade nacional, 5 microrregiões, urbano-rural. Mulheres de 15 a 49 anos de idade e filhos menores de 5 anos.
2008	Conhecimentos, atitudes e práticas na população brasileira (PN-DST/AIDS)	Todos as regiões do país, em situação urbana e rural. Ambos os sexos, de 15 a 64 anos.

Figura 52.4 Inquéritos nacionais sobre sexualidade e reprodução.

produtiva têm motivado a realização de inquéritos populacionais sobre fecundidade e comportamento sexual, especialmente sobre práticas consideradas de risco para as DST/AIDS.

Pesquisas quantitativas sobre fecundidade e sexualidade não são exatamente novas em países europeus e nos EUA.[13] Ao final dos anos 1960 e início dos 70, uma geração de pesquisas pretendeu investigar as primeiras experiências sexuais de adolescentes e jovens e o uso de anticoncepção em casamentos adultos (Bozon, 2006).

No final dos anos 1980 e início dos 90, as pesquisas passaram a refletir a preocupação com as consequências para a saúde de uma sexualidade de risco, em plena epidemia da AIDS. O interesse recaiu sobre a multiparceria, especialmente entre homossexuais, praticamente ausentes das pesquisas anteriores. As consequências "nocivas" da sexualidade também se expressavam na gravidez adolescente, tratada como problema social e de saúde (Heilborn *et al.*, 2007).

As pesquisas vêm ampliando a concepção de sexualidade e sua relação com a saúde. A ênfase na noção de risco tem menos centralidade, buscando-se contextualizar os comportamentos e situá-los no curso de vida dos sujeitos (Bozon, 2006). O envelhecimento populacional vem postergando o exercício da sexualidade para etapas mais tardias da vida. As uniões conjugais são menos duradouras e os indivíduos constituem mais de um matrimônio ao longo da vida, além de manterem relacionamentos afetivo-sexuais sem estarem casados. Sob esta ótica, ganham relevância as relações de gênero modelando a interação sexual e emerge a preocupação com a negociação entre parceiros, inclusive para a adoção de práticas de proteção. A relação entre saúde e sexualidade passa a ser entendida como influência recíproca, tanto o estado de saúde conformando (e mesmo limitando) a atividade sexual, quanto esta influenciando a saúde e o bem-estar físico e mental.

No Brasil, as primeiras pesquisas em âmbito nacional foram realizadas pela BEMFAM, em parceria com a Macro International (Berquó, 2008), nas décadas de 1980 e 90 (Figura 52.4). Posteriormente, o Ministério da Saúde assumiu a liderança na realização de inquéritos nacionais, tais como a Pesquisa Nacional de Demografia e Saúde, de 2006 (Brasil, 2009), as duas versões da pesquisa sobre Comportamento Sexual da População Brasileira (Berquó *et al.*, 2008) e da Pesquisa de Conhecimento, Atitudes e Práticas na População Brasileira (Brasil, 2005).

Resultados desses inquéritos permitem acompanhar tendências da fecundidade, dos comportamentos sexuais, da percepção de risco, do uso de contracepção e proteção para as DST/AIDS.

[13] Considera-se como marco os estudos de Kinsey em 1948 e em 1953, sobre a vida sexual de homens e mulheres (Bozon, 2006).

É possível observar que o uso de contraceptivos por mulheres unidas vem aumentando de 65,8% em 1986 a 76,7% em 1996 e a 80,6% em 2006 (Brasil, 1987, 1997 e 2009). A esterilização feminina, que vinha crescendo e passara de 26,9% em 1986 a 40,1% em 1996, caiu em 2006 para 29,1%, o que é ainda alto, mas reflete a ampliação da oferta de anticonceptivos e a regulação legal que culminou com a Lei do Planejamento Familiar, n.º 9.263, em 1996.

O uso de preservativos cresceu em todos os tipos de parcerias, mas foi maior entre as eventuais e particularmente entre os mais jovens (Berquó *et al.*, 2008), orientando as prioridades de ação para grupos ainda vulneráveis, como mulheres casadas e adultos com 60 anos e mais.

É possível constatar em 2006 a universalização do parto hospitalar (98,4%) e da atenção pré-natal (98,7%), mas persistem sérios problemas de qualidade, com 20% das gestantes sem cobertura de vacina antitetânica e cerca de 40% delas sem informações sobre a maternidade onde realizar o parto (Brasil, 2009). Alta proporção de partos cesáreos (43,8%) combina-se com a permanência de práticas que deveriam estar abolidas, tais como a episiotomia (71,6%); e se apenas 30,4% das mulheres têm alívio da dor durante o parto, a presença de acompanhante só é assegurada para 16,3% das parturientes (Brasil, 2009).

Comentários finais

O presente capítulo representa esforço inicial para preencher lacuna nos manuais didáticos da Epidemiologia, reunindo expressiva literatura sobre sexualidade, reprodução e saúde, que se encontra dispersa.

Propõe ampliar a visão do tema, superando a ênfase na dimensão biológica dos fenômenos. Ao incorporar a perspectiva da construção social da sexualidade e da reprodução, destaca a necessidade de adotar o gênero como categoria de análise, ferramenta conceitual que enriquece as análises, evidencia desigualdades sociais e embasa a adoção de políticas de equidade e justiça social. Neste sentido, distingue-se do tratamento habitual de gênero como equivalente ao sexo e recusa a mera descrição de diferenças entre homens e mulheres para propor uma compreensão mais ampliada e complexa dos fenômenos em saúde.

A busca de diálogo interdisciplinar para construir arcabouços teóricos e ferramentas metodológicas adequadas é valorizada com exemplos de abordagens inovadoras no tratamento de questões sensíveis e desafiadoras, onde os aspectos metodológicos estão profundamente imbricados aos aspectos éticos. Muitos tópicos abordados, embora diretamente relacionados com a produção de conhecimentos, aplicam-se à reflexão no âmbito das políticas e dos serviços de saúde. Desse modo, pode ser útil para estudantes, pesquisadores, ativistas, gestores e profissionais de saúde que atuam ou têm interesse neste (novo) campo temático.

Referências bibliográficas

Almeida, CC. O lugar dos homens na contracepção. In: Silva, DPM (org.). *Novos contornos no espaço social: gênero, geração e etnia.* Rio de Janeiro: UERJ; NAPE, 1999. p. 23-30.

Almeida MC, Aquino EM. The role of education level in the intergenerational pattern of adolescent pregnancy in Brazil. *Int Perspect Sex Reprod Health* 35(3):139-46, 2009 Sep.

Aquino, EML. Gênero e saúde: perfil e tendências da produção científica no Brasil. *Rev Saúde Pública*, 40(n.º esp):121-132, ago 2006.

Aquino EML, Araújo MJ, Almeida MCC. Pesquisa Gravad: aspectos metodológicos, operacionais e éticos. In: Heilborn ML *et al* (org.). *O aprendizado da sexualidade: um estudo sobre reprodução e trajetórias sociais de jovens brasileiros.* Rio de Janeiro: Fiocruz; Garamond, 2006. Cap. 3. pp.98-136.

Arilha M. Homens, saúde reprodutiva e gênero: o desafio da inclusão. In: Giffin K, Costa SH (orgs.). *Questões da saúde reprodutiva.* Rio de Janeiro: Fiocruz, 1999. p. 455-67.

Arilha M, Unbehaum SG, Medrado B (org.). *Homens e masculinidades: outras palavras*, 2.ª ed. São Paulo: ECOS/Editora 34, 2001. 304 p.

Ayres JR. *Sobre o risco: para compreender a Epidemiologia.* São Paulo: Ed. Hucitec, 1997. 327 p.

Bajos N, Ferrand M (orgs.). *De la contraception à l'avortement: sociologie des grossesses non prévues.* Paris: Inserm. 2002. (Questions en santé publique.)

Barreto de Araújo TV. Esterilização feminina por laqueadura tubária e histerectomia subseqüente: a experiência das mulheres usuárias dos serviços públicos de saúde em Recife, Pernambuco. *Tese de Doutorado*, Salvador: Instituto de Saúde Coletiva, Universidade Federal da Bahia, 2002.

Barreto T, Campbell OMR, Davies JL, Fauveau V *et al.* Investigating induced abortion in developing countries: methods and problems. *Studies in Family Planning* (New York) 23(3):159-70, 1992.

Berquo E. Sobre o sistema internacional de pesquisas em demografia e saúde reprodutiva. *Rev Bras Epidemiol* 11(supl. 1):72-89, 2008.

Berquo E, Barbosa RM, Lima LP, Grupo de Estudos em Populacao, Sexualidade e AIDS. Uso do preservativo: tendências entre 1998 e 2005 na população brasileira. *Rev Saúde Pública* 42(supl. 1):34-44, 2008.

Berquo E, Barbosa RM, Grupo de Estudos em População, Sexualidade e AIDS. Introdução. *Rev Saúde Pública* 42(supl. 1):7-11, 2008.

Bozon M. A pesquisa sobre o comportamento sexual na França na era da AIDS e sua continuidade. *Horiz Antropol* 8(17):93-100, 2002.

Bozon M. Gênero, saúde e condições de vida: uma nova geração de pesquisas quantitativas em sexualidade. *Paper* apresentado no Painel "Pesquisas Quantitativas em Sexualidade" no XI Congresso Mundial de Saúde Pública/XIII Congresso Brasileiro de Saúde Coletiva. Rio de Janeiro: ABRASCO/WFPHA, 2006.

Bozon M. *Sociologia da sexualidade*, 1.ª ed. (Série Família, geração e cultura.) Rio de Janeiro: Editora FGV, 2004. 172 p.

Bozon M, Heilborn ML. Iniciação à sexualidade: modos de socialização, interações de gênero e trajetórias individuais. In: Heilborn ML *et al* (org.). *O aprendizado da sexualidade: um estudo sobre reprodução e trajetórias sociais de jovens brasileiros.* Rio de Janeiro: Fiocruz; Garamond, 2006. Cap. 5, pp. 156-211.

Brasil. Pesquisa Nacional sobre Demografia e Saúde 1996. Sociedade Civil Bem-Estar Familiar no Brasil – BEMFAM, Programa de Pesquisas de Demografia e Saúde (DHS), Macro Internacional Inc.; março 1997.

Brasil. Pesquisa Nacional sobre Saúde Materno-Infantil e Planejamento Familiar, 1986. Rio de Janeiro: Sociedade Civil Bem-Estar Familiar no Brasil – BEMFAM; dezembro 1987.

Brasil. Ministério da Saúde. *Pesquisa Nacional de Demografia e Saúde da Criança e da Mulher – PNDS 2006: dimensões do processo reprodutivo e da saúde da criança*/Ministério da Saúde, Centro Brasileiro de Análise e Planejamento. Brasília: Ministério da Saúde, 2009. 300 p. (Série G. Estatística e Informação em Saúde.)

Brasil. Ministério da Saúde. Secretaria de Políticas de Saúde. Área Técnica de Saúde da Mulher. *Manual dos comitês de mortalidade materna*, 2.ª ed. Brasília, 2002.

Brasil. Ministério da Saúde. Secretaria de Vigilância em Saúde. Programa Nacional de DST e AIDS. *Pesquisa de Conhecimento Atitudes e Práticas na População Brasileira de 15 a 54 anos, 2004*/Secretaria de Vigilância Saúde, Programa Nacional de DST e AIDS. Brasília: Ministério da Saúde, 2005. 175 p.

Brinton LA, Reeves WC, Brenes MM, Herrero R, Gaitan E, Tenorio F, de Britton RC, Garcia M, Rawls WE. The male factor in the etiology of cervical cancer among sexually monogamous women. *Int J Cancer* 44(2):199-203, 1989 Aug 15.

Buck C *et al.* (org.). *El desafío de la Epidemiologia: problemas y lecturas seleccionadas.* Washington: OPAS, 3 reimpression 1994. [Publicación Científica No. 505] 1077 p.

Campbell O, Cleland J, Collumbien, Southwick K. *Social science methods for research on reproductive health.* Geneva: World Health Organization, 1999 (WHO/RHR/HRP/SOC/99.1). p. 15-29.

Cavenaghi S. Indicadores municipais de saúde sexual e reprodutiva. Bases de dados para o estudo da saúde sexual e reprodutiva. In: Cavenaghi S (org.). *Indicadores municipais de saúde sexual e reprodutiva.* Rio de Janeiro: ABEP, Brasília: UNFPA, 2006. p. 77-111.

Coleman PK, Nelson ES. Abortion attitudes as determinants of perceptions regarding male involvement in abortion decisions. *Journal of American College Health* 47(4):174-1, 1999.

Correa S. Anticoncepcionais injetáveis na perspectiva feminista: o debate histórico e os novos desafios. In: Arilha M, Citeli MT (orgs.). *Políticas, mercado e ética: demandas e desafios no campo da saúde reprodutiva*. São Paulo: ed. 34; Comissão de Cidadania e Reprodução, 1998. 136 p. pp. 25-42.

Diniz D, Medeiros M. Aborto no Brasil: uma pesquisa domiciliar com técnica de urna. *Ciência Saúde Coletiva*, 2010 (aceito para publicação). Disponível em http://www.abrasco.org.br/cienciaesaudecoletiva/artigos/artigo_int.php?id_artigo=5593. Capturado em 9 de junho de 2010.

Dunn J, Ferri CP. Epidemiological methods for research with drug misusers: review of methods for studying prevalence and morbidity. *Revista de Saúde Pública* 33(2):206-15, 1999.

ESHRE Capri Workshop. Infertility revisited: the state of the art today and tomorrow. European Society for Human Reproduction and Embryology. *Hum Reprod* 11(8):1779-807, 1996 Aug.

Faerstein E, Aquino EML, Ribeiro DCS. Câncer na mulher: uma prioridade no Brasil. In: Labra E (Org.). *Mulher, saúde e sociedade no Brasil*. Petrópolis: Vozes/ABRASCO, 1989. pp. 163-83.

García-Enguídanos A, Calle ME, Valero J, Luna S, Domínguez-Rojas V. Risk factors in miscarriage: a review. *Eur J Obstet Gynecol Reprod Biol* 102(2):111-9, 2002.

Gondim RC, Kerr LRFS, Werneck GL, Macena RHM, Pontes MK, Kendall C. Práticas sexuais de risco de homens que fazem sexo com homens no Nordeste do Brasil: resultados de quatro inquéritos sequenciais. *Cad Saúde Pública* (Rio de Janeiro) 25(6):1390-98, jun 2009.

Graham W, Brass W, Snow RW. Indirect estimation of maternal mortality: the sisterhood method. *Studies in Family Planning* 20(3):125-35, 1989.

Greco DB, Simão M. Brazilian policy of universal access to AIDS treatment: sustainability challenges and perspectives. *AIDS* 21(Suppl 4):S37-S45, July 2007.

Haig D. The inexorable rise of gender and the decline of sex: social change in academic titles. *Arch Sexual Behavior* 33:87-96, 2004.

Heckathorn DD. Respondent-driven sampling: a new approach to the study of hidden populations. *Social Problems* 44(2):174-99, May 1997.

Heilborn ML, Sorj B. Estudos de gênero no Brasil. In: Miceli S (org.). *O que ler na ciência social brasileira (1970-1995)*. São Paulo: Sumaré/ANPOCS, 1999. p. 183-221.

Heilborn ML, Brandão ER, Cabral CS. Teenage pregnancy and moral panic in Brazil. *Culture, Health & Sexuality* 9(Supl. 4):403-14, 2007.

Heilborn ML, Brandão ER. Introdução: ciências sociais e Sexualidade. In: Heilborn ML (org.). *Sexualidade: o olhar das ciências sociais*. IMS/UERJ. Rio de Janeiro: Editora Zahar, 1999, p. 7-17.

Heilborn ML, Aquino EML, Bozon M, Knauth DR (org.). *O aprendizado da sexualidade: um estudo sobre reprodução e trajetórias sociais de jovens brasileiros*. Rio de Janeiro: Fiocruz; Garamond, 2006.

Heilborn ML (org.). *Sexualidade: o olhar das ciências sociais*. Rio de Janeiro: Jorge Zahar Editor, 1999.

Inhorn MC, Whittle KL. Feminism meets the "new" epidemiologies: toward an appraisal of antifeminist biases in epidemiological research on women's health. *Social Science & Medicine* 53:553-67, 2001.

Islam M, Yoshida S. Women are still deprived of access to lifesaving essential and emergency obstetric care. *Int J Gynaecol Obstet* 106(2):120-4, 2009 Aug.

Källén B. *Epidemiology of human reproduction*. Florida: CRC Press, 1991. 197 p.

Kaufmann JC. *Sociologie du couple*. Paris: Presses Universitaires de France, 2007. [Que sais-je? 2787] 128 p.

Kendall C, Kerr LR, Gondim RC, Werneck GL, Macena RH, Pontes MK, Johnston LG, Sabin K, McFarland W. An empirical comparison of respondent-driven sampling, time location sampling, and snowball sampling for behavioral surveillance in men who have sex with men. Fortaleza, Brazil. *AIDS Behav* 12(4 Suppl):S97-104, 2008 Jul.

Khan KS, Wojdyla D, Say L, Gülmezoglu AM, Van Look PFA. WHO analysis of causes of maternal death: a systematic review. *Lancet* 367:1066-74, 2006.

Kuh D, Hardy R. A life course approach to women's health: does the past predict the present? In: Kuh D, Hardy R. (ed.) *A life course approach to women's health*. New York: Oxford University Press, 2003. pp. 3-20.

Laurenti R, Mello-Jorge MHP, Gotileb SLD. A mortalidade materna nas capitais brasileiras: algumas características e estimativa de um fator de ajuste. *Rev Bras Epidemiol* 7(4):449-60, 2004.

Laurenti R. Marcos referenciais para estudos e investigações em mortalidade materna. *Rev Saúde Pública* 22(6):507-12, 1988.

Le Van C. Les grossesses adolescentes: drame réele ou incongruité sociale? *Mana: Revue de Sociologie et d'Anthropologie* 3:139-67, 1997.

Leung WC, Kung F, Lam J, Leung TW, Ho PC. Domestic violence and postnatal depression in a Chinese community. *Int J Gynecol Obstetrics*, 79(2):93-194.

Lilienfeld AM, Lilienfeld DE. *Foundations of Epidemiology*, 2nd ed., illustrated. New York: Oxford University Press, 1980. 375 p.

Lopes CS, Rodrigues LC, Schieri R. The lack of selection bias in a snowball sampled case-control study on drug abuse. *Int J Epidemiol* 25:1267-70, 1996.

Ludermir AB, Machado KMM, Costa AM, Alves SV, Araújo TVB. Tubal ligation regret and related risk factors: findings from a case-control study in Pernambuco State, Brazil. *Cad Saúde Pública* 25(6):1361-8, 2009.

Macmahon B, Pugh TF. *Epidemiology: principles and methods*. Boston: Little Brown and Company, 1970.

Magnani RJ, Gaffikin L, de Aquino EM, Seiber EE, Almeida MC, Lipovsek V. Impact of an integrated adolescent reproductive health program in Brazil. *Stud Fam Plann* 32(3):230-43, 2001 Sep.

Menezes G, Aquino EML, Silva DO. Induced abortion during youth: social inequalities in the outcome of the first pregnancy. *Cad. Saúde Pública* 22(7):1431-46, 2006.

Menezes G, Aquino EML. Pesquisa sobre o aborto no Brasil: avanços e desafios para o campo da saúde coletiva. *Cad Saúde Pública* 25(suppl. 2): s193-s204, 2009.

Merrill RM. *Reproductive epidemiology: principles and methods*. Boston: Jones and Bartlett Publishers, 2010. 366 p.

Mishra GD, Cooper R, Kuh D. A life course approach to reproductive health: Theory and methods. *Maturitas* 65(2):92-7, 2010.

Moraes Filho OB, Albuquerque RM, Pacheco AJC, Ribeiro RH, Cecatti JG, Welkovic S. Misoprostol sublingual *versus* vaginal para indução do parto a termo. *Rev Bras Ginecol Obstet* 27(1):24-31, 2005.

Murray CJL, López AD (ed.). *Health dimensions of sex and reproduction: the global burden of sexually transmitted diseases, HIV, maternal conditions, perinatal disorders, and congenital anomalies*. Boston: Harvard School of Public Health, World Health Organization/World Bank, 1998. 580 p. [Global burden of disease and injury series. Vol. III]

Nunes SAB. A Medicina Social e a questão da mulher. *Physis* (UERJ) 1(1):49-76, 1991.

Okie S. Fighting HIV – Lessons from Brazil. *The New England Journal of Medicine* 354(19):1977-81, 11 May 2006.

Olinto MTA, Moreira Filho DC. Estimativa de aborto induzido: comparação entre duas metodologias. *Rev Panam Salud Pública* (Washington) 15(5):331-36, 2004.

Parker R. A construção social e cultural do risco sexual, ou como fazer pesquisa (em sexualidade) em uma epidemia. *Physis* 5(1):85-98, 1995.

Platt L, Wall M, Rhodes T, Judd A, Hickman M, Johnston LG, Renton A, Bobrova N, Sarang S. Methods to recruit hard-to-reach groups: comparing two chain referral sampling methods of recruiting injecting drug users across nine studies in Russia and Estonia. *Journal of Urban Health* 83(supl. 1):39-53, Nov. 2006.

PNUD. *Relatório do Desenvolvimento Humano 2002: aprofundar a democracia em um mundo fragmentado*. Programa das Nações Unidas para o Desenvolvimento, 2002. Cap. 22. Índice de desenvolvimento ajustado ao gênero. pp. 222. Disponível em http://www.pnud.org.br/rdh/integras/index.php?lay=inst&id=fuld#rdh2002, capturado em 9 de junho de 2010.

Population Reference Bureau. *La actividad sexual y la maternidad entre adolescentes en América Latina y el Caribe: riesgos y consecuencias*. Washington, DC: Population Reference Bureau, Demographic and Health Surveys, 1992.

Rohden F. A construção da diferença sexual na medicina do século XIX. In: Grando JC (org.). *A (des)construção do corpo*. Blumenau: Edifyrb, 2001.

Salem T. O princípio do anonimato na Inseminação Artificial com Doador (IAD): das tensões entre natureza e cultura. *Physis* 5(1):33-68, 1995.

Schienbinger L. *O feminismo mudou a ciência?* Bauru/SP: EDUSC, 2001. 382 p.

Schraiber LB, Gomes R, Couto MT. Homens e saúde na pauta da Saúde Coletiva. *Ciênc saúde coletiva* 10(1):7-17, 2005.

Schraiber LB *et al*. Prevalência da violência contra a mulher por parceiro íntimo em regiões do Brasil. *Rev Saúde Pública* 41(5):797-807, 2007.

Schraiber LB, D' Oliveira AFPL, Couto MT. Violência e saúde: contribuições teóricas, metodológicas e éticas de estudos da violência contra a mulher. *Cad Saúde Pública* 25(supl. 2):s205-s216, 2009.

Semaan S, Lauby J, Liebman J. Street and network sampling in evaluation studies of HIV risk-reduction interventions. *AIDS Rev* 4:213-23, 2002.

Silva RS. O uso da técnica de resposta ao azar (TRA) na caracterização do aborto ilegal. *Rev Bras Estudos Pop* 10(1/2):41-56, 1993.

Silva RS, Morell MGG. Em que medida as paulistanas recorrem ao aborto provocado. In: Encontro Nacional de Estudos Populacionais, 13 (Ouro Preto/MG). *Anais*... Belo Horizonte: ABEP, 2002.

Stolk RP, Hutter I, Wittek RPM. Population ageing research: a family of disciplines. *Eur J Epidemiol* 24(11):715-8, 2009 November.

Themis. Assessoria Jurídica e Estudos de Gênero. *Direitos Sexuais e Reprodutivos. Instrumentos Internacionais de Proteção*. Porto Alegre: Themis, 1997. 141p.

Tun W, Mello M, Pinho A, Chinaglia M, Diaz J. Sexual risk behaviours and HIV seroprevalence among male sex workers who have sex with men and non-sex workers in Campinas, Brazil. *Sex Transm Infect* 2008; 84:455-7, 2008.

Valongueiro SA, Antunes MBC. Morte por causas externas durante o período gravídico-puerperal: Como classificá-las? *Cad Saúde Coletiva* (Rio de Janeiro) 17(3):743-64, 2009.

Vance C. A antropologia redescobre a sexualidade: um comentário teórico. *Physis* (Revista de Saúde Coletiva) 5(1):7-31, 1995.

Vilela W. Experiências anteriores com indicadores de saúde sexual e reprodutiva. In: Cavenaghi S. (org.). *Indicadores municipais de saúde sexual e reprodutiva.* Rio de Janeiro: ABEP; Brasília: UNFPA, 2006. p. 63-76.

Villarinho L *et al.* Caminhoneiros de rota curta e sua vulnerabilidade ao HIV, Santos, SP. *Rev Saúde Pública* 36(4, suppl):61-7, 2002.

Weinberg CR, Wilcox AJ. Reproductive epidemiology. In: Rothman KJ, Greenland S. *Modern epidemiology.* 2nd ed. Philadelphia: Lippincott Williams & Wilkins, 2008. Chap. 29, pp. 585-608.

Wharton AS. *The sociology of gender: an introduction to theory and research.* Oxford: Blackwell Publishing, 2005. 261 p.

Wingo PA, Higgins JE, Rubin GL, Zahniser SC (ed.). *Epidemiología aplicada a la salud reproductiva.* Atlanta, Georgia; Research Triangle Park, North Carolina; Ginebra: Centros de Control y Prevención de Enfermedades; Salud Familiar Internacional; Organización Mundial de la Salud, 1991. 478 p.

Wingood GM, Diclemente RJ. *Handbook of women's sexual and Reproductive health.* New York: Kluwer Academic/Plenum Publishers, 2002. 473 p. [Issues in Women's Health]

World Health Organization. *Classificação Estatística Internacional de Doenças e Problemas Relacionados com a Saúde*, 10.ª Revisão. São Paulo; CBCD, 1995.

World Health Organization. *Defining sexual health. Report of a technical consultation on sexual health 28–31 January 2002*, Geneva: WHO, 2006. Disponível em http://www.who.int/reproductivehealth/topics/gender_rights/defining_sexual_health/en/index.html Capturado em 20 de junho de 2010.

World Health Organization. *Reproductive Health Indicators: guidelines for their generation, interpretation and analysis for global monitoring.* 1998. p. 40. Disponível em: http://www.who.int/reproductivehealth/publications/monitoring/RHT_98_28/en/index.html Acesso em: 24 de julho de 2009

World Health Organization. *WHO multi-country study on women's health and domestic violence against women: summary report of initial results on prevalence, health outcomes and women's responses.* Geneva, World Health Organization, 2005. Chapter 3, p. 23.

53 Epidemiologia Nutricional

Ana Marlucia O. Assis e Mauricio L. Barreto

Introdução

Tradicionalmente, a Epidemiologia Nutricional pode ser entendida como o estudo dos determinantes da relação entre consumo, uso e utilização dos alimentos ou nutrientes e os eventos relacionados com a saúde e com a estado nutricional de populações. De forma mais abrangente, a Epidemiologia Nutricional pode incluir ainda o estudo da oferta do alimento seguro do ponto de vista químico, físico ou microbiológico. Assim, a Epidemiologia Nutricional busca relacionar aspectos dos alimentos e seus componentes, incluindo qualidade, deficiência ou excesso, com a saúde ou doença das populações.

O escopo da Epidemiologia Nutricional se amplia conforme avança a ciência da nutrição, em especial nos conhecimentos que contribuem para a explicação da distribuição, da ocorrência e dos mecanismos das doenças relacionadas com o excessivo ou escasso consumo do alimento ou de seus nutrientes específicos. No âmbito da Epidemiologia, tem ocorrido a produção de conhecimentos com relevantes implicações para a prevenção de doenças e a promoção da saúde da população.

O termo Epidemiologia Nutricional, até o momento sem autoria identificada, aparece de forma não totalmente definida em uma construção de Scrimshaw, Taylor & Gordon (1970) com a seguinte redação "*En muchos países, los empeños dedicados a la investigación epidemiológica de la nutrición em la salúd y la enfermedad se acercan ya mucho a los que se consagran a las enfermedades transmisibles y a los traumatismos*" (p. 216). Possivelmente, esse pensamento se constitui no embrião do termo que denominaria essa nova disciplina. Sabe-se também que os métodos tradicionalmente usados pela Epidemiologia vêm sendo empregados no campo da nutrição há um longo tempo (Willet, 1998). Buscando compreender a sua origem, é possível inferir que os estudos dietéticos foram a base para a evolução e surgimento da Epidemiologia Nutricional contemporânea, considerada um dos ramos ou especialidades da Epidemiologia.

Breve histórico da Epidemiologia Nutricional | Da deficiência de energia e vitaminas às doenças crônicas não transmissíveis

A abordagem dos estudos da Ciência da Nutrição, na segunda metade do século XIX, focava na relação entre a deficiência da energia proveniente do alimento e as doenças (Dickerson, 2001). Posteriormente, no decorrer do século XX, a Ciência da Nutrição se debruçou sobre os estudos dos micronutrientes, em especial a deficiência das vitaminas, que na época era entendida como elemento central na etiologia da desnutrição proteico-energética de populações, especialmente entre crianças. O entendimento era de que a deficiência de micronutrientes aumentava a vulnerabilidade do organismo às infecções, que por sua vez contribuía para constranger o crescimento na infância. Nesse sentido, a relação infecção-nutrição se confundia com a deficiência de vitaminas, a ponto de estas serem chamadas de vitaminas anti-infecciosas; inclusive, por algum tempo, esta foi a designação da vitamina A (Scrimshaw; Taylor & Gordon, 1970).

Essas ideias tiveram grande influência nas políticas internacionais de nutrição com a criação da Organização Mundial da Saúde (OMS), em 1948. A agenda de prioridades desse organismo priorizava a malária, a tuberculose, as doenças venéreas, a saúde da mulher e da criança, o saneamento ambiental e a nutrição. As prioridades na área da nutrição focavam-se nas doenças carenciais por deficiências específicas de vitaminas, em especial na vida intrauterina e na infância. Essas deficiências passaram a ser consideradas entre os problemas de saúde de maior relevância nos países subdesenvolvidos, e ocorriam normalmente associadas às doenças infecciosas agudas. Essas concepções estão bem apresentadas em publicação da OMS intitulada *Nutrición e infecciones: su accion recíproca* (Scrimshaw, Taylor & Gordon, 1970).

Sem dúvida, muitas das prioridades em saúde e nutrição definidas na agenda da OMS, em 1948, continuam atuais, somando-se a um conjunto de novas deficiências e doenças desconhecidas naquele tempo (http://www.who.int/about/brochure_en.pdf). Vale ressaltar que as questões da nutrição, seja o combate dos seus males ou o aprofundamento dos estudos para esclarecimento etiológico dos agravos associados à desnutrição, figuravam na agenda de preocupação dos representantes brasileiros junto à Organização Sanitária Pan-Americana (OPAS) em período anterior ao da criação da OMS (Lima, 2004). Essa preocupação esteve entre as proposições da representação brasileira para criação de um organismo mundial dedicado à saúde e, mais tarde, um organismo similar dedicado à alimentação e nutrição (Lima, 2004).

No mesmo período em que se iniciavam os esforços da OMS por políticas internacionais focadas na desnutrição, o estudo dos fatores associados às doenças cardiovasculares era pioneiramente desenvolvido pela American Heart Association e pelo National Heart Institute, ambos dos EUA. Isso representou o segundo grande eixo da investigação científica no campo da nutrição dietética, mas ainda sem maior interesse dos órgãos internacionais de saúde pública (Ferree, 1960).

Nota-se assim que, na metade do século XX, enquanto o estudo das doenças crônicas não transmissíveis, incluindo o nascente interesse nas suas relações com dieta e nutrição, era definido pelas entidades profissionais e científicas do mundo desenvolvido, o centro de interesse da OMS era a desnutrição, com ênfase na interação entre as infecções e as deficiências de micronutrientes. Nesse contexto, as carências específicas de vitaminas e a desnutrição proteico-energética foram as questões que estavam na base do desenvolvimento da metodologia dietética, ampliando o seu escopo para a dimensão populacional (Scrimshaw, Taylor & Gordon, 1970). Para dar suporte a esse desenvolvimento, a metodologia dietética voltou-se para avaliação dos componentes do consumo alimentar, com o enfoque bioquímico e destaque para os micronutrientes presentes nos alimentos.

Um aspecto importante a ressaltar é que, enquanto o enfoque relacionando aspectos da dieta com as doenças cardiovasculares concentrava-se no diagnóstico, fisiologia e clínica, portanto na dimensão individual (Young & Trulson, 1960), alguns investigadores já ampliavam a abordagem no sentido de entendê-las na dimensão multicausal, incluindo fatores dietéticos, e em uma perspectiva populacional (Hundley, 1960).

No período que abrangeu os séculos XVIII a XIX, o enfoque da nutrição era voltado para os princípios existentes nos alimentos. Relatos de que as causas de algumas doenças residiam na ausência de princípios específicos contidos em determinados alimentos foram formulados nesse período. Muitos desses achados levaram à proposição e avaliação de intervenções dietéticas com o objetivo de prevenção ou cura dos problemas identificados. Um desses estudos clássicos, que tratou da etiologia carencial do escorbuto, foi realizado por James Lind na metade do século XVIII. Médico da marinha britânica, Lind relacionou a alta ocorrência de escorbuto, entre os marinheiros que participavam de longas viagens marítimas, à baixa ingestão de frutas cítricas. Em suas viagens, Lind teve a oportunidade de realizar experimento que constou da distribuição de frutas cítricas a um grupo de marinheiros com escorbuto, observando-se regressão do quadro clínico da doença em 1 semana, o que não ocorreu nos grupos que não receberam esses alimentos (Manela-Azulay *et al.*, 2003). O princípio alimentar cuja carência é responsável pela ocorrência do escorbuto somente veio a ser isolado em 1911 pelo bioquímico polonês Casimir Funk e, mais tarde, em 1928, Albert von Szent-Gyorgyi o isolou em outros alimentos e o denominou de vitamina C (Manela-Azulay, 2003).

No decorrer do século XIX, foram registrados novos e importantes estudos que desvendaram a origem de outras doenças carenciais. No Japão, as bases dietéticas do beribéri foram estabelecidas por Baron Takaki na segunda metade do século XIX. Em experimento, também com marinheiros, tendo por base uma intervenção dietética que alterava o padrão da dieta dos embarcados, incluindo carne, leite, pão e vegetais, conseguiu a regressão da doença (Dickerson, 2001). Mas a tiamina (vitamina B1), cuja deficiência é o fator etiológico do beribéri, somente foi isolada em 1934 pelo químico Robert Williams, ao analisar os princípios do arroz integral em frangos portadores de polineurite. No entanto, reconhece-se que esse assunto está sujeito a controvérsias, uma vez que a descoberta de um preparado contendo extrato de tiamina foi primeiramente atribuída a Casimir Funk, em 1912 (Griminger, 1972).

A descoberta da vitamina A tem sua história iniciada no Brasil ainda no século XIX, quando Gama Lobo associou a cegueira noturna e a lesão ocular à carência de gordura na dieta de crianças filhas dos escravos das fazendas de café no Brasil (Lobo, 1864; 1865; 1866). Essa enfermidade recebeu o nome de *oftalmia brasiliana* ou *oftalmia catarral*. A doença foi também descrita em prosa, em 1902, por Euclides da Cunha em *Os Sertões* como parte do cotidiano da vida do homem da região do semiárido baiano. Chamou a atenção do autor a existência de uma "*moléstia extravagante, a hemeralopia, que se caracterizava como uma falsa cegueira, paradoxalmente feita pelas reações da luz... mal o sol se esconde no poente a vítima nada mais vê... e na manhã seguinte a vista extinta lhe revive*" (Cunha, 1987, p. 94). A *doença da deficiência de gordura* começou a ser elucidada no início do século XX (1906-1912), quando os primeiros conhecimentos sobre a identidade e a natureza química da vitamina A foram estabelecidos por Gowland (Steep *et al.*, 1941). Esse princípio foi identificado posteriormente, em 1909, por Steep, como sendo um lipídio, cujos trabalhos foram comprovados por Hopkins em 1912 (Steep *et al.*, 1941).

A pelagra foi outra doença carencial inicialmente reconhecida como de etiologia infecciosa. Entretanto, os trabalhos de Joseph Goldberger, no início do século XX nos EUA, associaram a pelagra a carências dietéticas e forneciam evidências de que o aumento no consumo de carnes, ovos e leite a evitaria (Goldberger, Waring & Tanner, 1924). Utilizando-se de abordagem epidemiológica, Goldberger demonstrou que a ocorrência da pelagra poderia ser induzida e prevenida por modificação da dieta, não fazendo parte, portanto, do rol das doenças contagiosas. Goldberg foi mais além ao registrar que sua origem poderia ser explicada na pobreza e no consumo inadequado de alimentos, fonte de niacina. A vitamina PP, que mais tarde veio a ser denominada de niacina, foi identificada pelos trabalhos de Funk em 1912 (Griminger, 1972). É importante observar que sintomas que se assemelhavam à pelagra tinham sido registrados em 1735 por Gasper Casal, médico da corte espanhola, entre camponeses espanhóis pobres cujo alimento básico era o milho. Apesar disso, essa doença permaneceu endêmica entre esses camponeses por quase 200 anos, sem que nada fosse feito para elucidar a etiologia e a prevenção da doença nessa população (Rabinowitz *et al.*, 2008).

Apesar das limitações metodológicas próprias da época em que foram realizados, esses e outros estudos foram fundamentais, pois estabeleceram o conhecimento sobre a etiologia de muitas das doenças carenciais conhecidas na atualidade. Além disso, tiveram papel importante na construção das ideias sobre a existência de outras causas das doenças, além dos miasmas e dos agentes infecciosos.

Deve-se notar que, nessa fase do conhecimento, a ênfase dos estudos dietéticos era dada ao alimento, com o intuito de chegar posteriormente ao micronutriente como princípio etiológico da doença. O desenvolvimento das tecnologias e de métodos no campo da química e bioquímica possibilitou o avanço da nutrição experimental, o que contribuiu para avançar o conhecimento sobre muitos dos componentes dos alimentos, podendo-se assim confirmar a existência de princípios ativos, elevando o *status* científico dos velhos conhecimentos sobre a etiologia das doenças carenciais.

Nesse cenário, a Epidemiologia Nutricional já se delineava enquanto ramo da ciência e ia-se dando contornos mais definidos ao seu objeto: o estudo da relação da dieta com as doenças infecciosas e não infecciosas e seus determinantes na dimensão populacional. E destacava-se também a sua necessária atuação para fundamentar importantes aspectos da prevenção da doença e promoção da saúde da população.

Epidemiologia Nutricional – a construção do método

Vários aspectos do conhecimento no campo da Dietética Nutricional foram produzidos a partir da década de 1950, utilizando-se da tecnologia laboratorial disponível e que vem sendo sistematicamente aperfeiçoada. Essa condição permitiu o avanço da investigação das doenças carenciais e da elucidação dos mecanismos envolvidos no efeito do *déficit* de diferentes vitaminas e minerais, que poderia ser suprido pela ingestão dos alimentos.

Nesse contexto, cresce a importância da Epidemiologia voltada para as questões nutricionais, que, usando dos métodos e técnicas da Epidemiologia em geral, além de conhecimentos específicos produzidos por outras ciências, explica a ocorrência e os determinantes desses velhos e novos eventos relacionados com a nutrição, a dieta e, principalmente, à saúde das populações.

Embora possam ser observados expressivos esforços no campo da metodologia, principalmente voltados para o estudo das relações entre fatores dietéticos e nutricionais e ocorrência das doenças cardiovasculares, vários aspectos dessa relação ainda estão longe de ser plenamente conhecidos. Além disso, nesse esforço, amplia-se o número de doenças crônicas não transmissíveis que apresentam fortes evidências de ter sua gênese relacionada com elementos da dieta (como alguns tipos de cânceres) (WCRF/AICR, 2007), enquanto, para outras, continuam sendo construídas evidências em busca de validação. Neste último grupo podemos citar o caso da asma, doença para a qual não existem até o momento explicações causais convincentes de qualquer natureza, e que se caracteriza por apresentar crescimento generalizado da sua ocorrência em grande parte do mundo. Acumulam-se evidências de que a dieta pode ter um papel entre as causas para o aumento sustentado na ocorrência da asma (Devereux & Seaton, 2005; Arvaniti *et al.*, 2010); essas evidências, entretanto, não têm sido suficientes para impor uma causa dietética diante de outras explicações competitivas (hipóteses da higiene, ambiental, genética, entre outras).

Uma característica desse novo momento do conhecimento é que as novas questões causais não estão sendo respondidas pelo aperfeiçoamento das técnicas laboratoriais, como aconteceu na etapa anterior, que levaram ao desvendamento das doenças carenciais. Os resultados das investigações das relações entre dieta e doenças crônicas não transmissíveis, em grande parte produzidas por estudos epidemiológicos, somam um conjunto de evidências que enfatizam a necessidade de mudanças nos padrões dietéticos atuais, sugerindo fortemente o aumento do consumo de frutas e vegetais, fibras e diminuição do consumo de alimentos de alta densidade energética, tanto na prevenção da obesidade, como na diminuição da ocorrência de alguns tipos de cânceres e das doenças cardiovasculares.

Isso faz crescer a importância da Epidemiologia Nutricional na medida em que seus conhecimentos começam a indicar de maneira cada vez mais convincente a necessidade de mudanças importantes e urgentes nos padrões dietéticos adotados, na atualidade, por grande parte da humanidade. Padrões estes que se firmaram em conjunto com o processo de produção e preparo artesanal de alimentos, mas que vêm sofrendo mudanças importantes em épocas recentes na medida em que essa produção foi assumida pelo circuito industrial, quando os alimentos passaram a ser feitos em larga escala, sofrendo mudanças radicais para adaptar-se aos novos processos industriais e de *marketing*.

Os métodos e a interdisciplinaridade da Epidemiologia Nutricional

Para responder ao seu complexo objeto de estudo, a Epidemiologia Nutricional concretiza vínculos interdisciplinares com diversas outras disciplinas, a exemplo da medicina, fisiologia, antropologia, sociologia, economia, estatística, química e bioquímica. É consensual que os métodos emprestados da bioquímica básica, da experimentação animal e dos estudos metabólicos em humanos, associados aos métodos antropométricos e de consumo alimentar, contribuíram e contribuem para elucidar várias relações entre o consumo alimentar, o estado nutricional e a saúde (Willet, 1998).

Deve-se enfatizar que o desenvolvimento do conhecimento sobre relações de causa-efeito nessa área, como em outros campos da Epidemiologia, é um processo que se desenvolve com base em estudos observacionais, muitos deles extremamente rigorosos. Entretanto, por mais rigorosos que sejam os desenhos, métodos e técnicas utilizados nesses estudos, eles estão sempre sujeitos a questionamentos devido a limites próprios dos estudos observacionais. Como consequência, em geral, o achado de uma relação entre um fator dietético e um desfecho para consolidar o seu *status* de fator causal necessita ser testado em estudos de intervenção, e assim demonstrar a capacidade de que, pela suplementação (em caso de uma deficiência) ou pela restrição (em caso de um excesso), possa prevenir o desfecho de interesse. Por exemplo, estudos observacionais têm mostrado que a deficiência de vitamina A está associada ao aumento da mortalidade entre crianças; nesse caso foi eticamente aceitável a avaliação, em estudos de intervenção, do efeito da suplementação (e não do déficit) com esse micronutriente na redução da mortalidade (Imdad *et al.* 2010). Com relação aos excessos, acumulam-se evidências de que dietas hipercalóricas estão associadas à ocorrência da obesidade; assim tem sido possível submeter a testes randomizados e controlados o efeito de dietas de reduzido teor calórico sobre esse desfecho (Brown *et al.*, 2009).

Não se pretende, neste texto, apresentar os diversos desenhos de estudos utilizados na Epidemiologia Nutricional, na medida em que eles, em essência, não diferem dos desenhos utilizados pela Epidemiologia Geral. Detalhes sobre os desenhos desses diversos tipos de estudos podem ser encontrados em capítulos específicos deste livro. Como em outros ramos da Epidemiologia, de posse do domínio das características básicas, usos, vantagens e limitações de cada desenho epidemiológico, o/a epidemiologista deve definir a estratégia metodológica a ser adotada, que seja mais adequada para responder à sua pergunta de investigação.

Os desenhos de estudos adotados pela Epidemiologia Nutricional englobam desde os estudos transversais, que buscam identificar associações relevantes para a questão em investigação e, desse modo, estabelecer hipóteses causais (Oliveira *et al.*, 2006; Oliveira *et al.*, 2009), até os estudos observacionais mais estruturados, sejam casos-controle e, principalmente, os estudos de coortes que visam testar hipóteses de associações de fatores causais ou da efetividade de intervenções, e por fim os desenhos que envolvem intervenções, em especial os ensaios comunitários aleatorizados e controlados. Buscam testar em um experimento se uma intervenção direcionada sobre o suposto fator causal efetivamente induz modificações na ocorrência dos desfechos que se acredita estejam associados a esse fator.

Na linhagem observacional, uma importante alternativa da investigação epidemiológica, incluindo a Epidemiologia Nutricional, é oferecida pelos estudos de coorte. Normalmente mais aconselháveis para desfechos de cursos curtos, mas na prática são aplicados também ao estudo de desfechos com longos períodos de latência, a exemplo de muitas das doenças crônicas não transmissíveis. Como exemplo clássico desse tipo de estudo, temos o estudo de Framingham, nos EUA, iniciado em 1948 e ativo até os dias atuais, que tem investigado a relação entre a exposição a diversos estilos de vida e a ocorrência de doenças crônicas não transmissíveis, em especial as cardiovasculares (http://www.framinghamheartstudy.org/about/history.html).

Inspirados em Framingham, uma série de estudos longitudinais tendo objetivos similares, alguns com grande ênfase nas questões nutricionais, estão em curso no mundo. No Brasil, as coortes de nascimento de Pelotas, iniciadas há mais de 2 décadas (Victora & Barros, 2006), ou outra coorte, também de nascimento, em 2 municípios do Recôncavo Baiano (AMACOMP) (Assis *et al.*, 2008) de início mais recente, ou o estudo longitudinal de saúde do adulto (ELSA-Brasil) (http://www.elsa.org.br/), estudo multicêntrico conduzido em 6 capitais do país, são exemplos de estudos que vêm contribuindo ou poderão contribuir para ampliar os conhecimentos disponíveis sobre aspectos da relação entre fatores nutricionais e dietéticos e a saúde e as doenças da população brasileira.

Deve-se ressaltar que, apesar das suas vantagens, estudos longitudinais também podem apresentar debilidades metodológicas por não controlar de forma adequada potenciais fatores de confusão. Em especial, as influências de transformações, mudanças e múltiplas intervenções que podem ocorrer no contexto do estudo, concomitantes ao seu desenvolvimento, e que, ao não serem adequadamente mensuradas, podem constituir fontes de confusão e de vieses nos resultados gerados a partir desses estudos. Sem desconhecer as fragilidades apontadas para os estudos longitudinais, as informações e as associações geradas por esses estudos têm, por exemplo, produzido avanços consistentes no conhecimento dos fatores de risco nutricionais para as doenças cardiovasculares e os cânceres.

Um ponto importante a destacar na Epidemiologia Nutricional é a possibilidade de investigar questões utilizando métodos observacionais e, eventualmente, investigar essas mesmas questões utilizando métodos experimentais randomizados e controlados. Assim, se, por exemplo, o fator de risco é uma deficiência por um micronutriente, a intervenção pode ser uma suplementação que utilize esse mesmo micronutriente. Dessa forma, o déficit (fator de risco) observado em uma população pode ser corrigido (suplementação) e a correção desse déficit pode ser testada nessa mesma população. Essa possibilidade, além de consolidar as evidências do papel causal de determinados fatores, chegando a selecioná-los como ponto para potenciais intervenções de prevenção, tem também impacto no conhecimento, na medida em que permite comparar e contrastar resultados de estudos observacionais com resultados de estudos de intervenção (Lawlor *et al.*, 2004).

Como exemplo, retornemos ao caso da vitamina A. Estudos observacionais (caso-controle e longitudinais) consistentemente mostraram que a deficiência de vitamina A encontra-se associada a maiores riscos de óbito e da ocorrência da diarreia e de infecções respiratórias (Sommer *et al.*, 1983; Mahalanabis, 1991; Dudley *et al.*, 1997). Além da evidência empírica, esses achados tinham plausibilidade biológica, haja vista o papel protetor da vitamina A sobre os epitélios, incluindo as mucosas. Estas observações incentivaram o desenvolvimento de uma série de investigações experimentais em várias partes do mundo (Beaton *et al.*, 2003), incluindo o Brasil (Barreto *et al.*, 1994), voltadas para investigar a eficácia da suplementação com vitamina A na morbidade e na mortalidade. É interessante notar que estudos de intervenção, ao tempo em que confirmaram o efeito protetor da suplementação com vitamina A sobre a diarreia, principalmente para as suas formas graves, não foram capazes de mostrar proteção similar sobre as infecções respiratórias (The Vitamin A and Pneumonia Working Group, 1995). Em resumo, a confrontação entre estudos observacionais (que estudaram os efeitos da deficiência da vitamina A) e estudos experimentais (que estudaram os efeitos da suplementação com vitamina A) permitiu consolidar as evidências observacionais do papel da vitamina A como importante fator na ocorrência da diarreia, porém não mostrou a existência do mesmo efeito sobre as infecções respiratórias. Esses achados nos leva a concluir que a associação entre deficiência de vitamina A e as infecções respiratórias possivelmente não são verdadeiras, apesar das evidências oriundas dos estudos observacionais e da plausibilidade biológica.

Técnicas de pesquisa em Epidemiologia Nutricional

A Epidemiologia Nutricional depara-se com condições específicas de exposições e efeitos que devem ser mensuradas com precisão, com o intuito de diagnosticar a ocorrência e a distribuição dos agravos nutricionais ademais da resposta às intervenções. Para fins dessa mensuração, a Epidemiologia Nutricional utiliza-se de técnicas de produção de dados, dentre os quais se destacam a antropometria, exames clínicos, testes laboratoriais que geram indicadores bioquímicos e inquéritos do consumo alimentar. Em muitas situações é utilizada a combinação de 2 ou mais dessas técnicas, em um desenho composto de pesquisa, para melhor predizer o estado nutricional de populações.

O nível de precisão das medidas produzidas pelas diferentes técnicas pode também variar em função do método e da estratégia de pesquisa. Condições para o seu uso devem ser levadas em conta, a exemplo de diferentes fases e ciclos da vida (gestação, crescimento, lactação), das condições demográficas (sexo e idade), da presença de edema, estado de hidratação do indivíduo, entre outras variáveis que se associam de alguma maneira com os indicadores do estado nutricional de indivíduos e populações.

As medidas antropométricas se combinam e formam índices que, quando aplicados em nível populacional para expressar o estado de saúde e nutrição, são designados de indicadores antropométricos (WHO, 1995, p. 8). Esses indicadores são expressos em sistemas matemáticos (*Z-score*, percentil e mediana) e podem ser comparados com valores da população de referência.

A escolha do melhor índice ou índices para avaliar o estado antropométrico ou o estado nutricional relativo ao nutriente depende do propósito do estudo e dos diferentes níveis de adequação da condição de exposição. A escolha e a interpretação apropriadas dos indicadores antropométricos devem ser feitas com base na finalidade da proposta ou do estudo a que se destinam; normalmente objetivam: (i) associar a exposição ao risco de morbidade e mortalidade; (ii) selecionar indivíduos ou a população em risco de comprometimento do estado de saúde e nutrição; (iii) selecionar indivíduos para intervenção; (iv) avaliar efeitos de intervenções (WHO, 1995) e, com base no conhecimento gerado, propor alternativas de prevenção da doença e promoção da saúde de populações.

Na atualidade, o uso e interpretação dos indicadores antropométricos, para fins diagnósticos ou para avaliação da resposta à intervenção, estão bastante refinados. A antropometria é utilizada para avaliar a composição corporal global, possibilitando identificar o risco nutricional e de saúde utilizando a mensuração das dimensões corpóreas, e fornece informação sobre a distribuição relativa dessas dimensões segundo idade, sexo e estado fisiológico. Nesse sentido, não fornece informações sobre composição corpórea global, ou seja, não diferencia a composição da massa magra, da gorda ou da massa esquelética da composição corporal total, embora possa indicar isoladamente, por meio de equações, a composição de gordura corporal utilizando-se das pregas cutâneas. Assim, diversos métodos, além da antropometria, têm sido propostos para conhecer o estado nutricional de indivíduos ou de populações, a exemplo da calorimetria, utilizando a câmara metabólica, a bioimpedância, a densitometria (DEXA – *dual energy x-ray absorptiometry*), a ressonância magnética e a tomografia computadorizada, entre outros. Como os demais métodos, esses também têm indicação específica, diferentes propriedades e limitações que devem ser levadas em conta quanto da escolha e uso. Informações detalhadas sobre esses assuntos podem ser encontradas em Kac *et al.* (2007); WHO (1995); Vasconcelos (1993); Beaton *et al.* (1990).

Exames bioquímicos são usados para mensurar o estado de um nutriente específico ou como preditores do risco de doença (Willet, 1998). Compreendem uma série de indicadores e biomarcadores, relacionados direta ou indiretamente com o estado nutricional da população, que indicam as condições fisiológicas e metabólicas, com a utilização e reserva dos nutrientes e com as alterações das funções orgânicas; têm uso reconhecido na avaliação da exposição e das respostas à intervenção. Os resultados da mensuração indicarão níveis diferenciados de adequação ou inadequação, cuja interpretação é baseada nos pontos de corte de referência pré-definidos em função do método utilizado na determinação de cada nutriente (WHO, 2004). Alguns indicadores têm pontos de corte definidos e confiáveis, e, para outros, essas informações estão ainda imprecisas (WHO, 1996). Salienta-se ainda que alguns desses indicadores tenham uso restritivo em estudos populacionais por demandarem logística complexa nem sempre possível em condições de campo.

Na área específica do consumo alimentar e utilização de nutrientes, objetiva-se mensurar a disponibilidade de energia e consumo de nutrientes oriundos da dieta do indivíduo ou de populações. Ainda que esforços venham sendo feitos há muitas décadas, são escassos os métodos específicos para medição desse consumo. As limitações inerentes às técnicas de mensuração do consumo alimentar persistem e os instrumentos utilizados até hoje recebem críticas quanto à validade e reprodutibilidade, pela ausência de procedimentos que tornem mais robustas as abordagens metodológicas e mais precisos os resultados gerados a partir desses métodos.

Embora pareça simples conhecer e quantificar o que o indivíduo consome, as técnicas utilizadas para mensuração da dieta, em especial para identificar o tamanho das porções consumidas em período de tempo e a composição dos itens alimentares das preparações, mesmo que se utilizando de um curto período recente de tempo, trazem embutida forte necessidade de recordação de parte do entrevistado, condição que pode fomentar a contaminação do estudo pelo viés de memória. É comum o uso de álbum fotográfico com foto de utensílios (copo, caneca, prato e talheres) em vários tamanhos e desenho de alimentos em três dimensões (pequena, média e grande), como recurso para ajudar o entrevistado a recordar o tamanho da porção dos alimentos servidos visando à padronização das informações e ao aumento da confiabilidade da informação (Magalhães *et al.*, 1996). Mas, ainda assim, muito se discute sobre validade e reprodutibilidade do método.

Do ponto de vista de uso e aplicação das informações de consumo alimentar, na atualidade vem tomando corpo a adoção dos padrões alimentares para avaliar, no conjunto, a relação entre o consumo e o estado de saúde e nutrição, em vez de um nutriente ou alimento específico (WHO, 2002). Justifica-se essa proposição pela constatação de que a alimentação do indivíduo é baseada em alimentos ou grupos de alimentos, e não em nutrientes. Essas informações são oriundas da aplicação dos métodos do Questionário da Frequência do Registro Alimentar (QFA) ou do Registro Dietético (RD). O Recordatório Alimentar de 24 Horas, baseado em um único inquérito, também se presta a tipificar o consumo alimentar de grandes amostras de população e avaliar a ingestão média de diferentes grupos, desde que as informações sejam oriundas de estudos que adotam desenhos metodológicos robustos e tenham sido coletadas com o rigor metodológico apropriado. Esse método é útil também para avaliar a efetividade de programas de intervenções (Willet, 1998).

Da análise estatística desses dados, recentemente a técnica estatística multivariada de análise fatorial e a análise de agrupamento se associaram aos parâmetros estatísticos previamente adotados na análise de consumo alimentar. Essas técnicas permitem analisar os padrões de consumo originários de um grande conjunto de itens alimentares que são condensados ou resumidos em um conjunto menor de componentes (Hair *et al.*, 2009), considerando as relações entre elas e resguardando o maior nível possível de informação, ou seja, o poder explicativo. A análise fatorial parece ser a mais comumente usada e se desdobra na técnica de Análise de Componentes Principais e Análise de Fator Comum. Procedimentos analíticos detalhados estão disponíveis em Hair *et al.* (2009) e em Olinto (2007).

Usos e desafios contemporâneos da Epidemiologia Nutricional

Na atualidade, os agravos nutricionais têm expressiva importância epidemiológica na carga da morbidade que acomete as populações. Essas morbidades transitam pelas deficiências específicas de micronutrientes; pelas doenças infecciosas, cuja gravidade pode se acentuar em função da escassez de micronutrientes e energia; pela desnutrição proteico-energética, que, em especial, acomete crianças que vivem em condições de pobreza; pelas doenças crônicas não transmissíveis, representadas especialmente pelo sobrepeso/obesidade, diabetes, hipertensão arterial, com ocorrência crescente na população, independentemente do estrato social.

A dieta tem elementos culturais importantes, e os padrões dietéticos compõem o estilo de vida das populações e assumem características próprias nos diferentes grupos sociais que compõem as sociedades humanas. Tem fortes vínculos com os processos econômicos e com os padrões de desigualdade prevalentes, na maioria das vezes constrangedores, do estado de saúde e nutrição de indivíduos e populações. Assim, é esperada uma forma associativa da Epidemiologia Nutricional com outras ciências, a exemplo da antropologia, sociologia, economia, psicologia, educação nutricional, para o entendimento dos processos causais nesse campo e para propor abordagens que preconizem mudanças nos padrões dietéticos prevalentes, no sentido de responder aos desafios que se colocam para a promoção e prevenção das morbidades relacionadas com dieta e nutrição.

Conforme comentado ao longo deste capítulo, as doenças crônicas não transmissíveis (DCNT) foram inicialmente abordadas no campo da clínica, por médicos e cientistas de laboratório que estavam mais familiarizados com as manifestações clínicas e com os mecanismos fisiopatológicos dessas doenças. A abordagem epidemiológica nas doenças crônicas não transmissíveis pode ser considerada recente, situada no final da Segunda Guerra Mundial, especialmente nos países industriais do Ocidente. Na direção de prevenção das DCNT, os conhecimentos acumulados levam a intervenções baseadas no aumento do consumo de alimentos fontes de fibras, com enfoque voltado para as frutas, vegetais e leguminosas, e ainda o consumo de peixes, pelo alto teor de antioxidantes e pela diminuição da ingestão de sódio, álcool e de gordura animal. Assim, essas são medidas voltadas para a adoção de estilos de vida saudáveis, e se potencializam com o aumento do nível da atividade física e combate ao hábito do tabagismo.

Nesse sentido, a carga global de doenças não transmissíveis e as doenças carenciais e infecciosas colocam a Epidemiologia Nutricional como um dos eixos da Epidemiologia Contemporânea em destaque na produção de ações eficazes e de baixa complexidade para responder às questões nutricionais de grande parcela da população no mundo desenvolvido e subdesenvolvido; e isso sem perder de vista a equidade e o direito universal ao acesso de qualidade ao serviço prestado pelo setor saúde e de fácil aplicação e absorção pela saúde pública.

Referências bibliográficas

Assis AMO, Oliveira LPM, Silva MCM, Santana MLP, Santos NSS, Santos SMC, Silva RCR, Pinheiro SMC, Neves D. AMACOMP: Amamentação e alimentação complementar no desmame – estado de nutrição e saúde nos dois primeiros anos de vida – Um estudo de coorte- 2004-2007. Projeto financiado pelo Conselho Nacional de Desenvolvimento científico e Tecnológico (CNPq), Ministério da Saúde e Fundação de Apoio à Pesquisa e a Extensão (FAPESB).

Arvaniti F, Priftis KN, Panagiotakos DB. Dietary habits and asthma: a review. Allergy Asthma Proc. 2010 Mar;31(2):e1-10.

Barreto ML, Santos LMP, Assis AMO, Araújo MPN, Forenzena GG, Santos PAB & Fiaccone R (1994): Effect of vitamin A supplementation on diarrhoea and acute lower-respiratory-tract infections in young children in Brazil. Lancet. 344:228-231.

Beaton GH, Martorell KA, Edmonston L'abbé KL, Mccabe G, Ross AC, Harvey B. Effectiveness of vitamin A supplementation in the control of young child morbidity and mortality in developing countries. UN, ACC/SCN State-of-the-art Series, Nutrition policy Discussion Paper no. 13, 1993.

Beaton G, Kevany AKJ, Martorell R & Mason J. Appropriate uses of anthropometric indices in children. ACC/SCN state-of-the-art series Nutrition Policy Discussion paper no. 7. 1990. United Nations, p 51.

Brown T, Avenell A, Edmunds LD, Moore H, Whittaker V, Avery L, Summerbell C. Systematic review of long-term lifestyle interventions to prevent weight gain and morbidity in adults. Obes Rev. 2009 Nov;10(6):627-38. Epub 2009 Sep 14.

Cunha E. Os Sertões. Campanha de Canudos. Rio de Janeiro, Brasil: SA, 1987, 3ª ed, p 416.

Devereux G, Seaton A. Diet as risk factor for atopy and asthma. J Allergy Clin Immunol. 2005; 115:1109-17.

Dickerson JWT. Aspects of the history of nutrition since 1876.

DOI: 10.1177/146642400112100207. The Journal of the Royal Society for the Promotion of Health. 2001; 121:79. http://rsh.sagepub.com/cgi/content/abstract/121/2/79

Dudley L, Hussey G, Huskissen J, Kessow G. Vitamin A status, other risk factors and acute respiratory infection morbidity in children. S Afr Med J. 1997 Jan;87(1):65-70.

Ferree JW. Preface of the Conference on Methodology in Epidemiological Studies of Cardiovascular Diseases. Associate Medical Director, American Heart Association. AJPH, 1960; 50:1-2.

Framingham Heart Study. A project of the national heart, lung and blood Institute of Boston University. http://www.framinghamheartstudy.org/about/history.html. Acessado em 09/04/2010.

Goldberger J, Waring CH, Tanner WF. Cirujanos del Servicio de Sanidad Pública de los EUA. La prevención de la pelagra entre los asilados por medio de la dieta.

Boletín de la Oficina Sanitaria Panamericana (OSP.). 1924; 3:225-34. http://hist.library.paho.org/Spanish/BOL/v3n8p225.pdf

Griminger P. Casimir Funk. A biographical sketch (1884-1967). The Journal of Nutrition. 1972; 102:1105-1113. Downloaded from jn.nutrition.org at Universidade Federal da Bahia on April 4, 2010.

Hair JF, Bill B, Babin B, Anderson RE, Tatham R. Análise Multivariada de Dados. Bookman, 2009; 688 p.

Hundley J. Committee on diet, physical activity, and biochemical measurements. Publication of the American Public Health Association. 1960; 50(10):39.

Imdad A, Herzer K, Mayo-Wilson E, Yakoob MY, Bhutta ZA. Vitamin A supplementation for preventing morbidity and mortality in children from 6 months to 5 years of age. Cochrane Database Syst Rev. 2010 Dec 8;12: CD008524.

Kac G, Sichieri R, Gigante DP (Eds). Epidemiologia Nutricional. Rio de Janeiro: Fiocruz/Ateneu, 2007.

Lawlor DA, Smith GD, Bruckdorfer KR, Kundu D, Ebrahim S. Those confounded vitamins: what can we learn from the differences between observational *versus* randomised trial evidence? Lancet. 2004; 363:1724-27.

Lima NT. O Brasil e a Organização Pan-Americana da Saúde: uma história em três dimensões, 2004; 166 p.

Lobo MG. Da oftalmia catarral desenvolvida no arsenal de guerra da Corte: memória apresentada à Academia Imperial de Medicina. Anais Brasiliense de Medicina (Rio de Janeiro). Brasil. 1864; 16:37.

Lobo MG. Da Ophtalmia brasiliana. Gazeta Médica (Lisboa, Portugal). 1865; 17:466-9.

Lobo MG. Oftalmia brasiliana. Klinische Monatsblatter Augenheilkunde. Basileia: S Karger, 1866; vol 4, p 65.

Mahalanabis D. Breast feeding and vitamin A deficiency among children attending a diarrhoea treatment centre in Bangladesh: a case-control study. BMJ. 1991 Aug 31;303(6801):493-6.

Manela-Azulay M, Mandarim-de-Lacerda CA, Perez MA, Filgueira AL, Cuzzi T. Vitamina C. An bras Dermatol (Rio de Janeiro). maio/jun 2003; 78(3):265-274.

McMahon B, Pugh TF. Principios y métodos. México: La prensa Médica Mexicana, 1975, p 339.

Olinto MTA. Padrões Alimentares: análise de componentes principais. *In*: Kac G, Sichieri R, Gigante DP (Orgs). Epidemiologia Nutricional. Atheneu, 2007; p 213-225.

Trugo NMF, Toores AG. Indicadores bioquímicos na avaliação do estado nutricional. *In*: Kac G, Sichieri R, Gigante DP (Orgs). Epidemiologia Nutricional. Atheneu, 2007, p 127-147.

Steep W, Kuhnau J, Schroeder H. Las vitaminas y su empleo clinico. Buenos Aires, Argentina: El Ateneo, 1941, p 268.

Rabinowitz SS, Reddy S. Pellagra. 2008. http://emedicine.medscape.com/article/985427-overview

Scrimshaw NS, Taylor CE, Gordon NJE. Interactions of nutrition and infection. The American Journal of the Medical Sciences. 1959; 237:367-403.

Sommer A, Tarwotjo I, Hussaini G, Susanto D. Increased mortality in children with mild vitamin A deficiency. Lancet. 1983 Sep 10;2(8350):585-8.

The Vitamin A and Pneumonia Working Group. Potential interventions for the prevention of childhood pneumonia in developing countries: a meta-analysis of data from field-trials to assess the impact of vitamin A supplementation on pneumonia morbidity and mortality. Buletin of thel World Health Organization, 1995; 73: 609-619.

Vasconcelos FAG. Avaliação nutricional de comunidade. Textos de apoio didático. Florianópolis: UFSC, 1993, p 154.

Victora CG, Barros FC. Cohort profile: the 1982 Pelotas (Brazil) birth cohort study. Int J Epidemiol. 2006 Apr;35(2):237-42.

Willet W. Nutritional Epidemiology. Oxford University Press, 1998, 2nd ed.

World Health Organization. Assessment of populations the iron status of populations. Report of a Joint of World Health/Centers for Diseases Control and Prevention. Technical Consultation on the Assessment of Iron Status at the Population Level. Geneva, 2004, p 30.

World Health Organization. Diet, nutrition and the prevention of chronic diseases. Report of a Joint WHO/FAO Expert Consultation World Health Organization. WHO Technical Report Serie (Geneva). 2003; (916):149.

World Health Organization. Preventing and managing epidemic. Report of a WHO Consultation on Obesity. Geneva: WHO/NUT/NCD/98.1, 1998, p 234.

World Health Organization. Trace elements in human nutrition and health. Geneva: WHO, 1996, p 331.

World Health Organization. Physical Status: The use and interpretation of anthropometry. Geneva: WHO Technical report Series, 854, Report of a Who Expert Committee, 1995, p 439.

Working for health. An introduction to the World Health Organization. http://www.who.int/about/brochure_en.pdf. Acessado em 29 de janeiro de 2010

Young C, Trulson MF. Methodology for dietary studies in epidemiological surveys. I-Strengths and weaknesses of existing methods. AJPH. 1960; 50:803-814.

PARTE 7
Epidemiologia Aplicada a Sistemas de Saúde

54 Epidemiologia, Cuidado e Promoção da Saúde

Naomar de Almeida Filho e Maurício L. Barreto

Introdução

Neste capítulo, introdutório à Parte 7 deste volume, serão analisadas algumas questões preliminares à proposição de que a Epidemiologia deve ser a abordagem preferencial para a produção de conhecimento científico estruturante do campo de saberes e práticas denominado saúde coletiva. Em sentido mais preciso, cabe, nesse momento, avaliar o papel da ciência epidemiológica como fonte de dados, informação e conhecimento necessários e, muitas vezes, cruciais para a elaboração de planos, programas e ações de cuidado, além de promoção da saúde das populações humanas em sociedades concretas.

Com esse objetivo, inicialmente, serão avaliados os limites da abordagem epidemiológica convencional, a qual depende de uma definição clínica de doença para a construção do objeto saúde. Propõe-se, em seguida, breve discussão sobre as tentativas de produzir uma "epidemiologia da saúde" em bases simétricas à epidemiologia dos riscos. Em terceiro lugar, é feita uma análise crítica às recentes formulações que – supostamente – reforçam e ampliam o repertório epidemiológico de medidas e indicadores destinado a subsidiar planejamento, gestão, operação e avaliação de sistemas e serviços de saúde. Como ilustração, será focalizada especialmente a nova geração de indicadores de saúde, em face da sua atualidade e da crescente importância na definição de políticas de financiamento em saúde. Ao final, é feita uma avaliação das perspectivas atuais da Epidemiologia no sentido da incorporação do objeto complexo da saúde na sua pauta teórica e metodológica.

Epidemiologia da saúde

Nos espaços de saberes e práticas que se convencionou chamar de campos da saúde coletiva, não é muito apropriado, no sentido epistemológico rigoroso, referir-se a um conceito negativo de saúde. Podemos declarar (com algum esforço retórico) que certo indivíduo é sadio porque nele não foram encontrados sinais de doença ou que um dado tipo de comportamento é saudável na medida em que não constitui fator de risco para alguma enfermidade. No entanto, o que seria uma família sadia ou uma cidade saudável? É certo que, ao indicar exemplares de uma ou outra condição, não estaremos falando de um grupo familial formado por indivíduos totalmente livres de enfermidade ou de uma comunidade em que ninguém morre ou adoece.

Para a estimativa de indicadores de níveis coletivos de saúde, no sentido positivo do construto, será imperativo superar uma limitação primordial da abordagem epidemiológica, originalmente restrita à avaliação dos riscos de doença ou de agravos. Assim, deve-se aperfeiçoar a sua capacidade de estimar medidas do grau de "morbidade negativa" ou de mensurar saúde como um análogo econométrico.

Trata-se de duas estratégias distintas: no primeiro caso, são criados métodos e tecnologias para abordar a saúde enquanto inverso da morbidade, aqui entendida como "volume global de patologia"; no segundo, desenvolvem-se metodologias e tecnologias capazes de avaliar positivamente os níveis de salubridade em uma dada população.

Na primeira das estratégias, as técnicas de avaliação da saúde individual podem ser empregadas como fonte de elementos para a mensuração dos níveis coletivos de saúde tomados como somatório dos estados individuais de saúde. Na sua prática de produção de informação, a Epidemiologia tem instrumentalizado um repertório de "indicadores de saúde" que se baseia na contagem de doentes (indicadores de morbidade) ou de falecidos (indicadores de mortalidade), conforme vimos nos Capítulos 9 e 10. Propõe-se, então, nesse caso, incluir entre as estratégias da Epidemiologia a contagem de indivíduos sadios, desenvolvendo ou adaptando tecnologias pertinentes, no sentido analisado na seção anterior. Disso poderá resultar a derivação de indicadores de "salubridade", equivalentes aos clássicos indicadores de morbidade (Uemura, 1987). Nesse caso, contar-se-iam sadios para o cálculo de certo risco de saúde, do mesmo modo como se computam doentes ou óbitos para a produção de indicadores de risco de doenças ou de mortalidade.

Tal estratégia efetivamente não tem sido enfatizada no campo da investigação epidemiológica, limitando-se a poucas avaliações de inquéritos domiciliares locais ou nacionais. Para resumir um ponto de vista crítico em relação a essa forma de medida da saúde coletiva, podemos considerar o seguinte:

- Deve-se questionar se haverá fundamentação lógica na aplicação, em nível agregado, de constructos supostos como expressão da saúde dos indivíduos (função, desempenho, qualidade de vida, satisfação, bem-estar, felicidade etc.)
- Mesmo considerando a hipótese de uma demonstração convincente da validade dessa transposição, é lícito supor que a saúde coletiva significará sempre mais do que a somatória da saúde individual
- A ideia de "risco de saúde" não é simétrica em relação à noção de risco de doenças porque, dentro do chamado raciocínio epidemiológico, as enfermidades são tomadas como eventos ou episódios mensuráveis por meio de probabilidades condicionais de ocorrência, diferentemente da saúde como um estado ou situação de sujeitos individuais ou coletivos.

Na segunda estratégia para a medida da saúde coletiva, propõe-se o desenvolvimento de medidas do "capital sanitário" ou da "carga de doença" de populações ou sociedades.

Apesar das promessas de certa "epidemiologia da saúde" (Galdston, 1953; Terris, 1975), que chegou a inspirar a proposta de uma "sanometria" (Goldberg *et al.*, 1979), dentre os indicadores ditos de saúde, apenas a medida denominada "esperança de vida" (às vezes, equivocadamente designada por vida-média) e seus sucedâneos suportam uma definição não residual de saúde. Mesmo listados nos manuais mais respeitáveis da ciência epidemiológica, trata-se de indicadores mais demográficos que epidemiológicos; ainda assim, também são calculados com base em dados de mortalidade. Abordam anos de vida vividos, em geral, sem considerar o estado ou nível de saúde desses anos ou, para incluir um conceito em moda atualmente, sem nada referir sobre a qualidade de vida dos indivíduos.

Indicadores gerais de saúde

Na década de 1960, Linder (1966) já defendia a necessidade de indicadores de saúde equivalentes ao *gross national produc* (GNP), propondo desenvolver uma medida que denominou de *Gross National Health Index* (GNHI). Sanders (1964) havia anteriormente elaborado uma fórmula matemática de ajuste para a capacidade funcional de estimativas de vida-média, resultando em uma medida combinada de "anos-de-vida-efetiva", que foi aperfeiçoada por Moriyama (1968), introduzindo técnicas de análise de tábuas de vida. Sullivan (1971), com dados do censo e do *National Health Interview Survey*, pela primeira vez, aplicou-a para computar medidas de expectativa de vida na ausência de incapacidades ou limitações. O aperfeiçoamento dessa abordagem, incorporando distintas medidas de incapacitação, permitiu o desenvolvimento de toda uma família de indicadores de saúde geral – por exemplo, o *Years of Healthy Life* (YHL), usado nos EUA desde a década de 1990 (Erikson, Wilson & Shannon, 1995).

No contexto de um ambicioso programa de avaliação tecnológica destinado a orientar as políticas de alocação de recursos para o *National Health Service* (NHS) da Inglaterra, uma equipe de pesquisa em Economia da Saúde da Universidade de York, sob a liderança de Alan Williams, desenvolveu o conceito de "qualidade de vida ligada à saúde" (*health-related quality of life*), assumidamente vinculado a uma teoria utilitarista da saúde. A abordagem metodológica correspondente (Williams, 1985, 1993, 1996) resultou em um indicador positivo da saúde denominado *quality-adjusted life years* (QALY), estimado a partir do cálculo acumulado (por área geográfica ou divisão geopolítica) dos anos com qualidade de vida não vividos por motivo de doença, incapacidade ou morte. Para as estimativas devidas, foi preciso classificar e ponderar distintas combinações de níveis de desconforto (*distress*) e incapacitação (*disability*), por meio de instrumento de avaliação aplicado a "julgadores" da comunidade.

Sem dúvida, trata-se de proposição fundamentada teoricamente, considerando uma forma de definição positiva de saúde qualitativamente distanciada de qualquer concepção negativa da saúde referida à noção de patologia. O próprio Williams (1996, p. 1.801) explicita o problema da seguinte maneira:

> *Um tópico fundamental para esclarecer o que está em questão é o que se entende por "saúde". No contexto do QALY, trata-se de qualquer aspecto relativo à qualidade de vida que seja valioso para as pessoas, além da duração daquela vida. Isso deve ser claramente diferenciado de uma estrita definição clínica de saúde.*

O conceito do QALY – interessante, sem dúvida – revela-se potencialmente útil para objetivos primários de incorporar maior rigor e sofisticação às análises de custo-efetividade. Além disso, a sua concepção propiciou um importante desenvolvimento na teoria da mensuração em saúde, considerando as grandes possibilidades do seu emprego para medidas positivas da saúde individual como capacidade vital e qualidade de vida, de certo modo aí reduzidas a uma "unidade monetária" de troca, comparação e avaliação do valor diferencial de procedimentos restauradores ou promotores de saúde.

Não obstante, a abordagem do QALY tem se mostrado vulnerável a importantes críticas, de base política, sociológica, antropológica e ética (Loomes & Mackenzie, 1989; Fryback, 1997). De todo modo, frente à complexidade do processo de estabelecimento dos seus critérios e parâmetros, e considerando o caráter qualitativo e quase idiossincrático do constructo "qualidade-de-vida-relativa-a-saúde", deve-se reconhecer as dificuldades para o seu emprego em larga escala. Tais restrições se aplicam especialmente a contextos sanitários com reduzido grau de desenvolvimento político e institucional, caracterizados por precários sistemas de informação em saúde. Justamente esses contextos são os que mais sofrem os efeitos das diversidades étnico-culturais e das desigualdades sociais. Em outras palavras, os conceitos de valor, utilidade, desconforto, incapacidade, qualidade de vida apresentam-se tão "ligados à cultura" e socialmente determinados que é possível questionar validade teórica e potencial comparativa de estratégias de medida da saúde como a abordagem do QALY.

Carga global de doença

Em 1992, no processo de preparação do *World Development Report 1993: Investing in Health* (World Bank, 1993), o Banco Mundial contratou uma equipe da Escola de Saúde Pública da Universidade de Harvard, coordenada pelo economista Christopher Murray, para viabilizar uma metodologia destinada a medir a "carga global de doença" (GBD – *global burden of disease*) das populações. Como pré-requisito fundamental, estabeleceu-se que os componentes de morbidade e mortalidade deveriam estar integrados em um mesmo indicador. Essa metodologia seria também capaz de empregar dados epidemiológicos e estatísticas vitais, em geral disponíveis, mesmo em países ditos subdesenvolvidos, de modo a permitir comparações internacionais, além de possibilitar avaliações do impacto dos investimentos internacionais e das políticas e programas de saúde. Ostensivamente inspirado no conceito do QALY, o novo indicador foi batizado de *Disability-Adjusted Life Years* (DALY) e definido como uma medida "do tempo vivido com incapacidade e do tempo perdido devido à mortalidade prematura" (Murray, 1994).

O DALY constitui um indicador composto na medida em que combina dados de mortalidade (anos de vida perdidos por óbito precoce) com dados de morbidade (grau e tempo de incapacidade devido a uma dada patologia) (Murray, 1994; Murray & Lopez, 1996). Estimam-se os anos de vida perdidos devido à mortalidade precoce, tomando como padrão as expectativas de vida-média de 80 anos para homens e 82,5 anos para mulheres. O tempo vivido sob incapacidade é calculado por meio de um conjunto de ponderações que supostamente refletem uma redução na capacidade funcional, resultante, por sua vez, de estudos de carga-de-doença específicos para cada morbidade. Para cada óbito ou caso registrado, computam-se os *dalys* correspondentes que serão acumulados para a estimativa das cargas-de-doença referentes a patologias específicas ou a agregados geopolíticos, como regiões, países ou continentes (Murray, 1994; Murray & Lopez, 1996).

A principal novidade da proposta do DALY consistia na integração dos indicadores AVI – "anos vividos com incapacidade" (YLD – *years lived with disability*) – e AVP – "anos de vida perdidos" (YLL – *years of life lost*) – em uma única medida de "carga de doença" (Murray, 1994, 1996; Murray & Lopez, 1996). O conceito de "incapacidade" passa a ser, portanto, crucial para o novo indicador proposto. Recuperando o modelo de progressão linear (doença, patologia, manifestação, deficiência, incapacidade, desvantagem) da *International Classification of Impairments, Disabilities and Handicaps* (WHO, 1980), o conceito do DALY baseia-se na definição de incapacidade com "impacto da deficiência sobre o desempenho individual" (Murray & Acharya, 1997).

Na sua proposta original (Murray, 1994), o componente incapacidade do DALY cobria quatro domínios da vida individual (procriação, ocupação, educação e recreação) e seis graus de gravidade. As avaliações de grau de incapacidade por patologias selecionadas como "marcadores" eram realizadas por grupos de consenso de *experts* (primeiro, alunos internacionais de Harvard e, depois, profissionais de saúde). Posteriormente, após avaliações por novos grupos de consenso internacionais, empregando-se o método do *person trade-off*, ampliou-se a definição para "sequelas incapacitantes de qualquer natureza" e acrescentou-se mais um grau de gravidade da incapacitação (Murray & Acharya, 1997).

Parece-nos apropriado, para os objetivos deste capítulo, revisar mais detalhadamente alguns supostos metodológicos do conceito de DALY que, nos termos dos seus formuladores (Murray, 1994, 1996; Murray & Lopez, 1996; Murray & Acharya, 1997), representaria tanto uma medida de carga de doença (morbidade e mortalidade) quanto um indicador de saúde mais transparente do ponto de vista ético. Esse destaque justifica-se, por um lado, pela enorme influência que tal proposta exerceu até recentemente no panorama atual da política de saúde em todo o mundo. Por outro lado, a proposta do DALY representa a mais importante tentativa recente de avançar a metodologia epidemiológica para superar o conceito de risco e seus correlatos. Sem dúvida, esse debate constitui a principal controvérsia epidemiológica dos anos 1990, talvez equivalente aos debates em torno da causalidade nos anos 1970 (conforme Capítulo 4) e à polêmica sobre a epidemiologia clínica na década de 1980 (que abordamos no Capítulo 2).

Não obstante o suporte ideológico, político e financeiro que uma instituição do peso do Banco Mundial concedeu a essa proposição, contra ela avolumaram-se críticas teóricas e metodológicas, principalmente em relação aos seguintes aspectos:

(a) Reduzem a saúde a perfis de doenças, com indicadores unidimensionais da situação de saúde, sabidamente complexa e multifacetada, ao tempo em que negligenciam elementos não quantitativos essenciais para a determinação dos níveis de saúde (WHO, 1996)

(b) Condensam medidas de mortalidade e de morbidade com graus heterogêneos de precisão, resultando em ilusória acurácia (WHO, 1996; Barker & Greene, 1996; Fryback, 1997). Os indicadores assim produzidos padecem de excessivo nível de agregação, escamoteando importantes desigualdades em saúde, principalmente segundo condições de vida (Anand & Hanson, 1997)

(c) Baseiam-se em número excessivo de pressupostos e ajustes arbitrários (pesos, descontos e correções) que comprometem a objetividade da medida, distanciando-a das realidades concretas de saúde que supostamente constituem seu objeto privilegiado (WHO, 1996; Barker & Greene, 1996; Anand & Hanson, 1997).

Avaliando globalmente a questão, Barker & Greene (1996) comentam que essa proposta terminava por forçar um recuo ao modelo biomédico de cuidado à saúde. Questiona-se a metodologia DALY em sua real capacidade de atingir os objetivos propostos, na medida em que promete algo bastante mais complexo do que estimar impacto de políticas ou programas de saúde, como, por exemplo, tornar-se a base técnica de toda uma revolução no conceito de política de saúde, designado pomposamente como *evidence-based health policy* (Murray & Lopez, 1996; Rada, Rati & Howden-Chapman, 1999), por meio da avaliação da "carga global de doença" de uma sociedade.

Os formuladores do DALY naturalmente se empenharam em rebater tais críticas, absorvendo-as no aperfeiçoamento da proposta ou buscando rebatê-las – nesse caso, com reduzido sucesso. Murray & Lopez (1996) apresentaram um exercício de aplicação do método DALY que incorporava maior padronização para os diferentes componentes da medida. De certa forma, respondendo ao ponto (b) acima, Murray (1996) argumentava que, mais do que medir iniquidades em saúde, deve-se desenvolver e aplicar estratégias de promoção da equidade, para o que se necessita de medidas como o DALY. Considerando a crítica (a), Murray & Acharya (1997) defendem que um DALY contextualizado e multifacetado seria "indesejável e inviável", não atendendo aos requisitos de robustez e comparabilidade exigidos de um indicador dessa natureza. Os mesmos autores, incapazes de rebater todos os argumentos de Anand & Hanson (1997) – sem dúvida, os críticos da proposta DALY de maior densidade metodológica – recomendam que planejadores e tomadores de decisão que duvidarem dos pressupostos do método usem medidas sem ajustes e sem correções em vez das versões corrigidas.

É preciso considerar que, por um lado, em comparação com seus antecessores da linha QALY, o DALY realmente representa simplificação no sentido de que opera com uma única dimensão de medida individual de saúde, o nível de comprometimento funcional, em lugar de uma escala subjetiva de valores combinados de desconforto e incapacidade (Barker & Greene, 1996). Por outro lado, implica também uma ampliação de escopo da metodologia proposta, na medida em que se apresenta, sem hesitação, como um quantificador macroeconômico de "volumetria" da morbimortalidade (Murray & Acharya, 1997).

Podemos concordar que QALY e DALY *de facto* constituem medidas globais de morbi-mortalidade e não indicadores do estoque de saúde de uma sociedade. Curiosamente, ambas as abordagens utilizam anos vividos com qualidade de vida ou sem incapacidade (que é um índice grosseiro de saúde) para avaliar o impacto social de patologias e das tecnologias destinadas à sua prevenção controle ou erradicação. Trata-se de uma aplicação da esquisita noção de doença = ausência de saúde, invertida da concepção convencional de saúde como ausência de doença.

Comentários finais

Foi dado início a esse percurso avaliando-se os resultados de esforços no sentido de aperfeiçoar formas de mensuração de certa "síndrome da saúde", como se viável fosse o projeto de lidar com a questão enquanto mera ausência de doença. Abordamos criticamente a proposta teórica e metodológica de uma "sanometria", apontando seus impasses e limites. Concluímos que as proposições mais atuais e aparentemente mais sofisticadas, como as estimativas da "qualidade de vida relativa a saúde", não passam de medidas da doença e seus efeitos (incapacidade e mortalidade).

Aparentemente esgotam-se os argumentos que validam heurística e eticamente o repertório das propostas de abordagens metodológicas destinadas à avaliação direta dos níveis coletivos de saúde por meio da panaceia dos indicadores econométricos unificados, superando uma fase que, nos seus primórdios, foi astutamente designada por Harald Hansluwka (1985) como "*the other extreme of quantophrenia*" (o outro extremo da quantofrenia). Devemos, portanto, demandar da abordagem economicista da morbidade como *burden of disease* (ônus da doença) o que ela tem de melhor a oferecer, principalmente nas áreas de avaliação tecnológica e microeconomia em saúde. Isso significa aceitar as suas limitações como instrumento de mensuração do grau de "salubridade" global de uma população.

Acreditamos que talvez seja possível cultivar alguma expectativa em relação aos conceitos correlatos de HALE (*health-adjusted life expectancy*) (Wolfson, 1996) e DFLE (*disability-free life expectancy*) (Robine, Romieu & Cambois, 1999). Constituem, esses sim, "verdadeiros" indicadores de vida saudável, pelo menos no sentido de que descartam períodos vividos com doença ou incapacidade para tentar estimar uma expectativa média de anos de vida saudável para populações ou grupos sociais. Em qualquer caso, o desenvolvimento teórico e principalmente metodológico necessário para formalizar e aplicar essas propostas na análise de situações concretas de saúde ainda se mostra insuficiente. Mas, pelo menos, pode-se reconhecer um movimento no sentido de definir pragmaticamente (ou quiçá trivialmente, diria um crítico mais rigoroso) saúde como *vida com saúde*, ou seja, anos vividos com funcionalidade produtiva e social (Nordenfeld, 1987).

Não obstante os problemas e limitações apontados, todo esse esforço representa incalculável contribuição no sentido de avançar o processo teórico da saúde. Temos que considerar o potencial heurístico acumulado nas interfaces entre as ciências sociais e as da saúde. Será possível aí encontrar algumas condições objetivas para a formulação de uma proposta de sistematização e, em seguida, de metassíntese do problema científico da saúde.

Referências bibliográficas

Anand S, Hanson K. *Disability - Adjusted Life Years: A Critical Review. Journal of Health Economics* 16:685-702, 1997.

Barker C, Greene A. *Opening the Debate on DALYs. Health Policy and Planning* 11(2):179-183, 1996.

Davies DF. *Progress Toward the Assessment of Health Status*. Preventive Medicine 4:282-295, 1977.

Erikson P, Wilson R, Shannon I. *Years of Healthy Life*. Healthy People 2000 Statistical Notes. Hyattsville, National Center for Health Statistics/CDC/DHHS, April, 1995.

Fryback D. *Health-Related Quality of Life or Population Health Measures: A Brief Ovrview of the HALY Family of Measures*. Workshop on Summary Measures of Population Health Status, Institute of Medicine, National Academy of Sciences, 1997.

Galdston I (ed.) *The Epidemiology of Health*. New York: Health Education Council, 1953.

Goldberg M, Dab W, Chaperon J, Fuhrer R, Gremy F. *Indicateurs de Santé et "Sanométrie": Les Aspects Conceptuels des Recherches Récentes Sur la Mesure de l'État de Santé dune Population*. Revue d'Epidémiologie et Santé Publique 27:51-68, 1979.

Hansluwka H. *Measuring the Health of Populations. Indicators and Interpretations*. Social Science & Medicine 24(12):1207-1224, 1985.

Linder F. *The health of the American people*. Scientific American 214(6):21-29, 1966.

Loomes G, MacKenzie L. *The Use of QALYS in Health Care Decision Making*. Social Science and Medicine 28: 299-308, 1989.

Moriyama I. Problems in the measurement of health status. *In*: Sheldon E, Moore W (eds.) *Indicators of Social Change*. New York: Russel Sage Foundation, p. 573-600, 1968.

Moriyama I. Problems in the measurement of health status. *In*: Sheldon E, Moore W (eds.). *Indicators of Social Change*. New York: Russel Sage Foundation, p. 573-600, 1968.

Murray CL. *Quantifying the Burden of Disease: the technical basis for disability-adjusted life years*. Bulletin of the World Health Organization 72:429-445, 1994.

Murray CL. Rethinking DALYs. *In*: Murray CL, Lopez A. *The Global Burden of Disease*. Cambridge: Harvard University Press (WHO-The World Bank), 1996.

Murray CL, Lopez A. *The Global Burden of Disease*. Cambridge: Harvard University Press (WHO-The World Bank), 1996.

Murray CL, Acharya AK. Understanding DALYs. *Journal of Health Economics* 16:703-730, 1997.

Noack H. Concepts of Health and Health Promotion. *In*: Abelin T, Brzezinski Z, Carstairs V (eds.). *Measurement in Health Promotion and Protection*. Copenhagen, WHO Regional Publications, European Series # 22, p. 5-28, 1987.

Nordenfeld L. *On the Nature of Health*. Dordrecht, D. Reidel Publ. Co., 1987.

Patrick D, Erikson P. *Health Status and Health Policy: Quality of Life in Health Care*. New York: Oxford University Press, 1993.

Rada J, Rati M, Howden-Chapman P. Evidence-based purchasing of health promotion: methodology for reviewing evidence. *Health Promotion International* 14(2):177-188, 1999.

Robine J-M. Romieu I, Cambois E. Health Expectancy Indicators. *Bulletin of the World Health Organization* 77(2): 181-185, 1999.

Sanders B. Measuring community health levels. *American Journal of Public Health* 54(7): 1.063-1.070, 1964.

Sullivan DF. A single index of mortality and morbidity. *HMSHA Health Reports* 86(4): 347-355, 1971.

Terris M. Approaches to an epidemiology of health. *American Journal of Public Health*, 65:1037-1045, 1975.

Uemura K. Application of indicators for monitoring progress towards health for all by the year 2000. *In*: Abelin T, Brzezinski Z, Carstairs V (eds.). *Measurement in Health Promotion and Protection*. Copenhagen: WHO Regional Publications, European Series # 22, p. 643-652, 1987.

WHO. *Progress Report - DALY Review Group*. ACHR Subcommittee on Health Measurement. Genebra: World Health Organization, oct., 1996.

Williams A. The nature, meaning and measurement of health and illness: an economic viewpoint. *Social Science and Medicine* 20(10): 1.023-1.027, 1985.

Williams A. The importance of quality of life in policy decisions. *In*: Walker S, Rosser R. (eds.). *Quality of Life: Assessment and Application*. Dordrecht, MTP, p. 427-439, 1993.

Williams A. QALYs and Ethics: A Health Economist's Perspective. *Social Science and Medicine* 43(12):1795-1804, 1996.

Wolfson L. Health-adjusted life expectancy. *Health Reports* (Statistics Canada) 8(1):41-46, 1996.

World Bank. *World Development Report 1993: Investing in Health*. New York: Oxford University Press, 1993.

55 Epidemiologia e Assistência em Saúde
(Práticas de Saúde Baseadas em Evidências Epidemiológicas)

Maria Inês Schmidt, Bruce B. Duncan e Antonio Alberto Lopes

A complexidade das análises que subsidiam decisões e a importância da racionalidade na escolha de opções diagnósticas, terapêuticas e preventivas têm motivado a incorporação do paradigma da Medicina Baseada em Evidências na prática institucional de sistemas de saúde (Heller, 2005; Muir Gray, 2002). Nesse sentido, justifica-se desenvolver uma Saúde Pública Baseada em Evidências, na qual práticas similares às desenvolvidas no paradigma de Medicina Baseada em Evidências são aplicadas no contexto amplo da saúde coletiva. Como as atividades clínicas exercidas dentro de um sistema público de saúde podem ser vistas como questões de saúde pública, é importante enxergá-las também nesse contexto mais amplo, tomando-as de fato como Práticas de Saúde Baseadas em Evidências.

A prática assistencial em saúde embasada em evidências emprega uma variante do raciocínio clínico que integra dados quantitativos da literatura epidemiológica aos dados clínicos da prática diária. O processo de tomada de decisão institucional sobre uma conduta assistencial é semelhante àquele sobre a decisão clínica ilustrado na Figura 32.1 (veja o Capítulo 32). No entanto, no lugar da mera disponibilidade e eficácia clínico-farmacológica, são feitas considerações sobre custo, custo-efetividade e recursos institucionais, e, no lugar das preferências do paciente, são levadas em conta prioridades institucionais. A necessidade de racionalização no uso de recursos da saúde (seja do SUS, seja da assistência suplementar à saúde) exige, cada vez mais, a disponibilização de condutas diagnósticas e terapêuticas embasadas em efetividade e economicidade. A avaliação econômica de condutas clínicas inclui, entre outras metodologias, a análise de custo-efetividade. Análises de custo-efetividade oferecem uma base racional para a tomada de decisões frente aos recursos fixos da instituição. Seu uso correto pode evitar distorções causadas pelo emprego inadequado de condutas de alto custo e baixa efetividade.

As decisões necessárias ao manejo clínico de qualquer paciente requerem a melhor resposta atualmente disponível, tanto do ponto de vista ético e institucional (disponibilidade, custo e aplicabilidade) quanto na perspectiva tecnológica. O presente capítulo ilustra aspectos dessa questão com a ajuda de um caso clínico de diabetes tipo 2. Tomando o caso de M.S. como ilustração, apresentamos alguns conceitos e medidas quantitativas oriundas da epidemiologia clínica capazes de subsidiar respostas sobre diagnóstico, tratamento e prevenção.

Boxe 55.1 Caso clínico

M.S., mulher, branca, 45 anos, consulta serviço ambulatorial do SUS por fraqueza e emagrecimento. O quadro iniciou há 3 ou 4 meses, sendo acompanhado de poliúria e polidipsia. A história revela macrossomia fetal e mãe com diabetes. O exame clínico mostra obesidade com localização central (índice de massa corporal 30, cintura de 96 cm) e pressão arterial de 130/80 mmHg. A urina apresenta glicosúria acentuada, sem cetonúria. A glicemia de jejum realizada no dia seguinte era de 254 mg/dℓ, quando é feito o diagnóstico de diabetes melito. O eletrocardiograma é normal, e a paciente não apresenta angina. O exame de fundo de olho não dilatado é normal. São prescritos dieta para diabetes (hipocalórica), exercícios físicos e metformina 850 mg, meio comprimido 2 vezes/dia (orientada a aumentar para 1 comprimido 2 vezes/dia em 7 dias, de acordo com a tolerância). São solicitados exame de microalbuminúria casual e de A1C. Nova consulta é marcada em 3 meses e são solicitados novos exames.

Na reconsulta, constata-se que ela está assintomática, mas perdeu 3,9 kg (índice de massa corporal atual 28,5 e cintura de 92 cm). A A1C inicial era de 10,5% e a microalbuminúria, normal. A nova glicemia de jejum era de 124 mg/dℓ, o colesterol total de 190 mg/dℓ, o HDL-C de 49 mg/dℓ, os triglicerídios de 145 mg/dℓ e a A1C de 7,5%. A pressão arterial estava em 130/75 mmHg.

Em reconsulta após outros 3 meses, observou-se pequena perda adicional de peso e a A1C estava em 6,8%.

Antes de prosseguir, precisamos explicitar algumas questões típicas do manejo das primeiras consultas de pacientes com diagnóstico recente de diabetes tipo 2, listadas a seguir:

1. O paciente tem diabetes? Que certeza diagnóstica autoriza informar esse diagnóstico ao paciente?
2. Justifica-se iniciar o tratamento com metformina desde o início, visando prevenir complicações futuras, como as cardiovasculares?
3. Há necessidade de investigar se ele já apresenta complicações do diabetes, como, por exemplo, retinopatia, que exigiria ação preventiva específica?
4. Como estimar o risco de complicações cardiovasculares de modo a orientar a decisão de iniciar, ou não, ações preventivas?

Embasando práticas diagnósticas

O diagnóstico de uma determinada doença é uma decisão baseada em um conjunto de informações clínicas obtidas de um dado paciente em uma ou mais ocasiões. Essas informações podem referir-se aos dados iniciais, aos resultados de exames complementares ou mesmo aos dados de evolução clínica com ou sem tratamento. Saber como cada uma dessas informações auxilia no diagnóstico de uma doença é muito importante.

Conforme Kassirer & Kopelman (1991), há três formas de raciocínio diagnóstico na Medicina contemporânea: o determinístico, o causal e o probabilístico.

Raciocínio determinístico

Às vezes, a apresentação do paciente é tão específica que o diagnóstico é feito instantaneamente, sem que o diagnosticador se dê conta de que usou um raciocínio diagnóstico. Um exemplo é o diagnóstico de herpes simples labial, feito a partir do conjunto de características de lesões – vesiculares, dolorosas, localizadas no lábio, em forma de cacho de uvas e com uma base eritematosa. Nesse caso, o diagnóstico é feito pela análise dos elementos em conjunto, como uma regra clínica: "na presença de tais sintomas, o diagnóstico é herpes labial". Essa estratégia diagnóstica de reconhecimento imediato de um padrão é conhecida como *gestalt*, e pode ser vista como um exemplo de raciocínio determinístico.

Esse raciocínio aplica regras predeterminadas no processo diagnóstico. A probabilidade pré-teste e os limites das zonas de decisão são predefinidos, de modo que os resultados da regra alcançam diretamente uma das três zonas de decisão. Contudo, em muitas situações clínicas, o diagnóstico é menos chamativo do que nesse exemplo de herpes, exigindo o auxílio de regras definidas a partir de evidências clínico-epidemiológicas. As regras resultantes podem ser expressas de forma simples (elementos diagnósticos presentes = doença presente) ou mais complexas (escores, algoritmos ou fluxogramas).

Um exemplo prático do uso do raciocínio determinístico é o diagnóstico de amigdalite estreptocócica em adultos que apresentam dor de garganta. Para decidir quem deveria receber antibióticos, foi proposta uma regra que utiliza quatro elementos clínicos: história de febre, linfonodos anteriores edemaciados e dolorosos à palpação, exsudatos sobre as amígdalas e ausência de tosse (Centor *et al.*, 1990). Uma análise de decisão mostra que, quando existe a possibilidade de reconsulta para revisão do paciente, mas não para realização de exames complementares, um adulto com probabilidade de amigdalite estreptocócica maior que 12% deveria receber antibiótico. Estudos mostram prevalências de amigdalite estreptocócica de 5 a 10% nesses pacientes em serviços de atendimento ambulatorial geral. A partir da probabilidade pré-teste da doença, a análise sugere que somente os que apresentam três ou mais dos quatro elementos terão probabilidade (pós-teste) de amigdalite estreptocócica maior que 12%. Assim, a regra poderia ser: "na presença de três dos quatro elementos clínicos em adulto ambulatorial com dor de garganta, uma situação de alta probabilidade para amigdalite estreptocócica, tratar com antibióticos".

A vantagem dessas regras é que elas organizam as informações do exame clínico de modo a alcançar definições diagnósticas que, de outra forma, iriam requerer exames complementares. Há muito espaço para essas regras na prática clínica ambulatorial, especialmente quando os recursos para exames complementares são escassos.

Raciocínio causal

A *estratégia diagnóstica hipotético-dedutiva*, de uso comum na prática ambulatorial, fundamenta-se no raciocínio causal. O raciocínio causal baseia-se na capacidade de explicar os achados de um paciente a partir de conhecimentos clínicos e fisiopatológicos sobre uma determinada doença. O clínico levanta hipóteses diagnósticas iniciais e, a partir delas, deduz que outros elementos clínicos deveriam ser encontrados na anamnese, no exame físico e em exames complementares. Encontrar algum desses achados fortalece a hipótese correspondente; não encontrar um achado altamente sensível permite descartá-la. Isso é feito repetidamente, até que uma ou mais das hipóteses diagnósticas "expliquem melhor o caso".

M.S. aparentava 40 a 50 anos e tinha uma localização central de gordura, o que, por si só, poderia sugerir diabetes ou hipertensão, duas doenças comuns. Assim, apenas vendo a paciente, antes mesmo de conhecer suas queixas, já era possível gerar hipóteses diagnósticas e preparar questões a serem resolvidas durante o exame clínico. As queixas de fraqueza e emagrecimento poderiam ser explicadas pelo diabetes, mas não pela hipertensão, mas também poderiam ser causadas por infecção crônica (p. ex., tuberculose), depressão ou mesmo câncer. Com esse leque de hipóteses, seria possível deduzir o que esperar no exame clínico. A ausência de sinais e sintomas sugestivos de infecção, depressão ou câncer e a presença de poliúria, polidipsia e polifagia fortalecem a hipótese de diabetes. Isso leva a deduzir que M.S. poderia apresentar outros indícios de diabetes, como história de filho nascido com macrossomia, e o achado dessa informação fortalece ainda mais a hipótese de diabetes.

Juntando as informações em um quadro recente de emagrecimento e fraqueza, acompanhado de sintomas de poliúria e polidipsia, é possível deduzir que M.S. teria um quadro de hiperglicemia crônica, provavelmente em níveis diabéticos, o que a levaria a excretar glicose na urina (glicosúria). Constatada a glicosúria, a hipótese diagnóstica de diabetes melito é quase certa. No entanto, para evitar um rótulo incorreto de diabetes, com prejuízos importantes para a vida de M.S., é preciso confirmar o diagnóstico com um exame altamente específico, como a glicemia de jejum. Um único resultado igual ou superior a 200 mg/dℓ, em paciente com queixas típicas de diabetes, constitui-se em certeza diagnóstica consensual, que exige notificação da paciente e pronto manejo clínico, o que foi feito no caso de M.S.

Em alguns casos, a especificidade alcançada pelos dados clínicos no raciocínio causal hipotético-dedutivo é tão alta que dispensa exames complementares, como no caso do tétano por falta de cálcio no pós-operatório de tireoidectomia. Em outros casos, a sensibilidade de alguns achados clínicos é tão alta que dispensa a realização de exames complementares. Como exemplo, a ausência de sintomas respiratórios em M.S. que poderiam levantar a hipótese de câncer de pulmão em fumantes.

Raciocínio probabilístico

Bem diferente do raciocínio causal, o raciocínio probabilístico tenta estimar de forma *quantitativa* a probabilidade de doença (entre 0 e 100%) nos vários momentos do processo diagnóstico. Essa probabilidade de doença é julgada contra um espectro de probabilidades para decisões clínicas, simplificado pelas três zonas de decisão ilustradas na Figura 55.1.

Na zona de alta probabilidade (à direita), o diagnóstico da doença, mesmo não sendo 100% certo, é tão provável que não é exigida avaliação adicional, podendo, em muitas situações, já indicar a necessidade de tratamento. Na zona de baixa probabilidade (à esquerda), embora não completamente afastado o diagnóstico, ele é tão improvável que torna desnecessária maior investigação nesse momento. Pode-se então levantar outras hipóteses diagnósticas ou suspender o processo diagnóstico, ao menos temporariamente.

Na zona central, a probabilidade de doença é dúbia, requerendo investigação adicional, como um exame complementar ou mesmo observação clínica por alguns dias (a observação clínica também pode operar como um teste diagnóstico, aliás, muito útil na prática ambulatorial). Se os resultados forem positivos, aumenta a probabilidade de doença, e se os resultados forem negativos, diminui a probabilidade de doença. Enquanto a probabilidade de doença estiver na zona central, a coleta de novas informações continua até alcançar uma das zonas extremas, onde é possível uma classificação de doença.

Cada doença ou situação clínica apresenta limites diferentes para essas zonas de decisão, pois eles dependem dos benefícios associados aos diagnósticos corretos e dos custos associados aos diagnósticos incorretos (falso-positivos e falso-negativos). Por exemplo, como já mencionado, o custo (humano e financeiro) de um paciente sem doença de Hodgkin receber erroneamente esse rótulo de doença é enorme, porque o tratamento é invasivo, caro e acarreta risco de efeitos adversos graves, requerendo um limite superior (B) próximo de 100%. Um limite inferior próximo de 0 pode ser necessário para evitar o não reconhecimento de uma doença de grande potencial de gravidade, como infarto agudo do miocárdio.

Outra questão diagnóstica levantada para o caso de M.S. – a presença ou não de retinopatia diabética – pode exemplificar o raciocínio probabilístico. Sabendo-se que por volta de 40% dos casos de diabetes tipo 2 recém-diagnosticados apresentam algum tipo de retinopatia e que 4 a 8% dos casos têm alto risco de cegueira que pode ser prevenida por diagnóstico precoce e tratamento (Scottish Intercollegiate Guideline Network, 2001), a probabilidade de 40%, ainda em zona de incerteza, requer investigação adicional. Para tanto, o clínico precisa saber se a

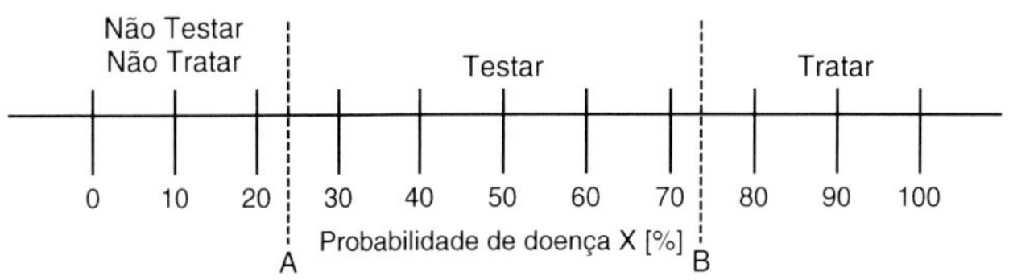

Figura 55.1 Zonas de decisão no espectro de probabilidades.

Tabela 55.1 Propriedades diagnósticas da fundoscopia dilatada feita por não oftalmologista para o diagnóstico de retinopatia diabética proliferativa

		Retinopatia proliferativa por estereofotografia do fundo em sete campos		
Fundoscopia		Sim	Não	
Dilatada por	Positivo	72	47	119
Não	Negativo	74	245	319
Especialista		146	292	438

Probabilidade
Pós-teste = 72/119 = 61%
Positivo

Probabilidade
Pós-teste = 74/319 = 23%
Negativo

Sensibilidade = 72/146 = 49%
Especificidade = 245/292 = 84%
Probabilidade pré-teste (Prevalência da doença) = 146/438 = 33%

Adaptado de Sussman *et al.*, 1982.

oftalmoscopia é suficientemente sensível/específica para direcionar a probabilidade para uma das zonas extremas. Para responder a essa questão, é preciso avaliar as evidências sobre o desempenho da oftalmoscopia feita por um clínico para o diagnóstico da retinopatia diabética, quando testada contra um exame considerado padrão-ouro.

A Tabela 55.1 ilustra os resultados de uma pesquisa clínico-epidemiológica sobre essa questão, em que uma fundoscopia dilatada feita por não oftalmologista foi comparada com uma estereofotografia em sete campos, um padrão-ouro da retinopatia diabética proliferativa (Sussman *et al.*, 1982). Embora a especificidade do exame seja razoável (84%), a sensibilidade (49%) é muito baixa, pois o teste detecta apenas a metade dos casos de retinopatia proliferativa.

Estimando a probabilidade de doença a partir do resultado de um teste diagnóstico

Pelo exposto, fica evidente que as probabilidades de doenças mudam à medida que são introduzidas novas informações clínicas. O raciocínio probabilístico permite estimar essa variação em cada momento. Convencionou-se chamar de *probabilidade pré-teste* a melhor estimativa de probabilidade de uma doença antes de aplicar um novo teste e de *probabilidade pós-teste* aquela resultante do achado do novo teste.

Na ausência de dados clínicos, a probabilidade pré-teste pode ser expressa pela prevalência da doença no serviço. À medida que informações clínicas específicas vão surgindo, a probabilidade pré-teste aumenta ou diminui, dependendo da sensibilidade/especificidade dessas informações. O raciocínio probabilístico permite estimar, de modo quantitativo, a capacidade de um teste diagnóstico em direcionar uma probabilidade dúbia (pré-teste) para uma das extremidades (pós-teste), o que pode ser de grande utilidade ao se decidir sobre a importância de um exame complementar caro ou invasivo.

Para estimar uma probabilidade pós-teste a partir de uma probabilidade pré-teste e do resultado de um teste, é preciso conhecer a sensibilidade e especificidade do teste para essa doença. A transformação da probabilidade pré-teste em probabilidade pós-teste pode ser feita a partir do teorema de Bayes. Por exemplo, para um teste positivo, a equação seria:

$$\text{Probabilidade pós-teste positivo} = \frac{\text{Sensibilidade} \times \text{Probabilidade pré-teste de doença}}{(\text{Sensibilidade} \times \text{Probabilidade pré-teste de doença}) + (1 - \text{Probabilidade pré-teste de doença}) \times (1 - \text{Especificidade})}$$

Outra abordagem de transformação de probabilidades, baseada nos mesmos princípios e muito empregada atualmente, é a *likelihood ratio* (razão de verossimilhança ou razão de probabilidades diagnósticas) do teste. A *likelihood ratio* (LR) expressa a relação entre sensibilidade e especificidade do teste e, dessa forma, é calculada para resultados positivos e negativos:

$$LR(+) = \frac{Sensibilidade}{1 - Especificidade}$$

que é a razão da probabilidade de o teste ser positivo em doente contra a probabilidade de o teste ser positivo em não doente; e

$$LR(-) = \frac{1 - Sensibilidade}{Especificidade}$$

que é a razão da probabilidade de o teste ser negativo em doente contra a probabilidade de o teste ser negativo em não doente.

A matemática dessa transformação não é complicada, porém na prática é mais simples usar um nomograma como o ilustrado na Figura 55.2 (Fagan, 1975). Partindo da probabilidade pré-teste (coluna à esquerda) e seguindo em linha reta, passando pela *likelihood ratio* (coluna no meio), chega-se à probabilidade pós-teste (coluna à direita). Partindo de uma probabilidade pré-teste de 33% (relatada na amostra dessa pesquisa) e usando LR(+) de 0,49/(1,00 - 0,84) = 3,1 e LR(-) de (1 - 0,49)/0,84 = 0,61, calculadas a partir da sensibilidade e especificidade do teste para a retinopatia, chega-se às probabilidades pós-teste positivo de 61% e pós-teste negativo de 23%.

O raciocínio diagnóstico com cálculo direto da probabilidade pós-teste tem maior utilidade quando o teste é aplicado com maior frequência, quando a estimativa da probabilidade pré-teste é relativamente confiável e quando os limites das três zonas do espectro de probabilidades são bem definidos. Reveste-se de suma importância nas decisões sobre a necessidade de um teste invasivo ou caro. É importante salientar que todos esses cálculos baseiam-se em estimativas de sensibilidade e especificidade derivadas de pesquisas clínicas. Ao usá-las, é fundamental assegurar-se de que as estimativas sejam válidas (derivadas de pesquisas com metodologias adequadas) e precisas (amplitude pequena dos intervalos de confiança).

Voltemos ao caso de M.S. A baixa sensibilidade do exame clínico na detecção da retinopatia resulta em uma probabilidade estimada de retinopatia, mesmo com um exame normal, da ordem de 23%, o que é elevado demais para permitir descartar seu diagnóstico. Com base em dados como esses, autoridades internacionais passaram a recomendar a não realização de rastreamento pelo clínico, optando por uma retinografia padronizada ou um exame realizado por oftalmologista certificado (Scottish Intercollegiate Guideline Network, 2001). Assim, um resultado negativo da fundoscopia feita pelo clínico não afasta com segurança o diagnóstico de retinopatia, e M.S. precisa ser encaminhada a um serviço especializado para rastreamento.

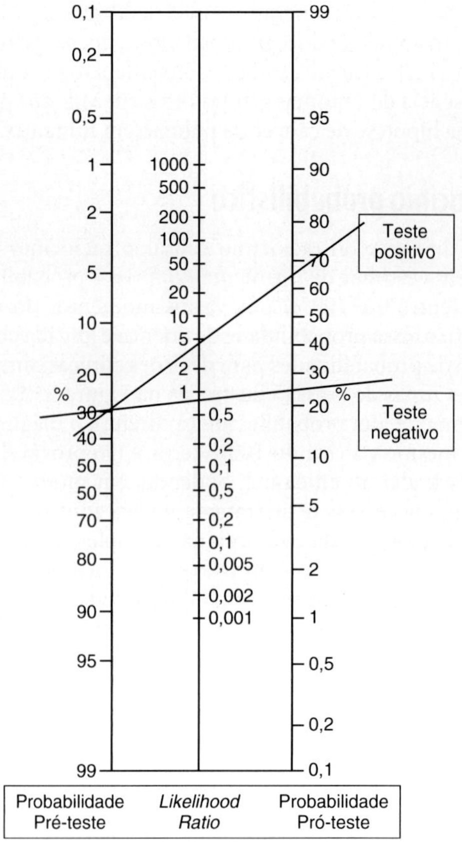

Figura 55.2 Nomograma para o cálculo da probabilidade pós-teste. A probabilidade pré-teste de retinopatia (33%) aumentou para 61% com teste positivo e baixou para 23% com teste negativo.

Testes compostos de múltiplos elementos diagnósticos

Vários testes envolvem mais de um elemento clínico para o diagnóstico de uma condição, como, por exemplo, a medida de pressão arterial sistólica e diastólica para definir hipertensão, ou a combinação de peso e altura para definir obesidade, usando o índice de massa corporal. Quando mais de dois ou três elementos são usados em conjunto, pode-se criar equações matemáticas para facilitar a integração dos dados. Essas equações são derivadas de análises de estudos clínico-epidemiológicos, tais como a regressão logística. Escores e regras são criados a partir dessas equações, para serem utilizados em calculadoras clínicas eletrônicas (http://intsmain.is.mcw.edu/clincalc/bayes.html).

As estimativas de sensibilidade e especificidade de valores desses escores são então usadas para gerar probabilidades diagnósticas pós-teste (frequentemente a partir de uma probabilidade pré-teste fixa, não explicitada na regra). Por exemplo, para M.S., as complicações cardiovasculares do diabetes são as de maior importância preventiva. A probabilidade de que, sem intervenção, ela venha a sofrer complicações cardiovasculares pode ser estimada a partir de uma regra composta de múltiplos fatores de risco. Quanto maior esse risco, maior será o benefício das intervenções preventivas e maior a justificativa (e o ganho) da terapia farmacológica preventiva.

Aplicando uma regra de predição desenvolvida no estudo UKPDS (ver na seção seguinte), o risco de cardiopatia isquêmica ou acidente vascular cerebral para M.S. pode ser estimado pelas seguintes características: ser mulher, branca, ter 45 anos, ser fumante, ter pressão arterial de 130/80 mmHg,

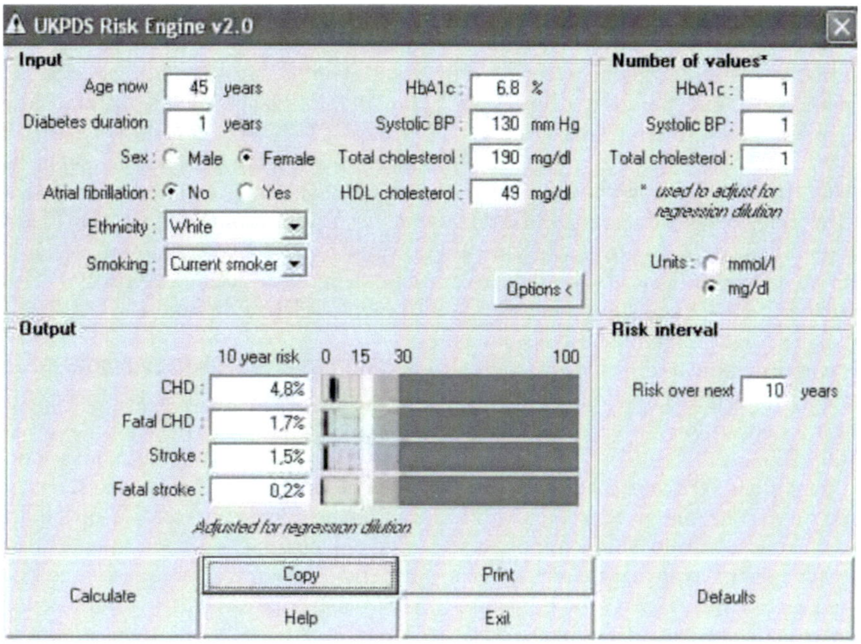

Figura 55.3 Calculadora de risco de complicações cardiovasculares. UKPDS. (www.dtu.ox.ac.uk/riskengine/).

colesterol total de 190 mg/dℓ (4,7 mmol/ℓ), HDL-C de 49 mg/dℓ (1,3 mmol/ℓ) e A1C de 6,8%, e não ter fibrilação arterial. A partir de uma calculadora de risco disponível eletronicamente (www.dtu.ox.ac.uk/riskengine/), estima-se que seu risco de eventos cardiovasculares seja de cerca de 7% em 10 anos (Figura 55.3; CHD + Stroke).

Embasando decisões terapêuticas

A terapia prescrita para uma doença tem como meta a melhora de seu curso clínico, o que pode significar a melhora de sintomas já manifestados ou a prevenção de outros ainda latentes. Alcançar essa meta, contudo, nem sempre é fácil. O processo pode ser prejudicado pelos efeitos indesejáveis do tratamento e por seu custo financeiro. Prescrever ou não um determinado tratamento depende, pois, do balanço adequado entre benefício e risco/custo, julgado a partir de evidências clínico-epidemiológicas.

No caso da paciente M.S., a metformina foi prescrita desde o início, juntamente com a dieta hipocalórica e o exercício. A questão formulada no início deste capítulo indagava sobre a justificativa para iniciar o tratamento com metformina desde o início, visando prevenir complicações futuras, como as cardiovasculares.

A resposta a essa questão pode ser dividida em duas partes. Primeiro, uma questão de eficácia/efetividade: o tratamento farmacológico é capaz de alcançar o benefício terapêutico desejado? Segundo, uma questão de eficiência: qual a melhor opção farmacológica na perspectiva de custos e tempo de tratamento?

Evidências de eficácia/efetividade

Embora eficácia e efetividade pareçam sinônimos no discurso social comum – pois se referem à evidência clínica de que um tratamento funciona – os termos têm sido usados de modo diferenciado. A *eficácia* de um tratamento é a evidência de que ele realmente traz mais benefícios do que riscos em pacientes com uma determinada doença, em condições experimentais rigorosas, em geral, um ensaio clínico randomizado. A *efetividade* é a evidência de que a intervenção funciona (traz mais benefícios do que riscos) quando oferecida em condições usuais da prática clínica. A pergunta sobre eficácia pode exigir metodologia tão rigorosa que o contexto da pesquisa acaba sendo muito diferente daquele da prática clínica. Nesses casos, evidências sobre efetividade também são importantes na prescrição, especialmente em relação à aceitabilidade do tratamento e aos fatores associados à adesão ao tratamento. Evidências de eficácia são geralmente demonstradas por ensaios clínicos randomizados, mas as de efetividade são fornecidas por vários tipos de delineamentos de pesquisa, entre os quais o ideal seria um ensaio clínico randomizado conduzido em contexto clínico usual.

A eficácia/efetividade dos agentes hipoglicemiantes no tratamento intensivo (visando à “normalização” glicêmica) do diabetes tipo 2 foi inicialmente avaliada com ensaios fisiológicos, de curta duração, tendo como desfecho a própria normalização glicêmica – a exigência mínima para lançar um hipoglicemiante no mercado. A questão clínica relevante, no entanto, é saber se a normalização glicêmica obtida por esse hipoglicemiante é acompanhada da redução das complicações futuras do diabetes. O United Kingdom Prospective Diabetes Study (UKPDS) abordou diretamente essa questão. O UKPDS é um ensaio clínico randomizado em pacientes com diabetes tipo 2 de diagnóstico recente que apresentavam glicemia de jejum entre 110 e 270 mg/dℓ. O estudo comparou, contra um grupo-controle, um conjunto de três formas de otimização glicêmica intensiva (alvo de glicemia de jejum < 108 mg/dℓ), compreendendo dieta mais um dos seguintes hipoglicemiantes: insulina, glibenclamida e clorpropamida. O grupo-controle era um tratamento convencional vigente: inicialmente apenas dieta, com prescrição de hipoglicemiante quando o controle glicêmico fosse julgado inaceitável (glicemia de jejum ≥ 270 mg/dℓ). Em um subgrupo dos participantes obesos (n = 1.706, índice de massa corporal > 25,6 kg/m^2), a randomização incluiu ainda a metformina. Os pacientes foram seguidos por uma média de 10,7 anos.

Os parâmetros quantitativos empregados na avaliação de evidências de eficácia/efetividade são definidos a seguir e contextualizados no caso da prescrição de metformina a M.S.

Medidas de efeito na avaliação de uma intervenção

O benefício terapêutico pode ser avaliado por medidas relativas (baseadas na razão entre os riscos do grupo experimental e do grupo-controle) ou absolutas (baseadas na diferença entre os riscos do grupo experimental e do grupo-controle). As medidas relativas expressam a força terapêutica, e as absolutas, o impacto terapêutico, como demonstrado no Quadro 55.1. Notem que simplesmente reproduzem as medidas de efeito da análise epidemiológica geral, conforme a Parte 3 deste volume, especialmente os Capítulos 20 e 21.

A mais tradicional das medidas, o *risco relativo* (RR), compara (ao dividir) o risco do evento que se quer evitar entre o grupo experimental e o grupo-controle. Por exemplo, se as incidências de complicações associadas ao diabetes em 10 anos forem de 29,8% no grupo metformina e de 43,3% no grupo-controle, o risco relativo seria de aproximadamente 0,68. Isso significa que apenas 68% das complicações previstas pela incidência no grupo-controle ocorreram no grupo metformina, sugerindo que os outros 32% foram evitados pelo tratamento. Diz-se que houve uma *redução relativa de risco* (RRR) de complicações de 0,32 (ou 32%) com a intervenção (RRR = 1 - RR). Essas estimativas costumam ser relatadas com seus respectivos intervalos de confiança (IC, em geral de 95%), o que dá uma ideia de sua precisão e significância estatística.

Análises baseadas em desfechos clínicos específicos revelaram que os pacientes alocados à metformina, quando comparados ao grupo-controle, também tiveram redução relativa de risco para óbito associado ao diabetes da ordem de 42% (IC de 95%, 9 a 63%) e para morte de qualquer natureza, de 36% (IC de 95%, 9 a 55%). Além disso, entre os agentes hipoglicemiantes testados em obesos, a metformina, comparada à insulina ou à sulfonilureia, demonstrou uma redução relativa de risco de 22% (IC de 95%, 6 - 35%) de desfechos relacionados com o diabetes e de 27% (IC de 95%, 3 - 45%) para mortalidade total [United Kingdom Prospective Diabetes Study Group (UKPDS), 1998a; United Kingdom Prospective Diabetes Study Group (UKPDS), 1998b)]. Às vezes, o objetivo de um tratamento não é reduzir o risco de complicações, mas sim aumentar a probabilidade de um desfecho desejável, aliviar sintomas, ou mesmo curar uma doença. Nesse caso, se a terapia funciona, o risco relativo é maior do que 1, não fazendo sentido o cálculo de redução relativa de risco (1 - RR). Calcula-se, então, o aumento relativo de benefício (ARB), a partir de RR - 1.

Medidas de impacto na avaliação de uma intervenção

Para a grande maioria das doenças, o risco de um desfecho varia de paciente para paciente. Por essa razão, as medidas relativas de efeito recém-apresentadas, e que expressam apenas a força ou poder terapêutico, não são suficientes para caracterizar o benefício de uma terapia em situações específicas. Outras medidas, chamadas genericamente de expressões absolutas de benefício, levam em conta esse risco basal.

Uma forma de expressão do efeito absoluto é a *redução absoluta de risco* (RAR), ou seja, o número de eventos evitados (expresso, por exemplo, em termos de 1.000 indivíduos tratados). Por exemplo, no estudo UKPDS, 43,3% do grupo-controle sofreram uma complicação, enquanto, no grupo que recebeu metformina, esse percentual foi de apenas 29,8%; portanto, 13,5% (IC de 95%, 43,3 - 29,8%) dos eventos foram evitados com o uso de metformina.

Uma maneira bastante difundida de expressar a magnitude de um efeito terapêutico em termos absolutos é o número de pacientes que precisam receber tratamento para evitar um evento (*número necessário tratar*, ou NNT), que é o inverso da redução absoluta de risco (Guyatt *et al.*, 2008). Seguindo o mesmo exemplo, para evitar 13,5 complicações, seria necessário tratar 100 indivíduos por aproximadamente 10 anos (duração média de seguimento no ensaio). Assim, o número de pessoas que necessitariam de tratamento (para evitar um evento) é de 8 pessoas (100/13,5 = 7,4). Essa estimativa é válida para pacien-

Quadro 55.1 Medidas de avaliação de benefício ou impacto de um tratamento ou medida preventiva

Medida	Definição	Abreviação/Fórmula para cálculo	Exemplo*
Risco relativo	Razão entre a incidência de eventos dos tratados e dos não tratados	$RR = \frac{Incidência_{Intervenção}}{Incidência_{Controle}}$	$RR = \frac{29,8}{43,3} = 0,68$ (IC de 95%, 0,53–0,87)
Redução relativa de risco	Proporção de eventos que deixam de ocorrer com o tratamento	$RRR = 1 - RR$	$1 - 0,68 = 0,32$ (IC de 95%, 13–47%)
Redução absoluta de risco	Número de eventos que deixam de acontecer nos indivíduos tratados	$RAR = Risco_{Controle} - Risco_{Intervenção}$	43,3% − 29,8% = 13,5%
Número necessário tratar	Número de indivíduos a serem tratados por determinado tempo para evitar um evento	$NNT = \frac{100}{RAR}$ ou $NNT = \frac{100}{Risco_{Basal} \cdot RRR}$	$NNT\ (UKPDS) = \frac{100}{13,5} = 7,4 = \sim 8$ $NNT\ (M.S.) = \frac{100}{10 \cdot 0,32} = 31,2 = \sim 32$

* Intervenção: terapia intensificada com metformina; Controle: terapia convencional; Desfecho: qualquer desfecho associado a diabetes.
IC: intervalo de confiança.

tes com risco semelhante aos dos pacientes do UKPDS. Se o risco de complicações em determinado paciente é considerado diferente, pode-se estimar um NNT específico para esse paciente. Há duas abordagens correntes para obter o NNT desejado.

Na primeira, multiplica-se o risco de eventos estimado para o paciente (PEER, *patient estimated event rate*, em inglês) pela redução relativa de risco (RRR) da literatura, obtendo a redução absoluta de risco (RAR) para esse paciente. Então, procede-se como de costume, invertendo-se o valor obtido para chegar ao NNT para o paciente. A segunda abordagem é ajustar o NNT obtido do ensaio clínico. Primeiro se expressa a razão do risco basal do paciente e o risco basal dos pacientes no estudo e, depois, divide-se o NNT relatado pelo estudo por essa razão obtida. Por exemplo, estimando que o risco de seu paciente seja o dobro daquele dos pacientes no estudo, então o NNT, para seu paciente, seria 4 (8/2) (Guyatt *et al.*, 2008).

No caso de M.S., estima-se que pessoas como ela teriam um risco basal menor do que o do estudo, por ser mulher e por apresentar poucos fatores de risco além do diabetes. Como mencionado anteriormente, seu risco de eventos cardiovasculares foi estimado, por dados do UKPDS, em aproximadamente 7% em 10 anos. Ainda a partir do UKPDS, estima-se que por volta de 70% dos desfechos do diabetes sejam cardiovasculares, de modo que seu risco de qualquer complicação do diabetes seria por volta de 10% (7%/0,7). Assim, a metformina teria de ser administrada a 32 (1/(0,10 · 0,32) pacientes como M.S. para evitar que um desenvolvesse uma complicação ao longo de aproximadamente 10 anos, um número maior do que o estimado para a população do estudo, mas ainda bastante adequado para justificar o uso de metformina em M.S.

O NNT é uma expressão rápida e clinicamente intuitiva sobre o quanto precisa ser feito em cada contexto para alcançar um determinado benefício. Ele pode, dessa forma, ser utilizado para obter uma estimativa grosseira da efetividade para ser cotejado com os custos e riscos da terapia, ou para comparar várias opções terapêuticas. Uma técnica mais sofisticada para avaliar, em termos quantitativos, a utilidade de uma determinada intervenção é a análise de decisão (*decision analysis*), que, por sua complexidade, foge do escopo deste capítulo. Aos interessados, recomenda-se referência específica (Montori *et al.*, 2008).

Evidências de eficiência

Quando várias medidas terapêuticas são comprovadamente eficazes e efetivas, é preciso escolher aquelas mais adequadas em termos de magnitude de benefício, riscos, custos financeiros, experiência prévia com a medida terapêutica e aceitabilidade pelo paciente. Esse processo de comparação entre prós e contras na busca da melhor opção – a mais eficiente – é chamado de análise de eficiência. Análises formais quantitativas de custos e benefícios são chamadas de análises econômicas em saúde. Esse tipo de análise leva em conta *eficácia/efetividade, custos financeiros* e, às vezes, *preferências* dos pacientes.

Os dados do UKPDS demonstraram redução de complicações futuras com metformina [United Kingdom Prospective Diabetes Study Group (UKPDS), 1998a] e, em menor proporção, também com insulina e sulfonilureias [United Kingdom Prospective Diabetes Study Group (UKPDS), 1998b]. Esses três tipos de hipoglicemiantes são bem conhecidos dos clínicos, de baixo custo e, em geral, têm boa aceitabilidade por parte dos pacientes. Qual a melhor opção para manejar a hiperglicemia de M.S.? A resposta a essa questão pode basear-se em estudos de custo-efetividade, que contabilizam as evidências sobre benefícios e paraefeitos, incluindo também o custo da terapia e do manejo das eventuais complicações.

Análises econômicas em saúde

Os principais tipos de análises econômicas para avaliação de uma intervenção clínica são análises de *custo-efetividade*, de *custo-utilidade* e de *custo-minimização*.

Os estudos de custo-efetividade integram as estimativas de benefícios e de custos para as opções terapêuticas em estudo, chegando a uma razão de custo-efetividade indicativa da opção que produz o maior benefício. Para calcular essa razão, usa-se, no numerador, a diferença em custos entre os grupos e, no denominador, a diferença em desfechos entre os grupos. Em geral, a terapia de maior benefício custa mais, e a diferença entre as razões de custo-efetividade expressa quanto teria de se pagar a mais para alcançar esse maior benefício.

No UKPDS, os desfechos sofridos pelos pacientes tratados intensivamente foram comparados com os sofridos pelos pacientes tratados por terapia não intensificada. Uma comparação análoga pode ser feita em relação aos custos da terapia e do manejo das complicações em cada grupo. Por exemplo, foi estimado que a intensificação do controle glicêmico com insulina e/ou sulfonilureia custaria 1.166 libras esterlinas a mais para cada ano de vida sem complicações, comparada com o controle glicêmico não intensificado. Em contraposição, a análise sobre a metformina demonstrou, além de maior benefício (maior expectativa de vida, em média 0,4 ano a mais que o grupo-controle), também *menor* custo (258 libras a menos no custo total de remédios, médicos e hospitais ao longo da vida do que o grupo-controle). Esses dados fortalecem a vantagem da metformina como a melhor opção.

Quando o próprio ensaio clínico não produz dados sobre custos, pode-se estimar razões de custo-efetividade por meio de modelos matemáticos que integram as taxas de desfechos esperadas sem a intervenção (obtidas de estudos de coorte), a diminuição esperada nessas taxas a partir de intervenções (obtida de ensaios clínicos) e os custos decorrentes das intervenções e das complicações da doença (obtidos de inquéritos sobre despesas). Nesse processo, é recomendável juntar tipos diferentes de benefícios. Por exemplo, seria melhor calcular uma razão de benefícios e custos para os desfechos combinados de mortalidade e cegueira, em vez de calcular separadamente uma razão para cada desfecho. Isso originou os estudos de custo-utilidade, que geram expressões de *utilidade* integrando os benefícios advindos da prevenção de diversos desfechos – por exemplo, no caso do diabetes, complicações microvasculares (cegueira, insuficiência renal etc.), macrovasculares (angina, impotência sexual) e morte – para compará-los com os custos envolvidos.

Uma publicação do CDC Diabetes Cost-Effectiveness Group (2002) fornece um bom exemplo de um estudo de custo-utilidade. Seus autores integraram os benefícios estimados no UKPDS e em outros ensaios clínicos randomizados com dados sobre os custos do tratamento e sobre desfechos esperados usando um modelo que estima a trajetória de uma coorte hipotética de pacientes diabéticos norte-americanos. Esses dados mostraram que a intensificação da terapia anti-hipertensiva com betabloqueador ou inibidor da enzima conversora da angiotensina (ECA), além de fornecer benefícios, reduziria custos. Por outro lado, a intensificação do tratamento hipoglicemiante com sulfonilureia ou insulina custaria 41.384 dólares a mais por QALY ganho.

Um terceiro tipo de análise econômica, o estudo de custo-minimização, é uma variação de um estudo de custo-efetividade em que o desfecho é idêntico, mas o que se calcula é quanto custaria um regime terapêutico contra o outro. Por exemplo, um estudo brasileiro de custo-minimização sobre o tratamento da esclerose múltipla comparou o tratamento em regime de internação hospitalar com o tratamento em hospital-dia (Finkelsztejn, 2009). Na internação hospitalar, o custo completo do tratamento foi de R$ 565,23, e, no hospital-dia, para o mesmo tratamento, foi de R$ 172,41, uma redução absoluta de R$ 391,82 e relativa de 69,44%. Entre 2002 e 2006, houve 10.157 autorizações de internação hospitalar (AIH) para tratamento de esclerose múltipla em todo o país. Considerando todo esse período, o número de diárias hospitalares (pacientes-dia) que poderiam ter estado disponíveis para ocupação por outras patologias foi de 93.816. Concluiu-se que o tratamento do surto da esclerose múltipla em hospital-dia é bem mais econômico que o regime de internação, promovendo uma potencial relevante economia à sociedade, permitindo melhor utilização dos leitos hospitalares.

A metodologia das análises de custo-efetividade é, em geral, complexa, e uma abordagem mais detalhada pode ser encontrada no livro de Petitti (Petitti, 2000). Na prática, essas análises servem mais para as decisões coletivas dos gestores para a disponibilização de terapias, ações preventivas e procedimentos diagnósticos nos serviços de saúde. Para quem presta atendimento nesses serviços, a decisão de aplicar uma dessas condutas é mais simples: se disponível no serviço, depende apenas de sua efetividade e de que seu uso esteja de acordo com a experiência do clínico e a preferência do paciente.

Assim, a justificativa para iniciar o tratamento de M.S. com metformina desde o início baseia-se nos seguintes pontos:

1. Os dados do UKPDS referem-se a pacientes com diabetes tipo 2 de diagnóstico recente e mostram evidências custo-efetivas para a prescrição de metformina na prevenção de complicações crônicas.
2. Retardar sua prescrição com o objetivo de avaliar se o paciente alcançaria controle glicêmico normal apenas com medidas não farmacológicas não é mais aceito. Consensos recentes afirmam que a quase totalidade dos pacientes acabam necessitando de tratamento farmacológico logo depois.
3. Entre os hipoglicemiantes estudados no UKPDS, a metformina é o que mostra os melhores indicadores de benefícios a longo prazo e de custo-efetividade. Além disso, pelas propriedades farmacológicas, não causa hipoglicemia e aumento de peso, um benefício importante para M.S.

Embasando decisões sobre prevenção

Uma ação preventiva pode ocorrer em momentos diferentes na história da doença e, dependendo de quando é feita, assume características específicas. Há quatro momentos básicos na prevenção de doenças: antes da instalação dos fatores de risco (prevenção primordial), antes da instalação da doença (prevenção primária), antes do diagnóstico clínico (prevenção secundária) e antes da instalação das complicações da doença, incapacitação ou óbito (prevenção terciária).

A *prevenção primordial* da doença objetiva evitar a instalação de seus fatores de risco. A *prevenção primária* da doença visa eliminar seus fatores de risco. A *prevenção secundária* busca a detecção e o manejo precoce da doença, em sua fase assintomática. A *prevenção terciária* promove a reabilitação e a prevenção de complicações em indivíduos já doentes.

As instruções específicas sobre dieta e exercício e a prescrição de fármacos hipoglicemiantes a M.S., com o intuito de evitar futuros eventos, são exemplos de prevenção terciária. Se ela não tivesse apresentado sintomas e a glicemia tivesse sido feita para rastreamento do diabetes para tratar precocemente a doença, como na Campanha Nacional de Detecção do Diabetes Melito, do Ministério da Saúde em 2001, seria um exemplo de prevenção secundária (Toscano *et al.*, 2008).

Recomendações dietéticas ou de exercícios físicos a um paciente em alto risco de desenvolver diabetes, por exemplo, portadores de tolerância diminuída à glicose, são exemplos de prevenção primária. Ações visando prevenir o início da obesidade e do sedentarismo em adolescentes e adultos jovens, por exemplo, Agita Brasil e Academia da Cidade, são exemplos de prevenção primordial. O termo prevenção secundária tem sido empregado também de forma mais ampla, englobando as intervenções recém-definidas como terciárias, especialmente na prevenção de complicações das doenças cardiovasculares.

As intervenções preventivas podem ser dirigidas a indivíduos – estratégias clínicas – ou a comunidades ou populações – estratégias comunitárias. O Quadro 55.2 ilustra com o caso do diabetes os tipos de prevenção discutidos, usando estratégias clínicas e comunitárias. Fica evidente que, nas estratégias clínicas, a ênfase é maior na prevenção terciária e, nas estratégias comunitárias, na prevenção primordial.

As estratégias clínicas e comunitárias, quando bem planejadas e implementadas, podem se complementar. Um profissional da saúde criativo deve ser capaz de articular esse esforço na comunidade, ampliando o benefício aos seus pacientes e à sociedade.

Quadro 55.2 Exemplos de ações preventivas no diabetes melito

Momento da prevenção	Estratégia	
	Clínica	**Comunitária**
Primordial	Conselho ao paciente jovem: manter seu nível de atividade física	Academia da Cidade, Agita Brasil
Primária	Modificação de estilo de vida em indivíduos em alto risco de desenvolver diabetes	Academia da Cidade, Agita Brasil
Secundária	Glicemia de jejum em paciente obeso, mas assintomático	Campanha Nacional de Detecção de Diabetes Melito (CNDDM), 2001
Terciária	Inibidores da enzima conversora da angiotensina para evitar insuficiência renal	Facilidades de transporte, lazer e trabalho para pessoas com deficiência física; melhor acesso aos serviços de saúde

Considerações finais

A prática em Saúde Baseada em Evidências, apoiada pelas ferramentas metodológicas da Epidemiologia, é fundamental para uma prática clínica efetiva. Se desenvolvida dentro de um plano político adequado, pode contribuir para a gestão de tecnologias de saúde e a busca de qualidade no Sistema Único de Saúde e na assistência suplementar à saúde.

O papel institucional, contudo, vai além de decidir quais tecnologias de diagnóstico, tratamento e prevenção serão disponibilizadas para o manejo de pacientes em seu sistema da saúde. Inclui organizar e disseminar informações como revisões sistemáticas, diretrizes e protocolos assistenciais. A complexidade do processo de incorporação de uma nova e efetiva intervenção é muito grande, englobando desde o conhecimento sobre a efetividade pelos profissionais de saúde até a adesão ao tratamento pelo paciente. Em decorrência disso, estima-se que uma intervenção efetiva possa ter apenas 20% de chance de impactar na saúde dos pacientes (Glasziou, Haynes, 2005). Por essa razão, os serviços de saúde precisam adotar mecanismos de melhoria de qualidade que estimulem ativamente a mudança de conduta dentro de uma prática baseada em evidências, pois a simples disponibilidade de sumários das evidências não garante sua efetiva incorporação.

Um bom exemplo vem do Sistema Nacional de Saúde (NHS) inglês, por meio de suas parcerias com universidades, institutos de pesquisa e organizações não governamentais. Entre as várias ações, citam-se avaliações de tecnologia e de análises econômicas do Centre for Reviews and Dissemination da York University (www.york.ac.uk/inst/crd/); a ampla colaboração governo-universidade do National Institute for Clinical Evidence (www.nice.org.uk/) para fornecer orientações na promoção de saúde e a prevenção e tratamento de doença; o apoio a grupos que contribuem com atividades de revisão sistemática e metanálise da Cochrane Collaboration (http://www.cochrane.org/); e a disseminação das informações geradas pela National Electronic Library for Health (www.library.nhs.uk/).

Várias técnicas para estimular práticas efetivas de prevenção têm sido avaliadas favoravelmente por ensaios clínicos. Entre elas, citam-se discussões individuais entre profissionais da saúde e peritos, estágios docente-assistenciais, alertas e lembretes computadorizados, orientações por profissionais da saúde de liderança e auditorias com retroalimentação direcionadas a práticas específicas. Restrições na prescrição de certos remédios e até mesmo incentivos financeiros também fazem parte dessa lista. Para que essas técnicas sejam efetivas, tem sido recomendado que façam parte de projetos institucionais formais de melhoria de qualidade (Cook *et al.*, 2008). Nascem, com isso, novas perspectivas de efetividade clínica e governança clínica (*clinical governance*). Embora possa parecer uma simples invasão no direito individual de praticar o melhor julgamento clínico, esse processo é inevitável na realidade atual.

Ao aplicar melhores práticas assistenciais embasadas em evidências de efetividade e custo-efetividade, os profissionais de saúde devem levar em conta os recursos disponíveis e as preferências pessoais e institucionais. É importante a participação dos prestadores de cuidados em saúde nas decisões institucionais para garantir a excelência das condutas estabelecidas, além de participar na produção de conhecimento e tecnologias assistenciais adequados ao contexto local. Localmente, com supervisão e acompanhamento metodológico de universidades e centros de pesquisa, hospitais e serviços de saúde podem desenvolver protocolos assistenciais baseados em evidências e voltados para a pesquisa operacional e de efetividade.

Enfim, a Prática de Saúde Baseada em Evidências desempenha um papel fundamental nesse contexto, pois fornece os métodos para o desenvolvimento das pesquisas, para a avaliação crítica da evidência e para a aplicação da informação científica no contexto em saúde (Strauss *et al.*, 2005). O corpo de conhecimentos provenientes das pesquisas clínicas e a ênfase em métodos epidemiológicos aplicáveis a questões da clínica têm incentivado mudanças curriculares em cursos de Graduação e de Pós-Graduação nas áreas de saúde. Com os mais de 20 anos de experiência do SUS e com as políticas de ciência e tecnologia vigentes, o Brasil está maduro e apto para contribuir e inovar neste campo interdisciplinar onde atuam clínicos, epidemiologistas, sanitaristas, economistas, entre outros.

Referências bibliográficas

CDC Diabetes Cost-Effectiveness Study Group. Cost-effectiveness of intensive glycemic control, intensified hypertension control, and serum cholesterol level reduction for type 2 diabetes. *JAMA* 287(19):2542-2551, 2002.

Centor RM, Meier FA, Dalton HP. Throat cultures and rapid tests for diagnosis of group A streptococcal pharyngitis in adults. In: Sox HC Jr (ed.). *Common diagnostic tests, use and interpretation*. Philadelphia: American College of Physicians, 1990. p. 245-264, .

Cook DJ, Wall RJ, Foy R, Akl EA, Guyatt G, Schunemann HJ, Green L, Curtis RJ. Changing behavior to apply best evidence in practice. In: Guyatt G, Rennie D, Meade MO, Cook DJ (eds.). *Users' Guides to the Medical Literature. A Manual for Evidence-Based Clinical Practice*. New York: McGraw Hill Medical, 2008. p. 721-742.

Fagan TJ. Letter: Nomogram for Bayes theorem: *N Engl J Med*, 293(5): 257, 1975.

Finkelsztejn A. Tratamento do surto de esclerose múltipla em hospital-dia: Estudo de custo-minimização. Mestrado. PPG-Epidemiologia, UFRGS, 2009.

Glasziou P, Haynes B. The paths from research to improved health outcomes: *Evid Based Nurs* 8(2):36-38, 2005.

Guyatt G, Rennie D, Meade MO, Cook DJ. *Users' guides to the medical literature: a manual for evidence-based clinical practice*. New York, McGraw Hill Medical, 2008.

Heller R. *Evidence for population health*. Oxford: Oxford University Press. 2005.

Kassirer JP, Kopelman RI. *Learning clinical reasoning*. Baltimore: Williams & Wilkins, 1991.

Montori VM, Devereaux PJ, Straus S, Haynes B, Guyatt G. Decision making and the patient. In: Guyatt G, Rennie D, Meade MO, Cook DJ (eds.). *Users' guides to the medical literature: a manual for evidence-based clinical practice*. New York: McGraw Hill Medical, 2008. p. 643-661.

Muir Gray JA. Evidence-based health care, how to make health policy and management decisions. London: Churchill Livingstone, 2002.

Petitti DB. Meta-analysis, decision analysis, and cost-effectiveness analysis. Methods for quantitative synthesis in medicine. New York: Oxford University Press, 2000.

Scottish Intercollegiate Guideline Network, 2001. Management of diabetes. A national clinical guideline, www.sign.ac.uk, <http://www.sign.ac.uk> Accessed January 9, 2009.

Strauss SE, Richardson WS, Glasziou P, Haynes BR. *Evidence-based medicine: how to practice and teach EBM*. Edinburgh: Churchill Livingstone, 2005.

Sussman EJ, Tsiaris WG, Soper KA. Diagnosis of diabetic eye disease. *JAMA* 247:3231-3234, 1982.

Toscano CM, Duncan BB, Mengue SS, Polanczyk CA, Nucci LB, Costa e Forti, Fonseca CD, Schmidt MI. Initial impact and cost of a nationwide population screening campaign for diabetes in Brazil: a follow up study: BMC. *Health Serv Res* 8:189, 2008.

United Kingdom Prospective Diabetes Study Group (UKPDS). Effect of intensive blood-glucose control with metformin on complications in overweight patients with type 2 diabetes (UKPDS 34). *Lancet* 352(9131):854-865, 1998a.

United Kingdom Prospective Diabetes Study Group (UKPDS). Intensive blood-glucose control with sulphonylureas or insulin compared with conventional treatment and risk of complications in patients with type 2 diabetes (UKPDS 33). *Lancet* 352(9131):837-853, 1998b.

56 Epidemiologia e Planejamento de Saúde

Jairnilson Silva Paim e Eduardo Mota

Introdução

A partir do final da década de 1990, os desafios da implantação do SUS no Brasil motivaram a reflexão sobre as relações entre Epidemiologia e Planejamento em Saúde. Extensa revisão da literatura foi realizada sobre as bases conceituais e metodológicas, os desafios da prática, os limites e obstáculos da aplicação da epidemiologia aos serviços de saúde, bem como a discussão sobre elementos importantes para situar o papel das informações epidemiológicas para contribuir nos processos de decisão e gestão (Teixeira, 1996; 1999). Esta autora enfatiza o grande dinamismo da produção científica da área no Brasil e a contribuição da epidemiologia ao desenvolvimento teórico-metodológico do planejamento de saúde, destacando os seguintes usos: a) no processo de formulação de políticas; b) na definição de critérios para a repartição de recursos; c) na realização de diagnósticos e análises de situação de saúde; d) na elaboração de planos e programas; e) na organização de ações e serviços; f) na avaliação de sistemas, políticas, programas e serviços de saúde.

Outros autores acrescentaram novas dimensões a essa discussão ao tratar dos dilemas da Epidemiologia como campo disciplinar da saúde coletiva em oferecer respostas consistentes às demandas pelo conhecimento sobre os problemas e a situação de saúde da população (Barreto, 1998), ao examinar as relações entre conhecimento científico e formulação de políticas de saúde (Souza, 2004), quando situaram os desenvolvimentos da epidemiologia no SUS (Barreto, 2002) e quando trataram do marco conceitual da saúde coletiva na América Latina e o lugar da Epidemiologia em sua constituição (Paim, Almeida Filho, 1998).

Além disso, o registro do estado da arte em política, planejamento e gestão em saúde no Brasil foi realizado recentemente em publicação que apresenta a evolução dessas áreas com a emergência da Reforma Sanitária e o desenvolvimento do SUS (Paim, Teixeira, 2006). Dessa maneira, a leitura desses trabalhos e da respectiva literatura citada poderá resultar em estudo mais completo sobre o assunto. Evitaremos reproduzir aqui os aspectos epistemológicos abordados por esses autores, como temas ainda abertos à discussão, expondo-se, todavia, os elementos que parecem estabelecer consenso sobre a Epidemiologia e o planejamento em saúde. Neste capítulo, serão apresentados os temas centrais do planejamento para conhecimento dos que estudam Epidemiologia e o potencial dessa disciplina em contribuir para o trabalho de formulação, acompanhamento e avaliação de políticas, planos e programas em saúde.

O que é planejamento em saúde?

O planejamento, junto com a gestão, constitui um dos pilares disciplinares da saúde coletiva, ao lado da Epidemiologia e das ciências sociais e humanas em saúde. Pode ser entendido como uma prática técnica e social, capaz de contribuir para a transformação de uma situação dada em uma outra situação. Nesse processo utiliza meios de trabalho ou tecnologias para a realização de atividades. O *saber planejador* e o *saber epidemiológico* podem ser considerados tecnologias não materiais aplicadas nos processos de trabalho em saúde coletiva, especialmente no que se refere à organização, à gestão e à avaliação (Paim, 2006).

Quando afirmamos que o planejamento é uma prática técnica e social, queremos ressaltar que a tecnologia por ele adotada não é neutra e, consequentemente, não pode ser descontextualizada nem despolitizada. Ela expressa relações sociais. Enquanto prática social, o planejamento não está livre das influências e determinações que a estrutura da sociedade faz incidir sobre as ações de saúde. Consequentemente, determinantes econômicos, políticos e ideológicos modulam a extensão e a profundidade da utilização dessa tecnologia de gestão em cada instituição, município, estado ou país. Ao contrário do que imagina o senso comum, o planejamento tem muito a ver com a ação, ou melhor, é um compromisso com a ação. Planejar é pensar, antecipadamente, a ação (Ferreira, 1981). É uma alternativa à improvisação, ainda que o curso de ação requeira criatividade e inventividade. É a oportunidade de um sujeito, individual ou coletivo, atuar sobre a realidade usando a sua liberdade de decidir para não se tornar refém das circunstâncias, dos fatos e dos acontecimentos.

Somente em um contexto histórico em que se buscou uma alternativa para a alocação de recursos sem subordinação aos mecanismos de mercado é que o planejamento emerge como um processo social. Se no início a prática do planejamento se realizava apenas nos países que optavam pelo socialismo, nos meados do século passado verifica-se uma expansão nos países capitalistas, seja para enfrentar a crise econômica dos anos 30, seja para a reconstrução europeia depois da Segunda Guerra Mundial, seja para assegurar direitos sociais nos Estados de Bem-Estar Social (*Welfare States*). No entanto, a forte influência da economia sobre o planejamento indicava o predomínio do planejamento econômico em relação ao planejamento social.

No Brasil, por exemplo, as origens do planejamento situam-se entre 1930 e 1945, quando se desenvolveu uma "política econômica nacionalista". Na década de 1950 o planejamento avançou com a criação do Banco Nacional de Desenvolvimento Econômico (BNDE, ou seja, BNDES sem o "s" de social) e com o Programa de Metas do Governo Kubitschek. Mas nem mesmo o Plano Trienal, elaborado por Celso Furtado para o período 1963-1965, contemplava o planejamento social. Os setores sociais apareceram no planejamento federal depois de 1964, embora a sua expansão só tenha ocorrido uma década depois, diante da crise de legitimidade dos governos autoritários e do esgotamento do "milagre econômico". Assim, o II Plano Nacional de Desenvolvimento (II PND), acenava para "políticas redistributivas", incluindo, entre outros setores sociais, a educação, a ciência e tecnologia e a saúde (Paim, 2002).

Este planejamento economicista partia do pressuposto que as necessidades tendiam a crescer mais que os recursos, configurando o *princípio da escassez*. Para se contrapor a tal princípio existiria o *princípio da racionalidade*, buscando reduzir a brecha entre necessidades e recursos. O planejamento seria um meio de realizar uma dada racionalidade, favorecendo o uso ótimo de recursos para atender mais necessidades. Essas ideias chegam ao setor saúde e, na América Latina são sistematizadas em uma publicação muito divulgada (CENDES, 1965). Cabe ressaltar que o uso da palavra *programação*, em vez de planejamento ou planificação, procurava contornar resistências ideológicas que confundiam esses termos com socialismo. E a difusão desse método, conhecido como CENDES/OPS, permitiu a formação de planejadores e de órgãos de planejamento em instituições de saúde da América Latina (Paim, 1986).

Como a técnica e a tecnologia não podem ser examinadas como coisa em si, descontextualizada, o planejamento em saúde enfrentou resistências nas instituições. Os órgãos de planejamento configuravam "ilhas de racionalidade", enfrentando dois fogos cruzados nas instituições vinculadas ao Estado: o clientelismo político e a inércia burocrática (Cardoso, 1972). Os obstáculos e os oponentes ao planejamento passavam a ser identificados, permitindo uma reflexão sobre os aspectos políticos dessa prática social. Nessa perspectiva, foi desenvolvida uma teoria e uma metodologia da planificação estratégica e situacional que permitiu assimilar a dimensão política não como uma variável externa ao ato de planejar, mas como elemento central tanto na análise da situação como nos demais momentos do processo de planificação (Matus, 1996).

A identificação de problemas e necessidades bem como dos meios para superá-los faz com que o planejamento contribua para mobilizar vontades e elevar a consciência sanitária dos cidadãos e dos trabalhadores de saúde. Ao explicitar *o que* vai ser feito, *quando, onde, como, com quem* e *para que*, revela-se a direção das políticas de saúde, permitindo um controle público e democrático sobre os aparelhos do Estado, bem como o acompanhamento e a avaliação das ações dos governos. O planejamento em saúde ajudaria a pensar a ação coletiva para que as organizações públicas de saúde pudessem agir melhor. Nesse sentido, o planejamento seria necessário para explicitar objetivos e compromissos, além de melhorar a realização e a avaliação do trabalho.

Se o saber planejador pode ser reconhecido como uma tecnologia ou *meio de trabalho*, a atividade de planejamento representa o *trabalho propriamente dito* de um agente que pode resultar em produtos como planos, programas e projetos. Assim, o planejamento pode ser entendido como um trabalho que incide sobre outros trabalhos (Schraiber *et al.*, 1999). Quando em uma unidade de saúde, distrito sanitário, município ou estado nos debruçamos sobre os problemas e necessidades de saúde, identificamos quais são as tecnologias indicadas para enfrentá-los e os recursos que devem ser acionados, o planejamento facilita a organização do trabalho ou das atividades dos agentes de saúde (profissionais, técnicos e demais trabalhadores). Este esforço possibilita a articulação dos trabalhos parciais de cada agente em função dos objetivos estabelecidos pela organização, traduzindo políticas públicas em práticas assistenciais ou ações de saúde (Schraiber, 1995). Intermediando a formulação de políticas públicas e as práticas de saúde, podem ser utilizados nesse processo: planos, programas e projetos.

O *plano* diz respeito ao que pretende fazer uma dada organização, reunindo objetivos e ações. O *programa* articula objetivos, atividades e recursos, expressando o detalhamento de uma política (abertura programática) ou de um plano. Mesmo na ausência de uma política formalmente definida ou de um plano, pode estabelecer com mais precisão o que fazer, como, com quem, com que meios, além dos mecanismos de acompanhamento e avaliação. Já o *projeto* pode representar o desdobramento de um plano ou programa, ou uma via para tornar viável algum dos seus componentes, uma espécie de "projeto dinamizador". Diferentemente do programa, de caráter mais permanente, o projeto apresenta objetivos, atividades e recursos com escopo e tempo mais limitados. Enfim, um plano pode ser composto de programas e projetos, um programa pode envolver um conjunto de projetos e ações, enquanto um projeto reúne um elenco de ações em função dos objetivos definidos (Paim, 2006).

Ao lado da produção de planos, programas e projetos o processo de planejamento também forma sujeitos. Estes, ao procurarem explicar as situações encontradas para além das aparências e do senso comum, tomam consciência das disputas sobre o que e como fazer no cotidiano dos serviços e instituições de saúde, que, em última análise, refletem distintos projetos para o setor e para a sociedade. A Epidemiologia, ao contribuir para o conhecimento da ocorrência e distribuição dos fatos relativos à saúde e à doença na sociedade, aponta para determinantes sociais de problemas e necessidades de saúde cujas intervenções vão além da atuação sobre os fatores de risco ou de proteção.

Nem todas as necessidades se reduzem aos problemas do estado de saúde (doenças, acidentes, carências, agravos, vulnerabilidades e riscos). As necessidades vinculadas às dimensões positivas da saúde revelam noções de bem-estar, qualidade de vida e autonomia que podem ser contempladas pelo planejamento. Portanto, se os problemas de saúde (expressão reduzida das necessidades de saúde) podem ser identificados e quantificados pela epidemiologia, as necessidades de saúde que expressam dimensões positivas como ideais de saúde, ou condições necessárias para que um ser continue sendo um ser, requerem outros saberes. Nesse particular, as ciências sociais e humanas, a filosofia e a arte poderiam oferecer a sua contribuição, sobretudo na perspectiva da *promoção da saúde*.

Em síntese, o planejamento em saúde é uma prática social que, ao mesmo tempo, é técnica, política, econômica e ideológica. É um método, ferramenta, instrumento ou técnica para a gestão e gerência, além de ser um processo social em que participam sujeitos individuais e coletivos (Giordani, 1979; Mehry, 1995). Contribui para a transformação de uma situação em outra, tendo em conta uma dada finalidade e recorrendo a instrumentos (meios de trabalho tais como técnicas e saberes) e a atividades (trabalho propriamente dito), sob determinadas relações sociais em uma dada organização (Paim, 2006). Esta prática social pode se apresentar de modo estruturado (políticas planificadas, planos, programas e projetos) ou de modo não estruturado (Vilasboas, Paim, 2008), como um cálculo que precede e preside a ação (Matus, 1996) ou como um pensamento estratégico que orienta a atuação sobre as relações de poder em saúde (Testa, 1995).

Qual é o papel da Epidemiologia?

Entre as justificativas para o planejamento destacam-se: a diminuição do grau de incerteza presente à decisão e normalização dos processos de trabalho, qualificando a administração de recursos; a explicitação de propósitos que possibilita aos trabalhadores, gestores e população conhecerem e acompanharem o que precisa ser feito, e isto, por seu turno, cria condições favoráveis à participação e à interação em torno do conhecimento sobre a situação de saúde, que são elementos da ação política para modificação da realidade; o estabelecimento de compromissos sociais torna-se fator de efetividade na ação e, enfim, enfatizam que sociedades democráticas, interessadas em elevar a consciência sanitária da população e promover o exercício da cidadania, criam o ambiente político e institucional necessário à prática de planejamento em saúde que não se limita à produção de atos burocráticos, mas, ao contrário, a realiza como fator de mudança. Em Epidemiologia não é diferente. Como disciplina voltada à produção de informações sobre a saúde da população, acolhe os mesmos compromissos sociais do planejamento em ambientes institucionais democráticos do sistema de saúde.

Com isto pretendemos dizer que produzir conhecimento sobre a situação de saúde e orientar ações para modificá-la no sentido de melhorar a qualidade de vida da população são os interesses convergentes da Epidemiologia e do Planejamento em Saúde. O papel da epidemiologia no planejamento de saúde se ampliou nos últimos anos para atender às necessidades de informações que contribuíssem para o estabelecimento de prioridades, na organização e gestão dos serviços e na aplicação da metodologia epidemiológica aos estudos de avaliação (Teixeira, 1999).

A sistematização dos usos da Epidemiologia em serviços de saúde tem despertado certo interesse sobre o conhecimento epidemiológico como base para a tomada de decisão. Assim, diversas áreas de aplicação da Epidemiologia têm sido apresentadas: estudos dos determinantes e tendências da situação de saúde; descrição e análise da ocorrência e distribuição de riscos, doenças e agravos; avaliação dos resultados dos serviços e ações e da incorporação das tecnologias em saúde; e vigilância de problemas de saúde. Essas informações apoiariam o estabelecimento de prioridades, a alocação de recursos e indicariam estratégias de ação, os perfis de oferta e a facilitação do acesso aos serviços, subsidiando as práticas profissionais e de gestão e a formulação de políticas públicas de saúde (Paim, 2003).

Portanto, a Epidemiologia produz informações necessárias ao planejamento e as ações de vigilância se integram ao conjunto de serviços de saúde para a redução de riscos e da incidência de doenças e óbitos. Colocado dessa maneira, tudo parece muito simples e óbvio, embora não essencialmente fácil. Mas lamentavelmente não é. Por um lado, as mesmas condições fundamentais para fazer planejamento como uma prática social são também necessárias para aplicar informações epidemiológicas a esta prática: planejamento e epidemiologia têm compromissos com a ação. Por outro, o ambiente institucional em que a epidemiologia pode realizar sua máxima contribuição aos serviços de saúde depende dos modelos de gestão e de atenção à saúde que se adotem para a modificação positiva da situação de saúde da população. Assim, os desafios e obstáculos para a implantação do SUS no Brasil no âmbito da institucionalização do planejamento em saúde são os mesmos que se devem enfrentar para a realização do papel da epidemiologia no planejamento.

Nesse particular, examinemos mais detidamente um aspecto da aplicação da epidemiologia em serviços de saúde. Antes do SUS, a aproximação entre a epidemiologia e o planejamento limitava-se às campanhas sanitárias e programas especiais de controle de doenças implantados verticalmente pelo Ministério da Saúde. O Instituto Nacional de Assistência Médica da Previdência Social (INAMPS) praticamente ignorava a epidemiologia, já que realizava o seu "planejamento de fato" por meio de portarias, boletins e ordens de serviços. Só a partir do *Plano de Reorientação da Assistência à Saúde no Âmbito Previdenciário* (Plano do CONASP) e com as *Ações Integradas de Saúde* (AIS) ampliou-se a planificação em organizações públicas federais e em secretarias estaduais e municipais de saúde por meio da programação-orçamentação integrada (POI). Esta foi uma das primeiras iniciativas de uso sistemático da Epidemiologia no planejamento de saúde no Brasil.

Reconhece-se, contudo, que localmente os serviços *fazem epidemiologia* há muito tempo, desde quando ainda se mantinham distintas e distantes as ações de saúde pública e a assistência médica, quando foram organizados os serviços de vigilância epidemiológica em algumas secretarias estaduais e municipais de saúde, sobretudo em municípios de médio e grande porte, antes da Lei 8.080/90.

Esta Lei apresenta entre as diretrizes do SUS a *utilização da epidemiologia para o estabelecimento de prioridades, a alocação de recursos e a orientação programática* (art. 7º inciso VII). Ainda assim, no início da década de 1990, a epidemiologia era confinada, no nível federal, à Fundação Nacional de Saúde (FUNASA), que reuniu a Superintendência de Campanhas de Saúde Pública (SUCAM) e a Fundação Serviço Especial de Saúde Pública (FSESP). A criação do Centro Nacional de Epidemiologia (CENEPI), apesar dos esforços empreendidos, não reduziu tal confinamento.

As possibilidades criadas com a implantação do SUS, a produção teórica sobre a Epidemiologia, as proposições dos *Planos Diretores para o Desenvolvimento da Epidemiologia no Brasil* I (1990-1994), II (1995-1999) e III (2000-2004), elaborados pela Associação Brasileira de Saúde Coletiva (ABRASCO), e a implementação das políticas de saúde descentralizantes possivelmente favoreceram a construção da epidemiologia em serviços de saúde (Drumond Jr, 2001; Paim, 2003). A criação da Secretaria de Vigilância em Saúde (SVS) no Ministério da Saúde em 2003 representou outro passo significativo para a incorporação da epidemiologia e do planejamento nos serviços de saúde.

Com a elaboração dos planos de saúde estaduais e municipais intensificou-se a aproximação entre a epidemiologia e o planejamento. A experiência de formulação do *Plano Nacional de Saúde* (2004-2007), por sua vez, estimulou o Ministério da Saúde a desenvolver o *Sistema de Planejamento do SUS* (PlanejaSUS) nos últimos anos, com destaque para três objetivos:

- propor metodologias e modelos de instrumentos básicos do processo de planejamento, englobando o monitoramento e a avaliação
- apoiar a implementação de processo permanente e sistemático de planejamento nas três esferas de gestão do SUS
- apoiar e participar da avaliação periódica relativa à situação de saúde da população e ao funcionamento do SUS (Brasil, 2007:29-30).

No caso do controle de doenças, em especial as denominadas grandes endemias e doenças transmissíveis em geral, aí incluídas as de potencial epidêmico, a epidemiologia estendeu e consolidou sua presença na medida em que se organizavam os serviços de saúde pública no Brasil, até mesmo quando se iniciou e se desenvolveu a implantação do SUS. Esses serviços de vigilância epidemiológica responderam pela produção de informações sobre a distribuição de doenças na população, sobre fatores de risco, nascimentos e óbitos e outras condições de interesse, e pelas ações de controle, aplicando o raciocínio epidemiológico e incorporando progressivamente os avanços nos métodos e práticas da epidemiologia. São reconhecidos igualmente os sucessos alcançados pela vigilância epidemiológica no controle das doenças imunizáveis e os inúmeros momentos em que as informações epidemiológicas subsidiam políticas de saúde no país, como nas ações para a redução da mortalidade materna e infantil, no controle do câncer, das doenças cardiovasculares e diabetes, na promoção da saúde do trabalhador, na diminuição dos acidentes de veículos etc.

Porém, a chamada vigilância de doenças, ainda que ampliada mais recentemente para a vigilância de riscos e agravos, e até mesmo para o controle de doenças crônicas, acidentes e outras condições de maior incidência em grandes centros urbanos, se mostra insuficiente quando se trata de implantar modelos de gestão e de atenção que assegurem integralidade, integração e articulação de ações e serviços em cada uma e entre as esferas de gestão do SUS e que atendam às necessidades da descentralização e do planejamento em saúde. Todavia, uma epidemiologia dos serviços de saúde que respondesse satisfatoriamente aos modelos de atenção como a vigilância da saúde é um desdobramento recente e que tem oferecido novas e criativas perspectivas à epidemiologia (Paim, 2008).

Se o planejamento é orientado por problemas do estado de saúde e pelas necessidades sociais de saúde, cabe identificá-los no momento oportuno recorrendo aos sistemas de informação disponíveis, bases de dados, indicadores, pesquisas, inquéritos epidemiológicos, levantamentos, estimativas rápidas, oficinas de trabalho e de territorialização com técnicos e representantes da comunidade.

Em resumo, a abrangência e a responsabilidade do papel da Epidemiologia no planejamento em saúde começam a se definir quando planejadores, epidemiologistas e gestores reconhecem que *saúde* desejam para a população a que servem ou, melhor ainda, que *saúde* a população a que servem necessita alcançar. Isto é, planejar para quê? Planejar para assegurar assistência à saúde de qualidade e aplicação de recursos e tecnologias em tratamento de doenças é importante. Porém, para além de recuperar a saúde individual e reduzir a mortalidade evitável, promover mudanças na situação de saúde para melhorar a qualidade de vida da coletividade requer mais do que considerar o pressuposto de um "futuro em que haverá ausência de doenças". Mais realisticamente, talvez pudéssemos considerar as ações para eliminar doenças e agravos evitáveis e para reduzir riscos, para o que a Epidemiologia tem apresentado larga contribuição e cuja aplicação em planejamento e gestão tem alcançado reconhecido sucesso em algumas áreas.

Poderíamos ir ainda mais adiante disso, ao reconhecer que a Epidemiologia tem produzido informações que identificam *processos sociais de produção de riscos, doenças e agravos*: desigualdades sociais que aumentam o risco de problemas de saúde e dificultam o acesso a serviços, organização do trabalho que provoca acidentes, ocupação do espaço urbano que expõe coletividades a condições insalubres de vida, alterações ambientais que desprotegem populações e ainda pouco estímulo à adoção de hábitos saudáveis, somente para citar alguns temas. Ao perceber que a maioria da população não apresenta problemas de saúde que requeiram assistência clínica, que a maioria da população não necessita de atendimento hospitalar ou ambulatorial para tratamento de saúde em um dado momento,[1] a Epidemiologia aplicada ao planejamento poderá lidar com os elementos do conhecimento sobre as condições de vida, a situação e as necessidades que contribuam para promover saúde e qualidade de vida.

Desafios da Epidemiologia em serviços de saúde

Os desafios que se apresentam à Epidemiologia nas duas décadas mais recentes do desenvolvimento do SUS no Brasil têm raízes extensas e profundas na história dos serviços de saúde no país, representam questões que não são triviais e ao tempo em que tensionam esse campo do saber para oferecer respostas inovadoras, e isto tem ocorrido, são também fonte de incertezas e dilemas à sua aplicação.

Com efeito, a Epidemiologia experimentou expressivos avanços em seus métodos com os estudos etiológicos das doenças crônicas nas últimas três a quatro décadas. Ofereceu, também, as bases do conhecimento sobre processos saúde-doença que se aplicam diretamente aos programas de prevenção e controle de riscos.

Alguns acreditaram (e talvez ainda acreditem) que a epidemiologia poderia oferecer todas as respostas do conhecimento necessárias ou suficientes ao entendimento das fontes, das causas e dos mecanismos da produção de doenças em populações e, a partir de então, se depararam com uma "crise da epidemiologia" (Barreto, 1998). No entanto, é preciso reconhecer que a epidemiologia pode contribuir com informações imprescindíveis à formulação de políticas e programas de saúde e sua avaliação, se for possível considerar que como campo do saber compõe um amplo concerto de disciplinas dirigidas à melhoria das condições de saúde da população.

Dessa maneira, os limites da Epidemiologia em sua *capacidade explicativa ou preditiva* da ocorrência de problemas de saúde e na indicação de soluções terminam onde começam os limites do conhecimento em outros campos do saber que se fazem necessários ao entendimento dos processos saúde-doença-cuidado. Tomada dessa maneira, parece desnecessária a ideia de que somente se pode prevenir uma vez obtido o conhecimento completo, quando se pode aplicar a Epidemiologia ao processo contínuo de entendimento-conhecimento-planejamento-ação-avaliação (sem que necessariamente se deva seguir essa ordem lógica para o enfrentamento dos problemas de saúde da população).

O desejo de que a aplicação da Epidemiologia nos serviços de saúde não fique restrita às ações e práticas tradicionais de vigilância epidemiológica parte do reconhecimento pelos que estudam esse campo de que a "racionalidade epidemiológica encerra possibilidades mais amplas de atuação, não se restringindo ao fornecimento de elementos técnico-científicos para um conjunto limitado de problemas de saúde" (Barata, Barreto,

[1] Segundo dados do Suplemento Saúde da PNAD 2003 (IBGE), para indivíduos de 25 a 59 anos, 73,9% (IC 95% = 73,4 a 74,3) declararam a própria saúde como "muito boa" ou "boa"; 39,7% (39,3 a 40,2) disseram ser portador de "doença crônica" e 7,4% (7,2 a 7,5) foram internados nos 12 meses anteriores (disponível em http://tabnet.datasus.gov.br/cgi/dh.exe?pnad2003/pnad.def, acesso em 02/07/2009).

1996). Na verdade, a articulação e a integração de saberes para a produção de informações sobre a situação de saúde e seus determinantes, o que tem inserido o trabalho de investigação epidemiológica em abordagens transdisciplinares, foram propostas muito antes que se iniciasse a discussão sobre as interações entre epidemiologia e planejamento.

Para superar as limitações da informação epidemiológica, cabe considerar ainda a necessidade de "abrir a ciência epidemiológica para a consideração dos aspectos simbólicos (tais como valor, relevância e significado) dos determinantes de risco tanto quanto a sua significância estatística e a sua significância epidemiológica" (Almeida Filho, 1992). Assim, o reconhecimento dos limites conceituais e metodológicos da Epidemiologia para sua aplicação ao planejamento, longe de provocar alguma perplexidade imobilizante, deve motivar a busca de alternativas. É certo, porém, que tomar a Epidemiologia como a única via para produzir "verdades objetivas" legitimadas é, pelo menos, um obstáculo à "construção de uma saúde efetivamente coletiva" (Ayres, 1995). Esse autor propõe que se incorporem aos "juízos normativos" em Epidemiologia elementos como "a mudança, a interação, o valor", subordinando a técnica à "destinação emancipadora" do conhecimento sobre o processo saúde-doença (Ayres, 1995).

O que planejadores e epidemiologistas precisam saber?

Trabalhar em equipe, estabelecer relações profissionais éticas e produtivas e adotar propósitos e linguagem comuns ajuda muito. Embora essas sejam condições necessárias não são, contudo, suficientes. No momento explicativo do planejamento a informação epidemiológica se apresenta no mais das vezes com caráter quantitativo, cuja leitura e interpretação pode não ser direta ou linear. A recomendação geral, correndo o risco de ser simplista, é *iniciar mesmo com o mais simples*. Além disso, identificar quais os problemas e por que ocorrem requer muito mais do que conhecer os padrões e tendências dos fatores de risco, da morbidade e da mortalidade, exigindo que se articulem conhecimentos de diversas áreas em um esquema lógico que indique *o que deve e o que pode ser feito*.

Nesse processo de planejamento de saúde podem ser destacados quatro momentos: explicativo, normativo, estratégico e tático-operacional. Apenas para fins didáticos eles podem ser visualizados e descritos de forma separada. Mas não são etapas em um *continuum* linear, são momentos simultâneos, ainda que um prevaleça sobre os demais em cada situação (Paim, 2006).

No *momento explicativo* se identificam necessidades e problemas, buscando possíveis explicações sobre a ocorrência e produção dos mesmos. Nesse particular algumas técnicas têm sido utilizadas, como a *árvore de problemas* e o *fluxograma situacional*, que se encontram detalhadas em publicações específicas (Matus, 1996; Teixeira, 2001). Na realidade essas técnicas ajudam a sistematizar as respostas às seguintes perguntas: quais os problemas e por que ocorrem. Em reuniões técnicas ou em oficinas de trabalho com representantes da comunidade os problemas e necessidades de saúde devem ser questionados à luz do conhecimento científico existente e de novas perguntas: *por quê?, por quê?, por quê?* (pelo menos três vezes) no sentido de buscar a explicação de causas e determinantes mais remotos, mediatos ou distais.

No *momento normativo* procura-se definir o que deve ser feito. Este momento antigamente representava quase tudo o que se devia fazer em planejamento. Pensava-se que estabelecendo objetivos, metas, atividades e recursos estaria cumprida a tarefa do planejador. A questão da execução ou implementação dos planos, programas e projetos seria da responsabilidade dos gestores e gerentes. Os aspectos políticos da operacionalização ou da implementação não eram considerados. Por isso se chamava de planejamento normativo. Presentemente, ainda que se reconheça a importância do viés normativo e da definição do que deve ser feito, trata-se apenas de um dos momentos do processo da planificação.

No *momento estratégico* procura-se confrontar o que deve ser feito e o que pode ser feito, considerando as restrições políticas e a factibilidade financeira, organizativa e tecnológica. Nesse momento se definem estratégias para a superação de obstáculos (desenho estratégico) e se estabelecem cursos de ação para o plano, programa ou projeto.

No *momento tático-operacional*, possivelmente um dos mais importantes, busca-se realizar as ações. Neste enfoque já não se separa o pensar e o agir, nem o planejamento e a gerência. A operação caracteriza o fazer diante de toda a complexidade do real, o que supõe ajustes, flexibilidade, informações, acompanhamento e avaliação. Este é mais um ponto de confluência entre o planejamento e a epidemiologia.

Exemplos da aplicação da epidemiologia na identificação de problemas de saúde prioritários podem ser encontrados na leitura de dois trabalhos sobre o assunto. No primeiro (Barata, 1997), as doenças emergentes e reemergentes – algumas delas conhecidas como *ameaças globais à saúde humana* – são examinadas à luz do potencial da epidemiologia, em especial da epidemiologia descritiva, em apontar elementos da interpretação da situação de saúde. No segundo (Carmo, 2003), o estudo das tendências da morbimortalidade no Brasil, com a característica de uma *transição epidemiológica incompleta*, aponta para políticas de saúde "que mantenham as conquistas alcançadas nos últimos anos, à ampliação na efetividade das ações de promoção, prevenção e recuperação, e que ajudem a superar as desigualdades na produção do atual padrão de morbidade e mortalidade."

Por fim, convém conhecer os desenvolvimentos mais atuais sobre a aplicação da epidemiologia no entendimento do processo saúde-doença-cuidado para o estudo dos determinantes e das desigualdades em saúde no território. Publicação sobre esta questão no Brasil traça as bases para políticas públicas para a melhoria da qualidade de vida e saúde (Comissão, 2008).

O encontro progressivo entre os saberes e práticas da Epidemiologia e do planejamento talvez favoreça *a construção de um "projeto assistencial comum" a todos os agentes que compõem a equipe de trabalho por meio de uma prática comunicacional* (Schraiber *et al.*, 1999). Essa construção, segundo os autores, requer tolerância às diversidades, permeabilidade ao novo e disposição para as mudanças e as críticas. Desse modo, se faz necessário que cada profissional conheça o trabalho de cada componente da equipe de saúde, participando dos distintos momentos do processo de planificação, incluindo a execução e avaliação.

Esta aproximação entre a Epidemiologia e o Planejamento tende a transcender a dimensão técnica, ampliando o compromisso com a *práxis*, ou seja, com a prática social. A racionalidade técnica construída a partir da relação entre objetivos e meios pode ser destacada nesse esforço de articulação. Contudo, cabe ressaltar outros subconjuntos de racionalidades que não se confundem com a epidemiologia e que influenciam na planificação e no processo decisório em saúde: a econômica, a política, a burocrática, a técnico-assistencial e a técnico-sanitária.

A *racionalidade econômica* valoriza o princípio da escassez e busca uma compatibilização entre necessidades e recursos visando à eficiência. A *racionalidade burocrática* considera a adequação entre meios e fins, de acordo com as normas estabelecidas. A *racionalidade política* envolve o cálculo relativo às possibilidades de acumulação/desacumulação do poder. A *racionalidade médico-assistencial* centra-se na doença e no indivíduo, apoiando o atendimento individual e a clínica na perspectiva de atender a demanda. Finalmente, a *racionalidade técnico-sanitária* orienta a solução de problemas de saúde e a atenção a necessidades de saúde em coletividades, buscando aplicar o saber epidemiológico para alcançar a efetividade das intervenções (Paim, 2002).

Portanto, é a correlação de forças políticas e institucionais que possibilitará a predominância de uma dada racionalidade sobre as outras ou a busca de um certo equilíbrio entre as mesmas como expressão da arte da gestão. Todas essas racionalidades, saberes e práticas podem se apresentar como testemunhas críticas dos processos destrutivos ou construtivos para a vida em sociedade, ferramentas de monitoramento da qualidade de vida e da saúde, instrumentos de "empoderamento" da população e suportes da planificação estratégica e participativa (Breilh, 1998; Paim, 2006).

Referências bibliográficas

Almeida Filho N. *A clínica e a epidemiologia*. Rio de Janeiro: APCE/Abrasco, 1992, p. 110.

Ayres, JRCM. *Epidemiologia e emancipação*. São Paulo: Hucitec/Abrasco, 1995. pp. 202-203.

Barata RB, Barreto ML. Algumas questões sobre o desenvolvimento da epidemiologia na América Latina. *Ciência & Saúde Coletiva* 1(1):70-79, 1996.

Barata RCB. O desafio das doenças emergentes e a revalorização da epidemiologia descritiva. *Revista de Saúde Pública* 31(5):531-7, 1997.

Barreto ML. Por uma epidemiologia da saúde coletiva. *Revista Brasileira de Epidemiologia* 1(3):104-122, 1998.

Barreto ML. Papel da epidemiologia no desenvolvimento do Sistema Único de Saúde no Brasil: histórico, fundamentos e perspectivas. *Rev Bras. Epidemiol* 5(supl. 1):4-17, 2002.

Brasil. Ministério da Saúde. Secretaria Executiva. Subsecretaria de Planejamento e Orçamento. Sistema de Planejamento do SUS: uma construção coletiva, 2.ª ed. Brasília: Ministério da Saúde, 2007. 68p.

Breilh J. La sociedad, el debate de la modernidad y la nueva epidemiología. *Rev Bras Epid* 1(3):207-33, 1998.

Cardoso FH. *O modelo político brasileiro*. São Paulo, Difusão Europeia do Livro, 1972. p. 83-103.

Carmo EH, Barreto ML, Silva Jr JB. Mudanças nos padrões de morbimortalidade da população brasileira: os desafios para o novo século. *Epidemiologia e Serviços de Saúde* 12(2):63-75, 2003.

CENDES. *Programación de la salud, problemas conceptuales y metodológicos*. Washington, OPS, 1965. 77 p. (Publicación Científica, 111.)

Comissão Nacional sobre Determinantes Sociais da Saúde (CNDSS). *As causas sociais das iniquidades em saúde no Brasil*. Rio de Janeiro: Editora Fiocruz, 2008. 216 p.

Drummond Júnior M. Epidemiologia e Saúde Pública: reflexões sobre os usos da epidemiologia nos serviços do Sistema Único de Saúde em nível municipal. 189fl. Monografia [Pós-Graduação em Medicina Preventiva e Social] – Faculdade de Ciências Médicas, Universidade Estadual de Campinas, Campinas, 2001.

Ferreira FW. *Planejamento sim e não: um modo de agir em um mundo em permanente mudança*. Rio de Janeiro: Paz e Terra, 1981. 157p.

Giordani JA. La planificación como proceso social. Un esquema de análisis. *Cuadernos Sociedade Venezoelana de Planificación: Teoría y Método de la Planificación* 3:147-177, 1979.

Matus C. *Política, planejamento e governo*. Brasília: IPEA. 1996. Tomos I e II. 591p.

Merhy EE. Planejamento como tecnologia de gestão: tendências e debates sobre planejamento em saúde no Brasil. In: Gallo E. *Razão e planejamento: reflexões sobre política, estratégia e liberdade*. São Paulo: Hucitec; Rio de Janeiro: Abrasco, 1995. p. 117-149.

Paim JS. Saúde política e reforma sanitária. Salvador: CEPS/ISC, 2002.

Paim JS, Almeida Filho N. Saúde coletiva: uma "nova saúde pública" ou campo aberto a novos paradigmas? *Revista de Saúde Pública* 32 (4):299-316, 1998.

Paim JS. Modelos de atenção à saúde no Brasil. In: Giovanella L *et al.* (org.) *Políticas e sistema de saúde no Brasil*. Rio de Janeiro: Editora Fiocruz, 2008. p. 547-573.

Paim JS. Planejamento em saúde para não especialistas. In: Campos GW de S. *Tratado de Saúde Coletiva*. São Paulo: Hucitec; Rio de Janeiro: Ed. Fiocruz, 2006. p. 767-782.

Paim JS. *Saúde, crises e reformas*. Salvador: Centro Editorial e Didático da UFBA, 1986. 254p.

Paim JS. Epidemiologia e planejamento: a recomposição das práticas epidemiológicas na gestão do SUS. *Ciência & Saúde Coletiva* 8(2):557-567, 2003.

Paim JS, Teixeira CF. Política, planejamento e gestão em saúde: balanço do estado da arte. *Rev Saúde Pública* 40(N Esp):73-78, 2006.

Schraiber LB. Políticas públicas e planejamento nas práticas de saúde. *Saúde em Debate* 47:28-35, 1995.

Schraiber LB, Peduzzi M, Sala A, Nemes MIB, Castanhera ERL, Kon R. Planejamento, gestão e avaliação em saúde: identificando problemas. *Ciência & Saúde Coletiva* 4:221-242, 1999.

Souza LEPF, Contandriopoulos A. O uso de pesquisas na formulação de políticas de saúde: obstáculos e estratégias. *Cad Saúde Pública* 20(2):546-554, 2004.

Teixeira C. *Planejamento Municipal em Saúde*. Salvador: COOPTEC/ISC, 2001. 79 p.

Teixeira CF. Epidemiologia e Planejamento em Saúde: contribuição ao estudo da prática epidemiológica no Brasil, 1990-1995. 300 fl. Tese [Doutorado em Saúde Coletiva] – Instituto de Saúde Coletiva, Universidade Federal da Bahia, 1996.

Teixeira CF. Epidemiologia e planejamento de saúde. *Ciência & Saúde Coletiva* 4(2):287-303, 1999.

Testa M. *Pensamento estratégico e lógica de programação: o caso da saúde*. São Paulo: Hucitec; Rio de Janeiro: Abrasco, 1995. p. 15-103.

Vilasboas ALQ, Paim JS. Práticas de planejamento e implementação de políticas no âmbito municipal. *Caderno de Saúde Pública* 24(6):1239-1250, junho 2008.

57 Epidemiologia e Gestão de Serviços de Saúde

Luis Eugênio Portela e Carmen Fontes Teixeira

Introdução

As relações entre a Epidemiologia e os serviços de saúde são, a rigor, muito estreitas. De fato, o estudo do processo saúde-doença-cuidado em populações não se pode separar das intervenções organizadas sobre esse mesmo processo. Além disso, do ponto de vista ético, a Epidemiologia só se justifica quando orienta intervenções que melhorem a situação de saúde das coletividades. E tem sido assim, como destaca Castellanos (1987), desde que, ainda no século XIX, William Farr descreveu a situação de saúde em Londres, Villermé estudou as condições físicas e morais dos trabalhadores das fábricas de algodão e Snow elucidou o mecanismo de propagação da cólera.

No entanto, o próprio investimento dos epidemiologistas no desenvolvimento científico da sua disciplina e a evolução das formas de organização social dos serviços de saúde, determinada por fatores de ordem política, acabaram por produzir certo afastamento entre a disciplina e os serviços de saúde (Paim, 2003).

Talvez por conta mesmo do incômodo provocado por esse afastamento, de tempos em tempos, são sistematizadas reflexões sobre os "usos" da epidemiologia. Há mais de 30 anos, Morris (1975) identificou (1) a descrição da doença na comunidade, (2) a identificação de grupos vulneráveis e (3) a avaliação de serviços e programas de saúde como os três usos fundamentais da Epidemiologia.

No final de 1983, a Organização Pan-Americana da Saúde (OPAS, 1984) realizou um "Seminário sobre Usos e Perspectivas da Epidemiologia" que disseminou a compreensão de que a epidemiologia poderia contribuir com os serviços de saúde em quatro campos: (1) a análise de situações de saúde, (2) a vigilância epidemiológica, (3) os estudos causais ou analíticos e (4) a avaliação de serviços, programas e tecnologias.

Já em meados dos anos 1990, levando em conta a configuração dos sistemas de saúde contemporâneos, Dussault (1995) identificou cinco áreas que podem se beneficiar dos usos da Epidemiologia: (1) as políticas públicas de saúde, principalmente a definição de prioridades, objetivos e estratégias; (2) a configuração dos serviços, especialmente a sua descentralização e integração nos programas; (3) as práticas profissionais, sobretudo a sua avaliação; (4) as práticas de gestão; e (5) as prioridades de investigação.

Mais recentemente, Teixeira (1999) retoma a linha dos epidemiologistas históricos e critica certas concepções de planejamento em saúde que não valorizam as contribuições da Epidemiologia. Ao contrário, a autora argumenta, o saber científico e a prática instrumental da Epidemiologia são imprescindíveis à reorientação da gestão, do financiamento, da organização e do modelo assistencial do sistema de serviços de saúde. Nesse sentido, vê diversos usos para a Epidemiologia: (1) no processo de formulação de políticas; (2) na definição de critérios para a repartição de recursos; (3) na elaboração de diagnósticos e análises de situação de saúde; (4) na elaboração de planos e programas; (5) na organização de ações e serviços; (6) na avaliação de sistemas, políticas, programas e serviços de saúde.

Percebe-se que, desde o livro de Morris (1975) até as posições mais recentes, os usos identificados da Epidemiologia nos serviços de saúde, ainda que mantenham uma base comum, se diferenciam em dois aspectos. Primeiro, nas visões de Dussault e Teixeira e ao contrário das visões anteriores, os estudos causais ou etiológicos não representam uma modalidade de uso da abordagem epidemiológica nos serviços de saúde, ao menos não diretamente. Segundo, as visões atuais contemplam, de maneira mais concreta, as especificidades dos processos políticos e administrativos de direção de sistemas de saúde complexos.

Tais diferenças não são sem importância. De um lado, dão conta e respeitam a autonomia que o campo científico da Epidemiologia conquistou. Autonomia que, em princípio, pode beneficiar a própria organização dos serviços de saúde, ao produzir mais e melhores conhecimentos. De outro, chamam a atenção para o fato de que, se há a intenção de incorporar as contribuições da Epidemiologia, não se pode negligenciar a complexidade dos processos de formulação de políticas, condução de instituições e organização de ações e serviços.

Nesse sentido, Goldbaum (1996), falando da Epidemiologia, salienta que "... há que se reconhecer que a transferência de conhecimentos não obedece a uma lógica linear somente, ou seja, a incorporação da produção científica e tecnológica, como toda produção social, não se efetiva a partir de relações diretas e unívocas; atende a mediações de diferentes ordens, entre as quais, política, social e econômica" (p. 97).

Avançando nessa linha, Paim (2003) busca caracterizar essas mediações, ao criticar as meras prescrições ou recomendações para a utilização da Epidemiologia no processo decisório "como se a incorporação tecnológica pudesse ser efetivada em um campo neutro ou inteiramente receptivo face à racionalidade e aos benefícios desse saber" (p. 559).

Pode-se concluir do debate contemporâneo que é necessário aprofundar o estudo das relações entre a Epidemiologia e o campo da gestão da saúde, incluindo desde a formulação de políticas até a gerência dos processos de trabalho em saúde, passando pela condução das organizações de saúde. Mais especificamente, cabe se questionar, por um lado, que características possui a Epidemiologia – no processo de produção e compartilhamento do seu saber científico e tecnológico – que facilitam e/ou dificultam sua potencial contribuição para a organização de sistemas de serviços de saúde mais efetivos, equitativos e eficientes. E por outro lado, que características possui a gestão da saúde que permitem ou inibem a incorporação de símbolos, conhecimentos e instrumentais produzidos pela epidemiologia e úteis à melhoria dos serviços de saúde.

Neste capítulo, mesmo admitindo a existência de obstáculos colocados pela própria Epidemiologia à sua articulação com a gestão da saúde (a ênfase na epidemiologia do singular, citada por Castellanos (1987), é certamente um deles), parte-se do pressuposto que existem instrumentos, conhecimentos e símbolos, oriundos da Epidemiologia, que podem, de fato, ajudar os gestores da saúde na sua tarefa de dirigentes.

Cabe, então, examinar as características do campo da gestão em saúde e pensar que usos se podem fazer da Epidemiologia, em especial no Sistema Único de Saúde (SUS). Nesse sentido, os objetivos deste capítulo são dois: (1) delimitar o campo da gestão em saúde, em geral, e no SUS, em particular, para, a partir daí, (2) discutir a contribuição da epidemiologia ao processo de condução de organizações e sistemas de saúde.

O capítulo está estruturado da seguinte forma: em primeiro lugar, discute-se o conceito de gestão; em segundo, as especificidades da gestão no setor da saúde; em terceiro lugar, alguns aspectos da gestão da saúde no setor público; e, finalmente, as possíveis contribuições da Epidemiologia para a gestão da saúde.

O que é gestão?

O conceito de gestão remete ao de administração. Ainda que possa haver diferenças quanto à origem dos conceitos – sendo gestão mais relacionada com o *management* do setor privado anglo-americano e administração, à *administration publique* de linha francesa (Motta 1991) –, nos seus significados fundamentais, podem ser tomados como sinônimos.

A definição mais conhecida de administração (e, por extensão, de gestão) é aquela proposta por Henry Fayol (1990), no início do século XX: planejar, organizar, dirigir e controlar.

Nessa definição, planejar consiste em tomar decisões sobre objetivos a alcançar, atividades a desenvolver e recursos a utilizar. Organizar refere-se a dividir a autoridade e a responsabilidade entre as pessoas e a alocar os recursos para a realização das atividades. Dirigir significa mobilizar os recursos, especialmente as pessoas, para realizar as tarefas e atingir os objetivos. Finalmente, controlar consiste em acompanhar e fiscalizar a mobilização de recursos na realização das tarefas para assegurar o alcance dos objetivos.

Na área da Saúde Coletiva, no entanto, tem sido mais adotada a perspectiva do planejamento estratégico-situacional (PES), proposto pelo economista chileno Carlos Matus (1993). Nessa perspectiva, não se concebe o planejamento como um dos elementos componentes da gestão, mas, ao contrário, é a gestão que é vista como um dos momentos do planejamento, mais especificamente como o momento tático-operacional (Rivera 1989, Teixeira 2001).

As duas perspectivas são inconciliáveis, o que não significa que uma delas seja correta e a outra, errada. Trata-se, na verdade, de duas formas diferentes de analisar e intervir sobre a realidade política e administrativa e os planejadores e administradores, a depender do objeto concreto de sua intervenção e também de seus valores e suas preferências, podem optar por uma ou por outra.

No campo da Saúde Pública internacional, a célebre Assembleia Mundial da Saúde de 1978, que aprovou a meta de "Saúde para Todos no ano 2000", adotou a seguinte definição de gestão:

> "...processo integrado para a definição de políticas sanitárias, a formulação de programas prioritários que permitam pôr em prática essas políticas, a habilitação de créditos preferentes nos orçamentos da saúde para esses programas prioritários, a execução desses programas por meio do sistema sanitário geral, a vigilância, a fiscalização e a avaliação desses programas de saúde e dos serviços e instituições que os executam, e o aporte de uma base adequada de informação para o processo em geral e cada um de seus elementos..." (tradução livre) (OMS, 1978).

Nessa definição, verifica-se uma conceituação ampla de gestão, que incorpora o conceito de administração como *conjunto de técnicas* usadas para o funcionamento de uma organização, inclusive o planejamento, o financiamento, a contabilidade, a direção de pessoal, a análise de sistemas etc., mas ultrapassa a sua abrangência, incluindo o processo de *tomada de decisão política* também como objeto da gestão. Nesse sentido, o conceito de gestão adotado pela Assembleia Mundial da Saúde de 1978 está mais próximo do conceito de planejamento de Matus do que do de administração de Fayol.

Do nosso ponto de vista, uma boa chave para compreender a gestão é dada pela teoria do processo de trabalho (Marx, 1997; Mendes-Gonçalves, 1994). Nessa perspectiva, a gestão é trabalho indireto, ou seja, é um trabalho que se realiza sobre outros trabalhos. Concretamente, o objeto de trabalho do gestor ou do administrador é o trabalho de outras pessoas que se encontram sob seu comando ou supervisão. Os instrumentos de trabalho do gestor são as atitudes, os conhecimentos e as técnicas que utiliza para definir o processo de trabalho dos outros e controlar a sua execução. O trabalho propriamente dito consiste na direção e no controle do trabalho dos subalternos (se adotarmos a perspectiva da escola clássica da Administração) ou no comando e na supervisão do desenvolvimento das operações táticas (se adotarmos a perspectiva do PES).

Sendo assim, é fácil perceber que a gestão, enquanto trabalho indireto, trata fundamentalmente de uma atividade de *controle* sobre o trabalho dos outros. Controle que pode ser mais autoritário ou mais democrático, mas que é sempre essencial para que as tarefas dos membros de uma organização ou de um sistema sejam coordenadas e possam produzir resultados, em termos de alcance de objetivos organizacionais, incluindo a preservação ou o crescimento da organização e a conquista ou a manutenção da sua legitimidade social.

Essa percepção é fortalecida ao se constatar que todo o debate, ao interior das teorias administrativas, refere-se, essencialmente, a como melhor exercer o controle sobre o trabalho dos subordinados. No fundo, as teorias administrativas não buscam nada mais, nada menos do que identificar as formas mais efetivas de controle para fazer com que os objetivos organizacionais sejam incorporados por cada um de seus membros nos seus objetivos próprios e nas suas atividades rotineiras.

Barley & Kunda (1992), analisando a história das ideologias administrativas nos EUA, desde o final do século XIX até o final do século XX, identificam que, fundamentalmente, as formas de controle privilegiadas pelos dirigentes de grandes empresas oscilaram entre duas concepções ideológicas.

A primeira concepção, chamada normativa, enfatiza o controle por meio da cooptação dos corações e das mentes dos subordinados, tomando as relações de trabalho como objeto central da prática gerencial. A segunda, que intitulam de racional, enfatiza o controle por meio do desenho e da implantação de processos de produção padronizados, definindo como foco principal da gestão o uso eficiente de estruturas e tecnologias.

Nesta perspectiva, os movimentos do "melhoramento industrial" (1870-1900), da "escola de relações humanas" (1923-1955) e da "cultura organizacional" (anos 1980 em diante), que dominaram em suas épocas o discurso gerencial, enfatizavam as estratégias de comprometer os trabalhadores com os objetivos organizacionais. Ao contrário, os movimentos da "administração científica" (1900-1923) e do "racionalismo sistêmico" (1955-1980), também dominantes nos discursos de suas épocas, enfatizavam a implantação de sistemas e processos produtivos concebidos de tal forma que pouca margem deixavam à discricionariedade do trabalhador.

Esses autores chamam a atenção, todavia, de que a ênfase dos discursos, que se alterna cronologicamente, não significa que, na prática, apenas uma das formas de controle – de ideologia normativa ou racional – fosse desenvolvida em cada momento.

De fato, apesar de a ênfase variar, há sempre em curso estratégias de controle sobre os dois fatores fundamentais de qualquer processo produtivo: o capital e o trabalho. Nesse sentido, as estratégias baseadas em retóricas racionais, que enfatizam o uso eficiente de estruturas e tecnologias, e as estratégias baseadas em retóricas normativas, que enfatizam as relações de trabalho, estão sempre presentes.

Por conseguinte, pode-se concluir que o trabalho indireto da gestão consiste em conceber e desenvolver estratégias de controle sobre o trabalho de outros, por meio, simultaneamente, da implantação de processos padronizados eficientes e da motivação dos subordinados em relação aos objetivos organizacionais.

Nesse sentido, planejar, organizar e dirigir ou analisar a situação, definir objetivos e desenhar estratégias não são ações precípuas do gestor. Com efeito, todas essas ações, prévias ao trabalho de controle propriamente dito, são, em geral, desenvolvidas por instâncias coletivas, sejam os conselhos de acionistas ou de administração das empresas, sejam os fóruns de deliberação política dos poderes legislativo e executivo no caso das organizações públicas.

O gestor pode, eventualmente, se posicionar como líder no desenvolvimento dessas ações. Ao menos, pode (e deve) participar ativamente desse processo. Entretanto, são ações que fogem ao escopo específico da atividade gerencial.

Cabe agora, então, indagar: será que os instrumentos, os conhecimentos e os símbolos da Epidemiologia ajudam o gestor da saúde na sua ação precípua? Pode a Epidemiologia contribuir para o controle do trabalho em saúde, com vistas a produzir os melhores resultados para a saúde das pessoas e das populações? Caso positivo, como?

Antes de responder estas questões, todavia, é preciso analisar as particularidades da gestão em saúde.

Gestão em saúde

Conquistar a adesão dos trabalhadores e desenhar e implantar processos de trabalho eficientes na área da saúde não é o mesmo que em outras áreas. Há algumas particularidades nessa área que tornam mais complexa a sua gestão.

Uma primeira peculiaridade está ligada ao fato de que as necessidades de saúde, a que buscam responder os serviços, são percebidas como muito importantes. Os serviços de saúde, em geral, são tidos como de grande utilidade social. Em consequência, a pressão social sobre os gestores da saúde costuma ser elevada.

Em segundo lugar, os problemas de saúde possuem um caráter multidimensional: são simultaneamente orgânicos, psicológicos, sociais, éticos, religiosos etc. e variam bastante de indivíduo para indivíduo e entre os diferentes grupos populacionais. Por conseguinte, o trabalho nas organizações sanitárias é muito variável e de difícil padronização; as atividades realizadas são especializadas e altamente interdependentes; a definição e a avaliação dos resultados dessas atividades são difíceis de realizar.

Em terceiro lugar, os serviços precisam estar sempre preparados para situações de emergência, que são frequentes na área da saúde. E como serviços não são bens materiais passíveis de estocagem, estar preparado para urgências implica manter permanentemente mobilizada uma custosa estrutura física, de materiais e de pessoal, que passará parte do tempo ociosa.

Finalmente, uma outra série de particularidades da gestão em saúde decorre do caráter profissional dos serviços e das organizações de saúde (Mintzberg, 1995).

As organizações de saúde são caracterizadas como profissionais, essencialmente, por dependerem do trabalho de profissionais para funcionar. Os profissionais são trabalhadores diferenciados pelo fato que o próprio exercício das suas competências exige que disponham de um elevado grau de autonomia. É notório que nenhum superior hierárquico pode impor ao profissional uma conduta determinada.

Os trabalhadores profissionais têm consciência das suas singularidades, foram treinados por longos períodos e com altos custos para a sociedade. Possuem informações que não estão ao alcance nem dos gestores nem dos usuários dos serviços, que se encontram, desse modo, em situação de dependência.

Em consequência disso, a estrutura das organizações profissionais é necessariamente descentralizada, ainda que burocrática. É descentralizada, porque é o próprio profissional, como operador na base da organização, que define o conteúdo do seu trabalho, o seu que-fazer. E é burocratizada, pois o trabalho profissional é padronizado, ou seja, os mesmos procedimentos costumam se repetir ao longo do tempo. Essa padronização, todavia, não é estabelecida pelos dirigentes ou gestores da organização. Trata-se de uma padronização de competências, obtida primariamente por meio da formação profissional. Com efeito, toda a educação profissional tem como objetivo a internalização de conjuntos de procedimentos, típicos da profissão.

A coordenação da organização profissional depende dessa padronização de competências. Os profissionais se coordenam automaticamente por meio do conjunto das suas atitudes, conhecimentos e habilidades, que tornam previsíveis os comportamentos de cada um. Ressalve-se, contudo, que, apesar da padronização, a complexidade do trabalho profissional exige a utilização de um alto grau de discernimento individual na aplicação concreta, a cada caso, das competências.

O que diferencia a burocracia profissional das demais é que, enquanto estas geram seus próprios padrões, os daquela se originam fora da sua estrutura, nas instâncias de decisão das corporações profissionais. Nesse sentido, o único controle a que os profissionais admitem, de bom grado, submeter-se é o exercido pelas entidades corporativas (Conselhos Federais e Regionais das profissões), cujos representantes foram por eles mesmos escolhidos. Acrescente-se que esse controle é limitado aos aspectos éticos, baseia-se em um Código de Ética elaborado pela própria profissão e visa proteger tanto o público usuário, quanto os próprios profissionais.

Dada essa configuração bastante descentralizada, os profissionais controlam não somente seu próprio trabalho, mas também conseguem controlar boa parte das decisões administrativas. Além de descentralizada, a organização profissional é democrática, pois os trabalhadores profissionais são responsáveis pelas principais decisões referentes a suas condutas e são livres para estabelecer diretamente relações com os usuários.

A autonomia dos profissionais torna a intervenção dos gestores no processo de trabalho bastante difícil. Na prática, o que possibilita a intervenção dos dirigentes é que os operadores precisam da organização. Ela fornece os instrumentos de trabalho e a infraestrutura material e humana de apoio, essencial para que possam exercer as suas competências.

A infraestrutura de apoio é organizada, em geral, de forma mais convencional, o que leva à coexistência, dentro das organizações profissionais, de duas estruturas de gestão: uma democrática, para os profissionais, outra centralizada, para o pessoal de apoio. Por conseguinte, dos gestores é exigida uma capacidade também dupla: saber conduzir uma estrutura democrática e, ao mesmo tempo, saber gerir uma estrutura centralizada.

Estas características centrais da burocracia profissional – democracia e autonomia –, fundamentais para o seu bom desempenho, são também a fonte principal dos problemas deste tipo de organização.

Um problema se relaciona às dificuldades de coordenação das atividades. O principal mecanismo de coordenação, a padronização das competências, não é suficiente para responder a todas as necessidades de coordenação, seja dos profissionais entre si, seja deles com o setor de apoio.

Um outro problema se refere à má conduta de certos profissionais. A organização profissional depende do discernimento dos profissionais para poder funcionar. Quando os indivíduos são sérios e encontram condições favoráveis de trabalho, não há problemas. No entanto, sempre existem pessoas que confundem as necessidades dos usuários com seus interesses particulares, ou que se tornam assim, diante de condições de trabalho menos favoráveis. Corrigir a má conduta de um profissional é extremamente difícil por dois motivos: primeiro, pela dificuldade real de avaliação do produto do trabalho profissional e, segundo, porque o corporativismo, sempre forte entre os profissionais, dificulta qualquer ação contra um dos membros da corporação.

Não apenas os usuários, mas também a organização pode ser prejudicada por problemas de má conduta. Muitos profissionais limitam sua lealdade à profissão, esquecendo que as organizações também precisam da lealdade e da colaboração de seus membros.

Finalmente, há o problema da resistência às inovações. Como burocracias, as organizações profissionais são mais voltadas para aperfeiçoar programas existentes em ambientes estáveis do que para criar novos programas para necessidades não previstas. Além disso, inovações importantes exigem ações coletivas, que não são uma característica marcante dos profissionais.

Em geral, tenta-se resolver esses problemas por meio do aumento do controle externo sobre os profissionais. Adotam-se ou a supervisão direta ou a padronização do processo ou do produto do trabalho. Ora, um trabalho complexo como o profissional não pode ser padronizado a partir de regras, regulamentos ou medidas de desempenho. Todos esses tipos de controle, transferindo a responsabilidade pelo serviço do indivíduo profissional para a administração, comprometem a eficácia do trabalho.

Que pode fazer o gestor, então?

O caráter profissional do trabalho em saúde sugere que mudanças nas organizações de saúde decorrem de modificações progressivas do comportamento dos profissionais, por meio de ações educativas e da articulação entre a melhoria das condições de trabalho e a responsabilização dos profissionais pelo seu desempenho individual e coletivo.

Nesse sentido, o gestor pode e deve desenvolver estratégias junto às instituições formadoras, assim como ações educativas ao interior de sua organização, e desenvolver ações junto aos órgãos reguladores, visando buscar que os profissionais venham a ter as competências adequadas à realização das atividades que o alcance dos objetivos organizacionais requer. Além disso, considerando que os profissionais têm algum grau de dependência da organização, o gestor pode desenvolver estratégias de gestão relacionadas com a implantação de processos de trabalho mais efetivos e com as relações de trabalho mais motivadoras. E, eventualmente, a Epidemiologia pode ajudá-lo.

Gestão do SUS

Se a gestão na área da saúde já tem muitas especificidades, a gestão na área da saúde pública acrescenta ainda mais elementos particulares, que vão influir no trabalho do gestor.

Princípios administrativos constitucionais

O artigo 37 da Constituição federal estabelece que "a administração pública direta e indireta de qualquer dos Poderes da União, dos Estados, do Distrito Federal e dos Municípios obedecerá aos princípios de legalidade, impessoalidade, moralidade, publicidade e eficiência" (Brasil, 1988).

O princípio da legalidade define que o gestor público só pode fazer o que a lei lhe faculta. É o caso oposto ao do Direito Privado, em que o cidadão pode fazer tudo o que a lei não lhe proíbe. O da impessoalidade determina que os atos de qualquer agente público devem obrigatoriamente ter como finalidade o interesse público, e não o próprio ou o de um conjunto pequeno de pessoas. O princípio da moralidade reza que o administrador deve pautar sua conduta na moral comum, agindo com honestidade. O da publicidade diz que o gestor público deve levar ao conhecimento de todos os seus atos e os contratos que estabelece. Finalmente, o princípio da eficiência obriga o gestor público a agir com presteza, otimizar os resultados, levar em conta a relação custo-benefício e atender o interesse público com maiores índices de adequação, eficácia e satisfação.

São todos princípios importantes que devem ser observados. Contudo, há que se reconhecer que, ao menos, dois princípios tornam mais difíceis as tarefas dos gestores públicos. Primeiro, o princípio da legalidade define limites para o gestor público, que o gestor privado não tem, tornando assim menor a margem de liberdade da gestão pública. Segundo, o princípio da eficiência coloca desafios enormes, pois se trata não apenas de produzir resultados com os menores custos, mas também de obter a satisfação do interesse público.

Gestão tripartite

As Leis Orgânicas da Saúde (Leis 8.080/90 e 8.142/90) definem as atribuições da União, dos estados, do Distrito Federal e dos municípios, tanto as que são comuns às três esferas de governo, quanto as específicas de cada esfera. É uma longa lista de atribuições, mas o que ressalta dessa definição é o entrelaçamento ou a superposição de atribuições. Na prática, há um elevado grau de interdependência que exige um também elevado grau de coordenação entre as esferas federal, estadual e municipal.

Para implantar os necessários mecanismos de coordenação, foram editadas, ao longo dos anos 1990, quatro portarias ministeriais que receberam o nome de Normas Operacionais Básicas (NOB) do SUS. Embora fossem portarias do Ministério da Saúde, as NOB espelhavam o consenso construído entre o Ministério e os órgãos de representação dos secretários da saúde estaduais [Conselho Nacional de Secretários de Saúde (Conass)] e municipais [Conselho Nacional de Secretarias Municipais de Saúde (Conasems)].

De modo geral, as normas operacionais definiram critérios para que estados e municípios se habilitassem a receber repasses automáticos de recursos do governo federal. Além disso, instituíram foros permanentes de negociação e pactuação entre os gestores do SUS, a Comissão Intergestores Tripartite (CIT), no nível federal, envolvendo representantes do Ministério da Saúde, do Conass e do Conasems, e as Comissões Intergestores Bipartite, no nível estadual, envolvendo a Secretaria Estadual e o Conselho Estadual de Secretarias Municipais de Saúde.

Com isso, as NOB cumpriram o papel de operacionalizar a descentralização das ações e serviços de saúde, como previsto na Constituição e nas Leis Orgânicas da Saúde.

O avanço da descentralização, se teve muitos efeitos positivos, criou, por outro lado, novos desafios. Um deles, talvez o maior, se referia à questão da distribuição de responsabilidades entre as três esferas de gestão, em particular entre estados e municípios. Para enfrentar este desafio, foi muito discutida e, finalmente, editada em 2001 e reeditada em 2002 uma Norma Operacional da Assistência à Saúde (NOAS). As NOAS 01/2001 e 01/2002 tiveram como objetivo orientar o processo de regionalização e hierarquização de serviços, de modo a não apenas ampliar o acesso, assegurando a equidade, mas também a definir as responsabilidades operacionais de cada esfera de governo.

Na prática, a implantação das NOAS revelou-se mais complexa do que o já complicado processo de sua formulação. Com efeito, a sua implantação exigia um processo intenso e permanente de negociação entre os gestores federal, estaduais e municipais, que não poderia ser cristalizado em uma norma.

Em decorrência, as negociações entre o Ministério da Saúde, o Conselho Nacional de Secretários de Saúde e o Conselho Nacional de Secretarias Municipais de Saúde evoluíram para a construção de um Pacto pela Saúde (Brasil, 2006), finalmente formalizado em 2006 em reunião da Comissão Intergestores Tripartite (CIT). O Pacto pela Saúde divide-se em três partes: o Pacto pela Vida, o Pacto em Defesa do SUS e o Pacto de Gestão.

O primeiro apresentou prioridades, em termos de problemas de saúde e estratégias de enfrentamento, que devem ser focos centrais de atenção de todos os gestores do SUS. Na sua primeira versão (2006), as prioridades do Pacto pela Vida foram: (1) saúde do idoso; (2) controle do câncer do colo de útero e de mama; (3) redução da mortalidade materna e infantil; (4) fortalecimento da capacidade de respostas às doenças emergentes e endemias, com ênfase na dengue, hanseníase, tuberculose, malária e *influenza*; (5) promoção da saúde e (6) fortalecimento da atenção básica.

Já o Pacto em Defesa do SUS expressou a compreensão dos gestores da saúde de que a implantação efetiva do SUS depende de decisões que extrapolam os limites setoriais e exigem a mobilização da sociedade na luta para a garantia da saúde como direito de todos.

Por fim, o Pacto de Gestão estabeleceu o processo de definição de responsabilidades e competências específicas de cada esfera de governo, buscando, ao mesmo tempo, promover relações de cooperação e solidariedade. De modo geral, as ações de atenção primária ficaram definidas como de responsabilidade dos municípios e todas as demais, como objetos de pactuação. Para orientar o processo, ainda que não definisse um modelo único a ser seguido, o Pacto de Gestão estabeleceu uma série de diretrizes para a descentralização, a regionalização, a programação, a regulação e o financiamento.

Neste último aspecto, o Pacto de Gestão institui o financiamento por blocos, ou seja, os repasses de recursos federais a estados e municípios deixaram de ser feitos para cada um das dezenas de programas, especificamente, e passaram a ser feitos através de cinco grandes blocos: atenção básica, atenção de média e alta complexidade, vigilância em saúde, assistência farmacêutica e gestão do SUS. Dessa forma, os gestores estaduais e municipais passam a ter maior autonomia na alocação dos recursos de origem federal. É preciso ressaltar, contudo, que o financiamento por blocos está ainda a exigir a adequação das rotinas legais e burocráticas de orçamentação, programação e execução financeira, tanto no Ministério da Saúde, quanto nas secretarias estaduais e municipais.

Enfim, a gestão da saúde pública no Brasil tem singularidades decorrentes do processo histórico de sua construção democrática que, para além das particularidades próprias do setor saúde, coloca para os gestores do SUS mais e maiores desafios. O caráter necessariamente tripartite da gestão do SUS, se é um avanço em termos de condução democrática e eficiente que chega a servir de exemplo para outros setores – observe-se, por exemplo, o Sistema Único de Assistência Social –, é também um elemento que torna mais complexa a tarefa de gestor de controlar o processo de trabalho nas organizações de saúde.

Gestão participativa

Além de tripartite, a gestão do SUS é, obrigatoriamente, participativa. A participação de representantes da sociedade civil na condução do sistema de saúde foi uma conquista do movimento social que se opôs ao regime militar (1964-1985), posteriormente consagrada na Constituição e nas Leis Orgânicas do SUS.

As diretrizes das políticas de saúde são estabelecidas nas Conferências de Saúde, nos níveis nacional, estadual e municipal. A formulação de estratégias e o controle de sua execução cabem aos Conselhos de Saúde, também nos três níveis de governo. Tanto as conferências, realizadas periodicamente, quanto os conselhos, que funcionam permanentemente, têm uma composição paritária entre usuários, de um lado, e profissionais, prestadores de serviço e gestores da saúde, de outro. Dentre esses últimos, as representações dos profissionais indicam metade dos delegados às conferências ou membros dos conselhos e os prestadores e gestores indicam a outra metade.

Obedecendo às diretrizes aprovadas nas conferências, o Ministério e as secretarias de saúde elaboram seus planos de saúde, que são submetidos aos respectivos conselhos de saúde. Do mesmo modo, os relatórios de gestão também são submetidos à apreciação dos conselhos.

Assim como no caso da descentralização, a participação social na gestão da saúde avançou bastante desde a criação do SUS, ao menos em termos da sua ampliação e expansão para todos os recantos do país. Contudo, se é evidente a conquista democrática, representada pelo funcionamento regular de conferências e conselhos, há questões relativas à participação que merecem reflexões.

Ao menos, duas questões sobre a qualidade da participação devem ser discutidas. Primeiro, há fortes indícios de que as conferências e os conselhos têm perdido a capacidade de formular diretrizes e estratégias para as políticas de saúde e, em vez disso, têm se concentrado em debates sobre interesses de grupos específicos, sejam corporações profissionais, sejam representações ideológicas, religiosas ou partidárias. Segundo, há sinais também de certa "profissionalização" da participação, ou seja, de casos em que os representantes de usuários ou trabalhadores prolongam excessivamente seu tempo de representação, distanciando-se, na prática, dos seus representados.

É claro que, se uma participação social qualificada pode ajudar o gestor, uma participação desfocada das políticas de saúde enquanto interesse coletivo e dominada por interesses particularistas tende a comprometer o desempenho da gestão da saúde.

Contribuição da Epidemiologia para a gestão em saúde

Lembrando que as ações precípuas do gestor se atêm ao controle do trabalho dos profissionais e demais trabalhadores de saúde, e diante de todas as especificidades da área, voltamos à questão central: pode a Epidemiologia contribuir para a gestão em saúde?

Vimos que há, fundamentalmente, dois objetos sobre os quais se exerce o controle gerencial: o processo de produção e as relações de trabalho.

As ações sobre o processo de produção envolvem o desenho e a implantação de estruturas e tecnologias cujo funcionamento favoreça o alcance dos objetivos da organização ou do sistema de saúde. Já as ações sobre as relações de trabalho envolvem a conquista da adesão dos trabalhadores a esses objetivos.

Vejamos, primeiramente, a possibilidade de contribuição da Epidemiologia para o desenho e a implantação de processos de produção de ações de saúde.

O processo de produção de ações e serviços de saúde no Brasil tem sido descrito e analisado a partir do conceito de modelo assistencial ou modelo de atenção à saúde (Paim, 2003; Teixeira e Solla, 2006). Por modelos assistenciais ou de atenção à saúde se entendem "combinações tecnológicas estruturadas em função de problemas de saúde (danos e riscos) que compõem o perfil epidemiológico de uma dada população e que expressam necessidades sociais de saúde, historicamente definidas" (Paim, 2003).

A combinação tecnológica predominante, ou hegemônica, tem sido denominada de modelo médico-assistencial privatista, pois apresenta como características centrais: (1) sobrevalorização do papel do médico, em detrimento do trabalho em equipe; (2) atuação sobre a doença e os doentes, privilegiando a assistência individual e curativa em detrimento das ações de promoção e prevenção; e (3) ênfase na utilização de tecnologias médicas *stricto sensu* em ambiente hospitalar, a partir da (4) "demanda espontânea" de pessoas particulares que sentem necessidade de procurar um serviço de saúde.

Trata-se, predominantemente, de um modelo curativista, biologicista e individualista, que não se preocupa com a atenção integral ao paciente e à coletividade. Estruturado dessa forma, o processo de produção de ações e serviços de saúde pouco pode ou precisa incorporar da Epidemiologia, enquanto campo produtor de símbolos, conhecimentos e instrumentos sobre a situação de saúde no nível populacional.

Pode-se argumentar, com razão, que a Epidemiologia Clínica, que propõe a utilização da metodologia epidemiológica fora de contextos populacionais, representa uma possibilidade de contribuição para a efetividade da prática médica e, portanto, de um modelo assistencial centrado nela (Schmidt e Duncan, 2003). Todavia, seus possíveis benefícios são limitados, pois a concentração em aspectos reduzidos da situação de saúde – fatores de risco específicos – não permite a produção de conhecimentos, instrumentos e saberes que orientam a realização de ações de impacto sobre a saúde do coletivo.

Ocorre que o modelo médico-assistencial privatista encontra-se, há muito tempo, em crise. Não apenas não tem conseguido melhorar os níveis de saúde da população, como tem apresentado custos crescentemente mais elevados, o que dificulta o acesso de muitos grupos populacionais a serviços essenciais de recuperação da saúde.

Impõe-se, portanto, a formulação e a implantação de novas combinações tecnológicas ou novos modelos de atenção à saúde. De fato, isso tem sido feito, também há muitos anos, embora ainda sejam experiências "alternativas", ou seja, não hegemônicas.

De modo geral, podem-se identificar nesses modelos alternativos as seguintes características: (1) valorização do trabalho em equipe – de profissionais de saúde, mas também de profissionais de outras áreas; (2) atuação sobre todo o processo saúde-doença-cuidado, desde os determinantes da saúde, passando pelos riscos, até os danos; (3) mobilização de tecnologias médico-sanitárias integradas, necessárias para a atuação sobre determinantes, riscos e danos, em territórios sociais, enfatizando (4) a "oferta organizada" sobre problemas/necessidades de saúde, em detrimento da "demanda espontânea".

Está claro que o desenho de um processo de produção de ações e serviços de saúde, com essas características, não apenas pode se beneficiar da Epidemiologia, como efetivamente exige o seu uso. Com efeito, para definir intervenções – e agir concretamente – sobre determinantes e riscos, além de danos, é preciso:

a) reconhecer a importância e a necessidade de ações sobre determinantes e riscos;
b) identificar e explicar os problemas de saúde e seus determinantes no nível populacional, destacando as desigualdades entre subgrupos da população; e
c) dispor de tecnologias que permitam a realização de ações integradas e intersetoriais.

Em outras palavras, os símbolos, os conhecimentos e os instrumentos oriundos da Epidemiologia são essenciais ao delineamento e à implantação de um modelo integral de atenção à saúde. O gestor comprometido com a mudança do modelo assistencial, portanto, precisa da Epidemiologia para delinear um processo de produção de ações de saúde que favoreça o alcance do objetivo de melhorar as condições de saúde da população, com custos suportáveis pelo conjunto da sociedade.

O desenho e, sobretudo, a implantação de um modelo desse tipo não é simples, como, aliás, têm demonstrado a persistência da hegemonia do modelo médico-assistencial privatista. As dificuldades são de diferentes ordens.

A maior delas, provavelmente, está relacionada com o poderio do chamado complexo econômico-industrial da saúde (Gadelha, 2003). Com efeito, a indústria farmacêutica, carro-chefe desse complexo e dona de um mercado que movimenta anualmente cerca 400 bilhões de dólares, tem tido papel determinante para a configuração atual dos sistemas de saúde (Angell, 2007). Nesse caso, para coibir a prevalência dos interesses particulares do complexo econômico sobre os interesses coletivos da população, é preciso assegurar a regulação pública das práticas comerciais das empresas produtoras de medicamentos, materiais e equipamentos médico-hospitalares. Como se trata de interesses estritamente econômicos, os argumentos epidemiológicos não são muito úteis aqui.

Outra dificuldade para a implantação de um modelo de atenção à saúde epidemiologicamente orientado se relaciona ao desgaste do profissionalismo nas organizações de saúde.

A confiança que as pessoas têm nos profissionais de saúde é a pedra angular de todo e qualquer sistema de saúde. Na medida em que a *expertise* profissional é sempre conjuntural e culturalmente determinada, a confiança não se constrói com base em saberes pretensamente absolutos fornecidos pelas ciências que apoiam as práticas profissionais. Constrói-se, isso sim, em cima de dispositivos sociais que assegurem que a atuação profissional será pautada, sobretudo, pela busca de atender ao interesse do paciente. Nas sociedades contemporâneas, esses dispositivos têm sido os seguintes:

a) um processo de formação técnica e ética regulado pelo Estado, por meio de órgãos corporativos,
b) a independência das decisões dos profissionais em relação a constrangimentos de qualquer ordem, e
c) o controle da profissão, enquanto corpo coletivo, sobre seus membros individuais (Contandriopoulos, 1994).

Na prática, contudo, têm ocorrido falhas nesses dispositivos, e a confiança das pessoas nos profissionais de saúde tem se desgastado. O crescimento do volume de processos judiciais contra médicos e outros profissionais é apenas um sinal desse desgaste.

A adequação técnica e ética da formação profissional, para que se restaurem as relações de confiança, passa pela valorização do profissional humanista capaz de uma visão ampla do processo saúde-doença, em detrimento do especialista que apenas sabe como manipular equipamentos sofisticados.

Para garantir a independência das decisões ou a autonomia profissional, é preciso evitar que preocupações ou constrangimentos de ordem econômica ou organizacional interfiram nas decisões referentes ao cuidado dos pacientes e das comunidades. Algumas estratégias para isso são:

a) não pautar o pagamento dos profissionais na produção de serviços, mas no seu desempenho global;
b) separar a remuneração do profissional do financiamento dos custos de instalações e equipamentos; e
c) assegurar a regulação pública do complexo econômico-industrial da saúde, evitando sua interferência nas condutas profissionais.

Finalmente, para que a profissão exerça um controle efetivo sobre seus membros é preciso que o direito de praticar seja subordinado à participação em processos de educação permanente, que estimulem uma atitude crítica em relação às próprias decisões profissionais.

Todos esses dispositivos – desenvolvimento do perfil profissional adequado, garantia de autonomia e controle da profissão – podem ser acionados pelo gestor da saúde, ainda que dependam menos dele do que da própria profissão. A Epidemiologia pode ajudar, indiretamente, a realização dessas tarefas, pela identificação dos problemas de saúde mais importantes e, consequentemente, do perfil técnico-profissional mais adequado.

Uma última dificuldade para o desenho e a implantação de um processo de produção de atenção integral à saúde decorre de certas características da gestão pública do SUS, em especial dos limites da gestão tripartite vigente no Brasil.

Em que pesem os avanços dos processos de definição e pactuação das atribuições das três esferas de governo, a integração institucional dos serviços de saúde, na sua interface com os usuários, ainda está longe de ser uma realidade. Na prática, predomina a fragmentação do cuidado em todos os aspectos, inclusive na divisão de trabalho institucional, com a esfera municipal se ocupando da atenção básica e as esferas estadual e federal, da atenção de média e alta complexidade.

Para reverter essa fragmentação, tem sido proposta a implantação de territórios integrados de atenção à saúde (*teias*). Os *teias* se propõem "(...) a integrar as ações da atenção básica aos serviços de urgência e à atenção especializada, além das ações de vigilância em saúde para assegurar o acesso ao cuidado integral, a melhoria da gestão clínica, a promoção da saúde e o uso racional dos recursos" (Brasil, 2008). Essa integração se baseia em mecanismos de gestão interinstitucional cooperativa, com formulação conjunta de políticas, adoção de processos decisórios participativos, compartilhamento de recursos e monitoramento e avaliação coletiva do desempenho da rede.

Na sua formulação, é certo que o conceito de territórios integrados se coaduna com as características do modelo de atenção integral à saúde e, desse modo, exige a incorporação de símbolos, instrumentos e conhecimentos epidemiológicos.

Enfim, a implantação de um modelo integral de atenção à saúde significa a adoção de um processo de produção de ações e serviços de saúde que favorece, por seu próprio funcionamento, o alcance do objetivo de melhorar as condições de saúde da população. Nesse sentido, o trabalho de controle dos trabalhadores de saúde pelo gestor, visando atingir os objetivos organizacionais, é inteiramente realizado. E, para tanto, como vimos, a contribuição da Epidemiologia é essencial.

Essa contribuição se dá, concretamente, por meio da produção de conhecimento sobre o papel de determinantes e riscos para a configuração de um dado perfil epidemiológico, da identificação e explicação dos problemas de saúde e da elaboração de algoritmos de decisão e ferramentas operacionais que facilitem a realização de ações integradas sobre determinantes, riscos e danos.

Vale salientar que para contribuir com a gestão, por meio do desenho de novos processos de produção de ações de saúde, a Epidemiologia não pode se limitar a trabalhar na identificação de fatores de risco para agravos específicos. Ao contrário, precisa desenvolver investigações na interface biológico-social de todo o processo saúde-doença-cuidado em populações, com a incorporação, de um lado, dos avanços nas bases matemáticas e, de outro, das perspectivas historicistas da disciplina.

Se está claro que a Epidemiologia é necessária, deve ficar claro também que não é suficiente para o delineamento de um processo de produção que promova a melhoria das condições de saúde. Como já mencionadas, são necessárias ainda a regulação pública do complexo econômico industrial da saúde e a restauração das relações de confiança entre profissionais e usuários no quadro de um novo padrão de profissionalismo.

Vista a contribuição da Epidemiologia para o delineamento de um processo de produção de ações e serviços de saúde que facilite o trabalho precípuo do gestor, vejamos, agora, se e como pode a Epidemiologia contribuir com o gestor, comprometido com a implantação de um modelo de atenção integral à saúde, na sua atuação sobre as relações de trabalho, ou melhor, na sua busca pela adesão consciente dos trabalhadores aos objetivos organizacionais.

Nos aspectos relativos às relações de trabalho, há uma especificidade da gestão da saúde que facilita a tarefa do gestor: o trabalho em saúde é valorado positivamente pela sociedade. As pessoas que trabalham cuidando da saúde de outras são, normalmente, motivadas por um espírito altruísta e se sentem satisfeitas com isso. E as pessoas que recebem o cuidado reconhecem, geralmente, o valor do trabalho em saúde. Em outras palavras, o objetivo de melhorar a saúde das pessoas é inerente à prática profissional. Se o objetivo organizacional também é esse, há, claramente, uma convergência entre os objetivos organizacionais e individuais.

No plano da gestão pública da saúde, também há especificidades que ajudam o gestor. Em primeiro lugar, o ideário generoso do SUS, baseado na solidariedade, tem alta capacidade de mobilização dos trabalhadores. Em segundo, a própria legislação do SUS exige que haja a participação social, inclusive a dos trabalhadores, na gestão do sistema e dos serviços de saúde. E a participação é uma estratégia importante para se alcançar a convergência entre os objetivos organizacionais e os objetivos pessoais de cada membro da organização.

Por outro lado, há especificidades da gestão pública da saúde que dificultam a adesão dos trabalhadores ao objetivo de melhorar as condições de saúde das pessoas e da comunidade. Os problemas de gestão de pessoal, no âmbito do SUS, são graves. Paim e Teixeira (2006) chegam a considerar a questão de recursos humanos o "nó crítico" da implantação do SUS.

Ao longo dos últimos 15 anos, ao lado de significativa expansão do emprego em saúde, ocorreu a "flexibilização" das relações trabalhistas (Machado *et al.*, 2006), com a proliferação de contratos temporários e da terceirização em detrimento da realização de concursos públicos e da adoção de planos de carreiras, cargos e vencimentos. Acrescente-se a isso a persistência de baixos salários e de precárias condições de trabalho.

Por fim, vale lembrar as dificuldades – próprias das organizações profissionais – de coordenação das atividades e de implantação de inovações. Favorecer o trabalho em equipe e fortalecer uma concepção humanista em detrimento da tecnificação do ato profissional – duas estratégias essenciais ao alcance do objetivo de melhorar as condições de saúde da população – são desafios postos ao gestor, pelo caráter profissional das organizações de saúde, na sua tarefa de conquistar a adesão dos trabalhadores.

Enfim, diante dessas características das relações de trabalho em saúde, podemos concluir que a Epidemiologia pouco pode contribuir para que o gestor controle o desempenho dos profissionais de saúde por meio de intervenções nas relações de trabalho.

Por um lado, a motivação dos profissionais de saúde pela valoração social do seu trabalho ou pela generosidade do ideário do SUS prescinde de símbolos, conhecimentos e instrumentos epidemiológicos. Por outro, os problemas de gestão de pessoal, tanto os relativos às condições de trabalho como aqueles secundários à autonomia profissional, não se resolvem com os saberes e os fazeres da Epidemiologia. Assim, a Epidemiologia será útil à atividade de controle gerencial somente a partir da conquista da adesão dos trabalhadores aos objetivos organizacionais.

Considerações finais

Neste capítulo, fizemos, em primeiro lugar, uma tentativa de delimitar o campo da gestão em saúde, em geral, e no SUS, em particular.

Concluímos que, fundamentalmente, o trabalho do gestor se refere ao controle do trabalho de outras pessoas no sentido de assegurar o alcance dos objetivos organizacionais. Vimos também que esse controle se exerce por meio de intervenções sobre a estruturação do processo de trabalho e/ou sobre as relações de trabalho.

Refletindo sobre a área da saúde, em particular, vimos que são diversas e importantes as suas especificidades: o alto valor e a grande utilidade social, a imprevisibilidade das situações de emergência e o caráter profissional das práticas, condições essas com consequências em termos de limites à ação do gestor. Discutimos ainda que certas características da gestão pública em saúde – os parâmetros legais do Direito Público, a gestão tripartite e a participação social – representam, simultaneamente, oportunidades e limitações para o trabalho do gestor.

Em segundo lugar, diante dessa delimitação do campo, procuramos discutir a possibilidade de contribuição da Epidemiologia ao processo de condução de organizações e sistemas de saúde.

Concluímos que a Epidemiologia, por meio dos métodos, instrumentos, conhecimentos e símbolos que produz, é essencial para o delineamento de um modelo de atenção à saúde que, efetivamente, promova a melhoria das condições de saúde da população. Com efeito, a Epidemiologia permite: reconhecer a necessidade de ações sobre determinantes e riscos, explicar os problemas de saúde e seus determinantes no nível populacional e conceber tecnologias para a realização de ações integradas.

Nesse sentido, sua contribuição à gestão da saúde é inestimável. Com a Epidemiologia, o gestor poderá desenvolver processos de produção de ações e serviços que permitirão que o controle do trabalho dos profissionais resulte no alcance dos objetivos do sistema de saúde. Quanto à intervenção sobre as relações de trabalho, contudo, concluímos que a Epidemiologia tem pouco a oferecer ao gestor.

Enfim, a Epidemiologia é muito útil à gestão da saúde, quando valorizada a sua dimensão racional, ou seja, quando se busca controlar o trabalho dos profissionais, para que se alcancem os objetivos do sistema de saúde, por meio da implantação de processos de produção de ações e serviços baseados na racionalidade técnico-sanitária.

Ressalte-se, contudo, que a opção por processos de produção ou modelos de atenção epidemiologicamente orientados decorre de decisões políticas. No debate ou na reflexão que envolvem tais decisões, os argumentos fornecidos pela Epidemiologia são relevantes e não podem ser facilmente ignorados, mas representam apenas um dos múltiplos fatores do processo de tomada de decisão.

Referências bibliográficas

Angell M. *A verdade sobre os laboratórios farmacêuticos*. Rio de Janeiro/São Paulo: Editora Record, 2007. 319 p.

Barley S, Kunda G. Design and devotion: The ebb and flow of rational and normative ideologies of control in managerial discourse. Administrative Science Quarterly 37:1-30, 1992; 363-399, 1992.

Brasil. *Constituição Federal* de 1988. Disponível em www.senado.gov.br/sf/legislacao/const/

Brasil. Ministério da Saúde. *Pacto pela Saúde, 2006*. Disponível em http://portal.saude.gov.br/saude/area.cfm?id_area=1021

Brasil. MS. A Estratégia de Redes Regionalizadas de Atenção à Saúde: Princípios e Diretrizes para sua implementação no SUS, 2008.

Castellanos PL. Epidemiología y organización de servicios. In: OPAS *La formación en epidemiología para el desarrollo de los servicios de salud*. XIV Conferencia de la Associación Latinoamericana y del Caribe de Educacion en Salud Pública (Alaesp). Taxco, México, 15 al 19 noviembre 1987.

Contandriopoulos A-P. Réformer le système de santé: une utopie pour sortir d'un statu quo impossible. *Ruptures* (Montréal) 1(1):8-16, 1994.

Dussault G. La epidemiología y la gestión de los servicios de salud. *Boletín Epidemiológico* OPS 16(2):1-5, 1995.

Fayol H. *Administração industrial e geral*. 10.ª ed. São Paulo: Atlas, 1990.

Gadelha C. O complexo industrial da saúde e a necessidade de um enfoque dinâmico na economia da saúde. *Ciência e Saúde Coletiva* (Rio de Janeiro), 8(2):521-535, 2003.

Goldbaum M. Epidemiologia e serviços de saúde. *Cad Saúde Públ* (Rio de Janeiro) 12(Supl. 2):95-98, 1996.

Machado MH, Araújo L, Vitalino H, Paiva J, Toloza D. Para subsidiar a discussão sobre a desprecarização do trabalho no SUS. *Cadernos de RH em Saúde* (Brasília) 3(1):163-173, 2006.

Marx K. *O Capital*, vol 1. Coleção Os Economistas. São Paulo: Abril Cultural, 1997.

Matus C. Política, Planejamento & Governo. Brasília: IPEA, 1993 (Tomos I e II).

Mendes-Gonçalves RB. *Tecnologia e Organização Social da Prática de Saúde*. São Paulo: Hucitec, 1994.

Mintzberg H. *Criando organizações eficazes: Estrutura em cinco configurações*. São Paulo: Atlas, 1995. 304 p.

Morris JN. *Uses of epidemiology*. 3.ª ed. Churchill, Livingstone, Edinburg, 1975.

Motta PR. *Gestão contemporânea: ciência e arte de ser dirigente*. 13ª ed. São Paulo: Record, 1991. 256 p.

OPAS *Usos y perspectivas de la epidemiología*. Documentos del Seminario sobre usos y perspectivas de la epidemiología. Buenos Aires (Argentina) 7-10 noviembre 1983. Publicación nº PNSP 84-47. Washington, DC: OPAS/OMS, 1984.

Organização Mundial da Saúde. Declaração de Alma-Ata. Conferência Internacional sobre os Cuidados de Saúde Primários. Cazaquistão, 1978. Disponível em www.*who.int/publications/almaata_declaration_en.pdf*

Paim J, Teixeira C. Política, Planejamento e Gestão em Saúde: balanço do estado da arte. *Revista de Saúde Pública*, 40:73-78, 2006.

Paim J. Modelos de atenção e vigilância da saúde. In: Rouquayrol MZ, Almeida-Filho N. *Epidemiologia & Saúde*. 6.ª ed. Rio de Janeiro: Medsi, 2003, p. 567-586.

Paim JS. Epidemiologia e planejamento: a recomposição das práticas epidemiológicas na gestão do SUS. *Ciência & Saúde Coletiva* 8(2):557-567, 2003.

Rivera FJU. Por um modelo de formulacão de políticas de saúde baseado no enfoque estratégico de planificacão. In: Rivera FJU. (org.). *Planejamento e programação em saúde – um enfoque estratégico*. São Paulo: Cortez, 1989. p. 135-176.

Schmidt MI, Duncan BB. Epidemiologia clínica e medicina baseada em evidências. In: Rouquayrol MZ, Almeida-Filho N. *Epidemiologia & Saúde*. 6.ª ed. Rio de Janeiro: Medsi, 2003. p. 193-227.

Teixeira C, Solla J. *Modelo de atenção à saúde*. 1.ª ed. Salvador: EDUFBA, 2006. 236 p.

Teixeira C. Epidemiologia e planejamento de saúde. *Ciência & Saúde Coletiva* 4(2):287-303, 1999.

Teixeira CF. *Planejamento Municipal em Saúde*. Salvador-Bahia: Instituto de Saúde Coletiva da UFBA, 2001, 80 p.

58 Epidemiologia e Avaliação em Saúde

Rosana Aquino, Maria Guadalupe Medina e Mauricio L. Barreto

Introdução

O século XX assistiu às mais extraordinárias descobertas e realizações científicas em vários campos do conhecimento e iniciou uma nova era, na qual o desenvolvimento tecnológico passou a ser maciçamente dependente dos avanços da ciência. Nesse processo, destaca-se não apenas a velocidade de incorporação dos avanços científicos em tecnologias práticas, mas também a possibilidade de utilização das novas tecnologias visando efeitos específicos e a limitada compreensão da maioria dos usuários sobre o funcionamento dessas tecnologias ou dos seus potenciais múltiplos efeitos, dentre os quais se incluem efeitos sobre a saúde. Ao contrário dos séculos anteriores, em que a ciência "avançada" tinha uma pequena gama de aplicações práticas, a ciência, na atualidade, é indispensável e onipresente, e transformou tanto o mundo quanto o nosso conhecimento dele, embora, para os cidadãos comuns, as teorias científicas que geraram as aplicações práticas sejam, muitas vezes, incompreensíveis e esotéricas (Hobsbawm, 1995).

Infelizmente, nem o acúmulo de conhecimento científico nem o aumento do arsenal tecnológico foram capazes de responder aos desafios contemporâneos de promover a melhoria das condições de vida da população e, em especial no campo da saúde, subsidiar a implementação de sistemas de serviços equânimes e efetivos. Assim, analisando a organização política, social e econômica de diferentes sociedades, observamos persistência de dramáticas desigualdades sanitárias entre países desenvolvidos e subdesenvolvidos e, no interior dos países e regiões, entre diferentes grupos sociais. Tais desigualdades são resultantes de iniquidades nas condições de vida e, consequentemente, na exposição a fatores com efeitos positivos ou negativos sobre a saúde, incluindo acesso diferenciado a bens e serviços públicos.

Para entender as relações entre conhecimento científico e desenvolvimento tecnológico no âmbito da saúde coletiva e, em particular, na Epidemiologia, é útil refletir que estes são, ao mesmo tempo, campos de conhecimento e campos de atuação prática (Paim & Almeida Filho, 1998).

Nesse campo do conhecimento, permanece a distância entre os resultados de muitas das pesquisas científicas realizadas e as necessidades sociais de promoção da saúde e de mudanças nas políticas e nos serviços. Ao enfrentar problemas cada vez mais amplos em escopo e complexidade, pela emergência de novos agravos nas sociedades contemporâneas e persistência e reaparecimento de antigos flagelos com novas feições, os sistemas de saúde demandam que a pesquisa em saúde pública supere constrangimentos impostos pela dominância do modelo experimental e da prática clínica. Repensar e rediscutir objetos de pesquisa e desenhos de estudo, adotando escolhas teóricas e metodológicas mais adequadas e rigorosas para cada questão de investigação, são tarefas prioritárias, para investigadores e gestores, no intuito de aproximar a pesquisa da política no campo da saúde coletiva.

Nesse contexto, critérios cruciais são utilidade da pesquisa e potencial de utilização dos seus resultados, o que envolve relevância do tópico, validade do estudo, oportunidade dos achados, factibilidade das recomendações e orientação da disseminação dos resultados, quanto à linguagem e escolha da audiência-alvo (Dean & Hunter, 1996).

Nesse âmbito de práticas de saúde, o crescimento exponencial da capacidade de produzir e colocar em uso novas tecnologias (como drogas, aparelhos, procedimentos diagnósticos e terapêuticos e sistemas organizacionais de atenção em saúde) não se acompanha de adequada avaliação que possibilite o seu uso seguro e eficaz. Muitas vezes, mesmo em países desenvolvidos, a principal justificativa para a utilização desse arsenal é a primazia da experiência, habilidade e bom senso dos clínicos. Na atualidade, muitas das tecnologias em uso ainda não dispõem de evidências científicas sobre eficácia, efetividade e existência de efeitos indesejáveis. Consequentemente, tecnologias bem aceitas e usadas rotineiramente nem sempre são efetivas e, o que é mais surpreendente, grande número de procedimentos médicos e cirúrgicos são realizados por motivos inapropriados (US Congress, 1994; Barreto, 1998).

Tais questões, que compõem um cenário de relativa irracionalidade da incorporação tecnológica por sistemas e serviços de saúde, responsável por custos crescentes do cuidado à saúde, nem sempre têm sido objeto de preocupação de gestores, pesquisadores e da sociedade. Desse modo, a temática aqui abordada é da maior relevância para o desenvolvimento da Epidemiologia, que tem na avaliação das intervenções de saúde um dos seus usos primordiais (Morris, 1955; OPAS, 1984). Como vimos na Parte 1 deste livro, uma das funções centrais da ciência epidemiológica é subsidiar a formulação de políticas e programas, reorientar ações e serviços desenvolvidos, mensurar efeitos da incorporação de novas tecnologias e práticas sanitárias na rotina dos profissionais e verificar impacto das ações implementadas por serviços e programas sobre o estado de saúde da população.

Este capítulo tem como objetivo apresentar as principais contribuições da Epidemiologia na avaliação em saúde, relacionadas com os estudos que abordam atributos relacionados com a disponibilidade e distribuição dos recursos de saúde (cobertura, acessibilidade, utilização e equidade) e com os efeitos das intervenções setoriais e extrassetoriais na saúde da população (eficácia, efetividade e impacto). Inicialmente, será traçado um delineamento do campo da avaliação em saúde, abordando os principais temas e dilemas conceituais e éticos das alternativas metodológicas para avaliação desse conjunto complexo de ações em saúde, em um mundo que demanda práticas e políticas "baseadas em evidências", onde a segurança coletiva tornou-se grande preocupação societal. Em segundo lugar, discutiremos a utilização dos inquéritos populacionais para estudo da equidade, cobertura e acesso aos serviços de saúde. A seguir, analisaremos alguns aspectos conceituais e metodológicos da avaliação de efetividade, debatendo a pertinência de utilização de desenhos experimentais e observacionais, seus limites e aplicações, frente à complexidade das redes causais envolvidas na determinação de efeitos, positivos e negativos, de intervenções sociais sobre a saúde da população.

Questões teórico-metodológicas sobre avaliação em saúde

Segundo o *Dicionário de Epidemiologia*, editado pela Associação Internacional de Epidemiologia (Porta, 2008), avaliação é um processo que tem o propósito de determinar, tão sistemática e objetivamente quanto possível, relevância, efetividade e impacto de atividades, à luz de seus objetivos. Na mesma obra, o verbete sobre pesquisa em serviços de saúde (*health services research*) trata o conceito de forma mais abrangente. Definindo avaliação como o objetivo da pesquisa em serviços de saúde, de acordo com modelo inspirado em Donabedian (1980), são referidos vários componentes que podem ser objeto de estudos avaliativos: estrutura (relacionada com os recursos), processos (relacionados com o como, onde e quem executa as ações e serviços), produtos (relacionados com a quantidade e natureza das ações e serviços) e resultados (relacionados com os efeitos mensuráveis) das intervenções de saúde.

Assim, são inúmeros os aspectos ou atributos das práticas, serviços, programas, políticas ou sistemas de saúde que podem ser objeto de avaliação. Ademais, não podemos ignorar a importância dos efeitos não esperados (benéficos ou nocivos) das intervenções sobre a saúde. De fato, distintas políticas e programas sociais, econômicas e de outra natureza produzem efeitos positivos ou negativos, diretos ou indiretos nas condições de saúde de indivíduos e populações, importante campo de investigação na atualidade.

Como atividade sistemática vinculada a programas, a avaliação tem suas raízes nos finais do século XIX, a partir de estudos sobre programas educacionais na Inglaterra, estendendo-se, posteriormente, para outras áreas sociais em todo o mundo (Worthen *et al.*, 2004). Seu amplo espectro, de prática cotidiana a prática científica, e vasta aplicação em diversas áreas do conhecimento tiveram como consequência uma pluralidade e diversidade em termos dos conceitos e métodos de abordagem, cujo tratamento não caberia no escopo deste capítulo, mas que merecem ser assinalados, uma vez que têm implicações diretas na definição dos objetos e métodos de avaliação em saúde.

Em revisão de literatura, Vieira da Silva (2005) destaca os conceitos de avaliação a seguir relacionados como aqueles que obtiveram relativo grau de consenso e que vêm sendo mais utilizados na avaliação de programas sociais:

- "Determinação do esforço, mérito ou valor de algo (Joint Committee on Standards, 1994; Scriven, 1991)
- Aplicação sistemática de métodos e técnicas oriundas da pesquisa social para aferir programas de intervenção social (Rossi & Freeman, 2004)
- Coleta sistemática de informações sobre as atividades, características e produtos dos programas para fazer julgamentos sobre o programa, melhorar sua efetividade e/ou informar decisões sobre futuras programações (Patton, 1997)
- Julgamento que se faz sobre uma intervenção ou sobre qualquer dos seus componentes com o objetivo de auxiliar na tomada de decisões (Contandriopoulos, 2000)".

Podemos dizer que as definições de avaliação presentes na literatura, das quais as já listadas são ilustrações, apresentam ênfases distintas em relação a, pelo menos, dois aspectos: primeiro, o papel instrumental da avaliação e sua relação com o campo científico e, segundo, sua vinculação ao processo decisório. Esses dois aspectos merecem ser abordados na medida em que contextualizam um debate atual no campo da avaliação.

No que tange à relação entre avaliação e ciência, o ponto nevrálgico reside na compreensão da avaliação como mera aplicação de instrumentos e técnicas, ou seja, com função essencialmente instrumental, em oposição à concepção da avaliação como um campo de saber. As versões desse debate são apresentadas a partir das seguintes polaridades: avaliações orientadas pela teoria (*theory-driven evaluation*) *versus* avaliações metodologicamente orientadas, e avaliação normativa *versus* pesquisa avaliativa.

O conceito de "*theory-driven evaluation*" surgiu na década de 1970, como consequência da fragilidade dos processos avaliativos ao não considerar a importância dos contextos políticos e organizacionais nos resultados das avaliações. A incorporação da teoria do programa e o desenvolvimento de modelos teórico-lógicos cumpririam a função de conferir maior poder explicativo aos processos avaliativos, demonstrando como e por que se observam diferenças de efetividade de programas em contextos de implantação distintos. A "teoria dos programas" implicaria, assim, a construção de uma "teoria prescritiva", relacionada com o "deve ser" dos programas, explicitando os mecanismos causais que explicam a vinculação da sua estrutura e processos aos produtos e resultados, e a "teoria descritiva", referente aos mecanismos causais que relacionam o processo de implementação com seus efeitos (Chen, 1990; Medina *et al.*, 2005).

Outra distinção importante é aquela que opõe avaliação normativa e pesquisa avaliativa. Na primeira, o julgamento emitido no processo de avaliação é o resultado da aplicação de critérios e de normas bem estabelecidas sobre o objeto a ser avaliado, consideradas como o padrão desejado e adequado para uma dada situação e que serve como parâmetro de referência para a emissão de um juízo de valor. Nesse caso, não se trata de uma investigação científica propriamente dita, mas de uma atividade administrativa dos serviços de saúde, baseada na aplicação de procedimentos previamente validados. Já na pesquisa avaliativa, trata-se de construir, a partir de um quadro teórico referencial, os parâmetros de referência para o processo avaliativo, podendo, inclusive, tal processo dar suporte ao estabelecimento de novos critérios e normas relativas à intervenção avaliada (Contandriopoulos *et al.*, 1997).

Embora possa ter alguma utilidade, especialmente no âmbito da gestão dos serviços de saúde, a distinção que opõe a função instrumental - mera aplicação de métodos e técnicas - da avaliação enquanto atividade científica incorre no problema de opor de forma irreconciliável os processos mentais descritivos e comparativos *versus* a atividade analítica crítica e reflexiva, produtora de novos conhecimentos. Enquanto operações do pensamento, tal cisão nem sempre ocorre ou é desejável e, na prática, têm-se evidenciado contradições, pois muitos estudos descritivos têm mostrado mais criatividade e inovação que supostos estudos analíticos empobrecidos teoricamente.

Alguns autores ressaltam como um falso dilema, nesse campo, contrapor conhecimento *versus* ação e, mais ainda, que o escopo dos usos e objetivos da Epidemiologia exige superar as contradições que apartam epidemiologistas "investigadores" e epidemiologistas "administradores de saúde" (Carvalheiro, 1984). Kleinbaum *et al.* (1982) reeditam essa discussão quando caracterizam a condução dos estudos epidemiológicos em dois planos, o do conhecimento e o da intervenção. No plano do conhecimento, o objetivo é produzir generalizações científicas acerca da história natural das doenças; no da intervenção, o objetivo é avaliar práticas de saúde, programas e políticas de forma a prevenir a doença e promover a saúde. Os autores defendem que esses dois níveis de investigação envolvem interesses, estratégias de pesquisa e hipóteses fundamentalmente diferentes. Embora o entendimento do processo de adoecimento possa contribuir para o controle da doença, medidas preventivas podem ser adotadas sem uma compreensão extensiva de todos os fenômenos envolvidos. Por outro lado, um conhecimento extensivo geralmente não é suficiente para planejar intervenções exitosas. De fato, há sempre um conflito entre os sujeitos que operam em diferentes níveis; cientistas tendem a enfatizar suas dúvidas sobre a interpretação de achados empíricos pelo questionamento de seus pressupostos e gestores defendem uma posição de ação baseada em sua percepção de quais resultados têm implicações práticas. Consequentemente, participantes podem responder de modo diferente ao mesmo corpo de evidências empíricas.

A questão da vinculação da avaliação ao processo decisório tem sido objeto de uma vasta produção na avaliação em saúde. Há autores que propõem a classificação de propósitos diferenciados da avaliação, quais sejam:

- estratégico, ajudar no planejamento e na elaboração de uma intervenção
- formativo, fornecer informação para melhorar uma intervenção no seu decorrer
- somativo, determinar os efeitos de uma intervenção para decidir se ela deve ser mantida, transformada de forma importante ou interrompida; e
- fundamental, contribuir para o progresso dos conhecimentos, para a elaboração teórica (Contandriopoulos *et al.*, 1997).

Vale ressaltar que tais propósitos nem sempre estão claramente explicitados e, quase sempre, os atores visam alvos distintos e, algumas vezes, antagônicos: enquanto alguns estão interessados em comprovar a efetividade de uma intervenção, outros querem apresentá-la como inefetiva. Essa tensão está sempre presente no campo da avaliação, de sorte que muitos autores têm enfatizado, nos processos avaliativos, aspectos relacionados com os conflitos técnicos, éticos e políticos, destacando a importância da avaliação como processo de negociação: a chamada "avaliação de quarta geração" (Patton, 1997; Worthen *et al.*, 2004).

Embora consensual enquanto princípio geral, o pressuposto que as avaliações devem apoiar processos decisórios não é suficiente para promover mudanças na gestão, sendo evidente o quão distante a incorporação dos resultados das avaliações se encontra das atuais práticas dos gestores e dos profissionais de saúde, tema que tem sido debatido internacionalmente. A probabilidade dessa utilização estaria condicionada a diversos elementos, entre os quais: relevância (em relação às preocupações imediatas dos gestores), capacidade de comunicação (proximidade da linha de comunicação entre produtores de informação e potenciais usuários), processo de informação (como os resultados da avaliação são comunicados em termos de estilo, clareza etc.), credibilidade (como os usuários percebem os produtores de informação, isto é, como especialistas confiáveis, profissionais com interesses próprios etc.), envolvimento do usuário e *advocacy* (como os gestores se sentem em relação ao processo de produção das informações, isto é, em que medida puderam direcioná-lo em função do atendimento de suas necessidades) (Leviton & Huges, 1981; Cracknell, 2000; Worthen *et al.*, 2004; Pollit, 2006).

A preocupação e o debate sobre a utilidade das avaliações e a necessidade de sua vinculação a processos decisórios abriu uma nova linha de investigações e de práticas no campo da avaliação, a metanálise, que toma o processo avaliativo e seus resultados como objeto e que tem desenvolvido instrumentos e padrões de avaliação específicos (CDC, 1999; IEG World Bank, 2007; Medina & Fernandes, 2008). A metanálise é um processo de julgamento de qualquer procedimento de avaliação, fundamentado em padrões e critérios propostos e validados pelas associações profissionais e outros organismos auditores. Consiste na verificação da coerência teórica e prática da pesquisa com padrões internacionais ou governamentais do controle de qualidade de avaliações de políticas públicas. Assim, o interesse crescente direcionado à avaliação de programas coadunou-se com a formulação, pelas sociedades nacionais e governos, de dispositivos legais, diretrizes políticas, princípios, regras de deontologia ou parâmetros específicos que buscam balizar a prática da avaliação, assegurando credibilidade e reconhecimento do seu processo e resultados (Hartz, 2006).

Segundo Worthen *et al.* (2004), os padrões de avaliação podem ser classificados em: padrões de utilidade (pretendem garantir que a avaliação atenda às necessidades de informação dos usuários potenciais); padrões de viabilidade (pretendem assegurar que uma avaliação seja realística, prudente, diplomática e moderada); padrões de propriedade (pretendem assegurar que uma avaliação seja conduzida de forma juridicamente legítima, ética e com a devida consideração com o bem-estar dos envolvidos no estudo, bem como dos afetados pelos resultados); e padrões de precisão (pretendem garantir que uma avaliação revele e transmita informações tecnicamente adequadas sobre as características que determinam o valor ou mérito do programa que está sendo avaliado).

A realização de metanálises, com a adoção de padrões de qualidade, tem como propósito favorecer que os estudos produzam resultados adequados, com respeito ao mérito e qualidade, e que atendam às necessidades de informação de todos os interessados, gestores, profissionais de saúde e população.

Esforços nessa direção aumentam as chances da utilização das evidências científicas, promovendo a articulação do conhecimento científico com as transformações das práticas no âmbito das políticas públicas.

Na literatura científica, os objetos da avaliação de saúde são tratados mais frequentemente como intervenções, programas ou práticas. Contandriopoulos *et al.* (1997) propõem uma definição de intervenção que nos parece interessante pela sua abrangência. Segundo esse autor, uma intervenção é "o conjunto dos meios (físicos, humanos, financeiros e simbólicos) organizados em um contexto específico, em um dado momento, para produzir bens ou serviços com o objetivo de modificar uma situação problemática". Assim, uma intervenção pode ser uma técnica (material pedagógico, medicamentos, teste diagnóstico etc.), uma prática (protocolo de tratamento de uma patologia), uma organização (unidade de tratamento), um programa (desinstitucionalização de pacientes psiquiátricos) ou mesmo uma política (promoção da saúde). Outra possibilidade de enquadramento dos objetos de avaliação diz respeito ao que Vieira da Silva (2005) nomeia como "níveis da avaliação". Seriam eles: ações, serviços, estabelecimentos e sistema. Tais níveis se configuram a partir de complexidade crescente de organização das ações, e o processo avaliativo pode tanto tomar um nível como foco quanto recortar distintos níveis.

A utilidade das diversas classificações em torno de objetivos, níveis e abordagens da avaliação reside no fato de auxiliar o pesquisador na definição do foco da avaliação e nos cuidados éticos e técnicos que ele deve ter ao interagir com a intervenção que está sendo avaliada.

Finalmente, no aprofundamento do foco de uma avaliação, faz-se necessário discutir as diferentes abordagens, atributos ou características das intervenções que se pretende avaliar, quais sejam: equidade, cobertura, acessibilidade, aceitabilidade, adequação, qualidade técnico-científica, eficácia, efetividade e eficiência.

Equidade, cobertura e acessibilidade são atributos relacionados com a disponibilidade e distribuição social dos recursos (Vuori, 1991; Vieira da Silva, 2005). A equidade se refere à distribuição dos serviços de acordo com as necessidades da população. Um dos principais problemas relacionados com esse conceito consiste em determinar efetivamente quais são as necessidades da população. Paim (1980) chama-nos a atenção para o fato de que as necessidades de saúde não podem ser confundidas com as necessidades de serviços de saúde. Muitos autores no campo da saúde coletiva têm tratado do tema da equidade a partir do princípio da justiça social e da compreensão de que sistemas equitativos são aqueles que tratam diferentemente os desiguais. Alguns deles ressaltam que a equidade em determinado espaço corresponde necessariamente a uma iniquidade em outro espaço. Primeiro, porque, ao eleger grupos com base na sua condição social para acesso prioritário a bens e serviços de saúde com intuito de minimizar uma injustiça social, necessariamente cria-se uma desigualdade nesse acesso. Segundo, essa desigualdade, pode, por vezes, perversamente excluir outros grupos sociais que apresentam necessidades importantes que não serão contempladas, ampliando as iniquidades em saúde (Contandriopoulos, 2000; Sen, 2000; Vieira da Silva, 2005). Assim, compreendemos que estudos que busquem estimar a equidade precisam definir com clareza o que se entende por esse conceito, que dimensões serão abordadas e que aspectos serão privilegiados (em detrimento de outros) no desenho do estudo.

Cobertura e acessibilidade são conceitos relacionados, embora não redutíveis um ao outro. Há diferentes conceitos de cobertura, dependendo da perspectiva adotada, se econômica, programática, demográfica ou geográfica. O conceito mais utilizado toma por base o universo de usuários, distinguindo a cobertura em: legal (população que tem direito aos serviços), potencial (população adstrita às unidades de saúde) e real (população que faz uso dos serviços). Outros enfoques levam em conta a disponibilidade de recursos (p. ex., número de profissionais por habitante), o tipo ou quantitativo de serviços desejáveis (p. ex., 3 consultas médicas no primeiro ano de vida, 6 consultas de pré-natal por gestante), a relação entre população realmente atendida e população que deveria ser atendida (p. ex., usuárias de métodos de planejamento familiar *versus* total de mulheres em idade fértil, crianças imunizadas e o total de crianças suscetíveis), e a satisfação das necessidades de saúde da população (Soberon, 1998). É importante ressaltar que cobertura diz respeito à proporção da população-alvo que foi beneficiada pelo programa. Um dos problemas de avaliar a cobertura de uma intervenção é definir com precisão quem corresponde à população-alvo e se, efetivamente, quem utiliza os serviços pertence a essa população. Por isso, nem a avaliação de oferta de serviços (cobertura potencial) nem a de utilização (suposta cobertura real) são suficientes para determinar a cobertura (Rossi *et al.*, 2004).

Quadro 58.1 Atributos da avaliação em saúde

1. Equidade: distribuição dos serviços de acordo com as necessidades da população.
2. Cobertura: extensão na qual um programa alcança sua população-alvo.
3. Acessibilidade: extensão na qual os arranjos estruturais e organizacionais de um programa facilitam a participação dos usuários.
4. Aceitabilidade: fornecimento de serviços de acordo com as normas culturais, sociais e de outra natureza, e com as expectativas dos usuários em potencial.
5. Adequação: suprimento de número suficiente de serviços em relação às necessidades e à demanda.
6. Qualidade técnico-científica: oferta dos serviços em conformidade com os padrões técnico-científicos de acordo com o conhecimento e a tecnologia disponível.
7. Eficácia: capacidade de produzir o efeito desejado, quando o serviço é colocado em "condições ideais de uso".
8. Efetividade: capacidade de produzir o efeito desejado, quando em "uso rotineiro"; é a relação entre o impacto real e o impacto potencial.
9. Eficiência: relação entre o impacto real e o custo das ações.

Fonte: Pereira, 1995. Adaptado de Vuori, 1991. Caderno de Ciências e Tecnologia, CEBES, 1991:17; Rossi PH, Lipsey MW, Freeman HE. Evaluation: A Systematic Approach. Beverly Hills: Sage Publication; 2004. Rossi *et al.*, 2004.

Quanto à acessibilidade, esta pode ser abordada sob os aspectos geográficos (distância a ser percorrida até a unidade e existência de barreiras a serem transpostas); funcionais (tipo de serviços oferecidos pela unidade de saúde, seus horários de funcionamento e sua qualidade); culturais (inserção do serviço nos hábitos e costumes da população); e econômicos (disponibilidade do serviço a todos os cidadãos) (Unglert, 1995; Cunha, 2007). Ou seja, a definição de um serviço acessível refere-se a não existência de barreiras à sua utilização, sejam elas de natureza geográfica, econômica, cultural, religiosa ou outras.

Aceitabilidade, adequação e qualidade técnico-científica referem-se às ações e serviços que são fornecidos à população. A aceitabilidade diz respeito ao fornecimento dos serviços de acordo com os padrões socioculturais e as expectativas dos usuários em potencial, sendo fundamental para a adesão da população a determinado serviço ou ação de saúde. A adequação de um serviço de saúde refere-se ao suprimento do número suficiente de serviços em relação às necessidades e à demanda. Já a qualidade técnico-científica diz respeito à oferta de tais serviços em conformidade com os padrões técnico-científicos, de acordo com o conhecimento e a tecnologia disponível.

Os termos efetividade, eficácia e eficiência aparecem com uma grande variedade de conceitos na literatura corrente sobre o tema da avaliação, muitas vezes tomados como sinônimos. Segundo Vuori (1991), como metas de uma política de saúde, os atributos obedecem a uma hierarquia e a uma sequência lógica. Antes de tudo, os serviços de saúde têm que ser capazes de produzir o efeito desejado. Isso depende, inicialmente, do potencial que determinada medida ou intervenção tem de produzir o efeito desejado em condições ideais de uso. Essa capacidade é chamada de eficácia.

Nem sempre um serviço de saúde atinge seu potencial máximo de uso, devido à existência de fatores limitantes relacionados com a própria organização dos serviços. É necessário, portanto, estabelecer o efeito desses serviços em condições rotineiras de uso. Essa capacidade se chama de efetividade. Como será visto mais adiante, alguns autores propõem uma diferenciação entre efetividade e impacto, compreendendo que o segundo termo estaria mais relacionado com os efeitos reais da intervenção em populações (referência).

Uma vez determinadas a efetividade e a eficácia de um serviço, caberia investigar a relação entre o impacto real, ou seja, a efetividade, e o custo. Essa relação nos dá a medida da eficiência de um serviço. A análise da eficiência, também denominada por alguns autores como análise de rendimento, é aquela que relaciona os recursos empregados com os efeitos obtidos. "Trata-se de uma combinação da análise da produtividade econômica e da análise dos efeitos" (Contandriopoulos *et al.*, 1997). O custo de determinado serviço envolve todos os recursos físicos, financeiros, materiais, humanos e organizacionais necessários para sua produção.

Epidemiologia e avaliação de equidade, cobertura e acessibilidade

Uma das etapas fundamentais na avaliação de uma intervenção é determinar a magnitude de sua implementação em um dado território ou população quanto à sua disponibilidade e distribuição social. Ou seja, investigar se as ações e os serviços estão distribuídos de acordo com as necessidades sociais (equidade), a proporção da população-alvo que está sendo beneficiada pelo programa (cobertura) e se existem barreiras de qualquer natureza à sua utilização (acessibilidade).

No campo da Epidemiologia, a principal ferramenta para investigar essas dimensões são os inquéritos populacionais, abordados com mais detalhes na Parte 2 desta obra. Utilizados desde o século XIX, são fontes de informação para o estudo de desigualdades em saúde e o tipo de desenho mais usual nos estudos de cobertura, acessibilidade e utilização de serviços, sendo também utilizados na avaliação de satisfação de usuários e nos estudos de gastos para o sistema de saúde e para a população. Quando realizados de forma periódica e regular, os inquéritos permitem tanto a comparação dessas dimensões entre áreas geográficas quanto sua tendência no tempo (Cesar & Barata, 2009; Waldman *et al.*, 2008; Travassos *et al.*, 2008; Mota, 2008).

No estudo das desigualdades em saúde, os modelos conceituais utilizados têm relacionado as iniquidades às condições socioeconômicas, por meio de indicadores como classe social, ocupação e escolaridade, mas também têm sido investigadas diferenças de gênero, raça, etnia e religião. Os inquéritos populacionais têm abordado tanto a distribuição social dos eventos de saúde (taxas de mortalidade, prevalência de doenças e de fatores de risco, como tabagismo, alcoolismo, padrões de atividade física, dieta, indicadores antropométricos, dentre outros), como as desigualdades no acesso aos serviços e ações em todos os níveis dos sistemas de saúde (Barros, 2008).

Os inquéritos domiciliares de cobertura vacinal representam um exemplo de utilização desse método para avaliação dessa política pública de âmbito universal. Esses inquéritos, realizados a partir dos anos de 1980, têm permitido estimar a cobertura real (em relação à população a ser vacinada em cada faixa etária), comparar o indicador com o obtido por meio de dados administrativos do Programa Nacional de Imunização do Ministério da Saúde (SI-API) e mensurar as desigualdades nas coberturas vacinais em subáreas de um território, descortinando situações de risco encobertas pelo cálculo das coberturas médias desse território. Além disso, embora seja enfatizada a estimativa da cobertura, como esses estudos permitem identificar fatores que interferem na realização da vacina, também permitem estimar a acessibilidade da população às intervenções e os fatores determinantes da cobertura e acesso (Vieira de Silva *et al.*, 1997; Moraes & Ribeiro, 2008; Mota, 2008; Waldman, 2008).

Uma iniciativa mais recente, a Pesquisa Mundial de Saúde (PMS), proposta pela Organização Mundial da Saúde (OMS) e realizada em vários países membros a partir de 2001, e em 2003 no Brasil, merece destaque dada a sua relevância e abrangência global. Seus propósitos incluem o estudo da situação de saúde e seus determinantes, das desigualdades sociais em saúde e a avaliação de desempenho dos sistemas de saúde, quanto ao acesso e cobertura de serviços, satisfação de usuários e gastos com saúde, englobando, assim, diversos objetos de investigação (Szwarcwald & Viacava, 2008; Werneck, 2008).

O uso dos inquéritos populacionais na pesquisa epidemiológica em geral e, em especial, na avaliação de intervenções tem suscitado debates, tanto acerca de suas potencialidades como dos desafios e limitações à sua realização.*

Quanto às questões metodológicas, alguns pontos devem ser ressaltados como cruciais na realização de inquéritos. Primeiro, a complexidade dos planos amostrais para conferir poder estatístico e precisão às estimativas, o que envolve o tamanho da amostra, o desenho e a representatividade amostral. Segundo, a importância do uso de instrumentos de coleta testados e validados, a necessidade de adaptação dos questionários para subgrupos populacionais, levando em conta a língua e a cultura, o cuidado com a extensão dos questionários e o tempo de coleta. Terceiro, os limites e potencialidades da operacionalização de algumas variáveis como autoavaliação de saúde, morbidade referida, comportamentos discriminatórios com impacto sobre a saúde, classe social e medidas de consumo familiar, dentre outras. Quarto, os cuidados quanto ao trabalho de campo nas questões relacionadas com as perdas seletivas (em especial, nos estratos de renda mais elevados e em áreas urbanas pobres com altos índices de violência), uso

* Esse tema foi objeto do seminário promovido em 2007 pela Comissão de Epidemiologia da ABRASCO, "Inquéritos populacionais: aspectos metodológicos, operacionais e éticos". Os textos de referências e relatórios foram publicados em número especial da Revista Brasileira de Epidemiologia. 2008;11(supp):1.

de entrevistas telefônicas (recusas, qualidade da informação) e tipo de respondente (informante presente no domicílio *versus* informante sorteado) (Cesar & Barata, 2009; Waldman *et al.*, 2008).

Finalmente, há aspectos operacionais a serem considerados, tais como: a utilização de informações dos setores censitários elaboradas na ocasião do Censo Demográfico, que ficam gradativamente defasadas nos períodos intercensitários; a utilização de amostragem por conglomerados, quase inevitável nos inquéritos populacionais, que resulta em perda de eficiência devido ao desenho (efeito de conglomerado) e influência no tamanho da amostra; a importância da elaboração de protocolos que orientem a coleta para a garantia da qualidade dos dados e a operacionalização de entrevistas por telefone, quanto à supervisão e linguagem utilizada (Waldman *et al.*, 2008).

O aprofundamento dos inúmeros desafios éticos, conceituais e metodológicos não diminui a relevância dos inquéritos populacionais para a avaliação de intervenções em saúde, mas, ao contrário, revela os avanços na reflexão desse tipo de delineamento, advindos de sua intensiva utilização no Brasil. Mesmo em sistemas universais de saúde, como é o caso do Sistema Único de Saúde, apenas a igualdade do direito de acesso não assegura o uso equânime dos serviços de prevenção e tratamento disponíveis. Além disso, equidade em saúde e equidade no uso de serviços de saúde são conceitos diversos, que expressam fenômenos com redes de determinação específicas. Embora equidade no uso dos serviços de saúde não resulte, necessariamente, em equidade nas condições de saúde, reduzir as desigualdades sociais deve ser objetivo central de toda política pública e requisito para sua definição como política social, superando a sua mera definição do recorte setorial. Avaliar e monitorar as desigualdades no acesso e na cobertura dos serviços permite mensurar os efeitos distributivos das intervenções públicas, o que justifica sua relevância e seu interesse para pesquisadores, gestores de saúde e população.

Contribuições da epidemiologia para avaliação de efetividade

Existem 3 perguntas básicas para a avaliação dos resultados de uma intervenção: A intervenção pode alcançar os resultados pretendidos? A intervenção alcança os resultados pretendidos? Qual a relação custo-benefício da intervenção? A primeira questão diz respeito à eficácia da intervenção, aos benefícios alcançados em condições ideais; a segunda, à efetividade, aos resultados alcançados na prática habitual dos serviços com pacientes e profissionais típicos; e a terceira refere-se à eficiência,* estabelecida pela relação custo-benefício para a realização das atividades e o alcance dos resultados (Aday *et al.*, 1998).

Para a avaliação de eficácia, a medida do quanto uma intervenção produz um resultado benéfico sob condições ideais (Green & Higgins, 2005), o desenho de escolha são os ensaios randomizados controlados (RCT). Conforme o Capítulo 19, os RCT são definidos como experimentos com rigoroso desenho envolvendo alocação aleatória de grupos de teste e controle em grandes amostras de população (Porta, 2008).

* Avaliações de eficiência envolvem apreciação do custo-benefício das intervenções po meio de metodologias específicas, desenvolvidas no campo da Economia da Saúde, abordadas no Capítulo 60 deste livro.

Questões sobre avaliação de efetividade

A avaliação de efetividade (*effectiveness evaluation*), também denominada de avaliação de impacto (*impact evaluation*) ou de resultados (*outcome evaluation*). avalia se os resultados desejados foram atingidos em condições reais e se os resultados encontrados podem ser atribuídos à intervenção.* Os desenhos de estudo de efetividade podem variar de ensaios randomizados controlados a estudos quase experimentais ou observacionais (Aday *et al.*, 1998; Rossi *et al.*, 2004; Reeves *et al.*, 2008). O fato de a avaliação de efetividade envolver, em geral, o teste de uma hipótese específica que vincula uma intervenção a um potencial efeito, faz com que, no campo da saúde, suas estratégias metodológicas os aproximem das estratégias metodológicas disponíveis na Epidemiologia (Campbell & Stanley, 1966; Vieira da Silva & Formigli, 1994).

Faz-se necessário destacar que intervenções geradas fora do setor saúde, sejam elas de caráter ambiental, social ou econômico, de natureza pública ou privada, podem ter impactos positivos ou negativos sobre a saúde da população e sobre a distribuição das iniquidades em saúde (CSDH, 2008). Assim, políticas e programas de saneamento e habitação, intervenções ambientais e urbanas, como construção de parques, avenidas e rodovias, regulamentação de normas de trânsito e políticas de redistribuição de renda, com efeitos sobre o padrão de consumo e, consequentemente, sobre o acesso a bens e serviços, podem afetar as condições de vida e saúde das populações. Atualmente, há crescente preocupação em estabelecer o impacto e os potenciais efeitos sobre a saúde de políticas, programas e projetos em todos os setores sociais, para orientar medidas que possam maximizar efeitos positivos e minimizar riscos à saúde das populações. Estratégias metodológicas e de institucionalização dessas iniciativas têm sido propostas por organismos governamentais e de saúde pública, especialmente em países desenvolvidos, sob a denominação de *Health Impact Assessment* (HIA), (Banken, 2001; Mahoney *et al.*, 2004; Harris *et al.*, 2007), em complementação ao *Health Technology Assessment* (HTA), que inclui a avaliação de efetividade das ações específicas do campo da saúde.

As avaliações de efetividade são importantes para o conhecimento dos efeitos das políticas, tecnologias e serviços em contextos e cenários reais de sua implementação, de modo a fornecer subsídios aos processos decisórios. Decidir quando a realização de uma avaliação de efetividade é apropriada e qual o desenho de investigação a ser utilizado representa grandes desafios para o avaliador. Uma avaliação de efetividade geralmente demanda muito tempo e recursos e exige grau considerável de experiência. Além disso, é preciso assegurar que o estágio de implementação da intervenção seja apropriado para conduzir uma avaliação dessa natureza, pois não faz sentido

* Existem diferentes definições para os termos resultado, efeito e impacto das intervenções. Para alguns autores, resultado seria o termo mais geral, podendo designar um produto (bens de capital e serviços), efeito (mudança intencional ou não intencional, direta ou indiretamente atribuída a uma intervenção) ou impacto (intencional ou não, positivo ou negativo) de uma intervenção (OECD, 2002; IEG, 2007). Os efeitos incluem benefícios para os usuários (relacionados com os objetivos da intervenção) e efeitos negativos e não esperados para os usuários e não usuários. Na língua inglesa, existe clara distinção entre o efeito final (*outcome*) e os produtos ou efeitos intermediários (*output*) (Finn, 2007; IEG, 2007). Muitos autores reservam o termo efeito (*effect*) para a mudança atribuída à intervenção (Canadá, 1998) e o termo impacto (*impact*) para efeitos em longo prazo, positivos e negativos, primários e secundários, produzidos direta ou indiretamente por uma intervenção, intencionalmente ou não (OECD, 2002; Finn, 2007; IEG, 2007).

investigar o impacto de uma intervenção mal estruturada ou que não está adequadamente descrita. Assim, a avaliação de efetividade é mais apropriada para intervenções estáveis, bem implementadas, com modelo lógico bem definido, e quando há clareza na utilização dos resultados que justifique os esforços empreendidos (Rossi *et al.*, 2004).

As avaliações de efetividade, à semelhança dos estudos epidemiológicos típicos, são inerentemente comparativas (contrafactuais). Isso significa que determinar os efeitos de uma intervenção requer comparar a magnitude do desfecho esperado na população que recebeu a intervenção com a suposta magnitude da ocorrência desse desfecho nessa mesma população, caso não houvesse ocorrido a intervenção. A dificuldade em estimar o efeito da intervenção é que nunca saberemos o que teria acontecido se a população-alvo não a houvesse recebido. Desenvolver inferências válidas sobre essa circunstância pode ser difícil e custoso, e constitui o cerne das avaliações de efetividade* (Rossi *et al.*, 2004).

Na prática, os diferentes desenhos apropriados para investigar se (e em que medida) a intervenção foi responsável pelo desfecho em estudo buscam comparar a ocorrência de um evento entre grupos que a receberam e que não a receberam, ou, em um mesmo grupo, antes e depois da intervenção. Os desenhos epidemiológicos avançam metodologicamente ao incluir fatores confundidores (aqueles que, além de afetarem o desfecho, são associados à intervenção) e mediadores (situam-se no caminho entre a intervenção e o desfecho) em seus modelos avaliativos (Barreto *et al.*, 2007).

Tendo em vista a necessidade de comparação, é preciso cuidado na formulação da medida de desfecho ou resultado de uma intervenção. Para Rossi *et al.* (2004), o resultado de uma intervenção é uma condição social, uma característica ou um estado da população-alvo que a intervenção, supostamente, pode modificar, mas que, em princípio, muitas vezes podem ser observados em indivíduos ou populações na ausência da intervenção. Assim, nem sempre um desfecho é o resultado imediato ou direto de uma intervenção específica.

A mera observação do nível de um desfecho (sua magnitude em um ponto do tempo) ou de sua mudança no período (p. ex., a diferença entre seus níveis antes e depois da intervenção) não pode ser interpretada como indicativa de falha ou de sucesso da intervenção, pois pode ter decorrido da ação de outros fatores. Adicione-se que, além dos resultados esperados, o avaliador deve estar atento para identificar se a intervenção apresenta efeitos não esperados ou não intencionais. Esses efeitos podem ser negativos ou positivos, mas sua característica peculiar é que eles emergem de processos que não fazem parte do conjunto de desfechos esperados da intervenção (Rossi *et al.*, 2004). Avaliar os resultados inesperados ou não intencionais é importante pela possibilidade de identificar, documentar e comprovar efeitos adicionais positivos das intervenções e para orientar ou recomendar medidas compensatórias que possam minimizar os efeitos negativos que, porventura, estejam ocorrendo (IEG, 2007).

As principais questões de investigação nas avaliações de efetividade podem ser sumarizadas em dois problemas: o problema da mensuração dos desfechos (Como definir quais os desfechos da intervenção que serão mensurados? Como medir esses desfechos?) e o problema da atribuição (Como determinar se, e em que extensão, os desfechos observados podem ser atribuídos à intervenção?), sendo este último típico da avaliação de efetividade e uma das questões mais difíceis e importantes da avaliação (Canadá, 1998). O problema da atribuição está relacionado com o fato de que os eventos de saúde-doença incluem múltiplas determinações causais e a intervenção estudada representa apenas um dos múltiplos fatores que atuam sobre o estado de saúde de indivíduos ou de populações em contextos sociais, econômicos, políticos e culturais extremamente complexos. A busca do esclarecimento dessas questões irá definir as estratégias metodológicas a serem adotadas nos estudos de avaliação de efetividade (Barreto *et al.*, 1997).

* Note-se que a condição ideal para o estabelecimento da relação de causa e efeito – comparar a ocorrência de eventos entre a população que recebeu a intervenção e a mesma população no mesmo período de tempo, caso não houvesse recebido a intervenção – é irrealizável. Os diversos desenhos de estudo de avaliação de efetividade pretendem simular ou estimar essa "condição ideal", porém as técnicas e estratégias analíticas se diferenciam pelo modo com que buscam alcançar esse objetivo.

Tipos de desenho para avaliação de efetividade

Os tipos de desenho de estudo para avaliação de efetividade podem ser classificados em duas grandes classes: os desenhos experimentais e os observacionais.*

Um experimento, no senso comum, é definido como um ensaio ou um teste. Em ciência, um experimento é um conjunto de observações, conduzidas sob circunstâncias controladas, onde o pesquisador manipula a condição de estudo (a intervenção) para avaliar o efeito dessa manipulação nas observações (Rothman *et al.*, 2008). Um experimento envolve, no mínimo: uma intervenção, uma medida de resultado, unidades de designação (ou unidades de alocação**) e algum tipo de comparação da qual a mudança observada pode ser inferida e atribuída à intervenção. A noção de desenho experimental foi sistematizada no século XIX enfatizando, inicialmente, o controle das condições físicas (isolamento, esterilização, ambientes hermeticamente fechados etc.) e, mais recentemente, o controle através de alocação aleatória dos indivíduos nos grupos de intervenção e controle (Cook & Campbell, 1979).

Como apresentado no Capítulo 19, os estudos experimentais são classificados como ensaios clínicos, quando os participantes são pacientes, portadores de doenças ou agravos, e ensaios comunitários, utilizados para testar intervenções que sejam implementadas em comunidades. O foco dos ensaios clínicos é testar em pacientes intervenções com efeitos potenciais sobre a cura de doenças ou a prevenção de sequelas, incapacidade ou morte; enquanto os ensaios comunitários visam avaliar intervenções de saúde pública, que são implementadas, geralmente, em bases comunitárias, como as vacinas, a fluore-

* Alguns autores dividem os desenhos de estudo de efetividade em experimentais, quase experimentais e pré-experimentais ou de desenho implícito (*implicit designs*) (Canadá, 1998; Vieira da Silva & Formigli, 1994). O conceito de quase experimento é adotado por alguns autores quando a randomização não é utilizada para designação dos grupos de estudo. Nesse caso, as comparações que vão permitir inferir se a mudança pode ser atribuída à intervenção dependerão de grupos não equivalentes, isto é, que diferem em outros aspectos, além da presença da intervenção (Cook & Campbell, 1979). Os desenhos implícitos seriam estudos observacionais pouco rigorosos e frágeis metodologicamente para medir as mudanças nos beneficiários e atribuí-las como efeito de uma dada intervenção.

**Unidade de alocação são as unidades designadas para as intervenções que estão sendo investigadas. A unidade pode ser um indivíduo, mas, em alguns estudos, por conveniência ou para evitar contaminação, os indivíduos podem ser designados em grupos para cada uma das intervenções (hospitais, escolas, comunidades etc.) e, em outros ensaios, podem ser designadas diferentes partes de uma pessoa (o olho direito ou esquerdo; os dentes) para receber diferentes intervenções (Green & Higgins, 2005).

tação da água para prevenção de cáries ou os programas educacionais visando promover estilos de vida saudáveis para a prevenção de doenças crônicas.

Os estudos experimentais criam grupos que são expostos a diferentes tratamentos, ou no caso mais simples, dois grupos (com e sem o tratamento) que, idealmente, devem ser idênticos com respeito a todos os fatores estranhos que afetam o resultado de interesse. Em ciências biológicas, as condições que afetam muitos resultados são inúmeras, complexas e muitas vezes desconhecidas; assim, pode haver variação nos resultados mesmo na ausência de efeito do tratamento. No século XX, foi criado um procedimento para desenhos experimentais, denominado randomização, que permitiu considerar corretamente a variabilidade por fatores estranhos entre as unidades experimentais, por meio da alocação randômica da intervenção entre os grupos. Esse mecanismo de alocação não está relacionado com a ocorrência dos fatores estranhos que afetam os resultados, e, portanto, qualquer variação nos resultados que não é devida ao efeito do tratamento pode então ser atribuída ao acaso (Rothman, Greenland & Lash, 2008).

Desse modo, os ensaios randomizados controlados (RCT em inglês) asseguram que os grupos de intervenção e de controle são equivalentes. Ou seja, similares com relação à composição (características relacionadas com a intervenção ou com o efeito estudado), predisposição (características relacionadas com a implantação da intervenção e aptidão para alcançar qualquer nível dos resultados em caso de não sofrerem a intervenção) e experiência (durante o período de observação, os grupos vivenciaram os mesmos processos temporais, como maturação, tendências seculares, eventos intervenientes etc.) (Rossi *et al.*, 2004). Assim, mudanças observadas podem ser mais facilmente atribuídas à intervenção.

Entretanto, é importante observar que existem questões éticas que limitam a designação aleatória de seres humanos para receber (ou não receber) intervenções com potenciais efeitos sobre o estado de saúde. E existem também questões operacionais não menos complexas que dificultam ou mesmo impedem que muitas intervenções venham a ser submetidas a estudos adequadamente randomizados. Cook e Campbell (1979) definem o pesquisador de laboratório como um "anfitrião" e o pesquisador de campo como um "convidado", para refletir sobre os graus diferenciados de controle nos cenários de pesquisa, que determinam que a randomização seja mais utilizada para objetos do que para seres humanos e mais no laboratório do que na pesquisa de campo.

Os RCT estão sujeitos a ameaças de validade externa e a alguns problemas de validade interna. Os problemas de validade externa referem-se a dificuldades de generalização dos resultados, pois a aleatorização com propósito de generalização é um procedimento diferente da alocação aleatória dos grupos experimental e controle e requer que a população de onde os dois grupos foram criados seja selecionada aleatoriamente da população para a qual os resultados serão generalizados. Essa é uma meta impraticável na maioria dos RCT. Em relação à validade interna, entre outras questões, destaca-se a possibilidade de perda diferencial de indivíduos no processo de seguimento dos grupos experimental e controle, que pode enviesar a randomizacão original ou a difusão da intervenção entre o grupo-controle, que pode contaminar os resultados (Canadá, 1998).

No âmbito das intervenções em saúde, é fundamental distinguir a avaliação de tecnologias biomédicas isoladas (em si, objeto de avaliações) da avaliação da utilização em massa dessas tecnologias como resultado de políticas públicas ou avaliação de intervenções não biomédicas (ambientais, educacionais, comportamentais, sociais, legais). Tomemos como exemplo o caso das vacinas, intervenções biomédicas que têm sido desenvolvidas, testadas e, eventualmente, implementadas em programas de vacinação. A eficácia e, em certa medida, a segurança das vacinas podem ser estimadas, antes da sua aplicação ampla na população, com o uso dos ensaios randomizados controlados. No entanto, para a avaliação da efetividade de um programa de vacinação, os RCT, em geral, têm aplicabilidade mais restrita, assim como na avaliação das intervenções não biomédicas. Nesses casos, as estratégias para submetê-las a uma correta avaliação, com o objetivo de conhecer os seus efeitos positivos ou negativos sobre a saúde, na maioria das vezes só podem ser implementadas mediante estudos observacionais.

Embora considerado por muitos o padrão-ouro para a avaliação de intervenções, no caso das políticas e programas de saúde de larga escala, com longos e complexos caminhos causais entre as intervenções e seus efeitos, os estudos randomizados são, muitas vezes, insuficientes. Mesmo quando usados, não devem ser realizados de forma isolada e, sim, ao lado de outras abordagens, pois a demonstração probabilística requer a evidência anterior da plausibilidade conceitual e biológica, mesmo quando conduzidos com padrões rigorosos de desenho (Victora & Habicht, 2004).

Uma ilustração de como a utilização de desenhos observacionais tem sido cada vez mais incorporada às estratégias metodológicas das avaliações em saúde é a tipologia apresentada por Reeves *et al.* (2008), em um manual da Colaboração Cochrane, organização internacional cujo objetivo é preparar, manter e assegurar a disponibilidade de revisões sistemáticas sobre os benefícios e riscos de intervenções em saúde. Essa tipologia incorpora os tipos clássicos de desenhos epidemiológicos (aos quais acrescentamos o estudo ecológico), abordados em detalhe na Parte 2 desta obra, e apresenta as características de cada um dos desenhos observacionais no âmbito da avaliação de intervenções:

- Estudo de coorte: um grupo definido de indivíduos (a coorte) é seguido no tempo para examinar associações entre diferentes intervenções recebidas e os resultados subsequentes
- Estudo de caso-controle: pessoas com um resultado de interesse ("casos") e pessoas provenientes da mesma população fonte, mas sem o resultado ('controles') são estudadas, para examinar a associação entre o resultado e uma intervenção prévia
- Estudo transversal: para um grupo de pessoas em um ponto particular do tempo, são investigadas informações de intervenções (passadas ou presentes) e de resultados atuais de saúde, para examinar associações entre o resultado e a intervenção
- Estudo ecológico ou de agregados: utilizam informações agregadas para comparar grupos que receberam a intervenção com grupos que não receberam a intervenção, em um dado momento do tempo ou pelo acompanhamento de tendências temporais
- Estudo de série de casos (estudo longitudinal não controlado): estudo que coleta observações em uma série de indivíduos, em geral todos recebendo a mesma intervenção, antes e depois da intervenção, mas sem um grupo-controle
- Estudo controlado antes e depois: estudo no qual observações são feitas antes e depois da implementação de uma intervenção, tanto no grupo que recebeu a intervenção como no grupo que não recebeu a intervenção, usado para comparação

- Estudo de série temporal interrompida: estudo que usa observações em múltiplos pontos no tempo (individuais ou agregadas) antes e depois da intervenção ("a interrupção") para detectar se a intervenção teve um efeito significativamente maior do que qualquer outra tendência temporal
- Estudo com controle histórico: estudo que compara um grupo de participantes que recebeu uma intervenção, geralmente um medicamento, com um grupo-controle similar de indivíduos que usaram outro tipo de medicamento no passado.

Quando comparados com os estudos observacionais, pode-se considerar que os ensaios randomizados controlados constituem uma categoria de desenhos (prospectivo, experimental, envolvendo randomização), que exibem pouca variação em suas características fundamentais (alocação randômica de indivíduos ou *clusters*, ensaios fatoriais e ensaio *cross-over* etc.). Os estudos observacionais, ao contrário, cobrem uma ampla gama de desenhos fundamentalmente diversos, alguns dos quais não foram originalmente concebidos para análises etiológicas. A definição de qual o melhor tipo de estudo responde a determinada pergunta de avaliação de efetividade e como evitar as ameaças à validade dos resultados deve considerar a análise rigorosa das *características* dos desenhos de estudo, e não apenas a utilização de *tipologias* de desenhos, em que termos como "estudos de coorte" ou "estudos transversais" cobrem diversos tipos específicos. Além disso, esses tipos básicos de estudos podem ser usados isoladamente ou combinados. Por exemplo, um estudo controlado antes e depois pode comparar 2 estudos transversais (Mascarini-Serra *et al.*, 2010) ou duas coortes (Barreto *et al.*, 2007).

O risco de *bias*, conforme discutido nos Capítulos 20 e 21, é influenciado pelas características específicas dos desenhos, por exemplo, como os participantes foram alocados nos grupos (se pelo resultado, como nos estudos de caso-controle, ou pela intervenção) e qual a parte prospectiva do estudo (Reeves *et al.*, 2008). Os estudos observacionais devem considerar um conjunto de tipos de *bias* que incluem: *bias* de seleção (relacionado com a comparabilidade dos grupos e confundimento), de *performance* (relacionado com a implementação da intervenção e qualidade da informação em relação a quem recebeu a intervenção, incluindo cegamento dos participantes e dos profissionais de saúde), de detecção (relacionado com a correta verificação dos resultados, incluindo cegamento dos avaliadores), de atrito (relacionado com a completude da amostra e dos dados do seguimento) e de publicação (relacionado com a seleção de resultados a serem publicados). Nos estudos randomizados controlados, características do desenho foram desenvolvidas para lidar com esse mesmo conjunto de *bias*, mas apenas aqueles RCT bem conduzidos, que seguem os protocolos que permitem considerar esses requerimentos, podem evitá-los. Da mesma forma, os estudos observacionais devem ter protocolos que especifiquem quais as alternativas metodológicas que serão adotadas para lidar com essas ameaças à sua validade (Reeves *et al.*, 2008), que podem ser minimizadas, por exemplo, na seleção dos grupos ou na análise por meio de técnicas de ajustamento ou controle de confundimento.

A principal tarefa do investigador, ao interpretar os resultados, é identificar a parte dos desfechos efetivamente resultante da intervenção e separá-la dos efeitos advindos de outros fatores, mensuráveis ou não. Para conduzir estudos observacionais rigorosos, o pesquisador deve usar o conhecimento prévio existente para orientar as escolhas em direção a estratégias de desenho com maior potencial para evitar as potenciais fontes de confundimento e vieses (Canadá, 1998).

Pesquisa de síntese ou revisão sistemática

Uma estratégia metodológica que a cada dia vem sendo mais e mais utilizada para a produção de conhecimento sobre efetividade de intervenções em saúde é a pesquisa de síntese ou revisão sistemática. Esta pode ser definida como uma investigação que utiliza como fonte de dados a literatura sobre determinado tema, mediante a aplicação de métodos explícitos e sistematizados de busca, apreciação crítica e síntese da informação selecionada, produzindo evidências relacionadas com uma estratégia de intervenção específica (Sampaio & Mancini, 2007).

Conforme detalhado no Capítulo 27, a revisão sistemática se diferencia de uma mera revisão de literatura. Seus objetivos são: responder a uma pergunta de investigação, reduzir os vieses na seleção e inclusão de estudos, avaliar a qualidade dos estudos incluídos e sumarizar seus resultados de forma objetiva (Petticrew, 2009). Deve conter uma definição clara da população-alvo, uma descrição precisa da intervenção e do resultado sob avaliação – a definição das fontes de informação, dos desenhos de estudo considerados e dos contextos nos quais tais estudos foram realizados (McKee & Britton, 1997).

A implementação de uma revisão sistemática exige que, minimamente, os estudos apresentem a mesma questão de investigação, usem a mesma população, administrem a intervenção de maneira semelhante, mensurem os resultados da mesma forma e empreguem a mesma metodologia na sua elaboração. São princípios que devem orientar a realização de uma revisão sistemática: a exaustão na busca dos resultados analisados, a explicitação de critérios de inclusão e exclusão de estudos e a avaliação criteriosa da qualidade metodológica dos artigos incluídos e a quantificação dos efeitos relacionados com o tratamento, pela utilização de técnicas estatísticas (Galvão *et al.*, 2004).

Embora haja uma crença de que as revisões sistemáticas devam enfocar, primordialmente, ensaios randomizados controlados, a prática de investigação nesse campo tem incluído vastamente não só estudos quantitativos observacionais, como estudos de natureza qualitativa, não havendo nenhum motivo, do ponto de vista metodológico, para que revisões sistemáticas incluam apenas os primeiros. As revisões sistemáticas têm como propósito evitar bias, ficando a cargo do pesquisador decidir que tipo de estudo será pertinente incluir (Petticrew, 2009).

Embora utilizada como estratégia aplicável a vários propósitos na produção de conhecimento científico, ela se mostra especialmente útil nos estudos de efetividade de intervenções por permitir incorporar um conjunto de resultados relevantes que, ao serem submetidos a análises rigorosas, possibilitam conclusões mais robustas e sínteses mais conclusivas sobre o efeito de determinada intervenção, apoiando os processos de decisão clínica, e, em políticas públicas, a decisão sobre a pertinência de sua adoção ou continuidade (Sampaio & Mancini, 2007; e outros). Isso a coloca, hoje, em uma posição de destaque no que se refere à hierarquia dos estudos voltados para a produção de evidências relacionadas com problemas e intervenções de saúde (Sampaio & Mancini, 2007) de tal forma que, atualmente, em diversas situações, a adoção de procedimentos relacionados com o cuidado com o paciente só se faz na medida em que pesquisas de síntese apontem para o resultado efetivo de determinada intervenção.

Exemplo da importância que os estudos de revisão assumiram nas últimas décadas foi a criação da Cochrane Collaboration, uma organização internacional cujo objetivo é preparar, manter e assegurar a disponibilidade de revisões sistemáticas sobre os benefícios e riscos de intervenções em saúde para auxiliar a tomada de decisões em saúde baseada nas melhores informações disponíveis (Cochrane, 2001) e da Campbell Collaboration, um equivalente no campo das intervenções sociais.

Diversas razões sustentam, hoje, a necessidade de estudos de síntese de pesquisa na resposta a questões de natureza científica, em especial relacionadas com a efetividade de intervenções em saúde, quais sejam: as exigências cada vez maiores por qualidade máxima do cuidado; a premência de racionalização de recursos frente a custos crescentes das intervenções em saúde; o incremento exponencial das investigações de campo nas últimas décadas; a imensa capacidade de produção e difusão do conhecimento científico, enormemente facilitado pela evolução dos meios de comunicação baseados em tecnologia de ponta; a necessidade de otimizar recursos, não despendendo esforços desnecessários na realização de novas investigações (Sampaio & Mancini, 2007; Waters *et al.*, 2006). Assim, a implementação de estudos de revisão sistemática parece ser uma alternativa indicada no mundo atual, quando a crescente produção e incorporação tecnológica aliam-se a necessidades de avaliações rápidas e seguras sobre os efeitos de sua utilização em larga escala, no âmbito de políticas públicas.

Comentários finais

Epidemiologistas compreendem saúde e doença como fenômenos multifatoriais, com múltiplas determinações, e, nas sociedades modernas, muitos desses fatores determinantes são consequências de ações humanas. No conjunto dessas ações (de saúde, educacionais, judiciais, ambientais, econômicas etc.) inclui-se uma ampla gama de intervenções sobre os indivíduos ou as populações, permanentemente acrescentadas ao contexto em que vivemos, algumas deliberadamente planejadas, outras executadas sem ter a saúde entre os seus objetivos e metas, conformando um quadro de múltiplas possibilidades.

Quando uma nova ação atua sobre uma população, espera-se que, sendo uma ação relacionada diretamente à saúde ou aos seus determinantes, ocorram sempre efeitos positivos e, sendo uma ação não diretamente relacionada com a saúde, que, ao menos, efeitos maléficos não sejam desencadeados. Entretanto, ações de saúde podem não ser efetivas ou provocar efeitos danosos, e, ações voltadas a outros campos da vida social podem ter efeitos negativos ou, eventualmente, efeitos positivos sobre a saúde das populações.

Existe um crescente consenso sobre a necessidade de avaliar o efeito dessas ações, e podemos afirmar que o interesse da Epidemiologia, especialmente pela avaliação do impacto das intervenções sobre a saúde, é uma consequência natural de seu desenvolvimento histórico, que se inicia com os estudos dos determinantes da saúde e da doença. Entretanto, ao mover-se do estudo dos determinantes como fatores naturalizados para modelos que contextualizem os fatores resultantes de ações humanas, há necessidade, também, de recontextualizar a própria disciplina.

Os determinantes da saúde e da doença são, antes de tudo, resultantes de processos políticos, sociais e históricos expressos em políticas, programas, leis, normas etc. Variáveis como saneamento, habitação ou renda, tradicionalmente utilizadas como "marcadores" de condições ambientais, sociais ou econômicas nos modelos com que operaram os epidemiologistas, não são meros indicadores a-históricos. Ao contrário, revelam processos com historicidade, carregados de significados, que não estão traduzidos na sua simples mensuração, o que explica como os mesmos padrões de habitação, nível de saneamento ou renda possam ter significados bem diferentes em diferentes contextos e sociedades.

Nas intrincadas cadeias de interações que se formam entre essas diversas ações, sejam antigas ou novas, naturais ou artificiais, um dos grandes enigmas colocados para a Epidemiologia tem sido o de compreender e separar o efeito específico de cada "ação" individual sobre a saúde da população. Para atingir esse objetivo, os epidemiologistas têm utilizado o arsenal metodológico construído ou adaptado pela Epidemiologia com ênfase nos desenhos observacionais, pois as abordagens experimentais são geralmente limitadas a um grupo restrito de situações.

Além disso, os problemas de saúde contemporâneos, objeto das intervenções, também se caracterizam pela grande complexidade, alto grau de incerteza e envolvem questões políticas, econômicas e conflitos de interesses, opiniões e valores. Embora os pesquisadores sejam cada vez mais convocados a apoiar o desenvolvimento de intervenções e estimar os seus efeitos, novos desafios estão colocados, em especial quanto aos métodos científicos convencionalmente utilizados e ao paradigma unicausal em que se apoiam essas abordagens de pesquisa e avaliação, insuficiente para lidar com a complexidade das relações entre fatores de risco e saúde e com as incertezas sobre os mecanismos de efeitos e do impacto das ações e políticas (EEHC, 2009).

Embora, provavelmente, ainda perdure por muito tempo a resistência dos experimentalistas aos estudos observacionais, nos últimos anos, o debate acerca das potencialidades dessas abordagens vem delineando novas trajetórias para a Epidemiologia, frente à forte e majoritária tendência da adoção dos ensaios randomizados controlados, como referência, não só para os estudos avaliativos, como para a pesquisa epidemiológica em geral (Barreto, 2005a; Barreto; 2005b; Victora *et al.*, 2004). Essas discussões não só têm evidenciado as limitações na aplicação dos desenhos experimentais, particularmente relevantes nas avaliações em saúde pública que, na maioria das vezes, envolvem intervenções complexas, com múltiplos objetivos, diversificadas atividades e operações, que frequentemente mudam com o tempo. Mas, principalmente, têm revelado as potencialidades das metodologias observacionais em produzir evidências válidas e, acima de tudo, guiar as nossas decisões sobre as melhores opções para a saúde e a vida das populações humanas.

Referências bibliográficas

Aday LA, Bergley CE, Lairson DR, Slater CH. Effectiveness, concepts and methods. *In*: ______. Evaluation the health care system: effectiveness, efficiency and equity. 2nd ed. Chicago, Illinois: Health Administration Press, AHSR, 1998, p 45-71.

Banken R. Strategies for institutionalizing HIA. ECHP Health Impact Assessment Discussion Papers, Number 1. WHO European Centre for Health Policy, Brussels, 2001. Disponível em http://www.euro.who.int/Document/E75552.pdf. Acessado em 15 de maio de 2009.

Barreto ML, Strina A, Prado, M, Costa MC, Teixeira MG, Martins Júnior D, Pereira JJ, Oliveira A. Saneamento básico e saúde: fundamentos científicos para avaliação do impacto epidemiológico do programa de saneamento ambiental da Baía de Todos os Santos (Bahia Azul). *In*: Heller L, Moraes LRS, Monteiro TCN, Salles MJ, Almeida LM, Câncio J. Saneamento e saúde nos países em desenvolvimento. Rio de Janeiro, CC&P Editores, 1997, p 9-35.

Barreto ML. Por uma Epidemiologia da Saúde Coletiva. Revista Brasileira de Epidemiologia, 1998; 1(2):104-122.

Barreto ML. Efficacy, effectiveness, and the evaluation of public health interventions. Journal of Epidemiology and Community Health, 2005a; 59:345-346.

Barreto ML. Epidemiologists and causation in an intricate world. Emerging Themes in Epidemiology, 2005b; 2:3.

Barreto ML, Genser B, Strina A, Teixeira MG, Assis AMO, Rego RF, Teles CA, Prado MS, Matos SMA, Santos DN, Santos LA, Cairncross S. Effect of city-wide sanitation programme on reduction in rate of childhood diarrhoea in northeast Brazil: assessment by two cohort studies. Lancet, 2007; 370(9599):1622-8.

Barros MBA. Inquéritos domiciliares de saúde: potencialidades e desafios. Revista Brasileira de Epidemiologia, 2008; 11(supl):6-19.

Campbell DT, Stanley JC. Experimental and Quase Experimental Designs for Research. Chicago: Rand Mac Nelly College Publishing Company, 1966.

Canada. Treasury Board of Canada, Secretariat. Program Evaluation Methods: Measurement and Attribution of Program Result. 3th ed, 1998, 147p. Disponível em http://tbs-sct.gc.ca/eval/pubs/meth/pem-mep_e.asp. Acessado em 18 de junho de 2007.

Carvalheiro JR. Perspectivas de la Investigación epidemiológica aplicada a evaluación de salud. *In*: OPAS. Usos y Perspectivas de la Epidemiologia. Washington, 1984 (Publicación nº PNSP 84 a 47).

CDC. Centers for Disease Control and Prevention. Framework for Program Evaluation in Public Health. MMWR:48(Nº RR-11). U.S. Department of Health and Human Services. Atlanta, Geórgia, 1999. Disponível em http://www.cdc.gov/mmwr/PDF/rr/rr4811.pdf. Acessado em 20/12/2001.

Cesar CLG e Barata RB. Editorial. Revista Brasileira de Epidemiologia, 2008; 11(supl):3-5.

Chen H. Theory-Driven Evaluation. Newbury Park: Sage Publications, 1990.

Contandriopoulos AP, De Pouvorville G, Poullier J-P, Contandriopoulos D. À la recherche d'une troisième voie: les systhèmes de santé au XXIe siècle. *In*: Pomey M-P; Poullier J-P, Lejeune B. Santé Publique – État des lieux, enjeux et perspectives. Paris: Éditions Ellipses, 2000, p 637-667.

Cook TD, Campbell DT. Causal inference and language of experimentation. *In*: ______. Quasi-Experimentation: Design and Analysis Issues for Field Settings. Boston: Houghton Mifflin Company, 1979.

Cracknell BE. Evaluation development aid: issues, problems and solutions. Basil Edward Cracknell. California: Sage publications Inc, Thousand Oaks, 2000.

CSDH. Closing the gap in a generation: health equity through action on the social determinants of health. Final Report of the Commission on Social Determinants of Health. Geneva: World Health Organization, 2008. Disponível em http://www.who.int/social_determinants/final_report/csdh_finalreport_2008.pdf. Acessado em 20/2/2008.

Cunha ABO. Acesso e Utilização de Serviços de Saúde no Estado da Bahia. Tese apresentada ao Colegiado de Pós-graduação do Instituto de Saúde Coletiva da Universidade Federal da Bahia, como parte dos requisitos para obtenção do título de doutor em Saúde Pública. Área de concentração: Planejamento e Gestão em saúde. 2007.

Dean K, Hunter D. New directions for health: towards a knowledge base for public health action. Soc Sci Med. 1996; 42(5): 745-750.

Donabedian A. Basic approaches to assessment: structure, process and outcome. *In*: ______. Explorations in Quality Assesment and Monitoring, Ann Arbor, Michigan: Health Administration Press, 1980, vol 1, p. 75-125.

EEHC Secretariat. European Environment and Health Committee. World Health Organization Regional Office For Europe. Third High-Level Preparatory Meeting Bonn, Germany. 27-29 April 2009 29th Session of the European Environment and Health Committee.

Finn T. A Guide for Monitoring and Evaluating Population-Health-Environment Programs. USAID/Measure Evaluation. 2007. Disponível em www.cpc.unc.edu/measure/publications/pdf/ms-07 a 20.pdf. Acessado em 4 de dezembro de 2008.

Galvão CM, Sawada NO, Trevizan MA. Revisão sistemática: um recurso que proporciona a incorporação das evidências na prática de enfermagem. Rev Latino-Am Enferm. 2004; 12(3):549-56.

Green S, Higgins J (Eds). Glossary. Cochrane Handbook for Systematic Reviews of Interventions 4.2.5 [updated May 2005]. http://www.cochrane.org/resources/handbook/glossary.pdf. Acessado em 15/09/2007.

Harris P, Harris-Roxas B, Harris E, Kemp L. Health impact assessment: a practical guide for NSW. Sydney: Centre for Health Equity Training, Research and Evaluation (CHETRE). Part of the UNSW Research Centre for Primary Health Care and Equity, UNSW, 2007. Disponível em http://www.hiaconnect.edu.au/publications.htm. Accessedo em 13 August 2007.

Hartz ZMA. Princípios e padrões em metaavaliação: diretrizes para os programas de saúde. Ciência e Saúde Coletiva, 2006; 11(3):733-738.

Hobsbawm E. Feiticeiros e aprendizes. *In*: ________. Era dos extremos: o breve século XX, 1914-1991. São Paulo: Campanhia das Letras, 1995, p 504-536.

IEG. Independent Evaluation Group World Bank. Sourcebook for evaluating global and regional partnership programs. Indicative principles and standards. Washington: IEG-World Bank, 2007.

Kleinbaum DG, Kupper LL, Morgenstern H. Principles and Quantitative Methods. New York: Van Nostrand Reinhold, 1982. 529 p.

Leviton L, Hughes E. Research on the utilizations of evaluations: a review and synthesis. Evaluation Review. 1981; 5:525-548.

Mahoney M, Simpson S, Harris E, Aldrich R, Stewart Williams J. Equity Focused Health Impact Assessment Framework. Newcastle: ACHEIA, 2004. Disponível em http://www.hiaconnect.edu.au/files/EFHIA_Framework.pdf. Acessado em 9/11/2008.

Mascarini-Serra LM, Telles CA, Prado MS, Mattos SA, Strina A *et al*. Reductions in the prevalence and incidence of geohelminth infections following a City-wide Sanitation Program in a Brazilian Urban Centre. PLoS Neglected Tropical Diseases. 2010:4(2):e588.

McKee M, Britton A. How to do (or not to do...): Conducting a literature review on the effectiveness of health care interventions. Health Policy and Planning, 1997; 12(3):262-267.

Medina MG, Fernandes AS. Utilidade da Avaliação para gestores de saúde: uma contribuição com base na análise dos relatórios dos Estudos de Linha de Base. *In*: Hartz ZMA, Felizberto E, Vieira da Silva LM (Orgs). Meta-avaliação da Atenção Básica à Saúde: Teoria e Prática. Rio de Janeiro: Fiocruz, 2008, p 101-116.

Medina MG, Silva GAP, Aquino R, Hartz ZMA. Uso de Modelos Teóricos na Avaliação em Saúde: aspectos conceituais e operacionais. *In*: Hartz ZMA, Vieira da Silva LM. Avaliação em Saúde: dos Modelos Teóricos à Prática na Avaliação de Programas e Sistemas de Saúde. Salvador/Rio de Janeiro: EDUFBA/Fiocruz, 2005, p 41-63.

Moraes JC, Ribeiro MCSA. Desigualdades sociais e cobertura vacinal: uso de inquéritos domiciliares. Revista Brasileira de Epidemiologia. 2008; 11(supl): 113-124.

Morris JN. Uses of Epidemiology. British Medical Journal. 1955; 13:395-401.

Mota E. Inquérito domiciliar de cobertura vacinal: a perspectiva do estudo das desigualdades sociais no acesso ã imunização básica infantil. Revista Brasileira de Epidemiologia. 2008; 11(supl):125-128.

OECD, Development Assistance Committee. Glossary of Key Terms in Evaluation and Results Based Management. Paris: Organization for Economic Cooperation and Development, 2002, p 1-37.

OPAS. Usos y perspectivas de la epidemiología. Buenos Aires (Argentina), 7-10 noviembre 1983. Publicación Nº PNSP 84-47, 1984.

Paim JS. As ambiguidades da noção de necessidades de saúde. Planejamento, 1980; 8.

Paim JS, Almeida Filho N. Saúde coletiva: uma "nova saúde pública" ou campo aberto a novos paradigmas? Rev Saúde Pública. 1998; 32(4).

Patton MQ. Utilization-focused evaluation. The new century text. London-New Delhi: Thousands Oaks-SAGE Publication, 1997.

Petticrew M. Systematic reviews from astronomy to zoology: myths and misconceptions. BMJ. 2001; 322.

Pollit C. Performance information for democracy: the missing link? Evaluation. 2006; 38(12):37-55.

Porta M (Ed). A Dictionary of Epidemiology. New York: Oxford University Press, 5th ed, 2008.

Reeves BC, Deeks JJ, Higgins JPT, Wells GA. Chapter 13: Including non-randomized studies. *In*: Higgins JPT, Green S (Eds). Cochrane Handbook for Systematic Reviews of Interventions Version 5.0.1 (updated September 2008). The Cochrane Collaboration, 2008. Available from www.cochrane-handbook.org. Acessado em 17/06/09.

Rossi PH, Lipsey MW, Freeman HE. Assessing and Monitoring Program Process. *In*: ___. Evaluation: A Systematic Approach. Beverly Hills: Sage Publication, 2004, p 169-201.

Rothman KJ, Greenland S, Lash TL. Types of Epidemiologic Studies. *In*: _______. Modern Epidemiology. Philadelphia, Lippincott Williams & Wilkins, 2008, 3rd ed.

Sampaio RF, Mancini MC. Estudos de revisão sistemática: um guia para síntese criteriosa da evidência científica. Rev Bras Fisioter (São Carlos) 2008; 11(1):83-89.

Sen A. Egalité de quoi? In: _____. Repenser l'inegalité. Paris: Éditions du Seuil, 2000, p 31-54.

Shadish WR, Cook TD, Campbell DT. Experiments and generalized causal inference. *In*: _____. Experimental and Quasi-Experimental Designs for Generalized Causal Inference. Boston/New Yor: Houghton Mifflin Company, 2002.

Soberon G. La extensión de cobertura de los servicios de salud. Simposio. Gaceta Medica de México. 1998; 124(5):163-89.

Szwarcwald CL, Viacava F. Pesquisa Mundial de Saúde: aspectos metodológicos e articulação com a Organização Mundial da Saúde. Revista Brasileira de Epidemiologia. 2008; 11(supl):58-66.

The Cochrane Reviewers´ Handbook Glossary. Version 2.1.2 Updated March 2001. http://www.cochrane.dk/cochrane/handbook/handbook.htm.

Travassos C, Viacava F, Laguardia J. Os Suplementos Saúde na Pesquisa Nacional por Amostra de Domicílios (PNAD) no Brasil. Revista Brasileira de Epidemiologia, 2008; 11(supl):98-112.

Unglert C. Territorialização em sistemas de saúde. *In*: Mendes E (Org). Distrito sanitário: O processo social de mudança das práticas sanitárias do Sistema Único de Saúde. São Paulo – Rio de Janeiro: HUCITEC-ABRASCO, 1995, 3ª ed, p 221-265.

US Congress Office of Technology Assessment. Identifying Health Technologies That Work: Searching for Evidence. OTA-H-608. Washington DC: US Government Printing Office, 1994.

Victora CG, Habicht JP, Bryce J. Evidence-Based Public Health: Moving beyond Randomized Trials. American Journal of Public Health. 2004; 95(3):400-404.

Vieira da Silva LM, Formagli VL. Avaliação em saúde: limites e perspectivas. Cad Saúde Publ, 1994; 10(1):80-91.

Vieira da Silva LM. Conceitos, abordagens e estratégias para a avaliação em saúde. *In*: Hartz ZMA, Vieira da Silva LM. Avaliação em Saúde: dos Modelos Teóricos à Prática na Avaliação de Programas e Sistemas de Saúde. Salvador/Rio de Janeiro: EDUFBA/Fiocruz, 2005, p 15-39.

Waldman EA. Elevadas coberturas, equidade e segurança. Desafios do Programa Nacional de Imunizações. Revista Brasileira de Epidemiologia, 2008; 11(supl):129-132.

Waldman EA, Novaes HMD, Albuquerque MFM, Latorre MRDO, Ribeiro MCSA, Vasconcellos M, Ximenes RAA, Barata RB, Lago TG, Silva ZP. Inquéritos populacionais: aspectos metodológicos, operacionais e éticos. Revista Brasileira de Epidemiologia. 2008; 11(supl):168-179.

Waters E, Doyle J, Jackson N, Howes F, Brunton G, Oakley A. Evaluating the effectiveness of public health interventions: the role and activities of the Cochrane Collaboration. JECH. 2006; 60:285-289.

Werneck GL. Considerações metodológicas à luz da Pesquisa Mundial de Saúde no Brasil, 2003. Revista Brasileira de Epidemiologia. 2008; 11(supl):67-71.

Worthen B, Sanders J, Fitzpatrick J. Avaliação de Programas: concepções e práticas. São Paulo: Gente, 2004.

59 Vigilância e Monitoramento de Eventos Epidemiológicos

Maria Glória Teixeira, Maria Conceição N. Costa, Juarez P. Dias e Jarbas Barbosa Silva-Júnior

Introdução

Neste capítulo, onde conceito e métodos da vigilância epidemiológica são descritos em detalhes, introduzimos o leitor a um dos mais tradicionais e importantes usos tecnológicos da Epidemiologia. Em primeiro lugar, apresentamos a trajetória de construção da vigilância, desde o século XIX, com ênfase nos seus aspectos conceituais e operacionais. Em segundo lugar, discorremos sobre o desenvolvimento desta área no Brasil, destacando os avanços que vêm sendo alcançados nos últimos anos, especialmente após a implantação do Sistema Único de Saúde (SUS). Em terceiro lugar, na parte central do Capítulo, os protocolos, procedimentos e técnicas da vigilância epidemiológica são descritos em detalhe, com destaque especial para aqueles relativos à investigação de casos e epidemias, aprofundados em um dos anexos. Em seguida, as mudanças vinculadas ao novo Regulamento Sanitário Internacional (RSI, 2005) são discutidas de modo a evidenciar as necessidades de contínuo aprimoramento do sistema de vigilância epidemiológica com vistas ao atendimento às novas exigências do mundo globalizado no tocante à contenção de problemas de saúde. Nos comentários finais, destaca-se a perspectiva de uso, mais rotineiro, da Internet como ferramenta privilegiada para imprimir agilidade e eficiência do sistema, ainda que inicialmente seja restrita ao monitoramento, em tempo real, das doenças infecciosas agudas de base comunitária.

Desenvolvimento histórico

Como vimos no Capítulo 2, a instituição de uma estrutura de coleta sistemática, análise e disseminação de informações sobre morbidade e mortalidade na Inglaterra, entre 1839 e 1879, por iniciativa de William Farr, um dos pioneiros da Epidemiologia, é considerada o embrião da moderna vigilância epidemiológica (Langmuir, 1976; Silva-Júnior, 2004). Neste período, os resultados desta técnica específica de monitoramento de problemas de saúde passaram a orientar a adoção de intervenções públicas.

No início do século XX, as medidas estatais para enfrentamento dos problemas de saúde foram fortemente influenciadas pelos avanços ocorridos na era bacteriológica e pela descoberta dos ciclos epidemiológicos de algumas doenças infecciosas e parasitárias (Costa, 1985). Grandes campanhas sanitárias foram organizadas com o propósito de controlar doenças transmissíveis que, além de vitimar populações, implicavam prejuízos consideráveis para a atividade econômica.

Nos anos 1950, a expressão *vigilância epidemiológica* passou a designar as atividades subsequentes à etapa de ataque da Campanha de Erradicação da Malária. A partir de então, outras campanhas sanitárias incluíram esta estratégia como uma das etapas de seu planejamento, o que resultou em novos conhecimentos, práticas e procedimentos de monitoramento de doenças transmissíveis, a exemplo da busca ativa de casos, instrumentais para detecção precoce de surtos e bloqueio imediato da transmissão de doença para cujo controle se dispunha de vacina. Esses procedimentos foram essenciais para o êxito da erradicação da varíola em escala mundial e, em seguida, passaram a ser utilizados na organização dos atuais sistemas de vigilância epidemiológica (Fenner, 1988), desenvolvidos a partir da segunda metade da década de 1960, atendendo decisões emanadas da 21ª Assembleia Mundial de Saúde (1968). Nas duas décadas seguintes, tais sistemas foram aperfeiçoados e consolidados nos países ocidentais, estabelecendo-se como importante ferramenta para o atendimento das necessidades de Saúde Pública, particularmente no que se refere ao controle das doenças transmissíveis.

Por sua vez, observou-se nos anos 1990 um progressivo avanço de modelos econômicos que fragilizaram o papel do Estado, inclusive no setor saúde, com privilegiamento para soluções no setor privado. Isto levou a que organizações internacionais adotassem medidas para preservar as Funções Essenciais de Saúde Pública (FESP), entendidas como um conjunto mínimo de ações que por força de sua natureza deveriam permanecer sob responsabilidade estatal, com vistas à consecução dos objetivos da Saúde Pública, quais sejam: melhorar, promover, proteger e restaurar a saúde da população, mediante intervenções coletivas. Por ter sido constituída em consonância com tais propósitos, a vigilância epidemiológica (VE) foi incluída entre as nove funções definidas como essenciais para a saúde pública (WHO, 1998; OPAS, 2002).

Vigilância epidemiológica no Brasil

O Sistema Nacional de Vigilância Epidemiológica (SNVE) foi instituído no Brasil, em 1975, por meio de legislação específica (Lei 6.259/75 e Decreto 78.231/76) que tornou obrigatória a notificação de doenças transmissíveis selecionadas, agravos inusitados à saúde e situações de calamidade pública (Brasil, 1975; 1976). Desde então, o país passou a estruturar órgãos responsáveis pelo desenvolvimento do SNVE em todos os estados da Federação, capacitando-os a alimentar o sistema de notificações e desencadear ações para o controle de problemas de saúde sob sua responsabilidade. Para tal, foram estabelecidas formas de coleta, processamento, análise e intepretação de dados e de execução de medidas de controle. Mesmo ainda não apresentando a qualidade desejada, as informações produzidas pela VE passaram a ser utilizadas para subsidiar o planejamento, a organização e a operacionalização dos serviços de saúde, e a normatização de atividades técnicas referentes às doenças e agravos cobertos por este sistema (Teixeira *et al.*, 1998).

Atualmente, uma série de inciativas vêm sendo adotadas para operacionalizar um conceito mais ampliado de VE, em um contexto de reorganização do setor saúde, com vistas a atender aos princípios e diretrizes do Sistema Único de Saúde (SUS), especialmente no que se refere à descentralização de responsabilidades e à integralidade da prestação de serviços. Com a criação, em 1991, do Centro Nacional de Epidemiologia (CENEPI), uma dessas iniciativas, foi impulsionado o alargamento do escopo de atuação da VE para além das doenças transmissíveis, na medida em que passou a incorporar nas suas práticas avanços científico-tecnológicos e também estimulou Estados e municípios a trabalharem nesta mesma direção. Desse modo, o conhecimento epidemiológico passou a ser reconhecido como estratégico para o desenvolvimento da VE, que, conforme exigido pela Lei do SUS, deveria ir muito além das doenças transmissíveis, indicando a necessidade de se atuar sobre determinantes e condicionantes dos problemas de saúde das populações (Brasil, 1993; Paim, Teixeira, 1993).

Entre as atividades desenvolvidas pelos serviços de vigilância do país, no sentido de ampliar o seu escopo de atuação encontram-se o monitoramento e a prevenção de Doenças e Agravos Não Transmissíveis (DANT); a Vigilância de Óbitos Infantis, da Mortalidade Materna e de Acidentes de Trânsito. Este processo vem possibilitando ampla articulação da VE com instituições de ensino e pesquisa do país; ampliação do uso de informações que, embora relevantes para as análises epidemiológicas, são geradas fora do setor saúde; capacitação de recursos humanos no campo da epidemiologia em todos os níveis do SUS; modernização dos sistemas de saúde de base epidemiológica utilizando as ferramentas computacionais disponíveis; modificação substantiva do sistema de repasse de recursos financeiros baseados em critérios epidemiológicos, dentre outras realizações (Brasil, 1993; Brasil, 1999). Em suma, o modelo de atuação da VE vem sendo modificado para atender às necessidades dos sistemas locais de saúde e buscar articulação entre ações de promoção, prevenção, recuperação e reabilitação nas dimensões individual e coletiva com vistas à prestação de atenção integral à saúde da população (Teixeira, Costa, 2008).

Conceitos, funções e práticas de monitoramento

Aplicado em várias áreas do conhecimento, o termo monitoramento apresenta-se com significados distintos, tais como acompanhar e avaliar, controlar mediante acompanhamento contínuo, olhar atentamente, observar ou controlar com propósito especial (Waldman, 1991). Em Epidemiologia, Last (1995) define monitoramento como a "elaboração e análise de mensurações rotineiras visando detectar mudanças no ambiente ou no estado de saúde da comunidade". No campo da Saúde Pública, o monitoramento de eventos epidemiológicos vem sendo empregado como importante estratégia de detecção e acompanhamento de problemas de saúde que se expressam de forma endêmica, epidêmica ou mesmo inusitada.

A vigilância epidemiológica é uma técnica de monitoramento desenvolvida com o objetivo de acompanhar e analisar, sistematicamente, um elenco de doenças ou condições predefinidas, bem como fatores de risco, com o propósito de orientar as intervenções necessárias ao seu controle, eliminação ou erradicação. Originalmente, a expressão "vigilância" se confundia com "quarentena", pois era definida como "a observação sistemática e ativa de casos suspeitos ou confirmados de doenças transmissíveis e de seus contatos" (Fossaert *et al.*, 1974). Foi Langmuir, em 1963, quem elaborou a concepção mais moderna de vigilância de doenças transmissíveis que passou a ser entendida como "observação ativa e permanente da distribuição e tendência da sua incidência mediante a coleta sistemática, consolidação e avaliação de informes de morbidade e mortalidade assim como de outros dados relevantes".

O sistema de saúde do Brasil tem aplicado esta definição na prática dos serviços. A partir de 1990, a Lei Orgânica da Saúde incorporou um conceito mais amplo de vigilância epidemiológica, entendida como "conjunto de ações que proporciona o conhecimento, a detecção ou a prevenção de qualquer mudança nos fatores determinantes e condicionantes de saúde individual ou coletiva, com a finalidade de recomendar e adotar as medidas de prevenção e controle das doenças ou agravos" (Brasil, 1990). Não obstante a clara intenção de alargamento de foco, esse conceito apresenta dificuldades práticas no sentido da sua operacionalização.

A partir de 2003, o Ministério da Saúde, e várias Secretarias Estaduais e Municipais, passaram a utilizar o conceito de Vigilância em Saúde (SNVS) para indicar a consolidação da ampliação do objeto de monitoramento para além da tradicional vigilância das doenças transmissíveis. Essa mudança segue uma tendência internacional, de órgãos como a OMS e o CDC, que têm utilizado os termos vigilância em saúde (*health surveillance*) ou vigilância em saúde pública (*public health surveillance*) para representar, de maneira integrada, as atividades de vigilância das doenças transmissíveis; a vigilância das doenças e agravos não transmissíveis e dos seus fatores de risco; a vigilância ambiental em saúde; e a vigilância da situação de saúde (Silva-Junior, 2004).

Vigilância epidemiológica

Na medida em que tem o propósito de fornecer orientação técnica permanente aos profissionais de saúde que têm a responsabilidade de decidir sobre execução de ações de prevenção e controle de doenças e agravos, a vigilância epidemiológica pode ser definida como atividade de **informação–decisão–ação** (informação para decisão/ação). O serviço de vigilância é a instância das Secretarias de Saúde que monitora o comportamento das doenças e agravos importantes para a Saúde Pública, bem como dos fatores que as condicionam, em uma área geográfica ou população definida (Teutsch, 1994; Waldman, 1991). As informações geradas no Sistema de Vigilância Epidemiológica constituem importante instrumento para planejamento, organização e operacionalização dos serviços de saúde, bem como normatização de atividades técnicas correlatas (Brasil, 1993).

Para atender a esses propósitos, um ciclo de funções específicas e intercomplementares são desenvolvidas, de modo contínuo, pelos serviços de vigilância epidemiológica que possibilitam conhecer, a cada momento, o comportamento da doença ou agravo selecionado como alvo das ações e indicar as medidas de controle pertinentes. Desse modo, são funções da vigilância epidemiológica (Fossaert *et al.*, 1974):

- coleta de dados e informações
- processamento, análise e interpretação dos dados coletados
- tomada de decisão – ação
- avaliação
- divulgação de informações pertinentes
- normatização.

A eficiência do SNVE depende do desenvolvimento articulado das funções realizadas nos diferentes níveis. Quanto mais capacitada e eficiente for a instância local, mais eficiente e oportunamente poderão ser executadas as medidas de controle. Dados e informações produzidos naquele nível do sistema serão também mais consistentes, e assim contribuirão para melhor delineamento do quadro sanitário estadual e nacional e, consequentemente, para o planejamento adequado da ação governamental. Nos últimos quinze anos, o SNVE vem fortalecendo os sistemas locais para que adquiram autonomia técnico-gerencial para o enfrentamento dos problemas de saúde prioritários em seus territórios.

Para que a vigilância epidemiológica possa cumprir o seu propósito, é necessário que disponha de informação. Esta é gerada a partir da coleta, tratamento e interpretação de dados. A informação constitui-se em instrumento capaz de estabelecer um processo dinâmico para desencadeamento de medidas de controle pertinentes, planejamento, avaliação, manutenção e aprimoramento das intervenções públicas no âmbito da saúde.

A coleta de dados ocorre em todos os níveis de atuação do sistema de saúde, e sua finalidade é a disponibilização dos mesmos para que sejam processados e analisados, de modo a torná-los úteis para o pleno desenvolvimento das ações sanitárias. A força e o valor da informação dependem da precisão com que o dado é gerado, da sua clareza, qualidade e fidedignidade, bem como de sua disponibilidade em tempo hábil. Portanto, os responsáveis por esta atividade devem ser preparados para aferir a qualidade do dado obtido. Tratando-se, por exemplo, da notificação de doenças transmissíveis, é fundamental a capacitação para o diagnóstico de casos (CDC, 1990; Teixeira *et al.*, 1998) e a realização de investigações epidemiológicas correspondentes.

Outro aspecto relevante refere-se à representatividade dos dados gerados nos serviços de vigilância epidemiológica, em relação à magnitude do problema existente. Como princípio organizacional, o sistema de vigilância deve abranger o maior número possível de fontes geradoras, tendo-se o cuidado para que seja assegurada a regularidade e a oportunidade da transmissão dos dados. Quando não é possível, ou não é necessário, conhecer a totalidade dos casos pode-se adotar outras formas de coleta de dados a partir de fontes específicas confiáveis, para acompanhar tendências de doenças ou agravos, e complementando com o auxílio de estimativas de subenumeração de casos e de outros métodos de análise dos dados capazes de aproximar os resultados e as interpretações da realidade epidemiológica (CDC, 1989; Teixeira *et al.*, 1998). Esse tipo de vigilância, baseada em redes de unidades sentinela, mostra-se particularmente útil para doenças com elevada incidência, como a gripe, quando a tendência é mais importante do que o exato número de casos ocorridos.

Fluxo, periodicidade e tipos de dados coletados devem corresponder às necessidades de utilização previamente estabelecidas, com base em indicadores adequados às características próprias de cada doença ou agravo sob vigilância (CDC, 1989; Teixeira *et al.* 1998). A prioridade de conhecimento do dado sempre será concedida à instância responsável pela execução das medidas de controle. Quando for necessário o envolvimento de outro nível do sistema, o fluxo deverá ser suficientemente rápido para que não ocorra atraso na adoção de medidas de controle (Fossaert, 1974; Waldman, 1991).

Vigilância epidemiológica de doenças transmissíveis (VEDT)

A vigilância epidemiológica foi desenvolvida a partir da necessidade de se controlar as doenças transmissíveis, denominadas anteriormente de doenças pestilenciais ou quarentenáveis, tendo marco regulatório em Códigos Sanitários Internacionais, desde 1851 (OPAS, 1968). Sua evolução permitiu estabelecer uma série de métodos e práticas que vêm sendo aplicadas na maioria dos países ocidentais, particularmente sobre uma lista de doenças específicas, definidas para cada país.

Tipos e fontes de dados

A disponibilidade de dados para subsidiar o processo "informação para ação" constitui elemento-chave para o cumprimento das funções de vigilância epidemiológica. A notificação compulsória é a principal fonte de informação da vigilância epidemiológica de doenças transmissíveis. Contudo, diversas fontes de dados devem ser utilizadas, pois outros tipos de dados são imprescindíveis, tanto aqueles gerados no setor saúde (nascidos vivos, morbidade, mortalidade, infestação de vetores) como os produzidos em instituições extrassetoriais, tais como demográficos, ambientais, socioeconômicos, registros de acidentes, dentre outros.

Notificação compulsória

Notificação é a comunicação da ocorrência de determinada doença ou agravo à saúde feita à autoridade sanitária por profissionais de saúde ou qualquer cidadão, para fins de adoção de medidas de intervenção pertinentes. Na maioria das vezes, é a partir da notificação que se inicia o processo **informação–decisão–ação**. Sendo a principal fonte de dados da vigilância, o sistema de notificação compulsória é alimentado e operado nos próprios serviços de vigilância, visando garantir a agilidade do desencadeamento das ações de controle da doença (Teixeira *et al.*, 1998).

É dever de todo cidadão notificar a ocorrência de qualquer caso suspeito de doença que compõe a relação de notificação obrigatória, que, em geral, é constituída de doenças infecciosas ou parasitárias. Este dever é obrigação inerente à profissão médica e de outras profissões da área da saúde. Entretanto, habitualmente verifica-se que a notificação nem sempre é feita oportunamente. Desse modo, é de fundamental importância que os dirigentes e profissionais envolvidos nas atividades de VE invistam na sensibilização dos profissionais de saúde e da comunidade objetivando fortalecer e ampliar a rede de notificação e, consequentemente, o Sistema de Vigilância Epidemiológica. "É dever de todo cidadão comunicar à autoridade sanitária local a ocorrência de fato comprovado ou presumível de casos de doença transmissível, sendo **obrigatório** a médicos e outros profissionais de saúde, no exercício de sua profissão, bem como aos responsáveis por organizações e estabelecimentos públicos e particulares de saúde e ensino, a notificação de casos suspeitos ou confirmados das doenças de notificação compulsória" (Brasil, 1975).

A relação das doenças de notificação obrigatória (suspeita ou confirmada) no Brasil, das doenças ou eventos de "notificação imediata" (informação rápida - ou seja, deve ser comunicada por *e-mail*, telefone, fax ou *web*), bem como de doenças e agravos selecionados para os quais são exigidos resultados de exames laboratoriais confirmatórios encontra-se no site http://portal.saude.gov.br/portal/saude/Gestor/area.cfm?id_area=962 (Brasil, 2011).

A escolha destas doenças obedece a alguns critérios, razão pela qual esta lista é periodicamente revisada tanto em função da situação epidemiológica da doença, como pela emergência de novos agentes, por alterações no Regulamento Sanitário Internacional, e também devido a acordos multilaterais entre países. Os principais critérios que vêm sendo adotados para seleção das doenças transmissíveis de notificação compulsória envolvem:

- Normas do Regulamento Sanitário Internacional vigente
- Doenças de elevada incidência (Magnitude)
- Poder de transmissão do agente etiológico (Potencial de Disseminação)
- Doenças de elevada taxa de letalidade, hospitalizações e sequelas (Gravidade)
- Doenças de relevância social e econômica (Transcendência)
- Doenças para as quais existem meios de prevenção e controle (Vulnerabilidade)
- Doenças objeto de acordos internacionais que visam esforços conjuntos para alcance de metas continentais ou mundiais de controle, eliminação ou erradicação (Compromissos Internacionais).

No processo de seleção das doenças de notificacão compulsória, esses critérios devem ser considerados em conjunto, embora o atendimento a apenas alguns deles também possa ser suficiente para incluir determinada doença. Por outro lado, a aplicacão desses critérios ainda deve considerar a factibilidade de implementação das medidas decorrentes da notificação, as quais dependem de condições operacionais objetivas de funcionamento da rede de prestação de serviços de saúde (Teustch, 1994; CDC, 1989; Teixeira *et al.*, 1998). É facultado aos Estados e Municípios incluir doenças de importância local, sem no entanto excluir nenhuma daquelas obrigatórias de notificação no país.

Os dados relativos à notificação compulsória são produzidos nos serviços de saúde e incluídos no SINAN (Sistema Nacional de Agravos de Notificação) a partir do nível local do sistema de saúde. A entrada de dados, no SINAN, é feita a partir do seu registro em formulários padronizados:

Ficha Individual de Notificação (FIN) — que é preenchida quando da suspeita da ocorrência de problema de saúde cuja notificação é obrigatória, sendo, portanto, de interesse nacional, estadual ou municipal e encaminhada pelas unidades assistenciais aos serviços de vigilância epidemiológica. Este mesmo instrumento é utilizado para fazer a notificação negativa.

Ficha Individual de Investigação (FII) — trata-se de um roteiro de investigação, distinto para cada tipo de agravo, que deve ser preenchida quando da realização da investigação epidemiológica de casos ou epidemias (encontradas no item documentação/fichas do *site* http//:dtr2004.saude.gov.br/sinanweb/).

Planilha e Boletim de Acompanhamento de Surtos — utilizada segundo os seguintes critérios:

- Casos epidemiologicamente vinculados de agravos inusitados. Quando ainda não se tem clareza da suspeita diagnóstica a notificação destes poderá ser realizada através da abordagem sindrômica, de acordo com as seguintes categorias: de síndrome diarreica aguda, síndrome ictérica aguda, síndrome hemorrágica febril aguda, síndrome respiratória aguda, síndrome neurológica aguda, síndrome da insuficiência renal aguda, dentre outras
- Casos agregados, constituindo uma situação epidêmica, de doenças que não constem da lista de notificação compulsória
- Casos agregados das doenças que constam da lista de notificação compulsória, mas cujo volume de notificações torne operacionalmente inviável o seu registro individualizado.

Boletins de Acompanhamento de Hanseníase e Tuberculose (Brasil, 2005) — idealmente o sistema de notificação de DT deve cobrir toda a população. Logo esta atividade deverá ser desenvolvida por todos os serviços de saúde (públicos, privados, filantrópicos), por todos os profissionais da área e também pela população geral (que notifica aos serviços de saúde). Visando fortalecer o SNVE, em 2004 o Ministério da Saúde, mediante a Portaria n.º 2.529/GM (Brasil, 2004), instituiu o Subsistema Nacional de Vigilância Epidemiológica em âmbito Hospitalar, integrado ao Sistema Nacional de Vigilância Epidemiológica, no propósito de ampliar a abrangência da notificação.

A partir da alimentação do banco de dados do SINAN, pode-se calcular a incidência, prevalência, letalidade e mortalidade, bem como realizar análises, de acordo com as características de pessoa, tempo e lugar, particularmente, no que tange às doenças transmissíveis de notificação obrigatória. Além disso, é possível avaliar-se a qualidade dos dados.

Alguns outros aspectos devem ser considerados, no que diz respeito à notificação:

- Deve ser notificada a simples **suspeita** da doença. Isto é imprescindível, pois a espera da confirmação do caso para notificá-lo poderá resultar no atraso das ações pertinentes
- A notificação do caso não fere o código de ética médica nem quebra o sigilo profissional, uma vez que o dado é informado a profissionais de saúde que atuam no Serviço de Vigilância Epidemiológica
- A notificação deve ter **caráter sigiloso**, embora podendo ser divulgada fora do âmbito médico-sanitário, principalmente em situação de grande risco para a comunidade, respeitando-se, contudo, o anonimato dos cidadãos.

Notificação negativa – é a notificação da não ocorrência de doenças de notificação compulsória, na área de abrangência da unidade de saúde. Indica que os profissionais e o sistema de vigilância da área estão em alerta, para a ocorrência de tais eventos.

Laboratórios

Por permitirem detectar casos que não foram conhecidos por meio da notificação compulsória, os laboratórios de imunologia, bacteriologia, virologia, micologia, parasitologia, biologia molecular e anatomopatológicos também são importantes fontes de informação.

Internações hospitalares – Sistema de Informação de Internação Hospitalar (SIH-SUS)

As internações hospitalares são fonte de notificação, uma vez que o hospital é a porta de entrada para os casos graves. Os dados das internações realizadas pela rede própria e conveniada ao SUS vão alimentar o SIH-SUS, onde se pode obter informações sobre as doenças que justificaram a internação, dados do indivíduo, procedência, local de internação, assim como diagnóstico, tempo de internação e evolução da doença.

Declaração de óbitos (DO) – Sistema de Informação de Mortalidade (SIM)

Estas são fontes complementares do sistema de informação. Devido a falhas no Sistema de Informações de Morbidade, muitas vezes casos de doença de notificação só são conhecidos por meio desta fonte. Os dados das DO alimentam o SIM, sistema este que se constitui em um importante elemento para o SNVE, tanto como fonte principal de dados, quando há falhas de registro de casos no SINAN, quanto como fonte complementar, por dispor também de informações sobre as características de pessoa, tempo e lugar, assistência prestada ao paciente, causas básicas e associadas de óbito, que são extremamente relevantes e muito utilizadas no diagnóstico da situação de saúde da população.

Investigação epidemiológica

É uma atividade por meio da qual se obtêm informações complementares sobre um ou mais casos com a finalidade de estabelecer as fontes e mecanismos de transmissão e as medidas de controle. A investigação epidemiológica complementa as informações da notificação, no que diz respeito à fonte infecção, modo de transmissão, descoberta de outros casos, grupo de maior risco, confirmação diagnóstica, dentre outras. Por ser uma das mais nobres atividades da VE, sua descrição encontra-se detalhadamente apresentada no Anexo 59.1 deste capítulo.

Notificação de surtos e epidemias

A ocorrência de surtos e epidemias deve ser imediatamente comunicada aos serviços de vigilância epidemiológica para acompanhamento e adoção das medidas de controle pertinentes. As áreas vizinhas devem ser alertadas e, quando necessária, sua colaboração deve ser solicitada.

Investigações especiais

Trata-se de procedimento eventual utilizado em VE nas seguintes situações: o registro dos dados existentes é incompleto; os dados são obtidos por fontes pouco confiáveis; mudança no comportamento epidemiológico de uma doença; dificuldades para se avaliarem coberturas vacinais ou eficácia de vacinas; busca de associação causal entre determinado fator suspeito e a doença em estudo; descoberta de agravos inusitados ou de enfermidades desconhecidas.

Imprensa e população

Muitas vezes, particularmente quando o sistema de informação e a vigilância não são eficientes, a imprensa e a população se constituem em importantes fontes de informações sobre a ocorrência de enfermidades em grupos populacionais, principalmente diante de suspeitas de epidemias. Desde 2006, o Brasil adotou mecanismos semelhantes aos presentes no Regulamento Sanitário Internacional, para aumentar a sensibilidade do sistema de detecção, passando a buscar, de maneira sistemática, rumores sobre surtos e casos na imprensa e locais da internet, que depois são submetidos a um processo de verificação com as autoridades sanitárias locais (Silva-Junior, 2009).

Dados demográficos, ambientais e socioeconômicos

A disponibilidade de indicadores demográficos e socioeconômicos é primordial para a caracterização da dinâmica populacional e das condições gerais de vida da população, às quais se vinculam os fatores condicionantes da doença ou agravo sob vigilância. Dados sobre aspectos climáticos e ecológicos também podem ser necessários para a compreensão do fenômeno analisado. Os dados demográficos, obtidos das pesquisas realizadas pelo Instituto Brasileiro de Geografia e Estatísitica (IBGE), são utilizados pela vigilância epidemiológica como denominadores no cálculo dos indicadores de saúde segundo características de sexo, idade, situação do domicílio, escolaridade, ocupação, saneamento.

Vigilância sentinela

Para conhecer determinados problemas de saúde, nem sempre se necessita da notificação universal, podendo-se lançar mão de coleta de um subconjunto de casos que se mostram suficientes tanto para aprofundar a investigação epidemiológica, como para reconhecer características, início ou fim de um evento epidemiológico de duração limitada (Rutstein *et al.*, 1983). Esse tipo de fonte de dados também é usado quando a incidência de uma condição é elevada e quando desnecessária a coleta universal (p. ex., diarreia, infecções respiratórias). Assim, população, áreas, eventos, unidades ou sistemas de informações "sentinelas" são capazes de monitorar indicadores-chave na população geral ou em grupos especiais que servem de alerta precoce para o sistema de vigilância (Rutstein *et al.*, 1976; Samaja, 1996; Schlaud, Schwartz, 1998; Teixeira *et al.*, 2002;). São exemplos destes sistemas a organização de redes constituídas de **fontes sentinelas** de notificação especializadas, que já vêm sendo bastante utilizadas para acompanhamento e vigilância da situação de câncer. Outra técnica é baseada na ocorrência de **evento sentinela** que corresponde a doença prevenível, incapacidade, ou morte inesperada cuja ocorrência serve como um sinal de alerta de que a qualidade terapêutica ou prevenção deve ser questionada (Rutstein *et al.*, 1983). Entende-se que toda vez que isso ocorre, o sistema de vigilância deve ser acionado para que o evento seja investigado e as medidas de prevenção adotadas (Teixeira *et al.*, 1998). Além disso, unidades de saúde são utilizadas como **sentinelas**, a exemplo de hospitais especializados em doenças infecciosas e parasitárias, serviços de atendimento a pacientes com Diarreia Infantil Aguda, dentre outros.

Processamento, análise e interpretação dos dados

Os dados coletados pela vigilância epidemiológica devem ser consolidados sistematicamente (segundo características de pessoa, tempo e lugar), com periodicidade definida de acordo com a apresentação epidemiológica de cada doença e agravo e com a disponibilidade de instrumentos de controle.

A análise dos dados pode ser realizada apenas mediante cálculo de medidas de frequência de doença, medidas de associação e representação gráfica da sua distribuição, ou também empregando métodos de análise estatística. A interpretação envolve um processo de comparação destes e de outros dados disponíveis, de modo que as conclusões resultantes permitam o estabelecimento de tendências à identificação de fatores associados e o reconhecimento de pontos mais vulneráveis para aplicação das medidas de controle. Estes procedimentos devem ser realizados em todos os níveis do sistema, pois a informação deve ser utilizada no local onde é gerada para desencadear as medidas pertinentes a cada agravo e subsidiar o planejamento das unidades de saúde locais, regionais e estaduais. Quanto mais oportuna forem as análises, mais eficiente será o sistema de vigilância epidemiológica.

Tomada de decisão/ação

A análise e intepretação dos dados fundamentam a tomada de decisões com vistas à aplicação das medidas de prevenção e controle mais adequadas à situação. Assim, na medida em que esta etapa é realizada no nível mais próximo da ocorrência dos problemas de saúde, mais oportuna e eficazes serão as ações adotadas.

Avaliação

A eficiência do sistema de vigilância epidemiológica é garantida quando seu funcionamento é aferido regularmente, de modo que possibilite correções oportunas. Os resultados obtidos com as ações desenvolvidas devem ser quantificados para verificar se os recursos investidos estão obtendo o impacto esperado.

A relevância de um problema de saúde pública é expressa pelos indicadores de morbidade, mortalidade, incapacidade e custos atribuídos, dentre outros. Nesse sentido, o reconhecimento de que a vigilância epidemiológica está cumprindo o seu maior propósito está relacionado com a capacidade demonstrada em detectar com precisão, a cada momento, a situação epidemiológica dos problemas de saúde sob vigilância e se está se alcançando impacto em decorrência das ações de controle executadas.

Assim, também é imprescindível que avaliações periódicas sejam realizadas em todos os níveis do sistema, quando os seguintes aspectos devem ser observados: (1) atualidade da lista de doenças e agravos mantidos no sistema; (2) pertinência das normas e instrumentos utilizados; (3) cobertura da rede de notificação e participação das fontes que a integram; (4) funcionamento do fluxo de informações; (5) abrangência dos tipos de dados e das bases informacionais utilizadas; (6) organização da documentação coletada e produzida; (7) investigações realizadas e sua qualidade; (8) informes analíticos produzidos, em quantidade e qualidade; (9) retroalimentação do sistema, quanto a iniciativas e instrumentos empregados; (10) composição e qualificação da equipe técnica responsável; (11) interação com as instâncias responsáveis pelas ações de controle; (12) interação com a comunidade científica e centros de referência; (13) condições administrativas de gestão do sistema; e (14) custos de operação e manutenção. Medidas quantitativas do sistema devem ser aferidas, tais como sensibilidade, especificidade, representatividade e oportunidade, bem como as qualitativas, representadas pela simplicidade, flexibilidade e aceitabilidade (CDC, 1989).

A capacidade do sistema de VE para detectar "casos" e para excluir "não casos" é indicada, respectivamente, pela sensibilidade e pela especificidade. A representatividade diz respeito à capacidade de o sistema identificar todos os subgrupos da população onde ocorrem os casos; já a oportunidade refere-se à agilidade do fluxo da informação. A simplicidade deve ser considerada como um princípio orientador dos sistemas de vigilância, tendo em vista facilitar a operacionalização e reduzir os custos. A flexibilidade se traduz pela capacidade de adaptação do sistema a novas situações epidemiológicas ou operacionais (inserção de outras doenças, atuação em casos emergenciais, implantação de normas atualizadas, incorporação de novos fatores de risco etc.), com pequeno custo adicional. A aceitabilidade se refere à disposição de indivíduos, profissionais ou organizações de participarem e utilizarem o sistema. Em geral, a aceitação está vinculada à importância do problema e à interação do sistema com os órgãos de saúde e a sociedade em geral (participação das fontes notificantes e retroalimentação).

Salienta-se que, enquanto o monitoramento constitui processo analítico contínuo, a avaliação é uma atividade pontual, embora deva ser periódica e deva ser institucionalizada em todos os serviços de saúde. A avaliação focaliza o impacto das mudanças pretendidas para julgar se objetivos e metas foram alcançados.

Retroalimentação do sistema

Um dos aspectos que não deve ser descuidado pelo SNVE é o compromisso de responder aos informantes do sistema, de forma adequada e oportuna. Basicamente, essa resposta – ou retroalimentação – consiste no retorno regular de informações às fontes produtoras, demonstrando a sua contribuição no processo. O conteúdo da informação fornecida pode variar desde a simples consolidação dos dados até análises epidemiológicas complexas correlacionadas com o impacto das ações de controle. A credibilidade do sistema depende de que os profissionais de saúde e as lideranças comunitárias se sintam participantes e contribuintes.

A retroalimentação do sistema materializa-se também na disseminação periódica de informes epidemiológicos sobre a situação local, regional, estadual, macrorregional ou nacional. Essa função deve ser estimulada em cada nível de gestão, valendo-se de meios e canais apropriados. A organização de boletins que contenham informações jornalísticas, destinados a dirigentes com poder de decisão, pode auxiliar na obtenção de apoio institucional e material para investigação e controle de eventos sanitários. Além de motivar os notificantes, a retroalimentação do sistema propicia a coleta de subsídios para reformular normas e ações nos seus diversos níveis, assegurando continuidade e aperfeiçoamento do processo.

Normatização

Outra importante função da vigilância epidemiológica é a normatização de procedimentos técnicos embasados nos conhecimentos científicos vigentes. Estas normas devem ser elaboradas por profissionais de notório saber, voltados para prevenção e controle dos problemas de saúde incluídos no sistema. Em geral, as normas para a VE são sistematizadas em manuais e atualizadas periodicamente de modo a incorporar avanços técnico-científicos, considerando ainda mudanças nos padrões epidemiológicos de cada doença.

Monitoramento de doenças e agravos não transmissíveis (DANT)

O monitoramento das doenças e agravos não transmissíveis (DANT) tem como objetivo reduzir a incidência e a prevalência destes problemas de saúde, retardar o aparecimento de complicações e incapacidades delas advindas, reduzir a gravidade e prolongar a vida com qualidade (Doll, 1985). Uma importante estratégia para a prevenção das DANT se baseia na mudança da sociedade no que se refere ao sentimento de inevitabilidade de sua ocorrência. Assim, é fundamental a utilização de técnicas pedagógicas de educação em saúde capazes de persuadir a população sobre o fato de que o perfil epidemiológico dessas enfermidades pode ser modificado por intervenções de promoção da saúde, de caráter multissetorial. Contudo, também são necessárias intervenções no campo regulatório e de políticas públicas, além daquelas relativas à educação e mobilização comunitária para a adoção de hábitos saudáveis, tais como promulgação de leis restritivas ao consumo de álcool e tabaco e ações que promovam a prática de exercícios físicos.

A redução dos fatores de risco que sabidamente estão associados à incidência e prevalência das DANT é essencial não só para baixar os níveis desses indicadores, como também as incapacidades decorrentes desse grupo de enfermidades (Silva-Júnior *et al.*, 2003). Entende-se que não é suficiente ter longa vida, é preciso ter qualidade de vida e, para tal, faz-se necessário gozar de saúde e bem-estar (Verbrugge, 1989).

As abordagens metodológicas para estruturar as ações de monitoramento de doenças e agravos não transmissíveis estão centradas no acompanhamento da evolução das curvas de tendência da morbidade e mortalidade, assim como da prevalência da exposição da população aos seus principais fatores de risco. Para monitorar a ocorrência das DANT é imprescindível que se disponha de dados confiáveis e acessíveis, além de capacidade para se proceder às análises epidemiológicas de forma sistemática. É essencial a escolha de um conjunto de indicadores que possa captar a conjuntura epidemiológica da doença ou agravo, de modo a permitir avaliar a sua tendência ou de seus fatores de risco, considerando características de tempo, lugar e população atingida. Os resultados das análises deverão ser úteis para subsidiar o processo de decisão no que se refere ao planejamento e estabelecimento de prioridades e metas das ações a serem implementadas tanto pelo setor saúde como por outros setores.

Na medida em que não é necessário o conhecimento de todos os casos para o planejamento e a execução de intervenções coletivas ou individuais voltadas para a prevenção das DANT, seu monitoramento não está condicionado a sistemas de notificação compulsória, sendo os dados necessários para a construção dos indicadores obtidos em alguns dos sistemas nacionais de informações em saúde. O Sistema de Informação Ambulatorial do SUS (SIA-SUS) e o Sistema de Informações Hospitalares do SUS (SIH-SUS), mesmo não sendo universais, visto não registrarem os atendimentos da rede privada não conveniada ao SUS, têm cobertura abrangente. Ademais, informa sobre vários tipos de procedimentos que, praticamente, só são realizados no SUS, como transplantes de órgãos e terapias renais substitutivas.

No SIH-SUS é possível obter um conjunto de variáveis, como causa da internação, dias de permanência e evolução da doença, entre outras, muito importantes para a construção de indicadores úteis ao monitoramento das DANT. Todas as internações são codificadas segundo a Classificação Internacional de Doenças (CID), contando ainda com a possibilidade de registro de duas causas: a principal (doença que motivou a internação) e a secundária (doença que tenha contribuído para a causa principal da internação). Esse sistema disponibiliza também os valores pagos pelo SUS por essas internações, informação relevante para estudos sobre custos produzidos para o sistema. Todas estas informações podem ser desagregadas até o nível municipal, estando disponível, da mesma maneira que os outros sistemas de informação, para acesso por internet, no local eletrônico do Ministério da Saúde (ver Capítulo 9). Outro sistema de referência para obtenção de dados de morbidade é oferecido pelos Registros de Câncer, divulgados periodicamente pelo Instituto Nacional do Câncer/Ministério da Saúde, o que possibilita a realização de estimativas de morbidade para diversos tipos dessas patologias.

Com os dados originários desses sistemas citados, é possível a construção de vários indicadores adequados para o monitoramento de morbidade, como, por exemplo, taxas de internação por doenças específicas (cardiovasculares, diabetes, doenças cerebrovasculares, doença pulmonar obstrutiva crônica etc.); taxas de internação por determinados procedimentos, como a amputação de membros inferiores, que permite avaliar indiretamente a situação da atenção ao diabetes; e as incidências estimadas para câncer.

O Sistema de Informação de Mortalidade (SIM) viabiliza conhecer, ao longo do tempo, o comportamento e as tendências da mortalidade por DANT, mediante cálculo das taxas de mortalidade brutas ou padronizadas para cada doença ou grupo de doenças, mortalidade proporcional segundo o grupo de causas ou causa específica, dentre outros indicadores que podem ser construídos para vários tipos de desagregação, a depender do objetivo do monitoramento.

O Ministério da Saúde vem utilizando a combinação de inquéritos de prevalência de fatores de risco para as doenças crônicas não transmissíveis (DCNT) de base populacional (Brasil, 2004), com um sistema baseado em inquéritos telefônicos, o VIGITEL, implantado em 2006. Esse sistema permite o monitoramento de fatores de risco como o tabagismo, o sedentarismo, o abuso de álcool, a alimentação inadequada, entre outros.

O setor saúde, nos seus três níveis de gestão, fomenta o desenvolvimento de pesquisas para identificar e monitorar a situação epidemiológica, as necessidades no campo da assistência médica e da reabilitação bem como os fatores de risco, e as condições e estilo de vida que influenciam tanto a incidência destas doenças e agravos como a sua evolução e prognóstico. No caso específico dos acidentes de trânsito, vem financiando e estimulando estados, municípios e instituições de pesquisa a desenvolverem estratégias para redução destas ocorrências, em articulação com outros setores governamentais e não governamentais.

Novo regulamento sanitário internacional

A Assembleia Mundial de Saúde de 2005 aprovou o novo Regulamento Sanitário Internacional (RSI/2005), que modificou, fundamentalmente, a estratégia anterior para notificação internacional de problemas de saúde que, até então, era restrita a três doenças específicas – febre amarela, peste e cólera. Tendo em vista os novos contextos epidemiológicos e o intenso tráfico internacional do mundo globalizado, que propicia circulação rápida e intensa de patógenos biológicos e não biológicos, com potencial de colocar sob risco a saúde das populações dos países, foi proposta notificação mais precoce de diversas entidades clínicas suspeitas. Assim, em substituição à lista anterior de doenças, estabeleceu-se a notificação das denominadas "Emergências de Saúde Pública de Importância Internacional", definidas como eventos extraordinários determinados por:

- constituir risco de saúde pública para outro país por meio da propagação internacional de doenças
- requerer, potencialmente, resposta internacional coordenada (OPAS, 1968; WHO, 2005; Fidler, Gostin, 2006).

Elaborou-se um "algoritmo de decisão", incluído como um dos anexos do RSI/2005, com o propósito de facilitar a operacionalização da noção de emergência de interesse internacional

(WHO, 2005). Neste código, "evento" é definido como "a manifestação de uma doença ou uma ocorrência que cria um potencial para uma doença", o que significa que esta concepção é bastante ampla na medida em que, além de doenças manifestas, fatores de risco também são considerados.

Os países membros da OMS foram instados e assumiram o compromisso de implantar este novo regulamento até 2009. O Brasil já adotou providências para cumprir este pacto, dando início a um processo de avaliação das capacidades do seu SNVE e se estruturando para atender às premissas e modificações previstas neste código.

Avanços da vigilância epidemiológica no brasil

A organização dos sistemas nacionais de vigilância epidemiológica exige definição clara de competências para cada um dos níveis do sistema de saúde (municipal, estadual e federal), com graus de especificidade variáveis. Atualmente, as ações executivas, por força da Lei 8.080/1990 (Brasil, 1990), são inerentes ao nível municipal, cabendo aos níveis nacional e estadual coordenar as ações e executá-las quando têm caráter estratégico e de longo alcance, ou quando o(s) problema(s) ultrapassa(m) a capacidade técnica e/ou administrativa dos municípios. Para dotar os municípios de recursos financeiros para execução dessas responsabilidades foi estabelecida a modalidade de repasse fundo a fundo, regulamentado por meio do Teto Financeiro de Epidemiologia e Controle de Doenças (TFECD) (Brasil, 1999). Um intenso processo para reorganização dos sistemas locais de vigilância epidemiológica foi desencadeado com mudanças significativas, tanto na abrangência geográfica da coleta e processamento dos dados, como no desencadeamento das ações de controle de doenças, possibilitando progressos que ultrapassam as atribuições mínimas previstas e pactuadas para o nível local, resultando em benefícios adicionais ao sistema de saúde local (Silva-Júnior, 2004; Teixeira, Costa, 2008).

Em alguns municípios, já se observam análises mais consistentes dos problemas de saúde no nível local, com desagregação espacial de dados e informações no seu território, estratégia que facilita a aproximação da epidemiologia com o planejamento e gestão. Essas análises, quando consideram as condições de vida dos grupos sociais inseridos em cada espaço geográfico, facilitam a identificação das desigualdades sociais em saúde e dos seus determinantes.

As iniciativas adotadas vêm aprimorando o SNVS e ampliando seu escopo e articulação com a vigilância ambiental, a saúde do trabalhador e a vigilância sanitária. Ao lado disso, este sistema vem se modernizando e incorporando novas tecnologias direcionadas à detecção, cada vez mais ágil, dos eventos epidemiológicos emergenciais que afetam a saúde da população, destacando-se a criação da rede de Centros de Informações Estratégicas e Respostas em Vigilância em Saúde, que atendem a estes interesses nacionais, como também às exigências do RSI/2005, no que se refere à capacidade de responder de forma adequada e com rapidez às "Emergências de Saúde Pública de Importância Internacional" (Carmo *et al.*, 2008).

Centros de informações estratégicas e respostas em vigilância em saúde

Em março de 2006, foi inaugurado na Secretaria de Vigilância em Saúde (SVS/MS) o primeiro Centro de Informações Estratégicas e Respostas em Vigilância em Saúde (CIEVS), e, gradativamente, estruturas semelhantes vêm sendo implantadas nas Secretarias Estaduais de Saúde e em alguns municípios, constituindo a Rede Nacional de Alerta e Respostas às Emergências em Saúde Pública (Rede CIEVS). Esta rede dispõe de equipes treinadas em investigação epidemiológica de casos e epidemias, com vistas ao desencadeamento de ações imediatas de controle de problemas inusitados de saúde de interesse nacional e internacional (Carmo *et al.*, 2008). Ademais, esta rede é fundamental para fortalecer a capacidade do país para proceder ao desafio de detecção precoce e diagnóstico das doenças emergentes e reemergentes.

Estas estruturas técnico-operacionais compõem o SNVE e têm como atribuição gerenciar e coordenar as ações desenvolvidas nestas situações, além de detectar as emergências, sendo consideradas fundamentais para enfrentamento de epidemias e para dar respostas às emergências de Saúde Pública de Interesse Internacional, conforme definido no novo Regulamento Sanitário Internacional (WHO, 2005). Paralelamente aos trabalhos de rotina da rede de serviços de vigilância epidemiológica, a Rede CIEVS elabora Planos de Contingência para enfrentamento de possíveis ocorrências extraordinárias de caráter nacional ou internacional, a exemplo da gripe aviária, SARS, dengue, febre amarela e *influenza* (Carmo *et al.*, 2008).

As equipes do CIEVS recebem notificações geradas na rede de serviços de saúde do SUS, por meio de *e-mails* institucionais, telefone de acesso gratuito, ou diretamente na *web* (página do

Boxe 59.1 Resposta do Brasil à Influenza A (H1N1)

Logo após a Organização Mundial da Saúde (OMS) notificar aos países membros, em 24 de abril de 2009, a ocorrência de casos humanos de Influenza, inicialmente denominada de gripe suína, que, desde 18 de março, vinha atingindo o México e os Estados Unidos da América (EUA), o Governo Brasileiro instituiu o Gabinete Permanente de Emergência em Saúde Pública (GPESP) que passou a ser responsável pelo monitoramento e adoção das medidas necessárias ao controle da emergência no país. Essa equipe se instalou no Centro de Informações Estratégicas e Respostas em Vigilância em Saúde (CIEVS) e, junto com os profissionais que atuam nesse Centro, passou a realizar reuniões diárias com poderes para adotar as providências requeridas. Todos os dias, informações foram sendo repassadas para a sociedade, de forma clara, simples e didática, incluindo a evolução clínica e epidemiológica dos casos suspeitos e confirmados, as recomendações indicadas para proteção da população e as medidas que estavam sendo adotadas pelo país, dentre as quais os cuidados para evitar contato direto com casos suspeitos, prováveis ou confirmados, evitar aglomerações em áreas/países com transmissão da doença bem como a lavagem das mãos várias vezes ao dia, não utilizar medicamentos sem orientação médica, dentre outras. Também foram divulgados telefones de contatos com a vigilância epidemiológica, nacional, estadual e local, e os *sites*, onde as informações estavam disponíveis (nacionais e internacionais). Alerta nacional foi dado e feita a inclusão das Secretarias Estaduais de Saúde das Unidades federadas que possuem porto ou aeroporto internacionais na rede de vigilância ativa da doença. Equipes de triagem foram imediatamente implantadas em todos os aeroportos e portos internacionais, com orientação para os viajantes procedentes das áreas afetadas e isolamento dos que apresentavam sintomatologia compatível com influenza provocada pelo H1N1 2009.

http://dtr2001.saude.gov.br/ascom/svs_informa/index_esp_influenza.html

Boxe 59.2 Cromobacteriose em Ilhéus, Bahia: investigação epidemiológica clínica e laboratorial

Em 21/04/2004 um grupo de 60 indivíduos, predominantemente adolescentes residentes em Ilhéus, realizou um passeio a um local onde existia um pequeno lago localizado às margens da rodovia que ligava essa cidade ao Distrito de Olivença. Alguns dias após o passeio três pessoas do grupo passaram a apresentar quadro septicêmico grave, com ocorrência de um óbito. **Investigação epidemiológica**: procedeu-se a entrevista com os responsáveis pelos pacientes, para identificar aspectos semelhantes no que diz respeito ao quadro clínico, fontes comuns de exposições e fatores predisponentes. Foram levantadas as suspeitas clínicas, resultados de exames laboratoriais e da necropsia de um dos casos, dados que permitiram elaborar a definição de caso como "todo aquele participante do passeio ao local que apresentasse febre acompanhada de dor abdominal e/ou desconforto respiratório". Coletaram-se amostras sanguíneas dos indivíduos que atenderam a esta definição para realização de exames sorológicos. Ocorreu um segundo óbito, do qual foram examinados fragmentos de vísceras (anatomopatológico) e secreção purulenta (bacteriológico). Do meio ambiente, foram coletadas amostras de água (lago e cisterna que abastecia a casa do local) e solo (margem do lago e vizinhança da residência dos casos) para exames bacteriológicos.

Resultados: a investigação revelou que **3 dias** após o passeio, um menor de 12 anos apresentou quadro de septicemia (otalgia, otorreia, dor de garganta e dor abdominal intensa, leucopenia, infiltrado pulmonar), com piora do quadro apesar do uso de antibióticos, evoluindo para óbito em 28/04. Nesse mesmo dia, seus outros dois irmãos surgiram com quadro de infecção generalizada, sendo que um veio a falecer e o outro sobreviveu, após tratamento com antibióticos específicos. Deste segundo óbito, tanto o laudo de necropsia como o exame anatomopatológico evidenciaram múltiplos focos de abscessos em pulmão, fígado e baço, e da secreção pulmonar foi isolada *Chromobacterium violaceum* e *Klebsiella pneumoniae*. A primeira também foi identificada no meio ambiente em quatro amostras de água do lago e em seis do solo das suas margens. Nos demais locais de coleta não foi isolada essa bactéria. **Conclusão:** observe-se que o processo de investigação teve início sem uma hipótese etiológica clara para o evento. Várias suspeitas clínicas foram levantadas, desde leptospirose, intoxicação por agrotóxico, infecção por bactéria Gram-negativa. O isolamento de *Chromobacterium violaceum* no meio ambiente e na secreção de um dos casos levou à forte suspeita de ser esta bactéria o possível agente etiológico envolvido no episódio. A *Klebsiella pneumoniae* identificada possivelmente deve-se a infecção hospitalar, uma vez que esta bactéria é um dos patógenos mais frequentemente encontrado em pacientes com infecção respiratória nosocomial. Desse modo, foi possível concluir que as evidências eram suficientes para classificar todos os três casos como cromobacteriose humana, sendo um deles confirmado por critério laboratorial e os outros dois pelo vínculo epidemiológico. A infecção por *Chromobacterium violaceum* é um evento raro (inusitado), apesar de este microrganismo estar presente no solo e água de áreas tropicais e subtropicais, nas quais grande parte do território brasileiro está inserido. Possivelmente os adolescentes se contaminaram por meio do contato direto com a água estagnada do lago. Como medida de precaução ao surgimento de novos casos, o local foi interditado até a finalização do estudo de impacto ambiental para identificação de pontos de risco. Ademais, como os óbitos por estas infecções podem ser evitados se os casos forem precocemente identificados e conveniente e oportunamente tratados, os resultados da investigação foram divulgados para os serviços de saúde da região bem como para que a população passasse a evitar contato com as águas paradas.

Fonte: Dias JP, Silvany C, Saraiva MM, Ruf HR, Guzmán, JD. Cromobacteriose em Ilhéus, Bahia: investigação epidemiológica, clínica e laboratorial. *Revista da Sociedade Brasileira de Medicina Tropical* 38(6):503-506, 2005.

MS/SVS). Fontes não oficiais também são acessadas e são analisadas informações publicadas nos principais meios de comunicação, Promed, *sites* de organismos de saúde nacionais e internacionais, notificações oriundas da população (rumores), dentre outras. Desde a implantação dos CIEVS, mais de quinhentos eventos considerados Emergências de Saúde Pública de importância nacional foram investigados e medidas cautelares e/ou antecipatórias de vigilância e controle foram adotadas (Carmo *et al.*, 2008). Vale salientar que a criação da Rede CIEVS foi fundamental para dotar o Brasil de estrutura robusta para atender às necessidades de contenção da atual pandemia de *influenza*.

Estrutura atual do sistema de vigilância e monitoramento do Brasil

Compõe o Sistema Nacional de Vigilância Epidemiológica (SNVE) um conjunto articulado de instituições em três níveis – municipal, estadual e nacional – tendo o município como instância privilegiada. Os mecanismos de repasses financeiros estão baseados em critérios epidemiológicos; valores diferenciados, de acordo com a extensão territorial do município; e acréscimo de um valor fixo *per capita* para os municípios que assumissem a gestão plena das ações de vigilância e controle de doenças. Foram definidos os requisitos e atividades mínimas de responsabilidade das três esferas de governo, o teto de recursos financeiros, bem como a transferência de recursos humanos dos níveis federal e estadual para o municipal.

À semelhança da área de assistência, também para a Vigilância Epidemiológica a certificação dos diferentes níveis de gestão passou a ter como eixo técnico a Programação Pactuada Integrada para esta área, cujas propostas são negociadas nas Comissões bi e tripartite. Portanto, este processo contribuiu não só para definir melhor os papéis de cada esfera de gestão do SUS e criar mecanismos mais estáveis para o seu financiamento, como também para tornar mais equânime a transferência de recursos financeiros entre os estados (Silva-Júnior, 2004).

Recente avaliação normativa do Sistema Nacional de Vigilância Epidemiológica envolvendo todas as Secretarias Estaduais de Saúde, 79 municípios e o Nível Central deste sistema [Secretaria de Vigilância em Saúde do Ministério da Saúde (SVS/MS)] constatou que, de modo geral, as normas dos procedimentos técnicos das doenças de notificação compulsória estão bem estabelecidas e são utilizadas rotineiramente pelas equipes técnicas do nível local. Na autoavaliação dos técnicos da vigilância, a capacidade para detectar, avaliar e notificar é maior do que a de investigar, intervir e comunicar, tanto nos municípios quanto nos estados, indicando a necessidade de se investir no fortalecimento destas ações. Evidentemente que a vigilância epidemiológica no Brasil ainda apresenta uma série de insuficiências decorrentes de dificuldades políticas, administrativo-financeiras e de deficiências qualitativas e quantitativas de recursos humanos.

Boxe 59.3 Intoxicação por metanol no Estado da Bahia

Dois óbitos consecutivos com sinais e sintomas neurológicos semelhantes em 18/02/1999 no hospital de Nova Canaã/Ba foi o sinal de alerta que desencadeou uma investigação epidemiológica para esclarecimento destes eventos, que teve dengue com complicação neurológica como suspeita inicial. **Investigação epidemiológica:** entrevistas foram realizadas buscando identificar, dentre outros dados, a existência de vínculo entre as vítimas. Novos óbitos sem etiologia esclarecida passaram a ocorrer em cidades vizinhas. Tratava-se de etilistas crônicos que consumiam aguardente de fornecedores de cidades da região que tinham como polo produtor apenas três alambiques clandestinos. Os indivíduos apresentavam distúrbios gastrintestinais, visuais e sinais neurológicos. A partir dessas informações, suspeitou-se de intoxicação por metanol, definindo-se como caso suspeito "indivíduos hospitalizados e/ou que foram a óbito que referiram uso de bebida alcoólica nas últimas 24 h e que apresentavam dor abdominal, vômitos, cefaleia, distúrbios visuais, sede intensa, convulsão e coma" e como caso confirmado aquele que apresentasse "manifestações clínicas e história epidemiológica compatíveis com intoxicação por metanol e/ou dosagem de metanol no sangue e/ou urina em valores superiores a 0,01 g/ℓ". Concomitantemente, procedeu-se à apreensão cautelar de todo aguardente comercializado informalmente, e amostras deste líquido foram enviadas para análise do teor de álcool metílico.

Resultados: De cerca de 300 pessoas atendidas nas Unidades de Saúde dos municípios com casos suspeitos desta intoxicação, 71 casos foram confirmados e 35 foram a óbito (letalidade de 49,3%), com predominância do sexo masculino, contudo entre as mulheres encontraram-se as idades extremas (8 e 87 anos) e letalidade mais elevada (77,8%). A dosagem de metanolemia revelou níveis superiores a 0,01 g/ℓ, sendo 4,56 g/ℓ o maior valor. A metanolúria de 12 pacientes evidenciou em 3 deles valores de 0,01 e 1,00 g/ℓ. Em um dos óbitos foi identificado 2,30 g/l de metanol no suco gástrico. Os exames anatomopatológicos de vísceras apresentaram diagnóstico de metamorfose gorda, congestão e hemorragia do fígado, fibrose focal do miocárdio, hemorragia pulmonar recente, edema encefálico e congestão polivisceral. Das 132 amostras de aguardente processadas para identificação e dosagem de metanol, 29 apresentaram valores superiores ao máximo permitido no Brasil (0,14% p/p). Em uma amostra procedente de Iguaí, detectaram-se 42,97% (p/p), valor 307 vezes superior ao máximo permitido. **Conclusão:** o processo de investigação teve início com hipótese equivocada, contudo tanto as evidências clínicas como epidemiológicas apontaram a possibilidade de intoxicação por metanol, que passou a ser imediatamente investigada e confirmada. Após a conclusão da investigação, os resultados foram divulgados para os serviços de saúde bem como para a população, de modo a que evitassem o consumo de aguardente produzido de forma artesanal. Além disso, logo em seguida foi fundada uma associação de produtores de aguardente na região, para garantir a qualidade do produto em conformidade com as normas preconizadas pelo Ministério da Agricultura.

Fonte: Dias JP. Intoxicação por Metanol no Estado da Bahia. *Anais do Congresso Brasileiro de Toxicologia Internacional* 11 (p. 99). Guarujá-SP: Brasiltox, 1999.

Contudo, reconhece-se que a atual política de descentralização do SUS está possibilitando a reorganização dos sistemas locais de saúde, bem como aporte de recursos necessários à execução de suas atividades, apontando para o fortalecimento do monitoramento de problemas de saúde bem como do desencadeamento de ações de prevenção e controle.

Doenças e agravos de notificação imediata

Caso suspeito ou confirmado de

Botulismo
Carbúnculo ou antraz
Cólera
Febre Amarela
Febre do Nilo Ocidental
Hantavirose
Influenza humana por novo subtipo (pandêmico)
Peste
Poliomielite
Raiva humana
Sarampo, em indivíduo com história de viagem ao exterior nos últimos 30 (trinta) dias ou de contato, no mesmo período, com alguém que viajou ao exterior
Síndrome febril íctero-hemorrágica aguda
Síndrome respiratória aguda grave
Varíola
Tularemia

Caso confirmado de tétano neonatal

Surto ou agregação de casos ou de óbitos por

Agravos inusitados
Difteria
Doença de Chagas aguda
Doença meningocócica
Influenza humana

Epizootias e/ou morte de animais que podem preceder a ocorrência de doenças em humanos

Epizootias em primatas não humanos
Outras epizootias de importância epidemiológica

Resultados laboratoriais que devem ser notificados de forma imediata pelos laboratórios de saúde pública dos estados (Lacen) e laboratórios de referência nacional ou regional

Resultado de amostra individual por

Botulismo
Carbúnculo ou antraz
Cólera

Febre amarela
Febre do Nilo Ocidental
Hantavirose
Influenza humana por novo subtipo (pandêmico)
Peste
Poliomielite
Raiva humana
Sarampo
Síndrome respiratória aguda grave
Varíola

Resultado de amostras procedentes de investigação de surtos

Agravos inusitados
Doença de Chagas aguda
Difteria
Doença meningocócica
Influenza humana

Comentários finais

Nos últimos anos, os serviços de saúde vêm sistematicamente reconhecendo o método epidemiológico como eixo orientador, especialmente quando se trata especificamente de atividades relativas a vigilância e monitoramento de eventos epidemiológicos. Como consequência, cada vez mais as informações em saúde e os conhecimentos produzidos pela epidemiologia vêm sendo utilizados para subsidiar a formulação de políticas públicas e programas de saúde. Especialmente para as atividades de monitoramento de doenças específicas, indiscutivelmente o uso dessa disciplina é muito abrangente. Sua contribuição tem sido fundamental, por permitir a identificação de problemas de saúde em populações e de seus fatores determinantes e assim orientar a definição de intervenções pertinentes, fundamentadas em firmes bases científicas. Além disso, auxilia sobremaneira na utilização racional dos recursos e na seleção adequada dos instrumentos e produtos de prevenção disponíveis com vistas à obtenção de maior impacto epidemiológico.

Apesar das insuficiências ainda existentes no campo da Vigilância Epidemiológica, tanto no que tange às doenças infecciosas (dengue, malária etc.) como para outros grupos de causas de morbidade e mortalidade (cardiovasculares, violências, neoplasias etc.), não se pode desconhecer que esta área vem aperfeiçoando suas práticas e estratégias *pari passu* com o desenvolvimento da Epidemiologia e de outras disciplinas afins, de modo que vitórias significativas para a Saúde Pública vêm sendo alcançadas. São exemplos a erradicação e controle de algumas doenças que se constituíam em graves problemas para a humanidade como a varíola, a poliomielite, o sarampo, o tétano, dentre outras.

Uma das dificuldades enfrentadas pelo setor saúde refere-se à baixa cobertura dos sistemas tradicionais de coleta de dados de doenças transmissíveis, que têm caráter passivo visto dependerem das notificações da demanda espontânea de pacientes aos serviços de saúde. Consequentemente, não se torna conhecida a ocorrência de várias dessas doenças quando se manifestam de forma leve e moderada, tais como diarreias, dengue e gripe, não exigindo atenção médica. Mesmo em situações epidêmicas, quando em geral o quantitativo de casos da doença é elevado, só chegam ao conhecimento dos serviços de saúde (unidades notificantes) aqueles mais graves, o que subestima sobremaneira a verdadeira magnitude de ocorrência do evento. Estes fatos tornam evidente a necessidade de se desenvolverem modelos de vigilância ativa com vistas à emissão de sinal de alerta para os serviços de saúde.

Perspectiva alvissareira no sentido de superar este problema é a utilização da poderosa ferramenta de comunicação representada pela internet. Mediante *websites* interativos, criados especialmente para coletar e analisar em "tempo real" informações referentes a determinadas doenças, será possível realizar inquéritos *on line* que possibilitarão a implantação de vigilância epidemiológica "sentinela" de base comunitária, facilitando a identificação de situações que exijam prontas intervenções. Embora esteja claro que não será arrestada a universalidade dos casos, na medida em que isto dependerá da cobertura de acesso à internet e adesão de cada população aos protocolos, estes *sites* apresentam a vantagem de poder capturar mais precocemente um quantitativo de casos maior que o da vigilância clássica, tornando-se suficientemente sensível para identificar em tempo real áreas produtoras e difusoras (epicentro) de infecções, informações que no mais das vezes são cruciais para orientar as decisões quanto ao momento, área e estratégias que devem ser adotadas para contenção de um processo epidêmico.

Diante das expectativas futuras acerca dessas possibilidades de interação entre as recentes tecnologias de informação, aliadas aos avanços científicos das distintas disciplinas da área médica, que a cada instante colocam no mercado novos produtos (fármacos, vacinas, técnicas diagnósticas etc.), os serviços de saúde necessitam dispor de quadros técnicos atualizados no campo da Epidemiologia para que possam se apropriar e utilizar tais produtos com competência e discernimento na busca de eficiência e efetividade.

Referências bibliográficas

Brasil (1975). Lei Federal n.º 6.259, de 30 de outubro de 1975. Dispõe sobre a organização das ações de Vigilância Epidemiológica, sobre o Programa Nacional de Imunizações, estabelece normas relativas à notificação compulsória de doenças, e dá outras providências. Recuperado em 25 de junho de 2009 de http://portal.saude.gov.br/portal/arquivos/pdf/lei6259.pdf.

Brasil (1976). Decreto nº 78.231 de 12 de agosto de 1976. Regulamenta a Lei n.º 6.259, de 30 e outubro de 1975, que dispõe sobre a organização das ações de Vigilância Epidemiológica, sobre o Programa Nacional de Imunizações, estabelece normas relativas à notificação compulsória de doenças, e dá outras providências. Recuperado em 15 de abril de 2009 de http://www.aids.gov.br/c-geral/lc0303.htm.

Brasil. Ministério da Saúde (1993). Objetivos, estrutura e atribuições do Centro Nacional de Epidemiologia. *Anais do Seminário Nacional de Vigilância Epidemiológica* (pp. 71-91). Brasília-DF: Fundação Nacional de Saúde.

Brasil (1999). Portaria n.º 1.399, de 15 de dezembro de 1999. Brasília-DF: Ministério da Saúde. Recuperado em 25 de junho de 2009 de http://www.funasa.gov.br/web%20funasa/legis/legis00.htm.

Brasil (1990). Saúde. Lei n.º 8.080 de 19 de setembro de 1990: dispõe sobre as condições para promoção, proteção e recuperação da saúde, a organização e o funcionamento dos serviços correspondentes e dá outras providências. Brasília-DF: Ministério da Saúde. Recuperado em 30 de abril de 2009 de http://www6.senado.gov.br/legislacao/listapublicacoes.action?id=134238.

Brasil (2004). Portaria nº 2.529/GM. Institui o Subsistema Nacional de Vigilância Epidemiológica em Âmbito Hospitalar, define competências para os estabelecimentos hospitalares, a União, os estados, o Distrito Federal e os municípios, cria a Rede Nacional de Hospitais de Referência para o referido Subsistema e define critérios para qualificação de estabelecimentos, 23 de novembro de 2004. Brasília-DF: Ministério da Saúde. Recuperado em 25 de junho de 2009 de http://www.saude.ba.gov.br/hgpv/portaria_n_2529-2004-svs.htm.

A relação das doenças de notificação obrigatória (suspeita ou confirmada) no Brasil, das doenças ou eventos de "notificação imediata" (informação rápida – ou seja, deve ser comunicada por *e-mail*, telefone, fax ou *web*), bem como de doenças e agravos selecionados para os quais são exigidos resultados de exames laboratoriais confirmatórios encontra-se no *site* http://portal.saude.gov.br/portal/saude/Gestor/area.cfm?id_area=962 (Brasil, 2011).

Brasil. Ministério da Saúde (2004). Inquérito domiciliar sobre comportamentos de risco e morbidade referida de doenças e agravos não transmissíveis: Brasil, 15 capitais e Distrito Federal, 2002-2003. Rio de Janeiro: INCA.

Carmo EH, Penna G, Oliveira WK. Emergências de saúde pública: conceito, caracterização, preparação e resposta. *Estudos Avançados* 22(64):19-32, 2008.

Centers for Diseases Control and Prevention (CDC). Diretrizes para avaliação de sistemas de vigilância. *MMWR* 37(Supl 5):1-18, 1988, maio.

Centers for Diseases Control and Prevention (CDC). Case Definitions for Public Health Surveillance. *MMWR* 39(RR-13):17, 1990.

Costa NR. *Lutas urbanas e controle sanitário: origens das políticas de Saúde no Brasil*. Petrópolis, RJ: Vozes, 1985.

Dias JP, Silvany C, Saraiva MM, Ruf HR, Guzmán JD. Cromobacteriose em Ilhéus, Bahia: investigação epidemiológica, clínica e laboratorial. *Revista da Sociedade Brasileira de Medicina Tropical* 38(6):503-506, 2005.

Dias JP. Intoxicação por Metanol no Estado da Bahia. *Anais do Congresso Brasileiro de Toxicologia Internacional* 11 (p. 99). Guarujá-SP: Brasiltox, 1999.

Dol R. Preventive medicine: the objectives. In: The value of preventive medicine. *Proceedings from the Ciba Foundations Symposium* (pp. 3-21). London: Pitman, 1985.

Fenner F, Henderson DA. *Smallpox and its Eradication*. Geneva: World Health Organization, 1988.

Fidler DP, Gostin LO. The new International Health Regulations: an historic development for international law and public health. *Journal of Law Medicine & Ethics* 34(1):85-94, 2006.

Fossaert DH, Lopis A, Tigre CH. Sistemas de vigilância epidemiológica. *Boletín de la Oficina Panamericana* 76:512-25, 1974.

Langmuir AD. The surveillance of communicable diseases of national importance. *New England Journal of Medicine* 268:182-92, 1963.

Langmuir AD. William Farr: founder of modern concepts of surveillance. *International Journal of Epidemiology* 5(1):13-18, 1976.

Last JM. *A Dictionary of Epidemiology*. 2nd ed. New York: Oxford University Press, 1995.

Organización Panamericana de la Salud. *Reglamento Sanitario Internacional. Publicación Científica* 157, 1968. Washington, DC.

Organización Panamericana de la Salud. *La Salud Pública en las Américas. Nuevos conceptos, análises del desempeño y bases para la actión. Publicación Científica y Técnica* 589, 2002. Washington, DC.

Paim JS, Teixeira MG. Reorganização do Sistema de Vigilância Epidemiológica na perspectiva do Sistema Único de Saúde. *Anais do Seminário Nacional de Vigilância Epidemiológica* (pp. 93-144). Brasilia-DF: Fundação Nacional de Saúde, 1993.

Rutstein DD, Berenberg W, Schalmers TC, Child CG, Fischman AP, Perrin ED. Measuring the quality of medical care: a clinical method. *New England Journal of Medicine* 294:582-588, 1976.

Rutstein DD, Mullan RJ, Frazier TM, Halperin WE, Melius JM, Sestito JP. Sentinel health events (occupational): a basis for physician recognition and public health surveillance. *American Journal of Public Health* 73(9):1054-1062, 1983.

Samaja J. Muestras y representatividad de vigilancia epidemiológica mediante sitios centinelas. *Cadernos de Saúde Pública* 12(3):309-319, 1996.

Silva-Júnior JB, Gomes FB, Cezário AC, Moura L. Doenças e agravos não transmissíveis: bases epidemiológicas. In: Rouquayrol MZ, Almeida Filho N. *Epidemiologia & Saúde* (pp. 289-312). Rio de Janeiro: Medsi, 2003.

Silva-Júnior JB. *Epidemiologia em Serviço: uma avaliação de desempenho do Sistema Nacional de Vigilância*. Tese de Doutorado, Faculdade de Ciências Médicas, Universidade Estadual de Campinas, Campinas, 2004.

Schlaud M, Schwartz FW. Sentinel practice networks – opportunities and limitations. *Journal of Epidemiology Community Health*, 52(suppl 1):1S, 1998.

Teixeira MG, Penna GO, Risi JB, Penna ML, Alvim MF *et al*. Seleção das Doenças de Notificação Compulsória: Critérios e Recomendações para as Três Esferas de Governo. *Informe Epidemiológico do SUS* 7(1):7-28. 1998.

Teixeira MG, Barreto ML, Costa MCN, Strina A, Marins Júnior D *et al*. Sentinel areas: a monitoring strategy in public health. *Cadernos de Saúde Pública* 18(5):1189-1195, 2002.

Teixeira MG, Costa MCN. Vigilância epidemiológica: políticas, sistemas e serviços. In: Giovanella L (org.). *Políticas e sistemas de saúde no Brasil*. Rio de Janeiro: Fiocruz, 2008.

Teutsch S.M. Considerations in planning a surveillance system. In: *Principles and Practice of Public Health Surveillance*. New York: Oxford University Press, 1994.

Verburgge LM. Recent, present and future health of American adults. *Annual Review Public Health* 10:333-361, 1989.

Waldman E. Vigilância epidemiológica como prática de saúde pública. Tese de Doutorado, Faculdade de Saúde Pública, Universidade de São Paulo, São Paulo, 1991.

World Health Organization. World Health Assembly. *Revision of the International Health Regulations* WHA 58.3, 2005. Recuperado em 10 de maio de 2009 de http://www.who.int.

World Health Organization. Essentials Public Health Functions: results of The International Delphi Study. *World Health Statistics* 51, 1998.

Anexo 59.1

Investigação epidemiológica de casos e epidemias

A investigação epidemiológica de casos e epidemias constitui-se em uma atividade obrigatória de todo sistema local de vigilância epidemiológica e tem que ser iniciada imediatamente após a notificação de caso(s) isolado(s) ou agregados de doença/agravo, sejam eles suspeitos, clinicamente declarados, ou mesmo contatos, para os quais, as autoridades sanitárias considerem necessário dispor de informações complementares.

Investigação epidemiológica é uma atividade de campo realizada a partir da notificação de casos (clinicamente declarados ou suspeitos) e seus contatos que têm como principais objetivos identificar fonte e modo de transmissão, grupos expostos a maior risco e fatores determinantes; confirmar o diagnóstico e determinar as principais características epidemiológicas, tendo como propósito final orientar medidas de controle para impedir a ocorrência de novos casos.

Embora a investigação epidemiológica de campo possa apresentar algumas características semelhantes às da pesquisa epidemiológica, cabe salientar que, com frequência, a primeira tem início sem hipótese clara. Geralmente requerem o uso de estudos descritivos para a formulação de hipóteses que, posteriormente, podem ser testadas por meio de estudos analíticos, na maior parte das vezes de caso-controle ou coorte retrospectiva.

Esta atividade da vigilância epidemiológica deve ser entendida como um desafio para a resolução de um problema de saúde individual ou coletivo.

De modo esquemático, uma investigação epidemiológica de campo consiste na seguinte sequência de procedimentos:

1) Consolidação e análise das informações já disponíveis.
2) Conclusões preliminares a partir dessas informações.
3) Apresentação das conclusões preliminares e formulação de hipóteses.
4) Identificação de informações específicas necessárias à comprovação da(s) hipótese(s).
5) Obtenção das informações necessárias para testar a(s) hipótese(s).
6) Retorno ao procedimento n.º 1, caso necessário.

Informações que devem ser imediatamente buscadas:

a) Confirmação do diagnóstico;
b) Características biológicas e sociais do(s) caso(s);
c) Fonte de infecção (a partir de que ou de quem foi contraída a doença);
d) Modo de transmissão (qual a via de transmissão da fonte de infecção ao(s) doente(s);
e) Abrangência da transmissão;
f) Identificação de novos casos/contatos/comunicantes;
g) Identificação de fatores de risco;
h) Determinação do período de transmissibilidade;
i) Adoção de medidas de controle.

O profissional responsável pela investigação deve estar atento para orientar seu trabalho na perspectiva de buscar respostas às questões acima referidas. Deve entender ainda que muitos passos desta atividade são realizados de modo simultâneo e que a ordem aqui apresentada deve-se apenas a razões didáticas.

Roteiro de investigação de casos

Os fundamentos básicos da investigação de campo são aplicados para o esclarecimento da ocorrência tanto de casos como de epidemias. Várias etapas são comuns a ambas as situações, sendo que para a segunda alguns procedimentos complementares são necessários. Para facilitar o trabalho dos profissionais, apresenta-se em primeiro lugar o roteiro de investigação de casos com as atividades que são comuns a qualquer investigação epidemiológica de campo, inclusive de epidemias. Posteriormente são descritas as etapas específicas para esta última situação.

Etapa 1 – Coleta de dados

Já se encontram disponíveis no SINAN formulários padronizados [Ficha de Investigação Epidemiológica (FIN)] para a maioria das doenças incluídas no sistema de vigilância epidemiológica.

Quando se tratar de evento inusitado, uma Ficha de Investigação especial deverá ser elaborada considerando-se as características clínicas e epidemiológicas da doença/agravo suspeito.

O preenchimento desta ficha deve ser muito cuidadoso, registrando-se, com o máximo de exatidão possível, as informações de todos os seus campos. O investigador poderá acrescentar novos itens que considere relevantes. O espaço para observações deve ser utilizado para anotar informações adicionais que possam ajudar no esclarecimento do evento.

Dados que se obtêm mediante entrevista com o paciente, os familiares, os médicos e outros informantes:

Identificação do paciente – nome, idade, sexo, estado civil, profissão, local de trabalho e de residência com ponto de referência;

Anamnese e exame físico – data de início dos primeiros sintomas, história da moléstia atual, antecedentes mórbidos, antecedentes vacinais, mudanças de hábitos alimentares nos dias que antecederam os sintomas e dados de exame físico;

Suspeita diagnóstica – na pendência de dados complementares para firmar o diagnóstico, devem ser formuladas as principais suspeitas a fim possibilitar a definição de medidas de controle preliminares e a solicitação de exames laboratoriais.

Meio ambiente – depende do tipo de doença investigada. Assim, se a suspeita é de doença de veiculação hídrica, são essenciais as informações sobre sistema de abastecimento e tratamento de água, destino de resíduos líquidos, sólidos e lixo, alagamentos, chuvas, em outros casos podem estar envolvidos insetos vetores, inseticidas e pesticidas etc.;

Exames laboratoriais – devem ser solicitados com vistas ao esclarecimento do diagnóstico do paciente e das fontes de contaminação, veículo de transmissão, pesquisa de vetores, conforme cada situação.

Embora os exames laboratoriais sejam um importante subsídio para a conclusão diagnóstica, em muitas ocasiões não se faz necessário aguardar os seus resultados para dar início às medidas de controle.

Etapa 2 – Busca de pistas

Essencial para obter subsídios que permitirão responder a várias das questões formuladas. Cabe ao investigador, considerando os dados já coletados nas etapas anteriores, estabelecer que outras informações são importantes para o esclarecimento do evento, sendo relevante para este raciocínio identificar:

- Fonte de infecção, a exemplo de água, alimentos, ambiente insalubre etc.
- Período de incubação do agente
- Modos de transmissão (respiratória, contato direto, sexual etc.)
- Faixa etária, sexo, raça e grupos sociais mais acometidos (características biológicas e sociais)
- Presença ou não de outros casos na localidade (abrangência da transmissão)
- Possibilidade da existência de vetores ligados à transmissão da doença
- Fatores de risco:
  - Época em que ocorre (estação do ano)
  - Ocupação do indivíduo
  - Situação de saneamento na área de ocorrência dos casos (fonte de suprimento de água, destino dos dejetos e do lixo etc.)
  - Outros aspectos relevantes das condições de vida na(s) área(s) de procedência dos casos (hábitos alimentares, aspectos socioeconômicos etc.)
  - Potenciais riscos ambientais (físicos, químicos, biológicos etc.).

Etapa 3 – Busca ativa de casos

Tem como propósito identificar casos adicionais (secundários ou não) ainda não notificados, ou aqueles oligossintomáticos que não buscaram atenção médica, e visa:

- tratamento adequado dos casos
- determinar a magnitude e a extensão da transmissão da doença
- ampliação do espectro das medidas de controle.

Para isso, deve-se buscar reconhecer e proceder à investigação de casos similares no espaço geográfico onde houver suspeita da existência de contatos e/ou fonte de contágio ativa. Esta busca pode ser restrita a um domicílio, rua ou bairro, ou ser realizada em todas as unidades de saúde ou, ainda, ultrapassar barreiras geográficas de municípios ou estados, conforme as correntes migratórias ou características dos veículos de transmissão.

Etapa 4 – Processamento e análises parciais dos dados

Na medida em que se for dispondo de novos dados/informações deve-se sempre proceder a análises parciais a fim de se definir o passo seguinte até que a investigação esteja concluída e as medidas de controle tenham se mostrado efetivas. Quanto mais oportuna e adequada para análise, maior será a efetividade desta atividade, pois orientará com mais precisão o processo de decisão-ação.

Etapa 5 – Encerramento de casos

As Fichas Epidemiológicas de cada caso devem ser analisadas visando definir qual critério (clínico-epidemiológico-laboratorial; clínico-laboratorial; clínico-epidemiológico) foi ou será empregado para o diagnóstico final considerando as **definições de caso**, que se encontram nos capítulos específicos dos manuais de vigilância epidemiológica.

Etapa 6 – Relatório final

Os dados da investigação deverão ser sumarizados em um relatório que inclua a descrição do evento (todas as etapas da investigação), destacando-se: causa da ocorrência e quais providências foram adotadas para sua correção; se as medidas de prevenção implementadas a curto prazo estão sendo executadas; descrição das orientações e recomendações a médio e longo prazo a serem instituídas; alerta às autoridades de saúde dos níveis hierárquicos superiores, naquelas situações que coloquem sob risco outros espaços geopolíticos.

Este documento deverá ser enviado aos profissionais que prestaram assistência médica aos casos e aos participantes da investigação clínica e epidemiológica, representantes da comunidade, autoridades locais, administração central dos órgãos responsáveis pela investigação e controle do evento.

Síntese de resultado de uma investigação de casos encontrase no Boxe 59.1.

Roteiro de investigação de epidemias/surtos

Etapa 1 – Confirmação do diagnóstico da doença

Quando da ocorrência de uma epidemia torna-se necessário verificar se a suspeita diagnóstica inicial enquadra-se na definição de caso suspeito ou confirmado da doença em questão. Para isso, deve-se atender, imediatamente, às **Etapas 1 e 2** apresentadas no Roteiro de Investigação de Casos, pois os dados coletados nestas duas etapas servirão tanto para confirmar a suspeita diagnóstica como para fundamentar os demais passos da investigação da epidemia. Quando se tratar de agravo inusitado, após a coleta dos dados clínicos e epidemiológicos, estabelece-se uma definição de caso com sensibilidade suficiente para identificar o maior número de suspeitos. Esta definição também poderá ser aperfeiçoada no decorrer da investigação quando já se dispuser de mais informações sobre as manifestações clínicas da doença, área de abrangência do evento, grupos de risco etc.

Etapa 2 – Confirmação da existência de epidemia/surto

O processo da confirmação de uma epidemia ou surto envolve o estabelecimento do diagnóstico da doença e do estado epidêmico. Este último diz respeito a uma situação dinâmica e transitória, ainda que possa ser prolongada, que se caracteriza pela ocorrência de um número infrequente de casos, em um dado momento e lugar. Considerando que frequência inusitada, tempo e lugar são aspectos fundamentais para estabelecer de modo fidedigno um estado epidêmico, torna-se imprescindível o conhecimento da frequência habitual (nível endêmico) desses casos naquele lugar. Esta confirmação é feita com base na comparação dos dados de incidência (ou número de casos) da doença, no momento de ocorrência do evento investigado, com aqueles em geral verificados na mesma população.

Etapa 3 – Caracterização da epidemia

As informações disponíveis devem ser organizadas de forma a permitir analisar algumas características e responder questões relativas a sua distribuição no tempo, lugar e pessoa, conforme se encontram a seguir.

Relativas ao tempo

1. Qual o período de duração da epidemia?
2. Qual o período provável de exposição?
3. Qual o modo de transmissão da epidemia?

Relativas ao lugar (distribuição espacial)

A análise espacial permite identificar se o surto/epidemia afeta uniformemente toda a área ou se há locais que concentram maior número de casos e de maior risco.

Relativas aos atributos das pessoas

1. Quais os grupos etários e o sexo mais atingidos?
2. Quais são os grupos expostos a maior risco de adoecer?
3. Que outras características distinguem os indivíduos afetados da população geral?

Etapa 4 – Formulação de hipóteses preliminares

Embora na realidade o levantamento de hipóteses se dê desde o momento que se tem conhecimento da epidemia, ao se dispor das informações relativas a pessoa, tempo e lugar torna-se possível a sua formulação mais consistente e precisa.

As hipóteses devem ser testáveis, uma vez que esta avaliação constitui-se em uma das etapas de uma investigação epidemiológica. Hipóteses provisórias são elaboradas com base nas informações obtidas anteriormente (análise da distribuição segundo características de pessoa, tempo e lugar) e na análise da curva epidêmica da qual se pode extrair uma série de conclusões, tais como:

a) se a disseminação da epidemia se deu por veículo comum, por transmissão pessoa a pessoa ou por ambas as formas.
b) o período de tempo provável de exposição dos casos às fontes de infecção.
c) período de incubação.
d) provável agente causal.

Avaliação de hipóteses – Quando as evidências clínicas, laboratoriais, ambientais e/ou epidemiológicas são suficientes para apoiar as hipóteses, o seu teste formal torna-se desnecessário. Entretanto, quando as circunstâncias são menos evidentes deve-se lançar mão da epidemiologia analítica, cuja característica principal é a utilização de um grupo de comparação. Neste caso, podem ser então empregados os estudos tipos-controle e coorte retrospectiva. Estas estratégias são também utilizadas para o refinamento de hipóteses que inicialmente não foram bem fundamentadas quando ainda há necessidade de estudos adicionais.

Etapa 5 – Análises parciais

Em cada uma destas etapas, cuja periodicidade é definida de acordo com a magnitude e a gravidade do evento (diariamente, semanalmente, mensalmente), deve-se proceder: à consolidação dos dados disponíveis de acordo com as características de pessoa, tempo e lugar; a análises preliminares dos dados clínicos e epidemiológicos; à discussão destas análises com outros profissionais; à formulação de hipóteses quanto ao diagnóstico clínico, fonte de transmissão e potenciais riscos ambientais; à identificação de informações adicionais necessárias para a elucidação das hipóteses levantadas, para dar continuidade à investigação; à identificação de informações adicionais necessárias para a avaliação da efetividade das medidas de controle que já estão sendo adotadas; à definição de outras medidas de controle, quando necessário.

Etapa 6 – Busca ativa de casos

Visa identificar e proceder à investigação de casos similares no espaço geográfico onde houver suspeita da existência de contatos e/ou fonte de contágio ativa. A abrangência deste procedimento, conforme descrito na investigação de caso, é mais ou menos ampla, a depender dos dados coletados nas etapas anteriores.

Etapa 7 – Busca de dados adicionais

Quando necessário, pode-se conduzir uma investigação mais minuciosa de todos os casos ou de amostra representativa dos mesmos, visando esclarecer/fortalecer as hipóteses iniciais.

Etapa 8 – Processamento e análise final

Os dados colhidos são consolidados em tabelas, gráficos, mapas da área em estudo, fluxos de pacientes, dentre outros. Essa disposição fornecerá uma visão global do evento, permitindo a avaliação de acordo com as variáveis de tempo, espaço e pessoas e a relação causal, que deverá ser comparada com períodos semelhantes de anos anteriores.

Etapa 9 – Recomendações de medidas de controle

Quando se estabelece a fonte de um surto/epidemia as medidas de controle devem ser imediatamente implementadas, pois este é o objetivo primordial da maioria das investigações epidemiológicas. Estas medidas podem ser direcionadas para qualquer elo da cadeia epidemiológica, quer seja o agente, fonte ou reservatórios específicos, visando interromper a cadeia de transmissão ou reduzir a suscetibilidade do hospedeiro.

Etapa 10 – Relatório final

Os dados da investigação deverão ser sumarizados em um relatório que contenha a descrição do evento (todas as etapas da investigação), incluindo tabelas e gráficos, e as principais conclusões e recomendações.

No Boxe 59.3 tem-se um exemplo dos resultados da investigação de uma epidemia.

Etapa 11 – Divulgação

O relatório deverá ser enviado aos profissionais que prestaram assistência médica aos casos e aos participantes da investigação clínica e epidemiológica, representantes da comunidade, autoridades locais, administração central dos órgãos responsáveis pela investigação e controle do evento. Sempre que possível, quando se tratar de surto ou agravo inusitado, divulgar um resumo da investigação em boletins.

Calendários de vacinação: da criança, do adolescente, do adulto e do idoso

Portaria GM/MS N.º 1.602, de 17 de julho de 2006

Instituir, em todo o território nacional, os calendários de Vacinação da Criança, do Adolescente, do Adulto e do Idoso.

O MINISTRO DE ESTADO DA SAÚDE INTERINO, no uso de suas atribuições e tendo em vista o disposto nos arts. 27 e 29 do Decreto n.º 78.231, de 12 de agosto de 1976, que regulamenta a Lei n.º 6.259, de 30 de outubro de 1975, resolve:

Art. 1º Instituir, em todo o território nacional, os calendários de Vacinação da Criança, do Adolescente, do Adulto e do Idoso, integrantes do Programa Nacional de Imunizações (PNI), visando ao controle, à eliminação e à erradicação das doenças imunopreveníveis.

Art. 2º Estabelecer que a atualização do Calendário de Vacinação da Criança, do Adolescente, do Adulto e do Idoso deva atender ao disposto nos Anexos I, II e III desta Portaria, respectivamente.

Art. 3º Determinar que as unidades de saúde do Sistema Único de Saúde (SUS) devam adotar as vacinas e períodos estabelecidos nos calendários constantes dos Anexos I, II e III desta Portaria.

Art. 4º O cumprimento das vacinações será comprovado por meio de atestado de vacinação emitido pelos serviços públicos de saúde ou por médicos em exercício de atividades privadas, devidamente credenciadas para tal fim pela autoridade de saúde competente, conforme disposto no art. 5º da Lei n.º 6.529/75.

§ 1º O comprovante de vacinação deverá ser fornecido pelos médicos e/ou enfermeiros responsáveis pelas unidades de saúde.

§ 2º As vacinas que compõem os calendários de Vacinação da Criança, do Adolescente, do Adulto e do Idoso e seus respectivos atestados serão fornecidos gratuitamente pelas unidades de saúde integrantes do SUS.

Art. 5º Determinar que a Secretaria de Vigilância em Saúde (SVS) adote as medidas necessárias à implantação e ao cumprimento no disposto desta Portaria.

Art. 6º Esta Portaria entra em vigor na data de sua publicação.

Art. 7º Ficam revogadas as Portarias n.º 597/GM, de 08 de abril de 2004, publicada no Diário Oficial n.º 69, Seção 1, de 12 de abril de 2004, p. 46 e n.º 2.170/GM, de 7 de outubro de 2004, publicada no Diário Oficial n.º 195, Seção 1, p. 47.

José Agenor Álvares da Silva

60 Epidemiologia e Economia da Saúde: Uma Introdução

Sebastião Loureiro, Erika Aragão e Fábio Mota

Introdução

A Economia situa-se no campo das ciências sociais aplicadas. Compreende um conjunto de diferentes referenciais teóricos e metodológicos que muitas vezes não guardam convergência entre si. Como veremos com mais detalhes, muitos pressupostos de uma determinada teoria econômica contrariam amplamente os de outra. Em que pese as controvérsias teóricas, a ciência econômica tem se tornado cada vez mais importante em quase todos os campos de atividade. No setor saúde, mais recentemente, a Economia tem recebido destaque em função de uma série de fatores, como, por exemplo, o crescente gasto com saúde como proporção dos gastos totais dos países, a elevação dos custos dos serviços, a mercantilização da saúde e a estrutura de mercado no qual parte significativa dos bens destinados à saúde, como medicamentos e materiais, são produzidos. Dessa maneira, o conhecimento dos principais conceitos de Economia torna-se necessário para a compreensão dos limites e das possibilidades de sua aplicação no estudo dos problemas da área da saúde.

A Economia e a Epidemiologia compartem uma série de identidades e complementaridades do ponto de vista teórico e metodológico. Ambas têm como referência a população humana e os contextos sociais e históricos onde se inserem e são capazes de desenvolver modelos abstratos sobre hipóteses explicativas dessa relação. Outra identidade é a discussão sobre equidade nos modelos redistributivos de recursos materiais produzidos pela sociedade ou sobre a compreensão das formas de produção social da riqueza, buscando apoio teórico em conceitos da ética e da política como argumentos explicativos das desigualdades em saúde ou economia.

Alguns autores, como Philipson (2001), têm empreendido um esforço teórico para conceituar um campo de aplicação prática na interseção das duas disciplinas, a que denominam de "epidemiologia econômica", predominantemente dirigida ao estudo de doenças transmissíveis, embora existam aplicações para o estudo de acidentes, decisões sobre alocação de recursos e outros. Os objetivos dessa proposta seriam: o desenvolvimento de modelos teóricos de maior poder preditivo, incluindo princípios de Economia para melhor compreender certos comportamentos de risco, desenvolver instrumentos analíticos interdisciplinares e complementar o conhecimento sobre epidemiologia das doenças com a utilização de alguns conceitos da Economia (Smith *et al.*, 2005).

As principais aplicações dessa visão multidisciplinar encontram-se no desenvolvimento de modelos matemáticos para predição de comportamento de epidemias, na variação da resposta individual a doenças e na adoção de medidas preventivas como vacinação, testes para diagnósticos e resistência a drogas. Outra área de aplicação são as estratégias de intervenção dos governos para conciliar interesses individuais e sociais na alocação de recursos para controle de doenças ou decidir entre combinações mais custo-efetivas de prevenção e tratamento.

Os conceitos da Economia que permitem essa interação com a Epidemiologia em geral se referem ao comportamento racional dos indivíduos frente a escolhas alternativas, como, por exemplo, vacinar, usar preservativos para prevenção de DST ou tomar uma nova droga. Entretanto, essa racionalidade em face de uma doença pode estar limitada por assimetria de informação, limitação de recursos, custos envolvidos com as diferentes escolhas e preferências ou objetivos do indivíduo ao decidir sobre determinado cuidado à saúde, seja um tratamento para uma doença, um teste diagnóstico ou alguma medida de prevenção. Externalidade é um exemplo de conceito econômico frequentemente associado à Epidemiologia. Ocorre quando os indivíduos, ao tomarem suas decisões, não levam em conta como suas ações podem afetar positiva ou negativamente outros indivíduos, como quando alguém que se vacina reduz a probabilidade de outra pessoa suscetível se tornar infectada (Gersovits, Hammer, 2003). Os diversos exemplos do uso de conceitos epidemiológicos e econômicos para estudar questões de saúde e doença mostram a importância de continuar a exploração da sua potencialidade. Entretanto, o objetivo maior do presente capítulo será ultrapassar os limites da complementaridade para alcançar uma síntese em que novos conceitos possam emergir desse diálogo teórico metodológico.

Economia: conceitos e definições

As diversas definições de Economia, como não poderia deixar de ser, expressam a perspectiva teórica e metodológica dos seus autores. Enquanto ciência, as definições de economia, relacionadas a seguir, enfatizam alguns dos elementos que estruturam ou delimitam o seu campo de estudo no marco teórico da economia neoclássica, o atual *mainstream* econômico (campo de onde nascem as primeiras aplicações da Economia no campo da saúde):

- A Economia estuda os modos como a sociedade define a utilização dos recursos produtivos limitados por meio de usos alternativos existentes (Samuelson, 1976)
- A Economia é a ciência que estuda a atividade produtiva, focalizando os problemas referentes ao uso mais eficiente de recursos materiais escassos para a produção de bens, bem como as variações e combinações dos fatores de produção (Sandroni, 2005, p. 271).

Como pode ser percebido, tais definições trazem subjacente o princípio da escassez. No campo da saúde, um conjunto de fenômenos tem influenciado o aumento dos gastos, impondo limites para a oferta dos serviços de saúde dada a escassez de recursos. Nas últimas décadas, os gastos com saúde como proporção do Produto Interno Bruto (PIB) dos países têm crescido significativamente. O PIB expressa tudo o que é produzido (ótica da produção) ou consumido (ótica da despesa) em um país em determinado período, geralmente 1 ano. Em 1960, a participação da saúde no conjunto dos gastos dos países do G7 (os sete países mais ricos do mundo) era de 4%. Em 2001, esse gasto se situava em 9,7%, segundo dados da OMS. No Brasil, alguns fenômenos ajudam a explicar a elevação dos gastos com saúde. Dentre eles, extensão horizontal e vertical da cobertura (universalização e ampliação de procedimentos), envelhecimento populacional, elevação da esperança de vida, mudança no perfil epidemiológico, aumento das doenças crônico-degenerativas em relação às doenças infectocontagiosas e incorporação de tecnologias em saúde.

Na tentativa de explicar questões econômicas que permeiam a área da saúde, a Economia, em geral, tem abordado temas como:

- Estudos de oferta e demanda
  - Influência de fatores específicos (demografia, financiamento, preferências do consumidor etc.)
  - Inovação e demanda induzida
- Análises de custos e precificação
  - Custeio e controle de custos de doenças, de procedimentos etc.
  - Precificação de planos, remunerações etc.
- Ferramentas de avaliação econômica
  - Estudos de custo-minimização, custo-benefício, custo-efetividade, custo utilidade etc.
  - Análise comparativa de sistemas de saúde
- Planejamento de sistemas de saúde
  - Estimativas de demanda, determinação de prioridades, escolhas entre programas etc.
- Regulação econômica
  - Defesa da concorrência, falhas de mercado etc.
- Organização industrial
  - Estudos de mercado, relações de agência, economia da tecnologia, contratos etc.

Todas essas questões podem ser analisadas sob duas perspectivas distintas. A primeira, a *análise positiva*, ou o uso da teoria econômica e da análise empírica para fazer afirmações ou previsões a respeito do comportamento econômico. Wilson (1999) destaca que, historicamente, os economistas têm insistido em tratar a disciplina como uma ciência positiva, assumindo tacitamente que suas conclusões são leis naturais. A segunda, a *análise normativa*, trata da adequação ou da conveniência de uma política ou resultado econômico. As perguntas principais seriam: o que deve ser feito? Qual o melhor resultado? Essa perspectiva está permeada, desse modo, de julgamento de valores subjetivos e não se define pela busca de uma verdade objetiva.

Em termos de foco de análise, a Economia, desde Keynes (1936), se divide em dois campos teóricos e metodológicos distintos, mas que incorporam pressupostos comuns dessa ciência: a macroeconomia e a microeconomia. A primeira se caracteriza pelo estudo das variáveis econômicas agregadas, como, por exemplo, o produto agregado, a taxa de desemprego e a taxa de inflação. A microeconomia, por outro lado, estuda o comportamento dos agentes econômicos e as relações estabelecidas entre consumidores e firmas individuais. O arcabouço teórico da microeconomia tradicional – abordagem mais antiga da economia, desde Adam Smith (1776), seu fundador – se assenta sobre pressupostos que fundamentam os teoremas básicos da ortodoxia, a economia neoclássica, que, como é sabido, estão baseados na hipótese de maximização e de estabilidade do equilíbrio.

É com o neoclassicismo (microeconomia), em fins do século XIX, que o uso da Matemática, em diferentes níveis, passa a ser um alicerce estruturante e indissociável das ciências econômicas em geral e, sobretudo, do atual *mainstream* econômico. Seu desdobramento, a revolução marginalista (com a introdução do conceito de cálculo marginal), no início do século XX, acaba por assegurar a hegemonia do modelo de economia baseado no cientificismo das ciências naturais. Nesse sentido, Samuelson destaca que, aparentemente, a Matemática tem sido o instrumento utilizado pela análise econômica para eliminar ou amenizar elementos subjetivos na teoria. A economia neoclássica é, de fato, a corrente do pensamento econômico com maior influência na área da economia da saúde e, também, a que mais se aproxima da Epidemiologia (inclusive pelo grau elevado de formalismo matemático).

Economia e saúde

Kenneth Arrow, ganhador do prêmio Nobel de economia em 1972 e um dos fundadores da economia neoclássica moderna, foi o primeiro economista a estudar as características econômicas do setor saúde. Segundo o autor (Arrow, 1963):

- Para o indivíduo, a demanda por saúde é irregular e imprevisível
- A maior parte da demanda por saúde ocorre em circunstâncias de enfermidade, quando o indivíduo compromete sua racionalidade ao tomar uma decisão financeira
- O consumo é sujeito a riscos e o mercado não pode ser utilizado como elemento para aprendizagem
- A ética médica diz que não deve existir relação entre necessidade e capacidade de pagamento no ato da prestação de serviços
- O mercado é caracterizado pela discriminação de preços para um mesmo serviço (as cobranças são dissociadas dos custos).

Se a Economia é referida como a ciência da escassez, ao procurar conciliar a demanda infinita das pessoas com os recursos limitados da sociedade ou dos governos, a economia da saúde pode ser conceituada como a ciência da escassez e da incerteza. Escassez por lidar com as demandas por melhor saúde frente aos recursos limitados e incerteza associada aos fatos relacionados com a vida, saúde, doença e morte.

Existe uma permanente discussão sobre a aplicabilidade dos conceitos da economia neoclássica no campo da saúde, considerado o caráter especial da saúde como bem econômico que torna questionável os resultados e conclusões dos estudos microeconômicos na saúde. Embora muitas dessas críticas sejam pertinentes, estudos de economia da saúde têm permitido uma melhor compreensão dos fenômenos econômicos em meio à lógica de funcionamento do setor saúde – que, certamente, não pode estar separado da lógica capitalista –, bem como a ampliação do debate teórico sobre o campo interdisciplinar da saúde. Desse modo, a economia da saúde tem se expandido como disciplina acadêmica e como instrumento de gestão e apoio à tomada de decisão dos *policymakers*. No marco da economia neoclássica, Nero (2002) define economia da saúde como o estudo das condições ótimas de distribuição dos recursos disponíveis para assegurar à população o acesso a bens e serviços de saúde de qualidade, tendo em conta os recursos limitados.

Alguns conceitos básicos

Os conceitos de oferta e demanda são elementos centrais da economia da saúde. Porém, como mencionado, há, no mercado da saúde, algumas especificidades. Dessa maneira, cabe ressaltar certos pontos que podem esclarecer a sua aplicação para o campo da saúde.

Curva de demanda

A curva de demanda nos mostra a quantidade de um bem que o consumidor adquirirá em virtude do seu preço. São determinantes da demanda:

- Preço do bem ou serviço a ser consumido
- Preço dos outros bens e serviços que também lhe tragam satisfação (utilidade)
- Renda do consumidor (restrição orçamentária)
- Gostos e preferências individuais.

O formato decrescente da curva de demanda ilustra uma relação inversa entre preço e quantidade, ou seja, quando se eleva o preço de determinada mercadoria a quantidade consumida tende a cair. Mas será que isso acontece com uma pessoa que faz uso contínuo de medicamento para uma doença crônica, como a insulina? Se o preço da insulina aumentar, a quantidade demandada por determinado indivíduo cairá? Para que possamos compreender melhor essas questões, abordaremos um conceito muito importante em economia, a elasticidade-preço da demanda (Figura 60.1).

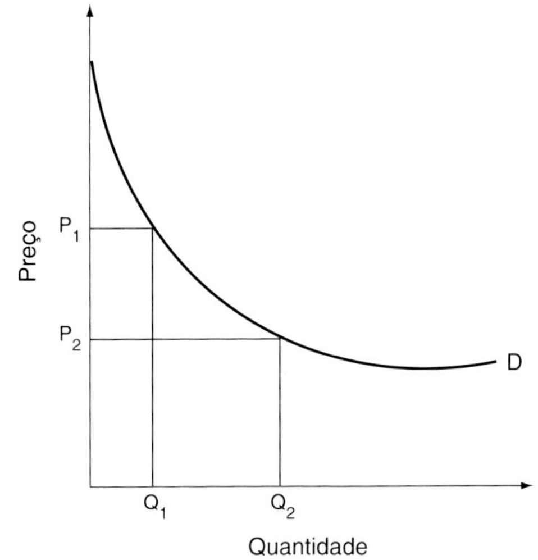

Figura 60.1 Curva de demanda.

Elasticidade-preço da demanda

É a variação percentual da quantidade demandada causada por uma variação no preço. Em curvas mais inelásticas, as variações da quantidade são muito menos influenciadas por variações de preços que em curvas elásticas. No mercado de saúde, em muitos casos, a curva de demanda tende à inelasticidade. Em casos extremos, a linha seria totalmente vertical, indicando que variações no preço não afetariam a quantidade demandada (Figura 60.2).

O consumidor de bens e serviços de saúde tem um comportamento diferenciado. Não atende, desse modo, às premissas centrais que norteiam a teoria do consumidor, segundo a qual este possui informação perfeita sobre o funcionamento do mercado

Boxe 60.1 Saúde é um bem de mérito

- Um bem ou serviço que é considerado intrinsecamente necessário e cujo consumo deve estar ao acesso de todos
- Assim, justifica-se a intervenção do Estado para encorajar sua demanda, incrementar sua oferta ou subsidiar sua produção.

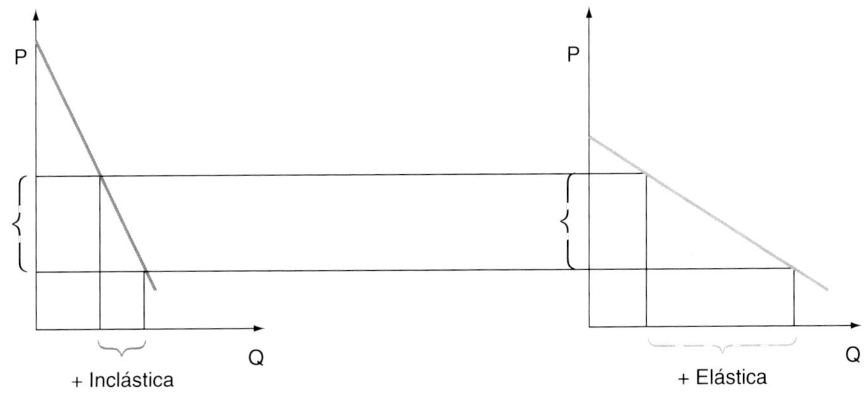

Figura 60.2 Relação elasticidade-preço da demanda.

(conhece, portanto, todos os preços e sua renda, características da oferta e da demanda); obtém satisfação dos bens e serviços consumidos de acordo com uma função de preferência ou utilidade. A função de utilidade baseia-se em dois princípios:

- Maximização da utilidade – o consumidor escolhe o consumo de cada mercadoria buscando maximizar sua satisfação (ou utilidade), limitado pela sua capacidade orçamentária
- Minimização do custo ou gasto – o consumidor escolhe as quantidades das várias mercadorias a serem consumidas de modo a minimizar o seu gasto.

Ou seja, a teoria do consumidor, como ferramenta teórica da microeconomia, tem uso frequente como guia para elaboração e interpretação de pesquisas de mercado, método para se comparar a eficácia de diferentes políticas de incentivo ao consumidor, e fornece elementos necessários à avaliação da eficiência dos sistemas econômicos. Porém, deve ser aplicada com cuidado aos mercados de saúde. A utilização de indicadores econômicos – como demanda, elasticidade-preço da demanda, renda ou preferência do consumidor – associados a indicadores epidemiológicos – como morbidade, natalidade, prevalência e incidência – podem ajudar na tomada de decisão quanto à implantação de novos serviços de saúde, por exemplo, ou adequação daqueles existentes às necessidades da população.

Assim, espera-se que o uso conjunto de indicadores epidemiológicos e econômicos tenha um alcance mais amplo do que quando utilizados isoladamente, na medida em que permitem dar conta de questões referentes à saúde tendo em vista o aspecto da escassez, no caso, no sentido da limitação de recursos.

Curva de oferta

A curva de oferta expressa a quantidade de um bem que uma firma ofertará em virtude do seu preço. São determinantes da oferta: preço do bem, preços dos fatores de produção (capital, trabalho etc.), preço dos outros bens, tecnologia de produção etc. Diferentemente da demanda, a curva de oferta tem inclinação positiva, pois os produtores tendem a aumentar a quantidade ofertada com a elevação de preços, já que isso se traduz em maior receita para ele (Figura 60.3):

$$Receita\ (R) = preço\ (p) \times quantidade\ (q)$$

No caso dos serviços de saúde supridos pelo Estado com recursos de tributos, a oferta é orientada por outras premissas, já que esta não se traduz em aumento de receita, mas sim de gasto (política fiscal). Assim, o modelo de financiamento e o de incorporação de tecnologias, que passa por análises que envolvem dimensões econômicas e clínico-epidemiológicas, é fundamental para o bom funcionamento dos sistemas públicos de saúde.

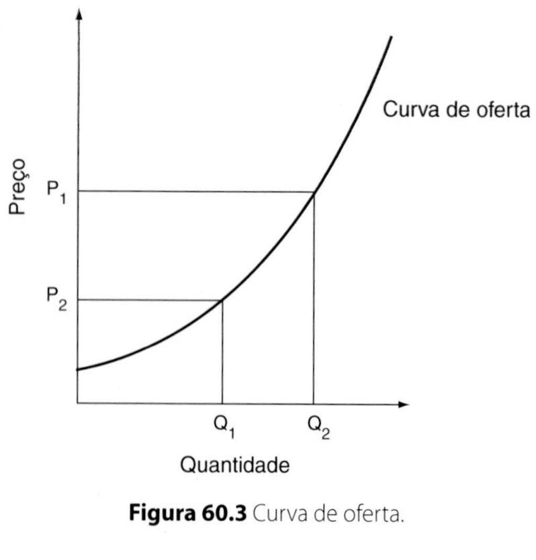

Figura 60.3 Curva de oferta.

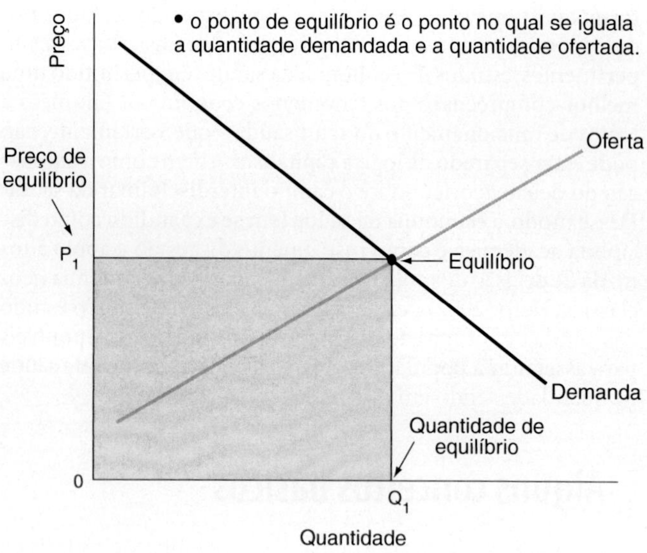

Figura 60.4 Equilíbrio de mercado – economia concorrencial.

Equilíbrio de mercado

O equilíbrio de mercado ocorre no ponto de interseção entre as curvas de demanda e oferta. Por meio do mecanismo de preços, a *oferta* e a *demanda* se ajustariam, produzindo quantidades *socialmente desejáveis* dos bens e serviços. Nesse ponto, seria realizado o melhor uso possível (eficiente) dos recursos escassos existentes.

Em função da natureza do bem, o mercado de saúde é um dos mais regulados do mundo. Em uma economia de mercado pura, o Estado assumiria apenas a função de regular a atividade econômica, ou seja, atuaria apenas quando o mercado (espaço de interação entre oferta e demanda) não pudesse resolver os conflitos de interesse. Porém, o segmento da saúde possui o que se chama de falhas de mercado. Essas ocorrem quando o mercado, atuando sem interferências do Estado, gera resultados econômicos indesejáveis do ponto de vista social. Essas falhas existem em função de imperfeições como inexistência de informação completa dos *agentes econômicos*, elevados custos de transação, existência de *externalidades* e de estruturas de mercado do tipo concorrência imperfeita, como o oligopólio. O mercado farmacêutico, por exemplo, tem estrutura oligopolista (um número pequeno de empresas detêm fatia significativa do mercado) e garante monopólio temporário mediante a obtenção de patentes, que no Brasil, para medicamentos, gira em torno de 20 anos (Lei 9.279 de 14/05/96).

Economias neoclássica e política: as noções de racionalidade, estabilidade e incerteza

Como mencionado, a economia da saúde, em sua vertente tradicional, está fundamentada no arcabouço teórico da economia neoclássica, ou *mainstream* econômico. Assim como no pensamento econômico em geral, também neste campo, relativamente recente, a economia neoclássica tem orientado a pesquisa e a produção do conhecimento. Desse modo, o que se costuma conhecer, hoje, por economia da saúde não é senão a aplicação do instrumental econômico ortodoxo à problemática da saúde. Todavia, mais recentemente vêm ganhando força, na área da saúde, abordagens do campo da economia política, ou heterodoxa. Tal fato, devido ao crescente reconhecimento de que há características importantes na problemática da saúde que são relativamente negligenciadas pela literatura da economia da saúde tradicional. Dentre as abordagens de economia política, destaque para a teoria dos custos de transação e para o enfoque neoschumpeteriano da firma (Hodgson, 2008). Nesse sentido, no intuito de introduzir o leitor à discussão, o objetivo dessa seção é apresentar, muito brevemente, as noções de racionalidade (ilimitada × limitada), estabilidade (e sua contraparte, a instabilidade) estrutural e incerteza (fundamental × risco), pois estas se encontram na base do debate econômico que marca parte da constante divergência teórica e metodológica entre economia neoclássica e economia política.

Na escola neoclássica, prevalece o argumento de que a economia converge sempre para um ponto de equilíbrio. Este é previsível e fruto da interação de variáveis econômicas cuja alteração não implica modificar a fundo a estrutura do sistema econômico. Os modelos ortodoxos são expressos matematicamente e solucionados por meio de sistemas de equações lineares. Estes resultados são necessários à validade da hipótese das expectativas racionais, que por sua vez é dependente do suposto da estabilidade estrutural. Os agentes não criam opções, tomam decisões baseadas em todo o conjunto de informações de que dispõem, escolhendo suas estratégias de ação segundo as expectativas que formam. As mudanças nos parâmetros do modelo derivam de variáveis exógenas. Mais ainda, as mudanças não podem comprometer a estabilidade do sistema, mas podem ser revertidas considerando-se que os valores dos parâmetros podem ser alterados às condições iniciais. A instabilidade para a economia, ou economia neoclássica, por ser meramente transitória (instabilidade relativa do equilíbrio), pretende aproximar a Economia, ciência social, a uma ciência laboratorial, exata, na qual os experimentos podem ser isolados de interferências do ambiente.

Desse modo, para o *mainstream* econômico, a história não importa. Para Bueno (1997), é justamente o papel atribuído à história o que distingue a economia (neoclássica) das abordagens da economia política. Como pano de fundo dessa discussão, a estabilidade (instabilidade) estrutural, pois permitiria considerar a história de um ponto de vista essencial ao funcionamento dos sistemas econômicos, isto é, "[...] como um processo capaz de afetar o comportamento dinâmico desses sistemas produzindo mudança estrutural" (Bueno, 1997, p. 128). Esse autor afirma que sistemas dinâmicos não lineares, como os encontrados na teoria do caos ou da complexidade, estão sujeitos à instabilidade estrutural. As soluções dessas teorias têm apontado para a presença de valores não estacionários em seus modelos que provocam o abandono da dinâmica precedente e levam a resultados não previstos passíveis de irreversibilidade. Nesse sentido, o autor argumenta que se as modificações de dados parâmetros do modelo forem resultantes de transformações históricas, então "[...] os sistemas dotados de instabilidade estrutural são os únicos capazes de incluir a história em sua lógica" (Bueno, 1997, p. 132).

A presença do desequilíbrio opõe-se, notadamente, à hipótese do *mainstream* econômico de estabilidade do equilíbrio, que considera que o equilíbrio em sistemas econômicos é dinamicamente estável a longo prazo. Esta hipótese admite que a alteração em dado parâmetro do sistema tende a levar, a longo prazo, a valores estacionários, gerando soluções previsíveis e reversíveis, que provocam apenas deslocamentos de posições de equilíbrio. Desse modo, a hipótese de estabilidade do equilíbrio, ainda que inserida em contexto dinâmico a longo prazo (instabilidade relativa do equilíbrio), desconsidera a possibilidade de sujeição dos seus sistemas à instabilidade estrutural. Não obstante, fazendo uso da racionalidade substantiva em seus modelos, aceitar que os sistemas econômicos sujeitar-seiam à ruptura estrutural implicaria a invalidação dos teoremas fundamentais da ortodoxia, baseados nas hipóteses de maximização e estabilidade do equilíbrio.

A questão do tipo de racionalidade adotada marca outra característica que distingue as abordagens de economia política (neoschumpeteriana e custos de transação) da do *mainstream*. Segundo Vercelli (1991), a hipótese da racionalidade adaptativa considera a distinção conceitual entre racionalidade processual (*procedural rationality*) e racionalidade substantiva (*substantive rationality*), que, por sua vez, está dividida nas versões forte e fraca. O *mainstream* econômico adota a noção forte da racionalidade substantiva, que permite considerar que, no processo de tomada de decisão, os agentes econômicos são perfeitamente capazes de lidar com as dificuldades do problema. Ainda segundo Vercelli (1991), esta noção, por admitir a hipótese de racionalidade ilimitada, só se sustenta com o pressuposto da estabilidade do equilíbrio, cuja consequência é a não admissão da ocorrência de instabilidade em seus modelos, isto é, a presença de desequilíbrio.

Alternativamente, boa parte das abordagens heterodoxas atuais se utilizam da versão fraca da racionalidade substantiva – onde o agente econômico apresenta racionalidade limitada (*bounded rationality*) no processo de tomada de decisão – e/ou da racionalidade processual (*procedural rationality*), ambos os conceitos devidos originalmente a Herbert Simon. A primeira noção, a de racionalidade limitada, que marca uma flexibilização relativamente à versão forte, implica admitir que o agente econômico pode não escolher a solução ótima, isto é, aquela que maximizaria a sua utilidade. Assim, a possibilidade de "falhar" no processo de tomada de decisão poderia comprometer a previsibilidade do modelo, ou seja, levaria a indeterminações derivadas da multiplicidade de pontos de equilíbrio. Em outras palavras, aqui o sistema pode apresentar instabilidade relativa, se linear, e instabilidade estrutural, se não linear. Já a segunda noção, a de racionalidade processual, apesar de tratada em termos dinâmicos, apresenta soluções ótimas com equilíbrio, podendo haver desequilíbrio, mas não ruptura estrutural.

Finalmente, quanto ao critério da incerteza, também aqui há oposição com o método científico da economia neoclássica, que tem por base uma noção de incerteza estocástica, mas conhecida como incerteza simples ou risco.[1] Segundo Vercelli (1991), a incerteza simples surge quando uma única distribuição de probabilidade é epistemologicamente possível e o seu grau de confiabilidade é máximo. Nesse sentido, as soluções do processo estocástico devem resultar estacionárias, dado que, de outra forma, os agentes econômicos passariam a se defrontar com uma multiplicidade de distribuições de probabilidade de confiabilidade duvidosa. A estaciona-

[1] Risco no sentido da teoria econômica, não no sentido epidemiológico, objeto do Capítulo 5.

riedade das soluções do modelo é assegurada pela hipótese de ergodicidade,[2] pois, somente neste caso, é certo que o processo estocástico converge para um estado estacionário constante, assegurando a convergência para uma distribuição de probabilidade completamente confiável. Assim, a consequência desse método é o elevado grau de "regularidade econômica".

Diferentemente, as abordagens de economia política (neoschumpeteriana e dos custos de transação), em sua maior parte, adotam o conceito de incerteza fundamental – no sentido heurístico de Keynes. Dequech (2000) argumenta que essa noção de incerteza, de tipo mais radical, é caracterizada essencialmente pela possibilidade de criatividade e de mudança estrutural, e, consequentemente, pelo desconhecimento do futuro. Dado que o futuro ainda está por ser criado, não é possível a sua antecipação por uma estimativa probabilística completamente confiável, tal como admite a abordagem neoclássica. Inexiste, por conseguinte, fundamentação lógica e base teórica para a construção de distribuições de probabilidades acerca de eventos futuros, tampouco sobre a confiança dos agentes. Aqui, a incerteza é tomada em termos dinâmicos, onde o tempo é variável determinante. Em outras palavras, a história importa. Pelo mesmo motivo, também Possas (1987) considera impossível, tomando-se por base a construção de distribuições de frequências, reduzir incerteza fundamental a um cálculo probabilístico perfeitamente confiável. Igualmente, em Cardim (1989), o significado da incerteza keynesiana remete também ao desconhecimento do futuro, não sendo possível a sua determinação por meio probabilístico. Dessa forma, toda tentativa de antecipar o futuro não pode ser senão mera conjectura, posto que não há meio quantitativo conhecido para proceder *ex ante* a busca de informações seguras, passíveis de êxito na construção de uma única distribuição probabilística perfeitamente confiável.

Resumidamente, o critério que permite demarcar as duas abordagens, segundo Bueno (1997), é a relevância atribuída à história, que, por sua vez, depende da possibilidade de ocorrência de mudança estrutural. Nesse sentido, pode-se considerar que modelos da economia política abordam o processo de mudança estrutural por atribuir um papel relevante à história e que modelos da economia neoclássica, pelo motivo contrário, desconsideram tal processo. Em suma, na base desta discussão e portanto das divergências teórico-metodológicas entre economistas neoclássicos e políticos, encontram-se as noções de racionalidade, estabilidade e incerteza. Economistas neoclássicos fazem uso das noções de racionalidade ilimitada, estabilidade do equilíbrio e incerteza simples (ou risco). Por outro lado, economistas políticos (das abordagens neoschumpeteriana e dos custos de transação) costumam se utilizar da racionalidade limitada (e/ou processual), instabilidade do equilíbrio (possibilidade de mudança estrutural) e incerteza fundamental (keynesiana).

[2] Em processos ergódicos, as médias dos eventos no tempo e no espaço coincidem quando há infinitas realizações e convergem quando há finitas. Em um ambiente não ergódico, em que isso não ocorre, "as observações passadas não produzem conhecimento (estimativas confiáveis de médias estatísticas) com relação aos eventos correntes e (ou) futuros, enquanto a observação corrente de eventos não fornece nenhuma estimativa estatisticamente confiável quanto às médias futuras no tempo ou no espaço" (Davidson, 1988, p. 332, *apud* Possas S, 1993, p. 11).

▸ Conceitos e aplicações básicas em economia da saúde

A Economia é um campo científico cujo diálogo com o campo da saúde enfrenta muitas dificuldades. Isso porque, de um lado, os diversos profissionais de saúde concentram-se na ética individual e, do outro, a Economia geralmente tem como foco a ética do bem comum, ou ética do social. A despeito de algumas dificuldades na interlocução entre economia e saúde, na Europa e nos EUA, e mais recentemente no Brasil, a economia da saúde tem experimentado excepcional desenvolvimento nas últimas décadas, sendo cada vez mais relevante para os profissionais voltados ao planejamento e gestão dos serviços de saúde e médicos, dentre outros (Nero, 2002; Folland, Goodman, Stano, 2008).

Como exposto acima, um dos problemas estilizados na literatura econômica é a escassez de recursos disponíveis associada às ilimitadas necessidades humanas. Logo, é necessário recorrer a formas racionais de alocação de recursos (materiais, humanos, financeiros, tecnológicos etc.). A economia almejaria, pois, explicar a atividade econômica (produção, troca e consumo) de modo a apontar a melhor forma possível de alocação dos recursos.

Em um contexto de aumento de gastos do segmento da saúde desde os anos 1960, a questão da limitação dos recursos e aumento das necessidades tem impelido cada vez mais a necessidade de instrumentos que potencializem a utilização dos recursos. No que tange aos bens de saúde (tangíveis e intangíveis), algumas especificidades, generalizadas em duas leis, contribuem para a elevação dos gastos no setor.

▸ **Lei de Baumol.** Mudanças tecnológicas em saúde não têm impacto na redução do trabalho incorporado ao produto, o que gera um mecanismo endógeno de crescimento dos custos. Ou seja, quando uma nova ressonância magnética é colocada no mercado, cria-se a necessidade de mão de obra mais especializada, diferentemente do que ocorre em outros setores, como no bancário, no qual a instalação de caixas automáticos mais modernos reduziu a necessidade de trabalho incorporado ao estimular o autosserviço.

▸ **Lei de Roemer.** A demanda em saúde tende a ser inelástica, dado que é determinada pela oferta e pela capacidade instalada. Ou seja, novas tecnologias criam novas demandas, consequentemente inovações tendem a aumentar os custos dos serviços de saúde.

Avanços na tecnologia médica são, portanto, uma das causas principais da tendência à elevação dos custos nos serviços de saúde, o que leva a fortes pressões sobre os sistemas de saúde. Logo, é preciso avaliar melhor os benefícios de novos métodos de tratamento, drogas e equipamentos, ponderando não apenas sua eficácia (se o resultado foi atingido), mas também sua eficiência (máxima produção no menor tempo com menores custos) e efetividade (considerando no contexto real os benefícios em saúde), lógica esta que deve ser estendida aos programas e serviços de saúde, também aqui considerados como tecnologias.

Foi na perspectiva de enfrentamento da elevação dos gastos com saúde, cujo aumento de custo é um elemento importante, que nasceu a tradicional economia da saúde, cujos instrumentos teóricos e metodológicos amparavam-se nos preceitos da teoria econômica tradicional e cujo foco era a avaliação de tecnologias de saúde, incorporando a dimensão de custos.

Uma corrente muito importante da economia que tem se aproximado da saúde é a corrente evolucionista (ou neoschumpeteriana), que tem buscado explicar o papel das inovações no campo da saúde no desenvolvimento dos países, apontando caminhos alternativos. Como vimos, seus pressupostos teóricos são antagônicos aos pressupostos neoclássicos.

Assim, a economia da saúde enquanto ramo do conhecimento que busca a otimização das ações de saúde, isto é, o estudo das condições ótimas de distribuição dos recursos disponíveis para assegurar à população a melhor assistência à saúde e o melhor estado de saúde possível, é um instrumento importante de apoio à tomada de decisão. Os instrumentos de avaliação econômica, neste caso, têm como objetivo justamente auxiliar na tomada de decisão. Tais análises podem ser entendidas como uma das dimensões da avaliação de tecnologias, sendo que a sua estimação requer estudos interdisciplinares que envolvem análises clínicas, epidemiológicas e econômicas.

Boxe 60.2 Corrente evolucionista (ou neoschumpeteriana)

Esse tipo de abordagem parece ser fundamental para a Economia da Saúde, visto que as estruturas dos mercados de bens de saúde são oligopolistas, como o caso da indústria farmacêutica e de equipamentos médicos. Nesses mercados, as patentes garantem monopólio temporário para as empresas que adotam preços muito acima dos preços praticados em mercados concorrenciais, o que restringe o acesso desses bens à população, especialmente aquelas de países mais pobres. Ou seja, as estratégias dessas empresas influenciam fortemente os serviços de saúde e têm forte impacto nos gastos do segmento, já que na saúde uma das características marcantes é o fato de que a oferta determina a demanda, na medida em que os bens e serviços ofertados tendem a ser incorporados. No caso brasileiro, esse problema é ainda maior, pois entre nós permanece muito tênue a articulação entre as políticas de saúde e de ciência e tecnologia (C&T), de um lado, e as políticas industrial e comercial, de outro, de modo a reduzir a dependência tecnológica na área de saúde, promovendo a pesquisa e o desenvolvimento de bens e serviços que atendam às necessidades de saúde da população brasileira. A importância dessa articulação é evidente, quando se observa que as grandes empresas internacionais da área da saúde concentram seus esforços na pesquisa voltada para atender a demanda dos países mais ricos, negligenciando os problemas de saúde dos países menos desenvolvidos, como mostra o chamado *gap* 90/10.*

*Relatório publicado pela *Commission on Health Research and Development*, em 1990, apontou que somente 10% dos investimentos em P&D são direcionados para os problemas de saúde de 90% da população mundial.

Avaliações econômicas

Os instrumentos de avaliação econômica utilizam técnicas de apuração de custos, base para a construção de medidas, sendo que as especificidades, alcances e limites de cada um são fruto da natureza da avaliação a ser realizada (Viana, Mesquita, 2003; Folland *et al.*, 2008).

A análise de custo-benefício destina-se a avaliar a viabilidade econômica de projetos sociais, podendo-se aplicá-la a um determinado programa ou a várias alternativas. Trata-se de um estudo de rentabilidade social dos usos alternativos dos recursos sociais (públicos), considerando-se que um bem ou serviço obtido gratuitamente através de um programa foi implementado em detrimento de outro. Tais análises almejam apontar a relação entre os custos totais de cada programa e os benefícios diretos e indiretos gerados. Nesta análise o custo estimado é dividido pelo valor monetário do benefício, o que traz complexidade metodológica, já que a maioria dos projetos sociais gera benefícios de grande importância, porém de difícil mensuração monetária: como estimar o custo da prevenção de uma doença, a redução da sua morbidade ou mortalidade? Novamente são utilizados tanto indicadores econômicos como epidemiológicos. Assim, apesar de interessante, a análise custo-benefício constitui um instrumento de aplicação restrita

Boxe 60.3 Escolhas em saúde

Existem quatro tipos básicos de análises sobre escolha de alternativas de saúde (Drummond *et al.*, 1997; Kielhorn *et al.*, 2000):

Análise custo-minimização: também chamada de análise de custos. É um método de comparar custos de alternativas de intervenções que assumem ter o mesmo resultado de saúde (mesmo número de casos evitados, mesmo número de internamentos evitados, por exemplo), buscando identificar a alternativa com menor custo para o programa de saúde. Assim, assumindo que o tratamento de casos de pneumonia na infância pode ser feito tanto na residência quanto hospitalizando o paciente, com a mesma taxa de cura, qual alternativa é mais barata? Internar ou acompanhar o tratamento na residência com visitas domiciliares? Na decisão, são utilizados indicadores econômicos (custos) e indicadores epidemiológicos, como número de casos da doença em questão, dias de internamento, taxas de letalidade, dentre outros;

Análise custo-benefício: avalia custos e resultados de saúde *apenas em termos monetários*. Por exemplo, Akhavan *et al.* (1999) descrevem um estudo de custo-benefício com o programa de controle de malária, comparando os custos com o programa com os gastos econômicos evitados no futuro como resultado do programa. Os resultados são apresentados como custos evitados devido à implementação do programa de controle da malária;

Análise custo-efetividade: esse tipo de análise compara alternativas de tratamento onde os custos e os resultados das intervenções variam. Por exemplo, em um estudo de avaliação custo-efetividade da vacina contra *influenza*, o número de pacientes internados por doença respiratória (pneumonia e/ou DPOC) varia se a vacinação é ou não implementada; a relação custo-efetividade foi expressa como custo por internamento evitado pela vacinação. Esse é o tipo de avaliação econômica mais comum na literatura internacional, pois seu resultado pode ser definido de várias maneiras para expressar resultados para a saúde decorrentes da intervenção de acordo com o interesse do estudo. Esses resultados são expressos em indicadores epidemiológicos, como a taxa de incidência no período após o uso da vacina;

Análise custo-utilidade: que pode ser considerada um tipo particular de análise de efetividade. Avalia os custos em termos monetários e os resultados de saúde em termos de utilidade para o grupo de intervenção. O resultado de saúde é definido pelo que o paciente julga como benefício. Os resultados de saúde mais comuns na literatura internacional sobre análises de custo-utilidade são referidos por meio de QALYs (*quality-adjusted life years*) e DALYs (*disability-adjusted life years*). Por exemplo, em um estudo de asma, o resultado de saúde não é medido apenas em ter ou não asma, mas na qualidade de vida ganha pelo paciente. Nesse tipo de análise o resultado de saúde incorpora questões subjetivas definidas pela população de estudo.

na medida em que envolve algumas dificuldades na sua mensuração, a exemplo dos custos intangíveis, em especial nos tratamentos de doenças (Folland *et al.*, 2008; Ugá, 2002).

A vantagem da análise custo-benefício é que permite fazer comparação entre programas, mesmo com produtos muito diferentes entre si, mas visando o mesmo objetivo, já que todos os seus resultados são medidos em valores monetários. Outra vantagem do método é sua utilização, que permite a tomada de decisão sobre a implementação de determinada ação, sem necessariamente a comparação entre várias alternativas. Sua maior limitação, no entanto, é a dificuldade de se estipular valores monetários para questões subjetivas (Tamaki, 1999)

Nos estudos de *custo-efetividade* a questão básica seria: para se alcançar o objetivo y, qual é a estratégia mais custo-efetiva: a, b ou c? (Ugá, 2002). Logo, para se estimar o custo-efetividade, divide-se a diferença entre os custos, que estão no numerador, pela diferença da efetividade, obtida com as alternativas analisadas (Viana, Mesquita, 2003). Os custos são expressos em unidades monetárias e os efeitos em unidades clínico-epidemiológicas.

Como destaca Ugá (2002):

> *[...] a relação custo-efetividade cruza o critério do custo com aquele do grau de cumprimento dos objetivos. Tendo em vista que, como se sabe, a eficiência se traduz na relação entre insumos e produtos (i. e., a produtividade dos recursos) e que a eficácia mede os resultados, pode-se afirmar que, em última instância, a relação custo-efetividade pode ser considerada como a eficiência vista à luz da eficácia. Isto é, ocupa-se ao mesmo tempo com o custo unitário de um determinado serviço e com o seu desempenho em termos do cumprimento das metas preestabelecidas.*

A natureza da análise de custo-efetividade encontra algumas limitações. Ao se estabelecer que uma meta deve ser atingida, a comparação a ser feita diz respeito às diferentes alternativas possíveis para alcançá-la; ela só é aplicável para estratégias comparáveis. As análises de custo-utilidade são na verdade um tipo de análise de custo-efetividade em que os efeitos da intervenção são expressos em termos da duração e da qualidade da sobrevida alcançada pelos diversos tipos de intervenção analisados, medidos em Anos de Vida Ajustados pela Qualidade (Avaq). Dada a escassez de recursos e os elevados custos dos tratamentos, esse método se propõe a responder: qual é a melhor alternativa para promover uma maior sobrevida com mais qualidade para a maior quantidade possível de pacientes?

Os métodos de avaliação econômica têm em comum o fato de permitir o cálculo de todos os recursos utilizados na implementação de uma ação e estabelecer relações com resultados obtidos; as diferenças entre os vários métodos estão no modo com que esses resultados são mensurados. Tendo em vista as questões expostas acima, observa-se que há relativo consenso entre os autores no que tange à dificuldade de obtenção de dados/informações; uma importante limitação, no contexto brasileiro, para aplicação da avaliação econômica. De modo geral, todos destacam que a especificidade de aplicação de cada método deve ser considerada e que a avaliação econômica é um importante elemento para a tomada de decisão em saúde, mas nunca deve ser o único. Recentemente, foi publicado um manual com Diretrizes Metodológicas para Estudos de Avaliação Econômica de Tecnologias para o Ministério da Saúde, com o intuito de uniformizar as aplicações no Brasil. Essa publicação pode ser acessada no *site* do MS/Decit[3] e apresenta detalhes metodológicos sobre os diferentes tipos de avaliação.

[3] http://dtr2001.saude.gov.br/sctie/decit/index.htm.

Um dos aspectos centrais para a acurácia da avaliação econômica é a qualidade dos indicadores clínico-epidemiológicos utilizados. Em avaliações de custo-efetividade de medicamentos, por exemplo, o tipo de ensaio clínico é fundamental para a qualidade dos resultados, devendo ser priorizados os ensaios clínicos controlados randomizados, duplo-cegos que seriam o padrão-ouro da análise. Porém, deve-se chamar a atenção de que, no âmbito da Avaliação de Tecnologias em Saúde (ATS), todas as condições devem ser ponderadas (segurança, efetividade, custo-efetividade etc.) e a escolha de determinada tecnologia deve incorporar ainda dimensões éticas, políticas e sociais.

Outras abordagens metodológicas

Outra questão fundamental na qual a Economia tem uma contribuição importante para a área da saúde é a análise dos gastos públicos, que podem ser decisivos na redução da pobreza quando os subsídios governamentais consideram princípios de equidade. A relação entre nível de renda e saúde tem sido um dos temas mais estudados tanto por economistas por como pesquisadores da área da Saúde Coletiva. As inúmeras pesquisas sobre esse tema abordam a relação entre nível de renda e os vários aspectos da desigualdade em saúde, incluindo: renda e condição ou nível de saúde; renda e perfil de morbimortalidade; condição socioeconômica e padrão de mortalidade; nível de renda e demanda, acesso e utilização de serviços de saúde. Outra área de recente desenvolvimento são os estudos de desigualdade na alocação de recursos públicos para os serviços de saúde.

O modelo incidência de benefício

O método *benefit incidence*, ou incidência de benefício, tem sido muito utilizado em vários países para orientar políticas na alocação de recursos públicos para os segmentos mais carentes da população.[4] A análise de Incidência de Benefícios situa-se no contexto da intervenção do Estado na provisão de bens públicos,[5] pois a atuação do governo é frequentemente solicitada para subsidiar tais serviços, na medida em que o mercado não fornecerá ou o fará de forma insuficiente. Muitos desses bens são considerados bens de mérito, pois geram externalidades positivas. Portanto, para esses bens, o benefício da coletividade é mais importante que o individual.

Basicamente se procura responder à seguinte questão: quem se beneficia dos recursos públicos destinados à saúde? O método permite identificar quais os grupos sociais que mais se beneficiam dos subsídios governamentais, demonstrando se existe ou não iniquidade na alocação de recursos públicos, neste caso, no setor de saúde.

A maior parte dos demais estudos de incidência de benefício se deu no âmbito do Banco Mundial, sobretudo em países africanos e asiáticos (Demery, 1996, 2000; Castro-Leal *et al.*, 1999). No Brasil, existem dois estudos pioneiros, uma adaptação feita por Diaz (2002) para dados da PNAD 1998 e um estudo no âmbito do Programa Economia da Saúde (PECS) da UFBA, que aplicou o modelo em dois municípios da Bahia, uma aplicação inédita no Brasil utilizando dados primários (Aragão *et al.*, 2006, 2007). Todos esses estudos apontam desigualdades

[4] Muitos desses estudos têm sido realizados pelo Banco Mundial.

[5] Bens não excludentes, ou seja, o consumo por parte de um indivíduo não exclui o consumo de outro indivíduo.

na utilização dos recursos de saúde, desfavorecendo grupos de baixa renda, bem como desigualdades relacionadas com gênero e raça/etnia. A seguir, apresenta-se um lista dos passos metodológicos para a estimação da incidência de benefício.

Estimação da unidade de subsídio

Refere-se à obtenção das estimativas do total de subsídio para prover um serviço específico, neste caso, a saúde pública. Na aplicação feita por Aragão *et al.* (2006, 2007) inicialmente foram identificados os gastos públicos no setor e como eles são realizados. Para tanto, foram coletadas informações junto a fontes oficiais como SIOPS, DATASUS e contas governamentais e dos municípios relativas ao segmento de saúde. Na busca e seleção de dados junto a fontes governamentais agruparam-se os gastos do governo por nível de complexidade. Para os recursos federais e municipais a fonte de informações básica é o SIOPS. No caso da média e alta complexidade (MAC), como o SIOPS apresenta informações agregadas, houve a necessidade de desagregá-las. Para tanto, foram utilizadas as proporções obtidas por meio de informações do Sistema de Informações Ambulatoriais (SIA/SUS) e Sistemas de Informações Hospitalares (SIH/SUS).[6]

Identificação dos usuários dos serviços

Outra etapa fundamental é a identificação dos usuários de serviços de saúde. Nas aplicações feitas pela equipe do PECS foi realizada uma pesquisa de campo, dividida em duas etapas. Na primeira, foi escolhida uma amostra a partir dos dados disponíveis no DATASUS para os municípios, por instituição de saúde. Foi então aplicado um questionário nessas instituições buscando os dados dos pacientes para o mês selecionado (outubro de 2003).[7] Na segunda etapa, depois de definida a amostra e coletados os dados dos pacientes, foi realizada a aplicação dos questionários domiciliares.

Demery (2000) destaca que existem dois principais problemas encontrados na identificação dos usuários dos levantamentos familiares: como lidar com os desvios e como cruzar dados dos levantamentos com dados oficiais. Em muitos levantamentos, enfermidades e ferimentos, por exemplo, são autorreportáveis. Isso pode causar um desvio nos dados se os respondentes, principalmente os mais humildes, encararem estas enfermidades e ferimentos como parte da vida comum e, portanto, não os relatarem.

Agregação dos indivíduos em grupos

Com a disponibilidade dos dados das duas etapas anteriores, ou seja, com dados relativos aos gastos governamentais para os serviços e dados sobre a utilização desses serviços para a amostra populacional selecionada, é necessário agrupar os indivíduos pelas características previamente definidas: renda, gênero e raça. Para mensurar a incidência de benefícios é imprescindível que se obtenha o perfil socioeconômico das pessoas que utilizaram o serviço público de saúde. No estudo feito pelo PECS, essas características foram captadas nos questionários domiciliares e os resultados permitem analisar, de forma mais geral, as classes que se beneficiam dos recursos públicos alocados em serviços de saúde dos municípios estudados.

Recentes aplicações da metodologia aqui proposta demonstram o quanto esta pode ser uma boa ferramenta para identificar as desigualdades no acesso e na utilização dos serviços de saúde (Demery *et al.*, 1996). A análise da incidência de benefício possibilita, assim, a discriminação da iniquidade na utilização dos serviços de saúde associada à subutilização generalizada dos serviços e com a utilização desproporcional por grupos carentes. A análise dos impactos dos gastos públicos com saúde pode, portanto, subsidiar avaliações do grau de cumprimento de metas de redução das desigualdades existentes. No estudo realizado em Senhor do Bonfim e em Cachoeira, Bahia/Brasil, a pesquisa de campo e a análise de Incidência de Benefício revelaram elementos de extrema relevância quanto ao acesso e a utilização dos serviços públicos de saúde dos municípios, permitindo identificar iniquidades tanto no âmbito do enfoque descritivo quanto na incidência propriamente dita (Aragão *et al.*, 2006, 2007).

Economia e epidemiologia: o caso das doenças transmissíveis

Como vimos no Capítulo 43, em todos os países, especialmente nos mais pobres, doenças transmissíveis têm permanecido e se agravado como um problema cada vez mais relevante, tanto do ponto de vista epidemiológico quanto econômico. O aparecimento da infecção pelo HIV e o desenvolvimento da AIDS, por exemplo, provocaram a necessidade de se reunir conhecimentos, de várias disciplinas, sobre os aspectos que envolvem essa complexa doença. Nesse debate, o instrumental econômico tem sido bastante solicitado. De um lado, pelo custo dessa doença para os indivíduos, famílias, governo e sociedade e, de outro, pela contribuição que pode dar para a compreensão da sua dinâmica e para a avaliação econômica das medidas de intervenção dos governos para o controle da doença. Em menor intensidade, a necessidade de se reunir conhecimentos de diversas disciplinas para o estudo de problemas na área da saúde tem sido observada, também, para o enfrentamento de doenças epidêmicas e doenças endêmicas de difícil controle, como tuberculose e malária.

Em geral, estudos econômicos em doenças transmissíveis têm privilegiado a abordagem de avaliação de custos. Todavia, outra contribuição teórica da Economia tem sido o estudo do contexto social em que os indivíduos fazem as suas escolhas baseados em preferências ou incentivos. Philipson (2001) identifica algumas áreas em que a economia pode trazer novos conhecimentos – diferentes dos estabelecidos pela biologia – para a predição do comportamento das epidemias, dos efeitos das medidas de intervenção da saúde pública e das perdas de bem-estar. Por exemplo, a utilização do conceito de "elasticidade-prevalência de demanda por prevenção a doenças"[8] poderia explicar, do ponto de vista não biológico, as curvas epidêmicas por um aumento da demanda por prevenção (vacinas, por exemplo) na medida em que ocorre um aumento da prevalência. Por outro lado, uma redução na demanda por medidas de prevenção poderia criar condições para novo aumento da prevalência. Essa hipótese sugere que o comportamento das epidemias em função da demanda não depende apenas de fatores ligados à oferta de serviços públicos de controle, mas é influenciado por questões de preferência que podem contribuir para maior efetividade do seu controle. Outro argumento nessa direção é a dificuldade do uso de incentivos para erradicar doenças, pois, na medida em que decresce a prevalência entre aqueles que recebem os incentivos

[6] Assim, considerou-se que pouco mais de 86% das transferências de Média e Alta Complexidade (MAC) destinaram-se à Atenção de Média Complexidade e os 14% restantes destinaram-se à Alta Complexidade.

[7] Este mês foi escolhido em função de ser bem representativo da média anual.

[8] A variação da demanda para adotar medidas de prevenção (dependentes do comportamento individual) em relação à variação na prevalência da doença.

para entrar no programa, reduz-se a demanda por prevenção entre aqueles que estão fora deste. Outra interessante hipótese, derivada do princípio prevalência-elasticidade da demanda, é o incentivo ao mercado na produção de vacinas com o objetivo de erradicar doenças. Caso a vacina seja eficaz em reduzir a prevalência, reduziria também a demanda futura até erradicar esse mercado. Do mesmo modo, poderia explicar o alto custo inicial das novas vacinas não apenas pelos fatores de produção, mas pela redução progressiva da demanda (Philipson, 2001).

Considerações finais

Com a aproximação e interlocução entre a Economia e as ciências da saúde, observa-se a crescente incorporação de correntes teóricas e metodologias que não são comuns ao pensamento hegemônico da economia (o neoclássico), de onde nasceu a tradicional economia da saúde. Dessa forma, dimensões como a relação entre os diversos agentes envolvidos nas transações dos serviços de saúde, a relação entre inovação no campo da saúde e desenvolvimento econômico e social, incluindo a melhoria das condições de saúde, são perspectivas que têm sido cada vez mais adotadas.

A relação Economia-Epidemiologia tem trazido benefícios para ambas as disciplinas ao ampliar possíveis explicações para o comportamento de doenças ocorrendo em populações humanas e, também, incentivar o desenvolvimento teórico e metodológico da economia ao tomar como objeto de estudo a saúde, um "bem" com características complexas. Assim, na área da economia da saúde, tem crescido o número de publicações, de cursos de pós-graduação e de profissionais atuando tanto na academia quanto nos serviços de saúde, o que sugere o reconhecimento da utilidade e amplas possibilidades da produção e aplicação do instrumental econômico no campo da saúde e, especialmente, no campo da Epidemiologia.

Referências bibliográficas

Almeida C, Travassos C, Porto S, Labra ME. Health sector reform in Brazil: a case study of inequity. *International Journal of Health Services*, 30(1):2000.

Aragão E, Santos LD, Loureiro S, Almeida IFG, Souza RLSP. Gastos em Saúde e Incidência de Benefício no Município de Cachoeira (Ba). *In*: II Encontro de Economia Baiana. Salvador: FCE - UFBA, 2006. p. 1-20.

Aragão E, Santos LD, Loureiro S, Nunes MO, Almeida IFG, Souza RLSP. Gastos em saúde e incidência de benefício no município de Senhor do Bonfim (BA) em 2003. *Revista de Economia Contemporânea*, 11:227-252, 2007.

Arrow KJ. Uncertainty and the welfare economics of medical care. *American Economic Review*. 1963, 53 (5): 941-973.

Azevedo ABC *et al*. Tipos de análises econômicas. *Sinopse de Reumatologia*, Ano 7(4):106-110, outubro 2005.

Barros RP. A estabilidade inaceitável: desigualdade e pobreza no Brasil. IPEA, Rio de janeiro, 2000.

Brue S. *História do Pensamento Econômico*. São Paulo: Pioneira, 2005.

Bueno NP. *Um critério de demarcação para a abordagem da economia política*. Pesquisa & Debate. São Paulo, PUC - SP, v. 8, n. 1 (10), 1997.

Carvalho FC. Fundamentos da escola pós-keynesiana: a teoria de uma economia monetária. *In*: Amadeo E (org). *Ensaios sobre economia política moderna*. São Paulo: Marco Zero, 1989.

Castro-Leal F, Dayton J, Demery L, Mehra K. Public Social Spending in Africa: Do the Poor Benefit? *In*: *Research Observer: The World Bank*. Volume 14, Number 1, February, 1999. p. 49-72.

Costa J *et al*. Tuberculose em Salvador: custos para o sistema de saúde e para as famílias. *Revista de Saúde Pública*, 2005. 39(1): 122-8.

Demery L. *Benefit incidence: a practitioner's guide*. Poverty and Social Development Group, Africa Region, The World Bank. July, 2000.

Demery L. *Gender and Public Social Spending: Disaggregating Benefit Incidence*. Poverty and Social Development Group, The World Bank. May, 1996.

Dequech D. Bounded rationality, institutions and uncertainty. Texto para Discussão. IE/UNICAMP, Campinas, n. 100, jun. 2001.

Dequech D. Fundamental uncertainty and ambiguity. Texto para Discussão. IE/UNICAMP, Campinas, n. 93, mar. 2000.

Diaz M, Dolores M. Desigualdades Socioeconômicas na Saúde no Brasil. In: Texto para Discussão N° 14/2001. *Programa de Seminários Acadêmicos*, IPE/USP. São Paulo, 2001, p. 1-19.

Diaz MDM. *Gastos em Saúde e Incidência de Benefícios no Estado da Bahia*. Jan. 2002 (mimeo)

Dolan P. Output Measures and Valuation in Health. *In*: Drummond & McGuire (Eds). *Economic Evaluation in Health Care: Merging Theory with Practice*. Oxford University Press, 2001.

Dornbusch R, Fischer S, Begg D. *Introdução à Economia*. Rio de Janeiro: Elsevier, 2003.

Drummond MF et al. *Methods for the economic evaluation of health care programmes*. (2a ed.). Oxford Medical Publications, Oxford, 1997.

Ferraz MB et al. Qualidade de vida e medidas de preferência: contribuições para a avaliação e o gerenciamento de programas em saúde. *Sinopse de Reumatologia*, Ano 7, N. 4. p. 111-116, Outubro de 2005.

Filmer D, Hammer J, Pritchett L. Health Policies in Poor Countries: Weak Links in the Chain. *Policy Research Working Paper* No. 1864, World Bank, Washington, D.C., 1998.

Folland S *et al*. Economia da Saúde. Porto Alegre, Artmed/Bookman, 2008.

Folland, Goodman & Stano. *A Economia da Saúde*. Porto Alegre: Bookman, 2008.

Gersovitz M & Hammer JS. *Infectious Diseases, Public Policy and the Marriage of Economics and Epidemiology*. World Bank Research Observer, 2003, 18(2), 129-157.

Hartz ZM, Pouvourville G. Avaliação dos programas de saúde: a eficiência em questão. *Ciência & Saúde coletiva*. v. III (1), 1998, p. 68-82.

Hodgson G. An institutional and evolutionary perspective on health economics. *Cambridge Journal of Economics* 2008, 32, 235-256

House J, Kesseler RC & Regula HA. *Age, socioeconomic status and health*. Milbank Quarterly, 3:383-411, 1990.

IBGE. Pesquisa Nacional de Amostra de Domicílios. Instituto Brasileiro de Geografia e Estatística - IBGE -Cd-Rom, 1998.

JCAHO. *The Measurement mandate - on the Road Performance Improvement in Health care*. Chicago IL: Department of Publications, 53p., 1993.

Kielhorn A, J-M Graf von der Schulenburg. The Health Economics Handbook, Second edition, Tattenhall: Adis International, 2000.

Medici A. *Brasil: Financiamiento y Gasto Público en salud en los anos 90*. Br-009, Banco Interamericano de Desarrollo, Departamento Regional de Operaciones, División de Programas Sociales, 2001.

Musgrove P. *Qual o mínimo que o médico deve saber sobre Economia da Saúde*. Tradução livre do texto "What is the minimum a Doctor should know about Health Economic?", in Health Economics in Development . World Bank, 2004.

Musgrove P (Edit). *Heath Economics in Development*. Washington: The World Bank, 2004.

Neri MSS, W. Desigualdade social e saúde no Brasil. *Caderno de Saúde Pública*, Rio de Janeiro, 18 (Suplemento): 77-87, 2002.

Nero CD. O que é Economia da saúde. *In*: Piola, Sérgio F e Vianna SM. *Economia da Saúde Conceito e contribuições para a Gestão de Saúde*. IPEA, Brasília - 2002. Capítulo I.

Noronha KV, Viegas M. Desigualdades sociais em saúde: Evidências empíricas sobre o caso brasileiro. *Revista Econômica do Nordeste*, 32(Especial): 877-897, 2002a.

Oliveira F. *Saúde da população negra: Brasil ano 2001*. Brasília: Organização Pan-Americana de Saúde, 2003.

Philipson T. Economic epidemiology and infectous disease. *In*: Culier AJ, Newhouse JP. *Hanbook of Health Economics*. Amsterdam, Elsevier, 2001.

Possas M. *Dinâmica da economia capitalista*. São Paulo: Brasiliense, 1987.

Possas S. *Concorrência e Competitividade. Notas sobre estratégia e dinâmica seletiva na economia capitalista*. Hucitec. São Paulo, 1993.

PRO-ADESS. Projeto: Desenvolvimento de metodologia de avaliação do desempenho do sistema de saúde brasileiro. Relatório Final. Rio de Janeiro, Agosto., 2003.

Roemer MI. Bed supply and utilization a natural experiment. *Hospitals: Journal of the American Association of Hospitalization* n°35. [36-42], 1961.

Sadick MZ. Individual freedom versus collective responsibility: an economic epidemiology perspective. *Emerging Themes in Epidemiology* 2006, 3:12.

Samuelson P. *Economics*. New York: Mcgraw Hill, 1976.

Sandroni P. *Dicionário de Economia do Século XXI*. Record, 2005.

Sawyer DO, Leite IC, Alexandrino R. Perfis de utilização de serviços de saúde no Brasil. *In*: *Acesso e uso de serviços de saúde no Brasil: uma analise da PNAD/98*. ABRASCO, Vol.7, n.º 4, 2002.

Schlesselman JJ. *Case-control Studies. Design, conduct, analyses*. New York: Oxford University Press, p. 354, 1982.

Siffert Filho NF. A Economia dos Custos de Transação. *Revista do BNDES*. Rio de Janeiro: Vol.2, 4, p.103-128, 1995.

Smith DL, Levin SA, Laxminarayan R. *Strategic Interactions in Multi-Institutional Epidemics of Antibiotic Resistance*. Proceedings of the National Academy of Sciences, 2005, 102(8), 3153-3158.

Tamaki EM. O Obstáculo da Informação nos Estudos Econômicos em Saúde. *Anais da Associação Brasileira de Economia da Saúde, Salvador* - 1999 (pp239 - 248).

Travassos C, Martins M. *Uma revisão sobre os conceitos de acesso e utilização de serviços de saúde*. Caderno de Saúde Pública, Rio de Janeiro, 20 (Suplemento2): Nov. -Dez., 2004.

Ugá MA. Instrumentos de Avaliação Econômica dos Serviços de Saúde: Alcances e Limitações. *In*: Piola SF, V, Solon M. *Economia da Saúde: conceitos e contribuição para a gestão da saúde*. IPEA, Brasília. Capítulo IX, 2002. (pp209 - 224).

Vercelli A. *Methodological foundations of macroeconomics: Keynes and Lucas*. New York, Cambridge Universuty Press, 1991.

Viana AL, Fausto MC, Lima LD. *Política de saúde e equidade*. São Paulo em perspectiva, 17 (1): 58-68, 2003.

Viana SM *et al*. *Medindo as desigualdades em saúde no Brasil: uma proposta de monitoramento*. OPAS/IPEA. Brasília, 2001.

Vianna D, Mesquita ET. Economia da saúde: ferramenta para a tomada de decisão em Medicina. *Revista da SOCERJ* - Out/Nov/Dez 2003.

Vouri H. A qualidade da saúde. *Divulgação em Saúde para Debates*, 3:17-25, 1991.

Wilson TP. Sociologia e método matemático. In: Giddens A, Turner J (eds.). *Teoria Social Hoje*. São Paulo: UNESP, 1999.

Wood C, Carvalho J. *Desigualdade de Renda e Expectativa de Vida*, RJ, PNPE/IPEA, 1994.

61 Farmacoepidemiologia

Helena Lutescia Luna Coelho e Djanilson Barbosa dos Santos

Introdução

Em todas as sociedades contemporâneas, os medicamentos rapidamente se tornaram ferramenta terapêutica extremamente importante para a melhoria das condições de saúde das populações humanas. Medicamentos cada vez mais efetivos e seguros estão sendo produzidos e comercializados, substituindo produtos antigos menos específicos e mais tóxicos, como, por exemplo, no tratamento do câncer. Por outro lado, a transformação do medicamento em mercadoria sujeita aos ditames da sociedade de consumo e aos interesses da economia global colocou sua utilização no campo dos fenômenos socioeconômicos (e não apenas da saúde) no que diz respeito aos determinantes do uso e ao impacto econômico nas sociedades.

O envelhecimento das populações humanas vem trazendo como consequência a alta prevalência de doenças crônicas, aumentando o número de pessoas expostas a múltiplos medicamentos por longos períodos de tempo. O uso inadequado de medicamentos, por sua vez, trouxe novos problemas em larga escala, inclusive ambientais, contribuindo para a morbimortalidade em saúde. A morbimortalidade resultante de efeitos iatrogênicos dos medicamentos é considerada de alta magnitude, e seu custo estimado é da ordem de 136 bilhões de dólares ao ano (White, Arakelian & Rho, 1999). Estima-se que, nos EUA, esta seja a quarta causa de morte em hospitais, maior portanto que as mortes causadas por pneumonia (Holland & Degruy, 1997).

Conforme o Capítulo 1 deste volume, a Epidemiologia compreende o estudo da distribuição e determinantes das doenças e fenômenos da saúde em populações humanas. Dentre os fatores que atualmente mais influenciam tal distribuição e determinação, destacam-se acesso, uso e efeitos de medicamentos (conceito genérico das terapias farmacológicas de variada natureza), objeto de conhecimento do campo disciplinar e de práticas denominado de Farmacologia Clínica. A Epidemiologia ajuda a Farmacologia Clínica a entender melhor os usos e efeitos dos medicamentos nas populações, através do seu olhar dinâmico e dos métodos que oferece. Por sua vez, a Farmacologia Clínica ajuda a Epidemiologia aumentando o conhecimento sobre as causas de doenças, estabelecendo evidências da eficácia dos medicamentos e possibilitando a previsão do impacto desses efeitos sobre a distribuição das doenças na população.

Considerando o consenso crescente de que a saúde das populações se beneficia da relação dinâmica entre Farmacologia Clínica e Epidemiologia, cresce e se afirma o campo interdisciplinar da Farmacoepidemiologia, objeto do presente capítulo.

O processo de alargamento de horizontes da Farmacoepidemiologia, o aumento da produção científica e o reconhecimento de sua utilidade em benefício da saúde pública justificam a introdução de um capítulo sobre a disciplina no presente livro, constituindo um marco histórico do seu desenvolvimento no Brasil. Neste capítulo pretendemos apresentar um panorama geral, com bases históricas e conceituais, sobre como se constituiu o campo, bem como as perguntas a que tenta responder e as estratégias de investigação utilizadas, exemplificando com estudos realizados no país. Por fim, especula-se sobre o futuro da Farmacoepidemiologia tendo por base a implementação de novos métodos e tecnologias para análise de dados que permitam prever, com maior eficiência, efeitos do uso de medicamentos em populações humanas.

Definição e objetivos

Conforme Porta e Hartzema (1991), a Farmacoepidemiologia pode ser definida como a aplicação do conhecimento, método e raciocínio epidemiológico ao estudo dos efeitos (benéficos e adversos) e dos usos de medicamentos em populações humanas. Segundo esses autores, a Farmacoepidemiologia tem como objetivo descrever, explicar, controlar e predizer os efeitos e usos de tratamentos farmacológicos em tempo, espaço e população definidos (Porta & Hartzema, 1991).

Com o intuito de definir o interesse e limites desse campo do conhecimento, delinearemos exemplos de algumas questões que a Farmacoepidemiologia tenta responder:

- Existem diferenças no número de pessoas hipertensas diagnosticadas e tratadas entre populações distintas? O declínio da taxa de mortalidade por doença cardiovascular nos últimos anos pode estar relacionado com os efeitos dos anti-hipertensivos? Quais são os usos mais comuns de betabloqueadores? Por que alguns desses usos não estão de acordo com as recomendações estabelecidas e que conclusões podem ser tiradas dessas observações?

O tratamento da hipertensão será influenciado por mudanças no sistema de atenção em saúde nos próximos 10 anos?

- Qual é a efetividade dos psicofármacos em populações definidas? De que fatores depende essa efetividade? Que mudanças podemos predizer na prevalência de doença mental baseados nas tendências atuais de consumo de medicamentos? Como novos desenvolvimentos terapêuticos podem melhorar o resultado em longo prazo de tratamentos psiquiátricos? A informação terapêutica é um determinante da qualidade de prescrição de psicofármacos? O que podemos aprender sobre nossa cultura em relação ao modo como é tratada a doença mental?
- Impacto econômico dos novos medicamentos: os extraordinários gastos com medicamentos novos no Brasil, determinados em grande parte por decisões judiciais, são custo-efetivos? Quais são os fatores associados à judicialização do acesso a medicamentos no país? Qual é o impacto desses custos sobre a disponibilidade de recursos para a saúde?
- Estudos de mercado: Quais são os medicamentos registrados e disponíveis para uso em crianças no Brasil? Existem evidências de eficácia e segurança obtidas na população-alvo? As formulações e fórmulas farmacêuticas disponíveis são adequadas? Quais as alternativas terapêuticas disponíveis?

Concebida para o estudo de fenômenos relativos à utilização de medicamentos e suas consequências (sociais, econômicas e sanitárias) para as populações humanas, a Farmacoepidemiologia oferece uma metodologia e um corpo de conhecimento potencialmente úteis para aumentar os benefícios dos medicamentos e reduzir os seus riscos. Os seus métodos têm sido importados e adaptados de outros campos, tais como economia e ciências humanas, além da própria Epidemiologia. Dessa maneira vem se constituindo como campo de estudo complexo, cuja tendência é se desmembrar em subcampos específicos, quais sejam: Farmacovigilância, Estudos de Utilização de Medicamentos, Farmacoeconomia.

A investigação das consequências médicas configura o ramo da Farmacovigilância, que é "a ciência e as atividades relativas à detecção, avaliação, compreensão e prevenção de reações adversas ou outros problemas relacionados com medicamentos" (WHO, 1977). O levantamento epidemiológico de medicamentos utilizados por uma população específica pode ser importante para auxiliar na prevenção do surgimento de problemas relacionados com o medicamento (PRM), reduzindo os riscos e potencializando os benefícios pretendidos (Strand, 1990; Hepler & Strand, 1999). Além disso, os dados epidemiológicos podem melhorar a qualidade da assistência farmacêutica, permitindo uma intervenção mais precisa do profissional, com base no conhecimento do perfil do uso naquela população (Dukes, 1993).

O acompanhamento da vida pós-comercialização do medicamento é realizado por meio dos chamados Estudos de Utilização de Medicamentos (EUM), que, conforme a OMS, são definidos como sendo os estudos referentes a: "comercialização, distribuição, prescrição e uso de medicamentos em uma sociedade, com ênfase especial sobre as consequências médicas, sociais e econômicas resultantes" (WHO, 2002). A "história pós-natal" de um fármaco começa quando ele é comercializado. Até esse momento, o novo produto foi submetido apenas a estudos experimentais. Assim, quando o fármaco é comercializado, dispõe-se de conhecimento limitado sobre a natureza e a variedade dos seus possíveis efeitos em humanos, principalmente aqueles indesejáveis. Nesse contexto, a necessidade de conhecer como está sendo utilizado o fármaco e quais os efeitos que produz em sua "vida real" é evidente.

A farmacoeconomia, em definição estabelecida por Townsend (1987) e, em geral, difundida, representa a descrição e análise de custos da terapia medicamentosa para o sistema de saúde e sociedade. Nesse conceito amplo, o termo engloba todos os aspectos econômicos dos medicamentos: o seu impacto na sociedade, na indústria químico-farmacêutica, nas farmácias, nos formulários nacionais, o que significa dizer que quase todas as áreas relacionadas com medicamentos são vinculadas a questões econômicas (Sacristán, Soto, Reviriego & Galende, 1994).

Tais definições deixam clara a amplitude do campo da Farmacoepidemiologia, cujo objeto é a vigilância da vida de um medicamento em uma comunidade, descrita mediante técnicas adequadas, padronizadas e comparáveis.

Bases históricas

A produção sistemática de dados sobre consumo de medicamentos, bem como o desenvolvimento de ferramentas e métodos para sua análise, foi originalmente praticada pela indústria farmacêutica, com fins comerciais e direito ao sigilo sobre as informações. Até os primeiros anos da década de 1960, as autoridades sanitárias e os pesquisadores do campo da Saúde não conheciam a extensão e as características do uso de medicamentos como um fenômeno populacional. Essa década coincide com o grande *boom* do registro e comercialização de medicamentos industrializados; coincide também com a expansão da percepção de que muitas das novas tecnologias, particularmente a nuclear, apresentavam riscos indesejáveis e inaceitáveis para a sociedade e que estes deviam ser avaliados e controlados.

Dentro dessa percepção, a tragédia da Talidomida pode ser considerada a bomba atômica da área terapêutica, cujos efeitos, reconhecidos em 1961, deixaram o mundo perplexo. Esse acontecimento obrigou os pesquisadores do campo da Saúde a se debruçarem sobre o estudo da utilização de medicamentos em populações e riscos associados, aplicando os conhecimentos existentes, bem como desenvolvendo novos métodos (Lenz, 1966; Wardell, 1974). Esse desastre medicamentoso teve também grande impacto sobre a regulação do registro de medicamentos definindo as exigências das provas pré-registro com respeito à segurança do uso clínico desses produtos. Foi se conformando assim um novo campo interdisciplinar de conhecimento, no qual Epidemiologia, Farmacologia Clínica e Sociologia (em suas vertentes antropológica e socioeconômica) se unem para conhecer, explicar e acompanhar o uso de medicamentos como um fenômeno social, sujeito a determinantes de várias ordens, não apenas no campo da Saúde.

Embora o desastre da talidomida seja reconhecido como fundante para a Farmacoepidemiologia, 10 anos antes havia sido evidenciada a associação entre exposição ao cloranfenicol e ocorrência de anemia aplásica, e estabelecido, nos EUA, o primeiro registro de casos de discrasias sanguíneas relacionadas com medicamentos (Wallerstein, Condit, Kasper, Brown & Morrison, 1969). Também havia sido publicado, em 1952, o primeiro livro de reações adversas a medicamentos, o *Meyler's Side Effects of Drugs* (Meyler, 1952). Um evento ainda mais antigo, a morte de mais de 100 pessoas com insuficiência renal aguda devido ao uso de um xarope de sulfanilamida dissolvida em dietilenoglicol, ocorrido nos EUA em 1937, motivara a primeira regulação exigindo testes pré-clínicos de toxicidade (*Food and Drug Cosmetic Act,* 1938), pavimentando o caminho para a criação da agência reguladora americana, Food and Drug Administration, ainda antes da Segunda Guerra Mundial (Geiling & Cannon, 1938). Tais fatos contribuíram para que a talidomida ainda não tivesse sido registrada nos EUA quando o risco foi descoberto, tendo sido autorizada apenas em alguns ensaios clínicos, o que limitou o seu impacto teratogênico na população americana.

Motivados pela crise da talidomida, já no final da década de 1960 começaram a ser divulgados resultados de estudos de utilização de medicamentos importantes, e a atividade de farmacovigilância passou a ser organizada em centros nacionais vinculados a um programa internacional coordenado pela Organização Mundial da Saúde (OMS). O advento da Informática, facilitando a estruturação e análise de grandes bancos de dados, ampliou as possibilidades de identificação e quantificação precoce de riscos, associando o acúmulo de eventos suspeitos aos dados sobre consumo de medicamentos (Strom, Carson, Morse & Leroy, 1985). Nos anos seguintes, particularmente nas décadas de 1970 a 1990, verifica-se a crescente ocorrência de retiradas de medicamentos comercializados, pela identificação de efeitos adversos inaceitáveis não relatados nos documentos de registro, gerando conflitos entre órgãos reguladores e empresas preocupadas com seus prejuízos econômicos (Nightingale, 1992; Ahmad, 1992; Moynihan, 2002).

A identificação pós-comercialização de efeitos sérios, mas pouco frequentes, e, portanto, difíceis de detectar na fase pré-registro, tem levado a uma busca acelerada por novos métodos para investigar os efeitos de medicamentos mediante estudos de base populacional; isso determinou a mudança do foco do estudo dos *efeitos adversos* para *eventos adversos*, que seria uma abordagem com maior sensibilidade. Tal mudança também leva em conta a constatação de que as reações adversas constituem apenas uma pequena parte dos eventos adversos relacionados com medicamentos, que são determinados em maior proporção pelo uso inadequado, constituindo o campo dos Erros de Medicação (Bates, Boyle, Vander, Schneider & Leape, 1995).

A partir dos anos de 1990 e sobretudo nos anos de 2000, ocorre outra importante mudança no campo, passando da exclusiva ênfase na utilização de medicamentos e dos seus efeitos adversos para a inclusão de outros interesses, tais como investigação de novos efeitos benéficos, aplicação da economia da saúde aos estudos dos efeitos dos medicamentos, estudos de qualidade de vida, metanálises etc. (Strom, 2005). Assim, a Farmacoepidemiologia cresce em consistência científica e metodológica, ampliando o seu escopo para abranger os desafios da complexidade do medicamento como objeto de estudo e demonstrando a sua utilidade como ferramenta para a obtenção de benefícios esperados do uso de medicamentos com menores riscos e custos.

Evolução e perspectivas no Brasil

Somente a partir dos anos de 1990 é possível perceber um incipiente começo da Farmacoepidemiologia no Brasil. As explicações para a defasagem com relação ao começo desse novo campo científico em outros países é bastante complexa e foge ao escopo deste capítulo. Tiveram um papel importante na articulação, apoio e capacitação de pesquisadores, no início da Farmacoepidemiologia no país, o Instituto Catalão de Farmacologia Clínica (ICF), de Barcelona-Espanha; o Instituto Mario Negri (IRFMN), de Milão-Itália; e a rede latino-americana Acción Internacional por La Salud (AISLAC).

No início dos anos de 1990, uma iniciativa coordenada por Juan Ramón Laporte, do ICF, articulou a criação do Drug Research Latinamerican Group (DURG-LA) mediante a proposta de um estudo de utilização de medicamento (EUM) sobre automedicação na América Latina (Arrais, Coelho, Batista, Carvalho, Righi & Arnau, 1997); desse modo foram colocados em contato pesquisadores que, em diferentes estados do Brasil (Rio de Janeiro, Minas Gerais, Ceará, Rio Grande do Sul e São Paulo), estavam realizando investigações de natureza farmacoepidemiológica. A esse tempo, na Universidade Federal do Rio Grande do Sul e em Recife-PE, dois grupos vinculados à rede AISLAC desenvolviam atividades de promoção do uso racional de medicamentos e EUM focalizados no consumo local; essa última experiência inspirou a criação, na Universidade Federal do Ceará, do Grupo de Prevenção ao Uso Indevido de Medicamentos (GPUIM), o qual investigou a venda de abortivos em farmácias, identificando como produto mais indicado por balconistas o antiulceroso Cytotec® (misoprostol) e evidenciando os riscos do seu uso.

Outra iniciativa de articulação impactante para o desenvolvimento da Farmacoepidemiologia no Brasil foi a oficina nessa área promovida pela Secretaria de Vigilância Sanitária do Estado de São Paulo em 1989, tendo como convidado o Dr. Gianni Tognoni, do Instituto Mario Negri de Milão, que expôs os conhecimentos básicos da disciplina a um grupo amplo de multiplicadores de vários Estados brasileiros, orientando o seu desenvolvimento no país. A criação da Sociedade Brasileira de Vigilância de Medicamentos (SOBRAVIME) veio possibilitar a continuidade dessa articulação em nível nacional, promovendo congressos e criando um boletim periódico, dentre outras iniciativas importantes (Castro, 1999; Coelho, Arrais & Gomes, 1999; Mendes, Pinheiro, Avelar, Teixeira & Silva, 2008).

A ocorrência do "caso misoprostol", cujo potencial teratogênico foi plenamente reconhecido na literatura científica ainda nos anos de 1990, é uma tragédia cuja dimensão ainda não foi avaliada adequadamente no Brasil, e pode ser considerada o evento índice que catalisou o início da farmacovigilância no país. A abordagem epidemiológica do problema no caso misoprostol, por meio da análise articulada de dados de consumo do medicamento e de suspeitas de reações adversas (Coelho *et al.*, 1993; Fonseca *et al.*, 1991), exemplifica muito bem o escopo da farmacovigilância, cujo desfecho são as medidas regulatórias fundamentadas no fortalecimento de uma suspeita de associação entre exposição e evento adverso. O fato atraiu a atenção e o apoio dos atores internacionais já citados ao grupo do Ceará, e forçou o governo brasileiro a dar os primeiros passos no sentido da estruturação da farmacovigilância no país. Em 1996, o GPUIM organizou o I Seminário Brasileiro de Farmacoepidemiologia na Universidade Federal do Ceará (UFCE). Nesse seminário ocorreu também a assinatura de um convênio entre a UFC, por intermédio do GPUIM, e a Secretaria de Estado de Saúde do Ceará, para implantação de um sistema de farmacovigilância no Estado, do qual apenas o Centro de Farmacovigilância do Ceará (CEFACE) foi criado e continua em atividade até hoje.

Na década de 1990 também ocorreram a criação da Sociedade Brasileira de Vigilância de Medicamentos (SOBRAVIME), que veio dar uma amplitude nacional às discussões sobre o Uso Racional de Medicamentos e do Centro Brasileiro de Informação de Medicamentos (CEBRIM) voltado à implementação e articulação de centros de informação sobre medicamentos em todo o país e vinculado ao Conselho Federal de Farmácia.

No âmbito acadêmico, o Centro de Estudos do Medicamento (CEMED), da Universidade Federal de Minas Gerais, o Grupo de Pesquisa em Uso Racional de Medicamentos (GRUPURAM), da Universidade Federal de Mato Grosso, bem como o GPUIM, foram desenvolvendo o ensino e a pesquisa em Farmacoepidemiologia em suas instituições e, aos poucos, difundindo-os para outras universidades brasileiras. Tais esforços levaram ao desenvolvimento do ensino de pós-graduação nesse campo em diversas instituições (UNICAMP, UFRS, USP, ENSP), gerando dissertações de mestrado e teses de doutorado que vêm permitindo ao país conhecer a realidade nacional no que se refere aos padrões de uso de medicamentos na população brasileira e aos riscos associados. Uma importante contribuição nesse campo vem sendo dada pelo Núcleo de Assistência Farmacêutica (NAF), da Escola Nacional de Saúde Pública (ENSP), por meio de projetos abrangentes, cursos e publicações.

A criação da Agência Nacional de Vigilância Sanitária (ANVISA) em 1999, pela Lei 9.782, e a promulgação da lei da política nacional de medicamentos (Portaria n.º 3.916, de 30 de outubro de 1998) legitimaram a Farmacoepidemiologia e a farmacovigilância como instrumentos para a promoção do URM no país e sua normatização no campo da assistência farmacêutica e das ações de vigilância sanitária.

Nota-se que, no Brasil, a Farmacoepidemiologia vem se desenvolvendo muito mais como instrumento ou ferramenta para o desenvolvimento de políticas do que como ciência. A produção farmacoepidemiológica no país foi dificultada inicialmente por limitações no conhecimento e domínio da metodologia pelos próprios pesquisadores, bem como pela carência de fomento à pesquisa e dificuldades de aceitação do novo campo nas revistas científicas nacionais; a inexistência de registros públicos informatizados na área de Saúde, particularmente sobre consumo de medicamentos, também retardou o desenvolvimento científico do campo. Essas dificuldades vêm sendo superadas de modo lento, mas consistente.

As revistas *Cadernos de Saúde Pública*, *Ciência e Saúde Coletiva*, *Revista de Saúde Pública*, *Brazilian Journal of Pharmaceutical Sciences* têm aberto espaço para a publicação de EUM, estudos de seguimento, estudos farmacoeconômicos e outros tipos de investigações farmacoepidemiológicas.

Principais métodos utilizados em farmacoepidemiologia

Para discutirmos os tipos de estudos utilizados em Farmacoepidemiologia, adotaremos a classificação apresentada no Capítulo 14, complementada, no que se refere às especificidades da Farmacoepidemiologia, pelas contribuições de Brian Strom (2005) e Hartzema e Porta (1991). A seguir iremos apresentar as principais características dos estudos observacionais epidemiológicos e discutir em detalhe a análise de dados e sua aplicação no campo da Farmacoepidemiologia.

Estudos transversais

Analisados de modo geral no Capítulo 16, por serem amplamente empregados na investigação epidemiológica, os estudos transversais são também denominados estudos de prevalência. Tais estudos medem, em uma população previamente delimitada, a exposição (geralmente a vários fatores) e o efeito (doença/condição) simultaneamente, no momento de sua realização. Nem sempre é possível garantir, durante a coleta de dados, que a exposição tenha antecedido o efeito, o que dificulta a interpretação das eventuais associações encontradas no estudo. Operacionalmente fáceis de realizar e de custo relativamente baixo, as informações obtidas nesses estudos são geralmente de muita utilidade na avaliação das necessidades de saúde das populações e no planejamento das ações para enfrentá-las.

Para exemplificar o uso de estudos transversais em Farmacoepidemiologia, sintetizaremos uma investigação desenvolvida por Santos, Coelho e Barreto (2009). Esses autores investigaram o perfil de uso de medicamentos entre crianças residentes em áreas pobres da cidade e fatores associados. Foram considerados 3 grupos de variáveis explanatórias: socioeconômicas, estado de saúde da criança e utilização dos serviços de saúde. Esse estudo foi aninhado em uma coorte de crianças na zona urbana da cidade de Salvador, tendo sido investigado um período recordatório de 15 dias referente ao uso de medicamento pela criança com base na informação da mãe. Participaram do estudo, no período da entrevista domiciliar, 1.382 crianças entre 4 e 11 anos de idade.

Em relação ao consumo de medicamentos, foram formuladas as seguintes perguntas às mães ou responsáveis: "Nos últimos 15 dias, a criança usou algum medicamento ou remédio? Por exemplo, medicamentos para febre, dor de cabeça, vômitos, diarreia, infecção? Medicamentos como vitamina e fortificantes? *(Atenção: excluir chás/remédios caseiros, fórmulas magistrais e os fitoterápicos)*". Os medicamentos foram desdobrados em seus princípios ativos e classificados de acordo com o *Anatomical Therapeutic Chemical Index* (ATC/DDD Index), desenvolvido pelo World Health Organization Collaborating Centre for Drug Statistics Methodology. Os investigadores verificaram que a prevalência do consumo de medicamentos nos 15 dias anteriores à entrevista em crianças de 4 a 11 anos de idade foi de 48%. Na Figura 61.1, observa-se a distribuição da prevalência de utilização de medicamentos por sexo e faixa etária em crianças.

Do total de 1.030 medicamentos utilizados por essa população, 467 (45,3%) foram administrados às crianças por decisão das mães, 439 (42,6%) foram indicados por médicos, 82 (8,0%) foram indicados por parentes, amigos e vizinhos, 25 (2,4%) por farmacêuticos, 10 (1,0%) por influência de propagandas comerciais (rádio, televisão, revista) e 4 (0,4%) as

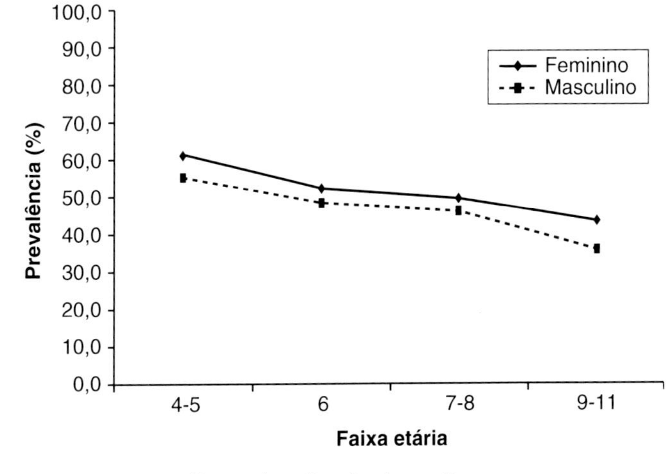

Figura 61.1 Prevalência de utilização de medicamentos por sexo e faixa etária em crianças, Salvador, 2006. (Fonte: Santos *et al.*, 2009).

mães não sabiam informar. Os grupos farmacológicos mais utilizados foram os analgésicos/antitérmicos (25,5%), antibacterianos sistêmicos (6,5%) e antitussígenos/expectorantes (6,2%). Crianças de 4 a 5 anos, sexo feminino, mães brancas, pior percepção de saúde, interrupção de atividades por problemas de saúde e atendimento de saúde independentemente de estar doente nos últimos 15 dias, gasto com medicamentos no último mês e realização de consultas ao médico nos últimos 3 meses consumiram mais medicamentos do que os seus grupos de referência (Tabela 61.1). O estudo revelou que 67% dos medicamentos prescritos pelos médicos foram adquiridos em farmácias comerciais, o que, associado ao predomínio da automedicação (45,7%) sobre a prescrição, evidencia dificuldades no acesso aos serviços de saúde e a medicamentos.

Estudos transversais realizados em populações usuárias de serviços específicos podem fornecer informações importantes para a organização destes serviços, embora seus resultados não possam ser generalizados. Um exemplo é o estudo realizado por Abreu, Acúrcio e Resende (2000), que teve por objetivo verificar a prevalência de consumo de psicofármacos, nos períodos de 15 dias e de 12 meses que antecederam o estudo, entre os usuários das 5 clínicas integradas de atenção primária da Faculdade de Odontologia da UFMG. Todos os indivíduos maiores de 12 anos atendidos nessas clínicas no mês de junho de 1997 foram entrevistados. Os autores encontraram um consumo de psicofármacos de 4 e 10%, respectivamente, para os 15 dias e os 12 meses que antecederam o estudo. Neste último período, os ansiolíticos foram os mais consumidos, totalizando 40% do consumo global. Indivíduos mais velhos, mulheres e donas de casa consumiram mais psicofármacos do que seus grupos de referência ($p < 0,05$). O estudo também verificou que, apesar da importância da informação a respeito do uso de psicofármacos para o diagnóstico e planejamento da atenção integral em Odontologia, apenas 40% dos alunos das clínicas integradas relataram ter anotado esse dado em ficha clínica. Os autores ressaltam que esse fato pode indicar lacunas no ensino da Odontologia, devendo ser repensada a importância dada à questão dos medicamentos durante a formação dos cirurgiões-dentistas.

Tabela 61.1 Modelo final da análise multivariada dos fatores associados ao consumo de medicamentos em crianças, Salvador, 2006

Variável	RP ajustada (IC 95%)
Idade (em anos)	
4 a 5	1,48 (1,25 a 1,75)
6	1,27 (1,07 a 1,52)
7 a 8	1,22 (1,02 a 1,46)
Crianças do sexo feminino	1,11 (1,00 a 1,24)
Mães negras	0,85 (0,75 a 0,98)
Ruim/muito ruim percepção de saúde referida pela mãe	1,51 (1,17 a 1,94)
Interrupção de atividades por problemas de saúde nas últimas 2 semanas	1,98 (1,78 a 2,21)
Uma consulta médica nos últimos 3 meses	1,19 (1,06 a 1,33)
Duas ou mais consultas médicas nos últimos 3 meses	1,17 (1,04 a 1,31)
Independente de estar doente, recebeu algum atendimento de saúde nos últimos 15 dias	1,12 (1,01 a 1,24)
Dinheiro gasto com medicamento no último mês	1,86 (1,59 a 2,16)

Fonte: Santos *et al.*, 2009.

No atual estágio de organização do nosso sistema de saúde e da assistência farmacêutica, estudos transversais, como os exemplificados, permitem conhecer melhor os determinantes e o padrão de consumo de medicamentos na população. Desse modo, podem contribuir significativamente tanto para o planejamento e organização das ações de saúde quanto para reorientar as práticas assistenciais, na perspectiva de uma utilização mais racional dos medicamentos em nosso país.

Estudos caso-controle

Em Farmacoepidemiologia, esse desenho tem sido muito utilizado para investigar reações adversas a medicamentos (RAM) em especial, eventos com incidência baixa; pode também ser utilizado para avaliação dos benefícios de medicamentos. A história de uso de medicamentos em pessoas com uma condição suspeita de estar relacionada com a exposição desses medicamentos é comparada com a história de uso de medicamentos em indivíduos de um grupo-controle, e a razão de chance [*odds ratio* (OR)] do uso do medicamento associada ao desfecho é medida. As associações identificadas entre um fármaco e uma doença são estudadas detalhadamente com a finalidade de determinar se é preciso considerar ou não uma hipótese de relação causal. Os critérios utilizados para fazer essas avaliações incluem: a significância estatística, a magnitude da associação (*odds ratio*), a consistência interna, o grau de concordância com os resultados de outros tipos de estudos e a plausibilidade biológica relativa aos efeitos farmacológicos ou experimentais do produto investigado.

Um estudo caso-controle realizado no Brasil investigou a relação entre exposição ao misoprostol *in utero* no primeiro trimestre da gestação e a ocorrência de síndrome de Mobius, uma malformação que envolve a paralisia facial congênita. Para grupo-controle foram selecionados bebês com *spina bifida*, uma malformação mais frequente e já bem estudada. Foram identificados 96 bebês com síndrome de Mobius, os quais foram pareados com 96 bebês com defeito do tubo neural. No grupo de casos, verificou-se que 47 (49%) mães haviam utilizado misoprostol no primeiro trimestre da gravidez, enquanto, no grupo-controle, apenas 3 (3%) mães haviam utilizado o medicamento nesse período (OR = 29,7; IC95% 11,6 a 76,0). Dessa forma, os autores confirmaram a hipótese de que o uso de misoprostol no primeiro trimestre da gestação está associado ao aumento do risco da síndrome de Mobius em bebês (Pastuszak *et al.*, 1998).

Um outro exemplo de estudo caso-controle realizado no Brasil foi a investigação sobre o uso de contraceptivos orais e sua possível associação positiva com o câncer de mama em mulheres do Rio Grande do Sul. Tessaro, Béria, Tomasi e Barros (2001) identificaram 250 casos incidentes de câncer de mama, em mulheres com 20 a 60 anos de idade, a partir de laboratórios de patologia, e 1.020 controles hospitalares e de vizinhança. Não foi evidenciada associação entre câncer de mama e uso de contraceptivos orais. Somente observaram-se valores de razões de *odds* com pequenas diferenças entre controles-hospitalares e de vizinhança quando a análise foi por idade do diagnóstico do câncer de mama e o tempo de uso dos contraceptivos, mas sem apresentar significância estatística (Tabelas 61.2 e 61.3). Ao analisar todos os casos e controles conjuntamente, evidenciou-se um risco aumentado no subgrupo de mulheres usuárias por mais de 5 anos e com idade

Tabela 61.2 Razões de *odds* ajustadas para casos de câncer de mama e uso de CO com controles hospitalares conforme idade do diagnóstico (Zona Sul do RS, 1995-98)

	Idade do diagnóstico											
	< 45 anos p = 0,81						≥ 45 anos p = 0,55					
	Casos		Controles		ROA	IC95%	Casos		Controles		ROA	IC95%
	n	%	n	%			n	%	n	%		
Não usou	8	15,4	29	16,6	1,0	—	37	30,8	114	33,4	1,0	—
< 5 anos	17	32,7	67	38,3	0,9	(0,3 a 2,6)	34	28,3	113	33,1	1,2	(0,6 a 2,4)
≥ 5 anos	27	51,9	79	45,1	1,4	(0,5 a 3,9)	49	40,8	114	33,4	1,6	(0,9 a 3,0)

ROA – Razão de *odds* ajustada para: idade do primeiro filho, paridade, antecedentes familiares de câncer de mama, amamentação, escolaridade, estado civil e história de biopsia por lesão benigna nas mamas.
Fonte: Tessaro *et al.*, 2001.

Tabela 61.3 Razões de *odds* ajustadas para casos de câncer de mama e uso de CO com controles de vizinhança, conforme idade do diagnóstico (Zona Sul do RS, 1995-98)

	Idade do diagnóstico											
	< 45 anos						≥ 45 anos					
	Casos		Controles		ROA	IC95%	Casos		Controles		ROA	IC95%
	n	%	n	%			n	%	n	%		
Não usou	8	16,7	13	8,6	1,0	-	33	27,5	98	27,8	1,0	-
< 5 anos	23	47,9	68	44,7	1,1	(0,5 a 1,5)	44	36,7	136	38,6	1,0	(0,5 a 1,9)
≥ 5 anos	17	35,4	71	46,7	0,9	(0,8 a 2,3)	43	35,8	118	33,5	1,3	(0,7 a 2,6)

ROA – Razão de *odds* ajustada para: idade do primeiro filho, paridade, antecedentes familiares de câncer de mama, amamentação, escolaridade, estado civil e história de biopsia por lesão benigna nas mamas.
Fonte: Tessaro *et al.*, 2001.

superior a 45 anos, porém não houve significância estatística, embora estivesse muito próxima.

O desenho caso-controle continuará a ser usado para responder a questões que não podem ser tratadas por outros delineamentos epidemiológicos. Assim, reações adversas raras não podem ser estudadas facilmente usando o desenho de coorte, no qual o tamanho do estudo é determinado pela incidência da doença no grupo-controle. Outro condicionante é a impossibilidade de utilizar ensaios clínicos controlados quando o objetivo é estudar efeitos tóxicos ou quando a incidência da doença/evento é muito baixa.

Estudos de coorte

O princípio básico sobre o qual se fundamentam os estudos de coorte (objeto do Capítulo 18, Parte 2 do presente volume) é intuitivamente simples: são identificados 2 grupos de indivíduos, um exposto ao agente etiológico suspeito (p. ex., usuárias de contraceptivos orais) e outro não exposto a esse agente (p. ex., mulheres que utilizam outros métodos contraceptivos). Esses 2 grupos são submetidos a seguimento e registra-se a incidência de diversas patologias. Depois, comparam-se diretamente as taxas de incidência de cada uma das patologias de interesse específico.

Um problema relacionado com os estudos de coorte é sua inadequação quando a doença/evento é rara nos 2 grupos (expostos e não expostos), situação em que pode ser difícil garantir número suficiente de participantes para obter resultados válidos. Por exemplo, queremos investigar um novo medicamento anti-inflamatório que está prestes a ser comercializado, porém os dados de pré-comercialização levantaram questões sobre a possibilidade de hepatotoxicidade. Essa questão provavelmente será estudada mediante um estudo de coorte e, dependendo dos parâmetros escolhidos para α, β, incidência da doença no grupo de não expostos, risco relativo que se deseja detectar e razão do controle para indivíduos expostos, os tamanhos das amostras necessárias podem diferir significativamente. Por exemplo, se o seu objetivo era estudar a ocorrência de hepatite, em 0,1% de todos os indivíduos não expostos. Se alguém quisesse realizar um estudo com um controle exposto para detectar um risco relativo de 2,0 para esta variável de desfecho, assumindo um α de 0,05 e um β de 0,1, o cálculo da amostra seria de 31.483 indivíduos expostos e um número igual para controles não expostos.

Em Farmacoepidemiologia, um estudo de coorte envolve um subconjunto de uma população específica no qual os membros compartilham uma exposição a determinado medicamento. Eles são acompanhados ao longo do tempo e comparados a algum grupo-controle não exposto, para definir a incidência de eventos de RAM e/ou medidas de efetividade do medicamento.

Estudos de coorte geralmente são usados para comparar pacientes expostos e não expostos, embora eles também possam comparar uma exposição com outra. Por exemplo, uma investigação pode comparar mulheres em idade reprodutiva que usam contraceptivos orais com usuárias de outros métodos contraceptivos, procurando diferenças na frequência de tromboembolismo venoso. Esse tipo de estudo é particularmente útil quando se investigam vários resultados possíveis a partir apenas de uma exposição, especialmente se a exposição é relativamente incomum, como ocorre na farmacovigilância de medicamentos recentemente comercializados.

Um estudo de coorte retrospectivo foi desenvolvido por Acurcio e Guimarães (1998) com um grupo de indivíduos infectados pelo HIV atendidos em 2 serviços públicos de referência para HIV/AIDS, em Belo Horizonte/MG. O tempo de sobrevida após o diagnóstico de AIDS foi utilizado como indicador de resultado na saúde. Indivíduos que evoluíram e que não evoluíram para óbito foram comparados a partir das características de exposição selecionadas, dentre elas o uso do medicamento zidovudina (AZT). O estudo demonstrou que indivíduos que não utilizaram o AZT apresentavam uma probabilidade quase 2 vezes maior de evoluírem mais rapidamente para óbito do que aqueles que utilizaram o medicamento (RR = 1,87; IC95% 1,34 a 2,61).

Um exemplo de estudo de coorte prospectivo foi a vigilância pós-comercialização de monitoramento intensivo, conduzida por Santos e Coelho (2006) em crianças internadas em hospital pediátrico de referência do Estado do Ceará. A incidência de reações adversas a medicamentos (RAM) em crianças hospitalizadas foi 12,5%, ocorrendo no período do estudo 420 eventos adversos, dentre os quais 47 RAM detectadas em 33 das 265 crianças tratadas com medicamentos. A pele foi o órgão mais afetado (49%); os medicamentos mais relacionados com RAM foram os antibióticos sistêmicos (53,2%). As RAM foram leves e moderadas em 97,9% dos casos; a associação entre RAM e a exposição ao medicamento foi considerada provável em 57,5% dos casos, e a maioria dos eventos adversos foram independentes da dose utilizada (55,3%). O risco de apresentar RAM esteve associado ao uso *off label* (RR = 2,44; IC95% 2,12 a 2,98) e cresceu com o número de medicamentos administrados, sendo maior entre as crianças do sexo masculino (RR = 2,83; IC95% 1,19 a 6,73), aquelas com menor idade (RR = 2,12; IC95% 1,03 a 4,50) e internadas anteriormente 3 a 4 vezes (RR = 2,62; IC95% 1,23 a 5,54) (Santos & Coelho, 2006; Santos, Clavenna, Bonati & Coelho, 2008).

Os estudos de coorte podem ser utilizados em Farmacoepidemiologia para avaliar: (1) o efeito de medicamentos em longo prazo; (2) efeitos cuja frequências sejam muito baixas em uma população; (3) a efetividade de medicamentos na prática cotidiana, em situações reais; (4) a eficácia de um medicamento para uma indicação para a qual a droga não foi originalmente aprovada; e (5) os modificadores da eficácia do medicamento, como, por exemplo, medicações simultâneas, estilo de vida ou gravidade da doença.

Assim, o emprego de métodos farmacoepidemiológicos permite continuar a desvendar e ampliar os conhecimentos sobre os efeitos dos medicamentos após a comercialização, em populações distintas e em contextos de uso mais variados.

Farmacoepidemiologia: o futuro

Grandes bancos de dados baseados em informações demográficas, ocorrência de doenças e informações de prescrições encontram-se agora disponíveis em muitos países para serem usados por pesquisadores treinados e competentes. Populações cada vez maiores são cobertas por esses sistemas informatizados, que constituem ferramentas poderosas quando utilizados com competência e habilidade para investigar a associação entre fármacos e eventos. Desse modo, a Farmacoepidemiologia e a farmacovigilância vêm avançando na identificação precoce de riscos relacionados com medicamentos comercializados, partindo do pressuposto que eles são pouco conhecidos na pré-comercialização e que, continuamente, novas informações podem ser obtidas. Por outro lado, a compreensão de que os padrões de prescrição e uso de medicamentos são variáveis e influenciados por diversos fatores tem levado ao reconhecimento da importância dos aspectos educativos e de informação nessa área.

Uma nova vertente de investigação surge na interface com a farmacogenética, com a compreensão de que fatores genéticos também podem ser preditores de reações adversas a medicamentos. Amplia-se também o interesse e o desenvolvimento metodológico no campo da Farmacoeconomia, que, tal como a Farmacovigilância, vem crescendo em complexidade e sendo vista por alguns como ciência independente da Farmacoepidemiologia.

No Brasil, todos esses caminhos começam a ser trilhados, porém ainda de modo incipiente, sendo necessário grande investimento na formação de recursos humanos e financiamento de pesquisa nessas áreas. A introdução da disciplina ou de seus conteúdos em cursos da área da Saúde, inclusive na pós-graduação, vem se ampliando, mas, infelizmente, com menor impacto na educação médica, onde seria ainda mais necessária. Editais com financiamento de linhas de pesquisa específicas têm contribuído para o aumento progressivo da produção científica no setor, mas ainda sem grande visibilidade. É importante ressaltar que a ampliação do acesso a medicamentos no país tem sido acompanhada de políticas focalizadas na promoção da racionalidade do seu uso, cujo impacto sobre o consumo precisa ser avaliado continuamente. A progressiva informatização dos registros sanitários, ampliando as bases do Sistema de Informações Ambulatoriais do SUS (SIA/SUS), e a estruturação do Sistema de Notificações em Vigilância Sanitária (NOTIVISA), com a inclusão das notificações de farmacovigilância, criam as possibilidades de análises mais complexas e integradas que permitam a avaliação de riscos em menor tempo.

Finalmente, o papel da ANVISA tem sido fundamental, com a criação do programa de hospitais sentinela e das farmácias notificadoras, bem como ações regulatórias impactantes que confrontam a irracionalidade na produção, na comercialização e no uso de medicamentos. É necessário, no entanto, maior integração local dessas atividades, com a participação das universidades e dos serviços, integrando a pesquisa e as intervenções realizadas, enfatizando ações educativas e informativas que promovam a cultura do uso adequado de medicamentos.

Referências bibliográficas

Abreu MHNG, Acúrcio FA, Resende VLS. Utilização de psicofármacos por pacientes odontológicos em Minas Gerais, Brasil. *Revista Panamericana de Salud Pública* 2000;7(1):17-23.

Acurcio FA, Guimarães MDC. Health care utilization and survival among patients with AIDS in Belo Horizonte, Minas Gerais, Brasil. *Cadernos Saúde Pública*. 1998; 14(4):811-20.

Ahmad SR. Antihistamines alert. Lancet. 1992;340:542.

Arrais PS, Coelho HL, Batista Mdo C, Carvalho ML, Righi RE, Arnau JM. Perfil da automedicação no Brasil. *Revista de Saúde Pública*. 1997; 31:71-77.

Basic Statistical Methods in Pharmacoepidemiology Study Designs. *In*: Porta MS, Hartzema AG, Tilson HH (Eds). Pharmacoepidemiology: An Introduction. *Harvey Whitney Books*, 1991, 2nd ed, p 142-175.

Bates DW, Boyle DL, Vander Vliet MB, Schneider J, Leape LL. Relationship between medication errors and adverse drug events. *J Gene Intern Med*. 1995;10: 199-205.

Castro LLC. Farmacoepidemiologia no Brasil: evolução perspectivas. *Ciência & Saúde Coletiva*. 1999;4(2):405-410.

Coelho HLL, Teixeira AC, Santos AP, Forte EB, Morais SM, La Vecchia C *et al*. Misoprostol and illegal abortion in Fortaleza, Brazil. *Lancet*. 1993;341:1262-3.

Coelho HLL, Arrais PSD, Gomes AP. Sistema de Farmacovigilância do Ceará: 1 ano de experiência. *Cad Saúde Pública*. 1999;15(3):631-640.

Dukes MNG. Introduction. *In*: Dukes MNG (Ed). Drug Utilization Studies. Methods and Uses. *Copenhagen: WHO Regional Publications/WHO Regional Office for Europe*, 1993. (European Series no 45).

Fonseca W, Alencar AJ, Mota FS, Coelho HL. Misoprostol and congenital malformations. *Lancet*. 1991;338:56.

Geiling EMK, Cannon PR. Pathogenic effects of elixir of sulfanilamide (diethylene glycol) poisoning. JAMA. 1938;111:919-26.

Hepler CD, Strand LM. Oportunidades y responsabilidades en la Atención Farmacéutica. *Pharmaceutical Care España*. 1999; 1:35-47.

Holland EG, Degruy FV. Drug-induced disorders. *Am Fam Physician*. 1997; 56(7):1781-8.

Lenz W. Malformations caused by drugs in pregnancy. *Am J Dis Child*. 1966;112: 99-106.

Mendes MCP, Pinheiro RO, Avelar KES, Teixeira JL, Silva GMS. História da Farmacovigilância no Brasil. *Rev Bras Farm*. 2008;89(3):246-251.

Meyler L. Side Effects of Drugs. *Amsterdam: Elsevier*, 1952.

Moynihan R. Alosetron: a case study in regulatory capture, or a victory for patient rights? *BMJ*. 2002;235:592-5.

Nightingale SL. From the Food and Drug Administration: warnings issued on nonsedating antihistamines terfenadine and astemizol. *JAMA*. 1992;268:705.

Pastuszak AL, Schüller L, Speck-Martins CE, Coelho KEDA, Cordello SM, Vargas F *et al*. Use of misoprostol during pregnancy and Mobius syndrome in infants. *N Engl J Med*. 1998; 338:1881-5.

Postmarketing Surveillance Methodologies. *In*: Porta MS, Hartzema AG, Tilson HH (Eds). Pharmacoepidemiology: An Introduction. *Harvey Whitney Books*; 1991, 2nd ed, p 120-141.

Sacristán J, Soto J, Reviriego I, Galende I. Farmacoeconomia: el cálculo de la eficiencia. *Medicina Clínica (Barcelona)*. 1994; 103(1):143-149.

Santos DB, Barreto ML, Coelho HLL. Utilização de medicamentos e fatores associados entre crianças residentes em áreas pobres. *Revista de Saúde Pública*. 2009; 43(5):768-78.

Santos DB, Clavenna A, Bonati M, Coelho HLL. Off-label and unlicensed drug utilization in hospitalized children in Fortaleza, Brazil. *European Journal of Clinical Pharmacology*. 2008;64:1111-1118.

Santos DB, Coelho HLL. Adverse drug reactions in hospitalized children in Fortaleza, Brazil. *Pharmacoepidemiology and Drug Safety*. 2006;15:635-640.

Strand LM *et al*. Drug-related problems: their structure and function. *Annals of Pharmacotherapy*. 1990; 24:1093-97.

Strom BL, Carson JL, Morse ML, Leroy AA. The Computerized Online Medicaid Analysis and Surveillance System: a new resource for post-marketing drug surveillance. *Clin Pharmacol Ther*. 1985; 38:359-64.

Study Designs Available for Pharmacoepidemiology Sudies. *In*: Strom BL (Ed). Pharmacoepidemiology. John Wiley & Sons Ltd; 2005, 4nd. ed, p 17-28.

Tessaro S, Béria JU, Tomasi E, Barros AJD. Contraceptivos orais e câncer de mama: estudo de casos e controles. *Revista de Saúde Pública*. 2001;35(1):32-8.

The Use of Meta-analysis in Pharmacoepidemiology. *In*: Strom BL (Ed). Pharmacoepidemiology. *John Wiley & Sons Ltd*, 2005, 4nd. ed, p 681-707.

Townsend RJ. Post-marketing drug research and development. *Drug Intelligence & Clinical Pharmacy*. 1987; 21(1):134-136.

Wallerstein RO, Condit PK, Kasper CK, Brown JW, Morrison FR. Statewide study of chloramphenicol therapy and fatal aplastic anemia. *JAMA*. 1969;208:2045-50.

Wardell WM. Therapeutic implications of the drug lag. *Clin Pharmacol Ther*. 1974; 15:73-96.

White TJ, Arakelian A, Rho JP. Counting the costs of the drug-related adverse events. *PharmacoEconomics*. 1999;15(5):445-58.

WHO. World Health Organization. The importance of pharmacovigilance: safety monitoring of medicinal products. *Genebra: WHO*, 2002. 48p.

WHO. World Health Organization. The selection of essential drugs: first report of the WHO Expert Committee. *Genebra: WHO*, 1977. (Technical Report Series nº 615).

62 Epidemiologia e Ações Regulatórias nas Áreas da Saúde e do Ambiente

Mauricio L. Barreto e Reinaldo Guimarães

Introdução

Dentre as contribuições recentes da Sociologia, emergem duas importantes abordagens, aparentemente diferentes, com características que se complementam e, mais do que isso, têm influenciado de maneira importante o modo como entendemos a sociedade contemporânea e como esta organiza sua governabilidade. De um lado, temos o conceito de "sociedade de risco" desenvolvido pelo sociólogo alemão Ulrich Beck (Beck, 1992; Beck, 2009). Para Beck, a modernidade significa a introdução de novos parâmetros de risco global que gerações anteriores não tiveram que enfrentar. Precisamente por causa do fracasso das instituições sociais modernas no controle dos riscos que criaram, tal qual a crise ecológica, contemporaneamente o risco ressoaria como uma tentativa defensiva para evitar novas problemas e perigos no futuro. Esse conceito, bastante influente no debate intelectual, coloca o risco e, evidentemente, o modo como é percebido (Douglas, 1994) como uma questão central do modo de viver e agir das sociedades contemporâneas.

Ao mesmo tempo, nas últimas décadas, têm ocorrido mudanças profundas no modelo de Estado capitalista e na sua organização. Esse Estado demonstra clara tendência para a redução das suas atividades econômicas e sociais diretas e ampliação dos seus papéis na elaboração de políticas e como agente regulador de uma série de parâmetros da vida econômica e social – o que alguns têm denominado de "Estado Regulatório" (Jordana & Levi-Faur, 2005; Braithwaite, 2008). Assim, o Estado capitalista contemporâneo, ao mover-se em um universo de incertezas e perplexidades, sem controle direto de muitos desses acontecimentos e na busca de atender às demandas dos seus cidadãos por garantias e certezas, desenvolve instrumentos e cria instituições que pretendem (nem sempre com sucesso) gerir riscos e incertezas. Dado que tais riscos e incertezas referem-se a acontecimentos em diferentes áreas da ação humana, o seu estudo encontra-se disseminado em diferentes disciplinas e áreas do conhecimento científico (economia, finanças, ciências ambientais, epidemiologia etc.). Não por acaso, muitas universidades têm criado centros dedicados ao estudo dos riscos e diversas revistas científicas são dedicadas ao tema. Consolidar esse papel de regular os riscos e as incertezas, além de não ser tarefa simples a ser cumprida, apresenta, no contexto do Estado liberal contemporâneo, elementos contraditórios que precisam ser considerados. Esses Estados têm utilizado como lógicas básicas da sua existência o individualismo e o empreendedorismo, geradores contínuos de incertezas e riscos. Contraditoriamente, o objetivo de controlar ou regular riscos e reduzir incertezas pode trazer, dentre as suas consequências, restrições à ação individual e à liberdade coletiva. Não por acaso as opções relacionadas com os modelos regulatórios em cada país diz muito do caráter do seu sistema político e do quanto esse Estado é autoritário ou democrático.

Se o Estado liberal contemporâneo desenvolve sofisticadas políticas e ferramentas regulatórias, vale notar que o desenvolvimento do conceito de risco, tal como o conhecemos hoje, foi uma prerrogativa do liberalismo nascente, nos séculos 16 e, principalmente, 17. Muito embora a noção de risco remonte à Mesopotâmia e ao antigo Egito (a evidência para essa afirmativa se sustenta nos achados arqueológicos de "dados" feitos a partir do osso astrágalo de alguns animais), apenas em meados do século 17 foram estabelecidas as bases matemáticas capazes de conceituá-lo e, mais importante, de quantificá-lo (Bernstein, 1996; Hacking, 1975). Nessa mesma época, John Locke (1632-1704) estabelecia os princípios do liberalismo político na Inglaterra. Antes disso, o campo de aplicação mais proeminente da noção de risco, bem como a maior parte das tentativas de avançar em sua compreensão, situava-se no âmbito dos jogos de azar. Registre-se que foi um notório jogador da corte de Luis XIV, Antoine de Gombauld, *chevalier de Méré*, quem propôs a Blaise Pascal, em 1654, a resolução de um problema de repartição de lucros de jogo em uma partida interrompida antes do tempo,[1] desafio esse que foi importante na cooperação entre Pascal e Pierre de Fermat, o qual resultou na construção da teoria da probabilidade. É relevante mencionar esse aspecto que situa a compreensão científica do risco no

[1] O "problema dos pontos" foi proposto pela primeira vez por Luca Paccioli em 1494 e até então não havia sido resolvido corretamente. Uma descrição histórica do problema e de suas soluções pode ser encontrada em (http://en.wikipedia.org/wiki/Problemofpoints. Consultado em 29/03/2011)

período do nascimento do capitalismo e dos Estados modernos, posto que foi apenas aí que as aplicações da noção de risco ampliaram-se sobremaneira, para a economia, a geografia e mesmo para a especulação filosófica, a ciência do direito e a teologia. E também para as especulações sanitárias, posto que na mesma época (1662), o comerciante inglês John Graunt lançou seu clássico e ousado trabalho intitulado *Natural and Political Observations Upon the Bills Of Mortality*[2] considerado uma das obras fundadoras da epidemiologia e da demografia. A novidade do trabalho de Graunt foi a aplicação sistemática e consciente de técnicas de amostragem para a sustentação de inferências.

Outro aspecto importante a destacar é o de que as incertezas e os riscos referem-se a acontecimentos futuros. Portanto, as evidências científicas existentes sobre cada situação em que possam existir riscos ou incertezas, por mais acuradas que sejam, deixam sempre largas faixas de imprevisibilidade e, como consequência, limitam a efetividade das ações regulatórias derivadas de tais evidências. Por outro lado, essa característica facilita o posicionamento da ação regulatória no corredor que comunica a ciência e a política. Ao tempo em que os estudos sobre riscos produzem evidências que dão tons de cientificidade às decisões regulatórias, o grau de incerteza que comportam, criam o espaço necessário para que decisões regulatórias elaboradas e administradas pelo governante (este sempre sob influência de grupos de interesse diversos) possam estar em consonância com sua retórica política. Portanto, o governante moderno, no estado regulatório, mesmo estando cientificamente informado, continua tendo possibilidades de construir sua estratégia de ação política, negociando contradições e espaços de incerteza com os diferentes grupos de interesse envolvidos. Tudo isso pode contribuir para explicar a importância dos debates em torno de tais conceitos no mundo contemporâneo, e explica por que, mesmo quando baseadas em evidências similares, intervenções regulatórias implementadas em diferentes contextos têm, com frequência, importantes diferenças (O'Malley, 2004).

O Estado contemporâneo assume, por meio do seu poder normativo, entre suas funções, a de regular potenciais efeitos (positivos ou negativos) de uma série numerosa e complexa de exposições naturais ou artificiais, diretamente relacionadas com o sistema de saúde (medicamentos, vacinas, equipamentos etc.) ou que podem ter implicações na saúde dos indivíduos ou das populações (qualidade da água e dos alimentos, exposição ambiental a poluentes diversos etc.). Para atuar nessas áreas, o Estado organiza instituições e implementa uma série de ações, para as quais precisa desenvolver racionalidades compatíveis com as especificidades das questões regulatórias que abrange.

A história da regulação dos parâmetros de potabilidade da água fornece um exemplo interessante no campo das intervenções regulatórias em uma esfera fundamental para a existência da vida humana (Raucher, 1996). As normas regulatórias da água iniciam-se nos países hoje desenvolvidos com a preocupação de evitar a contaminação bacteriológica da água potável, a qual era, então, o veículo responsável pela disseminação de uma série de doenças infecciosas de grande impacto na saúde da população. Tais ações obtiveram grande sucesso na prevenção dessas doenças. Como consequência, as preocupações com aspectos bacteriológicos decrescem, ao tempo em que crescem preocupações com as substâncias químicas, natural ou artificialmente introduzidas na água, sobre as quais começam a aparecer evidências de terem efeitos sobre a saúde, principalmente no papel de cancerígenos. Mais recentemente, no bojo da re-emergência das doenças infecciosas, observam-se surtos de certas doenças infecciosas mesmo em águas potáveis com tratamento adequado (p. ex., o *Cryposporidium parvum*), indicando novamente a necessidade de revisão dos padrões de proteção com relação aos agentes bacteriológicos.

No tocante a contaminantes químicos, o conhecimento continua avançando no sentido de demonstrar que alguns deles, mesmo em níveis extremamente baixos, podem estar associados a riscos de cânceres, estimulando-se as pressões no sentido de que sejam reduzidos os níveis aceitáveis desses contaminantes. Vejamos a história especifica do arsênico enquanto um dos contaminantes da água. Usado como medicamento no passado, o arsênico foi posteriormente reconhecido como poderoso cancerígeno. Infelizmente, por estar presente na composição de muitas rochas, é um contaminante natural de grande parte da água subterrânea da terra (Nordstrom, 2002). Até recentemente, o nível máximo de contaminação aceito era de 0,05 mg/ℓ, porém, em época mais recente, esse nível baixou para 0,01 mg/ℓ, constituindo-se no atual padrão internacional (Smith *et al.*, 2002). Estima-se que viver com base em fontes de água com um nível de contaminação de 0,05 mg/ℓ aumenta em 1% o risco de câncer, porém o nível de 0,01 mg/ℓ não é garantia de ausência de riscos. Como esse é o tipo de exposição que afeta toda uma população, os riscos atribuíveis são elevados mesmo com riscos relativos baixos. Porém, a decisão de mudar os níveis aceitáveis de contaminação tem encontrado fortes oponentes, pelas implicações econômicas no aumento dos custos de tratamento da água, mesmo em países desenvolvidos. Um fato dramático relacionado com os níveis de arsênico na água vem ocorrendo em Bangladesh (Smith *et al.*, 2000). Na década de 1970, como parte do esforço para controle da diarreia e outras doenças de transmissão fecal, organizações internacionais estimularam a construção de poços artesianos, em substituição às fontes de água superficiais para suprimento de água potável. Na época não se verificou o grau de contaminação com arsênico da água oriunda desses poços, pois o papel desse contaminante era de preocupação secundária. Anos depois, inquéritos em vários locais daquele país têm registrado altas prevalências de manifestações da intoxicação pelo arsênico, e, hoje, estima-se que mais de 30 milhões de pessoas sejam supridas com água que apresenta níveis até 300 vezes superiores aos recomendados internacionalmente.

Em resumo, as ações regulatórias do Estado contemporâneo expressam as complexas relações entre riscos e incertezas, a forma como a sociedade os percebe e como são interpretados pelos diversos grupos de interesse, do conjunto de conhecimentos sobre origens e possibilidades de sua mitigação e prevenção e dos mecanismos de decisão e ação política e técnica do Estado (Barreto, 2004). O objetivo deste capítulo é o de apresentar e discutir as potenciais contribuições da Epidemiologia para a produção do conhecimento que fundamenta processos regulatórios em saúde e ambiente e explorar dilemas postos nas dimensões técnicas e políticas envolvidas na ação regulatória.

Mas, antes de chegar a esse objetivo, é necessário tratar da relação entre risco e regulação. Para tanto, é necessário anali-

[2] Em tradução livre, "Observações Naturais e Políticas Realizadas Sobre os Registros de Mortalidade". Um comentário aprofundado sobre o livro de Graunt pode ser encontrado em: Epidemic Disease, in London, ed. J.A.I. Champion – Centre for Metropolitan Hissory Working Papers Series, No.1, 1993): pp. 35-52 © Justin Champion, 1993. (http://www.hissory.ac.uk/bookshop/files/Epidemic-Disease-Champion.pdf, consultado em 29/03/2011)

sar o que significa um "risco".[3] A definição atual dicionarizada de risco abrange sempre aspectos de negatividade. De acordo com o Dicionário Houaiss (Houaiss, 2001), a palavra está associada à probabilidade de perigo, malogro, insucesso, sinistro etc. Mas, no plano histórico, alguns autores sugerem que, na origem, o termo "risco" deriva da palavra italiana *"risicare"*, que significa "ousar" (Bernstein, 1975). Outros vinculam o termo ao tempo das navegações hispano-portuguesas em águas desconhecidas no século 16, significando também "ousar" (Hay-Gibson, 2008). A Epidemiologia, bem como outras disciplinas, disseminou essa noção de risco como algo sempre negativo, *ex-ante*. Mais especificamente no terreno epidemiológico, a noção de risco está, de modo geral, subsumida à noção de "fator de risco". Entretanto – e isso é importante quando se trata de regulação –, o risco pode ser algo que vale a pena ser enfrentado (ousado). Em Epidemiologia, um risco que vale a pena ser enfrentado não é chamado de "fator de risco", mas de "fator de proteção". Essa digressão é importante porque a situação ordinária na relação entre risco e regulação no campo da saúde será, na maioria dos casos, a de analisar e gerenciar o risco de supostos "fatores de proteção". Novos medicamentos, procedimentos, vacinas, equipamentos etc. É claro que haverá situações em que se analisa e gerencia o risco de "fatores de risco", como no exemplo acima sobre a contaminação dos mananciais de água por arsênico. Mas serão mais comuns (e, por certo, politicamente mais conflitivas) práticas regulatórias sobre produtos e processos supostamente oferecidos à população na qualidade de "fatores de proteção".

Colocando esse problema sob outro prisma, podemos organizar os riscos sanitários em três macrocategorias:

- riscos naturais, como terremotos, erupções, enchentes etc.
- riscos "naturais" indiretamente decorrentes de pressões antrópicas, cujo principal exemplo hoje em dia é o debate sobre o aquecimento global
- riscos decorrentes exclusivamente de pressões antrópicas como, por exemplo, os já citados produtos e processos destinados à proteção à saúde, novos padrões alimentares etc.

Considerando dificuldades práticas de atividades regulatórias sobre riscos naturais, restam os dois outros grupos, nos quais a ação dos agentes de saúde dar-se-á muito mais frequentemente sobre riscos exclusivamente derivados de ação antrópica. Nestes, as práticas regulatórias tratarão de avaliar o risco tolerável na convivência de populações com supostos "fatores de proteção".

Epidemiologia e regulação

As ações regulatórias focadas em questões de saúde ou do ambiente têm por objetivo atuar sobre riscos e incertezas relacionados com questões tão diversas como:

- ouvir; ler foneticamente o uso de cada medicamento ou vacina, os parâmetros de teste que garantam a sua eficácia, segurança etc.
- níveis ambientais (no ar, na água etc.) máximos aceitáveis para diferentes tipos de poluentes, aditivos alimentares, inseticidas, radiações etc.
- parâmetros para uma extensa série de equipamentos e tecnologias usadas pelo sistema de saúde
- parâmetros e meios para o monitoramento dos efeitos adversos de toda a imensa gama de recursos tecnológicos utilizados pelo sistema de saúde.

A questão da qualidade dos conhecimentos que alimentarão as atividades regulatórias é de grande relevância, pois se encontra na base de decisões que supostamente devem oferecer alto grau de certeza dentro de um limite estreito de opções. Normas regulatórias, muitas vezes, consistem em definir limites que definem opções dicotômicas (risco *vs.* não risco) a partir de níveis contínuos de exposição. Por exemplo, usar ou não uma vacina, ou definir o ponto que demarca o limite tolerável de um contaminante ambiental. Legislações e normas regulatórias equivocadas podem significar o suporte do Estado a condutas errôneas, com prejuízos para os seus cidadãos tanto no ponto de vista da saúde, moral ou econômico, alem de custos políticos para os governantes. (Ver, no Boxe 62.1, uma súmula dos dispositivos regulatórios relativos às tecnologias em saúde no Brasil).

Os exemplos são numerosos em termos de eventos em que a falta de regulação adequada gerou imensos prejuízos para a população humana; vimos em parágrafo anterior o caso do arsênico na água. Tomemos agora o exemplo da talidomida. Medicamento utilizado no tratamento da hanseníase (Oliveira *et al.*, 1999), há algumas décadas foi também utilizado no tratamento das náuseas da gravidez. Foi necessária a ocorrência de milhares de casos graves de teratogenia, em muitos países, antes que os órgãos responsáveis pela regulação dos medicamentos suspendessem sua indicação para mulheres grávidas (Botting, 2002). Fatos como esses, pela sua importância em termo da magnitude dos danos causados à saúde da população, ficaram na consciência coletiva e estão na base dos movimentos pelo desenvolvimento de mecanismos mais eficientes e que protejam a sociedade de forma ágil e efetiva contra esses tipos de eventos indesejáveis. Porém, antes de tudo, tiveram efeitos marcantes para o desenvolvimento da consciência e das preocupações coletivas com relação aos potenciais riscos relacionados com cada nova exposição, que os avanços científico e tecnológico têm possibilitado.

Não por acaso, no rastro de histórias dramáticas como a dos efeitos negativos da talidomida, no presente, a introdução de novas tecnologias com potencialidade de efeitos negativos sobre a saúde (produtoras de radiações, aditivos alimentares e alimentos transgênicos, novos medicamentos ou vacinas etc.) tem sido feita com maior cautela. Exemplos podem ser retirados de diferentes áreas, assim: a) estudos têm sido feitos desde a introdução da ultrassonografia, buscando identificar e existência de possíveis efeitos relacionados com sua aplicação no acompanhamento do desenvolvimento fetal (Brent *et al.*, 1991; Wiseman & Kiehl, 2007); b) até o momento não são completamente satisfatórios os estudos sobre os efeitos das radiações liberadas pelos celulares (United States General Accounting Office, 2001; Cooke *et al.*, 2010) ou pelas redes de transmissão de energia em alta voltagem (Ahlbom, 2001; Maslanyj, 2010); c) existe um continuado debate e dúvidas sobre potenciais efeitos ambientais e sobre a saúde de plantas transgênicas, enquanto as evidências sobre um efeito direto sejam escassas e até o momento de relevância limitada (Selgrade *et al.*, 2009; Costa *et al.*, 2011).

Porém, apesar desses cuidados, a literatura científica continua recheada de relatos de efeitos danosos observados após aprovação e liberação de produtos por órgãos regulatórios.

[3] Em uma acepção mais ampla da noção. Para um aprofundamento do conceito epidemiológico de "Risco", ver Capítulo 5.

Boxe 62.1 Súmula dos dispositivos regulatórios relativos às tecnologias em saúde no Brasil*

No Brasil, no âmbito do governo federal, quatro instâncias são responsáveis pelo sistema de regulação da incorporação de tecnologias em saúde.

1. *Regulação da entrada e comercialização de tecnologias no mercado brasileiro*

A Agência Nacional de Vigilância Sanitária (ANVISA) tem a finalidade institucional de promover o controle sanitário da produção e da comercialização de produtos e serviços submetidos à vigilância sanitária, inclusive dos ambientes, dos processos, dos insumos e das tecnologias a eles relacionados. Dessa forma, no que tange a medicamentos e produtos para saúde, avaliam a eficácia e segurança comparada a placebo para autorização de registro no mercado brasileiro. Além disso, em relação ao processo de avaliação, a Gerência de Avaliação Econômica de Novas Tecnologias, responsável por apoiar a Câmara Técnica de Regulação de Preços de Medicamentos, coordena a produção do Boletim Brasileiro de Avaliação de Tecnologias em Saúde (BRATS). O BRATS é um boletim trimestral elaborado em conjunto com o Departamento de Ciência e Tecnologia (DECIT) do Ministério da Saúde.

2. *Avaliação tecnológica para o SUS*

A institucionalização de uma política governamental de avaliação de tecnologias em saúde inicia-se em 2003, quando, no Ministério da Saúde, é criada a Secretaria de Ciência, Tecnologia e Insumos Estratégicos. O DECIT amplia seu escopo de atuação a partir de 2004, com a estratégia de aprimoramento da capacidade regulatória do Estado, incluindo a avaliação tecnológica na política nacional de pesquisa em saúde. Em 2005, cria-se a unidade de Avaliação Tecnológica em Saúde (ATS) no DECIT.

O objetivo da unidade de avaliação de tecnologias em saúde no DECIT é produzir e financiar estudos para apoiar decisões de incorporação de medicamentos, vacinas, procedimentos e produtos no sistema público de saúde. A unidade de ATS realiza:

- padronização de métodos de avaliação
- produção de revisões rápidas para a Comissão de Incorporação de Tecnologias do Ministério da Saúde (CITEC)
- priorização e contratação de estudos clínicos, revisões sistemáticas, avaliações econômicas e pesquisas em serviços de saúde
- gerenciamento da Rede Brasileira de Avaliação de Tecnologias em Saúde (REBRATS)
- capacitação de técnicos do sistema público
- projetos de cooperação internacional.

No trabalho da unidade de ATS, analisam-se os impactos clínicos (eficácia, acurácia, segurança), econômicos (custo – efetividade) e sociais (acesso e logística dos serviços de saúde) do uso das tecnologias em estudo.

Para a realização de ensaios clínicos, a unidade de ATS tem o apoio de uma grande rede de pesquisa clínica, reunindo 32 unidades de pesquisa clínica em hospitais de ensino em todo o país (até 2010).

3. *Incorporação de tecnologias no SUS*

A CITEC é responsável por receber as propostas de incorporação ou exclusão de tecnologias no SUS, revisão de diretrizes clínicas, protocolos terapêuticos e assistenciais. As competências da CITEC são:

- recomendar a incorporação ou retirada de produtos de saúde na lista de procedimentos do Sistema Único de Saúde (SUS) e do rol de procedimentos da Agência Nacional de Saúde Suplementar (ANS)
- propor a revisão de diretrizes clínicas e protocolos terapêuticos e assistenciais de interesse para o sistema público de saúde, considerando as competências da Secretaria de Atenção à Saúde e da Secretaria de Vigilância em Saúde
- solicitar ao Decit a realização de estudos de avaliação de tecnologias de saúde, tais como pareceres técnico-científicos, revisões sistemáticas, metanálises, estudos econômicos e ensaios clínicos.

A CITEC produz recomendações com base no impacto da incorporação da tecnologia no sistema público de saúde e na relevância tecnológica estabelecida com base na melhor evidência científica, obtida por meio de ensaios clínicos e de outros estudos de avaliação de tecnologias de saúde. A modelagem dos estudos de ATS será definida pelo Decit, em conjunto, com as Secretarias do Ministério da Saúde, a ANVISA e a ANS, respeitando as afinidades com a solicitação de incorporação, retirada ou revisão. As recomendações produzidas na CITEC serão referendadas pelo Secretário de Ciência, Tecnologia e Insumos Estratégicos e encaminhadas para decisão final do Ministro de Estado da Saúde.

4. *Protocolização e diretrizes clínicas*

A Secretaria de Atenção a Saúde (SAS), a Secretaria de Vigilância em Saúde (SVS) e a Secretaria de Ciência, Tecnologia e Insumos Estratégicos (SCTIE) do Ministério da Saúde, conforme sua área de atuação são responsáveis pela formulação de diretrizes clinicas e protocolização das alternativas de utilização das tecnologias incorporadas por meio de diferentes instrumentos.

Documentos normativos relevantes:

- Portaria n.º 2.587/2008 – Reorganiza a Comissão de Incorporação de Tecnologias do Ministério da Saúde
- Portaria n.º 2.690/2009 – Institui a Política Nacional de Gestão de Tecnologias em Saúde.

*Os autores agradecem a colaboração da Dra. Flavia Elias na elaboração desta súmula informativa.

Podemos citar o exemplo recente de uma vacina contra rotavírus, liberada para comercialização nos EUA após passar pelo rigoroso processo da agência reguladora de medicamentos daquele país – a Food and Drug Administration (FDA). Pouco tempo após o início de sua comercialização, apareceram relatos de aumento do número de casos de intussepção intestinal naquele país, levantando-se a hipótese de que tais eventos poderiam estar associados ao uso da vacina. Em sequência, estudos rigorosos verificaram riscos de intussepção intestinal da ordem de até 20 vezes maior em crianças vacinadas com relação às não vacinadas (Murphy *et al.*, 2001). Outro caso recente, relacionado com o uso de estrógenos na menopausa, que, por muitos anos, foi considerado inócuo ou mesmo positivo para a saúde das mulheres, mostrou ter forte efeito negativo sobre o sistema cardiovascular (Rossouw *et al.*, 2002). O fato de que produtos que geram importantes riscos para a saúde, que foram observados nos estudos da fase pré-regulatória ao qual são obrigatoriamente submetidos, tenham tido o seu uso aprovado por agências regulatórias, tem sido razão para preocupações e questionamentos dos métodos de avaliação regulatórios que se têm utilizado (Lenzer & Browlee, 2010).

Os exemplos dados acima colocam um problema relevante para a Epidemiologia em sua face regulatória. Sabemos que a maioria das grandes conquistas sanitárias impulsionadas pela pesquisa epidemiológica derivou de estudos longitudinais de larga duração e que envolveram coortes robustas em termos numéricos. Em outra perspectiva, sabemos também que as contribuições epidemiológicas, de um modo geral, acompanham um padrão de morbidade que, cada vez mais, contempla doenças com longos períodos de latência entre exposição e desfecho. Essas duas características, em particular nos terrenos de novos medicamentos e vacinas, cada vez mais colocam em frontal oposição uma prática regulatória de alto padrão técnico e a viabilidade comercial desses novos produtos. Em outras palavras, a competição no mercado não suporta períodos de seguimento de coortes em estudos de avaliação de efetividade e de custo-efetividade (fase III) que contemplem desfechos finais (incidência de casos novos ou óbitos nos grupos de estudo e controle). A consequência é que, cada vez mais, os ensaios clínicos necessários ao licenciamento[4] desses produtos trabalham com desfechos intermediários, sendo a análise dos desfechos finais remetida aos ensaios pós-comercialização (com o produto já sendo comercializado). Esse foi o caso da vacina contra o rotavírus comentado acima.

O mais importante é que essas abordagens têm fortes vínculos com debates em curso na Saúde, em geral, e na Epidemiologia, em particular. As possibilidades de contribuições da Epidemiologia para o conhecimento regulatório são várias. O vínculo seminal é o fato de o conceito de risco ser central na Epidemiologia. O objetivo da disciplina é estimar riscos, positivos ou negativos, dos mais diversos tipos de fatores sobre a saúde ou sobre as doenças, em populações humanas (e eventualmente não humanas). Entretanto, isso não tem sido tarefa fácil na medida em que as causas dos eventos relacionados com a saúde são múltiplas e heterogêneas – que podem variar de um agente infeccioso a um fator macrossocial. Ideias em torno da multicausalidade têm sido centrais no pensamento epidemiológico e modelos e métodos para dar conta das múltiplas causas têm sido construídos. Os desenhos de estudos utilizados na Epidemiologia são adequados para a construção de tais modelos e para o controle de possíveis fatores que, enquanto possam também ser causa, não são as causas que o investigador está buscando – os denominados confundidores.

É importante enfatizar que, enquanto um fator de risco pode ser sinalizador de um desfecho futuro, somente há a possibilidade de uma ação que vise reduzir o efeito desse fator sobre o desfecho futuro se, além de sinalizador do desfecho futuro, existam relações causais efetivamente estabelecidas entre o fator (a ser regulado) e esse desfecho. Portanto, o conceito de risco está diretamente conectado a um conceito mais amplo, científica e filosoficamente controverso, que é o conceito de causa. Um aspecto que deve ser considerado é que a busca da causa visa o entendimento das inter-relações entre diferentes forças com o propósito do estabelecimento de leis gerais que expliquem a dinâmica dos processos, a Epidemiologia produz conhecimentos causais que fundamentarão o desenvolvimento de ações de prevenção, incluindo aquelas de caráter regulatório. Assim, a centralidade da causa deve-se ao fato de que é por meio dela que se formula e executa a etapa subsequente – a ação para sua mitigação ou prevenção (Gillies, 2005).

O desenvolvimento e a reafirmação da Epidemiologia como disciplina científica está intimamente associada à sua capacidade de busca das causas de eventos relacionados com a saúde. A causa pode ser a presença ou a ausência de um fator ou uma ação, dependendo da posição do observador. A causa pode aumentar ou diminuir a ocorrência de um evento de saúde – o nexo de causalidade e a prevenção ou mitigação são faces diferentes da mesma moeda. Distinguir se a relação existente entre um evento e seu potencial desfecho futuro são causais ou não passa a ser definidora do curso e da estratégia da ação regulatória. A causa é um fator que existe em um dado contexto, mas, algumas vezes, também é consequência de uma intervenção deliberada – a qualidade do ambiente afeta a saúde; mas um ambiente limpo pode ser uma ocorrência natural em florestas ou pode ser a consequência de uma intervenção dirigida a diminuir a poluição em áreas urbanas. Na primeira situação, a ação regulatória deverá buscar a preservação das condições existentes; no outro, deverá buscar a redução da ação poluidora. Deve-se também considerar que a causa não é algo único ou isolado, mas é sempre o efeito de outras causas. Isso tem fortes implicações sobre onde focar a ação preventiva ou regulatória; com frequência, a ação deverá ser focada em uma causa da causa.

No campo do conhecimento e desenvolvimento das ações regulatórias, a Epidemiologia é essencial quando:

- o ser humano for a espécie mais sensível ao efeito, ou seja, os modelos não humanos são inadequados
- a magnitude do erro provavelmente será menor se dados humanos são usados
- a modelagem da exposição não envolvendo seres humanos é um modelo pobre para cenários da exposição humana.

A Epidemiologia é também um recurso para avaliar o impacto populacional das próprias ações regulatórias, além de colocá-las no patamar das intervenções relacionadas com os problemas de saúde das populações. Existem, ao lado disso, limitações no uso da Epidemiologia na regulação. Consideremos alguns fatores que facilitaram a definição do hábito de fumar como a mais importante causa de câncer de pulmão:

- a história de exposição a cigarros pode ser obtida com razoável acurácia
- na época da condução de muitos dos estudos, o hábito de fumar cigarro era comum e presente em pessoas cujo ambiente era similar ao de não fumantes
- o câncer de pulmão tem baixa incidência em não fumantes e alta incidência entre fumantes, ou seja a magnitude do risco do hábito de fumar como causa de câncer de pulmão é muito alta.

Por outro lado, porque é relativamente difícil determinar que a poluição do ar seja uma causa de câncer de pulmão:

- poluição é uma exposição difícil de ser mensurada
- existem pequenas variações na exposição entre indivíduos vivendo em uma mesma comunidade
- os indivíduos podem mudar para outras áreas, mudando o seu padrão de exposição
- como a principal causa do câncer de pulmão é o hábito de fumar, essa doença pode ocorrer em alta frequência mesmo em pessoas não expostas a poluição.

A aceitação da existência de uma relação causal entre dois eventos tem sido um contínuo desafio para a filosofia e para vários ramos das ciências naturais e sociais (Barreto, 2005b). Porém, enquanto essa relação pode ser estabelecida por processos experimentais em algumas ciências, em outras, como

[4] Dá-se o nome de licenciamento à autorização de comercialização de um produto de saúde no mercado de um país conferido por entidade sanitária reguladora no país.

na saúde das populações humanas, essas relações, na maioria das vezes, somente podem ser estabelecidas por estudos observacionais (Vanderbroucke, 2004; Lawlor *et al.* 2004). Portanto, não é menos importante o fato de que, enquanto muitas comunidades científicas, e mesmo no debate filosófico, partilhem da ideia de que as causas podem ser inferidas a partir de associações registradas com base em estudos observacionais, em outros círculos científicos somente evidências causais provenientes de estudos estritamente experimentais podem servir para o estabelecimento de relações causais. Para algumas mentes mais radicais, relações derivadas de abordagens observacionais não deveriam sequer ser consideradas na discussão de causalidade (Kramer, 2003). Entretanto, deve-se ressaltar que, entre as causas potenciais que afetam a saúde ou causam doenças, o número daquelas que podem ser avaliadas experimentalmente é bastante restrita. Além disso, a maioria delas restringe-se a tecnologias desenvolvidas para prevenir doenças que têm por causa básica agentes infecciosos (as vacinas) ou para curar ou reduzir os danos de doenças (os medicamentos). A maioria dos outros fatores e muitas das tecnologias não podem ser submetidas à experimentação em populações humanas (Barreto, 2005a).

Os estudos experimentais em Epidemiologia (com frequência ensaios comunitários randomizados – ver Capítulo 19) avaliam a causa comparando grupos semelhantes de indivíduos expostos e não expostos a uma intervenção direcionada a suprimir ou estimular essa causa. Essa característica tem, para muitos, o significado de que ensaios randomizados sejam considerados como padrão-ouro para o reconhecimento de uma associação entre dois eventos como causais. No entanto, por várias razões, incluindo metodológicas, operacionais e éticas, grande parte do conhecimento acumulado sobre as potenciais causas dos eventos estudados pela Epidemiologia (e por várias outras ciências) somente podem ser derivados de estudos observacionais. Nos padrões éticos contemporâneos não é aceitável que se teste um fator que poderá ter efeitos negativos à saúde, posto que seja metodologicamente e operacionalmente injustificado submeter a estudos experimentais certas ações, como uma intervenção ambiental, uma política pública que implemente tal intervenção, ou normas que o regulem.

A opção entre o experimental ou observacional também varia com o objeto em investigação. Na prática regulatória, como vimos, evidências sobre eficácia de medicamentos e vacinas são estabelecidas por meio de estudos experimentais (controlados e randomizados), porém, para a maioria das outras questões regulatórias (p. ex., efeitos adversos de um medicamento ou vacina ou o efeito cancerígeno de um poluente ambiental ou de uma radiação ionizante), as evidências em populações humanas têm obrigatoriamente que ser derivadas de estudos observacionais; enquanto evidências experimentais possam ser produzidas previamente por estudos conduzidos *in silico*, *in vitro* ou *in vivo* em animais de experimentação. Considere a situação na qual a vacina X é uma "causa" a ser testada. Existe um grande consenso de que a melhor forma de estimar a sua eficácia é por meio de estudos experimentais controlados e randomizados. Enquanto for possível mensurar um efeito similar por meio de estudos observacionais (efetividade), este somente poderá ser feito após a sua utilização pela população – o que, no caso de uma vacina recentemente desenvolvida, seria somente após a aprovação dela pelos órgãos regulatórios, inviabilizando o uso de estudos observacionais nesse estágio. Supondo-se que a vacina tenha sido demonstrada como eficaz e segura, de acordo com estudos experimentais, e que seu uso tenha sido autorizado pela autoridade regulatória na etapa posterior, com sua utilização pela população, será possível avaliar a efetividade e segurança da vacina, utilizando-se agora de métodos observacionais.

No esforço para o estabelecimento de relações causais a partir de estudos observacionais, faz-se necessário verificar circunstâncias que, eventualmente, impossibilitam inferir uma relação causal a partir de estudos observacionais; dentre outras, destacamos:

- a existência de um longo intervalo entre a presença do fator causal e a manifestação do seu efeito, dificultando a identificação da exposição e gerando a possibilidade que outros fatores causais ou intermediários atuem
- quando o mesmo efeito pode ocorrer devido à ação de outras causas, além daquela que estamos focando
- quando o fator causal requer a presença, concomitante ou não, de outro fator para que o efeito seja produzido
- dificuldade ou incapacidade de distinguir o efeito do fator estudado daquele de outros fatores com quem são altamente correlacionados
- quando a magnitude do risco associado à exposição é muito pequena para ser identificado com precisão, o que exige a realização de estudos com grandes amostras ou por tempo prolongado
- a presença/níveis do fator tem pequena variação entre indivíduos investigados
- falta de solução para problemas práticos que não podem ser resolvidos na condução do estudo (p. ex., falta de medidas válidas da presença ou nível do fator, período indução ou de latência prolongados).

Além das dificuldades de se estabelecer uma relação como causal, a efetividade da ação preventiva ou regulatória será ainda dependente de várias outras condições, dentre as quais destacamos: por um lado, a fração do desfecho atribuível àquela causa e, dessa maneira, quanto à ação para sua mitigação ou prevenção, mesmo que efetiva, interferirá no desfecho; por outro lado, as possibilidades tecnológicas, políticas, econômicas e éticas de atuar sobre aquela causa.

A política da regulação

Até aqui, vimos que as ações regulatórias em questões de saúde e ambiente devem ser fundamentadas em conhecimentos científicos sólidos e livres de defeitos conceituais e metodológicos que limitem as possibilidades da sua generalização. Porém, diferentemente de outras áreas da ação humana, os conhecimentos produzidos poderão alimentar disputas acirradas entre o regulador (o Estado por meio de suas agências regulatórias) e o regulado (muitas vezes, poderosos interesses industriais, em ramos como química, farmacêutica, alimentação etc.). O mais grave é que, frequentemente, tem sido observado que essas forças em choque podem atuar no sentido de interferir na atividade científica, passando a constituir-se em poderosas fontes de vieses no conhecimento produzido.

São vários os exemplos em que o trabalho científico e seus resultados foram desviados dos seus objetivos originais, com prejuízos para a sociedade (Michaels, 2008). O desenvolvimento das investigações que mostraram que não era necessário ser fumante ativo para sofrer os efeitos deletérios do hábito de fumar, ou seja, que pessoas que convivem entre fumantes também sofrem os seus efeitos, levou ao desenvolvimento do conceito de fumante passivo (*second-hand smoking*). Efeitos sobre o aparelho respiratório, cardiovascular e cânceres têm sido consistentemente mostrado que aumentam em indivíduos que vivem em ambientes com fumantes. Esse conhecimento que modificaria em definitivo as políticas de controle do hábito de fumar (de uma ação individual para uma ação coletiva) foi marcado por tentativas da indústria do cigarro de desacreditar os trabalhos dos investigadores que desenvolveram o conceito. Utilizando-se de material levantado em processos judiciais movidos contra a indústria de cigarro, vários pesquisadores têm documentado a ação deliberada dessa indústria em fazer desacreditar aqueles que trabalhavam em documentar os efeitos negativos do hábito de fumar sobre o ambiente e aqueles que estavam no entorno, sejam crianças ou adultos (Drope & Chapman, 1991; Michaels, 2008).

A recente publicação dos efeitos adversos de um potente anti-inflamatório revelam uma querela, em alguns aspectos, similar no campo dos medicamentos. Sabe-se hoje que desde os estudos iniciais o Vioxx (um anti-inflamatório da classe COX-2) demonstrava efeitos negativos sobre o sistema cardiovascular; entretanto, um "truque" na interpretação dos dados encobriu a situação. No ensaio clínico randomizado (ECR) realizado para testar a eficácia do Vioxx, este foi comparado com um outro anti-inflamatório já existente no mercado, o naproxeno (Aleve). Os resultados do ECR mostraram que o Vioxx elevava em 400% o risco de eventos cardiovasculares. Entretanto, o simples artifício de inversão da análise permitiu concluir que o naproxeno reduzia em 80% a ocorrência de tais eventos. Esse é um achado totalmente improvável e sem sentido, pois alguma intervenção que reduzisse em 80% eventos cardiovasculares seria o equivalente a uma vacina de alta eficácia para esse problema. O mais interessante é que esses resultados foram publicados em revista científica (Bombardier, 2000) e, mais do que isso, a FDA (Food and Drug Administration) aceitou tais resultados para aprovação do produto. Poucos anos após, outro ECR testou o uso de Vioxx para outra indicação (pólipo de cólon), o que serviu para desmontar a farsa. Para o pólipo de cólon, até aquele momento não existia nenhum tratamento recomendado, assim, no estudo controlado, necessitou-se comparar o Vioxx com um placebo. Os resultados desse ECR mostraram que o grupo de indivíduos que recebeu Vioxx teve o dobro de risco de ataques cardíacos e derrames que o grupo placebo (Bresalier *et al.*, 2005). A publicação desse estudo provocou o início da revisão de todas as evidências de efeitos adversos existentes com relação ao Vioxx e desvendou os erros cometidos na sua avaliação pelos organismos regulatórios. Estima-se que o uso do Vioxx por 4 anos gerou nos EUA entre 88 e 139 mil ataques cardíacos, sendo que 30 a 40% desses foram fatais (Michaelis, 2008).

Em um momento em que inovações ocorrem em ritmo cada vez mais acelerado – sejam novas tecnologias voltadas para a saúde, ou tecnologias desenvolvidas com outros objetivos, mas que podem ter efeitos sobre a saúde, e tudo isso ocorrendo fora do controle direto do Estado ou da sociedade –, a questão regulatória ganha dimensões cada vez mais importantes e torna-se uma atividade crucial na vida das sociedades contemporâneas. Nesse quadro de incertezas e da potencialidade de inovações gerarem efeitos deletérios na saúde, além dos efeitos positivos a que se destinam, é que as decisões regulatórias são tomadas. Portanto, pode-se dizer que as ações regulatórias são parte do arsenal de possibilidades de prevenção e proteção à saúde disponível nas sociedades modernas. Como outras atividades de prevenção, regular pode significar atuar e tomar decisões sobre aspectos concretos da realidade com base em informações incompletas, como também pode significar o uso incompleto ou deturpado de informações existentes.

No contexto da globalização dos processos econômicos, científicos e tecnológicos, existem alguns aspectos a serem considerados no que diz respeito às questões regulatórias na saúde e no ambiente. Um primeiro aspecto é que muitos riscos, apesar de serem gerados localmente, podem ter efeitos universais. Mais do que isso, essa parece ser uma tendência dos riscos ambientais tornarem-se mais globais (Smith & Ezatti, 2005). Vejamos a questão do aumento do volume de CO_2 na atmosfera em décadas recentes, fator que contribui para acelerar o aquecimento terrestre. Uma parte desse gás é gerada por processos naturais, incluindo a respiração dos seres humanos. Porém, uma das grandes fontes de CO_2 na atmosfera é a queima de materiais fósseis para a produção de energia. Sendo assim, a maior parte do CO_2 gerado na terra vem dos países ricos e industrializados e uma menor parte dos países subdesenvolvidos e pobres. Assim, enquanto os primeiros deveriam ser os maiores responsáveis por implementar ações regulatórias que poderiam restringir os processos que liberam gás carbônico (mas o fazem de maneira tímida e muito aquém do necessário para que reduções significativas ocorram), os últimos serão os que mais deverão sofrer com os efeitos do aquecimento terrestre (Leaf *et al.*, 2003; Fussel, 2010).

Outro aspecto a ser destacado diz respeito à relação entre inovações e a sua regulação. Da mesma forma que a questão anterior, enquanto o desenvolvimento de inovações concentra-se em poucas nações industrializadas que agregam recursos para fazê-lo, a responsabilidade pela regulação destas inovações é tarefa inerente de cada Estado cuja população venha a utilizar tais inovações. Isso implica que cada Estado, para ter autonomia nessa área, precisa desenvolver conhecimento, capacidade e estruturar agências destinadas a tal fim. Como isso nem sempre é possível, temos a situação em que os receptores/compradores de tecnologia com frequência não têm a capacidade de avaliar e regular a tecnologia que mesmo não produzindo as utiliza, expondo-se aos riscos inerentes às mesmas. Dessa forma, essas populações podem até mesmo sofrer os potenciais efeitos adversos dessas tecnologias mais do que aquela da população dos países produtores.

Como as agências reguladoras para questões de saúde e ambiente já existem em muitos países desenvolvidos e em desenvolvimento (no Brasil, a ANVISA) (Moreira & Costa 2010), estímulos têm sido direcionados à harmonização de suas atividades visando, dessa maneira, evitar repetição de esforços de produção de conhecimento sobre os diversos aspectos do ambiente e das inovações tecnológicas e, também buscar reduzir as diferenças nas ações adotadas. Intensa colaboração internacional e interagencial tem se constituído em um importante mecanismo de troca de informações e conhecimentos e de ampliar as possibilidades de harmonização das ações. Como vimos acima, isso não é uma tarefa simples já que o processo de ação-decisão, da mesma forma que depende de conhecimentos científicos, depende também de discernimento político, o qual é evidentemente muito mais difícil de sujeitar-se a processos de harmonização.

Uma abordagem fundamentada no risco traz vantagens porque permite que seja estimado o quanto a decisão regulatória pode reduzi-lo para a população. Evidentemente, como já vimos, as estimativas do risco podem estar enviesadas e assim ser uma sub ou superestimação do risco real. Da mesma maneira, pode-se também sub ou superestimar a efetividade da ação regulatória. Como na prevenção em geral, essa questão somente pode ser resolvida pela mensuração, o mais acurada possível, do risco e pela avaliação da ação regulatória. Por tais razões, dentre outras, há quem defenda a utilização de abordagens alternativas não baseadas nas estimativas de risco

(Rotenstein *et al.*, 2006). Esse conceito (da precaução) tem sido bastante desenvolvido no campo ambiental e pode ser ampliado para qualquer outra área da regulação de riscos. Fundamenta-se na ideia de que alguns riscos poderão ter desfechos tão danosos que não se deveria esperar pela existência de provas completas desses efeitos (Harremoes *et al.*, 2002; Lo 2009).

Em resumo, disciplinas como a Epidemiologia têm muito a contribuir para o desenvolvimento de princípios e ações regulatórios nos campos do ambiente e da saúde. Porém, é reconhecido que a transformação de conhecimentos em ações não ocorre em espaços neutros, mas em contextos sociais nos quais disputas e interesses tentam se sobrepujar sobre outros. Essa circunstância faz emergir uma questão central: a quem cabe arbitrar essas disputas e interesses?

Nas últimas décadas, têm prosperado interpretações críticas sobre a capacidade (ou a prerrogativa) do Estado em ser o agente dessa arbitragem. Em grande parte das mesmas predomina a ideia de que o exercício da autonomia individual não deve se subordinar a qualquer arbitragem do Estado ou, posto na ordem inversa, que a arbitragem do Estado tenda a eliminar a autonomia e a liberdade individuais. Está claro que uma arbitragem desmedida do Estado poderá tolher o desenvolvimento das potencialidades de cada indivíduo, na medida em que lhe atrofia a liberdade de escolha. Mas por outro lado, a ausência do Estado na arbitragem e a sua delegação a cada cidadão ou a grupos que representem interesses em lugar dos interesses da maioria poderá causar prejuízos muito maiores, haja vista que fará emergir como instância arbitral o mercado que, como demonstram muitas experiências, algumas das quais exemplificadas neste texto, não costuma ser equânime nem respeitar os direitos das minorias (demográficas, sociais ou econômicas).

Portanto, faz-se necessário estabelecer que princípios e ações regulatórios em ambiente e saúde venham a ser entendidos não somente como parte das prerrogativas do Estado de arbitrar sobre o controle dos fatores de risco/proteção que afetam a saúde das populações e dos indivíduos, mas também que, em sendo esse Estado efetivamente democrático, venha a usar o seu poder de arbítrio para fazer prevalecer os interesses da maioria e no caso especifico usar o seu poder regulatório como parte dos mecanismos de preservação do ambiente e da proteção e da promoção a saúde.

Referências bibliográficas

Ahlbom IC, Cardis E, Green A *et al.* Review of the epidemiologic literature on EMF and health. *Environmental Health Perspectives*, 109(Suppl 6): 911-33, 2001.

Barreto ML. O conhecimento científico e tecnológico como evidência para atividades e políticas regulatórias em saúde. *Ciência & Saúde Coletiva*, 9: 329-338, 2004.

Barreto ML. Efficacy, effectiveness, and the evaluation of public health interventions. *Journal of Epidemiology and Community Health*, 59: 345-346, 2005a.

Barreto ML. Epidemiologists and causation in an intricate world. Emerging Themes in Epidemiology, 2: 3, 2005b

Bernstein PL. Against the Gods: The Remarkable Story of Risk. New York: John Wiley & Sons, Inc., 1996.

Braithwaite J. *Regulatory Capitalism: How It Works, Ideas for Making It Work Better.* Cheltenham: Edward Elgar, 2008.

Beck U. *Risk Society: towards a new modernity*. London: Sage, 1992

Beck U. *World at Risk*. London: Poilty Press, 2009.

Bombardier C, Laine L, Reicin A *et al.* VIGOR Study Group. Comparison of upper gastrintestinal toxicity of rofecoxibe and naproxeno in patients with rheumatoid arthritis. VIGOR Study Group. *New England Journal of Medicine*. 23; 343: 1520-8, 2000.

Botting J. The hissory of thalidomide. *Drug News Perspectives*, 15: 604-11, 2002.

Brent RL, Jensh RP, Beckman DA. Medical sonography: reproductive effects and risks. *Teratology*, 44(2): 123-46, 1991.

Bresalier RS, Sandler RS, Quan H *et al.* Adenomatous Polyp Prevention on VioXX (APPROVe) Trial Investigators. Cardiovascular events associated with rofecoxibe in a colorectal adenoma chemoprevention trial. *New England Journal of Medicine*, 352: 1.092-102, 2005.

Cooke R, Laing S, Swerdlow AJ. A case-control study of risk of leukaemia in relation to mobile phone use. *British Journal of Cancer*, 103: 1.729-1.735, 2010

Costa TE, Dias AP, Scheidegger EM, Marin VA. Avaliação de risco dos organismos geneticamente modificados. *Ciência & Saúde Coletiva*. 16:327-36, 2011.

Douglas M. Risk and Blame London: Routledge, 1994.

Drope J, Chapman S. Tobacco industry efforts at discrediting scientific knowledge of environmental tobacco smoke: a review of internal industry documents. *Journal of Epidemiology and Community Health*. 55: 588-94, 2001.

Fussel HM. How inequitable is the global distribution of responsibility, capability, and vulnerability to climate change: A comprehensive indicator-based assessment. *Global Environmental Changes – Human and Policy Dimensions*: 20 Sp. Iss. SI: 597-611, 2010.

Gillies D. An action-related theory of causality. *British Journal for the Philosophy of Science*, 56: 823-842, 2005.

Jordana J, Levi-Faur D. *The Politics of Regulation: Institutions And Regulatory Reforms for the Age of Governance* Cheltenham: Edward Elgar, 2005.

Hacking, I. *The Emergence of Probability: A Philosophical Study of Early Ideas About Probability, Induction and Statistical Inference*. London, Cambridge: University Press, 1975.

Hay-Gibson NV. A River of Risk: A Diagram of the Hissory and Hissoriography of Risk Management. Northumbria Built and Virtual Environment Working Paper Series, Vol. 1 No. 2, 2008. p. 148-158. (disponível em http://www.northumbria.ac.uk/static/5007/bepdf/vol1no2june08.pdf. Consultado em 29/03/2011).

Houaiss A, Villar MS. *Dicionário Houaiss da Língua Portuguesa*. Rio de Janeiro: Objetiva, 2001. p. 2.462.

Kramer MS. Randomized trials and public health interventions: time to end the scientific double standard. *Clinical Perinatology*, 330: 351-61, 2003.

Harremoës P, Gee M. MacGarvin A *et al.* (eds). The precautionary principle in the 20th century: Late lessons from early warnings. Earthscan, London, 2002.

Lawlor DA, Smith GD, Bruckdorfer KR, Kundu D, Ebrahim S. Those confounded vitamins: what can we learn from the differences between observational *versus* randomised trial evidence? *Lancet* 363: 1.724-27, 2004.

Leaf D, Verolme HJ, Hunt WF Jr. Overview of regulatory/policy/economic issues related to carbon dioxide. *Environment International*. 29: 303-10, 2003.

Lenzer J, Brownlee S. Why the FDA can't protect the public? *British Medical Journal*, 2; 341: c4753, 2010.

Lo CF. Risks, scientific uncertainty and the approach of applying precautionary principle. *Medical Law*. 28: 283-300, 2009.

Maslanyj M, Lightfoot T, Schuz J *et al.* A precautionary public health protection strategy for the possible risk of childhood leukaemia from exposure to power frequency magnetic fields. *BMC Public Health*, 10: 673, 2010.

Michaels D. *Doubt is their product: How industry's assault on science threatens your health*. Oxford: Oxford University Press, 2008.

Moreira EM, Costa EA. Avaliação de desempenho da Agência Nacional de Vigilância Sanitária no modelo de contrato de gestão. *Ciência & Saúde Coletiva*. 15 Suppl 3: 3.381-91, 2010.

Murphy TV, Gargiullo, PM, Massoudi MS *et al.* Rotavirus Intussuscepction Investigation Team. Intussuscepction among infants given an oral rotavirus vaccine. *New England Journal of Medicine* 344(8): 564-72, 2001.

Nakicenovic N. Decarbonization: Doing more with less. *Technological Forecasting and Social Science*. 51: 1-17, 1996.

Nordstrom DK. Worldwide occurrences of arsenic in ground water. *Science* 296: 2.143-5, 2002.

Oliveira MA, Bermudez JAZ, Souza ACM. Talidomida no Brasil: vigilância com responsabilidade compartilhada. *Cadernos de Saúde Pública* 15(1): 99-112, 1999.

O'Malley P. *Risk, Uncertainty and Government*. London: Glasshouse Press, 2004.

Raucher RS. Public health and regulatory considerations of the safe drinking water act. *Annual Review of Public Health*. 17: 170-202, 1996.

Rossouw JE, Anderson GL, Prentice RL *et al.* Writing Group for the Women's Health Initiative Investigators. Risks and benefits of estrogen plus progestin in healthy postmenopausal women: principal results from the Women's Health Initiative randomized controlled trial. *JAMA*, 288: 321-333, 2002.

Rothstein H, Irving P, Walden T, Yearsley R. The risks of risk-based regulation: insights from the environmental policy domain. *Environment International*, 32: 1.056-65, 2006.

Selgrade MK, Bowman CC, Ladics GS *et al.* Safety assessment of biotechnology products for potential risk of food allergy: implications of new research. *Toxicological Sciences*. 110: 31-9, 2009.

Smith AH, Lingas EO, Rahman M. Contamitation of drinking-water by arsenic in Bangladesh: a public health emergency. *Bulletin of the World Health Organization*, 78: 1.093-103, 2000.

Smith AH, Lopipero PA, Bates MN, Steinmaus CM. Arsenic epidemiology and drinking water standards. Science 296: 2.145-6, 2002.

Smith KR, Ezzati M. How environmental health risk change with development: The Epidemiologic and Environmental Risk Transitions Revisited. *Annual Review of Environment and Resources*. 30: 291-333, 2005.

Sunstein CR. *Safety, law and the environment*. Cambridge: Cambridge University Press, 2002.

Vandenbroucke JP. When are observational studies as credible as randomised trials? *Lancet* 363: 1.728-31, 2004.

Wiseman CS, Kiehl EM. Picture perfect: benefits and risk of fetal 3D ultrasound. MCN The American Journal of Maternal/Child Nursing. 32: 102-9, 2007.

63 Panorama, Desafios e Perspectivas para uma Epidemiologia Brasileira

Naomar de Almeida Filho e Maurício L. Barreto

Este volume é resultado de rico processo de reflexão coletiva e produção compartilhada, com intenso intercâmbio entre autores e editores, que durou mais de três anos.

Em sua origem, foi planejado como manual avançado, panorâmico e aplicativo da pesquisa populacional em saúde e, simultaneamente, coletânea de textos conceituais, metodológicos e pragmáticos da Epidemiologia. Tal plano justificava sua estrutura em seções, visando cobrir, em uma sequência lógica, fundamentos teóricos da ciência epidemiológica, metodologia de pesquisa em saúde e análise de dados epidemiológicos, convergindo para a apresentação e discussão de aplicações do conhecimento epidemiológico embasadas em distintos recortes epistemológicos (níveis de determinação, curso de vida, doenças ou problemas de saúde, sistemas e práticas de saúde).

Entretanto, o próprio processo de elaboração, compilação e edição dos capítulos que compõem este livro levou-nos a rever nossos objetivos iniciais, ao constatarmos três aspectos não previstos, que merecem especial destaque. Em primeiro lugar, a profundidade e atualidade das contribuições aos respectivos temas, de fato, permitem considerá-lo como registro bastante fidedigno do estado da arte da pesquisa epidemiológica no Brasil. Esse aspecto termina reforçado, em segundo lugar, pela representatividade geográfica e institucional do corpo de autores selecionados, atuantes em praticamente todas as regiões, instituições e organizações nas quais se conduz pesquisa e prática epidemiológicas no país. Em terceiro lugar, buscando acolher a orientação de ilustrar o texto, sempre que possível, com estudos epidemiológicos realizados no território nacional e dados pertinentes à população brasileira, nossos colaboradores logram demonstrar que dispomos de informações e conhecimentos (ainda que, em algumas áreas, ainda sejam incipientes) sobre praticamente todas as dimensões epidemiológicas necessárias para avaliar a situação de saúde e seus determinantes no cenário nacional deste início de milênio.

Além de evidenciar a viabilidade de traçar um perfil fidedigno da saúde brasileira com base em dados científicos consistentes, tais aspectos contribuem para revelar o dinamismo e a riqueza da epidemiologia brasileira contemporânea que, neste momento, ocupa rara posição de vanguarda no cenário internacional. Isso nos autoriza a propor que este livro seja considerado, por um lado, como justo panorama do campo científico epidemiológico em nossa realidade concreta e, por outro lado, uma base e balizamento para reflexões sobre o futuro da Epidemiologia no Brasil e no mundo.

Panorama da Epidemiologia brasileira

Na Parte 1 deste volume, análises das raízes históricas da Epidemiologia, realizadas com a colaboração de Moacyr Scliar e Roberto Medronho, permitem compreender algumas particularidades assumidas pela disciplina em nosso meio, fortemente articulada ao campo da Saúde em geral e da Saúde Coletiva, em particular. Nessa vertente, já indicando um mapeamento do contexto epidemiológico nacional, José Ricardo Ayres, Luis David Castiel e Denise Coutinho contribuíram com uma análise crítica do risco e da causalidade como conceitos básicos da Epidemiologia; por seu turno, Rita Barata e Moisés Goldbaum trouxeram explorações analíticas das interfaces disciplinares, interdisciplinares e transdisciplinares da ciência epidemiológica. Vilma Santana e Euclides Castilho nos convidaram a refletir sobre o papel da ética e da responsabilidade política na pesquisa epidemiológica e no conjunto de práticas e aplicações por ela subsidiadas e orientadas.

Com vistas à introdução de aspectos epidemiológicos específicos, a Parte 2 deste volume cobriu duas vertentes. Por um lado, permitiu uma introdução sistemática ao método da Epidemiologia, informando e refletindo sobre a natureza do dado epidemiológico, manifesta tanto como processo de observação e registro dos fenômenos epidemiológicos quanto como medida de ocorrência de doenças, agravos e óbitos ou, quando possível, de medidas da Saúde propriamente dita. Contamos, nesse aspecto, com a contribuição de Zélia Rouquayrol, que foi inspiração para este livro, além da ajuda de epidemiologistas experientes na produção e uso de indicadores de saúde, como Eduardo Mota, Francisco Viacava, Marcia Furquim, Lígia Kerr, Damião Souza, Guilherme Werneck, Michael Reichenheim, Claudia Moraes e, novamente, Rita Barata. Por outro lado, essa seção também compreendeu uma apresentação sistematizada dos desenhos de pesquisa mais usados em Epidemiologia, em uma classificação devidamente apropriada pela epidemiologia brasileira. Nos capítulos respectivos, recebemos a contribuição de pesquisadores ativos nas principais instituições nacionais, como Ricardo Ximenes, Sandhi Barreto, Nelson Gouveia, Sérgio Cunha, Vilma Santana, Maria Glória Teixeira, Estela Aquino, Conceição Costa, Rosana Aquino e Susan Pereira, assim como cientistas brasileiros com destacada atuação em prestigiosas instituições estrangeiras, como Laura Rodrigues e Moisés Szklo.

Na Parte 3 deste volume, novas leituras de modelos analíticos básicos do campo epidemiológico, desenvolvidos especificamente para análise de dados dicotômicos, anteciparam a exposição e a discussão de modalidades de análise relativamente mais sofisticadas e mais gerais, como modelos de regressão, análise multinível e equações estruturais, atualmente bastante em voga na Epidemiologia. Essa contribuição foi competentemente realizada por representantes de uma nova geração de analistas de dados em saúde, com sólida formação estatística e matemática, como Leila Amorim, Carlos Teles, Lia Morais, Tereza Santos, Rosemeire Fiaccone, Nelson Oliveira.

Duas estratégias de análise despontam entre as mais influentes no campo epidemiológico neste momento – modelos lógico-matemáticos e metanálise – e, em ambos os casos, a epidemiologia brasileira demonstra paridade em relação à vanguarda internacional. Modelos determinísticos baseados em análise numérica – com destaque especial para modelos não lineares de determinação – nos foram apresentados por Claudio Struchiner, Eduardo Massad, Paula Mendes Luz e Cláudia Codeço, representantes de um dos mais consolidados grupos de pesquisa sobre matemática em saúde no país. Além disso, nessa seção, fundamentos e conceitos de estratégias de base lógica e gráfica de modelagem da complexidade em saúde foram apresentadas e discutidas. O capítulo sobre metanálise de estudos epidemiológicos, além de compreender um eficiente e conciso guia metodológico específico, também introduziu a questão da integração analítica de dados clínicos à pesquisa e prática epidemiológicas, conforme elaboração de Evandro Coutinho e, novamente, Laura Rodrigues.

Conforme demonstrado pelos capítulos da Parte 4, a epidemiologia brasileira moderna, como campo de investigação, investe em um amplo espectro de níveis ou planos de determinação. Apesar de se destacar nos planos ambiental, social e cultural, também articula os planos subindividuais, compreendendo as subdisciplinas da Epidemiologia molecular e da Epidemiologia genética – respectivamente apresentados por Guilherme Ribeiro, Joice Reis, Albert Ko, Mitermayer Galvão dos Reis, Ronald Blanton, Luciano Silva e Paulo Roberto Melo – ao nível individual de ocorrência dos fenômenos da saúde-doença-cuidado, explorado pela pesquisa em Epidemiologia clínica – analisada por Maria Inês Schmidt, Bruce Duncan e Antonio Alberto Lopes.

Os textos pertinentes à Parte 4 evidenciam ainda que a ciência epidemiológica nacional, em sua constituição como campo de conhecimento, de fato avançou mais na dimensão populacional menos típica da Epidemiologia, focalizando aspectos coletivos da saúde-doença-cuidado particularizados nas relações interpessoais simbólicas e políticas determinantes de desigualdades sociais em saúde. Trata-se de importante conexão com as escolas latino-americanas de pesquisa epidemiológica, conforme demonstraram Cristina Larrea, Luis Augusto Vasconcelos da Silva, Rita Rego, Rita de Cássia Fernandes e, mais uma vez, Rita Barata, ao apresentar e discutir, respectivamente, as abordagens etnoepidemiológica e socioepidemiológica.

Nesse contexto, dentre as abordagens socioepidemiológicas atualmente mais influentes no mundo, desponta a perspectiva denominada Epidemiologia do curso de vida ou dos ciclos vitais. Especificidades dos processos epidemiológicos em distintas fases do desenvolvimento humano (perinatal, infância, adolescência e envelhecimento) foram expostas e discutidas por Maria do Carmo Leal, Antonio Ledo Cunha, Silvia Reis, Renato Veras e Maria Fernanda Lima Costa. De fato, essa vertente da pesquisa epidemiológica tem-se desenvolvido bastante no cenário nacional, conforme contribuições de Cesar Victora, Fernando Barros, David González e Pedro Hallal, representantes da Escola de Pelotas, um dos mais importantes centros de formação avançada em Epidemiologia no Brasil.

Considerando que, tipicamente, a idade adulta constitui foco central na maioria dos estudos epidemiológicos, a Parte 4 deste volume mostra que a epidemiologia brasileira é suficientemente eclética e diversificada para dar conta dos problemas de saúde (ou doenças, enfermidades, agravos e fenômenos correlatos) que afetam, em maior medida, nossa população. O conjunto de doenças infecciosas, que praticamente monopolizou a pesquisa epidemiológica na maior parte de sua história como campo disciplinar, foi praticamente redefinido pela epidemia de HIV/AIDS, tomada como modelo de doença emergente, paradigmática da nova abordagem epidemiológica das enfermidades transmissíveis. Nesse sentido, as contribuições de Inês Dourado, Francisco Inácio Bastos e, novamente, Glória Teixeira e Susan Pereira refletem o estágio avançado de desenvolvimento desse importante segmento da Epidemiologia praticada em nosso país. Por outro lado, o conjunto de enfermidades crônicas não transmissíveis, de alto impacto na morbidade e mortalidade no Brasil atual, incluindo atopias e doenças respiratórias crônicas, neoplasias e doenças cardiovasculares, tem recebido competente atenção da Epidemiologia nacional, como demonstram as análises de Ana Menezes, Álvaro Cruz, Ricardo Noal, Ines Lessa, Gulnar Azevedo e Silva, Teresa Bustamante Teixeira e Maximiliano Guerra.

Não obstante a importância desse conjunto de condições de saúde facilmente reconhecíveis como doenças ou enfermidades, os problemas que mais impactam a situação de saúde da população brasileira nessa fase do desenvolvimento nacional compreendem questões mais claramente socioculturais, tais como violências interpessoais, uso ou consumo abusivo de drogas e problemas de saúde mental. As contribuições de Jair Mari, Darci Santos, Maria Fernanda Peres, Guadalupe Medina, e novamente Vilma Santana, Michael Reichenheim, Claudia Moraes e Rosana Aquino permitiram evidenciar que o Brasil dispõe de robusta base de produção de conhecimento epidemiológico metodologicamente rigoroso e consistente sobre esses temas.

O desenvolvimento econômico, com a recuperação dos níveis de emprego, o aumento de renda, a melhoria das condições de vida e segurança alimentar, juntamente com queda de natalidade, tem produzido novas demandas de informação e conhecimento, determinando segmentações, diversificação e ampliação de objeto. Exemplos desse processo de diferenciação da Epidemiologia brasileira são as áreas de saúde bucal, saúde do trabalhador, saúde nutricional, além da "epidemiologia especial" das questões vinculantes dos temas sexualidade e reprodução às condições de saúde na sociedade. Paulo Capel Narval, Isaac Suzart, Luiz Augusto Facchini, Jandira Silva, Thália Barreto de Araújo, Greice Menezes, Lilian Marinho, Ana Marlúcia Assis e, mais uma vez, Estela Aquino e Vilma Santana, são autores representativos dessas vertentes atualizadoras da pesquisa epidemiológica em nossa realidade.

O temário da Parte 7, conclusiva do volume, propunha articular ciência e prática epidemiológicas aos processos de planejamento, gestão e avaliação de serviços de saúde, com desenvolvimento e aperfeiçoamento de estratégias de monitoramento de eventos epidemiológicos orientados para a vigilância em saúde. Autores como Jairnilson Paim, Carmen Teixeira, Luis Eugênio Portela, Juarez Dias, Jarbas Silva-Júnior, além dos já citados Eduardo Mota, Maria Inês Schmidt, Bruce Duncan, Antonio Alberto Lopes, Rosana Aquino, Guadalupe Medina, Glória Teixeira e Maria Conceição Costa, contribuíram com fortes argumentos em favor dessa estratégia, quiçá distintiva da Epidemiologia brasileira. Da construção dessa plataforma conceitual e metodológica, emergem novas dimensões interdisciplinares, como a articulação entre Epidemiologia e Economia da Saúde – discutida por Sebastião Loureiro, Erika Aragão e Fábio Mota; novos subcampos de investigação e ação, como a Farmacoepidemiologia – exposta por Helena Lutécia e Djanilson Barbosa; e novas fronteiras e objetos de aplicação da Epidemiologia, como, por exemplo, na avaliação tecnológica e regulação em saúde – tópico desenvolvido com a colaboração de Reinaldo Guimarães.

Há uma "escola brasileira" de Epidemiologia?

Pelo exposto neste volume, para além de análises preliminares e aproximações parciais, gostaríamos de levantar a hipótese de que, em um percurso histórico que produziu o panorama acima apresentado, construímos o que se poderia, com justiça, denominar de uma "Epidemiologia Brasileira". Se concordarmos com essa possibilidade, que elementos definidores permitiriam identificá-la como tal? De que maneira essa "escola brasileira" se distinguiria de outras epidemiologias regionais ou nacionais?

Podemos indicar quatro elementos constitutivos da identidade de uma possível Epidemiologia própria do nosso país:

- Estreita articulação institucional com políticas e práticas de cuidado e promoção da saúde, além de academicamente vinculada à Saúde Coletiva
- Desenvolvimento metodológico pragmático, voltado prioritariamente para aplicação em situações concretas
- Abertura a modelos teóricos diversificados
- Consciência epistemológica rigorosa e diferenciada.

Vejamos essa questão com mais detalhes.

Em primeiro lugar, a Epidemiologia brasileira, em sua constituição histórica, vincula-se fortemente aos movimentos de resgate da Medicina Social conduzidos na América Latina nas últimas décadas. Por essa vertente e dada essa condição, caracteriza-se por forte viés político, resultando em substantiva presença institucional tanto em organismos de governo quanto em centros de pesquisa e de formação profissional. Isso ocorre sem abdicar do rigor metodológico e da visão pragmática necessários à validação e aplicação de achados e conclusões em projetos e ações de melhoria da situação de saúde.

Isso implica que, ademais de uma abordagem epistemologicamente consistente e cientificamente rigorosa de doenças e enfermidades, o elemento mais característico e quiçá definidor de uma "escola brasileira" de Epidemiologia encontra-se em sua referência e estreita articulação com o sistema público de saúde, como vimos na Parte 7, acentuando e reafirmando o caráter humanístico, ético e político das práticas de cuidado em saúde. Some-se a isso o fato de que, no Brasil, diferentemente do ocorrido na Europa e na América do Norte, a Epidemiologia se desenvolveu e sempre se autoafirmou, como parte de um movimento maior, que é o da Saúde Coletiva. Ao adotar essa referência, amplia seu sentido social e político e permite compartilhar utopias e princípios de humanismo, justiça social e ética que têm guiado a saúde pública através dos tempos.

Em segundo lugar, neste momento de maturidade, a Epidemiologia brasileira mostra-se capacitada a operar (e mesmo recriar) o que há de mais avançado no contexto científico internacional em termos de delineamentos de estudos e nos processos de produção de dados e de informação. No Brasil, a ciência epidemiológica tem recebido forte influência das melhores tradições metodológicas praticadas em centros acadêmicos dos países centrais. Vários de seus pesquisadores e líderes científicos vêm tendo a oportunidade de completar formações ou interagir de igual para igual com centros acadêmicos e científicos da melhor tradição da Europa e dos EUA. Ainda em termos metodológicos, integra-se às tendências dominantes no mundo, especialmente no que se refere à variedade e rigor no uso de estratégias, técnicas e instrumentos de análise de dados em saúde.

Atualmente, estudos amplos, com desenhos sofisticados e análises complexas, envolvendo o que de mais atual existe em termos de recursos logísticos para a investigação epidemiológica, encontram-se em curso no país. Além disso, avanços metodológicos têm permitido viabilizar maior articulação entre os novos modelos teóricos e a pesquisa epidemiológica empírica, aumentando, assim, consistência teórica e validade de achados provenientes da investigação observacional epidemiológica. Ao reforçar o valor do método e a utilidade social de suas aplicações tecnológicas pertinentes, a Epidemiologia brasileira aproxima-se, em igual medida, da matriz anglo-saxã da ciência epidemiológica e suas variantes no hemisfério Norte.

Não obstante, como vimos na Parte 2 deste livro, pelo menos em um aspecto bastante específico dessa importante questão, a ciência epidemiológica brasileira tem a pretensão de superar sua matriz com base não só em justificativas operacionais, mas também em argumentos teóricos. Trata-se da valorização e aplicação crítica de estudos de bases agregadas e desenhos de corte transversal, melhor equipados para dar conta de certos aspectos da complexidade dos fenômenos da saúde em sociedades concretas em comparação com os desenhos de coorte, de caso-controle ou mesmo dos estudos de intervenção comunitários.

Em terceiro lugar, conforme verificamos na Parte 4, a ciência epidemiológica nacional também se notabiliza por grande riqueza conceitual e ampla abertura teórica, incorporando modelos de determinação da saúde-enfermidade de distintas extrações, que se estendem do molecular ao biológico, do micro ao macrossocial, incluindo aspectos clínicos, antropológicos, comportamentais, ambientais etc., o que cria grandes possibilidades de relações inter, meta e transdisciplinares com uma gama diversificada de disciplinas e campos científicos. Consideremos um exemplo: especificamente em termos de elaboração teórica, há consenso entre os epidemiólogos brasileiros da centralidade do Risco como conceito básico da Epidemiologia, porém essa clara consciência crítica não impede a difusão e debate em torno de perspectivas alternativas, de modelos biomoleculares aplicados à dinâmica populacional a teorias da vulnerabilidade de orientação etnometodológica. Ainda em termos de construção teórica, note-se o esforço sustentado, em nosso meio, para viabilizar uma Epidemiologia da Saúde "verdadeira", em grande medida, definida como campo de saberes e práticas aplicadas à promoção, prevenção, proteção e cuidado em Saúde, e não como mera ciência da informação sobre o dano, a doença e a morte.

Por último, podemos destacar a preocupação com o estatuto da Epidemiologia enquanto ciência empírica e crítico-reflexiva, sempre presente na comunidade acadêmica nacional e na rede ativa de pesquisadores desse campo. Esse aspecto foi devidamente destacado nos textos da Parte 1 deste livro, tanto em termos históricos quanto nos seus aspectos lógico-epistemológicos. A reflexão sobre a causalidade, por exemplo, praticamente tem monopolizado os debates sobre temas de filosofia da ciência epidemiológica, desde a década de 1970, a partir da crítica ao indutivismo de Karl Popper. No Brasil, essa discussão amplia-se ao incorporar elementos de uma teoria geral da determinação, inicialmente sob inspiração da obra de Mario Bunge, considerando uma pluralidade de determinantes de processos saúde-enfermidade muito além do reducionismo biologicista que ainda é hegemônico na Epidemiologia do *mainstream* científico internacional. Dessa maneira, pode-se bem compreender porque, em nosso país, concede-se tamanha importância às questões teóricas e metodológicas comuns entre a ciência epidemiológica e outros campos científicos. Isso vem amplificando nossa capacidade de entender não só o sentido histórico da nossa disciplina, mas também dos nossos papéis como agentes sociais da sua construção. De fato, o desenvolvimento histórico recente da Epidemiologia brasileira tem aprofundado sua participação no campo interdisciplinar da Saúde, criando e cultivando novas interfaces com outros campos disciplinares, incluindo, cada vez mais, perspectivas sociais, culturais e ambientais.

Ao se recorrer a distintas modalidades de processos determinantes para uma compreensão mais estreita das redes de produção de riscos, agravos e enfermidades em sociedades concretas, inevitavelmente abre-se a questão de como articular o conhecimento sobre a complexidade, totalidade e diversidade de mecanismos, fluxos e trajetórias implicados. Na fronteira do desenvolvimento da vertente epistemológica da Epidemiologia, conformando na prática enorme desafio e possível contribuição da ciência epidemiológica brasileira contemporânea, encontra-se a noção de "planos de determinação", elaborada em mais detalhe na seção seguinte.

Planos de determinação: desafio teórico para a Epidemiologia

Conforme desdobrado na Parte 4 deste volume, o principal desafio para uma rigorosa investigação epistemológica da Epidemiologia consiste justamente na identificação de planos e níveis de determinação do objeto-modelo 'saúde'. Isso implica, em sentido crítico, porém propositivo, a construção de modelos teóricos orientados por uma abordagem mais respeitosa da complexidade dos eventos concretos da saúde-doença-cuidado.

Os conceitos de planos de ocorrência e níveis de determinação foram sistematizados por Juan Samaja, filósofo argentino recentemente falecido.[1] Para Samaja (2004), é preciso conceber o conceito da saúde como um objeto de conhecimento com múltiplas facetas, o que permite dar "*lugar al reconocimiento de varios planos de emergência, en un sistema complejo de procesos adaptativos*". Nesse percurso de construção, que assumidamente toma a saúde quase como um tipo-ideal, Samaja (1997:213) destaca sua natureza complexa, plural e, fundamentalmente, articuladora de múltiplas determinações:

> *El objeto de las Ciencias de la Salud, en tanto objeto complejo que contiene sub-objetos de diferentes niveles de integración (células, tejidos, organismos; personas; familias; vecindarios; organizaciones; ciudades; naciones...), implica un gran número de interfaces jerárquicas y enorme cantidad de información.*

A partir dessas reflexões, o autor deriva que o campo interdisciplinar das ciências da saúde estrutura-se sobre produções cognitivas dos distintos objetos subordinados, revelando diferentes planos e níveis de determinação e emergência, com interfaces hierárquicas. Para Samaja (2004), as interfaces principais seriam: molécula//célula; célula//organismo; organismo//sociedade. Além disso, propõe considerar as interfaces na esfera da sociedade, desdobradas da seguinte maneira: biossociedade//sociedade gentílica//sociedade política.

O domínio fenomênico definido como campo empírico das ciências da Saúde não se apresenta sob a forma de um monolito. Estrutura-se em níveis de ancoragem (para usar uma expressão de Samaja, 2000), seguindo ordens hierárquicas de complexidade, com graus variados de especificidade a depender do objeto de investigação. Como ilustração em outro campo disciplinar, as ciências da Terra, vejamos a seguinte série hierarquizada de conceitos físico-químicos: partícula subatômica, átomo, molécula, substância, composto, minério, solo, formação geológica. Ou ainda esta outra série, no domínio da ciência linguística: signo, sentido, texto, narrativa, contexto, discurso, linguagem. Finalmente, para o que nos interessa, consideremos uma ordem hierárquica possível no campo biológico: molécula, célula, tecido, órgão, sistema, organismo, grupo, população, ambiente.

No caso de organismos biológicos comumente designados como "seres humanos", uma das vertentes dessa ordem superpõe-se a outras ordens possíveis, como por exemplo a ordem simbólica. Nesse caso, a ordem hierárquica organismo-grupo-população-ambiente pode ser traduzida como sujeito-família-sociedade-cultura. Chamemos a primeira de ordem hierárquica biodemográfica e a segunda de ordem hierárquica sociocultural.

Fora de questão assumir de modo simplório que as populações humanas constituem mero somatório de indivíduos que, por sua vez, não passam de conjuntos funcionais de órgãos e sistemas, formados por tecidos diferenciados, compostos por microusinas bioquímicas chamadas células, enfim constituídas de moléculas. Nessa referência quase caricata do reducionismo, a definição de saúde-doença será linear e reducionista: defeito na estrutura molecular de células, com lesão no nível tissular, resultando em alteração de função de órgãos e sistemas, produzindo patologia, expressa objetivamente como sinais e sintomas em indivíduos que, acumulando-se aditivamente em grupos doentes, conformam morbidade nas populações.

Sem dúvida, a contribuição crítica de Samaja indica direção oposta à simplificação, ao possibilitar a aplicação da Teoria da Saúde de Canguilhem como referência para uma teoria epidemiológica de níveis de determinação. Não obstante a pertinência e clareza quase pedagógica de sua formulação, Samaja omite uma importante interface intermediária, ainda em nível subindividual, envolvendo os órgãos e sistemas do organismo, cuja categoria específica poderia ser a diferenciação tissular funcional.

[1] Autor dos clássicos Epistemología y Metodología (1994) e Epistemología da La Salud (2004), Samaja foi um raro caso de filósofo com formação e interesse em Saúde Pública. O outro exemplo é o epistemólogo Alan Chalmers, autor de O que é Ciência Afinal? (Chalmers 1989), um dos maiores sucessos editoriais no campo da filosofia da ciência.

Como todo esquema, trata-se de uma tentativa de representação necessariamente parcial e empobrecida de uma realidade rica e complexa. Ainda seguindo Samaja (2004), as distintas modalidades de saúde-doença podem ser estudadas de acordo com três planos hierarquizados de emergência:

- Subindividual (molecular)
- Individual (clínico)
- Supraindividual (coletivo).

Uma rede articulada de epidemiologistas brasileiros interessados em Filosofia da Ciência, com a pretensão de contribuir para esse enfoque, tem proposto articular referenciais epistemológicos e conceitos teórico-metodológicos a partir de Canguilhem e Samaja. Isso implica tomar a saúde como um tipo especial de objeto-modelo heurístico, simultaneamente operando em distintos níveis hierárquicos de complexidade, dependente dos substratos ontológico e simbólico.

Perspectivas da Epidemiologia no mundo e no Brasil

A análise das raízes históricas e eixos conceituais da Epidemiologia no mundo e no Brasil certamente pode contribuir para uma compreensão inicial das linhas de seu crescimento em nosso contexto, profundamente marcado pelo movimento de construção do campo da Saúde Coletiva. Tal análise, entretanto, parece-nos de utilidade limitada para considerar vetores de desenvolvimento futuro se não focalizarmos a profunda revolução epistemológica em curso no campo das ciências no contexto contemporâneo.

A Epidemiologia, ao assumir como missão fundamental gerar explicações para os determinantes da saúde-doença enfrenta, no nível internacional, desafios maiores para dar conta desta sua missão. Em um mundo em que mudanças marcantes acontecem em ritmo cada vez mais acelerado, os determinantes da saúde e seus desfechos são também reatualizados em velocidade crescente. De uma preocupação com riscos locais e mais próximos a cada indivíduo, o quadro rapidamente se modifica para riscos cada vez mais globais; em muitos contextos, esses dois níveis se associam, superpondo-se riscos globais a riscos locais. Nesse novo e complexo cenário, todos os campos das ciências são desafiados. Filósofos, sociólogos e outros pensadores e cientistas dão início a reflexões em que demonstram que a perspectiva acomodada, cartesiana e determinística que havíamos outrora construído tende a ser rapidamente substituída pela antevisão de um mundo dinâmico, caótico, fractal.

Esse cenário, profundamente desafiador para os mais diversos campos científicos, ganha contornos muito peculiares para a Epidemiologia em particular. Para uma disciplina profundamente comprometida com a explicação empírica de eventos, que sofre de deficiências teóricas evidentes, esse novo contexto oferece grandes desafios, mas também grandes oportunidades. O entendimento dos mecanismos biológicos se amplia e se, antes, uma das poucas possibilidades de vincular o plano biológico aos processos micro e macrossociais passava pela teoria do *stress*, praticamente restrita aos eventos cardiovasculares, nas últimas décadas, no rastro do desenvolvimento da biologia molecular e da genômica, novas perspectivas aparecem no sentido da construção teórica e empírica desses vínculos.

Em termos objetivos, o panorama geral da Epidemiologia praticada no Brasil indica uma virtuosa combinação de rigor epistemológico, ecletismo teórico, pluralismo metodológico e pragmatismo de aplicação. Como fator potencializador, no campo da saúde, observa-se crescentes investimentos das agências brasileiras de fomento à pesquisa e de apoio à formação avançada de pesquisadores.

Não é exagero dizer que, no Brasil, nesse momento histórico, forja-se uma Epidemiologia efetivamente voltada para o futuro. Por um lado, profundamente "antenada" com a evolução da disciplina no plano internacional, como deve acontecer com qualquer disciplina científica que persegue sua maturidade e, por outro lado, mantendo os vínculos com a realidade nacional e dela procurando extrair conhecimentos capazes de contribuir para ações voltadas aos problemas de saúde e ajustada às necessidades da sociedade. Para pensarmos as perspectivas da prática epidemiológica em nosso meio, precisamos entender, em primeiro lugar, que o quadro epidemiológico no Brasil define-se pela coexistência de uma série de problemas herdados de um passado de subdesenvolvimento sanitário (caracterizado por doenças "permanecentes"), a qual corresponde a etapas não superadas no nosso desenvolvimento econômico, social e cultural e, em segundo lugar, por problemas novos ("emergentes") que, por sua vez, vinculam-se a distorções no nosso modelo de desenvolvimento histórico.

A Epidemiologia nos ensina que riscos e determinantes rapidamente se movem de eventos puramente naturais para eventos construídos pelos seres humanos em sua ação. Dessa forma, a ciência epidemiológica é cada vez mais mobilizada para investigar riscos e benefícios gerados pela ação humana. Para atender, de modo competente e atualizado, a tais demandas, deve-se articular as ciências humanas e sociais, as quais lhes propiciam as robustas e rigorosas bases teóricas, metodológicas e estratégicas necessárias. Assim, de um lado, vai ser possível cumprir sua missão histórica e, de outro, conectar-se às ações, intervenções e políticas cruciais para a superação radical e sustentada das desigualdades em saúde e das injustiças na sociedade contemporânea.

Referências bibliográficas

Canguilhem G. *La Santé: Concept Vulgaire et Question Philosophique*. Toulouse: Sables, 1990.

Canguilhem G. *Le normal et le pathologique*. Paris, PUF/Quadrige, Paris, 2005[1943].

Chalmers A. *What Is This Thing Called Science?* London: Hackett, 1973.

Samaja J. *Epistemologia y Metodologia*. Buenos Aires: Eudeba, 1996[1993].

Samaja J. *Fundamentos Epistemologicos de las Ciencias de la Salud*. Tese de Doutorado, Escola Nacional de Saúde Pública/FIOCRUZ, 1997.

Samaja J. *A Reprodução Social e a Saúde*. Salvador: ISC/Casa da Saúde, 2000.

Samaja J. *Epistemologia de la Salud*. Buenos Aires: Lugar Editorial, 2007.

Índice Alfabético

F

G